このシールをはがすと付録Web動画にアクセスするためのIDとPASSが記載されています。

↙ここからはがしてください。

本WEBサイトの利用ライセンスは、本書1冊につき1つ、個人所有者1名に対して与えられるものです。第三者へのID、パスワードの提供・開示は固く禁じます。また図書館・図書施設など複数人の利用を前提とする場合には、本WEBサイトを利用することはできません。

Standard Textbook

標準放射線医学

第7版

編集

西谷	弘	徳島大学名誉教授
遠藤	啓吾	京都医療科学大学学長
松井	修	金沢大学大学院医学系研究科特任教授
伊東	久夫	千葉大学名誉教授

執筆 (執筆順)

松井	修	金沢大学大学院医学系研究科特任教授
宮坂	和男	北海道大学名誉教授
遠藤	啓吾	京都医療科学大学学長
大友	邦	東京大学大学院教授
荒木	力	健康科学大学特任教授
井上	佑一	大阪市立大学名誉教授
興梠	征典	産業医科大学教授
中條	政敬	鹿児島大学名誉教授
村田	喜代史	滋賀医科大学教授
東野	英利子	筑波メディカルセンターつくば総合健診センター診療部長
松永	尚文	山口大学大学院教授
林	邦昭	長崎大学名誉教授
工藤	祥	九州国際重粒子線がん治療センター長
上野	淳二	徳島大学大学院教授
杉村	和朗	神戸大学副学長
阪原	晴海	浜松医科大学教授
富樫	かおり	京都大学大学院教授
上谷	雅孝	長崎大学大学院教授
小須田	茂	防衛医科大学校教授
桑島	成子	獨協医科大学准教授
中島	康雄	聖マリアンナ医科大学教授
宍戸	文男	福島県立医科大学教授
井上	登美夫	横浜市立大学大学院教授
玉木	長良	北海道大学大学院教授
久保	敦司	慶應義塾大学名誉教授
福永	仁夫	川崎医科大学学長
吉川	公彦	奈良県立医科大学教授
伊東	久夫	千葉大学名誉教授
芝本	雄太	名古屋市立大学大学院教授
渋谷	均	東京医科歯科大学大学院教授
早川	和重	北里大学医学部教授
平岡	眞寛	京都大学大学院教授
西村	恭昌	近畿大学医学部教授
中野	隆史	群馬大学大学院教授
兼平	千裕	JR東京総合病院放射線科
井上	武宏	元大阪大学大学院教授
早渕	尚文	久留米大学名誉教授
山田	章吾	東北大学名誉教授
油野	民雄	旭川医科大学名誉教授

医学書院

標準放射線医学

発　行	1982 年 5 月 1 日	第 1 版第 1 刷
	1983 年 12 月 1 日	第 1 版第 3 刷
	1985 年 4 月 1 日	第 2 版第 1 刷
	1987 年 2 月 15 日	第 2 版第 3 刷
	1988 年 4 月 15 日	第 3 版第 1 刷
	1991 年 1 月 15 日	第 3 版第 4 刷
	1992 年 4 月 15 日	第 4 版第 1 刷
	1994 年 12 月 1 日	第 4 版第 4 刷
	1996 年 4 月 15 日	第 5 版第 1 刷
	2001 年 5 月 15 日	第 5 版第 5 刷
	2001 年 10 月 1 日	第 6 版第 1 刷
	2009 年 2 月 1 日	第 6 版第 6 刷
	2011 年 6 月 15 日	第 7 版第 1 刷 ©
	2022 年 10 月 15 日	第 7 版第 4 刷

編集　西谷　弘・遠藤啓吾・松井　修・伊東久夫
　　　（にしたに　ひろし）（えんどうけいご）（まつい　おさむ）（いとうひさお）

発行者　株式会社　医学書院
　　　　代表取締役　金原　俊
　　　　〒113-8719　東京都文京区本郷 1-28-23
　　　　電話　03-3817-5600（社内案内）

組　版　ビーコム
印刷・製本　凸版印刷

本書の複製権・翻訳権・上映権・譲渡権・貸与権・公衆送信権（送信可能化権を含む）は株式会社医学書院が保有します．

ISBN978-4-260-00597-5

本書を無断で複製する行為（複写，スキャン，デジタルデータ化など）は，「私的使用のための複製」など著作権法上の限られた例外を除き禁じられています．大学，病院，診療所，企業などにおいて，業務上使用する目的（診療，研究活動を含む）で上記の行為を行うことは，その使用範囲が内部的であっても，私的使用には該当せず，違法です．また私的使用に該当する場合であっても，代行業者等の第三者に依頼して上記の行為を行うことは違法となります．

JCOPY〈出版者著作権管理機構　委託出版物〉
本書の無断複製は著作権法上での例外を除き禁じられています．複製される場合は，そのつど事前に，出版者著作権管理機構（電話 03-5244-5088，FAX 03-5244-5089，info@jcopy.or.jp）の許諾を得てください．

第7版　序

　『標準放射線医学』の初版が1982年に出版されて以来約30年，第6版が2001年に刊行されてから10年が経過しようとしている．この間における放射線医学分野の技術革新は目覚しく，第6版は当時最先端の情報を網羅していたにもかかわらず，時代に合わなくなった部分も出現してきた．そこで今回根本的に改訂し，第7版を上梓することとした．

　今回の改訂での大きな変更点は，各臓器の診断各論において，従来モダリティ別に異常所見を列記し記述していた形式を変更し，疾患別に記載し適宜有用な検査や所見について記述する方式としたことである．異常所見から診断にいたる思考過程に重点を置く初版からの方針については，従来疾患別にまとめられていた「ブルーページ（各章末に掲載）」に画像所見別に一覧を掲載することで継承することとした．一方，臓器ごとの各種画像診断法の特徴と適応・選択，画像診断の進め方，正常画像解剖と画像所見についての記載は別立てで残し，その後に疾患別に詳細な記述を行う形をとった．また全体を，画像診断，核医学，IVR，放射線治療，放射線障害・防護・安全管理の5つの章立てとし，従来臓器ごとの項目に含まれていた核医学分野の記述を，1つの章として独立させ，学習しやすくなるように配慮した．

　第6版では教科書として初めてCD-ROMを付け好評を得たが，第7版では，iPadなどタブレット型コンピュータの登場や無線LAN設備の充実といったWEB環境の変化に鑑み，CD-ROMではなく，インターネット上に新規に「WEB標準放射線医学」のページを作成した．本書購入者にはパスワードでログインしてもらい，画像を閲覧し，症例問題を解くなど自学自習できる仕組みに変更した．これにより，読者はパソコンの種類やOSにとらわれずに，インターネット利用環境下で容易にかつ便利に学習できるはずである．

　改訂にあたっては，内容の充実を企図して，新たに17名の執筆者に加わっていただいた．放射線医学の進歩を考えると，改訂のたびに頁数が増えることになるので，なるべく学生諸君にとって必要不可欠な知識に絞るよう努め，また適宜コラムを挿入することで記載にメリハリをつけた．

　放射線医学は，すべての臨床科に関連する横断的な学問である．それゆえ，放射線科以外の臨床研修医・医員にとっても，画像診断のみならず，臨床腫瘍学を学ぶうえで格好の書であり，卒後研修にも役立つものと自負している．

　これまでの『標準放射線医学』は予想を上回る読者に恵まれたが，この改訂第7版も多くの読者に活用していただけることを祈るとともに，忌憚のないご批評とご助言をお寄せいただくようお願いしたい．

平成23年4月

西谷　弘
遠藤　啓吾
伊東　久夫
松井　修

第1版　序

　今日の医学教育は，臨床の場で役立つ知識と技能の修得に重点を置いている．医師国家試験の主眼点もここにある．このために臨床学科では系統的講義はむしろ短縮し，臨床実習を通した small group による教育が重視されている．放射線医学もその例外ではない．

　放射線医学の教育で痛感するのは，疾患名とX線写真の所見との単なる丸暗記ではなく，X線写真を目の前にしたときにその異常像を読影し分析できるような，実践的知識を身につけることがいかに困難であるかということである．

　著者らが医学生であった頃は，放射線医学のすべては内科学の一部で，範囲は限られていた．しかし，今日までの30年間に，放射線医学はめざましく進歩し，現在では，X線診断，核医学，放射線治療の3部門に分科し，これに関する情報は膨大な量となっている．そのために，内容をばらばらの知識として覚えるならば，情報量に押し流されてしまうことになる．上手に整理することにより，そのエッセンスを無理なく知識として覚え込ませる教育方法が必要であり，また，それに即した教科書が要求される．

　この観点から放射線医学の教育と診療の第一線で指揮をとっている同志が，学生諸君の悩みを肌に感じながら，系統的講義と臨床実習との両極に通用するための実践に即した教科書の実現という大冒険をあえてしてみようということになった．

　まず，本書の基本的方針をかかげたい．
1) 卒前学生の教科書であるが，国家試験に合格して研修医に至るまで手離せないものであること．
2) X線診断，核医学，放射線治療を偏ることなく一冊本とすること――ベッドサイドへ持ち込める handy な手引書であること．
3) 膨大な情報を，多少偏っても重点的なとらえ方で記述し，基本原則，重要事項が十分把握できるようにすること．
4) 各論では，X線診断と核医学とを統合させ，それぞれの適応と得失，診断の手順とが自然に理解できるようにすること．
5) 従来の各疾患からX線像を述べる書き方でなく，異常陰影のパターンから，どの疾患を疑うかというスタイルを取り入れ，その思考過程に重点を置くこと．
6) 実地臨床に即して思い切った取捨選択をし，重複はできるだけ避けるが，医師国家試験にも十分通用するように医師国家試験出題基準にある項目は網羅すること．

　さらに本書の特徴をあげると，第一に診断各論において，X線診断と核医学とを統合 mix させたことである．このような統合は実地診療では総合画像診断として広くルーチンに利用されているが，教科書としては初めての試みであった．したがって，目次中で共著になってる箇所は，X線診断事項をX線の執筆者が，核医学的事項を核医学者が一応分担執筆し，これを統合したものである．この執筆調整には苦労があったが，でき上ってみると苦労の甲斐はあったと思う．

　第二には，X線診断では，異常像のパターンから疾患への診断が本書の基本理念であるが，重要疾患に

ついては特徴的なX線像を述べる形式をも加え，X線診断への理解を一層深めるようにした．

　第三には，放射線治療については総論では腫瘍の放射線生物学，治療原則と治療方法をまとめて述べ，各論では腫瘍の型と好発部位，進展型式から記述するなど臨床腫瘍学の知識を深めるようにした．

　第四には，up-to-dateの知識を余す所なく盛り込んだことである．X線診断の項ではCTはもちろんのことdigital radiographyを，核医学の項では心臓核医学，断層シンチグラフィ，陽電子断層法（サイクロトロン核医学），核磁気共鳴映像を，放射線治療では粒子線治療（中性子，中間子，重粒子線）を包含した．

　さらに，超音波映像については総論の項をおこし，各論はX線診断，核医学と一緒に述べることにより相互理解を深めるようにした．

　原則的には本書をマスターすれば眼前の患者の放射線診断がともかくでき，また，放射線治療の方針を決定できるはずである．

　計画は大きく，理想は広大であるが，一冊本という限られた紙面でこれを達成することは容易でない．とにかく，分担執筆にありがちなチグハグな感じを避けるために，くどいまでの執筆の調整，連繁，忍耐の結果が稔って，整った内容で上枠に漕ぎつけたと思う．

　できあがってみると，各項の重み，配列や内容にはなお不満が残るが，とにかく学生諸君の声援に押されて出版することとした．

　放射線医学はすべての臨床科にとって必須のものである．卒後，放射線科以外の臨床科に進まれた医師にとっても，放射線治療の最新の知識を得るには本書は格好の書であると信じている．また，放射線科第一線の臨床家の放射線診療に対する理念を行間から読みとっていただければ幸甚である．

昭和57年早春

有水　昇
高島　力

■本書の使い方

　第7版では，iPadなどタブレット型コンピュータの登場や無線LAN設備の充実といったWEB環境の変化に鑑み，インターネット上に新規に「WEB標準放射線医学」のページを作成しました．

「WEB標準放射線医学」

　「標準放射線医学第7版」の画像診断補助教材として制作しました．読影トレーニングと同時にセルフアセスメントにより学習効果を確認しながら学べるように，診断各論で掲載された画像にわかりやすい異常所見を明示した画像を収載したほか，オリジナルの「読影問題」も収載しています．

　ログインのためのIDおよびパスワードは表紙裏のシールをはがして，ご利用ください．

　なお，詳しい使い方はWEB上に掲載されています．

　アドレス → http://radiology.igaku-shoin.co.jp

本書の記号の見方

1. 本文中で図2-C1，図6-C5，表1-C3などのように図や表の番号に"C"が付加されているものは，書籍には掲載されていませんが，WEBに掲載されています．

2. 本書内の図横に**W**マークが付いている図版はWEBにて，より多くの画像が掲載されています．また，図説中に「Webカラー」と記されています画像は，WEBにてカラーにて掲載されています．

3. 本書内の図横に**S**マークが付いている図版はWEBにて，その写真のシェーマが掲載されています．これにより，異常部位などが容易に確認できます．

目次

I 画像診断

1 診断総論　松井 修　3

- A 放射線医学から画像医学へ …………… 3
- B 画像診断の現状と将来 ………………… 3
- C 画像診断の専門化と専門医の役割 …… 4
- D 画像診断の進め方 ……………………… 4
- □ 読影に際しての基本的事項 …………… 4

2 X線検査総論　宮坂和男　7

- A X線の概念 ……………………………… 7
- B X線撮影 ………………………………… 7
  - 1 X線の発生 …………………………… 7
  - 2 画像の作成 …………………………… 8
  - 3 画像の記録 …………………………… 8
  - 4 画像の観察 ………………………… 10
  - 5 画質 ………………………………… 10
  - 6 単純撮影と特殊撮影検査法 ……… 11
- C 造影検査 ……………………………… 11
  - 1 造影剤 ……………………………… 12
  - 2 造影剤の種類，副作用，使用方法 … 12
  - 3 造影検査の種類 …………………… 12
- D コンピュータ断層撮影 ……………… 13
  - 1 原理と検査技術 …………………… 13
  - 2 X線CTの特徴 …………………… 14
  - 3 再構成画像に起因する留意点 …… 15
  - 4 CT検査法 ………………………… 16

3 核医学検査総論　遠藤啓吾　19

- A 核医学とは …………………………… 19
- B 核医学の歴史と現在 ………………… 20
- C 放射性同位元素（RI）とは ………… 20
  - 1 放射能壊変 ………………………… 20
  - 2 放射能の強さ ……………………… 20
  - 3 原子核の崩壊と放出される放射線 … 21
  - 4 ^{99m}Tcの利用 …………………… 21
- D SPECT検査 …………………………… 22
  - 1 SPECT用放射性医薬品 …………… 22
  - 2 SPECTカメラ（ガンマカメラ） … 24
  - 3 核医学検査（SPECT）の実際 …… 24
- E PET検査 ……………………………… 25
  - 1 PET製剤 …………………………… 25
  - 2 PETカメラ ………………………… 26
  - 3 PET検査の実際 …………………… 27
- F RIを用いるセンチネルリンパ節の検出 … 30
- G RIを用いる病気の治療（RI内用療法）… 31

4 超音波検査総論　大友 邦　33

- A 超音波検査の基本原理と特徴 ……… 33
  - 1 基本原理 …………………………… 33
  - 2 特徴 ………………………………… 33
- B 超音波検査の種類と役割 …………… 34
  - 1 断層法 ……………………………… 34
  - 2 ドプラ法 …………………………… 35
  - 3 新しい手法 ………………………… 36
- C 超音波診断装置の基礎 ……………… 38
  - 1 装置の構成 ………………………… 38
  - 2 超音波診断の基礎 ………………… 39
- D 超音波診断装置の応用 ……………… 40
  - 1 エコー下穿刺生検 ………………… 40
  - 2 管腔内超音波検査 ………………… 41
  - 3 術中超音波検査 …………………… 41
  - 4 3次元画像 ………………………… 41

5 磁気共鳴検査総論　荒木 力　43

- A 磁気共鳴診断とは …………………… 43
- B NMR …………………………………… 43
- C MRI …………………………………… 44
- D MRIの安全性 ………………………… 51
- E MRIの臨床的特徴と適応 …………… 52

6 脳・頭蓋骨　宮坂和男　53

各種画像診断法の特徴と適応・選択……54
- A 頭蓋単純X線撮影……54
- B X線CT検査……54
- C MRI検査……54
- D 脳血管造影検査……54

画像診断の進め方……55

脳・頭蓋骨の正常像とその画像解剖……56
- A 単純X線撮影……56
- B X線CT像……57
- C MRI……60
- D 血管造影像……65

脳・頭蓋骨疾患の画像所見……68
- A 外傷……68
  - 1 頭蓋骨骨折……68
- B 血管性疾患……71
  - 1 脳梗塞……71
  - 2 脳出血……75
  - 3 くも膜下出血……79
  - 4 動静脈奇形(AVM)……81
  - 5 静脈洞血栓症……81
- C 腫瘍性疾患……81
  - 1 テント上半球腫瘍……83
  - 2 松果体部腫瘍……88
  - 3 トルコ鞍部腫瘍……89
  - 4 後頭蓋窩腫瘍……90
  - 5 頭蓋骨腫瘍……93
- D 感染性疾患……93
  - 1 髄膜炎……93
  - 2 脳膿瘍……95
  - 3 脳炎……95
  - 4 その他……97
- E 脱髄・変性疾患……97
  - 1 脱髄疾患……97
  - 2 代謝性疾患……98
  - 3 変性疾患……98
- F 先天奇形と水頭症……99
  - 1 先天奇形……99
  - 2 水頭症……100
  - 3 神経皮膚症候群……100
  - 4 頭蓋骨早期癒合症……101

7 脊髄　井上佑一　105

各種画像診断法の特徴と適応・選択……106
- A 脊椎単純X線検査……106
- B MRI検査法……106
- C X線CT検査……108
- D 血管造影検査……108
- E 脊髄腔造影(ミエログラフィ)とCTミエログラフィ……108

画像診断の進め方……108

脊髄の正常解剖……109

脊髄疾患の画像所見……109
- A 奇形……109
- B 炎症,脱髄疾患,変性症……111
  - 1 多発性硬化症……111
  - 2 視神経脊髄炎……111
  - 3 脊髄炎……111
  - 4 その他……111
- C 脊髄腫瘍……111
  - 1 髄内腫瘍……113
  - 2 硬膜内髄外腫瘍……116
  - 3 硬膜外腫瘍……116
- D 血管病変……119
  - 1 脊髄血管奇形……119
- E 脊髄損傷……119
- F 脊髄空洞症……121

8 頭頸部　興梠征典　123

各種画像診断法の特徴と適応・選択……123
- A 単純X線検査・超音波検査……123
- B X線CT検査……123
- C MRI検査……124
- D 血管造影検査……124
- E 核医学検査……124

画像診断の進め方……124

正常像とその画像解剖……125
- A 単純X線検査・超音波検査……125
- B X線CT検査……125
- C MRI検査……125

疾患の画像所見……125
- A 眼窩疾患の画像診断……125
  - 1 視神経炎……125
  - 2 眼窩腫瘍……125
  - 3 網膜芽細胞腫……125
  - 4 炎症性偽腫瘍……127
  - 5 甲状腺眼症……128
- B 外耳・中耳疾患の画像診断……128
  - 1 真珠腫性中耳炎(後天性真珠腫)……128
  - 2 耳硬化症……129
  - 3 先天奇形……129
- C 鼻腔・副鼻腔・喉頭疾患の画像診断……130
  - 1 副鼻腔炎……130
  - 2 術後性上顎嚢胞……130
  - 3 上顎癌……130
  - 4 喉頭癌……130

D	口腔・咽頭・唾液腺疾患の画像診断	131
1	口腔癌・舌癌	131
2	顎骨腫瘍	132
3	咽頭癌	132
4	悪性リンパ腫	134
5	若年性血管線維腫（若年性鼻咽腔血管線維腫）	134
6	感染症	134
7	唾液腺腫瘍	136
8	先天性頸嚢胞	137
9	リンパ管腫（嚢胞性リンパ管腫）	138

9 甲状腺・副甲状腺　　中條政敬　141

甲状腺　141

各種画像診断法の特徴と適応・選択　141
- A 頸部単純X線検査 … 141
- B 超音波検査(US) … 141
- C X線CT検査, MRI検査 … 141
- D 核医学検査 … 141

画像診断の進め方 … 142
甲状腺の正常解剖と画像所見 … 142
甲状腺疾患の画像所見 … 143
- A びまん性甲状腺腫 … 143
- B 甲状腺良性腫瘍 … 144
- C 甲状腺悪性腫瘍 … 145
- D その他の疾患 … 148

副甲状腺　150

画像診断法とその進め方 … 150
- A 超音波検査(US) … 150
- B 核医学検査 … 150
- C CT検査 … 150
- D MRI検査 … 150

副甲状腺疾患の画像所見 … 150
- 1 原発性副甲状腺機能亢進症 … 150
- 2 続発性副甲状腺機能亢進症 … 151

10 胸部（呼吸器・縦隔）　　村田喜代史　153

各種画像診断法の特徴と適応・選択 … 154
- A 胸部X線検査 … 154
- B X線CT検査 … 154
- C MRI検査 … 155
- D 血管造影検査 … 155
- E 超音波検査 … 156
- F 核医学検査 (p.645参照)

胸部画像診断の進め方 … 156
呼吸器・縦隔の正常像と画像解剖 … 156

A	胸部X線写真	156
B	X線CT検査	159
C	MRI検査	165
D	血管造影	168

基本的なサインと異常パターン … 168
- A 胸部X線写真の読影に役立つサイン … 168
  - 1 シルエットサイン … 168
  - 2 エアーブロンコグラム … 168
  - 3 hilum-overlay sign … 168
  - 4 thoraco-cervical sign … 168
  - 5 extra-pleural sign … 170
  - 6 無気肺パターン … 170
- B HRCTによるびまん性肺疾患の異常パターン（二次小葉内の病変分布） … 172
  - 1 気道中心性病変 … 172
  - 2 広義間質性病変 … 174
  - 3 血行性病変 … 174
  - 4 肺胞性病変 … 175

肺疾患の画像所見 … 176
- A 腫瘍性肺疾患の画像所見 … 176
  - 1 原発性肺癌 … 176
  - 2 原発性肺悪性リンパ腫 … 183
  - 3 転移性肺癌 … 183
  - 4 肺良性腫瘍 … 185
  - 5 限局性器質化肺炎 … 188
- B 感染性肺疾患の画像所見 … 188
  - 1 細菌性肺炎（肺膿瘍を含む） … 188
  - 2 非定型肺炎（異型肺炎） … 191
  - 3 肺抗酸菌感染症 … 193
  - 4 ウイルス肺炎 … 198
  - 5 肺真菌症 … 198
  - 6 日和見感染症 … 200
- C びまん性肺疾患の画像所見 … 202
  - 1 特発性間質性肺炎 … 202
  - 2 続発性間質性肺炎 … 206
  - 3 好酸球性肺炎 … 206
  - 4 過敏性肺炎 … 209
  - 5 サルコイドーシス … 209
  - 6 じん肺 … 210
- D 閉塞性肺疾患の画像所見 … 212
  - 1 慢性閉塞性肺疾患 … 212
  - 2 気管支拡張症 … 214
  - 3 びまん性汎細気管支炎 … 215
- E 肺循環障害の画像所見 … 216
  - 1 肺塞栓症, 肺梗塞 … 216
  - 2 肺うっ血, 肺水腫 … 217
  - 3 肺高血圧症 … 217
- F 気管・気管支・肺の形態異常の画像所見 … 218
  - 1 肺分画症 … 218

|2| 肺底動脈大動脈起始症 ················ 220
|3| 気管支閉鎖症 ························ 220
|4| congenital cystic adenomatoid malformation (CCAM) ··························· 221
|5| neonatal lobar hyperinflation (congenital lobar emphysema) ························ 222
|6| 肺形成不全 ·························· 222
|7| 肺動静脈奇形 ························ 223
|8| 肺動脈欠損症 ························ 223
|9| hypogenetic lung syndrome ············· 225
|10| 先天性気管気管支狭窄および拡張 ······· 225
G 胸部外傷の画像所見 ··················· 225
H 気道異物の画像所見 ··················· 226
I まれな疾患の画像所見 ················· 226
|1| 肺胞微石症 ·························· 226
|2| 肺胞蛋白症 ·························· 226
|3| 肺リンパ脈管筋腫症 ··················· 227
|4| 肺ランゲルハンス細胞組織球症 ········· 228
|5| アミロイドーシス ···················· 230
|6| Wegener肉芽腫症 ··················· 230

縦隔疾患の画像所見 ······················· 231
A 縦隔腫瘍の画像所見 ··················· 231
|1| 胸腺腫 ····························· 231
|2| 胸腺癌 ····························· 232
|3| 縦隔胚細胞性腫瘍 ···················· 233
|4| 縦隔悪性リンパ腫 ···················· 234
|5| 神経原性腫瘍 ························ 235
|6| 縦隔嚢胞性疾患 ······················ 237
B その他の縦隔疾患の画像所見 ·········· 238
|1| 縦隔気腫 ···························· 238
|2| 縦隔血腫 ···························· 239
|3| 急性縦隔炎 ·························· 239
|4| 線維性縦隔炎 ························ 239

胸壁・胸膜疾患の画像所見 ·················· 239
A 胸膜腫瘍性疾患の画像所見 ············ 239
|1| 胸膜中皮腫 ·························· 239
|2| 癌性胸膜炎 ·························· 240
B その他の胸膜・胸壁疾患の画像所見 ····· 240
|1| 胸水 ······························· 240
|2| 気胸 ······························· 242

横隔膜異常 ······························ 243
A 横隔膜ヘルニア ······················ 243
B 横隔膜弛緩症 ························ 244

11 乳房　　東野英利子　249

各種画像診断法の特徴と適応 ················ 249
A X線マンモグラフィ ··················· 249
B 超音波検査(US) ······················ 250
C MRI検査 ··························· 250
D X線CT検査 ························ 250
E 核医学検査 ·························· 250

画像診断の進め方 ························· 250

正常像とその画像解剖 ····················· 250
A 乳房の解剖と病変の発生母地 ·········· 250
B マンモグラフィの正常像 ·············· 251
C 乳房超音波の正常像 ·················· 251

乳房疾患の画像診断 ······················· 251
A 乳癌 ······························· 251
B 線維腺腫 ···························· 255
C 乳腺症 ····························· 255
D 乳管内乳頭腫 ························ 256

12A 心臓・脈管：心臓・大血管　　松永尚文, 林　邦昭　259

各種画像診断法の特徴と適応・選択 ·········· 260
A 胸部X線単純検査 ···················· 260
B X線透視検査 ························ 260
C 超音波検査 ·························· 260
D X線CT検査 ························ 260
E MRI検査 ··························· 260
F 心臓カテーテル法と造影 ·············· 261
G 核医学検査 (p.655参照)

画像診断の進め方 ························· 261

正常像とその画像解剖 ····················· 261
A X線単純検査 ························ 261
|1| 胸部正面像 ·························· 261
|2| 胸部側面像 ·························· 264
|3| 右前斜位像 ·························· 264
|4| 左前斜位像 ·························· 264
B 超音波診断法(US) ···················· 264
C X線CT検査 ························ 264
D MRI検査 ··························· 264
E 心血管造影像 ························ 264

異常像の画像所見と解釈 ··················· 264
A 骨性胸郭の異常 ······················ 264
B 心臓の大きさと形の異常 ·············· 269
|1| 心陰影全体の拡大 ···················· 269
|2| 心陰影の部分的拡大 ··················· 270
|3| 心陰影の縮小 ························ 272
|4| 心臓の血行力学的回転 ················ 272
|5| 心臓の大きさと形の異常を来す疾患 ····· 272
C 心臓の位置の異常 ···················· 276
D 心臓の拍動の異常 ···················· 276
|1| 心拍動の全般的減弱 ··················· 276
|2| 心拍動の部分的減弱 ··················· 278
|3| 心拍動の増強 ························ 279
E 肺血管陰影の異常 ···················· 280

- 正常の肺血管陰影とその読影 …………… 280
- 1 肺血流量の増大 …………………………… 280
- 2 肺血流量の減少 …………………………… 290
- 3 肺血管抵抗の増大 ………………………… 292
- F 大動脈陰影の異常 ………………………… 294
- 1 大動脈とその分枝の位置・走行の異常 …… 294
- 2 大動脈陰影の大きさの異常 ………………… 297
- 3 辺縁不整や切痕 ……………………………… 301
- 4 腎血管性高血圧症 …………………………… 308
- G 大静脈陰影の異常 …………………………… 308
- 1 上大静脈症候群 ……………………………… 308
- 2 左上大静脈残遺 ……………………………… 308
- 3 奇静脈の拡大 ………………………………… 310
- H 石灰化 ………………………………………… 310
- 1 冠状動脈石灰化 ……………………………… 310
- 2 収縮性心膜炎 ………………………………… 310

12B 心臓・脈管：末梢血管・リンパ管　工藤　祥　315

各種画像診断法の特徴と適応・選択 ……… 315
- A 単純 X 線検査・超音波検査（US）……… 315
- B X 線 CT 検査 ………………………………… 315
- C MRI 検査 …………………………………… 315
- D 動脈造影 …………………………………… 315
- E 静脈造影 …………………………………… 316
- F リンパ系の検査 …………………………… 316

画像診断の進め方 …………………………… 316
四肢脈管の画像解剖 ………………………… 316
末梢血管・リンパ管疾患の画像所見 ……… 319
- 1 閉塞性動脈硬化症 ………………………… 319
- 2 閉塞性血栓性血管炎（Beurger 病）……… 319
- 3 胸郭出口症候群 …………………………… 319
- 4 偽動脈瘤・外傷性動静脈瘻 ……………… 320
- 5 先天性疾患 ………………………………… 320
- 6 ベーチェット病 …………………………… 321
- 7 下肢深部静脈血栓症 ……………………… 322
- 8 表在性血栓性静脈炎 ……………………… 322
- 9 静脈瘤 ……………………………………… 322
- 10 リンパ浮腫 ………………………………… 323
- 11 乳糜胸，乳糜尿 …………………………… 324

13 消化管・腹部一般　上野淳二　327

各種画像診断法の特徴と適応・選択 ……… 328
- A 単純 X 線検査 ……………………………… 328
- B 消化管造影検査 …………………………… 328
- C 超音波検査（US）………………………… 329
- D X 線 CT 検査 ……………………………… 329
- E 磁気共鳴断層検査（MRI）………………… 329
- F 核医学検査 ………………………………… 329

画像診断の進め方 …………………………… 330

腹壁および腹膜（後腹膜を含む） 331

正常像とその画像解剖 ……………………… 331
- A 腹部単純 X 線検査 ………………………… 331
- B 超音波断層像および X 線 CT 像，MRI 像 … 333

疾患の画像所見 ……………………………… 334
- A 腹壁および後腹膜疾患の画像所見 ……… 334
- 1 腹壁および後腹膜腫瘍 …………………… 334
- 2 腹壁および後腹膜の炎症，その他 ……… 335
- B 腹膜・腹膜腔疾患の画像所見 …………… 335
- 1 腹腔内液体貯留 …………………………… 335
- 2 腹膜炎 ……………………………………… 337
- 3 消化管穿孔 ………………………………… 338
- 4 腹腔内膿瘍 ………………………………… 340
- 5 腹膜の腫瘍 ………………………………… 341
- 6 腸間膜血行障害 …………………………… 342
- C 腹部ヘルニアの画像所見 ………………… 342

消化管 344

正常像とその画像解剖 ……………………… 344
- A 咽頭・食道の正常像とその解剖 ………… 344
- 1 消化管造影検査 …………………………… 344
- 2 超音波断層像 ……………………………… 344
- 3 X 線 CT 像 ………………………………… 344
- B 胃・十二指腸の正常像とその解剖 ……… 344
- 1 腹部単純 X 線検査 ………………………… 344
- 2 消化管造影検査 …………………………… 344
- 3 超音波断層像 ……………………………… 347
- 4 X 線 CT 像 ………………………………… 347
- 5 血管造影像 ………………………………… 348
- C 小腸の正常像とその解剖 ………………… 348
- 1 腹部単純 X 線検査 ………………………… 348
- 2 消化管造影検査 …………………………… 349
- 3 超音波断層像 ……………………………… 349
- 4 X 線 CT 像 ………………………………… 349
- 5 血管造影像 ………………………………… 349
- D 大腸・虫垂の正常像とその解剖 ………… 350
- 1 腹部単純 X 線検査 ………………………… 350
- 2 消化管造影検査 …………………………… 350
- 3 超音波断層像 ……………………………… 351
- 4 X 線 CT 像 ………………………………… 351
- 5 血管造影像 ………………………………… 352

消化管臓器別疾患 …………………………… 352
- A 咽頭・食道疾患の画像所見 ……………… 352
- 1 嚥下障害 …………………………………… 352
- 2 咽頭腫瘍（「咽頭および喉頭」，「頭頸部腫瘍」p.746 参照）
- 3 Zenker 憩室 ………………………………… 353

4	食道の先天性疾患	353
5	下咽頭・食道 web	354
6	アカラシア	354
7	膠原病に伴う食道病変	354
8	食道炎および潰瘍	354
9	胃食道逆流症	354
10	食道腫瘍	356
11	食道憩室	357
12	食道胃静脈瘤	357
13	食道裂孔ヘルニア	360
14	食道穿孔	361
15	Mallory–Weiss 症候群，Boerhaave 症候群	361
16	食道異物	362
17	その他	362

B 胃疾患の画像所見 … 362
1	先天異常	362
2	胃ポリープ	362
3	胃腫瘍	363
4	胃・十二指腸潰瘍（消化性潰瘍）	373
5	胃炎	374
6	Ménétrier 病	375
7	胃石	376
8	胃憩室	376
9	胃静脈瘤（「咽頭・食道疾患：食道胃静脈瘤」p.357 参照）
10	軸捻転	376
11	食道裂孔ヘルニア（「咽頭・食道疾患：食道裂孔ヘルニア」p.360 参照）
12	胃切除後病変	376
13	その他	376

C 十二指腸疾患の画像所見 … 376
1	先天異常	376
2	十二指腸潰瘍	377
3	びらん性十二指腸炎	377
4	十二指腸腫瘍	377
5	十二指腸憩室	379
6	隣接他臓器からの影響	379

D 小腸疾患の画像所見 … 380
1	先天異常	380
2	小腸憩室	380
3	炎症性腸疾患	380
4	腸管虚血	384
5	麻痺性イレウス	386
6	小腸および大腸の機械的閉塞症	388
7	腸重積症	393
8	ヘルニア（「腹部ヘルニアの画像所見」p.342 参照）
9	小腸腫瘍	393
10	吸収不良症候群	394
11	蛋白漏出性胃腸症	396

D 大腸疾患の画像所見 … 396
1	先天異常	396
2	大腸憩室症	397
3	腫瘍性疾患およびポリープ	397
4	炎症性腸疾患	403
5	虚血性大腸炎（「腸管虚血」p.384 参照）
6	ヘルニア（「腹部ヘルニアの画像所見」p.342 参照）
7	大腸閉塞（「小腸および大腸の機械的閉塞症」p.388 参照）
8	その他	407
9	虫垂の疾患	408

14 肝・胆・膵・脾　　松井 修　421

各種画像診断法の特徴と適応・選択 … 422
- A 腹部単純 X 線検査 … 422
- B 超音波検査（US） … 422
- C X 線 CT 検査 … 422
- D MRI 検査 … 422
- E 血管造影検査 … 422
- F 胆道・膵管造影検査 … 423

画像診断の進め方 … 423

肝・胆・膵・脾の正常像とその画像解剖 … 423
- **A 肝の正常像とその画像解剖**
1	超音波断層像	423
2	CT 像	424
3	MRI 像	424
4	血管造影像	424

- **B 胆道の正常像とその画像解剖** … 428
1	超音波断層像	428
2	X 線 CT 像	429
3	胆道造影像	429
4	MRI（MRCP を含む）像	430
5	血管造影像	430

- **C 膵の正常像とその画像解剖** … 430
1	超音波断層像	430
2	X 線 CT 像	431
3	MRI（MRCP 含む）像	432
4	血管造影像	434
5	ERCP 像	436

肝・胆・膵疾患の画像所見 … 436
- **A 肝疾患** … 436
| 1 | びまん性肝疾患の画像所見 | 436 |
| 2 | 肝腫瘤性病変の画像所見 | 439 |

- **B 胆道疾患** … 455
1	閉塞性黄疸の画像診断	455
2	胆道結石症	455
3	胆道の炎症	456
4	胆道の腫瘍性病変	458
5	胆道の先天異常	460

- **C 膵疾患** … 461

1 炎症 ……………………………… 461
　　2 腫瘍 ……………………………… 463
　　3 嚢胞性腫瘤 ……………………… 468
　　4 脾形成異常 ……………………… 468
脾臓の画像所見 …………………………… 470

15A 泌尿器：腎・尿路・男性器　　杉村和朗　475

各種画像診断法の特徴と適応・選択 …… 475
　A 腹部単純X線検査 ………………… 475
　B 静脈性尿路造影検査 ……………… 475
　C 超音波検査（US） ………………… 475
　D X線CT検査 ……………………… 475
　E MRI検査 ………………………… 476
　F 血管造影検査 …………………… 476
　G 尿路造影検査 …………………… 476
　H 核医学検査（p.679参照）
画像診断の進め方 …………………… 476
腎・尿管・膀胱・前立腺の正常像とその画像解剖 … 477
　A 腎の正常像とその画像解剖 ……… 477
　　1 超音波断層像 …………………… 477
　　2 X線CT …………………………… 477
　　3 MRI ……………………………… 477
　B 尿管・膀胱の正常像とその画像解剖 … 479
　　1 超音波断層像 …………………… 479
　　2 X線CT …………………………… 479
　　3 MRI ……………………………… 479
　C 前立腺の正常像とその画像解剖 … 479
　　1 超音波断層像 …………………… 480
　　2 X線CT …………………………… 480
　　3 MRI ……………………………… 480
腎疾患の画像所見 …………………… 481
　A 腫瘤性腎疾患の画像所見 ………… 481
　　1 嚢胞性腫瘤 ……………………… 481
　　2 充実性腎腫瘤 …………………… 482
　　3 感染性炎症疾患 ………………… 485
尿管・膀胱疾患の画像所見 ………… 485
　A 尿管疾患の画像所見 ……………… 485
　　1 尿管結石 ………………………… 485
　　2 尿管腫瘍 ………………………… 485
　　3 後腹膜線維症 …………………… 486
　　4 尿管瘤 …………………………… 486
　B 膀胱疾患の画像所見 ……………… 486
　　1 膀胱憩室 ………………………… 486
　　2 膀胱腫瘍 ………………………… 486
前立腺疾患の画像所見 ……………… 487
　　1 前立腺肥大症 …………………… 487
　　2 前立腺癌 ………………………… 487
　　3 前立腺膿瘍 ……………………… 487

15B 泌尿器：副腎　　阪原晴海　491

各種画像診断法の特徴と適応・選択 …… 491
　A 単純X線検査・超音波検査 ……… 491
　B X線CT検査 ……………………… 491
　C MRI検査 ………………………… 491
　D 血管造影検査 …………………… 491
　E 核医学検査 ……………………… 491
画像診断の進め方 …………………… 491
正常像とその画像解剖 ……………… 492
疾患の画像所見 ……………………… 493
　A 副腎皮質疾患の画像所見 ………… 493
　　1 過形成 …………………………… 493
　　2 腺腫 ……………………………… 493
　　3 副腎癌 …………………………… 494
　　4 転移性腫瘍 ……………………… 494
　　5 副腎出血 ………………………… 495
　　6 骨髄脂肪腫 ……………………… 496
　B 副腎髄質疾患の画像所見 ………… 496
　　1 褐色細胞腫 ……………………… 496
　　2 神経芽細胞腫 …………………… 496

15C 泌尿器：女性器　　富樫かおり　499

婦人科領域　　499

各種画像診断法の特徴と適応・選択 …… 499
　A 単純X線検査 …………………… 499
　B 超音波検査（US） ………………… 499
　C MRI検査 ………………………… 500
　D X線CT検査 ……………………… 500
　E 血管造影検査 …………………… 501
　F 子宮卵管造影 …………………… 501
画像診断の進め方 …………………… 501
子宮・卵巣の正常像とその画像解剖 … 501
　A 子宮 ……………………………… 501
　　1 超音波検査（US） ……………… 501
　　2 MRI検査 ………………………… 502
　B 卵巣 ……………………………… 502
　　1 超音波検査（US） ……………… 502
　　2 MRI検査 ………………………… 502
子宮疾患の画像所見 ………………… 503
　A 良性子宮疾患の画像所見 ………… 503
　　1 子宮筋腫 ………………………… 503
　　2 子宮腺筋症 ……………………… 504
　B 悪性子宮疾患の画像所見 ………… 505
　　1 体癌 ……………………………… 505
　　2 頸癌 ……………………………… 506
卵巣疾患の画像所見 ………………… 507

Ⓐ 非腫瘍性卵巣疾患の画像所見……………507	⑪ 慢性骨髄炎………………………………532
① 機能性囊胞……………………………507	Ⓑ 腫瘍または腫瘍類似病変………………533
② 内膜症性囊胞…………………………507	① 骨腫瘍の鑑別診断における X 線診断の基本…535
Ⓑ 腫瘍性卵巣疾患の画像所見……………507	② 良性腫瘍および腫瘍類似疾患………537
① 上皮性卵巣腫瘍………………………507	③ 悪性骨腫瘍……………………………547
② 線維腫…………………………………509	Ⓒ 関節疾患…………………………………552
③ 皮様囊胞腫(デルモイド)……………509	① 関節リウマチ…………………………552
	② 変形性関節症…………………………555
産科領域 509	③ 化膿性関節炎…………………………556
各種画像診断法の特徴と適応・選択………509	④ 結核性関節炎…………………………557
Ⓐ 単純 X 線検査……………………………509	⑤ 強直性脊椎炎…………………………557
Ⓑ 超音波検査(US)…………………………509	⑥ 痛風……………………………………559
Ⓒ MRI 検査…………………………………509	⑦ ピロリン酸カルシウム沈着症………559
Ⓓ X 線 CT 検査……………………………509	⑧ 神経病性関節症………………………560
画像診断の進め方……………………………510	Ⓓ 代謝・内分泌疾患………………………561
正常像とその画像解剖………………………510	① 骨粗鬆症………………………………562
Ⓐ 単純 X 線検査・超音波検査(US)……510	② 骨軟化症およびくる病………………564
産科疾患の画像所見…………………………510	③ 副甲状腺機能亢進症…………………565
① 子宮外妊娠……………………………510	④ 腎不全(長期血液透析)………………568
② 胞状奇胎………………………………510	Ⓔ 骨系統疾患………………………………570
	① 骨形成不全症…………………………570
16 骨・関節・軟部組織・脊椎 上谷雅孝 513	② 軟骨無形成症…………………………570
画像診断の特徴と適応………………………514	③ 大理石病………………………………571
Ⓐ 単純 X 線検査……………………………514	Ⓕ 脊椎………………………………………573
Ⓑ X 線 CT 検査……………………………514	① 脊椎の解剖……………………………573
Ⓒ MRI 検査…………………………………515	② 脊椎の正常 X 線像……………………574
Ⓓ 超音波検査………………………………516	③ 脊椎の正常 MRI 像……………………577
Ⓔ 骨シンチグラフィ………………………516	④ 脊椎外傷………………………………577
正常解剖………………………………………516	⑤ 脊椎変性疾患・椎間板ヘルニア・脊椎分離症・
Ⓐ 骨基質と骨塩……………………………516	感染性脊椎炎…………………………582
Ⓑ 骨芽細胞と破骨細胞……………………516	
Ⓒ 皮質骨と海綿骨…………………………517	**17 血液疾患・悪性リンパ腫** 小須田茂 595
Ⓓ 骨幹・骨幹端・骨端……………………518	各種画像診断法の特徴と適応・選択………595
Ⓔ 関節の種類………………………………518	Ⓐ X 線検査…………………………………595
Ⓕ 滑膜関節の解剖…………………………519	Ⓑ 消化管造影撮影…………………………595
異常所見を表す用語…………………………521	Ⓒ 超音波検査(US)…………………………595
骨・関節・軟部組織・脊椎の画像所見……522	Ⓓ CT…………………………………………595
Ⓐ 外傷,骨壊死,骨髄炎…………………522	Ⓔ 磁気共鳴診断法(MRI)…………………596
① 骨折……………………………………522	Ⓕ 核医学検査………………………………596
② 脱臼……………………………………522	画像診断の進め方……………………………596
③ 病的骨折………………………………522	骨髄・リンパ節の正常像とその画像解剖…596
④ 裂離骨折………………………………522	Ⓐ 骨髄………………………………………596
⑤ 骨軟骨損傷……………………………523	Ⓑ リンパ節…………………………………596
⑥ ストレス骨折…………………………524	血液疾患・悪性リンパ腫の画像所見………596
⑦ 小児の骨折……………………………525	Ⓐ 血液疾患の画像所見……………………596
⑧ 骨壊死…………………………………529	① 再生不良性貧血………………………596
⑨ 離断性骨軟骨炎………………………530	② 鉄欠乏性貧血・ヘモジデローシス…597
⑩ 急性骨髄炎……………………………531	③ 血友病…………………………………597

- 4 急性白血病・骨髄異形成症候群……………598
- 5 慢性白血病（慢性骨髄性白血病，慢性リンパ性白血病），骨髄線維症……………599
- B 悪性リンパ腫（Hodgkin・非 Hodgkin リンパ腫）の画像所見……………599
  - 1 リンパ節原発の悪性リンパ腫……………599
  - 2 リンパ節外領域原発の悪性リンパ腫……………600
  - 3 多発性骨髄腫・アミロイドーシス……………601

18 小児放射線医学　　桑島成子　603

各種画像診断法の特徴と適応・選択……………603
- A 単純 X 線検査……………603
- B 超音波検査（US）……………603
- C X 線 CT 検査……………603
- D MRI 検査……………603

画像診断の進め方……………603

頸部　603
- A 感染……………603
  - 1 クループ……………603
  - 2 喉頭蓋炎……………603
- B 腫瘤……………603
  - 1 リンパ管腫……………604
  - 2 甲状舌管嚢胞……………604
  - 3 先天性梨状窩瘻……………605

胸部　606
- A 新生児呼吸器疾患……………606
  - 1 呼吸窮迫症候群……………606
  - 2 新生児一過性多呼吸……………606
  - 3 胎便吸引症候群……………606
  - 4 Wilson-Mikity 症候群……………607
  - 5 横隔膜ヘルニア……………607
- B 炎症性肺疾患……………607
  - 1 細菌性肺炎……………607
  - 2 ウイルス性肺炎……………608
- C 気道異物……………608
- D 正常胸腺……………608

消化管　610
- A 新生児疾患……………610
  - 1 食道閉鎖……………610
  - 2 十二指腸閉鎖……………610
  - 3 先天性小腸閉鎖……………610
  - 4 壊死性腸炎……………611
  - 5 中腸軸捻（腸回転異常症）……………611
- B 胃，十二指腸，小腸，大腸……………611
  - 1 肥厚性幽門狭窄症……………611
  - 2 腸重積症……………612
  - 3 Hirschsprung 病……………612
- C 腫瘍……………613
  - 1 肝芽腫……………613
  - 2 神経芽腫……………613

泌尿生殖器系　615
- A 先天性嚢胞腎……………615
  - 1 多嚢胞性異形成腎……………615
  - 2 常染色体劣性多嚢胞腎……………615
- B 尿路感染症……………615
  - 1 膀胱尿管逆流……………615
- C 腫瘍……………615
  - 1 Wilms 腫瘍……………615

神経　616
- A 先天異常……………616
  - 1 Chiari II型奇形……………616
  - 2 脳梁欠損……………616
  - 3 全前脳胞症……………616
- B 感染……………617
  - 1 TORCH……………617
  - 2 急性壊死性脳症……………618

被虐待児症候群　619

19 救急疾患の画像診断　　中島康雄　621

外傷　622

各種画像診断法の特徴と適応・選択……………622
- A 単純 X 線検査……………622
- B 超音波検査（US）……………622
- C X 線 CT 検査……………622
- D MRI 検査……………623
- E 各種造影検査……………623

画像診断の進め方……………623
- A 外傷初期治療……………623
- B 緊急例……………623
- C 胸部大動脈損傷……………623
- D 胸部外傷……………623
- E 腹部外傷……………624

非外傷性（内因性）救急疾患　629

各種画像診断法の特徴と適応・選択……………629
- A 単純 X 線検査……………629
- B 超音波検査……………629
- C X 線 CT 検査……………629
- D MRI 検査……………629

xviii　目次

| E | 各種造影検査 | 629 |
C	心大血管病変	630

画像診断の進め方 ……………………………… 630
　A　脳神経 …………………………………… 630
　B　脊髄麻痺 ………………………………… 630

　D　呼吸器疾患 ……………………………… 630
　E　腹部疾患 ………………………………… 630

II 核医学

1 脳　　宍戸文男　637

A　核医学検査 …………………………… 638
　1　概説 ………………………………… 638
　2　脳槽シンチグラフィ ……………… 638
　3　脳循環測定 ………………………… 641
　4　脳血流シンチグラフィ …………… 642
　5　脳代謝測定 ………………………… 644
　6　脳神経伝達機構 …………………… 644

2 甲状腺・副甲状腺

→ I-9 甲状腺・副甲状腺(p.141 参照)

3 胸部(呼吸器・縦隔)　　井上登美夫　645

A　肺機能を対象とした主な核医学検査 …… 645
　1　肺血流シンチグラフィ …………… 645
　2　肺換気シンチグラフィ …………… 647
B　腫瘍・炎症を対象とした主な核医学検査 …… 648
　1　^{18}F-FDG PET 検査 ……………… 648
　2　^{67}Ga シンチグラフィ …………… 650

4A 心臓・脈管:心臓・大血管　　玉木長良　655

A　核医学検査 …………………………… 655
　1　心血管内腔のイメージング(心血管 RI アンギオグラフィ,心電図同期心プールイメージング) … 655
　2　心筋血流イメージング …………… 656
B　各種画像の分析と解釈 ……………… 658
　1　単純 X 線像・心血管造影像 ……… 658
　　● 正常像とその解剖 ……………… 658
C　核医学画像 …………………………… 658
　1　心血管 RI アンギオグラフィ …… 658
　　● 正常像とその解剖 ……………… 658
　　● 異常像の分析と解釈 …………… 658
　2　心電図同期心プールイメージング … 660
　　● 正常像とその解剖 ……………… 660
　　● 異常像の分析と解釈 …………… 660
　3　心筋血流イメージング …………… 661

　● 正常像とその解剖 ……………… 661
　● 異常像の分析と解釈 …………… 661

4B 心臓・脈管:末梢血管・リンパ管　　玉木長良　667

A　検査法とその選択 …………………… 667
　1　RI アンギオグラフィ …………… 667
　2　RI ベノグラフィ ………………… 667
　3　血栓シンチグラフィ ……………… 667
　4　RI リンフォシンチグラフィ …… 667
B　核医学画像 …………………………… 668
　1　RI アンギオグラフィ …………… 668
　2　RI ベノグラフィ ………………… 668
　3　血栓シンチグラフィ ……………… 668
　4　RI リンフォシンチグラフィ,センチネルリンパ節 ……………………………… 668

5 腹壁・腹膜・消化管　　久保敦司　671

A　核医学検査 …………………………… 671
　1　唾液腺シンチグラフィ …………… 671
　2　消化管出血シンチグラフィ ……… 671
　3　食物シンチグラフィ(胃排出機能検査) … 671
　4　胃粘膜シンチグラフィ …………… 671
B　各種画像の分析と解釈 ……………… 671
　1　唾液腺シンチグラフィ …………… 671
　2　消化管出血シンチグラフィ ……… 672
　3　食物シンチグラフィ ……………… 672
　4　胃粘膜シンチグラフィ …………… 672

6 肝・胆・膵・脾　　久保敦司　675

A　核医学検査 …………………………… 675
　1　肝シンチグラフィ ………………… 675
　2　肝受容体シンチグラフィ ………… 675
　3　肝胆道シンチグラフィ …………… 675
　4　脾シンチグラフィ ………………… 675
B　各種画像の分析と解釈 ……………… 676
　1　肝シンチグラフィ ………………… 676
　2　肝受容体シンチグラフィ ………… 676

- ③ 肝胆道シンチグラフィ ……………………… 677
- ④ 脾シンチグラフィ …………………………… 678

7 腎・尿路・男性器　阪原晴海　679

腎・尿路系の核医学検査 ……………………… 679
- A 適応，選択の仕方 …………………………… 679
- B 検査の方法 …………………………………… 679
- C 正常像 ………………………………………… 679
- D 疾患とシンチグラフィ所見 ………………… 680
- ① 腎血管性高血圧症 …………………………… 680
- ② 水腎症 ………………………………………… 681
- ③ 移植腎 ………………………………………… 682

男性器の核医学検査 …………………………… 682
- A 適応と検査の方法 …………………………… 682
- B 疾患とシンチグラフィ所見 ………………… 682

8 副腎

➡ I-15B 泌尿器：副腎(p.491 参照)

9 骨・関節・軟部組織・脊椎　福永仁夫　683

核医学検査 ……………………………………… 683

- A 骨シンチグラフィ …………………………… 683
- ① 正常像とその解剖 …………………………… 683
- ② 異常像の分析と解釈 ………………………… 683
- B 骨髄シンチグラフィ ………………………… 686
- ① 正常像とその解剖 …………………………… 686
- ② 異常像の分析と解釈 ………………………… 686
- C 関節シンチグラフィ ………………………… 686

10 悪性リンパ腫

➡ I-17 血液疾患：悪性リンパ腫(p.595 参照)

11 RI 内用療法　中條政敬　689

- A RI 内用療法とは……………………………… 689
- B バセドウ病の ^{131}I 治療 ……………………… 689
- C 分化型甲状腺癌の遠隔転移に対する ^{131}I 治療 ……………………………………………… 690
- D その他の RI 内用療法 ……………………… 690
- E RI 内用療法の患者の放射線管理 …………… 691

III IVR　吉川公彦

- A IVR とは ……………………………………… 694
- B vascular IVR ………………………………… 695
- ① 血管塞栓術 …………………………………… 695
- ② 動注療法 ……………………………………… 703
- ③ 経皮的血管形成術 …………………………… 703
- ④ 動脈瘤に対するステントグラフト留置術 …… 705
- ⑤ 血管内異物除去術 …………………………… 711
- ⑥ 下大静脈フィルター ………………………… 711
- C nonvascular IVR …………………………… 713

IV 放射線治療

1 放射線治療学 総論　伊東久夫　721

- A はじめに ……………………………………… 722
- B 放射線物理 …………………………………… 722
- ① 放射線の種類 ………………………………… 722
- ② 放射線の単位 ………………………………… 723
- ③ 照射法 ………………………………………… 723
- C 放射線生物 …………………………………… 724
- ① 放射線に対する細胞の反応 ………………… 724
- ② 放射線効果の修飾 …………………………… 724
- ③ 腫瘍生物学 …………………………………… 726
- ④ 分割照射 ……………………………………… 727
- ⑤ 正常組織の生物学 …………………………… 727
- D 放射線治療の実際 …………………………… 728
- ① 位置決め simulation ………………………… 728
- ② 治療計画 ……………………………………… 729
- ③ 小線源治療 …………………………………… 730
- ④ 新しい治療法 ………………………………… 730
- E 放射線治療の役割 …………………………… 730
- ① 根治的放射線治療 …………………………… 730

2 補助療法 …… 731	4 胸部腫瘍　早川和重　753
3 対症療法 …… 731	A 肺癌 …… 753
4 良性疾患 …… 732	1 病因・疫学 …… 753
F 放射線治療の副作用 …… 732	2 病理・臨床像 …… 753
1 急性副作用 …… 732	3 TNM 分類と病期分類 …… 753
2 晩期副作用 …… 732	4 放射線治療の適応と方法 …… 755
G 放射線治療の将来 …… 732	5 治療成績 …… 757
	6 副作用（有害事象） …… 757
2 中枢神経系腫瘍　芝本雄太　733	B 縦隔腫瘍・漿膜腫瘍 …… 758
A 原発性脳腫瘍 …… 733	1 漿膜の腫瘍 …… 758
1 疫学 …… 733	2 縦隔腫瘍 …… 758
2 病理・病期分類 …… 733	
3 放射線治療法 …… 733	5 乳癌　平岡眞寛　759
4 放射線治療の有害事象 …… 735	1 疫学・病因 …… 759
5 脳腫瘍各論 …… 735	2 病理 …… 759
B 転移性脳腫瘍 …… 738	3 TNM 分類，病期分類 …… 759
C 脊髄腫瘍 …… 738	4 臨床像，進展形式 …… 759
眼科領域の腫瘍・疾患 …… 739	5 治療 …… 759
A 眼科領域の腫瘍に対する放射線治療の特徴 …… 739	
B 眼球内腫瘍 …… 739	6 消化器癌　西村恭昌　763
1 網膜芽細胞腫 …… 739	A はじめに …… 763
2 悪性黒色腫 …… 739	B 食道癌 …… 763
3 その他の腫瘍 …… 739	1 疫学 …… 763
C 眼窩腫瘍 …… 739	2 病理 …… 764
D 涙腺腫瘍 …… 739	3 臨床症状と進展様式 …… 764
E バセドウ病眼症 …… 739	4 病期分類 …… 764
	5 放射線治療の適応と照射法 …… 765
3 頭頸部腫瘍　渋谷　均　741	6 線量分割と併用療法 …… 766
A 頭頸部癌 …… 741	7 合併症 …… 767
1 疫学 …… 741	C 膵癌 …… 767
2 頸部リンパ節転移 …… 741	1 疫学，病理，予後など …… 767
3 治療方針 …… 741	2 放射線療法の適応 …… 768
B 口唇・口腔癌 …… 743	3 外照射法 …… 769
1 TNM 分類 …… 743	4 術中照射 …… 769
2 口唇癌 …… 743	D 大腸癌（結腸・直腸癌） …… 769
3 舌癌 …… 743	1 疫学，病理 …… 769
4 舌以外の口腔癌 …… 744	2 放射線療法の適応 …… 770
C 咽頭癌 …… 746	3 術前・術後照射 …… 770
1 上咽頭癌 …… 746	4 合併症 …… 770
2 中咽頭癌 …… 747	E 肛門管癌 …… 770
3 下咽頭癌 …… 748	F 肝・胆道癌 …… 771
D 喉頭癌 …… 749	
E 鼻・副鼻腔癌 …… 750	7 婦人科腫瘍　中野隆史　773
F 唾液腺癌 …… 751	A 子宮頸癌 …… 773
G 甲状腺癌 …… 751	B 子宮体癌 …… 778
H その他の頭頸部癌 …… 751	

C	卵巣悪性腫瘍	779
D	腟癌	780
E	外陰癌	780

8 泌尿器系腫瘍　　兼平千裕　781

- **A** 前立腺癌 … 781
  - 1 疫学・病因・病理・進展様式 … 781
  - 2 治療方針と予後 … 781
  - 3 放射線治療 … 781
- **B** 膀胱癌 … 782
  - 1 疫学・病因・病理・進展様式 … 782
  - 2 治療方針と予後 … 783
  - 3 放射線治療 … 783
- **C** 精巣腫瘍 … 784
  - 1 疫学・病因・病理・進展様式 … 784
  - 2 治療方針と予後 … 784
  - 3 放射線治療 … 785
- **D** 陰茎癌 … 786
  - 1 疫学・病因・病理・進展様式 … 786
  - 2 治療方針と予後 … 786
  - 3 放射線治療 … 786

9 小児悪性腫瘍　　井上武宏　787

- **A** 小児悪性腫瘍 … 787
- **B** 小児白血病 … 787

C	脳腫瘍（「頭頸部腫瘍」の項，p.741参照）
D	Wilms（ウイルムス）腫瘍 … 788
E	網膜芽細胞腫 … 788
F	神経芽細胞腫 … 789
G	横紋筋肉腫 … 790
H	血管腫—血小板減少症候群 … 790

10 リンパ系腫瘍　　早渕尚文　791

- **A** Hodgkinリンパ腫 … 791
- **B** 非Hodgkinリンパ腫 … 794

11 皮膚・骨・軟部腫瘍　　山田章吾　797

- **A** 皮膚腫瘍 … 797
  - 1 皮膚癌 … 797
  - 2 悪性黒色腫 … 797
- **B** 骨腫瘍 … 798
  - 1 骨肉腫 … 798
  - 2 軟骨肉腫 … 798
  - 3 Ewing肉腫 … 799
  - 4 骨髄腫 … 799
  - 5 巨細胞腫 … 799
  - 6 脊索腫 … 799
  - 7 転移性骨腫瘍 … 799
- **C** 軟部組織腫瘍 … 800

V 放射線障害・防護・安全管理　　油野民雄

- **A** 放射線被曝 … 804
  - 1 被曝，被爆，被ばく … 804
  - 2 自然放射線被曝と人工放射線被曝 … 804
  - 3 人工放射線被曝の種類 … 804
  - 4 人体に放射線を照射することができる職種 … 805
- **B** 放射線障害 … 805
  - 1 放射線障害の分類 … 805
  - 2 確定的影響 … 805
  - 3 確率的影響 … 806
- **C** 放射線防護 … 806
  - 1 放射線防護の三原則 … 806
  - 2 線量限度による防護（公衆被曝と職業被曝）… 806
  - 3 正当化と最適化による防護（医療被曝）… 807
  - 4 医療被曝による放射線障害発生の可能性 … 807
- **D** 放射線管理と法的規制 … 808
  - 1 医療法施行規則 … 808
  - 2 電離放射線障害防止規制（電離則）… 808
  - 3 放射線障害防止法 … 808
- 参考 放射線に関する単位：GyとSvの違い … 808
  - 1 吸収線量の単位：Gy … 808
  - 2 線量当量の単位：Sv … 808

参考図書 … 809
画像診断サイン一覧 … 811
和文索引 … 815
欧文索引 … 828

付表目次

付表 6-1	脳・頭蓋骨の画像所見別疾患のまとめ	102
付表 7-1	脊髄画像所見別疾患のまとめ	122
付表 8-1	頭頸部の腫瘤性病変(腫瘍，腫瘍類似疾患，炎症性病変など)のまとめ	140
付表 9-1	甲状腺と副甲状腺疾患の異常所見のまとめ	152
付表 10-1	胸部画像所見別疾患のまとめ	245
付表 11-1	乳腺の画像所見別疾患のまとめ	258
付表 12A-1	心臓(心臓・大血管)の画像所見別疾患のまとめ	313
付表 12B-1	心臓・脈管(末梢血管・リンパ管)の画像所見別疾患のまとめ	325
付表 13-1	消化管・腹部一般画像所見別疾患のまとめ	411
付表 14-1	肝臓の画像所見別疾患のまとめ	472
付表 15B-1	副腎の画像所見別疾患のまとめ	497
付表 15C-1	婦人科の画像所見別疾患のまとめ	511
付表 16-1	骨・関節・軟部組織・脊椎の画像所見別疾患のまとめ	590
付表 17-1	血液疾患・悪性リンパ腫の画像所見別疾患のまとめ	602

I

画像診断

1 診断総論

A 放射線医学から画像医学へ

　放射線医学は，1895年のW. C. RöntgenによるX線の発見に端を発している．それ以前は人体内部の状態を触診，打聴診などの理学的手段によって診ていたものが，X線透過像として直接的な解剖に近い情報として得ることが可能になり，近代医療の幕開けの一翼を担った．その後様々な応用がなされ，最新の放射線診断機器であるmultidetector-row helical CT(MDCT)では，数十秒でほぼ全身の詳細な画像が得られるまでに進歩している．

　放射線診断は当初より50年以上にわたって，このX線透過像を種々の工夫を凝らしてフイルム上に映し出すことや透視像を観察することによって行われてきた．また，人工放射性同位元素radioisotope(RI)の研究からは，X線以外の放射線による診断即ち核医学が誕生してきた．1970年代からはコンピュータ技術の導入とともにX線CTの開発と実用化が進み，今日のMDCTに至っている．この進歩の過程で，アナログ画像が主体であったものが現在では，すべてがデジタル画像に移行しつつある．一方，同様に1970～80年代の技術革新は超音波検査(US)，磁気共鳴検査(MRI)などのX線やガンマ線(電離放射線)を用いない方法での人体内部の詳細な描出を可能とした．これらの診断法はX線被曝がなく，さらに放射線診断で得られる情報とは異なった情報が得られることから，いくつかの点で放射線診断に取って代わり，あるいは相補う検査法として大きな飛躍をみせている．これらの診断法を総称して，画像診断medical imagingという呼び名が一般化し，放射線医学から画像診断医学へと大きな変貌をみせている．本書の題名はこれまでの呼称に習い"標準放射線医学"としたが，将来的には"画像医学"への変更を余儀なくされるものと予想される．画像診断の発展に寄与してきた大きな歴史的な事項をまとめた(表1-1)．

B 画像診断の現状と将来

　現在第一線で選択・施行される画像診断法は，目的や病院における設備の差異で様々である．市中の開業医や比較的規模の小さな病院では単純あるいは造影X線検査によるおおまかなスクリーニングが主体であり，超音波診断もその装置の簡便性や比較的安価であることから多用される．200床前後の中規模病院では，わが国ではCT装置を有する病院が多く，画像診断の中枢的役割を担っている．500床以上の大規模病院ではほぼすべての画像診断機器を有する病院が多く，目的に応じて選択施行されている．わが国のCT・MRIの人口換算の普及率は世界レベルから突出しており，また公的医療保険による経費のカバー率も高く，国民は比較的容易に画像診断を受けることができる．その結果として早期癌の発見率が他国に比べ突出して高いなどの成果を挙げているが，一方で，国民1人当たりの医療被曝が欧米諸国に比べても突出して高い，という問題も指摘されている．また画像診断の専門的教育を受けていない医師が画像診断を行っている割合も他の先進国に比べて極めて高く，画像診断やその管理における不備が指摘されている．今後は画像診断の国際水準に沿った適正化が必要である．

　各種画像診断法の進歩は今後も続き，さらなる発展が期待されるが，その読影システムにも大きな変化がみられる．すなわち，画像診断のデジタル化に伴い読影システムもCRTモニターに変換されつつある．これはコンピュータ技術の急速な進歩によるデジタル化によってもたらされている必然的な結果である．これまではフィルムの保存や運搬に頼っていたイメージの保管と伝達がデジタルデータとして効率的に便利に取り扱えるようになってきているわけである．このような概念は，PACS(picture archiving & communication system)として大病院を中心に実用化が進んでいる．電子カルテの進歩とともに，画像のオンラインによる管理・読影・情報伝達がなされる時代がまさに到来し

表1-1　放射線診断の発展に寄与した歴史的事項

1. X線の発見
   1895年：W.C. Röntgen
2. PoloniumとRadiumの発見
   1898年：Marie & Pierre Curie
3. 人工放射性同位元素(30-P)の作成
   1934年：Irene & Jolio Curie
4. X線CT
   1964年：A. Cormack(X線吸収係数の計算)
   1972年：G. Hounsfield(装置の製作)
5. MRI
   1946年：F. Block & E.M. Purcell(原理)
   1972年：P.C. Lauterbur(イメージ化)

ている．今後急速に普及するものと考えられる．

画像情報も2次元像から3次元像，さらには時間をも加味した4次元像へと進歩し，さらに血流情報や機能情報の画像化にも急速な進歩がみられる．放射性同位元素，各種造影剤やマーカーの開発で分子レベルの情報を画像化するいわゆる"分子イメージング"は医療に新しい革命的な進歩をもたらすものと期待されている．

C 画像診断の専門化と専門医の役割

現在の進歩した放射線検査・画像検査のすべてにわたって医師が関与することは，現実には不可能になってきている．主として操作・技術面を担当する放射線技師と医学的判断を受け持つ医師との共同作業が不可欠である．この場合，医師としては専門的な修練を受けた放射線科医の存在は重要である．患者のcareを主体とする臨床医（主治医）と放射線診断を専門とする放射線科医の両者の存在は必ずしも矛盾するものではない．後者は客観的な立場から，幅広い放射線診断学の知識を持って判断を下すことができる点で貢献度は高い．主治医のみが患者のcareの片手間に画像所見をみて，そのまま治療を行うことなどは誤診の大きな原因ともなるので良い医療とはいえない．また放射線被曝の管理や機器の性状に対する十分な知識のない医師が画像診断を行うことの弊害も多い．わが国の医療システム上の大きな欠点であり，今後の改善が必要である．

機器の進歩は必然的にその高額化をもたらし，技術的進歩の急速化は装置の陳旧化を促進している．このような状況にあって，診断および治療のためにどの程度まで放射線検査を行うかの判断は診療に携わる医師すべての責任であるが，その点において専門家としての放射線科医の果たす役割は重要であり，わが国では特に今後の医療システムの適正化には必須である．

D 画像診断の進め方

画像診断には，主訴や症状などに基づいて適切な最小限の画像診断を選択すること，情報が最大限得られるような適切かつ安全な画像診断を行いそれぞれの状況下で最良の画像を得ること，画像から最大限の情報を読み取ること，得られた情報から診断のみならずその病理・病態を判断し治療に供すること，が必要である．

読影に際しての基本的事項

【1】患者情報の把握

観察する画像の患者名・性別・年齢や症状や検査値の把握は画像診断の第一歩であり，これを疎かにしてはならない．

【2】画像の検証

得られた画像が技術的に適正なものであるか，あるいは適切な処理を行ったものであるかを判断する．毎日忙しい診療の場で沢山の画像をみていると，慣れが生じて質の悪いものに気づかないこともある．診断に携わる医師には一定の画像工学的知識が必要である．

【3】観察面・撮像面・体位の確認

画像検査の観察面あるいは撮像面・体位などの確認が必須である．X線検査では，正面像は前面から，側面像は左側からの観察が一般的である．これはX線線束の方向に必ずしも一致するものではない．X線の入射方向を示すには，前後（腹背）方向，後前（背腹）方向などの表現が使用される．体位については，立位，背臥位，腹臥位，側臥位などが使用される．CT，MRI，超音波など断層像を主体とする画像では，冠状断像，矢状断像，横断像などの表現が用いられる．観察方向は，冠状断像は前面から，矢状断像は左側から，横断像は足側からを原則としている．

【4】異常所見の観察

異常所見の拾い上げが次のステップであるが，それには正常像・加齢変化・解剖学的変異などの知識が必須である．これらは相当の経験や訓練で培われるものである．異常所見があれば考えられる疾患の可能性の高いものから挙げていくのが一般的である．この場合，まず症状や検査値などと合わせて判断することが重要であるが，年齢および性別などからみた疾患の頻度なども診断に際しては極めて重要である．画像所見が特異的で単一の疾患しか考えられないことは実際にはまれであり，多くの場合，最も考えられるもの以外にいくつかの鑑別診断を挙げておくことが間違いを減らし，よい診療の助けになる．一方，早急に診断せずに経過を観察することも，時には重要である．治療に対する反応あるいは症状との不一致などを追求することは診療上からも大切なことである．このような場合，前回の画像だけでなく，可能な限り，それ以前のものも比較して，全体的な経過をみる態度が必要である．

【5】異常所見の記載と表現

異常所見や解剖学的変異などは，報告書として客観的な記録を残すことが必須である．
① 存在部位，目標となる正常構造物との関係
② 形と大きさ：フィルム上で測るなど具体的に
③ 数，辺縁の性状，分布
④ 内部構造（均一，不均一，石灰化，充実性，胞状，など）
⑤ 血流情報，機能情報

などを正確に記載し，これらから病理・病態を診断し，その時点で判明している症状・身体所見・検査所見などと総合して診断を行う．その思考過程を記載することはチーム医療の中では必須である．

X線像では，フィルムあるいはイメージに達するX線量で黒白の差をみるものであり，陰影の濃淡で表現されることが多い．CTでは，X線の減衰度を測定したものから画像を再構成しているので，低吸収，等吸収，高吸収などと表現される．超音波画像では，反射波振幅を輝度に変換して画像化しているので高エコー，低エコー，等エコー，無エコーなどが用いられる．MRIでは，プロトンの磁気共鳴を信号として捉え画像化しているので，高信号，等信号，低信号，無信号などと用いられる．核医学では，組織中に集積した放射性医薬品の放出するガンマ線を体外より捉え画像化しているため，異常集積あるいは無集積（欠損）などと表現される．

通常の記載の順序は，病変の部位，異常所見，最も疑われる診断および鑑別診断である．さらに可能であれば，画像所見から考えられる病理・病態・必要な治療や推定される予後などにも言及する．さらに，次に行うべき必要な画像検査があれば，最後に言及する．

【6】適切な画像診断法の選択に対する考え方

適切な画像診断法の選択も画像診断に携わる場合には極めて重要である．現在，疾患の診断には種々の検査法が開発され実用化されており，その選択に迷うことも多い．この事実は不必要に検査を増やすことにもつながり，医療費の高騰の一因ともなっている．また，放射線被曝に対する考慮もなされねばならないので，この点における知識も要求される．常に診療上必要最小限の画像診断を選択するように努めなくてはならない．類似の情報に終わる検査を重複して行わないように努めるべきである．同じような情報を得るのであれば，より侵襲度の低いもの，あるいはより経済的なものを選ぶのが原則である．最終的には，被検者の利益につながるものでなければならない．したがって，従来のX線検査，X線CT，MRI，核医学，超音波検査それぞれの長所，短所についてよく把握しておくことが大切である．個々の臓器，疾患については，各章の内容の通りである．

2 X線検査総論

A X線の概念

　1895年，ドイツの物理学者Wilhelm Conrad Röntgen博士は，放電管を用いた陰極線を操作中に，室内に置かれたシアン化白金バリウムを塗布した蛍光紙を発光させる未知の放射線，X線を発見した．線源と蛍光紙の間に手をかざすと，蛍光紙に手の骨が透けてみえていた．X線は，不可視で，物質透過性が大きく，蛍光作用や写真作用があることを発表した．今日臨床医学に広く用いられるX線の誕生である．

　X線は極めて波長が短い電磁波である（図2-1）．波長が短いほどエネルギーは大きく，物質透過性は高い．また，粒子性を有し，エネルギーを持つ光子photonと考えられる．光子のエネルギー量は波長に依存し，その単位は電子ボルト（eV）である．X線は，物質を構成している原子から電子を放出させる電離作用を持つ．

X線と物質の相互作用 .... *Memo*

　光電効果：光子であるX線が，そのエネルギーを原子の周囲を回る軌道電子に与えて吸収される現象である．エネルギーを受けた電子は軌道外に飛び出し，物質と衝突し吸収される．飛び出した電子の後には他の電子が移動し，その際X線を出す（特性X線という）．特性X線は散乱線となる．

　コンプトン効果（Compton effect）：X線が，そのエネルギーの一部を自由電子に与え，進行方向を変えて散乱する現象である．低いエネルギーとなって方向を変えたX線は散乱X線となる．飛び出した電子は物質に吸収される．

　X線診断領域では，光電効果とコンプトン効果で生じた散乱X線は，X線写真における画像劣化の原因となり，発生した電子のエネルギー吸収は，生体への被曝となる．X線が人体を通過する際，人体組織を構成している原子番号と密度により透過X線に差ができるが，光電効果は原子番号の3乗に比例するので，X線像の形成に最も重要な役割を果たしている．

B X線撮影

1 X線の発生

　電子を物質（ターゲット）にぶつけることにより，電子の持っている運動エネルギーの一部がX線に変換される．X線は真空の陰極管であるX線管で作る．①陰極のフィラメントとよばれる部分（螺旋状のタングステン）を加熱して電子を発生させ，②陰極とターゲットである陽極の間に高圧の電位をかけて加速し，③陽極に引っ張ってターゲット物質（タングステンの薄板）に衝突させる（図2-2）．ターゲットの電子が当たる部分を焦点とよび，X線が発生する線源となる．放射窓を通じてX線を取り出す．ターゲットに当たるエネルギーのほとんどが熱になるため，通常はターゲットを回転させて温度上昇を抑える回転陽極機構を

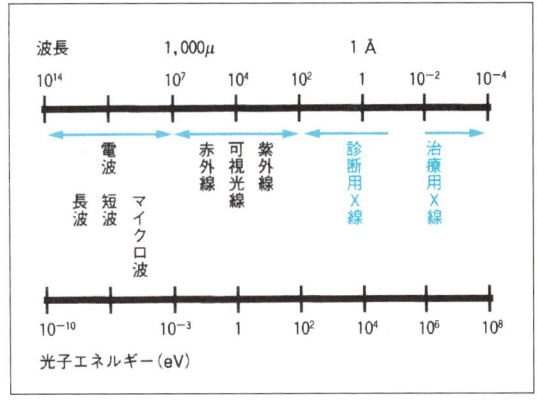

図2-1　電磁波のスペクトル

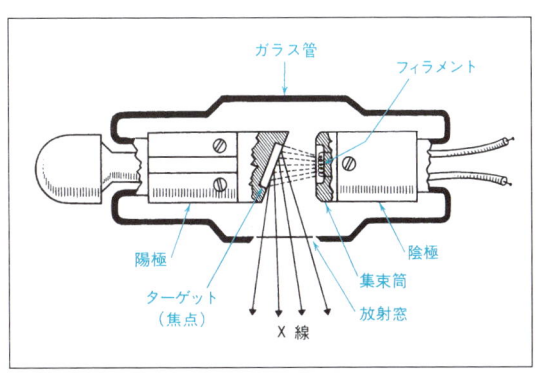

図2-2　X線管球の構造

持つ．発生するX線は様々な波長を含んでおり(連続X線とよばれる)，波長が長く透過性の弱い部分(軟X線とよばれる)を取り除くため，放射窓には金属濾過板(アルミニウムや銅など)が置かれている．

X線管の陰陽極間にかける電圧を管電圧(kV)，X線管内を流れる電流を管電流(mA)という．電圧の高低はX線の線質(波長)に影響を与える．高電圧ほど透過性の強い短波長のX線(硬X線とよばれる)を生み，そのエネルギーが高い．電流はX線の線量に影響する．電流が増せば，それに比例してX線量が増加する．X線写真の画質は，X線のエネルギーと線量に大きく影響される．

2 画像の作成

X線画像は，X線が物質を通過する際に生じたX線減衰の結果をみたものである．X線の減衰は，物質によるX線の吸収と散乱という2つの現象を通して起こる．X線の吸収は，物質の①原子番号，②密度，③厚みに依存する．X線吸収の差が，画像では白黒の濃淡となる．画像上に表われる黒さを黒化度densityという．物質の密度が大で，原子番号が高く，厚みが増すと，X線の減衰は大きくなる(図2-3)．その結果，フィルムに達するX線量は少なく，フィルムの感光度が低いため，物質は白く描出される．X線の吸収が少なく，良く透過するものを"X線透過性radiolucentの物質"といい，黒化度が強く，低吸収と表現する．逆に，X線の吸収が多く，透過が悪いものを"X線不透過性(radiopaqueまたはradiodense)の物質"といい，黒化度が弱く，高吸収と表現する(図2-4)．

3 画像の記録

X線像を媒体に記録し，可視化できるようにする．ひとつはX線の持つ写真作用や蛍光作用を利用し，フィルムに静止画像を記録する写真法である．もうひとつは，X線の持つ蛍光作用を利用し，X線を連続的に照射し蛍光板上に動画像を得る蛍光法である．

❶ X線写真

a．フィルム・スクリーン法

①フィルム，②蛍光増感紙，③カセッテ，を用いてX線像を記録する(図2-5)．

フィルムは，支持体としてのフィルムベース(プラスチックやアセテート薄板など)の両面または片面を感光乳剤(臭化銀とゼラチンの混合など)でコーティングしたものである．フィルムがX線や可視光線を受けると，感光乳剤中に銀粒子が沈殿し，これを現像すると黒色銀に還元され黒くなる．未感光部の部分は

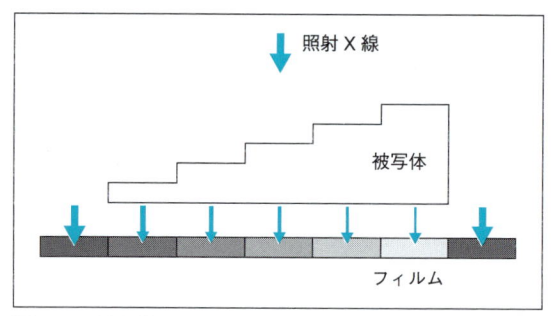

図2-3 被写体の厚さとX線吸収・フィルム黒化度の関係
被写体内部構造は一定で厚さを段階的に増すと，透過X線の減弱により，フィルムの黒化度は弱まる．矢印の太さはX線吸収(減弱)の度合いを示している．

透明のままである．還元され黒くなる銀粒子の量がフィルム上の濃淡として記録される．

蛍光増感紙(蛍光スクリーン，増感紙)は，X線が当たると蛍光を発する物質(希土類蛍光体など)を厚紙やポリエステルなどの支持体に塗布したものである．少ないX線でフィルムの感光を増大するという作用がある．増感紙の蛍光作用は，X線自体の持つ写真作用の10倍以上と大きい．増感紙により撮影時間は著明に短縮され，X線被曝線量が軽減される．

カセッテは，中央にフィルム，その両側に増感紙を置くサンドウィッチ構造のフィルム容器である．

b．デジタル撮影法

デジタル撮影法(デジタルラジオグラフィ；DR)は，X線検出器で得た信号をデジタル変換し，コンピュータにて画像処理し，診断目的に応じた多様な画像を作成するものである．X線検出器として，イメージングプレート(IP)，蛍光増倍管，フラットパネルディテクター(FPD)などがある．

IPは，高分子材料の支持体上に輝尽性蛍光体とよばれるハロゲン化物を塗布した薄板である．X線照射によりIPにX線エネルギーを蓄積し潜像を記録する．これをレーザー光で走査し，IP各点から発光した光をデジタル電気信号に変換する．画像処理にてデジタル-アナログ変換し，ハードコピー(フィルム)やソフトコピー(CRT；cathode ray tubeなど)に表示する(図2-6)．コンピューテッドラジオグラフィ computed radiography(CR)はIPでX線像を検出し，電気信号として読み出し，コンピュータ処理をして画像を出力するX線撮影システムである．すべてオンラインで画像保管・表示が可能なのでX線画像のPACS(画像管理通信システム：後述)の入力システムとして用いられる．

FPDは，X線受光媒体として非晶質セレンamorphous-seleniumを用いる．X線の強弱を非晶質

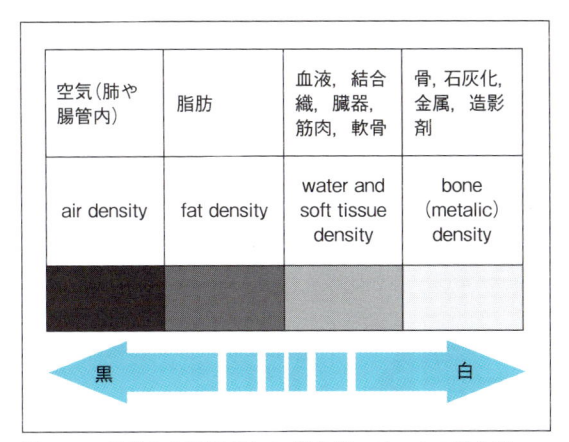

空気(肺や腸管内)	脂肪	血液, 結合織, 臓器, 筋肉, 軟骨	骨, 石灰化, 金属, 造影剤
air density	fat density	water and soft tissue density	bone (metalic) density

⬅ 黒　　　　　　　　　　　　白 ➡

図2-4　組織の物質組成とX線吸収・フィルム黒化度
被写体の厚さを一定とした場合，照射X線の吸収と写真の黒化度は，組織の物質組成(密度，原子番号)で変わる．左側の組織ではX線の吸収が少なく，フィルムをよく感光させ，黒く写る(黒化度が強い)．右側の組織はX線の吸収が多く，フィルムの感光度が低く，白く写る(黒化度が弱い)．

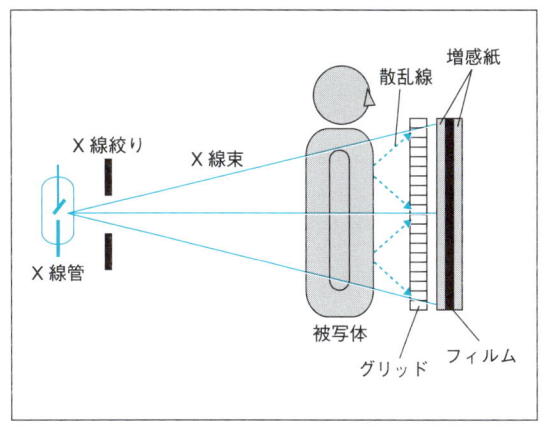

図2-5　X線写真の撮影方法

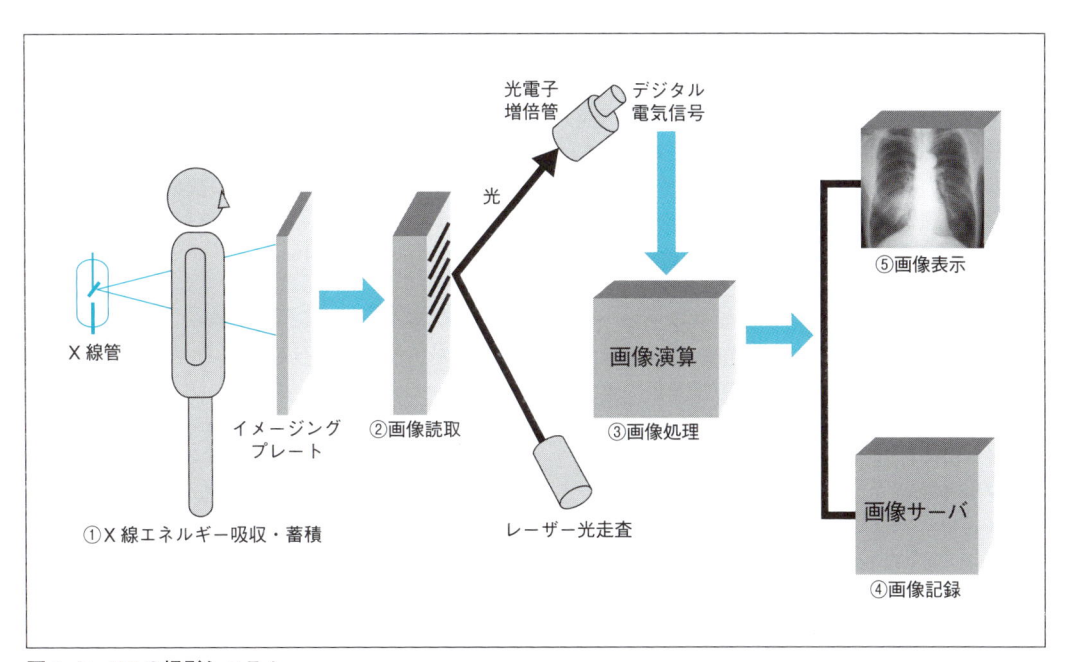

図2-6　CRの撮影システム

セレンにて電荷の大きさの信号に変換し，薄膜トランジスターを介してデジタル電気信号に変換した後，画像処理にてデジタル-アナログ変換し，画像を作成する．

デジタル検出器での画像法の特徴は，1)X線の吸収効率が良い(被曝線量が低減される)．2)デジタル画像であるので，①保存，伝送に適している，②画像処理が可能である，③定量解析が可能である．3)X線検出器のダイナミックレンジが広い．つまり検出器における照射X線量と出力信号(発光量や電気信号)の関係が直線性を有しているので，撮影時の照射X線量の多少にかかわらず，一定の濃度の画像を得ることができる．フィルム法のように，X線量が少ないため白くつぶれてしまう現象や，逆にX線量が多すぎるために飽和してしまう現象が生じない．

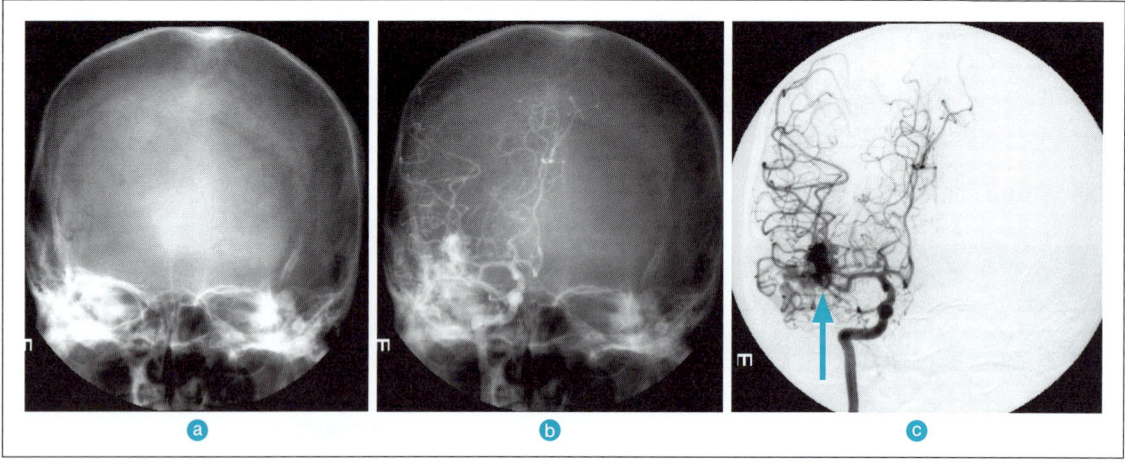

図2-7 脳血管のDSA
ⓐ：造影前マスク像，ⓑ：造影像，ⓒ：サブトラクション像：頭蓋骨陰影が除去され，動静脈奇形(矢印)が明瞭となる．

❷ X線透視

a．蛍光板と蛍光増倍管

蛍光板はX線が当たると，可視光線の蛍光を発生する．X線を遮る被写体の部分は光らず暗くみえる．フィルムとは逆のみえ方である．Röntgen博士が最初に見たのはこの種の画像である．蛍光板の画像は輝度が弱いため，暗室で観察していた．現在は，微かな蛍光を電子的に増幅する方法が取られている．

X線蛍光増倍管(X線イメージインテンシファイア，image intensifier；I.I)は入力蛍光板で生ずる可視光線を光電子に変え，加速・集束し出力蛍光板に当て，輝度が高く明るい蛍光像を得る．出力蛍光面の光学像を撮像素子で撮像し，テレビ信号として出力する．

b．デジタル透視法

デジタル透視法(デジタルフルオログラフィ digital fluorography；DF)は蛍光増倍管-X線TVカメラの出力映像信号(アナログ信号)をデジタル信号に変換し，アナログ-デジタル変換後モニタ上に表示する．デジタルアンギオグラフィ digital angiography(DA)とは，DF装置を用いた血管造影検査である．血管造影画像から造影前の背景画像を引き算し(サブトラクションという)，造影された血管像のみリアルタイムに表示する方法も取られる．デジタルサブトラクションアンギオグラフィ digital subtraction angiography (DSA)とよばれる．骨などの背景が消去されるので，濃度の低い造影剤でも血管狭窄や腫瘍血管の詳細がわかる(図2-7)．FPDを用いてデジタル透視を行うことも可能となった．

4 画像の観察

❶ フィルム

X線フィルム画像の観察には，光源として蛍光灯を並べて均一な明るさを持つ観察箱(シャウカステンとよばれる)を用いる．部屋をやや暗くして，明るいシャウカステンを用いる．

❷ ワークステーションモニター

画像のデジタル化が進み，ワークステーションのモニタ上で診断する方法が取られている．画像をコンピュータで集中管理することが可能となり，診療部門には画像表示端末が配置され，必要に応じてネットワーク経由で検索するようになってきた．このようなシステムを画像管理通信システム Picture Archiving and Communication System(PACS)とよんでいる(図2-C1)．PACSが導入されると，撮影した画像を迅速に，かつ複数の分野で共有して観察できる．病院内では画像をアナログ出力する必要がなくなり，フィルムレスとなる．

5 画質

画質に影響を与えるのは，X線の物理的特性と，被写体の空間的要素である．X線写真の画質はX線の物理特性と強く関係する．X線エネルギーは被写体のコントラストに影響する．高エネルギーのX線では，被写体のコントラストがつかなくなる．X線量は画像の雑音(粒状性)に大きく影響する．線量が少ないと雑音に埋もれた低コントラストの陰影をみつけることが

難しくなる．

良好な画質のX線写真を得るためには，①被検体の厚さ，②被検体の動き，③散乱線，④拡大率，⑤歪み，を念頭に置き，以下の点に留意することが必要である．

❶ X線量と曝射時間

患者の体格に応じたX線量で撮影する．肥満患者の撮影では，痩身の患者よりも多くのX線量を必要とする．少ないX線量で撮影する胸部撮影では，X線量の多寡が画質に大きく影響する．体動による影響を少なくするために，X線の照射時間を短縮する．

❷ 散乱X線

散乱X線は，一次X線が被検体に当たった後の偏向で生じ，画像のかぶりの原因となる．散乱線対策として，散乱X線の発生を少なくする方法と，散乱X線がフィルムに達しないようにする方法とがある．前者では，散乱X線は照射野が広いと多く発生するので，必要な部分に照射野を絞ることである．後者として，グリッドを用いる（図2-5）．グリッドは高さ数mmの薄板で，X線不透過の鉛細片と極薄のX線透過物質が交互に配列している．グリッドをフィルムに密着して撮影することにより，直進一次X線の大部分はその細隙を通り抜けて，フィルムに当たる．斜め方向に散乱するX線の大部分は鉛板に吸収されフィルムに達しない．

❸ 画像の拡大と歪み

被検体がフィルムから離れるほど，拡大の程度は増し，画像の鮮鋭度が低下する．観察しようとする被検体の部分をフィルムに近づけて撮影する．関心領域の真のサイズに近い画像が得られる．例えば，胸部単純撮影において心臓を評価する際に重要である．心臓は胸腔内の前方に位置しているので，患者の背側からX線が入り前方から出るように撮影する（後前像）．X線画像は，X線が通過した領域の影絵の合計であるので，X線束と被検体の関係の変化は，放射線画像に歪みをもたらす．関心領域をなるべくフィルムに近づけて，フィルムに垂直になるように置く．

6 単純撮影と特殊撮影検査法

単純X線撮影は，特殊な取り扱い，特別な機器，あるいは造影剤を用いずに，人体の各部位に対するX線減弱の度合いを計測するもので，胸部，骨などに最も一般的な検査法である．特殊な撮影として以下の検査法がある．

❶ 高圧撮影

X線吸収の強い骨・縦隔中央部・横隔膜下に重なる肺と，X線吸収の少ない肺野の両者を同時にスクリーニングする必要のある胸部撮影に用いる．一般のX線単純撮影の管電圧は40〜80 kVであるのに対して，100〜120 kV以上の撮影である．利点は被曝線量が少なく，肺野の診断可能領域が広くなる．欠点はコントラストが小さくなり，散乱線が増加するため，淡い陰影や石灰化の判断が難しくなる．

❷ 軟部撮影

乳房，甲状腺，鼻咽頭部など組織のX線吸収差の少ない軟部組織を対象とする．30 kV前後の低電圧（軟X線）での撮影である．低エネルギーのX線は，被写体の厚い所を透過しないが，わずかな被写体の厚みの違いもX線吸収差となるので，狭い領域での画像コントラストが大きくなる．増感紙なしで撮影が行われるので解像度の良い画像を得られるが，一方で，大量のX線照射量を要するので被曝線量が多くなる．

❸ 断層撮影

立体的な構造の被写体において，フィルムに対して平行な断面部分を撮影する．被検体を中心に，X線管とフィルムを同期的に反対方向に動かしX線を照射する．撮影焦点のあった目的断層面の像はフィルム上に鮮明に投影されるが，その近傍の断面像はぼかされ消失する．X線CTの出現で，その利用度は低くなっている．

❹ 立体撮影

被写体を観察者の両眼間隔に相当する距離だけずらして，2方向から照射するX線撮影法である．撮影した一対のX線像を立体鏡や裸眼で立体視する．細い血管が重なって投影される血管撮影に用いられる．

❺ 間接撮影

蛍光増倍管からのX線蛍光像を集光・縮小し，これをカメラで撮影する．比較的小サイズ（例：100×100 mm）のフィルムに記録する．直接撮影では，撮影ごとにフィルムを取り替えるが，間接撮影ではロールフィルムを用いて連続して撮影できるので，短時間に多数の撮影が行え，かつ安価である．胸部疾患や胃癌の集団検診に利用される．

C 造影検査

周囲組織とのX線減弱差が乏しく，単純X線撮影

では診断に十分な像を作ることができない臓器に，造影剤を使用してX線像を得る方法である．ほとんどの造影検査はX線透視下で行う．

1 造影剤

陽性造影剤と陰性造影剤がある．陽性造影剤は，原子番号が大きくX線密度が高い原子を含んでおり，臓器内に投与すると周辺臓器よりもX線吸収を増大させて陽性に写り，周辺とのコントラストが強調される．消化管の硫酸バリウムや尿路・血管系のヨード造影剤である．

陰性造影剤は，低密度の物質で臓器内に投与すると周辺臓器よりもX線吸収が低下し，写真上陰性に写り，周辺とのコントラストが強調される．空気，炭酸ガスなどである．消化管の二重造影以外に使用されることはほとんどなくなった．

2 造影剤の種類，副作用，使用方法

造影剤の種類は数多くあり，それらの適応部位が決まっている．また，副作用も知られている．

❶ 硫酸バリウム

硫酸バリウムの粉末粒子を水に溶解し懸濁液として，消化管の検査に用いる．生物学的・化学的に安定で，腸管壁から吸収による薬理学的な副作用は起こさない．合併症は大量に経口投与した場合の便秘である．

❷ 水溶性ヨード造影剤

水溶性ヨード造影剤は，ベンゼン環の3か所にヨード原子が付き，水溶性にするため残りの3か所に塩基や側鎖を結合したものである．血液中でイオン化して溶けるイオン性水溶性ヨード造影剤，イオン化しないで溶ける非イオン性水溶性ヨード造影剤がある．前者は2分子にイオン化するため浸透圧が血漿の5倍以上と高い．前者は高浸透圧造影剤，後者は低浸透圧造影剤とよばれる．後者は前者に比し副作用が少ない（前者は10%，後者は1〜2%）．

副作用発生の機序としては，造影剤の物理的特性，化学毒性，アナフィラキシー様反応，心理的因子がある．前二者は造影剤の高浸透圧性や非親水性によるものであり，熱感，血管痛，血漿量増加，腎機能障害，神経症状，不整脈，などがある．アナフィラキシー様反応が関与していると考えられるものとして，軽症のものでは，くしゃみ，痒み，嘔気・嘔吐，皮膚の発赤・蕁麻疹，鼻閉感，心悸亢進，あくび，腹痛，頭痛，中等度から高度のものでは喉頭浮腫，呼吸困難，重篤なものとしてショック（血圧低下，意識消失，呼吸停止，心停止），時には死亡例がある．

❸ 副作用の予知

過去に造影剤でアナフィラキシー様反応を呈した既往や，重篤な甲状腺機能異常を持つ患者の造影剤使用は禁忌である．アレルギー体質や，肝・腎・心機能の不良な患者は正常人より副作用の発現頻度は高い．重篤な副作用発現因子として，アレルギー歴，喘息，心臓病が挙げられる．

造影剤1 mLのテストアンプルを用いたpretest（予知テスト）が義務付けられていた時期もあったが，信頼性が高いものではなく，現在は検査で使用する造影剤本体の一部を検査施行前に少量注射して反応をみる方法が勧められている．

副作用の確実な予防法はなく，造影剤投与前後の注意深い患者観察と，副作用が生じた場合の適切な対処が肝要である．脱水は造影剤の体外排泄を遅延させ，副作用の頻度を高めるので，検査前の脱水には注意する．

3 造影検査の種類

❶ 消化管造影

硫酸バリウム液を用いる．上部消化管造影では経口的に，下部消化管造影では経直腸的に注入する．前者は，食道，胃・十二指腸バリウム造影，後者は注腸バリウム造影とよばれる．バリウムとともに空気を注入することにより（二重造影），消化管のレリーフ（皺襞）の異常が良くわかる．腸閉塞，消化管穿孔，術後漏洩の疑いある場合には，バリウムは禁忌であり，水溶性ヨード造影剤を用いる．

❷ 尿路系造影

水溶性ヨード造影剤を静脈内に注入し，尿路系の画像を得る．経静脈性尿路造影（IVU）とよばれる．造影剤が腎実質に達し，腎尿細管，集合管で濃縮され腎盂に排泄され，尿管に流出する現象を，経時的に撮像する．

❸ 血管造影

水溶性ヨード造影剤を動脈内あるいは静脈内に注入し，血管系の画像を得る．カテーテルという細い管を経皮的に血管内に挿入し（Seldinger法，図2-8），その先端が目的とした血管に達したことを確認した後，造影剤を自動注入器などで注入し，その流れを連続撮影する．血管造影の目的は，種々の心・血管疾患，腫瘍性疾患を検索することであるが，単に診断に留まらず，腫瘍・血管病変・外傷性出血の塞栓術，狭窄した

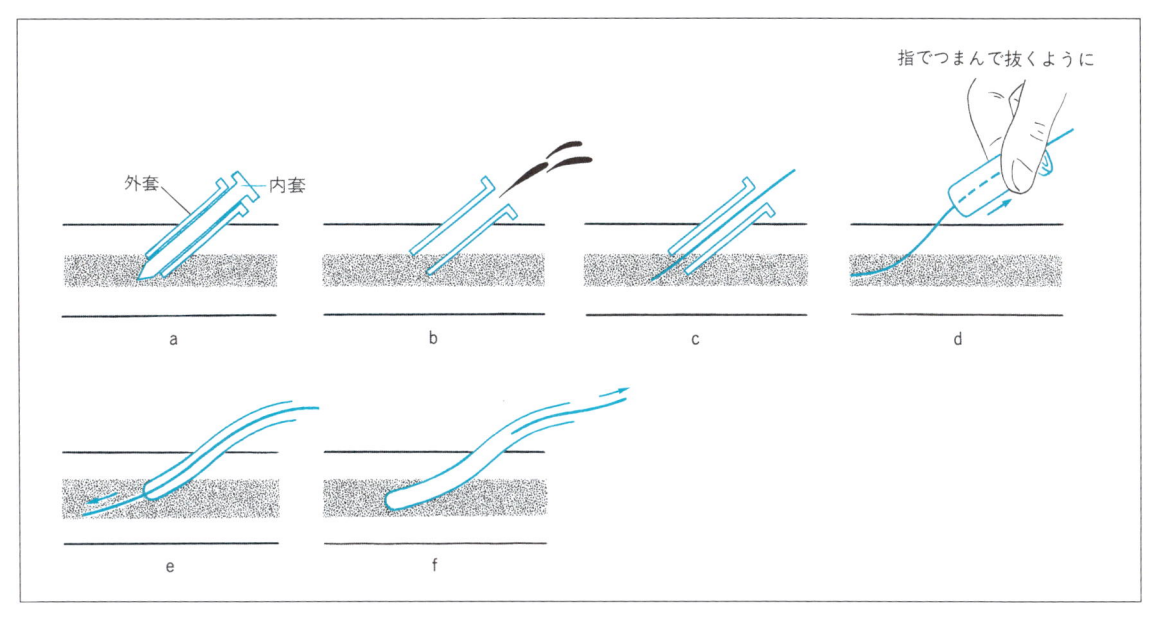

図2-8　経皮的血管内カテーテル挿入法（Seldinger法）の手技
a　二重針で経皮的に血管を穿刺し，b　内套針を抜き，外套の先端が確実に目的の血管中にあることを確認し，c　誘導細線（ガイドワイヤー）を外套内から血管内に押し進め，d　血管穿刺部を指で圧迫しながら，その一方の尾端より外套を抜き取る．e　カテーテルをガイドワイヤーにかぶせて血管内へ進めた後，f　ガイドワイヤーを抜き取る．本法は通常，大腿動脈（または静脈）経由で行う．

血管の拡張（血管拡張術），抗癌剤の動脈内注入など，治療に応用されている．インターベンショナルラジオロジー interventional radiology（IVR）とよばれるが，特に血管内治療を vascular interventional radiology という．

❹ 脊髄腔造影

非イオン性水溶性ヨード造影剤を，腰椎穿刺やC1/2頸椎側方穿刺にてくも膜下腔内に注入し，脊柱管内脳脊髄液腔の造影を行う．造影剤の比重を利用し，患者の体位変換をしながら造影剤を移動し，目的とする脊椎レベルを撮影する．留意すべきは，注入ヨード造影剤の種類である．非イオン性で，かつ薬事法で脳脊髄液腔への投与が認められたものに限る．

❺ その他

①唾液腺造影
②気管支造影
③子宮卵管造影
④リンパ管造影

D コンピュータ断層撮影

1 原理と検査技術

❶ データ取得

コンピュータ断層撮影は，①被検体（患者）に薄いX線ビームを多方向から順次投影し，②その透過X線強度を計測し，③断層面のX線吸収値分布像を再構成する，検査法である．一般的なデータ取得方式は，扇状の広がりをもったX線（fan beam）を発生するX線管球と，それに対向した数百素子からなる高感度の検出器が同期して回転し，人体周囲を走査scanする（図2-9）．1断面数100ミリ秒〜数秒でデータ取得できる．扇状X線の厚みをコリメーターで調節することにより，断層面の厚さを変える．厚さは1〜10 mmの間を撮像部位や目的に応じて選択する．患者テーブルを体軸方向に移動しながら1断面ごとに順次データ取得を重ねていく方法（incremental scanという）から，現在は，患者テーブルを体軸方向に移動しながらX線管球と検出器が連続して回転し，人体を螺旋状に走査するデータ取得法（helical scanあるいはspiral scanという）が主流となっている（図2-C2）．かつ検出器は体軸方向に多列式となっている（multidetector-row helical CT；MDCT，または

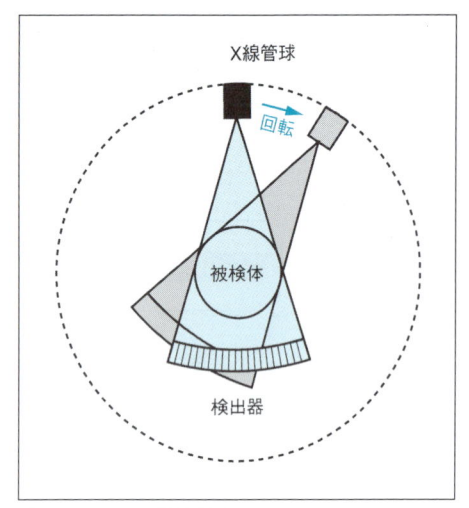

図2-9　CTの基本原理
30〜50°の扇状X線を300〜800素子からなる検出器で計測.

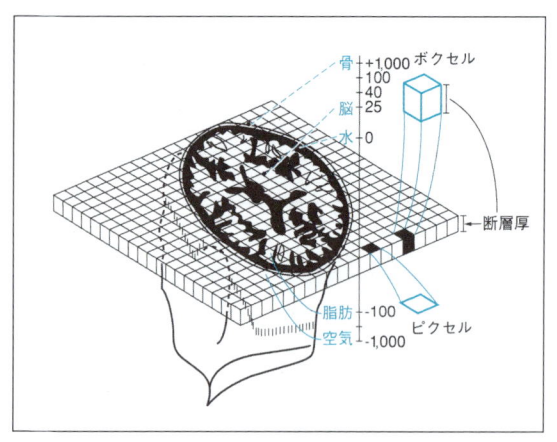

図2-10　画像再構成マトリックスとCT値の概念

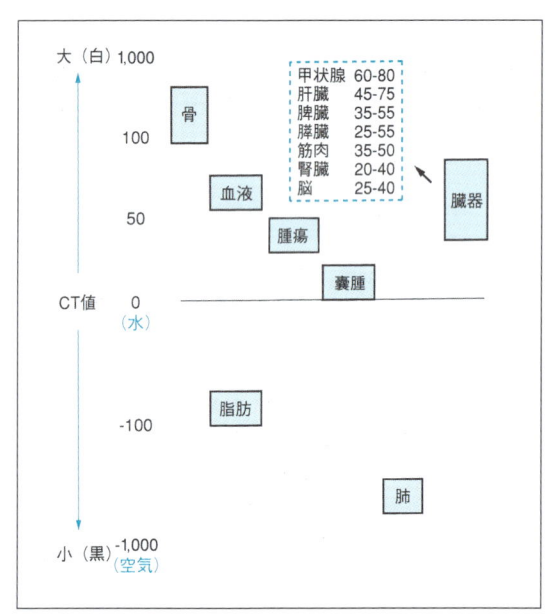

図2-11　CTにおける組織吸収値
数字はHounsfield Unit.

multi-slice CTという).MDCTでは薄い断層厚の高速撮影が可能である.

❷ 画像再構成と表示

画像は2次元の微小な画素(ピクセル pixel = picture cell)の集合であるマトリックス matrix 上に再構成される(図2-10).さらに各pixelに断層厚を乗じた単位体積(ボクセル voxel = volume cell)に含まれる平均X線吸収値の大小に応じて白黒濃淡のある画像として表示される.ボクセル内のX線吸収値を表す単位として,水を0,空気を−1,000とした相対的なCT値が用いられる(図2-10).CT値はCTの開発者でありノーベル賞を受賞したHounsfield博士の名をとりHounsfield Unit(HU)ともよばれている.図2-11に臓器・組織のCT値を示した.

画像表示に際しては,白黒濃淡の階調 gray scale を変えるウィンドウ機能がある.これは,任意に選んだCT値を中心として,表示しようとする任意の幅のCT値を濃淡像として表示するものである.その中心CT値をウィンドウレベル window level(またはウィンドウ中心),CT値の表示範囲をウィンドウ幅 window width とよぶ.対象臓器と目的疾患のCT値により最適なウィンドウレベルとウィンドウ幅に設定して表示する(図2-12).

作成されたCT画像は,患者の足方からみたように表示する.向かって右側にみえる構造は患者の左側に存在する.これは,一般のX線写真と同様で患者と向かって画像をみるように表示している.

2　X線CTの特徴

❶ 再構成画像

CTは一次取得した元データからの再構成画像である.画像の位置情報(座標軸)と吸収値(CT値)は,デジタルデータであるため,様々な画像処理が可能である.

a．空間分解能の向上

CTは一般撮影よりも小さなものを解像する能力(空間分解能)では劣る.しかし,ピクセル数を増し,断層厚を薄くし,局所的に拡大して画像再構成することにより,0.3〜0.4 mm程度の空間分解能が得られる.骨や肺のような高コントラスト領域に有用である.

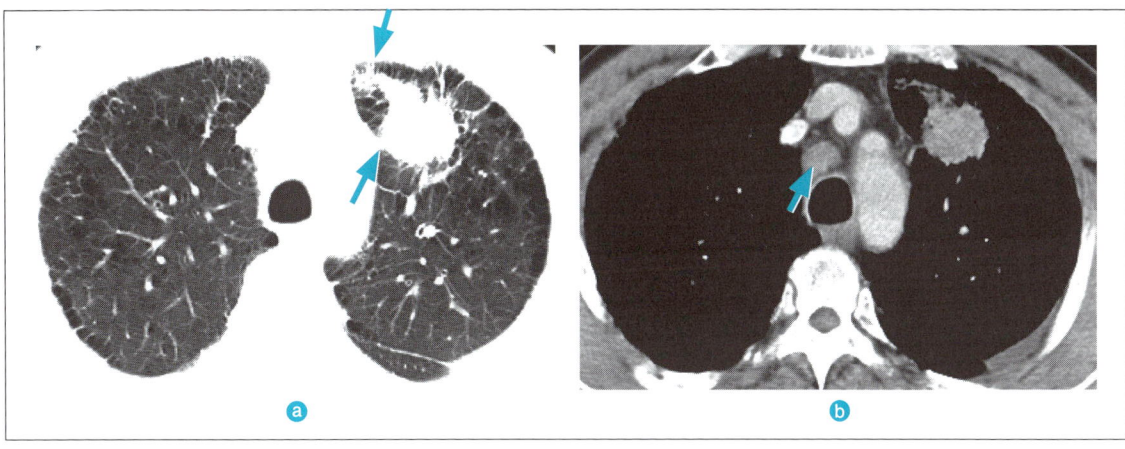

図2-12 ウィンドウ機能による画像階調変換
目的臓器のCT値により，画像表示のウィンドウ幅(W)，ウィンドウ中心(L)を任意に選択する．
ⓐ：肺野を目的とした条件(肺野条件)W：2,000，L：-700．肺腫瘍の局在と胸膜への進展(矢印)がよくわかる．他臓器は識別できない．
ⓑ：軟部組織を目的とした条件(縦隔条件)W：500，L：50．縦隔内大血管，リンパ節腫大(矢印)，縦隔内脂肪，脊椎，骨髄・皮質など全体の組織が識別できるが，肺野の詳細はわからない．

b．多次元の画像再構成

取得した元データから任意の断面(矢状面，冠状面など)や3次元画像，仮想内視鏡などを再構成できる(図2-C3)．

❷ 良好な密度分解能

一般のX線撮影では，水と実質組織を識別できない．CTでは，異なった組織を識別する能力(密度分解能：コントラスト分解能)が高い．脳実質と脳室，梗塞と出血(図2-13)，肝臓と近傍の腹水・胸水との識別が容易である．

❸ 障害陰影のない人体横断像

一般の断層撮影では，検査対象断面を挟む断層面に存在する構造のぼやけた陰影が重なり，また，画像の歪みを生ずる．局所的な被曝線量も多い．CTは純粋に特定断層面を表示する．

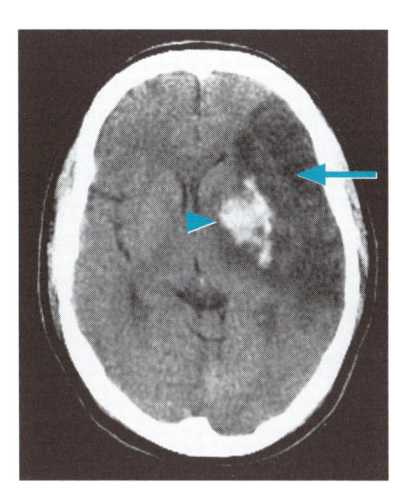

図2-13 単純CTによる脳病変の識別
左大脳半球の広範な低吸収域は梗塞(矢印)．病変の一部の大脳基底核の高吸収域は出血(矢頭)．病変の一部に出血を伴った梗塞(出血性梗塞)である．

3 再構成画像に起因する留意点

❶ 部分容積効果

1ボクセル内に異なったCT値を有する複数の組織が存在しても，それらのCT値は平均化されている．これを部分容積効果(partial volume averaging；partial volume effect)とよぶ．複数の組織を互いに識別できない．画像上の病変組織濃度が本来のCT値と異なったり，病変や臓器の辺縁が不鮮明化したり，小構造が隠蔽される原因となる．例えば，断層厚10 mmの脳CTで5 mm径の石灰化が存在した場合，ボクセル内の病変CT値は脳(CT値約40 HU)と石灰化(約150 HUとして)の平均値なので100 HU以下となり，小出血に似る．

❷ アーチファクト

本来被検体にないが，データ取得と画像再構成過程で発生する偽像artifactである．

a．患者由来

体動，体内異物などに起因する．

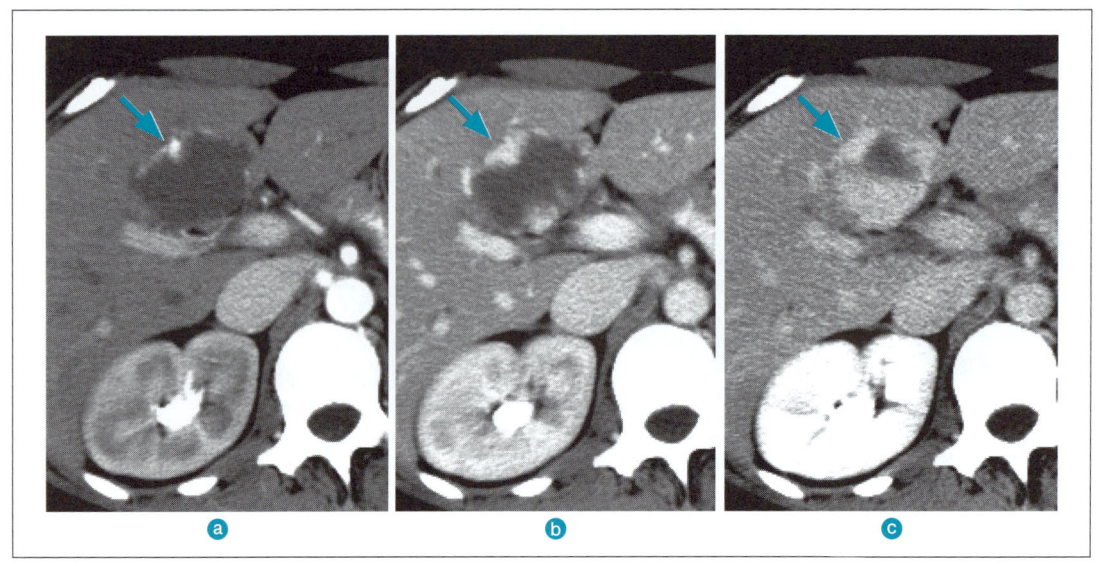

図2-14　ダイナミック造影CTによる腫瘍の血流状態
肝海綿状血管腫．ⓐ：動脈優位相，ⓑ：門脈優位相，ⓒ：平衡相．
腫瘍（矢印）は時間経過とともに辺縁部から中央に徐々に増強される．本腫瘍の特徴的パターンである．

b．機器由来
骨，空気など極めて吸収値の異なる部から白黒斑の縞状アーチファクトを生ずる．X線の特性に由来する．代表的な発生部位は，後頭蓋窩の両側頭骨の間である．また，検出器の一部に調整不良があると，同心円のリング状アーチファクトを生ずる．

4 CT検査法

❶ 単純CT
造影剤を使用しない一般的な人体軸面（横断面）撮影である．

a．適応
有用性が高いのは脳血管障害，頭部外傷，腹部外傷など急性期疾患に加え，頭頸部腫瘍，びまん性肺疾患，縦隔腫瘍，肝腫瘍，後腹膜腫瘍，骨盤腔腫瘍，脊椎椎間板疾患などである．しかし，その他の疾患にも適応が広い．

b．吸収値の変化（図2-11）
病変の吸収値 attenuation（濃度 density）は，発生母地ないし周囲臓器の吸収値と比較して，高吸収値 high attenuation（high density），等吸収値 iso attenuation（iso density），低吸収値 low attenuation（low density）と表現する（図2-13）．

①骨：吸収値は含まれるミネラルに依存する．緻密骨と海綿骨で吸収値は大きく異なる．したがって，骨を評価するには画像表示のウィンドウ幅を広くする．

②循環血液：吸収値は，血液蛋白（赤血球のグロビンや血清アルブミン）に依存する．正常ヘマトクリット値における循環血液のCT値は50〜60 HUである．

③凝血：出血のCT値は，赤血球の蛋白（globin）や血清と分離したフィブリンに関連し，高吸収値となる（図2-C3）．ヘマトクリット値（ヘモグロビン値）に比例する．血清成分が抜け出た凝血ではヘマトクリット値が90％に達するが，CT値が100 HUを超えることはない．

④軟部組織：細胞密度，蛋白，脂肪，水分含量で様々な濃度を呈する．

⑤囊胞：水の吸収値に類似した低濃度であるが，内容の蛋白含量により濃度が上昇する．

⑥脂肪：−100 HU程度までのマイナスのCT値を示す．共存する軟部組織や水で濃度が変わる．

❷ 造影CT
造影剤投与後にCTを行う．

a．適応
X線CTはコントラスト分解能がよい．しかし，正常組織と病変のCT値は類似している場合がある．病変と正常組織とのコントラストを強調するために，あるいは病変の血行動態を知るために造影CTを行う（図2-14）．

b．造影剤投与法
水溶性ヨード造影剤を以下の注入方法で使用する．多くの場合，非イオン性の造影剤が用いられる．

①静脈内投与法：静脈内に造影剤を注入して撮影する．一般に，60％のヨード造影剤を，なるべく早く注入した直後に撮影するか，あるいは半量を注入した後に残り半量を持続点滴しながら撮影する．一般に造影CTとは本法を指す．

②動脈内投与法：動脈内に挿入したカテーテルから造影剤を注入し撮影する．血管造影の際に行う．

③経口投与法：経口的に造影剤を服用した後に撮影する．消化管と実質臓器(特に膵臓)病変の識別目的で行う．

④脳脊髄液腔内投与法：脳脊髄液腔内に非イオン性水溶性ヨード造影剤を注入後に撮影する．通常，脊髄疾患の診断目的にて脊髄腔造影後に行われる．CTミエログラフィとよばれる．

❸ 静脈内造影剤注入による病変の吸収値変化

a．造影効果

単純CTに比し造影CTで病変吸収値が上昇した場合，その病変は造影効果がある，あるいは増強enhanceされたと表現する．病変の増強像パターンは様々であり，背景にある病態を反映する．

b．増強機序

①血管内腔の造影剤貯留：拡張した血管腔や増加した血管床の造影剤がCT値を上げる．動脈瘤，動静脈奇形，血管に富んだ腫瘍などである．

②造影剤の血管外細胞外腔への漏出
- 血液脳関門(BBB)の破綻：脳脊髄の毛細血管内皮細胞間は結合が強くBBBを有する．脳脊髄の腫瘍，炎症，外傷その他でBBBの破綻を生じたとき，造影剤が血管外に漏出する．
- 拡散：脳脊髄以外の臓器の毛細管内皮細胞は有窓であり造影剤が血管外に拡散し，正常臓器でも増強される．新生血管増殖，血管床の増加，豊富な間質を有する場合に，より顕著である(図2-14)．

❹ ダイナミックCT

造影剤を急速に静脈内(時に動脈内)に注入し，同一断面を連続して高速scanする方法である．単純CTにて病変部位を確認後に病変の血行動態を観察する目的で行われる．適応は腫瘍(図2-14)と血管病変である．

3 核医学検査総論

A 核医学とは

　核医学では，ごく微量の**放射性同位元素**（アイソトープ radioisotope；以下 RI）を目印として，RI 標識した薬剤を用いて病気の診断，治療を行う．投与された RI 標識薬剤は特定の臓器や病気の部位に取り込まれ，そこから放出されるγ（ガンマ）線も「**ガンマカメラ**」とよばれる装置で撮影する．使用する RI が極めて微量なので，血流やブドウ糖代謝などの生理機能を安全に，苦痛なく画像化することができる．形の異常から病気を診断する X 線撮影，CT，MRI，超音波検査（US）などを**形態画像** anatomical imaging というのに対し，核医学は**機能画像**，**代謝画像** functional imaging ともよばれる．

　放射線を出す元素を RI といい，さらに放射線を出す元素を含んだ物質を放射性物質，放射線を出す能力を放射能 radioactivity という．核医学では RI 標識した薬（放射性医薬品）を静脈内あるいは経口投与し，一定時間後に RI の放出するγ線の体内分布を画像化し，病気を診断する．

　CT 装置の開発をきっかけとして画像診断には断層像が優れていることが明らかとなり，核医学でも CT と同じように断層像を撮影する技術が開発された．**SPECT**（スペクト single photon emission CT：単光子放出断層像），および **PET**（ペット positron emission tomography：陽電子放出断層像）といい，それぞれ SPECT カメラ，PET カメラを用いて RI の体内分布を撮影し，断層像として表示する．

　PET はまず脳の研究に使われたが，ブドウ糖代謝画像が癌の診断に役立つことが明らかになると，多くの病院で PET 検査が行われるようになった（**図 3-1**）．また機能画像である PET と形態画像である CT を同時に撮影できる PET/CT が PET 単独よりも診断能が高いことがわかり，PET/CT が一般的となった．

　ブドウ糖（グルコース）はすべての生物にとって不可欠なエネルギー源で，ブドウ糖代謝を画像化する研究は長い間行われてきたが，^{18}F（フッ素）で標識したブドウ糖誘導体（^{18}F-fluoro-2-deoxy glucose；^{18}F-FDG）を用いる PET 検査がブドウ糖代謝を画像化する唯一の方法で，^{18}F は陽電子（ポジトロン positron）を放出するため PET とよばれる．

　核医学検査で最も多いのは，^{99m}Tc（テクネシウム）

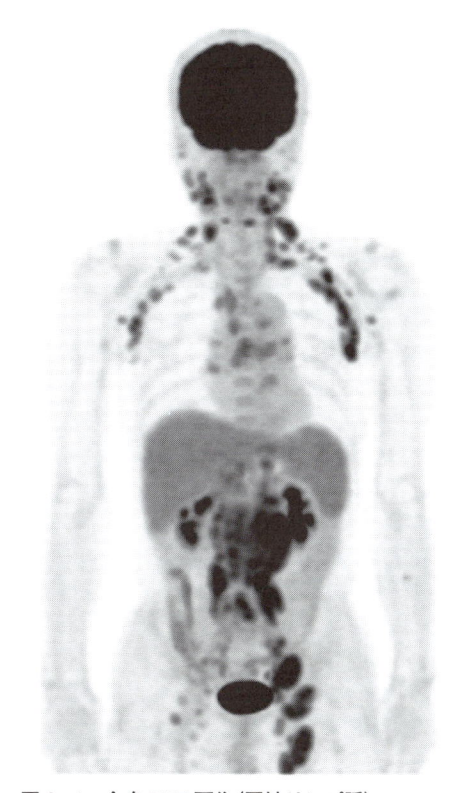

図 3-1　全身 PET 画像（悪性リンパ腫）
^{18}F-FDG 投与 1 時間後の PET 全身画像．ブドウ糖代謝画像により，悪性リンパ腫の拡がり，病期を知ることができる（病期Ⅲ）．脳，腎臓，膀胱への ^{18}F-FDG の取り込みは生理的なもの．

を用いる SPECT で，^{99m}Tc で標識した薬を用いて癌の骨転移の有無を知るための骨シンチグラフィ，脳，心臓の血流をみるための脳血流シンチグラフィ，心筋血流シンチグラフィなど多くの病気の診断に利用されている．SPECT，PET を併せた核医学検査は，わが国では 1,100 あまりの病院，診療所で 1 年間に約 200 万件行われている．

　病気の診断には副作用の少ない RI をごく微量用いるが，放射線障害作用の強い RI を大量に投与すると，RI の放出する放射線の作用により病気を治療することができる．RI を投与して病気を治療する放射性同位元素内用療法（RI 内用療法；核医学治療）は，放射性ヨード（^{131}I）を用いてバセドウ病，甲状腺癌の治療を中心に古くから行われており，核医学診断より

もむしろその歴史は古い．¹³¹I の他，⁸⁹Sr（ストロンチウム，⁹⁰Y（イットリウム）と新しい RI が臨床応用されるようになり，RI 内用療法は副作用の少ない癌の特異的治療としても注目され，新しい RI 治療薬剤の研究開発も活発に行われている．

B 核医学の歴史と現在

Röntgen が X 線を発見した翌年，ベクレル(Becquerel)はウラン鉱石から X 線と異なる放射線が出ていることを見い出した．次いでキュリー(Curie)夫妻がラジウムを発見し，1903 年にはベクレルとキュリー夫妻の 3 人はノーベル賞を受賞した．

1913 年，へベシー(Hevesy)はごく微量の RI を目印として物質の動きを調べる「トレーサー」の概念を確立し，核医学の先駆けとなった．ただ病気の診断に RI が本格的に応用されるようになったのは，1933 年キュリー夫妻の娘のジョリオ・キュリー夫妻が人工的に RI が製造できることを発見した以後で，その後相次いで新しい RI が見つかるようになり医学利用されるようになった．原子炉で作られた放射性ヨードが甲状腺に取り込まれることが示され，1941 年には ¹³¹I を用いてバセドウ病治療に成功した．このバセドウ病の ¹³¹I 治療は 60 年あまりが経過した現在もなお有力な治療法として広く行われている．

日本では第 2 次世界大戦後 RI 研究が禁止されていたが，1950 年米国から RI が輸入されるようになり核医学が始まった．まず ¹³¹I が，次いで ⁹⁹ᵐTc，¹²³I，²⁰¹Tl，⁶⁷Ga，¹¹¹In などが臨床応用されるようになり，SPECT カメラなど撮影技術の進歩とあいまって，骨，心臓，脳，肺，甲状腺，腎臓，肝臓など多くの病気の診断に RI が使われるようになった．さらに ¹⁸F-FDG を用いた PET，PET/CT が加わり，機能を調べる代表的な画像診断として核医学が発展している．

C 放射性同位元素(RI)とは

原子番号が同じで質量数の異なるものを**同位元素**という．このうち放射線を出すものを放射性同位元素 radioisotope(RI)，放射線を出さないものを安定同位元素 stable isotope といい，核医学で用いるのは放射性同位元素である．原子番号が 53 のヨード(¹²⁷₅₃I)はコンブやワカメ，ノリなどの海藻に多く含まれているが，摂取されたヨードは甲状腺に取り込まれ甲状腺ホルモンとして合成される．天然には放射性のヨードは存在せず，¹²⁷₅₃I も放射線は出さない．人工的に ¹²³₅₃I，¹²⁴₅₃I，¹²⁵₅₃I，¹²⁹₅₃I，¹³¹₅₃I などと数多くの放射性ヨードが作られるが，これらの放射性ヨードは食事に含まれ

表3-1 主な放射性ヨードとその医学利用

RI	放出する放射線	半減期	医学利用
¹²³I	γ線	13時間	シンチグラフィ，SPECT
¹²⁴I	β⁺（陽電子）	4日	PET
¹²⁵I	γ線	60日	ラジオイムノアッセイ(RIA) 密封小線源永久挿入療法（前立腺癌）
¹³¹I	β⁻，γ線	8日	RI 内用療法

放射性ヨードの物理的性質はそれぞれ異なるが，いずれもコンブなど海藻に含まれるヨード(¹²⁷I)と化学的性質は同じで，放射性ヨードも甲状腺に特異的に取り込まれる．

る ¹²⁷I と同じ化学的性質を有し，いずれも甲状腺に特異的に集まる(**表3-1**)．しかし，それぞれの物理的性質は異なり，特有の放射性を出しながら一定の半減期で減衰，別の核種になる．

1 放射能壊変

RI が放射線を出しながら別の核種に変わることを**壊変**あるいは**崩壊**(disintegration, decay)という．この壊変する割合は一定で，半分の放射能にまで減少する時間(T)を半減期という．

N 個ある RI が dt 時間に dN 個崩壊する場合，dN は N と dt に比例する．すなわち

$$-dN = \lambda N dt \quad \text{となる．} \cdots \cdots (1)$$

λ は崩壊定数，N_0 は最初(t=0)のときの RI とすると，下の式になる．

$$N = N_0 e^{-\lambda t}$$

半減期($T^{1/2}$)は N が $\frac{1}{2}N$ になる時間 t なので

$$\frac{1}{2}N_0 = N_0 e^{-\lambda t}$$

$$\ln 2 = \lambda T^{1/2} \quad (\ln 2 = 0.693)$$

$$T^{1/2} = \frac{0.693}{\lambda} \quad \cdots \cdots (2)$$

患者に投与する RI の半減期は，最も長いものでも ¹²⁵I の 60 日，あるいは ⁸⁹Sr(ストロンチウム)の 50 日で，臨床でよく使われる ⁹⁹ᵐTc(テクネシウム)の半減期は 6 時間，¹⁸F は 110 分と短い．さらに半減期の短い ¹¹C(炭素，半減期 20 分)，¹⁵O(酸素，半減期 2 分)を患者に使用する場合には，¹¹C，¹⁵O 製造用の小型サイクロトロンが病院内に必要となる(図3-2)．

⁹⁹ᵐTc や ¹⁸F は 1 日後に放射能はそれぞれ約 1/16，1/8,000 に減衰している．一方，半減期が 8 日の ¹³¹I は，1 日後でも放射能の 91.7% は残存していることになる．

2 放射能の強さ

放射能の強さは，RI の 1 秒当たりの**崩壊数**(dps,

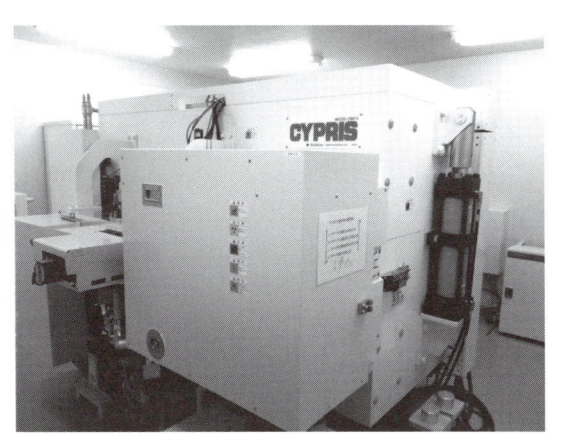

図3-2 小型サイクロトロン
半減期の短い ^{18}F, ^{11}C, ^{15}O などの PET 核種を製造し，PET 検査に使用する．

disintegration per second)で示し，放射能を発見したベクレルにちなんで **Bq(ベクレル)** という単位を用いる(1 Bq = 1 dps)．従来はキュリー夫妻にちなんで Ci (キュリー)という単位が用いられており，1 Ci = 3.7 × 10^{10} Bq となる．臨床的には mCi 単位の放射能を使うことが多く，下の換算式を憶えておくと便利である．

$$\boxed{1 \text{ mCi(ミリキュリー)} = 37 \text{ MBq(メガベクレル)}} \quad \cdots \cdot (3)$$

臨床で用いられる QBq の強さの RI の原子数 N は，壊変の定数

$$Q = -dN/dt = \lambda N$$

(2)式より半減期を T とすると

$$N = Q/\lambda = Q \cdot T/0.693 \quad \cdots \cdot (4)$$

例えば PET で使われる ^{11}C の半減期は 20 分(20 × 60 秒)なので，^{11}C 20 mCi(740 MBq)の原子数 N は

$$N = 740 \times 10^6 \times 20 \times 60/0.693 = 1.28 \times 10^{12} \quad \cdots \cdot (5)$$

^{11}C　1.28×10^{12} 個の原子数は ^{11}C の質量数(11)，アボガドロ数(6×10^{23})から

$$2.1 \times 10^{-12} \text{ mol} = 2.3 \times 10^{-11} \text{ g}.$$

患者に投与される ^{11}C 20 mCi(740 MBq)は 2.1×10^{-12} mol(2.3×10^{-11} g)しかなく，核医学で用いる RI を重さに換算するといかに少量であるかがわかる．

極めて微量の RI で標識した薬(放射性薬剤)を用いて画像が得られることより，核医学検査では臓器の血流，代謝状態や受容体を画像化することができる．使用する RI には薬理作用がなく，患者にとっては副作用のない安全な検査となっている．

3 原子核の崩壊と放出される放射線

α(アルファ)線を放出して崩壊することを**α崩壊**という．α線は透過力が弱い反面，生体内に取り込まれた場合の障害が大きく，放射線障害を引き起こす可能性があるため，わが国では臨床には使用されていない．

電子を放出して崩壊することを**β(ベータ)崩壊**という．β^-(陰電子)を放出する場合と β^+(陽電子)を放出する場合がある．β^- は飛程(range)が数 mm 以下と短く，画像として捉えることができない．しかしγ線よりも細胞障害性が強いため，^{131}I, ^{90}Y, ^{89}Sr などのβ線放出核種が病気の治療に使われている．

β^+(陽電子 positron)はごく短い距離を進んで電子と結合し消滅する．この際 180°方向に 2 本の 511 keV の消滅放射線を同時に出すので，対向する 2 つの検出器で捉え，画像化する．^{18}F, ^{11}C, ^{15}O など陽電子を放出する RI を利用する画像診断が PET である．

γ線は電子捕獲 electron capture(EC)，核異性体転移 isometric transition(IT)，内部転換 internal conversion(IC)などに伴って放出される．γ線は質量も電荷もないため，透過力が強い．画像診断に利用されるのはγ線で，患者の体内から放出されるγ線の体内分布をガンマカメラ(SPECT カメラとも言う)を用いて画像化する．

患者への不要な放射線被ばくを避けるため，画像診断に使用するのは主にα線，β線を伴わない RI で，半減期も数時間から 3 日以内のものが望ましい．^{99m}Tc, ^{123}I, ^{201}Tl, ^{67}Ga, ^{111}In などはいずれもγ線のみを放出する核種である．

4 ^{99m}Tc の利用

臨床的に最も広く利用されているのは ^{99m}Tc で，準安定(metastable)状態の RI として質量数に m をつけて表す．^{99m}Tc の半減期は 6 時間でβ線を放出せず，患者への放射線被ばくが少ない．SPECT カメラの撮影に適した 140 keV のγ線のみを放出し，得られる画像が美しい．多くの ^{99m}Tc 標識化合物を作製しやすい．しかもミルキングという操作で ^{99}Mo(モリブデン)から簡単に ^{99m}Tc を得ることができる，など ^{99m}Tc は臨床応用に適した理想的な RI と言えよう(**図3-3**)．

^{99}Mo は半減期 66 時間で，β^- 壊変により半減期 6 時間の ^{99m}Tc となる．

$\boxed{^{99}\text{Mo} \rightarrow {}^{99m}\text{Tc}}$

親核種の ^{99}Mo をイオン交換樹脂に吸着させ放射平衡にしておき，必要に応じて生理食塩水を通すと半減期の短い娘核種 ^{99m}Tc を溶出し得ることができる．乳牛からミルクをしぼることになぞらえて**ミルキング**と呼び，この装置をジェネレータという．

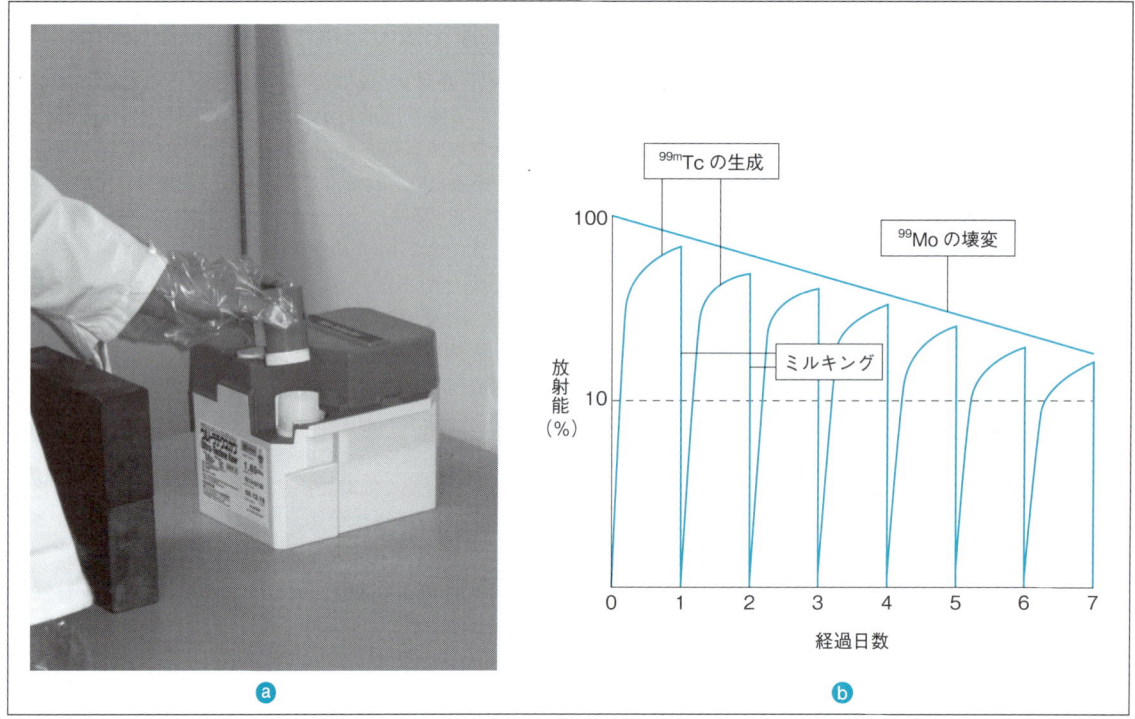

図3-3 ^{99m}Tcジェネレータ(ⓐ)とミルキングの原理(ⓑ)

^{99m}Tcジェネレータには半減期66時間の^{99}Moを吸着させたイオン交換樹脂が入っている．必要に応じて食塩水を通して，半減期6時間の^{99m}Tcを毎日得ることができる．この操作を「乳しぼり」に例えて「ミルキング」という．得られた^{99m}Tcをもとにして，様々な^{99m}Tc標識化合物をつくり，核医学検査に使用される．^{99m}Tcジェネレータは^{99}Moの半減期である66時間で減衰するので，1週間に1回購入する．

^{99}Mo-^{99m}Tcジェネレータと^{81}Rb-^{81m}Kr（クリプトン）ジェネレータが診療に使われており，それぞれ半減期の短い娘核種である^{99m}Tc，^{81m}Kr（半減期13秒）が臨床利用されている．

D SPECT検査

核医学検査はSPECTとPETに大きく分けられる．検査に使用する放射性薬剤，撮影原理，撮影に用いるカメラも異なる．

1 SPECT用放射性医薬品

ジェネレータから得られた^{99m}Tcは^{99m}TcO$_4^-$（パーテクネテート）で，^{99m}TcO$_4^-$はマイナス1価の陰イオンとして甲状腺，唾液腺に取り込まれる（**表3-2a**）．還元剤下に^{99m}Tc標識化合物が作製され，年間約100万件の核医学検査に使われている．^{99m}Tc-MIBIはプラス1価の陽イオンで，Kイオンと同じ性質を有し，血流を反映した画像が得られるため，血流の多い心筋に取り込まれ，心筋血流検査に用いられる．また血流の多い副甲状腺腫にも集積することより，副甲状腺腫の局在診断にも利用される．しかし^{99m}Tc-MIBIは水溶性なので，脳血液関門（Blood Brain Barrier；BBB）を通過しない．脳血流を測定するには脂溶性の^{99m}Tc-HMPAOあるいは^{99m}Tc-ECDが使われる．

コロイド製剤（^{99m}Tc-フチン酸，^{99m}Tc-スズコロイド，^{111}In-コロイド）は，生体にとっては異物として肝臓の細網内皮系細胞（クッパー細胞），脾臓，骨髄あるいはリンパ節に取り込まれる．^{99m}Tc-コロイド製剤を腫瘍の周囲に注射すると，リンパ節に取り込まれることを利用して，乳癌や悪性黒色腫のセンチネルリンパ節の検出に^{99m}Tc-コロイドが使われるようになった．

径が50μmと大きい^{99m}Tc-MAAは，静脈内に投与されると心臓を経て肺に達し，直径が約5μmの肺毛細血管に速やかに捉えられる．^{99m}Tc-MAAの分布は肺血流を反映したもので，肺血栓塞栓症の画像診断に使われる．もし^{99m}Tc-MAAが脳，腎臓に分布した場合には，心臓の右→左シャントが疑われる．

骨の核医学検査には^{99m}Tc-リン酸製剤が，腎血流の測定には^{99m}Tc-MAG3を使用するなど，^{99m}Tc標識製剤が広く核医学診断用に用いられている．

核医学の初期にはもっぱら^{131}I製剤が使われていた

表 3-2 臨床利用される主な SPECT 製剤, PET 製剤, RI 内用療法製剤
a；SPECT 製剤

RI	化合物	半減期	放射線	主な臨床応用
^{67}Ga	^{67}Ga-クエン酸	78.3 時	γ	腫瘍, 炎症
^{81m}Kr	^{81m}Kr ガス	13 秒	γ	肺換気
^{99m}Tc	^{99m}TcO$_4^-$	6 時	γ	甲状腺・唾液腺・メッケル憩室
	^{99m}Tc-スズコロイド			肝・骨髄, センチネルリンパ節
	^{99m}Tc-フチン酸			肝, センチネルリンパ節
	^{99m}Tc-GSA			肝機能
	^{99m}Tc-PMT			肝・胆道
	^{99m}Tc-MAA			肺血流
	^{99m}Tc-HSA			心・大血管, 出血
	^{99m}Tc-DMSA			腎
	^{99m}Tc-DTPA			腎・腎動態・レノグラム
	^{99m}Tc-MAG$_3$			レノグラム, 腎動態, 腎血流
	^{99m}Tc-リン酸塩			骨
	^{99m}Tc-MIBI			心筋血流, 副甲状腺
	^{99m}Tc-テトロホスミン			心筋血流
	^{99m}Tc-ECD			脳局所血流
	^{99m}Tc-HMPAO			脳局所血流
^{111}In	^{111}In-DTPA	2.8 日	γ	脳槽
	^{111}In-Cl$_3$			骨髄
^{123}I	Na^{123}I	13 時	γ	甲状腺
	^{123}I-IMP			脳局所血流
	^{123}I-イオマゼニール			てんかん焦点
	^{123}I-MIBG			心筋交感神経機能, 神経芽細胞腫, 褐色細胞腫
	^{123}I-BMIPP			心筋脂肪酸代謝
^{131}I	Na ^{131}I	8 日	β^-, γ	甲状腺癌転移
	^{131}I-アドステロール			副腎皮質
	^{131}I-MIBG			副腎髄質, 褐色細胞腫など
^{133}Xe	^{133}Xe-ガス	5.3 日	β^-, γ	肺換気
^{201}Tl	^{201}TlCl	73 時	γ	心筋血流, 腫瘍

b；PET 製剤

RI	化合物	半減期	放射線	主な臨床応用
^{11}C	^{11}C-メチオニン	20 分	β^+	アミノ酸代謝, 腫瘍
	^{11}C-ホルモン		β^+	ホルモン受容体
	^{11}C-神経伝達物質			神経伝達物質受容体
^{13}N	^{13}NH$_3$	10 分	β^+	心筋血流
^{15}O	^{15}O$_2$	2 分	β^+	脳酸素代謝
	H$_2$^{15}O			脳血流
^{18}F	^{18}F-FDG	110 分	β^+	ブドウ糖代謝, 腫瘍, 心筋・脳糖代謝

c；RI 内用療法製剤

RI	化合物	半減期	放射線	主な臨床応用
^{89}Sr	^{89}SrCl	50 日	β^-	骨転移による疼痛緩和
^{90}Y	^{90}Y-抗体	3 日	β^-	悪性リンパ腫
^{131}I	Na^{131}I	8 日	β^-, γ	バセドウ病, 甲状腺癌
	^{131}I-MIBG			褐色細胞腫など

が, ^{131}I は半減期が 8 日で, γ 線と β 線を放出するため患者への放射線被ばくが多く, 放出するエネルギーが高いため画質が劣り, 診断の目的には適していない. ^{131}I に比べて ^{123}I は半減期が 13 時間と短く γ 線のみを放出し, 得られる画像も美しい. そこで甲状腺疾患の診断には ^{123}I が使われるようになり, さらに様々な ^{123}I 標識製剤も開発された. ^{123}I-IMP は脳血流に, ^{123}I-BMIPP は心筋脂肪酸代謝に, ^{123}I-MIBG は交感神経イメージング製剤としてそれぞれ利用されている.

^{201}TlCl（塩化タリウム）は ^{99m}Tc-MIBI, K イオンとよく似たプラス 1 価の陽イオンで心筋血流を反映するため, 狭心症, 心筋梗塞などの診断に使われる. ^{67}Ga

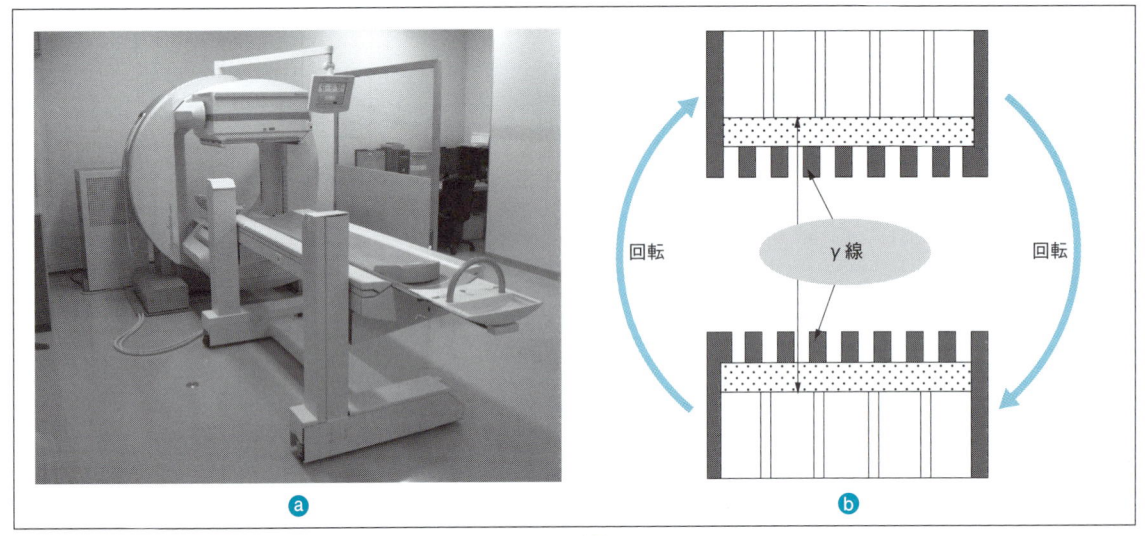

図3-4　2検出器型SPECTカメラの外観(ⓐ)と検出器の構造(ⓑ)
2検出器型SPECTカメラを用いて，患者から放出されるγ線の体内分布を画像化する(ⓐ)．小さい穴が多数あいた鉛のコリメータを通過したγ線がシンチレータに到達して光に変わり，さらに光電子増倍管によって，電子パルスとなり画像化される(ⓑ)．断層像を得るためには，2つの検出器が患者の周囲をゆっくり回転し，データを収集するが，検査には約20分間を要する．

(クエン酸ガリウム)はフェリチン受容体に結合し，癌，炎症，サルコイドーシスなどの診断に使われている．

> **MRI造影剤の開発** ………………… *Memo*
> ^{99m}Tc-DTPAは腎臓から尿中に速やかに排泄される．MRI造影剤として使われているガドリニウム(Gd)は，そのままでは強い毒性があるため，DTPAあるいはDOTAなどのキレート剤と結合させたガドリニウム製剤として使用している．これらガドリニウム製剤は^{99m}Tc-DTPAと同じように腎臓から速やかに尿中に排泄されるため，毒性がないとされている．

2　SPECTカメラ(ガンマカメラ)

RIの体内分布を画像化するための装置で，市販されているガンマカメラはすべて断層像(SPECT)を得ることができることより，**SPECTカメラ**ともよばれる(図3-4ⓐ)．γ線はNaIなどの結晶(シンチレータとよばれる)にあたるごくわずかの光を発する．このわずかな光を光電子増倍管photomultiplierという装置を使って増幅し，電気エネルギーに変換，RI濃度をデジタル量として計測する．

特定の方向から飛来したγ線のみを通過させるコリメータという鉛板に作られた多数の小さい穴を通り抜けたγ線でデジタル量として測定し，RIの体内分布を画像化する(図3-4ⓑ)．

現在市販されているSPECTカメラは，2つの検出器を有しており，患者の体内から放出されるγ線を体の前からと後ろから効率よく検出する．得られる平面像を**プラナー像**(planar)と言う．

病気の画像診断には，断層像が優れていることより，核医学でもCTと同じ原理で断層像を得る技術が開発された．核医学における断層像をSPECTと言い，検出器が患者の回りをゆっくりと回転し体内から放出されるγ線の分布を収集する．CTと同じ原理に基づいて，得られたRI分布を画像再構成法で断層像として表示する．脳，心臓など複雑な臓器の診断にはSPECTが不可欠となっている．

体内の深い部位から生じたγ線は，体の臓器に吸収され，体外に発する放射線は減弱するのに対し，体の表面にある部位からのγ線の減衰は少ない．SPECTではこのような組織による吸収補正が難しく，RIの体内分布を正確に定量することができないことが欠点となっている．

3　核医学検査(SPECT)の実際

最も多い核医学検査は^{99m}Tc-リン酸製剤を用いる骨の核医学検査である．次いで心臓，脳の検査と続く．骨の検査の多くはプラナー像と呼ばれる平面像で，心臓，脳はSPECT断層像が利用される．

プラナー像を得るには，RI投与し，一定時間後にガンマカメラ(SPECTカメラ)を用いて骨，甲状腺，肺，腎臓などの局所像，あるいは全身像を撮影する．癌の骨転移の診断には，全身像が不可欠となる(図3-5, 6)．全身像を簡単に撮影できることが，核医学の長所のひとつで，RIを投与された患者はカメラ台の上に20分

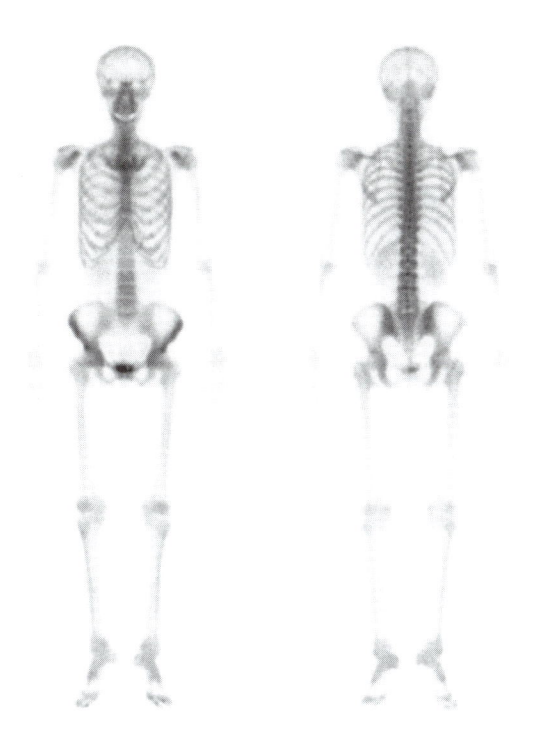

図3-5 骨シンチグラム正常像．左；前面像，右；後面像
99mTc-リン酸塩は，骨代謝の活発な部位に集積し，残りは腎臓から膀胱を経て尿中に排泄される．

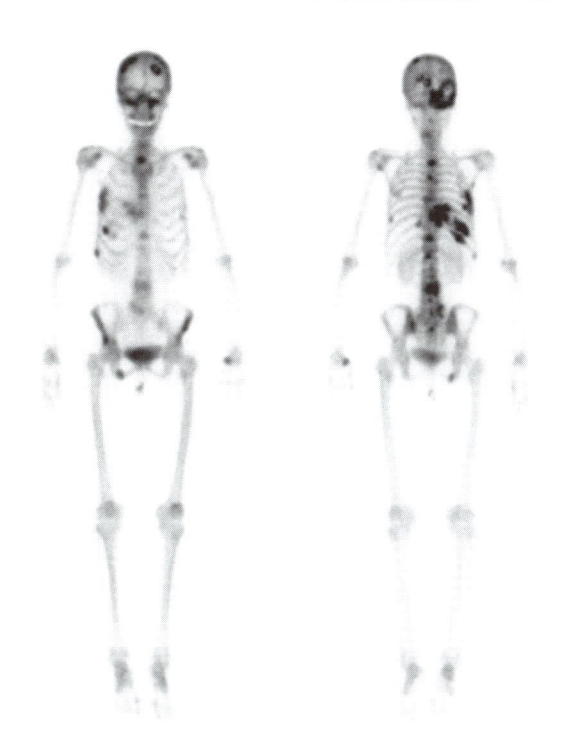

図3-6 骨シンチグラム．乳癌の多発性骨転移．左；前面像，右；後面像
乳癌手術後に背部痛あり．骨の核医学検査を行ったところ，頭蓋骨，肋骨，脊椎，骨盤骨，大腿骨への骨転移が数多く発見された．骨転移の診断には骨シンチグラム全身像が役立つ．

間程度寝ているだけでよく，安全で苦痛もない．

SPECT（断層像）を得るには，RIを投与し一定時間後にSPECTカメラの検出器が患者の周りを20分くらいかけてゆっくりと回転し，患者体内のRIから放出されるγ線を患者の周りで多方向から収集し，これを投影データとして画像再構成．RIの体内分布を画像化し，断層像として表示する（図3-7）．画像再構成の原理は，CTと全く同じである．最近ではSPECTとCTを同時に撮影するSPECT/CT複合機も開発され，普及しつつある．

E PET検査

1 PET製剤

^{11}C, ^{15}O, ^{18}Fなどの陽電子放出核種は，生体の主な構成元素で，多くの化合物を合成することができる（表3-2b）．例えば^{15}Oからは^{15}O$_2$（酸素ガス），H$_2$^{15}O（水）などを作ることができ，H$_2$^{15}Oを投与すると血流に応じて脳内に分布し，脳血流分布を画像化することができる．H$_2$^{15}Oを用いるPET研究により，脳血流画像が診療に役立つことが明らかとなった．しかし半減期2分の^{15}Oを用いるには，すぐ近くに^{15}O製造用の小型サイクロトロンが必要で，多くの経費を要する．簡便に検査できる脳血流測定用SPECT製剤^{99m}Tc-HMPAO, ^{99m}Tc-ECD, ^{123}I-IMPの開発に結びついた．さらにMRIを用いて脳のどの部位の血流が増えているかを知るファンクショナルMRIという技術も開発され，MRIを用いた脳研究へと発展している．

^{11}C（炭素）は有機化合物の骨格をなすもので，^{11}C標識したアミノ酸，ホルモン，神経伝達物質など数多くの^{11}C標識PET製剤が合成され，主に脳研究に使われている．

PET検査で最もよく使われているのは，半減期が110分の^{18}F（フッ素）で標識したブドウ糖の誘導体^{18}F-FDG（^{18}F-fluoro-2-deoxyglucose）で，^{18}F-FDGを用いるPET検査を^{18}F-FDG PETという．PET用薬剤は半減期が短く，これまでは病院内にPET薬剤製造用の小型サイクロトロンを設置しなければならず，膨大な費用を要した．しかし^{18}F-FDGが市販されるようになり，病院では小型サイクロトロンがなくてもPETカメラがあれば，購入した^{18}F-FDGを用いてPET検査ができるようになり，PETが多くの病院に普及した．

26　I．画像診断

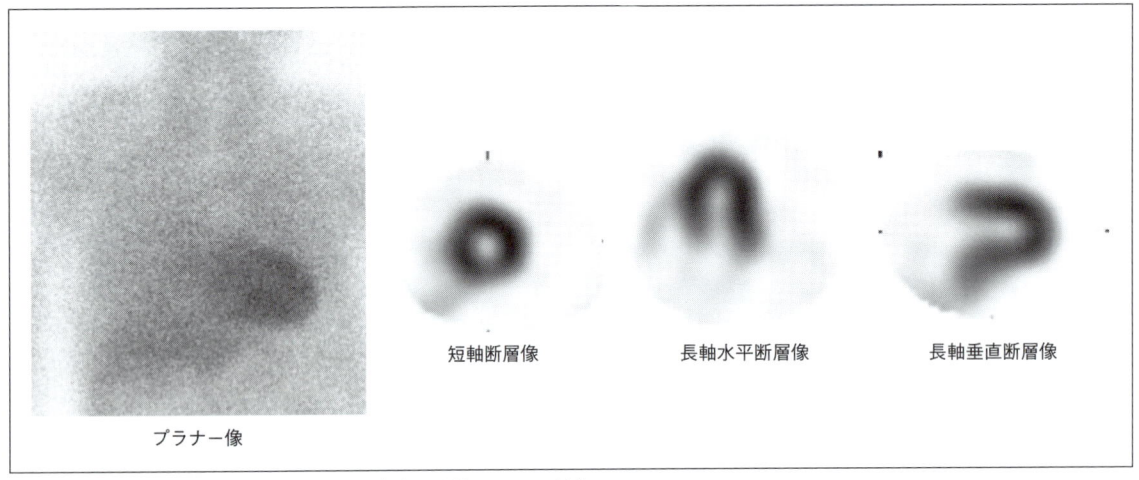

図3-7　心臓シンチグラム．プラナー像（左）と心筋SPECT（右）
心臓シンチグラム（プラナー像）では心筋の詳細はよくわからない（左）．SPECT断層像では，左室心筋の性状を正確に診断できる（右）．心臓，脳などの複雑な臓器の診断にはSPECTが不可欠となる．

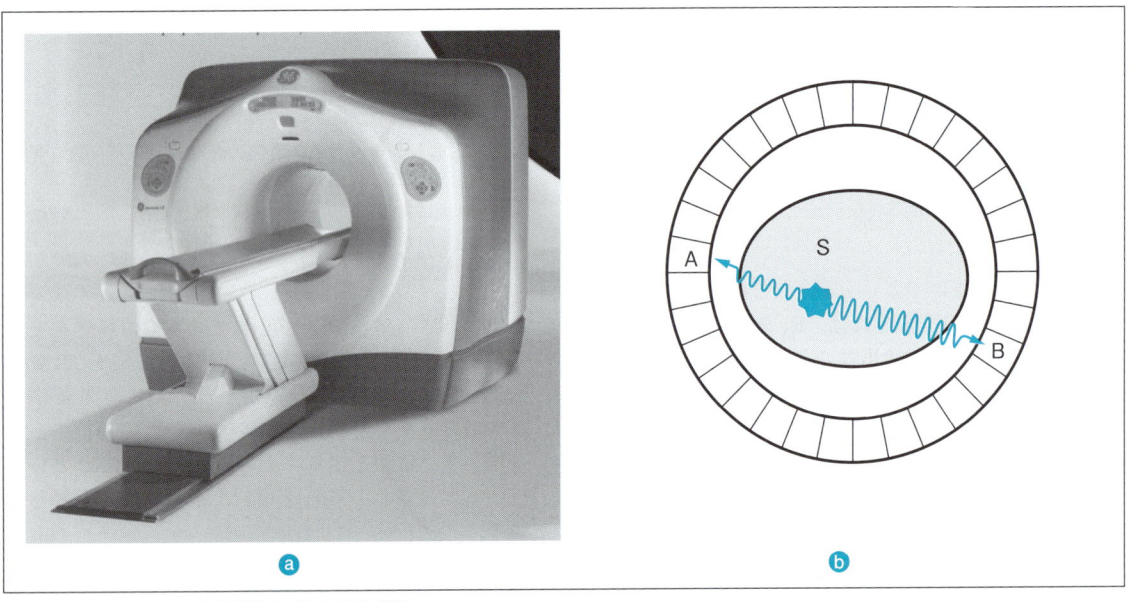

図3-8　PETカメラ外観（ⓐ）とその原理（ⓑ）
180°方向に放出される2本のγ線を対向する2つの検出器で検出し画像化する（ⓑ）．ⓑのAとBの2つの検出器が同時に検出したγ線は，一直線上のSより発生したとして計算される．PETはSPECTに比べて定量性に優れた，美しい画像を得ることができる．最近のPETカメラは，PET/CT一体型となっており，全身のPETとCTを同時に撮影できる（ⓐ）．

2　PETカメラ

　PETカメラの外観はSPECTと似ているが，画像化の原理は全く異なる．^{18}Fなどの陽電子放出核種から180°方向に同時に放出される511 keVのエネルギーの2本の消滅放射線を，対向する2つの検出器で同時計数法で検出し画像化する（図3-8）．SPECTと異なりコリメータが不要で，高い検出感度が得られる．RIの位置が深部にあっても組織による減衰補正を正確に行うことができるため，定量性に優れる．空間分解能に優れており，PET画像は美しい．PETでは酸素代謝，ブドウ糖代謝など人体にとって重要な代謝を画像化できるなど機能画像としての有用性から，癌のみならず，脳，心臓などの病気の診断に利用されている．

　SPECTに比べてPET画像は美しいといっても，CTやMRIと比べると画質が劣る．そこでPETの欠点を補うべく全身のPETとCTを一度に撮影するこ

とができる **PET/CT 一体型装置**が開発された．これまでは別々に撮影された CT と PET の写真を見比べながら診断していたのに対し，PET/CT 一体型装置で撮影された場合，CT と PET を機械的に重ね合わせた画像なので，ブドウ糖代謝の亢進した部位がどこか，FDG の異常集積部位を正確に診断できるようになった．PET/CT は形態画像(CT)と機能画像(PET)を組み合わせた画像で，癌の診療に欠かすことのできない有用な画像を提供する．さらに PET と MRI を一度に撮影する PET/MRI 一体型装置も開発され，主に脳の研究に使われつつある．

3 PET 検査の実際

初期の PET は脳の研究に利用されていたが，^{18}F-FDG PET が癌の診療に役立つことが明らかとなり，PET 検査の 90% 以上は ^{18}F-FDG PET で，もっぱら癌の画像診断に利用されている．6 時間以上絶食，安静にした後 ^{18}F-FDG 185 MBq（5 mCi）から 370 MBq（10 mCi）を静脈内に投与し，約 1 時間安静にした後に PET カメラを用いて ^{18}F-FDG の分布を撮影する．

動物や植物はブドウ糖から産生された ATP をエネルギーとして利用し生存しているが，癌細胞もまたブドウ糖をエネルギー源としている．癌細胞は正常細胞よりも多くのブドウ糖を消費するため，^{18}F-FDG をより多く取り込み，^{18}F-FDG PET を行うと，癌は陽性像となり小さい癌も発見できる．ブドウ糖は細胞内で代謝されエネルギーとして利用されるのに対し，細胞に取り込まれた ^{18}F-FDG はそれ以上代謝されず，細胞内に蓄積する(**図3-9**)．つまり ^{18}F-FDG 集積の程度はブドウ糖代謝量と比例した画像となる．

^{18}F-FDG PET は肺癌，大腸癌，悪性リンパ腫，乳癌など多くの悪性腫瘍の診断に有効で，病気の拡がり(病期診断)，抗癌剤や放射線治療が有効だったかどうかの治療効果の判定，治療後の再発の有無の診断など，癌の診療に欠かせないものとなった．

^{18}F-FDG の分布はブドウ糖代謝の程度をそのまま反映したもので，脳に最も多く集まり，腎臓から膀胱を経て尿中に排泄される(**図3-10**)．脳の活動エネルギーは，血流を通じて得られるブドウ糖と酸素により生じる ATP にすべて依存しており，投与した ^{18}F-FDG が脳に強く取り込まれる．筋肉のエネルギーもブドウ糖なので，運動後に PET を行うと，^{18}F-FDG が筋肉に集まる．したがって筋肉への取り込みをなくするように，PET 検査前は安静にしなければならない．

癌細胞もブドウ糖をエネルギーとして利用し増殖するため，多くの癌で ^{18}F-FDG 陽性となり，^{18}F-FDG PET を行うと 1 cm 程度の大きさの小さい癌を発見で

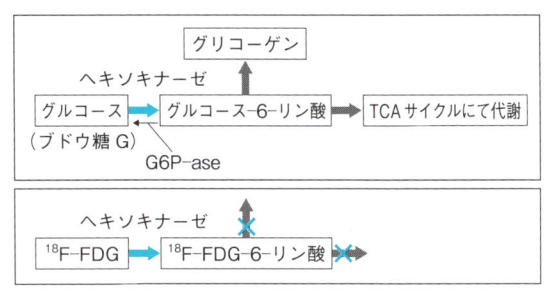

図3-9 ^{18}F-FDG の腫瘍集積機序；グルコースとの比較

^{18}F-FDG はグルコースと同じようにグルコーストランスポーターにより細胞内に取り込まれ，ヘキソキナーゼによって ^{18}F-FDG-6-リン酸，グルコース-6-リン酸となる．グルコース-6-リン酸は解糖系に進みエネルギーとして利用されるか，グリコーゲンとして貯えられるのに対し，^{18}F-FDG-6-リン酸は代謝を受けることなく細胞内に留まる．細胞のブドウ糖代謝を正確に反映するため metabolic trapping ともよばれる．

きる．悪性腫瘍は良性腫瘍よりもより多く ^{18}F-FDG を取り込むため，腫瘍が悪性か良性かの質的鑑別診断に役立つ．リンパ節転移，遠隔転移の有無を知ることにより腫瘍の病期診断を行うことができる．悪性リンパ腫でこれまでの診断法に ^{18}F-FDG PET を追加することにより，約 20~30% の症例で悪性リンパ腫の病期が変わる(**図3-11**)．また抗癌剤がよく効いた症例では，癌の ^{18}F-FDG 取り込みが速やかに低下するのに対し，抗癌剤が無効な症例では ^{18}F-FDG の取り込みは変わらないか増加するため，PET を行うことにより抗癌剤が効いているのかどうか，治療効果を知ることができる．また ^{18}F-FDG 陽性の癌は，陰性の癌に比べて予後不良のことが多い．

^{18}F-FDG PET は癌治療後の再発の診断にも役立ち，腫瘍が再発すると ^{18}F-FDG 陽性となり発見することができる．例えば大腸癌手術後，血中腫瘍マーカー CEA 濃度が上昇すれば大腸癌再発を疑うが，CT などを行っても癌の再発部位がわからない場合，^{18}F-FDG PET を行うと再発部位が ^{18}F-FDG 陽性となり再発部位を見つけることができる．

肺癌，大腸癌，悪性リンパ腫，乳癌，頭頸部腫瘍，食道癌，膵臓癌，婦人科腫瘍(卵巣癌，子宮癌)，悪性黒色腫など多くの悪性腫瘍で，治療前，治療後に ^{18}F-FDG PET が行われるようになった(**図3-12，13**)．

癌の診療に PET が有用であるが，万能ではない．1 cm 以下の微小な癌を見つけることができない．膀胱癌，前立腺癌などは排泄される尿と重なり検出できにくい．また癌だけでなく炎症にも ^{18}F-FDG が取り込まれることがあり，^{18}F-FDG 陽性といっても必ずしも癌ばかりではない．サルコイドーシスや膿瘍，活動性の結核も ^{18}F-FDG 陽性となることがあるので，

28　Ⅰ．画像診断

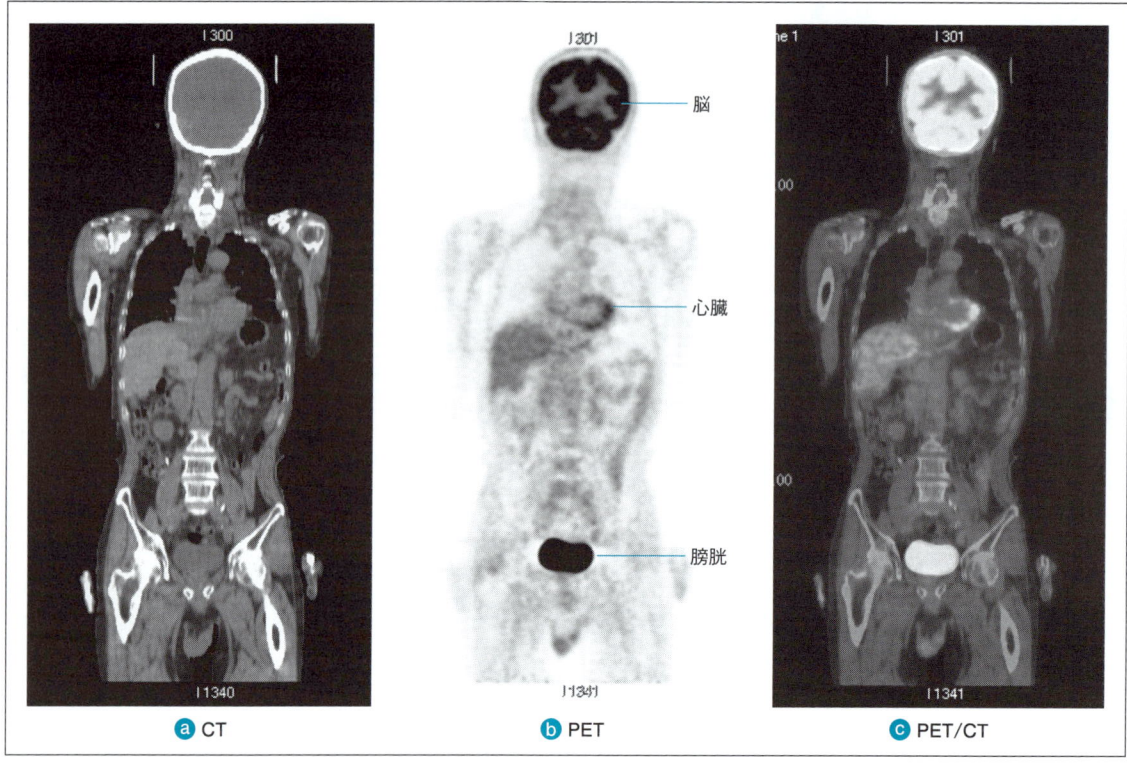

図3-10　健常人．¹⁸F-FDGによるPET冠状断全身像
¹⁸F-FDGはブドウ糖を多く消費する脳に最も多く取り込まれ，腎臓から膀胱に尿として排泄される(ⓑ)．心筋など筋肉にも¹⁸F-FDGが集まることがある．PET/CT一体型装置を用いて，全身のCT，PETを同時に撮影し，重ね合わせて表示する(ⓒ)．

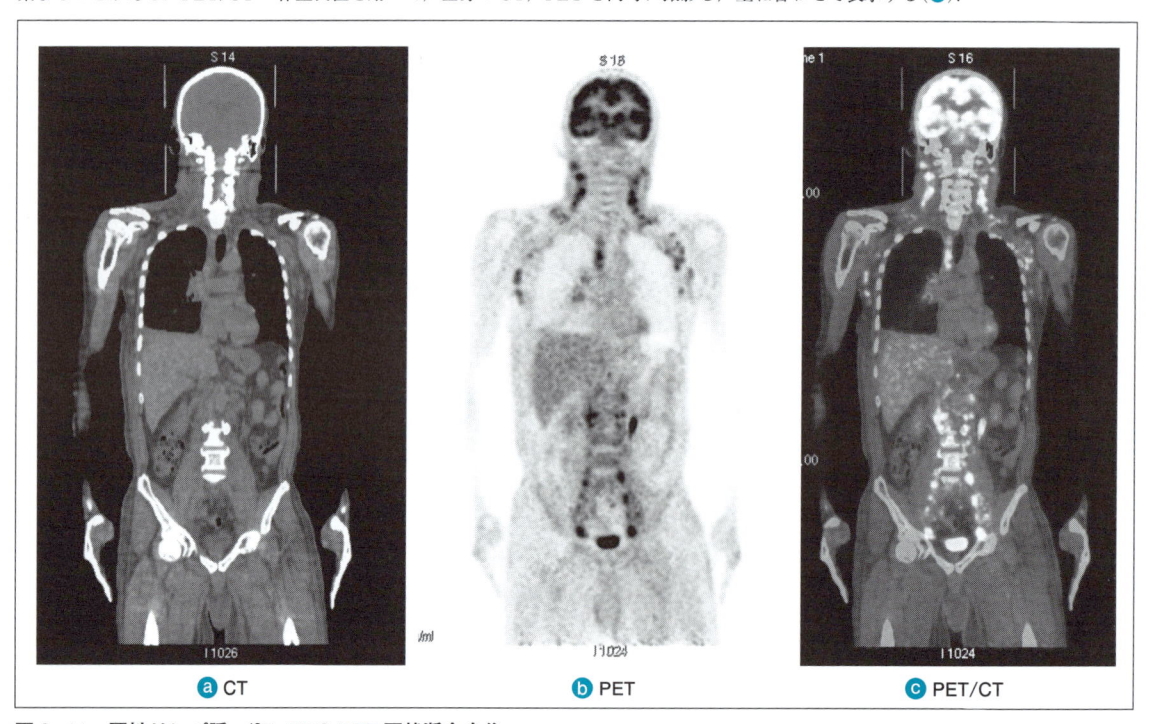

図3-11　悪性リンパ腫．¹⁸F-FDG PET冠状断全身像
頸部，腋窩，縦隔，腹部大動脈周囲，鼠径部など全身のリンパ節への¹⁸F-FDG集積を認める．脳，腎臓，膀胱への分布は生理的なもの．

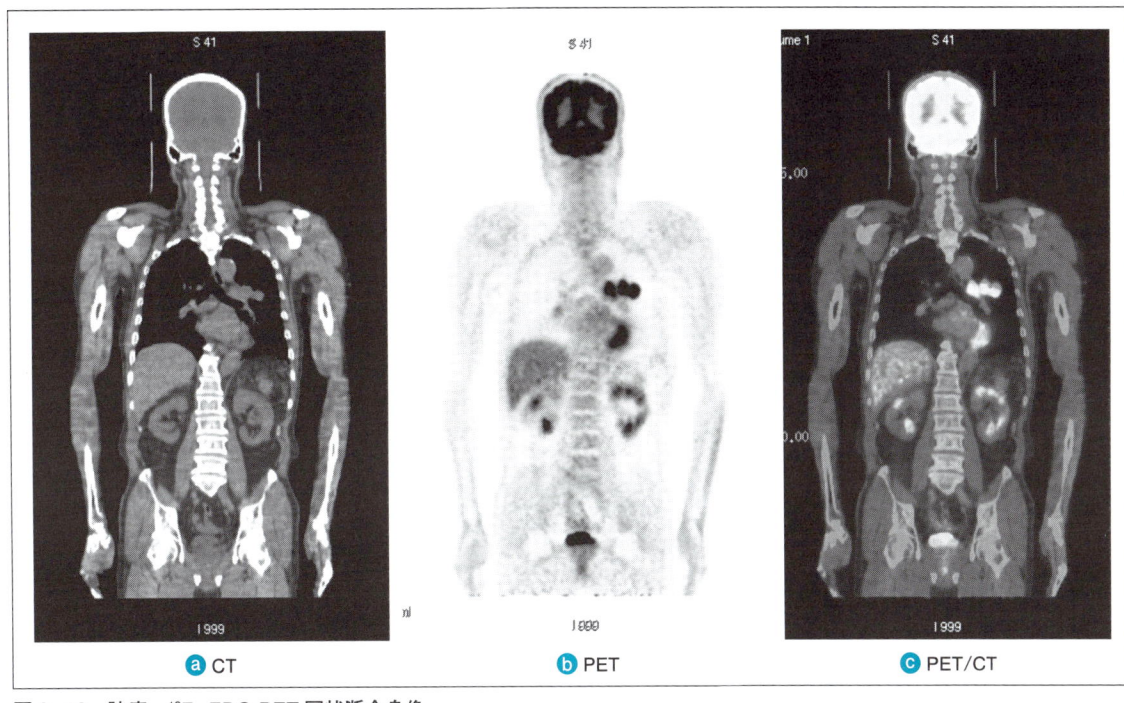

図 3-12　肺癌. ¹⁸F-FDG PET 冠状断全身像
左肺癌および肺門部への取り込みを認める. 骨や肝臓などその他の部位への転移がなく, 手術を行った.

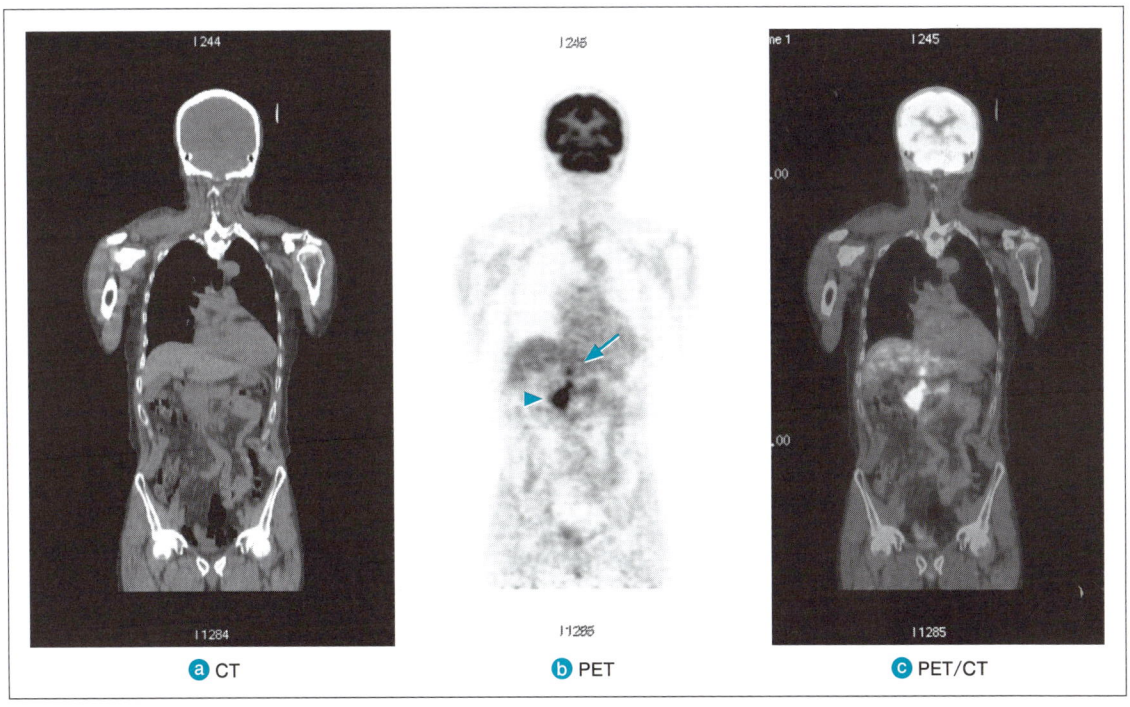

図 3-13　膵臓癌. ¹⁸F-FDG PET 冠状断全身像
膵頭部の膵癌(矢頭)と肝左葉(矢印)への転移を認める.

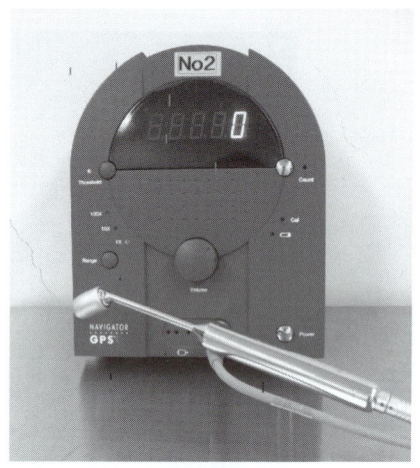

図3-14 ガンマプローブ
ガンマプローブを使って手術中にセンチネルリンパ節を見つけ，摘出．病理学的にリンパ節への転移があるかどうかを確かめる．ガンマプローブを用いると，RIの分布を数字と音を目印として，手術中に容易にセンチネルリンパ節を見つけることができる．

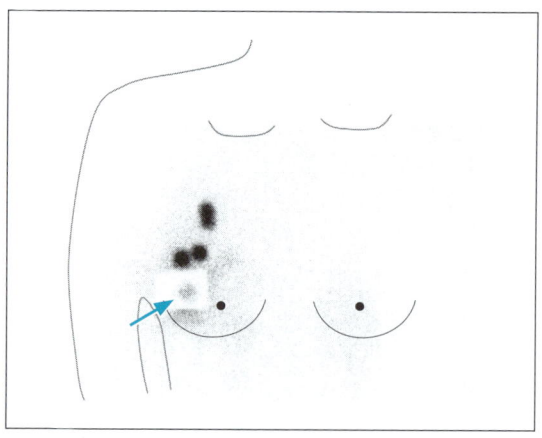

図3-15 乳癌．センチネルリンパ節
右乳癌の部位(矢印)に^{99m}Tc標識コロイドを注射後，翌朝の右胸部シンチグラム．
3個のセンチネルリンパ節を認め，手術室においてガンマプローブ(図3-14)により確認し，摘出．病理学的に転移の有無を確かめる．矢印のRI注入部位は放射能が高いので，四角形の薄い鉛板でRIをブロックしている．

その診断に注意しなければならない．

脳局所のブドウ糖代謝は脳血流を反映しており，血流の多い部分はブドウ糖代謝も活発で，血流の少ない部分はブドウ糖代謝も少ない．脳出血した部位，脳梗塞に陥った部位は，血流，ブドウ糖代謝とも低下する．てんかんの焦点部位はてんかん発作時には血流，ブドウ糖代謝とも増加するのに対し，てんかん発作間欠時に検査すると，てんかん焦点部位の血流，ブドウ糖代謝は低下する．また^{18}F-FDG PETはアルツハイマー病の早期診断に役立つ．早期アルツハイマー病では大脳の後部帯状回のブドウ糖代謝がまず低下し，アルツハイマー病が進行するとともに，もっと広範囲に側頭葉，頭頂葉のブドウ糖代謝低下が目立つようになる．

PETの定量：SUV ... Memo

PETは定量性に優れており，腫瘍の^{18}F-FDG取り込みの程度を半定量的に表示し，SUV(standardized uptake value)という値で示す．投与した^{18}F-FDGが全身に一様に分布した場合をSUV 1.0とし，腫瘍への^{18}F-FDGの取り込みが亢進しているとSUV値は高くなる．SUV 2.5を基準値とすることが多く，その場合SUV 2.5以上を^{18}F-FDG陽性，SUV 2.5未満を^{18}F-FDG陰性という．ただしSUVはあくまで簡易的な数値で，用いるPETカメラ，血糖値など様々な要因に影響される．

F　RIを用いるセンチネルリンパ節の検出

センチネルリンパ節とは癌が最初に転移するリンパ節のことで，癌の周囲に^{99m}Tc標識コロイドまたは色素を注入すると，リンパ節がRIを取り込むので，手術中にガンマプローブという小さなγ線検出器を用いてRIを目印にリンパ節を見つける(図3-14)．特に乳癌，悪性黒色腫で役立つ．

癌の手術では患者の負担がより少ない縮小手術が望ましい．リンパ節転移がない症例ではできる限り不要なリンパ節郭清を省略すべく開発された手技である．手術中にセンチネルリンパ節を同定し，手術中に病理学的にセンチネルリンパ節への転移の有無を検索．センチネルリンパ節に転移が見つからない場合，それ以外のリンパ節には転移がないとしてリンパ節郭清を省略することができる(図3-15)．患者にとっては不要な手術がなくなり，手術後の合併症が少なくなる．乳癌や悪性黒色腫の成功に刺激され，他の癌でもRIを用いたセンチネルリンパ節の検出が試みられつつある．

センチネルリンパ節検出の安全性 ... Memo

センチネルリンパ節の検出に使用するRIは，^{99m}Tc標識コロイド製剤74 MBq (2 mCi)以下とわずかな放射能なので，職員への放射線被ばくはほとんどなく，安全に行うことができる．

G　RIを用いる病気の治療（RI内用療法）

　大量の放射性同位元素（RI）を用いて病気の治療をする**RI内用療法**は，RIの放出するβ線の放射線障害作用を利用したもので，核医学治療，内照射療法ともよばれている．その歴史は核医学診断よりも古く，1940年代前半に放射性ヨード（^{131}I）によるバセドウ病の治療に成功した．^{131}Iが甲状腺細胞に特異的に取り込まれることを利用したもので，60年以上経過した現在もなお，バセドウ病，甲状腺癌の肺，骨転移に対する有効な治療法である．「^{131}Iの歴史は核医学の歴史」と言っても過言ではない．

　最近，癌の骨転移による疼痛の緩和に対する^{89}Sr（塩化ストロンチウム），悪性リンパ腫に対する^{90}Y（イットリウム）標識抗体など，治療に用いられる新しいRI製剤が次々と開発された（**表3-2c**）．RI内用療法では，トレーサー量のRI投与後に撮影したシンチグラムからRIの体内分布，病巣へのRI取り込みの程度を知ることができ，病巣への放射線吸収線量を計算することにより，治療前に治療効果，合併症を予測できる．しかも多発性に転移した患者でも全身に転移した病巣を一度に治療できる特徴を有する．

4 超音波検査総論

A 超音波検査の基本原理と特徴

1 基本原理

人間の耳に聴こえる音の周波数は，20～20,000 Hz（20 kHz）の範囲とされている（音の可聴域）．これより周波数が高い音波は一般に超音波とよばれている．この超音波を生体内に発信し，生体内の音響的に性質の異なる境界面から戻ってくる反射波（エコー echo）を分析して生体内の内部構造や血流の分布状態を画像化したものが超音波検査である．超音波像の位置情報は反射波が戻ってくるまでの時間から深さ方向の位置を求め，超音波ビームを生体に対して移動させて（走査，スキャン），横方向の位置を決めている．

2 特徴

❶ 超音波の特性

a．安全性

今までの研究では検査で発信される超音波は生体に対して無害とされている．したがって，X線検査による障害が最も問題となる器官形成期の胎児の検査にも広く用いられている．

b．生体内での伝わり方

1）ガスと骨の影響

超音波は液体や固体中はよく伝わり，気体中は伝わりにくい．生体内では軟部組織中はよく伝わり，消化管や肺のガスや骨があると反射・散乱されてほとんど伝わらない．したがって，検査を施行するには超音波を発信させる入口（acoustic window とよばれている）を生体に確保する必要があり，骨やガスの奥にある領域を検査することはできない（例：成人の頭蓋内，縦隔，消化管ガスが特に多い場合の腹部や骨盤）．

2）深部での減衰

生体内の軟部組織中でも深部にいくにつれて超音波が減衰していく．実際の超音波検査装置では深部からくる弱い反射波を補正する機構を備えているが，臓器組織までの距離が画像に影響する（例：肥満症例では腹部の検査精度が落ちる傾向がある）．

❷ 超音波検査の特性

a．簡便性・経済性

X線検査，核医学検査，および磁気共鳴検査に比べて装置が小型かつ安価で，検査料も安い．したがって，より一般的に普及しており，健康診断で病変を発見するスクリーニング検査や頻回に行う経過観察に適している．

b．反射法

超音波検査は反射法であり，生体内を透過したX線をもとに画像をつくるX線CTなどの透過法とは異なる．反射法では非常に薄い構造でも音響的性質の異なる境界面を有していれば識別可能である（例：消化管の壁の層構造を明瞭に描出することができる）．

一方，反射波の強度には超音波が伝わる経路の様々な構造が影響を与えるために定量的評価が困難である（例：X線CTにおけるCT値に相当する指標がない）．

c．リアルタイム表示

超音波検査ではパルス状の超音波を繰り返し送受信しながら連続的に画像が再構成されている．すなわち，超音波を送受信するプローブ（探触子）を動かし観察方向を変えていくと，それにしたがって時間的な遅れなしに各々の観察方向での画像がモニター画面に映し出される（リアルタイム表示）．この長所は，特に超音波誘導下の各種穿刺術時に活かされている．

d．プローブの多様性

検査部位や目的に合わせて，形状や発信する超音波の波長が異なる多彩なプローブが開発利用されている．

e．検査の技術

スイッチ1つで一定の条件のX線が曝射され，自動的に画像が得られるX線検査と異なり，超音波検査では一定のマニュアルはあるが，検者が検査中にリアルタイムに観察される病態を理解しながら，より明瞭な画像を記録する必要がある．したがって，他の画像検査に比べて検者の技量がそのまま検査精度に反映される度合が高い．

B 超音波検査の種類と役割

1 断層法

❶ Bモード法

超音波の送受信の方向を少しずつずらしながら，得られたエコーの強さを輝度(brightness)に変換し，超音波が進む方向と平行な断面でのエコーの分布と輝度の2次元像をリアルタイムに得る方法を **Bモード法** という．反射源までの距離に応じた位置に輝点を表示する(図4-1)．輝点は，反射強度が強い場合に明るく，弱い場合に暗くなる．Bはbrightnessの略である．

現在，組織の断層像を得るのに最も広く用いられている方法であり，病変部位の形態や性状の評価が可能である．

❷ Mモード法

モニタの横軸に時間をとり，Bモードの画像のある部分の動き(motion)の時間的な変化を波形として表示する方法を **Mモード法** という．輝点の表示する位置を経時的に少しずつずらしながら，新しい輝点を表示することで波形が表示される(図4-2)．Mはmotionの略である．

組織の動きを観察でき，主として心臓の超音波検査で心室や弁膜の観察に活用されている．Mモード法のみでは2次元表示は困難であるが，Bモード法を併用して断層像を同一画面に表示させることが多い．

❸ 画像表示

断層像の表示に用いられている白黒の階調はグレースケールとよばれている．これはエコーの強さを黒か

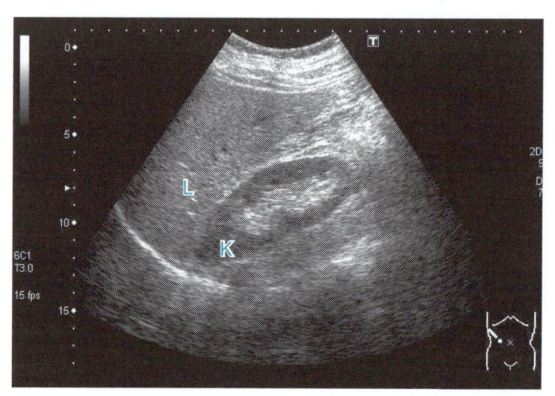

図4-1 Bモード像
肝右葉から右腎を通る斜矢状断像．肝(L)の輝度が腎(K)に対して高くなっており(肝腎コントラスト陽性)，脂肪肝である．

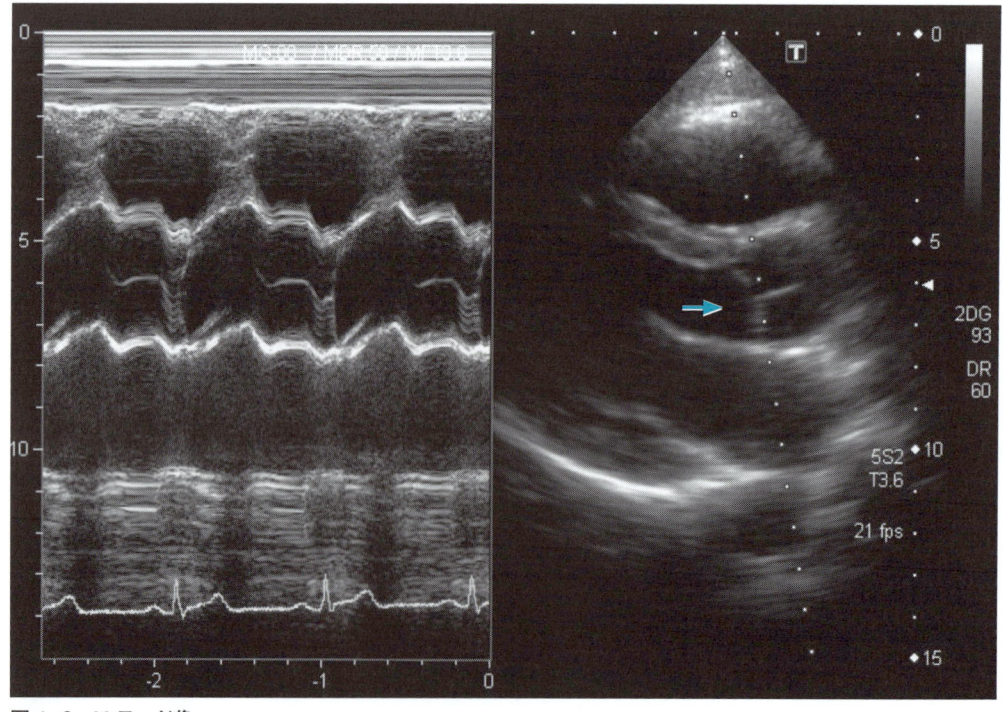

図4-2 Mモード像
右側のBモード像(大動脈弁レベル長軸像)の点線の部位の大動脈弁(矢印)の動きが左側のMモード像に示されている．

ら白への段階的な階調で表したものであり，生体内の臓器組織の解剖学的，病理組織学的情報を反映したエコー信号の強さと分布の画像化が可能である．

画面上における画像表示の方向は，一般的には，横断像では向かって右側が被検者の左（CTなどの表示と同様に，尾側から頭側を眺めた状態），縦断像では向かって右側が末梢側となるように（体幹部では被検者の右側から，頸部では左側から眺めた状態），プローブを当てて観察する．ただし，腹部の肋間走査では，それぞれプローブを当てた側から観察したような表示とすることが多く，左肋間走査の場合は，向かって右側が被検者の頭側となり，通常とは逆となる．以上は必ずしも強制されているものではなく，施設ごとに異なっているのが実情であるが，施設内の検査者間では同一にしておく必要がある．

2 ドプラ法

❶ ドプラ法の原理

救急車が観察者に近づいてくるときにはサイレンが高く聴こえ，遠ざかるときには低く聴こえる．これは粗密波である音波の粗密の間隔が，音源が観察者に近づくと密になり（周波数が高くなり），遠ざかると粗になる（周波数が低くなる）ために起こる現象で，ドプラ（Doppler）効果とよばれている．脈管や組織に超音波を発信し，血流内の血球成分により引き起こされるドプラ効果を利用して血流の速度や方向を測定するものが**ドプラ法**である．

> **Memo：「ドプラ」と「ドップラー」の表記について**
>
> オーストリアの物理学者 J. C. Doppler に由来する"Doppler"をカタカナ表記する場合，一般的には「ドップラー効果」のように表記されることが多いが，日本超音波医学会では「ドプラ」と表記するとされているため，本項でもそれに準じている．

❷ ドプラ法による血流測定

血流速度(V)，超音波の周波数(f_0)，生体内の音速(C)と超音波の血流に対する入射角(θ)とドプラ効果による周波数の変化（ドプラ偏移周波数，f_d）には次の近似式が成り立つ（図4-3）．

$f_d = 2f_0 V\cos\theta / C$，変形して $V = Cf_d / 2f_0\cos\theta$

$V\cos\theta$は，血流速度の中で超音波の発信源であるプローブ方向に向かう成分である．ドプラ法による流速の測定は，θが大きくなるほど誤差が大きくなり精度が低下する．臨床的にはθを60°以下に設定することが望ましい（誤差は20%以内）．

上記の式により，**血流測定**，つまり血流速度Vを求めることができる．すなわち，f_dは装置により計測でき，他の数値も既知もしくは計測可能である．

❸ ドプラ法の種類

a．連続波ドプラ法

送信と受信を別に行いながら，連続的にドプラ信号を採集する方法（図4-4）．超音波ビームの走行に沿って存在するすべての血流を検出測定可能で，理論的には測定できる流速の上限がなく（実際の装置で測定できる最大流速は10 m/s程度），超音波ビーム内に存在する異常血流の最大流速を測定することができる．位置情報が含まれていないので血流の存在部位を特定することができない．

b．パルスドプラ法

連続波の代わりに超音波をパルス状に発信することにより，生体内の任意の深さの血流測定を可能にした方法である．実際にはBモード断層像から測定したい部位を選択し，その部分から得られた信号を高速フーリエ変換し，横軸を時間，縦軸を流速としてスペクトル表示する（図4-5）．パルスドプラ法では，測定できる最大流速(V_{max})と最大検出距離(R_{max})に次式のような限界があり，パルス波自体の送信周波数(f_0)と繰り返し周波数(PRF：pulse repetition frequency，1秒間に繰り返し送信されるパルスの数)に依存している．

$V_{max} = PRF/2 \cdot C/2f_0\cos\theta$

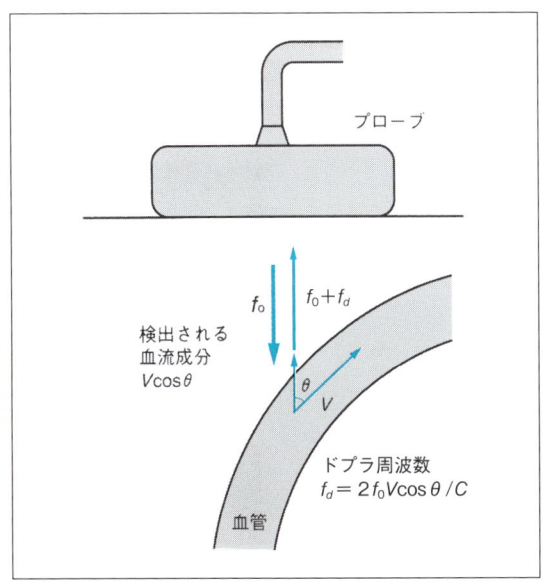

$V_{max} \cdot R_{max} = C^2/8f_0\cos\theta$　　（C：パルス波の音速）

図4-3　血流内の血球によるドプラ効果

c．カラードプラ法

レーダーの原理により，超音波ビーム軸上の多数の点における平均血流速度とそのばらつき（分散）を極めて短時間に計算し，BモードまたはMモード断層像に重ね合わせてカラー表示するものを**カラードプラ法**という（図4-6）．一般的には，血流方向は赤と青で（プローブに近づくものは赤色系，遠ざかるものは青色系），血流の大きさは輝度で（速い血流ほど明るく），また血流のばらつきの度合は，緑色を混ぜることで表している（乱流では緑の色調が強くなる）．本法では，Bモード断層像で同定できない血管の血流を検出することもできるので，腫瘍などの組織内の血流の検討も可能となっている．

d．パワードプラ法

カラードプラ法が血流による超音波の周波数偏移により血流の速度や方向を識別・表示していたのに対し，**パワードプラ法**は血流から戻ってくる信号強度を表示する方法であり，表示信号は血流信号の積分値となる（図4-7）．したがって，本法画像における輝度は超音波を反射する赤血球の量に比例している．低速血流の感度が高く，超音波と血流の角度に対する依存性が低いので，腫瘍血流の検出や鑑別に有用性を発揮している．

3　新しい手法

❶ ハーモニック法

生体内を超音波が伝わる間に波形の歪みを生じ，本来の周波数（基本波）の整数倍の周波数成分（高調波：harmonics）が発生する．この高調波のみを積出して画像化する方法を**ハーモニック法** harmonic imagingという．ハーモニック法は，画像化する信号の種類に

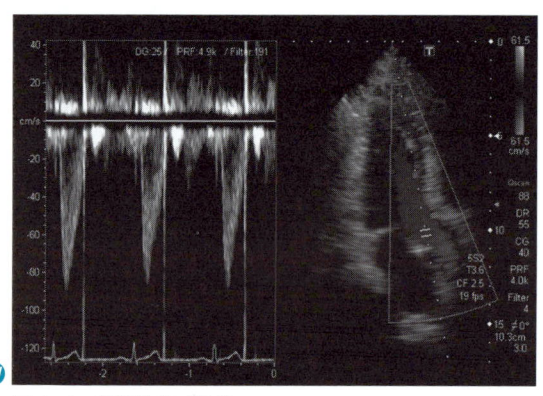

図4-4　連続波ドプラ像
右のBモード像（心尖部長軸像，カラードプラ表示）に示された直線に沿った流速の分布が左側に示されている．下方への流速の表示は，血流方向がプローブから遠ざかっていることを意味する．ビーム（Bモード像内の点線）上の全ての血流情報が得られるため，上方に向かう流速も表示されている．（Webカラー）

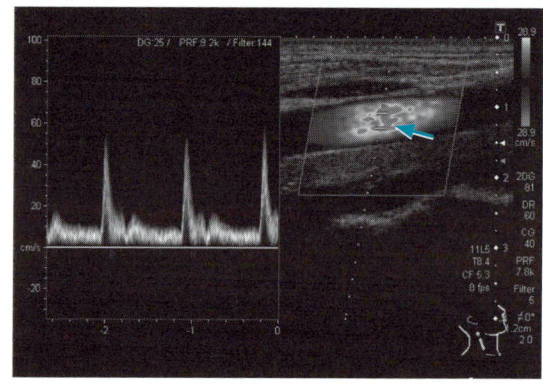

図4-5　パルスドプラ像
右のBモード像（右総頸動脈長軸像，カラードプラ表示）に示された関心領域（矢印）の流速の時間的変化のみが，波形として左側に示されている．（Webカラー）

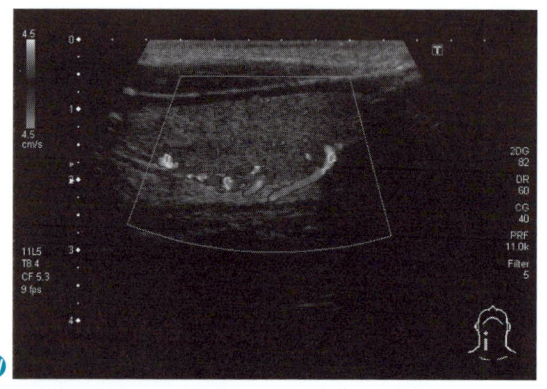

図4-6　カラードプラ像
甲状腺矢状断像．プローブに近づく血流が赤色系，遠ざかる血流が青色系で表示されている．（Webカラー）

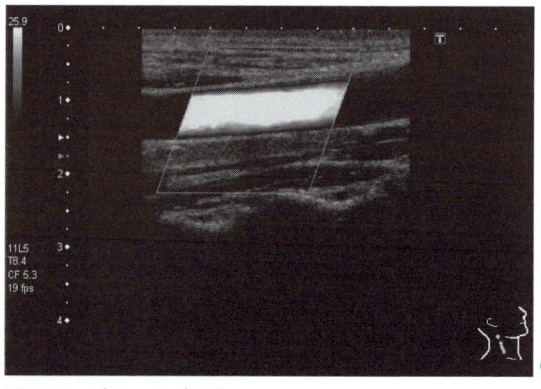

図4-7　パワードプラ像
右総頸動脈長軸像．内腔の輝度は血流信号の積分値を示す．（Webカラー）

よりティッシュハーモニック法と造影ハーモニック法の2つに分けられる．

ティッシュハーモニック法は，超音波が生体組織を伝搬する際に組織そのものから発生する高調波を画像化する方法であり，基本波による従来の画像と比較して多重反射やサイドローブによるアーチファクトが少ない鮮明な画像が得られる利点がある（**図4-8**）．

造影ハーモニック法（コントラストハーモニック法）は，超音波造影剤である微小気泡に超音波が共振，崩壊することで発生する高調波を画像化する方法で，血流信号の検出感度が高まる（次項参照）．

ハーモニック法は，従来の画像と比べ，胆嚢，血管・心臓内腔，膀胱などの無エコー部の描出に優れ，皮下脂肪による多重反射のアーチファクトが少ないなどの特徴がある．対して，狭帯域の超音波を利用するため，レンジ方向の分解能が低下することや，高調波の信号レベルが低いために，信号雑音比が低下するなどの欠点がある．

❷ 造影超音波診断法

造影CTや造影MRIなどと同様に，造影剤を用いて血流情報を得るものが**造影超音波診断法**（コントラストエコー法）である．血液や生体組織と音響インピーダンスが大きく異なり，大部分の超音波を反射して強いエコーを生じる気体の性質を利用している．近年，経静脈性に投与でき，生体内で一定の時間，安定した微小気泡の形状を保つ様々な超音波造影剤が開発され，本邦では，現在2つの製剤の使用が可能である．腹部臓器における腫瘍性病変の血流多寡の評価，心臓における心筋灌流評価などに用いられ始めている．

ガラクトース・パルミチン酸の混合物からなる造影剤（商品名Levovist®）は，水に溶かすと安定した空気の気泡を形成する．本剤の安定化微小気泡の99%は$8\mu m$以下とされ，毛細管系から肺循環・体循環を通過できるため，全身の臓器や血管においてエコー信号の増強効果を得られる（**図4-9**）．

また，血管イメージングによる鑑別診断とクッパー（Kupffer）イメージングによる存在診断が可能な新しい造影剤としてペルフルブタンマイクロバブルを内在する新しい超音波造影剤（商品名Sonazoid®）がある．血管イメージングは，腫瘍内の動脈血流を評価できる早期相（造影剤注入開始から15～30秒程度）と，腫瘍の灌流像を評価できる後期相（注入開始より20～60秒後程度）をいう．クッパーイメージングでは，造影剤注入10分後以降に，クッパー細胞により造影剤が貪食された周囲実質に対して，クッパー細胞が存在しない腫瘍が欠損像として描出される（**図4-10**）．

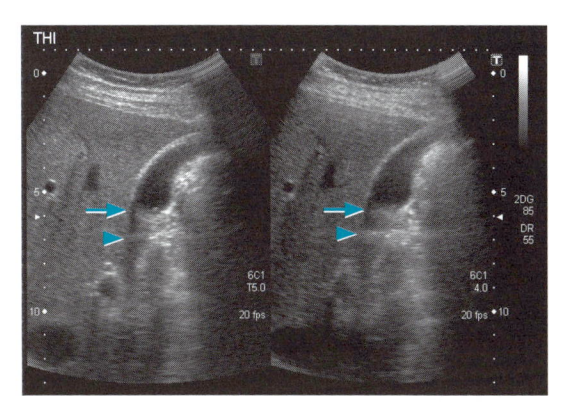

図4-8 ティッシュハーモニック法による画像の改善（左：ハーモニック法，右：従来法）
ハーモニック像（左）では腹壁による多重反射（矢頭）と胆嚢内腔のサイドローブによるアーチファクト（矢印）がそれぞれ目立たず，全体として鮮明な画像となっている．

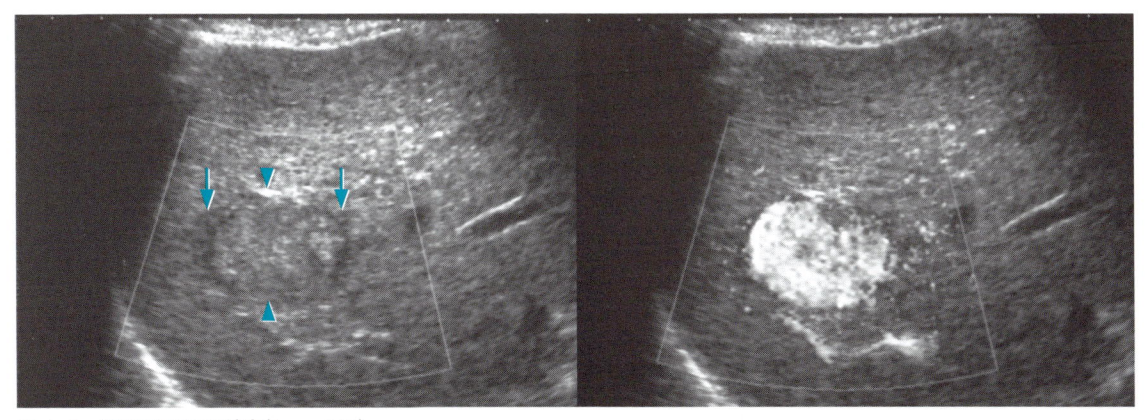

図4-9 造影超音波診断法（Levovist®）
Bモード像（左）ではhalo（低エコーの部分，矢印）を伴う充実性パターンの肝細胞癌（矢頭）を認める．造影ハーモニック像（右）では，肝細胞癌および周囲の血管が増強されている．

38   Ⅰ．画像診断

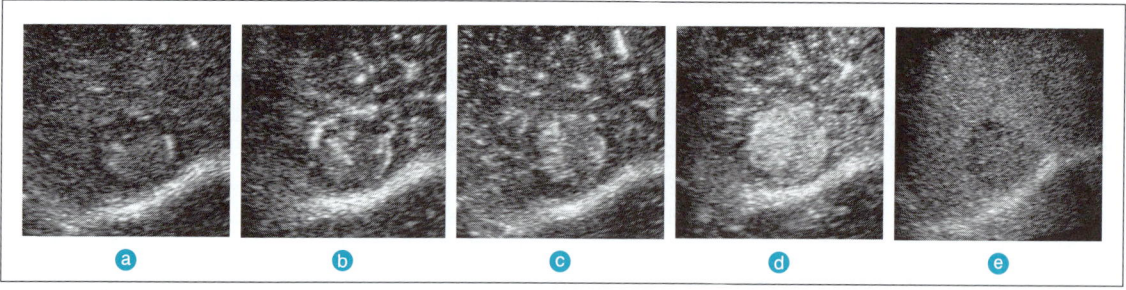

図4-10　造影超音波診断法(Sonazoid®)
ⓐ, ⓑ, ⓒ, ⓓ：連続像(血管イメージング)，ⓔ：投与10分後像(クッパーイメージング)．
肝細胞癌は，血管イメージングで経時的に濃染し，クッパーイメージングで周囲肝実質に対し染まり抜けていることがわかる．

ⓐ：リニアプローブ　　　　　ⓑ：コンベックスプローブ　　　　　ⓒ：セクタプローブ

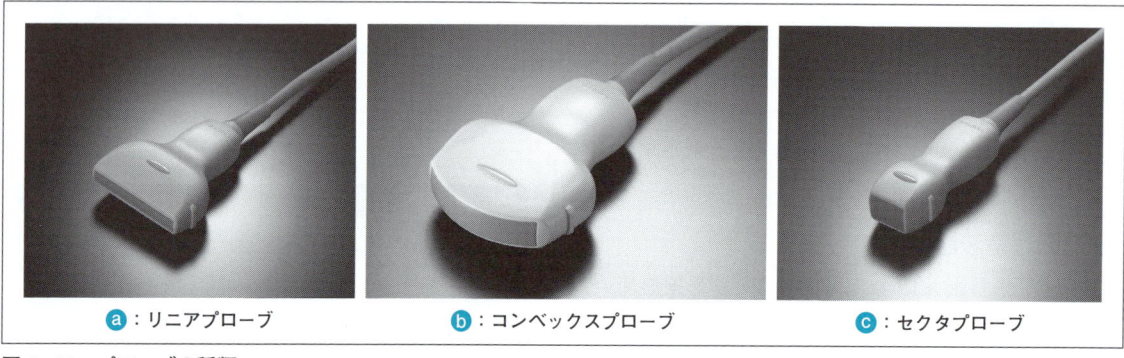

図4-11　プローブの種類

C 超音波診断装置の基礎

1 装置の構成

❶ 基本的な構成

　超音波診断装置は，被検者に密着させて超音波を送受信する**プローブ**(probe，探触子)と，画像を再構成するために必要な機構，モニタ，操作パネル，記録装置(ハードディスクや光磁気ディスクなど)を備えた本体から構成されている．プローブには様々な種類があり，検査目的により使い分ける．

❷ プローブの種類

a．リニアプローブ

　振動子を直線状(linear)に配列しており，ビームの方向は垂直で，画像は矩形となる．3〜10 MHzの周波数を発信し，低周波は腹部など深部臓器，高周波は距離分解能がよくなるが，減衰が大きくなるため表在臓器に用いられる．腹部では3.75 MHzなどの低周波，頸部や四肢の血管，乳腺，甲状腺では7.5〜10 MHz程度の高周波のプローブが主として用いられる(図4-11 ⓐ)．近距離領域で視野が広い．

b．コンベックスプローブ

　振動子を円弧状(凸状，convex)に配列し，ビームの方向は放射状となり，画像は扇形となる．3.5〜5 MHz程度の低周波を発信する(図4-11 ⓑ)．腹部全般で用いられる．

c．セクタプローブ

　振動子を扇状(sector)に配列したもので，ビームは放射状，画像は扇形となる．2.5〜5 MHz程度の低周波を発信する(図4-11 ⓒ)．心臓で多く用いられ，肋間のように狭いところからでも広く観察可能となる．遠距離域での視野は広いが，ビーム密度は疎となり画質は劣化する．

d．特殊プローブ

　一般的な用途以外に用いられるプローブは特殊プローブとよばれ，体腔内プローブ，細径プローブ，穿刺プローブ，術中プローブがある．

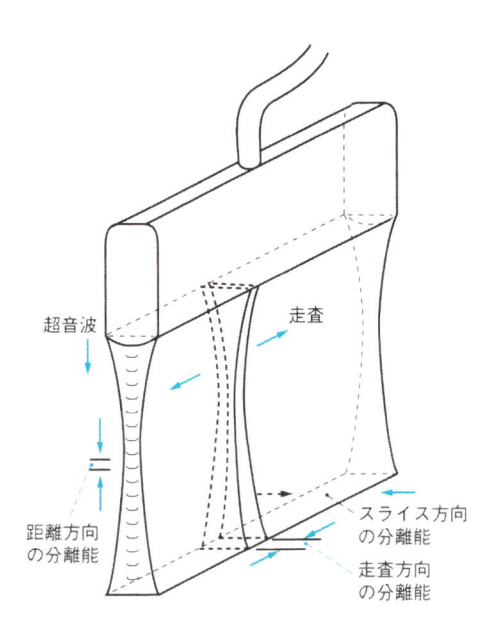

図4-12 超音波検査における空間分解能

2 超音波診断の基礎

❶ 分解能

a．空間分解能
1）空間分解能とは
　空間的に近接した2点を画像上で分離した2点として識別できるかを示す指標である．超音波検査では，超音波の進む距離方向（深さ方向），走査方向（横方向），そして断層像のスライス方向（厚さ方向）の3方向の空間分解能を考える必要がある（**図4-12**）．
2）距離分解能（距離方向の空間分解能）
　距離方向の分解能はプローブから発信される超音波のパルス幅に依存している．そしてパルス幅は超音波の波長が短いほど狭くなるが，振動子の性能にも影響される．パルス幅が狭いほど分解能は向上するので，検査対象に減衰せずに到達する範囲でなるべく波長の短い，すなわち周波数の高い超音波パルスを用いることが望ましい．腹部領域で3.75 MHzを用いた場合の距離方向の分解能は約1 mmとされている．
3）方位分解能（走査方向の空間分解能）
　走査方向の分解能は方位分解能とよばれ，各々の深さでの超音波ビームの幅に依存している．ビーム幅が狭いほど分解能は向上する．電子スキャンでは電気的操作により生体内でビームが収束するような工夫を行っている（電子フォーカス）．また同時に駆動させる振動子の数を多くするほどビーム幅を絞ることができる．腹部領域で3.75 MHzを用いた場合の走査方向の分解能はビームが収束している範囲で約2 mmとされている．
4）スライス方向分解能（厚さ方向の空間分解能）
　プローブ先端に取り付けた音響レンズでビーム幅を狭くすることにより，スライス方向の分解能は，プローブ自体の厚み以下にはなっている．しかし，他の2つの方向の分解能に比べて最も劣っており，特に超音波誘導下に小さい腫瘍や細い管状構造を穿刺しようとする場合などに大きな障害になる（目指す構造がある断層像で描出されていても断層面の端にある場合には，断層面の中央を進んでいく穿刺針をうまく当てることが困難となる）．

b．濃度（コントラスト）分解能
　目標とする構造と周囲の構造とエコー信号強度の差異として識別する能力である．信号強度が低下した場合や，ノイズが多い場合には濃度分解能が低下する．

c．時間分解能
　速い動きを識別できる能力をいい，1秒間に描き換えられる画像の数（フレームレート）にも依存する．時間分解能が高いほど，リアルタイムな観察が可能となる．

❷ Bモード断層像の成り立ち

a．エコーの性状
　実質臓器内の病変のエコー信号を表現する際には，周囲の実質と比較して点状エコーが密で輝度が高い（反射が強い）場合を**高エコー**（hyperechoic），同じ場合を**等エコー**（isoechoic），点状エコーが疎で輝度が低い（反射が弱い）場合を**低エコー**（hypoechoic）とよぶ．

b．エコーパターン
　超音波診断において，エコー信号の組み合わせのことをエコーパターンとよぶ．Bモード断層像におけるエコーパターンは囊胞性パターンと充実性パターンに大別される（**図4-13**）．
　囊胞性パターン cystic patternとは均一な無エコーを呈する場合で，通常は腫瘍性病変の内部が均一な液体から構成され，超音波を反射する境界面が存在しないことを意味する．一方，**充実性パターン** solid patternとは様々なレベルの点状のエコーを呈する場合で，腫瘍性病変では内部に超音波が反射・散乱される境界面が多数存在することを反映し，多くの場合，腫瘍が液体ではなく充実性成分から構成されていることを意味する．ただし，実際には囊胞性でも内部に細かい固形成分が浮遊しているような場合は充実性に，充実性でも内部が均一な場合は囊胞性パターンに近い像を呈することがあり，その解釈には注意が必要である．

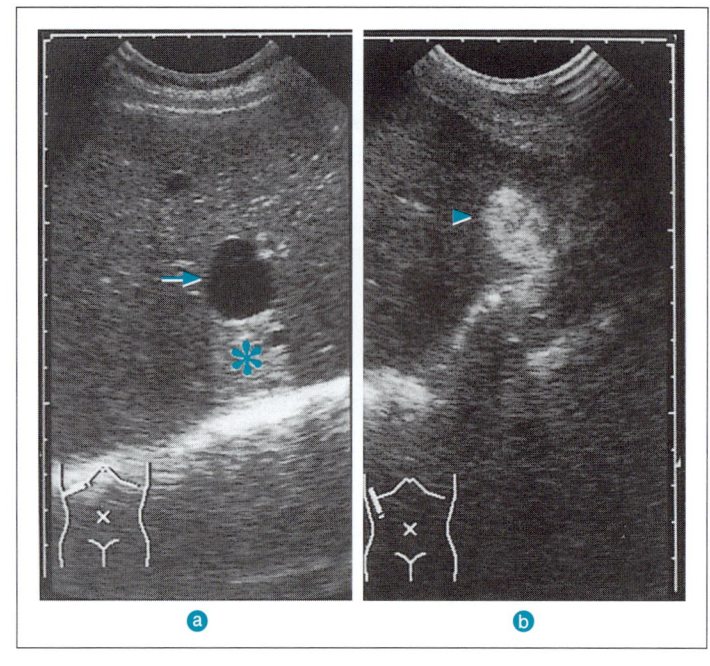

図4-13 囊胞性パターンと充実性パターン
ⓐ：Bモード像．肝囊胞（矢印）にみられる囊胞性パターン（無エコー）．背側に音響増強（＊）を伴う．
ⓑ：Bモード像．肝海綿状血管腫（矢頭）にみられる充実性パターン（高エコー）．

モザイクパターン mosaic pattern は，内部エコーが基本的に充実性パターンではあるが，その構成として低エコーと高エコーが混在した腫瘤性病変の表現として用いられる．

ハロー halo とは，腫瘤の辺縁に観察される薄い低エコーのことをいう（図4-9のBモード像参照）．膨脹性に発育する腫瘍の線維性被膜および圧排された周囲組織を意味し，肝細胞癌，腎細胞癌などで特徴的な所見であるが，転移性肝癌でもみられることがある．

❸ アーチファクト

a．アーチファクトとは
アーチファクト artifact とは虚像の意であり，超音波の画像を構成している要素の中で，生体に存在する構造に対応していないものを指す．超音波の物理的性質を反映しているものと検査法の原理，装置または検査技術に由来するものがある．

b．音響陰影
音響陰影 acoustic shadow とは，超音波の大部分を反射してしまう胆石や充実性臓器内の石灰化の背側に出現する帯状の無エコー域を指す（図4-14）．アーチファクトではあるが，結石や石灰化の診断に有用である．

c．側方陰影
充実性臓器内の腫瘤性病変の両側辺縁に沿って背側に伸びる細い音響陰影を特に側方陰影 lateral shadowとよんでいる．周囲実質と腫瘤性病変の境界における超音波の屈折が主な原因で生じる．

d．音響増強
音響増強 echo enhancement あるいは後方音響増強 posterior echo enhancement は，周囲に比べて多くの超音波が透過する囊胞性腫瘤の背側などに出現する帯状の高エコー域を指す（図4-13 ⓐ）．

e．多重反射
超音波が境界面で繰り返し反射してエコーが発生するために生じるアーチファクトである（図4-8）．プローブと反射率の高い境界面の間を超音波が往復して生じる場合（例：プローブと腹壁や胆囊前壁）と，ある構造内部で多重反射が起こる場合（例：胆囊結石内）がある．

f．サイドローブ
プローブからでる超音波ビームには本来の進行方向に向かう成分（メインローブ）以外の成分（サイドローブ）が存在する．本来サイドローブは強度が弱いので，そのエコーは画像に表れないが，反射率の高い境界面が存在するとサイドローブ由来のエコーが画像に表示されることがある（図4-8）．

D 超音波診断装置の応用

1 エコー下穿刺生検

Bモード断層像で穿刺部位と穿刺針を捉えながら施行するエコー下穿刺生検（超音波誘導下穿刺術）は，安

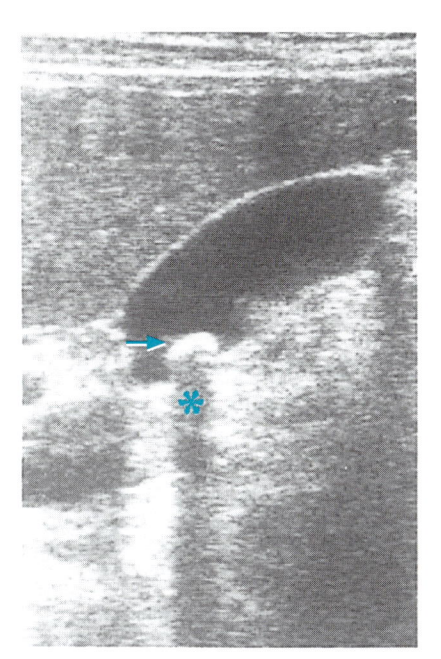

図4-14　音響陰影　Bモード像
胆囊内には結石が弓状の高エコーとして描出されていて(矢印)，背側に音響陰影(＊)を伴う．

全性が高く，腹部を中心に広く普及している．

代表的な手技として，閉塞性黄疸症例に対する経皮経肝的胆管ドレナージ術 percutaneous transhepatic choledochal drainage(PTCD)，小肝細胞癌に対する経皮的アルコール注入療法 percutaneous ethanol injection therapy(PEIT)，ラジオ波焼灼療法 radiofrequency ablation(RFA)，膿瘍に対する穿刺ドレナージ術などがある．

穿刺術では，穿刺針を通す凹みを有する穿刺用プローブを用いるか，通常のプローブに穿刺針の方向をコントロールする特殊なアダプタを装着する．

2 管腔内超音波検査

超音波検査では，高周波数の超音波ビームを用いれば空間分解能を向上させることができる．しかし高周波数の超音波は，組織内で早く減衰し到達距離が短いので，情報が得られる深さに制限がある．そこでプローブを目的とする臓器になるべく近づけて，7.5 MHz程度の高周波数の超音波を用いて，より詳細な画像を得ることを目的として様々な**管腔内超音波検査**が施行されている．

代表的なものとして，泌尿器領域の前立腺，膀胱を対象とする経直腸的超音波検査，産婦人科領域の経腟的超音波検査，そして消化管や膵臓などを対象とする超音波内視鏡検査などがあり，それぞれ特殊プローブを用いる．超音波内視鏡では鉗子口から挿入可能な細径プローブも開発され，胆管，膵管，気管支などの内視鏡検査の際のルーチン手技の1つになりつつある．またプローブを管腔内に進めることにより，ガスや骨が介在するために体表からではアプローチできない部位の検索も可能となる．

さらに，カテーテルを通じて血管内に挿入可能な径が2 mm以下の細いプローブ(周波数は10～30 MHz)の開発に伴い，プローブを血管内に直接挿入して画像を得られるものが，血管内超音波検査である．血管壁の状態について現在最も詳細な情報を与えてくれる検査法であり，現在では冠動脈壁の評価も可能となっている．

3 術中超音波検査

管腔内超音波と同じ考え方で，手術時に各種の臓器組織の表面に直接小型のプローブを当てる術中超音波検査も普及している．5～7 MHz程度の高周波の超音波が使用され，体表からの検査では検出できない小さい病変や術野深部の状態の把握に有用性が高く，肝胆膵領域の手術や脳手術などで広く施行されている．

4 3次元画像

複数の超音波断層像から立体的な3次元画像を再構築し，モニタ上などで陰影を付加した2次元画像として表示することが可能となっている．3次元画像を動画として表示できるものもある．主として産科領域における胎児の観察の際に活用されている．

(執筆協力：山田晴耕)

5 磁気共鳴検査総論

A 磁気共鳴診断とは

　磁気共鳴診断とは磁気共鳴現象を利用した診断法である．磁気共鳴現象には原子核を対象とする核磁気共鳴 nuclear magnetic resonance（NMR）と不対電子を対象とする電子スピン共鳴 electron spin resonance（ESR）とがある．このうち臨床的な診断法として確立しているのはNMRを利用する方法である．また，NMRを利用する診断法にも，画像診断である磁気共鳴イメージング magnetic resonance imaging（MRI）と磁気共鳴スペクトロスコピー magnetic resonance spectroscopy（MRS）とがあるが，広く臨床的に利用されているのはMRIである．

B NMR

　NMRはBloch, FやPurcell, EHらによって1946年に報告された現象である．その後，有機化学や物性物理学の研究手段として広く利用されてきたが，臨床医学の分野で注目されるようになったのは，NMRを利用した画像診断法，すなわちMRIが登場したためである．

❶ NMRの対象となる核種

　NMRの対象となるのは磁性（磁気モーメント）のある原子核だけである．原子核を構成する陽子（p）と中性子（n）は磁性をもち，小さな棒磁石と考えることができる（図5-1）．しかしpとp，あるいはnとnの2個ずつが対となって磁性を相殺しているため，p, n, あるいは両方が奇数の原子核だけが磁性をもち，NMRの対象となる．例えば，^{1}H（p：1，n：0），^{2}H（1, 1），^{13}C（6, 7），^{14}N（7, 7）はNMRの対象となるが，^{4}He（2, 2），^{12}C（6, 6），^{16}O（8, 8）はならない（図5-2）．

❷ 共鳴

　磁性のある原子核を一定の磁場（静磁場：B_0）に置き，ある周波数（ν）で変動する磁場（B_1）を与えると，B_1に共鳴して原子核が同じ周波数で回転する．この磁性をもつ原子核の回転（つまり磁場の変動）によってコイル（アンテナ）に誘導される起電力（Faradayの電磁誘導）がNMR信号である．B_1は電磁波で与えられ，共鳴周波数（ν_0）は，次のようにB_0と核種によって一義的に決まる．

$$\nu_0 = \gamma B_0$$

　γは回転磁気比 gyromagnetic ratioとよばれ，核種に固有な定数で，B_0が決まれば，各核種のν_0は自動的に決まる（表5-1）．例えば，1.0 T（テスラ＝10,000 gauss）の静磁場の装置の場合に 42.6 MHzの電磁波を照射すると，^{1}H原子核だけが共鳴し，他の核種は全く反応しない．このように電磁波の周波数を選択することにより，多種多様な原子核の混在する生体から特定の核種だけを取り出して分析することが可能となるわけである．

　共鳴といえば，すぐに音叉が思い浮かぶ．音叉Aを用意して，その周囲に多数の音叉を置く（図5-3）．音叉Aを振動させると，周囲の音叉のうち，Aと同じ固有振動数をもつものだけが共鳴して振動を始める．音叉AがNMRにおける電磁波B_1に，共鳴する

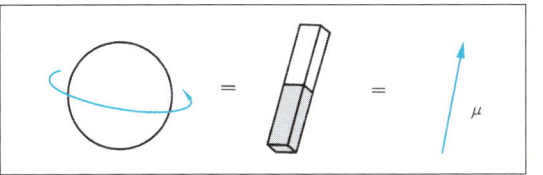

図5-1　原子核の自転と磁石
自転する陽子や中性子は小さな棒磁石と考えることができ，磁気モーメントμで表せる．

図5-2　原子核と磁性
対の陽子や中性子は磁性を相殺するので，どちらか，あるいは双方が奇数の原子核のみが磁性をもつ．

音叉が対象とする原子核に相当する．別の音叉(原子核)を共鳴させるには，音叉A(電磁波)の周波数を変えればよい．NMRで利用される電磁波は無線通信などに利用される周波数領域に属し，高周波，ラジオ波，あるいはRFとよばれる．同じ電磁波といっても，X線と比べ周波数が低く(したがってエネルギーが低い)，電離作用をもたない．

❸ NMR装置

1) 静磁場用磁石は人体が入るだけの大きさとppmレベルの均一性を必要とし，電磁石(常伝導，超伝導)あるいは永久磁石が使われる．

2) 高周波発生装置は任意に周波数を設定できるもので，被検体周囲の高周波(RF)送信用コイルを通じて高周波を均一に分布させる必要がある．

3) NMR信号受信アンテナ(コイル)は送信用のRFコイルと共用でもよいが，目的によって専用コイルも必要となる．

4) コンピュータシステムでこれらを制御する．

C　MRI

❶ 位置情報と傾斜磁場

NMRによって，被検体全体から特定の原子核の情報(NMR信号)だけを取り出すことが可能となった．しかし，そこには位置情報が含まれていない．被検体が均一な試料ならそれで構わないが，人体を被検体とする臨床医学では役に立たない．異常な信号が肝からなのか膵からなのか特定する必要がある．そこで傾斜磁場を導入する．

傾斜磁場　　　　　　　　　　　　　Advanced study

傾斜磁場は一対のコイルに反対方向に電流を流すことによって得られる．X軸方向に傾斜磁場(G_x)を加えた場合と，加えない場合(従来のNMR装置)を比較してみよう(図5-4)．ここでは，^1Hを対象とし，3本の試験管内の水(H_2O)の^1Hから信号が発生することとする．

NMR信号の周波数は前項❷共鳴で示した通り原子核が受けている磁場強度によって決まる．G_xがなければ，図5-4で示す3本の試験管からのNMR信号はすべて同じ周波数であることから区別できない(図5-4a)．G_xが存在すると，3本の試験管はそれぞれ異なった磁場を感じることになるから，NMR信号の周波数も異なり，個々の信号を区別することが可能となる(図5-4b)．つまり周波数がX座標を表すことになる(これを周波数エンコードという)．実際には，様々な周波数(図5-4では3種類)の混在した信号を同時にNMR(MRI)信号として受信し，これをフーリエ変換して個々の周波数(図5-4では3個の試験管の水に対応)の信号に分離する．このように，NMR装置は傾斜磁場を備えることにより，位置情報を得，画像診断法，すなわちMRIに変貌することになる．

❷ 画像構成法とk空間

MRIにおける最も一般的な画像構成法は2次元フーリエ変換法である．静磁場方向をZ方向(一般に患者の長軸に一致)とする．Z軸に垂直な断面(XY平面)の撮像を考えよう．高周波を照射するときにZ軸方向の傾斜磁場(G_z)を加えることによって，ある断

表5-1　主な核種の共鳴周波数

	v_0(MHz/T)
^1H	42.6
^2H	6.5
^{13}C	16.7
^{14}N	3.1
^{15}N	9.3
^{17}O	5.8
^{19}F	40.1
^{23}Na	11.3
^{31}P	17.2

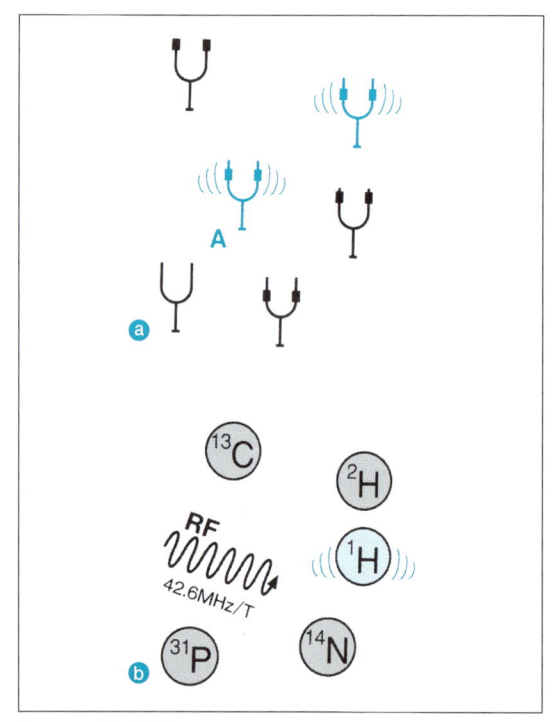

図5-3　共鳴現象
ⓐ：音叉Aを叩くと，これと同じ固有振動数に調律された音叉だけが共鳴する．
ⓑ：RF波の周波数と同じ共鳴周波数の原子核のみが共鳴する．

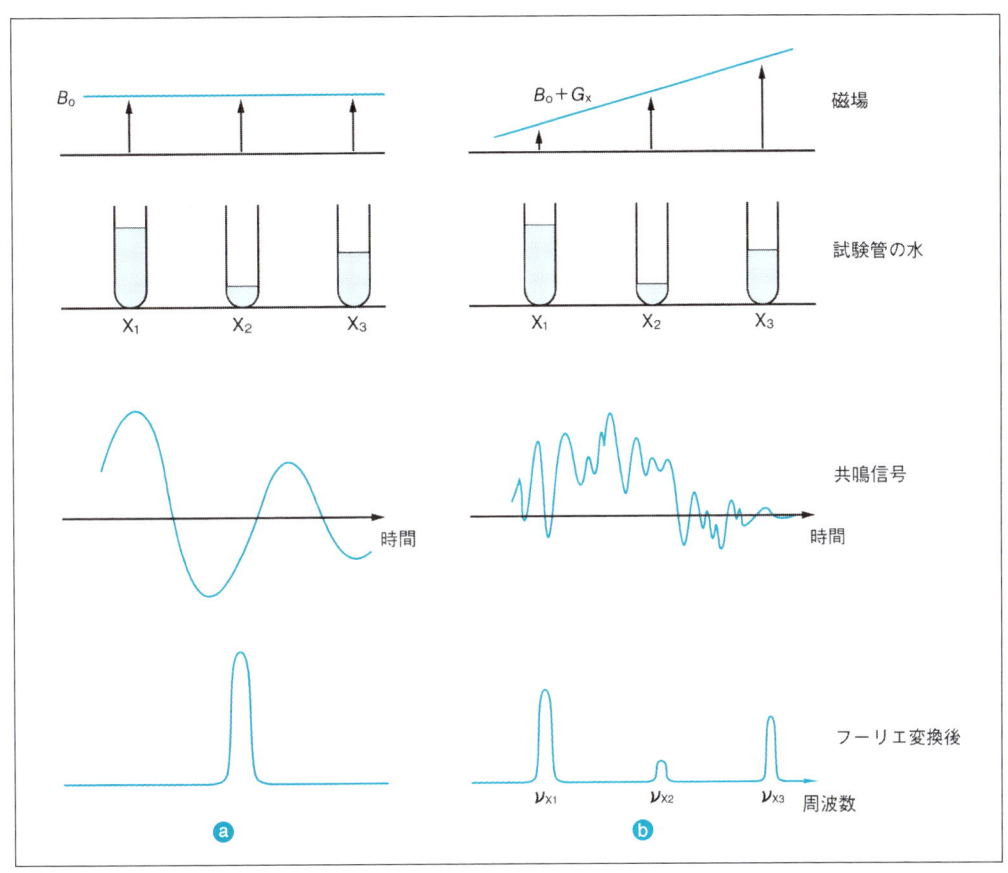

図5-4 X座標の決定法
ⓐ：傾斜磁場(G_X)のない場合. ⓑ：G_Xを加えた場合.

面内の ^1H だけを共鳴させ，断層面を決定する(**図5-5**)．周波数エンコード方向(例えばX軸)に垂直な方向(例えばY軸方向)にも傾斜磁場(G_Y)を用意する．そこで，MRI信号を受信する直前に，極めて短時間 G_Y を加えると，その強さ(Y軸座標に比例している)に応じた位相の変化がMRI信号に付加される．これを位相エンコードという．G_Y の大きさだけを変えて，位相エンコード数(Y軸方向の座標数)だけ同じことを繰り返し，MRI信号を受信すれば撮像は完了する．このときの繰り返し時間(高周波から次の高周波までの時間)を繰り返し時間(TR)という．

得られた位相エンコード数のMRI信号を保管するスペースをk空間という(**図5-6**)．kは空間周波数という意味である．k空間のすべての座標(k_X, k_Y)をMRI信号からサンプリングしたデータで埋め，k_X, k_Y 両軸方向(2次元)にフーリエ変換すると実際の断層面の個々の座標(X, Y)の信号強度分布，すなわちMR画像となる．すなわち，k空間(のデータ)と断層面(の画像)とはフーリエ変換を介して裏表の関係にある．

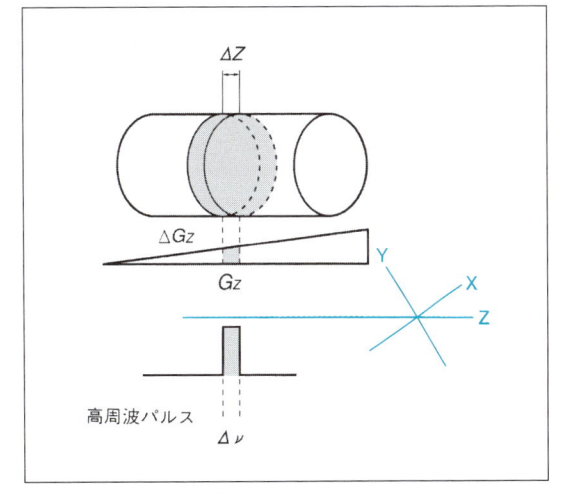

図5-5 断層面の決定
狭い範囲の周波数成分($\Delta\nu$)をもつパルス波を G_Z とともに印加することにより，これに共鳴する範囲をZ軸に垂直なある面に限定する．

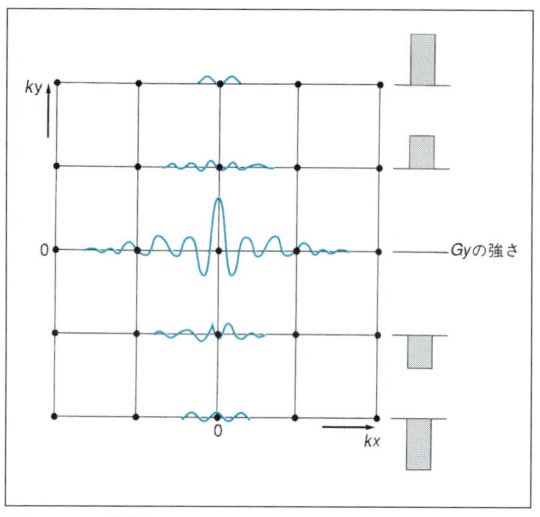

図5-6 k空間
xおよびy方向の座標数5の場合．1つのMRI信号で横1列が埋まる．$G_Y=0$のとき，信号は最大である．●がデータサンプリングポイント．

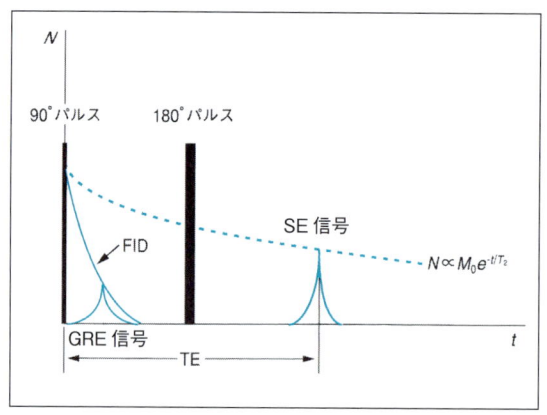

図5-7 スピンエコー
FIDは静磁場の不均一性のため，早期に消滅する．SE信号のピークは，T_2を時定数として減衰する．N：信号強度．

❸ グラディエントエコー法とスピンエコー法

高周波（一般には90°パルス）によって共鳴した原子核が直接放出する信号を自由誘導減衰 free induction decay（FID）という．FIDと周波数エンコード方向傾斜磁場（Gx）の反転によって信号を得る方法をグラディエントエコー（GRE）法という．GREは磁場の不均一性をそのまま受けるため，一般に信号雑音比が低く，歪みが大きい．そこで180°パルスという高周波を巧妙に使って，再び位相を揃えて信号を正確に受信する方法がスピンエコー法である（図5-7）．このためスピンエコー法は不均一な静磁場に影響されにくく，良好な画像を提供する．高周波90°パルスからエコー信号の中央までの時間をエコー時間（TE）とよぶ．

❹ 信号強度

MRIの信号強度に影響する因子は多数存在するが，通常のMRI読影に必要な因子は，^{1}H原子核密度，縦緩和時間（T_1），横緩和時間（T_2），および流速（v）である．最後の因子は血管内のように巨視的な動きのある部分のみに関係するものである．

a．^{1}H原子核密度

プロトン密度ともいわれる．信号を出すのは^{1}H原子核であるから，この密度が高いほど信号強度が上がるのは当然である．共鳴する音叉が多いほど大きな音になるのと同じことである．逆に，^{1}H原子核の極めて少ない，強い石灰巣，骨皮質，空気（肺）などはほぼ無信号となる．

b．緩和時間

縦緩和時間（T_1） 「T_1はNMR信号の回復能力の指標」と考えればよい．前述のとおり，画像を構成するためには，位相エンコード方向の傾斜磁場の強さを変えて，何回（例えば128回）も共鳴信号を繰り返し発生させなければならない．この間隔（高周波と次の高周波の間隔）を繰り返し時間（TR）という．

組織によっては，TRの間に十分回復して100％の信号を発生させるものもあれば，回復が遅くて10％の信号しか発生できないものもある．この回復過程は一般に指数関数的であり，その時定数をT_1という（図5-8）．

> **縦緩和時間（T_1）** ・・・・・・・・・・ *Advanced study*
>
> T_1は信号放出能力が，$1-1/e$（63.2％）に回復するまでの時間であって，T_1が大きい（長い）とは回復が遅い（回復に長い時間を要する）という意味であり，T_1が小さい（短い）というのは，反対に迅速に回復するという意味である．したがって，同じ^{1}H原子核密度をもっていても，T_1が短い組織のほうが長い組織より強い信号を示すことになる．またTRを十分長く設定すると，T_1の長い組織もいずれ回復してくるため，T_1の影響は少なくなる．逆にTRを短く設定すると，T_1の影響の強い画像となる．
>
> 以上をまとめると次のようになる．
> ① T_1は信号の回復を示す指標であって，T_1が長いほど信号は弱い．
> ② TRを短く設定するとT_1を強調した画像となる．
> ③ TRを長くするとT_1の影響が少なくなる．

横緩和時間（T_2） T_1が信号回復能力を示すのに対し，「T_2は信号持続能力を示す」．共鳴であるNMR

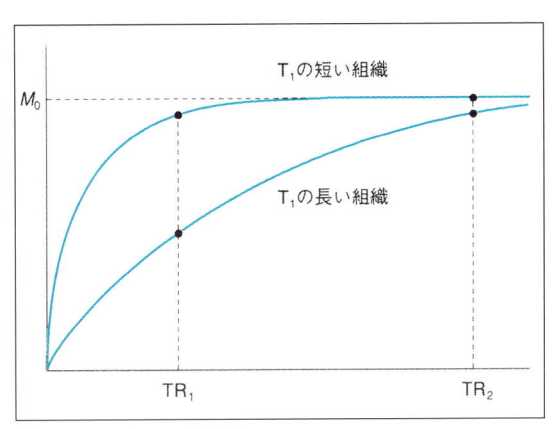

図5-8 T_1とTRの関係

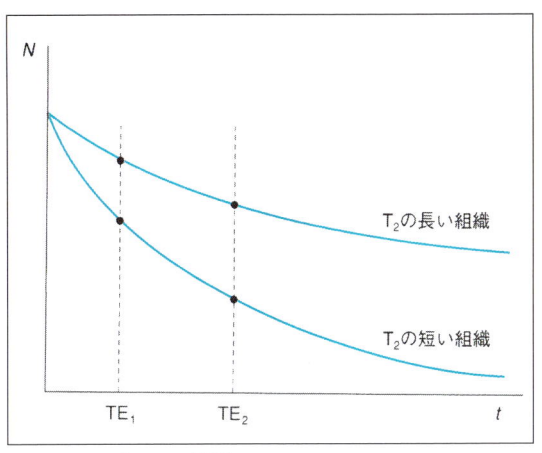

図5-9 T_2とTEの関係

信号は音叉の共鳴と同様に時間と共に減衰する（図5-9）．この減衰はやはり指数関数的であって，その時定数がT_2である．GRE法では，磁場の不均一性の影響を受けたT_2^*を時定数として減衰する（$T_2^* < T_2$）．

> **横緩和時間（T_2）** ・・・・・・・・・・・・・・・・・・・・・・・・・・・ Advanced study
>
> 信号の最大値（初期値）から$1/e$（36.8%）に減衰するまでの時間である．したがって，T_2が長いほどなかなか減衰せず，強い信号を保つ一方，T_2が短いと信号はすぐ消失してしまう．信号発生から少し時間を経た時点では，同じ^1H原子核密度をもっていても，T_2の長い組織のほうが短い組織よりも強い信号を示すことになる．TEを短く設定するとT_2の影響は少ないが，長く設定するとT_2の影響の強い画像となる．しかしあまりT_2を長くすると，いずれの組織の信号も低下してしまうため，コントラストのない，しかも信号雑音比（S/N）の低い画像となってしまう．
> 以上をまとめると次のとおりである．
> ④ T_2は信号持続能力を示し，長いほど信号は強い．
> ⑤ TEを長く設定するとT_2強調像となる．
> ⑥ TEを短くするとT_2の影響が減少する．

生体には水のほかにも^1Hを含む分子は数多く存在する．しかし，この中で実際に信号として画像構成に参画するのは水と中性脂肪のみと考えてよい．それは，その他の分子のT_2があまりに短すぎて信号を受信する前に減衰してしまう（蛋白質のような高分子の場合）か，密度が低すぎて信号を雑音と区別できない（ビタミンなど微量な物質）ためである．したがって，脂肪組織を除けば，MRIは水からの信号を画像化しているといえる．

同じ水分子であっても，その状態によって緩和時間（T_1，T_2）が異なる．緩和時間に影響する因子は多数存在するが，一般に水分子が動きやすいほどT_1もT_2も長く，その動きが制限されるほどT_1もT_2も短いと考えればよい．漿液は粘液に比べT_1もT_2も長い．組織によって水分子の状態が異なるため，その緩和時間も異なってくる．緩和時間の影響の強い画像を得ることができれば，たとえ^1H密度の同じ組織であっても，コントラストの強いものになるはずである．

ところが，一般にT_1の長い組織はT_2も長く，前述したとおりT_1とT_2とは信号強度に対しては相殺的に働く．つまり長いT_1は信号を弱める方向に，長いT_2は信号を強めるように働く．それゆえ，コントラストのよい画像を得るためには，T_1の影響を強くしつつT_2の影響をできる限り排除する（T_1強調画像）か，その逆にしてT_2強調画像を得る必要がある．

②と⑥から「TRとTEをともに短く設定するとT_1強調画像になる」．

③と⑤から「TRとTEをともに長く設定するとT_2強調画像になる」．

一般に**T_1強調画像**としてはTR 200〜600 ms，TE 10〜30 ms，**T_2強調画像**としてはTR 1,800〜3,000 ms，TE 80〜120 msが選ばれる．またT_2強調画像を得る際に，TE 30 ms程度の信号をも同時に得て"プロトン密度強調画像"と称することがある．いずれの場合にも，T_1，T_2，プロトン密度の影響が残っており，T_1像，T_2像，プロトン密度像ではなく，T_1強調画像，T_2強調画像，プロトン密度強調画像であることを忘れてはならない．

緩和時間短縮物質 このように組織に備わった性質である緩和時間は，信号強度に大きく影響する．この緩和時間を短縮する要素として次の2つを知っておく必要がある．

まず，信号を出す^1H原子核を含む分子（主に水）の動きを制限する因子である．これには，蛋白質などの高分子の混在がある．例えば濃い蛋白質溶液のT_1，

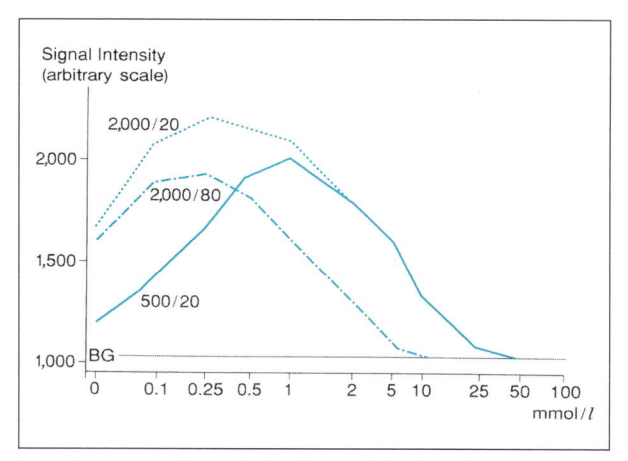

図5-10 Gd-DTPA水溶液濃度とT₁強調画像(500/20 ms), T₂強調画像(2000/80 ms), プロトン密度強調画像(2000/20 ms)における信号強度

低濃度ではT₁短縮作用により高信号を示すが, 高濃度ではT₂短縮作用のため低信号となる. 1.5T, 室温でのデータ. BG：バックグラウンド.

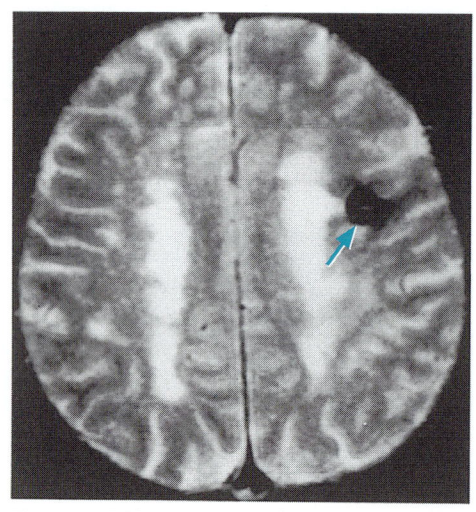

図5-11 血腫周辺部のヘモジデリンによる低信号

T_2は漿液のそれらに比べ短い. これを高分子水和効果 macromolecular hydration effect という.

第2は常磁性物質の存在である. 常磁性物質というのは, 不対電子をもつ物質のことで, Cu^{2+}, Fe^{2+}, Fe^{3+}, Gd^{3+}などの金属イオンや, 微粒子状態のフェライト, メラニンなどがその例である. これらは微量でも常磁性効果 paramagnetic effect と呼ばれる強い緩和時間短縮作用を持つ. 一般に, これらの物質が水分子に自由に接近できる場合(Fe^{3+}を含むメトヘモグロビン, Gd^{3+}を含む造影剤であるGd-DTPAなど)は比較的少量ならT_1短縮作用が表立ってT_1強調画像で高信号を示す(図5-10). しかし, 高濃度になるとT_2短縮作用が強くなり, 低信号となる. また, これらの物質が容易に水分子を近づけない状態にあったり, それ自体が大きすぎたり, 細胞などに捕捉されて動けない状態にあると, 静磁場の均一性を乱すことになり, 選択的なT_2短縮作用を示し, T_2強調画像で低信号となる(図5-11). デオキシヘモグロビン(Fe^{2+}), ヘモジデリン(Fe^{3+}), フェリチン(Fe^{3+}), 肝のKupffer細胞に取り込まれたフェライト粒子などがこの例である.

c. 流速

血管の中では水分子が血流に乗って巨視的に動いている. このような場合にはこれまでの静止している組織の信号強度とは全く違う因子を考えなければならない.

flow void (図5-12) 移動することにより信号を失うことを指す. まず血流方向が断層面に垂直な場合を考える. 前述したように信号を発生させてから受信するまでには時間(TE)がある. この時間内に対象とする原子核が断層面から離れてしまうと信号は受信されないため無信号となる. すなわち最もよく利用されているスピンエコー法においては, 流速をv, 断層面の厚さをdとすると, 次の条件を満たす場合には無信号になってしまう(図5-13).

⑦ $v > 2d/TE$

また断層面内を流れる場合には傾斜磁場によって次々と時間とともに異なった磁場を感じることになり, ボクセル内の信号位相が揃わなくなるために, やはり信号が著しく低下する. 一般に流速が大きいほど信号の低下は大きい.

flow related enhancement (図5-12) 静止している組織においてはTR間隔で次々に信号を放出しなければならない. TRの間にすべてが100%回復しているわけではないから, どうしても信号は弱くなっている. ところが血管内では常に新しい1H原子核が流入してきて, 常に100%の信号を放出できる状態が存在する. これはTRの間にちょうど断層面の厚さ(d)を新しい原子核が置換する場合に相当する. すなわち流速をvとすると, 次式を満たすときである.

⑧ $v > d/TR$

さらに流速が増していくと今度は⑦で示したflow voidの影響が強くなり, 次第に信号は低下していく. とにかくTRに比べて相対的に遅い流れが, flow related enhancement を示すことになる. また高速撮像法の項で示すように, 高速スピンエコー法を除く高速撮像法においては, TRが極めて短いために通常の

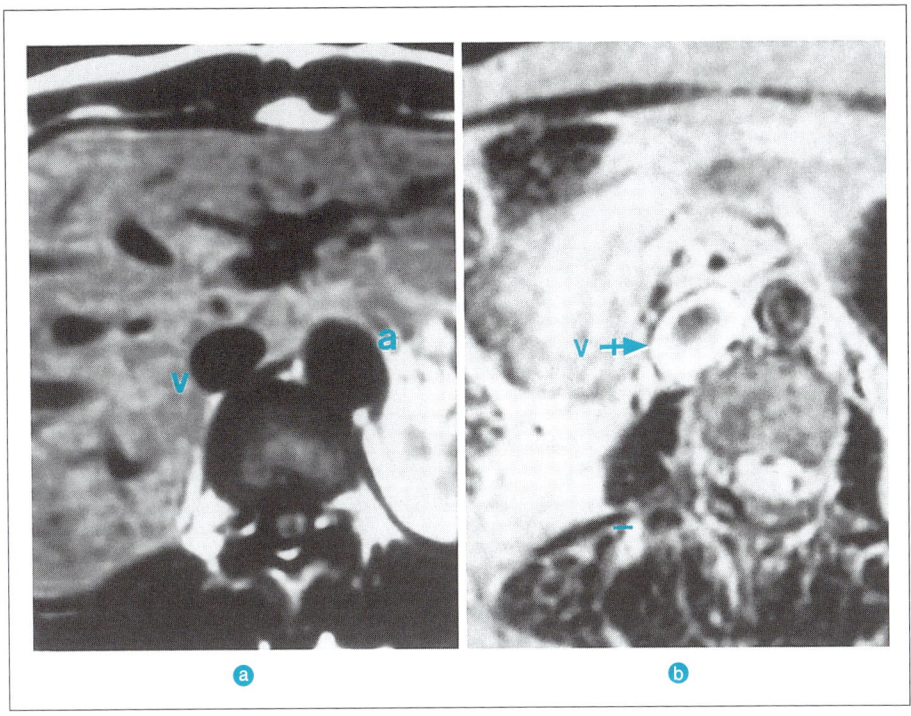

図5-12 flow void と flow related enhancement
ⓐ：大動脈(a)，下大静脈(v)および肝内の血管はすべて flow void により無信号である．
ⓑ：下大静脈(十字矢印)の周辺部は flow related enhancement，中心は flow void を示す．

血流速度が相対的に遅くなり，またスピンエコーではなくグラディエントエコーで信号を収集するために flow void が生じ難く，ほとんどすべての血管が高信号となる．

以下，信号強度に関する要点をまとめておく．
1) 信号に寄与するのは，水と中性脂肪に含まれる ^1H 原子核である．
2) ^1H 原子核密度が高いほど高信号となる．
3) T_1 が長いほど低信号となる．
4) T_2 が長いほど高信号となる．
5) 速い流れは無信号となる．
6) 遅い流れは高信号となる．
7) 高速グラディエントエコー法においては血管内は高信号となる．

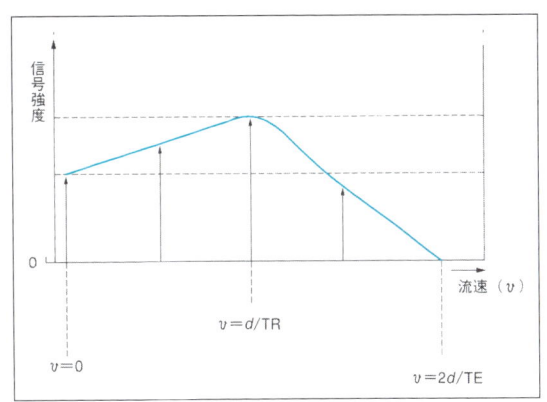

図5-13 スピンエコー法における流速(v)と信号強度の関係 d：スライス厚

⑤ グラディエントエコー法と高速撮像

グラディエントエコー〔GRE(gradient recalled echo)，FE(field echo)，フィールドエコーともよばれる〕法は，180°再収束パルスを使用せず傾斜磁場の反転のみで形成したエコー信号（グラディエントエコー）を取得する撮像法である．したがって，グラディエントエコー法は基本的に FID の性質を受け継いでおり，磁場の不均一性や磁化率（例えば常磁性物質の存在）に強く影響される．また，血管が高信号になるのも GRE 画像の特徴であり，信号取得までに(TE の間に)180°パルスを介在させないので TE を十分短くすることが可能で高速撮像法に向いている．グラディエントエコーを利用した高速撮像法（高速グラディエントエコー法）は，turbo-FLASH(fast low angle shot)，fast SPGR(spoiled gradient recalled acquisition in steady state)，fast FE などとよばれ，

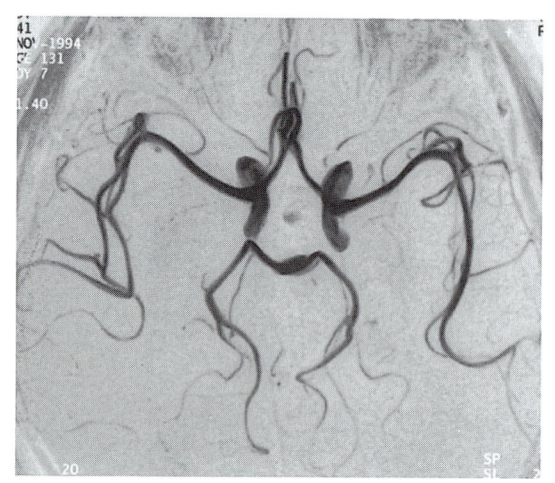

図5-14　MRA

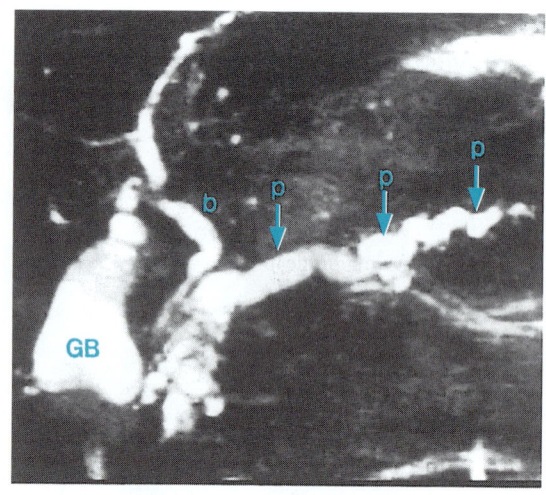

図5-15　MRCP (MR cholangiopancreatography)
b：総胆管，GB：胆嚢，p：拡張した膵管

1画像/1秒程度で撮像可能である．高速化に伴いコントラストが低下するため，ダイナミックMRIや造影MRAなどに使われることが多い．さらに高速化して1/10秒以下の撮像が可能なのがEPI(echo planar imaging)である．これは磁化率に特に敏感なため，これを利用して，脳の機能画像や灌流画像などに利用されている．

スピンエコーを利用した高速撮像法(高速スピンエコー法)は広く臨床に使われ，従来のスピンエコー法にとって代わっている．また1回の90°励起高周波(RF)パルスの後，すべてのデータを取得する高速スピンエコー(HASTE, SSFSE, FASEなどとよばれる)を使えば，1～2秒で強いT₂強調像が得られ，MRCP(後述)などに利用されている．

❻ MRAとMR hydrography

a．MRA

血管内のように巨視的に動いている¹Hだけを高信号に描出し，そのほかの部分から浮き上がらせて，造影剤を使うことなく血管造影と同じような画像を得る方法をMRA(MR angiography)という(図5-14)．flow related enhancementを利用して血管内を高信号とするtime of flight(TOF)法と，傾斜磁場による位相のずれが巨視的に静止している原子核と移動している原子核で異なることを利用したphase contrast(PC)法があり，それぞれに2Dと3D(例えば2D-TOF, 3D-PC)がある．2Dあるいは3Dで撮像したデータを1方向から直線的に見透し，最も信号強度の高いピクセルだけを取り出し，平面上に投影する．これを最大値輝度投影法(最大信号強度投影法 maximum intensity projection：MIP)という．多方向からのMIP画像を作ることにより，立体的にMRAを観察することが可能である．また，造影剤を使用する方法(造影MRA)も広く利用されている．

b．MR hydrography

強いT₂強調画像によって，T₂の極端に長い部分(胆汁，尿，脳脊髄液など)だけを強調し，MIP画像によって目的とする器官だけを選択的に描出する方法がある．胆道と膵管を対象とするMRCP(MR cholangiopancreatography, 図5-15)，尿路を対象とするMR urographyなどがある．

また，同様の強いT₂強調画像を数cmの厚い断層面で撮像し，脳脊髄液とのコントラストによって脳表面を描出する方法をSAS(surface anatomy scanning)という．

❼ 拡散強調画像

強い双曲傾斜磁場を使って水分子(に含まれる¹H)の拡散能を画像化する方法が拡散強調画像(DWI)である．流速の大きい血流の信号が低下するのと同様の原理で，拡散能の高い組織の信号が低下し，拡散能の低下する急性期脳梗塞(細胞性浮腫)や多くの腫瘍組織の信号が上昇する．背景信号を落とし，白黒反転してPET類似の画像にした全身拡散強調像はDWIBS(図5-16)とよばれ，全身の腫瘍スクリーニングに利用されている．また，脳白質においては，神経線維方向の拡散能がより高いことから，神経線維束を画像化することが可能となり，MR tractographyとよばれている．

D MRIの安全性

MRIの安全性に関しては，①静磁場，②傾斜磁場，③高周波，④その他，について考える必要がある．

❶ 静磁場

静磁場 static magnetic field の人体に対する影響は，静磁場自体の生物学的効果と物理学的効果に分けられる．現在認可されている範囲（3.0T以下）で人体に対し確固たる再現性のある生物学的影響は認められていない．しかし，妊娠初期の胎児（胎芽）に対する影響は懸念されるため，この時期におけるMRIは見合わせるべきと考えられる．

物理的効果には，強磁性体（ferromagnetic substance）に静磁場が及ぼす機械的な力と，電磁気学的な影響とがある．機械的な力には回転力（トルク）と吸引力があり，体内に埋め込まれたもの（動脈瘤クリップ，人工関節，眼内異物，金属コイルなど）を移動させたり，脱落させたりする危険性があるため，MRI検査前に，これらが強磁性体か否かを確認しておく必要がある．またMRI室で使う医療器具はすべて，アルミニウム，セラミックなどの非強磁性体が望ましい．また，クレジットカード，プリペイドカードなどの磁気カードやフロッピーディスクの記憶が消去されてしまうから，患者，医療従事者ともに注意が必要である．

❷ 傾斜磁場

高速に傾斜磁場の on-off を繰り返すため，人体に誘導電流を発生させる．誘導電流による人体への影響は，発熱作用と，直接作用に分けられるが，熱エネルギーは低く，発熱作用は無視できる．直接作用は磁場変化率，導体断面積，電気伝導度が大きいほど強くなる．現在使用されているMRI装置の傾斜磁場変化率では神経細胞活動電位誘発や心室細動誘発は，まず問題にならないであろう．さらに傾斜磁場強度が上がったり，echo-planar法による高速の傾斜磁場 on-off が施行されるようになると，磁気閃光が現れる可能性がある．これは傾斜磁場の直接作用のよい指標となるであろう．また誘導電流は心臓ペースメーカーを誤作動させることがあるので，心臓ペースメーカー装着者のMRI検査は禁忌である．

❸ 高周波

高周波はX線に比べて著しく周波数が低いため電離放射線被曝はないが，発熱作用を考慮する必要がある．MRIによって臨床的に有意な発熱があったとい

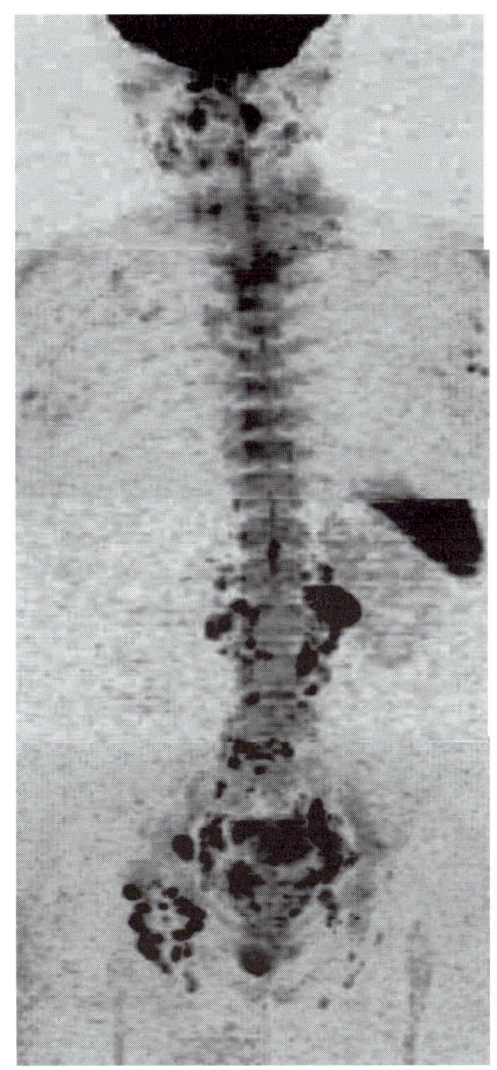

図5-16 全身拡散強調画像（DWIBS）．悪性リンパ腫

う経験はないが，体温調節機能の低い幼児や，熱に弱い精巣や水晶体の検査には注意する必要があろう．急性症状は経験されていないが，慢性的な影響（不妊・白内障）は否定できないからである．電気伝導度の高い金属線（心電図，表面コイルなどのリード線）は，高周波によって高熱を発生することがあり，火傷の原因となる．裸の金属が患者に触れることのないように注意しなければならない．

❹ その他

超伝導磁石のクエンチ（超伝導性が失われて発熱する状態），傾斜磁場コイルの振動による騒音や難聴，造影剤の副作用などに注意が必要である．

E MRIの臨床的特徴と適応

①断層方向の任意性

X線CTと異なり機械的にスキャンするわけではなく，断層方向は傾斜磁場によって決まる．したがって，患者を動かすことなく，軸位横断面，矢状断面，冠状断面をはじめ，斜断面も選択可能である．このため，解剖構造や病変を立体的に把握しやすく，浸潤の有無も評価しやすい．

②高い組織コントラスト

軟部組織間のコントラストが高く，診断価値が高い．例えば，脳の白質と灰白質が明瞭に分離され異所性灰白質が容易に検出され，脳浮腫が敏感に描出されるため，早期の梗塞，脳炎，腫瘍などの検出に役立つ．また，子宮内膜と筋層が明瞭に分離され，子宮奇形の診断や子宮癌の病期診断が容易になった．

③骨からのアーチファクトがない

骨皮質は水分が極端に少ないため無信号で，アーチファクトの原因にはならない．このため，X線CTではアーチファクトのために画像が不良になりやすい後頭蓋窩，胸郭入口部，脊髄も明瞭に描出される．

④撮像法依存性が高い

撮像法によって，全く異なった画像となる．同じスピンエコー像でも，T_1強調画像とT_2強調画像では組織の信号強度もコントラストも異なる．また，病変が撮像法によっては全く検出されないこともある．

⑤T_1強調画像とT_2強調画像の臨床的意義

MRIの信号強度は信号を出す^{1}H原子核密度と緩和時間(T_1, T_2)に大きく依存する．^{1}H原子核密度は軟部組織間の差が少ないため，信号強度は差の大きい緩和時間に最も左右され，多くの病変は周囲正常組織に比べてT_1も大きい．しかし，一般にT_1が大きい組織はT_2も大きく，T_1とT_2とは信号強度に対して相殺的に働く．したがって，組織間コントラスト（例えば脳実質と脳腫瘍のコントラスト）を上げて病変を明瞭に描出するためには，パルスシーケンスを工夫して，T_1の影響を強めてT_2の影響を少なくしたり（T_1強調画像），その逆のT_2強調画像を撮像する必要がある．ここで注意しなければならないのは，1つの撮像法のみ（例えばT_1強調画像のみ）では病変を検出できないことがあること，およびT_1強調画像はT_1の影響を強調した画像であるが^{1}H原子核密度やT_2の影響をも受けており，決してT_1像ではないことである．

⑥造影MRI

MRIでは組織コントラストは高いが組織特異性はあまり高くない．そのためX線CTと同様に造影剤を必要とすることも多い．最も広く利用されているのは静注用の造影剤〔ガドリニウム(Gd)キレート剤〕で，組織のT_1を短縮することによりT_1強調画像において高信号を呈する（陽性造影剤）．X線CTのヨード造影剤と同様に，血管内および間質に非特異的に分布する．また，網内系細胞に取り込まれ，組織（肝など）のT_2を短縮して信号を低下させる陰性造影剤もある．さらに診断能を高めるためには，組織や病変に特異的に集積する造影剤の開発が望まれている．

⑦常磁性体に敏感

Fe^{3+}などの常磁性体は緩和時間を短縮し，信号強度に強い影響を与えるため，これらの存在が敏感に診断される．血腫周辺部のヘモジデリンや脳実質のフェリチン沈着，肝ヘモジデローシスなどが明瞭に示される．

⑧撮像時間が長い

高速撮像法によって，かなり撮像時間は短縮されたが，X線CTに匹敵する空間分解能と診断能を維持するには，まだスピンエコー像が必要で，数分を要する．実時間の超音波，1スライス1秒未満のX線CTと比べて時間分解能の低さは否めない．このため，呼吸性体動のある胸部や上腹部ではアーチファクトのため画質が低下することが少なくない．

⑨価格，設置条件，取扱いやすさ

超音波はもとより，X線CTと比べても高価である．また，磁場が周囲の電子機器に影響を与えるため，およびMRI装置が重いため，設置条件が限られる．さらに，強磁性体である鉄製品（点滴台，ストレッチャーなど）を室内に持ち込めない，誤ってポケットに入っていた磁気カードが駄目になってしまうなど取扱いが面倒である．また，様々な生命維持装置（多くの鉄製品を含む）がついた救急患者にはMRIは向かない．

以上のような特徴があるため，頭部や脊髄疾患に対しては急性出血を除いて，MRIが第一の画像診断法といえる．子宮，関節においてもX線CTをはじめとする他の非侵襲的画像診断法より明らかにMRIが優れている．それ以外の領域においては，他の診断法と競っている段階である．

6 脳・頭蓋骨

学習の目標

　本章では脳とそれを包む頭蓋骨の検査法，放射線解剖，病変の画像診断について学ぶ．単純撮影，CT，MRI，血管造影の検査法の概要を知ることから始める．脳の画像診断ではCT，MRIの横断解剖の知識が重要である．次に画像から異常像を抽出することを学ぶ．正常解剖構造の変化，CTにおける吸収値の変化，MRIでの信号変化の意味を解釈する．CTの吸収値，MRIの信号強度から大まかな病態を推測できる．臨床データ（年齢・性別・発症態様），病変の部位・進展態様を調べることも大切である．外傷，血管障害，脳腫瘍，炎症，脱髄・変性，先天奇形について簡単な臨床・病理所見を加えてCT，MR所見を記述した．各疾患における画像の特徴を学んでもらいたい．検査の適応を考えることも大切である．血管造影の適応は狭められた．しかし，血管解剖の知識は，CTやMRIにおける診断を助ける．血管造影によって示される代表的な血管性病変と循環動態の異常は知っておく必要がある．

キーワード

頭蓋骨骨折……………………68	下垂体腺腫……………………89	急性散在性脳脊髄炎……………97
硬膜外血腫……………………68	頭蓋咽頭腫……………………89	副腎白質ジストロフィ…………98
硬膜下血腫……………………68	視神経膠腫……………………90	異染性白質ジストロフィ………98
脳挫傷…………………………69	脳幹膠腫………………………90	Wernicke脳症…………………98
びまん性軸索損傷……………71	小脳腫瘍………………………90	ミトコンドリア脳筋症…………98
脳梗塞…………………………71	髄芽腫…………………………92	Kerns-Sayre症候群……………98
脳出血…………………………75	血管芽腫………………………92	Leigh脳症………………………98
くも膜下出血…………………79	小脳橋角部腫瘍………………93	Wilson病………………………98
動脈瘤…………………………79	聴神経鞘腫……………………93	Alzheimer病……………………98
動静脈奇形……………………80	海綿状血管腫…………………93	Parkinson病……………………99
内頸動脈海綿静脈洞廔………81	類皮腫…………………………93	Huntington舞踏病……………99
静脈洞血栓症…………………81	骨腫……………………………93	脊髄小脳変性症…………………99
膠芽腫…………………………83	多発性骨髄腫…………………93	多系統萎縮症……………………99
星細胞腫………………………83	Langerhans細胞組織球症……93	Shy-Drager症候群……………99
退形成性星細胞腫……………83	線維性骨異形成症……………93	脳梁欠損症………………………99
乏突起膠腫……………………83	髄膜炎…………………………94	Chiari奇形………………………99
上衣腫…………………………84	脳膿瘍…………………………95	水頭症……………………………99
髄膜腫…………………………84	単純ヘルペス脳炎……………95	神経線維腫症…………………100
転移性腫瘍……………………87	サイトメガロウイルス脳炎…96	結節性硬化症…………………100
癌性髄膜炎……………………88	亜急性硬化性全脳炎…………97	Sturge-Weber症候群…………101
松果体部腫瘍…………………88	進行性多巣性脳症……………97	頭蓋骨早期癒合症……………101
胚腫……………………………88	TORCH症候群…………………97	Crouzon病……………………101
トルコ鞍部腫瘍………………89	多発性硬化症…………………97	

各種画像診断法の特徴と適応・選択

A 頭蓋単純X線撮影

　頭蓋を異なった二方向から観察するようなX線撮影を行う．一般的なのは側面像と後前像の組み合わせである．頭部単純撮影は外傷，代謝性骨疾患，先天的頭蓋骨奇形，骨腫瘍の疑いのある場合は，有用な検査である．

B X線CT検査

　頭蓋内疾患を疑った場合には，最初に行うべき検査である．急性期脳卒中や頭部外傷患者では，受診時に即刻行われる．急性期脳卒中で，緊急CT検査を行う理由のひとつは脳出血を除外することである．脳出血と脳梗塞では原因・治療・予後が大いに異なる．もうひとつは臨床的な脳卒中類似疾患を識別することである．腫瘍，血管奇形，慢性硬膜下血腫などがある．

　断層面　横断像で，断層面は眼窩外側と外耳孔を結ぶ線(orbitomeatal line；OM線)に平行にする．眼窩，副鼻腔，トルコ鞍などの頭蓋底の撮影には眼窩下縁と外耳孔を結ぶ線(Reid basal line という)に平行な横断面を撮像する．

　冠状断層撮影は，OM線に対し垂直な面でスキャンする．そのためには，患者に腹臥位で顎を突き出すか，または仰臥位で頭部を下垂するような体位を取らせて冠状断面を得る(直接冠状断画像)．横断断層像から，冠状断画像を再構成する方法がある(再構成冠状断画像)．その場合は，頭尾方向の空間分解能をよくするために，薄い横断断層像(2 mm程度)から再構成する．冠状断像は，傍矢状部・丘隆部，前・中頭蓋窩，眼窩，トルコ鞍部，側頭骨などの診断に役立つ．

　造影CT(contrast CT)　静脈内に投与したヨード造影剤が，病変部のX線吸収値を増す"造影効果(増強効果 contrast enhancement)"により，正常と病的組織の濃度差が明瞭となる．造影剤を投与しない場合を単純CTといい，造影CTと区別する．造影CTが最もよい適応なのは腫瘍性，血管性，炎症性病変である．

　CT血管撮影(CTA)　多列検出器型CT(MDCT)で得た，薄い断層厚の造影CT画像を3次元画像再構成にて作成する．脳動脈瘤の診断に有用性が高い．動脈瘤自体や壁石灰化の描出，動脈瘤頸部や突出方向の診断能はMR血管撮影(MRA)やDSAに優る．

C MRI検査

　MRIはコントラスト分解能がよく，脳病変の描出はCTを凌ぐ．MRIは骨からのアーチファクトを生じないので，頭蓋底疾患や後頭蓋窩病変の場合，病変の検出能はCTよりもはるかに優れている．

　横断面　MRIは任意断層面を撮像ができるが，横断像を診断の基本断面とする．横断断層面は前交連と後交連を結ぶ線に平行に設定する(OM線とほぼ同様の基準線)．病変の部位や伸展方向によって冠状断や矢状断を加える．冠状断は頭頂部，トルコ鞍部，眼窩，前・中頭蓋窩の頭蓋底を検索するのに有用性が高い．矢状断は正中構造の病変の診断に有用である．

　撮像条件(パルス系列)　スピンエコー(SE)法のT_1，T_2強調横断像が一般的である．脳病変の特徴をより適切に描出するために他のパルス系列も付加される．SE法のプロトン密度像やinversion recovery(IR)法での水抑制画像(fluid attenuated inversion recovery；FLAIR法)は脳脊髄液(CSF)腔近傍の病変とCSFを識別する．グラディエントエコー(GRE)法は高速撮影であり，MR血管撮影などの3次元画像作成の元データ取得に用いられる．GRE法は磁化率の影響を受けやすいので，出血の検出によい．拡散強調画像(DWI)は急性期脳病変の描出，液性成分の粘稠度や細胞成分の密度の識別に優れている．特に，他の撮像法では困難な超急性期の虚血性脳病変の描出や鑑別を可能とする．

　MR血管撮影(MRA)　time of flight法は，励起パルスを受けていない水素原子が撮像断面に流入してくると強い信号を出す現象(flow-in effect あるいは flow related enhancement とよばれる)を利用している．各断層面で血管は点状の高輝度を示すので，多断層面の高輝度部を1方向から投影したように重ね合わせて〔最大値輝度投影法 maximum intensity projection(MIP)という〕，血管の全体像を再構成する(図6-1)．

　造影MRI(contrast MRI)　静脈内注入したMRI造影剤は，病変部水分子のT_1緩和を促進し信号強度を上げる．正常と病変組織のコントラスト隔差が大きくなり病変が目立つようになる．造影剤はガドリニウム(Gadolinium-DTPA；Gd-DTPA)を用い，10〜15 ml(0.2 ml/kg)を静注し，T_1強調像を撮像する．腫瘍性，炎症性病変を疑った場合に，造影MRIはよい適応となる．

D 脳血管造影検査

　脳血管造影は，血管性病変の診断において gold

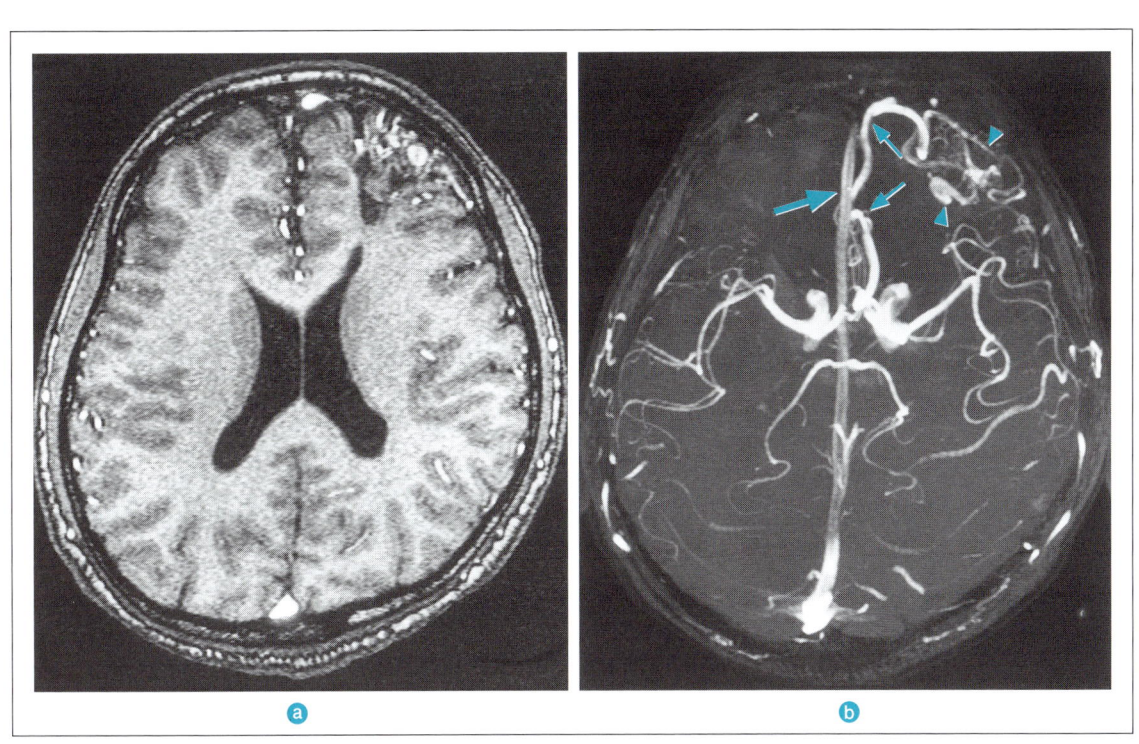

図6-1　MR血管撮影，左前頭葉動静脈奇形(AVM)
ⓐ：3次元的データ収集後の横断面画像．血管が高輝度を示す．
ⓑ：ⓐの元画像から最大輝度投影処理により高信号部を投影画像として表示．拡張した左前大脳動脈(小矢印)，左前頭葉の血管集簇(AVM病巣：矢頭)，下矢状静脈洞(大矢印)など，脳血管の全体像がわかる．

standardである．①動脈瘤や動静脈奇形が疑われた場合，②閉塞性脳血管障害で手術や血管内治療のために病変部位を確認する場合，③血管に富む大きな腫瘍で術前塞栓術の可能性がある場合に，よい適応である．閉塞性脳血管障害の場合に，血管造影の適応をどこまで広げるかは，施設の状況にもよる．血管吻合術，頸動脈内膜剝離術，超急性期の血栓溶解術などを積極的に行う施設では，血管造影を行う範囲は広くなる．また，血管造影の技術を利用して脳血管内治療を行う interventional radiology (IVR) が急速に広がっており，血管造影の適応がIVRにシフトしている．

　方法　カテーテル法で行う．経皮的に血管内へカテーテルを挿入する(Seldinger法)．通常，大腿動脈を穿刺して行う．4〜5フレンチサイズの細いカテーテル先端には，対象血管の走行や分岐に適合したカーブがつけてある．総頸，内頸，外頸，あるいは椎骨動脈へ順次カテーテルを進めて造影剤を注入することにより，それぞれ総頸動脈造影，内頸動脈造影，外頸動脈造影，椎骨動脈造影を得ることができる．腋窩動脈や上腕動脈からカテーテルを挿入することもある．脳血管造影で用いる水溶性ヨード造影剤は60〜65%(280〜300 mgヨード量/ml)の範囲のものである．1回注入量は総頸動脈で10〜12 ml，内頸動脈で6〜8 ml，外頸動脈で4〜6 ml，椎骨動脈で6〜8 mlである．前後像と側面像を撮影する．前後像の角度は，頸動脈造影ではOM線に12°，椎骨動脈造影では25°足方へ向けた撮影とする．造影剤注入から8〜10秒間を連続撮影する．

　サブトラクション　造影した血管が頭蓋骨に重なると判然としなくなる．連続撮影で得た造影剤注入後の画像(live像)から造影剤注入前の画像を(mask像)を引き算(サブトラクション)すると骨は消去される．最近は，画像データの収集と処理をデジタル化した電子的なサブトラクション法 digital subtraction angiography (DSA) が普及した．

画像診断の進め方

　脳・頭蓋骨の画像診断は，最近の画像診断技術の進歩により，大きく変化している．この領域の検査法は，頭部X線単純撮影，X線CT，MRI，血管造影，核医学検査である．臨床症状・理学的所見から，ある

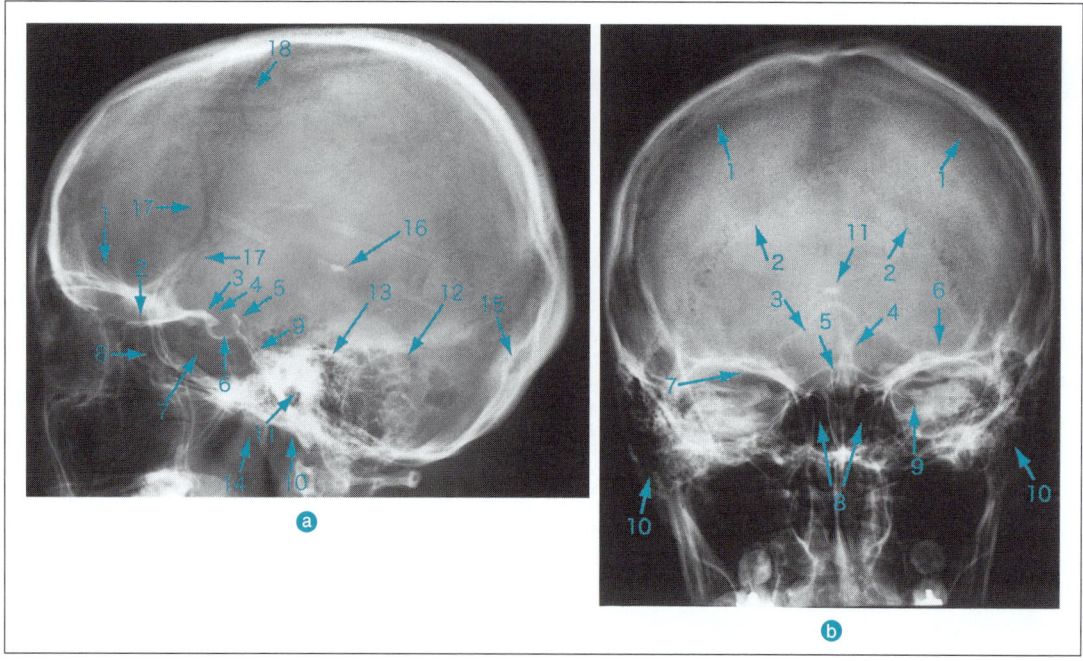

図 6-2 頭蓋単純 X 線撮影
- ⓐ：**側面像**．1．眼窩上縁，2．蝶形骨平面，3．鞍結節，4．前床突起，5．鞍背，6．トルコ鞍底，7．蝶形骨洞，8．中頭蓋窩前壁，9．斜台，10．斜台下端(basion)，11．外耳孔，12．乳突蜂巣，13．錐体，14．上咽頭，15．内後頭隆起，16．松果体，17．中硬膜動脈溝，18．中硬膜静脈溝および板間静脈．
- ⓑ：**後前像**．1．冠状縫合，2．人字縫合，3．前頭洞，4．鶏冠(crista galli)，5．鞍結節，6．眼窩上縁，7．上眼窩裂，8．篩骨洞，9．内耳道，10．乳突蜂巣，11．松果体．

疾患を想定し，各検査法の特徴を考慮して画像診断を進めていく．

外傷，骨疾患，頭蓋骨奇形の疑いのある場合は，頭蓋のX線単純撮影を行う．脳疾患が疑われた場合，一般的に最初に行う検査はX線CTである．特に，発症直後の脳卒中や外傷では，検査を短時間で行い，診断・治療上，重要な情報が得られる．急性期脳卒中と急性期外傷で，CTをMRIより優先したほうがよい理由として，まず，発症直後のくも膜下出血や脳出血はCT上歴然とした高吸収値であり，MRIよりも容易に診断できる．もう一点は，緊急時検査の場合，患者の心ペースメーカー装着や体内金属の有無が不確かな場合がある（MRI検査を行うと危険が伴う）．

亜急性・慢性の神経症状で，脳病変が疑われる場合には，MRIがCTに優先して行われてよい．必要ならばCTを追加する．MRIは普及度や検査処理能力でCTに劣るが，多くの脳・頭蓋底疾患の診断において他検査法を凌駕する．

核医学画像法は，虚血性脳病変や脳腫瘍の一部で代謝・機能診断を目的として行われる．血管造影は診断目的のみで行われることは少なくなっている．CTやMR血管撮影の向上による．治療を前提として，血管性病変の部位・性状・循環動態の把握やIVRを目的に行われる．

脳・頭蓋骨の正常像とその画像解剖

A 単純 X 線撮影

頭蓋は多数の骨の集合体であり，複雑な構造を示している．側面像と後前像における正常構造を図6-2に示した．後前像では内耳道が眼窩の下半部に投影される．側面像では前頭蓋窩の正中面が眼窩面の下方に投影される．トルコ鞍と近傍の骨解剖を図6-C1に示した．

a．正常透亮部

頭蓋骨鱗状部 板間層の少ない前頭骨，後頭骨鱗状部では骨が薄くみえる．

血管溝 動脈および静脈によって内板，板間層あるいは外板に刻まれる溝で，様々な部位・血管にみられる．中硬膜動脈溝は蝶形骨大翼に沿って上方に向かう線状の透亮像である．やや蛇行があり，前頭・頭頂骨側と側頭骨側への枝分かれがみられる．板間静脈は板

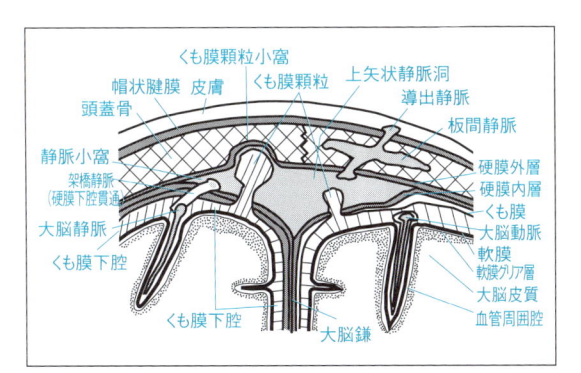

図6-3 頭蓋，髄膜，静脈，脳の関係

間層の厚い頭頂骨に多いが，前頭・側頭・後頭骨のどの部にもみられる．蛇行した線状あるいは星形の透亮像である．板間静脈は，静脈洞，髄膜静脈，頭蓋外静脈と交通する(図6-3)．

骨縫合 完全骨癒合するまで鋸歯状の透亮像として認められる．大泉門の閉鎖は生後約2年である．前頭骨正中の中前頭縫合 metopic suture の癒合が遅れると，骨折に似る．斜台中央部の蝶形骨と後頭骨の軟骨結合 sphenooccipital synchondrosis は思春期まで癒合が完成しない．側面像では斜台を横切る亀裂としてみえる．

くも膜顆粒小窩 pacchionian granulation パキオニ小窩ともよばれる．硬膜内のくも膜組織で静脈洞や静脈小窩 venous lacunae に突出する(図6-3)．しばしば頭蓋骨内板に圧痕を生ずる．単純撮影では，静脈洞の存在する付近に類円形の透亮像として観察される．

b．**正常肥厚部**
成人になり頭蓋骨の発育が止まると，縫合に沿って骨硬化を認める．

c．**生理的石灰化**
頭蓋内で生理的石灰化を来す解剖学的部位を知っておくことは，それらを異常石灰化と誤らないために必要である．それらの部位を図6-C2に模式化した．松果体は，正面像では正中に位置する．側面像ではトルコ鞍の後上方約5cmの位置にある(図6-2)．手綱交連は松果体のすぐ前方にあり，C字型の石灰化を示す．脈絡叢の石灰化はどこにでも起こるが，側脳室三角部の脈絡糸球(glomus choroidea)によくみられる．側面像では松果体の後方に，正面像では正中から4～5cm外側に位置する．硬膜の石灰化は大脳鎌，小脳テントにみられる．大脳鎌では前頭部に起こる頻度が高いので，正面像では正中，側面像では頭蓋内前方に認める．小脳テントでは，その一部である前床後床突起間靱帯 interclinoid ligament，錐体後床突起靱帯 petroclinoid ligament の石灰化が多い．側面像で前者はトルコ鞍直上に後者は後床突起背面に観察される．くも膜顆粒の石灰化は頭頂・後頭葉の脳表正中付近にみられる．

B X線CT像

CT診断で解剖学的指標となるのは，低吸収の脳脊髄液腔と濃淡のある白質・灰白質である．脳溝・脳回の位置や脳室・脳槽の広がりを立体的に知るには，脳を外側面，頭頂側，内側から概観した解剖の知識が大切である．

1 各断面のCT解剖

a．頭頂部を通る断面(図6-4 a)
前頭葉と頭頂葉の皮質・皮質下白質が含められている．前後に走る上前頭溝にて上前頭回と中前頭回が識別される．中心前溝，中心溝，中心後溝は大脳外側から正中に向かって人差し指・中指・薬指を突き出したように3本並ぶ．中指(中心溝)が指す先に帯状溝縁部が位置している．中心溝の前後にそれぞれ中心前回，中心後回がある．造影CTでは，左右大脳半球間に増強された大脳鎌が線状高吸収域となる．

b．半卵円中心を通る断面(図6-4 b)
頭蓋内板の直下に皮質灰白質が観察される．脳全体からみると皮質はややCT値が高い．その内部に相対的にややCT値の低い白質が観察される．このレベルから脳梁体部直上の白質は半卵円形にみえるので，半卵円中心 centrum semiovale とよんでいる．

c．脳梁体部を通る断面(図6-4 c)
中央の対称的なX字形の低吸収域が側脳室体部である．左右体部の間を占めるのが脳梁体部である．頭蓋内を左右に分ける大脳鎌は，後頭側よりも前頭側で幅が狭いのがわかる(したがって，大脳鎌下帯状回ヘルニアは前頭側に起こる)．

d．側脳室体部を通る断面(図6-4 d)
側脳室体部の前後に前角と三角部が現われる．三角部とは体部と後角の中間部をいう．左右三角部の間が脳梁膨大部 splenium である．前角の外側のややCT値の高い部は，尾状核 caudate nucleus の頭部である．側脳室体部から後方には脈絡叢がある．造影CTで増強される．

e．大脳基底核，視床，内包を通る断面(図6-4 e)
大脳中央部を通る断面では，側脳室前角，第3脳室，Sylvius裂などの脳脊髄液腔が対称的に同定される．前角の腹側に位置するややCT値の低い部は脳梁膝部である．脳梁膝部は左右前頭葉の白質と連続する．この断面では尾状核頭部・レンズ核・視床などの深部灰白質，島皮質，内包の関係が最も明瞭に識別される．側脳室三角部の脈絡糸球が造影後強く増強される．淡蒼球は加齢とともに石灰化を来す．

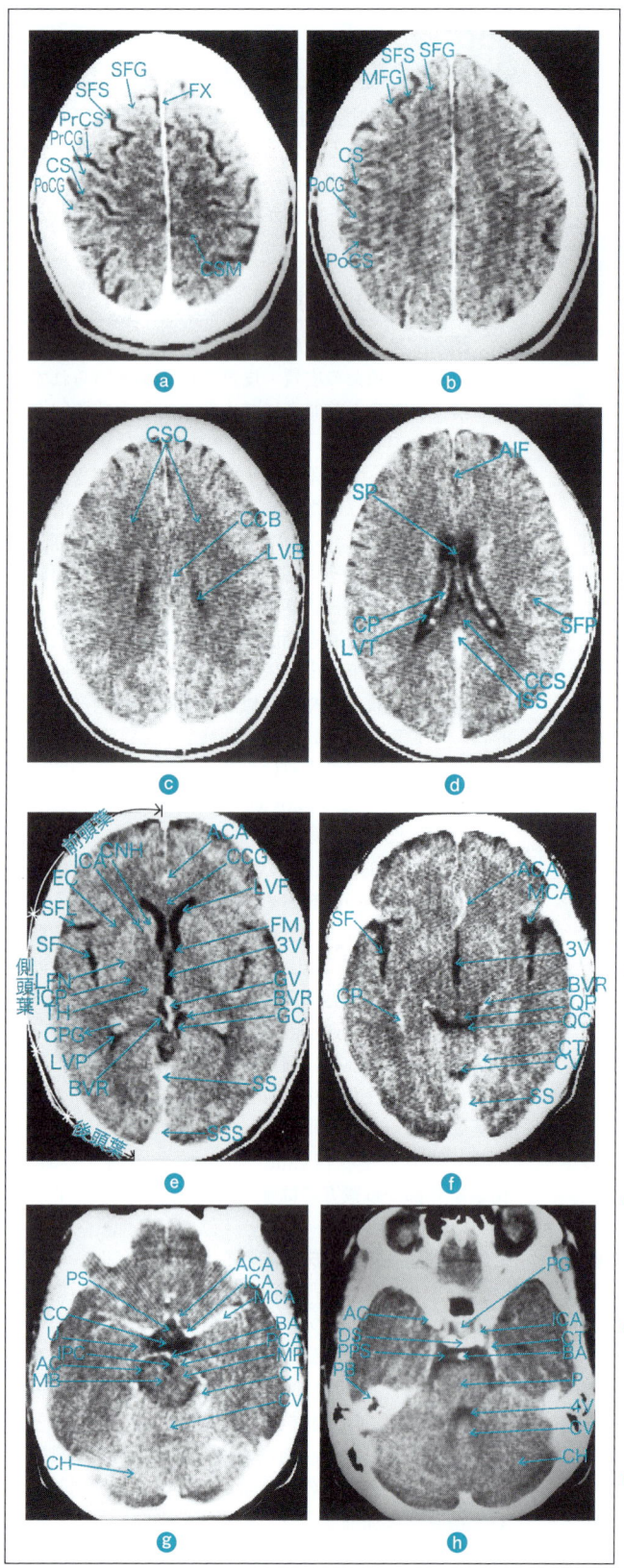

図 6-4　正常 CT（造影 CT）

- **a**：頭頂部を通る断面．SFG．上前頭回，SFS．上前頭溝，PrCS．中心前溝，PrCG．中心前回，CS．中心溝，PoCG．中心後回，CSM．帯状回辺縁枝．FX．大脳鎌．
- **b**：半卵円中心を通る断面．SFG．上前頭回，SFS．上前頭溝，MFG．中前頭回，CS．中心溝，PoCG．中心後回，PoCS．中心後溝．
- **c**：脳梁体部を通る断面．CSO．半卵円中心の白質，CCB．脳梁体部，LVB．側脳室体部．
- **d**：側脳室体部を通る断面．AIF．前大脳縦裂，SP．透明中隔，CP：側脳室脈絡叢，LVT．側脳室三角部，CCS．脳梁膨大部，ISS．下矢状静脈洞，SFP．Sylvius 裂の後上端．
- **e**：大脳基底核，視床，内包を通る断面．ACA．前大脳動脈，CCG．脳梁膝部，LVF．側脳室前角，FM．Monro 孔，3V．第 3 脳室，CNH．尾状核頭部，ICA．内包前脚，EC．外包，SFL．Sylvius 裂外側枝，SF．Sylvius 裂，LFN．レンズ核，ICP．内包後脚，TH．視床，CPG．脈絡糸球，LVP．側脳室後角，BVR．脳底静脈（Rosenthal 静脈），GV．Galen 静脈，GC．Galen 静脈槽，SS．直静脈洞，SSS．上矢状静脈洞．
- **f**：四丘体，第 3 脳室を通る断面．ACA．前大脳動脈，MCA．中大脳動脈，3V．第 3 脳室，SF．Sylvius 裂，CP．脈絡叢（側脳室下角内），BVR．脳底静脈，QP．四丘体，QC．四丘体槽，CT．小脳テント，CV．小脳上虫部，SS．直静脈洞．
- **g**：トルコ鞍上部を通る断面．ACA．前大脳動脈，ICA．内頸動脈，MCA．中大脳動脈，BA．脳底動脈，PCA．後大脳動脈，PS．下垂体柄，CC．視交叉槽，U．側頭葉（鈎），IPC．脚間槽，AC．迂回槽，MB．中脳，MP．中脳大脳脚，CT．小脳テント，CV．小脳虫部，CH．小脳半球．
- **h**：トルコ鞍を通る断面．PG．下垂体，ICA．内頸動脈，AC．前床突起，DS．鞍背，CT．小脳テント，BA．脳底動脈，P．橋，4V．第 4 脳室，CV．小脳虫部，CH．小脳半球，PPS．橋前槽，PB．錐体．

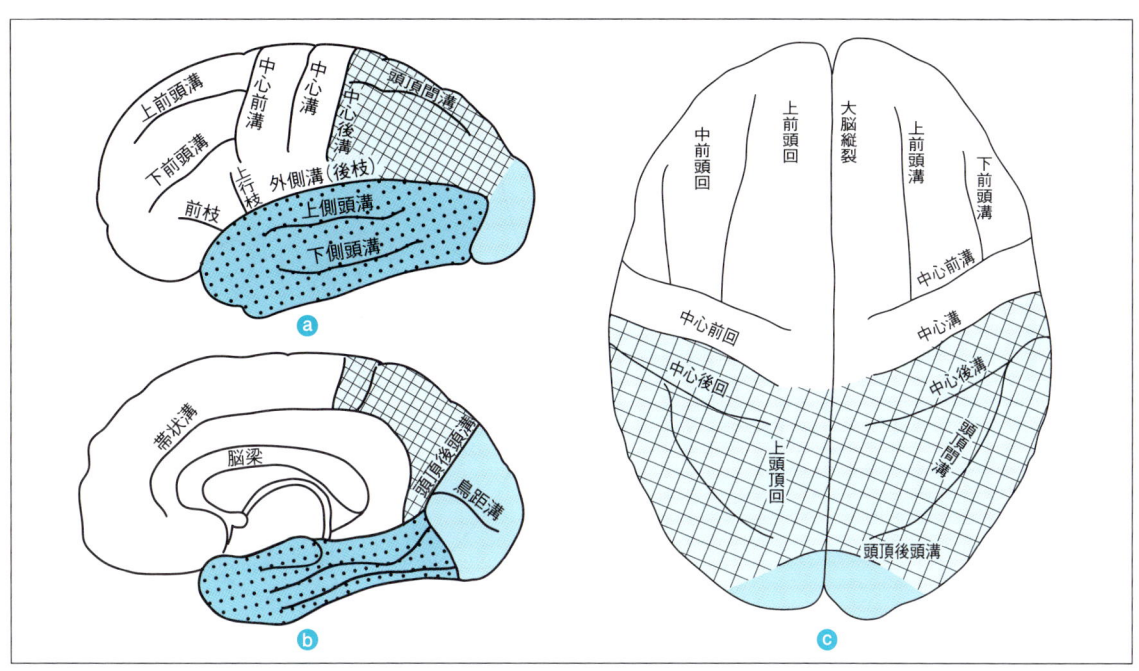

図6-5 脳の概観
ⓐ：側面，ⓑ：正中矢状面，ⓒ：頭頂面．

f．四丘体・第3脳室を通る断面（図6-4 ⓕ）

四丘体の後方に小脳上虫部が認められる．造影CTを行うと，虫部を取り囲むようにY字形の小脳テント遊離縁が造影される．この断面では，テント上の側頭・後頭葉とテント下の小脳虫部が同一断面で観察される．造影CTでは，Sylvius裂内の島表面に血管構築（主に中大脳動脈枝）が点状に増強される．側脳室下角内の脈絡叢が増強される．

g．トルコ鞍上部を通る断面（図6-4 ⓖ）

中央の低吸収域はトルコ鞍上部の脳槽（視交叉槽 chiasmatic cistern）で，その中に視交叉，乳頭体，Willis動脈輪が存在する．鞍上槽は，前方正中で前大脳縦裂，前側方でSylvius裂，後側方で迂回槽 ambient cistern，後方正中で脚間槽 interpeduncular cisternと交通する．そのため鞍上部のくも膜下腔は，全体として"六角形の星 six point star"の形を呈する．六角形の星の前方は前頭葉，側方は側頭葉の鉤 uncusと海馬，後方は中脳である．造影CTでは脚間槽の点状増強像が脳底動脈先端，そこから左右に別れて中脳を回る線状影が後大脳動脈である．Sylvius裂を左右に走る線状増強像は中大脳動脈である．このレベルでは小脳半球が広く同定される．

h．トルコ鞍を通る断面（図6-4 ⓗ）

中心部にトルコ鞍，前方に前頭蓋窩の前頭葉底部，側方に中頭蓋窩の側頭葉下部，後方には後頭蓋窩の橋，小脳虫部・半球が描出される．この断面から下方では脳実質が複雑な骨構造に囲まれるため，画像にアーチファクト（偽像）が多くなり正常構造がみにくくなる．特に両側錐体から橋を横切る低・高吸収値の混在した縞状アーチファクトは，後頭蓋窩病変診断の障害影のひとつである．造影CTで，鞍背と橋の点状陰影は脳底動脈である．

2　脳と脳脊髄液腔の評価

a．脳葉の同定

病巣の部位を特定する上で，画像から脳葉を同定することは大切である．図6-4 ⓐのCTでは区分の指標となる脳溝がよく同定されているが，若年者や脳腫脹がある場合では指標がよく描出されず，脳葉の同定が必ずしも容易でない．通常Sylvius裂（外側溝）は同定されるので，その位置から前頭葉と側頭葉に分ける．上方はSylvius裂が同定されなくなった断面で側頭葉と頭頂葉を大まかに区分する．図6-5に脳を概観し，脳溝を記入して脳葉区分の模式図を示した．病巣の部位表現ではCT画像の各断層面を総合して，立体的に把握するトレーニングが必要である．

b．脳の構造

脳組織は神経細胞を主体とする灰白質と神経線維を主体とする白質からなる．灰白質は細胞成分が多く血流に富むため，白質に比しやや CT 値が高い．深部灰白質は神経細胞の集合した核構造を示す．大脳基底核と視床 thalamusである．大脳基底核は尾状核 cau-

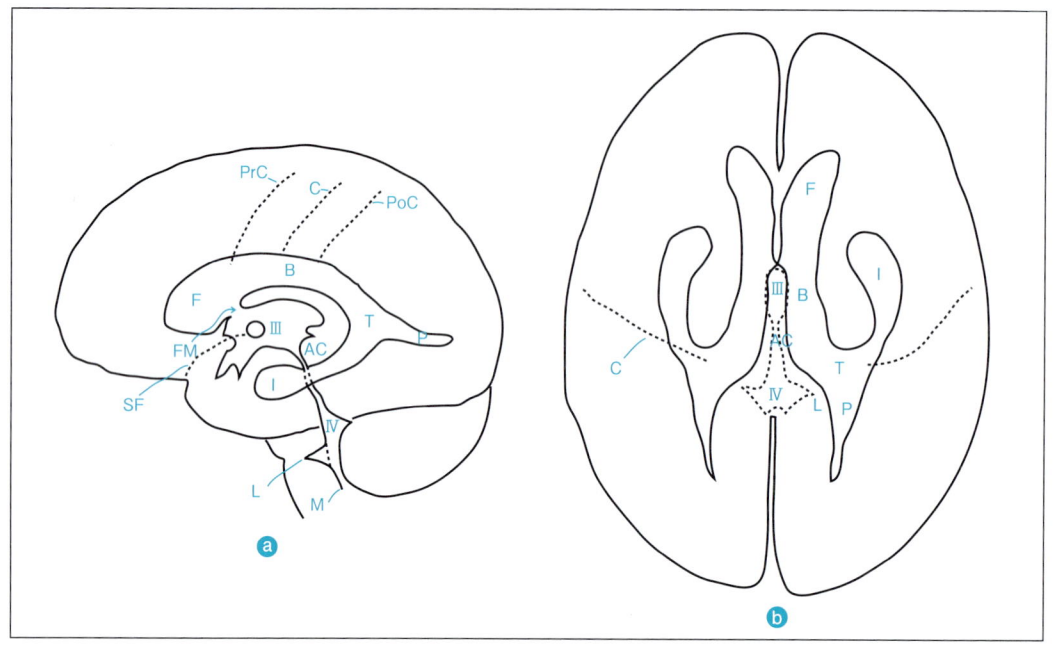

図6-6 脳室系の概観
ⓐ：側方より．ⓑ：頭頂側より．側脳室〔前角(F)，体部(B)，三角部(T)，後角(P)，下角(I)〕は左右Monro孔(FM)から第3脳室(III)へ，さらに中脳水道(AC)を介して第4脳室(IV)と交通．第4脳室は正中のMagendie孔(M)と左右のLuschka孔(L)でくも膜下腔と交通．PrC．中心前溝，C．中心溝，PoC．中心後溝，SF．Sylvius裂．

date nucleus，レンズ核 lentiform nucleus，前障 claustrum，扁桃核 amygdaloid nucleus の4核を含む．レンズ核は被殻 putamen と淡蒼球 globus pallidus からなる．尾状核と被殻を合わせ線条体 corpus striatum という．尾状核，レンズ核，視床の3核は内包 internal capsule にて分けられる．

c．脳室系とくも膜下腔の解剖

図6-6に脳室系の模式図を示した．左右側脳室はMonro孔(室間孔)を通じて正中の第3脳室と交通し，さらに中脳水道を経て第4脳室に連なり，正中のMagendie孔，左右のLuschka孔からくも膜下腔と交通する．側脳室は左右が対称でないことがある．特に後角には多い．下角の非対称は少ない．くも膜下腔の広くなった部分が脳槽 cistern である．脳槽および他くも膜下腔の像は脳の形態を判断するのに大切である．

C MRI

頭部MRIの読影診断では，CTと同様に横断像での脳解剖の理解が大切である．T_1強調像とT_2強調像を基本にして診断する．

T_1強調像は脳の解剖構造をみるのに，T_2強調像は脳の組織コントラストをみるのに適している．T_1強調像で頭蓋骨の板間層は脂肪髄により高信号であるが，内板・外板は緻密骨のため無信号である．板間層の高信号が途切れている部は骨縫合である．皮下脂肪組織は高信号を示す．

1 各断面のMRI解剖

❶ 矢状断

脳を概観するために正中矢状断画像を図6-7に呈示した．大脳内面，第3脳室近傍，トルコ鞍・鞍上部，脳幹部，小脳虫部などの正中解剖構造がよくわかる．脳脊髄液腔である脳室系（第3脳室・中脳水道・第4脳室）並びに各脳槽（視交叉槽，脚間槽，上小脳槽，中間帆槽，橋前槽，延髄槽）が近傍の脳構造形態をよく描出する．下垂体後葉は前葉よりも高信号なので前葉・後葉が識別される．

❷ 横断面

a．頭頂部を通る断面（図6-8 ⓐ）

上前頭溝，中心前・中心・中心後溝が同定される．中心溝の先に帯状溝縁部がある．図では右大脳半球の中心前溝，中心溝，中心後溝の3つの脳溝が前方から順に並び，前頭葉の中心前回と頭頂葉の中心後回の局在がわかる．

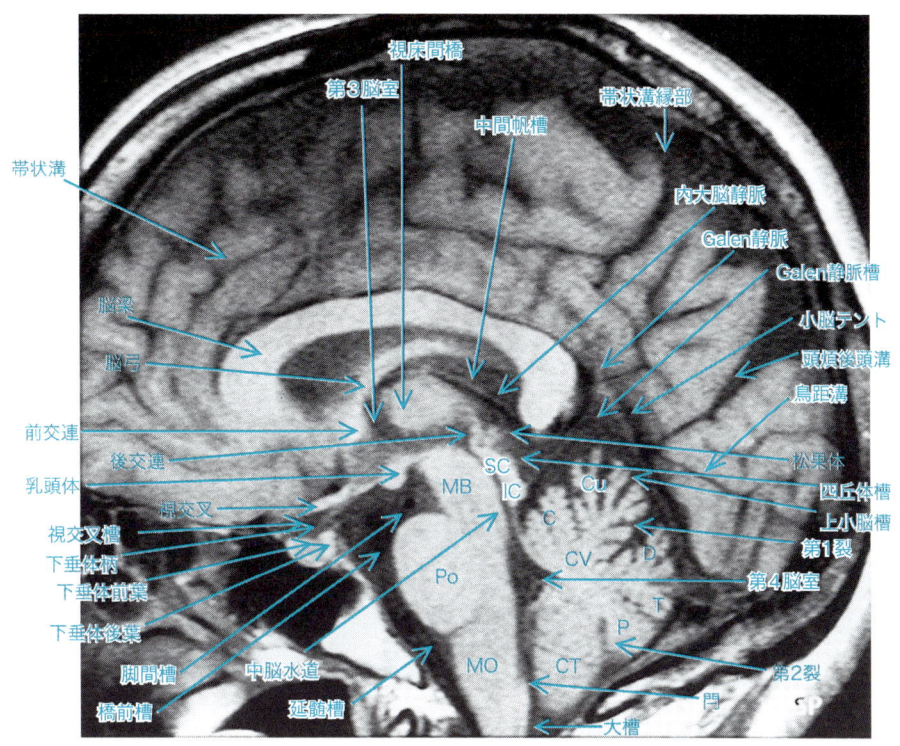

図6-7 正常MRI. 正中矢状断像
MB. 中脳, Po. 橋, MO. 延髄, SC. 四丘体上丘, IC. 四丘体下丘, CV. 小脳虫部, C. 虫部中心小葉, Cu. 虫部山頂, D. 虫部山腹, T. 虫部隆起, P. 虫部錐体, CT. 小脳扁桃

b. 半卵円中心を通る断面(図6-8 b)
脳梁体部の直上の断面で深部白質の量が最も多い. T_1 強調像で皮質灰白質と白質の信号を比べると,前者はやや低信号,後者が高信号である.

c. 脳梁体部を通る断面(図6-8 c)
中央部にX字形で T_1 低信号を示すのは側脳室体部である. 脳梁体部は左右側脳室体部の間にあり,左右大脳半球の白質へ移行する.

d. 側脳室体部を通る断面(図6-8 d)
側脳室体部の前後に前角と三角部がある. 前角の腹側には脳梁膝部,三角部の間には脳梁膨大部の交連線維が横走する.

e. 大脳基底核,視床,内包を通る断面(図6-9)
大脳基底核と視床が内包によって分けられる. T_1 強調像で深部灰白質がやや低信号,内包はやや高信号である. 尾状核頭部,被殻,淡蒼球,視床の深部灰白質と投影線維の束である内包の識別は大切であり, T_2 強調像,プロトン密度像で良好に識別される. T_2 強調像で脳脊髄液は強い高信号,白質が低信号,灰白質がやや高信号である. T_2 強調像は,鉄沈着部の描出に鋭敏である. 生理的に鉄石灰化沈着のある淡蒼球がほぼ無信号として描出される. 内包は密な神経線維のため,低信号を示す. ただし,内包後脚のうち,錐体路が走行する部は高信号を示す. この部は T_1 強調像でやや低信号となる.

f. 前交連,後交連を通る断面(図6-10 a b)
前・後交連は第3脳室の腹側,背側を横走する. 前交連付近の脳実質はレンズ核線条体動脈が穿通し(この部を前有孔質という). 血管周囲腔が様々な程度に拡張している. 血管周囲腔(Virchow-Robin腔)は点状の脳脊髄液腔と同じ信号として同定される(図6-3の模式図参照).

g. トルコ鞍上部を通る断面(図6-11 a b)
鞍上部の脳槽は,"六角形の星"の形である. その中に視交叉,視床下部(乳頭体,灰白隆起)がある. 視交叉槽から両側のSylvius裂内にはWillis動静輪や脳底静脈とその枝が無信号 signal void として観察される. T_2 強調像では中脳内の赤核,黒質,大脳脚線維路が識別できる.

h. 橋を通る断面(図6-12 a b)
中央部に橋がある. その後方に第4脳室が,さらにその後方に脳実質の小脳虫部,後外方に小脳半球が描出される. T_2 強調像では,小脳歯状核が第4脳室の側方・後方に低信号として描出される. 橋腹側に脳底

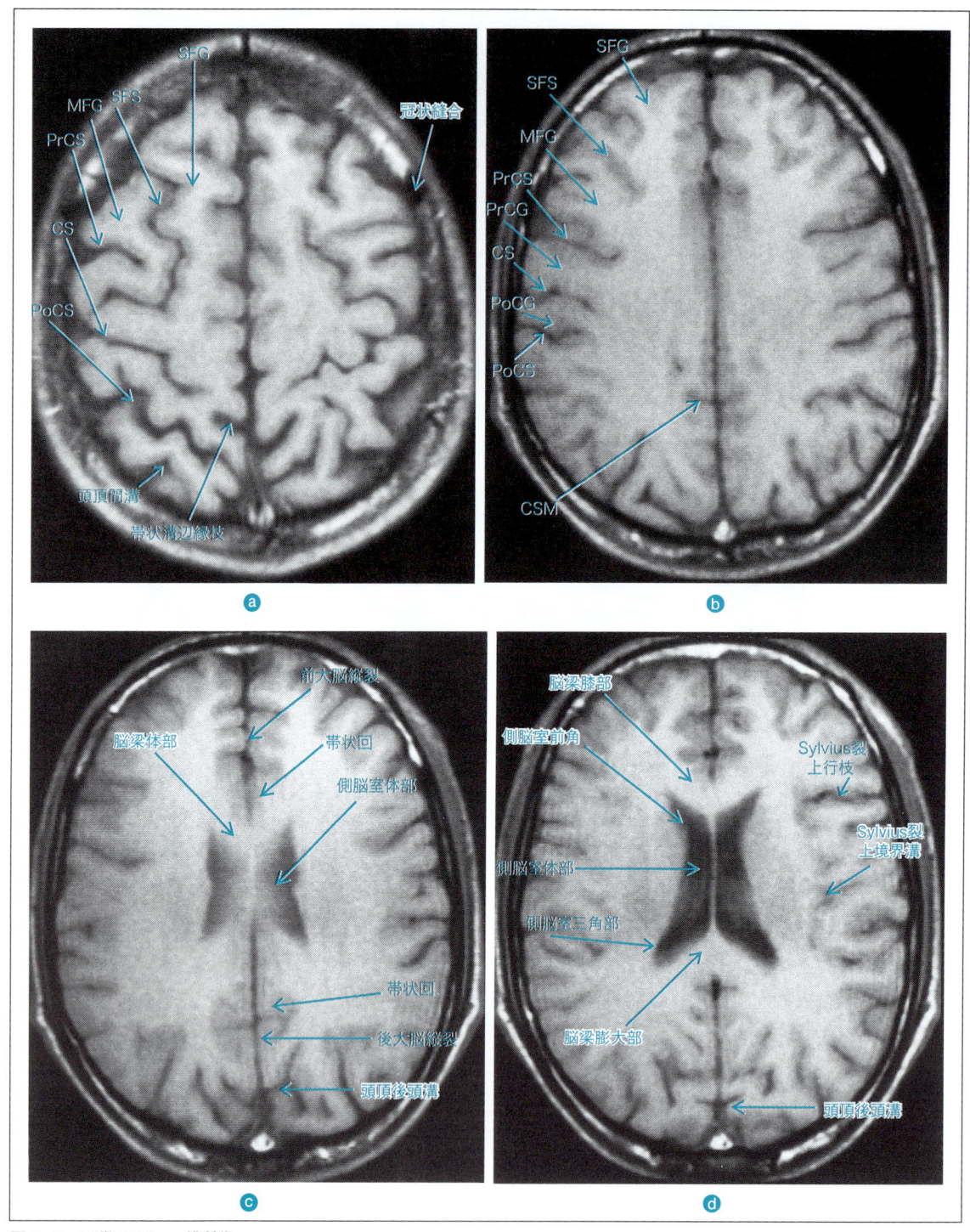

図6-8 正常 MRI. 横断像
- ⓐ：頭頂部を通る断面．SFG．上前頭回，SFS．上前頭溝，MFG．中前頭回，PrCS．中心前溝，CS．中心溝，PoCS．中心後溝，CSM．帯状溝辺縁枝
- ⓑ：半卵円中心を通る断面．SFG．上前頭回，SFS．上前頭溝，MFG．中前頭回，PrCS．中心前溝，PrCG．中心前回，CS．中心溝，PoCG．中心後回，PoCS．中心後溝，CSM．帯状溝辺縁枝
- ⓒ：脳梁体部を通る断面
- ⓓ：側脳室体部を通る断面

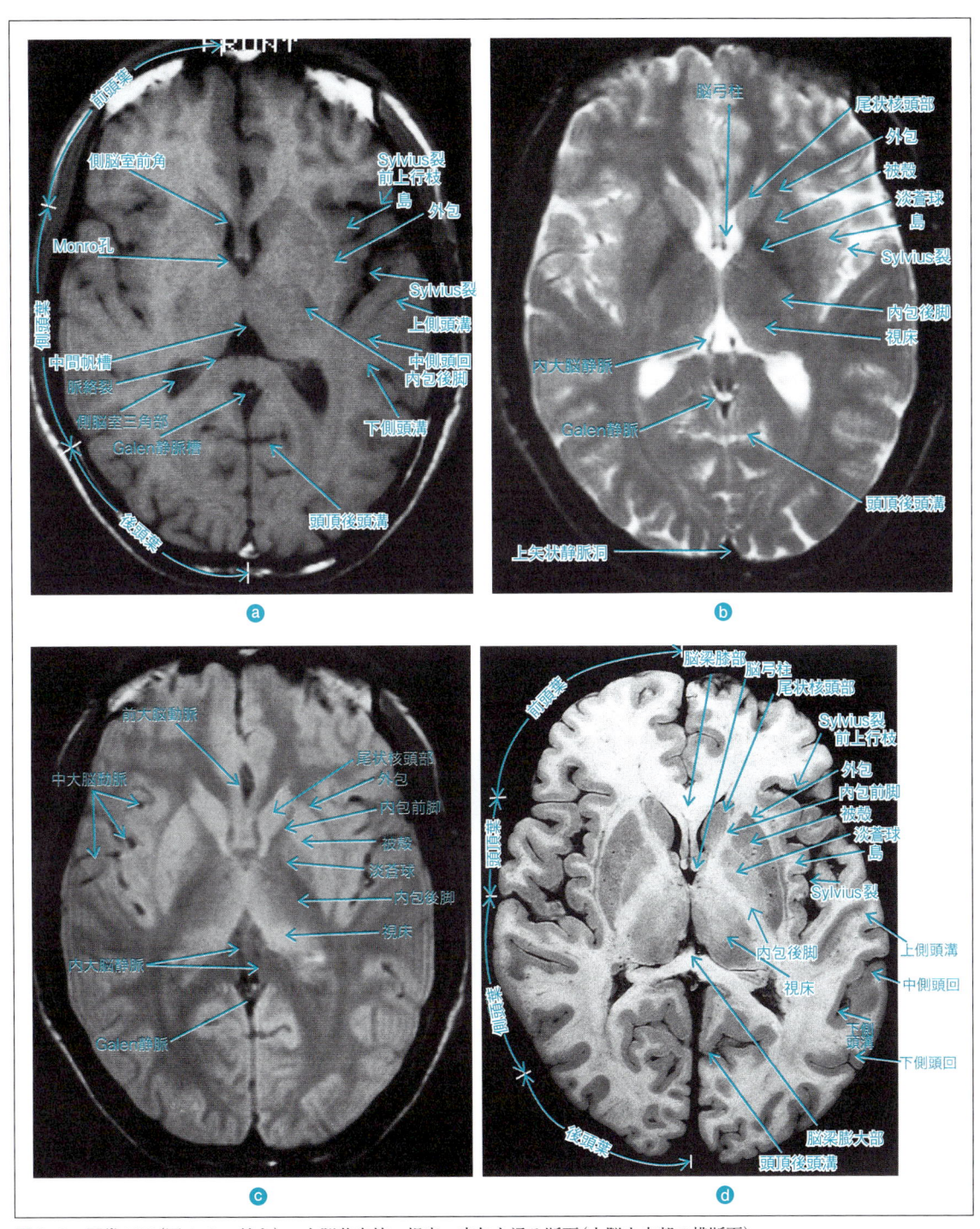

図 6-9　正常 MRI（図 6-8 の続き）．大脳基底核・視床・内包を通る断面（大脳中央部の横断面）
ⓐ：T₁強調像，ⓑ：T₂強調像，ⓒ：プロトン密度像，ⓓ：ほぼ同一断面の剖検脳標本

64　Ⅰ．画像診断

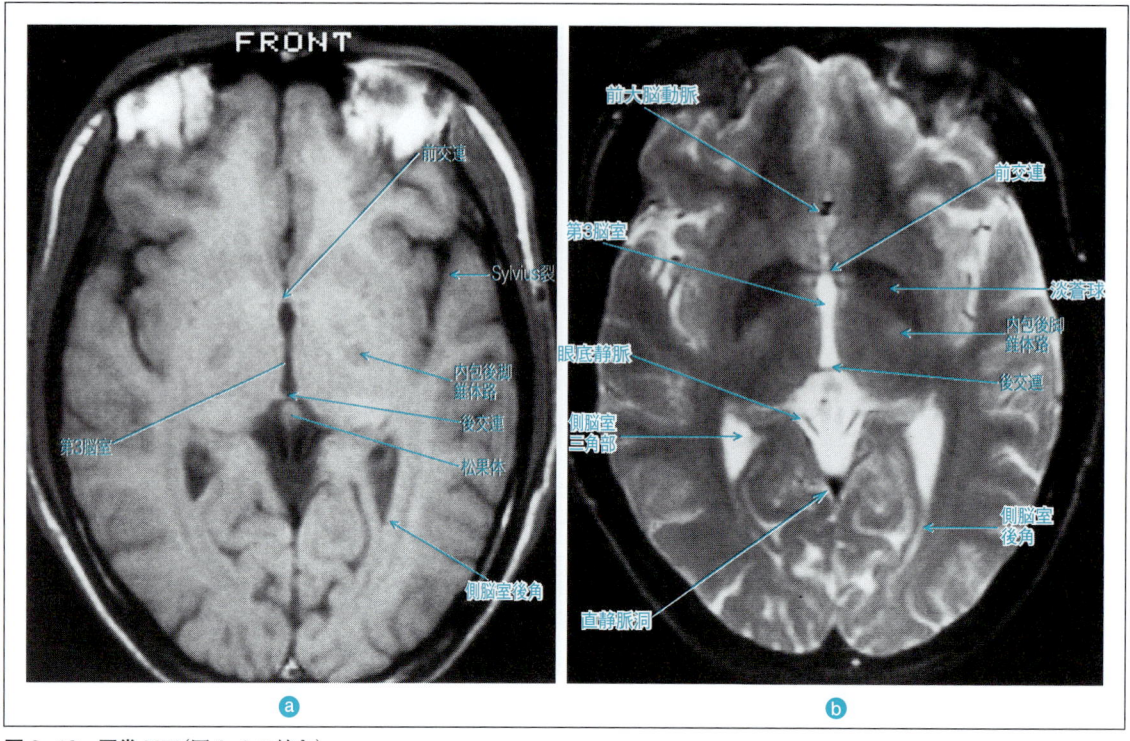

図6-10　正常MRI（図6-9の続き）
前交連・後交連を通る断面．ⓐ：T₁強調像，ⓑ：T₂強調像

図6-11　正常MRI
トルコ鞍上部を通る断面．ⓐ：T₁強調像，ⓑ：T₂強調像

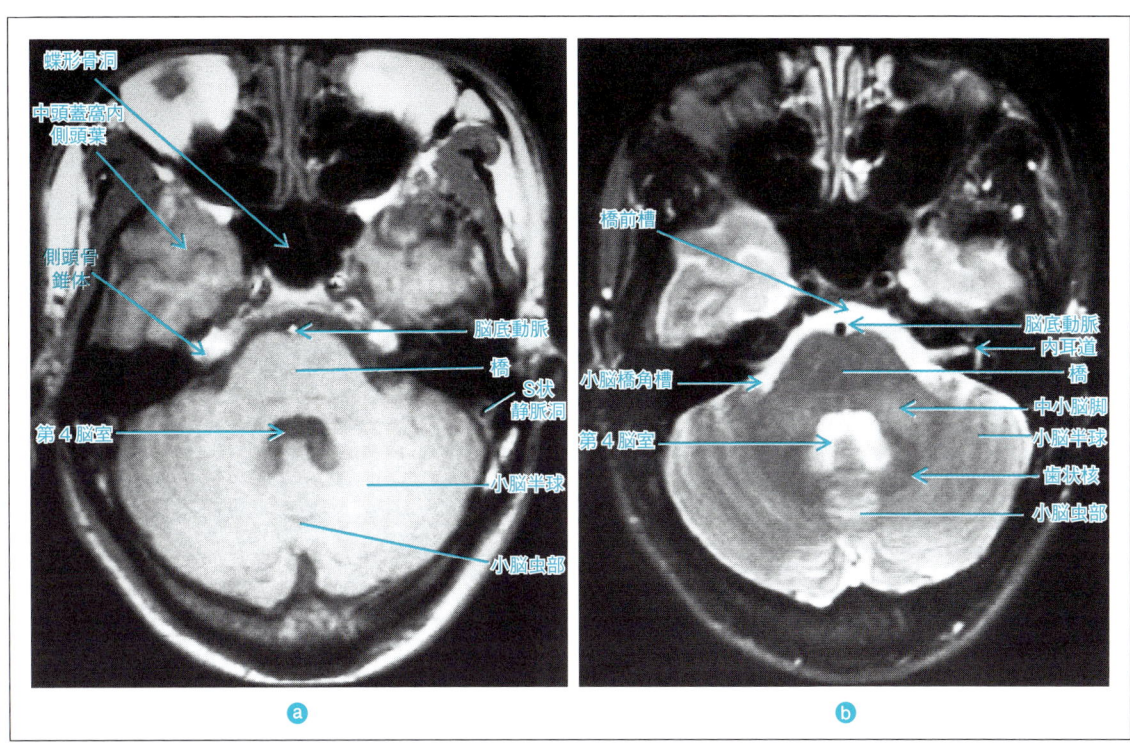

図6-12 正常MRI（図6-10と同一例）
橋を通る断面．ⓐ：T_1強調像，ⓑ：T_2強調像

動脈が位置する．T_2強調では無信号 signal void であるが，T_1強調像ではしばしば高信号を示す．T_1，T_2強調像ともに，血管が高信号を示すと，血管閉塞の可能性が高い．

❸ 冠状断

トルコ鞍・傍鞍部，前・中頭蓋窩，側頭葉など頭蓋底に近い部の解剖把握に利用される．図6-13に視交叉，下垂体柄を通る断面を示した．

D 血管造影像

脳動脈と脳静脈は脳表面を覆うので，脳血管造影で描出された血管を観察することにより，特定の脳の位置を推測することができる．正面像・側面像で動脈相から静脈相に至る血管解剖と循環を観察する．

脳は左右一対の総頸動脈および椎骨動脈によって灌流される．総頸動脈は第4〜5頸椎の高さで内・外頸動脈動脈に分かれる．椎骨動脈は大後頭孔から頭蓋内に入り橋の前下縁で左右合して脳底動脈となる．

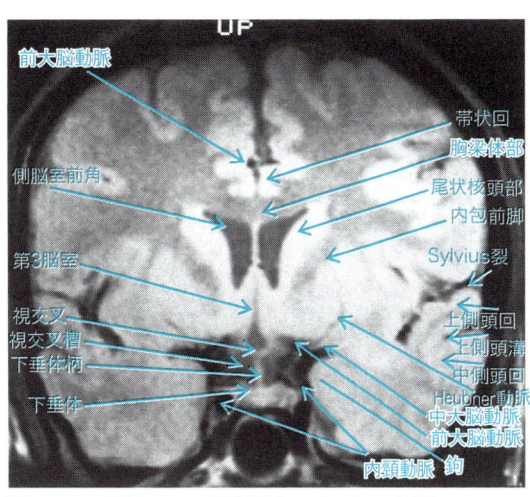

図6-13 正常MRI．冠状断像．プロトン密度像

1 頸動脈造影

総頸動脈造影では，内頸・外頸動脈が描出される．内頸・外頸分岐部付近を観察する目的以外は，それぞれの選択的造影が行われる．

a．外頸動脈

外頸動脈枝の解剖を図6-C3に模式化した．重要な血管は中硬膜動脈である．

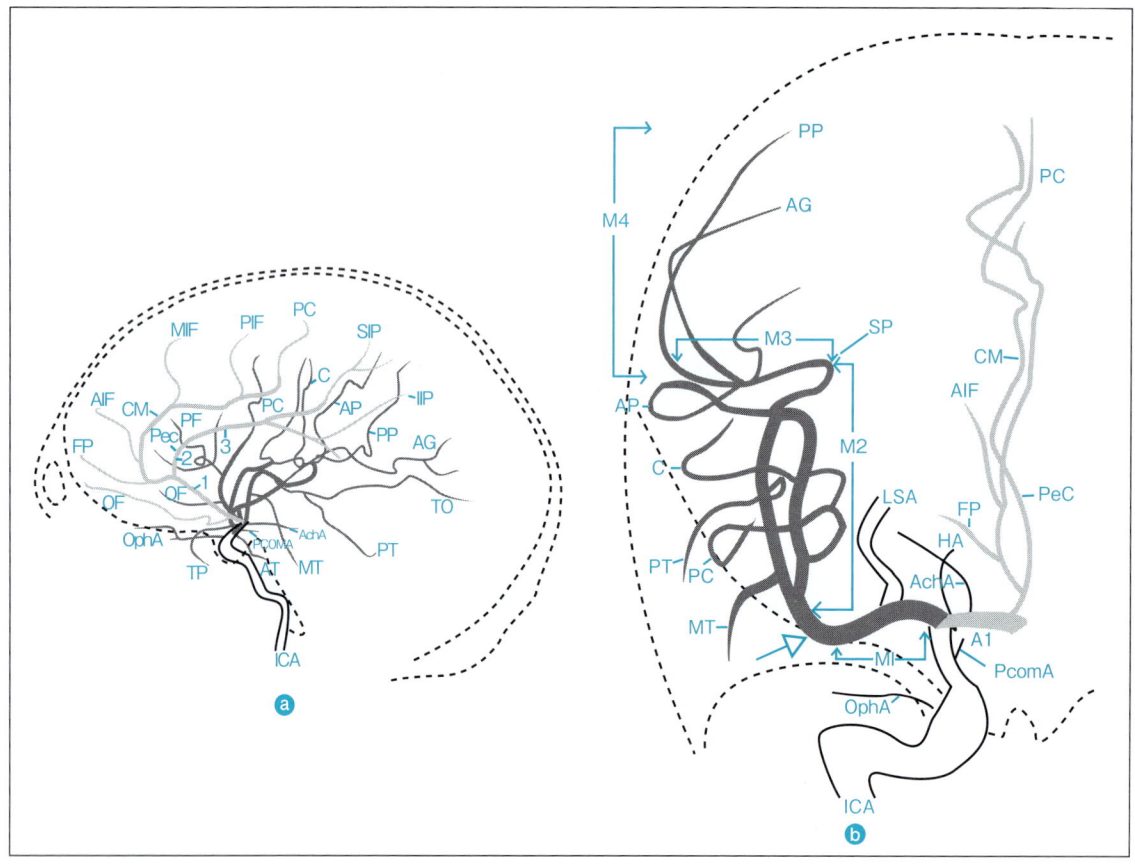

図6-14 内頸動脈の分枝
ⓐ：側面像，ⓑ：正面像．ICA. 内頸動脈，OphA. 眼動脈，PcomA. 後交通動脈，AchA. 前脈絡動脈．**前大脳動脈の枝**：A1. 水平部，PeC. 脳梁辺縁動脈〔1. 脳梁下部(A2)，2. 脳梁膝部(A3)，3. 脳梁上部(A4)〕，CM. 脳梁辺縁動脈，OF. 眼窩前頭動脈，FP. 前頭極動脈，AIF. 前内前頭動脈，MIF. 中内前頭動脈，PIF. 後内前頭動脈，PC：中心傍小葉動脈，上内頭頂動脈，IIP. 下内頭頂動脈．HA. Heubner反回動脈．**中大脳動脈の枝**：TP. 側頭極動脈，AT. 前側頭動脈，MT. 中側頭動脈，PT. 後側頭動脈，TO. 側頭後頭動脈，OF. 眼窩前頭動脈，PF. 前頭前頭動脈，PC. 中心前溝動脈，C. 中心溝動脈，AP. 前頭頂動脈，PP. 後頭頂動脈，AG. 角回動脈．M1. 水平部，M2. 島部，M3. 弁蓋部，M4. 皮質部，LSA. レンズ核線条体動脈．中大脳動脈膝部(分岐部：矢印)．

b．内頸動脈

内頸動脈は海綿静脈洞内から前床突起の下で硬膜を穿通して頭蓋内に入るが，この部を側面像でみると逆S字状に屈曲している．頸動脈サイフォン部という．頭蓋内に入って最終的には内側に向かう前大脳動脈と外側に向かう中大脳動脈に分かれる．この分岐までに，眼動脈，後交通動脈，前脈絡動脈を分枝する(**図6-14**)．

前大脳動脈 内側に向かい(A1または水平部)，正中に達した後，大脳内側面の皮質に沿って上方に走り(A2)，順次皮質枝を出していく．本幹は脳梁に沿って走行するので，脳梁周囲動脈 pericallosal arteryとよばれる．側面像で帯状溝内をもう1本脳梁周囲動脈に平行して走行する動脈が識別される(脳梁辺縁動脈 callosomarginal artery)．A1で尾状核付近を栄養するHeubner反回動脈を出す．皮質枝が分枝する態様は様々であるが，大脳内側面の栄養する部位によって**図6-14**のように各枝が命名されている．A1は前交通動脈を介して，対側のA1と交通する．

中大脳動脈 Sylvius裂内を外側に向かい(M1または水平部)，島皮質の下端付近で急に上方に向きを変え(膝部)，この部で2本または3本に分かれる(bifurcationまたはtrifurcation)．上方に向かい(M2)，外側に走行し(M3)，頭蓋内板へ達する．その後は頭蓋内側に沿って拡がる(M4)．この間，M1でレンズ核線条体動脈を出す．M2の部で数本の皮質枝に分枝する．皮質枝は大脳外側面に広く分布し，それらが栄養支配する解剖部位によって**図6-14**のように命名されている．

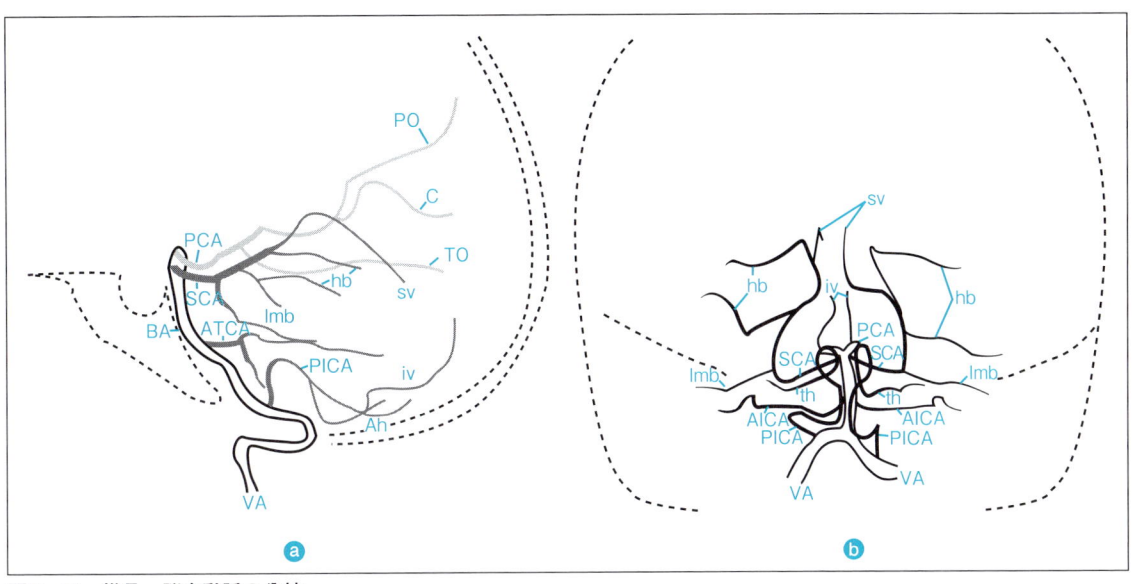

図6-15 椎骨・脳底動脈の分枝
ⓐ：側面像，ⓑ：正面像．VA．椎骨動脈，BA．脳底動脈，PICA．後下小脳動脈(iv．下虫部枝，th．扁桃半球枝)，AICA．前下小脳動脈，SCA．上小脳動脈(lmb．外側辺縁動脈，hb．半球枝，sv．上虫部枝)．

> **中大脳動脈・Sylvius 裂・島皮質の関係** ……Memo
>
> 　中大脳動脈と Sylvius 裂・島皮質の三者は発生過程で緊密に関係している．胎児期に平滑な脳表外側面を中大脳動脈枝は直線的に覆っている．島と Sylvius 裂は胎生4か月頃から脳表に窪みができることによって始まる．大脳の発達により，その窪みの周囲は盛り上がって弁蓋が形成される．弁蓋部が発達するにつれ，窪みの部分の皮質は奥に押し込まれて島となり，前頭・頭頂・側頭葉の弁蓋部が蓋をする．島は底辺を上にした逆三角形をしている．島表面と各葉の弁蓋部との間には広い複雑な形態の髄液腔ができる．Sylvius 裂，別名外側溝である．中大脳動脈は島皮質の形成に追従する．弁蓋部にて押し込まれた島皮質の表面を走り(M2)，島上縁に突き当たってから外側に向きを変え，弁蓋部の縁に沿って(M3)脳表面に出てから大脳半球外側面に拡がる(M4)．島上縁を示す屈曲点は，正面・側面像で小ループとしてみえる．側面像で前端と後端を結んだ線を上縁とし，中大脳動脈の基幹部の最下点を結ぶと逆三角形が作られる．Sylvius 三角であり，島皮質の形態を反映する．

c．大脳静脈

　表在静脈と深部静脈がある（図6-C4）．表在静脈は変異が多い．上矢状静脈洞に流入する上大脳静脈群では大脳外側面，内側面を環流し，前頭葉，頭頂葉，後頭葉付近それぞれ1本の架橋静脈となり，上矢状静脈洞に注ぐ（図6-3参照）．上矢状静脈洞と浅中大脳静脈を吻合するのが Trolard 静脈(anastomotic vein of Trolard)として知られている．浅中大脳静脈は，Sylvius 裂付近の静脈を集め蝶形頭蝶静脈洞に流入する．側頭葉，後頭葉の外側，下面の静脈は横静脈洞に流入する．このうち大きなものは，浅中大脳静脈と吻合し Labbe 静脈(anastomotic vein of Labbe)とよばれる．深部静脈は，内大脳静脈と脳底静脈に環流する二群があるが，最終的に Galen 静脈に流入する．表在静脈に比し変異が少ない．内大脳静脈は側脳室近傍の静脈を集め，第3脳室の上を走行し Galen 静脈に環流する．脳底動脈は大脳基底核や側頭葉の静脈を集め，中脳の周囲を周り，Galen 静脈に環流する（図6-C4）．

2　椎骨動脈造影

a．椎骨・脳底動脈

　左右椎骨動脈が合流し脳底動脈となる．椎骨動脈と脳底動脈からの分枝を図6-15 に模式化した．

　後頭蓋窩の動脈　椎骨動脈から後下小脳動脈，脳底動脈の下1/3の部で前下小脳動脈，後大脳動脈の直下で上小脳動脈が分岐する．脳幹部と小脳を栄養支配する．これらの小脳動脈はそれぞれ，延髄，橋，中脳の周囲を回り，小脳の下面，外側面，上面に到る．

　後大脳動脈　脳底動脈最上部 basilar top から左右に分かれ，外側に向かい後交通動脈と合流する．その後，中脳の周囲を回りながら側頭葉下面，後頭葉内側・下面に順次皮質枝を分岐する（図6-16）．後交通動脈の発達程度は様々で，後大脳動脈が主に内頸動脈から造影される場合がある．正面像でみると後大脳動

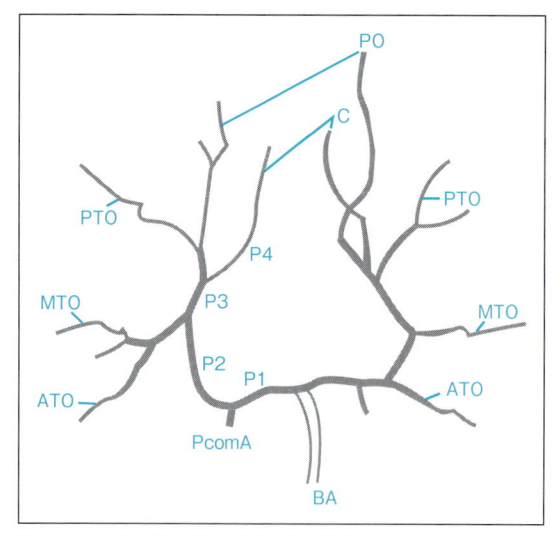

図6-16 後大脳動脈の分枝．正面像．
BA．脳底動脈，PcomA．後交通動脈．後大脳動脈主幹(P1．脚間部，P2．脚部，P3．迂回槽部，P4．四丘体部)．**後大脳動脈の枝**：ATO．前側頭後頭動脈，MTO．中側頭後頭動脈，PTO．後側頭後頭動脈，PO．頭頂後頭動脈，C．鳥距動脈

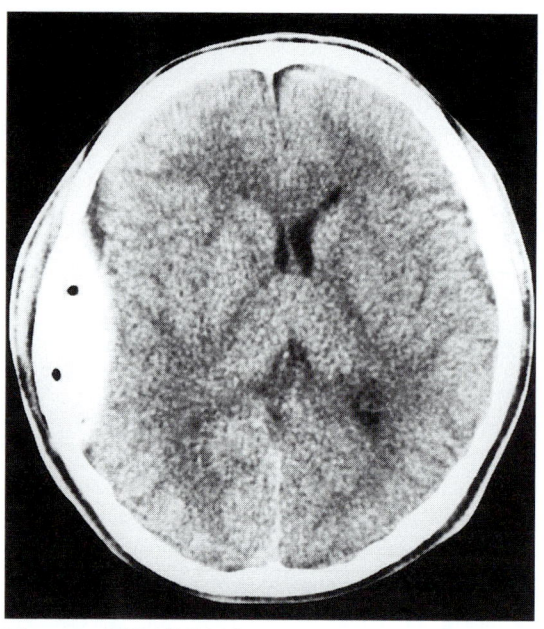

図6-17 急性硬膜外血腫
右側頭葉表面に凸レンズ型の高吸収域．内部の点状低吸収域は骨折した側頭骨含気蜂巣からの空気．

脈は外方凸の弧を描く．

b．後頭蓋窩の静脈
脳幹や小脳に密着して，図6-C5に示すような静脈が存在する．

脳・頭蓋骨疾患の画像所見

A 外傷

1 頭蓋骨骨折 skull fracture

病理・病態
頭部外傷は，頭蓋骨の損傷と頭蓋内損傷を伴うことがある．
頭蓋骨折には線状骨折 linear fracture，陥没(陥凹)骨折 depressed fracture，粉砕骨折 comminuted fractureがあり，外力の加わり方や年齢による．

画像所見
頭部単純写真では，頭蓋骨の損傷は，頭蓋骨の線状または陥凹した骨折である．時に異物を伴う．線状骨折と誤りやすいのは正常の血管溝や縫合である．
骨折は内板・外板両者を剪断するため，鮮鋭な透亮像となる(図6-C6)．急な折れ曲がりもみられる．粉砕骨折では多数の骨折線と大小の骨折片がある．骨折片の一部が脳組織を損傷することがある．

頭部外傷は，しばしば脳外血腫や脳損傷などの頭蓋内損傷を招来する．
乳幼児期では骨の弾力性があるため，骨折線が不明瞭でピンポン球を凹ませたような像の陥没骨折を示すことがある(ping-pong ball fracture)．

① 脳実質外病変

a．急性硬膜外血腫と急性硬膜下血腫 acute epidural hematoma and acute subdural hematoma

病理・病態
脳実質外血腫には硬膜外血腫と硬膜下血腫がある．
急性硬膜外血腫は，頭蓋内板と硬膜の間に起こる(図6-17)．骨折に伴う中硬膜動脈枝の損傷に因ることが多い．急性硬膜下血腫は硬膜とくも膜の間に貯留する(図6-18)．多くは架橋静脈の損傷で起こる．両タイプの血腫の伸展態様は硬膜の解剖と関連する．硬膜外層 periosteal layer は，縫合に強く固着している．そのため，硬膜外血腫は縫合を超えず限局した凸レンズ型の形態となる．硬膜内層 meningeal layer は外層と一体となって頭蓋内面を覆うが，部分的に外層と遊離し大脳鎌，小脳テント，トルコ鞍隔膜として頭蓋内へ伸展する．硬膜下腔には遮る構造がないため，硬膜下血腫は丘陵部硬膜に沿って，時には大脳鎌や小脳テントに沿って，三日月型あるいは帯状に広がる(図6-19)．

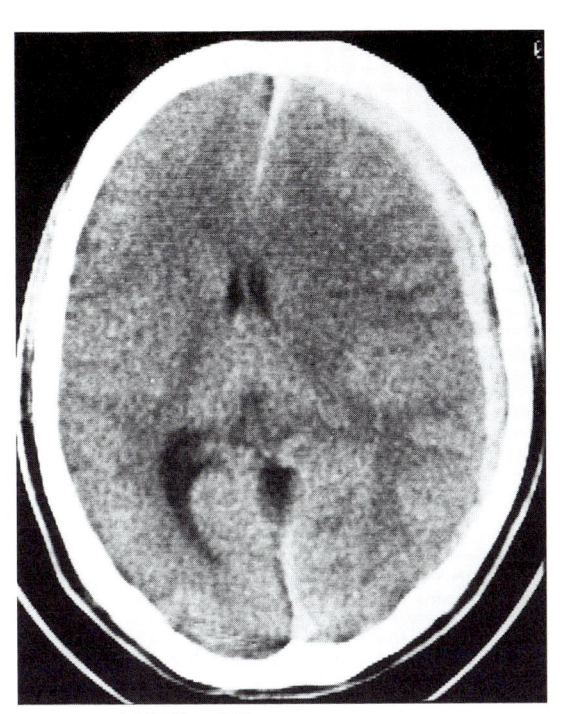

図6-18 急性硬膜下血腫
左大脳半球の外側面から内側面の大脳鎌に沿って帯状の高吸収域.

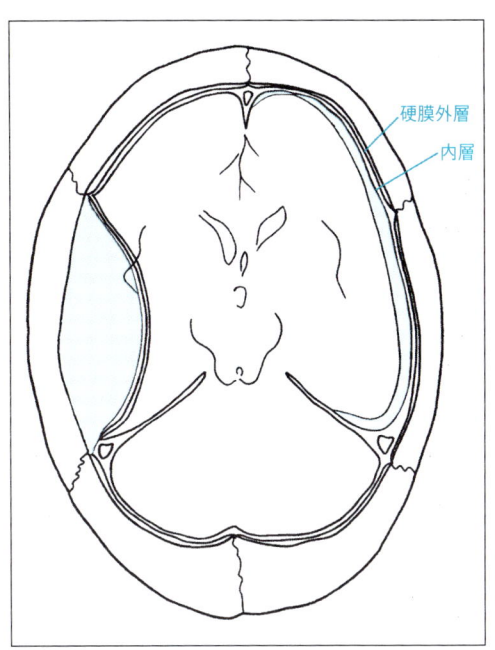

図6-19 硬膜の解剖と脳外血腫の局在
左:硬膜外血腫,右:硬膜下血腫.

画像所見

CTで急性硬膜外血腫は凸レンズ型の高吸収域,または高吸収域と低吸収域の混在を示す(図6-17).急性硬膜下血腫は三日月型の高吸収域であるが,時に脳脊髄液に近い低吸収域や液面形成がみられる(図6-18).MRIで,急性硬膜外血腫はT_1強調像で等信号,T_2強調像で高信号を示し,血腫により内方に圧排された硬膜が線状の低信号を呈する.急性硬膜下血腫ではT_1強調像で等信号,T_2強調像で低～高信号を示す.CTでは頭蓋内板に沿う血腫や,頭蓋底の病変が骨で隠蔽されることがあるが,MRIではよく描出できる.

b．慢性硬膜下血腫 chronic subdural hematoma
病理・病態

外傷後,通常3週間以上を経て硬膜下に血腫が形成される.外傷の既往がはっきりしないこともある.急性硬膜下血腫とは血腫形成機序が同一ではない.血腫は外膜(硬膜側被膜)と内膜(くも膜側被膜)に囲まれ,液状・固形状など様々な性状を呈する.頭蓋内板に沿った三日月型,半月型や凸レンズ型を呈する.両側性のことがある(図6-20, 21).頭蓋内圧亢進症状や認知障害,意識障害,片麻痺などの局所神経症状を呈すことがある.中年から高齢の男性に多い.

画像所見

CTでの吸収値は血腫の時期,血腫内再出血により様々であり,脳皮質と等吸収値のことがある(図6-21).MRIでは血腫の形成時期,性状により,T_1およびT_2強調像で低～高信号まで様々な信号強度を示す(図6-20).

❷ 脳実質内病変

外傷に因る脳実質損傷は出血と浮腫である.CT上,浮腫はびまん性の低吸収を示し,主に白質に起こる.急性出血は脳内の高吸収域として認められる.

a．脳挫傷 cerebral contusion
病理・病態

脳回に沿って出血,浮腫,壊死が混在する脳皮質の損傷である(cortical contusion).脳が骨隆起や硬膜縁に衝突して生ずるので,前頭葉・側頭葉の底部や極,Sylvius裂の上下の脳皮質に発生しやすい.衝撃側に起こる直撃損傷(coup injury)と反対側に起こる対側損傷(contracoup injury)がある.両側・多発性にみられることが多い.脳挫傷と硬膜内血腫はしばしば合併する.

画像所見

CTでは浮腫,壊死による低吸収域内に点状ないし斑状の出血による高吸収域が混在する(図6-22).MRIで脳挫傷部はT_1強調像で低信号,T_2強調像で境界明瞭な高信号を示す.出血部はT_2強調像で強い低信号を呈する.

70   I．画像診断

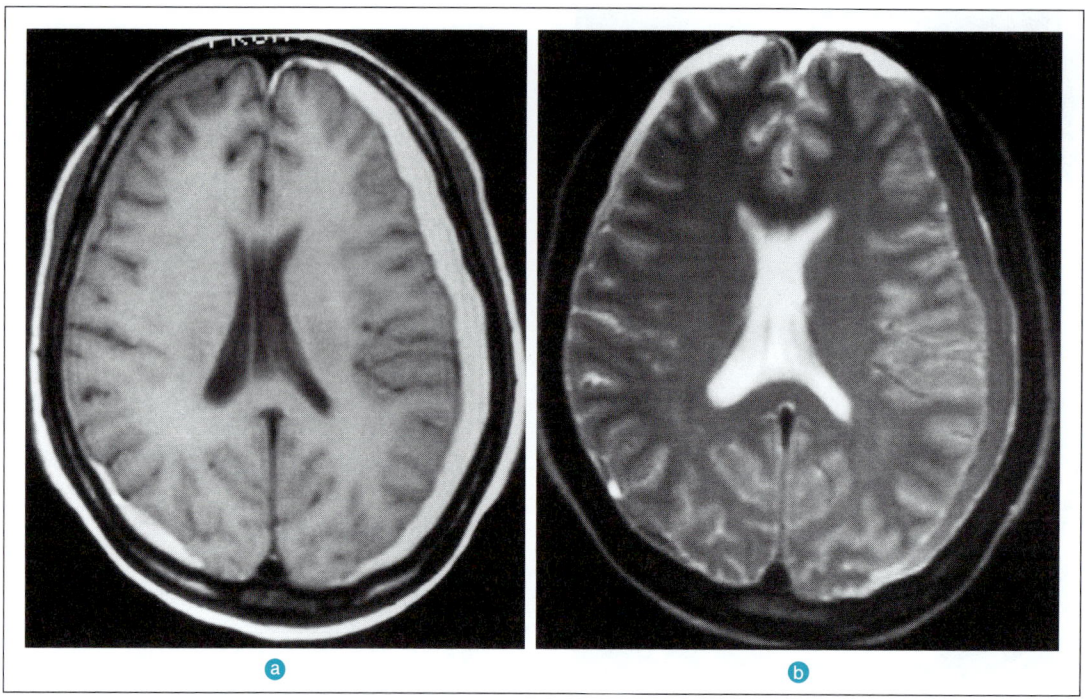

図6-20　慢性硬膜下血腫
ⓐ：T₁強調像．左大脳半球上および右後頭葉表面に帯状の高信号．
ⓑ：T₂強調像．病変はやや低信号で血腫を示す．右前頭葉表面にはT₁等信号，T₂高信号の液貯留があり蛋白の高い水腫を示唆する．

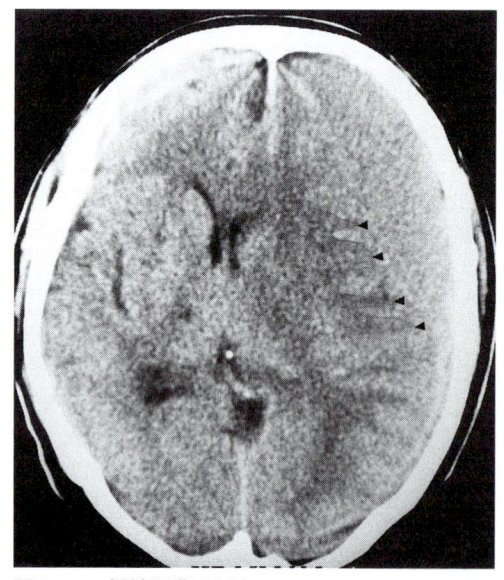

図6-21　慢性硬膜下血腫
左前頭・側頭葉表面に灰白質と等吸収の血腫があり，皮質灰白質と皮質下白質(矢頭)を内方へ圧迫．

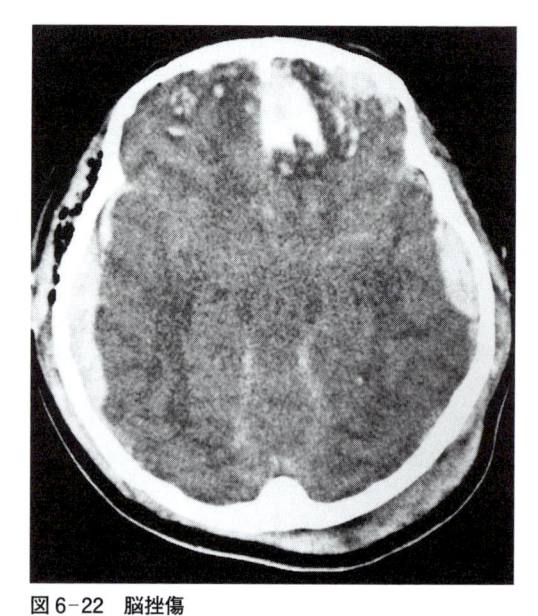

図6-22　脳挫傷
両側前頭葉に高・吸収域が混在．脳底部の脳槽が認められず脳の腫脹を示唆する．両側側頭葉表面に硬膜外および硬膜下血腫もある．

b．びまん性軸索損傷 diffuse axonal injury

病理・病態
頭部の回転加速による広範な脳白質の剪断損傷（shearing injury）である．受傷直後より重篤な意識障害が続く．大脳の皮質下白質，脳梁，上部脳幹部の背外側に好発する．

画像所見
CTでは病変部に点状の高吸収域（出血）がみられるが，異常が捉えられないことも多い．MRIでは，上記の好発部位に，T_2強調像で高信号を示し，出血があればその中に強い低信号域が混在する．

B 血管性疾患

血管性疾患は最も多い脳の疾患であり，脳卒中を引き起こす．脳卒中は臨床診断名であり，様々な脳血管障害に起因する．脳卒中は大きく4つのタイプに分けられる．虚血性脳梗塞，脳内出血，くも膜下出血，静脈性梗塞である．CTは脳卒中の場合，第一選択の検査である．MRIは，超急性期や小さな虚血性病変，後頭蓋窩の病変，陳旧性の出血，拡張した血管構造の評価においてCTを凌駕する．血管造影は，血管閉塞・脳出血・くも膜下出血の部位など，脳卒中の原因を調べる上で本質的な検査であるが，MRAやCTAに代替されつつある．超音波検査は，頸部頸動脈の動脈硬化性狭窄や血流のパターンを非侵襲的に観察する方法である．核医学検査は，局所脳血流 regional cerebral blood flow（rCBF）を評価するために施行される．

1 脳梗塞 cerebral infarction

病理・病態
脳梗塞は乏血に伴う脳組織の壊死である．その辺縁部には不完全壊死で可逆性の部があり，これをpenumbraとよんでいる．虚血性脳梗塞は，動脈硬化性（アテローム変性）あるいは塞栓性の脳動脈閉塞によって起こる．形態上，脳梗塞病変の特徴は，①特定の脳動脈支配域に局在し，②灰白質・白質両者を含み，③経時的に変化する（表6-1）．特定の脳動脈支配域とは，前・中・後大脳動脈などの灌流領域を指す（図6-23, 24）．

脳梗塞の亜型ともいうべきタイプに出血性梗塞とラクナ梗塞がある．

出血性梗塞 hemorrhagic infarction は塞栓にて閉塞した脳動脈が再開通し，壊死部に再灌流が起こることにより発生する．虚血にて障害された毛細血管から血液の血管外漏出を生ずる．

ラクナ梗塞は直径1.5 cm以下の小梗塞で，多くは

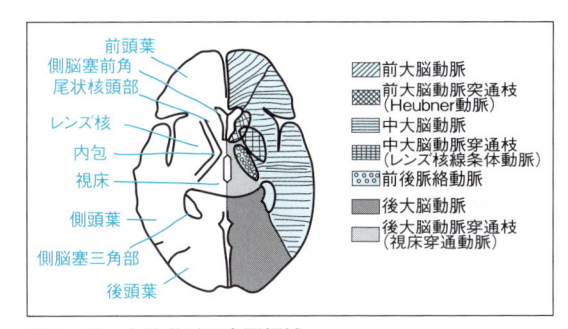

図6-23　大脳動脈の支配領域

表6-1　脳梗塞の経時的変化

	超急性期（〜6 hr）	急性期（〜24 hr）	1〜3日	4〜7日	亜急性期（1〜4週）	2か月以降
CT	異常なし〜基底核低吸収値 血管内高吸収値 造影で perfusion 異常	基底核低吸収値 皮髄境界不明瞭化 脳溝の狭小化	mass effect ↑ 低吸収値	脳実質の増強像 皮質の増強像	mass effect ↓ fogging effect 増強像残存	脳軟化巣 グリオーシス 局所の萎縮 増強像消失
MR	拡散強調像で高信号 血管 flow void 消失， FLAIRで血管内高信号 MRAで血管閉塞 造影で perfusion 異常 動脈の増強像	基底核・皮質の浮腫 脳溝の狭小化 髄膜の増強像	白質への病変進展 脳実質の増強像	脳実質の増強像 皮質の増強像	皮質高信号（T_1強調像） fogging effect 増強像残存	脳軟化巣 グリオーシス 局所の萎縮 増強像消失

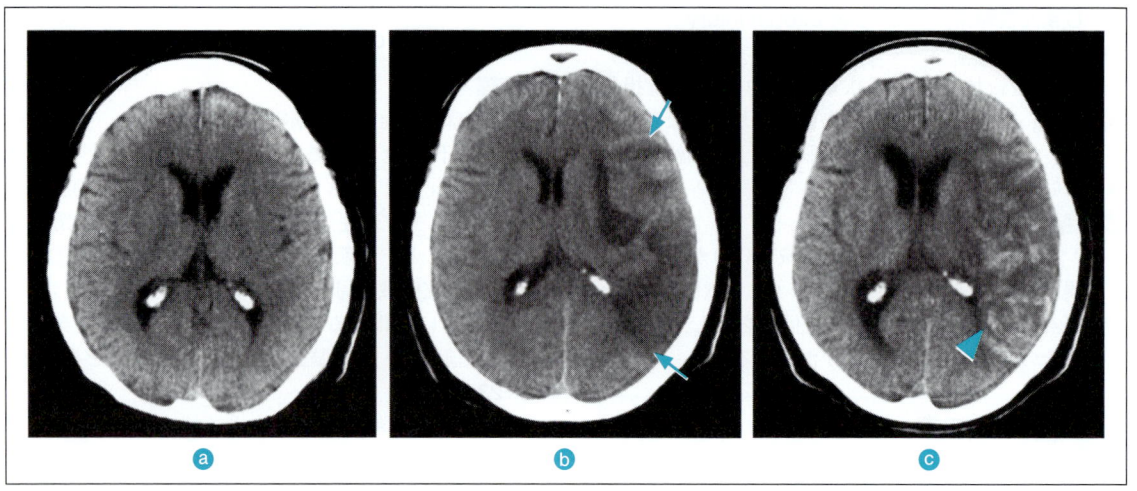

図 6-24　中大脳動脈領域の梗塞．単純 CT
ⓐ：発症当日．異常を認めない．
ⓑ：2 日後．左前頭・頭頂葉，大脳基底核に楔型の低吸収域(矢印)．
ⓒ：29 日後．低吸収域内に高吸収域(矢頭)が出現した出血性梗塞(中大脳動脈塞栓の再開通の結果と考えられる)．

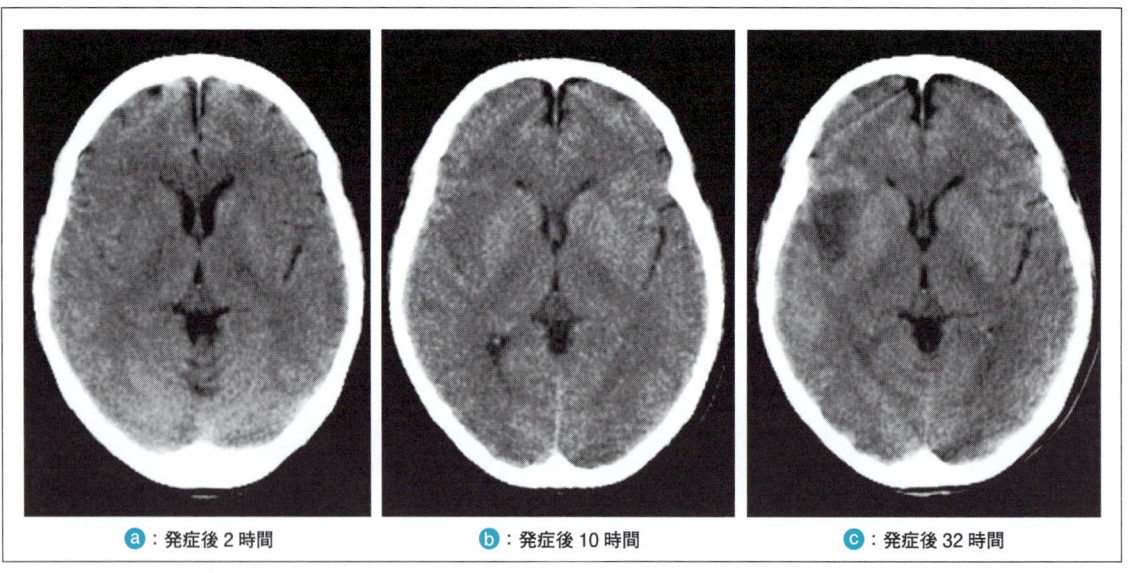

ⓐ：発症後 2 時間　　　ⓑ：発症後 10 時間　　　ⓒ：発症後 32 時間

図 6-25　脳梗塞．単純 CT
2 時間後に吸収値の異常を認めないが，10 時間後に右島皮質・前頭葉弁蓋部に淡い低吸収域があり，右 Sylvius 裂が狭小化している．32 時間後に同部に明瞭な低吸収域を認める．

小動脈がアテローム変性によって閉塞した結果である．大脳基底核と視床に好発し，多発性梗塞となることが多い．

画像所見

CT・MRI の画像所見が時とともに大きく変化する(図 6-25，26，27)．

CT では，発症 6 時間以内の超急性期では脳実質の吸収値変化は乏しい．わずかに大脳基底核の吸収値低下を認める例がある．発症 24 時間以内の急性期では，灰白質の吸収値低下，脳溝の狭小化を認める(図 6-25)．細胞性浮腫を反映している．このような早期の虚血性変化は，MRI の T$_2$ 強調像，FLAIR 画像，プロトン密度像で，脳回の肥厚と高信号域として描出される(図 6-27, 28)．拡散強調画像は超急性期の脳虚血による細胞性浮腫の描出に鋭敏である(図 6-28 ⓑ)．閉塞した動脈では，T$_2$ 強調像やプロトン密

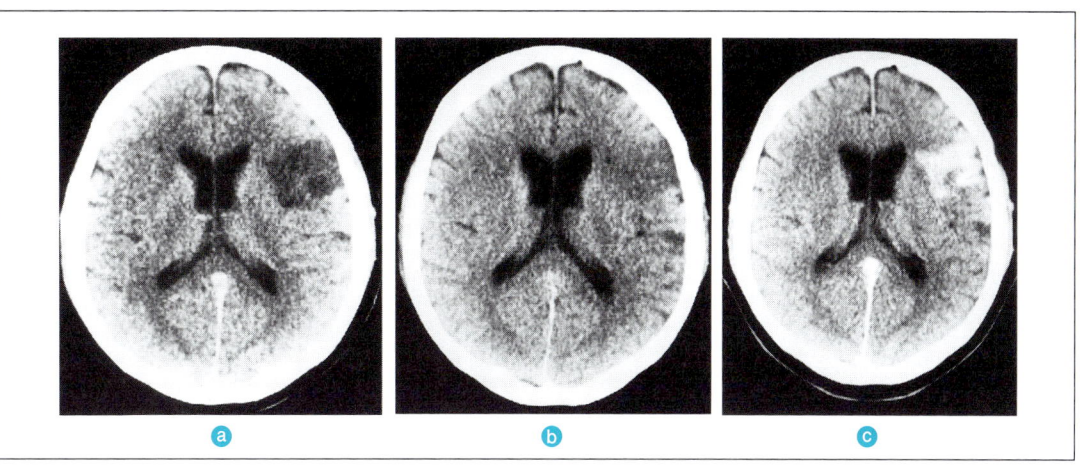

図6-26 脳梗塞
ⓐ：発症後2日造影CT．左前頭葉弁蓋部に低吸収域．異常増強像はない．
ⓑ：発症後23日単純CT．病変部の濃度が上昇し，脳とほぼ等吸収値（fogging effect）．
ⓒ：造影CT．病変部が斑状に増強される．

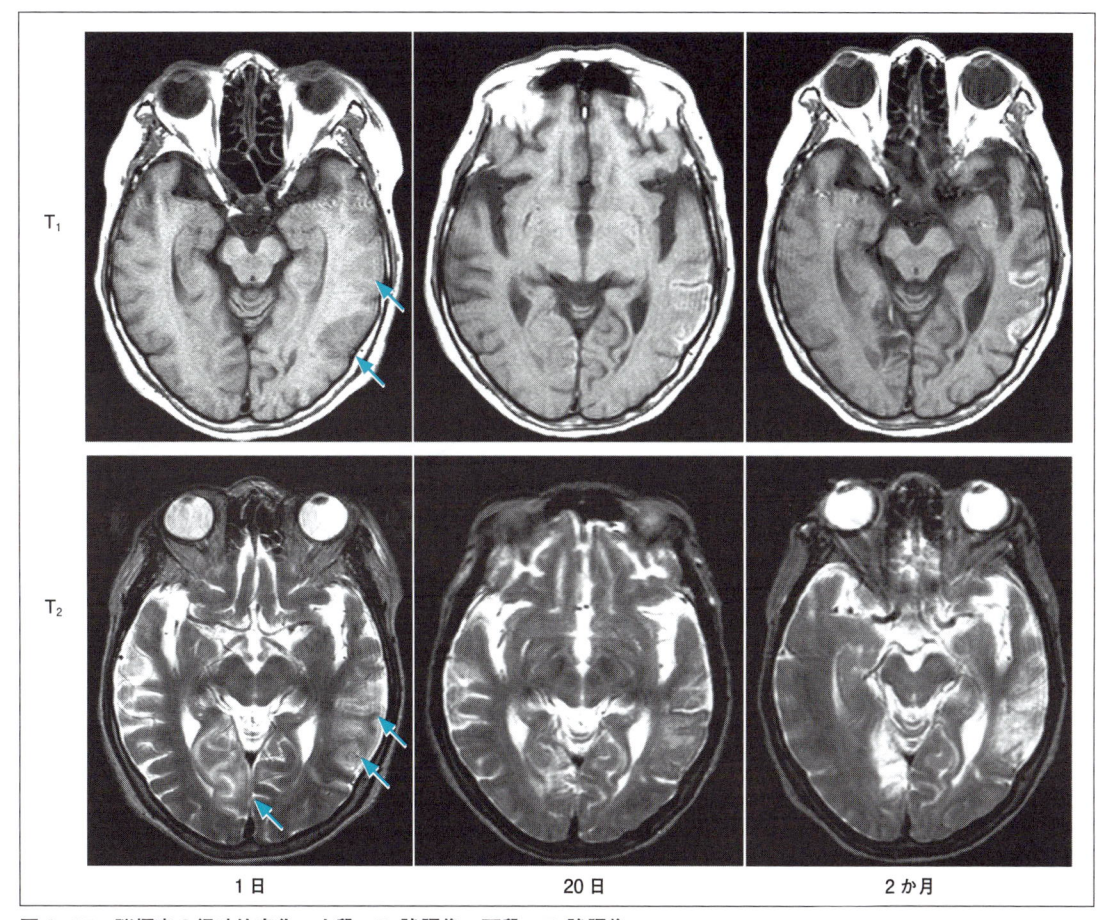

図6-27 脳梗塞の経時的変化．上段：T₁強調像，下段：T₂強調像
発症後1日：左側頭葉外側および右後頭葉内側の脳回が腫大し，脳溝が狭小化．同部は，T₁低信号，T₂高信号を示す（矢印）．
発症後20日：T₁強調像で左側頭葉皮質に沿って高信号（層状壊死を示唆する）．T₂強調像では，高信号病変の輝度は下がり正常脳の信号に近づく（fogging effect）．
発症後2か月：T₂強調像で病変部が強い高信号となる．

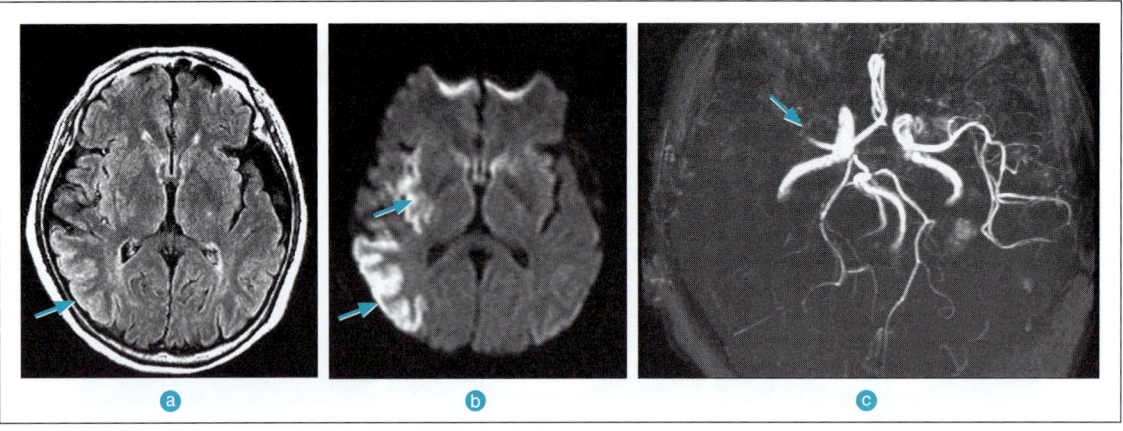

図6-28 脳梗塞. 発症3時間後
ⓐ: **FLAIR画像**. 右側頭葉の脳回が肥厚し高信号(矢印).
ⓑ: **拡散強調画像**. 右側頭葉の脳回, 島皮質に明瞭な高信号(矢印).
ⓒ: **MRA軸面像**. 右中大脳動脈水平部の閉塞(矢印).

度像で通常みられる動脈内無信号(signal voidあるいはflow voidという)が観察されなくなり, FLAIR画像では高信号となる. MRAは閉塞動脈の途絶像として認められる(図6-28ⓒ). 発症1〜3日後では, CT上低吸収域が明瞭となり血管性浮腫により腫大効果が強まり, 脳室・脳溝を圧迫する(図6-25). 数日〜数週間で, 病変のCT値が上昇し, T_2強調像では信号が低下し, 正常脳の吸収値や信号強度に近づく(fogging effectという)(図6-26ⓑ, 27). この時期に造影剤を投与すると, 病変部に増強効果がみられる(図6-26ⓒ). 2か月以降は, 嚢胞様の明瞭な低吸収域となり, 周辺の局所脳萎縮を伴う.

> **脳浮腫** .... Memo
>
> 脳浮腫には3つのタイプがある(図6-29). 細胞性浮腫(細胞障害性浮腫 cytotoxic edema)は細胞膜障害による細胞内水成分の増大である. 灰白質の容積増大, CT値の低下, T_2緩和の延長(T_2強調像で高信号)があり, 灰白質と白質の識別が不良となる. 虚血や低酸素性脳症で起こる. 血管性浮腫(血管原性浮腫 vasogenic edema)は血液脳関門(BBB)の破綻により血管透過性が増し, 血管外に漏出した水成分が白質に沿って進展する. CT値の低下(あるいはT_2緩和の延長)した白質が灰白質の中へ指を突き出すように見えるのでfinger-likeと表現される. 腫瘍を始め, 多くの脳病変がこのタイプの浮腫を伴う. 間質性浮腫 interstitial edemaは, 水頭症により脳脊髄液が側脳室上衣を通って脳実質に滲み出した結果である. この浮腫は, 脳室周囲のCT値の低下(あるいはT_2緩和の延長)として描出される.

出血性梗塞は低吸収域内に斑状の高吸収域を示し,

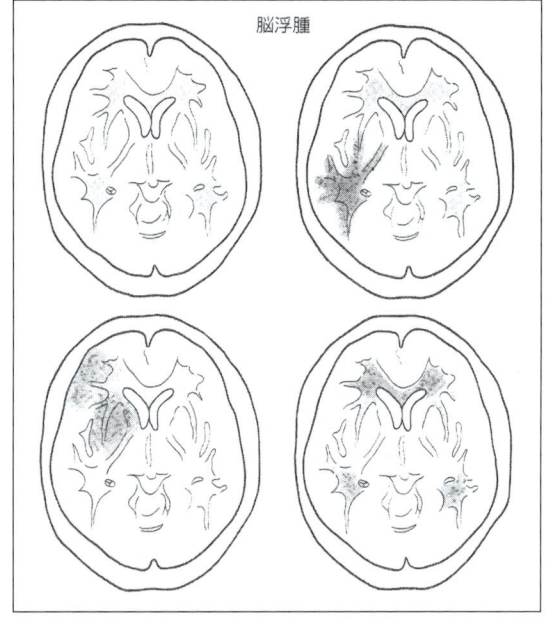

図6-29 脳浮腫のパターン
左上:正常, 左下:cytotoxic edema(細胞性浮腫), 右上:vasogenic edema(血管性浮腫), 右下:interstitial edema(間質性浮腫).

通常大脳基底核や大脳皮質に, 急性期, 亜急性期のいずれにも起こる(図6-24).

ラクナ梗塞は, CTでは点状の低吸収域, T_1強調像では小窩状の低信号, T_2強調像で高信号を示す(図6-30).

脳梗塞の血管造影所見は, ①動脈の閉塞, ②緩徐な流れと循環時間遅延, ③側副血行路と逆行性重盈(造影)が特徴である. 動脈閉塞は最も特徴的であり, 動脈造影像の途絶として描出される(図6-31). 狭窄は血管径の狭小化である. 多くは内腔壁に不整がある. 動脈閉塞・狭窄の病因には, 動脈硬化症(動脈アテローム変性), 塞栓, 血管炎, 動脈攣縮, 先天疾患など多

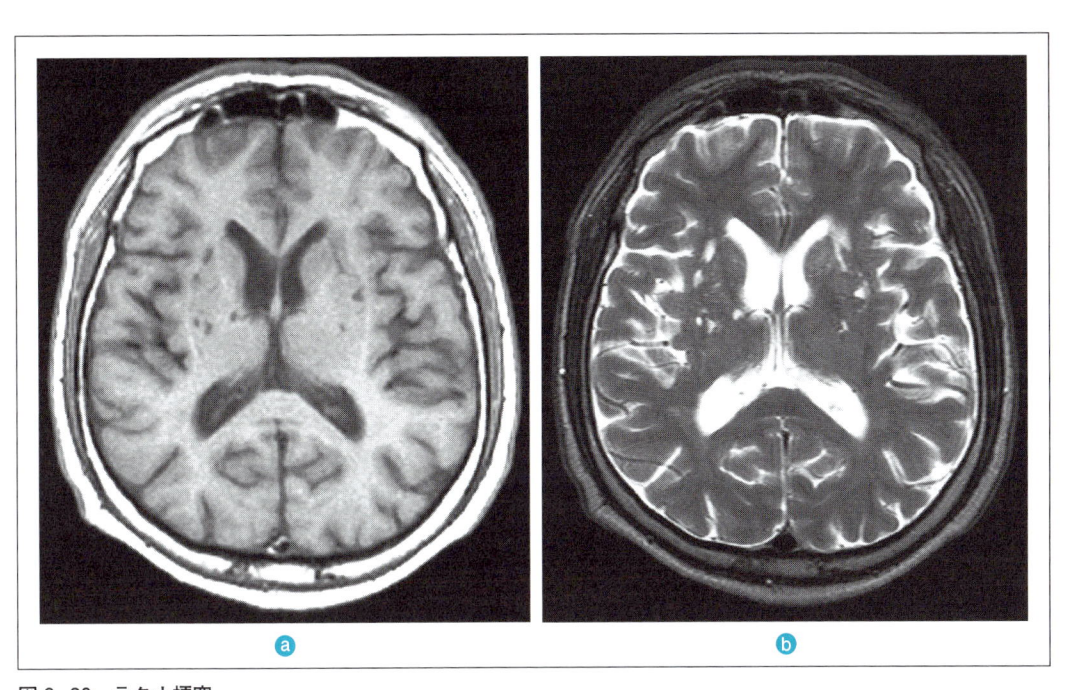

図6-30　ラクナ梗塞
ⓐ：T₁強調像，ⓑ：T₂強調像．両側大脳基底核にT₁低，T₂高信号の小病変が多発している．

い(図6-32)．閉塞・狭窄はいずれの動脈サイズでも起こる．多いのは血栓による内頸動脈(特に外頸動脈との分岐直後)の閉塞，塞栓による中大脳動脈の閉塞である(図6-31, 33)．循環については，脳血管造影では造影剤注入後約1.5秒(1〜2.5秒)が動脈相である．毛細管相は動脈相の終わりから静脈相まで約1秒，その後4〜5秒間静脈相が続く．動脈の造影が毛細管相，すなわち2.5秒以降まで続いていれば循環遅延があると考えてよい．

頭蓋内側副血行路 ......Memo

側副血行路は，血管閉塞領域の機能を代償する．脳動脈が閉塞すると，様々な形で脳を虚血・壊死から守るために側副路が形成される．大きく分けて5経路がある．内頸動脈閉塞では①Willis動脈輪，②外頸・内頸動脈吻合(眼動脈経由)が機能する．前・中・後大脳動脈のような頭蓋内主幹動脈閉塞では③脳表の軟膜動脈吻合(皮質枝間吻合)(図6-31)，④脳実質内の実質枝間吻合(脳実質の穿通動脈が拡張する．例：もやもや病)が発達する(図6-32)．脳が皮質動脈や穿通動脈から血流支援を得られない場合は，⑤経硬膜吻合(硬膜動脈から脳皮質動脈への吻合)を受けることがある．これらの側副血行路が存在するゆえに，主幹動脈の閉塞があっても驚くほど梗塞領域が小さいことがある．ただし，急な動脈閉塞では側副血行路の機能が梗塞を免れるには不十分なことが多い．

interventional neuroradiology ......Memo

脳血管造影の技術を用いて，血管病変や腫瘍性病変の治療を行う．頸動脈や椎骨動脈に親カテーテルを挿入し，その内腔を介して微小カテーテルを挿入し(同軸法という)，病変部に到達する(図6-C7)．

塞栓術は脳血管病変や腫瘍性病変の栄養動脈あるいは動脈瘤を閉塞するものである．動静脈奇形や血管に富む腫瘍を塞栓化するには，小さな粒子状の化学物質や液状の重合接着剤を用いる．脳動脈瘤では，コイルで内腔を充填する(図6-C8)．頸動脈海綿静脈洞瘻では瘻孔部を離脱式バルーンあるいはコイルで閉塞する．静脈側からアプローチする方法も最近行われている．

血管形成術は，閉塞性血管病変の狭窄部を拡張する．鎖骨下・椎骨動脈，内頸動脈，中大脳動脈の閉塞動脈に対し内腔からバルーンカテーテルを膨化させ動脈を拡張する．内腔の再狭窄を防止するためにステントを留置する方法も採られる(図6-C9)．

血栓溶解術では，閉塞した動脈に血栓溶解剤を注入し再開通を図る．中大脳動脈塞栓の超急性期に施行される(図6-C7)．

2 脳出血 cerebral hemorrhage

病理・病態

脳出血の原因で最も多いのは高血圧である．アミロイド血管症 amyloid angiopathy，動静脈奇形，動脈瘤，腫瘍に起因する場合もある．高血圧性脳内出血は中大

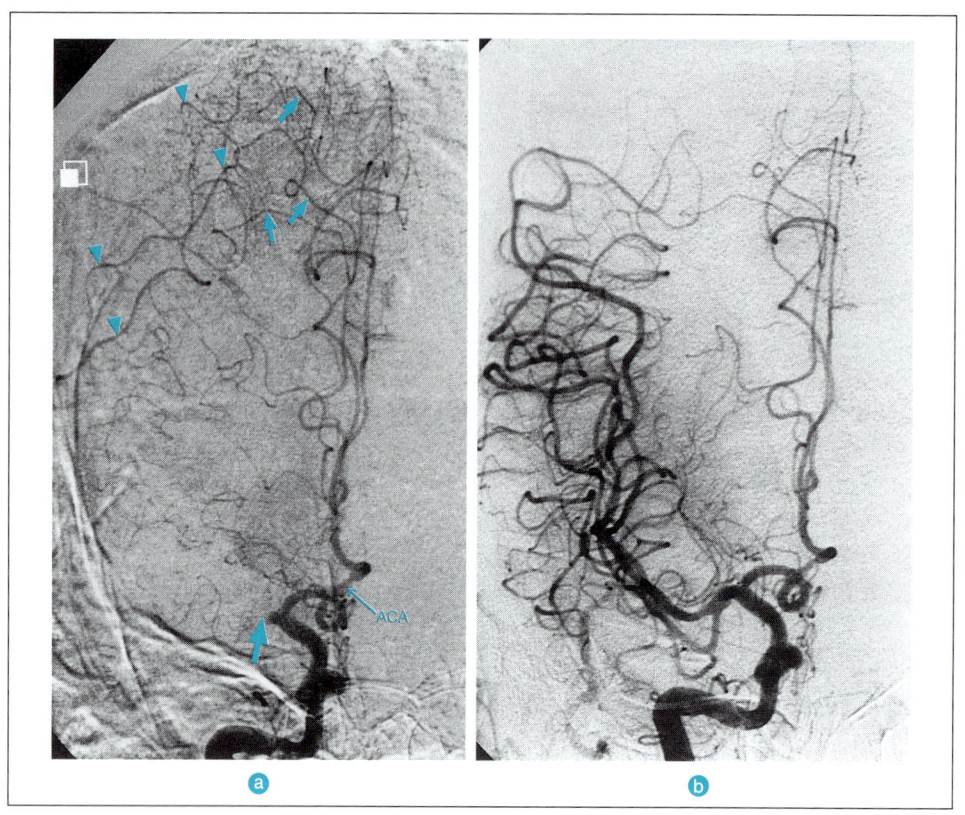

図6-31 中大脳動脈閉塞.右内頸動脈造影動脈相正面像
ⓐ:中大脳動脈水平部(M1)が完全閉塞(大矢印).中大脳動脈皮質枝(矢頭)は前大脳動脈(ACA)の皮質枝(矢印)から皮質枝間吻合で逆行性に造影される.
ⓑ:血栓溶解術後.中大脳動脈は再開通している.

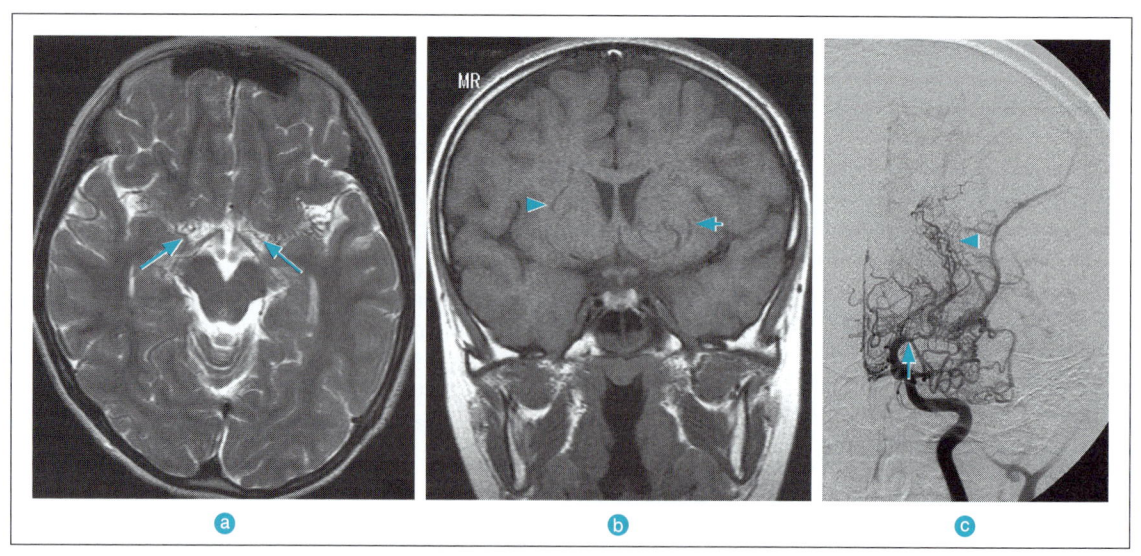

図6-32 もやもや病
ⓐ:T₂強調像.Willis動脈輪および中大脳動脈水平部のsignal voidが観察されない(矢印).
ⓑ:T₁強調冠状断像.両側大脳基底核に拡張した動脈によるsignal void(矢頭).
ⓒ:左内頸動脈造影動脈相正面像.内頸動脈末端から中大脳動脈水平部に強い狭窄(矢印)があり,レンズ核線条体動脈が拡張(矢頭:もやもや血管).

脳動脈と脳底動脈から起こる穿通動脈の支配域に好発する．最も多いのは被殻であり，視床，橋と続く．被殻出血は内包の外側なので外側型出血ともよばれる．血腫は大脳皮質下へ進展する傾向がある．視床出血は内側型出血ともよばれる．脳室に穿破し，髄液通過障害(非交通性水頭症)を来しやすい．大脳皮質下出血は高血圧が原因で起こるが，若年者の場合は動静脈奇形を，中高年ではアミロイド血管症を考える．

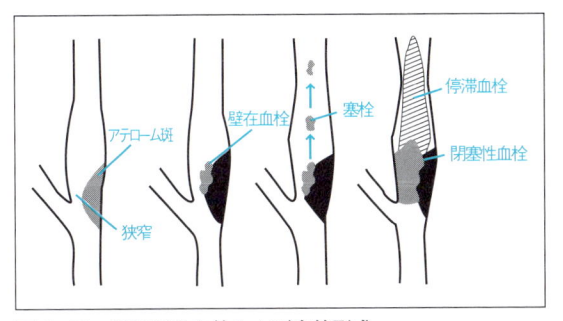

図6-33　頸動脈の血栓および塞栓形成
(Gray F, De Girolami U, Poirier J : Escourolle & Poirier's Manual of Basic Neuropathology 4th ed. Butterworth-Heinemann, 2003 より改変)

画像所見

CT画像上，新鮮な出血は周囲の脳実質に対し高吸収値を示す(図6-34)．出血は経時的に変化する．発症後数日で凝血の周辺部から溶血し始め，辺縁部から中心部へ向かって吸収値が低下する(図6-34 b)．発症後数日〜数週間には，造影CTで出血周辺部が輪状に増強される．溶血周辺部に増殖するBBBを欠く毛細血管による．2〜3か月以降には周囲の脳実質よりも低吸収を示し，スリット(細隙)状あるいは類円形の腔となる．周囲脳実質の脱落を生じ，局所的な脳の萎縮となる．

MRIは，血腫の経時的変化をよく描出する．血腫のMR信号に影響する生体側の主な要素はヘモグロビンの変化(酸化・還元)と溶血である．発症後3日頃までの血腫は，T_2強調像では等・高・無信号が混在し(図6-35)，無信号は赤血球内のデオキシヘモグロビンによる．T_1強調像では信号変化が乏しい．発症後1週〜数週間はT_1・T_2強調像ともに高信号を示す．溶血して液状となった血腫腔のメトヘモグロビンによる(図6-36)．2〜3か月以後は，血腫周辺が低信号となる．食細胞内に取り込まれたヘモジデリンのT_2短縮効果による．脳内出血は残存するヘモジデリンによりMR

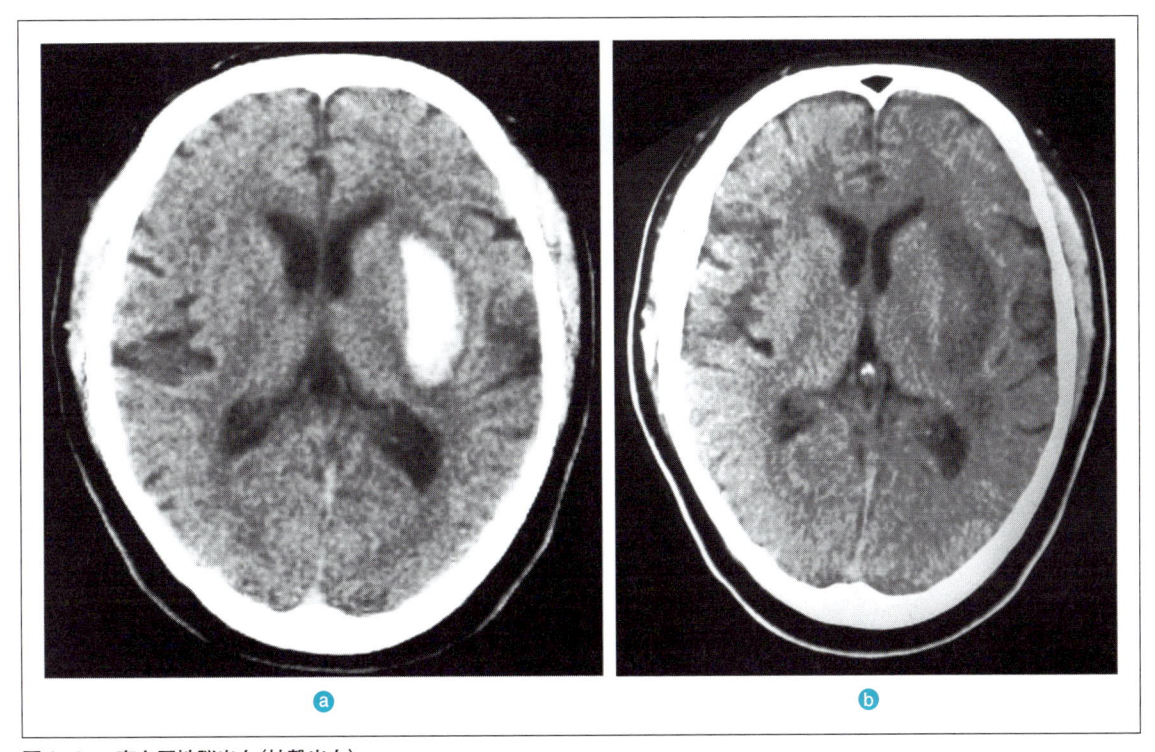

図6-34　高血圧性脳出血(被殻出血)
ⓐ：発症後1日．左被殻に高吸収域があり，周辺には低吸収の浮腫．
ⓑ：発症後24日．左被殻出血は低吸収に変化．

78　Ｉ．画像診断

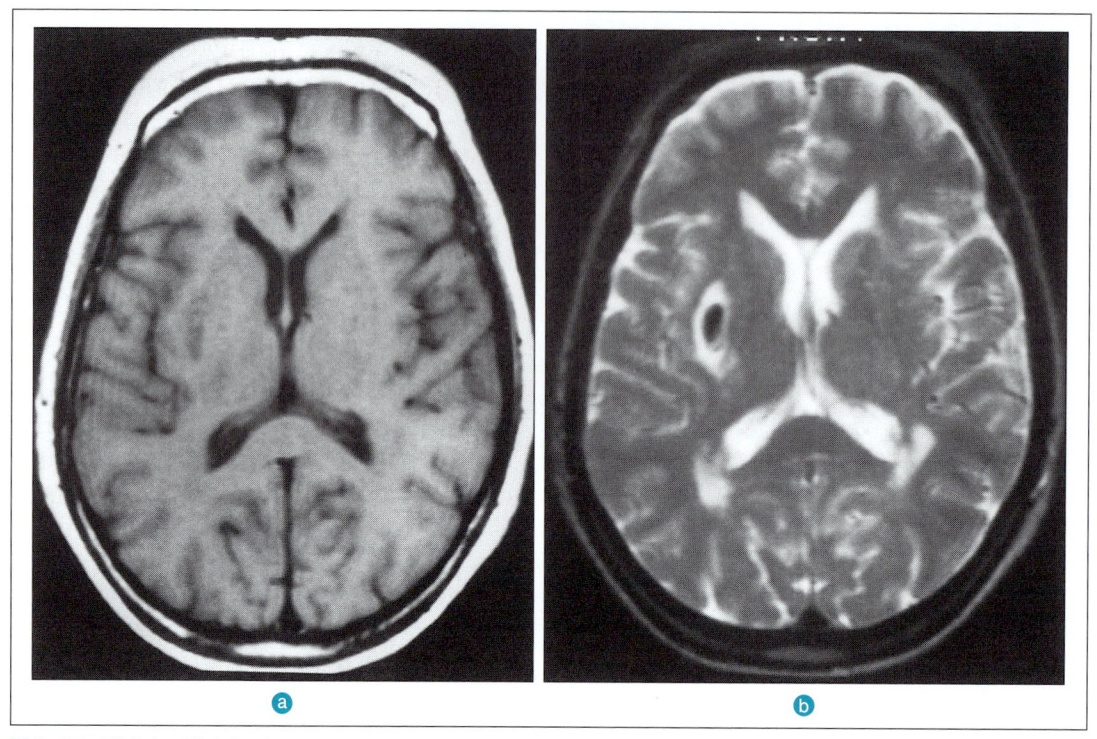

図 6-35　脳出血．発症後 4 日．
ⓐ：T₁ 強調像．右被殻にやや低信号の病変．
ⓑ：T₂ 強調像．同部は無信号で急性期の出血（凝血）を示唆する．周囲の高信号は浮腫および血漿成分．

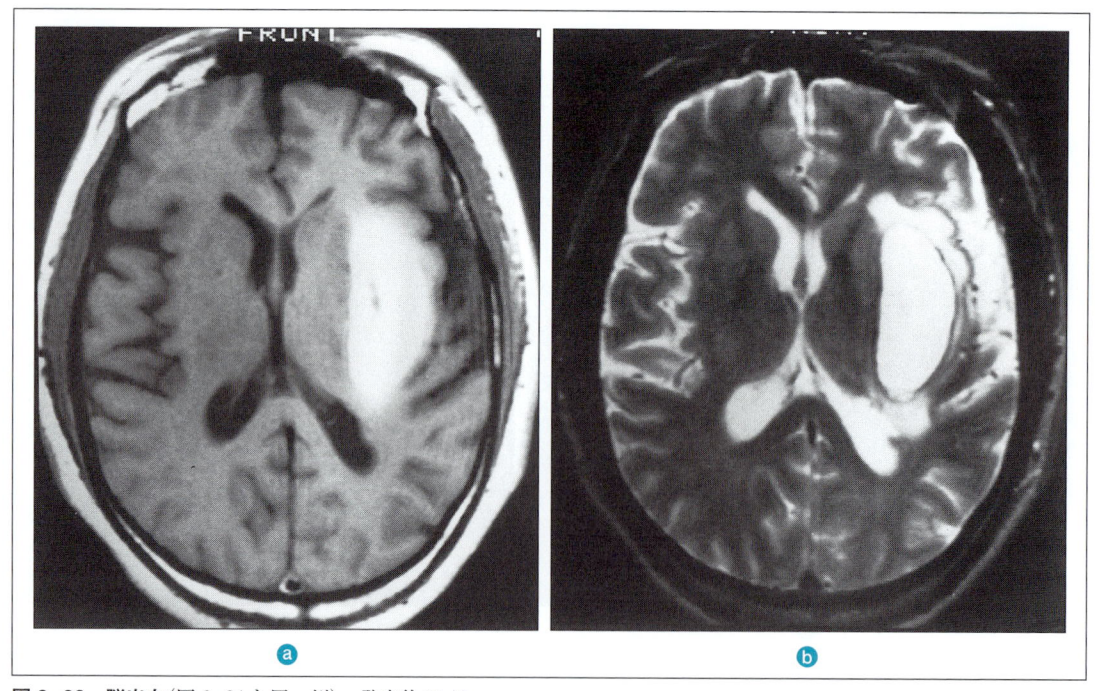

図 6-36　脳出血（図 6-34 と同一例）．発症後 15 日
ⓐ：T₁ 強調像，ⓑ：T₂ 強調像．左被殻に T₁，T₂ ともに高信号の病変があり，亜急性期の溶血した血腫を示唆する．

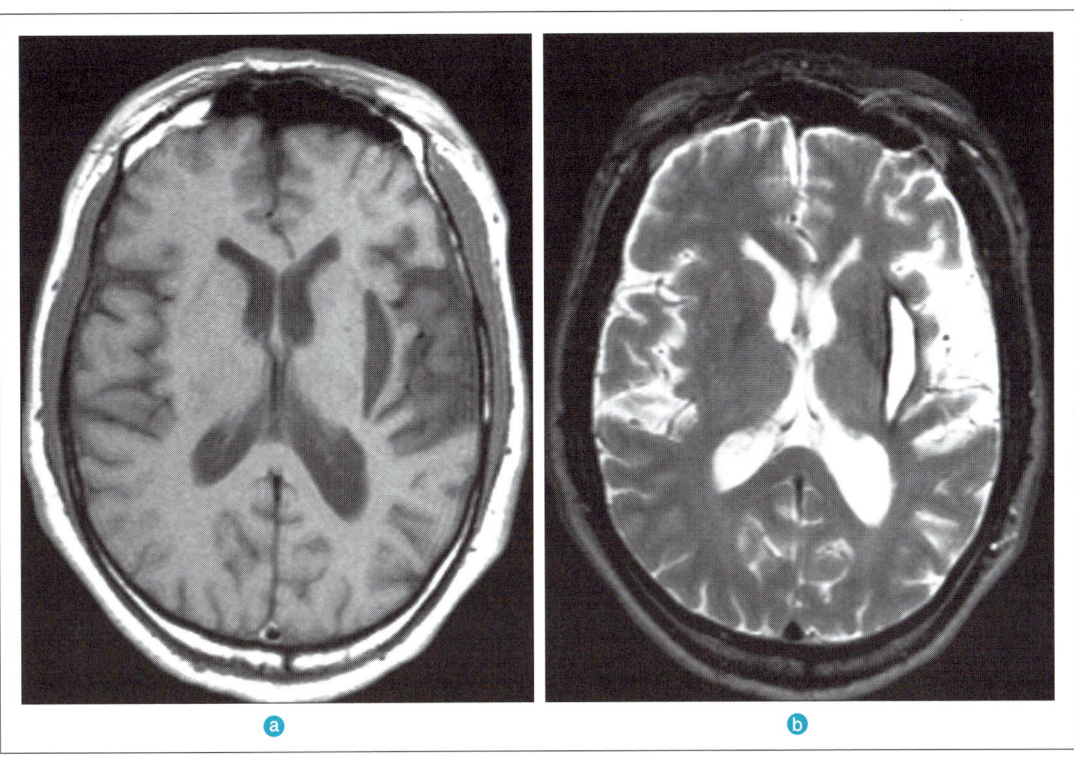

図 6-37 脳出血（図 6-34 と同一例）．発症後 5 か月
ⓐ：T₁ 強調像，ⓑ：T₂ 強調像．左被殻に CSF と同様の信号強度の病変があり，慢性期出血後の腔形成を示唆する．T₂ 強調像で血腫腔周囲に無信号（ヘモジデリン沈着）．左側脳室，Sylvius 裂は拡張し左基底核の萎縮を示す．

画像にいつまでも痕跡を留める（図 6-37）．周囲脳実質の脱落を生じ，局所的な脳の萎縮となる．

3 くも膜下出血 subarachnoid hemorrhage

病理・病態

くも膜下出血はくも膜下腔への出血である．くも膜下出血は，脳動脈瘤の破裂や外傷で生ずるが，通常は前者である．動脈瘤の約 90％は Willis 動脈輪と中大脳動脈に起こる．①前交通動脈，②内頸動脈と後交通動脈分岐部，③中大脳動脈分岐部（膝部）が好発部位である．

くも膜下出血の二大合併症は，動脈攣縮と交通性水頭症である．動脈攣縮はくも膜下腔内凝血の化学的刺激による脳動脈の狭小化である．発症 3〜4 日後から起こる．動脈狭窄が強いと，その支配領域の虚血性脳梗塞を惹起する．交通性水頭症は，急性期のくも膜下腔の凝血が脳脊髄液の循環を阻害する結果発生する．脳室系が拡張する．

画像所見

CT で，急性期くも膜下出血は脳底部脳槽内に高吸収を示す．その後，速やかに脳表のくも膜下腔へ拡がる（図 6-38）．くも膜下出血が疑われた患者では，CT 所見に細心の注意を払う必要がある．出血量・部位や発症からの時間経過により，くも膜下腔が明確な高吸収値を示さない場合がある（図 6-C10）．①鞍上槽が周辺の脳と比べて高吸収値あるいは等吸収値，②Sylvius 裂が高吸収値，左右非対称，あるいは同定されない，③脳室内の一部に高吸収値（凝血）がみられる，場合はくも膜下出血を強く疑う．MRI は急性期くも膜下出血の診断に弱点があるが，FLAIR 画像が有効である．FLAIR では正常脳脊髄液は低信号なので，くも膜下出血が高信号としてよく描出される（図 6-39）．後頭蓋窩や亜急性期のくも膜下出血診断には，MRI が CT に優る．

動脈瘤は，T₂ 強調像やプロトン密画像で親動脈と連続した嚢状の無信号（signal void）として描出される．動脈瘤の確定診断はカテーテル法による血管造影である．動脈内腔が嚢状に局所的に突出する（図 6-40）．動脈分岐部に多い．動脈攣縮があると動脈の狭小化と循環の遅延が起こる．MR 血管撮影（MRA）および CT 血管撮影（CTA）は立体的に動脈瘤を観察しうる点で優れている（図 6-C11）．空間分解能が向上しており，カテーテル法による血管造影に替わりつつある．

80　I．画像診断

図6-38　くも膜下出血．CT
ⓐ：大脳中央部の断面，ⓑ：鞍上部を通る断面．鞍上部の視交叉槽を中心に，Sylvius裂，前大脳縦裂，脚間槽，迂回槽は高吸収値を示す．側脳室後角に凝血を示す高吸収域．

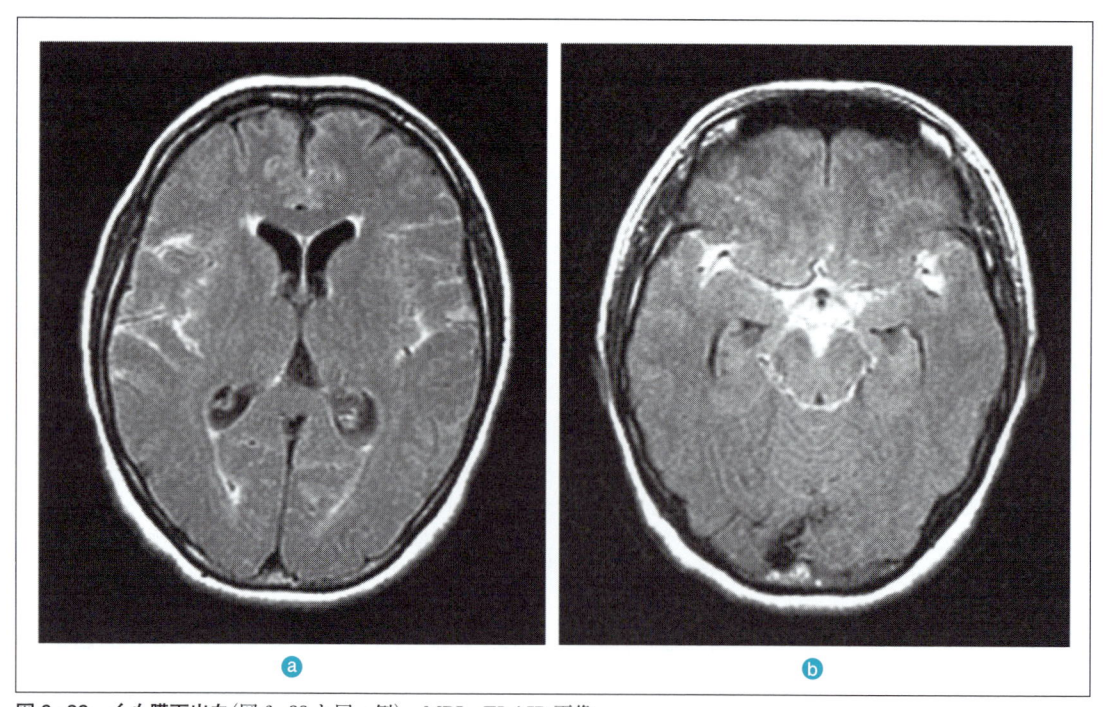

図6-39　くも膜下出血（図6-38と同一例）．MRI，FLAIR画像
ⓐ：大脳中央部の断面，ⓑ：鞍上部を通る断面．視交叉槽，Sylvius裂，脚間槽，迂回槽は高信号を示す．

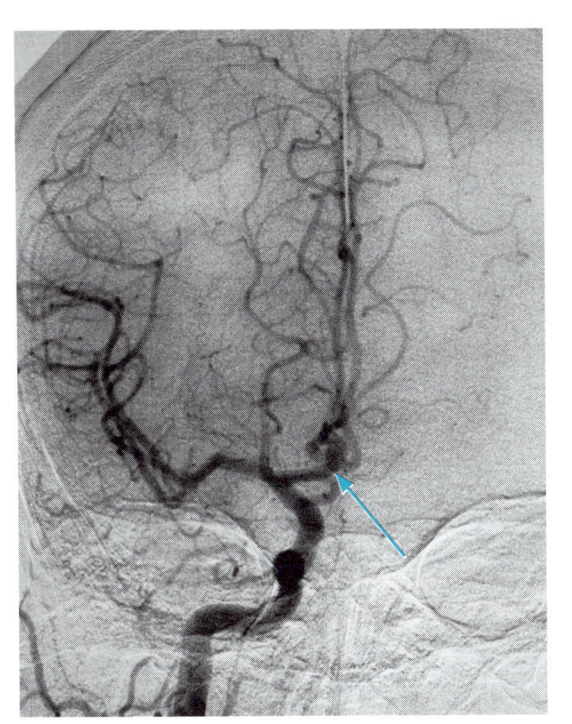

図 6-40　前交通動脈瘤．右内頸動脈造影動脈相正面像
前交通動脈に囊状の突出（矢印）．

4　動静脈奇形
arteriovenous malformation（AVM）

病理・病態

脳動静脈奇形は，動脈と静脈が直接交通し介在すべき毛細血管を欠く．異常血管網の集簇を示す．約半数が出血する．

脳の AVM には脳動脈と脳静脈との間に短絡があり，病巣（nidus）は脳表や脳実質内に存在するタイプと硬膜動脈と静脈洞との短絡で病変が硬膜上に存在するタイプがある．前者を軟膜 AVM，後者を硬膜 AVM という．後者は後天的であり，動静脈瘻 arteriovenous fistula（AVF）である．

内頸動脈海綿静脈洞瘻 carotid cavernous fistula（CCF）は，海綿静脈洞部での内頸動脈と海綿静脈洞との直接短絡である．外傷，動脈瘤が原因となるが，特発性の例もある．

画像所見

脳血管造影では，①拡張した流入（栄養）動脈，②拡張した流出（還流）静脈，③集簇した血管網の病巣（nidus という）があり，④還流静脈が早期に造影される（早期静脈出現という）．早期静脈出現は動・静脈の短絡を反映している（図 6-41）．CCF では頸動脈造影で内頸動脈の造影とほぼ同時に海綿静脈洞が描出される（図 6-C12）．

表 6-2　頭蓋内腫瘤性病変の局在診断

髄外病変
- 硬膜側に広い底辺
- 脳灰白質・白質を圧排：white matter buckling sign（＋）
- 病変と脳の間に間隙（血管，くも膜下腔）
- 病変周囲くも膜下腔の拡大
- ＊髄外腫瘍：髄膜腫，下垂体腺腫，頭蓋咽頭腫，神経鞘腫

髄内病変
- 硬膜と狭い接触面
- 病変周囲は脳実質：white matter buckling sign（－）
- 病変と脳実質の境界不明瞭
- 病変周囲くも膜下腔の狭小化
- ＊髄内腫瘍：神経膠腫，転移性腫瘍，胚芽腫，髄芽腫，血管芽腫

CT では，等〜高吸収値の拡張・蛇行した血管構造があり，造影後強く増強される．出血や静脈拡張が顕著でない限り，AVM による局所圧迫所見は乏しい．

MRI では，flow void の血管構造が密に集合した mass，あるいは蛇行した棍棒状の flow void として描出される（図 6-41 ⓐ）．MRA は非侵襲的に nidus や蛇行した流入・流出血管を描出する（図 6-41 ⓑ）．ただし，通常の脳血管造影に比べ解像力，導出静脈の描出，循環動態の把握の点で劣る．

5　静脈洞血栓症 sinus thrombosis

病理・病態

静脈洞や皮質静脈が，炎症，外傷，腫瘍，血液疾患，薬剤（経口避妊薬など）などが原因で血栓化する．

画像所見

造影 CT では，血栓化した静脈洞が増強されない（Δ サイン："empty delta sign"）．MRI では静脈洞内の flow void が消失する．急性期の血栓は T_1 強調像で等信号，T_2 強調像で低信号である．造影 MRI で増強効果を受けない．発症後 1〜2 週以降は T_1，T_2 強調像ともに高信号を示す（図 6-C13）．血管造影では，循環遅延，静脈・静脈洞の重盈欠損がある．

C　腫瘍性疾患

頭蓋内腫瘍の診断には，その解剖学的部位を正確に特定することが基本である（図 6-42）．ある腫瘍は頭蓋内の特定の部位に発生する傾向があるが，ある腫瘍は頭蓋内のどこにでも発生する．したがって，腫瘍の局在部位を同定し，腫瘍がテント上にあるかテント下にあるか，脳の内にあるか（髄内起源），脳の外にあるか（髄外起源）を決定する（表 6-2）．もうひとつ重要なのは患者の年齢である．成人脳腫瘍の大多数はテント上である．三大大脳半球腫瘍の神経膠腫，髄膜腫，

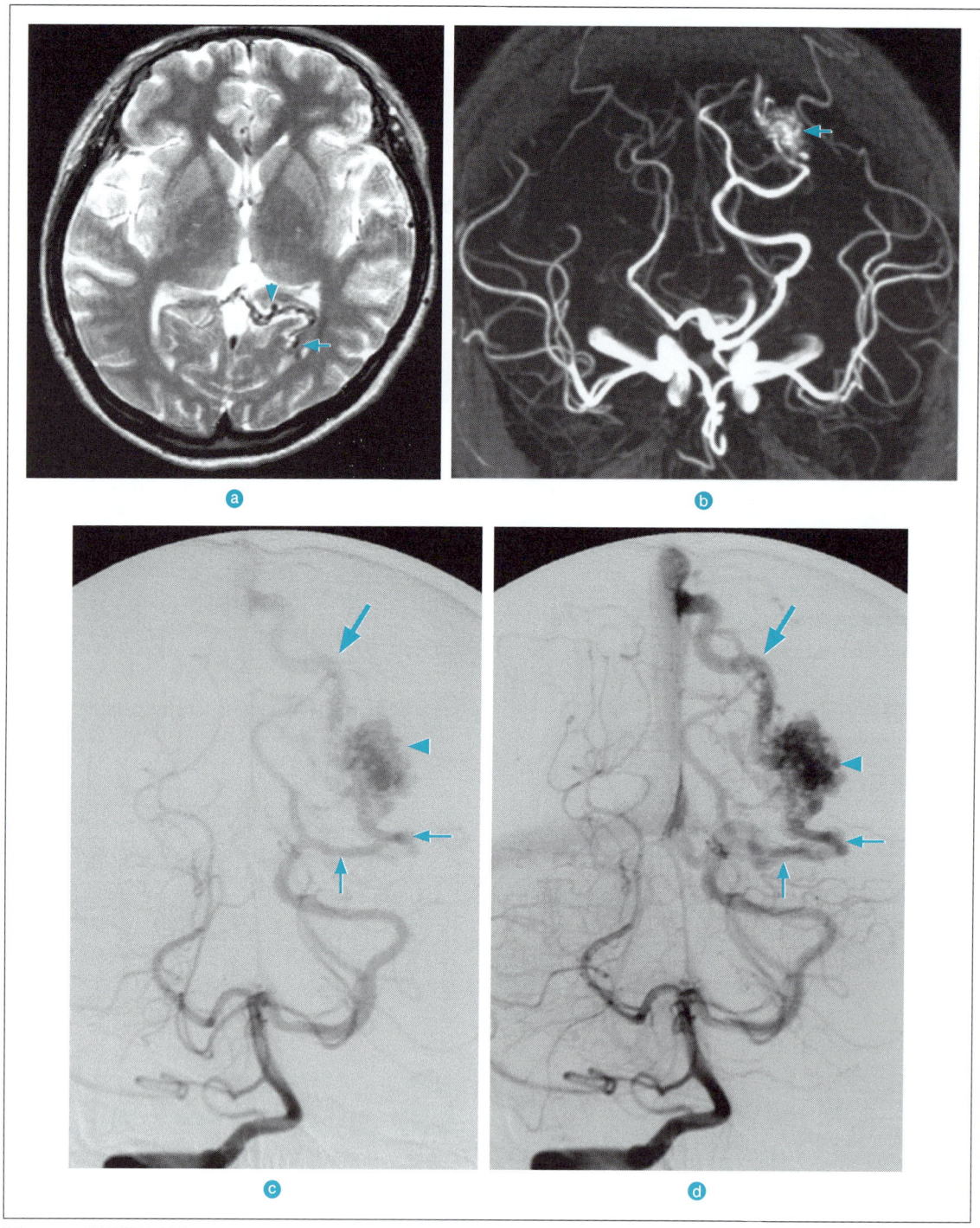

図 6-41 脳動静脈奇形

ⓐ：T₂強調像．左頭頂後頭葉内側に蛇行した無信号の血管構造（矢印）．
ⓑ：MRA．流入動脈である左後大脳動脈の頭頂後頭動脈（矢印）が拡張しその末梢に AVM の病巣（矢印）．
ⓒ．ⓓ：**右椎骨動脈造影前後像（動脈相の連続撮影）**．流入動脈（矢印），AVM 病巣（矢頭），流出静脈の後頭葉皮質静脈（大矢印）が描出される．

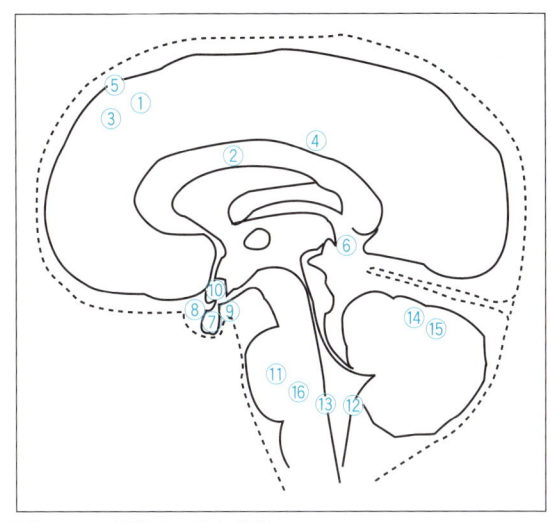

図 6-42 脳腫瘍の発生部位
①星細胞腫，②膠芽腫，③乏突起膠腫，④上衣腫，⑤髄膜腫，⑥胚芽腫，⑦下垂体腺腫，⑧髄膜腫，⑨頭蓋咽頭腫，⑩視神経膠腫，⑪脳幹部膠腫，⑫髄芽腫，⑬上衣腫，⑭星細胞腫，⑮血管芽腫，⑯聴神経鞘腫（①-⑤は大脳半球のいずれの部にも起こる）．

転移性腫瘍は成人に多い腫瘍である．小児脳腫瘍は正中部とテント下に起こる．小脳星細胞腫，第4脳室髄芽腫，脳幹部星細胞腫はテント下の小児三大腫瘍である．鞍上部の頭蓋咽頭腫，視神経・視床下部膠腫，胚芽腫，松果体部腫瘍（胚芽細胞腫が多い）などのテント上正中部腫瘍は小児に多い．

原発性・転移性脳腫瘍の診断は，CT，MRIにより行われる．CT 上，脳腫瘍は高・等・低吸収値のいずれをも示すが，比較的等吸収値であることが多い．脳腫瘍の多くは，T_1強調像で低信号，T_2強調像で高信号を示すので，それのみでは特異的といえない．そのため，脳腫瘍を疑った場合は，CT，MRIで造影剤の投与が必要である．血管造影が診断目的で行われることは，めったになくなった．画像所見は，①腫瘤性病変，②腫瘤の増強像，③腫瘍周囲の浮腫（図6-29），④局所 mass effect（脳室・脳溝の圧迫）であり，脳室系に近いと⑤水頭症を示す．ただし，これらの出現は腫瘍組織，発生部位にて異なる．

1 テント上半球腫瘍

三大腫瘍がテント上に発生する．神経膠腫 glioma，髄膜腫 meningioma，転移性腫瘍 metastatic tumor である．神経膠腫が最も多く，全頭蓋内腫瘍の40～45％を占める．

a．神経膠腫 glioma
病理・病態
神経膠腫で多いのは，星細胞腫 astrocytoma，乏突起膠腫 oligodendroglioma，上衣腫 ependymoma の三腫瘍である．星細胞腫は数種類の異なった組織型がある．大多数は膠芽腫 glioblastoma，退形成性星細胞腫 anaplastic astrocytoma（malignant astrocytoma），星細胞腫 low grade astrocytoma（benign astrocytoma）である．

膠芽腫は，極めて悪性度の高い腫瘍である．テント上腫瘍では星細胞腫と並び最も多い（全脳腫瘍の10～20％）．45～65歳に好発する．

乏突起膠腫はもっぱら大脳半球に発生し，前頭葉に好発する．発生年齢のピークは30～40歳である．

上衣腫は脳室辺縁や脳実質の遺残上衣細胞塊から発生する．頭蓋内の上衣腫は小児に多く，2/3がテント下に発生する．

膠芽腫
画像所見

CT では，①周囲の脳よりやや高吸収で，内部に低吸収域（壊死），②不均一に強く増強され，辺縁不整なリング状増強，③浮腫を示す周囲の白質低吸収域，を示す（図6-C14）．MRIではより的確に腫瘍浸潤の態様を明らかにする．腫瘍は T_1 強調像で低信号，T_2 強調像で高信号を示す．造影 MRI では，BBB を欠く腫瘍血管新生を反映して不均一に強く増強される（図6-43）．血管造影所見は，腫瘍は多血管性 hypervascular で，濃染し，血管径が不整な血管新生があり，早期に拡張した静脈が出現する（図6-C14）．

星細胞腫
画像所見

CT では周囲の脳実質に対して低ないし等吸収で，局所圧迫所見を伴う．良性の星細胞腫は局所圧迫所見が軽微で，小さな腫瘍は CT で検出困難な例がある．増強程度は悪性度により様々である．良性の星細胞腫では増強されない例がある．一方で悪性のものは膠芽腫と同様の増強像を示す．MRI で，星細胞腫では境界明瞭な嚢胞性腫瘍，白質に沿った浸潤性腫瘍など，多様である（図6-44）．後者の場合，T_2強調像やFLAIR像で白質の信号が上昇し，灰白質の信号に近づく．灰白質に浸潤した場合は信号変化が明確ではなく，皮質脳回や深部灰白質の増大する所見に留まる．一般に良性星細胞腫では，境界明瞭で腫大効果が少ない．造影 MRI での増強像は軽度か欠如することが多い．退形成性星細胞腫では，膠芽腫と類似した強い増強像を示す（図6-45）．

乏突起膠腫
画像所見

CT 所見は，腫瘍内の石灰化が高頻度にみられる（90％以上）（図6-C15）．腫瘍の緩徐な発育を反映している．造影剤投与後の増強程度は通常軽度である．

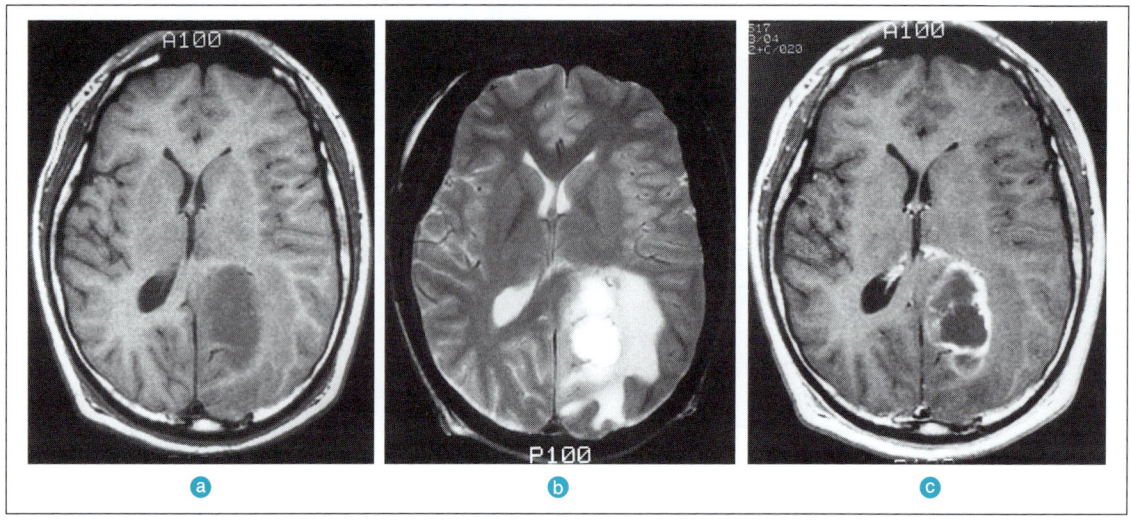

図6-43 膠芽腫
ⓐ：T₁強調像，ⓑ：T₂強調像，ⓒ：造影後T₁強調像．左後頭葉にT₁低，T₂高信号の腫瘤性病変があり，造影後辺縁が不均一，かつ強く輪状に増強される．その周辺にはT₂高信号域が広がり浮腫と腫瘍浸潤を示す．

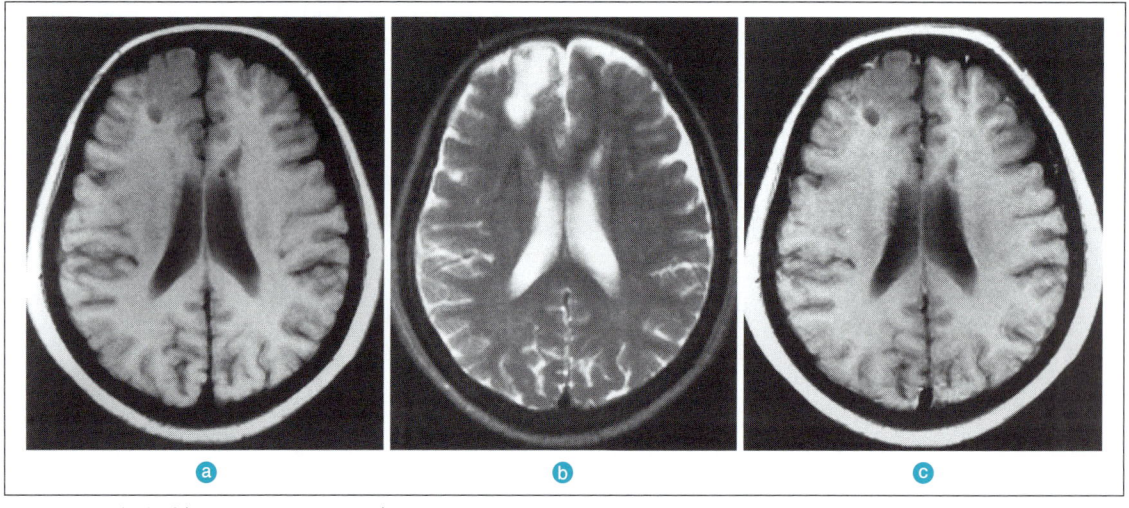

図6-44 星細胞腫（grade Ⅱ astrocytoma）
ⓐ：T₁強調像，ⓑ：T₂強調像，ⓒ：造影後T₁強調像．右前頭葉にT₁低信号，T₂高信号の腫瘤性病変．わずかに近傍脳回の腫大と脳溝の狭小化がある．異常増強像はない．

MRIのT₁強調像で等〜低信号，T₂強調像で灰白質と同程度の信号を示す．しばしば小嚢胞や出血を伴う．石灰化や出血に伴って沈着する鉄分により，低信号域が混在する．周囲の浮腫はないか軽度である．約半数は造影剤による増強効果を認める．

上衣腫
画像所見
CTで，腫瘍は周囲の脳に対して等ないしやや高吸収値を示す．腫瘍内には小さな石灰化や嚢腫をしばしば伴う．造影後，増強されるがその程度は様々である．MRIでは不均一な信号を示す．新旧の出血，嚢胞，石灰化を伴いやすい組織を反映している．細胞密度の高いものでは，T₂強調像で低信号を示す．造影剤による増強効果をほぼ全例に認め，不均一に増強される．

b．髄膜腫 meningioma
病理・病態
非グリア細胞腫瘍では最も多く，原発性脳腫瘍の15〜20％を占める．髄外腫瘍の代表格で，大抵の髄膜腫は硬膜側に広い底辺を持つ．傍矢状部，丘隆部が好

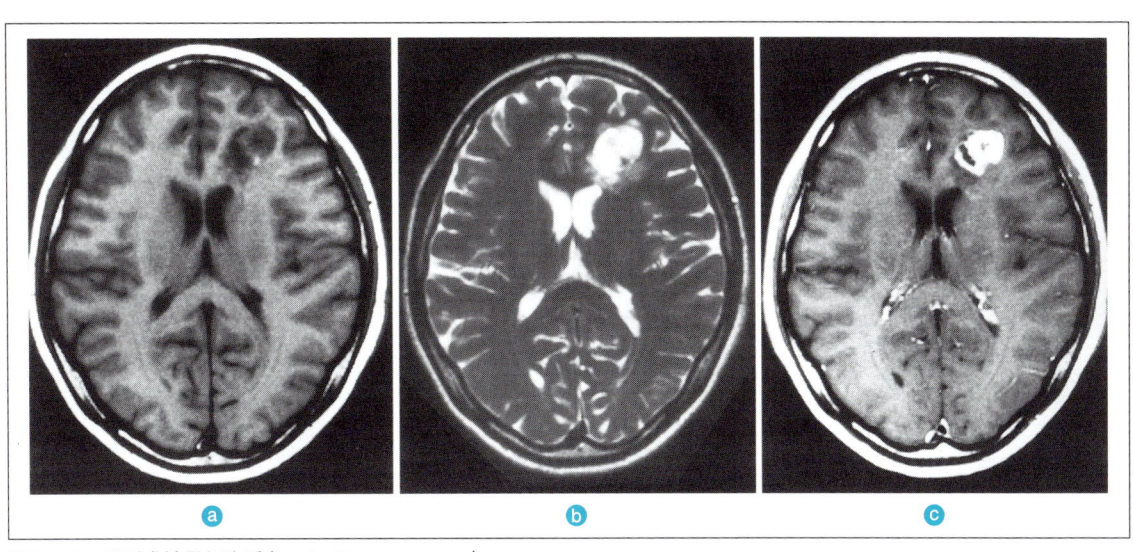

図6-45　退形成性星細胞腫(grade Ⅲ astrocytoma)
ⓐ：T₁強調像，ⓑ：T₂強調像，ⓒ：造影後T₁強調像．左前頭葉にT₁低，T₂高信号の腫瘍性病変があり，造影後不均一に，かつ強く増強される．周囲にはT₂高信号の浮腫があり，側脳室前角が圧迫されている．

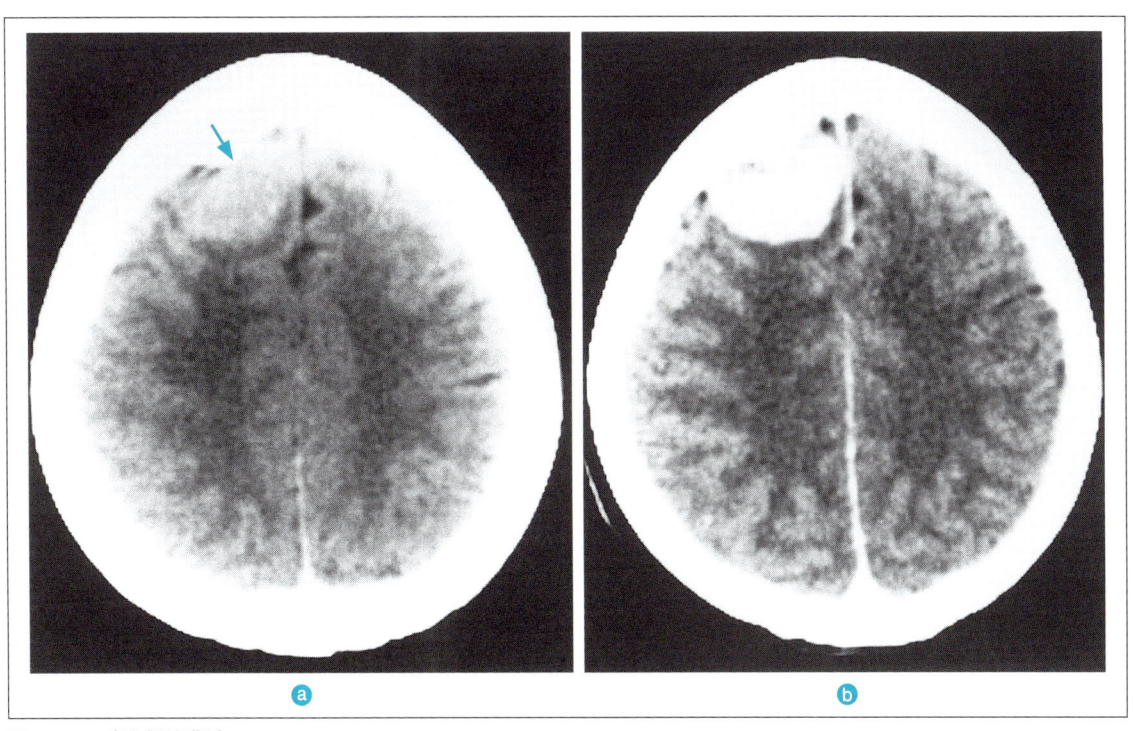

図6-46　円蓋部髄膜腫
ⓐ：**単純CT**．右前頭葉に脳皮質よりやや高吸収値の腫瘍．近傍に骨肥厚(矢印)．
ⓑ：**造影CT**．腫瘍は強くかつ均一に増強される．

発部位である．大脳鎌，蝶形骨翼，嗅窩，傍鞍部，後頭蓋窩(小脳橋角部，テント切痕，斜台)にも発生する．
画像所見
　CTでは，境界明瞭な腫瘍で，硬膜側に広い底辺を置く．脳実質と等吸収かやや高吸収で，石灰化は20〜25％にみられる．腫瘍付着部の頭蓋骨には，反応性の骨増殖を認めることが多い(図6-46)．周辺の浮腫はしばしばみられ，その程度は腫瘍進展部位により

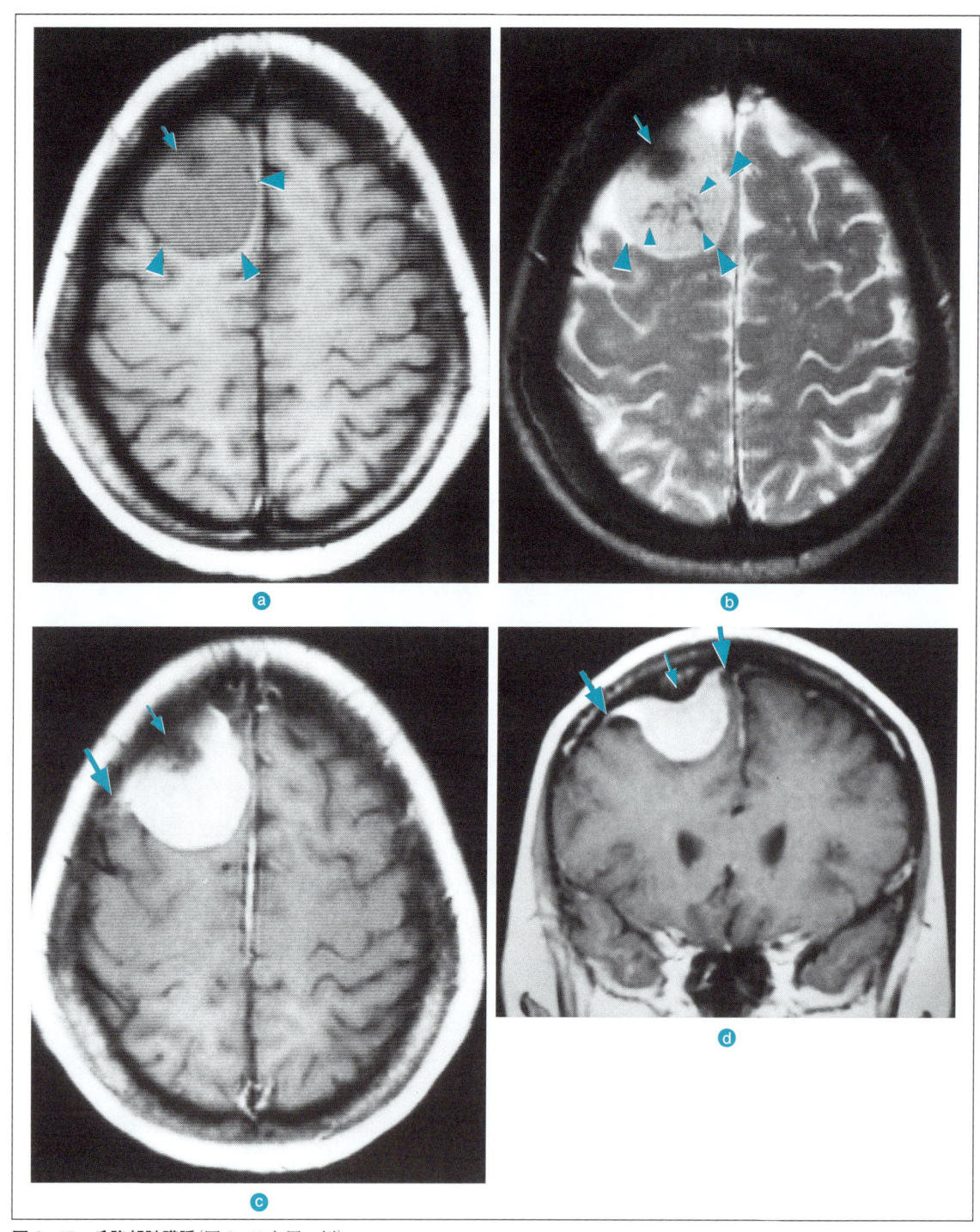

図 6-47 丘隆部髄膜腫(図 6-46 と同一例).

ⓐ：T$_1$ 強調像，ⓑ：T$_2$ 強調像，ⓒ：造影後 T$_1$ 強調像，ⓓ：造影後冠状断像．右前頭葉に T$_1$ 低，T$_2$ 高信号の腫瘤性病変．脳は腫瘍にて内後方に圧排されている（大矢頭）．造影後ほぼ均一に増強され，その辺縁が裾野を引くように伸びる（"dural tail sign"：大矢印）．腫瘍付着部は頭蓋骨肥厚のために低信号（矢印）．T$_2$ 強調像における腫瘍内の線状低信号は拡張した栄養動脈の signal void である（小矢頭）．

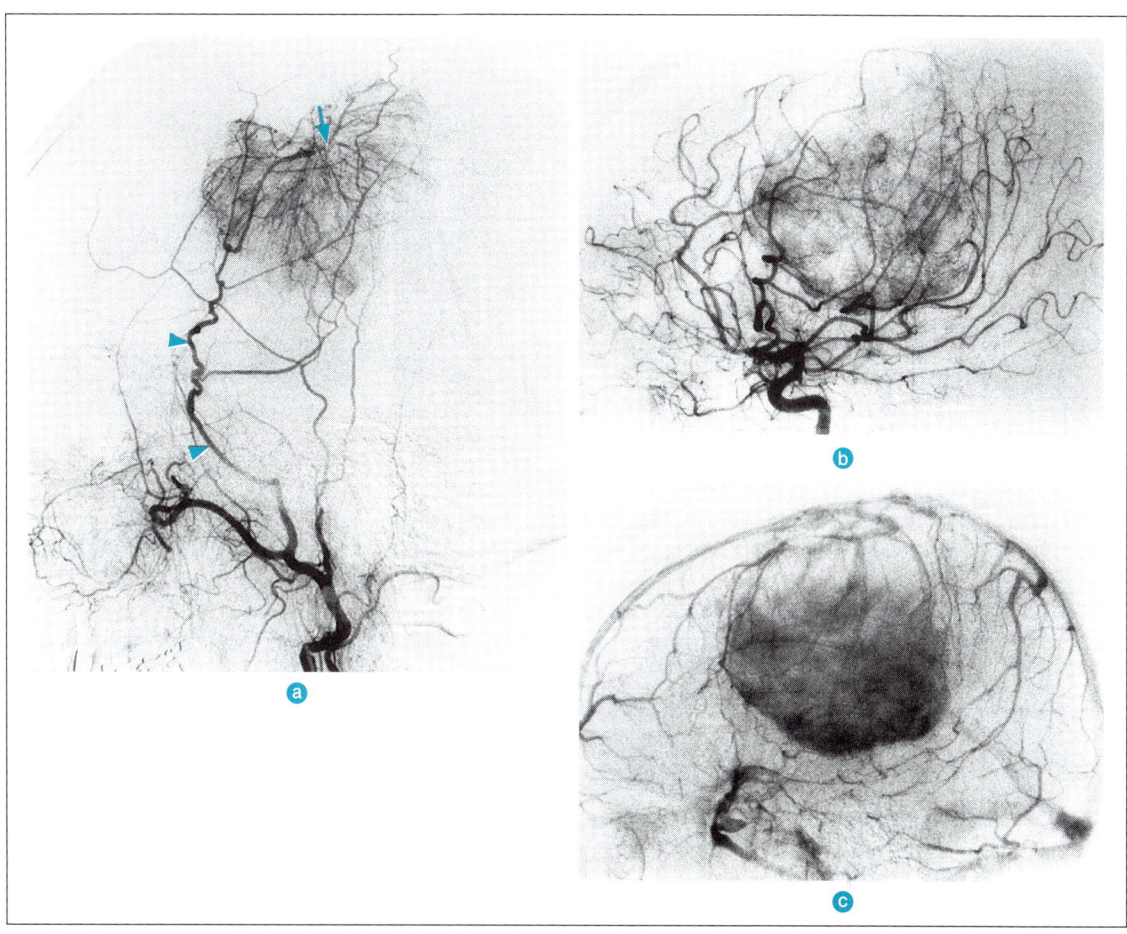

図6-48 丘隆部髄膜腫
ⓐ：**外頸動脈造影側面像**．拡張した中硬膜動脈（矢頭）の末梢（矢印）から腫瘍血管が増生（"sunburst appearance"）．
ⓑ，ⓒ：**内頸動脈造影側面像動脈相および静脈相**．中大脳動脈皮質動脈から腫瘍血管が増生．濃染像は静脈相で濃く，均一で，辺縁が明瞭となる．

様々である．造影後，均一に強く増強される．MRIでは，髄外腫瘍の特徴がよく表される（**表6-2**）．すなわち，腫瘍周囲の灰白質・白質が脳実質側に圧迫され偏位する（"white matter buckling sign"）．腫瘍周囲の脳脊髄液腔の間隙と脳表の血管が腫瘍と脳を分かつ．大抵の髄膜腫はT$_1$強調像で灰白質と等ないしやや低信号，T$_2$強調像やFLAIR像では等ないし高信号と様々である．造影MRIでは均一な強い増強像を示す．増強された腫瘍の辺縁は裾野を引くように硬膜に沿って増強される（"dural tail sign"）（**図6-47**）．血管造影では，多血性で，境界明瞭な濃染像を示し，硬膜動脈に栄養される．傍矢状部や丘隆部の髄膜腫では，拡張した中硬膜動脈の多数の枝が放射状に栄養供給する．その様は，"雲間からこぼれる陽の光"（"sunburst appearance"）と表現される．大きな腫瘍では，硬膜枝のみならず脳動脈の軟膜枝からも二重に栄養を受ける（**図6-48**）．

c．転移性腫瘍 metastatic tumor

病理・病態

転移病変は頭蓋骨，髄膜，くも膜下腔，脳のいずれの部位にも起こる．脳では，灰白質・白質の結合部が最も転移しやすい部である．

癌性髄膜炎はくも膜下腔に転移病変の主座がある．

画像所見

CTでは，大抵の転移腫瘍は脳実質に対して等吸収である．造影後強く増強され，充実性またはリング状のパターンを示す．転移腫瘍は，小さいにもかかわらず，中心壊死や顕著な浮腫を伴う傾向がある．MRIで，出血を伴わない大抵の転移巣は，T$_1$強調画像で脳実質に対してやや低信号，T$_2$強調像やFLAIR像では高信号である．ただし，様々な信号強度を取りうる（**図6-49**）．造影後，リング状あるいは結節状に増強

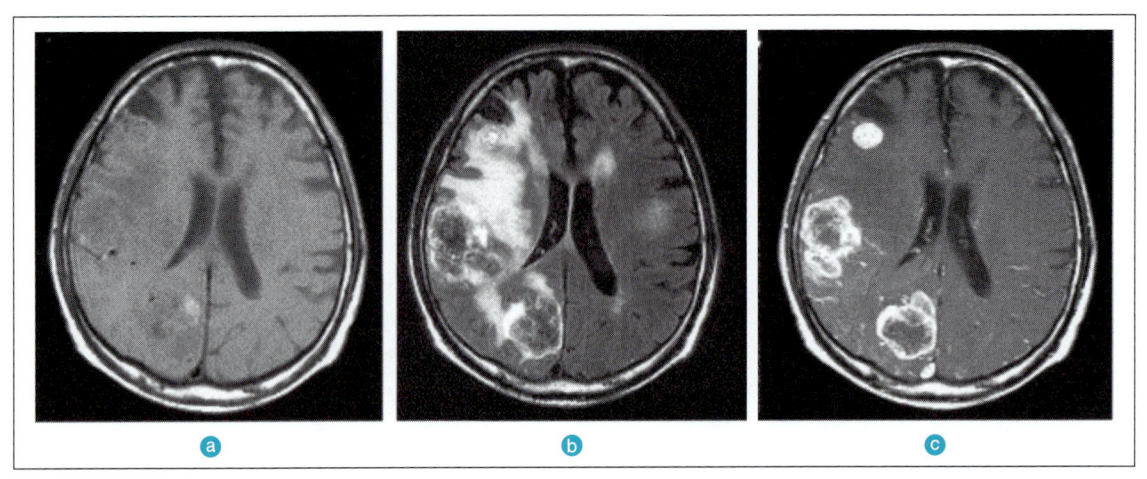

図 6-49　転移性腫瘍
ⓐ：T₁強調像．右大脳半球に濃淡ある広範な低信号域．後頭葉内側の高信号は出血の可能性．ⓑ：FLAIR．右大脳半球に低・高信号の混在した腫瘤性病変．周囲の白質は広範な高信号を示している（浮腫）．左半球にも高信号域がある．ⓒ：造影後 T₁ 強調像．輪状ないし結節状に増強される多数の腫瘤性病変がある．

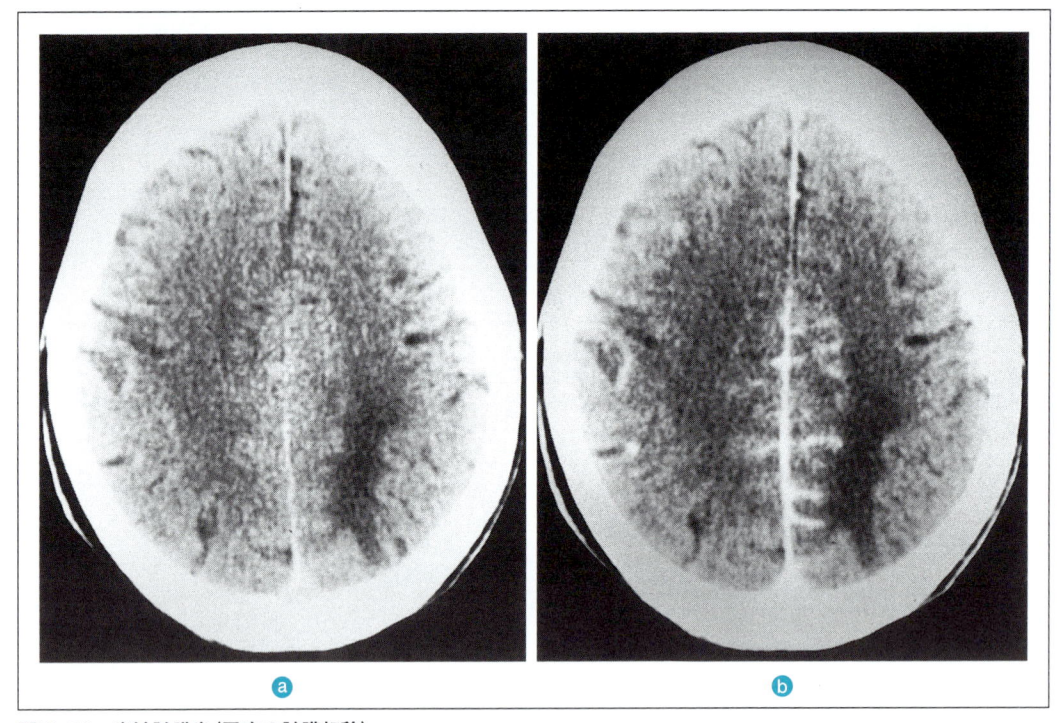

図 6-50　癌性髄膜炎（胃癌の髄膜転移）
ⓐ：単純 CT．頭頂葉皮質下白質に低吸収域．
ⓑ：造影 CT．脳溝，脳回に沿って線状増強像．

され，サイズにより両者のパターンが混在する．腫瘍周辺の浮腫が強い（図 6-49）．

癌性髄膜炎は，造影 CT や造影 MRI で脳表・脳溝に増強効果がみられる（図 6-50）．化膿性髄膜炎（後述）と類似する．臨床症状や脳脊髄液所見が鑑別の参考になる．

2　松果体部腫瘍 pineal region tumor

病理・病態

松果体部腫瘍は 30 歳以下，通常は 20 歳以下で発症する．胚細胞腫瘍 germ-cell tumor が大多数を占め，胚腫 germinoma，奇形腫 teratoma，その他を含む．

胚腫は最も多く，圧倒的に男性である．

画像所見

CTで，胚腫は周囲の脳実質に対して高吸収である．細胞成分 cellularity が多いことを示している．造影後は強く均一に増強される．MRIでは，T_1, T_2強調像ともに灰白質とほぼ等信号であるが様々な信号を含み，造影後ほぼ均一に増強される（図6-C16）．上衣下浸潤や髄液播種を来しやすい．鞍上部と松果体部に腫瘍の同時発生する場合がある．放射線感受性が高い．

3 トルコ鞍部腫瘍 sellar tumor

鞍上部腫瘍の中で，成人で多いのは下垂体腺腫と髄膜腫であり，小児では頭蓋咽頭腫と視神経・視床下部膠腫，胚芽腫である．

a．下垂体腺腫 pituitary adenoma

病理・病態

下垂体腺腫はホルモン産生腫瘍 functioning pituitary adenoma とホルモン非産生腫瘍 non-functioning pituitary adenoma に大別される．腫瘍サイズによっては，微小腺腫 microadenoma（直径1cm以下）と大腺腫 macroadenoma（直径1cm以上）と表現される．大腺腫は，トルコ鞍内で増大し鞍上部へ進展し視交叉を圧迫する．ホルモン産生腫瘍は微小腺腫か，または大腺腫である．

画像所見

微小腺腫は造影CTでは，増強される正常下垂体内の低吸収域として描出される．その他の所見として，①下垂体高の増大（正常は1cm以下），②下垂体上縁が上方凸（正常は上方凹か平坦），③トルコ鞍底の傾斜（低吸収域と一致した部の圧痕），④下垂体柄の対側への偏位（低吸収域と対側），がある．MRIでは，これらの解剖学的変化がより明瞭に観察される（図6-51）．造影後のT_1強調像では，増強される正常下垂体内の低信号域として描出される．ただし微小腺腫は，ダイナミックスキャンを行わなければ，描出できない例がしばしばある（小さな腺腫では，画像で描出されない例がある）．

大腺腫は鞍上部進展し，典型的な場合はトルコ鞍隔膜でくびれを生じ雪だるま様の形態を示す．CTでは，周囲脳に対して等ないしやや高吸収である．造影剤投与後，典型的には，腺腫は均一に強く増強される．サイズが大きくなると，増強されない囊胞または壊死を含み，リング状の増強像を示す（図6-52）．MRIでは，典型的な大腺腫はT_1, T_2強調像ともに，周囲の灰白質と等信号強度である．腫瘍内は混在した信号強度を示すことが普通で，囊胞，壊死あるいは出血を反映している．造影T_1強調像では，強い増強像を示すが，

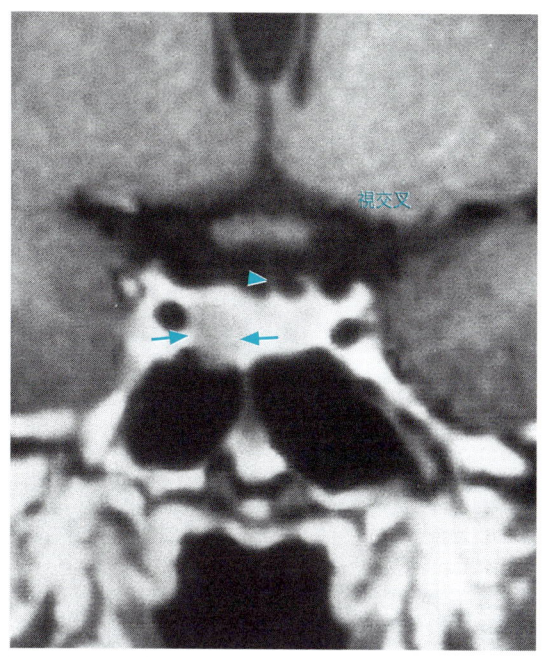

図6-51 下垂体微小腺腫．造影後 T_1 強調冠状断像
下垂体内右側にやや信号の低い腫瘍（矢印）がある．下垂体のサイズは右側で高く，鞍底右側の陥凹がある．下垂体柄は左側へ偏位している（矢頭）．

不均一なことが多い．

b．髄膜腫 meningioma

病理・病態

鞍結節，蝶形骨平面，トルコ鞍隔膜，蝶形骨翼などから起こる．

画像所見

CT, MRIともに，造影剤投与後強く均一に増強される．トルコ鞍内は概ね正常であり，腫瘍は正常下垂体と識別される．腫瘍は硬膜に接し，頭蓋底側に広い底辺を持ち小丘状の形態を示す（図6-53）．腫瘍が蝶形骨平面から発生すると，蝶形骨平面は肥厚し蝶形骨洞は拡張する（"pneumosinus dilatance" あるいは "blistering" という）．

c．頭蓋咽頭腫 craniopharyngioma

病理・病態

Rathke窩の遺残から発生すると考えられる先天腫瘍である．たいていの頭蓋咽頭腫は完全にあるいは大部分は鞍上部に位置する．典型例は囊胞，実質成分，石灰化の三要素を特徴とする．

画像所見

CTでは，腫瘍は辺縁凹凸のある境界明瞭な囊胞性腫瘍で実質部分を有する．結節状または辺縁の石灰化が，小児ではほぼ全例，成人では約半数にみられる．囊胞内容の吸収値は通常脳脊髄液よりも高い．MRI

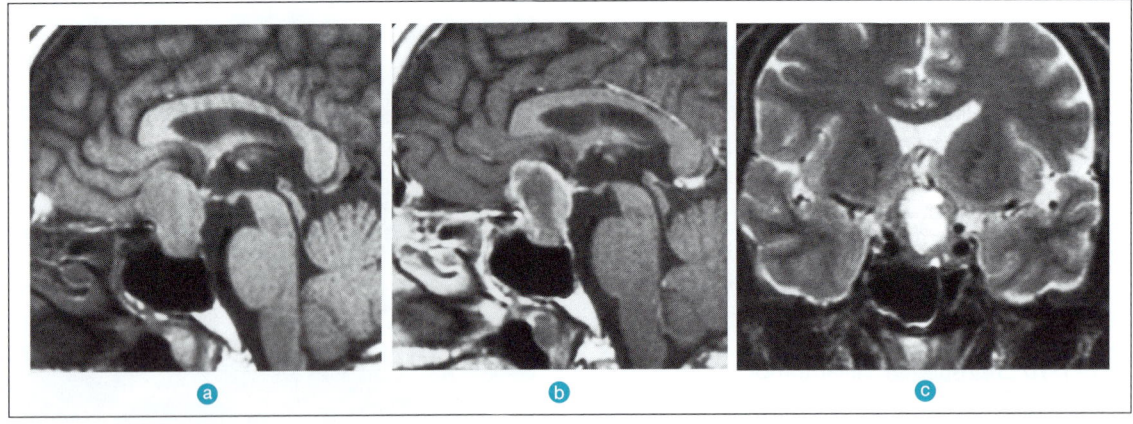

図6-52　下垂体大腺腫
ⓐ：T₁強調像．拡大したトルコ鞍内から鞍上部に進展する等信号の腫瘍性病変．
ⓑ：造影後T₁強調像．腫瘍は輪状に増強される．
ⓒ：T₂強調冠状断像．腫瘍の辺縁部は脳皮質と等信号だが，内部は強い高信号で囊腫性変化を示す．

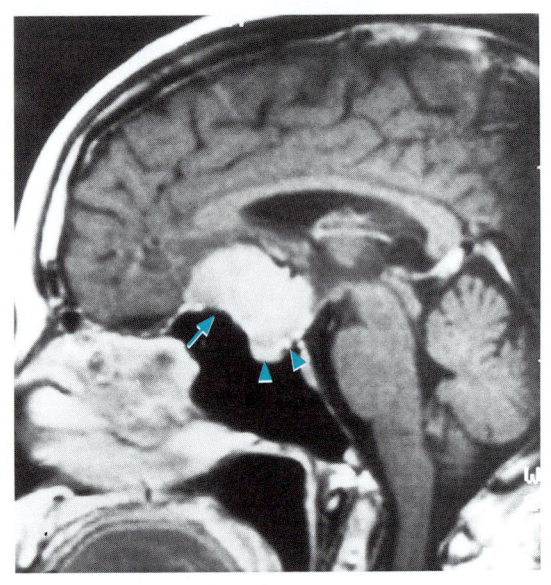

図6-53　蝶形骨平面髄膜腫
造影後T₁強調矢状断像．蝶形骨平面から鞍結節にかけて広い底辺を有し，均一な増強像を示す腫瘍性病変．正常下垂体および後方に圧迫された下垂体柄（矢頭）が観察される．蝶形骨の膨隆がある（矢印）．

で，腫瘍囊胞は概ねT₁強調像で低信号，T₂強調像で高信号であるが，蛋白濃度が増すとT₁強調像で高信号となる（図6-54）．実質成分は不均一に強く増強される．石灰化はT₂低信号であるが，確診にはCTが必要である（図6-54 ⓔ）．

d．視神経・視床下部膠腫
optic glioma and hypothalamic glioma
病理・病態

視神経または視床下部から起こり，緩徐に発育する良性の星細胞腫である（組織的に毛様細胞性星細胞腫 pilocytic astrocytoma；grade I astrocytoma）．
画像所見

CTでは，等ないし低吸収で，造影後増強される．MRIのT₁強調像で低信号，T₂強調像では強い高信号である．不均一に強く増強される．視神経や視交叉が腫大するので，トルコ鞍腹側の視交叉溝に陥凹を生ずる．視神経や視索に沿って進展する（図6-55）．

4　後頭蓋窩腫瘍 posterior fossa tumor

❶ 脳幹膠腫 brain stem glioma
病理・病態

脳幹膠腫の多くは星細胞腫 fibrillary astrocytoma であり，ほとんどが小児に発生する．脳幹部のどこにも起こるが，橋に好発する（pontine glioma）．腫瘍の存在する脳幹部が変形し腫大する．
画像所見

橋腹側が前方に膨隆し，第4脳室底が後方に圧排される．CT，MRI所見はテント上の星細胞腫とほぼ同様である．

❷ 小脳腫瘍 cerebellar tumor

a．星細胞腫 astrocytoma
病理・病態

小脳半球の星細胞腫は通常，毛様細胞性星細胞（grade I）で5〜10歳の小児に発生する．境界明瞭で囊胞を伴う．囊胞内容は脳脊髄液と同様である．
画像所見

CTで，実質部は等，囊腫部は低吸収を示す．石灰化を伴うことがある．浮腫はないかごく軽度である．

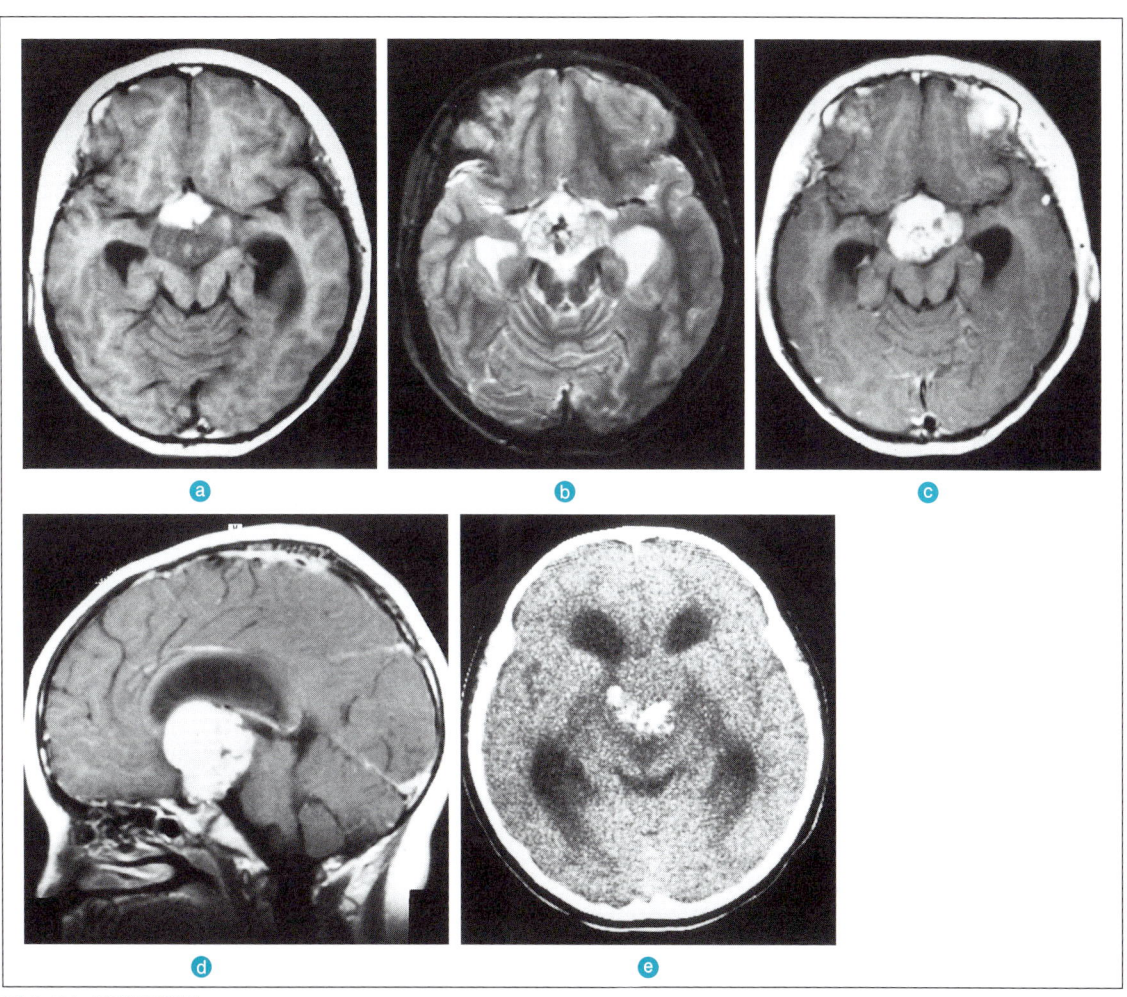

図 6-54 頭蓋咽頭腫
ⓐ：T₁強調像，ⓑ：T₂強調像，ⓒ：造影 MRI，ⓓ：造影後 T₁強調矢状断像．鞍上部に多彩な信号を呈する腫瘤性病変．腹側には T₁，T₂ともに高信号の囊腫がある．背側は不均一に増強される実質成分である．増強されない部は様々な信号の囊腫や石灰化を示す．矢状断像でトルコ鞍の拡張はなく，鞍底に腫瘍を認めず，腫瘍は鞍上部起源である．ⓔ：CT．鞍上部に石灰化を認め，脳実質と等吸収値の囊腫がある．第 3 脳室は同定されず，Monro 孔閉塞により側脳室は拡大（非交通性水頭症）．

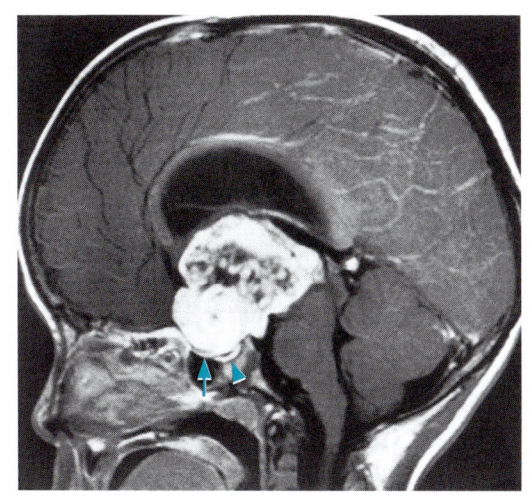

図 6-55 視神経膠腫
造影後 T₁強調矢状断像．鞍上部に不均一に増強される腫瘤がある．視交叉溝（矢印）を腫瘍が侵食している．トルコ鞍底に正常下垂体がある（矢頭）．

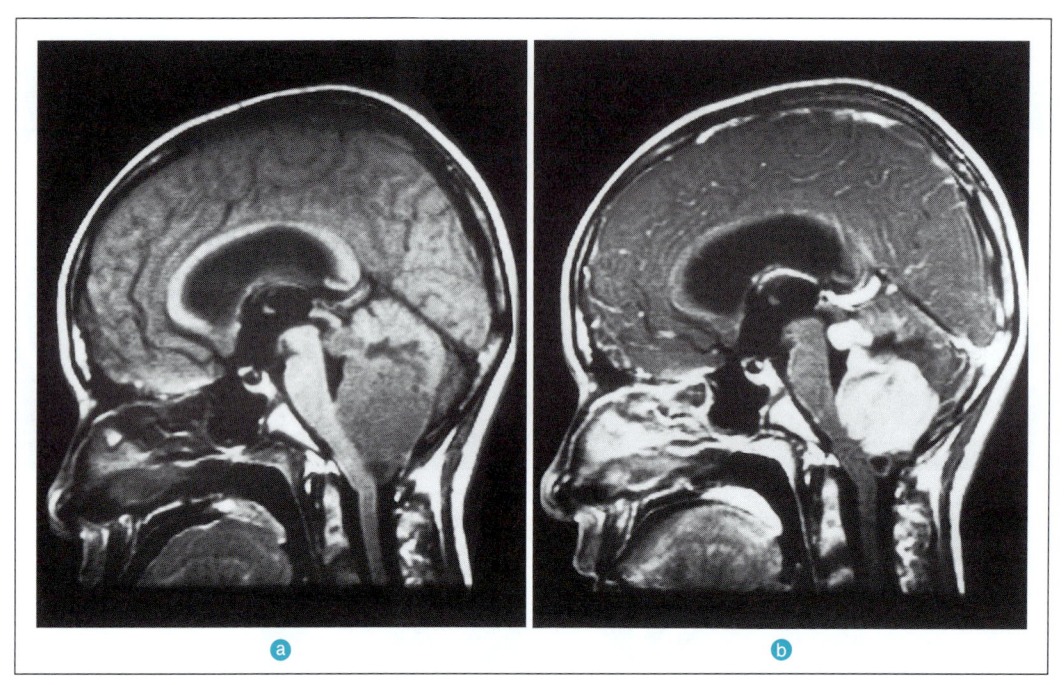

図 6-56　髄芽腫
ⓐ：T₁強調矢状断像．小脳虫部に低信号の腫瘤があり，第4脳室および上虫部に進展．
ⓑ：造影後T₁強調矢状断像．腫瘍は強く，不均一に増強される．腫瘍の下端に増強されない囊腫，腫瘍周囲に低吸収域の浮腫を伴う．中脳水道より頭側の脳室が拡大(閉塞性水頭症)．

MRIでは，実質部はT₁強調像で低〜等信号，T₂強調像で等〜高信号，嚢腫部はT₁強調像で低信号，T₂強調像で強く高信号である．実質部は，造影剤投与後増強される．実質部は囊胞の壁在結節として存在することが多い．

b．髄芽腫 medulloblastoma

病理・病態

悪性で，通常5〜10歳の小児，特に男児に起こる．小脳虫部に発生し，第4脳室を埋める(図6-56)．そのため，閉塞性水頭症を生ずる．約50％が髄液播種を来す．放射線感受性の高い腫瘍である．

画像所見

CTでは，均一な高吸収であることが多く，細胞成分の高さを反映している．小嚢胞や小石灰化をしばしば認める．浮腫を伴うことが多い．造影後，ほぼ均一に増強される．MRIでは，大抵の髄芽腫はT₁強調像で灰白質に対し不均一な低信号を示す．T₂強調像では等から高信号を示す．造影後の増強効果は様々である．通常強く増強されるが，不均一である．髄芽腫はCTとMRIで増強パターンが異なる．

c．上衣腫 ependymoma

病理・病態

大脳半球よりも後頭蓋窩，かつ10〜15歳の小児に発生する頻度が高い．第4脳室の床から起こる．水頭症を来し，髄液播種が多い．

画像所見

画像所見は，上述したテント上のものと同様である．辺縁は不明瞭で，嚢胞を伴う．石灰化を伴う例もある．

d．血管芽腫 hemangioblastoma

病理・病態

成人の小脳に発生する代表的な腫瘍で良性である．血管芽腫はしばしばvon Hippel-Lindau病に合併する．その場合は多発性であることが多い．腫瘍は囊胞を伴い，血管に富む．

画像所見

CTでは嚢胞を伴う低吸収のmassで，造影後実質部分(嚢胞壁在結節)が均一に強く増強される．壁在結節は軟膜面(脳表)に近いことが多い．MRIでは嚢胞部分はT₁強調像で低信号，T₂強調像では高信号である．壁在結節は様々な信号強度を呈するが，T₁強調像で等信号，T₂強調像では高信号のことが多い．造影剤投与後，強く増強される(図6-57)．拡張した血管構造を反映してflow voidが認められることが多い(特にT₂強調像)．血管芽腫は囊胞成分が小さく実質性，あるいはリング様の増強像を示す例がある．

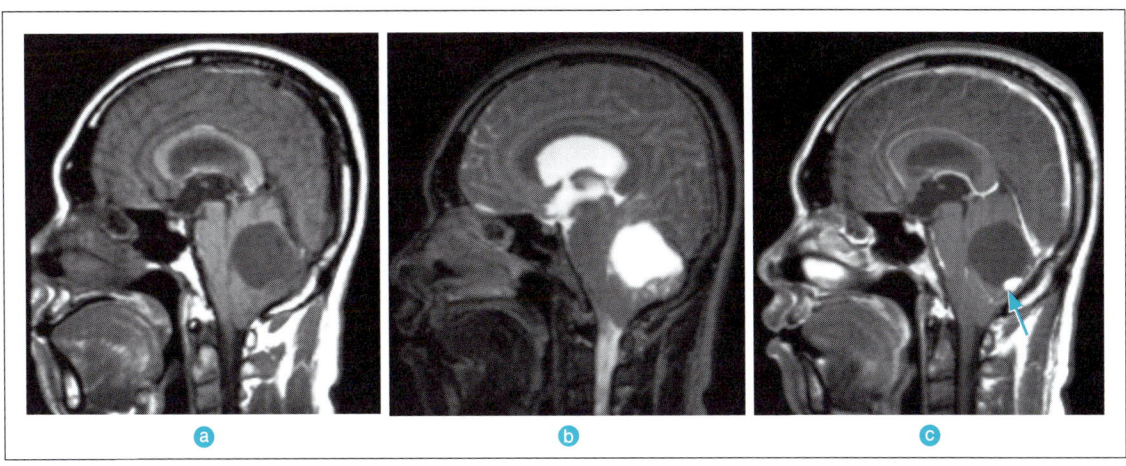

図 6-57 血管芽腫
ⓐ：T₁強調像，ⓑ：T₂強調矢状断像．小脳は腫大し第4脳室を圧排．小脳虫部にT₁低信号，T₂高信号の囊腫性腫瘤．
ⓒ：造影T₁強調矢状断像．囊腫の後下方に増強される結節（矢印）．後頭蓋窩は緊満し，小脳扁桃が大孔下に下垂している（小脳扁桃ヘルニア）．

③ 小脳橋角部腫瘍
cerebellopontine angle tumor

病理・病態
小脳橋角槽に増殖する．成人に起こり小児ではまれである．聴神経鞘腫が多い．表6-2に示した髄外腫瘍の特徴を示す．

画像所見
CT所見は腫瘍サイズにもよるが，大きなものでは脳幹部と比べ等ないし低吸収で，髄外腫瘍の特徴を示す．特徴的なのは内耳道の拡大である．特に画像を骨条件 bone window で表示すると明瞭である．造影CTで，腫瘍は強く増強される．増強パターンは小さな腫瘍では均一，大きなものでは不均一である．MRIでは，①脳幹部の捻転，②第4脳室と小脳の偏位，③腫瘍近傍の小脳橋角槽の拡張，など髄外腫瘍の特徴がみられる．T₁強調像で灰白質に対し低信号，T₂強調像では高信号である．造影MRIで強く増強される．ある程度のサイズになると囊腫を伴うので，不均一な増強像となる（図6-58）．腫瘍は内耳道を拡張し，そこから小脳橋角槽に顔を出す．髄膜腫，類上皮腫，くも膜囊胞が，この部位の鑑別すべき腫瘍である．髄膜腫は硬膜側の側頭骨錐体縁に広い底辺を有し，造影後均一に増強される．"dural tail sign" がみられる．類上皮腫，くも膜囊胞は増強されない．

5 頭蓋骨腫瘍 skull tumor

頭蓋骨に起こる良性腫瘍は海綿状血管腫（図6-C17），類皮腫，骨腫などで，前二者は骨透亮像，後者は骨硬化像を示す．悪性腫瘍は転移性腫瘍（図6-C18），多発性骨髄腫である．多くは透亮像を示すが，前者には骨硬化像を示すものがある．

頭蓋骨腫瘍に類似した疾患として，ランゲルハンス細胞組織球症（histiocytosis-X），線維性骨異形成症 fibrous dysplasia（図6-C19）がある．前者は骨透亮像を示す．後者は透亮型，硬化型，混合型がある．硬化型の場合，髄膜腫，骨腫，良性骨芽腫などに似るが，本疾患では骨の解剖形態を保ちながら（例えば，蝶形骨や前頭骨の解剖形態）肥厚する．

D 感染性疾患

頭蓋内感染症には，髄膜炎，膿瘍，脳炎がある．原因としては細菌性，ウイルス性，真菌性，寄生虫などに分類される．臨床所見から感染症が疑われた場合，画像診断の役割は病巣の局在・進展，合併症を診断することである．感染症の疑われる患者は，小児が多く，成人でも重症であることが多いので，簡便に検査できるCTをまず施行する．髄膜疾患は，単純CTで所見が乏しいことが多いので造影CTを併用する．脳実質の病巣検出にはMRIが優れており，可能な限りMRIを施行する．

1 髄膜炎 meningitis

髄膜炎は頭蓋内で最も多い感染症である．急性化膿性髄膜炎，ウイルス性髄膜炎，肉芽腫性髄膜炎の3つの範疇に分ける．

a. 急性化膿性髄膜炎 acute purulent meningitis
病理・病態
細菌がくも膜下腔に入り軟膜に炎症を来したもので

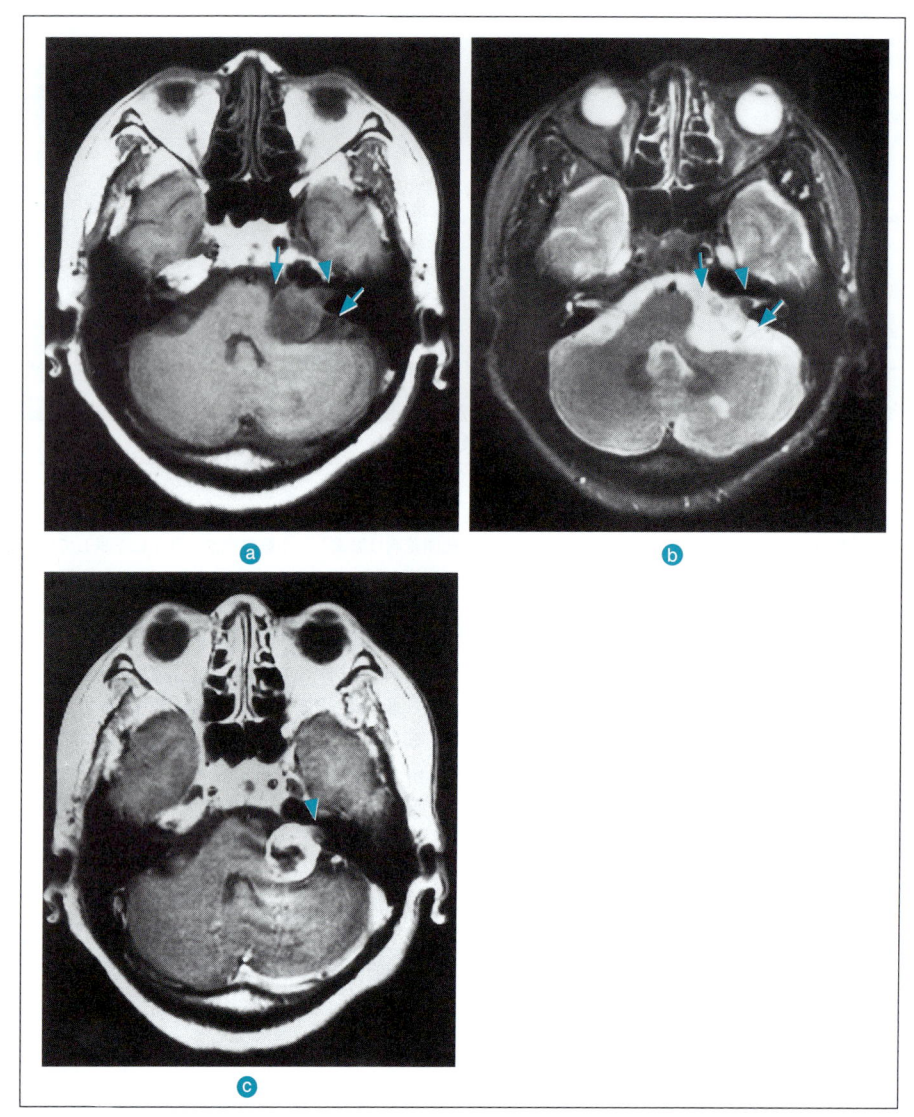

図 6-58 聴神経鞘腫
ⓐ：T₁強調像，ⓑ：T₂強調像，ⓒ：造影後 T₁強調像．
左小脳橋角槽内に T₁低，T₂高信号の腫瘤があり，造影後不均一に増強される．腫瘍は内耳道に進展し（矢頭），橋および左小脳半球を圧排．腫瘍の前・後方の小脳橋角槽は拡張している（矢印）．

ある．感染経路は，①他部位の感染源からの血行転移，②副鼻腔・顔面・中耳など隣接臓器の感染症の波及，③穿通性頭部外傷，などがある．

合併症は水頭症，硬膜下水腫 subdural effusion（硬膜下の液貯留），脳室炎，硬膜下蓄膿 subdural empyema，脳梗塞，脳膿瘍である．

画像所見

CT，MRIで認められる画像所見は，比較的乏しい．軽度の脳室の拡張とくも膜下腔の拡張がある．造影後，髄膜（軟膜・くも膜）およびくも膜下腔の増強効果を認める（図 6-59）．ただし常に認めるとは限らない．

b．ウイルス性髄膜炎 viral meningitis

病理・病態

ウイルス感染によって引き起こされる．予後良好である．

画像所見

CT，MRIで異常所見はみられない．

c．肉芽腫性髄膜炎

病理・病態

結核菌，クリプトコッカスなどの真菌によって引き

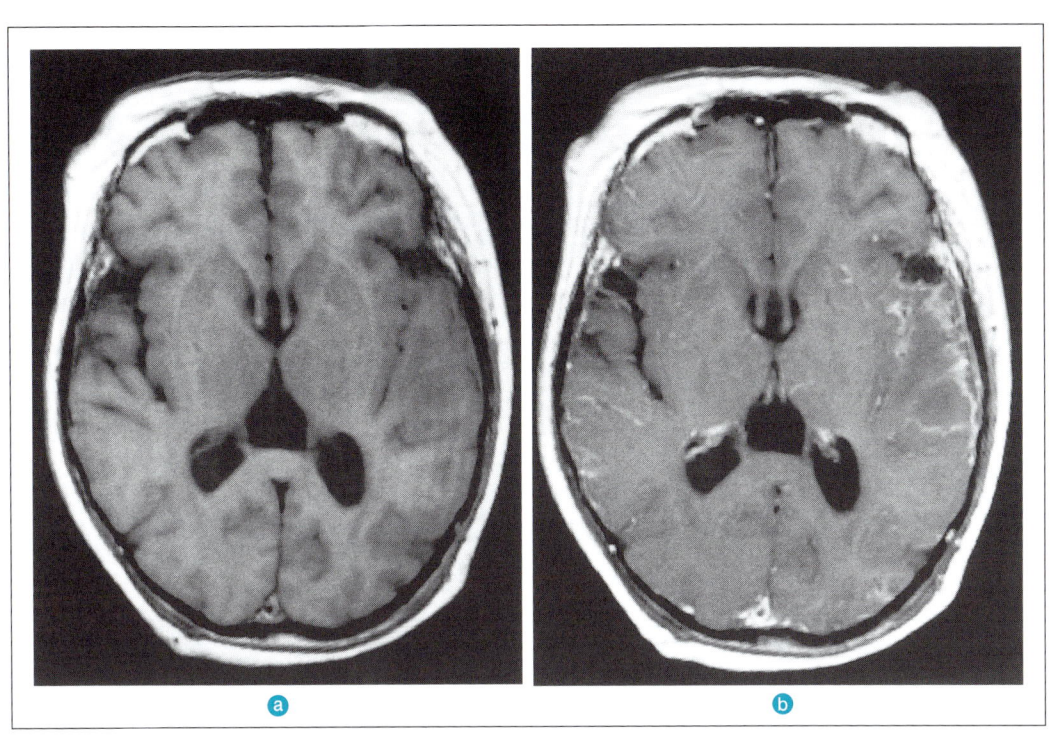

図6-59 髄膜炎
ⓐ：T₁強調像，ⓑ：造影後T₁強調像．造影後，脳溝および脳表に線状の異常増強像．

起こされる．脳底槽やSylvius槽の炎症が強く，線維性の癒着性くも膜炎を起こす．

画像所見

CT，MRIではくも膜下腔の異常増強像を認める．炎症後には石灰化をみる．

髄膜炎の画像所見で最も一般的なのは，髄膜の増強効果である．このような像を呈する鑑別疾患の対象には癌性髄膜炎，くも膜下出血，サルコイドーシスなどが挙げられる．

2 脳膿瘍 brain abscess

病理・病態

限局性の脳実質の化膿性炎症である．感染経路は髄膜炎のそれと同様である．脳実質のびまん性の炎症（脳実質炎 cerebritis）や被膜形成の早期・晩期の様々なステージを経て膿瘍へ進展する．

画像所見

CT，MRI所見は炎症のステージにより異なる．最終的に膿汁や壊死組織の周囲に血管新生が起こり線維性被膜で被包化すると，造影CT・MRIで輪状の増強像を示す．MRIで被包壁の部分はT₁強調像でやや高信号，T₂強調像で低信号を示し，造影後に増強される．膿瘍中心部は強いT₂高信号を示す．膿瘍周辺に

はT₂高信号の浮腫を伴う（図6-60）．脳膿瘍と転移性脳腫瘍はリング状増強像を示す点で酷似する．膿瘍はT₂強調像で被膜部分が低信号を示し，拡散強調画像で内容液が高信号を示すのが特徴である（図6-60 ⓐⓒ）．

3 脳炎 encephalitis

脳炎はウイルス性で，急性ウイルス性脳炎と遅発性ウイルス性脳炎がある．

❶ 急性ウイルス性脳炎 acute viral encephalitis

ウイルスが脳細胞内で増殖し，細胞を破壊して急性の脳症状を引き起こす．一般に脳のびまん性腫脹や脳血管の充血がみられる．発生頻度が高く，特徴的所見を呈するのが単純ヘルペス脳炎とサイトメガロウィルス感染症（巨細胞体封入症）である．

a．単純ヘルペス脳炎 herpes simplex encephalitis

病理・病態

口唇ヘルペスと同様の1型単純ヘルペスウイルスの感染で起こる．急性壊死性脳炎ともよばれる．側頭葉に好発し，前頭葉下面（眼窩回），島皮質，帯状回も侵されやすい．病理的に出血性の軟化壊死巣があり，両側性に障害されることが多い．

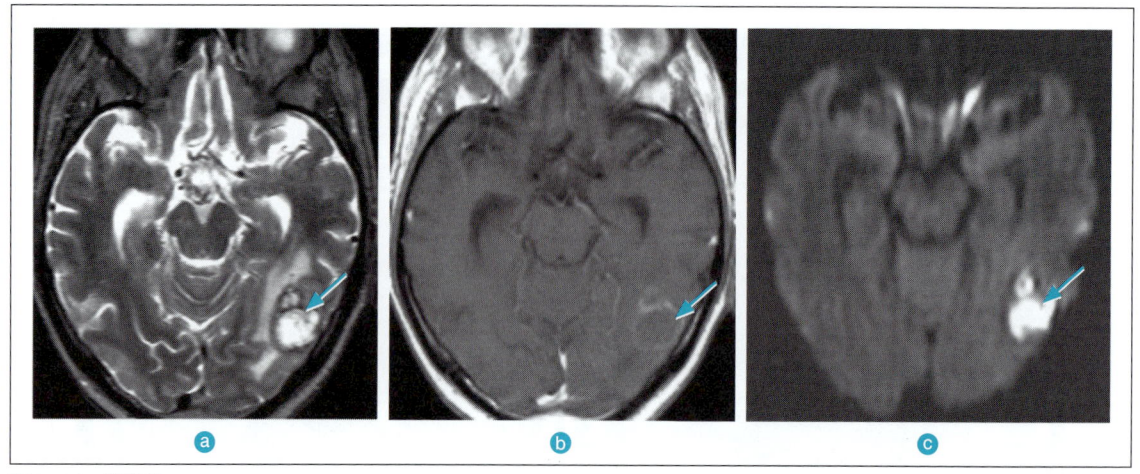

図6-60　脳膿瘍
ⓐ：T₂強調像．左側頭葉に内部が高信号で辺縁が低信号の腫瘤(矢印)．その周辺の白質の高信号は浮腫を示す．
ⓑ：造影後T₁強調像．腫瘤辺縁部が増強され高信号を示す(矢印)．ⓒ：拡散強調画像．腫瘤の内部が強い高信号を示している(矢印)．

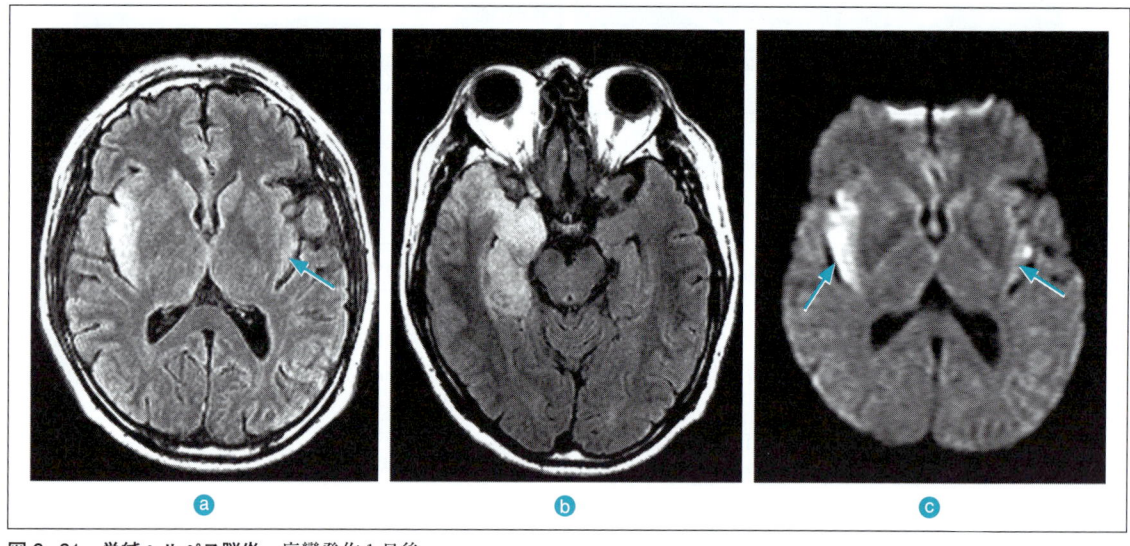

図6-61　単純ヘルペス脳炎．痙攣発作1日後．
ⓐ，ⓑ：FLAIR画像．右島皮質および側頭葉海馬回が高信号を示し腫大．左島皮質の一部も高信号(矢印)．
ⓒ：拡散強調画像．両側島皮質が高信号を示し(矢印)，右に顕著．

画像所見

　CTでは第3病日くらいまでは異常がみられないことが多いが，その後これらの部に局所腫大効果(mass effect)を伴う低吸収域が出現する(図6-C20)．MRIでは，病初期から異常所見が検出される．T₁強調像で灰白質に対し低信号，T₂強調像では高信号であり，mass effectを伴う．主に灰白質が障害される(図6-61)．早期には増強効果を認めないことが多いが，亜急性期には，脳回に沿った増強効果を示す("gyral pattern")．慢性期には脳実質に軟化，萎縮，石灰化などがみられる．

b．サイトメガロウイルス感染症
　cytomegalovirus infection

　免疫不全患者に多く，白質特に脳室周囲白質に脱髄や壊死を来す．CTでは低吸収，MRIではT₂強調像で高信号を示す．増強効果を認めることがある．

❷ 遅発性ウイルスによる脳炎

　亜急性硬化性全脳炎，進行性多巣性白質脳症が代表的である．

a．亜急性硬化性全脳炎 subacute sclerosing panencephalitis（SSPE）

病理・病態
麻疹罹患後または麻疹ワクチン服用後数年して発症し，徐々に進行する致死性脳炎である．5〜12歳の小児に多い．病初期には大脳灰白質が，その後白質が障害される．

画像所見
画像所見は早期には異常がみられず，罹病期間により変わる．CTでは，大脳半球の白質や基底核に低吸収域がみられる．MRIでは，T_2強調像で大脳皮質・白質に多発性の高信号域を認める．特に側頭葉や後頭葉など後方部に多い．基底核にも高信号域を認めることがある．1〜2年経ると皮質や皮質下病変は縮小・消失し，側脳室周囲の白質の高信号と脳萎縮が明らかとなる．

b．進行性多巣性白質脳症 progressive multifocal leukoencephalopathy（PML）

病理・病態
免疫能の低下した患者において，パポバウイルスに属するJCウイルスにより乏突起が侵され，多発性の脱髄を来す進行性の疾患で，数か月で死の転帰をとる．好発部位は後頭葉・頭頂葉および前頭葉の皮質下白質である．

画像所見
CTでは低吸収を示し，増強効果はみられない．MRIのT_2強調像で斑状ないし融合性の高信号域として描出される．局所腫大効果や造影剤による増強効果は通常みられない．

4 その他

胎児・新生児期中枢神経系感染症は，"TORCH"とよばれる感染源によって引き起こされる．すなわち，トキソプラスマ toxoplamosis（TO），風疹 rubella（R），サイトメガロウイルス cytomegalovirus（C），単純ヘルペスウィルス herpes simplex virus（H）の胎児期もしくは出産時の感染である（図6-C21）．髄膜，脳，脳室上衣組織への炎症浸潤がある．CTでは脳室拡大，側脳室周囲や脳実質の石灰化を認める．

Creutzfeldt-Jacob病は，プリオン蛋白の感染により引き起こされ，初老期に好発し，急速に進行する認知症を特徴とする．通常1年以内に精神荒廃を来して死の転帰をとる．大脳皮質と基底核を中心に神経細胞脱落，gliosis，および海綿状変化を認める．CTでは急速に進行する脳萎縮を示す．MRIでは，比較的早期からT_2強調像で基底核，視床，大脳皮質や側脳室周囲白質などに両側性に高信号域を認める．造影剤の増強効果はみられない．経過観察すると急速に脳萎縮が進行する．

E 脱髄・変性疾患

1 脱髄疾患 demyelinating disease

正常に形成された髄鞘が破壊される脱髄 demyelination と先天性酵素欠損症などにより正常な髄鞘が形成されない髄鞘形成不全 dysmyelination と，両者が関与する疾患の三群がある．

a．多発性硬化症 multiple sclerosis（MS）

病理・病態
脱髄を来す疾患で最も多い．臨床的には緩解・増悪を繰り返す．15〜50歳に発症する．

病理的には脳・脊髄の白質に多巣性の脱髄斑 plaque がある．脱髄は傍側脳室白質，脳梁，視覚路に好発する．

画像所見
T_2強調像で高信号強度を示すが，プロトン密度像やFLAIR（fluid-attenuated inversion recovery）像が高信号病変と脳脊髄液の判別がよく病変の描出に適している．脳室壁に垂直な方向の類円形ないし線状の病変が典型像である（図6-62）．脳梁病変も典型的で，矢状断像でよく観察される．脳梁病変が多発し，あたかも脳梁の"丘に焔が立つ"如き像を呈する（図6-62 ⓒ）．急性増悪期（病変の活動期）には造影後，増強効果を示す．T_2強調像で白質に高信号を来す疾患はMSに限らない．正常解剖構造，加齢性変化，虚血など様々な原因で白質に多発性病変がみられる（表6-3）．

b．急性散在性脳脊髄炎 acute disseminated encephalomyelitis（ADEM）

病理・病態
急性の発症と経過が単相性である．ウイルス感染後，ワクチン接種後，あるいは特発性に起こる．

表6-3　T_2高信号の多発性白質構造・病変

1. 血管周囲腔（Virchow-Robin腔）の拡張
2. 加齢／動脈硬化：血管周囲脱髄巣，gliosis
3. ependymitis granularis：側脳室前角外側先端部
4. 髄鞘形成遅延：側脳室三角部後上部
5. 多発性硬化症
6. 血管炎（neuro Behçet，SLE，amyloid angiopathyなど）
7. ラクナ梗塞
8. 多発性塞栓による梗塞
9. 脳室周囲白質軟化症：新生児期虚血
10. びまん性軸索損傷
11. その他

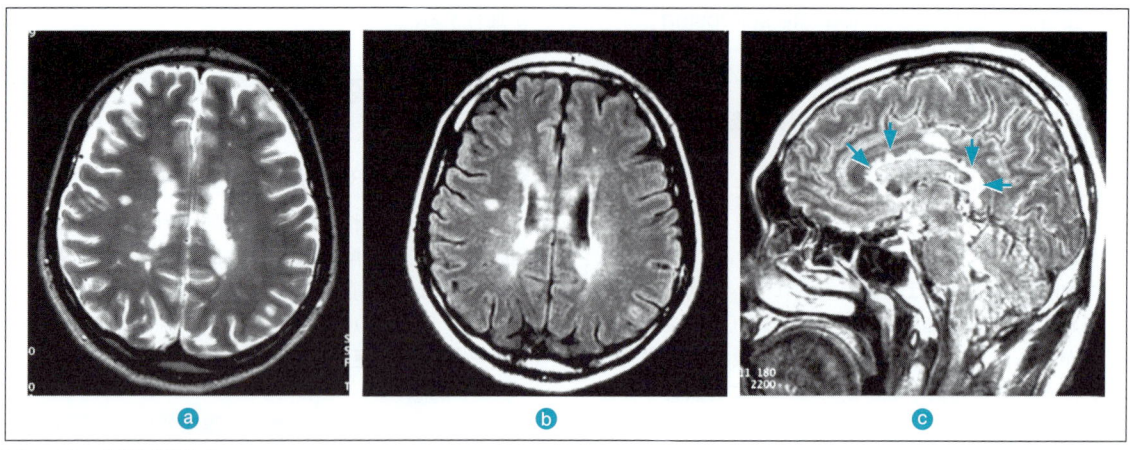

図6-62　多発性硬化症
ⓐ：T$_2$強調像．側脳室周囲の白質に多数の類円形の高信号病変．
ⓑ：FLAIR像．側脳室近傍の高信号病変は脳脊髄液と識別され，T$_2$強調像に比しより明瞭．
ⓒ：FLAIR矢状断像．脳梁に沿って高信号病変を多数認める（矢印）．

画像所見
T$_2$強調像，プロトン密度像で広範なびまん性の高信号を白質内に認める．

c．副腎白質ジストロフィ adrenoleukodystrophy
病理・病態
伴性劣性遺伝で，男子に発生する．長鎖脂肪酸の代謝障害で，脱髄と髄鞘形成不全両者の要素が関与する．
画像所見
側脳室三角部近傍の深部頭頂葉白質にT$_1$強調像で低信号，T$_2$強調像で高信号の斑状ないし融合性病変が左右対称的に起こる（図6-63）．造影後，病変周辺の活動期領域が花冠状に増強される．

d．異染性白質ジストロフィ metachromatic leukodystrophy
病理・病態
常染色体劣性遺伝の髄鞘形成不全である．酵素（arylsulfatase-A）欠損によりsulfatideが神経組織に蓄積する．1歳ないし1歳半頃までは正常に発育する．
画像所見
T$_2$強調像で大脳白質にびまん性，対称性の高信号を示す（図6-C22）．

e．Wernicke脳症
病理・病態
ビタミンB$_1$欠乏症に，急性に眼筋麻痺，運動失調，精神症状が起こる．
画像所見
T$_2$強調像，プロトン密度像で視床下部（乳頭体と第3脳室周囲），視床，中脳水道周囲灰白質に左右対称的な高信号がみられる（図6-C23）．

2　代謝性疾患
先天性代謝性疾患のみ記述する．上記の副腎白質ジストロフィ，異染性白質ジストロフィも病因的には先天性代謝疾患の範疇に入る．

a．ミトコンドリア脳筋症
mitochondrial encephalomyopathy
Kearns-Sayre症候群では，基底核や大脳白質にT$_2$強調像で高信号を示す．小脳萎縮を認める．Mitochondrial myopathy encephalopathy lactic acidosis and stroke-like episodes（MELAS）では，血管支配と一致しない脳梗塞様の病変が頭頂後頭葉の皮質および皮質下白質に好発する．T$_1$強調像で低信号，T$_2$強調像で高信号を示す．若年者に多い．

b．Leigh脳症
亜急性壊死性脳症ともよばれ，大脳基底核や視床に左右対称的な病変が出現し，T$_1$強調像で低信号，T$_2$強調像で高信号を示す．乳幼児に多い．

c．Wilson病
T$_2$強調像で基底核や視床に浮腫・壊死を反映して左右対称的な高信号を示す．

3　変性疾患 degenerative disorder

a．Alzheimer病
病理・病態
最も多い変性疾患である．
画像所見
MRIでは全体的な脳萎縮である．すなわち脳室系，脳溝が全体的に拡張する．特に側頭葉内側や前半部の萎縮が顕著である．側脳室下角やSylvius裂の拡張が

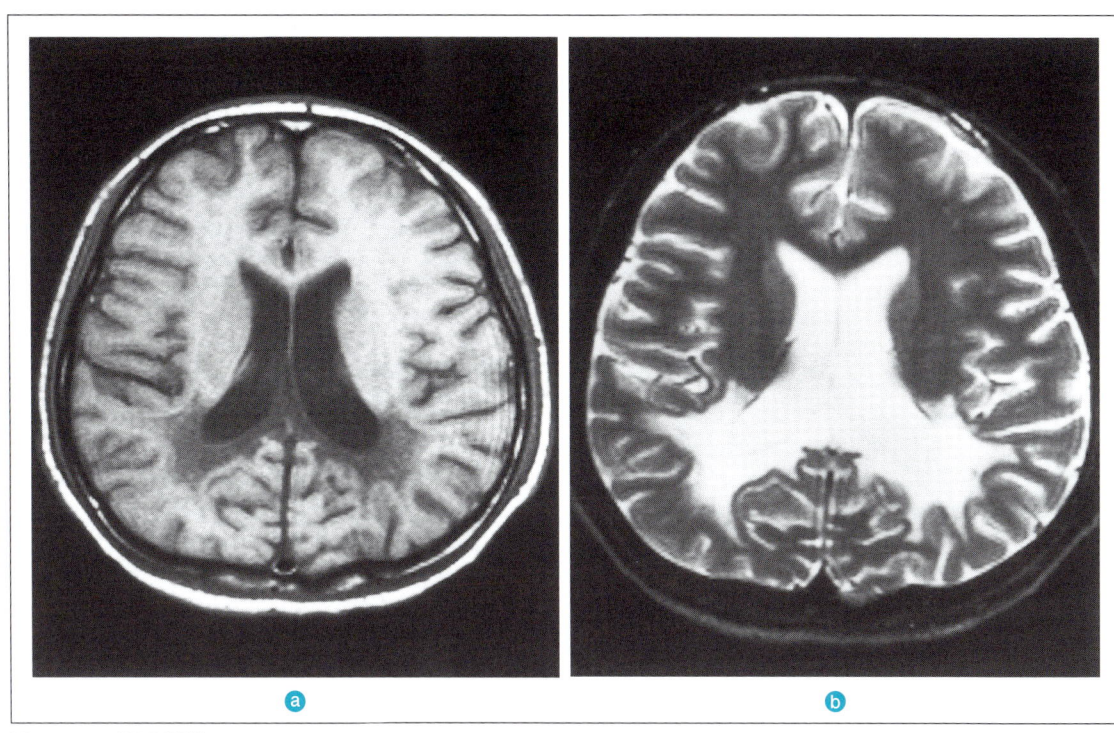

図6-63　副腎白質ジストロフィ
ⓐ：T₁強調像，ⓑ：T₂強調像．側脳室近傍の白質に左右対称的なT₁低，T₂高信号病変．

目立つ．MRI所見は非特異的である．画像検査は治療効果のある他疾患（例：慢性硬膜下血腫，血管障害，腫瘍など）を除外することが大きな目的である．

b．Parkinson病
非特異的な脳萎縮と中脳黒質の萎縮がある．MRIの役割は二次性のParkinson症候群を引き起こす疾患を除外することである．

c．Huntington舞踏病
線条体の萎縮を反映して側脳室前角が拡大する．

d．脊髄小脳変性症 spinocerebellar degeneration
遺伝性脊髄小脳変性症と多系統萎縮症がある．小脳と橋の萎縮があり，小脳裂の拡張，第4脳室拡大，橋底部の縮小を示す．各タイプにより萎縮程度に差がある．多系統萎縮症には従来Shy-Drager症候群やオリーブ核小脳萎縮症とよばれてきたものが含まれる．Shy-Drager症候群では，T₂強調像で被殻に線状の高信号を認める．

F　先天奇形と水頭症

1　先天奇形 congenital malformation

a．脳梁欠損症 agenesis of corpus callosum
大脳交連線維の発育障害である．両側脳室の左右への開離，第3脳室の上方へのヘルニアがある．MRI冠状断像では"こうもりが羽を広げたような像"を示す（図6-C24）．

b．Chiari奇形
小脳と下位脳幹の大孔下への下垂である．その画像化はMRIの矢状断像で良好である．Ⅰ型は小脳扁桃の大後頭孔外への下垂である（図6-64）．Ⅱ型（Arnold-Chiari奇形）は小脳下部に加え，延髄・第4脳室が下垂する．ほぼ全例で髄膜瘤と中脳水道閉塞による非交通性水頭症を伴う．

c．Dandy-Walker嚢腫
小脳虫部の形成不全と第4脳室の嚢腫様拡張を示す．MRIでは小脳半球が小さく，虫部が欠損し，第4脳室が拡大する．

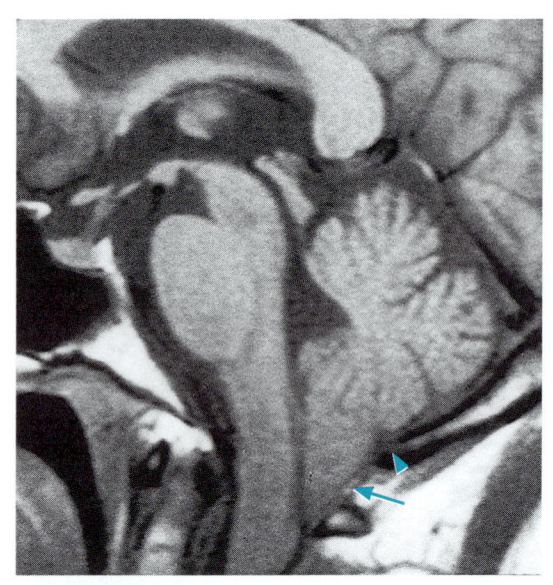

図6-64 Chiari 奇形
T₁強調像矢状断像．小脳扁桃（矢印）が大孔（矢頭）下に下垂．

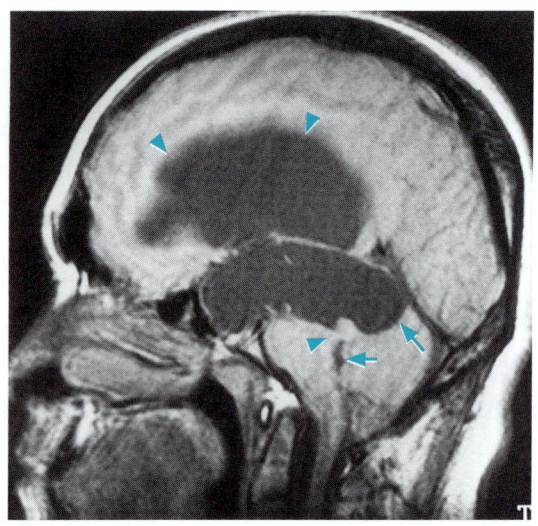

図6-65 閉塞性水頭症（中脳水道狭窄）
T₁強調矢状断像．中脳水道は同定されない（矢頭）．拡張した第3脳室の上松果体陥凹部（矢頭）は後方に進展し小脳虫部を上方から圧迫．側脳室（大矢頭）も著明に拡大．第4脳室（矢頭）は小さい．

2 水頭症 hydrocephalus

先天的または後天的に発生する．脳脊髄液は脳室系の脈絡叢で産生され，静脈洞のくも膜顆粒で吸収される．脳室系・くも膜下腔のいずれかのレベルの脳脊髄液の通過障害，くも膜顆粒での吸収障害，あるいは両者で起こる．非交通性水頭症では，ブロック部位が脳室系から第4脳室出口の間にある（図6-65）．交通性水頭症では，ブロックがくも膜下腔にあるかくも膜顆粒での吸収が阻害されている．髄液循環障害部位の近位側の脳室系が拡大する．

3 神経皮膚症候群 neurocutaneous syndrome

神経皮膚症候群は，神経と皮膚に病変を持つ種々の先天性疾患の総称で，母斑症ともよばれる．多くは神経・皮膚以外に骨，軟部組織臓器，血管などに多彩な病変を伴い，腫瘍性病変も合併する．

a．神経線維腫症 neurofibromatosis

病理・病態

神経皮膚症候群の中で最も頻度が高い．1型と2型がある．

神経線維腫症1型は von Recklinghausen 病ともよばれ，17番染色体に病因遺伝子（NF1）があり，常染色体優性遺伝を示す．神経線維腫症の約90％を占める．皮膚病変として Café au lait 斑がある．中枢神経病変として，①視神経膠腫，②神経膠腫，③深部灰白質・白質の病変，④神経線維腫，がある．視神経膠腫が最も特徴的で，両側性にみられることが多い．神経膠腫は良性の星細胞腫であり，脳（特に脳幹部）や脊髄に発生する．

神経線維腫症2型は，22番染色体に病因遺伝子（NF2）があり，常染色体優性遺伝を示す．両側性の聴神経鞘腫を特徴とする．脳神経や脊髄神経の神経鞘腫，多発性の髄膜腫，脊髄上衣腫もしばしば認める．

画像所見

神経線維腫症1型で深部灰白質・白質の非腫瘍性脳病変（過誤腫あるいは髄鞘空胞化）がみられる．病変は，基底核，視床，内包，脳幹，小脳などに好発し，T₂強調像で高信号を示し腫大効果を持たない．T₁強調像では等ないしやや高信号を示す．加齢に伴い退縮する．視神経膠腫，脳脊髄神経根に神経線維腫が多発する．骨病変として蝶形骨の低形成がある．

神経線維腫症2型では両側聴神経鞘腫がみられる．

b．結節性硬化症 tuberous sclerosis

病理・病態

脳および他臓器に過誤腫や腫瘍が発生する常染色体優性遺伝疾患である．責任遺伝子は，9番染色体のTSC1と16番染色体のTSC2にある．顔面脂腺腫，痙攣，精神発達遅延の古典的3徴と頭蓋内石灰化を特長とする．中枢神経病変は，上衣下の過誤腫（上衣下結節 subependymal nodule），腫瘍（上衣下巨細胞性星細胞腫 subependymal giant cell astrocytoma），皮質の過誤腫（皮質結節 cortical tuber）および白質病変がある．石灰化は脳室上衣下の過誤腫に高頻度に起こる（図6-66）．

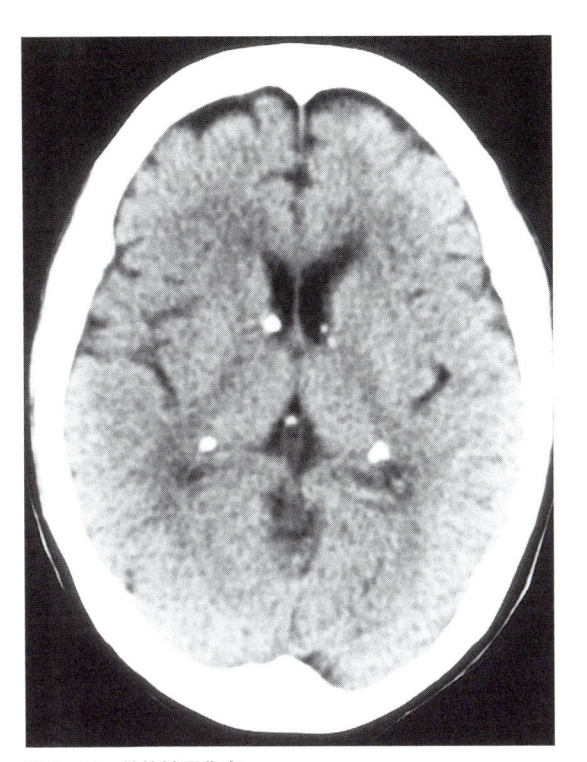

図 6-66　結節性硬化症
側脳室壁に沿って石灰化が多発している．

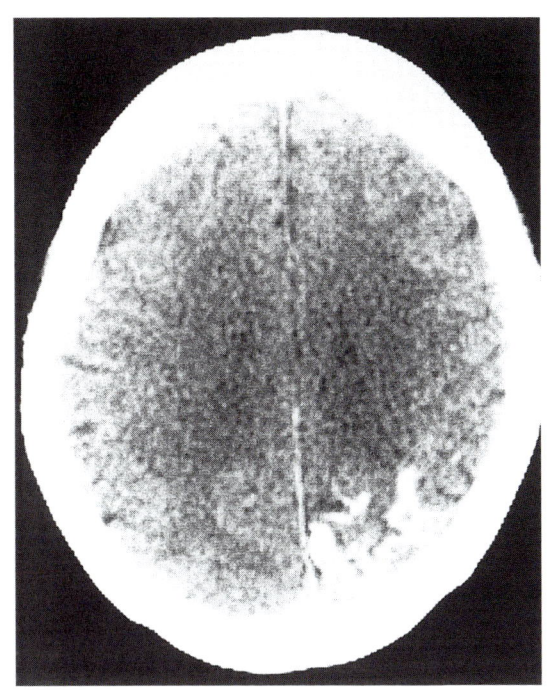

図 6-67　Sturge-Weber 症候群
左頭頂葉皮質に石灰化がある．

画像所見
　上衣下結節は MRI の T_1 強調像ではやや高信号，T_2 強調像で低信号を示す．上衣下巨細胞性星細胞腫は Monro 孔付近に好発し，造影後強く増強される．皮質結節は MRI では脳回の軽度腫大と皮質下の異常信号として認められる．T_1 強調像では低信号，T_2 強調像で高信号を示す．他臓器の腫瘍として，腎の血管筋脂肪腫が有名で，両側性に起こる．

c．Sturge-Weber 症候群
病理・病態
　顔面三叉神経領域の暗赤色母斑と同側の脳軟膜血管腫を呈する．多くは孤発する．軟膜血管腫直下の皮質・皮質下の石灰化が特徴である．
画像所見
　CT では脳回に沿った広範な石灰化として認められる．頭頂葉・後頭葉に好発する（図 6-67）．MRI では石灰化に一致して低信号を認める．患側の大脳半球が萎縮する．造影後，病変部に一致して増強効果がみられる．

d．von Hippel-Lindau 病
　3 番染色体に原因遺伝子（VHL）のある常染色体優性遺伝性疾患である．眼球，中枢神経系，内臓に種々の腫瘍性病変を形成するが，網膜と中枢神経の血管芽腫が特徴である．中枢神経の血管芽腫は，小脳に最も多く，次いで脊髄，延髄に多い．多発する．種々の臓器に腫瘍を認めるが，腎癌，褐色細胞腫，膵臓の島細胞腫が多く認められる．

4　頭蓋骨早期癒合症 craniosynostosis

　出生前または出生後早期に頭蓋骨縫合の閉鎖癒合にて起こる．狭頭症または頭蓋狭窄症 craniostenosis ともよばれる．早期癒合する縫合の部位により様々な頭蓋形状の異常が起こる．矢状縫合の早期癒合は前後径の長い長頭症 dolichocephaly となる（図 6-C25）．舟状頭症 scaphocephaly ともよばれる．冠状縫合や人字縫合の早期癒合は前後径が短い短頭症 brachycephaly となる．塔状頭症 turricephaly あるいは尖頭症 oxycephaly ともよばれる．冠状縫合，人字縫合あるいは頭蓋底の縫合が片側性に早期癒合すると，左右非対称に変形した斜頭症 plagiocephaly となる．

　Crouzon 病は先天遺伝性の骨化障害により，縫合の早期癒合と顔面骨の発育不全が合併している疾患である．尖頭症を示すことが多い．早期癒合が全体的であるため，頭蓋冠は大きくなれないが，脳の発育は正常なので，頭蓋骨指圧痕が顕著となる．

付表 6-1 脳・頭蓋骨の画像所見別疾患のまとめ

所見			疾患・症状名	参照ページ	コメント
脳室系の拡大する病態	全体的拡大		脳萎縮　水頭症	99	—
	局所的拡大		局所脳萎縮(外傷，虚血，出血)，非交通性水頭症，脳形成不全(脳梁欠損症，Dandy-Walker囊腫，皮質形成不全)	68, 99	—
脳溝の拡大する病態	全体的拡大		脳萎縮，神経性食思不振症，発育過程の脳(2歳以下)	—	—
	局所的拡大		局所脳萎縮(外傷，虚血出血，変性)，髄膜炎(膿汁貯留)，脳形成不全(皮質形成不全)	68	—
脳室系・脳溝の狭小化する病態	全体的狭小		脳腫脹(静脈洞血栓症，腫瘍，脳炎，外傷，低酸素脳症，代謝性疾患)，水頭症，髄外から圧迫(両側性硬膜下血腫)，くも膜下出血，正常(思春期～青年期女性)	68, 79, 81, 99	—
	局所的狭小		腫瘍，血腫，急性期梗塞，炎症(脳炎，膿瘍)，急性期外傷，くも膜下出血	68, 69, 79	—
CTの吸収値と病態	高吸収値		石灰化，出血，細胞密度大，高蛋白囊腫	69, 75, 77	—
	等吸収値		出血，細胞密度大，高蛋白囊腫	69, 75	—
	低吸収値		浮腫，梗塞，壊死，脱髄，軟化，囊腫，脂肪	69, 74	—
頭蓋内病的石灰化のパターン	脳実質外石灰化		慢性硬膜下血腫，髄膜炎，腫瘍(髄膜腫，頭蓋咽頭腫)，血管(動脈硬化，動静脈奇形，Sturge-Weber症候群)	65, 81, 83, 101	—
	脳実質内石灰化	限局性	神経膠腫，肉芽腫，血管腫，動静脈奇形	81, 83	—
		散在性	脳炎，肉芽腫，血管炎	95	—
		対称性	副甲状腺機能低下症，Fahr病，加齢性変化	—	—
		脳室壁	結節性硬化症，TORCH症候群	97, 100	—
MRI信号と病態	T_1低, T_2高信号		浮腫，梗塞，脱髄，壊死，軟化，囊腫	69, 72, 74, 78, 95	—
	T_1高信号		脂肪，亜急性期出血(met-Hb)，高濃度蛋白液，石灰化の過程(カルシウム結晶)，流れ(flow-in effect)，常磁性体(メラニン，マンガン，遊離基)	77, 78	—
	T_2低信号		急性期，慢性期出血(deoxy-Hb, hemosiderin)，高濃度蛋白液，高細胞密度・線維性変化，骨化・石灰化，流れ(flow void)，常磁性体(メラニン，遊離基)	69, 74	—
静脈内造影剤注入による脳病変の増強機序	血管内要素		血液量を反映 拡張した血管内の造影剤貯留：AVM，動脈瘤 豊富な血管床の造影剤貯留：髄膜腫，血管芽腫など	79, 81, 88, 92	—
	血管外要素		血液脳関門の障害による造影剤の血管外漏出 髄内腫瘍 炎症(膿瘍，脳炎) 脱髄(急性増悪期) 虚血，外傷，出血(急性期～亜急性期)	—	—

(次頁に続く)

付表6-1 （続き）

所見			疾患・症状名	参照ページ	コメント
増強される頭蓋内正常組織			血管 arteries and veins 脈絡叢 choroid plexus 硬膜 dura mater 松果体 pineal body 下垂体 pituitary gland	—	—
静脈内造影剤注入による増強効果パターン（病変部造影パターン）	均一増強	病変全体がほぼ均一な濃度に染まる．境界が明瞭である．	髄膜腫，胚腫，髄芽腫，神経鞘腫（2 cm径以下），下垂体腺腫（2 cm径以下），悪性リンパ腫，動脈瘤，肉芽腫	89, 92, 93	—
	不均一増強	病変が斑状，あるいは部分的に染まる．境界が不明瞭である．	神経膠腫，脳炎（一時的），外傷（一時的），梗塞（一時的），多発性硬化症（一時的）	83, 95, 97	—
	輪状増強	病変辺縁部が増強され，全体として輪（リング）状になる．内部の壊死か嚢胞性の病変である．	転移性腫瘍，膠芽腫，膿瘍，血腫の溶解過程，大きな下垂体腺腫，頭蓋咽頭腫，神経鞘腫，多発性硬化症	83, 95	—
	線状増強	脳回に沿った増強，髄膜に沿った増強，脳室上衣に沿った増強のように，解剖構造に沿って線状（帯状）に染まる	虚血性病変（梗塞，低酸素，低血糖），腫瘍（髄膜転移：癌性髄膜炎，腫瘍の髄液播種），髄膜炎，血管腫（動静脈奇形，Sturge-Weber症候群）	81, 93, 101	—
	増強欠除	病変辺縁の正常組織を除き病変自体に増強効果がない．	くも膜嚢腫，良性星細胞腫の一部，慢性期梗塞・出血	79	—

7 脊髄

学習の目標

本章では脊髄と脊髄疾患について学ぶ．脊髄，脊椎疾患の画像診断は，従来，単純X線像，脊髄造影，CTにより行われていた．今日では単純X線像とMRIが主流となっている．脊髄腔造影の機会は減少し，外科医からの要望があるときのみ，術前検査として施行される．脊髄血管造影は，動静脈奇形などの血管病変や血管豊富な腫瘍の術前検査として施行される．最近では，interventional radiologyの手段として，施行される機会が多くなっている．正常の脊髄，脊椎をMRIのT_1強調像，T_2強調像，グラディエントエコー(T_2*)像で学ぶ．脊髄病変は，奇形，炎症・脱髄・変性疾患，腫瘍，血管性病変，脊髄損傷など多岐にわたる．これらの代表的疾患を学習し，画像所見の特徴を理解する．画像診断のアプローチとして病変を脊髄内，硬膜内髄外，硬膜外病変に分けて理解する．

キーワード

■ 脊髄奇形
- 脊髄裂 ……………………………… 110
- 囊胞性脊髄髄膜瘤 …………………… 110
- 背側皮膚洞 …………………………… 110
- 前仙骨髄膜瘤とCurrarino 3徴 … 110
- 脂肪脊髄髄膜瘤 ……………………… 110
- 潜在性二分脊椎 ……………………… 110
- 囊胞性二分脊椎 ……………………… 110
- 脊椎癒合不全 ………………………… 110

■ 脊髄炎症
- 多発性硬化症 ………………………… 110
- 視神経脊髄炎 ………………………… 111
- 脊髄炎 ………………………………… 111

■ 脊髄腫瘍
- 上衣腫 ………………………………… 113
- 星細胞系腫瘍 ………………………… 113
- 血管芽腫 ……………………………… 115
- 神経鞘腫 ……………………………… 116
- 髄膜腫 ………………………………… 116
- 脊髄血管奇形 ………………………… 119
- Adamkiewicz動脈 ………………… 108
- 脊髄内動静脈奇形 …………………… 119
- 硬膜動静脈瘻 ………………………… 119
- 脊髄空洞症 …………………………… 121

各種画像診断法の特徴と適応・選択

A 脊椎単純X線検査

他の章で脊椎の正常像，異常像が述べられているので，ここでは省略する．簡単におさらいをすると，椎体の彎曲と配列異常と変形，骨棘形成，骨陰影の増強と減弱，骨破壊，椎間腔の扁平化，後縦靱帯骨化症，黄靱帯骨化症などと脊椎周囲組織の異常を観察する．

B MRI検査法

MRIは軟部組織の濃度分解能が高いこと，任意の断層面での観察が可能なこと，血管がflow voidとして描出されるなどの特徴を有している．造影MRIではCTでは認めにくいわずかな増強も描出でき，脊髄疾患の第一選択の検査法である．最も頻繁に使用されるスピンエコー法によるT_1強調像，T_2強調像，グラディエントエコー法T_2強調像，脂肪抑制T_1，T_2強調像について述べる．

1 スピンエコーT_1強調像

スピンエコーT_1強調像では，脊髄は脳と同程度の信号強度を示し，脳脊髄液は低信号で黒く描出される．頸椎レベルの正中矢状断像(図7-1b)では，脳幹，小脳虫部，小脳扁桃，頸髄と斜台，大後頭孔，頸椎が描出される．小脳扁桃下縁は通常大後頭孔より頭側にあるが，大後頭孔より2～3mm下方でも正常である．5mmより低位にあればChiari奇形であり，脊髄空洞症が高頻度に合併する．硬膜は低信号を示すので，描出されにくい．硬膜外脂肪は脊髄背側ではTh1レベル以下で高信号として白く認められ，尾側方向に順次多くなる．腹側ではL5レベル以下で認められる．

椎体は皮質骨と骨梁を除き，原則として赤色骨髄であるが，加齢に伴い骨髄の脂肪化が進む．骨髄脂肪はびまん性に存在することが多いが，局所的に脂肪塊が散在性に存在することがある．したがって，T_1強調像で高齢者の椎体は脊髄とほぼ等信号，あるいはやや不均一な高信号を示す．椎体辺縁部の皮質骨は無信号で黒く描出される．椎間板は腰椎レベルで最も厚く，T_1強調像で椎体より軽度低信号を示す(T_2強調像では髄核と線維輪内側は高信号を示す)．骨性変化の観察には，MRIよりX線CTが優れているが，病変が骨髄内に留まり，骨破壊が軽度な骨転移や軽微な椎体炎はMRIのほうが診断能が高い．

横断像(図7-1c, d)では，脊柱管内に脊髄，脳脊髄液，神経根を含む硬膜嚢が描出される．硬膜外に硬膜外静脈，脂肪，骨性の椎体，椎弓根，椎弓，横突起，椎間関節，棘突起が描出される．頸髄は横径がやや長い楕円形，胸髄はほぼ円形を示す．脊髄円錐では，前根と後根が描出され蟹様に認められる．

2 高速スピンエコーT_2強調像とスピンエコーT_2強調像

T_2強調像(図7-1a, c)は病巣の検出に優れた画像法である．高速スピンエコーT_2強調像はスピンエコーT_2強調像と比較し，短時間で検査ができるので，最近ではスピンエコーT_2強調像とよばれる画像は，この高速スピンエコーT_2強調像のことである．得られる信号強度は，原則としてスピンエコーT_2強調像で得られる信号強度と同じであるが，脂肪信号がやや高信号として描出される．T_1強調像と比較し，病変の性質や水分量を反映する大切な画像である．脊髄は，脳と同程度の信号強度で脳脊髄液は高信号を示す．腰椎レベルの横断像では，馬尾神経が明瞭に認められる．

脳脊髄液はto-and-fro motion(前後や上下の動き)を示しながら循環し，最終的には上矢状洞内と近傍のくも膜顆粒から吸収される．このto-and-fro motionは脳幹腹側，頸髄腹側，胸髄背側で強くflow void効果を示し，T_2強調横断像では頸髄，胸髄レベルの脳脊髄液はT_2強調像であるにもかかわらず低信号を示すという欠点がある．

3 グラディエントエコーT_2強調像＝T_2^*像

比較的短時間で画像が得られ，脳脊髄液の動きに対しflow void現象が起こらないので脳脊髄液が安定して高信号に描出される．本法では椎間板が変性していても高信号を示すので，椎間板ヘルニアと骨棘の鑑別に有利である．スピンエコーT_2強調像では変性椎間板はやや低信号を示すので，骨棘と変性椎間板を区別しにくいことがある．磁場の不均一性に鋭敏な検査法なので組織内の石灰化や鉄をより明瞭に描出できる．髄内海綿状血管腫や出血の頻度の高い上衣腫の診断に有用である．特に，鉄は磁場の不均一性が強く，実際の鉄の分布より大きく描出される．磁場の不均一性が強い骨髄は，T_2強調像と比べ椎体がかなり低信号に描出される．金属製異物や手術による金属があれば，強いアーチファクトが出現するなどの欠点がある．

4 脂肪抑制T_1強調像

T_1強調像で脂肪は高信号を示す．硬膜外，特に，

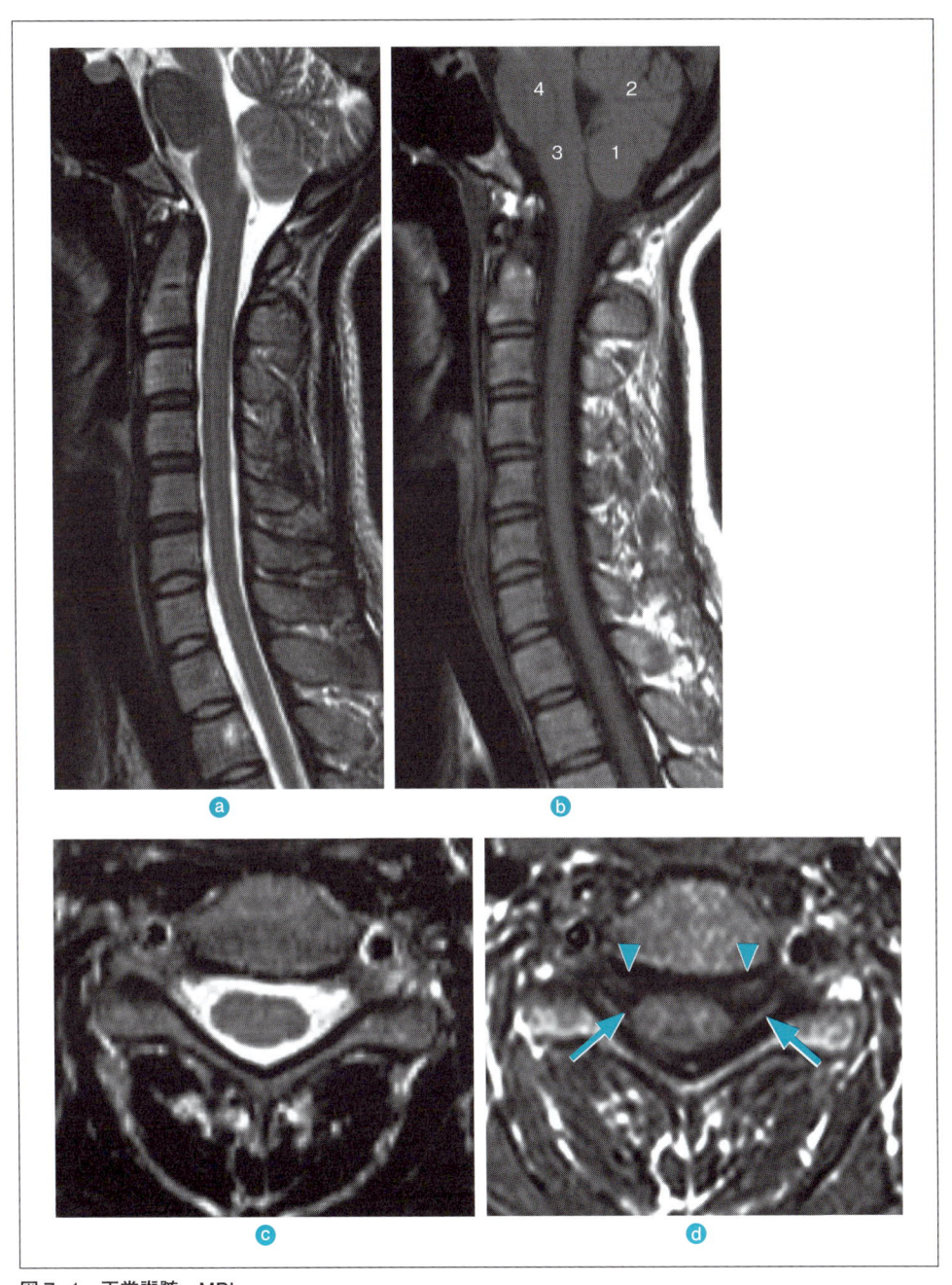

図 7-1 正常脊髄 MRI
ⓐ：T$_2$ 強調正中矢状断像，ⓑ：T$_1$ 強調正中矢状断像，ⓒ：T$_2$ 強調横断像(C5 レベル)，ⓓ：T$_1$ 強調横断像(C5 レベル)
1：小脳扁桃，2：小脳虫部，3：延髄，4：橋
横断像で頸髄はやや楕円形を示す．脊髄神経前根(矢頭)，後根がみられる(矢印)．

脊椎骨の近傍には脂肪が多く，造影 T$_1$ 強調像では増強部と脂肪が同程度の高信号となるため，増強部分の認識が難しくなることが少なくない．脂肪を抑制することでこの問題が解決する．

5 脂肪抑制 T$_2$ 強調像

高齢者では骨髄は脂肪化し，スピンエコー T$_2$ 強調像では脂肪がある程度の高信号を示す．多くの骨転移は，スピンエコー T$_2$ 強調像で高信号病変として描出

され，脂肪化した骨髄と鑑別が容易ではない．脂肪を抑制した T₂ 強調像では，病巣を明瞭に描出できる．

C X線CT検査

脊椎に囲まれている脊髄や軟部腫瘍を描出するには MRI と比べ劣るが，石灰化の検出や脊髄腫瘍による脊椎骨の変化を観察するのに優れている．近年，多列検出器型 CT が開発され，短時間に検査できるだけでなく，1〜2 mm 厚の元画像を作成し，再構成を行うことにより，任意の角度の断層像を得ることができる．横断像に加え，最もよく使われる再構成画像は矢状断像と冠状断像である．

D 血管造影検査

脊髄を養う動脈は，1本の前脊髄動脈と2本の後脊髄動脈である．左右の椎骨動脈末梢部から分枝が下降し合流して，前脊髄動脈となる．後下小脳動脈からの分枝が後脊髄動脈となる．前脊髄動脈，後脊髄動脈は各々分節動脈から血流を受ける．頸髄では椎骨動脈や甲状頸動脈からの分枝が，胸髄，腰髄レベルでは分節動脈である肋間動脈や腰動脈の分枝である根動脈からの枝が流入する．前脊髄動脈は脊髄の前 2/3 を栄養する．後脊髄動脈は後ろ 1/3 と脊髄辺縁を栄養する．Adamkiewicz 動脈は肋間動脈または腰動脈の分枝で，前脊髄動脈に流入する最も大きい動脈で，正面像で典型的なヘアピンカーブを示す．血管造影の適応は脊髄の血管奇形が疑われる場合が第一で，血管に富む脊髄腫瘍（例，血管芽細胞腫）で施行されることがある．

E 脊髄腔造影（ミエログラフィ）と CT ミエログラフィ

腰椎穿刺とほぼ同じ方法で脊髄腔造影用の水溶性ヨード造影剤を脊髄腔に注入し，脊髄や硬膜嚢，神経根嚢の形態を観察する方法である．検査は，通常腹臥位で行われる．造影剤は脊髄液より重いので，脊髄腔の腹側と外側を満たすことになり，中央に脊髄が透亮像，外側に左右対称性に脊髄腔を描出する（**図7-2**）．頸髄レベルでは脊髄腔の横径と頸髄横径との比はおよそ3:2である．脊髄腔外側壁は規則的に節状に拡がり，この部を神経根が走行する．この広がりを神経根嚢という．脊髄背側を造影したいときは患者を背臥位にして撮影する．

本法は，MRI が臨床使用されるようになってからはその適応は限定され，MRI での情報が不十分な症

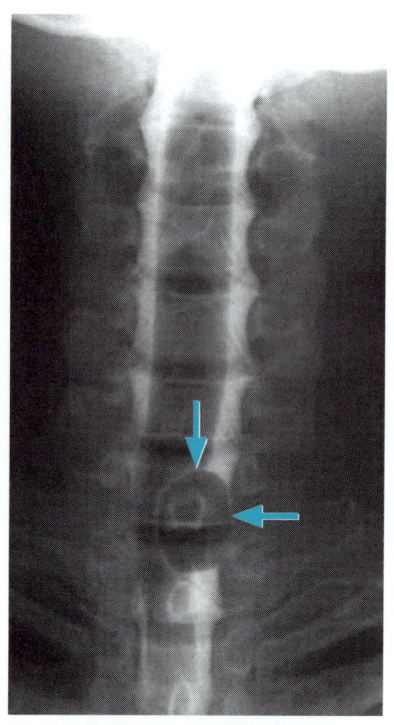

図7-2 脊髄造影：頸部正面像
脊髄は脊髄液腔内正中に位置する透亮像としてみられる．脊髄横径は脊髄液腔の約 2/3 である．脊髄液腔外側は左右対称性に突出し（神経根嚢という），この部を神経根が走行し，透亮像としてみられる．C7-Th1 レベルで脊髄液腔の欠損像があり，脊髄は右側へ圧迫を受け偏位，変形している．欠損像の頭側と尾側の脊髄液腔は拡大し，硬膜内髄外腫瘍の像である（矢印）．

例に行われる．CT ミエログラフィは脊髄腔造影に引き続いて施行される検査で，詳細な解剖学的情報が得られる．既に述べたように多列検出器型 CT が使用できるようなり，任意の角度の再構成断層像を得ることができ有用である．脊髄腫瘍におけるミエログラムと CT ミエログラムの特徴像を**図7-6**(p.113) に示す．このシェーマは MRI 診断における病変解析の基本である．

画像診断の進め方

脊髄，脊椎疾患が疑われる場合，単純 X 線写真を得て脊椎の骨破壊，造骨性変化，骨棘形成，傍脊椎軟部腫瘍の有無を確認した後，MRI が行われ，多くの場合，MRI で診断がなされる．症状や神経学的検査から病変が強く疑われるにもかかわらず，MRI で異

常を指摘できない場合や不明瞭な場合に脊髄腔造影とそれに引き続いて CT ミエログラフィが施行される．上記検査法で動静脈奇形や動静脈瘻が疑われる場合，腫瘍で富血管が疑われる場合，血管造影が行われる．CT 検査は，脊椎骨の変化や病変の石灰化の有無を観察する目的で行われる．種々の理由で MRI が施行できない場合は，CT，脊髄腔造影，CT ミエログラフィなどが行われる．

脊髄の正常解剖

　脊髄は，延髄に連続する中枢神経で大後頭孔レベルから始まり第 1 腰椎レベルで終わる．脊髄は脊柱管の中にあり脳と同じく軟膜，くも膜，硬膜で包まれ，脳脊髄液に浸されている．脊髄下端は次第に細くなって脊髄円錐を形成し，最後は終糸という細い索となり尾骨に付着する．脊髄には頸膨大（第 5～6 頸椎レベル）と腰膨大（第 9～10 胸椎レベル）の 2 つの膨大部がある．脊髄の両外側では神経線維が出入りする．後外側から入るものを後根といい，前外側から出ていくものを前根という．これらは合わさって脊髄神経となる．後根には神経節が介在する．脊髄円錐から始まって下降する脊髄神経根を馬尾神経という．

　ヒトでは 31 対の脊髄神経があり，これらは神経孔から脊柱管外へ走行する．頸神経は 8 対（第 1 頸神経は後頭骨と環椎の間から出る），胸神経は 12 対（第 1 胸神経は第 1 胸椎と第 2 胸椎の間から出る），腰神経は 5 対（第 1 腰神経は第 1 腰椎と第 2 腰椎の間から出る），仙骨神経は 5 対（第 1 仙骨神経は第 1 前仙骨孔と後仙骨孔から出る），尾骨神経は 1 対で第 1 と第 2 尾骨の間から出る．

　横断面では脊髄の中心に中心管があり，中心管を取り囲むように H 字型の灰白質があり，それを囲むように白質が存在する．灰白質が前方に突出した部分を前角，後方の突出した部分を後角とよぶ．脊髄前面では前正中裂，後面では後正中溝があり，前正中裂には前脊髄動脈が走行する（図 7-3）．

　脊髄と脊柱管は胎児期には同じ長さで，各脊髄神経は同じ高さにある椎間孔から出るが，発生が進むにつれて脊柱管がより長くなり，脊髄下端は椎骨に比べ高位に位置するようになる．新生児では脊髄下端は第 3 腰椎の高さにあり，成人では第 1 腰椎または第 12 胸椎の高さである．

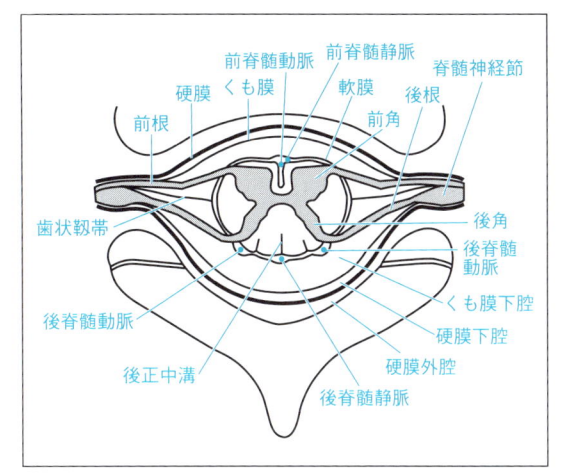

図 7-3　脊髄横断面の解剖シェーマ

脊髄疾患の画像所見

A　奇形

　脊髄奇形は発生段階の異常による分類が理解しやすい．胚子期における神経系の発生には，おおまかに分類し，脊索形成が起こる原腸形成 gastrulation，神経管が形成される神経胚形成 primary neurulation とこれに引き続いて起こる secondary neurulation の 3 つの過程が存在する．

　胚盤から胚子への移行過程を原腸形成あるいは腸胚形成とよび胎生第 3 週に始まり，脊索突起から脊索形成が起こる．この時期に発生する脊髄の奇形としてはsplit cord malformation がその代表で，脊髄正中離開症 diastematomyelia がよく知られている．本症は脊髄が骨性中隔か線維軟骨中隔により，完全または不完全に正中分離する奇形である．

　primary neurulation は神経板から神経管が完成する過程をいい，頭側が脳に尾側は脊髄へと変化する．primary neurulation により S2 までの脊髄が形成される．primary neurulation では，①神経管の形成，②神経管と体表外胚葉との分離，③神経管背側への中胚葉性細胞の侵入が起こる．第 1 過程の異常により神経管の閉鎖障害が生じ嚢胞性脊髄髄膜瘤 myelomeningocele を代表とする開放性脊髄癒合不全が発生する．第 2 過程の異常は神経管の体表外胚葉からの離脱が不完全であるために生じる奇形で，背側皮膚洞，dermoid tumor，epidermoid tumor が含まれる．第 3 過程の異常では，脂肪腫が形成されると考えられている．

primary neurulation に引き続きさらなる神経系の発達過程である secondary neurulation が始まる．退行しつつある原始線条から多能性の神経細胞塊が生じ，多能性の神経細胞塊から尾側の神経管が形成され，最初にできた神経管に癒合し単一の脊髄が完成する．新たに追加された神経管からは下部仙髄，終糸，terminal ventricle が形成される．secondary neurulation の異常には終糸の肥厚やこれによる繋留脊髄，脊髄嚢瘤 myelocystocele，腰仙椎脂肪腫 lumbosacral lipoma がある．なお，secondary neurulation では神経管だけでなく，脊索，中胚葉組織，後腸が分化するので，仙骨，肛門や膀胱の奇形を合併することがある．

❶ 開放性脊髄嚢瘤／嚢胞性脊髄髄膜瘤
myelocele / myelomeningocele

開放性脊髄嚢瘤／嚢胞性脊髄髄膜瘤は primary neurulation の神経管閉鎖障害で，神経組織が皮膚や間葉組織を被らずに体表に露出または突出した状態の奇形である．軟膜は存在するが，硬膜は欠損する．脊髄液腔が広く形態的に外方に突出するものを脊髄髄膜瘤，平坦なものを脊髄嚢瘤または脊髄裂 myeloschisis という．ほぼ全例に Chiari 2 型奇形を合併する．

❷ Chiari 2 型奇形

神経管の閉鎖障害と脊椎破裂が起こり，そこから髄液の過剰流出が起こって原始脳室系の拡張が障害され，菱形嚢胞の拡張不良が起こる．これにより後頭蓋窩が十分大きくならない．小脳，脳幹の発育とともに，これらはこの小さな後頭蓋窩に収まりきらず，上方では小脳がテント切痕を越えて膨隆し，下方では小脳，脳幹が脊柱管内に陥入し，大後頭孔を拡大する．したがって，Chiari 2 型奇形と嚢胞性二分脊椎（脊椎癒合不全）には密接な関係がある．

❸ 背側皮膚洞 dorsal dermal sinus

背側皮膚洞は上皮で被われた管腔構造が皮膚から深部に入り込むもので，半数以上の症例で脊柱管に達する．しばしば，脊柱管内に類表皮嚢胞 epidermoid cyst や類皮嚢腫 dermoid cyst を合併する．背側皮膚洞近傍の皮膚に感染が起こった場合，皮膚洞を介して髄膜炎や脊柱管内膿瘍が発生することがある．primary neurulation での神経管と体表外胚葉との分離異常である．

❹ 脂肪脊髄髄膜瘤 lipomyelomeningocele

硬膜に欠損があり，その欠損部を介して脂肪組織が脊柱管内と皮下に連続して存在する脊髄脂肪腫である．皮膚で被われており，潜在性二分脊椎症の1つである．腰仙部にみられる．ほぼ全例で脊髄は繋留される．原則として Chiari 奇形を合併しない．

❺ 前仙骨髄膜瘤と Currarino 3 徴

前仙骨髄膜瘤は仙骨腹側部の局所的骨形成不全のため，髄液に満ちた嚢胞が仙骨前面に突出する病態である．直腸肛門奇形を合併する頻度が高く，その場合，Currarino 3 徴という．Currarino 3 徴は仙骨部分欠損，仙骨前面腫瘤，直腸肛門奇形で，仙骨前面腫瘤は必ずしも髄膜瘤である必要はなく，奇形腫などでもよい．secondary neurulation の異常である．

二分脊椎 spina bifida と脊椎癒合不全 spinal dysraphism *Memo*

上記の2つの用語は脊椎，脊髄奇形の臨床的立場からの用語で，同義語のように使用さている．二分脊椎とは脊椎の後方成分である椎弓，棘突起の閉鎖不全を指す．二分脊椎は嚢胞性と潜在性に分けられる．嚢胞性二分脊椎 spina bifida cystica = open spinal dysraphism は，椎弓，棘突起の閉鎖不全部から脊髄が後方へヘルニアを生じた状態で，膨隆が正中背側にみられる．内容により脊髄液のみのものを髄膜瘤，脊髄液と神経組織を含む脊髄髄膜瘤などがある．

潜在性二分脊椎 spina bifida occulta = occult spinal dysraphism とは奇形が皮膚に被われて，皮膚の嚢胞性膨隆のないものをいう．皮膚に被われた奇形には背側皮膚洞，脊髄脂肪腫，類皮嚢腫，類上皮腫などが含まれ，腰仙部正中に皮膚陥凹や皮下組織膨隆，異常発毛がみられることが多い．単純写真で L5 より頭側の脊椎の椎弓，棘突起の単なる閉鎖不全のみで，神経系の奇形がないものも潜在性二分脊椎という．

脊椎癒合不全は骨性，神経組織に正中での閉鎖不全がみられるすべての疾患を指す．脊髄嚢瘤（脊髄破裂）や脊髄髄膜瘤が代表疾患である．脊椎癒合不全は開放性と潜在性に分けられる．開放性脊椎癒合不全は嚢胞性二分脊椎，潜在性脊椎癒合不全は潜在性二分脊椎と同義語である．

Chiari（キアリ）奇形 *Memo*

Chiari 奇形は3型に分けて考える．

Chiari 1 型奇形（図 7-4）：小脳扁桃の脊柱管内への下垂した状態で，成人に多い．脊髄空洞症を合併することが多い．斜台が小さいなどの後頭蓋窩容積が小さいことが指摘されている．

Chiari 2 型奇形：小脳，延髄が脊柱管内に入り込む奇形で，脊髄髄膜瘤に合併してみられる．第4脳室の下方偏位もみられる．

Chiari 3 型奇形：頸椎に二分脊椎があり，その部に小脳，延髄がヘルニアを起こしている奇形で，頭蓋移行部背側の脳髄膜瘤と考えてよい．

B 炎症，脱髄疾患，変性症

1 多発性硬化症 multiple sclerosis

病理・病態

中枢神経系の脱髄疾患で緩解と再燃を繰り返す．原因不明であるが，自己免疫疾患説が有力視されている．15～50歳に好発し女性に多い（約2：1）．脱髄巣は大脳白質，特に側脳室近傍白質に多いが，視神経，脳幹，脊髄にもしばしば認められる．日本人，アジア人では脊髄や視神経の障害が多いのが特徴である．

一般的には髄鞘の破壊が特徴的所見である．病勢が高度になれば軸索も破壊され，最終的にはグリア細胞とグリア線維の増殖が起こり，硬化巣がつくられる．急性期には浮腫を伴い脊髄腫大を来すことがある．脊髄では，頸髄が好発部位である．

画像所見（図7-5）

病巣は急性期では，脊髄と比較しT_2強調像で高信号を示し，脊髄腫大を来すことがある．T_1強調像では軽度低信号から等信号を示す．横断像では脊髄内の背側や外側辺縁に多い．上下方向への拡がりは2椎体以内のことが多い．活動性病巣は造影MRIで増強される．再発，寛解を繰り返す症例の慢性期には脊髄は萎縮し，空洞を形成することがある．

2 視神経脊髄炎 neuromyelitis optica

病理・病態

重篤な視神経と脊髄障害が相次いで起こる急性炎症性疾患で，Devic病とも呼称され，多発性硬化症の亜型とされてきた疾患である．近年，本疾患で自己抗体（NMO-IgG）とそれに対するAquaporin 4抗原とが発見されて，多発性硬化症とは別疾患と考えられつつある．本疾患は多発性硬化症患者より高齢の女性に好発し，症状は強く，脊髄病変は長大で，脳には病変が少ないという特徴がある．ステロイドパルスによる治療が有効でないことが多い．

画像所見

脊髄炎は，T_2強調像で高信号を示し，多発性硬化症より上下方向への広がりが3椎体より長い範囲に認められ，横断像では脊髄の中心部，主に灰白質に認められるという特徴がある．造影MRIでは病変の活動期には増強を受ける．

3 脊髄炎 myelitis

脊髄炎は，血行感染や髄膜炎からの波及で生じる．種々のウイルス，細菌，真菌，寄生虫などが原因となる．ウイルスや細菌の血行感染によるものでは，急性

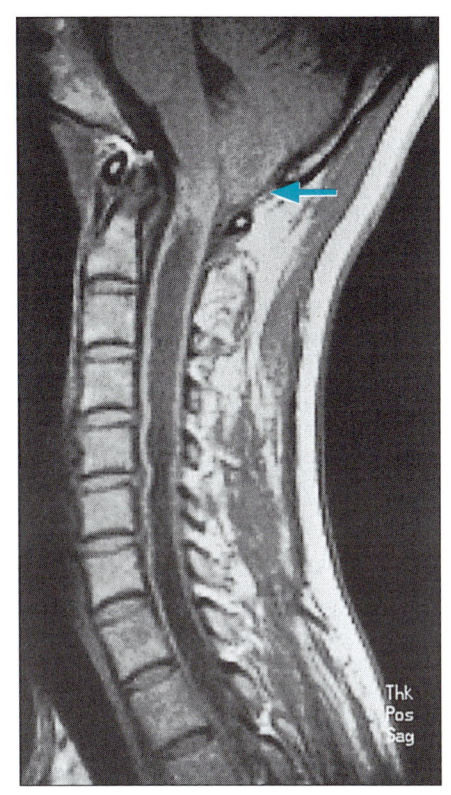

図7-4 脊髄空洞症（Chiari 1型奇形に合併）T_1強調矢状断像（40歳，女性）
脊髄は腫大し内部に空洞がみられる．小脳扁桃（矢印）は大後頭孔より約15 mm下位に存在し，Chiari 1型奇形である．

の発熱と脊髄横断症状を示すことが多い．

MRI所見では，脊髄は腫大し，T_2強調像で脊髄内にびまん性の高信号がみられる．病変は造影MRIで増強される場合とされない場合がある．

4 その他

まれな疾患であるが，ビタミンB_{12}欠乏が原因で発症する亜急性脊髄連合変性症や急性炎症性脱髄性多発性神経炎（ギラン-バレー症候群 Guillain-Barré syndrome）は特異的画像所見を示す．

C 脊髄腫瘍

脊髄腫瘍は，脊髄および脊髄神経根に圧迫を加え種々の神経症状を発現する腫瘍性病変で，脊髄，神経根，脊柱管内の組織（硬膜，くも膜など）はもとより，脊椎，脊椎周囲軟部組織のいずれからも発生する．腫瘍は発生部位により髄内腫瘍，硬膜内髄外腫瘍，硬膜外腫瘍に分けられる（図7-6）．

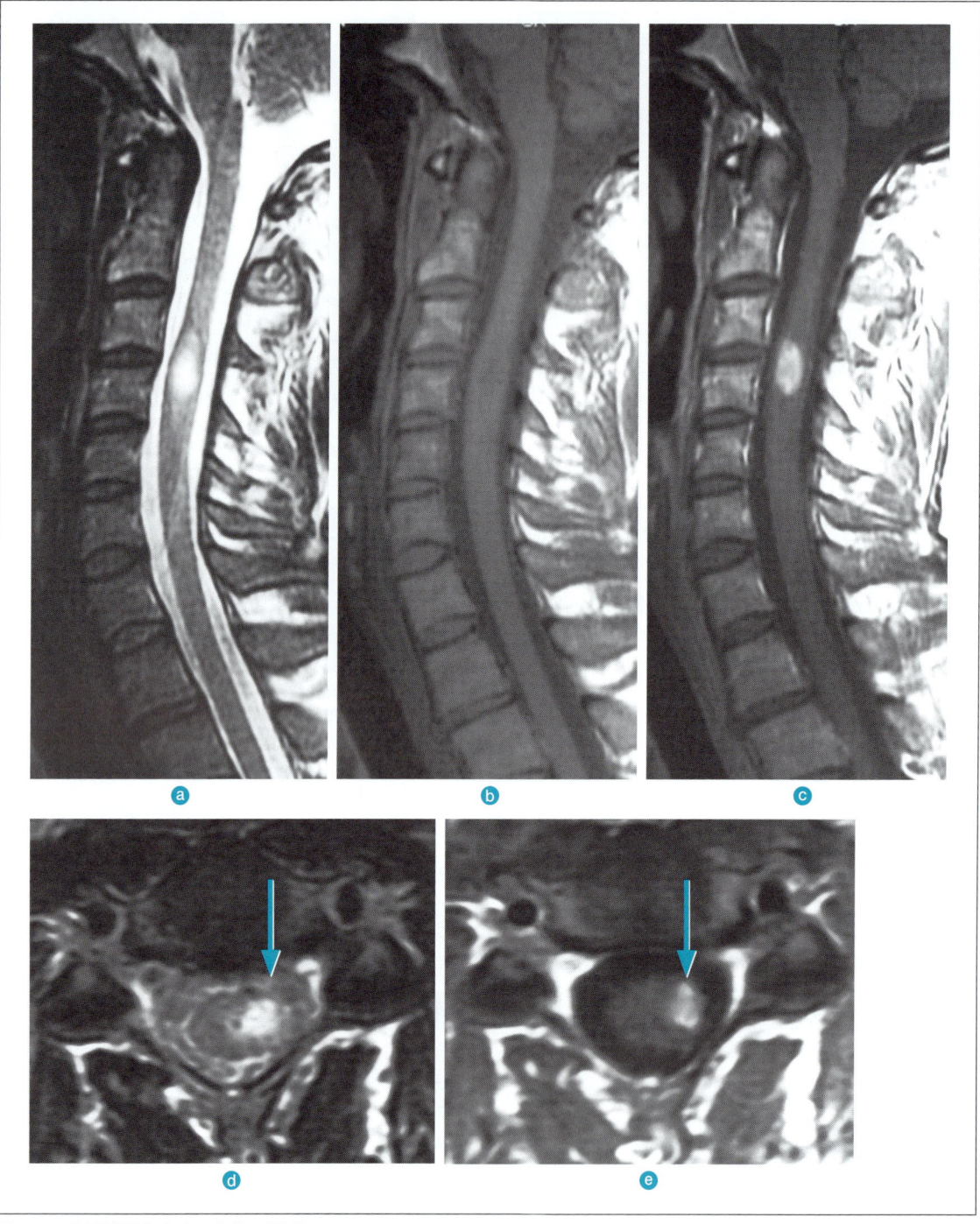

図 7-5 多発性硬化症（30 歳代，男性）
ⓐ：T$_2$ 強調矢状断像，ⓑ：T$_1$ 強調矢状断像，ⓒ：造影 T$_1$ 強調矢状断像，ⓓ：T$_2$ 強調横断像，ⓔ：造影 T$_1$ 強調横断像
主訴：約 2 週間前から左上肢，下肢の知覚異常と筋力低下．
脊髄は C3-4 レベルで腫大し，同部に増強を受ける病変がみられる．病変は T$_2$ 強調像で高信号，T$_1$ 強調像で軽度低信号を示す．横断像で病変（矢印）は脊髄内の左側辺縁にみられる．急性期活動性病変である．

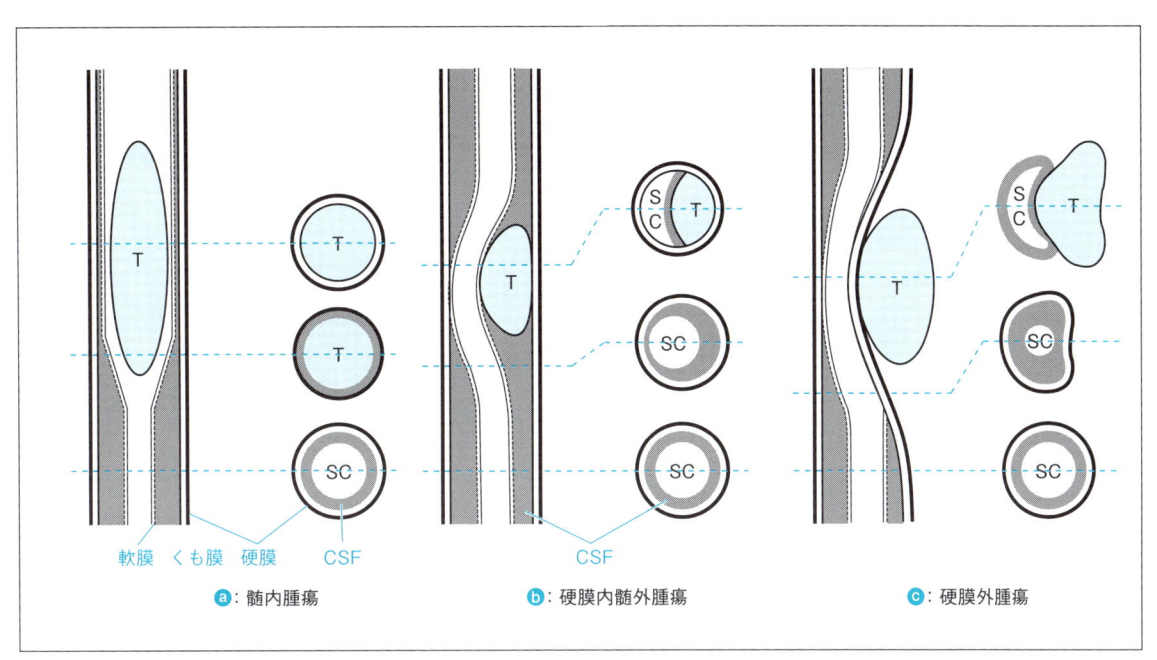

図 7-6 脊髄腫瘍発生部位別シェーマ
T：腫瘍，SC：脊髄，CSF：脳脊髄液

ⓐ：髄内腫瘍　ⓑ：硬膜内髄外腫瘍　ⓒ：硬膜外腫瘍

1 髄内腫瘍 intramedullary tumor

　髄内腫瘍は全脊髄腫瘍の約10〜15％で，多くは上衣腫と星細胞系腫瘍で，頻度は少ないが，血管芽腫が3番目に多い腫瘍として知られている．

　髄内腫瘍は原則として紡錘状の脊髄腫大として認められる（図7-6a）．

❶ 上衣腫 ependymoma

病理・病態

　脊髄上衣腫は良性腫瘍で，全脊髄髄内腫瘍の約55〜60％を占め，成人に好発する．中心管を構成する上衣細胞あるいはその遺残から発生し，中心性に発育する．頸髄に好発する．頸髄や胸髄に発生する上衣腫の大多数は組織学的には細胞性上衣腫で，正常脊髄との境界が明瞭であり，外科的に全摘出が可能である．腫瘍は充実性のことが多いが，腫瘍内に囊胞を形成することがある．腫瘍の頭側と尾側に浮腫と空洞を形成しやすい．脊髄円錐や終糸に発生することがあり，この場合，腫瘍は組織学的に粘液乳頭型上衣腫である．頸髄に発生する上衣腫は，しばしば出血を伴う．症状が悪化するような出血ではない．多くの場合，古い血腫やヘモジデリンとして存在する．石灰化はまれにみられる．症状は軽微で，頸部痛，背部痛と感覚障害がみられることが多く，筋力低下を主訴とすることは多くない．

画像所見（図7-7）

　腫瘍は紡錘状の脊髄腫大として認められ，T_2強調像で等信号から高信号を示す．T_1強調像で低信号から等信号を，まれに軽度高信号を示す．古い出血があればT_2強調像で低信号を示すが，少量の出血はグラディエントT_2（$T_2{}^*$）強調像で初めて描出されることがある．腫瘍の頭側や尾側の囊胞はT_1強調像で低信号，T_2強調像で高信号を示す．造影MRIで原則的には増強を受けるが，増強を受けないものもある．

❷ 星細胞系腫瘍 astrocytic tumor

病理・病態

　髄内腫瘍の約40％を占める．小児から成人に好発し，胸髄，頸髄に多い．小児，青年期では頸髄に最も多い．星細胞から発生し，中心性に発育することも少なくないが偏心性に発育する傾向がある．腫瘍の頭側および尾側での囊胞形成は少ない．腫瘍内囊胞形成は上衣腫より多い．原則として，出血はみられない．徐々に発育する腫瘍で悪性度の低いものが多いが，約25％は悪性である．膠芽腫は1〜6％と報告されている．腫瘍は悪性度が低くても浸潤性で正常脊髄との境界が不明瞭で，外科的全摘出は難しいことが多い．小児では最も頻度が高く，全脊髄に腫瘍進展をみることがある．神経線維腫症1型で本腫瘍を合併する頻度が高い．

　症状は軽微で背部痛，知覚障害と軽微な筋力低下を

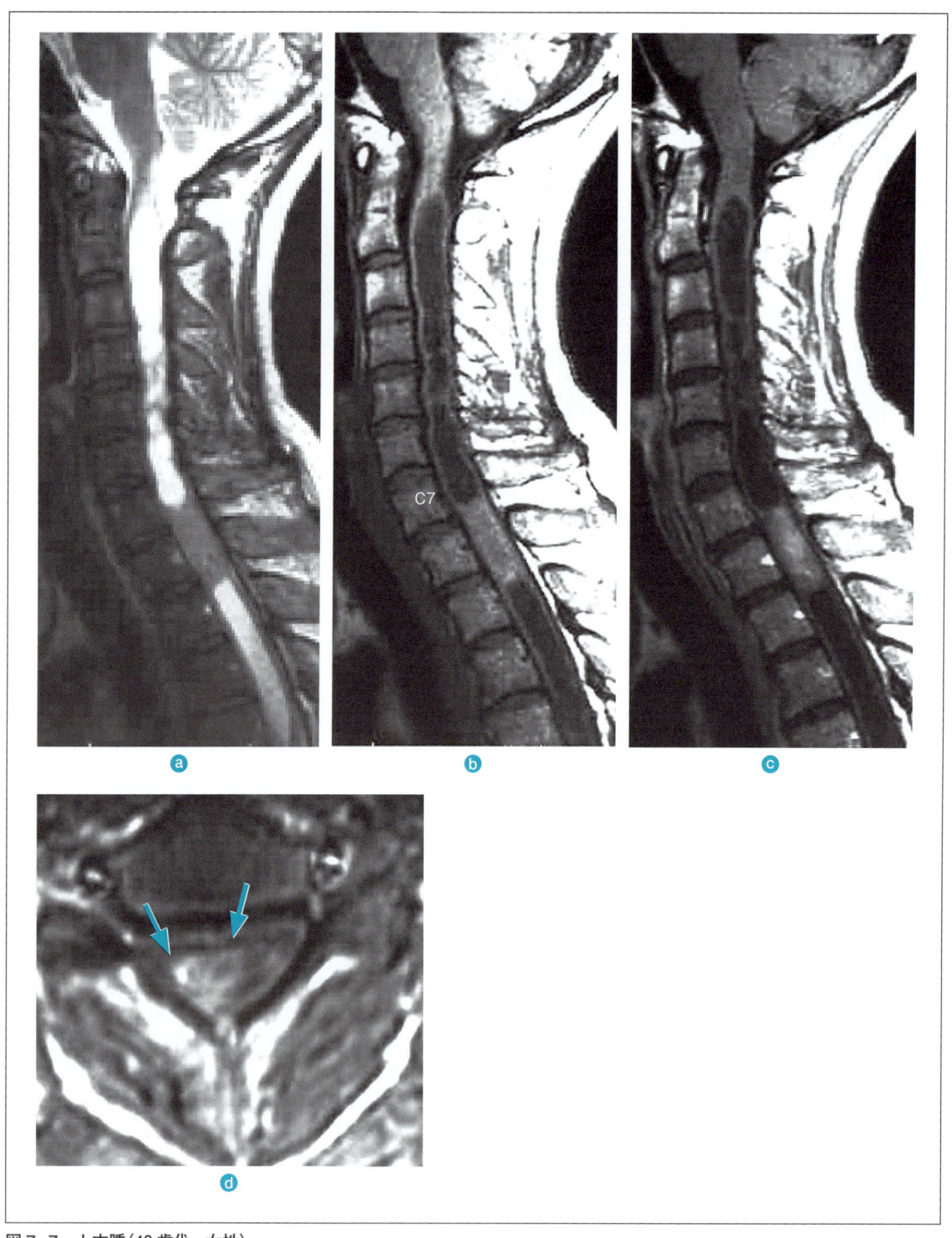

図7-7 上衣腫（40歳代，女性）
ⓐ：T₂強調矢状断像，ⓑ：T₁強調矢状断像，ⓒ：造影T₁強調矢状断像，ⓓ：造影T₁強調横断像
頸髄および胸髄は腫大し，Th1レベルに比較的均一に増強を受ける腫瘤が認められる．
腫瘤はT₂強調像で等信号から軽度高信号を示し，T₁強調像で正常脊髄とほぼ等信号を示す．腫瘍の頭側と尾側に空洞がみられる．

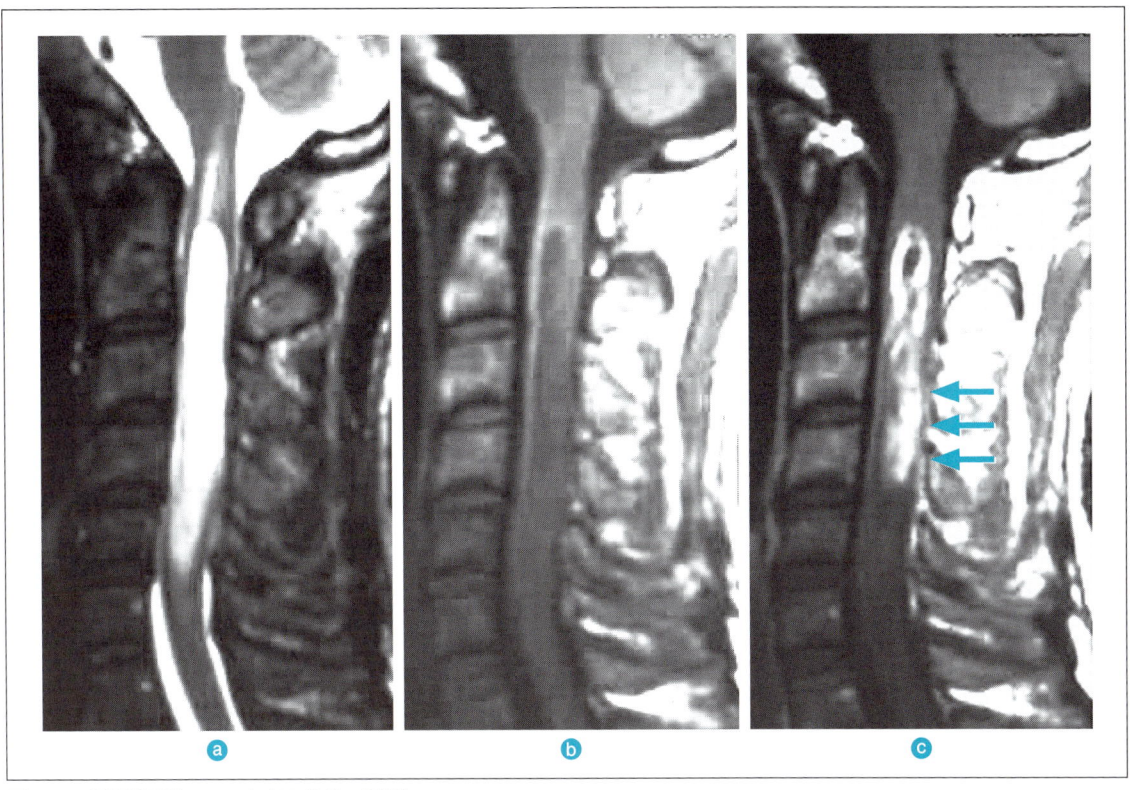

図7-8　星細胞腫(grade 3)(30歳代，男性)
ⓐ：T₂強調矢状断像，ⓑ：T₁強調矢状断像，ⓒ：造影T₁強調矢状断像
脊髄はC1-C6レベルで腫大し，腫瘍はC2-C5レベルに不均一に増強を受ける．
腫瘍はT₂強調像で高信号を示し，T₁強調像で低信号を示す．腫瘍の頭側と尾側にT₂強調像で高信号を示す浮腫がみられる．

主症状とすることが多い．直腸膀胱障害は少ない．症状の進行は緩徐である．小児では，上記症状の発現は比較的速い．歩行障害や斜頸，側彎を主訴とすることがある．悪性の場合，症状の進行は速い．

画像所見(図7-8)

腫瘍は紡錘状の脊髄腫大として認められ，時に外方発育を示すことがある．T₁強調像で低信号を示すものが多いが，悪性例で等信号を示すことがある．T₂強調像では軽度高信号から高信号を示す．造影MRIで大多数の症例は増強を受けるが，増強されない症例もある．増強は均等なこともあるが不均等なことが多い．横断像で腫瘍は偏心性にみられることが多い(約60％)．

❸ 血管芽腫 hemangioblastoma

病理・病態

成人小脳腫瘍の10％を占める腫瘍で，小脳に次いで脊髄に多い．本腫瘍は良性で，髄内腫瘍の1〜3％と少ない．20〜50歳代の成人に好発し，性差はない．脊髄では胸髄，頸髄に好発する．本腫瘍は髄内に発生することが多い(約70％)が，髄外に発生することが知られている．脊髄内では偏心性に発育し，軟膜下に多い．単発性の腫瘍である．多発性の場合はvon Hippel-Lindau病に合併する腫瘍と考えてよい．約70％の症例で腫瘍の頭側と尾側に囊胞(空洞)を伴い，このため腫瘍のサイズのわりに脊髄腫大が長い範囲でみられる．血管豊富な腫瘍で，本腫瘍から出血することがある．主症状は発生部位により異なるが，感覚障害，筋力低下，疼痛である．症状は軽微で，進行は緩徐である．

画像所見

MR画像では脊髄腫大がみられ，腫瘍はT₁強調像で等信号から低信号，T₂強調像で高信号を示しflow voidを認めることが多い．造影MRIで腫瘍はほぼ一様に強く増強される(症例問題I-7-3)．すでに述べたが，腫瘍の上端，下端に囊胞(空洞)を認めることが多い．増強される腫瘤，腫瘤上下の空洞とflow voidは血管芽腫の特徴的所見である．血管造影では栄養血管の拡張，腫瘍濃染と導出静脈がみられる．

❹ その他の髄内腫瘍

神経節膠腫，悪性リンパ腫，胚細胞腫，転移性腫瘍などの報告があるがいずれもまれな腫瘍である．

2 硬膜内髄外腫瘍
intradural extramedullary tumor

全脊髄腫瘍の35～40％を占める．神経鞘腫と髄膜腫が多い．近年，悪性腫瘍に対する治療成績の向上に伴い，脳悪性腫瘍からの播種性転移，他臓器からの転移腫瘍がみられる．若年者では類皮腫 dermoid，類上皮腫 epidermoid があるが，いずれもまれな腫瘤である．脊髄造影では造影欠損として描出され（図7-2），脊髄は腫瘍により圧迫され偏位，変形し，腫瘍が存在する部の上下の脊髄液腔が拡張するという特徴所見を示す（図7-6b）．

❶ 神経鞘腫 schwannoma
病理・病態

神経鞘腫は末梢神経のシュワン Schwann 細胞から発生する良性腫瘍である．硬膜内髄外腫瘍では，最も高頻度にみられ，中年に好発する．脊髄では男性にやや多い傾向がある．脊髄神経後根が好発部位であるが，前根からも発生する．しばしば硬膜外成分を有し，その場合は神経孔から脊柱管外に進展して鉄亜鈴型を示す．硬膜外腫瘍として発生することもある．まれに，神経根に沿い脊髄内に進展する場合や，髄内に発生することもある．発生部位は頚椎から腰椎レベルに広く分布し，特に偏りはない．腫瘍は充実性のもの，部分的に囊胞を有するもの，全体に囊胞性のものがある．大きくなると囊胞を有することが多い．頻度は少ないが腫瘍内に出血することがある．石灰化はまれである．

症状は局所の痛みやしびれ，筋力低下などの神経根症状と脊髄圧迫による脊髄症状で，腫瘍の発生部位と大きさにより異なる．腫瘍レベル以下の筋力低下，知覚低下，対麻痺，直腸膀胱障害などがある．馬尾に発生する場合は，下肢痛，しびれ，筋力低下などの末梢神経症状である．

画像所見（図7-9）

腫瘍の充実部はT_1強調像で低信号から等信号，T_2強調像で等信号から高信号を示し，造影MRIで増強を受ける．囊胞部はT_1強調像で低信号，T_2強調像で高信号を示す．全体的に囊胞性のものも辺縁がリング状増強を示す．腫瘍が存在する側の脊髄液腔は拡張する．

❷ 髄膜腫 meningioma
病理・病態

髄膜腫はくも膜細胞から発生する．硬膜内にあるくも膜細胞から発生することが多く硬膜発生と考えてよい．好発年齢は20～60歳で40歳代が中心で，約75％は女性である．好発部位は胸椎レベルで約75％を占める．

髄外脊髄髄膜腫は大多数が硬膜内髄外腫瘍で，硬膜内髄外腫瘍としては2番目に多い腫瘍である．硬膜内外にまたがるもの，硬膜外にのみ存在するものがある．まれであるが，硬膜が全周性に肥厚するタイプもある．主症状は局所の痛みや圧迫を受ける神経根症状と脊髄圧迫症状である．

画像所見（図7-10）

MRIで腫瘍は脊髄とほぼ等信号を示し，均一に強く増強される．CTで石灰化がしばしば観察される．石灰化が大きく強い場合は，腫瘍はT_1，T_2強調像で低信号を示し，造影MRIで腫瘍の周辺のみが増強される場合がある．腫瘍が存在する側の脊髄液腔は拡張する．

❸ 播種性転移 disseminated metastasis
病理・病態

頭蓋内に発生する悪性腫瘍は腫瘍細胞が脳脊髄液に散布し，播種性転移を来す．悪性神経膠腫，上衣腫，髄芽腫，胚細胞腫，悪性リンパ腫，脈絡乳頭腫などが多い．転移性脳腫瘍からの播種も少なくない．

形態上，びまん性に脊髄や馬尾神経周囲に広がるものと，結節状に散在するものがある．好発部位は下部胸椎から腰椎レベルで，脊髄背側に多い．症状は比較的急速に進行する腰痛，下肢知覚障害と筋力低下，直腸膀胱障害である．

画像所見

MRIで結節性腫瘍は，多くの場合脊髄と等信号を示し，均一に強く増強を受ける．びまん性の場合，単純MRIで馬尾の不鮮明化など軽微な異常所見であるが，造影MRIでは異常増強が明らかとなる．

3 硬膜外腫瘍 extradural spinal tumor

全脊髄腫瘍の50～55％を占める．転移性骨腫瘍のほか，骨原発の良性腫瘍，多発性骨髄腫，悪性リンパ腫などの原発性悪性骨腫瘍と軟部組織由来の腫瘍として神経鞘腫，髄膜腫のほか，まれであるが悪性リンパ腫が知られている．硬膜外腫瘍の頻度が高いのは転移性骨腫瘍の頻度が高いためである．硬膜外病変では脊髄は圧迫を受け偏位，変形し，腫瘍が存在する側の上下の脊髄液腔が狭小化するという特徴所見を示す（図7-6c）．

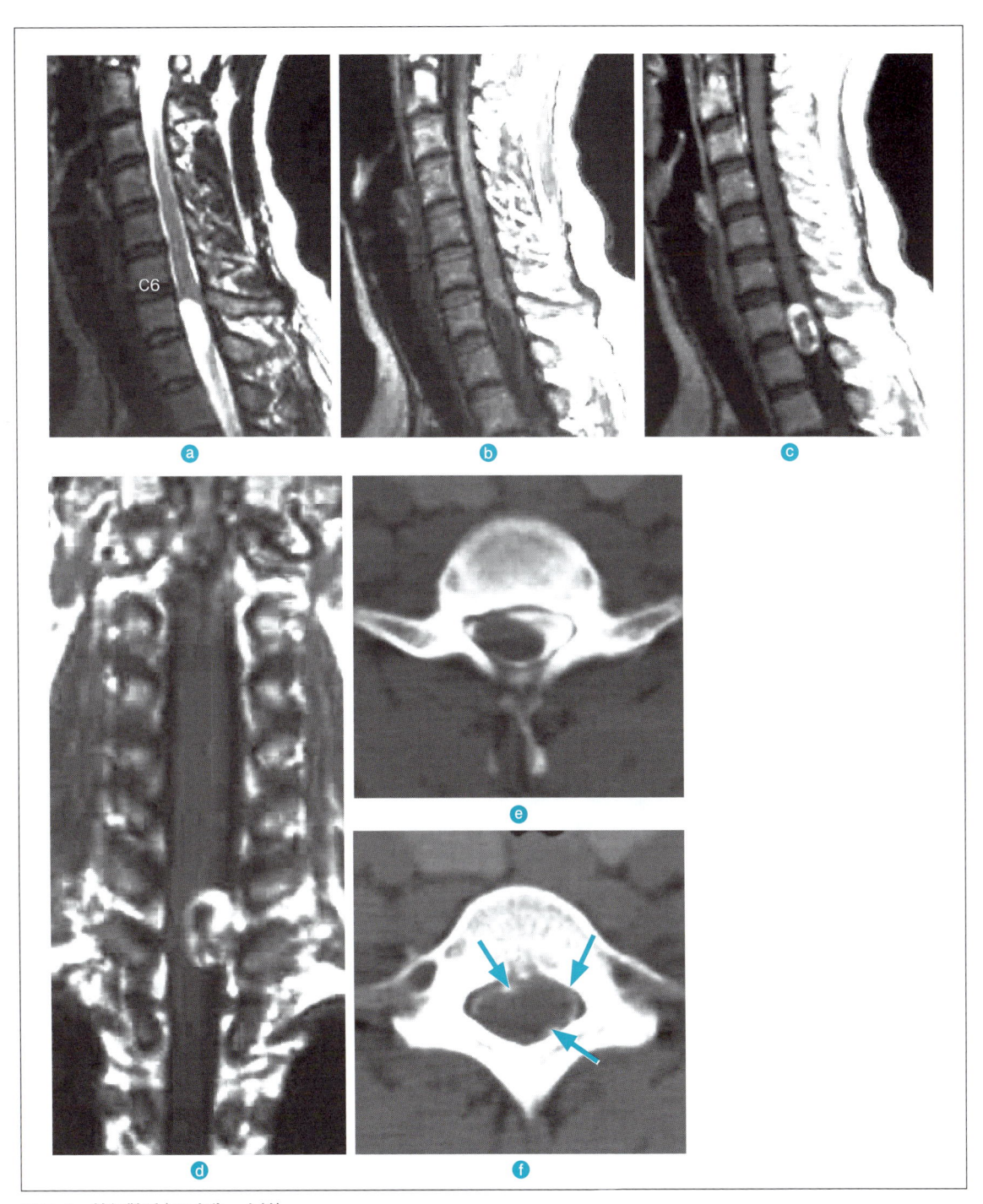

図7-9 神経鞘腫（30歳代，女性）

ⓐ：T$_2$強調矢状断像（正中よりやや左側），ⓑ：T$_1$強調矢状断像（正中よりやや左側），ⓒ：造影T$_1$強調矢状断像（正中よりやや左側），ⓓ：造影T$_1$強調冠状断像，ⓔ：CTミエログラム（腫瘍の頭側レベル），ⓕ：CTミエログラム（腫瘍レベル）

主訴：左肩の痛みと左手尺骨側のしびれ．

C7-Th1レベルにT$_2$強調像で高信号，T$_1$強調像で低信号を示す腫瘍があり，脊髄は圧迫を受け，偏位している．腫瘍はリング状に増強され，硬膜内髄外に存在する．造影冠状断像で腫瘍は左側に存在し，脊髄を右方向へ圧迫している．腫瘍頭側と尾側の脊髄液腔は拡大し，硬膜内髄外腫瘍の像である．CTミエログラムで腫瘍（矢印）は脊髄の左前方に位置し，腫瘍頭側の脊髄液腔の拡大が確認できる．

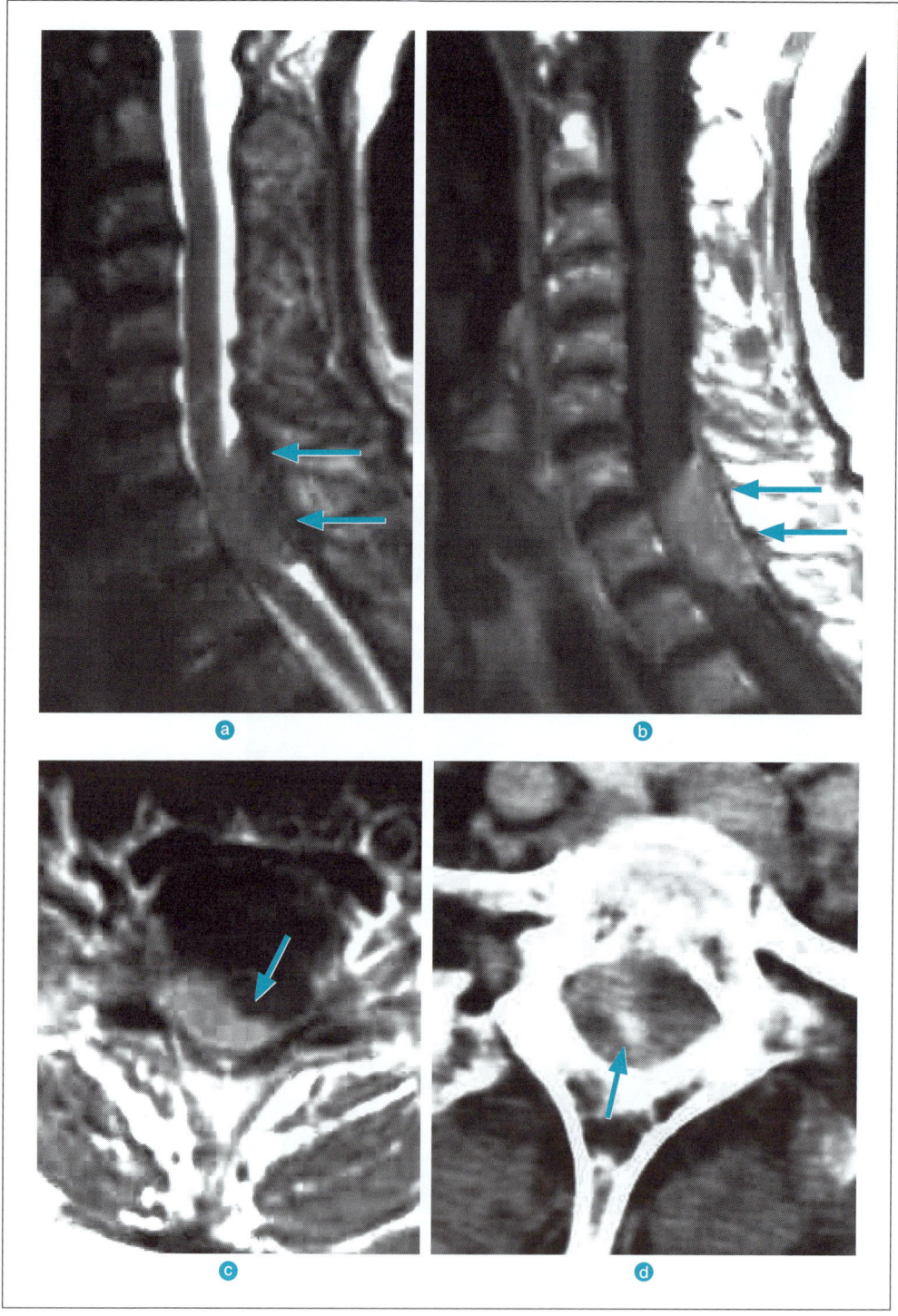

図 7-10 髄膜腫（70 歳代，女性）
ⓐ：T$_2$ 強調矢状断像，ⓑ：造影 T$_1$ 強調矢状断像，ⓒ：造影 T$_1$ 強調横断像，ⓓ：単純 CT 横断像
主訴：約 5 年前から両下肢のしびれがあり，最近歩行困難が出現．
C7-Th1 レベルに T$_2$ 強調像で等信号，造影 T$_1$ 強調像で均一に増強される腫瘤（矢印）がある．腫瘤は背側硬膜に広く接し，脊髄は圧迫を受け，前方へ偏位し変形している．腫瘤の頭側と尾側の脊髄液腔は拡大し，硬膜内髄外腫瘤の所見である．造影横断像で増強された腫瘤形態がよくわかる（矢印）．同レベル CT で，腫瘤内部に一致して石灰化がみられる（矢印）．

神経線維腫症と脊髄腫瘍 ……………………… Memo

臨床・病理・病態

　神経線維腫症は神経皮膚症候群のひとつである．神経線維腫症の1型と2型が脳腫瘍，脊髄腫瘍を合併しやすい．神経線維腫症の1型と2型はその名前から同族疾患という印象を持つが，全く異なった疾患である．

　1型は von Recklinghausen 病のことで，Café au lait 斑とよばれる皮膚色素斑と多発性の皮下神経線維腫が特徴である．常染色体優性遺伝をする疾患で第17番染色体の長腕に異常がある．3,000人に1人の発生頻度である．中枢神経では神経膠腫，特に視神経膠腫，末梢神経では神経線維腫が発生しやすい．神経線維腫は多発性の硬膜内髄外腫瘍，硬膜外腫瘍としてみられる．髄内腫瘍として星細胞系腫瘍が発生する．

　2型は両側聴神経鞘腫を有する疾患で，他の脳神経や脊髄神経の神経鞘腫，髄膜腫などを合併する．常染色体優性遺伝をする疾患で，第22番の染色体の長腕に責任遺伝子がある．30,000～50,000人に1人の発生頻度である．脊柱管では硬膜内髄外腫瘍として神経鞘腫や髄膜腫が高頻度に多発性にみられる．脊髄内では頸髄に上衣腫を合併しやすい．

D　血管病変

　脊髄血管病変には，血管奇形と梗塞，出血に大別される．

1　脊髄血管奇形 spinal vascular malformation

　脊髄血管奇形は局在部位により，硬膜内〔髄内，髄外（脊髄周囲）〕，硬膜，硬膜外に分けられ，血管構築的に動静脈奇形（AVM）と毛細血管を介さない動静脈瘻（AVF）に大別できる．日常遭遇する機会の多い髄内動静脈奇形と硬膜動静脈瘻について述べる．

❶ 髄内動静脈奇形 intramedullary arteriovenous malformation

病理・病態

　中枢神経系の動静脈奇形のうち，約10％が脊髄内に存在する．前脊髄動脈，後脊髄動脈の多数の枝が流入動脈で，しばしば動脈瘤を合併する．若年者で発見されることが多く，髄内出血やくも膜下出血，短絡による循環障害により，急性の脊髄症，疼痛，進行性の脊髄症で発症する．

画像所見

　MRIでは病変部の脊髄は腫大し，拡張した流入動脈，導出静脈は flow void として低信号に認められる．動静脈奇形近傍の脊髄は T_2 強調像で高信号を示すことが多く，浮腫や神経膠症 gliosis を反映していると考えられている．以前に出血をした場合は，出血の時期によるが，T_1，T_2 強調像で不均一な信号を示す．

　血管造影では前脊髄動脈，後脊髄動脈から多数の枝が動静脈奇形に流入する．

❷ 硬膜動静脈瘻 dural arteriovenous fistula

病理・病態

　大多数の脊髄血管奇形は先天性であるが，本疾患は後天性に発症すると考えられている．40～70歳代の男性に多く，徐々に進行性する両下肢不全麻痺が主症状である．症状は段階的に進行することがある．膀胱直腸障害を来すこともある．動静脈瘻は下部胸椎，上部腰椎レベルの椎間孔近傍，神経根嚢近傍の硬膜上に存在する．硬膜動脈が流入血管で，多くは1本である．導出静脈は多くの場合脊髄静脈 coronary venous plexus で，脊髄に静脈圧亢進によるうっ滞性灌流障害が起こり脊髄症状が出現する．静脈うっ滞が長く続けば組織損傷が起こり，症状は非可逆性となる．導出静脈が硬膜外静脈に流出する場合は脊髄には異常を認めない．治療は外科的に行われることもあり，血管内治療が行われることもある．いずれにしても血管造影を行い，硬膜動静脈瘻の診断と，これに流入する動脈を決定する．

画像所見（図7-11）

　MRIでは脊髄腫大がみられる．典型症例では下部胸髄，腰髄を中心として腫大し，T_2 強調像で中心部が高信号を示し，脊髄背側に拡張した静脈が点状または曲線状の低信号として認められる（図7-11a）．導出静脈が細いときはこの所見はみられない．造影MRIで導出静脈が不連続な点状または曲線状に増強を受けることが多いが，増強がみられないこともある．腫大した脊髄中心部に異常増強を認めることがある．この場合，臨床症状の改善が期待できないことが多い．

E　脊髄損傷

　脊髄損傷は脳外傷と基本的にはよく似た病理像を示す．すなわち，脊髄機能の可逆性を示す脊髄震盪と非可逆的障害である脊髄挫傷，断裂がある．脊髄挫傷では病理学的には浮腫，出血，壊死が種々の程度に組み合わさっている．

　単純X線撮影で，脊椎の骨折，脱臼，angulation などが認められる．脊椎骨に著変を認めないこともある．MRIでは脊髄は腫大し，T_2 強調像で高信号．血腫を伴うとき，同部は低信号を伴う不均一な高信号を

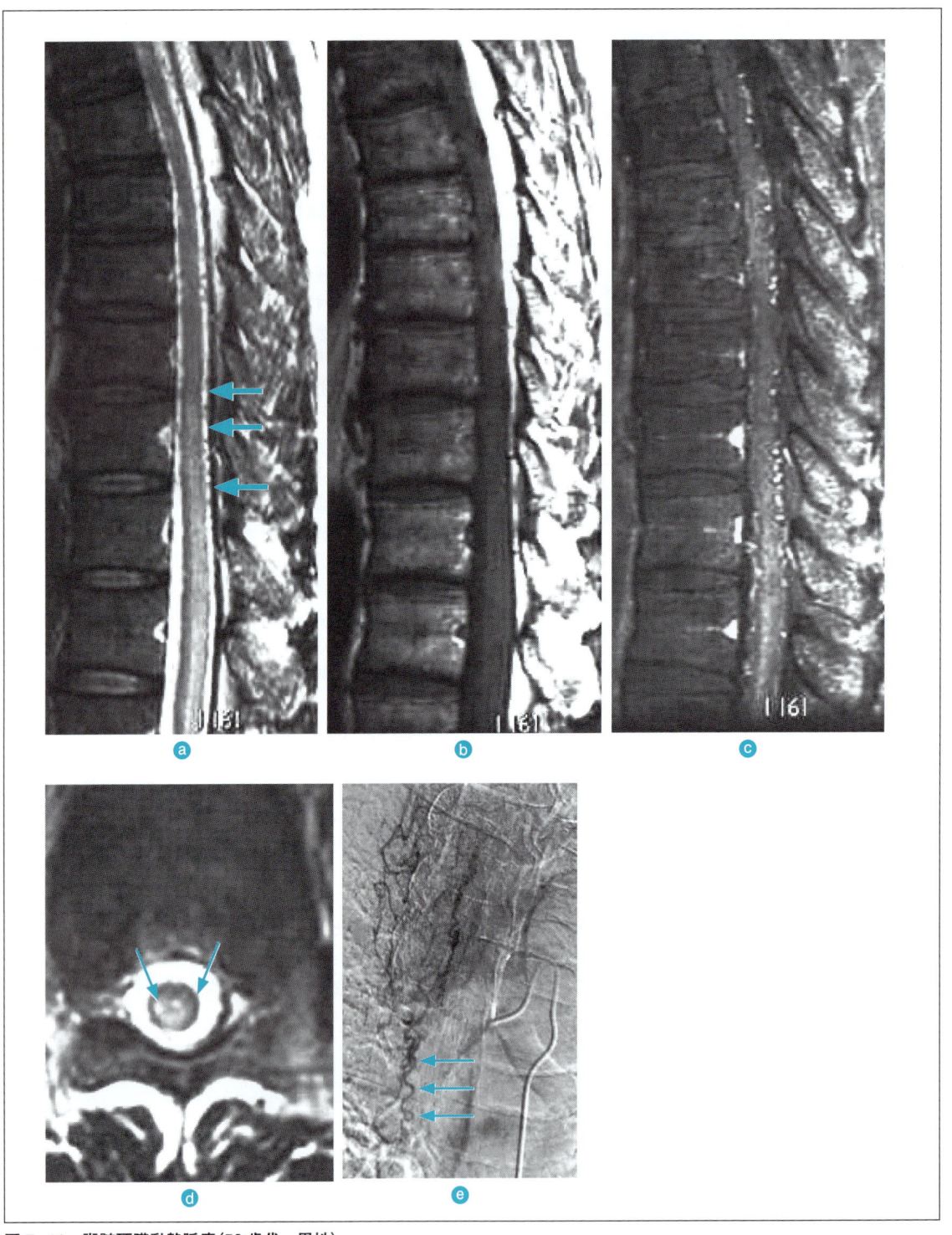

図7-11 脊髄硬膜動静脈瘻(50歳代,男性)
ⓐ：T_2強調矢状断像，ⓑ：T_1強調矢状断像，ⓒ：脂肪抑制造影T_1強調矢状断像，ⓓ：T_2強調横断像，ⓔ：脊髄動脈造影毛細血管相：斜位像
主訴：緩徐に進行する歩行困難と両下肢感覚低下．
下部胸髄は腫大し，T_2強調像で内部に高信号がみられ，脊髄背側に不連続な点状のflow void(矢印)が多数みられる．
造影MRIで脊髄背側に不連続な増強がみられ，T_2強調矢状断像でみられるflow voidに一致している．点状のflow voidは拡張した脊髄表面の静脈で，硬膜動静脈瘻の特徴的所見である．脊髄動脈造影で拡張した静脈が波状にみられる(矢印)．

示す．T₁強調像では外傷早期には軽度低信号を示す．亜急性期から慢性期には，脳内血腫でみられるように経時的信号変化を来す．慢性期には脊髄は萎縮し周囲組織と癒着することが多く，脊柱管内で一方に偏位し細くみられる．数年以降(多くの場合 10 数年後に)に脊髄空洞症を発生することがある．

F 脊髄空洞症

病理・病態

脊髄空洞症 syringomyelia は脊髄内に存在する空洞の総称であり，解剖学的には，中心管が拡張する空洞(脊髄水腫 hydromyelia)と脊髄実質内にできる空洞とがある．組織学的には脊髄水腫では空洞壁は上衣細胞からなり，脊髄実質内にできる空洞では壁は神経膠症 gliosis からなる．臨床的に両者の鑑別は困難なので，両者を合わせて脊髄空洞症という．症状は解離性知覚障害，上肢や体幹の筋萎縮，long tract sign，神経原性関節症などを特徴とする．空洞が第 4 脳室と連続性を持つものを交通性空洞症(中心管拡張症)，連続性を持たないものを非交通性空洞症という．非交通性空洞症は Chiari 1 型奇形に合併する空洞症(図 7-4)，脊髄腫瘍に合併する空洞症(図 7-7)，くも膜炎に合併する空洞症，外傷性空洞症がある．交通性空洞症は脳底部髄膜炎(結核性髄膜炎，化膿性髄膜炎)やくも膜下出血が原因で起こる．Chiari 1 型奇形に合併する空洞液は脊髄液とほぼ同じ性状であるが，脊髄髄内腫瘍に合併する空洞液は蛋白濃度が高いことが多い．

画像所見

多くの場合，脊髄腫大としてみられる．空洞は T₁ 強調像で低信号，T₂ で高信号を示す．脊髄髄内腫瘍に合併する空洞は T₁ 強調像で脳脊髄液よりわずかだが高信号を示すことが多い(図 7-7)．

付表7-1 脊髄画像所見別疾患のまとめ

臓器	所見	病名	参照ページ	コメント
脊髄	脊髄の奇形	脊髄裂, 脊髄髄膜瘤, 背側皮膚洞, 脂肪脊髄髄膜瘤, 前仙骨髄膜瘤	109, 110	―
	脊髄腫大を来す病態	髄内腫瘍, 急性期多発性硬化症, その他の急性期脊髄炎, 髄内動静脈奇形, 硬膜動静脈瘻, 脊髄空洞症	111	―
	脊髄腫大を来す腫瘍	上衣腫, 星細胞系腫瘍, 血管芽腫	112, 113	―
	硬膜内髄外に発生する腫瘍	神経鞘腫, 髄膜腫, 播種性転移	116	―
	脊髄空洞を来しやすい疾患	Chiari奇形, 髄内腫瘍, 脊髄外傷	121	―
	flow voidを認める疾患	動静脈奇形, 硬膜動静脈瘻, 血管芽腫	119	―
	出血しやすい脊髄疾患	上衣腫, 海綿状血管腫, 動静脈奇形, 血管芽腫	112, 119	―

8 頭頸部

学習の目標

　頭頸部領域は一般的に視診（肉眼的または内視鏡を用いる）・触診が容易な部位であり，生検も比較的簡単に行われる．したがって，画像診断が施行される際には診断がある程度絞り込まれている場合が多く，画像診断の役割は臨床診断の客観的評価（その腫瘍の起源となる臓器は何か，周囲との関係，また臨床診断との整合性など）が主体となる．頭頸部領域の第一の特徴は，解剖が複雑であることである．複雑な解剖を詳細に解説することはこの教科書の守備範囲を超えるので，CT と MRI の基本断面で解剖を説明し，かつ疾患ごとに大まかな解剖を示すこととする．また一口に頭頸部疾患といっても極めて多岐にわたり特殊な病態も多いので，国家試験の出題基準に含まれる疾患の中から特に画像診断が重要と考えられるものを中心に選び説明する．

キーワード

■ 眼窩
視神経炎 ……………………… 125
眼窩腫瘍 ……………………… 125
網膜芽細胞腫 ………………… 125
炎症性偽腫瘍 ………………… 127
甲状腺眼症 …………………… 128
■ 外耳・中耳
真珠腫性中耳炎（後天性真珠腫）‥ 128
耳硬化症 ……………………… 129
先天奇形 ……………………… 129
■ 鼻腔・副鼻腔・喉頭
急性副鼻腔炎 ………………… 130

慢性副鼻腔炎 ………………… 130
術後性上顎囊胞 ……………… 130
上顎癌 ………………………… 130
喉頭癌 ………………………… 130
■ 口腔・咽頭・唾液腺
口腔癌・舌癌 ………………… 131
顎骨腫瘍 ……………………… 132
上咽頭癌 ……………………… 132
中咽頭癌 ……………………… 132
下咽頭癌 ……………………… 132
悪性リンパ腫 ………………… 134

若年性血管線維腫（若年性鼻咽腔血管線維腫） …………………… 134
咽後膿瘍 ……………………… 134
扁桃周囲膿瘍 ………………… 136
頸部膿瘍 ……………………… 136
唾液腺良性混合腫瘍（多形腺腫）‥ 136
ワルチン腫瘍 ………………… 137
唾液腺癌 ……………………… 137
甲状舌管囊胞（正中頸囊胞） …… 137
鰓裂囊胞 ……………………… 137
リンパ管腫（囊胞性リンパ管腫）‥ 138

各種画像診断法の特徴と適応・選択

A 単純 X 線検査・超音波検査

　頭頸部における単純 X 線検査の歴史は古く，多くの撮影法が考案され今なお日常診療に汎用されている．特に側頭骨や鼻副鼻腔領域において，最初の画像検査法として全体を概観する目的で単純 X 線撮影が選択されることは多い．主な撮影法として Schüller 法（側頭骨の側面概観が目的），Stenvers 撮影（側頭骨錐体の正面像），Waters 撮影（上顎洞の観察に適する），Caldwell 撮影（前頭洞および篩骨洞の観察に適する）などがある．しかし圧倒的に情報量の多い CT がすぐに施行できる環境であれば，現在では CT 所見を重視するのが望ましいと考える．

　超音波は外来で簡便に施行でき，甲状腺疾患やリンパ節腫大の診断には第一選択となる．観察範囲が限られること，手技の個人差が大きく所見の客観性に欠けることから，一般に CT，MRI の補助的検査として用いられる．頸部においては通常 7.5～12 MHz の体表用リニアプローブを用いる．体表用の専用プローブがない場合には脱気水をいれたビニール袋や超音波カプラーを介在させて 7.5 MHz 以上のプローブを用いて検査する．

B X 線 CT 検査

　多くの頭頸部疾患において，CT は有用な客観的情報を提供する．頭頸部の解剖は複雑であるが，骨，筋肉・軟部組織，腺組織，脂肪などの構成要素の CT 値が異なるため明瞭に同定できる．ただし，軟部組織間

のコントラストや正常組織と腫瘍・炎症などの病的組織とのコントラストは後述のMRIに劣る.

病変の上下方向の進展や，頭蓋底・眼窩下壁などの骨破壊を観察するのに冠状断は極めて有用であるが，CTではガントリーに平行な断面像しか得られないため，従来は直接冠状断を撮影するのに患者にかなり無理な体位を強いていた．最近のマルチスライスヘリカルCTでは，1mm程度の薄いスライスで撮影後に多断面再構成を行うことにより高分解能の冠状断や矢状断像を得ることが可能である．

通常の検査では，5～10mmスライス厚でドイツ水平面に平行なスライスで撮影する．側頭骨では高分解能CTを行う．また病変が小さい場合や初期の喉頭癌が疑われる場合などもできるだけ薄いスライス厚（1～2mm）で撮影する．ヨード造影剤を経静脈性に投与することにより，血管構造が明瞭となり，血管に富んだ組織のCT値も上がるため，病変の同定が容易となる．病変の増強効果の程度は鑑別に有用な情報であるが，造影剤を急速に静注して経時的に撮影するダイナミックCTを追加することにより，病変の血管新生の程度がわかる．

CTでは，特に小児例や頻回の検査において被曝に留意する必要がある．また眼球（水晶体）が不必要に被曝しないよう撮影面を工夫しなければならない．

C MRI検査

コントラスト分解能に優れるMRIは，頭頸部領域においても有用性が高い．骨によるアーチファクトが生じない，造影剤を用いなくても血管が同定できる，X線被曝がないことも利点である．病変と正常解剖が良好なコントラストで描出されるため，CTで不明瞭な病変でも明瞭となることが多い．しかしMRIの撮像法は複雑であり標準化されていない部分も多いため，施設間の差が大きいという問題点がある．一般に高磁場装置を使用するのが望ましいが，各々の装置に応じて最適な撮像を工夫しなければならない．

通常は頭頸部専用コイルを用いる．スライス厚は病変の大きさによって5～10mmで適宜選択する．性能の向上した最近の装置を用いる場合は，より高分解能の撮像を行うことが可能である．基本的な撮像法は水平断で，最低でもT_1強調像，T_2強調像を撮像する．できる限り冠状断（場合によっては矢状断）を追加する．病変によっては脂肪抑制T_2強調像やSTIR像の有用性が高い．造影剤はなるべく投与すべきである．CTと同様に，造影剤を急速に静注して経時的に撮影するダイナミックMRIを追加することも多い．

なお，T_1・T_2強調画像の信号強度には疾患間で多くのオーバーラップがあり，信号強度のみで鑑別するのは不可能である．患者の臨床症状，経過，病変の発生部位や進展形式などが鑑別の上で極めて重要なことは言うまでもない．

D 血管造影検査

診断目的で血管造影検査を施行することはほとんどなく，動静脈奇形などの血管性病変に限られる．血管に富んだ腫瘍の術前塞栓術や，悪性腫瘍に対する抗癌剤の動注療法など治療目的（インターベンショナルラジオロジー）で行うことは多い．

E 核医学検査

第Ⅱ部を参照のこと．

画像診断の進め方

頭頸部領域は視診と触診が基本であり，画像診断の目的は診断の確定，病変の広がり，進行度を客観的に評価することにある．解剖が複雑な領域であり，精密な画像診断が要求される．部位および疾患によってそれぞれの検査法を適切に使い分ける必要がある．出血や骨折の診断が重要な外傷ではCTを優先するが，その他の場合について部位ごとにまとめる．

■頭蓋底・眼窩

病変の検出や鑑別，広がり診断にはMRIが適している．CTは石灰化の検出や骨構造の変化（骨折，破壊やerosion）を観察するために用いられる．

■頸部・唾液腺

視触診に引き続き，超音波で病変の性状を見る．リンパ節腫大や頸部の囊胞性疾患の鑑別には一般にCTでも十分であるが，内部性状を詳細に観察したい場合はMRIを追加する．

■鼻腔・副鼻腔

副鼻腔炎の診断は単純CTのみで十分である．上顎癌などの骨破壊の診断にもCTは有用である．炎症と腫瘍の鑑別にはMRIが有用となる．骨髄浸潤の感度はMRIが高い．

■咽頭・口腔

悪性腫瘍の広がり診断が大部分であり，造影CTでも多くの情報を得ることができるが，一般にコントラストに優れるMRIの有用性が高い．

■側頭骨

大部分は耳小骨を含む骨と含気腔より構成されてお

り，高分解能 CT の骨条件画像が第一選択となる．軸位断と冠状断が基本である．側頭骨病変では MRI は CT の補助的役割の場合が多い．

■傍咽頭間隙・筋膜間隙

感染（膿瘍）や腫瘍の広がり診断は一般に造影 CT で十分である．病変の内部性状，特異的部位への進展などを観察したい場合に MRI の有用性がある．

正常像とその画像解剖

A 単純 X 線検査・超音波検査

日常診療における役割から見て医学生，初期研修医にとって上述の X 線撮影法の読影が要求されることは少ない．したがってここでは，単純撮影法の例として Waters 撮影のみを紹介するにとどめる．Waters 撮影は，上顎洞の観察に用いられる（図 8-1）．この撮影法では側頭骨が上顎洞底よりも足方にずれるので上顎洞全体が概観できる．

B X 線 CT 検査

頭頸部全体の基本となる横断像（図 8-C1），および冠状断像（図 8-C2）を Web にて示す．
また（図 8-2，3）に側頭骨の正常解剖を示す．

C MRI 検査

基本となる横断像（図 8-C3），および冠状断像（図 8-C4）を Web にて示す．

疾患の画像所見

A 眼窩疾患の画像診断

1 視神経炎 optic neuritis

病理・病態　視神経の急性炎症性変化であり，急性視力障害，瞳孔反射欠損，眼球運動時痛などで発症する．比較的若年の女性に多い．多発性硬化症の初発症状の可能性があり，視神経炎の約 6 割が多発性硬化症に移行するとも言われる．

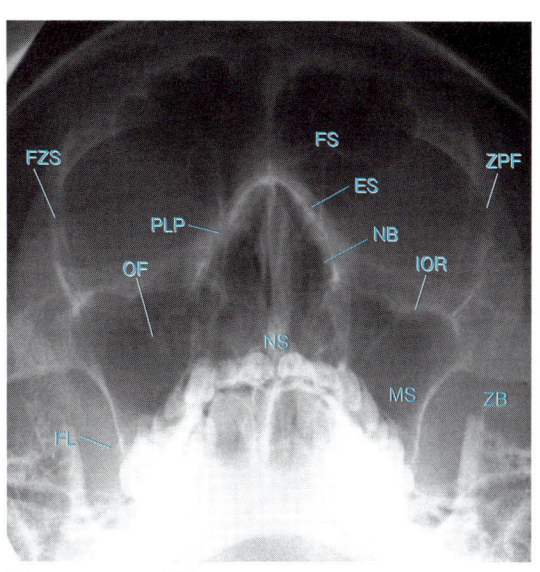

図 8-1　Waters 撮影
ES：篩骨洞，FL：Friendly line（上顎洞前外側壁），FS：前頭洞，FZS：前頭縫合，IOR：眼窩下縁，MS：上顎洞，NB：鼻骨，NS：鼻中隔，OF：眼窩床，PLP：紙様板，ZB：頬骨体，ZPF：前頭骨頬骨突起（川波哲，他：副鼻腔，Medicina 増刊号 2004, vol.41, No.12, pp33-41）

画像所見　CT では異常所見が得られないことが多く，MRI が第一選択である．視神経に垂直な冠状断像が最も有効である．脂肪抑制法のひとつである STIR 法で視神経の腫大と高信号，脂肪抑制造影 T_1 強調画像で視神経の増強効果を認める（図 8-4）．

2 眼窩腫瘍 orbital tumor

病理・病態　眼窩腫瘍としては，涙腺腫瘍，髄膜腫，神経鞘腫，視神経膠腫，転移性腫瘍，悪性リンパ腫などが主なものである．眼窩外から眼窩内へ進展してくる腫瘍の頻度も高い．また腫瘍類似疾患として皮様嚢腫，血管腫，リンパ管腫などがある．

画像所見　真の腫瘍と腫瘍類似疾患，および後述する炎症性偽腫瘍との鑑別，良悪性の鑑別に画像診断が用いられる．存在診断や広がり診断は CT で可能であるが，病変の鑑別には特徴的な信号強度がみられる MRI がより有用である．例えば血管腫は T_2 強調画像で強い高信号を呈するのに対し（図 8-5），髄膜腫，転移性腫瘍，悪性リンパ腫などは軽度高信号を示す．

3 網膜芽細胞腫 retinoblastoma

病理・病態　網膜原発の悪性腫瘍であり，小児の眼球腫瘍として最も多い．臨床的に白色瞳孔を呈する．平均診断年齢は 16 か月で，大部分が 4 歳までに診断される．両側性が 20〜30％ にみられる．

126　Ⅰ．画像診断

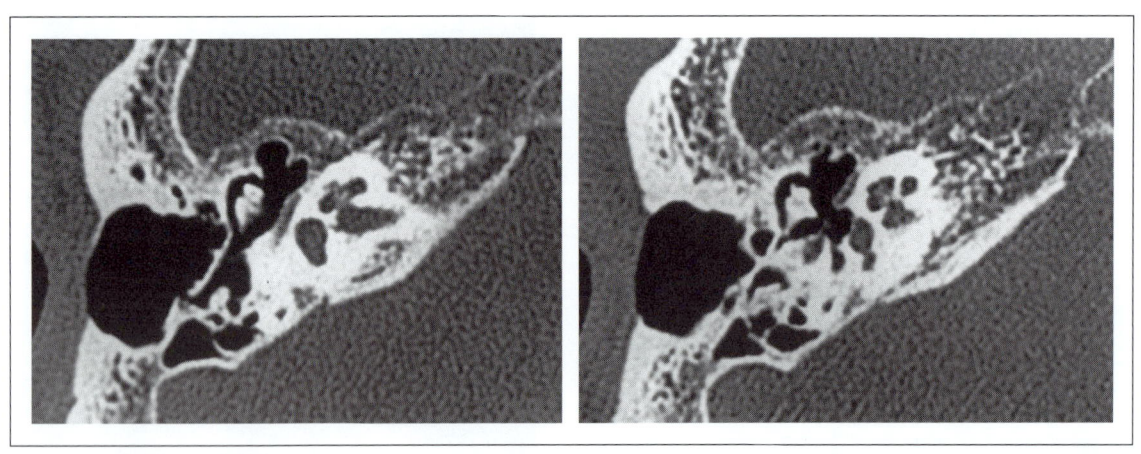

図 8-2　高分解能 CT 横断像

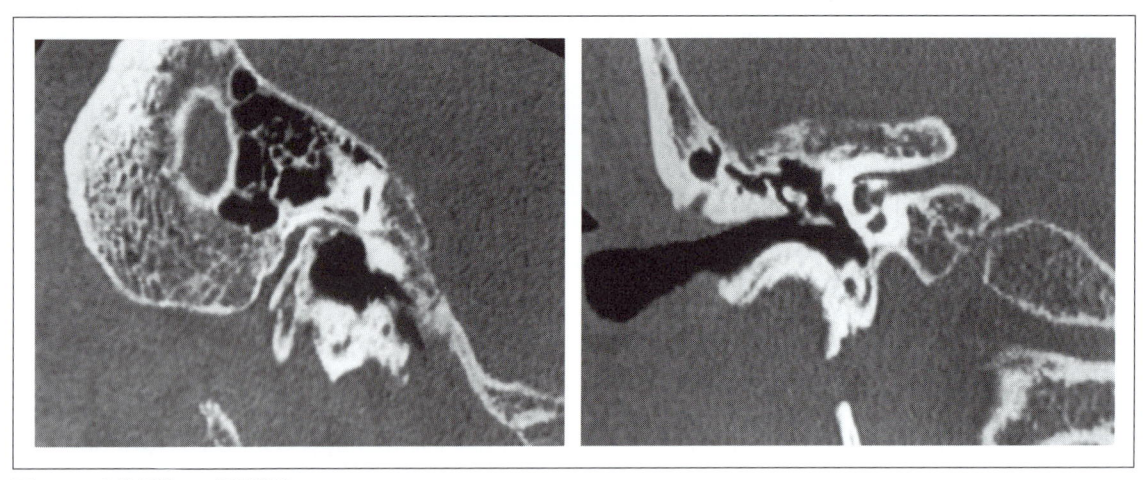

図 8-3　高分解能 CT 冠状断像

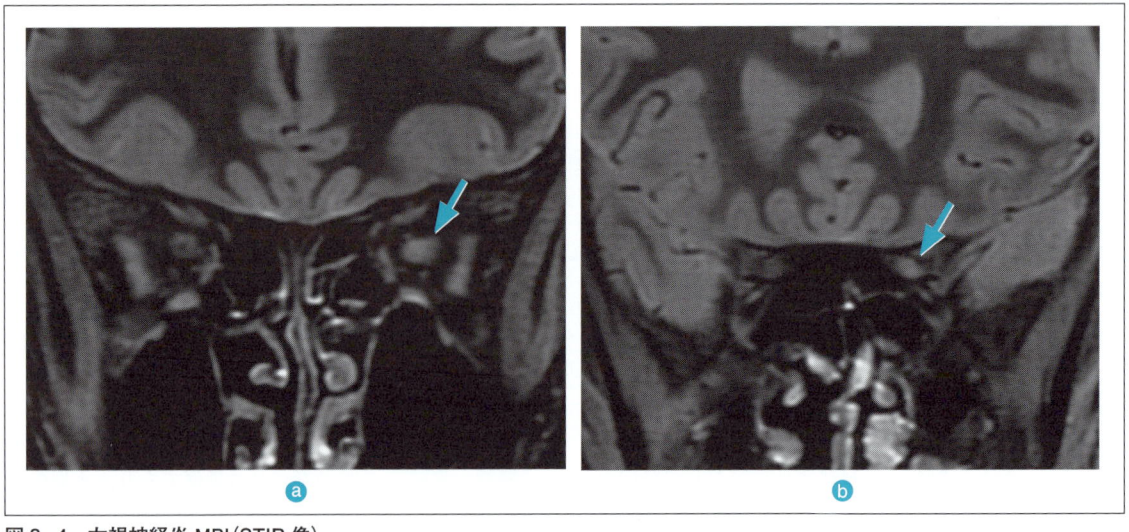

図 8-4　左視神経炎 MRI（STIR 像）
眼窩内（ⓐ）および視神経管（ⓑ）の左視神経が軽度腫大し，高信号を呈している（矢印）．

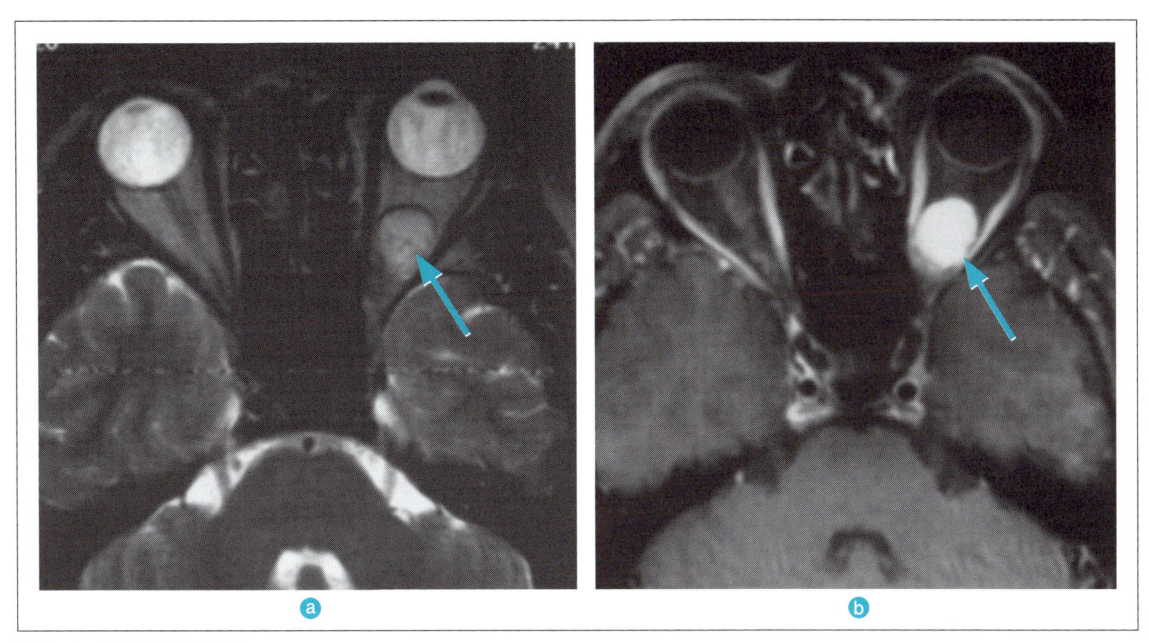

図 8-5　眼窩血管腫 MRI
眼窩内に T₂ 強調画像(ⓐ)で高信号を呈し，脂肪抑制造影 T₁ 強調画像(ⓑ)で強く増強される腫瘤を認める(矢印)．

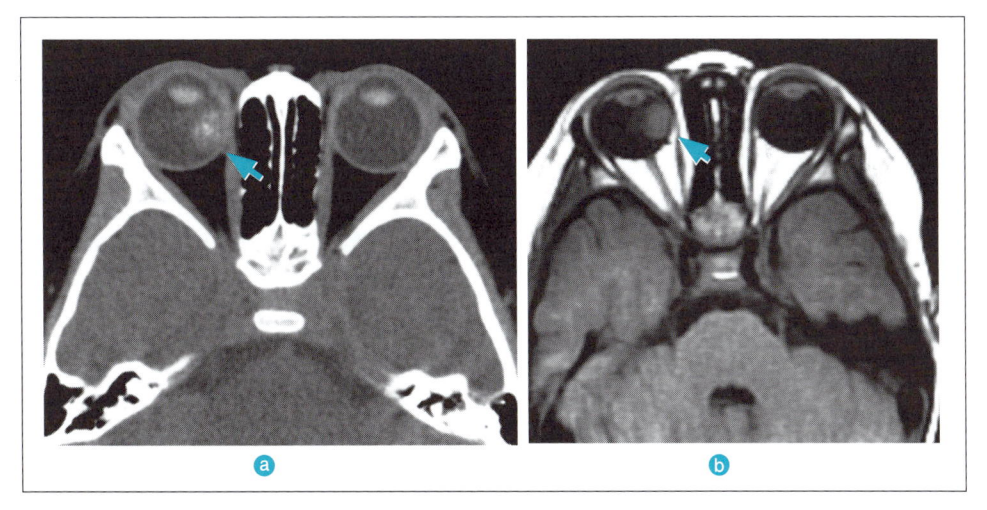

図 8-6　網膜芽細胞腫
ⓐ：単純 CT で眼球内に石灰化を伴う腫瘤を認める(矢印)．ⓑ：T₁ 強調画像では腫瘤は脳実質とほぼ等信号強度である．

画像所見　超音波，CT，MRI が用いられる．CT では眼球内の石灰化腫瘤として認められる(図 8-6，図 8-C5)．MRI は石灰化の診断には劣るものの，優れた濃度分解能により鑑別診断，広がり診断に有用である．画像では片側性か両側性か，病変の大きさ(視神経乳頭が基準)，局在，進展範囲(特に眼球外進展，視神経浸潤，頭蓋内浸潤の有無)などを診断する．

4　炎症性偽腫瘍 inflammatory pseudotumor

病理・病態　非腫瘍性，非感染性の炎症性病変であり，20〜50 歳代に多く性差はない．比較的急性発症の眼痛，眼球突出，眼球運動障害，結膜炎，眼瞼腫脹などの症状を示す．疼痛はほとんどの症例でみられる．病変の主座により筋炎型，涙腺炎型，視神経周囲

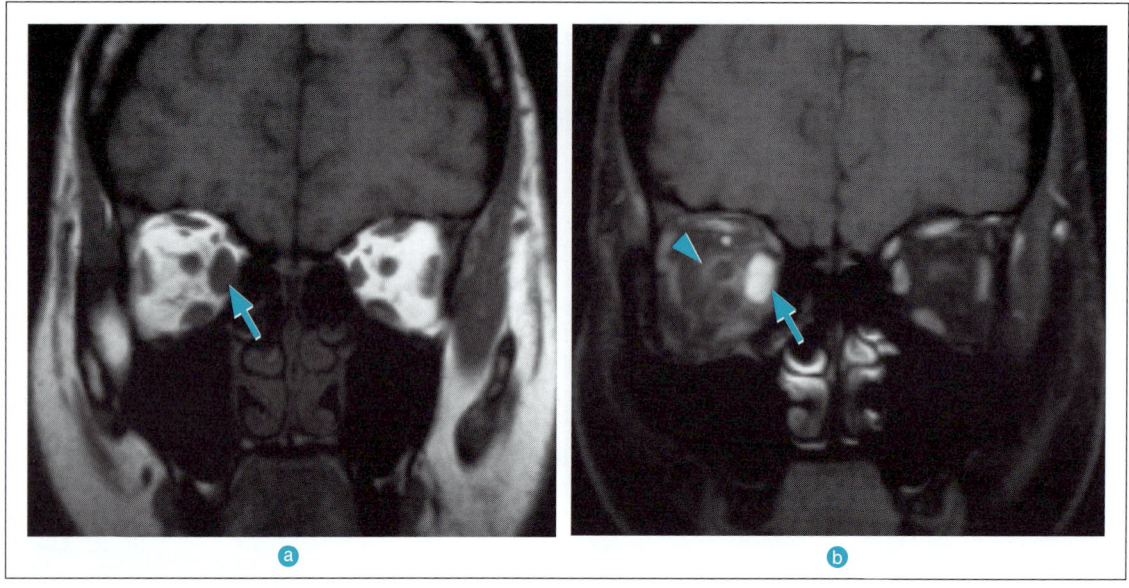

図8-7 炎症性偽腫瘍（筋炎型）
ⓐ：T₁強調冠状断像で，右内直筋の腫大を認める（矢印）．ⓑ：脂肪抑制造影T₁強調冠状断像で，右内直筋が強く増強されている．眼窩内脂肪織や視神経周囲の淡い増強効果（矢頭）は，炎症の波及を示す所見である．

炎型，強膜周囲炎型，びまん型に分けられる．この2つ以上が重複することもまれでない．

画像所見 CT，MRIいずれも病変の局在・広がり診断が可能であるが，特にMRIのSTIR像，脂肪抑制造影T₁強調画像の有用性が高い．占拠性病変の形態を示す場合は腫瘍，特に悪性リンパ腫との鑑別が問題になる．筋炎型，涙腺炎型ではそれぞれ外眼筋，涙腺の腫大を認める（図8-7）．

5 甲状腺眼症 dysthyroid ophthalmopathy

病理・病態 甲状腺機能亢進症に関連して生じる自己免疫性疾患である．甲状腺機能に異常がなくても眼症を生じることがある．緩徐に発症する複視，眼球突出，眼瞼退縮，重症例では視力障害・視野欠損を生じる．

画像所見 CTまたはMRIの冠状断像で外眼筋肥厚を診断する（図8-8）．下直筋，内側直筋の頻度が高く，以下上直筋，外側直筋，上斜筋の順で冒される．画像上は90%の症例で両側性である．眼窩内脂肪織の増生もみられる．鑑別が最も問題になるのは，筋炎型の炎症性偽腫瘍である．

B 外耳・中耳疾患の画像診断

1 真珠腫性中耳炎（後天性真珠腫）
chronic otitis media with cholesteatoma

病理・病態 表皮の迷入により鼓室内に剝離扁平角化上皮の堆積を生じたもので，鼓膜の穿孔や陥凹が真珠腫発生に先行する．反復性あるいは慢性中耳炎の既往あり．弛緩部型真珠腫（上鼓室真珠腫）と緊張部型真珠腫（癒着型中耳炎）に分けられ，前者が約90%を占める．重篤な合併症として頭蓋内合併症，すなわち髄膜炎，硬膜下蓄膿，脳膿瘍などがある．

画像所見 第一選択は高分解能CT（骨条件の画像）であり，冠状断像と横断像の2方向を必ず撮影する．CTでは耳小骨や鼓室壁・鼓室蓋などの骨侵食性変化を伴う鼓室内腫瘤として認める（図8-9）．弛緩部型真珠腫では，早期の場合Prussak腔（上鼓室外側壁とつち骨頸部の間）に限局した軟部濃度腫瘤としてみられる．大きくなるに従い，上鼓室外側壁の鈍化・切断，耳小骨の内側偏位が認められる．緊張部型真珠腫は弛緩部型と反対に耳小骨内側に位置し，耳小骨を外側に偏位する．手術に際して重要な正常変異の有無も評価する．MRIは他の腫瘍性病変との鑑別，頭蓋内合併症の評価などに有用である．

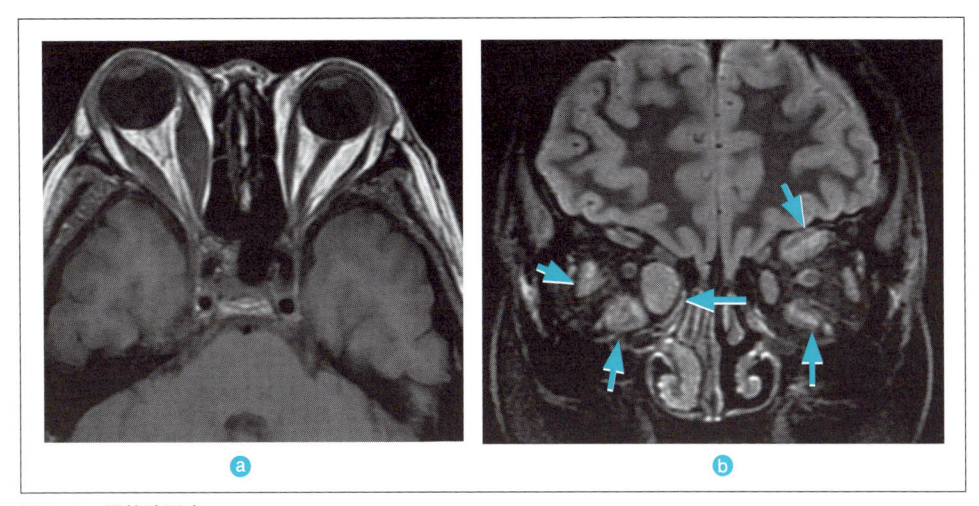

図8-8 甲状腺眼症
T₁強調軸位像(ⓐ)およびSTIR像(ⓑ)で両側外眼筋(右側では内側直筋と下直筋，外側直筋，左側では上直筋と下直筋)の腫大を認める(矢印).

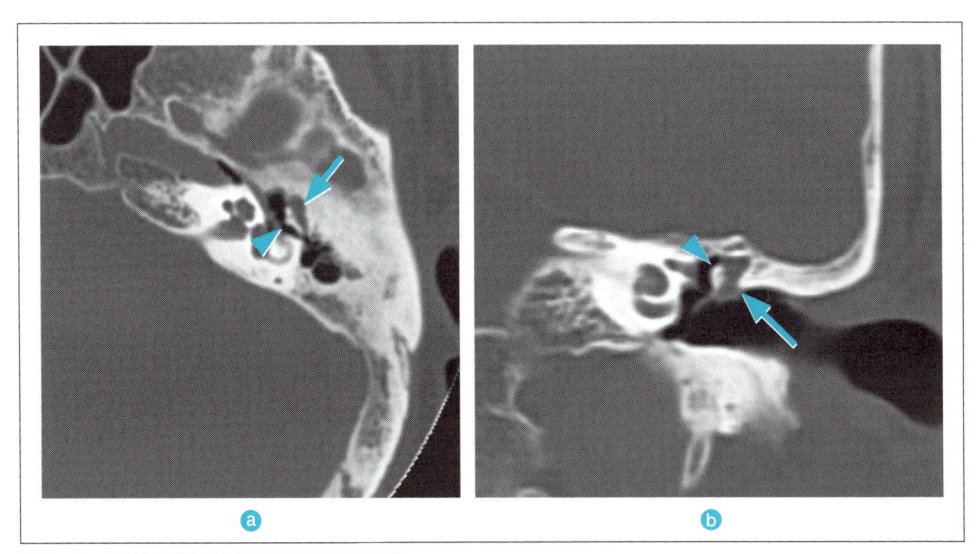

図8-9 真珠腫性中耳炎(弛緩部型真珠腫)
高分解能CT横断像(ⓐ)および冠状断像(ⓑ)で，耳小骨外側に軟部濃度腫瘤を認める(矢印)．耳小骨(矢頭)の偏位と骨侵食像を伴っている．

2 耳硬化症 otosclerosis

病理・病態 内耳を囲む耳囊を侵す骨異形成性病変である．白人に多く，日本人にはまれである．難聴(伝音性で始まり進行すれば混合性)，眩暈，拍動性耳鳴などを訴える．

画像所見 第一選択は高分解能CTであり，早期の骨融解期には迷路外側壁(鼓室内側壁)の脱灰像を認め，特に卵円窓周囲に認めることが多い．骨硬化期には骨沈着により卵円窓や正円窓の狭小化などがみられる．

3 先天奇形 congenital malformation

病理・病態 外耳道狭窄・閉鎖，耳小骨奇形，内耳奇形などに大きく分けられる．発生学的に同じ第1鰓弓に由来する外耳と耳小骨は，合併奇形が高頻度に認められる．内耳は発生起源が異なるため，内耳奇形と外耳・耳小骨奇形の合併はまれである．内耳奇形の中で先天性感音性難聴の原因として頻度が高いものに蝸牛形成異常(Mondini奇形など)がある．

画像所見 通常CTで奇形の種類や程度を診断可能

である．蝸牛形成異常の詳細な診断には，高分解能T₂強調画像が有用である．

C 鼻腔・副鼻腔・喉頭疾患の画像診断

1 副鼻腔炎 paranasal sinusitis

❶ 急性副鼻腔炎 acute sinusitis

病理・病態 粘膜の肥厚，鼻甲介の腫脹が起こると，洞開口部が閉鎖し，洞内の酸素分圧が変化する．それに伴って正常細菌叢が変化し，急性副鼻腔炎が起こるとされている．上顎洞に多い．起因菌としては肺炎連鎖球菌，インフルエンザ菌が多く，嫌気性菌は少ない．

画像所見 単純撮影，CTで副鼻腔内に液体貯留を示唆するair-fluid levelを認める(図8-10)．特に前頭洞内にair-fluid levelがみられた場合は急性細菌性副鼻腔炎を意味することが多い．

❷ 慢性副鼻腔炎 chronic sinusitis

病理・病態 原因はアレルギー性と細菌性の2つに分けられる．アレルギー性は多発性のポリープを伴い両側性のことが多い．細菌性ではポリープは伴わないか単発性であり，病変は通常片側性である．急性炎症が持続し線毛運動機能が消失すると，鼻粘膜は萎縮あるいは腫脹し，慢性副鼻腔炎を起こす．

画像所見 CTで粘膜の肥厚，炎症性ポリープ，粘液性分泌物の貯留などがみられる．増強効果のない肥厚粘膜は，線維化や浮腫を考える．MRIでは，炎症はT₂強調画像で強い高信号を呈し，中等度の信号強度を呈する腫瘍との鑑別に役立つ．

2 術後性上顎嚢胞 postoperative maxillary cyst

病理・病態 Caldwell-Luc術後の上顎洞領域において術後閉鎖腔の貯留嚢胞として生じる．術後数年から数十年して頬部の腫脹，顔面の変形，疼痛として現れる．

画像所見 骨条件CTの冠状断像，横断像が基本である．膨張性軟部組織濃度腫瘤として認められる．

3 上顎癌 maxillary cancer

病理・病態 鼻副鼻腔の上皮性悪性腫瘍は上顎洞から発生することが多く，他の副鼻腔から上顎洞に浸潤したものも含めると，上顎洞内癌は80％にのぼる．次に鼻腔内が多く30％，篩骨洞は10％である．蝶形骨洞，前頭洞からの発生は1％程度とまれである．40

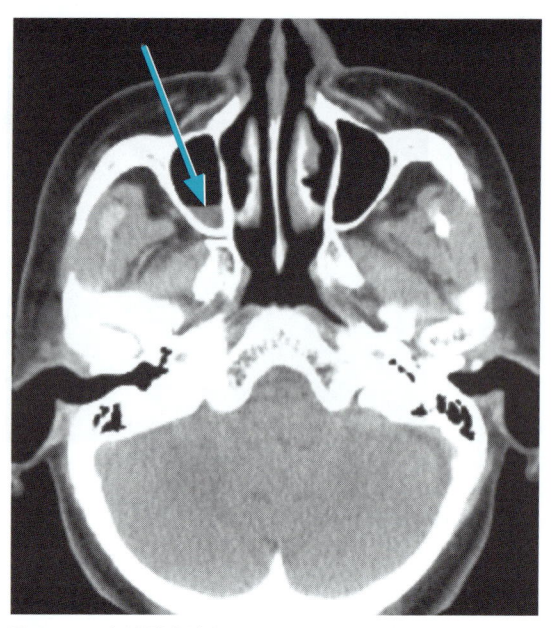

図8-10 急性副鼻腔炎
単純CTで，右上顎洞に液体貯留を示唆するair-fluid levelを認める(矢印)．(酒井修編著：画像診断別冊 KEY BOOKシリーズ，頭頸部の画像診断．秀潤社．矢村正行他，急性副鼻腔炎，p108)

歳以上に発生することが多く，男性は女性の2倍程度である．早期は慢性副鼻腔炎の症状が前面に出るため，進行例でみつかる頻度が高い．進行すると周囲に浸潤し腫脹，疼痛が強くなる．

画像所見 一側性の骨破壊を伴う充実性腫瘍として認められ，不均一に増強される(図8-11)．CTは骨破壊の診断に有用であるが，MRIはT₂強調画像で中等度の信号強度を示す腫瘍と強い高信号を呈する炎症粘膜や液体貯留が明瞭に区別可能であるほか，周囲組織への浸潤の診断にも優れる．進行した症例では，鼻腔や他の副鼻腔内，翼口蓋窩，眼窩内，頭蓋底，硬口蓋，鼻咽頭，頬粘膜など様々な部位に進展する．なお上顎洞は解剖学的に内眼角と下顎角を結ぶOhgren線により上部構造と下部構造に分けられるが，下部構造に限局したものでは予後がよいとされている．

4 喉頭癌 laryngeal cancer

病理・病態 声門上喉頭癌，声門癌，声門下癌に分けられるが，一般的事項として，ほとんどが扁平上皮癌であり，喫煙歴およびアルコール多飲との強い関連がある．50，60歳代の男性に多い．代表的な症状は嗄声，嚥下障害，咽頭痛，関連痛としての耳痛などである．

・**声門上喉頭癌**：全喉頭癌の30％を占める．リンパに富むことからリンパ節転移の頻度が高い．発症時

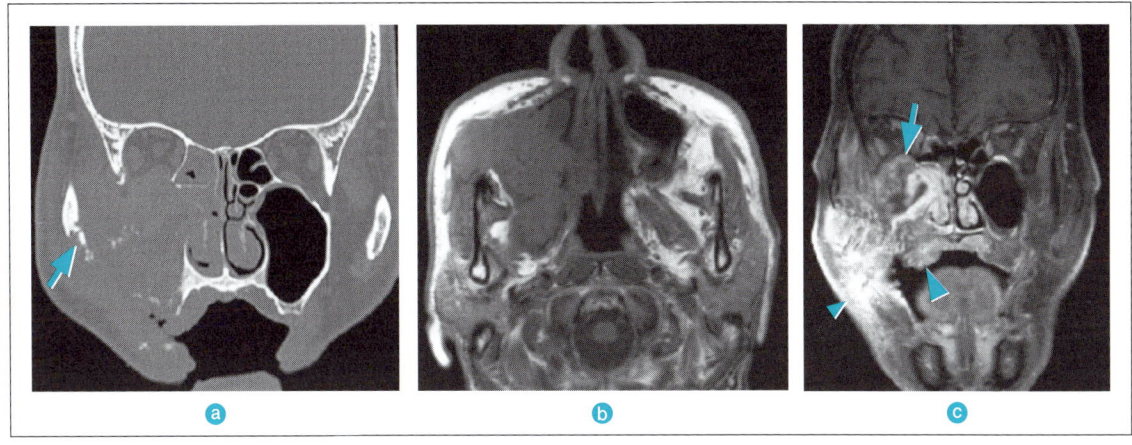

図 8-11　上顎癌（扁平上皮癌）
骨条件の CT 冠状断像（ⓐ）で右上顎洞を占拠する腫瘤性病変を認め，上顎骨は高度に破壊されている（矢印）．T₁ 強調画像（ⓑ）で低信号を呈する腫瘤を認める．脂肪抑制造影 T₁ 強調画像（ⓒ）で，腫瘍は頬部皮膚（矢頭），眼窩（矢印），上歯肉（大矢頭）などへ浸潤している．
（酒井修編著：画像診断別冊 KEY BOOK シリーズ，頭頸部の画像診断．秀潤社．矢村正行他．扁平上皮癌，p118）

症状として咽頭痛が重要であり，その他嗄声や誤嚥がある．
- **声門癌**：全喉頭癌の 65％ を占める．声帯に生じる病変では，初期より嗄声を認めるため比較的早期に病変が発見され，頸部リンパ節転移も少ない．
- **声門下癌**：声門下のみに限局する癌は 1％ であり，通常は声門から進展する．

画像所見　癌の大部分は内視鏡による存在診断と生検による組織診断が可能であり，画像診断の役割は粘膜下病変の拡がり，特に病期診断や治療方針に大きく影響する特異的な部位への進展，頸部リンパ節転移の診断である（図 8-12）．画像診断の基本は造影 CT である．

喉頭軟骨浸潤は内視鏡では診断できないため画像診断の意義が大きい．進行病変における軟骨浸潤は CT，MRI ともに診断能が高いが，微細な軟骨浸潤の評価は MRI の感度が高く MRI に付加的な役割がある．ただし MRI も特異度は必ずしも高くなく，炎症や反応性変化でも同様の所見を呈しうる．

D 口腔・咽頭・唾液腺疾患の画像診断

1 口腔癌・舌癌 oral cancer・lingual cancer

病理・病態　口腔癌は発生部位により舌，口腔底，頬粘膜，歯肉，硬口蓋に大きく分けられ，舌癌，口腔底癌，下歯肉癌の頻度が比較的高い．90％ は扁平上皮癌である．喉頭癌や下咽頭癌と同様に，50，60 歳代以上の男性に多く，喫煙と飲酒が重要な危険因子である．

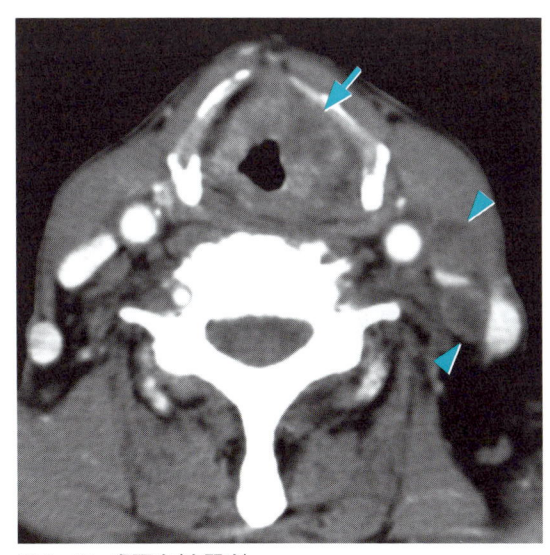

図 8-12　喉頭癌（声門癌）
造影 CT で右声門部に腫瘍（矢印）を認め，頸部リンパ節転移（矢頭）を伴っている．

舌癌の 3/4 は舌前方部，残り 1/4 が後方部にみられ，後方部のほうが予後が悪い．舌側縁や舌下面が好発部位であり，下面の腫瘍は口腔底に進展しやすい．口腔底癌の多くは口腔底前方から発生する．増大すると顎下間隙，歯肉，下顎骨に進展する．頸部リンパ節転移の頻度が高い．歯肉癌は下顎に多い．

画像所見　視触診および生検が容易な部位であり，画像診断の役割は原発巣の深部浸潤とリンパ節転移の評価が主体となる．TNM 分類において T1 から T3 までは腫瘍サイズで決まるが，T4 は周囲構造への浸

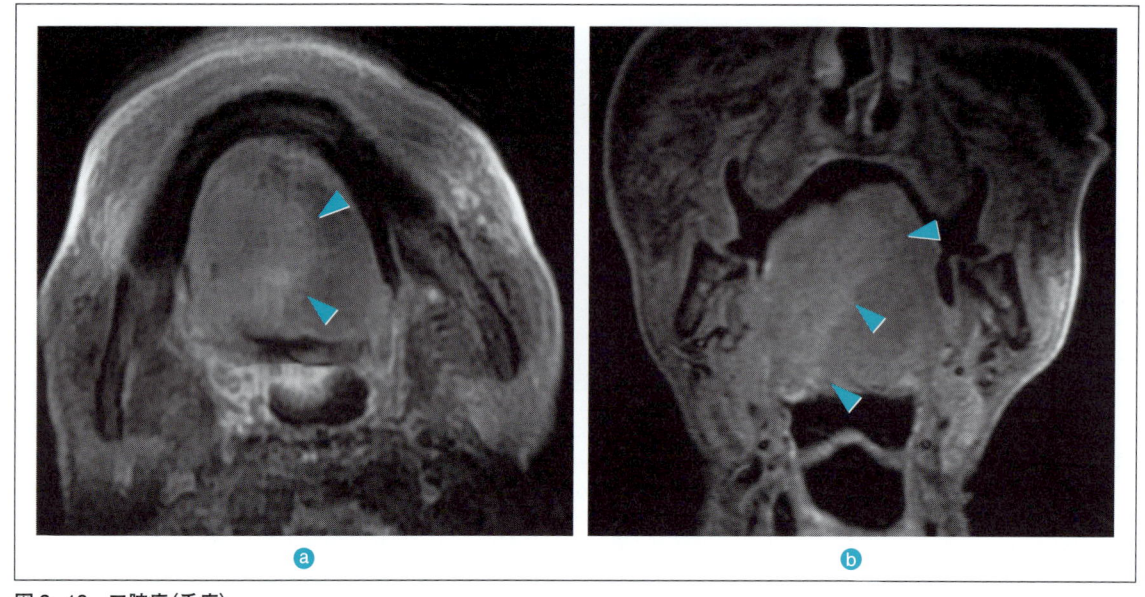

図8-13 口腔癌(舌癌)
脂肪抑制造影 T_1 強調軸位断像(ⓐ)および冠状断像(ⓑ)で，舌右側に境界が比較的明瞭で辺縁不整な腫瘤を認める(矢頭).

潤により決定される．義歯のアーチファクトがない場合は造影 CT も有効であるが，優れた濃度分解能により原発巣の拡がり診断が正確，下顎骨骨髄浸潤の感度が高いなどの理由から MRI を優先するほうが望ましい(図8-13).

2 顎骨腫瘍 jaw tumor

病理・病態 顎骨には歯原性腫瘍，非歯原性腫瘍，嚢胞が発生する．主なものとしてはエナメル上皮腫，角化嚢胞性歯原性腫瘍(従来の歯性角膜嚢胞)，濾胞性嚢胞，歯根嚢胞などがある．

画像所見 歯科でまずパノラマ X 線が撮られることが多く，CT は病変と骨との関係評価，MRI は内部性状や進展範囲評価のために追加される．

3 咽頭癌 pharyngeal cancer

❶ 上咽頭癌 nasopharyngeal cancer

病理・病態 上咽頭では扁平上皮癌が全体の約70%を占め，悪性リンパ腫が10～20%である．扁平上皮癌の発生には人種差があり，中国東南地域での頻度が高く，欧米では少ない．男性にやや多く，好発年齢は40～50歳代であるが30歳以下の若年者にも比較的多くみられる．症状として鼻漏，鼻閉，片側性中耳炎，耳閉，咽頭痛などがあるが，初診時に50～90%の症例で頸部リンパ節転移をすでに来しており，頸部腫瘤が初発症状のことが最も多い．頭蓋底に近いため，進行すると高頻度に脳神経症状を呈する．

画像所見 他の頭頸部悪性腫瘍と同じく，原発巣の進展およびリンパ節転移の評価が画像診断の役割である．上咽頭癌では，特に傍咽頭間隙への側方進展と頭蓋底への上方進展が重要であり，これらの進展に引き続き神経周囲進展も生じる．側方進展の評価は CT，MRI ともに有用であるが，頭蓋底浸潤や神経周囲進展の評価には，濃度分解能に優れる MRI の有用性が高い(図8-14). リンパ節転移は，まず咽頭後リンパ節(いわゆる Rouviere リンパ節)に生じるのが上咽頭癌の特徴である．

❷ 中咽頭癌 oropharyngeal cancer

病理・病態 中咽頭では，扁平上皮癌と悪性リンパ腫の割合は 3:1 からほぼ同数とされており，咽頭領域の中で悪性リンパ腫の頻度が最も高い．扁平上皮癌は発生部位により軟口蓋，口蓋弓，咽頭後壁，舌扁桃(舌根)などに分けられる．扁平上皮癌の好発年齢や危険因子は次に述べる下咽頭癌と同様である．診断時50%以上にリンパ節転移がみられる．

画像所見 中咽頭では，CT は義歯のアーチファクトの影響を受けやすいので，MRI が有用なことが多い．中咽頭粘膜間隙の造影される浸潤性腫瘤で，リンパ節転移を伴うのが典型像である(図8-15).

❸ 下咽頭癌 hypopharyngeal cancer

病理・病態 下咽頭の扁平上皮癌は大部分が梨状窩

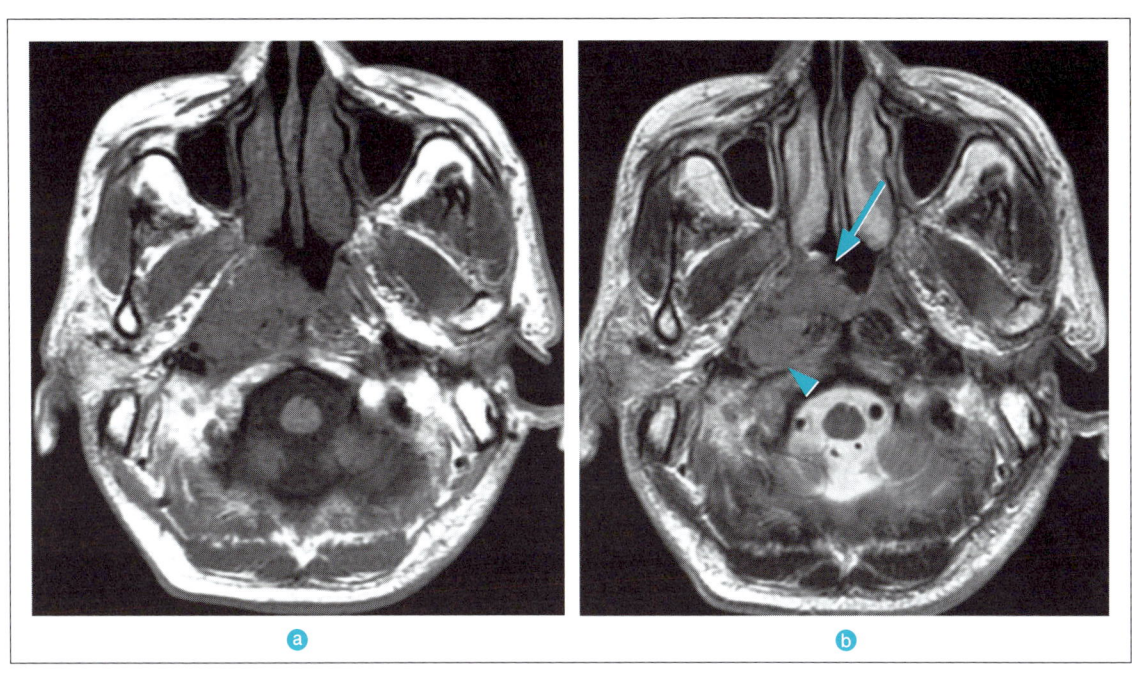

図 8-14　上咽頭癌
T₁強調(ⓐ)およびT₂強調画像(ⓑ)で，右上咽頭から傍咽頭間隙へ進展する腫瘍を認め(矢印)，咽頭後リンパ節(いわゆる Rouviere リンパ節)へのリンパ節転移を伴っている(矢頭).

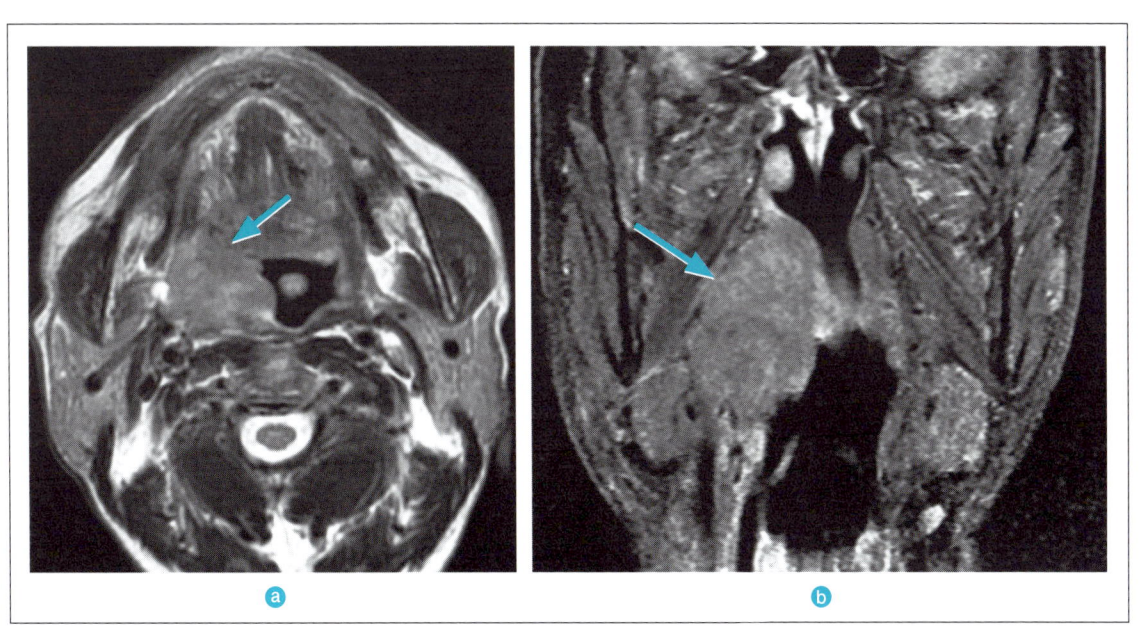

図 8-15　中咽頭癌
T₂強調軸位断像(ⓐ)および STIR 冠状断像(ⓑ)で，右扁桃を中心に境界の一部不明瞭な不整形腫瘤を認める(矢印).

(60%)より生じ，咽頭後壁(25%)，輪状後部(15%)と続く．輪状後部を除き，50，60歳代以上の男性に多く，喫煙，飲酒と関連する．初発症状として最も多いのが咽頭痛であり，進行すると嚥下困難などを生じる．診断時50％以上にリンパ節転移がみられ，頸部リンパ節転移による頸部腫瘤が初発症状のこともある.

画像所見　呼吸，嚥下などによる動きの点から造影CTが第一選択であり，MRIは軟骨や軟部組織浸潤の

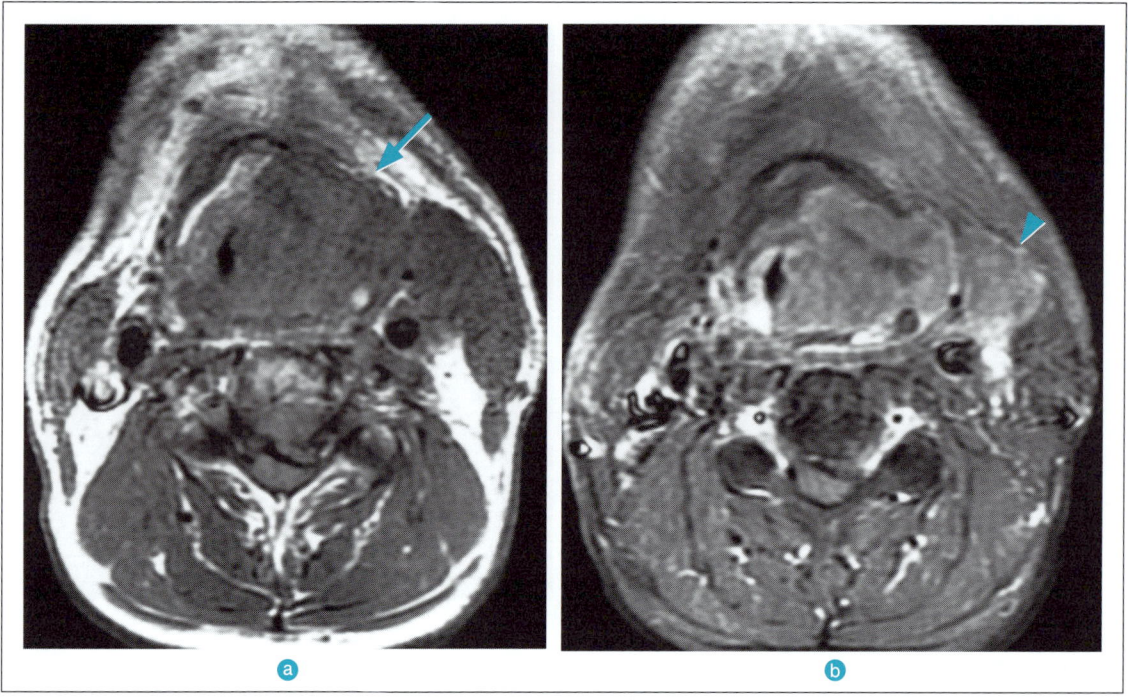

図8-16 下咽頭癌
T₁強調画像(ⓐ)および脂肪抑制造影T₁強調画像(ⓑ)で，左梨状窩を中心に大きな不整形腫瘤を認める．甲状軟骨や前側方の軟部組織への浸潤がMRIで明瞭である(矢印)．またリンパ節転移も認める(矢頭)．

付加的情報を得たい場合に用いる(図8-16)．下咽頭癌では粘膜下進展が特徴的であり，画像診断の役割もそこにある．例えば梨状窩癌では，甲状軟骨への浸潤や後側方の軟部組織浸潤を評価する．

4 悪性リンパ腫 malignant lymphoma

病理・病態 頭頸部領域では，扁平上皮癌に次いで多い悪性腫瘍が悪性リンパ腫である．多くの組織型を含む非Hodgkinリンパ腫が大部分を占める．非Hodgkinリンパ腫はWaldeyer輪(リンパ節外リンパ組織)(初発病変の割合60〜70%)，リンパ節外病変(同10〜15%)，リンパ節病変(同20%)に区分される．Waldeyer輪病変では扁桃に最も多く，上咽頭が続く．病歴が短く，比較的急速に進行する．性差はなく，どの年齢でも発生しうる．

画像所見 CT，MRIいずれも有用である．圧排膨張性の発育を示す場合が比較的多く，腫瘍は一般に内部均一である(図8-17)．扁平上皮癌より骨破壊は軽度のことが多い．一般的にMRIでは均一な中等度の信号を示すのが特徴である．また扁平上皮癌よりも増強効果は弱い．

画像上の鑑別は扁平上皮癌とそのリンパ節転移，および化膿性リンパ節炎，真菌症，非腫瘍性非感染性の炎症性病変などが挙がる．

5 若年性血管線維腫(若年性鼻咽腔血管線維腫)
juvenile nasopharyngeal angiofibroma

病理・病態 血管に富む被包化されない鼻腔の良性腫瘍で，ほぼ例外なく思春期男性にみられる．組織学的には良性であるが，局所侵襲性が強い．鼻閉，鼻出血を主症状とする．

画像所見 大量出血を伴うため生検は原則的には禁忌であり，造影MRIでほぼ診断可能である．鼻腔後方に中等度の信号強度を示す腫瘤を認め，翼口蓋窩に早期に進展する．腫瘍血管に富むことを反映し，腫瘍内部に多数のflow void(血流による無信号域)を認めるほか，ダイナミックMRIでは早期から強く濃染される(図8-18)．術前腫瘍塞栓術が有効であり，血管造影では強い腫瘍濃染像を認める．

6 感染症

❶ 咽後膿瘍

病理・病態 症例の大部分は10歳未満である．小児の咽頭炎は咽頭後リンパ節に波及しやすく，早期に

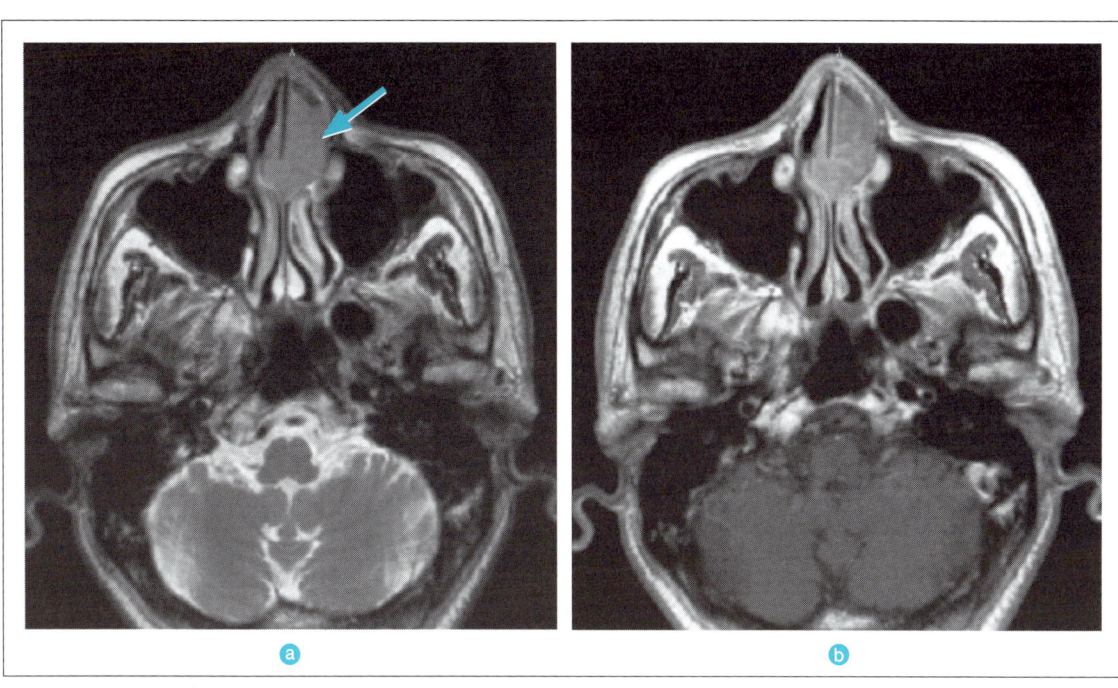

図 8-17 悪性リンパ腫

T$_2$強調画像(ⓐ)で左鼻腔内に,均一な中等度信号強度を示す腫瘍を認める(矢印).造影 T$_1$強調画像(ⓑ)では,ほぼ均一な弱い増強効果を示す.(酒井修編著:画像診断別冊 KEY BOOK シリーズ,頭頸部の画像診断.秀潤社.矢村正行他,悪性リンパ腫,p122)

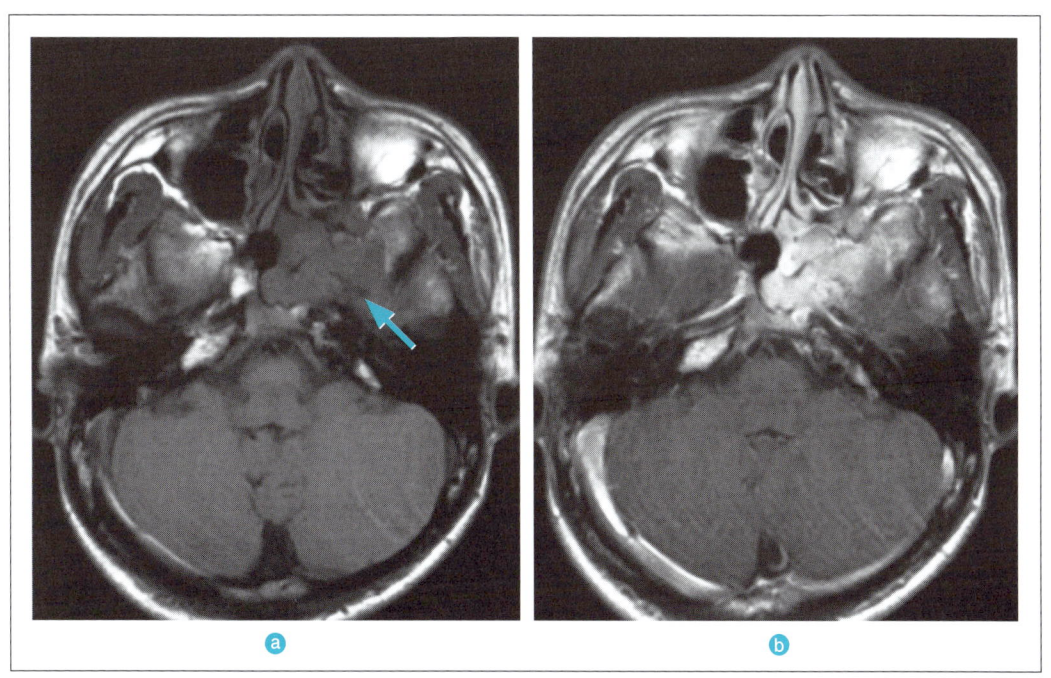

図 8-18 若年性血管線維腫

T$_1$強調画像(ⓐ)で,左鼻腔・鼻咽頭を占め,左翼口蓋窩や蝶形骨洞内に進展する腫瘍を認める(矢印).造影 T$_1$強調画像で均一に強く増強される(ⓑ).

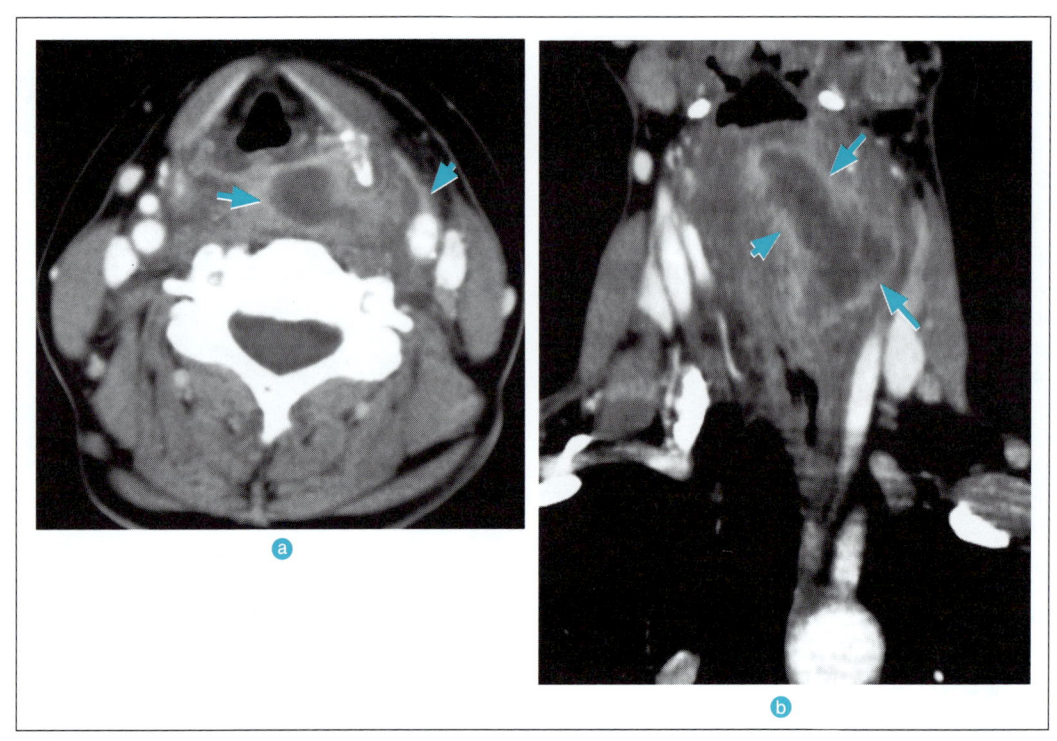

図8-19 頸部膿瘍
造影CT(ⓐ)で，咽頭後間隙から左側にかけ間隙を充満する液体貯留を認め，膿瘍形成の所見である．その冠状断再構成像(ⓑ)で上下方向の進展が評価でき，この症例では縦隔まで進展していないことがわかる．

は片側性の化膿性咽頭後リンパ節炎を呈し，リンパ節被膜を破綻させると咽頭後間隙に咽後膿瘍が形成される．化膿性咽頭炎の不完全治療に続発する場合が多い．

画像所見 頭蓋底から気管分岐部までの造影CTが基本となる．膿瘍は間隙を充満する液体貯留で，増強効果のある壁に囲まれる(図8-19)．治療方針が異なる化膿性咽頭後リンパ節炎と咽後膿瘍の鑑別，および膿瘍の他の組織間隙への進展を評価する．咽後膿瘍は頭尾方向に進展しやすく，縦隔に進展すると予後不良である．

❷ 扁桃周囲膿瘍 peritonsillar abscess

病理・病態 化膿性扁桃炎をもとに生じる扁桃周囲腔に限局した膿瘍であり，発熱，咽頭痛，開口障害が生じる．20〜30歳代の比較的若年者に多く，通常片側性である．

画像所見 造影CTが基本となる．画像診断の役割として，内科的治療の対象となる扁桃周囲蜂窩織炎と外科的治療を要する扁桃周囲膿瘍との鑑別がまず重要である．蜂窩織炎は，脂肪織の混濁が主所見で液体貯留や壁の増強効果はみられない．膿瘍形成がある場合

は次にその進展範囲を評価する．深頸部膿瘍や縦隔進展を来すと重篤になる．

❸ 頸部膿瘍 neck abscess

病理・病態 原因として上気道感染に続発，歯原性，医原性，外傷性などが多い．先に挙げた咽後膿瘍と扁桃周囲膿瘍がその代表であるが，そのほか，顎下間隙，口腔底，咀嚼間隙などにみられる．

画像所見 同様に造影CTが基本であり，蜂窩織炎と膿瘍の鑑別，進展範囲の評価を行う．

7 唾液腺腫瘍 salivary gland tumor

唾液腺腫瘍は，頭頸部腫瘍全体の約3%とまれである．耳下腺原発が80%と最も多く，次いで顎下腺原発が10〜15%，舌下腺と小唾液腺由来が5〜10%程度である．良性から低悪性病変，高悪性度病変まで含まれる．以下に代表的な組織型を取り上げる．

❶ 良性混合腫瘍(多形腺腫)
pleomorphic adenoma

病理・病態 唾液腺腫瘍として最も多いもので，耳下腺腫瘍の約80%が良性混合腫瘍である．臨床的に

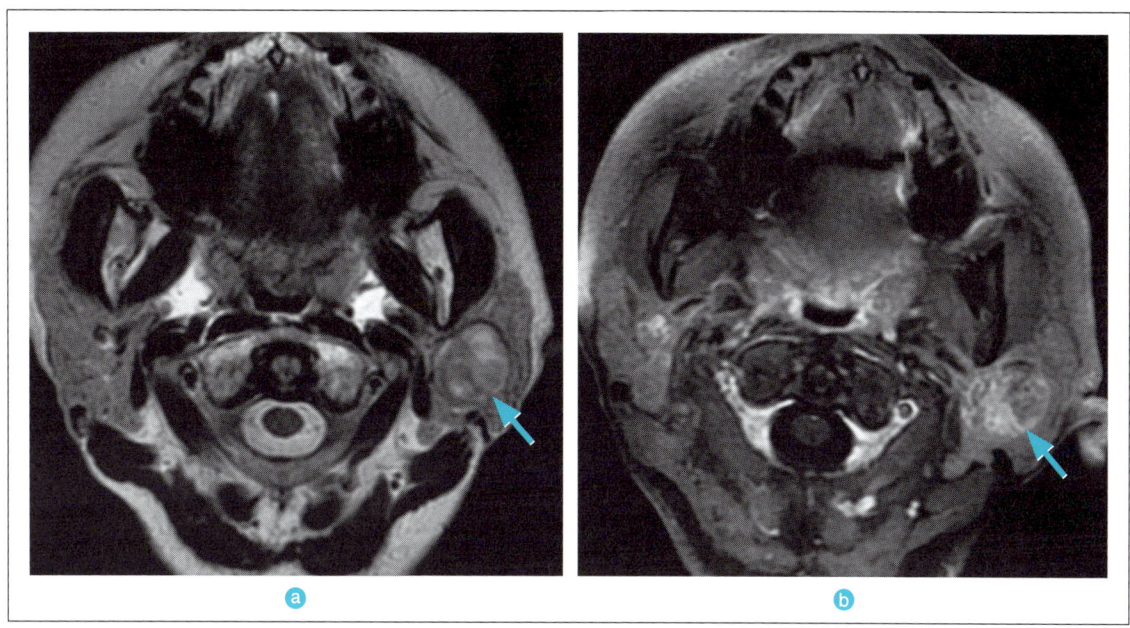

図8-20 良性混合腫瘍（多形腺腫）
T₁強調画像（ⓐ）と脂肪抑制造影T1強調画像（ⓑ）で，左耳下腺内に境界明瞭で内部不均一な類円形腫瘤を認める（矢印）．

は緩徐に発育する，可動性のある無痛性腫瘤を呈する．数%未満に悪性化がみられる．

画像所見 造影CT，造影MRIいずれも有用である．耳下腺内の境界明瞭なやや分葉状腫瘤としてみられ，辺縁には偽皮膜がみられることが多い．腫瘤内部の濃度・信号強度は多彩である（図8-20）．

❷ ワルチン腫瘍 Warthin tumor

病理・病態 耳下腺腫瘍の6〜10%を占める良性腫瘍．30〜60歳代の男性に多い．耳下腺内のリンパ組織から発生すると考えられている．約10%で多発し，約10%では両側性である．

画像所見 CT，MRIで耳下腺尾部の境界明瞭な類円形，あるいは分葉状腫瘤としてみられる（図8-21）．囊胞を伴うことも多く，内部は不均一である．多発性ないし両側性は，ワルチン腫瘍を強く疑う根拠となる．

❸ 唾液腺癌 salivary gland cancer

病理・病態 粘表皮癌と腺様囊胞癌が代表的な組織型である．粘表皮癌は，耳下腺悪性腫瘍として最も多い．

画像所見 唾液腺癌では腫瘍浸潤の評価に優れるMRIが望ましい．粘表皮癌を示唆する特異的な画像所見はなく，単房性囊胞性腫瘤を呈するものから，浸潤性充実性腫瘤として認められるものまで様々である．腺様囊胞癌は神経周囲進展を高頻度に来すため，

造影MRIで神経周囲進展の有無を詳細に評価する．

8 先天性頸囊胞 congenital cervical cyst

❶ 甲状舌管囊胞（正中頸囊胞） thyroglossal duct cyst(median cervical cyst)

病理・病態 舌根部盲孔と舌骨下頸部の甲状腺床との間における甲状舌管の遺残であり，頸部先天性病変では最も頻度が高い．臨床的には無症候性の頸部正中部の腫瘤である．発症年齢は10歳未満が90%を占める．反復性，間歇性腫脹を示す．

画像所見 発生部位が特徴的であり，典型的臨床所見を呈する小児の甲状舌管囊胞では必ずしも画像診断は必要ない．1.5〜3cm大の境界鮮明な囊胞性腫瘤であり，濃度・信号強度は内容の性状により異なる（図8-22）．

❷ 鰓裂囊胞 branchial cleft cyst

病理・病態 90%以上が第2鰓裂囊胞であり，第1鰓裂囊胞が5〜8%程度，第3，第4鰓裂囊胞はまれである．第1鰓裂囊胞は中年女性に多く，耳下腺や外耳道近傍にみられる．第2鰓裂囊胞は10歳以下が多いが成人発症例もあり，下顎角部に波動を伴う無痛性囊胞性腫瘤として認める．

画像所見 診断にはその特異的な発生部位が重要であり，第2鰓裂囊胞は顎下腺の後方，胸鎖乳突筋の内

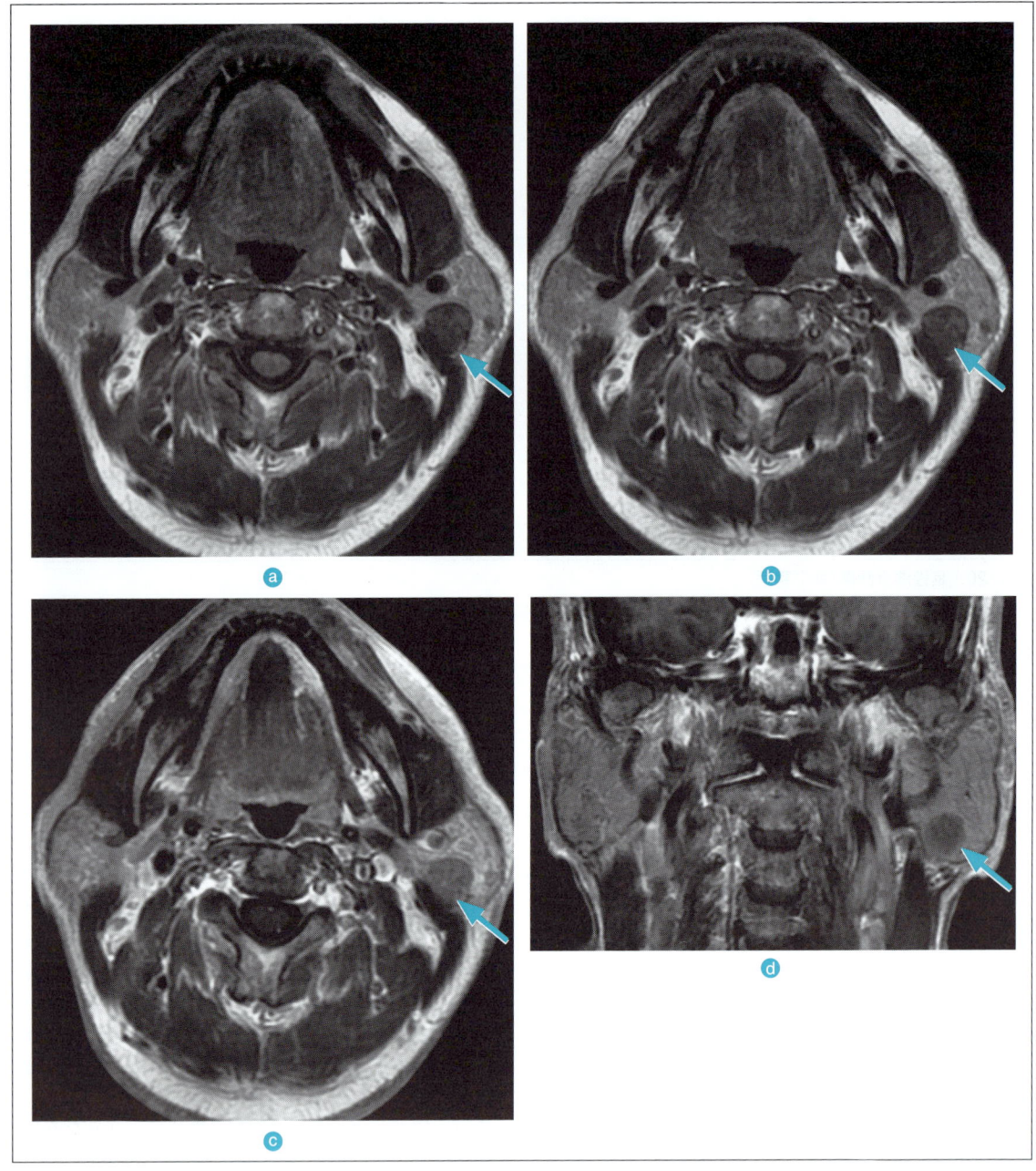

図 8-21 ワルチン腫瘍

T₁強調画像(ⓐ)とT₂強調画像(ⓑ)で，左耳下腺内に境界明瞭な類円形腫瘤を認める(矢印)．ほかにも小さな結節が多発している．造影後T₁強調画像の横断像(ⓒ)で，腫瘤は軽度の増強効果を示す．同冠状断像(ⓓ)で耳下腺尾部に存在することが確認できる．

側前方，頸動静脈の外側前方に位置する．単房性嚢胞性腫瘤として認められ，壁は軽度増強効果を示す．感染を合併すれば壁肥厚や増強効果の亢進，多房性腫瘤などの所見を示すことがある．

9 リンパ管腫（嚢胞性リンパ管腫）
lymphangioma (cystic lymphangioma)

病理・病態 被包化されないリンパ管遺残．頸部腫瘤として，大部分は生下時ないし生後2年以内に発症する．腫瘤は柔らかく圧縮可能で痛みを伴わない．後

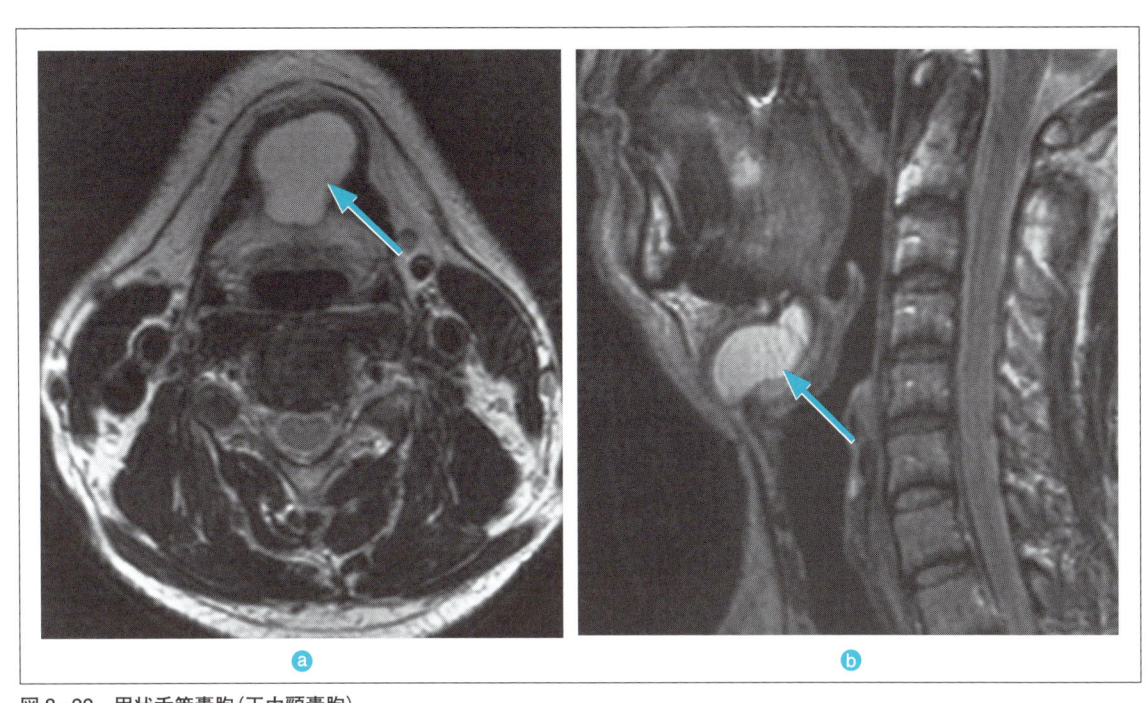

図8-22 甲状舌管嚢胞(正中頸嚢胞)
T₂強調画像の横断像(a)と矢状断像(b)で,頸部正中に均一な高信号強度を呈する嚢胞性腫瘤を認める(矢印).部位が特徴的である.

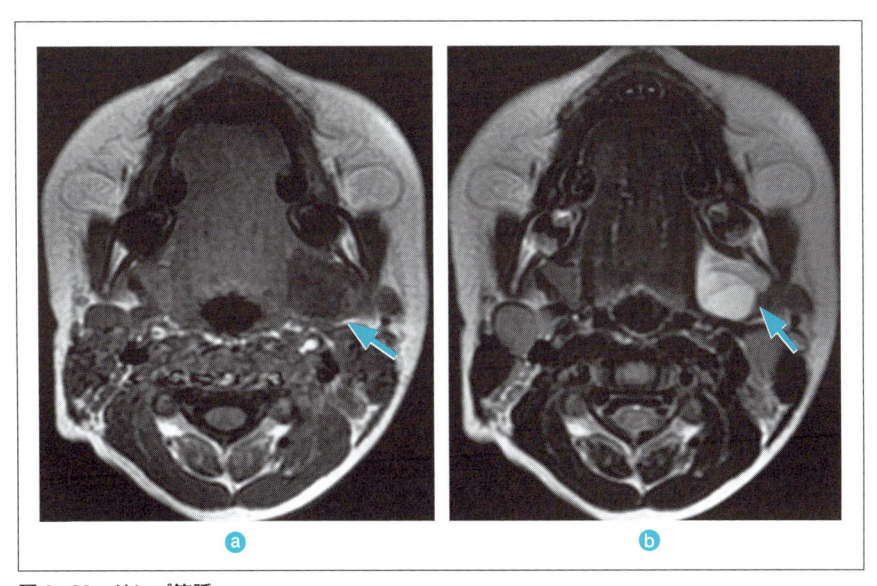

図8-23 リンパ管腫
T₁強調画像(a),T₂強調画像(b)で,水に近い信号強度の境界明瞭な嚢胞性腫瘤を認める(矢印).正常構造の間に入り込むような発育が特徴的である.

頸三角か顎下間隙に多い.頭頸部領域ではその他,眼窩や口腔にも発生する.感染,外傷性出血,あるいは特発性に急速に増大する場合もある.

画像所見 境界明瞭な多房性嚢胞性腫瘤で,正常構造の中あるいは間に入り込むような発育を示す(図8-23,図8-C6).通常,複数の連続する組織間隙にまたがる.CT,MRIともに水と類似した濃度ないし信号強度を示す.濃度分解能に優れるMRI(特にT₂強調画像)が病変の進展や内部性状の評価に有用である.

付表 8-1　頭頸部の腫瘤性病変（腫瘍，腫瘍類似疾患，炎症性病変など）のまとめ

臓器	疾患	部位	ポイントとなる画像所見	参照ページ	コメント
眼窩	涙腺腫瘍	涙腺（眼窩外側部）	眼窩外側の腫瘤，涙腺の腫大	125	多形腺腫や腺様嚢胞癌など
	髄膜腫	視神経鞘	視神経鞘（視神経周囲）の腫大と強い増強効果	125	成人
	神経鞘腫	眼窩上方部	T_2強調画像で高信号の腫瘤，嚢胞変性	125	成人
	視神経膠腫	視神経	視神経の腫大，屈曲，増強効果	125	小児．神経線維腫症Ⅰ型に合併する場合あり
	海綿状血管腫	筋円錐内	T_2強調画像で著明高信号の類円形腫瘤	—	中年女性に好発
	網膜芽細胞腫	眼球	CTでは眼球内の石灰化	125	小児
	炎症性偽腫瘍	眼窩	筋炎型，涙腺炎型，視神経周囲炎型，強膜周囲炎型，びまん型	127	臨床的に炎症所見あり
鼻腔・副鼻腔	癌腫	上顎洞，鼻腔が多い	一側性の骨破壊を伴う充実性腫瘤，周囲への進展	130	早期は慢性副鼻腔炎の症状が前面
	悪性リンパ腫	上顎洞，鼻腔が多い	扁平上皮癌より骨破壊や壊死が軽度	130, 134	ほとんど非Hodgkinリンパ腫
喉頭	声門上喉頭癌		全喉頭癌の30%，頸部リンパ節転移の頻度が高い	130	扁平上皮癌，喫煙・飲酒と強い関連
	声門癌		全喉頭癌の65%，比較的早期に発見，リンパ節転移も少ない	131	同上
	声門下癌		通常は声門から進展	131	同上
口腔・咽頭	口腔癌	舌，口腔底，頰粘膜，歯肉，硬口蓋	画像診断の役割は原発巣の深部浸潤とリンパ節転移の評価	131	90%は扁平上皮癌，喫煙と飲酒が重要な危険因子
	顎骨腫瘍		CTは病変と骨との関係，MRIは内部性状や進展範囲を評価	132	歯原性腫瘍，非歯原性腫瘍，嚢胞
	上咽頭癌		傍咽頭間隙への側方進展と頭蓋底への上方進展が重要	132	扁平上皮癌70%，悪性リンパ腫10〜20%
	中咽頭癌	軟口蓋，口蓋弓，咽頭後壁，舌扁桃	原発巣の進展およびリンパ節転移の評価	132	扁平上皮癌50〜70%，悪性リンパ腫30〜50%
	下咽頭癌	梨状窩，咽頭後壁，輪状後部	軟骨や軟部組織浸潤の評価，粘膜下進展が特徴的	132	扁平上皮癌，診断時50%以上にリンパ節転移
	悪性リンパ腫	Waldeyer輪など	MRIでは均一な中等度の信号を示すのが特徴	134	Waldeyer輪病変では扁桃に最も多い
	若年性血管線維腫	鼻腔後方，翼口蓋窩	腫瘤内部に多数のflow void，早期から強く濃染	134	思春期男性，極めて血流が豊富
耳下腺	良性混合腫瘍（多形腺腫）		境界明瞭なやや分葉状腫瘤，内部性状は多彩	136	耳下腺腫瘍の約80%．
	ワルチン腫瘍	耳下腺尾部	類円形・分葉状腫瘤，多発性・両側性が多い	137	耳下腺腫瘍の6〜10%
	唾液腺癌		腫瘍浸潤の評価が重要	136	粘表皮癌，腺様嚢胞癌
間隙・皮下	甲状舌管嚢胞（正中頸嚢胞）	頸部正中部	嚢胞性，特異的な発生部位が重要	137	小児，無症候性腫瘤
	第2鰓裂嚢胞	下顎角部	嚢胞性，特異的な発生部位が重要	137	小児，波動を伴う無痛性嚢胞性腫瘤
	リンパ管腫	後頸三角，顎下間隙など	境界明瞭な多房性嚢胞性腫瘤，水に類似した信号強度	138	生下時ないし生後2年以内，頸部腫瘤

9 甲状腺・副甲状腺

学習の目標

甲状腺と副甲状腺は内分泌臓器であるので，それぞれのホルモン機能と正常解剖，各種疾患のホルモン異常と形態的変化を知り，それぞれの疾患の診断に必要な画像診断法，すなわち単純X線，超音波，CT，MRI，核医学検査を適切に選択し，それらの所見を理解する．

キーワード

甲状腺機能亢進症……………142	慢性甲状腺炎（橋本病）………143	甲状腺乳頭癌……………146
バセドウ病……………………143	医原性甲状腺機能低下症………149	甲状腺濾胞癌……………147
プランマー病（機能性甲状腺結節）145	甲状腺ホルモン合成障害………144	甲状腺髄様癌……………147
亜急性甲状腺炎………………148	単純性甲状腺腫………………143	甲状腺未分化癌…………147
無痛性甲状腺炎………………149	甲状腺良性腫瘍………………144	甲状腺悪性リンパ腫……148
甲状腺機能低下症……………149	甲状腺濾胞腺腫………………144	異所性甲状腺腫…………148
クレチン病……………………148	腺腫様甲状腺腫………………144	原発性副甲状腺機能亢進症……150
特発性粘液水腫………………149	甲状腺悪性腫瘍………………145	続発性副甲状腺機能亢進症……151

甲状腺

甲状腺疾患はびまん性，結節性，その他の疾患に分けられる．機能的には亢進，正常，低下があり，臨床所見，ホルモン学的検査所見を加味して，適切な画像診断法を選択することが重要である．

各種画像診断法の特徴と適応・選択

A 頸部単純X線検査

前後方向の高圧撮影は甲状腺腫による気管の変位・変形を，左右方向の低電圧による軟X線撮影は，甲状腺腫瘍の石灰沈着の有無や形状の観察を主たる目的で行う．

B 超音波検査（US）

USは簡便で，放射線被曝がなく，非侵襲的で任意の断層面が得られ，甲状腺疾患では最初に行われる検査であるが，術者の技量にも依存する．通常のBモードでの撮像に加え，血流状態を評価できるドプラ法もある．穿刺吸引細胞診 fine needle aspiration biopsy（FNAB）のガイドとしても使用される．

C X線CT検査，MRI検査

X線CTやMRI検査は，主に腫瘍の進展範囲や周囲臓器との関係が超音波検査で十分な情報が得られない場合に行われる．

D 核医学検査

甲状腺の核医学検査はその位置異常，形態と機能，腫瘍の性状の評価に役立つ．甲状腺では，ヨードを原料に甲状腺ホルモンが合成される．この甲状腺のヨードの取り込みとホルモン合成能を利用し，^{123}I-ヨウ化ナトリウムが，また取り込み機構がヨードと同じで一価の陰イオンである ^{99m}TcO$_4^-$（^{99m}Tc-パーテクネテート）が検査に用いられる．通常これらの放射性医薬品（RI）を使用する場合は，シンチグラムの撮像と甲状

腺摂取率測定が行われる．これにより甲状腺腫がびまん性か結節性かの評価や，甲状腺機能亢進症の鑑別診断，異所性甲状腺の診断が可能となる．しかし放射性ヨードを使用する場合，検査前1～2週間前から，コンブやワカメなどヨードを含んだ食事やヨード含有消毒薬の塗布などの制限（ヨード制限）が必要である．もしこれらの前処置が不十分であると，甲状腺での放射性ヨードの摂取が制限され，見かけ上，甲状腺摂取率が低値となる．ヨード製剤によるCTなどの検査が必要な場合は，放射性ヨードによる核医学検査終了後に行う．

通常の甲状腺シンチグラフィでは，一般に甲状腺腫瘍の良性・悪性の鑑別は困難であるので，甲状腺腫瘍の鑑別，転移の有無の診断に以下の腫瘍親和性放射性薬剤が用いられる場合がある．

1 ^{201}TlCl（塩化タリウム）

^{201}TlはKイオンと同様な性状を有しており，Na$^+$, K$^+$-ATPase pumpにて細胞内に取り込まれると考えられている．血流もある程度反映する．分化型甲状腺癌によく集積する．

2 ^{67}Ga citrate（クエン酸ガリウム）

静脈注射すると，血中でトランスフェリンと結合し，腫瘍細胞のトランスフェリンレセプターを介して腫瘍内に取り込まれると考えられている．悪性リンパ腫や未分化癌に集積するが，分化型癌には集積しない．

3 ^{131}I-MIBG

神経堤由来の甲状腺髄様癌に特異的に集積するが，その陽性率は30％程度である．

4 Na^{131}I（ヨウ化ナトリウム）

分化型甲状腺癌の転移巣に特異的に集積するが，検査の前に甲状腺全摘術が一般に必要である．

画像診断の進め方

甲状腺は内分泌臓器であり，甲状腺疾患が疑われた場合，機能が正常か，亢進か，低下か血中甲状腺ホルモン（T3，T4，FT3，FT4）とTSH，抗甲状腺抗体などをチェックする．画像診断としては超音波検査をまず行い，必要に応じてCTやMRI検査を行う．核医学検査はホルモン学的に異常がある場合，腫瘍の良・悪性の鑑別診断を行いたいとき，遠隔転移やRI内用療法の適応の有無を知りたいときに行う．

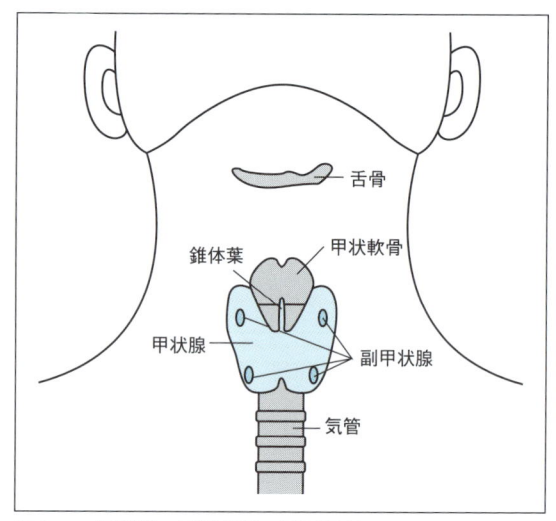

図9-1 甲状腺，副甲状腺の局所解剖
副甲状腺は甲状腺の裏面に4個ある．

甲状腺の正常解剖と画像所見

甲状腺は，甲状軟骨の中央部から第4～5気管軟骨付近の高さの前頸部に位置し，左右両葉と峡部からなり，蝶形を呈している（図9-1）．成人では片葉の長径は4～5cm，短径は1～2cmで，重さは10～20gである．峡部から上方に矢頭のように伸びる錐体葉がみられることがあるが，これは甲状舌管の下端が遺残し，甲状腺組織として分化したものである．

甲状腺は胎生初期には舌根部（咽頭床）にあり，胎生6～7週までに前頸部正中の甲状舌管を下降するが，この発生異常として，舌根部甲状腺などの異所性甲状腺や正中頸囊胞がある．甲状腺には甲状腺ホルモンを合成分泌する濾胞細胞のほかに，傍濾胞細胞（C細胞）があり，血中のカルシウム低下作用のあるカルシトニンが合成分泌される．

正常甲状腺は，超音波像では前頸筋群よりもやや高エコーで均一なエコー像を示し，甲状腺の外側後方には総頸動脈，内頸静脈がみられる．CTでは，正常甲状腺はヨード含有量が多いため，120前後の高いCT値を示し，容易に同定でき，また気管，総頸動脈，内頸静脈，食道など周囲臓器も明瞭で，造影すると血管系はさらに明瞭になる（図9-2）．MRIではT$_1$強調像では筋肉より高く，脂肪より低い信号強度を示し，T$_2$強調像では筋肉，脂肪よりも高信号となる．

核医学画像の^{123}Iや^{99m}TcO$_4^-$シンチグラムでは左右両葉が濃く，峡部は淡く描出される（図9-3）．と

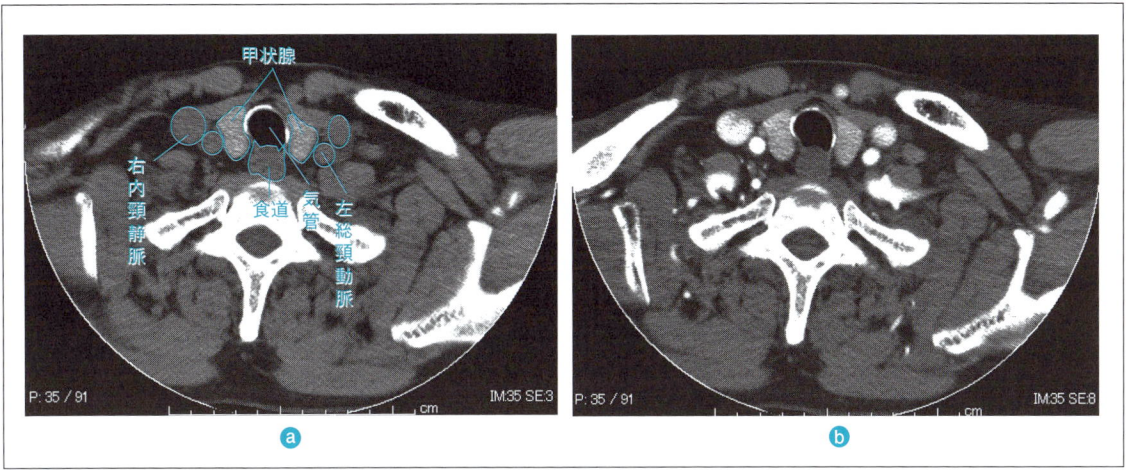

図9-2 正常甲状腺頸部単純CT(ⓐ)，造影CT(ⓑ)
甲状腺のCT値は高く，容易に同定でき，またその周囲の気管，食道，総頸動脈，内頸静脈などもよく描出される(ⓐ)．造影CTでは血管の同定はより容易になる(ⓑ)．

きに錐体葉が描出される．これらのRIが甲状腺に取り込まれる割合を甲状腺摂取率というが，正常例では^{123}Iでは経口投与24時間で10〜35％，^{99m}TcO$_4^-$では静注30分で0.4〜3.0％とされている．核医学検査による甲状腺の病気の診断の場合は，シンチグラムと甲状腺摂取率の両者の所見で診断する場合がほとんどである．

甲状腺疾患の画像所見

A びまん性甲状腺腫

甲状腺が全体的に腫大する代表的病気には自己免疫疾患であるバセドウ病と慢性甲状腺炎(橋本病)がある．その他の疾患として，単純性甲状腺腫，甲状腺ホルモン合成障害がある．これらの鑑別診断には，ホルモンと抗体の血液学的検査が必須である．

1 バセドウ病　Basedow disease

病理・病態

体重減少，頻脈，発汗などの甲状腺中毒症状を呈し，血液検査では，甲状腺ホルモンが高値でTSHが低値で，甲状腺刺激抗体は陽性の場合がほとんどである．濾胞成分の増生により甲状腺は腫大する．

画像所見

USでは腫大した甲状腺の内部エコーは比較的均一で，正常かやや低下する(図9-4)．甲状腺の血流増加を反映して，血管拡張像がみられることがある．

X線CTでは甲状腺は腫大し，CT値はヨード含有量の低下を反映して正常甲状腺に比し低い．

核医学検査ではRIのびまん性取り込み増加と甲状腺摂取率の増加を示す(図9-5)．

2 慢性甲状腺炎(橋本病)
chronic thyroiditis, Hashimoto disease

病理・病態

若年から中年の女性に多い自己免疫性の病気である．甲状腺はびまん性に腫大し，凹凸不整で比較的硬い．血中甲状腺ミクロソーム抗体，抗サイログロブリン抗体がしばしば陽性で，γグロブリンが増加することがある．血中甲状腺ホルモンは正常，低下，高値のいずれかを示す．病理組織学的にはリンパ球浸潤と線維化が認められる．

画像所見

進行したものでは超音波像は内部エコーは低下し，全体的に不均一な粗い低エコーとなる．

X線CTでもびまん性にCT値の低下した甲状腺腫を示し，甲状腺シンチグラムではバセドウ病と同様の全体的に均一な分布か，もしくは全体的に不均一な分布を示すことが多い．甲状腺摂取率は病期により様々である．

3 単純性甲状腺腫　simple goiter

病理・病態

思春期の女子または妊娠中に，甲状腺がびまん性に腫大する状態をいう．甲状腺は弾性軟として触れる．甲状腺機能は正常で，甲状腺自己抗体は陰性である．

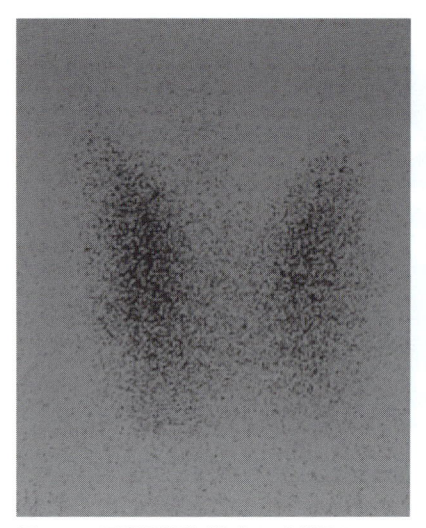

図 9-3　正常甲状腺 ¹²³I シンチグラム
両葉は蝶の羽の形で濃く，峡部は薄く描出されている．

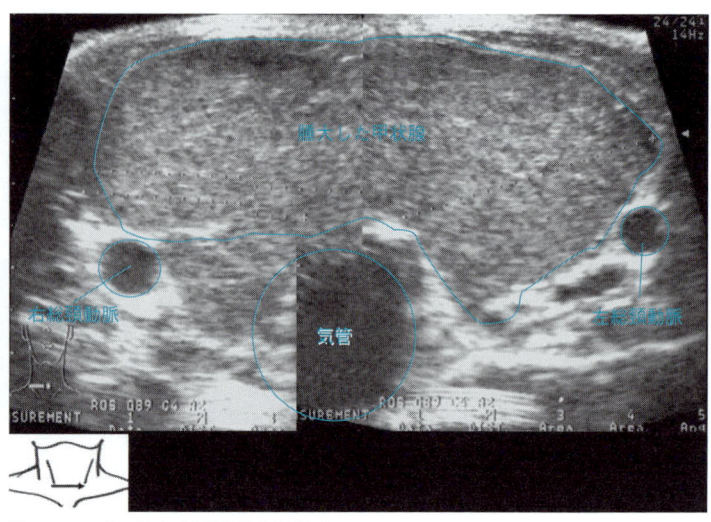

図 9-4　バセドウ病頸部超音波検査
甲状腺は両葉腫大し，内部エコーは比較的均一で，エコーレベルは正常である．

組織学的には正常大の濾胞が増加する場合と濾胞が大になっている場合がある．

画像所見
超音波像は正常のエコーレベルを呈する．

4　甲状腺ホルモン合成障害（先天性甲状腺腫）defect in thyroid hormone synthesis (congenital goiter)

病理・病態
先天的に甲状腺ホルモン合成に必要な酵素が欠損しているために，甲状腺が代償的に軟らかく腫大する．血中甲状腺ホルモンは低下し，TSH は高値を示す．

画像所見
甲状腺シンチグラムでは甲状腺は均一な RI 分布を示し，腫大した所見を示す．甲状腺摂取率は高値を示す．

B　甲状腺良性腫瘍

1　甲状腺濾胞腺腫　follicular adenoma

病理・病態
濾胞上皮細胞の増生からなる良性腫瘍で，線維性被膜により被包されている．30～40 歳代の女性に多く，片葉に単発性に発生する．

画像所見
US では被膜が低エコーとして全周性に認められることが多い（図 9-6）．内部エコーは嚢胞変性や石灰化を伴うことがあるので，様々である．単純 CT では

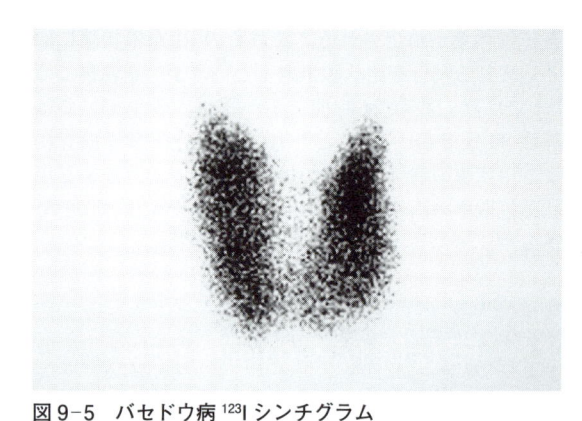

図 9-5　バセドウ病 ¹²³I シンチグラム
甲状腺は両葉腫大し，RI 分布は均一である．甲状腺摂取率は 63% と高値である（正常値 10～35%）．

充実成分は正常甲状腺に比し，CT 値は低く，ヨード造影剤の投与により，中等度造影される．甲状腺シンチグラムでは，ほとんどの濾胞腺腫が RI の取り込みが少ない欠損像（cold nodule）を呈する（図 9-7）．

甲状腺癌も欠損像を呈するため，¹²³I と ⁹⁹ᵐTcO₄⁻ による甲状腺シンチグラムからは癌との鑑別は困難であるが，これらの RI を取り込み，周囲の正常甲状腺より RI 濃度の高い結節（hot nodule）の場合，ほとんどが良性である．

2　腺腫様甲状腺腫　adenomatous goiter

病理・病態
甲状腺が濾胞上皮の増殖性変化と退行変性の併発により多発性に非腫瘍性・結節性に増殖し腫大する病気で，40～50 歳代の女性に多い．

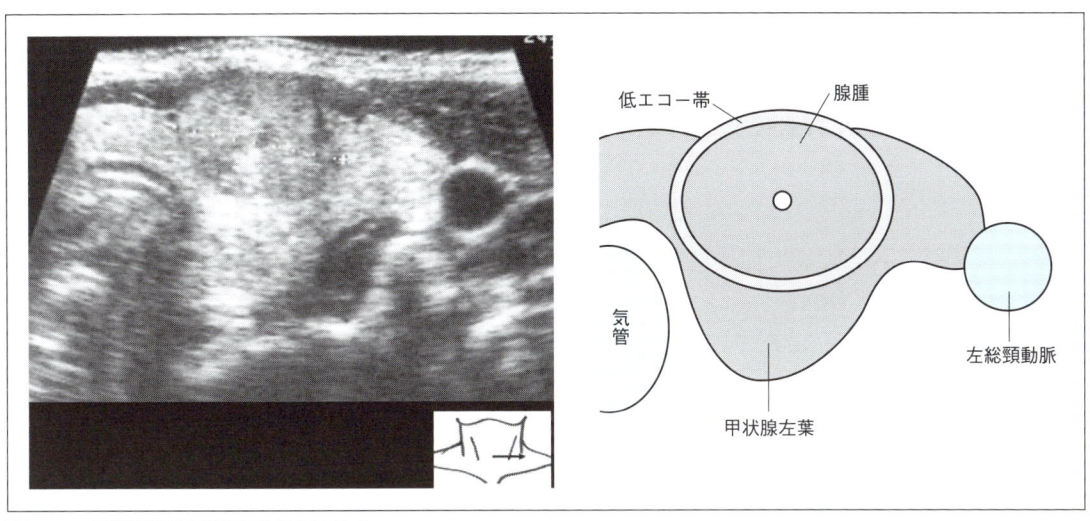

図9-6 甲状腺濾胞腺腫頸部超音波検査
被膜を反映する低エコー帯をほぼ全周性に認める．内部エコーは正常甲状腺よりやや低い．

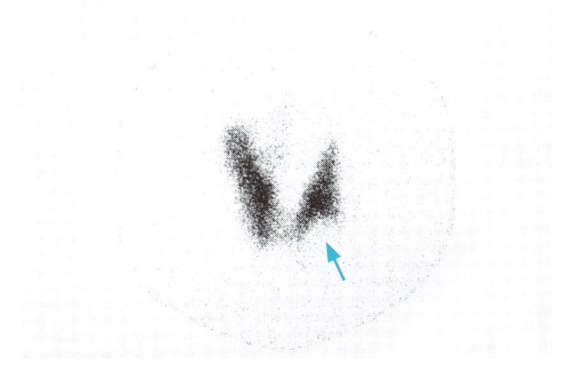

図9-7 甲状腺濾胞腺腫 ^{123}I シンチグラム
左葉下極に cold nodule（矢印）を認める．

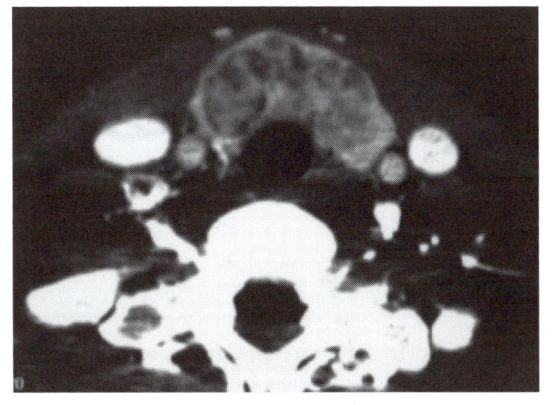

図9-8 腺腫様甲状腺腫頸部造影 X 線 CT
両葉に囊胞変性，石灰化を伴った多数の結節を認める．

画像所見

US では被膜のはっきりしない大小不同の結節，不均一な内部エコー，囊胞性変化，粗大な石灰化像など多様な所見を示す．CT（図9-8）や MRI でも同様に多彩な像を呈し，MRI では囊胞内容液の成分で様々な信号を呈する．甲状腺シンチグラムでは，多発性の cold nodule を呈する．

3 プランマー病（機能性甲状腺結節）
Plummer disease

病理・病態

甲状腺の結節（大半が濾胞腺腫）から自律的に甲状腺ホルモンが過剰分泌されて，甲状腺機能亢進症状を呈する．血中甲状腺ホルモンは高値で，TSH は抑制される．

画像所見

US，X 線 CT では単発，球形の濾胞腺腫と同様な所見を呈する．甲状腺シンチグラムは特徴的で，結節は hot nodule を呈し，正常甲状腺部は TSH の抑制により RI の取り込みが抑制される（図9-9）．甲状腺摂取率は正常か高値を示す．過機能の結節が多発する場合は，中毒性多発性甲状腺腫という．

C 甲状腺悪性腫瘍

甲状腺の悪性腫瘍には乳頭癌，濾胞癌，未分化癌，髄様癌，悪性リンパ腫などがある．悪性リンパ腫を含めない本邦の統計では乳頭癌約 80％，濾胞癌約 16％，未分化癌と髄様癌は合わせて 5％以下とされている．悪性リンパ腫もまれで，5％以下といわれる．進行し

た甲状腺癌では腫瘍辺縁が不整，周囲への浸潤性発育，リンパ節や骨転移を認める（図9-10）．

しかし，画像診断のみでは良・悪性の鑑別，組織型の確定は困難な場合も多く，穿刺吸引細胞診が行われる．

1 甲状腺乳頭癌 thyroid papillary carcinoma

病理・病態

乳頭癌は前述したように甲状腺悪性腫瘍の中で最も頻度が高く，砂粒小体（微小石灰化）を伴い乳頭状に増殖する．

画像所見

USでは，腫瘍の辺縁が不整で不明瞭で低エコーを示すものが多く（図9-11），X線CTでも辺縁が不整な低吸収値を呈する．典型例では浸潤性発育，砂粒状石灰化，リンパ節転移を画像所見として認める．

術前診断としては，周囲の前頸筋，大血管（総頸動

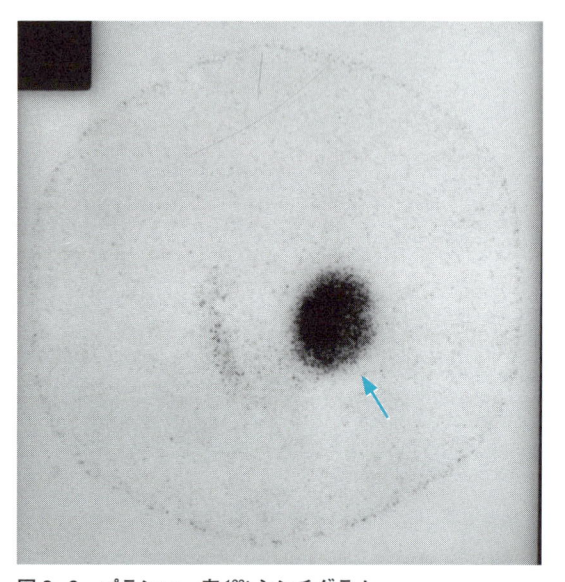

図9-9　プランマー病 ^{123}I シンチグラム
左葉にhot nodule（矢印）があり，右葉の取り込みは抑制されている．甲状腺摂取率は15％である．

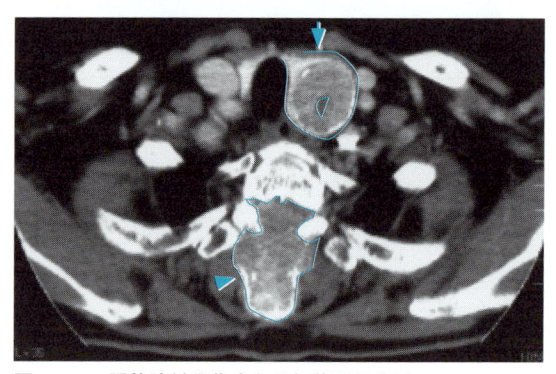

図9-10　甲状腺低分化癌と骨転移頸部造影CT
甲状腺内部に小低吸収域のある充実性腫瘍（矢印）と頸椎転移を示す軟部腫瘍（矢頭）を認める．

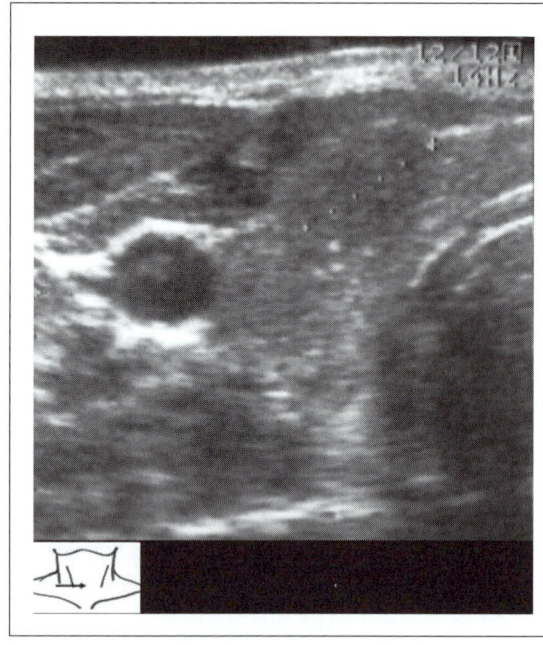

図9-11　甲状腺乳頭癌頸部超音波検査
甲状腺右葉に辺縁不整な微小石灰化のある低エコーの腫瘍を認める．

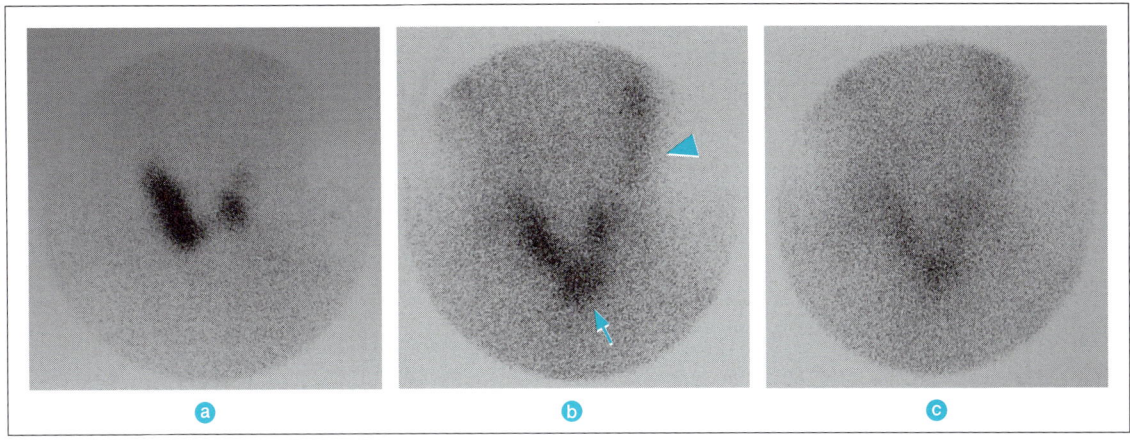

図9-12 甲状腺乳頭癌 $^{99m}TcO_4^-$ (ⓐ) と ^{201}Tl シンチグラム (ⓑ, ⓒ)
$^{99m}TcO_4^-$像(ⓐ)では左葉は縮小した変形像を示し、^{201}Tlの5分後像(ⓑ)では峡部の原発巣(矢印)と左頸部リンパ節転移(矢頭)に集積を認め、1時間後像(ⓒ)では原発巣は他部位に比し、集積が高い.

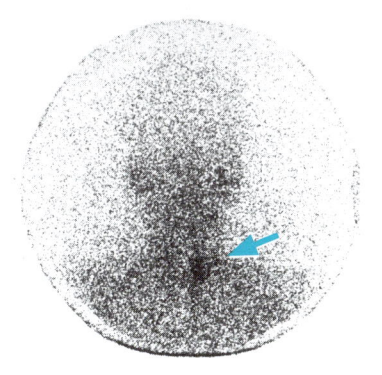

図9-13 甲状腺髄様癌 ^{131}I-MIBG 頸部シンチグラム
甲状腺左葉の髄様癌に集積を認める(矢印).

脈、内頸静脈),気管,食道などへの浸潤,リンパ節転移の有無の診断が重要である.

核医学検査では甲状腺シンチグラムではcold noduleを呈し、^{201}Tlでは静注5~15分後像で集積を示し、1~2時間後像では原発腫瘍がより明瞭になる場合が多く、また転移巣に集積する場合がある(図9-12).

2 甲状腺濾胞癌　follicular carcinoma

病理・病態
病理学的には濾胞腺腫と鑑別を要し、被膜浸潤、腫瘍内脈管侵襲、転移のいずれかを証明する.

画像所見
USでは内部エコーは低~高と様々で、高分化癌では濾胞構造を反映して高エコーを、低分化癌では充実性腫瘍構造を反映して低エコーを呈する場合が多い.腫瘍辺縁が平滑で低エコー帯を認める場合は腺腫との鑑別が難しい.濾胞癌は肺,骨などに血行性転移を起こしやすいので,遠隔転移の有無をチェックする.

3 甲状腺髄様癌　medullary thyroid carcinoma

病理・病態
髄様癌はC細胞由来の悪性腫瘍で、家族発生例と散発例がほぼ同数である.カルシトニンやCEAを産生するので、その血中濃度測定は診断に役立つ.家族発生例では常染色体優性遺伝の形式で発現し、褐色細胞腫などを合併するMEN II型がある.

画像所見
髄様癌は被膜はないが、超音波像では境界は比較的明瞭で、内部に粗大あるいは点状の石灰化をしばしば伴う.リンパ節転移や血行性転移を生ずる.甲状腺シンチグラムではcold noduleを呈し、特異的に ^{131}I (^{123}I)-MIBGが髄様癌に集積する場合がある(図9-13).予後は、乳頭癌や濾胞癌と未分化癌の中間にあるといわれる.

4 甲状腺未分化癌　undifferentiated carcinoma

病理・病態
高齢者に多く、急速に発育して周囲への浸潤傾向が強く、リンパ行性、血行性転移も高率に起こる.分化型癌が未分化転化する場合もある.予後不良で1年以内に死亡する場合が多い.

画像所見
エコー,CT,MRI像では境界不明瞭な周囲臓器への浸潤像がみられる.高分化癌には集積しない ^{67}Ga が集積する.

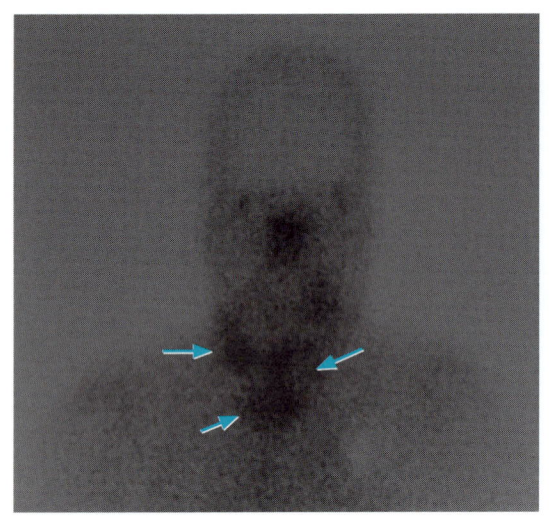

図 9-14 甲状腺悪性リンパ腫 ^{67}Ga シンチグラム
腫大した甲状腺(矢印)に ^{67}Ga の強い集積を認めるが,他部位には異常集積は認められなかった.

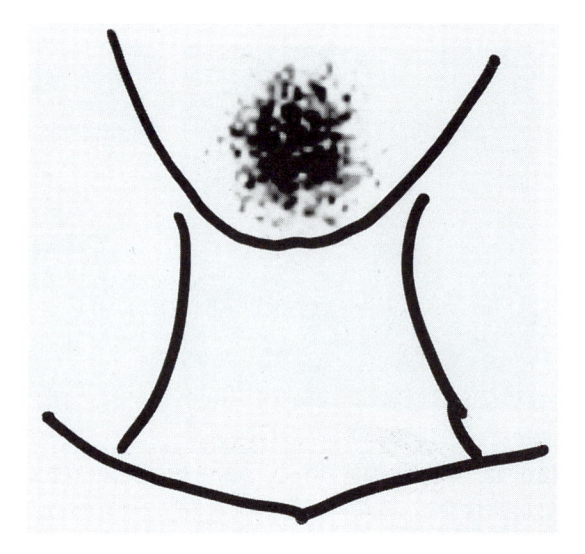

図 9-15 舌根部甲状腺腫 ^{123}I シンチグラム
舌根部の甲状腺に ^{123}I の集積を認める.正常甲状腺部には ^{123}I は認めない.

5 甲状腺悪性リンパ腫
malignant lymphoma of the thyroid

病理・病態
40歳以降の女性で,慢性甲状腺炎を合併することが多い.慢性甲状腺炎の経過中に急激な甲状腺腫大を認めたら,本疾患が疑われる.

組織学的にはリンパ系の腫瘍細胞がびまん性あるいは結節性に増殖し,濾胞内に腫瘍細胞の充填や甲状腺周囲組織への浸潤が認められる.

画像所見
US では,著明な低いエコーを示す.甲状腺に限局したものか,他部位にも悪性リンパ腫があるかの検査には ^{67}Ga シンチグラム(図9-14)あるいは病変のブドウ糖代謝をみる ^{18}F-FDG-PET が有用である.

D その他の疾患

1 異所性甲状腺腫 ectopic goiter

病理・病態
甲状腺の発生異常により,前頸部の正常な位置以外の部位にある甲状腺腫である.異所性甲状腺腫は舌根部が最も多く(図9-15),その他,舌下部,喉頭,顎下部,前胸部に認められる.先天性甲状腺機能低下症 congenital hypothyroidism,クレチン症 cretinism の原因のひとつである.^{123}I や ^{99m}TcO$_4^-$ が集積すれば,特異的診断ができる.

2 亜急性甲状腺炎 subacute thyroiditis

病理・病態
ウイルスが原因と考えられ,30〜50歳代の女性に多い.発熱などの炎症症状と甲状腺の自発痛や圧痛がある.甲状腺濾胞破壊のため,甲状腺ホルモンが急激に血中に漏出し,一過性の甲状腺機能亢進症状を呈する.

画像所見
US や X 線では,疼痛部に一致して低エコーや低吸収域を認める.疼痛部は移動することがある.急性期には血中甲状腺ホルモン上昇,TSH 低下を示し,^{123}I や ^{99m}TcO$_4^-$ のシンチグラムでは集積がほとんどみられず,甲状腺摂取率が著明に低下するのが特徴的である(図9-16).

甲状腺濾胞の破壊は一過性でその後回復するが,この過程で一時的に機能低下になることがある.臨床症状の改善より画像所見の正常化は遅いといわれる.

3 無痛性甲状腺炎 painless thyroiditis

病理・病態
慢性甲状腺炎を基礎とし,発症は急激で,濾胞細胞の破壊により甲状腺ホルモンが血中へ流出することによって甲状腺機能亢進症状を呈する.亜急性甲状腺炎とは異なり,甲状腺の痛みはなく,炎症所見も軽度である.その後ホルモン濃度は減少し,機能低下になった後,正常機能に回復する.

図9-16 亜急性甲状腺炎 ^{123}Iシンチグラム
甲状腺はほとんど描出されていない．甲状腺摂取率は0.5％である．

画像所見

　USやCTでは低エコー域や，低吸収域が散在性，びまん性にみられ，亜急性甲状腺炎に類似する．バセドウ病とは，亜急性甲状腺炎と同様，^{123}Iや^{99m}TcO$_4^-$のシンチグラムでは集積がみられず，甲状腺摂取率が著明に低下することで鑑別できる．

4 甲状腺機能低下症 hypothyroidism

病理・病態

　甲状腺機能低下症は視床下部，下垂体，甲状腺，末梢組織のいずれかのレベルの異常により，甲状腺ホルモンの絶対的ないし相対的な不足を生ずる病態である．したがって原因も様々である．

　視床下部性ではTRH分泌不全，下垂体性では汎下垂体機能低下（下垂体腫瘍や，出産時の大量出血による下垂体の壊死によるシーハン症候群），TSH単独欠損症がある．甲状腺原発では，①甲状腺の萎縮を示すものとして特発性甲状腺機能低下症（粘液水腫），甲状腺切除や^{131}I内用療法に伴う医原性甲状腺機能低下症，甲状腺の無・低形成，異所性甲状腺，②甲状腺の腫大を示すものとして慢性甲状腺炎，ホルモン有機化障害の先天性甲状腺腫，③一過性のものとして亜急性甲状腺炎や無痛性甲状腺炎の回復期，バセドウ病の手術や^{131}I内用療法後，末梢組織では甲状腺ホルモン不応症や代謝障害がある．

　これらの診断はホルモンや抗体などの血液検査と核医学検査と他の画像診断を適宜組み合わせて行う．

画像所見

　上記のように原因によって異なる．

副甲状腺

副甲状腺は甲状腺の外側背面，上極および下極に1対ずつ，通常合計4個存在する．大きさは米粒大（5×3×1 mm）で，重さは40 mg前後である（図9-1）．しかし，その数や存在部位のバリエーションも多く，頸動脈鞘内，甲状腺内，縦隔の胸腺内，大動脈-肺動脈間，気管あるいは食道背側に存在する場合がある．正常な副甲状腺は小さいので，画像診断では描出できない．副甲状腺ホルモン parathyroid hormone（PTH）は骨塩溶解の促進によるCaの血中への動員，腎からのCa排泄の抑制，小腸からのCa吸収の促進によって血清Ca濃度を上昇させ，尿細管でのリン酸の再吸収を抑制することによって血清リン酸を低下させる．

副甲状腺の画像診断は，原発性副甲状腺機能亢進症と二次性副甲状腺機能亢進症の場合の異常副甲状腺（腺腫，過形成，癌）の検出に用いられる．副甲状腺の病変は一般に小さいことと多発病変がある場合があり，ひとつの画像診断法で十分なものはない．1 g以上の比較的大きい腫大副甲状腺はどの画像診断でも比較的同定が容易であるが，0.1 g程度の小さなものは，いずれの診断法でも術前診断は困難とされるが，超音波検査や核医学検査，CT，MRI，超選択的血管造影手技を用いた静脈血サンプリングなどの中からいくつかの診断法を組み合わせて行うことが大切である．

画像診断法とその進め方

A 超音波検査（US）

腫大副甲状腺は，甲状腺よりも低エコーで輪郭の明瞭な楕円形または円形の腫瘤として描出される．甲状腺に近接する副甲状腺腫は検出されやすいが，異所性副甲状腺腫は検出困難である．

B 核医学検査

^{201}Tlは甲状腺とその腫瘍に集積するが，副甲状腺腫にも集積する．そこで^{201}Tlのシンチグラムから^{123}Iないし^{99m}TcO$_4^-$による甲状腺シンチグラムを差し引く（subtraction）法と受動拡散で細胞内に入り，ミトコンドリアに主として集積する^{99m}Tc-MIBIを静注し，15分後からの早期像と2時間後の後期像で評価する．

C CT検査

CTでは筋肉と同程度の濃度で，造影CTでは甲状腺と筋肉との中間の濃度を示す．撮像範囲は，異所性病変を考慮して甲状腺上縁から大動脈弓部付近までとする．

D MRI検査

腫大副甲状腺はT_1強調像で低信号，T_2強調像で高信号を呈し，ガドリニウム造影でT_1強調像で高信号に描出される．

画像診断の進め方は超音波検査をまず行い，甲状腺の裏面に存在する腫大副甲状腺を検出する．次に核医学検査を行い，異所性副甲状腺の有無を検索し，最後にCTやMRIで腫大副甲状腺と周囲組織との位置関係を明らかにするのが妥当と考えられる．

副甲状腺疾患の画像所見

1 原発性副甲状腺機能亢進症
primary hyperparathyroidism

病理・病態
中年の女性に多く，副甲状腺の腺腫，過形成あるいは癌より自律的にPTHが過剰分泌され生じる病態である．検査所見としては，高Ca，低リン酸，高PTH血症を示す．症状の有無で，無症状の化学型，病的骨折などの骨症状を呈する骨型，尿路結石を主徴とする腎型に分けられる．腺腫によるものが約80％と最も多く（図9-17），過形成は多発性内分泌腺腫症 multiple endocrine neoplasia（MEN）の一部であることが多い．癌はまれである．

画像所見
前述したように，USでは低エコーの小結節，^{201}Tlや^{99m}Tc-MIBIではhot nodule，CTでは筋肉と同程度の濃度の小結節，MRIではT_1強調像で低信号，T_2

強調像で高信号で造影効果を示す小結節として描出される．

2 続発性副甲状腺機能亢進症　secondary hyperparathyroidism

病理・病態
何らかの原因で血中 Ca が減少し，血中 Ca を正常に維持しようとして PTH 分泌が持続的に亢進した状態で，原因としては，慢性腎不全が多い．検査所見としては，低 Ca，高リン酸血症，高 PTH 血症を示す．副甲状腺は過形成を示す．

画像所見
腺腫と同様の所見を示す．

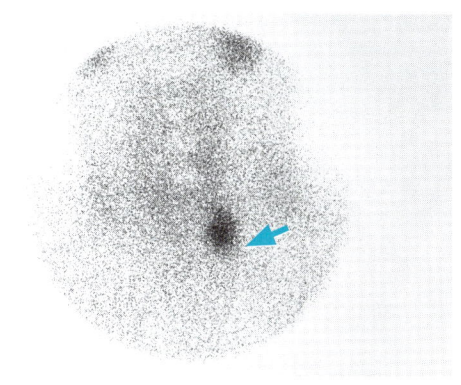

図 9-17　副甲状腺腫 ^{99m}Tc-MIBI 後期シンチグラム
甲状腺左葉下極の副甲状腺腫（矢印）が描出されている．

付表 9-1　甲状腺と副甲状腺疾患の異常所見のまとめ

臓器	所見		病名	参照ページ	コメント
甲状腺	両側びまん性腫大(US, RI, CT)		バセドウ病，単純性甲状腺腫，先天性甲状腺腫，橋本病，亜急性や無痛性甲状腺炎	143, 144, 148, 149	亜急性や無痛性甲状腺炎では片葉腫大を示すこともあり，初期にはRI摂取率は著明に低下する．橋本病では病期により，様々なRI摂取率を示す．
	US内部エコー	正常～低下	バセドウ病，単純性甲状腺腫，先天性甲状腺腫，橋本病	143	
		不均一	橋本病，亜急性や無痛性甲状腺炎	148	
	RI(^{123}I, ^{99m}TcO$_4^-$)分布	均一	バセドウ病，橋本病，単純性甲状腺腫，先天性甲状腺腫	143, 144	
		不均一	橋本病，亜急性や無痛性甲状腺炎	143, 149	
	RI摂取率	高値	バセドウ病，先天性甲状腺腫，橋本病	143	
		正常	単純性甲状腺腫，橋本病	143	
		低値	亜急性や無痛性甲状腺炎，橋本病	148	
	CT値	正常	単純性甲状腺腫	143	
		低い	バセドウ病，橋本病，先天性甲状腺腫	143	
	単結節(US, RI, CT)		濾胞腺腫，プランマー病，乳頭癌，濾胞癌，髄様癌，未分化癌，悪性リンパ腫，亜急性甲状腺炎	144～148	^{201}Tlは5～10分後像では良悪性を問わず，細胞密度に富む充実性腫瘍に集積するが，1～2時間後像では良性の場合，正常部に比し，集積が低下，悪性の場合は上昇する傾向がある．未分化癌や悪性リンパ腫では^{67}Gaが集積する．髄様癌には^{131}I-MIBGが約30%に集積する．
	US	辺縁平滑な低エコー帯内部エコー様々	濾胞腺腫，プランマー病，濾胞癌	144	
		不整な辺縁内部エコー様々	乳頭癌，濾胞癌，髄様癌，未分化癌，亜急性甲状腺炎	146, 147	
		著明な低エコー	悪性リンパ腫	148	
	RI(^{123}I, ^{99m}TcO$_4^-$)	欠損像(cold nodule)	濾胞腺腫，乳頭癌，濾胞癌，髄様癌，未分化癌，亜急性甲状腺炎，悪性リンパ腫	144～148	
		陽性像	濾胞腺腫，プランマー病	144	
	RI摂取率	正常	濾胞腺腫，プランマー病，乳頭癌，濾胞癌，髄様癌，未分化癌，亜急性甲状腺炎，悪性リンパ腫	144～148	
		高値	プランマー病	145	
	CT	辺縁明瞭な内部低吸収値	濾胞腺腫，プランマー病，濾胞癌	144, 145	
		辺縁不整な内部低吸収値	乳頭癌，濾胞癌，髄様癌，未分化癌，亜急性甲状腺炎	146～148	
		砂粒状石灰化	乳頭癌	146	
		粗大，点状石灰化	髄様癌	147	
	異所性結節	RI(^{123}I, ^{99m}TcO$_4^-$)異所性集積	異所性甲状腺腫	148	舌根部や胸郭内に認める．CTでは正常甲状腺の吸収値
	多結節(US, RI, CT)	US, CT 大小不同の結節，内部様々，粗大石灰化	腺腫様甲状腺腫	144	腺腫と癌が混在する場合もある．
		RI 多発欠損像	腺腫様甲状腺腫	144	
		RI摂取率正常	腺腫様甲状腺腫	144	
副甲状腺	小結節(US, CT, MRI)	US(低エコー) CT(筋肉と同程度のCT値)	腺腫と過形成	150	どの検査でも正常副甲状腺は描出されない．静脈血サンプリングでは病的副甲状腺からの静脈血の副甲状腺ホルモンが高値を示す．
		MRI T_1強調像で筋肉と等～やや低信号，T_2強調像で高信号		150	
		RI ^{99m}Tc-MIBIや^{201}Tl-^{123}I (^{99m}Tc)Subtractionで陽性像(hot nodule)		150	

10 胸部（呼吸器・縦隔）

学習の目標

　胸部，特に呼吸器領域では多彩な疾患がみられるとともに，その頻度も高く，画像診断は重要である．画像診断法としては，胸部X線写真とCT検査が基本になり，それを補う形で，MRI，超音波検査，血管造影検査，さらにポジトロンCTを含む核医学検査が実施される．いずれの検査法においても，正常構造がどのように画像に投影されるかを理解することが診断の第一歩であり，その基礎の上に種々の病変の画像的特徴を病理像や代謝異常と関連づけて捉えることが大切になる．ここでは，胸部領域において，正常解剖や病理像と関連づけながら画像診断を学ぶことを目標とする．また，付表を参考にして，画像所見から考えられる鑑別診断を整理することをめざす．

キーワード

A-P window　157	クラミジア肺炎　191	肺高血圧症　217
縦隔線　158	レジオネラ肺炎　193	肺分画症　218
肺二次小葉　164	肺結核症　193	気管支閉鎖症　221
肺細葉　165	非定型抗酸菌症（非結核性抗酸菌症）　198	Swyer-James症候群　223
シルエットサイン　168	ウイルス肺炎　198	肺動静脈奇形　223
エアーブロンコグラム　168	肺真菌症　198	肺動脈欠損症　225
無気肺　170	クリプトコッカス症　198	hypogenetic lung syndrome　225
気道性病変　172	アスペルギルス症　199	先天性気管支拡張　225
広義間質性病変　174	カンジダ症　200	胸部外傷　225
血行性病変　174	ニューモシスチス肺炎　202	気道異物　226
ランダム分布　174	サイトメガロウイルス肺炎　202	肺胞微石症　226
肺胞性病変　175	特発性肺線維症　202	肺胞蛋白症　226
構造改変　175	非特異性間質性肺炎　203	肺リンパ脈管筋腫症　227
野口分類　176	特発性器質化肺炎　204	肺ランゲルハンス組織球症　228
肺野型肺癌　176	急性間質性肺炎　204	アミロイドーシス　230
高分化型腺癌　176	膠原病肺　206	Wegener肉芽腫症　230
FDG-PET　179	薬剤性肺障害　206	胸腺腫　231
肺門部肺癌　179	好酸球性肺炎　206	成熟奇形腫　233
病期診断　181	過敏性肺炎　209	神経原性腫瘍　235
原発性肺悪性リンパ腫　183	サルコイドーシス　209	胸腺囊胞　237
血行性肺転移　184	じん肺　210	心膜囊胞　237
リンパ行性肺転移　185	肺気腫　212	気管支原性囊胞　238
過誤腫　185	慢性気管支炎　214	縦隔気腫　238
硬化性血管腫　185	気管支拡張症　215	急性縦隔炎　239
孤立性線維性腫瘍　187	びまん性汎細気管支炎　216	線維性縦隔炎　239
限局性器質化肺炎　188	肺塞栓症　216	胸膜中皮腫　239
細菌性肺炎　188	肺梗塞　216	癌性胸膜炎　240
敗血症性塞栓症　189	肺水腫　217	横隔膜ヘルニア　243
マイコプラズマ肺炎　191		

ⓐ：通常画像　　　ⓑ：周波数処理画像

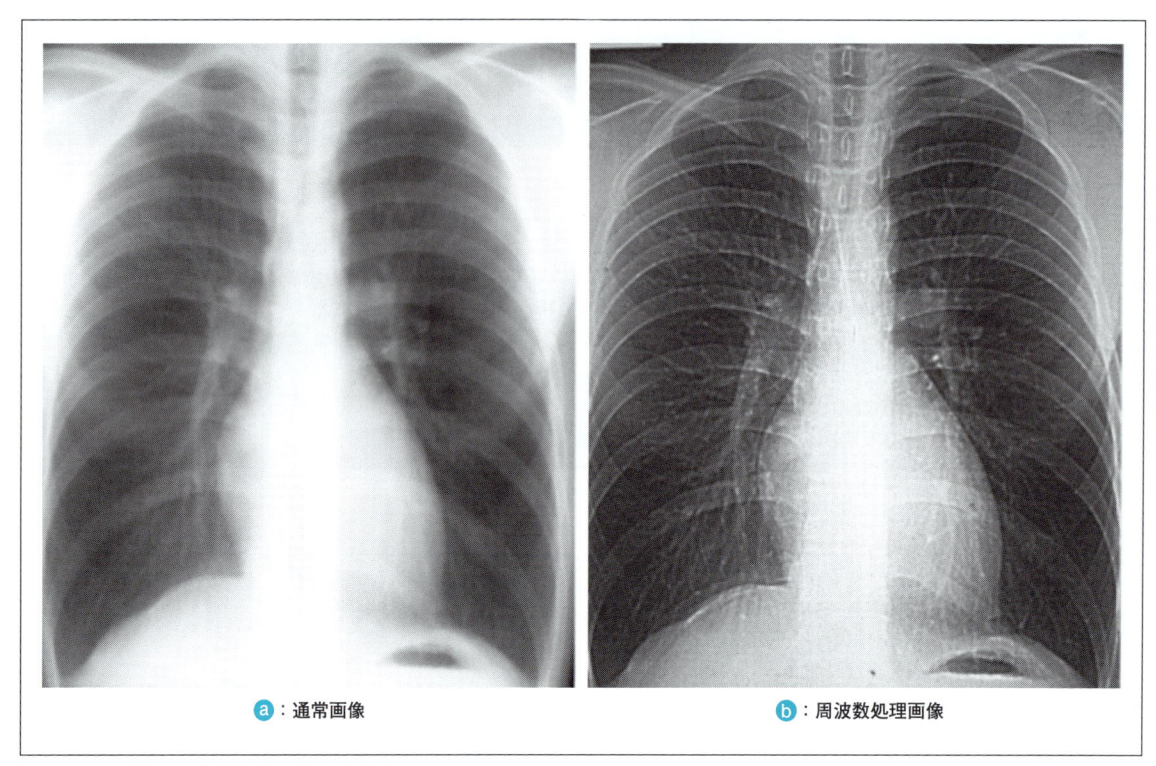

図10-1　デジタル胸部X線写真—正常像

各種画像診断法の特徴と適応・選択

A　胸部X線検査

1　適応，選択の仕方

　胸部単純X線検査は，胸部領域の異常の有無や病変の局在ならびに全体像を捉えるために，第一に行われる画像診断法である．その適応を挙げると，①臨床症状や検査所見から呼吸器を含む胸部病変が疑われる場合，②呼吸器症状はないが，患者の基礎疾患（例えば，他部位の悪性腫瘍，じん肺，血液疾患，膠原病，抗癌剤やステロイド投与，糖尿病，移植後，免疫不全など）から胸部異常の可能性があると考えられる場合，③呼吸器，循環器疾患の経過観察をする場合，④術前，術後の胸部病変をチェックする場合，などが考えられるが，さらに来院患者の一般的な胸部スクリーニングとして，あるいは，集団検診・住民検診などのマス・スクリーニングとして行われる場合もある．

2　検査の方法

　胸部単純X線撮影は，原則として立位で，深吸気位にて背腹方向(PA)撮影を行う．準高圧から高圧(120～140 kVp)撮影が基本であり，散乱線除去のために適切なグリッドを用いる．重症患者などで放射線部における立位撮影が困難な場合には，ポータブル撮影装置を病室まで運び，病室撮影を行う．病室撮影では，通常，低圧撮影で仰臥位での腹背方向(AP)撮影となる．

　従来は，フィルムと増感紙を用いたアナログ画像が用いられてきたが，近年，デジタル撮影システムによる胸部X線撮影が増加している（図10-1）．デジタル撮影システムには，フィルム・増感紙の代わりにイメージングプレート(IP)を検出器として用いるCR(computed radiography)と平面（フラットパネル）検出器を用いるDR(digital radiography)がある．デジタル画像は画像処理，画像保管，画像伝送に適していて，フィルムレスの病院システムを可能にする．

B　X線CT検査

1　適応，選択の仕方

　胸部単純X線検査で異常陰影が発見された場合に，

次に行うべき検査はX線CTである．濃度分解能に優れ，空間分解能も比較的良好で重なりのない断層像が得られるので，病変の形態変化を正確に評価できる．X線CT装置は，従来型CTからヘリカルCT，さらに，多列検出器型CT（MDCT）へと技術開発が進み，より高速，より薄層，より広範囲の撮像が可能になってきている．得られたデータから，横断像ばかりでなく種々の断面の高画質の再構成画像や3次元画像の作成が可能で，単なる横断断層撮影装置から3次元画像診断装置に変化している．

CT検査は，精密形態診断が必要とされる，すべての胸部疾患が適応となりうるが，より具体的には以下のような場合を考えることができる．

①通常の胸部X線写真で何らかの異常所見が発見された場合，あるいは異常が疑われる場合，②X線写真が正常でも，呼吸器症状があるか，患者の状況から呼吸器合併症の危険性が高い場合（例えば免疫不全患者で日和見感染の危険性が高い場合など），③肺癌が疑われる患者の質的診断，病期診断を行う場合，④他部位に悪性腫瘍を持つ患者における肺転移の有無を診断する場合，⑤びまん性肺疾患の精密形態診断や経過観察，治療反応性評価を行う場合，⑥経皮肺生検のイメージガイドとして用いる場合，⑦血管性病変の診断を行う場合，などを挙げることができる．

さらに，肺癌検診として，低線量CTを用いる方法が試みられており，従来の胸部単純X線写真による検診より，1桁高い肺癌検出率が報告されているが，死亡率低下に関する有効性については，現在検証中である．

2　検査の方法

従来型CTやヘリカルCTでは何回かに分けて，またMDCTでは1回の呼吸停止で全肺のスキャンを行うことが可能である．まず全体像をつかむために5〜10mm厚の通常スキャンを行い，同じデータから肺野条件と縦隔条件の2種類の画像を撮像する．さらに，結節性病変では結節部の，肺門部病変では肺門部の，びまん性疾患では全肺を一定間隔（10〜20mm）で，薄層CTあるいは高分解能CT（high-resolution CT：HRCT）を追加する．HRCTとは薄層（1〜3mm）で，高分解能アルゴリズムを用いて撮像されたCT画像で，画像再構成領域field-of-view（FOV）も20cm前後（片肺が入るFOV）を用いることが多い．従来型CTやヘリカルCTでは，薄層CTは改めてスキャンを行う必要があるが，MDCTを用いて薄いコリメーションでデータを収集している場合には，追加スキャンをすることなく薄層CTを再構成できる．肺門縦隔病変や血管性病変の評価には造影剤投与が必要であるが，びまん性肺疾患などの肺病変の評価そのものには造影剤投与を必要としない．また，病変と気管支や血管との関係をわかりやすくするために，多断面再構成画像multi-planar reconstruction（MPR）や3次元画像を利用する．

また，HRCTは通常，背臥位吸気での撮影が基本だが，重力効果による陰影を除外するために腹臥位での撮影を追加したり，空気の捉えこみair trappingを診断するために呼気CTを追加する場合がある．

C　MRI検査

1　適応，選択の仕方

MR技術の進歩もめざましく，胸部においても新たな画像診断法の開発が続けられているが，現時点では，呼吸器縦隔疾患におけるMRI検査の臨床的な役割はCT検査では情報が足りない場合に追加して行う検査と考えることができる．特に縦隔リンパ節や縦隔腫瘍の組織性状の診断や周辺臓器への浸潤の有無の診断では，CTに付加する情報が得られる場合がある．さらに，血管性病変の診断では，造影剤を用いることなく血管像を評価することが可能で，造影剤を用いることができない患者においても，有用な情報を提供する．

2　検査の方法

通常，心電図ゲートを用いたT_1強調画像やT_2強調画像を横断面あるいは他断面を追加して撮像する．また，血管の評価のためにはMR血管造影MR angiographyを撮像する．

D　血管造影検査

1　適応，選択の仕方

胸部において実施される血管造影には，肺動脈造影，気管支動脈造影，大静脈造影，大動脈造影がある．肺動脈造影の適応は肺塞栓症の診断や肺動静脈奇形などの血管性病変の確定診断，あるいは腫瘍の血管浸潤の診断が主であるが，現在では，これらの多くがCTで可能であるので，血管造影は，血栓溶解術や血栓吸引術，血管塞栓術，あるいはステントやフィルターの留置術など，治療的処置interventional radiology（IVR）を行うために実施されることが多い．気管支動脈造影は喀血の診断とともに，塞栓による止血法として行われる．上大静脈造影は，上大静脈の狭窄が疑われる場合の確定診断となるが，通常はステント留置目的で行われ，診断のための造影はあまり行われない．また，肺分画症では胸部大動脈より分岐する

異常血管の描出が診断上重要で血管造影が施行されるが，現在ではCTやMRIで描出可能である場合が多い．

2 検査の方法

肺動脈造影は，カテーテルの先端を主肺動脈あるいは肺動脈本幹において造影することが多いが，時に末梢肺動脈に挿入し，造影する．気管支動脈は，カテーテル先端を気管支動脈起始部に直接挿入し選択的造影を行う．

また，最近では，造影診断のためだけの血管造影では，カテーテルを目的部位近くまで挿入する代わりに，DSA（digital subtraction angiography）を用いて肘静脈や上大静脈から造影剤投与を行う場合が増えている．

E 超音波検査

1 適応と選択の仕方および検査法

胸部においては，超音波検査の適応は限られ，胸壁や胸膜に存在する病変，あるいは縦隔病変が対象となる．また，胸膜に接した肺癌などの腫瘍性病変の胸膜浸潤の有無を評価する場合に，動的な観察が可能な超音波検査が用いられる場合がある．さらに，腫瘍性病変が超音波検査で直接観察できる場合には，超音波ガイド下で生検を行うことができる．

F 核医学検査（別項 p.645 を参照）

胸部画像診断の進め方

胸部の画像診断は，簡便性，経済性を考えて，まず胸部単純X線検査から始める．正面写真と左側面写真の2方向撮影がまず行われる検査である．胸部単純X線写真で何らかの異常が発見されるか，異常は発見されないが患者の呼吸器症状を説明できない場合には，X線CT検査を追加する．病変部の精密な形態診断をX線CTで行うが，呼吸器疾患の精密診断には，高分解能CTや薄層CTが必須である．X線CTでの情報が不十分な場合に，MRI検査や血管造影検査を追加する．また，換気や血流といった機能情報を得る必要がある場合には核医学検査を施行するが，最近では，腫瘍診断におけるFDG-PETの役割が大きくなってきている．

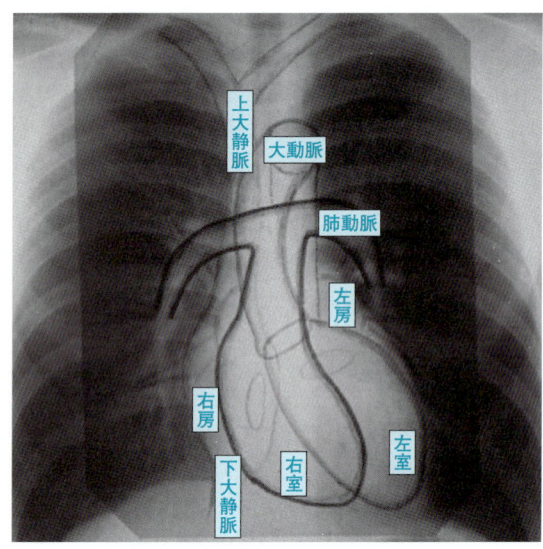

図10-2 心臓縦隔陰影に含まれる正常構造

呼吸器・縦隔の正常像と画像解剖

A 胸部X線写真

胸部X線写真には，肺，縦隔（心，大血管，食道を含む），胸膜・胸壁などの3次元構造が重なって，1枚の2次元画像として投影されている．言い換えれば，胸部X線写真は「影絵」である．影絵を理解するには実物を想像できなければならない．特に縦隔内の種々の構造の分離は胸部X線写真ではできないので，縦隔構造そのものが胸部X線写真の読影に直接必要とはいえないが，どのような構造が心臓縦隔陰影の辺縁を形成するのかを知っていなければ，異常影の判断は難しくなる．したがって，心臓縦隔構造を自分でイメージすることが大切である．胸部X線写真の正常像（図10-1）を理解する上で必要な解剖を，以下のポイントに分けて記載する．

1 心臓縦隔陰影の辺縁を形成する構造

心臓縦隔陰影内に存在する心房，心室，大血管の形そのものはみえないが，おおよその位置関係は知っていなければならない（図10-2）．この図からわかるように，縦隔陰影の右上部は上大静脈右縁によって形成され，正常ではやや陥凹したような曲線となっている．右下部は右心房の右壁に相当する．左縁上部で最初に突出する構造は大動脈弓左縁であり，大動脈弓下縁からなだらかに陥凹した曲線を経て，肺動脈幹に移行する．こ

の陥凹した部分を大動脈肺動脈窓 aorto-pulmonic window（A-P window）とよぶ．左肺門より下方の心臓辺縁は上部が左心耳，下部が左心室で形成されるが，正常では，左心耳の突出はなく，なめらかである．

2 肺門陰影のメルクマールになる構造

正常肺門陰影は，左右の肺動静脈と気管支（図10-3），および気管支血管周囲間質，正常肺門リンパ節から構成される．

縦隔正中部に空気透亮像としてみられる気管は左右の主気管支に分岐し，右主気管支は，右肺門部で，上葉気管支と中間気管支幹に分かれ，中間気管支幹から中葉気管支と下葉気管支が分岐する（図10-4）．左主気管支は，左肺門部で，上葉気管支と下葉気管支に分かれ，上葉気管支からは舌区気管支が分岐する．

肺動脈幹から分岐し，ほぼ水平に走行する右主肺動脈が右肺門部に到達し，上幹動脈を分岐した後，中下葉へ向かう中幹動脈となる．中幹動脈は気管支を乗り越えて外側に回り，中間気管支幹と平行に下行する．中間気管支幹と中幹肺動脈は同程度の太さをもち，右肺門部のメルクマールとなる構造である．右上葉

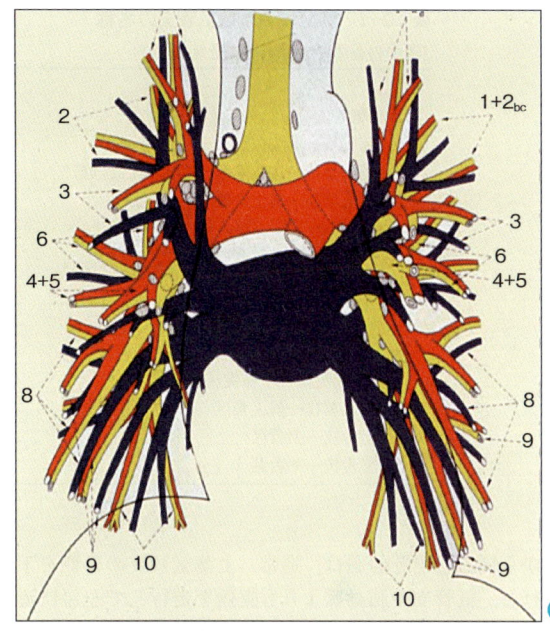

図10-3　肺門部を構成する気管支と肺動脈，肺静脈
（Yamashita H：Roentgenologic anatomy of the lung. Igaku-Shoin, Tokyo, 1978, p196 より引用）
黄色：気管支，赤：肺動脈，青：肺静脈（Webカラー）

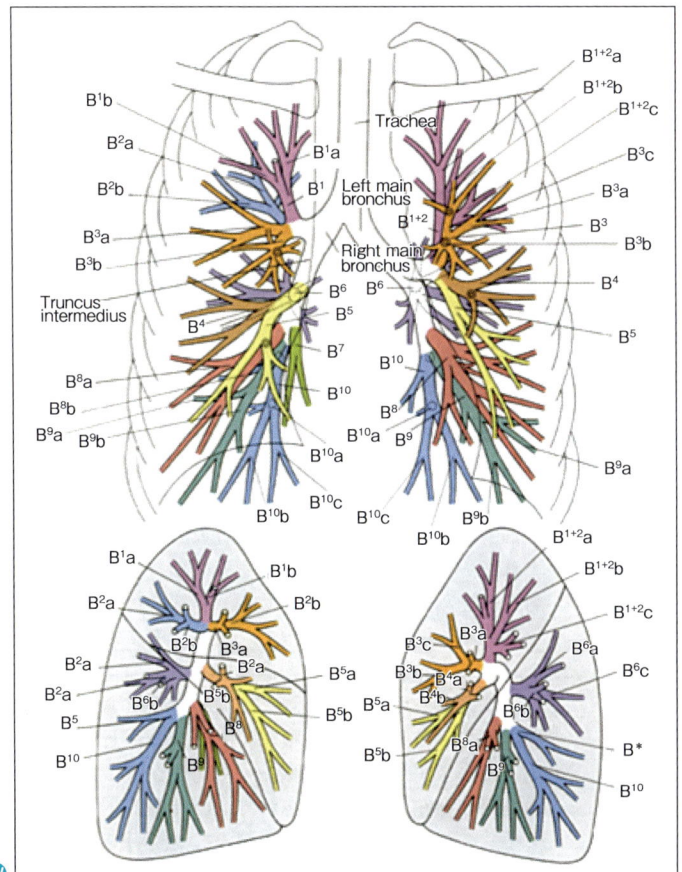

図10-4　肺の区域解剖（Webカラー）
（Suzuki A, Nishiwaki Y：Lung cancer diagnosis-A roentgenological handbook. Kyowakikaku Tsushin, Tokyo, 1986, p12 より引用）

表 10-1　肺区域および気管支の名称
(表中の番号でよばれることもある)

右　肺
右上葉気管支
1. 肺尖枝―肺尖区
2. 後上葉枝―後上葉区　　右上葉(3区域)
3. 前上葉枝―前上葉区
右中葉気管支
4. 外側中葉枝―外側中区　　右中葉(2区域)
5. 内側中葉枝―内側中区

右下葉気管支
6. 上下葉枝―上下葉区
7. 内側肺底枝―内側肺底区
8. 前肺底枝―前肺底区　　右下葉(5区域)
9. 外側肺底枝―外側肺底区
10. 後肺底枝―後肺底区

左　肺
左上葉気管支
1+2. 肺尖後枝―肺尖後区
3. 前上葉枝―前上葉区　　左上葉(4区域)
4. 上舌枝―上舌区
5. 下舌枝―下舌区

左下葉気管支
6. 上下葉枝―上下葉区
8. 前肺底枝―前肺底区
9. 外側肺底枝―外側肺底区　　左下葉(4区域)
10. 後肺底枝―後肺底区

から戻る右上肺静脈は，通常，上葉気管支の外側を下行し，気管支や肺動脈よりも腹側を走行して左房に流入する．右肺門部では，中幹肺動脈と上肺静脈が"逆くの字"を形成し，静脈角とよばれる．右下肺静脈は，中幹肺動脈を横切る形で内側に向かい左房に合流する．

左肺門部では，左主肺動脈が左主気管支を乗り越えて後ろに回り，そのあと外側下方に向かう．この乗り越える左主肺動脈が左肺門のメルクマールとなる構造で，この構造のために，左右の肺門を比較すると左のほうが少し高い位置となる．左側では，肺動脈はそれぞれの肺区域に分枝を出していく形で分岐し，右側のような上幹動脈はみられない．左側の肺静脈も最後は上肺静脈と下肺静脈になるが，上肺静脈はやはり肺門構造の最も腹側を走行する．

3　肺区域解剖(表10-1, 図10-4)

肺門部から末梢部に向かって，気管支は分岐を繰り返し，同様に分岐を繰り返す肺動静脈とともに末梢肺構造を形成する．胸部単純X線写真では，個々の肺区域を明瞭に分離することは難しいが，おおよその肺区域の解剖とその位置関係の理解は必要である．

一般原則として，区域という単位を考えた場合，気管支と肺動脈は伴走して区域中央部を走行し，対応するレベルの肺静脈は区域辺縁部を肺門に向かって走行する．肺区域は**表10-1**に示すように，気管支の分岐によって定義され，右上葉は肺尖区，後上葉区，前上葉区，右中葉は外側中区と内側中区，右下葉は上下葉区，内側肺底区，前肺底区，外側肺底区，後肺底区，に分かれる．また，左上葉は肺尖後区，前上葉区，上舌区，下舌区，左下葉は，上下葉区，前肺底区，外側肺底区，後肺底区，に区分されている．

4　葉間線

右3葉，左2葉という構造を反映して，右では，上葉と中葉の間の葉間胸膜である小葉間溝 minor fissure と上中葉と下葉の間の葉間胸膜である大葉間溝 major fissure があり，左では大葉間溝のみが存在する．これらの葉間溝は，胸部X線写真ではX線方向に平行となる部分のみが葉間線として描出されるので，正面像では minor fissure はほぼ水平の細い線状影としてみられることが多く，major fissure は通常描出されない．ただ，葉間溝は正常でも不完全である場合がしばしばあり，また，正常変異として，奇静脈葉，下葉の上副葉，下副葉に伴う副葉間線が余分にみられる場合があることにも注意が必要である．葉間線がみられる場合には肺葉の容量を評価する上で役立つ構造である(図10-5)．

5　縦隔線および横隔膜

胸部X線写真において，心臓縦隔陰影に重なって，多数の線状構造がみられ，縦隔線とよばれる(図10-6)．縦隔線には，前接合線，後接合線，奇静脈食道陥凹，傍脊椎線，傍気管線，下行大動脈線などが記載されている．縦隔線といわれるものの，縦隔内の構造の辺縁をみているものではなく，空気を含む肺と縦隔構造の境界面が形成する線で，肺がここまで存在するということを認識することが大切である．同様の認識は，横隔膜についても必要で，胸部X線写真で横隔膜としてみている辺縁は横隔膜ドームの頂上部をみているにすぎず，横隔膜に重なった向こう側に，かなりの肺野が存在することを忘れてはいけない．

多くの縦隔病変はこれらの縦隔線で説明できない余分な境界線として検出され，また，これらの線の部分

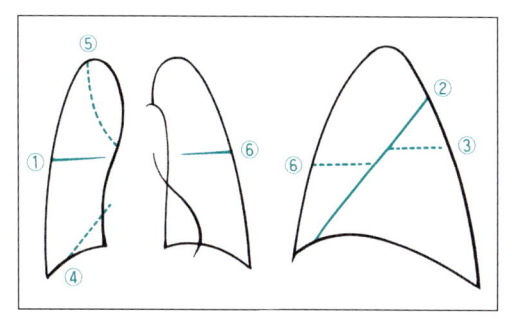

図10-5　葉間胸膜
① 水平葉間溝 (minor fissure)
② 大葉間溝 (major fissure)
③ 左下葉の上副葉胸膜 ｝分葉奇形
④ 右下葉の下副葉胸膜
⑤ 奇静脈葉胸膜
⑥ 左 minor fissure

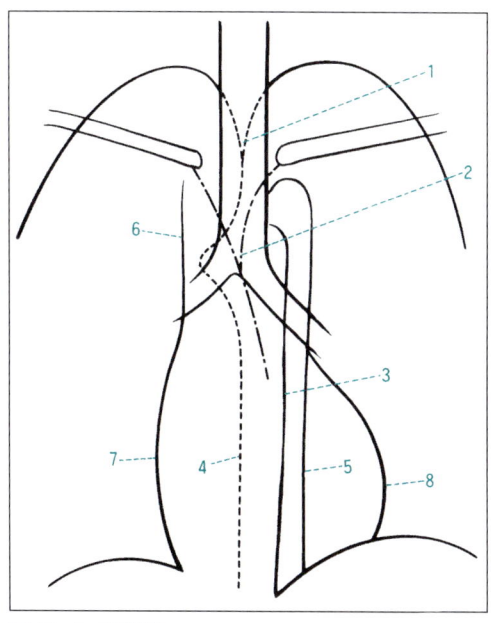

図10-6　縦隔線
1. 後縦隔線
2. 前縦隔線
3. 傍脊椎線 (paraspinal line)
4. 奇静脈食道陥凹
5. 下行大動脈左縁
6. 上大静脈右縁
7. 心右第2弓
8. 心左第4弓

的な消失は後述するシルエットサインとして，肺野病変の局在を診断する手がかりになる．

B　X線CT検査

胸部CTは胸部X線写真の限界である前後面の構造の重なりを取り除いてくれる断層像であり，基本となるのは5～10 mmのスライス厚で撮像された肺尖から肺底部までの連続画像である．同じデータから通常，2つの条件で画像を表示する．ひとつは縦隔条件の画像で，ウィンドウレベル0～30 HU，ウィンドウ幅300～500 HU，で表示され，造影剤投与後はウィンドウレベルをやや高くする．このようにして得られた縦隔画像では，縦隔や肺門，あるいは胸壁の軟部構造が分離される．もうひとつは肺野条件の画像で，ウィンドウレベル−600～−800 HU，ウィンドウ幅1,000～1,500 HUで表示する．肺野画像では主として肺野内の病変を評価する．

1　通常CT−縦隔画像

縦隔画像の読影においては，連続画像を頭の中でつなぎ合わせながら正常構造を認識し，それ以外の異常構造を拾い上げることが診断の第一歩となる．正常構造を理解する上でポイントになる画像を解説する．

❶ 横断像の基本スライス (図10-7～15，縦隔条件のCT像)

a．胸郭入口部レベル (図10-7)
気管の左右から前方に血管系が存在する．左右それぞれに総頸動脈と鎖骨下動脈，ならびに腕頭静脈が描出され，腕頭静脈が前外方に位置している．

b．上縦隔レベル
上縦隔レベルには5本の血管が描出される．動脈としては，右総頸動脈と鎖骨下動脈が合流した右腕頭動脈 (無名動脈)，左総頸動脈，左鎖骨下動脈の3本，静脈としては左右の腕頭静脈である．腕頭静脈の走行には特徴があり，左腕頭静脈は胸骨のすぐ後方を左から右に横走する．また，右腕頭静脈は通常，縦隔構造の右縁に沿って下行する．

c．大動脈弓部レベル (図10-8, 9)
気管の左前に接して大動脈弓があり，静脈系は左右の腕頭静脈が合流し，上大静脈を形成する．気管の背側に食道が存在する．

d．大動脈肺動脈窓レベル (図10-10)
気管分岐部直上のレベルで，上大静脈とこれに後方から合流する奇静脈がみられる．

e．気管分岐部レベル (図10-11)
気管が左右の主気管支に分岐するレベルで，左主気管支背側に食道が存在する．

f．左肺動脈レベル (図10-12)
左肺動脈本幹が左主気管支を乗り越えて背側に向かう部分がみられる．

g．右肺動脈レベル (図10-13)
このレベルでは，上大静脈と右主気管支の間を右肺動脈本幹が横走する．

h．左房レベル (図10-14)
左房の上半部がみられ，左房に合流する左右上肺静

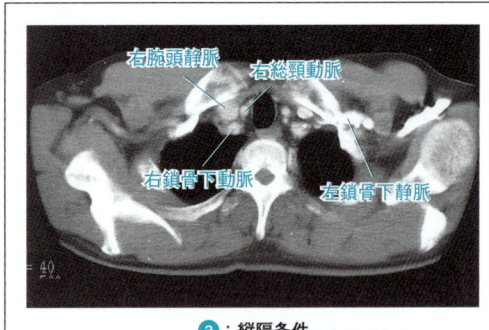

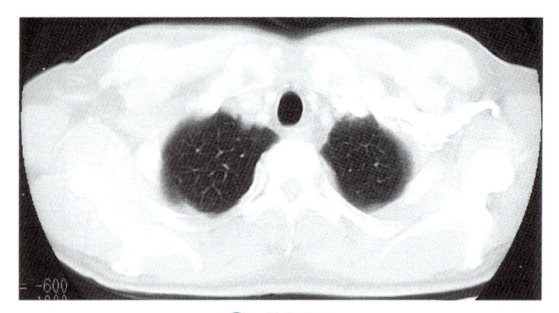

図 10-7　胸郭入口部レベル　正常 CT 解剖

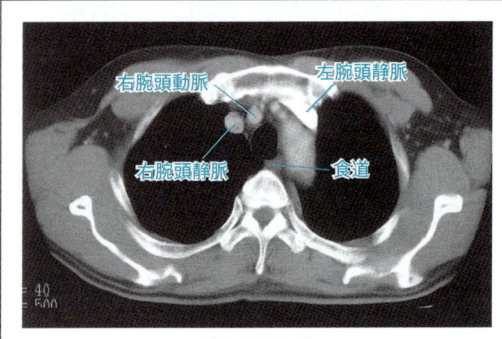

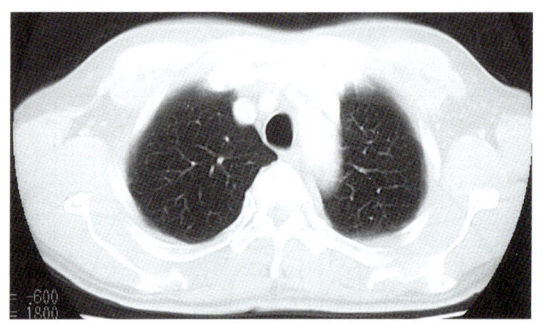

図 10-8　大動脈弓部上部レベル　正常 CT 解剖

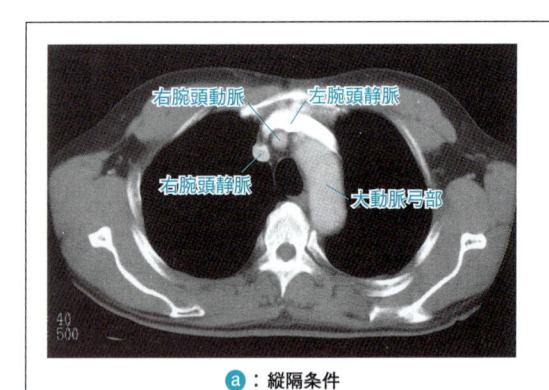

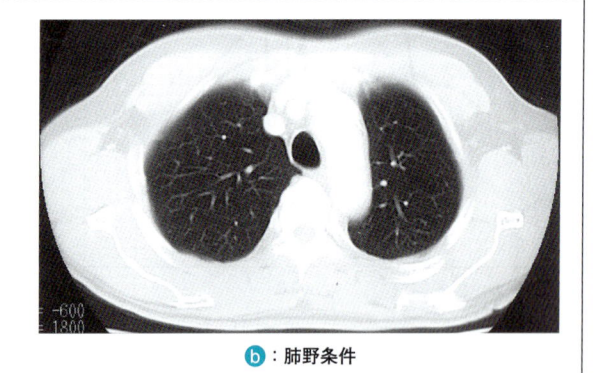

図 10-9　大動脈弓部レベル　正常 CT 解剖

脈のみられるレベルである．大動脈根部が内側に，肺動脈根部が前方にみられる．

i．下肺静脈レベル（図 10-15）

左右の下肺静脈が左房に流入してくるのが認められるレベルである．

❷ CT における腫大リンパ節の局在
（図 10-16, 17）

縦隔条件の CT 像の評価では，リンパ節腫大の有無や局在を診断しなければならない場合が多いので，ここでは一般的に用いられる日本肺癌学会の「肺癌取扱い規約」に基づく縦隔リンパ節の部位名称と CT での対応部位を記載する．

2　通常 CT－肺野画像

肺野画像では，肺門から末梢に分岐していく気管支・肺動静脈がみられる．原則として，気管支と肺動脈は伴走しながら区域の中央を走行し，肺葉気管支，

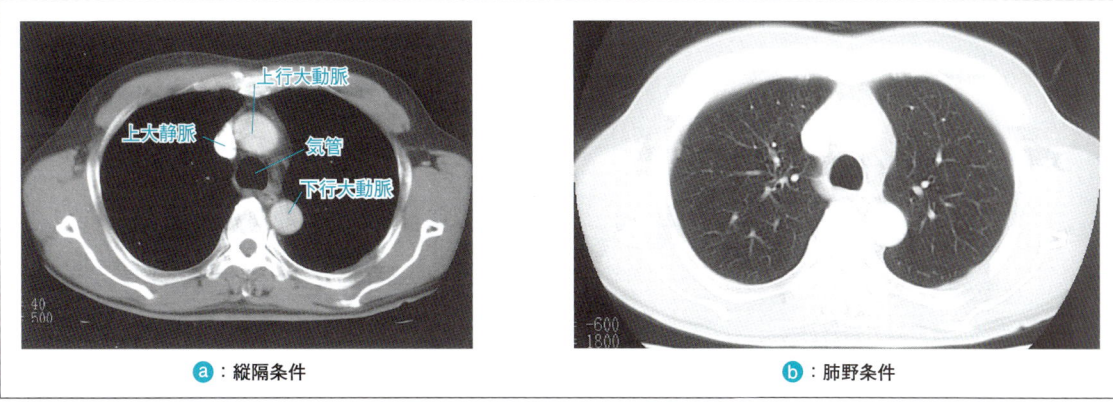

図 10-10　大動脈肺動脈窓レベル　正常 CT 解剖

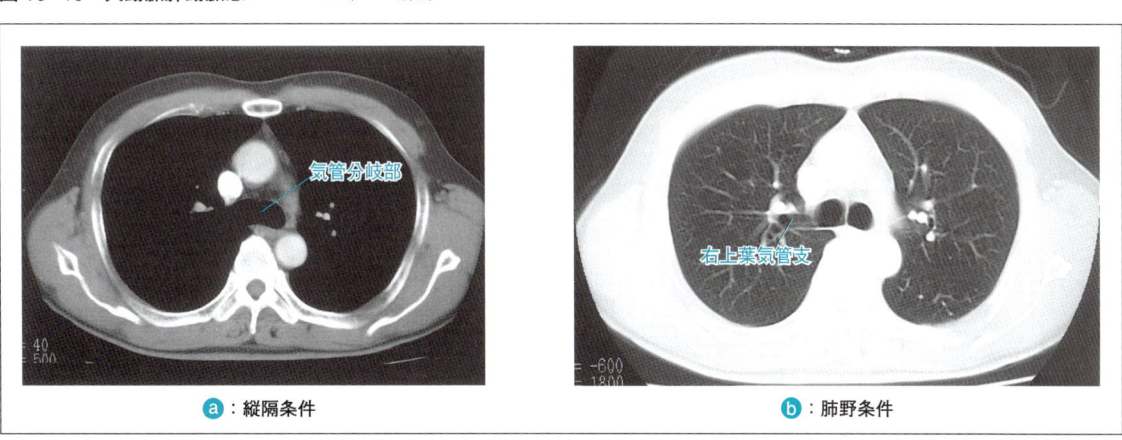

図 10-11　気管分岐部レベル　正常 CT 解剖

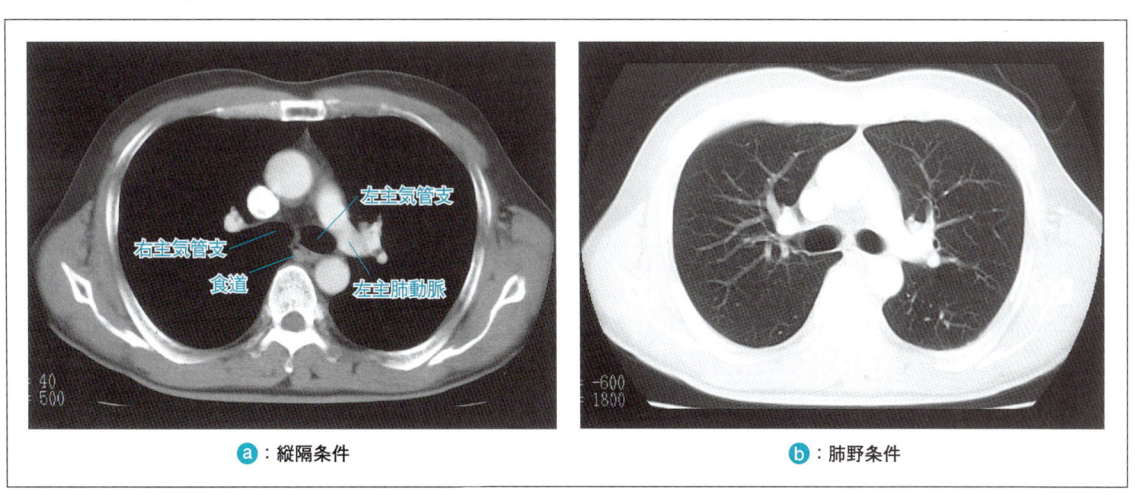

図 10-12　左肺動脈レベル　正常 CT 解剖

区域気管支，亜区域気管支，亜々区域気管支のごとく分岐しながら末梢に向かう．一方，肺静脈の主な分枝は区域間を走行して，肺門部に戻る．通常 CT の読影では亜区域枝までくらいの理解が必要である．肺尖枝，後上葉枝，前上葉枝などの名称があるが，通常は B1，B2，B3 といった番号でよぶことが多い．それぞれの気管支に対応する肺領域を区域 segment といい，S1，S2 のように記載する．

　CT 画像ではこれらの気管支や血管が分断されるので，連続画像で，肺門部から気管支や血管を追跡して

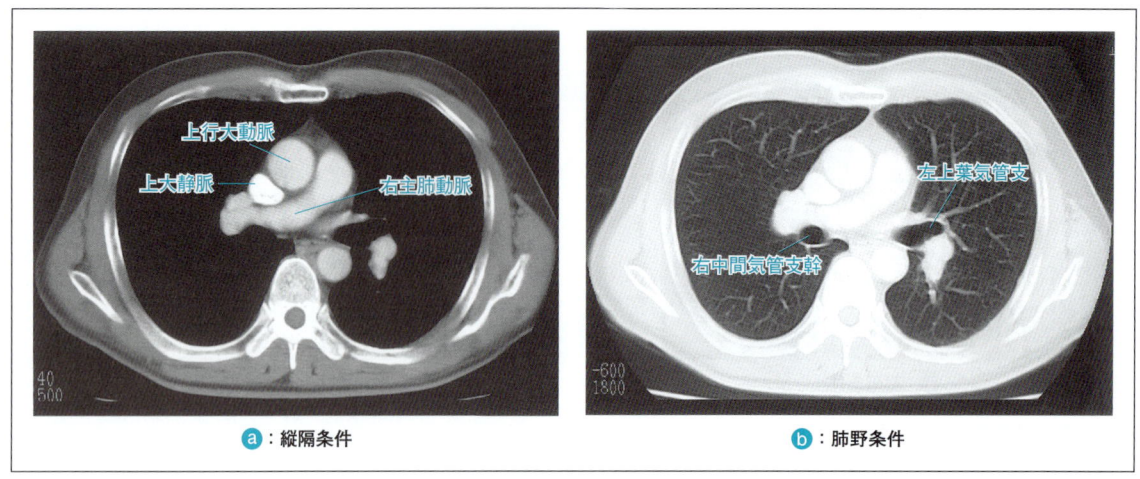

図 10-13　右肺動脈レベル　正常 CT 解剖

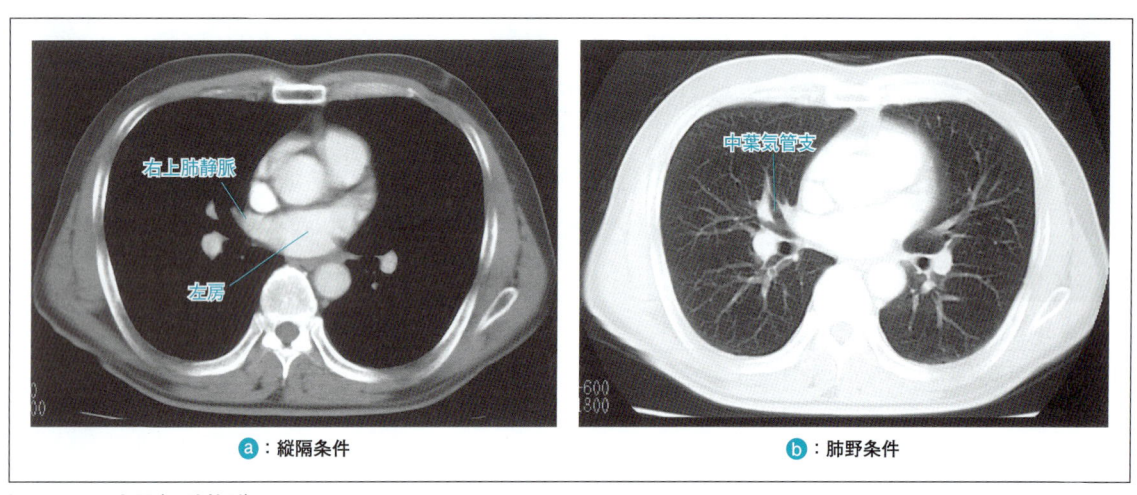

図 10-14　左房（上肺静脈）レベル　正常 CT 解剖

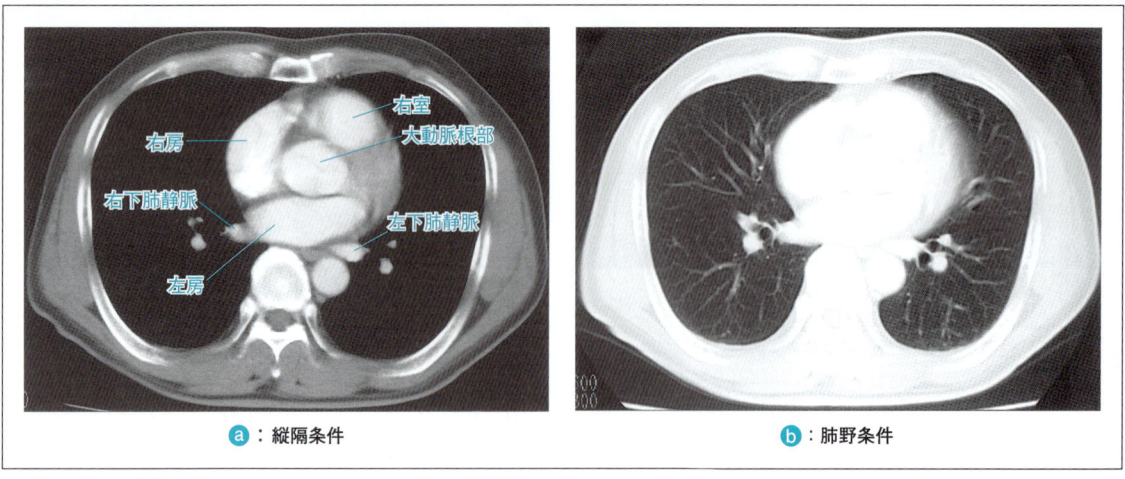

図 10-15　下肺静脈レベル　正常 CT 解剖

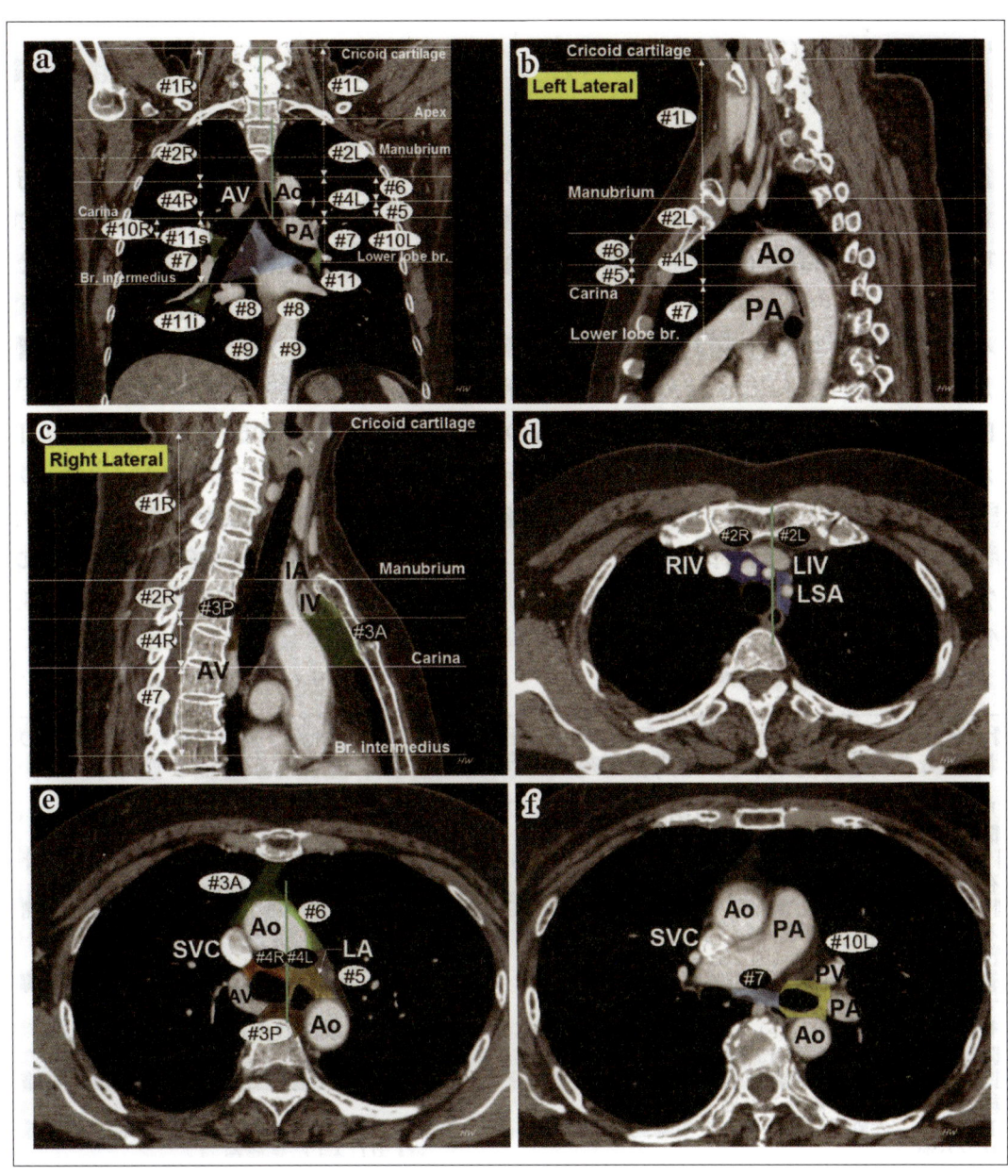

図10-16 リンパ節部位のアトラス

Ao(大動脈), AV(奇静脈), Br.(気管支), IA(腕頭動脈), IV(腕頭静脈), LA(動脈管索), LIV(左腕頭静脈), LSA(左鎖骨下動脈), PA(肺動脈), PV(肺静脈), RIV(右腕頭静脈), SVC(上大静脈), 気管左外側縁(-).
〔日本肺癌学会(編): 肺癌取扱い規約 第7版. p.17, 金原出版, 2010〕

構造を同定する. 区域の大きさや血管の分岐には種々の正常変異が存在するので, 病変, 特に結節性病変の存在部位を決定する場合には, 肺門部からのトレースが重要である. 葉間胸膜は, 通常のCTでは線状影としては描出されず, 無血管帯として描出される.

❶ 横断像の基本スライス(図10-7～15, 肺野条件のCT像).

a. 右上葉気管支分岐レベル

右側では, 主気管支は極めて短く, すぐに上葉気管支を分岐する. 上葉気管支は通常3分岐して, 外方背側へB2, 外方腹側へB3, 肺尖方向にB1を分岐する.

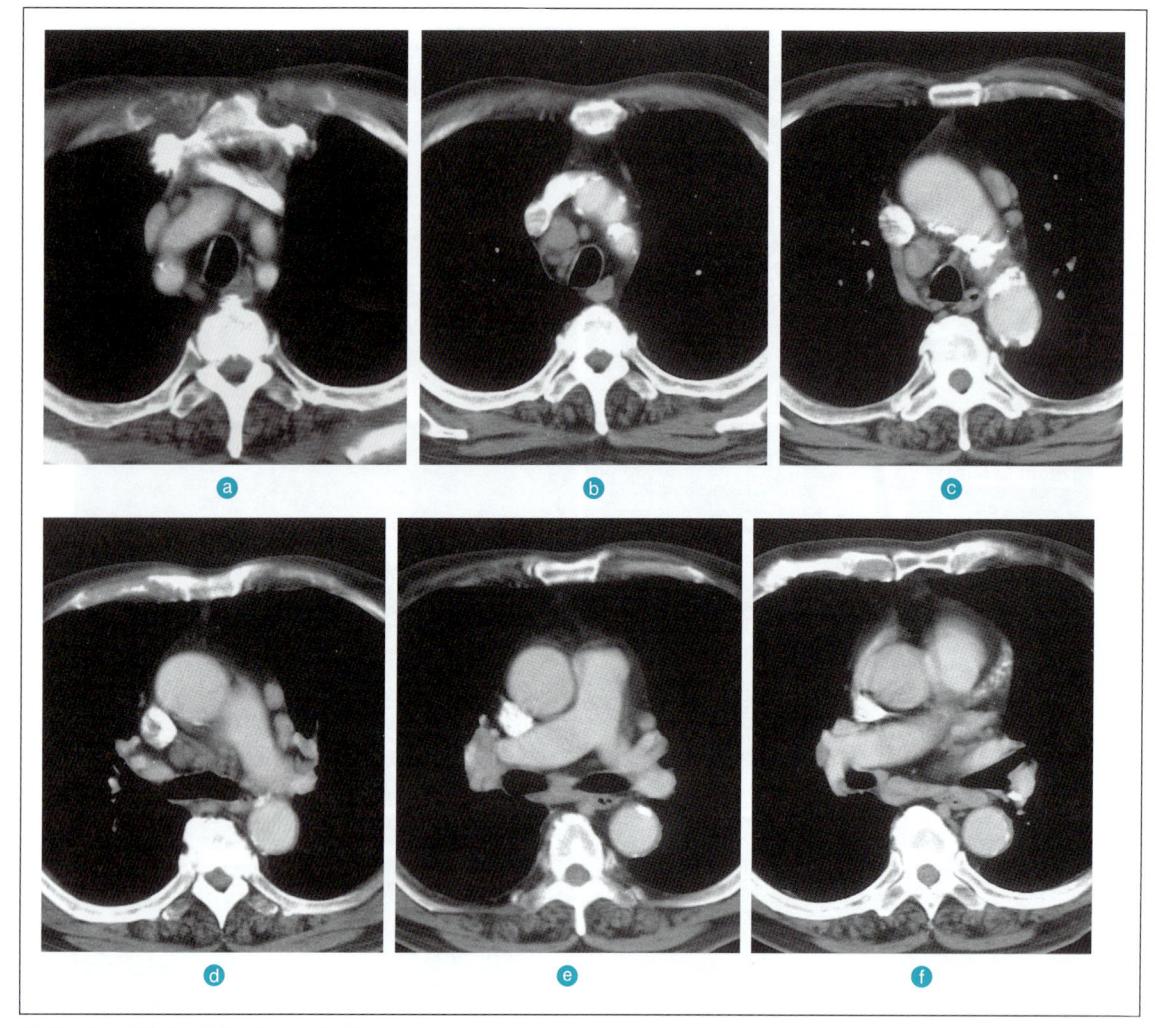

図10-17 縦隔および肺門リンパ節腫大

ⓐ〜ⓕ. 図10-16で示されたほぼすべてのリンパ節腫大が認められる症例.

b. 左上葉気管支分岐レベル
　左側は右と比べて主気管支が長い. 左主気管支は上葉気管支と下葉気管支に2分岐する. 上葉気管支はすぐに上区気管支と舌区気管支に分かれ, 上区気管支はB1+2, B3に2分岐する.

c. 右中間気管支幹レベル
　上葉気管支を分枝したあとの気管支は中間気管支幹とよばれ, その後, 中葉気管支を分枝する.

d. 右中葉気管支レベル
　中葉枝は左右方向にB4, B5の2本の分枝に分かれる.

e. 左舌区気管支レベル
　左舌区気管支からB4, B5が上下に分岐する.

f. 右下葉気管支分岐レベル
　下葉気管支のB6は, 中葉気管支の対側すなわち背側へ枝分かれし, その後, 肺底部の気管支B7, B8, B9, B10が次々と枝分かれしていく.

g. 左下葉気管支分岐レベル
　左下葉ではB6がまず分枝し, その後, B8, B9, B10が外方に向かって3分岐する.

3 HRCT

　通常CTで肺野に病変が存在するか, 疑われる場合には, HRCTが追加される. HRCTでは特に, びまん性肺疾患の詳細な読影が可能になるが, そのためには, 肺二次小葉の解剖の理解が必要である.

❶ 肺二次小葉の構造

　気管支は何回かの分岐を繰り返した後, 短い間隔で細気管支を分岐する基本単位に到達し, 数本の終末細気管支によって形成される肺領域を二次小葉second-

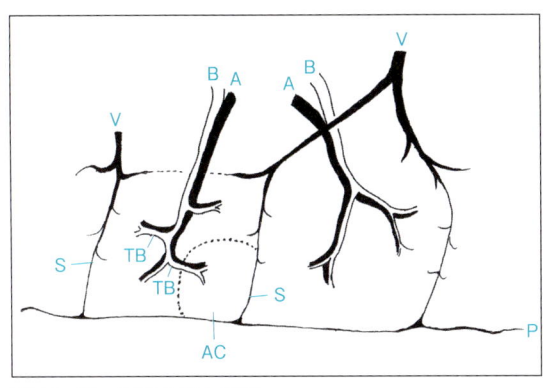

図 10-18 二次小葉と細葉
A. 肺動脈　　S. 小葉間隔壁　　P. 胸膜
B. 気管支　　TB. 終末細気管支
V. 肺静脈　　AC. 細葉（acinus）

ary pulmonary nodule という．二次小葉は，1 cm 程度の大きさで，不完全な小葉間隔壁に囲まれた肺領域である．二次小葉の中心部を細気管支と肺動脈が伴走して走行し，小葉の辺縁部を肺静脈が走行する（図 10-18）．

1 本の終末細気管支によって形成される肺領域を肺細葉 pulmonary acinus といい，数 mm の大きさである．終末細気管支は呼吸細気管支に分岐し，呼吸細気管支の壁には肺胞が直接開口している．高次呼吸細気管支から，さらに肺胞管，肺胞囊へと分岐がすすみ肺胞に到達する．

❷ HRCT で描出できる正常構造

HRCT では，気管支は肺の中間層に存在する 2 mm 程度の気管支までは気道として描出されるが，それより末梢の小気管支，細気管支は気道としてみえない．血管は，終末細気管支に伴走する肺動脈（径は 200〜300 ミクロン）まで描出され，さらに小葉の辺縁を走行する肺静脈まで描出される（図 10-19）．したがって，1 cm 程度の小葉内では，1〜2 回分岐する細い血管分岐が正常像と考えられる．終末細気管支周囲の肺領域を小葉中心部といい，小葉辺縁部からは 2〜3 mm 離れた位置となる．小葉辺縁構造には肺静脈，小葉間隔壁，胸膜，太い気管支血管の辺縁が含まれる．

C　MRI 検査

胸部における MRI の基本画像となるスピンエコー像では，大血管や心腔内は血液が急速に動くために無信号となる．異なったコントラストの画像が得られるが，読影に必要な縦隔構造の正常解剖は CT で用いるものと変わりはない．

CT と同様に基本となる胸部 MRI 画像を示す（図 10-20）．

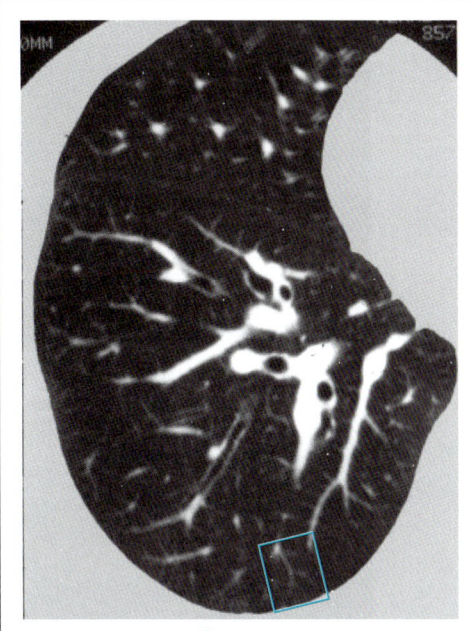

ⓐ：HRCT

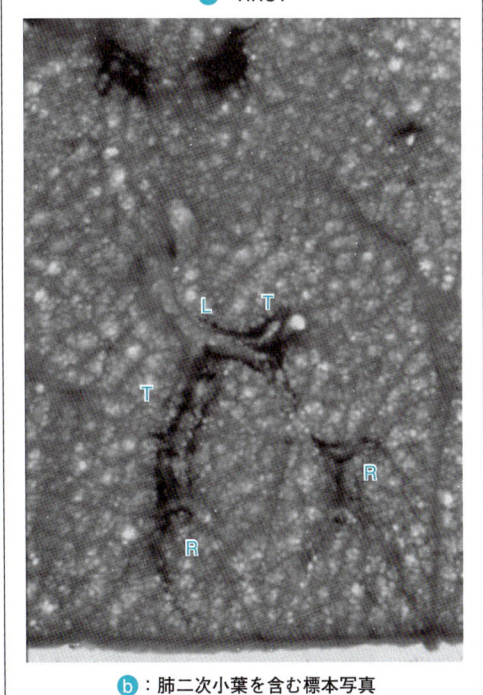

ⓑ：肺二次小葉を含む標本写真

図 10-19　正常 HRCT で描出される正常肺構造
L：小葉細気管支，T：終末細気管支，R：呼吸細気管支
ⓐの矩形領域はⓑとほぼ同じ大きさで同様の構造を含むので，比較してほしい．（Web カラー）

166　I．画像診断

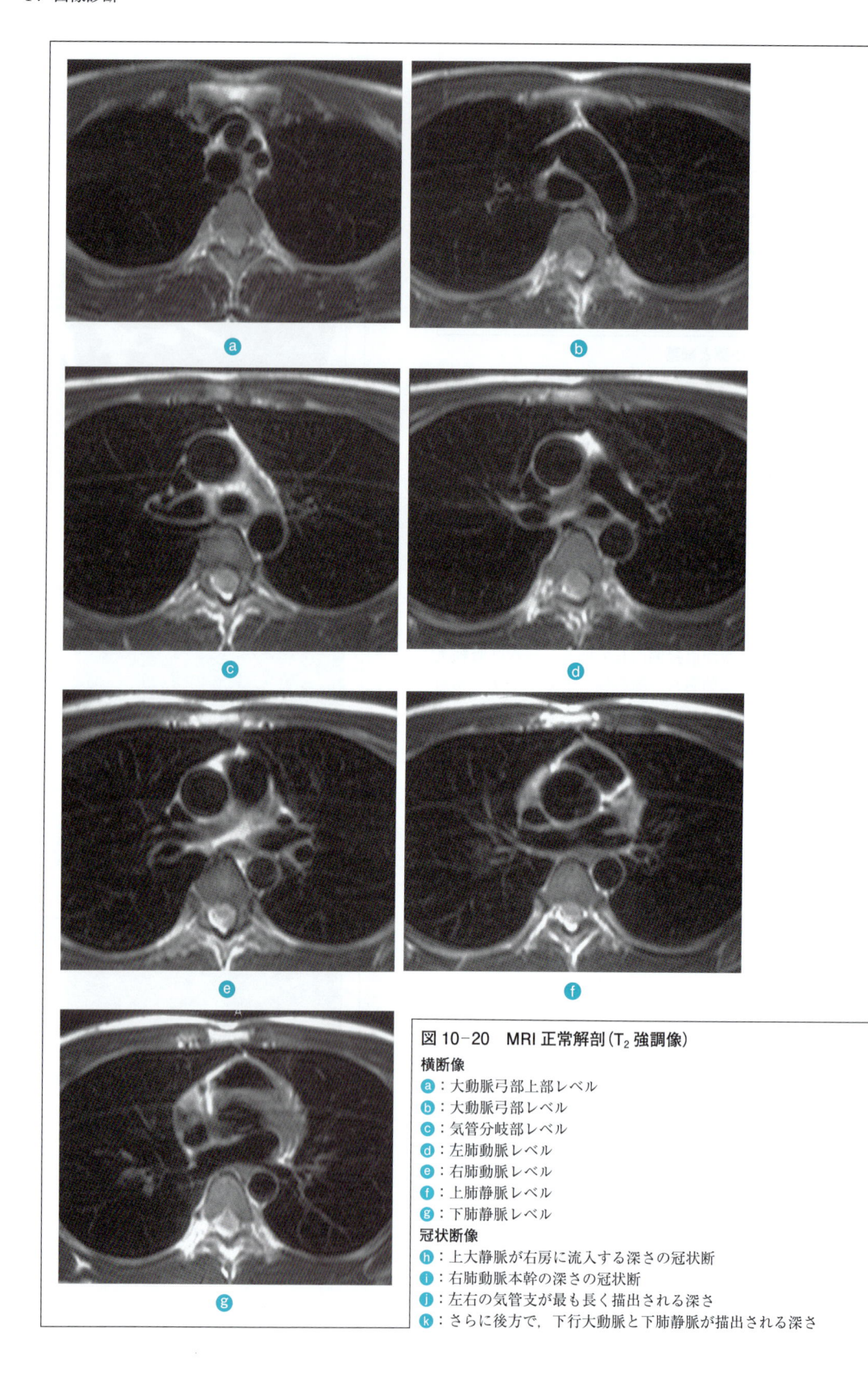

図 10-20　MRI 正常解剖（T$_2$ 強調像）
横断像
ⓐ：大動脈弓部上部レベル
ⓑ：大動脈弓部レベル
ⓒ：気管分岐部レベル
ⓓ：左肺動脈レベル
ⓔ：右肺動脈レベル
ⓕ：上肺静脈レベル
ⓖ：下肺静脈レベル
冠状像
ⓗ：上大静脈が右房に流入する深さの冠状断
ⓘ：右肺動脈本幹の深さの冠状断
ⓙ：左右の気管支が最も長く描出される深さ
ⓚ：さらに後方で，下行大動脈と下肺静脈が描出される深さ

10 胸部（呼吸器・縦隔） 167

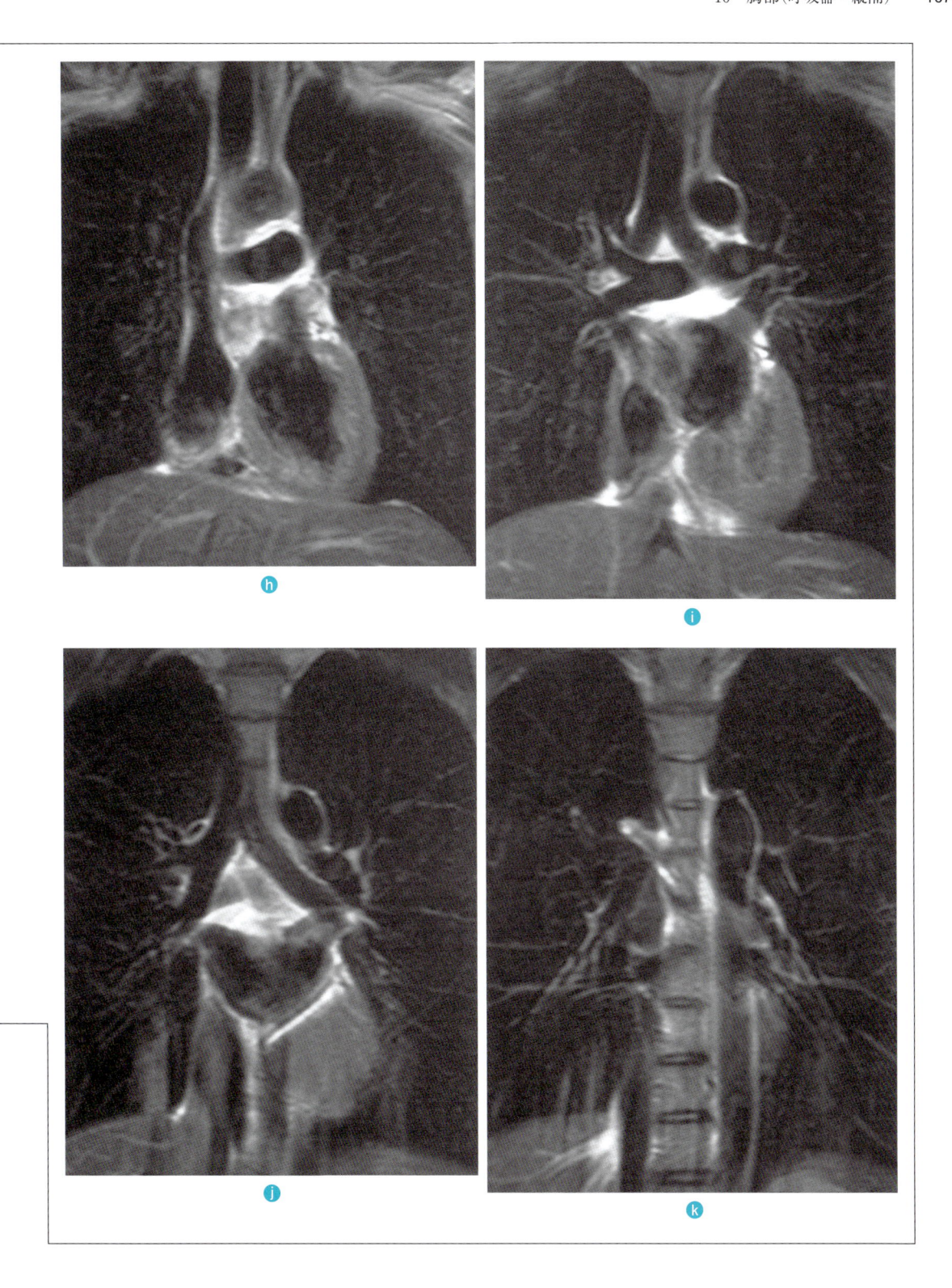

h

i

j

k

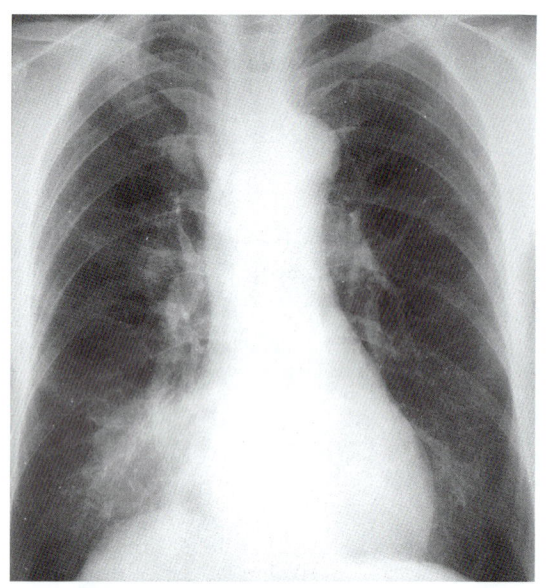

図 10-21　細菌性肺炎（気管支肺炎）
右の中肺野肺門近くに淡い斑状影が，下肺野内側には，融合性浸潤影が認められる．心右第2弓はシルエットサイン陽性である．陰影は，気管支の走行に一致した広がりを示している．

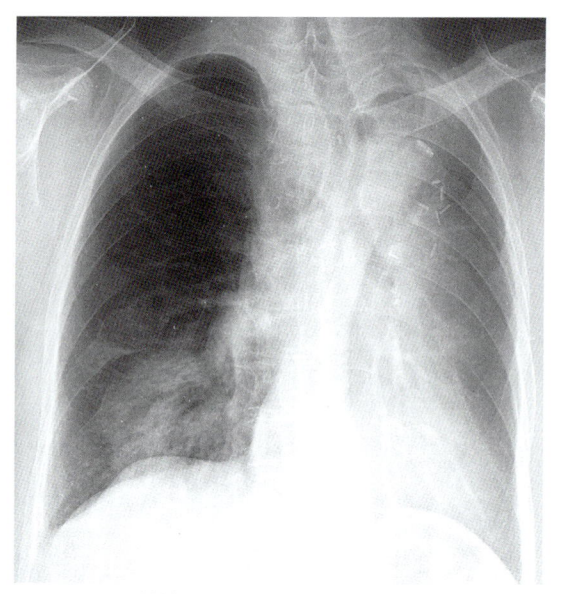

図 10-22　放射線肺炎
左肺癌術後で，右肺転移に対する放射線治療後に生じた放射線肺炎．浸潤影内部にエアーブロンコグラムが認められる．

D　血管造影

　CTやMRIの進歩によるCTAやMRAの導入によって，診断目的の血管造影は著明に減少し，肺動脈造影はIVR目的に施行されることが多い．血管造影は2次元投影画像であるので，その基本となる正常解剖は，胸部単純X線写真の項で記載した解剖を用いる．

基本的なサインと異常パターン

A　胸部X線写真の読影に役立つサイン

1　シルエットサイン silhouette sign（図 10-21）

　心臓や縦隔，横隔膜の輪郭は，肺と接しているために，その境界がX線写真で明瞭にみえる．ところが，この接した肺内に炎症であれ，腫瘍であれ，何らかの病変が生じて空気がなくなると，この境界が消失し，輪郭が部分的に不明瞭になる．このことをシルエットサイン陽性といい，病変が輪郭を構成する構造と接していることを示す所見となる．

2　エアーブロンコグラム air bronchogram（図 10-22）

　正常の末梢肺野内では，内部の気管支の壁は薄く，それを取り囲む肺胞領域にも空気が多く含まれ，気管支内の空気との差がわずかであるために，X線写真で気管支を区別することはできない．しかし，周囲の肺胞領域の含気量が病変によって減少すると，気管支内腔の空気との差がX線写真でも描出され，浸潤影やすりガラス陰影の中に気管支透亮像がみられるようになる．
　これをエアーブロンコグラムがみえるという．気管支周囲の肺胞領域に病変が存在することを疑うことができる重要な所見である．

3　hilum-overlay sign（図 10-23）

　肺門部に腫瘤影が重なっているときに，肺門部の気管支や血管がその陰影内に透見され，狭窄や閉塞，偏位などの影響を受けていない場合には，その腫瘤は，肺門部とは異なる部位に存在することを示すサインである．シルエットサインの一種と考えてよい．

4　thoraco-cervical sign（図 10-24）

　胸部X線写真正面像で，鎖骨より上方で病変（腫瘤）の輪郭が消失する場合には，腫瘤が前縦隔に存在することを示し，逆に輪郭がみえる場合には，胸腔の後方に存在することを示す．これもシルエットサインの一種である．

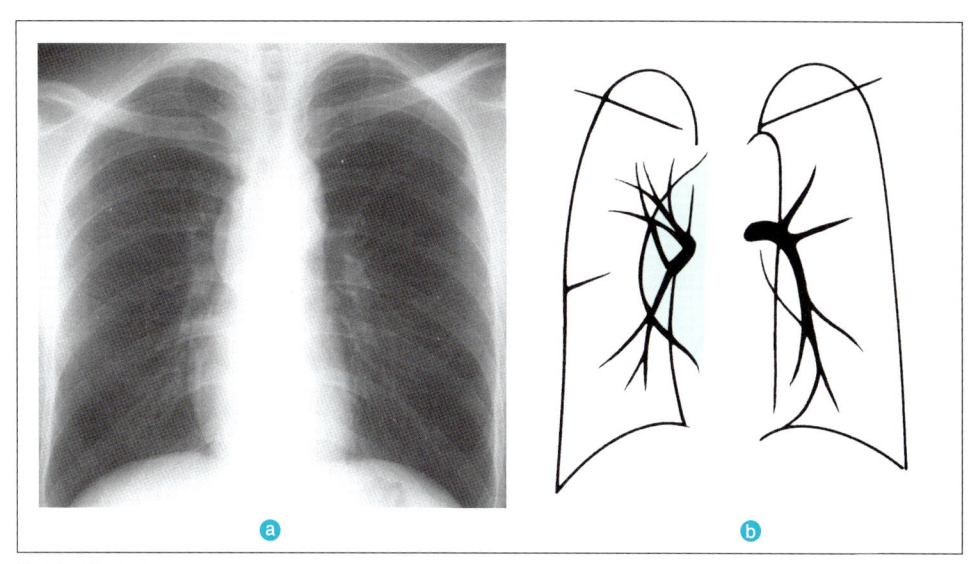

図 10-23　hilum-overlay sign

ⓐ：正面写真で右肺門部に腫瘤影があるが，右の肺門を構成する気管支や肺血管は腫瘤により全く影響を受けていない（胸腺腫例）．つまり，写真上は肺門部にあるが，実際には肺門の前方あるいは後方に病変があることを示している．縦隔腫瘍ではこのように描出されることが多く，これを hilum-overlay sign とよぶ．
ⓑ：ⓐのシェーマ

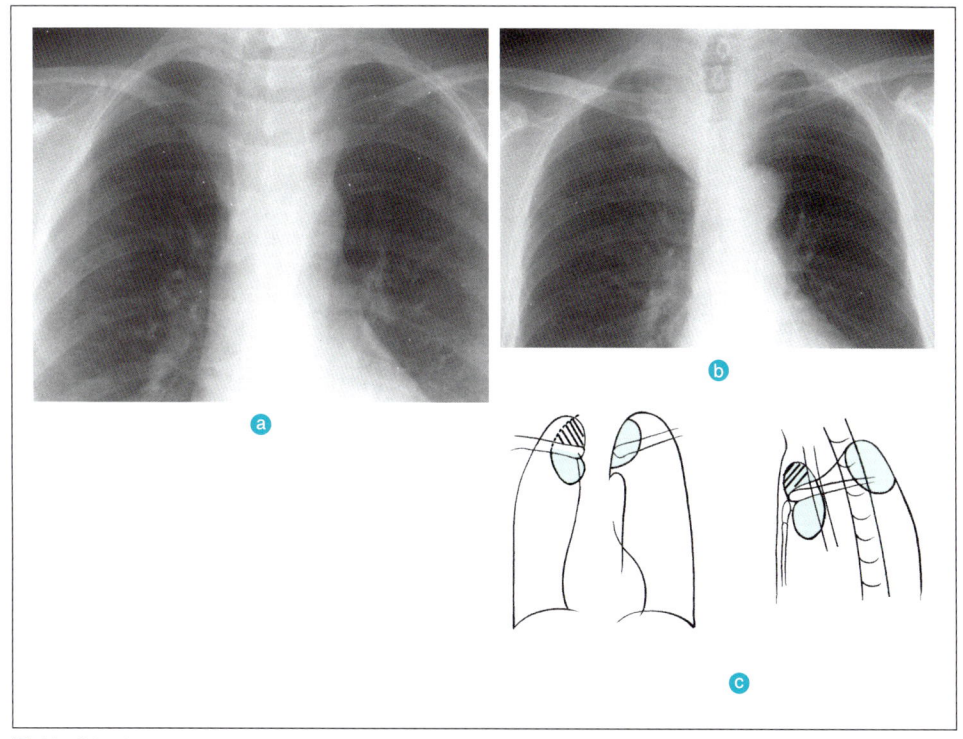

図 10-24　thoraco-cervical sign

ⓐ：甲状腺腫の胸郭内進展例である（前縦隔病変）．鎖骨の下縁以下のレベルでは，腫瘤影の輪郭が明瞭であるが，これより上では腫瘤による濃度上昇はあるが輪郭が追えない．
ⓑ：神経原性腫瘍（後縦隔腫瘍）例である．腫瘤の輪郭は肺尖部まではっきりしている．肺尖部の肺は胸郭の後方の最も高い位置にあり，この腫瘤は肺尖部の肺を押しのけて存在していることになる．
ⓒ：胸郭の上部は，シェーマ（側面）で示すように，前が下がった傾斜した構造になっている．後方に発生した病変の輪郭は肺尖部まで追えるが，前方に発生した腫瘤は鎖骨下縁以下でしか輪郭が追えない．

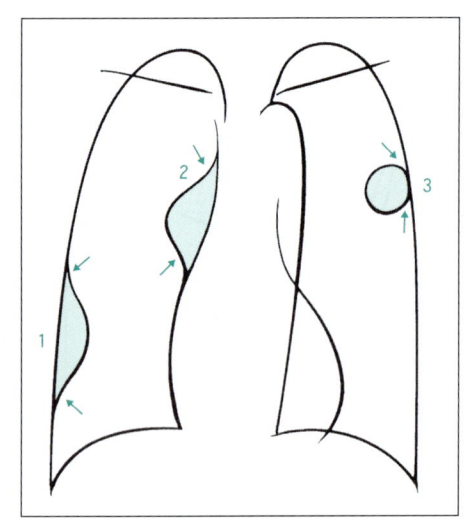

図 10-25　extra-pleural sign
1. 胸壁腫瘍　2. 縦隔腫瘍　3. 肺内腫瘍
胸壁腫瘍あるいは縦隔腫瘍では，病変の立ち上がりがなだらかで鈍角であるが，肺内腫瘍の場合は立ち上がりが急峻で鋭角である（矢印）．

5 extra-pleural sign（図 10-25）

縦隔あるいは胸壁に生じた病変が肺に向かって突出する場合には，やや縦長の背の低い形状で，縦隔あるいは胸壁からの立ち上がりは，なだらかで平滑である．これを extra-pleural sign 陽性という．病変が肺外発生であることを示唆する所見となる．これに対して，肺内に発生した腫瘍が縦隔や胸壁に到達した場合には，立ち上がりが急峻で鋭角になる．

6 無気肺パターン（図 10-26）

無気肺は，基本的には肺葉単位で生じる異常で，特徴的な X 線所見を呈するので，そのパターンを理解しておく必要がある．肺葉内の空気が吸収され，肺葉の容積が減少する状態をいい，原因としては，肺葉気管支に生じた狭窄や閉塞，炎症後の収縮性変化，大量の胸水による圧迫などがある．この中で，気管支の狭窄や閉塞が最も重要で，肺癌などの腫瘍性病変，気管支結核，異物や痰によるものが含まれる．気管支病変

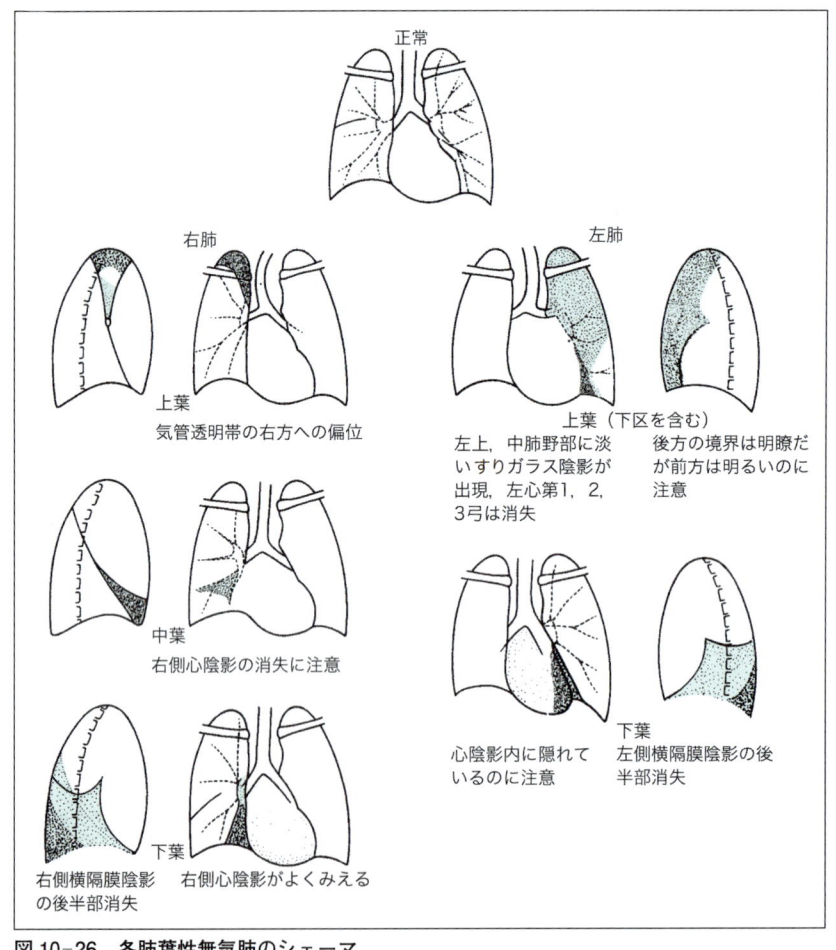

正常

右肺
上葉
気管透明帯の右方への偏位

中葉
右側心陰影の消失に注意

下葉
右側横隔膜陰影　右側心陰影がよくみえる
の後半部消失

左肺
上葉（下区を含む）
左上，中肺野部に淡　後方の境界は明瞭だ
いすりガラス陰影が　が前方は明るいのに
出現，左心第 1, 2,　注意
3 弓は消失

心陰影内に隠れて　下葉
いるのに注意　　　左側横隔膜陰影の後
　　　　　　　　　半部消失

図 10-26　各肺葉性無気肺のシェーマ

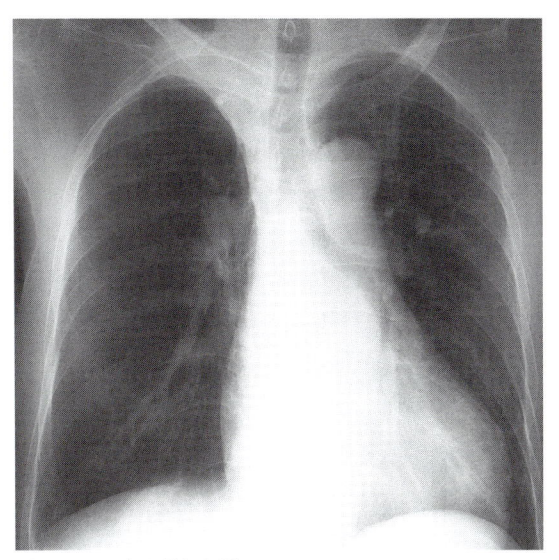

図10-27 右上葉無気肺

気管支結核により生じた右上葉無気肺で，右肺尖から上肺野にかけて肺門を頂点とする三角形の均等な暗影が認められる．右の含気部分は中下葉が過膨張していて，左と比べて血管影の数が少ない．

自体はみえず，無気肺のみが所見であることも多く，無気肺所見を捉えることが重要である所以である．

基本的には胸部X線写真で肺門部を頂点とする三角形の均等な陰影となる．含気肺と無気肺部の境界は直線的で，葉間胸膜で形成される．無気肺が存在する場合，残りの肺葉は容積減少を代償するために過膨張となる（図10-27）．この過膨張した部分は，血管影が正常部と比べて"まばら"となり，透過性が亢進する．時には中心陰影や横隔膜の偏位で代償する場合もある．

注意すべきは，右中葉や左上葉の無気肺で無気肺部の濃度が淡い点である（図10-28）．この理由は，無気肺になった肺葉を正面にみるためと無気肺の肺葉の後方に含気肺が重なって存在するためである．したがって，無気肺部と含気肺部の境界も不明瞭となる．また，両側の下葉の無気肺が高度になると，無気肺の陰影が心臓縦隔陰影の内部に入ってしまって，見づらくなる点にも注意が必要である（図10-29）．さらに，無気肺がはっきりとした均等影を生じる場合には問題は少ないが，容積減少しながらも含気がある程度残っている場合には一層の注意が必要で，葉間線や肺野血管の偏位，縦隔，横隔膜の偏位といった所見を見逃してはいけない（図10-30）．

また，肺葉の無気肺とは異なり，肺の一部が帯状に無気肺となる病態があり，板状無気肺 plate-like

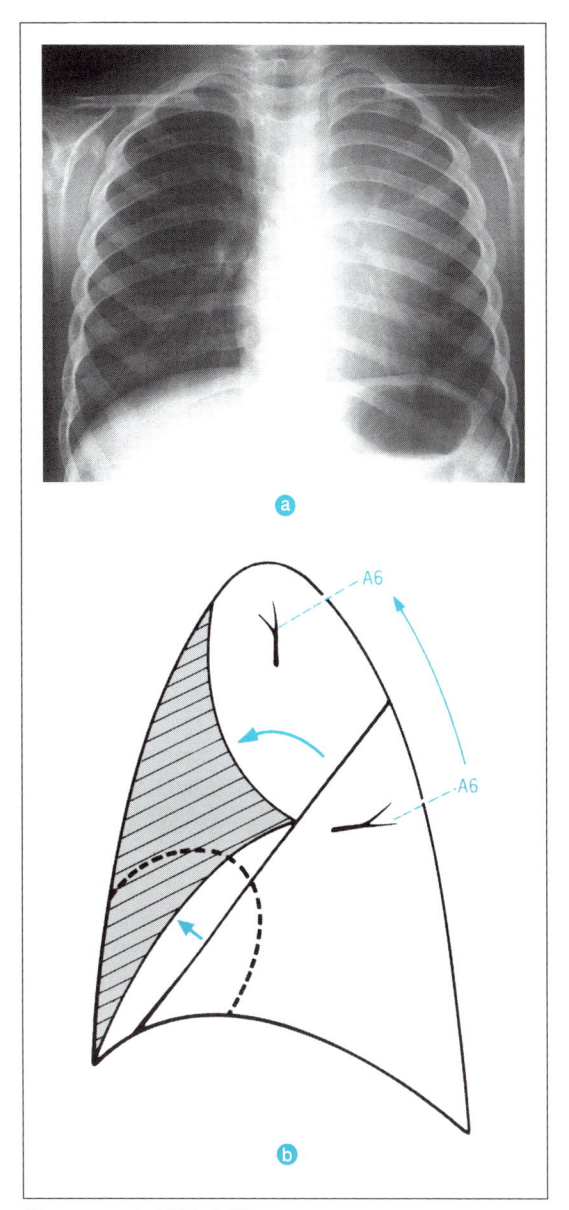

図10-28 左上葉無気肺

ⓐ：左心第1弓から第3弓あたりまでの輪郭が消失し，左上中肺野を占める淡い浸潤影（すりガラス陰影といってもよい）がみられる．

ⓑ：側面像のシェーマ．葉間は矢印のごとく偏位していて，側面像では三角様の暗影がみられるが，正面写真では，無気肺になった上葉と，過膨張した下葉が前後に重なってみられるために淡い浸潤影としてみられることになる．正面像で，淡い陰影の中に透見できる血管影は，過膨張のために変位した下葉の肺血管である．

atelectasis という（図10-31）．術後のように横隔膜運動が低下しているときに発生しやすく，下肺野に多い．多くは換気運動の改善に伴って消失する．

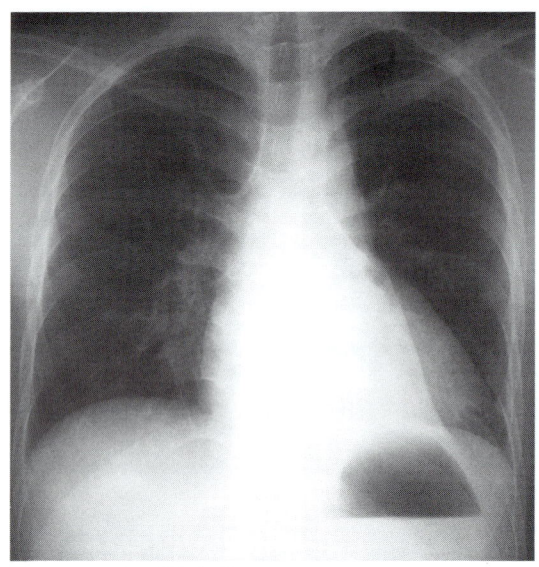

図10-29 左下葉無気肺
痰のために生じた左下葉無気肺．心陰影に重なって，三角形の均等な暗影が認められる．左の含気部は上葉が過膨張したもので，右に比べて明るい．

B HRCTによるびまん性肺疾患の異常パターン（二次小葉内の病変分布）

HRCTでは，正常像で記載したような小葉中心部および小葉辺縁構造を手がかりにすると，二次小葉内の病変分布の評価が可能になり，いくつかのパターンに分けて鑑別診断を狭めることができる（図10-32）．

1 気道中心性病変

気管支肺動脈束の腫大および隣接肺野の高吸収域を主たるHRCT所見とするグループで，変化が小葉中心部に強いものや気管支肺動脈束の腫大が目立つものなど，いくつかのパターンがみられる．中枢肺では気管支の拡張や壁肥厚，末梢肺では気管支肺動脈束の腫大や分岐数の増加，さらに病変の強いところでは，その周囲の肺野に種々の程度の高吸収域がみられるのに対して，小葉辺縁構造である肺静脈，小葉間隔壁，胸膜やその隣接肺野には病変がないか軽度であるものを指す．これらの病変分布は急性あるいは慢性の気道性病変であることが多く，気管支肺炎（図10-33），肺結核症，びまん性汎細気管支炎などでは小葉中心部に変化が強く，マイコプラズマ肺炎（図10-34）では細気管支病変を示す末梢気管支肺動脈束の腫大や，より中枢気管支の変化を伴う場合が多い．

さらに，気道性病変の特殊型として，閉塞性細気管支炎パターンを覚えておく必要がある．閉塞性細気管

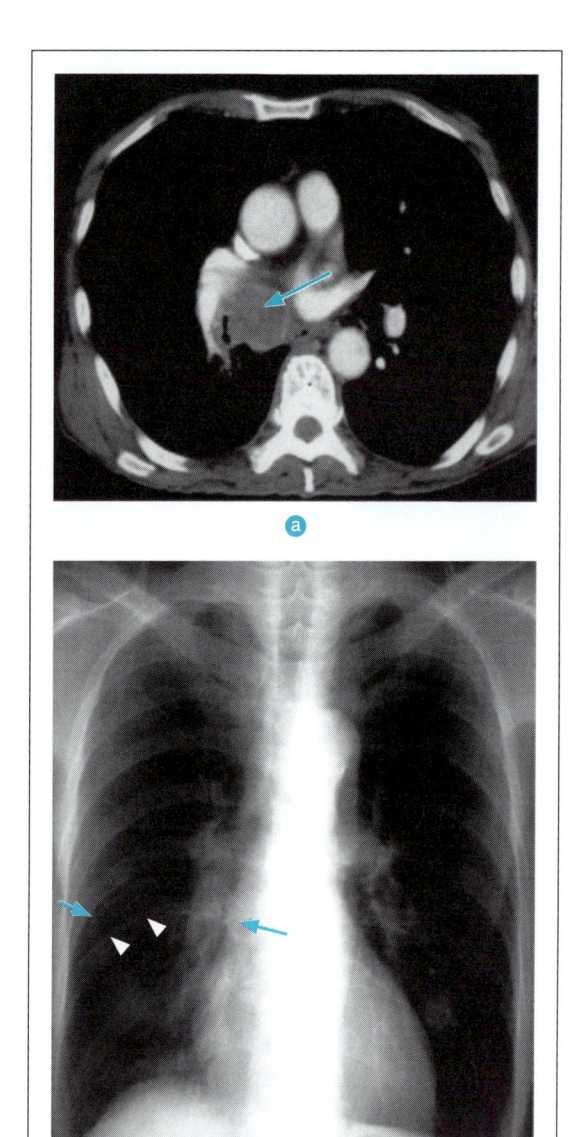

図10-30 右肺門部肺癌
ⓐ：中間気管支幹を狭窄する肺癌（矢印）が造影CTでみられる．
ⓑ：胸部X線写真で，肺門腫瘤形成はないが，中間気管支幹の狭窄と肺動脈の張り出しがみられる．典型的な無気肺はないが，小葉間裂（矢頭）や上葉血管（矢印）の下行がみられ，右中下葉の容量減少が疑われる．

支炎では，細気管支内腔の線維性狭窄が生じるが，病変が限局しているためにHRCTでも細気管支病変として捉えることができない場合が多い．しかし，この病態では細気管支狭窄によるair trappingが高度に生じるために，肺野が低吸収域を示し，このair trappingは呼気CTでCT値の上昇があまりみられないことから確診することができる．

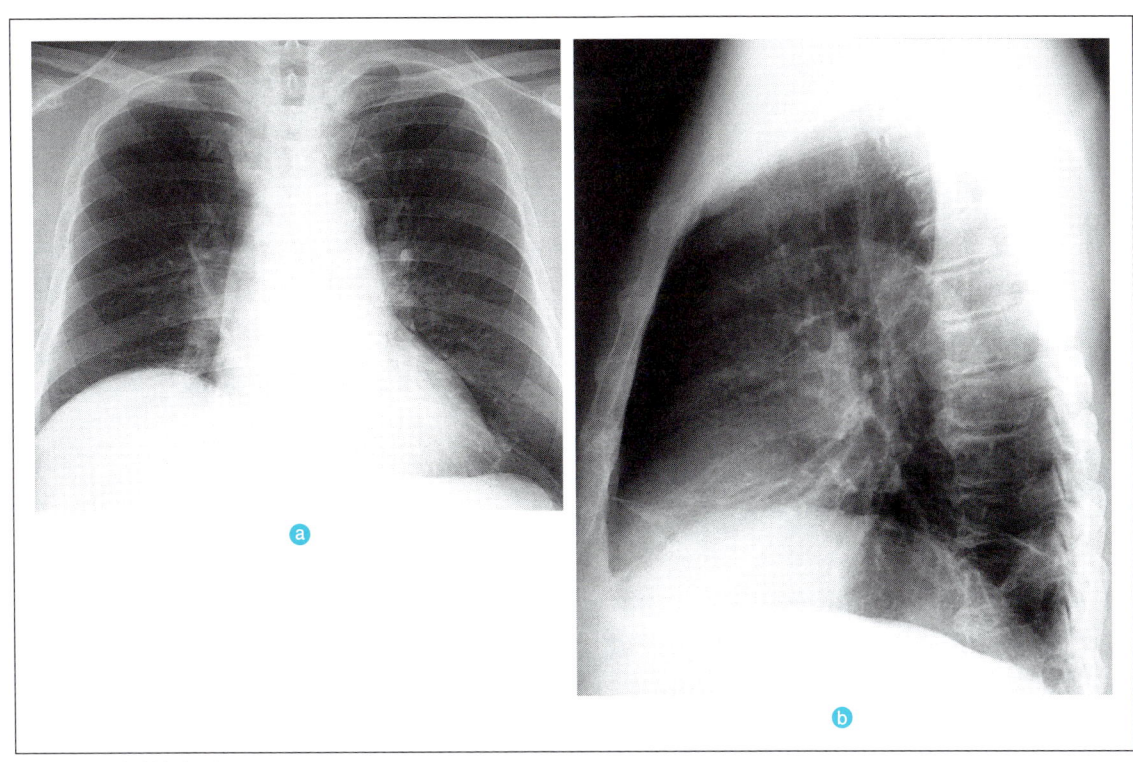

図 10-31　板状無気肺
ⓐ：正面像では，右の横隔膜が挙上し，右下肺野内側に右上から斜めに左下に向かう帯状影がみられる．右横隔膜に重なる帯状影もある．
ⓑ：側面像では，前胸壁沿いで横隔膜直上部に横走(やや前上方に向かう)する帯状影がある．これらが板状無気肺である．

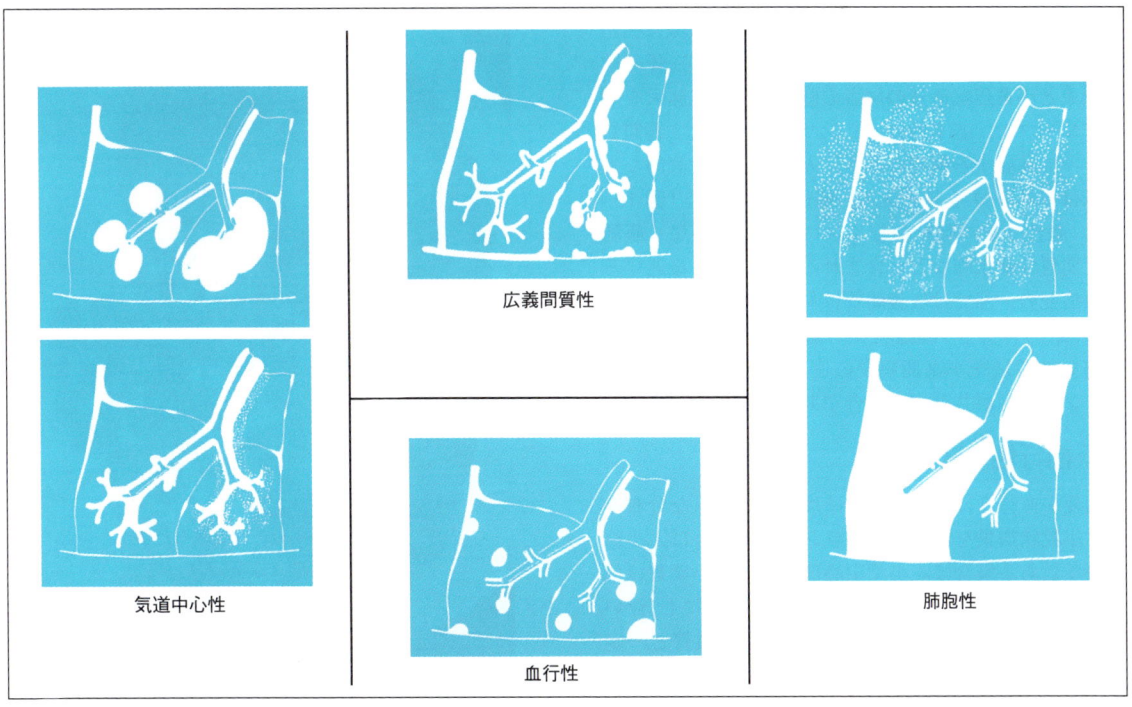

図 10-32　HRCT で評価できる小葉内病変分布パターン

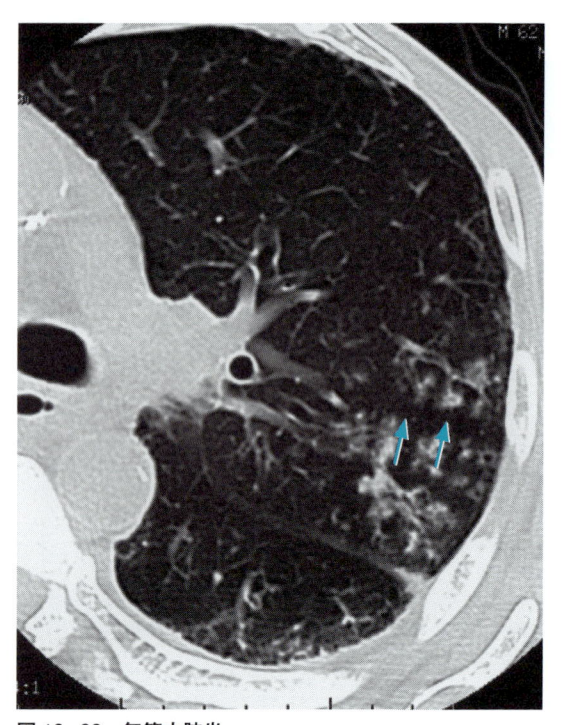

図 10-33 気管支肺炎
HRCT で，小葉中心性の粒状影（矢印）がみられる．

2 広義間質性病変

　広義間質性病変とは，リンパ管が豊富な気管支血管周囲間質，小葉間隔壁，胸膜といった結合組織に主たる病変が存在するものを指す．HRCT では気管支肺動脈束と小葉辺縁構造の両者の腫大や結節状腫大を示すグループで，基本的にはリンパ管あるいは広義間質に沿って進展する病変のときにみられる．代表的なものには，サルコイドーシス，癌性リンパ管症（図 10-35），悪性リンパ腫を含むリンパ増殖性肺疾患，塵肺症，間質性肺水腫などが含まれる．ただし，後述する肺胞病変の一部では広義間質にも同時に病変を生じるために，すりガラス陰影という肺胞病変パターンと小葉内分岐構造や小葉間隔壁の肥厚などの広義間質パターンの両者が共存する場合がある．

3 血行性病変

　病変が血行性に拡がる場合には，ランダムな分布を示す小粒状病巣を形成する．ランダム分布とは，小結節が多数ある場合に，小葉中心部あるいは小葉辺縁部といった部位ばかりでなく，その間の肺野にも"浮いた"結節が多数みられ，既存の気管支や肺血管と一定の関係を示さないものをいう．ランダム分布は病変が血行性の原因によって形成される場合にみられ，血行性肺転移（図 10-36）や粟粒結核，粟粒真菌症に代表

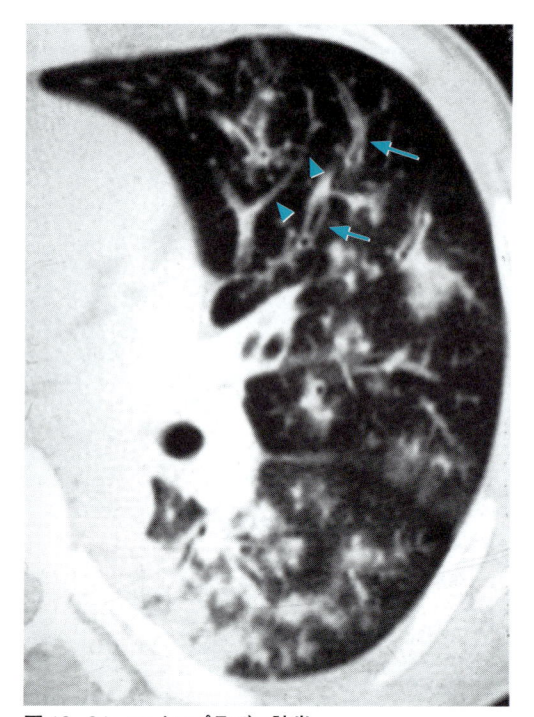

図 10-34 マイコプラズマ肺炎
HRCT で，中枢から連続する気管支壁の肥厚やその周囲の浸潤影，すりガラス陰影がみられる（矢印）．肺静脈（矢頭）は正常である．

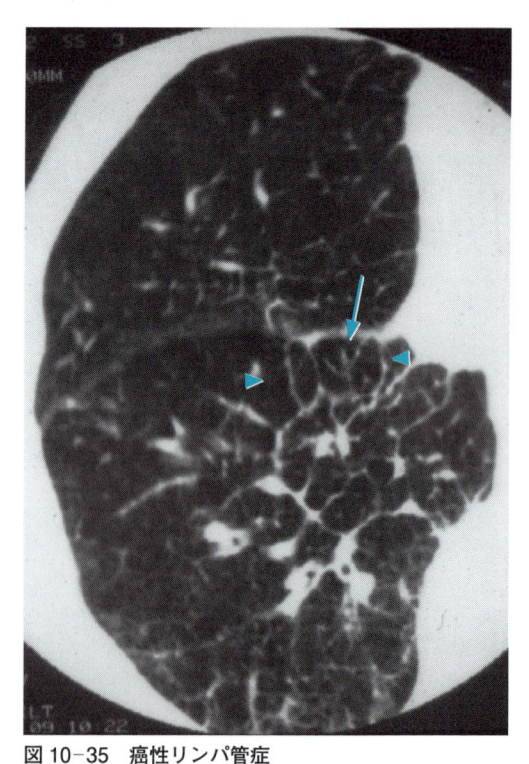

図 10-35 癌性リンパ管症
HRCT で，気管支血管束の肥厚（矢印）や小葉間隔壁の肥厚（矢頭）がみられる．

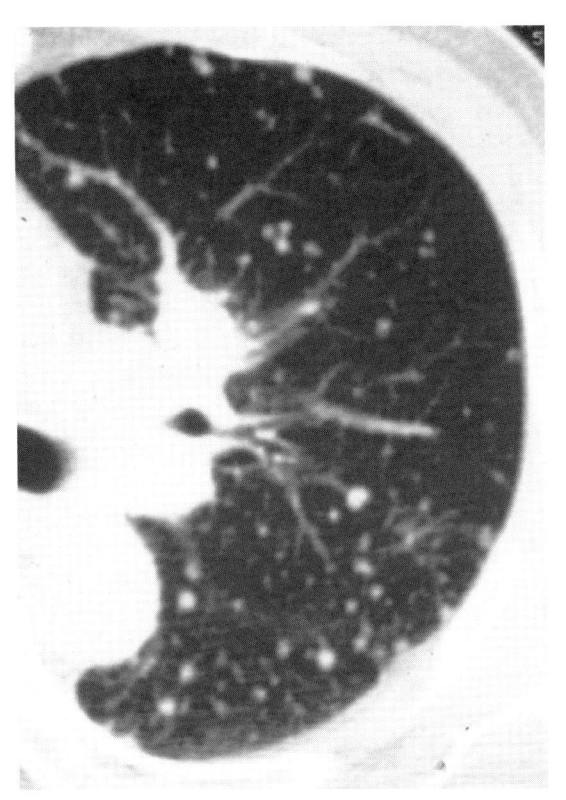

図 10-36 血行性肺転移
HRCTで，大小の辺縁明瞭な結節影がランダムな分布でみられる．

される．

4 肺胞性病変

　HRCTでも空間分解能の限界によって肺胞壁の病変と肺胞腔の病変は区別できず，肺胞病変は基本的に種々の程度の肺野高吸収域として描出される．高吸収域の程度（あるいはCT値の違い）は，軟部組織と空気の比率で決定され，含気が多ければ内部に血管影が残存するすりガラス陰影，含気が消失すれば浸潤影となる．肺胞病変には，感染症，肺水腫，薬剤性肺障害，非感染性炎症疾患（図10-37），肺出血，悪性リンパ腫など多くの病態が含まれ，高吸収域そのものでは，これらは区別できない．

　しかし，病歴や臨床所見，病変の分布の特徴や均一性の有無，あるいは気道性病変や広義間質性病変の共存の有無，が鑑別の手がかりになる．例えば，区域性，連続性の肺野高吸収域は感染症の頻度が高く，非区域性斑状分布は非感染性炎症疾患で高率にみられる．また，高吸収域に広義間質性病変を伴えば，広義間質性病変の肺胞領域への進展（あるいはその逆の進展）が考えられるし，気道性病変がみられれば，気道性病変から肺胞領域へ進展する病態が考えやすい．

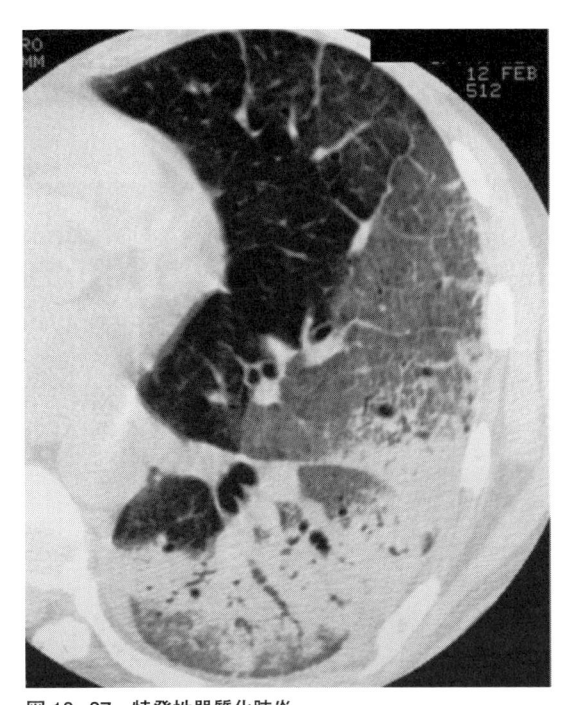

図 10-37 特発性器質化肺炎
HRCTで，非区域性分布を示す浸潤影とすりガラス陰影がみられる．

　さらに，構造改変の存在の有無も重要である．構造改変とは病変の程度が強く慢性経過をたどったときに生じる既存構造の破壊とそれに続く修復機転としての器質化，線維化を指す．このような変化が生じると二次小葉構造自体が改変し，位置関係がくずれ，病変を二次小葉構造と関係づけて局在化することが不可能になる．しかし，見方を換えれば，構造の改変は器質化や線維化の存在を表わすと考えることもできる．例えば高吸収域の中に拡張した気管支や細気管支をみれば，その高吸収域には器質化，線維化が生じていると判断することができるわけである．このような構造改変を示唆する所見として，肺の容量減少，太い気管支や血管の偏位および胸膜への近接，高吸収域の中の牽引性気管支拡張や牽引性細気管支拡張，蜂窩肺などがある．間質性肺炎群の中で不均一な構造改変が認められれば特発性肺線維症ないしUIPパターンを示唆する所見となる（図10-38）．

　ここまで肺野高吸収域を示す病変を記載したが，肺野病変には，低吸収域や囊胞を生じる病変も存在する．低吸収域を生じる病変の代表が肺気腫であり，特に小葉中心性肺気腫は，HRCTで小葉中心部に壁をもたない低吸収域が正常肺に囲まれて描出される．また，多発性囊胞を形成する病変には，ランゲルハンス細胞組織球症，リンパ脈管筋腫症，リンパ球性間質性肺炎，などが知られている．

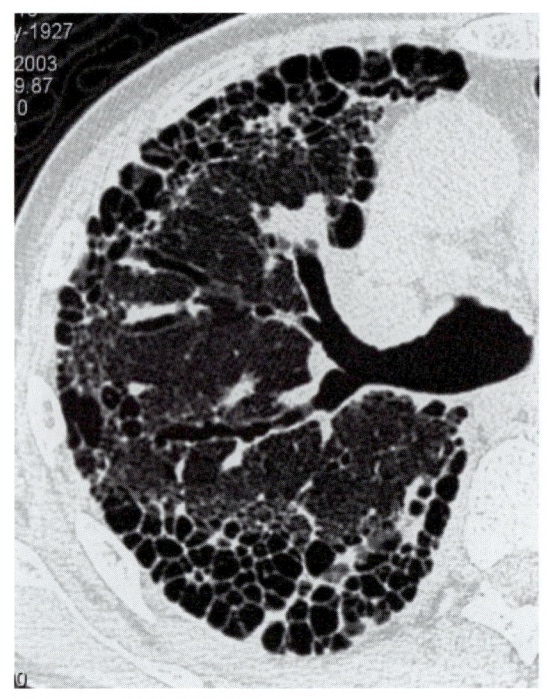

図 10-38 特発性肺線維症
HRCTで，胸膜下に変化が強い蜂窩肺がみられる．その間には不均一に網状影がみられる領域や正常肺が混在する．

肺疾患の画像所見

A 腫瘍性肺疾患の画像所見

1 原発性肺癌 primary lung cancer

病理・病態

肺を形成する気管支や肺胞の構成細胞の腫瘍性増殖を総称する病態である．肺癌の危険因子として喫煙が最も重要で，扁平上皮癌，小細胞癌，大細胞癌，腺癌の順に関係が強い．その他に大気汚染，室内空気汚染，食事，アスベスト，ニッケル，クロムなどの職業的曝露などが挙げられる．頻度の高い組織型は，腺癌，扁平上皮癌，小細胞癌，大細胞癌であるが，肺門部肺癌では扁平上皮癌，小細胞癌が多く，まれにカルチノイド腫瘍や気管支腺由来と考えられる粘表皮癌や腺様囊胞癌がみられる．一方，肺野型肺癌では腺癌，大細胞癌の頻度が高いが，最近，神経内分泌腫瘍への分化を有する予後不良の大細胞神経内分泌癌 large cell neuroendocrine carcinoma（LCNEC）という新しい組織分類が加えられた．一般に，小細胞癌とその他の肺癌では治療法が大きく異なるので，臨床的には，非小細胞肺癌と小細胞肺癌に分けて治療を行う．

肺野型肺癌で最も頻度が高い腺癌のうち，小型の腺癌に関しては野口分類が用いられることが多い．これは，1995年に野口らによって発表された2cm以下の小型腺癌の組織分類である．肺胞上皮を置換しながら腫瘍細胞が進展する限局性細気管支肺胞上皮癌をA型，その内部に肺胞虚脱がみられるものをB型，線維化がみられるものをC型とする．未分化腺癌のD型や管状腺癌（E型），乳頭状腺癌（F型）は既存の構造を無視して，破壊的，圧排膨張性に腫瘍細胞が進展する．肺胞上皮置換型では，A型に始まり，B型，そしてC型に進行すると考えられ，A型，B型は組織浸潤がないために良好な予後を示す．

また，野口A型にいたる前癌状態の病態として，異型腺腫様過形成 atypical adenomatous hyperplasia（AAH）という分類が加えられ，これは肺胞上皮を置換しながら異型上皮細胞が増殖するものを指すが，悪性度の極めて低い病変と考えられている．

肺癌では，原発部位において血管やリンパ管浸潤がない早期癌から，時間の経過とともに局所での深部組織への浸潤や進展が生じ，さらには，リンパ管を介したリンパ節への転移や血行性の遠隔転移が発生する．

画像所見
a）肺野型肺癌

肺野型肺癌の多くは，現在でも胸部X線写真で孤立性肺野結節として発見される．明瞭な孤立性腫瘤影を形成する場合には問題はないが，肺癌は性状によって限局性浸潤影，すりガラス陰影 ground-glass opacity（GGO）あるいは樹枝状ないし索状陰影を呈する場合があり，細心の注意を払うことが重要である．また，肋骨，心臓縦隔陰影，横隔膜ドームに重なった肺野のチェックが大切である（図10-39）．

肺野に病変が検出された場合には，まず過去画像の有無をチェックしなければいけない．1枚の画像では情報が少なくても，一定の時間経過をもった2枚の画像は病変の進行度を判定する大きな判断材料となり，炎症性変化や肺癌を鑑別する上で有力な情報を提供する．このような経時変化を評価する方法に加えて肺野結節部のHRCTで，結節の辺縁の性状（明瞭か不明瞭か，平滑か不整か），内部の濃度（すりガラス濃度か実質濃度か，均一か不均一か），石灰化や脂肪の有無，あるいは周辺の気管支血管と結節の関係（収束しているか圧排しているか）を検討する．

高分化型腺癌では，早期のものは気管支血管の偏位を伴わない限局性のすりガラス陰影として描出されるが（図10-40），やや進行した症例では肺胞上皮置換型の発育をしている部分がすりガラス陰影として，ま

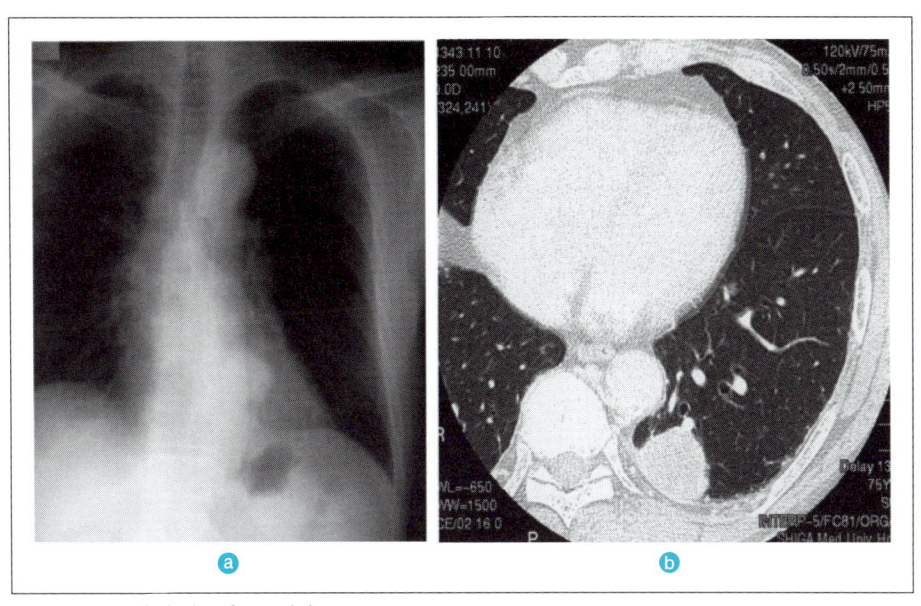

図 10-39　心臓陰影に重なる肺癌
ⓐ：胸部 X 線写真では，心臓陰影に重なって 2.5 cm 径の結節影がみられる．
ⓑ：背側胸膜に接した肺癌がみられ，X 線写真で心臓陰影に隠れる状況が理解できる．

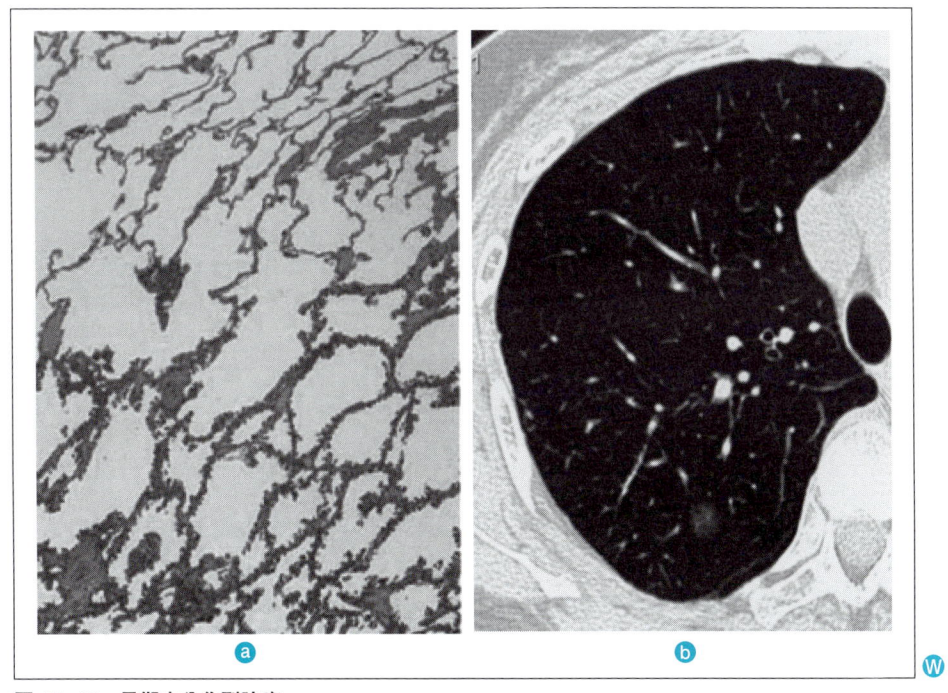

図 10-40　早期高分化型腺癌
ⓐ：組織像では肺胞壁に沿って腫瘍細胞が進展し，腫瘍内部に含気が残存していることがわかる（Web カラー）．
ⓑ：HRCT では，このような細気管支肺胞上皮癌は限局性すりガラス陰影を示す．

た，線維化部分が充実影としてみられる（図 10-41）．さらに進行すると，辺縁にはスピキュラといわれる棘状影がみられ，線維性収縮のために複数の気管支，肺動脈，肺静脈が結節に収束し（血管収束像），胸膜陥入もみられる（図 10-42）．これに対して低分化型腺癌や肺野型扁平上皮癌では腫瘍が圧排性の進展を示すことが多く，この場合には分葉状の形態とその間に巻き込まれた血管によってノッチが形成される．

178　Ⅰ．画像診断

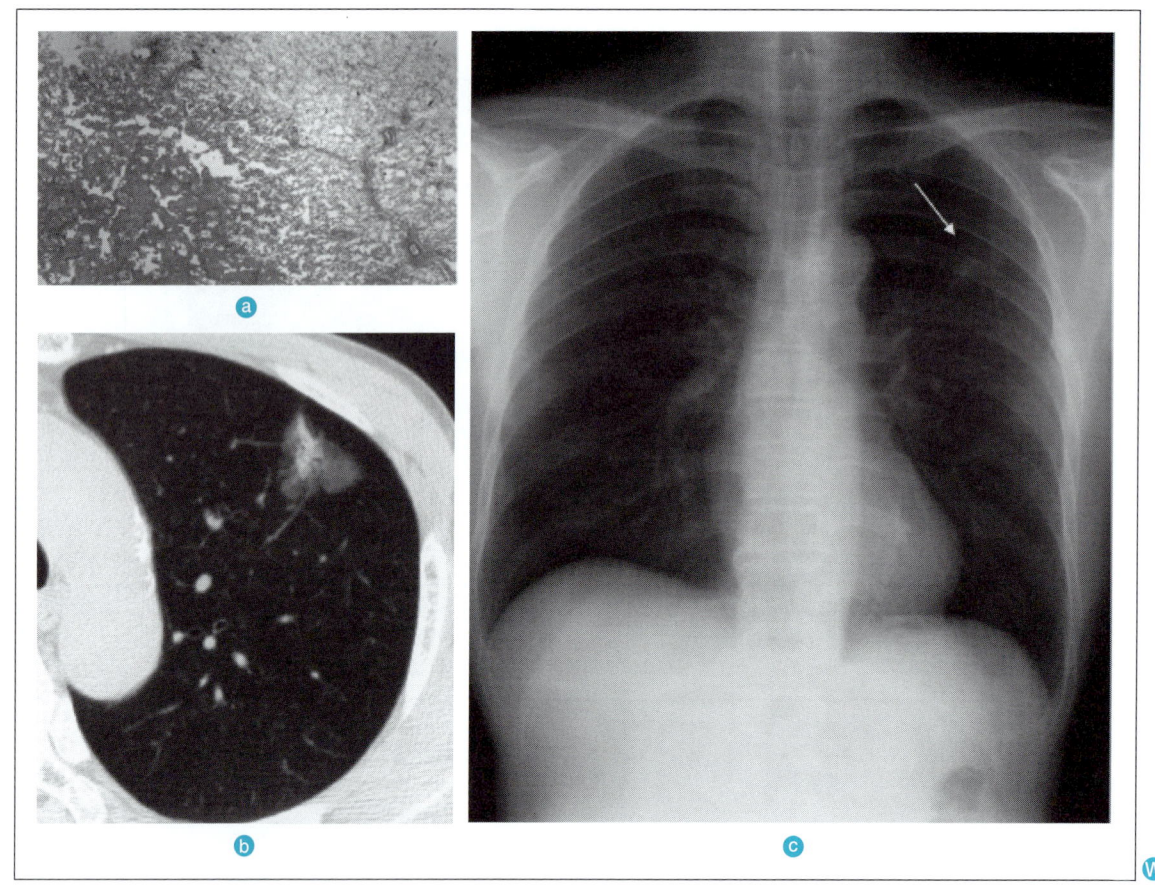

図10-41　野口C型肺腺癌
ⓐ：組織像では中心部に線維化成分がみられ，周辺部は肺胞壁に沿った腫瘍の進展を示す（Webカラー）．
ⓑ：HRCTでは，中心部に充実部を含む限局性すりガラス陰影を示す．
ⓒ：胸部X線写真では，腫瘍の一部が限局性の斑状影（矢印）としてしかみられない点に注意

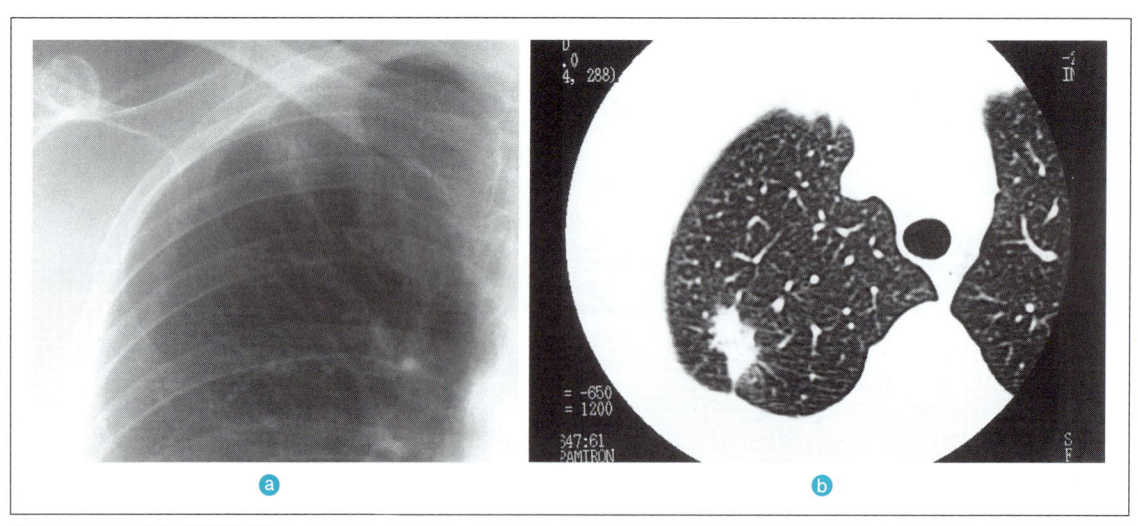

図10-42　肺癌（末梢型腺癌）
ⓐ：右上葉末梢に，比較的淡い小腫瘤影を認める．腫瘍の中央部分が濃厚にみえる．また，胸膜陥入像がみられる．
ⓑ：X線CT像では，前後方向にやや大きい辺縁不整な腫瘍としてみられ，胸膜陥入像が明瞭である．

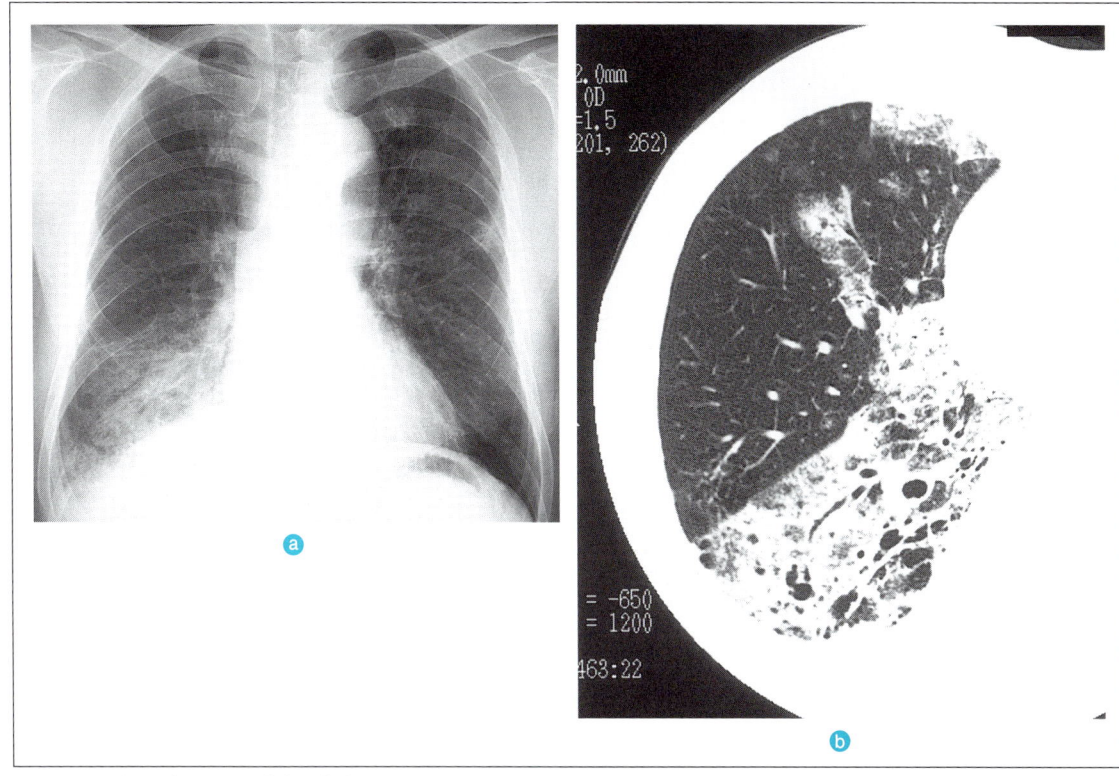

図 10-43　浸潤影を呈した肺胞上皮癌

ⓐ：胸部正面像では，右下葉に浸潤影が認められる．左の上中野にも斑状影がある．
ⓑ：X線CTでは，下葉にエアーブロンコグラムを伴う不均等な浸潤影が認められ，容積減少もある．これと離れて，中葉側にも浸潤影が進展している．

　特殊な画像所見を呈する肺野型肺癌として記憶しておかなければならないのは細気管支肺胞上皮癌で粘液分泌タイプのものである．粘液を介した広範な進展を反映して，結節を形成せず肺野浸潤影やすりガラス陰影を示し，エアーブロンコグラムがみられる場合もある（**図 10-43**）．

　充実性の結節で周囲の血管との関係に特徴がない場合には形態診断では良性悪性の鑑別は難しい．このような場合に，造影CTを用いて，造影剤注入後の結節の造影効果から良性悪性の鑑別に役立てようとする方法がある．造影効果が高い場合には良性悪性の鑑別は難しいが，造影効果がほとんどない場合は良性結節である確率が高い．

　また最近，肺野結節の質的診断法として，FDG-PET（positron emission tomography）あるいはPET/CTも注目されている．FDGはポジトロン放出核種であるF[18]で標識されたデオキシグルコースであり，グルコースと同じ動態をする物質である．代謝が亢進している肺癌ではFDGの取り込みが高い（**図 10-44**）．肺野結節の質的診断に有用な情報を提供するが，グルコース代謝は悪性度そのものを表しているわけではないので，炎症性病変の一部が偽陽性になり，高分化型腺癌の小型病変では偽陰性になることが多いという限界に注意が必要である．

　肺野結節が胸膜に達している場合には胸壁浸潤の診断が重要であり，薄層CTやMRIを用いて評価を行う．胸壁浸潤腫瘍，特に肺尖部浸潤型のPancoast腫瘍や椎体浸潤型の腫瘍において，血管，神経，骨の変化の評価はMRIが優れている（**図 10-45**）．もし，静止画像で判断が困難な場合，呼吸運動下の動態画像をCTあるいはMRIで撮像することによって，腫瘍の固定の有無から浸潤の有無を判断できる場合がある．

b）肺門部肺癌

　肺門部は気管支，肺動脈，肺静脈が複雑に入り組んだ構造をしているために，その中に発生する肺癌，特に早期肺癌を胸部X線写真で発見するのは，かなり難しい．大きくなると肺門部の正常構造では説明できない腫瘤影を形成する（**図 10-46**）．また，肺門部肺癌では気管支閉塞に伴う無気肺や肺葉の容積減少，同じ区域に繰り返す浸潤影，末梢の気管支拡張といった二次変化が主として胸部X線写真でみられる場合も多い（**図 10-47**）．

180　Ｉ．画像診断

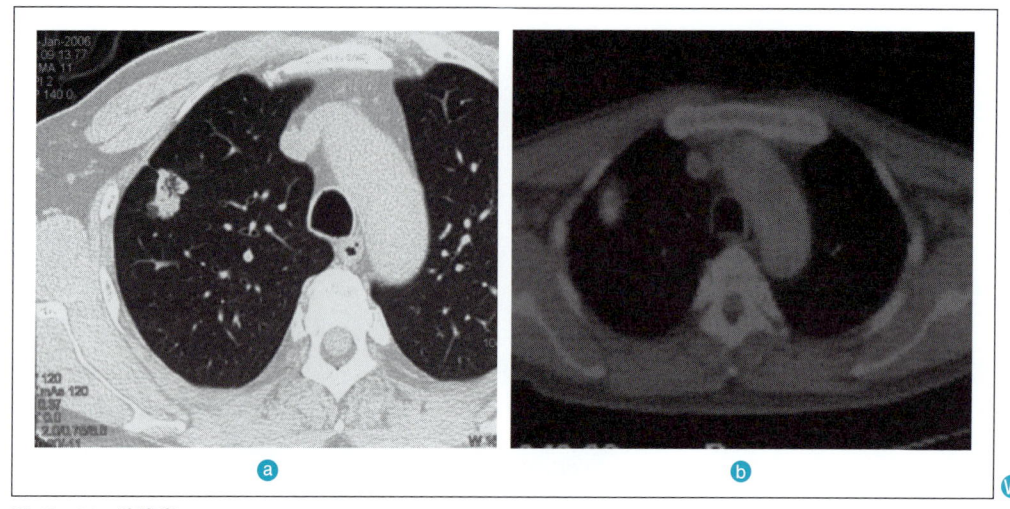

図10-44　肺腺癌
ⓐ：HRCT では内部濃度がやや不均一で，やや不整形の結節で，特徴的所見に乏しい．
ⓑ：PET/CT では，著明な取り込みがみられる（Web カラー）．

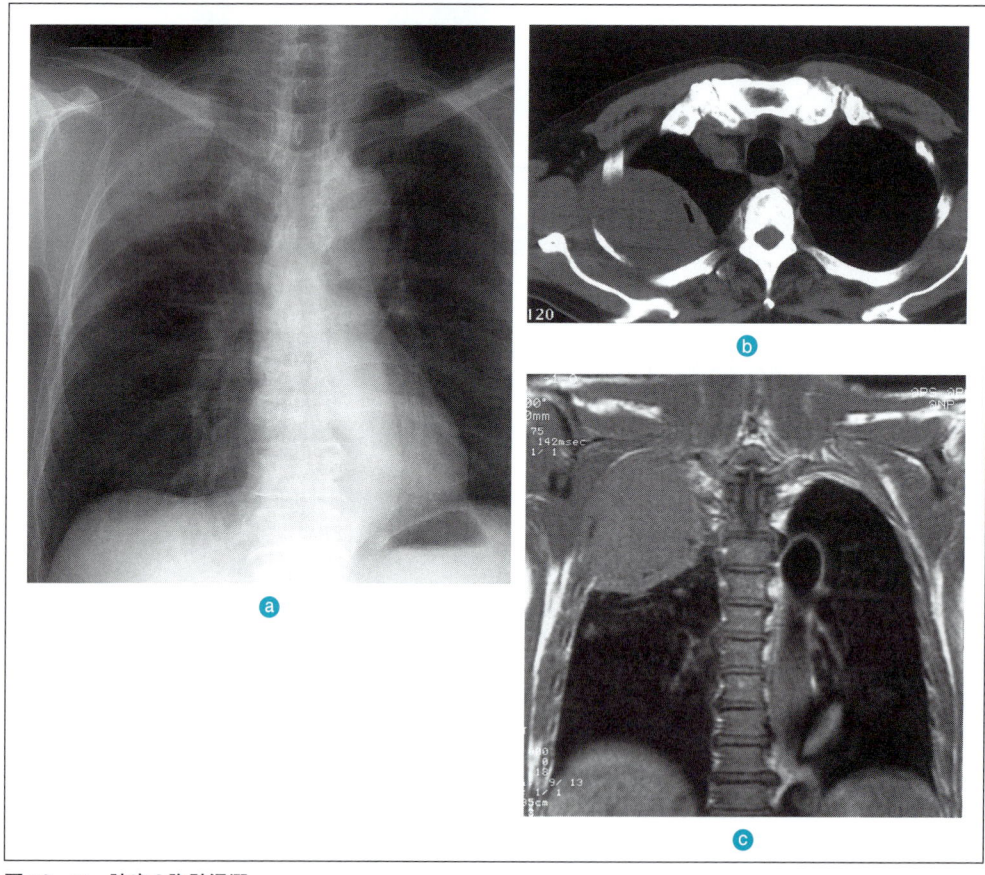

図10-45　肺癌の胸壁浸潤
ⓐ：右肺尖部から右側胸壁に進展する腫瘤影がある．右の第一，第二肋骨に骨融解像があり，悪性浸潤性病変であることがわかる．
ⓑ：X線CTでは，肺内の大きな腫瘍が胸壁に直接浸潤していること，そのために肋骨が侵されていることがわかる．
ⓒ：MRI 冠状断像では，腫瘍の進展の状態，肋骨が侵されている範囲，腫瘍の全体像などが明瞭である．

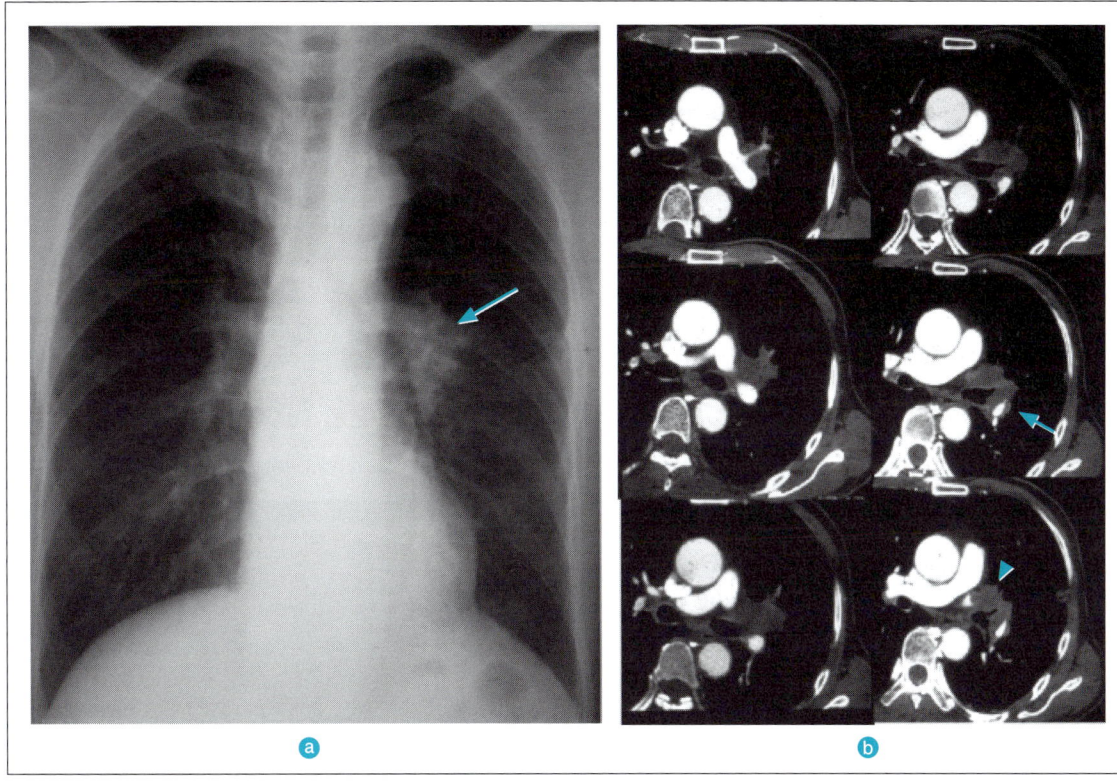

図10-46　左肺門部肺癌
ⓐ：胸部X線写真では，左肺門の腫大（矢印）がみられる．
ⓑ：肺門部連続薄層CTでは，左肺門部に進展する肺癌が明瞭にみられ，肺動脈（矢印）や肺静脈（矢頭）への浸潤が明瞭に描出されている．

　肺門部の薄層造影CT像では，気管支の内腔から周囲間質に進展する異常軟部組織がみられ，腫瘍の進展が高度になると隣接する肺動脈や肺静脈の狭窄や閉塞が生じる（図10-46）．さらに縦隔へと進展している場合，上大静脈，大動脈，肺動脈，肺静脈，左房などへの浸潤の評価が外科治療の適応判断に重要となる．また，気管支閉塞に伴って生じる無気肺部は腫瘍とは異なって，含気が消失しているものの内部に粘液貯留を示す気管支や造影剤の入った血管像が保たれていることから腫瘍と分離できる場合が多い．気管支や血管に沿った断面で作成したMPR画像では，気管支，血管の形態変化を正確に評価することができるが，血管との接触と浸潤の区別はCTでは原理的に困難であるという限界が存在することは忘れてはいけない．

c）病期診断

　現在，国際的に認められた肺癌進展度の記載法として，TNM分類が用いられ，それに対応した病期分類が定められている．したがって，画像診断においても，主病変の拡がりに加えてリンパ節転移と遠隔転移の判断が重要になる．
　リンパ節転移は，同側肺門部がN1，同側縦隔がN2，反対側縦隔がN3と分類されるが，手術適応にかかわる縦隔リンパ節転移の有無が最も重要である．基本になるのは，CTを用いた大きさによる診断で，短径10 mm以上を転移陽性と判断する基準が一般的である（図10-48）．ただし，この診断基準を用いたCT診断能は臨床的に満足できるものではなく，正診率は60〜70％程度である．MDCTを用いても，大きさの基準しかないために，この成績には大きな変化がない．大きさの基準のみで正診率が高くならないのは，腺癌でしばしばみられる正常の大きさのリンパ節内への小転移巣，あるいは扁平上皮癌でよく経験する反応性のリンパ節腫大が少なからず存在するためと考えられる．
　リンパ節の大きさではなく内部構造の違い，あるいは組成の差をMR信号の差として捉える試みがなされ，良好な成績が報告されているが，まだ一般的になっていない．
　一方，FDG-PETあるいは近年登場したPET/CTは，装置の普及に伴って肺癌の病期診断に広く用いられるようになり，縦隔リンパ節転移の評価においても，CTより高い80〜90％の正診率が報告されている（図10-49）．したがって，現時点では，縦隔肺門リ

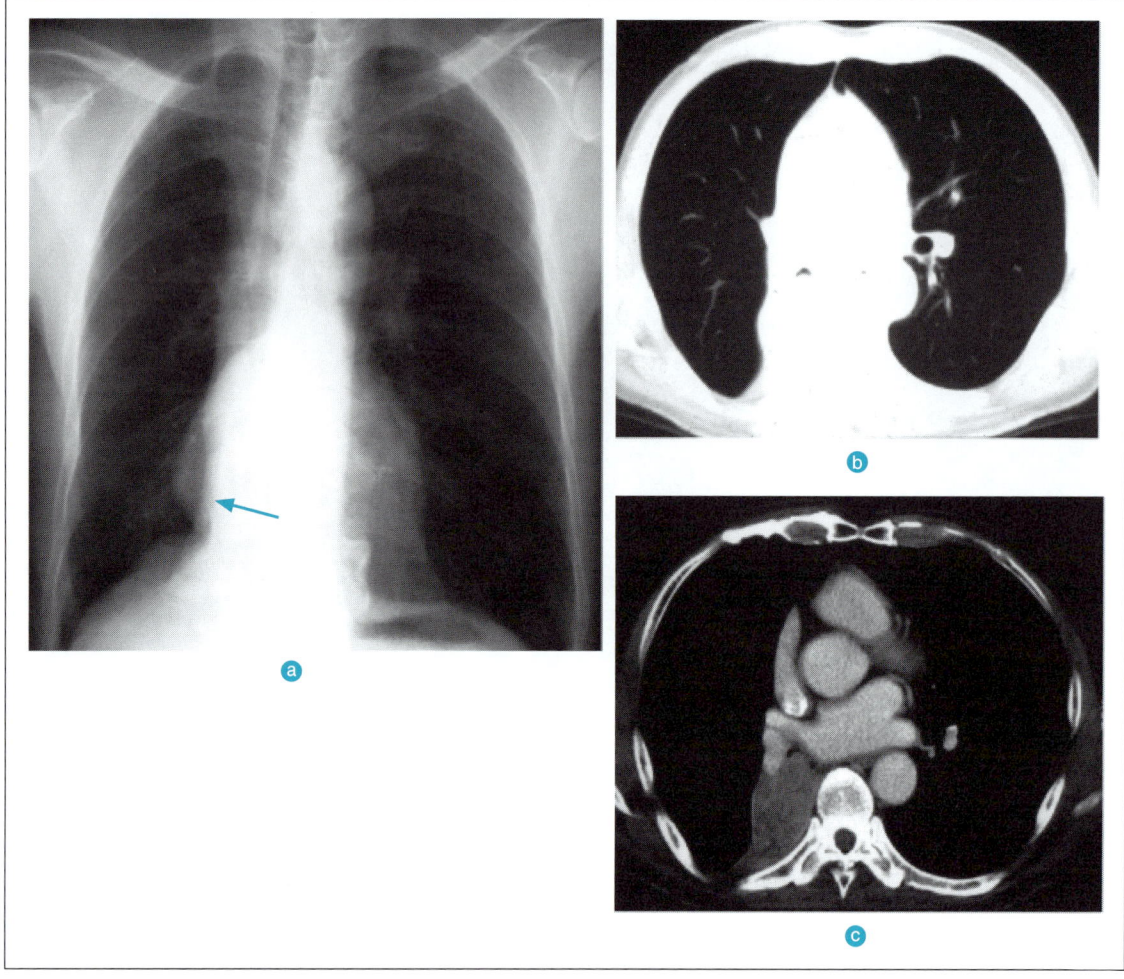

図10-47　右肺門部肺癌および右下葉無気肺
ⓐ：胸部X線写真では，心臓陰影に重なる右下葉の無気肺像（矢印）がみられ，右肺門部の正常血管構造がみられない．
ⓑ，ⓒ：CTでは，右下葉気管支を閉塞する腫瘍と下葉の無気肺が一塊となってみられる．

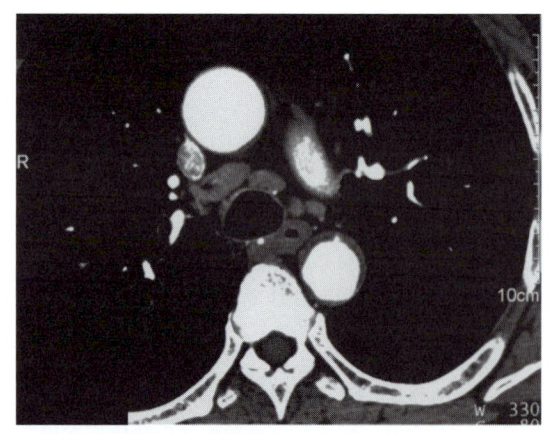

図10-48　肺癌リンパ節転移
縦隔組織内に種々の大きさのリンパ節がみられる．

ンパ節転移評価における最も有力な非侵襲的検査法と考えることができる．しかし，手術の可否判断のための縦隔リンパ節転移診断には縦隔鏡などによる組織診断を省略することはできない．

　肺癌で頻度が高い遠隔転移部位としては，肺，肝，副腎，脳，骨が挙げられるが，このうち肺，肝，副腎に関しては，術前のCT検査時に含まれるので，肺内の辺縁明瞭な孤立結節，肝内の低吸収結節や副腎の結節性腫大を検索する．脳転移を検索する検査法としては，造影CTあるいは造影MRIが行われ，造影効果をもつ結節影をチェックする．また，骨転移の有無を検索するためには骨シンチグラフィが有用であるが，最近はFDG-PETによる全身検索が実施できるようになって，N因子の検索と同時に全身の転移検索もPETで行われる傾向にある（図10-50）．

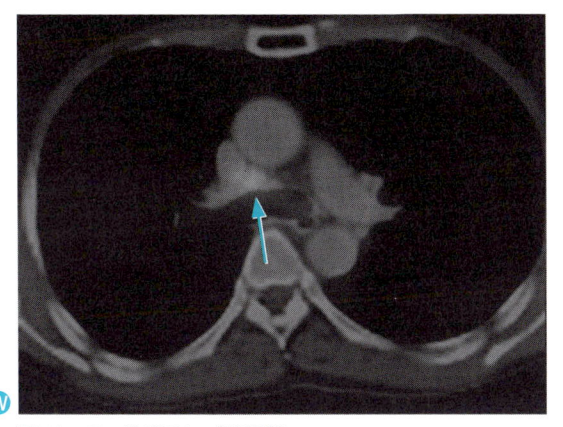

図 10-49 肺癌リンパ節転移
PET/CT で，正常範囲内の大きさのリンパ節に強い取り込みがみられる（矢印）．（Web カラー）

2 原発性肺悪性リンパ腫
primary malignant lymphoma of lung

病理・病態
　原発性肺悪性リンパ腫はまれな疾患であり，その大部分は低悪性度非 Hodgkin リンパ腫である．肺の気管支随伴リンパ組織 bronchus-associated lymphoid tissue（BALT）の濾胞辺縁帯の B 細胞から発生したリンパ腫（BALT リンパ腫）が多い．また，多形のリンパ球様細胞の血管破壊性浸潤と壊死を特徴とし，肺，中枢神経，皮膚など多臓器に病変が及ぶリンパ腫様肉芽腫症という病態もみられる．

画像所見
　胸部 X 線写真では，限局性の斑状影として偶然発見されることが多い．CT では，内部に拡張気管支を伴う限局性浸潤影，種々の大きさの結節影（図 10-51），内部に小葉間隔壁の肥厚や網状影を伴う，限局性すりガラス陰影といった所見がみられる（図 10-52）．

3 転移性肺癌 metastatic lung cancer

病理・病態
　全身に流れた血液はすべて大静脈から肺に戻るため，肺は悪性腫瘍の遠隔転移が生じやすい臓器であることはいうまでもない．肺の転移性病変には，①血行性肺転移，②リンパ行性肺転移，③気管支行性肺転移の 3 つがある．肺転移は，あらゆる悪性腫瘍で起こりえるが，肺転移を生じる頻度が高いものとして，頭頸部癌，乳癌，大腸癌，腎癌，子宮癌，胚細胞性腫瘍，骨肉腫，軟部組織肉腫などが挙げられる．
①血行性肺転移は，大静脈から肺動脈に到達した腫瘍細胞塊が末梢肺動脈を塞栓し，局所の種々の条件が揃って，その部位で腫瘍が増殖を始め腫瘍を形成し

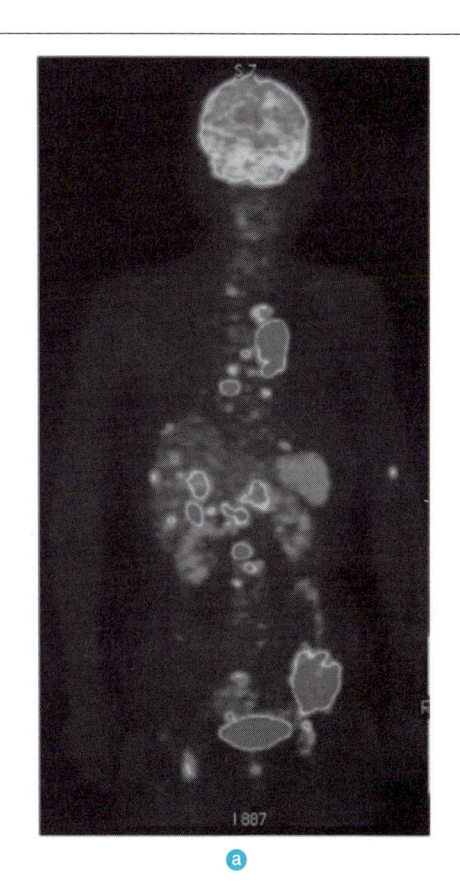

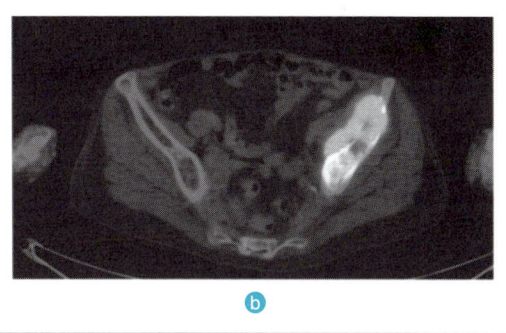

図 10-50 肺癌遠隔転移 （Web カラー）
ⓐ：全身の PET では，左肺門部肺癌の転移が胸部リンパ節ばかりでなく，腹部リンパ節や肝臓，骨盤部まで認められる．
ⓑ：骨盤部の PET/CT で，取り込みが骨盤骨にあることがわかる．

たものをいう．
②リンパ行性肺転移とは原発巣からリンパ管によって腫瘍細胞が肺に運ばれるのではなく，最初は血行性に肺に運ばれると考えられている．末梢肺動脈を塞栓した腫瘍細胞が，その部位で結節を作るのではなく，肺動脈周囲に存在するリンパ管網に入り，そこから肺内リンパ管に沿って腫瘍が進展した病態をいう．肺のリンパ管は気管支血管周囲間質，胸膜，小

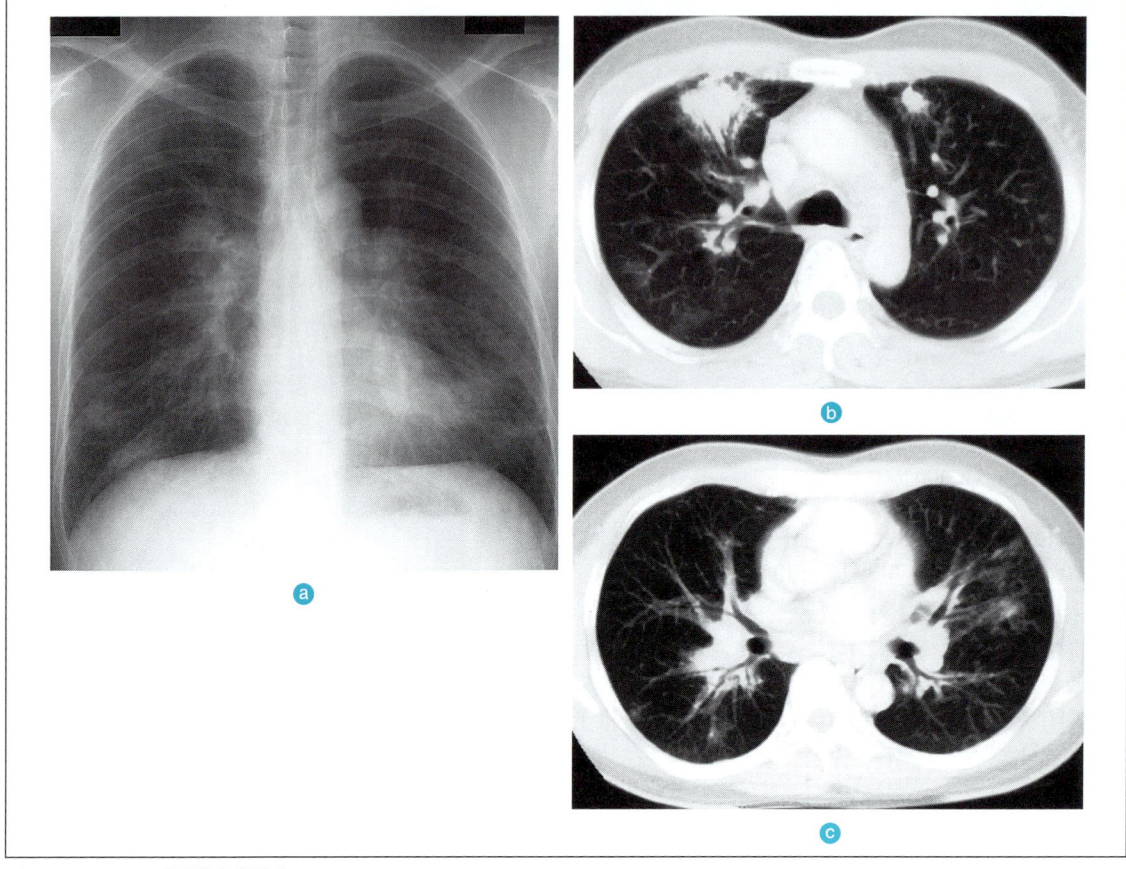

図 10-51　リンパ腫様肉芽腫症
ⓐ：両側の肺野に，辺縁やや不鮮明で不整な腫瘤影が多発してみられる．
ⓑ：X 線 CT では，淡い腫瘤影としてみられる．
ⓒ：両側肺門リンパ節腫大と，それから気管支肺動脈周囲間質に伸びる間質肥厚がある．

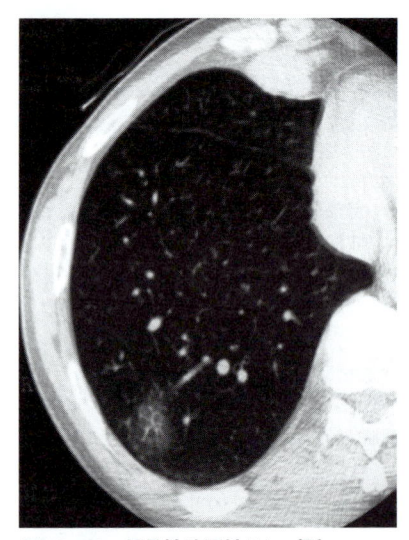

図 10-52　原発性肺悪性リンパ腫
HRCT では，限局性のすりガラス陰影とその内部の網状影がみられる．

葉間隔壁，肺静脈周囲に存在するために，これらの構造が腫瘍細胞によって，あるいはリンパ浮腫によって不均一に腫大する．肺胞壁にはリンパ管がないために，腫瘍細胞の進展はみられない．

③気管支行性肺転移とは，細気管支肺胞上皮癌などで時にみられる転移様式で，腫瘍細胞が気管支分岐に沿って直接，他の肺野に運ばれ，その部位で再増殖を始める病態をいう．

画像所見

a．血行性肺転移

胸部 X 線写真では両肺に大小の辺縁明瞭な結節がみられるが，時に単発の場合もある．分布は血流量の影響を受け，下肺野，肺外層にできる頻度が大きい．CT でも同様に多発性の孤立性結節としてみられるが，圧排性増殖を示すために，既存の肺血管を圧排しながら増殖する形態を示すことが多い．また，小結節では，既存の血管とは無関係なランダム分布を示す（図 10-53）．

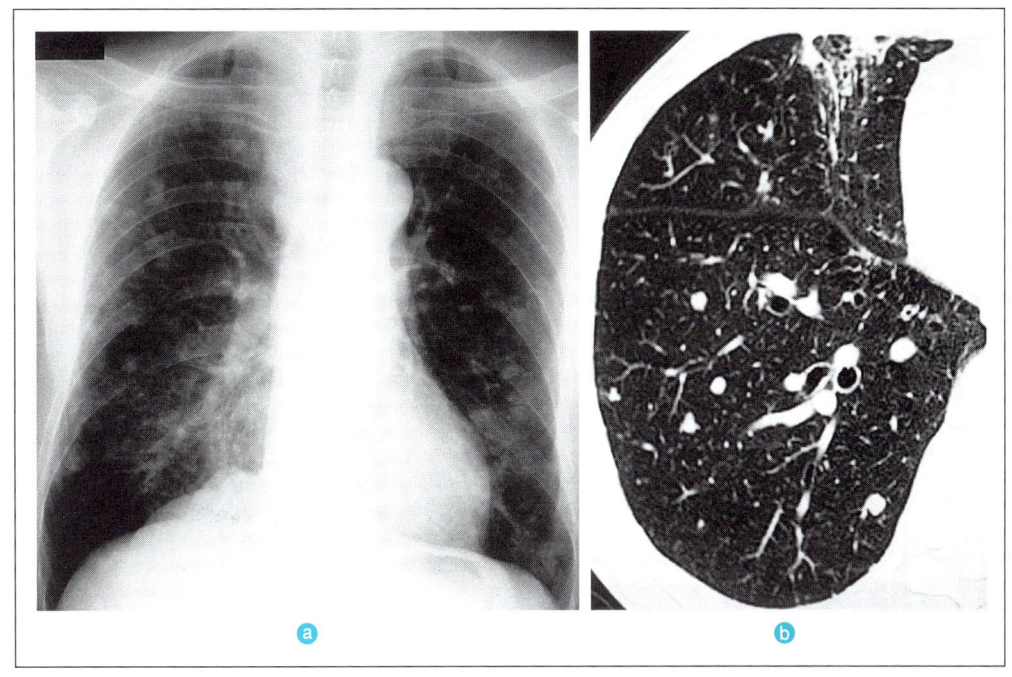

図10-53 転移性肺腫瘍
ⓐ：両側の肺野に多発性に結節影が認められる．食道癌肺転移例．
ⓑ：X線CTでは大小の多発性結節影が認められる．

しかし，絨毛上皮癌などのように出血を伴う転移では腫瘤の周囲にすりガラス陰影がみられる場合がある．また，腺癌の一部では，転移結節の周囲に肺胞壁に沿った増殖が生じ，すりガラス陰影が生じる場合もある．

b．リンパ行性肺転移

気管支血管周囲間質，肺静脈周囲，小葉間隔壁，胸膜の不均一な腫大を反映して，胸部X線写真では，末梢血管陰影の不均一な樹枝状腫大，気管支壁の肥厚や葉間線の肥厚，Kerley B line などがみられる（図10-54a）．CT，特にHRCTでは小葉間隔壁，気管支壁の肥厚，気管支血管束の不均一な腫大といった広義間質の肥厚所見がみられる（図10-54b）．

c．経気管支性転移

胸部X線写真ではわかりづらいが，CTでは主病変周囲の肺野に気管支を中心とする小結節がみられる．

4 肺良性腫瘍 benign lung tumor

❶ 過誤腫 pulmonary hamartoma

病理・病態

肺過誤腫は，正常肺組織（軟骨，結合組織，脂肪，平滑筋，呼吸器上皮）より構成される気管支周囲の間葉由来の良性腫瘍性病変と考えられている．過誤腫は気管支壁にも発生する．成人男性に多くみられ，40歳以上が70％を占める．境界明瞭な結節を形成し，しばしば分葉状となる．過誤腫は腫瘍性病変であるために徐々に増大するが，倍加時間は2年以上を要する．通常は単発であるが，ときに多発する．

画像所見

胸部X線写真では，辺縁明瞭な結節影を示し，典型的な症例ではポップコーン状の石灰化を結節内部に認める．しかし，その頻度は30％程度である．CTでも同様に辺縁明瞭な円形ないし分葉状の軟部腫瘤を示し，内部に石灰化や脂肪が検出される場合には，過誤腫の可能性が高い（図10-55）．

しかし一方で，著明な分葉構造やノッチングがみられる場合もあり，この場合には肺癌との鑑別が難しい．またCT値の評価には薄いスライス厚のCTが望ましい．MRIは組織分解能が高いので，脂肪が存在する場合には，T_1強調像でもT_2強調像でも高信号成分が検出され，診断的意味が大きい．

❷ 硬化性血管腫 sclerosing hemangioma

病理・病態

歴史的に血管腫という名前がついているが，現在では血管腫ではなく，II型肺胞上皮細胞由来の腫瘍ということが明らかになっている．組織学的には，血液成分の豊富な血管腔様の部分と器質化された硬化部分が混在するのが特徴である．40～50歳の女性に多く，境界明瞭な円形ないし卵円形の腫瘤を形成する．約半

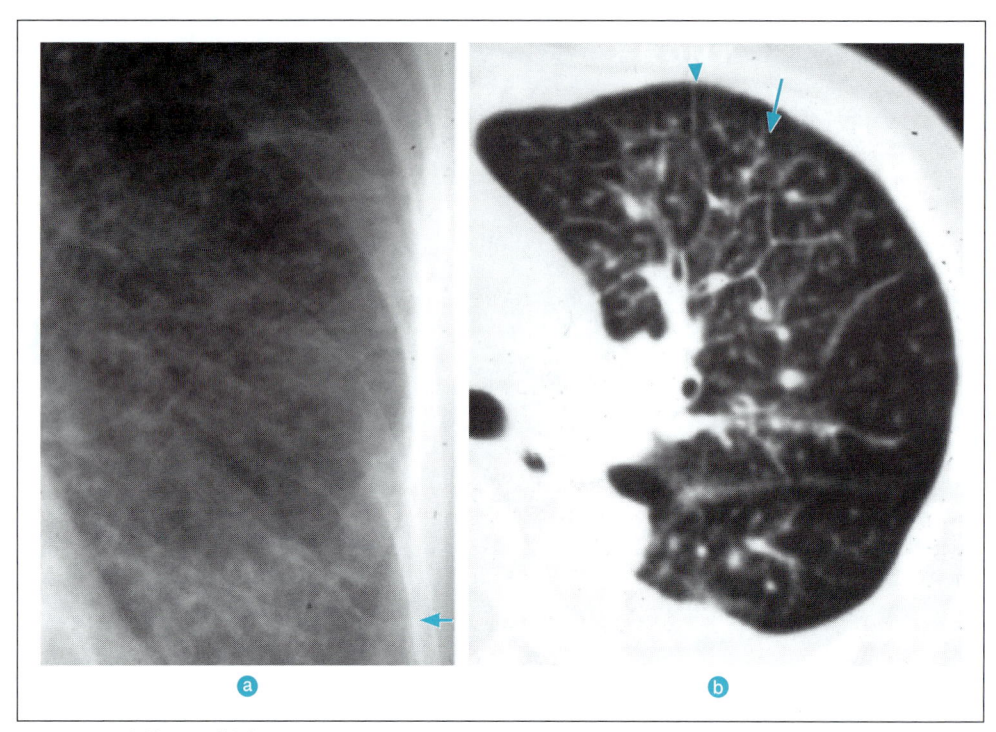

図10-54 癌性リンパ管症
ⓐ：胸部X線写真ではびまん性の網状影や樹枝状影がみられ，Kerley B line（矢印）もみられる．
ⓑ：HRCT では，気管支血管束の腫大（矢印）や小葉間隔壁の肥厚（矢頭）がみられる．

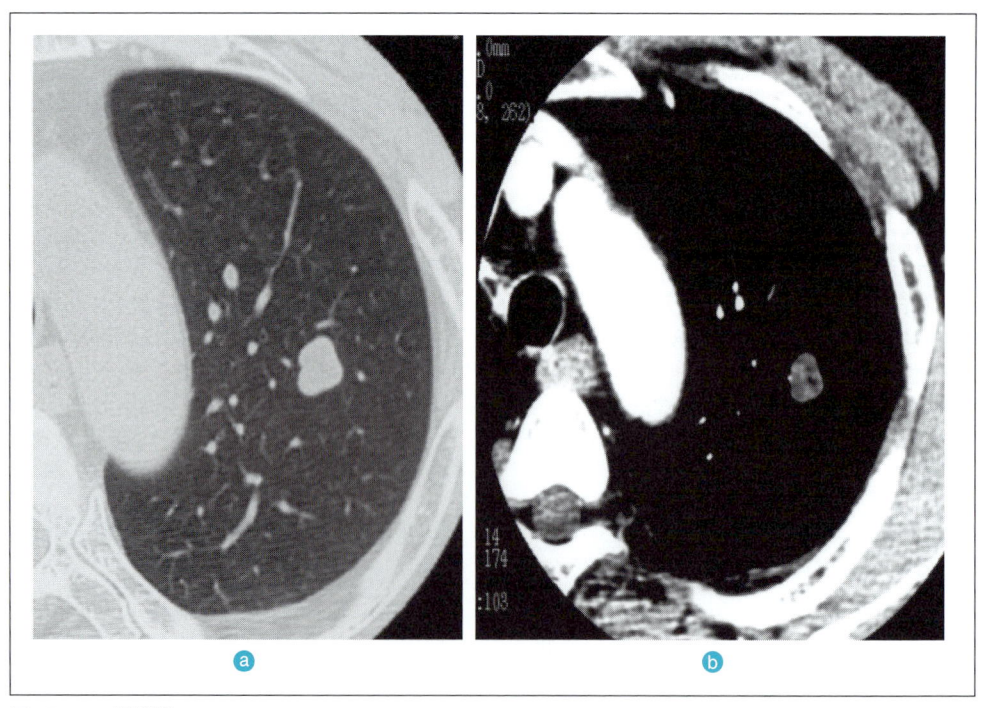

図10-55 過誤腫
ⓐ：HRCT では，分葉状の辺縁明瞭な結節影がみられる．
ⓑ：造影CTで，結節内部に脂肪と同程度の低吸収域がみられ，過誤腫が強く示唆される．

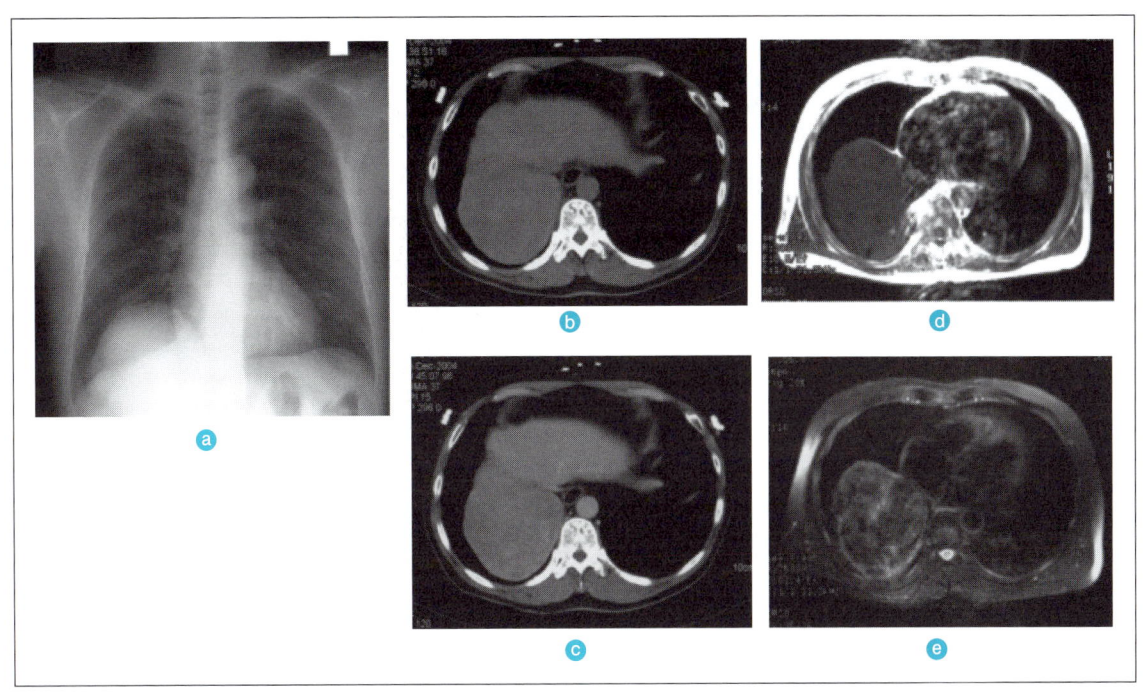

図 10-56 孤立性線維性腫瘍
胸部 X 線写真(ⓐ)では，右下肺野に辺縁明瞭な巨大な結節影を認める．
単純 CT(ⓑ)では腫瘍は軟部組織濃度で，造影 CT(ⓒ)でも造影効果はあまりみられない．
MRI では T_1 強調画像(ⓓ)で，筋肉と同程度の低信号を示し，T_2 強調画像(ⓔ)では低信号の一部に高信号が混在する．

数が下葉に発生し，分葉傾向はない．

画像所見

　胸部 X 線写真では辺縁明瞭で平滑な円形ないし卵円形の結節を示す．CT でも同様に辺縁明瞭で内部も均一な軟部腫瘤として描出されるが，造影 CT を行うと豊富な血管成分を反映して，強い造影効果を示す．

❸ 乳頭腫 papilloma

病理・病態

　乳頭腫には，喉頭，気管，気管支に多発する多発性乳頭腫症と孤立性乳頭腫がある．多発性乳頭腫症は乳幼児の喉頭乳頭腫に合併する頻度が高く，パピローマウイルスの関与が考えられている．孤立性乳頭腫は50歳代に多く，中枢気管支内にポリープ状または乳頭状増殖を示す．組織学的には，扁平上皮型，腺型，腺扁平上皮混合型に分類される．高齢者の孤立乳頭腫では，その一部に上皮内癌を伴ったり，悪性化して扁平上皮癌にいたるものがあり，注意が必要である．

画像所見

　胸部 X 線写真では，気管や中枢気管支の空気透亮像内に突出する辺縁明瞭な腫瘤影としてみられることが多いが，見落としやすいので注意が必要である．CT でも同様に気管・気管支内腔に突出した辺縁明瞭な腫瘤として描出される．

❹ 孤立性線維性腫瘍（あるいは限局性線維性腫瘍）

病理・病態

　孤立性線維性腫瘍は以前には限局性胸膜中皮腫とよばれていたが，現在では中皮ではなく，胸膜下の間葉系細胞由来と考えられている．孤立性線維性腫瘍は胸膜面から膨隆する境界明瞭な腫瘍で，表面は平滑で，しばしば分葉状を示す．約半数は有茎性で，ときに葉間に入り込む．臓側胸膜発生が多い．組織像は多彩であるが，線維芽細胞様の腫瘍細胞が規則性のない配列（patternless pattern）を示す像が多い．

画像所見

　孤立性線維性腫瘍は，胸部 X 線写真では extrapleural sign を示す辺縁明瞭な腫瘍としてみられる（図10-56）．時に，側臥位や仰臥位の写真を撮影すると位置や形態が大きく変わることから有茎性であることがわかる．CT では，比較的均一な軟部腫瘤として描出され，腫瘍の血管密度によって異なるが，通常は造影効果が低い．MRI では，線維成分を反映して，T_1 強調画像でも T_2 強調画像でも低信号を示すことが多い．

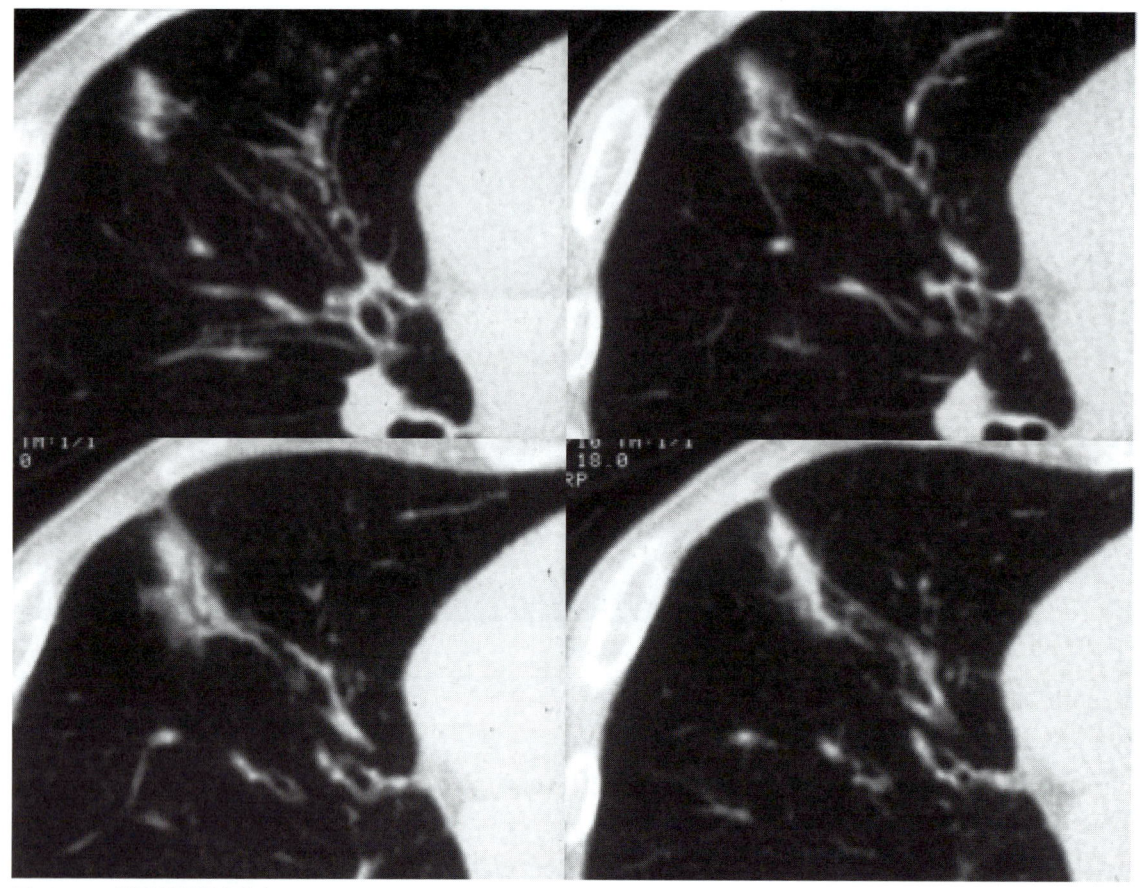

図 10-57 限局性器質化肺炎
連続 HRCT 像で，気管支に沿った帯状影がみられ，辺縁の一部は明瞭な直線を示す．

5 限局性器質化肺炎

病理・病態

　肺炎の治癒経過中に結節状の陰影を残存する病態をいう．腫瘍ではなく，またひとつの疾患単位ではないが，臨床的に遭遇する頻度が高く，肺癌などの結節性病変との鑑別が問題になることが多いので，ここに記載する．経過を追って縮小する場合には問題ないが，大きさの変化がない場合に手術になる場合がある．組織学的には，種々の程度の器質化を含む炎症像である．

画像所見

　胸部 X 線写真では，辺縁不明瞭な不整形の結節影で肺癌との鑑別は難しい．CT 特に HRCT を撮像すると，気管支を中心とした帯状，分岐状の陰影であることが多く，また，一部に陥凹した明瞭な辺縁を示す場合が多い（図 10-57）．

B 感染性肺疾患の画像所見

1 細菌性肺炎（肺膿瘍を含む）
bacterial pneumonia

病理・病態

　細菌性肺炎は，その感染経路によって，経気道性，血行性，直達性の病変に分けられるが，多くが経気道感染症である．吸引あるいは吸入によって気道内に進入した細菌によって生じる肺炎には病理学的に 2 つのタイプがあることがよく知られている．ひとつは肺炎球菌やクレブシエラ肺炎で代表される肺胞性肺炎 air space pneumonia であり，もうひとつは多くの細菌でみられる気管支肺炎 bronchopneumonia である．肺胞性肺炎の病理学特徴は細胞反応の少ない浮腫液が急速，大量に産生され，浮腫液が肺胞から肺胞に直接隣接組織に進展する点にある．一方，気管支肺炎では浮腫液が少量であるのに対して多数の多核白血球が産生

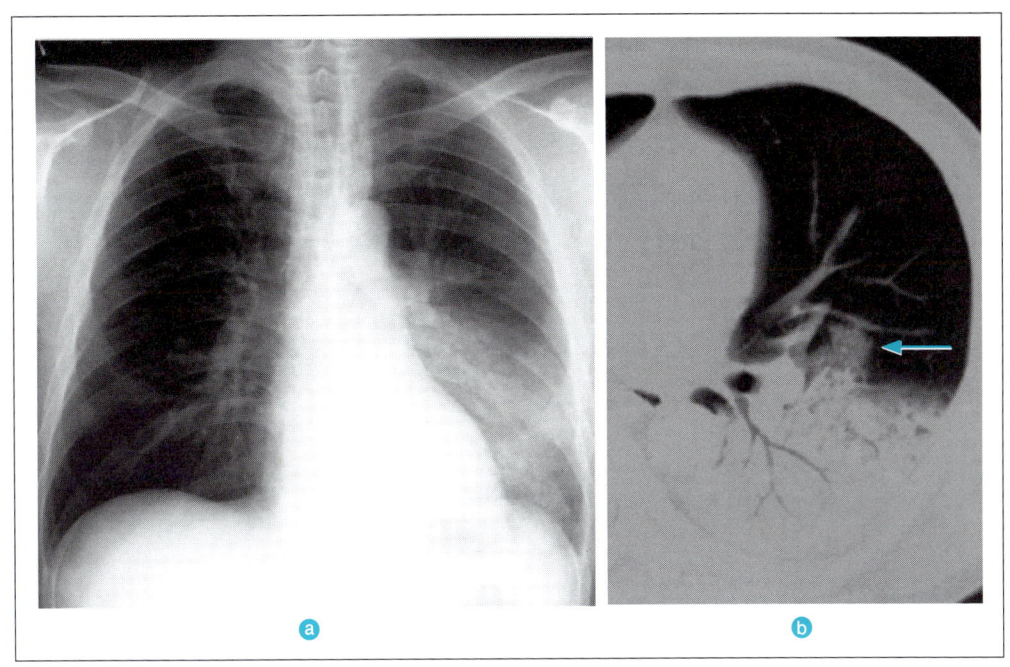

図10-58 肺胞性肺炎（大葉性肺炎）
ⓐ：胸部X線写真では，左下葉の濃厚な均一な浸潤影がみられる．
ⓑ：CTでも左下葉全体に濃厚な浸潤影がみられ，内部に正常径の気管支がみられる．不完全分葉部から肺炎は上葉の一部にも進展している（矢印）．

されるために，病変の進展が初期では制限される特徴をもつ．病変は細気管支粘膜に発生し，細気管支壁，細気管支周囲肺胞に進展し，さらに拡がれば二次小葉全体に及ぶが，斑状分布の特徴は残される．

肺膿瘍とは，感染に伴う炎症性血管炎により肺実質の一部が組織壊死を生じた病態であり，壊死物質の排出によって空洞を形成する．膿瘍からの排出物が胸腔内に進展すると膿胸を引き起こす．

一方，敗血症においては，細菌が血行性に播種されるために，肺に多発性の限局性炎症病巣あるいは膿瘍を形成し，しばしば空洞を形成する．この病態は敗血症性塞栓症 septic emboli といわれる．

画像所見

細菌性肺炎の画像診断としては胸部X線写真が基本であり，異常陰影と臨床所見から肺炎を疑ってエンピリック治療を開始し，抗生物質に対する反応が良好であれば，これ以上の画像診断は必要ない．しかし，初期治療に対する反応が悪い場合にはCT検査の適応があり，結核，マイコプラズマ，ウイルス，真菌といった病原体を示唆する所見がないか，あるいは，非感染性炎症疾患の可能性はないか，という2点を検討する．同じ起炎菌であっても，病変の程度や経過，宿主の免疫状態，治療の有無によって，CT所見は幅広いスペクトラムをもつことを忘れてはならないが，個々の疾患ごとの病変の基本的な進展形式を知っておくことは大切である．

肺胞性肺炎は，胸部X線写真では非区域性に拡がる濃厚な浸潤影を呈し，病変が軽度の部分では，すりガラス陰影を示す（図10-58）．内部に正常径のエアーブロンコグラムがみられることが多い．病変の連続性の進展を反映して，CTにおいても正常部と明瞭に境界された連続性の浸潤影およびすりガラス陰影の混在として表現され，内部に正常径をもった太い気管支が透亮像としてみられる．一方，気管支肺炎では，気道分岐に沿った区域性，斑状の病変の拡がりを反映して，胸部X線写真では区域性の拡がりをもった斑状の浸潤影あるいは辺縁不明瞭な粒状影としてみられる．CT像では気道に沿って拡がる区域性分布の特徴が捉えられ，軽度の病変では小葉中心性の不明瞭な粒状影，変化が強くなるに伴って大きさが増すとともに癒合像を示すようになる．しかし，すべての病変が気道中心性に発生するという特徴があるために，正常肺が病変間に残存したような斑状分布を示す（図10-59）．

肺膿瘍が形成されると，胸部X線写真やCTにおいて，肺浸潤影内に空洞形成がみられ（図10-60），膿性の液体貯留による液面形成が特徴的である（図10-61）．また，小児例では細菌性肺炎後に囊胞形成がみられることがあり，ニューマトシール pneumatocele といわ

190　Ⅰ．画像診断

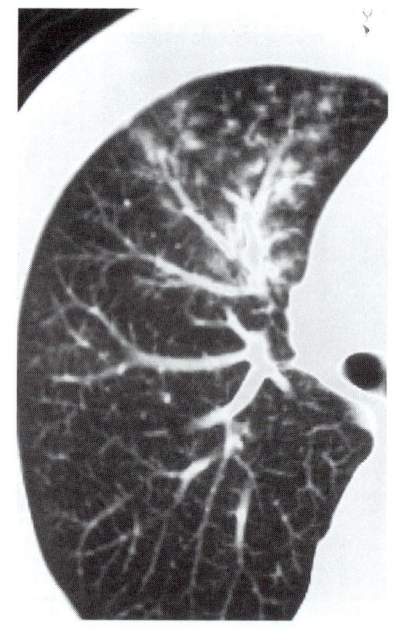

図10-59　細菌性肺炎（気管支肺炎）
CTでは区域性の分布を示す気道中心性の粒状影や斑状影がみられる．

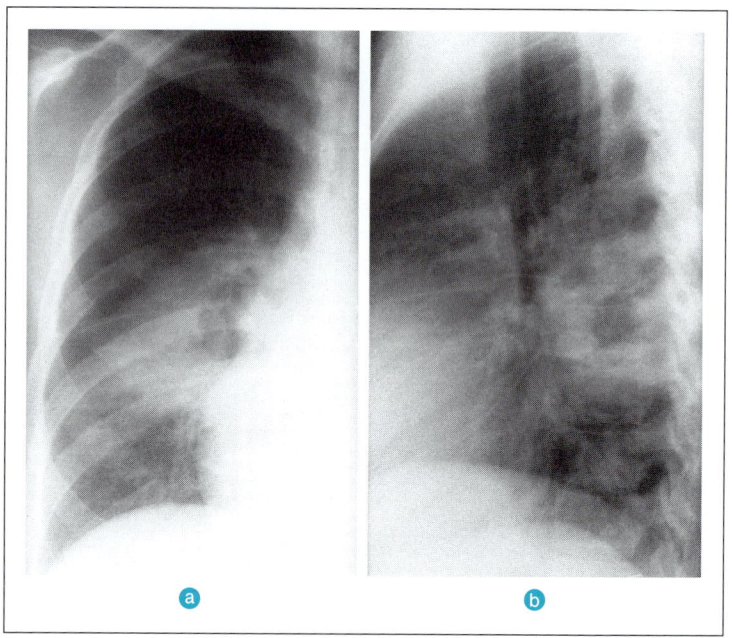

図10-60　肺膿瘍
ⓐ：右の中肺野肺門部に重なった部に空洞性病変が認められる．壁は非常に厚い．病変部に重なってminor fissureがみえ，病変はS6であることがわかる．
ⓑ：側面像でも，S6の病変が確認できる．クレブシエラ菌による肺膿瘍であった．

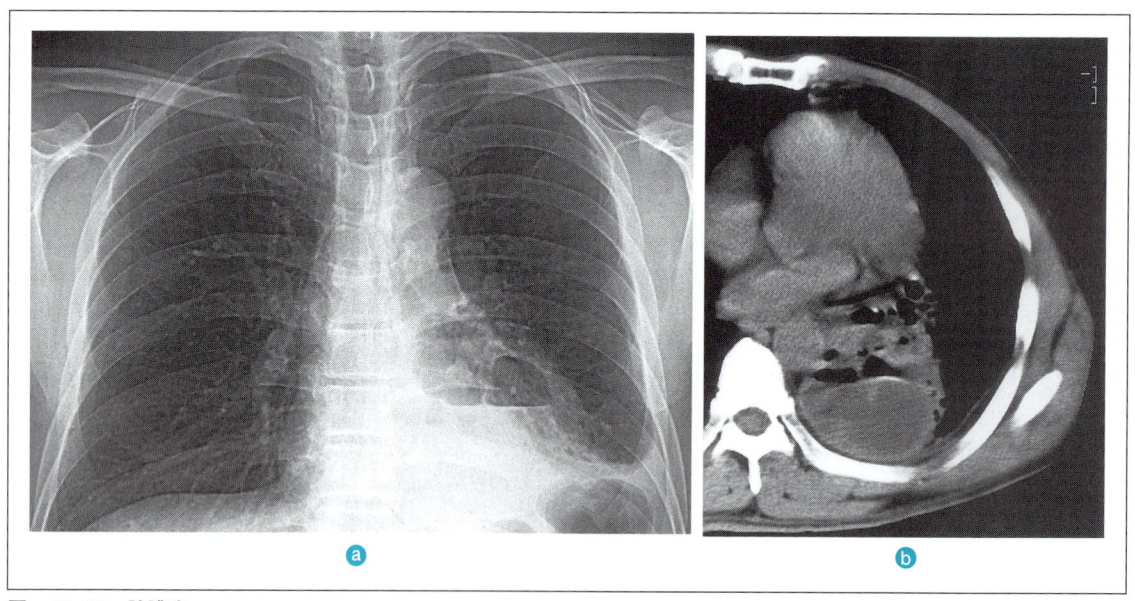

図 10-61　肺膿瘍
ⓐ：心陰影に重なって，ニボー形成（空気液体鏡面像）を伴う浸潤影が認められる．胸水貯留もある．左横隔膜と下行大動脈左縁は，silhouette sign 陽性．
ⓑ：X線CTでも，囊胞性の病変が明瞭．

れる（図10-62）．
　一方，敗血症性塞栓症では，多発性の結節性陰影が胸部X線写真でもCTでもみられ，血行性の機序を反映して，胸膜直下の肺領域にみられる結節が多い．

また，内部に空洞がしばしばみられる（図10-63）．
　細菌性肺炎のCT像で注意を要するのは，肺炎が生じる前の肺構造に異常がみられる場合である．特に，肺気腫があると囊胞部分には肺炎は生じず，正常部分

に沿って肺炎が進展し，蜂窩肺と紛らわしい"Swiss cheese appearance"を呈する（図10-64）．鑑別には厚い囊胞壁がないこと，容量減少がないこと，非病変部に気腫変化があること，が参考になる．

2 非定型肺炎（異型肺炎）
atypical pneumonia

1 マイコプラズマ肺炎
mycoplasma pneumoniae pneumonia

病理・病態
マイコプラズマは独立して自己増殖できる最小の微生物であり，細胞壁をもたない点で通常の細菌とも異なっている．マイコプラズマ肺炎は健康な若年者に発症することが多く，日常臨床では非定型肺炎として比較的頻度が高い疾患である．一般的に発熱や乾性咳嗽がみられることが多いが，80％の症例で白血球数は正常範囲である．マイコプラズマは，気管・気管支から細気管支上皮に感染し，気管支周囲，細気管支周囲の間質に単核球を主体とした細胞浸潤が生じ，周囲肺胞には炎症細胞浸潤とⅡ型肺胞上皮細胞の過形成を生じる．マクロライド系やテトラサイクリン系抗生剤が著効する疾患であり細菌性肺炎との鑑別は重要である．

画像所見
胸部X線写真では，区域性分布を示す気管支血管束の腫大や粒状影，すりガラス陰影，浸潤影がみられる．浸潤影が中枢側に強くみられるのはマイコプラズマ肺炎に多い所見である（図10-65）．
CTでみられるマイコプラズマ肺炎の基本的な病変の進展形式は気道に沿った区域性の病変の広がりであり，連続性の気管支壁の肥厚，末梢の気管支肺動脈束の腫大，気道周囲肺野の浸潤影ないし，すりガラス陰影がみられる．時に変化がびまん性に細気管支領域を中心に拡がるが，CT像で末梢気管支肺動脈束の腫大から細気管支炎の存在を診断することが可能である（図10-66）．

2 クラミジア肺炎 chlamydial pneumonia

病理・病態
クラミジア属は細菌に属するが，細胞に感染して封入体を作り，その中で増殖するという特異な性質をもつ細胞内寄生性微生物である．成人呼吸器感染症を起こすものとして，*Chlamydia psittaci* と *Chlamydia*

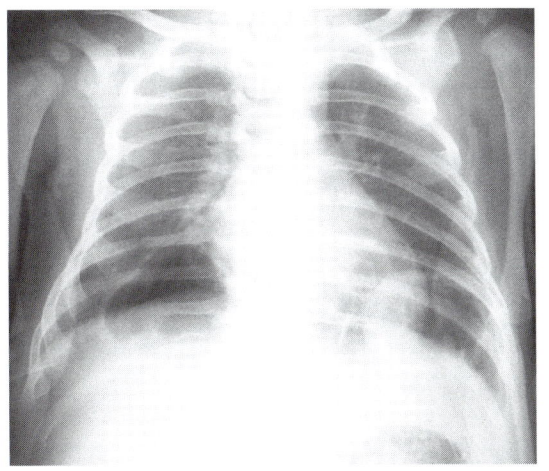

図10-62 ニューマトシール
小児に発生したブドウ球菌性肺炎で，初期に浸潤影がみられた右下肺野内側と左下肺野に，経過中大きな囊胞が出現してきた．このあと，これらの囊胞は突然消失した．

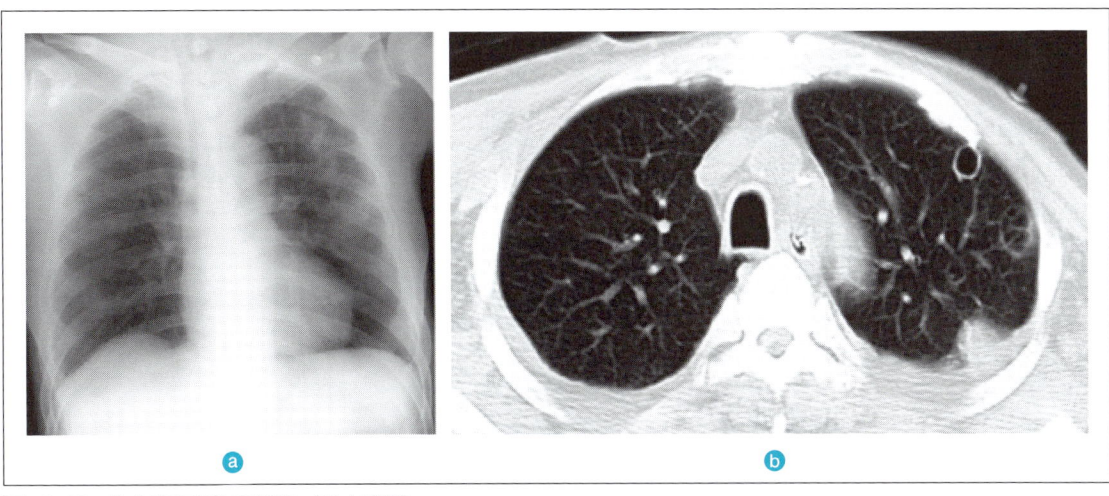

図10-63 敗血症性塞栓症（黄色ブドウ球菌）
ⓐ：胸部X線写真では，斑状の浸潤影あるいは，結節影がみられる．
ⓑ：CTでは，病変は胸膜下に分布した球状あるいは楔状陰影を示し，一部では空洞化を示す．

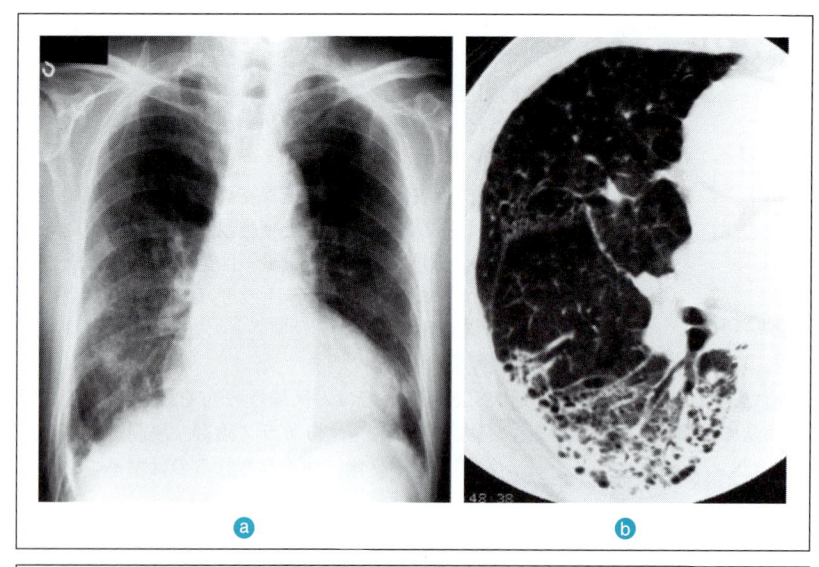

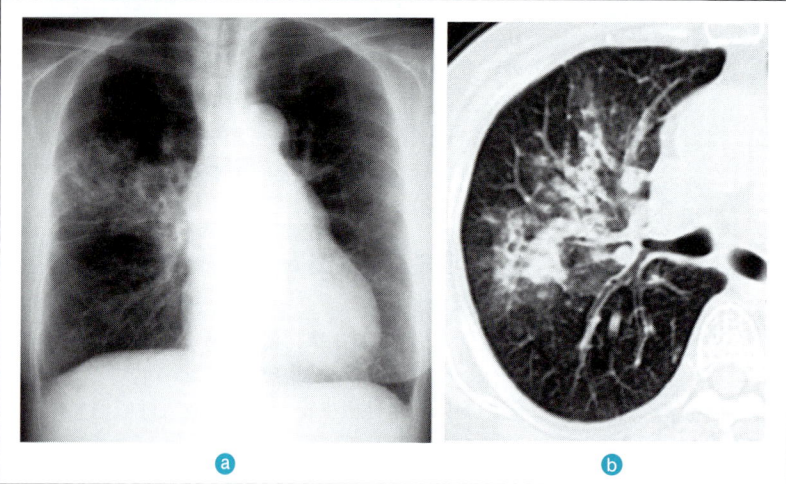

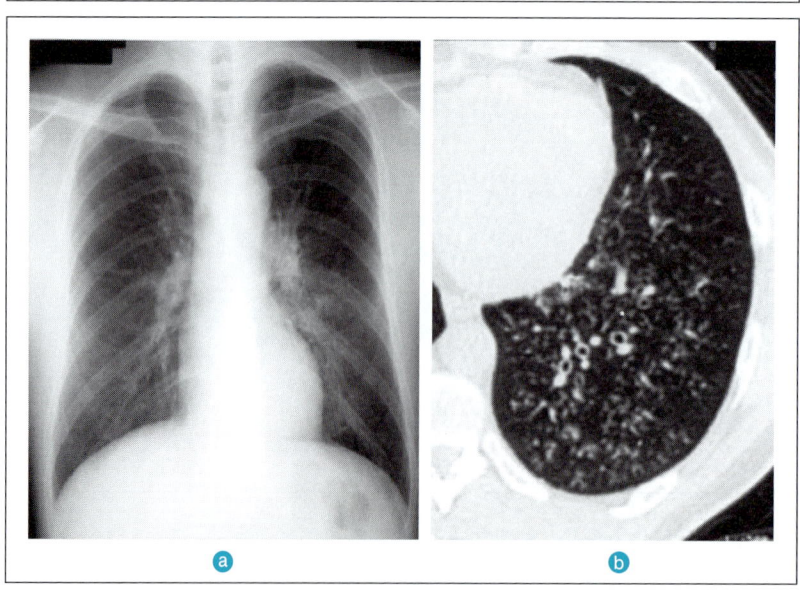

図10-64 肺気腫に合併した肺胞性肺炎
ⓐ：右下肺野に内部に囊胞影を含む浸潤影がみられる.
ⓑ：CTでは内部に気腫性変化を含んだ浸潤影であり，Swiss cheese appearance といわれる．蜂窩肺ではないことに注意．

図10-65 マイコプラズマ肺炎
ⓐ：胸部X線写真では，右中肺野に斑状の浸潤影がみられる．
ⓑ：HRCTでは，肺内層に強い浸潤影とすりガラス陰影がみられ，気管支血管周囲に強い．また，気管支壁の肥厚がみられる．

図10-66 マイコプラズマ肺炎
ⓐ：胸部X線写真では，びまん性の粒状影がみられる．
ⓑ：HRCTでは，末梢の気管支血管束の腫大がびまん性にみられ，中枢気管支壁も厚い．

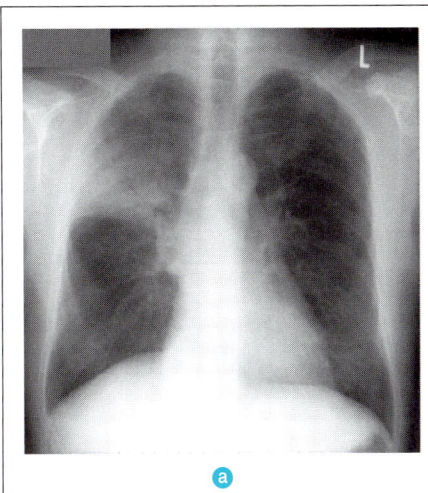

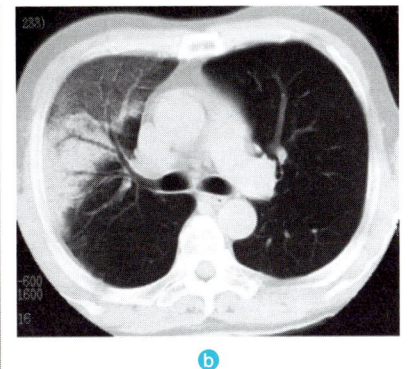

図10-67 クラミジア肺炎
ⓐ：胸部X線では，右上葉に浸潤影とすりガラス陰影が広範にみられる．
ⓑ：CTでも，非区域性に浸潤影とすりガラス陰影が進展している．

pneumoniae がある．*Chlamydia psittaci* を病原体とするものをオウム病といい，鳥類から人に感染する人畜共通感染症である．オウム病は，呼吸器感染症であるとともに全身感染症である．経気道的に吸入された病原体は気管・気管支，細気管支に炎症を引き起こし，呼吸細気管支から肺胞へと単核球を主体とした炎症が波及することによって小葉単位の肺炎となる．人の体内に侵入した病原体は血液を介して肝脾の網内系細胞に達し，そこで増殖したのち血行性に全身に病巣を形成する．

咳嗽などの呼吸器症状とともに発熱，頭痛，悪寒，全身倦怠感などの全身症状がみられることが多いが，白血球数は70%の症例で正常範囲である．マクロライド系やテトラサイクリン系薬が第一選択である．

画像所見

胸部X線写真では，肺門部から放射状に拡がるすりガラス影がみられることが多く，CTでは，区域性や斑状分布を示す，すりガラス陰影と網状影がみられ，浸潤影が混在する（図10-67）．

❸ レジオネラ肺炎 Legionella pneumonia

病理・病態

レジオネラ属は無芽胞好気性グラム陰性桿菌で，河川，湖などの自然環境に生息する一方，空調設備や給湯設備，温泉施設などの人工環境でも増殖する．細菌に汚染された水を誤嚥するか，細菌を含む霧を吸入することで感染が起こる．気道上皮細胞に付着した菌は細胞内に侵入し，そこで増殖する．肺胞領域に到達した菌は肺胞マクロファージに貪食され，その中で増殖する．レジオネラに対して最も重要な宿主免疫は細胞性免疫であり，これが低下している臓器移植後，ステロイド薬投与中，AIDSなどの患者では発症頻度も重

症度も高いが，一方，市中肺炎としても発生する．また，劇症型の肺炎となる頻度が高く，死亡率も5～20%と高い．β-ラクタム系薬が無効で，宿主細胞に浸透するマクロライド系薬，リファンピシン，フルオロキノロン系薬が使用される．最近，レジオネラ尿中抗原の検出など感度の高い診断法が登場している．

画像所見

胸部X線写真では非区域性の浸潤影で，初期は肺野外側に出現し，一肺葉のほとんどが3～4日のうちに侵されるほど急速な進行を示す．また，多くの症例で，進行に伴って，両側性の陰影を呈する（図10-68）．胸水の頻度も高い．

CTでも急速に進行する多発性の浸潤影がみられ，さらにその周囲にすりガラス陰影がみられることが多い．

3 肺抗酸菌感染症

❶ 肺結核症 pulmonary tuberculosis

病理・病態

初感染巣は，感染後1～3週で発達してくる細胞性免疫によって，通常は発病することなく自然治癒に向かうが，まれに，初感染巣の周辺肺組織への急速な拡大，肺門や縦隔リンパ節の腫大，胸膜腔への進展，あるいは早期の血行性散布といった形で発病することがあり，初感染肺結核症とよばれる．初感染肺結核症は，従来小児期に発生が多く小児型結核症ともよばれるが，近年の成人における結核未感染率の増加に伴って，成人における初感染肺結核症もまれではなくなってきている．また，抗癌剤やステロイド剤などの化学療法あるいはAIDSによって免疫能の低下がみられる患者に肺結核症が発病した場合にも，類似の病態を呈する．

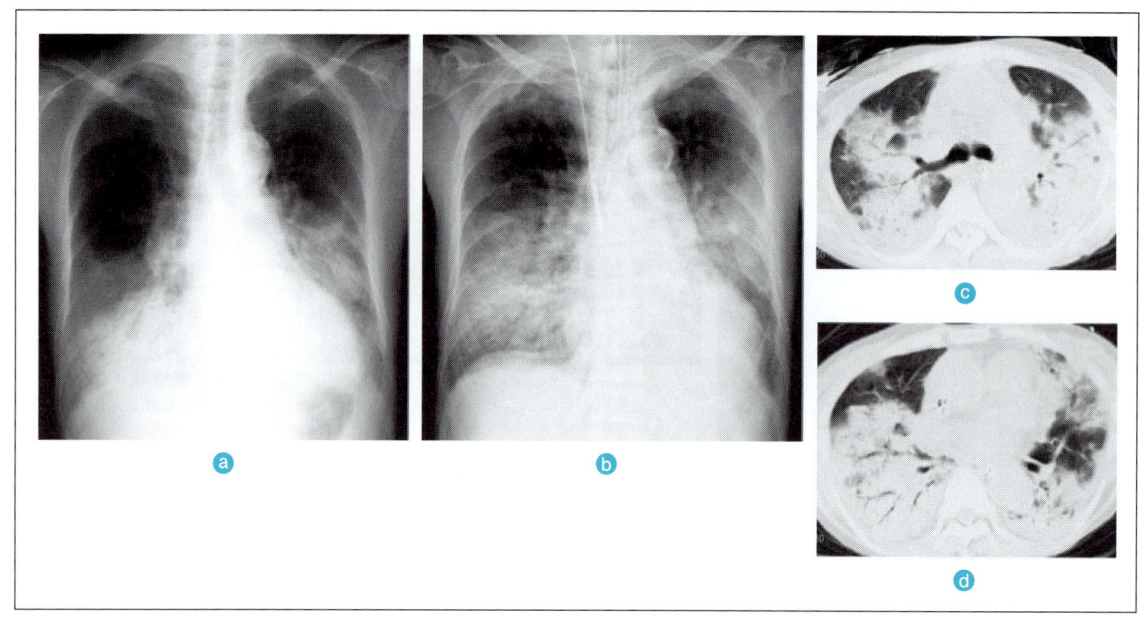

図 10-68　レジオネラ肺炎

入院時の胸部X線写真（ⓐ）でみられた下肺野の浸潤影は，2日後のX線写真（ⓑ）では両側上肺野に浸潤影が拡がっている．CT（ⓒ，ⓓ）では，両側肺に広範にエアーブロンコグラムを示す浸潤影がみられる．

　一方，初感染から数年ないし数十年経過した後に発病する肺結核症は，二次性肺結核症あるいは成人型肺結核症とよばれ，臨床で遭遇する多くの肺結核症はこのタイプである．病変の区域分布には特徴がみられ，通常，結核菌の増殖に最も適した部位，すなわち高い酸素濃度と適度の炭酸ガス濃度が得られ，肺血流量やリンパ流の少ない右上葉肺尖区（S1），後区（S2），左上葉肺尖後区（S1＋2），および左右の下葉上区（S6）が好発部位となる．

　二次性肺結核症の多くが経気道散布によって始まった病変と考えることができる．経気道散布病巣の初期像は呼吸細気管支レベルの滲出性炎症変化で，時間の経過とともに組織壊死が生じ，その壊死を取り囲むように類上皮細胞や巨細胞，さらにリンパ球浸潤が出現して，壊死性肉芽腫が形成される．肉芽腫が完成すれば病変が限局化されたことになるが，病変の進行が止まらない場合には呼吸細気管支周囲から，より大きな小葉中心部，小葉全体に病変が及び，それらが癒合して多小葉，区域，時には肺葉全体に及ぶ病変が形成される．また，気道周囲の肺胞病変から気管支壁，肺動静脈，胸膜にも病変が進展する．壊死部が液状化し気道との交通を介して壊死物質が排出されると空洞が形成される．

　病変が治癒に向かうと，肺実質の病変は消失するか，線維化でできた瘢痕性変化として残存し，その内部や近傍には気管支拡張，不規則な気腫性変化が生じ，気管支や血管の走行偏位がみられる．また，線維性被膜をもった孤立性結節が残る場合があり，これを結核腫とよび，上葉にみられることが多い．主結節の周囲に衛星結節 satellite lesions とよばれる小結節影（散布巣）がみられるのが結核腫の特徴で，80％の症例で認められる．

　結核菌が血行性散布をした場合には，肺野に粟粒結節が形成される．1～2mmの大きさで，比較的大きさが揃っていて全肺にランダムに分布するのが特徴である．組織学的にはしっかりとした肉芽腫から類上皮細胞と多核白血球の集合が主体のものまで様々である．

画像所見

a．初感染結核

　大量の菌の吸入などが原因となる初感染肺結核症では，強い急性滲出性反応が周囲肺組織に急速に広がるために，細菌性肺炎と区別できないような広範な区域性の浸潤影を肺野に生じることが多い．初感染肺結核症では，まだ十分な結核に対する免疫が得られていないために浸潤影内部に壊死を生じて空洞化することはまれで，肺門や縦隔のリンパ節腫大を伴うことが多いのが特徴である．腫大したリンパ節は，造影CTで，中心部が低吸収で辺縁部のみが強く造影される，"rim enhancement"を示すことが多い（図10-69）．

b．成人型肺結核

　初期病変は胸部X線写真でも小粒状影の集合像として認められるが，大きさに比して粒状影の濃度が濃

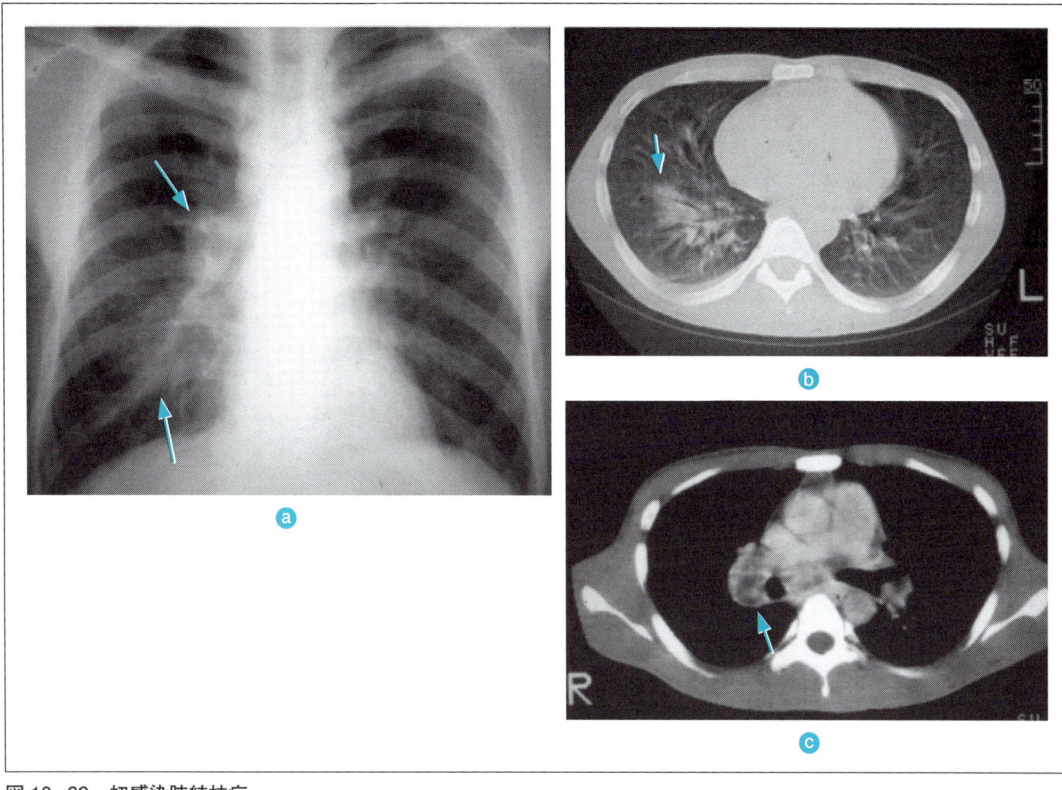

図10-69　初感染肺結核症

胸部X線写真(a)では右下肺野に浸潤影がみられ，右肺門部も腫大している．
CT肺野条件(b)では右下葉の浸潤影がみられ，CT縦隔条件(c)では，右肺門および縦隔にリング状の造影効果を示すリンパ節がみられる．

いのが特徴である．さらに病変が広がった汎小葉性あるいは多小葉性の浸潤影となるとX線写真でも斑状分布を示す浸潤影として粒状影に重なってみられる(図10-70)．また，ある程度の大きさをもつ空洞はX線写真でも壁をもった空洞と認識できるようになる．

　最も軽度のCT所見は，小葉内小粒状影とこれに連続する気管支肺動脈束の腫大である(図10-71)．呼吸細気管支レベルの粒状影に加えて，それを結ぶ小葉内気管支肺動脈束の腫大がみられる場合，ちょうど枯れ枝から芽が出る様子に似ているので"tree-in-bud appearance"とよばれる．この所見は必ずしも肺結核症に特異的な所見ではないが，二次性肺結核症の初期病変の画像所見としてみられる頻度が高く重要である．小葉中心性粒状影は気道感染症の初期変化として非特異的にみられる所見であるが，細菌性気管支肺炎では細胞浸潤を反映して淡い粒状影であるのに対して，結核症では乾酪壊死を伴った肉芽腫形成によって比較的明瞭な高コントラストの粒状影を呈することが多い．病変が気道に沿って進展すると，棍棒状の陰影や種々の大きさの結節影がみられる(図10-72)．ま

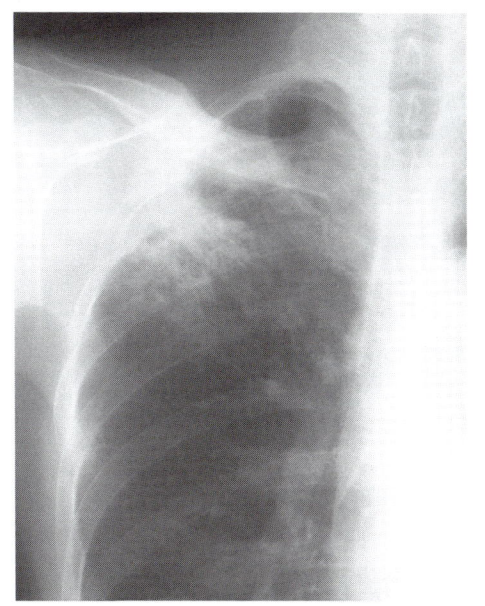

図10-70　肺結核症の発症からの期間による異常影の違い

線維増殖期と考えられる時期の肺結核症．収縮傾向が出現し，線状影や帯状影を伴った比較的硬い浸潤影．

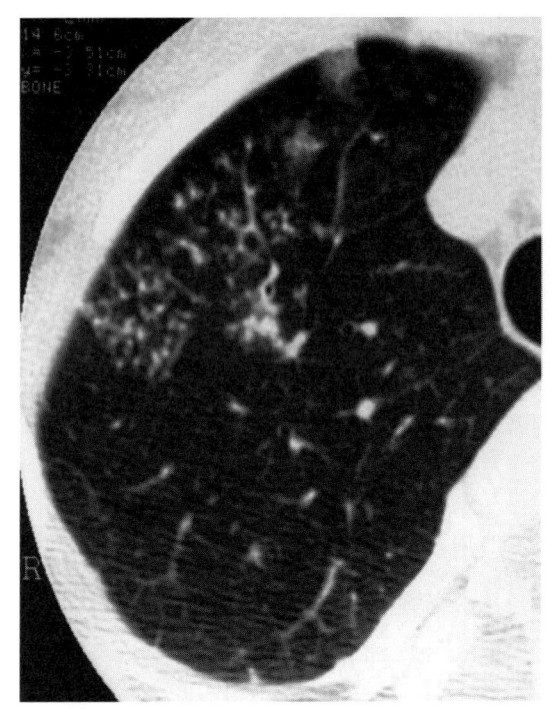

図10-71 成人型肺結核症(初期病変)
初期病変は，呼吸細気管支レベルの粒状影とこれらをつなぐ分岐状影で，tree-in-bud appearance といわれる．

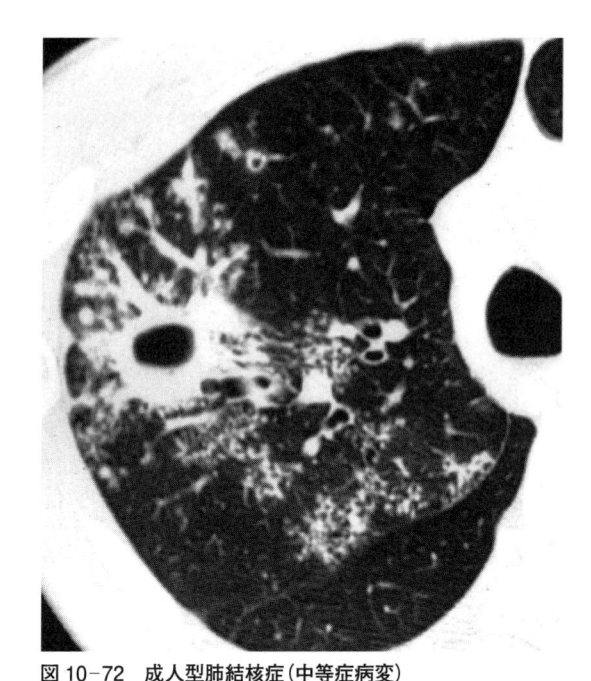

図10-72 成人型肺結核症(中等症病変)
tree-in-bud appearance を示す軽度病変，気管支に進展した棍棒状陰影，種々の大きさの結節，空洞などの多彩な所見を示す．

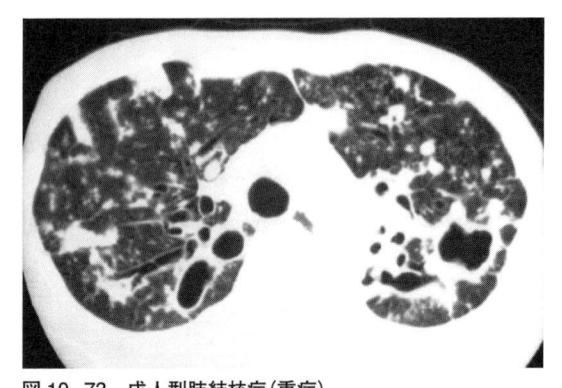

図10-73 成人型肺結核症(重症)
より広範に病変が進展すると，小粒状影や分岐状影に加えて，小葉性陰影や大きな空洞性陰影などがみられる．

た局所での滲出機転が呼吸細気管支周囲に限局できなかった場合には小葉全体，多小葉と病変が進展し，CT像でも汎小葉性陰影，多小葉性陰影を呈する(図10-73)．さらに病変が高度な場合には，これらの汎小葉性陰影が癒合して不整形の大きな，時に区域性の浸潤影を形成する．二次性肺結核症では細胞性免疫によって乾酪壊死，液状化が起こりやすいために，病変内部に種々の大きさ，形の空洞を形成することが多いことも特徴のひとつである．

c. 結核腫 tuberculoma

結核腫は，X線写真でも比較的辺縁明瞭な円形結節影としてみられる．HRCTでは結核腫は辺縁明瞭な球形の結節影で，流入する気管支肺動脈が認識されることが多いが，血管の収束像は少ない．結核腫は組織学的には壊死組織を線維組織が被包化している状態であるので，石灰化がみられることも多い(図10-74)．造影CTを行うと，結節の大部分はほとんど造影効果を示さず，辺縁部がリング状に造影される．また，周辺部に散布病巣が小結節影としてみられることが多い．

d. 粟粒結核 miliary tuberculosis

胸部X線写真では，両側肺にほぼ均等に分布した微細粒状影としてみられ，大きさのわりに辺縁が明瞭で，サイズが揃っているのが特徴である(図10-75)．HRCTにおいては，ランダムな分布を示す辺縁明瞭な小粒状影を呈する(図10-76)．ランダムな分布とは，二次小葉レベルでみて，血管や胸膜に接するものもあるが，肺野に浮いたような分布を示すものも多く，気道散布のような一定の既存構造との関係を示さないものをいう．ただ，病変が強くなると癒合などが生じてやや大きな結節が混在するようになり，病変の特徴が不明瞭になる．

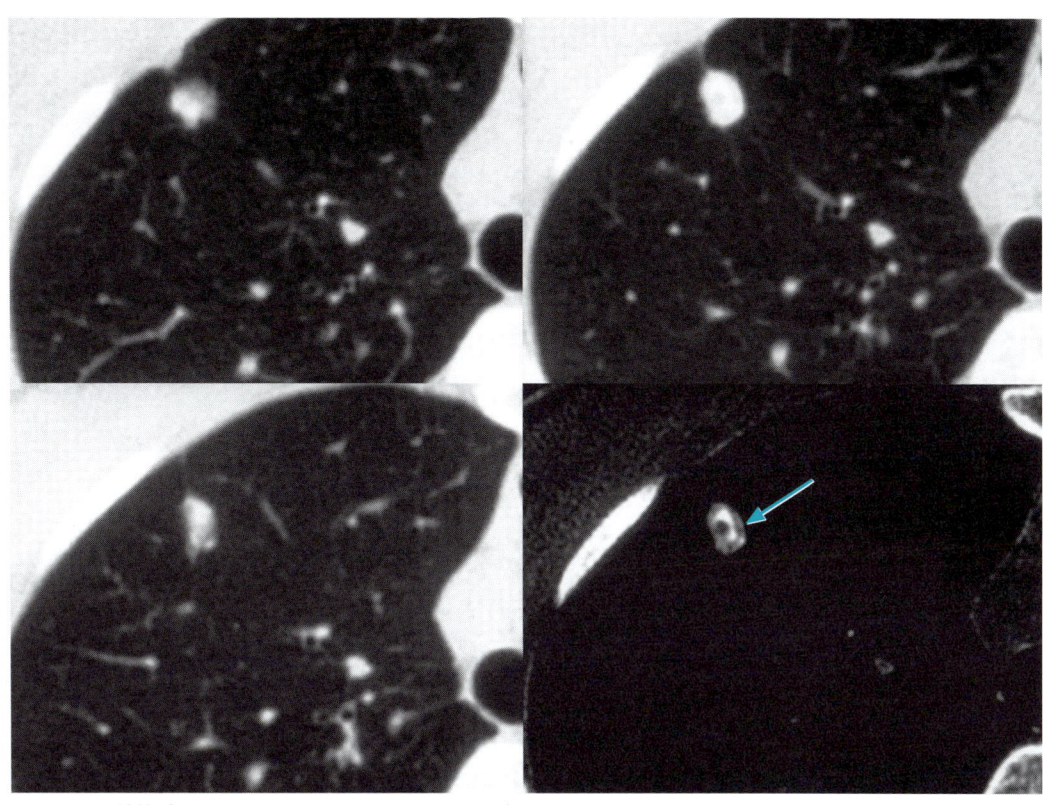

図 10-74 結核腫
HRCT 像で辺縁明瞭な結節影を示し，内部にしばしば石灰化がみられる．

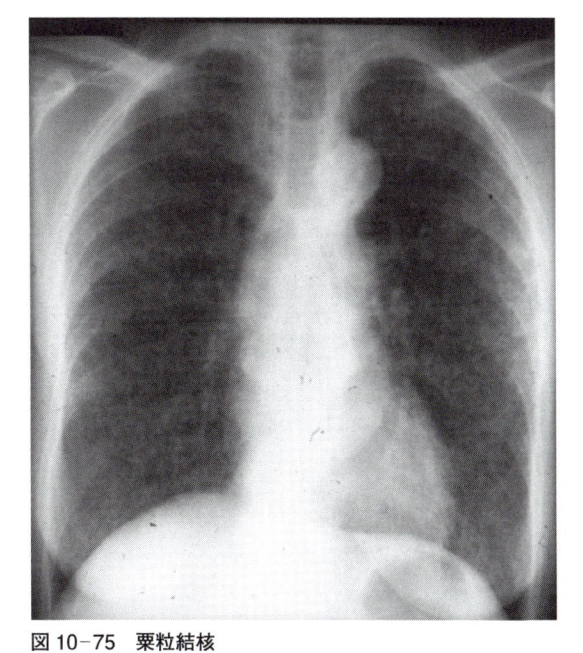

図 10-75 粟粒結核
胸部 X 線写真では，両側びまん性に大きさの揃った微細粒状影がみられる．

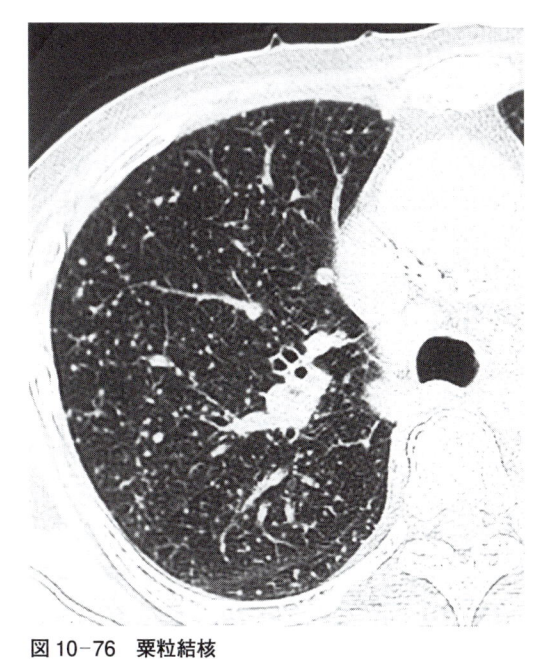

図 10-76 粟粒結核
高分解能 CT で，粒状影は，気管支肺動脈周囲，小葉中心部，胸膜直下などにランダムに分布している．

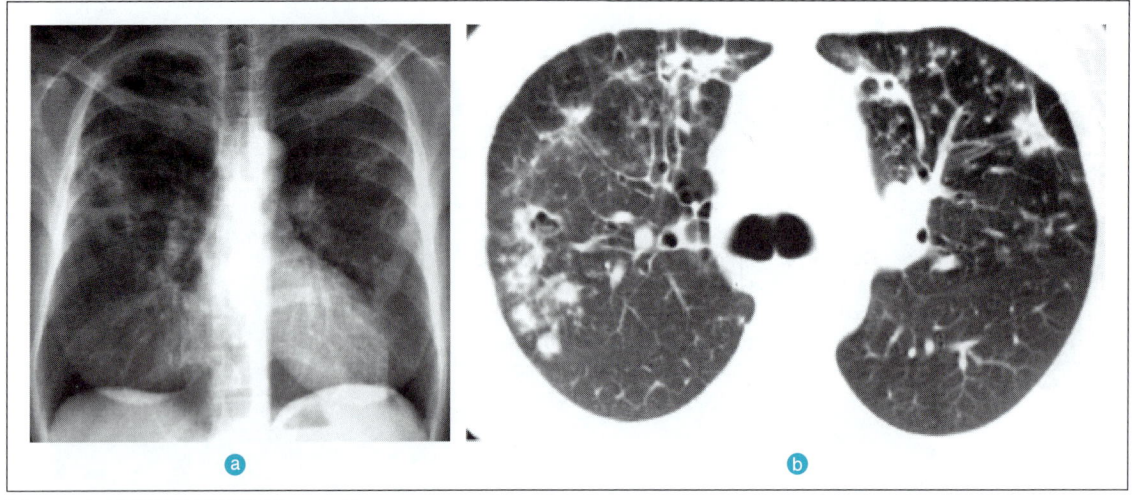

図10-77 非結核性抗酸菌症（MAC症）
胸部X線写真（ⓐ）では，両側肺に多発性に結節影や気管支拡張がみられる．
CT（ⓑ）でも気管支拡張と大小の気道中心性の結節影がみられる．

❷ 非結核性抗酸菌症（非定型抗酸菌症）
nontuberculous mycobacterial disease

病理・病態

結核菌以外の抗酸菌によって生じる慢性肺感染症を総称するが，MAC（*mycobacterium avium* complex）症の頻度が高い．臨床像から，結核類似型，小結節気管支拡張型，全身播種型に分類される．非結核性抗酸菌症は慢性肺疾患や免疫能低下に関連した疾患として知られているが，近年，基礎疾患のない中高年の女性に好発する慢性気道炎症性疾患としても注目されている．

画像所見

結核類似型では，胸部X線写真，CT像ともに結核症と区別できないが，比較的薄壁の空洞を呈することが多い．小結節気管支拡張型では，気管支拡張像と小葉中心性粒状影の混在が特徴で（図10-77），その分布も肺結核でみられるS1，S2，S6中心ではなく右中葉や左舌区にみられる頻度が高い点に特徴がある．

4 ウイルス肺炎 viral pneumonia

病理・病態

上気道から肺胞レベルのどの領域に変化が強く生じるかはウイルスによって違いがあることが知られているが，基本的には，気管支，細気管支上皮の浮腫や単核細胞浸潤で始まり，進行すると気管支周囲間質から気道周囲の肺胞にも炎症が波及する．ウイルスによる下気道病変には比較的共通点があり，びまん性肺胞領域障害 diffuse alveolar damage（DAD）と細気管支炎の共存がびまん性にみられる病態と特徴づけることができる．DADでは，初期には毛細血管うっ血，肺水腫，硝子膜形成，引き続いて細胞浸潤とⅡ型肺胞上皮の過形成，時間の経過とともに器質化がみられる．また，ウイルス血症を伴って肺病変が生じる場合にはランダムに分布する種々の大きさの結節性病変を形成する．

画像所見

胸部X線写真では，初期には異常がみられないことが多いが，経過に伴って両側肺のすりガラス陰影や気管支壁の肥厚，気管支血管陰影の増強や網状影がみられる．CTでは種々の程度のすりガラス陰影がみられ，病変の程度が強くなれば浸潤影を伴う．一方，細気管支炎を反映して，末梢の気管支肺動脈束の腫大，小葉内分岐構造の腫大や分岐数増加がみられ，小葉中心性粒状影を呈するときもある（図10-78）．また重症例や免疫能が低下した患者では肺野の変化が強い（図10-79）．

血行性の結節影が生じた症例では，ランダム分布を示す小結節影がHRCTでみられる．

5 肺真菌症 pulmonary mycosis

多くの真菌は上気道に常在し病原性が低いために，いくつかの例外を除けば通常は免疫能が低下した患者における日和見感染症として発症する．頻度が高いのはクリプトコッカス症，アスペルギルス症，およびカンジダ症である．

❶ クリプトコッカス症 cryptococcosis

病理・病態

クリプトコッカス症は，土壌や鳥排泄物に含まれる*Cryptococcus neoformans*によって生じるが，他の多くの真菌と異なって健常人にも発生するのが特徴であ

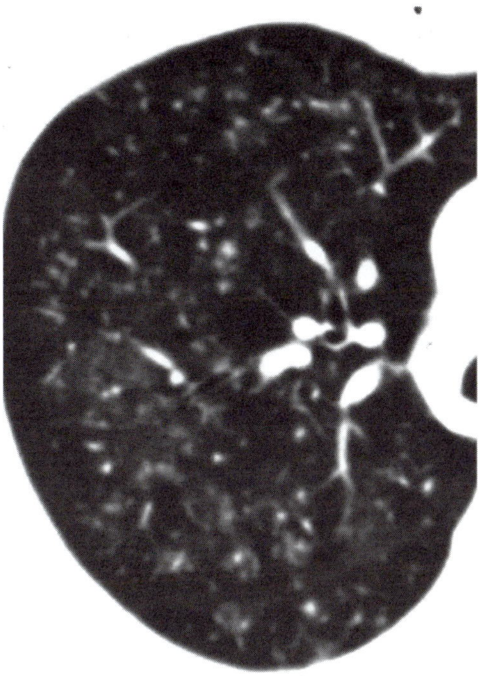

図 10-78　パラインフルエンザ肺炎

HRCT では，末梢気管支血管束の腫大による分岐状影や粒状影がびまん性にみられ，その周囲に斑状のすりガラス陰影がみられる．

る．健常人では無症状で病変が肺に限局することが多いが，免疫能低下患者では，より重症で全身に播種する傾向が強い．病理学的には吸入されたクリプトコッカスに対する限局性肉芽腫形成反応が生じる．

画像所見

クリプトコッカス症の画像所見には，3つのパターンがみられ，孤立性腫瘤，多発結節，区域性浸潤影，のいずれかのパターンを示す(**図 10-80**)．特に，孤立性腫瘤は肺癌との鑑別が難しい場合も多い．空洞，胸水，リンパ節腫大は健康人ではまれだが，免疫能低下患者ではしばしばみられる．

❷ アスペルギルス症 pulmonary aspergillosis

病理・病態

アスペルギルス症は頻度の高い日和見感染症として重要であるが，宿主側の免疫能によって種々の病態をとることが知られている．例えば，アスペルギルス抗原に過敏性をもつ患者では，アレルギー性気管支肺アスペルギルス症 allergic bronchopulmonary aspergillosis(ABPA)が発生する．気道に存在するアスペルギルスに対するアレルギー反応によって気道壁には好酸球，リンパ球，形質細胞を主体とする細胞浸潤，周囲肺胞領域には好酸球性肺炎がみられる．慢性経過とともに，中枢側気管支の拡張が生じるのが特徴とされる．免疫能が正常な患者では，既存の空洞内に寄生的に真菌球 fungus ball が形成され，軽度免疫能が低下した患者では，限局性の寄生状態から周囲の肺や胸膜に浸潤性に進展する semi-invasive(chronic necro-

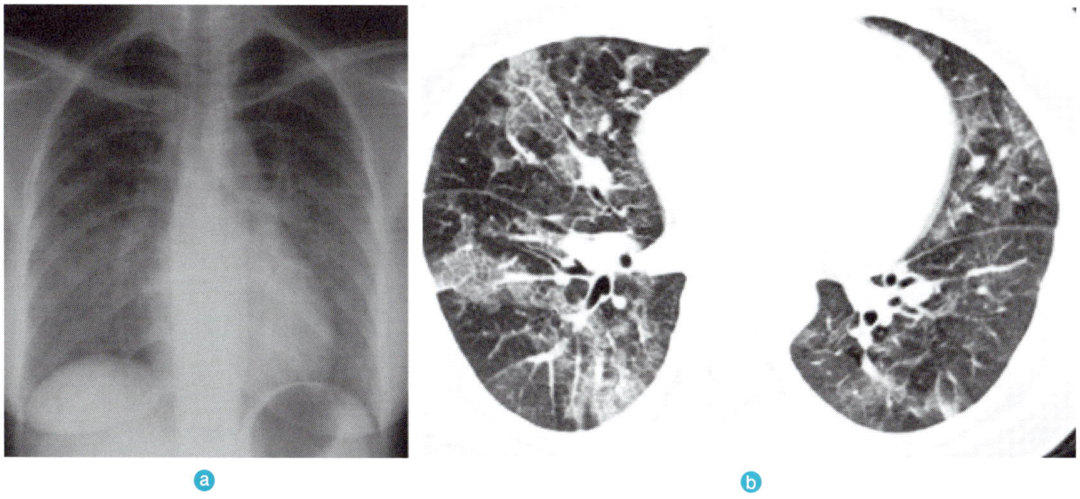

図 10-79　インフルエンザ肺炎

胸部 X 線写真(ⓐ)では，両側肺に広範なすりガラス陰影がみられる．CT(ⓑ)では，両側肺にびまん性に斑状のすりガラス陰影がみられる．

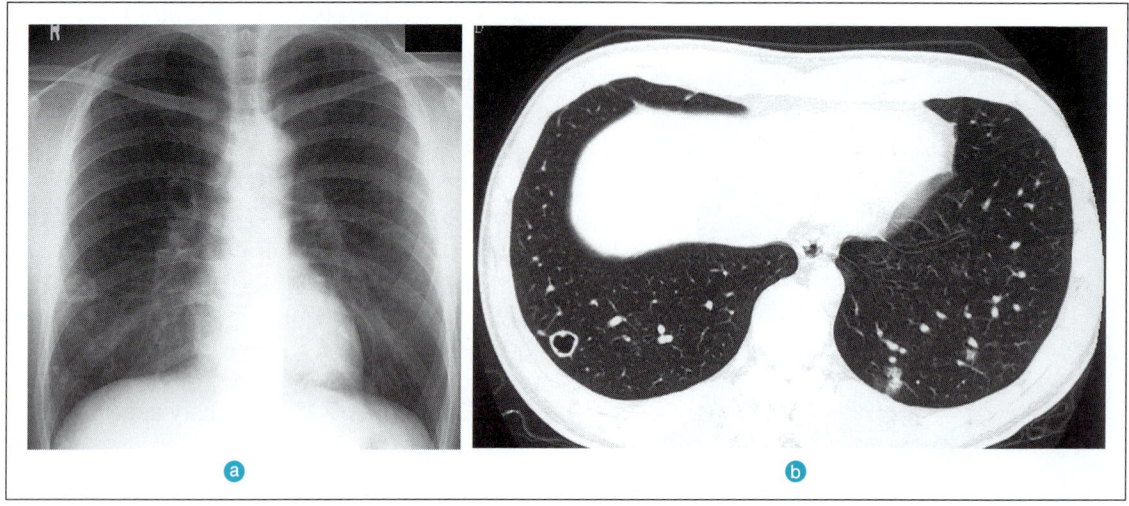

図10-80　肺クリプトコッカス症
ⓐ：胸部X線正面像では，両側肺の下野に数個の結節性病変が認められ，一部は空洞化している．
ⓑ：X線CTで，空洞と対側の小粒状病変がよくわかる．

tizing) aspergillosis が生じる．一方，白血球が著明に減少した免疫能低下患者では，肺内に吸入されたアスペルギルスが菌糸体として組織に侵入し，組織壊死を起こしながら拡がる侵襲性肺アスペルギルス症 invasive pulmonary aspergillosis (IPA) を生じる．アスペルギルスはムコールとともに血管侵襲性が強い真菌であるので，出血性梗塞や出血性結節を生じるのが特徴である．

画像所見

ABPAでは，胸部X線写真において，移動性の浸潤影や気管支壁の肥厚像がみられ，さらに，経過とともに区域枝から亜区域枝といった中枢気管支に拡張像とその内部の粘液栓 mucoid impaction によるV字形，Y字形などの形をした陰影がみられるのが特徴である．CTでは浸潤影や粘液栓ばかりでなく気管支拡張そのものや末梢の気管支中心性肉芽腫が描出される（図10-81）．単純な寄生である真菌球は，既存の空洞やブラ内の結節状陰影として胸部X線写真やCTでみられ，体位による移動性がみられることが多い．IPAでは，多発性の腫瘤様の浸潤影を呈するのが基本形であり，CTでは，出血を伴った結節に対応する，淡いすりガラス陰影を伴った結節（CT halo sign）や胸膜に達する楔形あるいは台形の高吸収域を呈する．白血球の改善とともに結節内に三日月状の空洞（air crescent sign）が出現することが特徴とされる（図10-82）．

❸ 肺カンジダ症 pulmonary candidiasis

病理・病態

肺カンジダ症もほとんどが免疫能低下患者に発生し，経気道感染による広範な気管支肺炎を生じたり，血行性播種による炎症病巣が形成される．

画像所見

カンジダ症の画像所見は非特異的な所見が多く，浸潤影や粟粒結節など，様々である．

6 日和見感染症 opportunistic infection

血液悪性腫瘍患者，抗癌剤や免疫抑制剤を投与されている患者，臓器移植患者，膠原病患者などでは免疫能が低下しているために，通常の病原微生物による感染症に加えて，正常の免疫状態では病原性のない弱毒病原体によっても感染症を引き起こす．また，糖尿病，肝硬変，火傷患者などでは好中球機能低下などのために免疫不全患者として扱われる．

免疫不全患者に生じる肺炎は，非特異的であるが，胸部X線写真で，①限局性の浸潤影，②急速に発育する多発結節影，③びまん性浸潤影，の3つのパターンに分けて考えるのが一般的である．

限局性浸潤影を示す日和見感染では，細菌性肺炎の頻度が最も高く，グラム陰性桿菌が多いが，レジオネラ菌，黄色ブドウ球菌，結核菌，非結核性抗酸菌も考慮しなければならない．

多発性結節影を生じる肺炎では，真菌感染が重要である．また細菌による敗血症性塞栓症や好気性放線菌であるノカルジアも考慮する必要がある．

びまん性浸潤影を示す肺炎では，ニューモシスチス肺炎とウイルス肺炎（サイトメガロウイルス，ヘルペスウイルス）の頻度が高い．

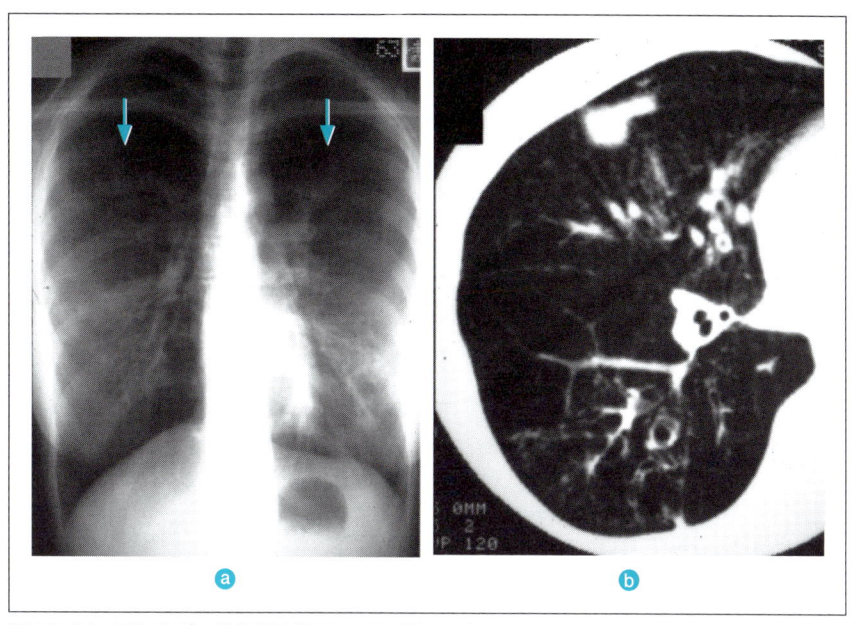

図 10-81　アレルギー性気管支肺アスペルギルス症
ⓐ：胸部 X 線写真では，両側上肺野に棍棒状，手指状の陰影（矢印）がみられる．
ⓑ：CT では，中枢側気管支に拡張がみられ，末梢の細気管支にも変化を認める．

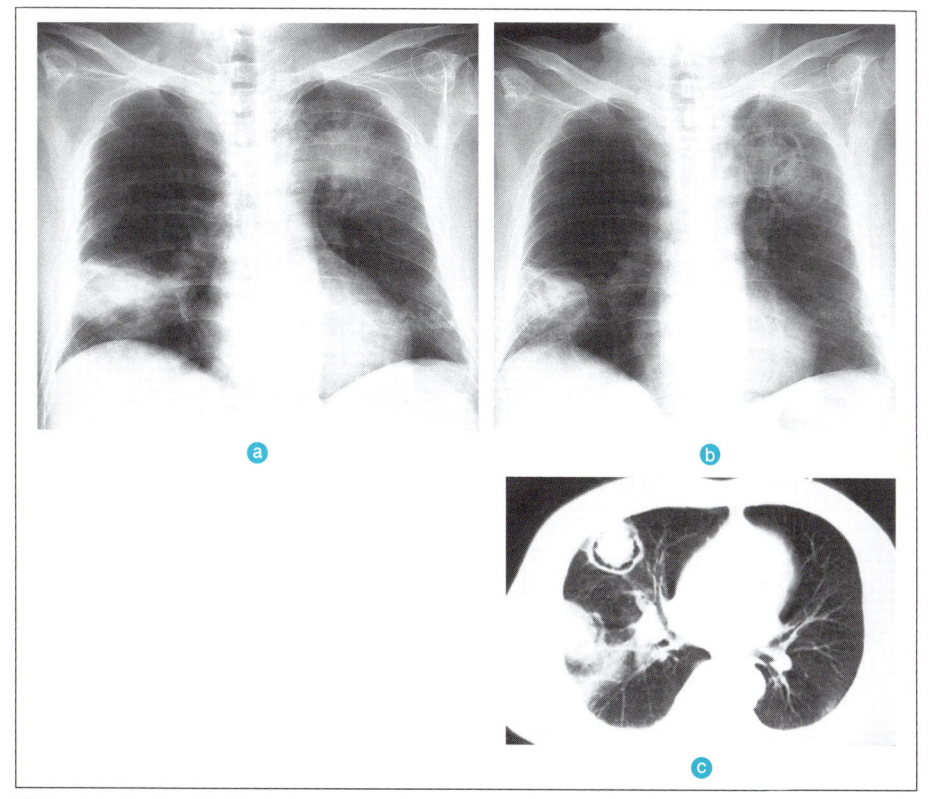

図 10-82　肺アスペルギルス症
ⓐ：両側肺に，大きな腫瘤影が認められる．右下肺野のものには空洞がある．
ⓑ：1 か月後，両側ともに空洞が形成され，真菌球も観察される．
ⓒ：X 線 CT 像

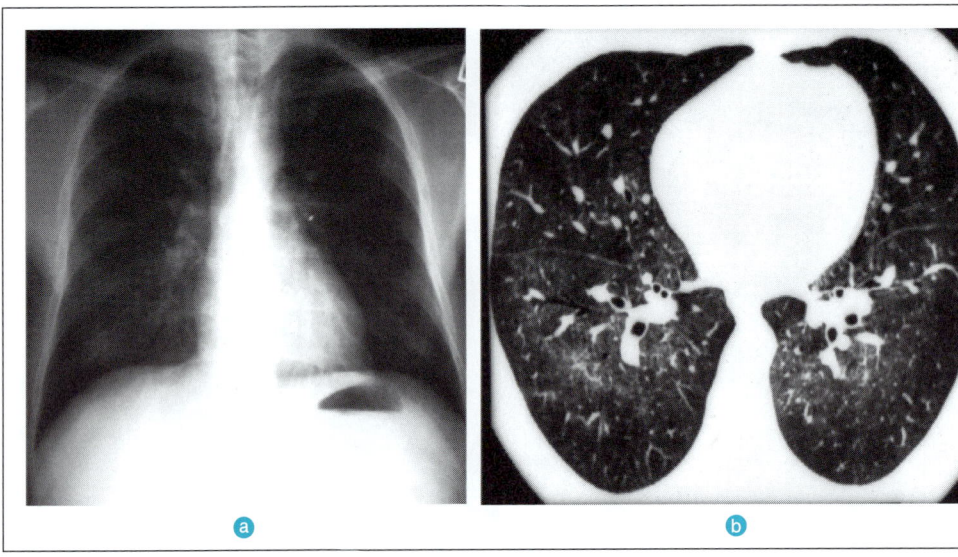

図 10-83　ニューモシスチス肺炎
ⓐ：この症例では，胸部 X 線写真で異常は捉えられない．
ⓑ：HRCT では，両側の肺門周囲を主体にすりガラス陰影がみられる．

❶ ニューモシスチス肺炎
pneumocystis jirovecii pneumonia

病理・病態
　ニューモシスチス肺炎は，免疫能低下患者にみられる呼吸器感染症として最も重要である．病原体の Pneumocystis carinii は従来，原虫と考えられてきたが，遺伝子解析によって真菌に類縁の微生物であることが明らかになり，Pneumocystis jiroveci と名称も変更された．病原体がⅠ型肺胞上皮を障害することによって肺胞腔内に種々の細胞や病原体，高濃度の蛋白質を含む液体が貯留する病態である．

画像所見
　胸部 X 線写真では，両側肺門周囲に広範なすりガラス陰影がみられるが，異常所見が捉えられない場合もあり，臨床所見から肺炎が否定できない場合には積極的に CT を施行すべきである．CT 像は比較的特徴的で，地図状分布を示すすりガラス陰影が両側肺に広範に拡がるのが基本形である（図 10-83）．すりガラス陰影はびまん性に均一に分布する場合もあり，HRCT ではすりガラス陰影内に網状影がみられることも多い．また，AIDS の患者ではすりガラス陰影内に囊胞形成がみられることも多い（図 10-84）．

❷ サイトメガロウイルス肺炎
cytomegalovirus pneumonia

病理・病態
　ウイルス肺炎は健常者にもみられるが，日和見感染の病原体としてのウイルスは健常者と異なり，サイトメガロウイルスがその代表である．特に，臓器移植患者や骨髄移植患者はハイリスクグループと考えられ，これらの患者ではサイトメガロウイルス感染が最も多い．また，ニューモシスチス肺炎との混合感染も多い．

画像所見
　胸部 X 線写真では，両側の広範なすりガラス陰影がみられ，CT では斑状に分布するすりガラス陰影がみられ，これに加えて，淡い小葉中心性の粒状影がみられる（図 10-85）．また，時に血行性の粟粒結節影を示す場合もある．

C　びまん性肺疾患の画像所見

1　特発性間質性肺炎
idiopathic interstitial pneumonia（IIP）

　間質性肺炎とは何らかの原因で肺胞壁の間質に炎症を生じる疾患の総称であり，その中で原因が明らかでないものを特発性間質性肺炎とよぶ．現在，特発性間質性肺炎は，急性から，亜急性，慢性経過を示す 7 つの疾患に分類されている．

❶ 特発性肺線維症
idiopathic pulmonary fibrosis（IPF）

病理・病態
　特発性間質性肺炎の中で最も頻度の高いものが特発性肺線維症で，慢性の経過をとる間質性肺炎であり予後は不良である．病理所見は UIP（usual interstitial pneumonia）で，肺胞壁の線維化が肺内においても二次

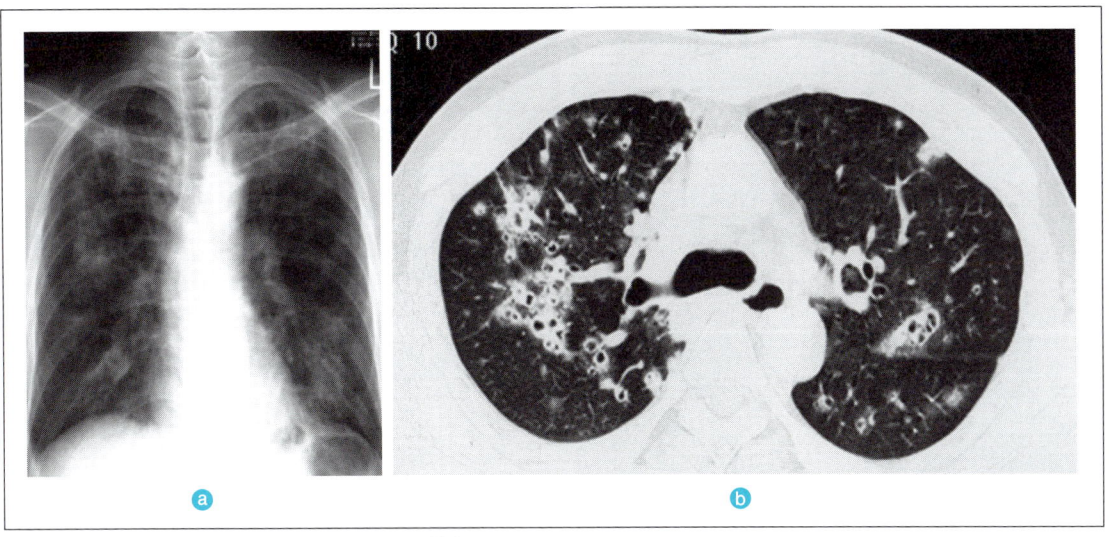

図10-84 AIDSに発生したニューモシスチス肺炎
ⓐ：胸部X線写真では，両側肺に斑状の浸潤影がみられる．
ⓑ：CTでは，多発性の浸潤影やすりガラス陰影がみられるとともに，その内部に空洞形成がみられる．

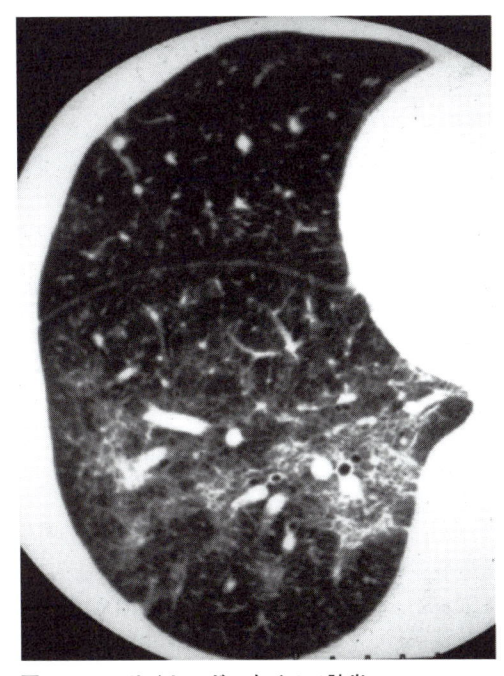

図10-85 サイトメガロウイルス肺炎
HRCTで，びまん性に広範なすりガラス陰影がみられる．

小葉レベルにおいても，不均一に存在するのが特徴である．また，慢性に経過する線維化によって，肺構造が改変するのも大きな特徴で，同一標本の中に，正常肺胞から蜂窩肺までの種々の病変が混在する．「時間的，空間的不均一」という言葉で表されることが多い．

画像所見

胸部X線写真では，両側の中下肺野外側を中心に網状影，輪状影がみられ，囊胞が明瞭な場合には蜂窩肺といわれる（図10-86）．また線維化病変は肺容量減少を伴うために横隔膜の挙上がみられる．CTでは，肺胞壁の線維化自体は基本的には肺野高吸収域として表現されるが，UIPでは線維化の進行に伴う構造改変や囊胞形成が加わるために画像所見も多彩なものになる．病変は胸膜直下領域に強く分布し，下肺の変化が上肺よりも強い．軽度の肺胞壁の肥厚が存在する部位ではすりガラス陰影になるが，血管周囲や小葉辺縁に線維化が強いと血管像が不整に腫大し，小葉間隔壁の肥厚もみられる．より変化が強い部位では壁厚の囊胞が形成され，また線維化病巣が集合して不整形の高吸収域となり，その内部に拡張した細気管支がみられる場合がある．これらの種々の病変が不均一に混在するのが特徴といえる．さらに，太い気管支血管が胸膜に異常に接近するのも線維化による容量減少を反映した所見である．

❷ 非特異性間質性肺炎
nonspecific interstitial pneumonia (NSIP)

病理・病態

亜急性から慢性の経過をとり，IPFに次いで頻度が高い間質性肺炎が非特異性間質性肺炎で，組織像もNSIPとよばれる．組織学的には細胞浸潤が主体のcellular typeと線維化が主体のfibrotic typeに分けられる．病変の広がりや程度には斑状の不均一がみられるが，すべての病変の線維化過程における時相が揃っている（時相の一致）のが特徴とされる．NSIPはIPFよりは予後が良好である．

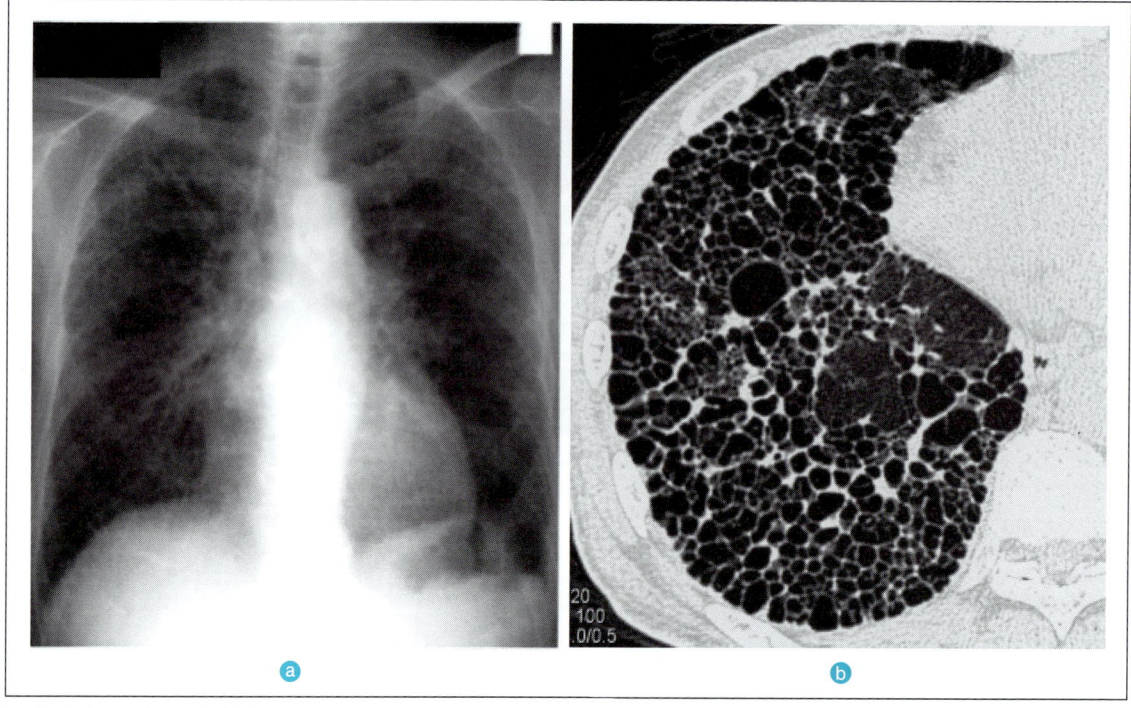

図 10-86　特発性肺線維症
ⓐ：胸部X線写真では，両側肺の下肺野，外層に強い網状影がみられる．横隔膜の挙上がみられ，肺容量減少が考えられる．
ⓑ：HRCTでは正常肺から，網状影がみられる領域，種々の大きさの蜂窩肺が混在して，不均一にみられる．

画像所見

　胸部X線写真では，両側の下肺野主体の斑状分布を示す，すりガラス陰影や浸潤影がみられる．CTではすりガラス陰影が広範に斑状にみられ，内部に網状影や細気管支拡張像を示すことが多い（図10-87）．時に浸潤影やすりガラス陰影が気管支周囲性の分布を示すこともある．病変のどの部位をみても似たような変化を示しているのが特徴である．

❸ 特発性器質化肺炎
cryptogenic organizing pneumonia(COP)

病理・病態

　急性から亜急性に生じる病態で，病変の主体は肺胞壁ではなく気腔内の器質化であるが，特発性器質化肺炎という名称で，間質性肺炎のひとつとして扱われている．組織像は，細気管支から肺胞管に生じるポリープ状の幼若な器質化を特徴とする病変で，肺胞壁の細胞浸潤や肺胞腔内の泡沫細胞の集積も伴う．構造改変が少ないので，治療に反応して異常を残さずに治癒する場合が多く，予後良好である．

画像所見

　胸部X線写真では，斑状に分布する浸潤影が主としてみられ，病変の軽い部位は，すりガラス陰影となる．CTでも同様に，非区域性斑状に分布する浸潤影が主体で，すりガラス陰影を伴う（図10-88）．陰影内部の気管支拡張や網状影はあまりみられない．時に，浸潤影が気管支周囲性にみられたり，小葉中心性あるいは気管支中心性の結節性陰影を示す場合がある．

❹ 急性間質性肺炎
acute interstitial pneumonia(AIP)

病理・病態

　急性の間質性肺炎を代表する病理学的変化が，びまん性肺胞領域障害 diffuse alveolar damage(DAD)で，肺胞領域が，びまん性に，病期のほぼ揃った炎症性，器質化病変を示し，肺胞壁の肥厚と硝子膜形成，および引き続く器質化によって特徴づけられる．この病理変化が原因不明で生じた場合に，急性間質性肺炎という臨床疾患名でよばれるが，同様の病理像は膠原病や薬剤に関連して生じることもあり，またショックや外傷後に出現する ARDS の病理変化も DAD と考えられている．DAD は，ステロイド治療にも反応しない予後不良の病態である．

画像所見

　肺胞壁の肥厚と硝子膜形成がびまん性に生じる病理像を反映して，胸部X線写真では，両側肺に広範な

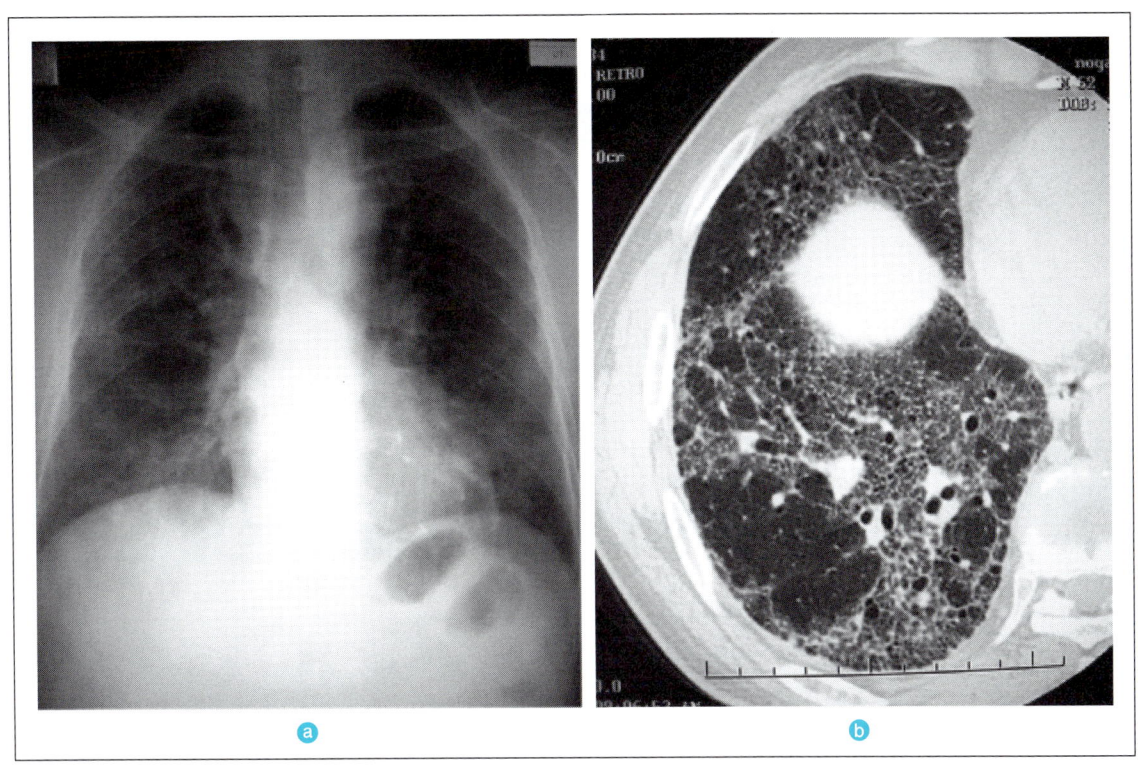

図 10-87　非特異性間質性肺炎（線維化型）
ⓐ：胸部 X 線写真では，両側の下肺野に斑状のすりガラス陰影がみられる．
ⓑ：HRCT では，斑状に分布するすりガラス陰影がみられ，内部に網状影や細気管支拡張像がみられる．病変はどの部位をとっても似たような変化を示し，時相が一致していると考えられる．

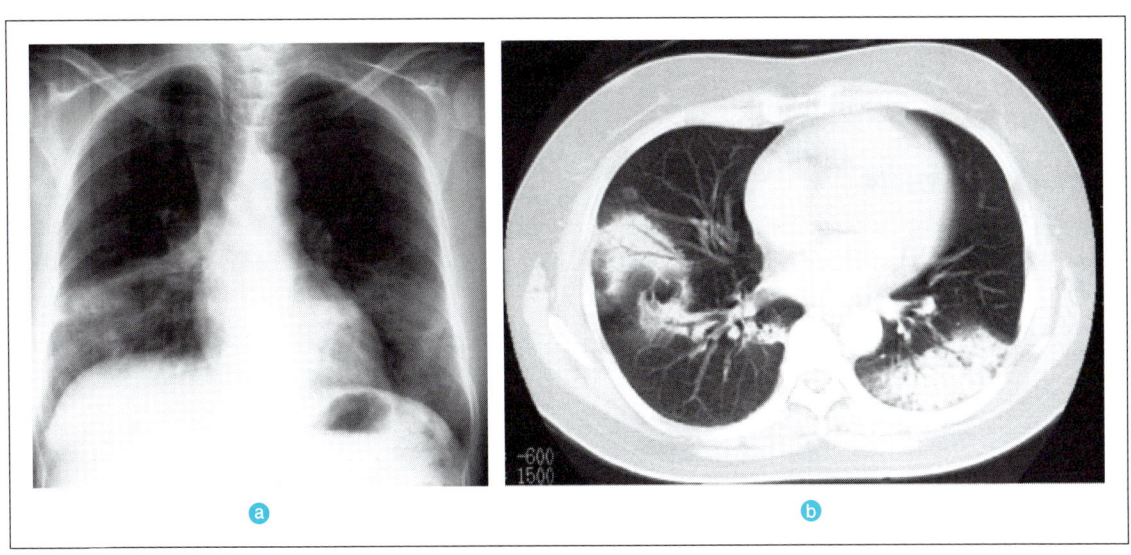

図 10-88　特発性器質化肺炎
ⓐ：胸部 X 線写真では，両側の下肺野に斑状の浸潤影がみられる．
ⓑ：CT では，両側肺に非区域性斑状の浸潤影がみられ，周辺にはすりガラス陰影もみられる．内部に気管支がみられるが，拡張はあまりない．

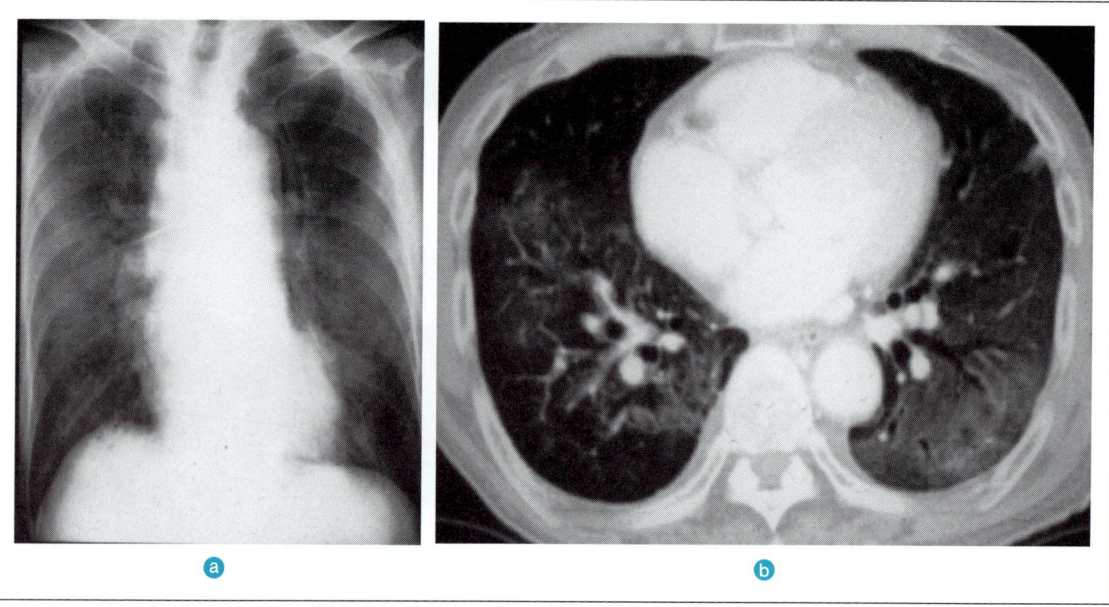

図10-89　急性間質性肺炎
ⓐ：胸部X線写真では，両側肺に広範なすりガラス陰影がみられる．
ⓑ：CTでは，不均一さはみられるものの両側肺にびまん性にすりガラス陰影がみられ，内部に牽引性気管支拡張像がみられる．

すりガラス陰影がみられ，変化が強い部分では浸潤影となる（図10-89）．また，CTでも同様に，びまん性のすりガラス陰影がみられるが，肺内での病変の強弱にはかなりの不均一さが存在する．時間の経過とともに陰影内に器質化を反映した気管支拡張像が出現する．早期のDADと臨床的に鑑別が問題になるのは心原性肺水腫やニューモシスチス肺炎であるが，臨床所見との総合診断が重要である．

⑤ その他の間質性肺炎

特発性間質性肺炎に含まれる呼吸細気管支炎関連間質性肺炎 respiratory bronchiolitis-related interstitial pneumonia（RB-ILD）と剝離性間質性肺炎 desquamative interstitial pneumonia（DIP）は喫煙に関連が深い疾患と考えられており，またリンパ球性間質性肺炎 lymphocytic interstitial pneumonia（LIP）はリンパ増殖性肺疾患との関連が議論されている疾患で，いずれもまれな疾患である．

2 続発性間質性肺炎

❶ 膠原病肺 pulmonary manifestation of collagen vascular diseases

種々の膠原病では，特発性間質性肺炎でみられたUIP，NSIP，OP，DADといった組織像を示す間質性肺炎が生じ，画像だけでは区別できないことが多い．頻度的にはNSIPパターンを示すものが多い（図10-90）．

❷ 薬剤性肺障害

急性肺疾患の鑑別を考える場合に忘れてはならないのが薬剤性肺障害である．その成立機序には，薬剤自体の細胞毒性によるものと薬剤に対するアレルギー反応によるものの2つがあるが，特に，アレルギー反応によるものは投与量に依存しないために診断が難しい場合が多い．薬剤性肺障害の病理変化としては，NSIP，OP，UIP，DADといった間質性肺炎や好酸球性肺炎などがあり，それらの組み合わせもまれではない．したがって，その画像所見も多彩で，薬剤性肺障害に特異的なものはない（図10-91）．

❸ 好酸球性肺炎 eosinophilic pneumonia

病理・病態

好酸球性肺炎とは好酸球の浸潤を主とする肺実質の炎症性疾患の総称で，しばしば血液や喀痰の好酸球増多を伴うため，肺好酸球増多症 pulmonary eosinophilia あるいはPIE症候群ともよばれる．好酸球性肺炎には様々な病態が含まれ，薬剤，真菌，寄生虫などが原因となっているものと，原因不明のものがある．特発性好酸球性肺炎には，単純性肺好酸球症，急性好酸球性肺炎 acute eosinophilic pneumonia（AEP），慢性好酸球性肺炎 chronic eosinophilic pneumonia（CEP），好酸球増多症候群がある．

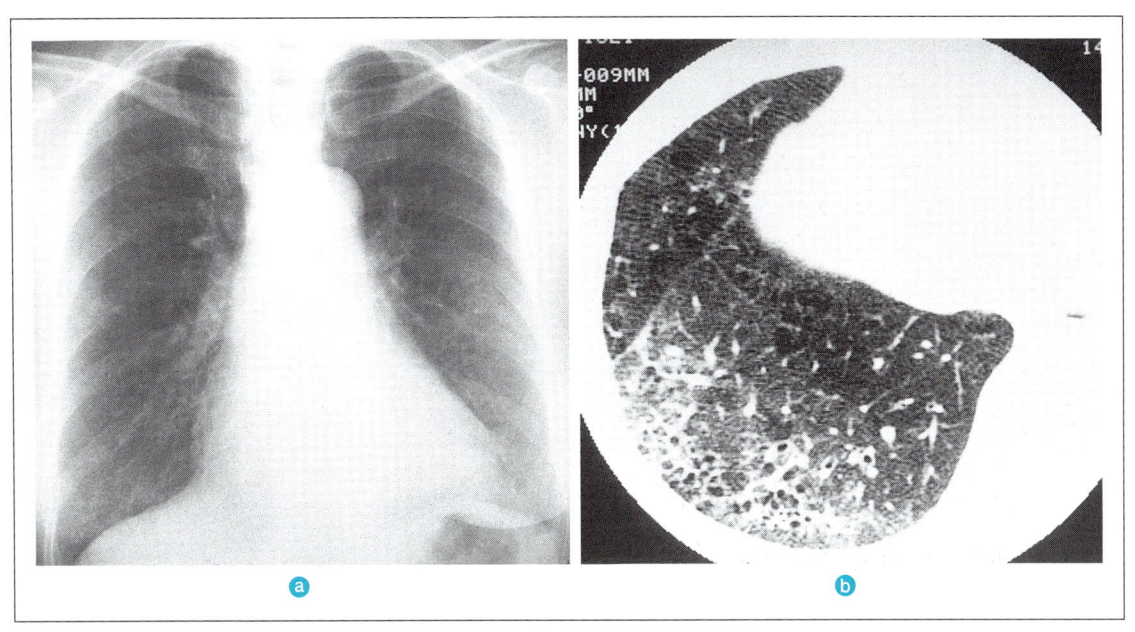

図10-90　膠原病肺（PSS：progressive systemic sclerosis；進行性全身性硬化症）
ⓐ：胸部X線正面像では，両側の下肺野にすりガラス陰影がみられる．
ⓑ：X線CTでは，両側の下肺野肺底部の後胸壁側に小輪状影と周囲のすりガラス陰影が認められる．

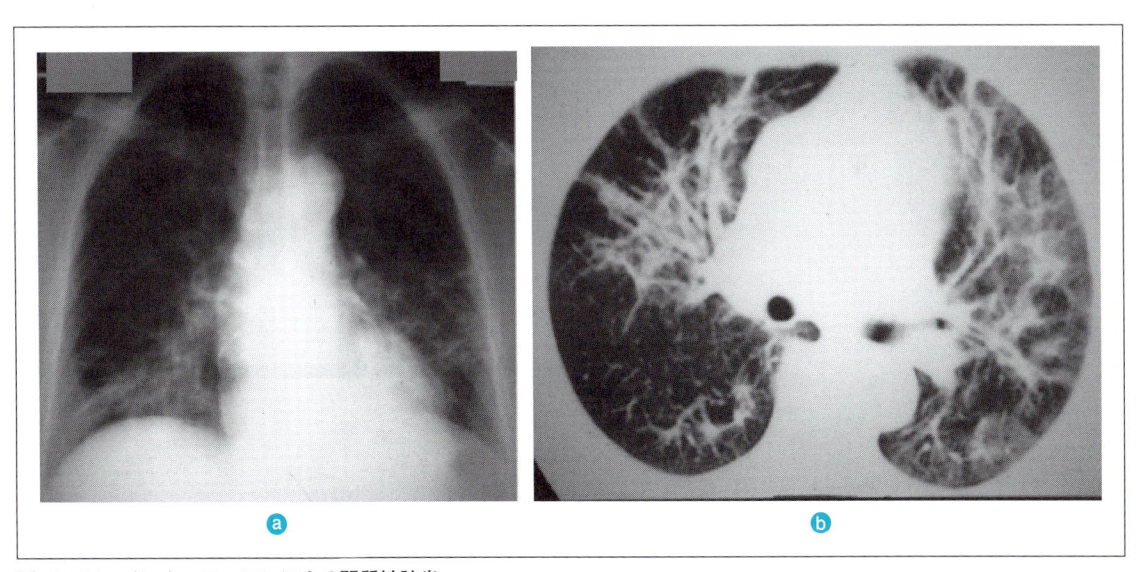

図10-91　インターフェロンによる間質性肺炎
ⓐ：両側の下肺野に斑状の浸潤影がみられる．
ⓑ：両側肺の気管支血管周囲に強い浸潤影やすりガラス陰影がみられる．

　急性好酸球性肺炎は，高熱を伴い，びまん性の肺野浸潤影がみられ，急性呼吸不全にいたる病態である．気管支肺胞洗浄液で著明な好酸球増多を示すが，ステロイド治療に反応し，予後良好の疾患である．これに対して，慢性好酸球性肺炎は数週から数か月の経過をとる好酸球性肺炎で，喘息症状を呈することが多いが，予後は良好である．病理所見では，肺胞腔と胞隔への著しい好酸球とマクロファージの浸潤がみられ，少数の多核巨細胞やリンパ球，形質細胞もみられる．

画像所見

　単純肺好酸球症（Löffler症候群）の症状は軽微で，胸部X線写真では，一過性の末梢優位，移動性の肺野浸潤影を示し，2週間以内に消失する．
　急性好酸球性肺炎の胸部X線写真では，びまん性

208　I．画像診断

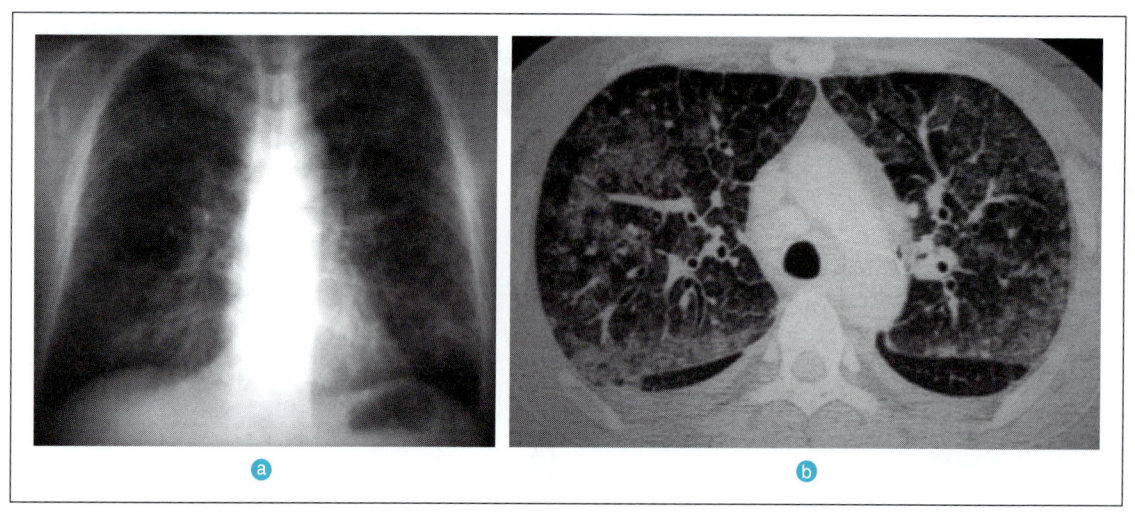

図10-92　急性好酸球性肺炎
ⓐ：胸部X線写真では，両側肺に広範なすりガラス陰影がみられ，これに重なって，気管支壁の肥厚やKerley B lineがみられる．
ⓑ：CTでは，両側びまん性のすりガラス陰影に加えて，気管支壁の肥厚や小葉間隔壁の肥厚などの広義間質性変化が加わる．

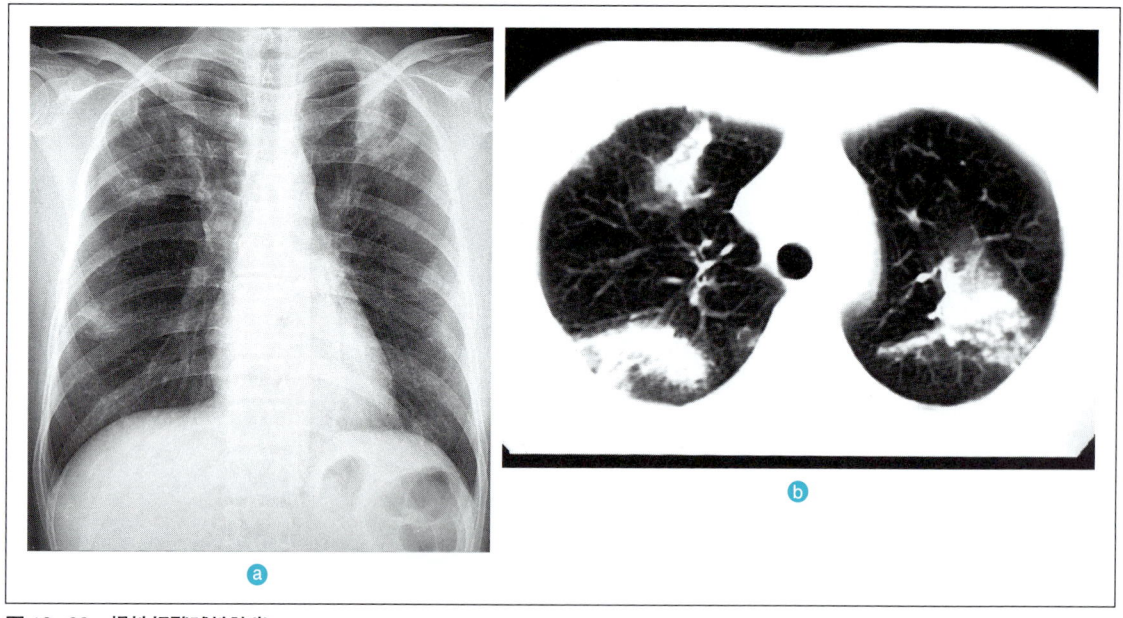

図10-93　慢性好酸球性肺炎
ⓐ：両側の上中肺野に散在性に浸潤影が認められる．
ⓑ：X線CTでみると，浸潤影は，解剖学的な気管支分布と無関係な進展を示していることがわかる．

のすりガラス陰影とともに，気管支壁の肥厚やKerley B lineがみられることが多く，少量の胸水を認めることも多い（**図10-92**）．CTでは，びまん性に，すりガラス陰影や浸潤影が混在するとともに，気管支壁の肥厚，小葉間隔壁の肥厚などの広義間質の肥厚所見がみられる．

慢性好酸球性肺炎の胸部X線写真の特徴は，非区域性の肺野浸潤影で，時に肺辺縁部に強く，「肺水腫のネガ像 photographic negativity of pulmonary edema」といわれる．また，陰影が上中肺野にみられることが多く，病変の移動性も特徴のひとつである．CTでは，胸膜直下にみられる非区域性の浸潤影やすりガラス陰影が混在してみられ，内部に正常径のエアーブロンコグラムがみられることが多い．また，治癒過程では帯状影がみられる場合も多い（**図10-93**）．

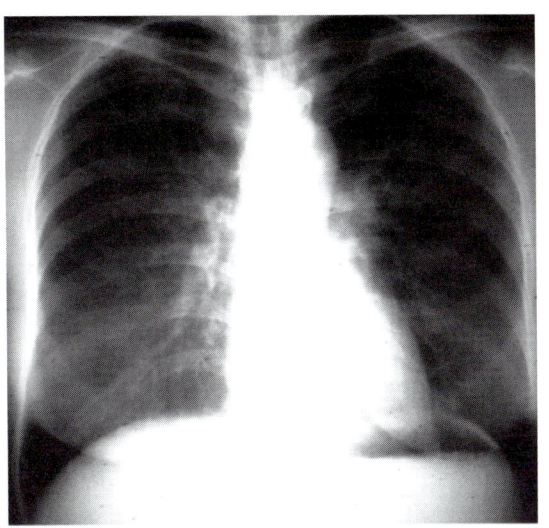

図 10-94 過敏性肺炎
胸部 X 線写真では，びまん性のすりガラス陰影がみられ，これに淡い粒状影が重なる．

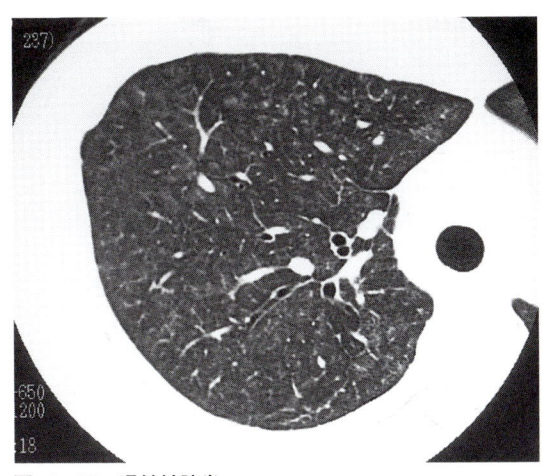

図 10-95 過敏性肺炎
高分解能 CT で，きわめて淡い小粒状影が小葉中心性に認められる．

4 過敏性肺炎
hypersensitivity pneumonitis(HP)

病理・病態
　過敏性肺炎は，好熱性放線菌，真菌，あるいは動物性蛋白といった有機抗原を反復吸入することによって感作され，再び抗原を吸入したときに乾性咳嗽や呼吸困難を生じるアレルギー性疾患である．日本では，夏型過敏性肺炎といわれるものが多い．急性，亜急性，慢性の病型がみられるが，臨床的には亜急性が多い．抗原の種類にかかわらず，過敏性肺炎の病理像は同様で，細気管支壁および胞隔の単核細胞浸潤と類上皮肉芽腫形成に特徴づけられ，これらの変化はびまん性に生じるものの細気管支周囲に特に強い．

画像所見
　胸部 X 線写真では，びまん性のすりガラス陰影と小粒状影がみられるが(図 10-94)，しばしば異常所見として捉えることが困難な場合も多い．そのような場合，肺野血管に注目すると，本来みえるべき血管がぼけてよくみえないという形で異常が現れているときもあり，注目すべきポイントと思われる．
　CT 像では，びまん性の胞隔の肥厚を反映した淡いすりガラス影が両側に広範にみられ，それに重なって細気管支周囲の強い病変を反映した小葉中心性の淡い粒状影が重なる(図 10-95)．また，小葉単位ですりガラス陰影の強さに違いがあり，汎小葉性陰影を示す場合もみられる．

5 サルコイドーシス sarcoidosis

病理・病態
　サルコイドーシスは，比較的若年者にみられる原因不明の肉芽腫性全身性疾患である．90％以上の症例で肺病変が存在するが，呼吸器症状が現れるのは50％以下である．臨床経過は良好なことが多く，70％程度は発病 2 年以内で自然軽快がみられるが，重症の肺線維化が生じる場合も存在する．病態は Th1 免疫反応の亢進で，組織学的には壊死を伴わない類上皮細胞肉芽腫形成が特徴である．肺では，気管支血管周囲間質，胸膜，あるいは小葉間隔壁といったリンパ路に沿って病変が進展する．また，肺門・縦隔リンパ節にも高頻度に病変が形成される．自然軽快する場合には線維化を残さず治癒するが，病変が高度で組織破壊が生じた場合には，線維化を広範囲に残す．血液検査所見での ACE 高値や気管支肺胞洗浄(BAL)での T リンパ球の増加と CD4/CD8 比の高値が特徴的である．病変が気管支周囲に多く形成されることもあって，経気管支鏡肺生検(TBLB)で組織診断が得られることが多い．

画像所見
　胸部 X 線写真では，両側肺門リンパ節腫大 bilateral hilar lymphadenopathy(BHL)が典型的所見として知られている(図 10-96)．通常は BHL とともに傍気管線の肥厚や消失，A-P window の突出といった縦隔リンパ節腫大を示唆する所見がみられることが多い．肺野病変として，上肺野や肺門周囲に強いびまん性の粒状影や網状影がみられるが(図 10-97)，多発性結節影としてみられる場合もある．CT では，肺門縦隔リンパ節腫大が明瞭に描出され，リンパの流れとは無関係に広範囲に腫大がみられる(図 10-96)．HRCT では，リンパ路に沿って拡がる病理学的な特

210　I．画像診断

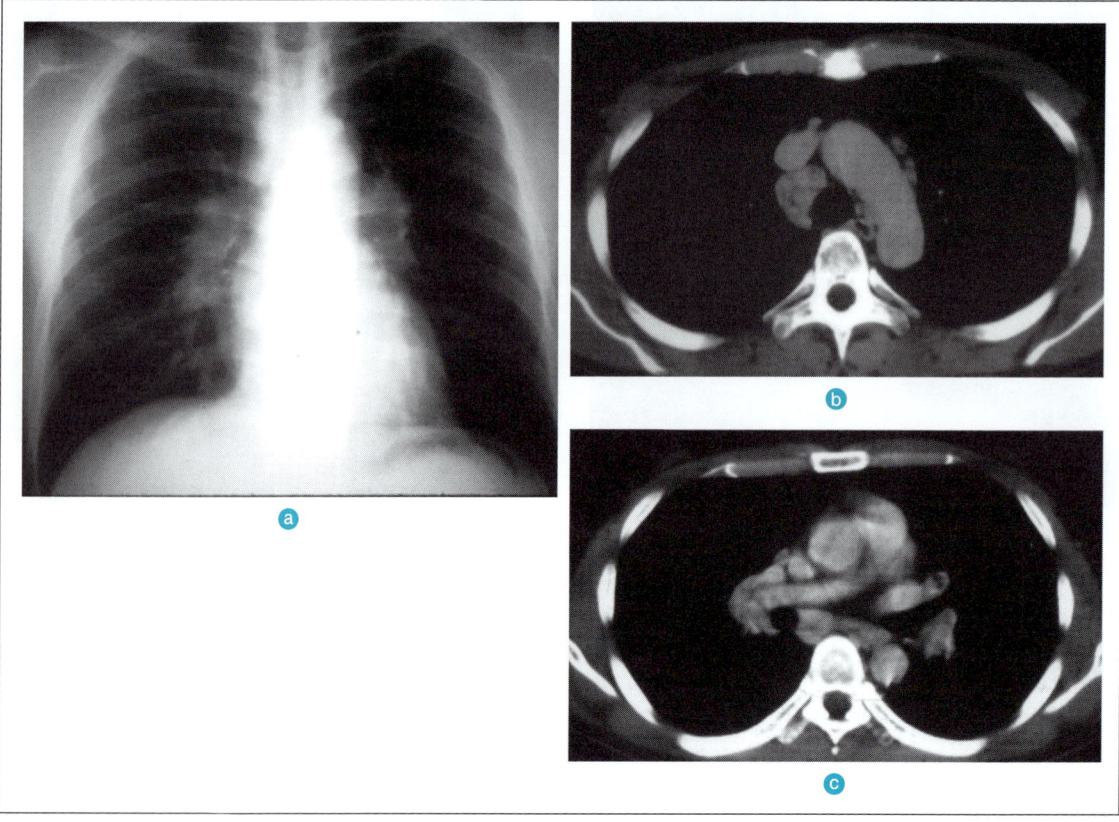

図10-96　サルコイドーシス
ⓐ：胸部X線写真では，肺門リンパ節腫大（BHL）による両側肺門の腫大がみられる．
ⓑ，ⓒ：CTでは，縦隔および肺門リンパ節腫大が両側同程度にみられる．

徴を反映して，気管支血管束の不規則な腫大や，小葉間隔壁や胸膜の肥厚や粒状影が主としてみられる（図10-97）．また，気管支壁の肥厚所見も高頻度にみられる．HRCTの分解能以下の構造に病変が生じた場合には，すりガラス陰影として描出される．時に，多発性の結節影がみられる場合があるが，結節周辺部のすりガラス陰影と内部の樹枝状影が特徴である．線維化が残存する症例では上肺野の塊状影としてみられ，内部に牽引性気管支拡張がみられる．

6　じん肺　pneumoconiosis

病理・病態

じん肺は無機粉塵を長期間吸入することによって生じる慢性びまん性の線維増殖性肺疾患で，珪肺と石綿肺が代表的である．

珪肺は遊離珪酸結晶を含む粉塵が原因となって生じる疾患であるが，珪酸は土壌の主成分として自然界に広く存在する．珪酸粉塵は，他の粉塵に比べて気管支周囲の間質に移行しやすく，所属リンパ節の変化も強い．吸入された珪酸は肺胞マクロファージに貪食され，肺胞マクロファージは種々のサイトカイン，成長因子，活性酸素や酵素などを活性化し，放出する．この結果，近傍の細胞障害が生じ，炎症細胞の集積，コラーゲンの生成，線維芽細胞の増殖などが引き起こされ，珪肺結節が形成される．珪肺結節は上肺野に多く，病変が長期に及ぶ進行例では線維化が癒合した不整形の塊状の線維化 progressive massive fibrosis（PMF）を形成する．

石綿肺（アスベスト肺）は珪酸マグネシウムまたは鉄塩である石綿の吸入によって生じる線維増殖性肺疾患で，細気管支周囲の線維化で始まる．珪肺とは異なって，粒状病変ではなく，下肺野中心に線維化病変が形成されるのが特徴である．石綿肺では，胸膜中皮腫や肺癌の合併頻度が高いことがよく知られている．

画像所見

胸部X線写真では，珪肺は上肺野優位の小粒状影が特徴で，時に，塊状の線維化が形成される（図10-98）．また，縦隔肺門リンパ節の腫大もみられ，30％の症例ではその中に石灰化がみられる．頻度は高くないが，石灰化がリンパ節の辺縁部にみられる特徴的な

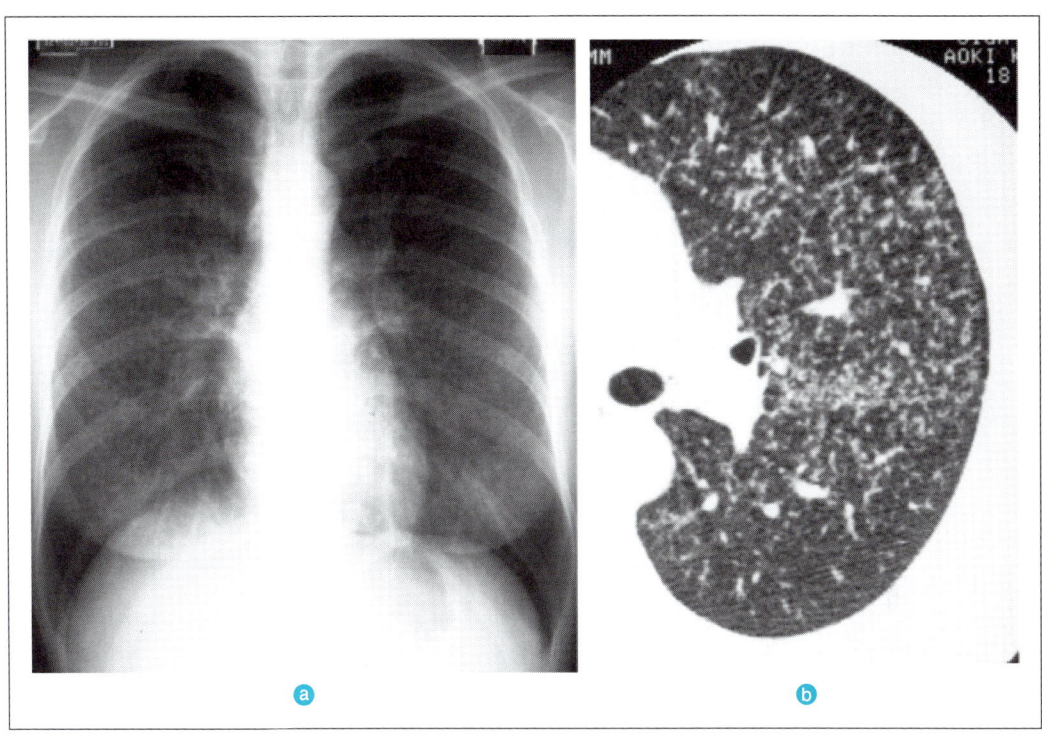

図 10-97　サルコイドーシス
サルコイドーシスの肺野病変は，広義間質肥厚が主体となるので，胸部 X 線写真（ⓐ）では，両側肺の肺門周囲，上中肺野中心の網状粒状影がみられ，HRCT（ⓑ）では，末梢気管支血管束の腫大や粒状影，小葉間隔壁の肥厚などの所見がみられる．

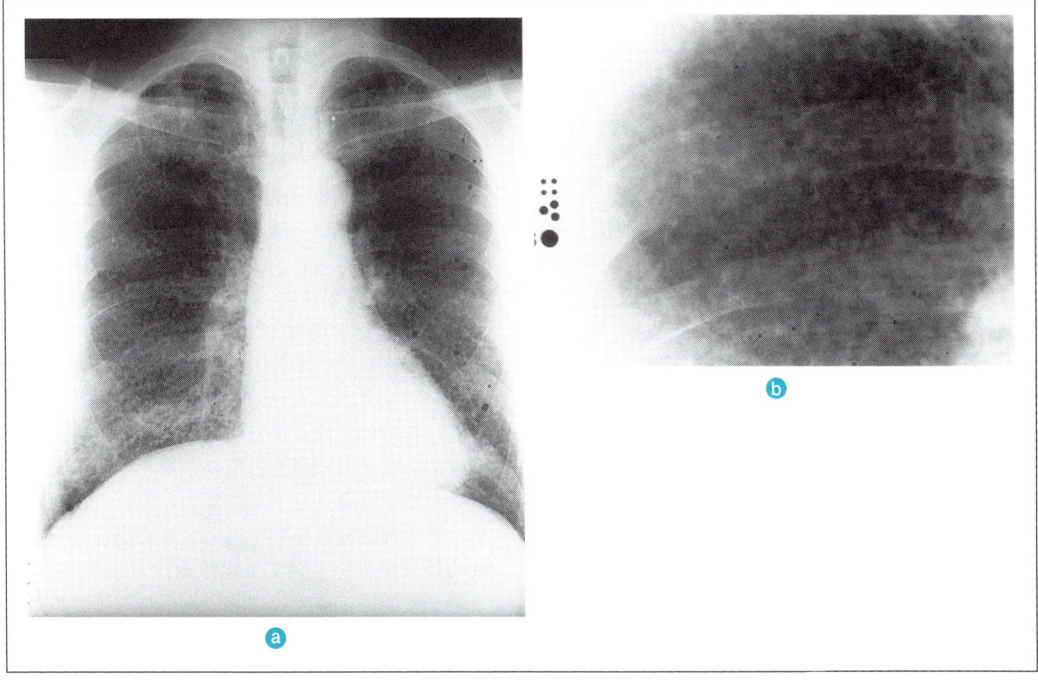

図 10-98　溶接工肺
ⓐ：びまん性に微細粒状影が認められる．
ⓑ：右肺のクローズアップ像で，左端の黒い結節は，上から 1 mm，1.5 mm，3 mm 大で，肺野の粒状影が 1〜3 mm 大であることがわかる．

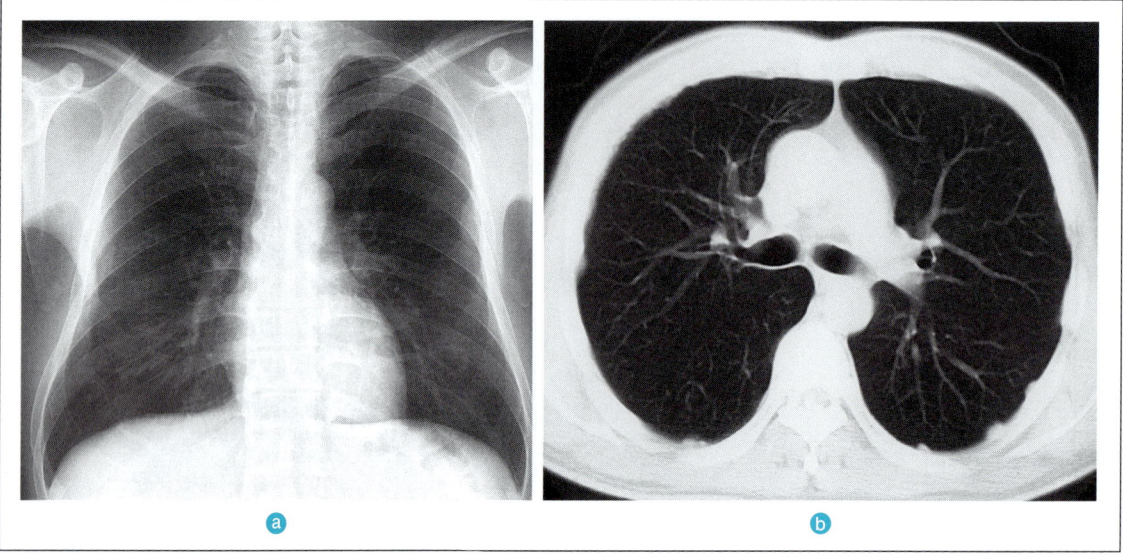

図 10-99　石綿肺の胸膜プラーク
ⓐ：胸部単純写真では，左右の中肺野外套部で胸膜の限局性肥厚像と石灰化がある．右横隔膜の輪郭の限局性の軽度の不整もある．
ⓑ：X 線 CT では多数の胸膜の限局性肥厚がみられる．

卵殻状石灰化 egg-shell pattern を示す場合がある．

これに対して，石綿肺では，下肺野，肋横隔膜角付近の不整形陰影から始まり，病変が強くなるにしたがって，微細網状影から粗大網状影に変化するとともに病変の範囲が拡がる．下肺野の線維性収縮のために横隔膜が挙上する．また，胸膜プラークや胸膜肥厚といった胸膜変化がみられるのも特徴で，胸膜プラークは石灰化する頻度が高い（図 10-99）．

CT 特に HRCT では，胸部 X 線写真より早期の線維化病変の検出が可能である．末梢気管支血管束の腫大による樹枝状影や粒状影，あるいは線状影がみられる．また肺胞の病変を反映したすりガラス陰影もみられる．病変の進行に伴って，特発性肺線維症と区別できないような網状影や蜂窩肺が形成される．一方，胸膜プラークや胸膜肥厚も検出感度は胸部 X 線写真よりも高い．時に，胸水貯留とともに円形無気肺が生じることがあるが，血管が弧を描いて巻き込まれる"comet tail sign"がみられ，造影 CT で著明な造影効果がみられることから，肺癌と鑑別できる場合が多い（図 10-100）．胸膜中皮腫が発生した場合には，胸水貯留や，胸膜の結節状の肥厚といった所見がみられる．

D　閉塞性肺疾患の画像所見

1　慢性閉塞性肺疾患 chronic obstructive pulmonary disease（COPD）

慢性閉塞性肺疾患とは，呼出機能障害に特徴づけられる疾患で，数か月以上の長期にわたって，大きな変化を示さない病態をいう．COPD には，肺胞領域の病変が主体の肺気腫と気道病変が主体の慢性気管支炎が含まれるが，両者の共存する症例も多く，一連のスペクトラムと考えることができる．

1　肺気腫 pulmonary emphysema
病理・病態

肺気腫は病理形態学的に，"終末細気管支より末梢気腔の，非可逆的な異常な拡大で特徴づけられ，気腔壁の破壊を伴うが線維化は認めない状態"と定義されている．肺気腫は，肺小葉ないしは細葉における病変の分布から，さらに，①小葉中心性（細葉中心性），②汎小葉性（汎細葉性），③小葉辺縁性（細葉辺縁性）という 3 つの亜型に分類されている．小葉中心性肺気腫は，小葉内において呼吸細気管支と隣接肺胞に壁断裂や気腔の拡大がみられるのに対して，小葉辺縁部の肺実質は比較的正常に保たれている病態である．このタイプの肺気腫は喫煙との関係が深く，肺内における病変分布は下葉よりも上葉に変化が強い．これに対して汎小葉性肺気腫は小葉を形成する肺胞管や肺胞が比較的均等に障害を受けて気腫性変化を示す病態をいう．このタイプは下葉や腹側肺にみられる頻度が高く，また α_1-antitrypsin の欠損とも関係が深い．

どちらのタイプであっても肺気腫の変化が強くなると血流量が低下し，血管径や血管数の減少が生じ，さらに肺気腫による残気量の増加や細気管支の閉塞による air trapping によって肺容量が増加する．一方，小葉

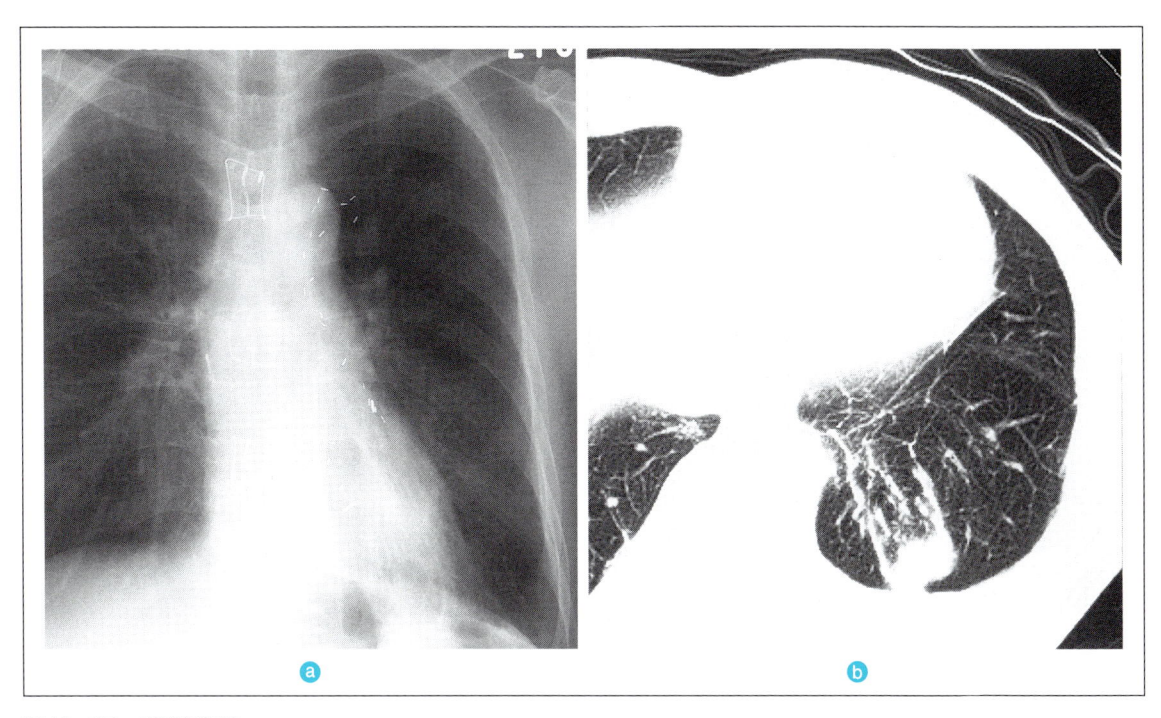

図 10-100 円形無気肺
ⓐ：開胸術後の患者で，心陰影の後方に重なって，比較的大きな腫瘤様陰影がみられる．
ⓑ：X 線 CT でみると，腫瘤影に向かって肺の血管影が巻き込まれているようにみえる．

辺縁性の肺気腫はブラの発生母地と考えられ気胸の原因として重要であるが，ほとんどの例で病変は限局的で症状はなく，それ自体，臨床的には問題にならない．

画像所見

胸部 X 線写真で早期の肺気腫病変を検出するのは困難で，中等度から高度の変化になって，肺野の透過性の亢進，肺の過膨張による横隔膜の平坦化や，樽状胸郭，肺血管陰影の細小化と減少がみられる（図 10-101）．また，心陰影も狭くなり，滴状心 tear drop heart といわれる．

CT では，肺気腫変化そのものを明瞭に捉えることができ，特に，小葉中心性肺気腫では，気腫部は正常肺に囲まれるために検出しやすく，小葉中心部に壁のない限局性の小低吸収域としてみられる（図 10-102）．一方，汎小葉性の肺気腫は正常肺が隣接していないために，CT で評価が難しい場合もあるが，肺野の広範な低吸収域や血管分岐の細小化や走行異常，気管支の壁肥厚や径の減少を示す．

ブラも一定の大きさ以上のものは CT で胸膜に接した限局性の円形の低吸収域として捉えられる．時にブラに感染が合併し，液体貯留を示す場合があり注意を要する．

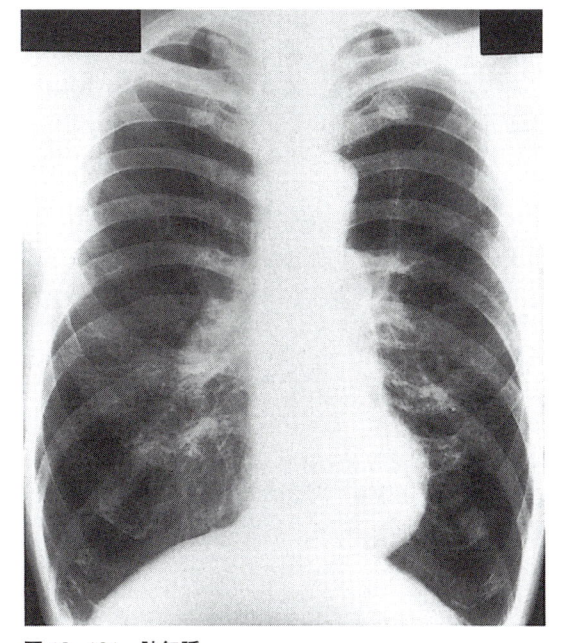

図 10-101 肺気腫
胸部 X 線像．両側肺は過膨張となり，肺野の透過性は亢進している．

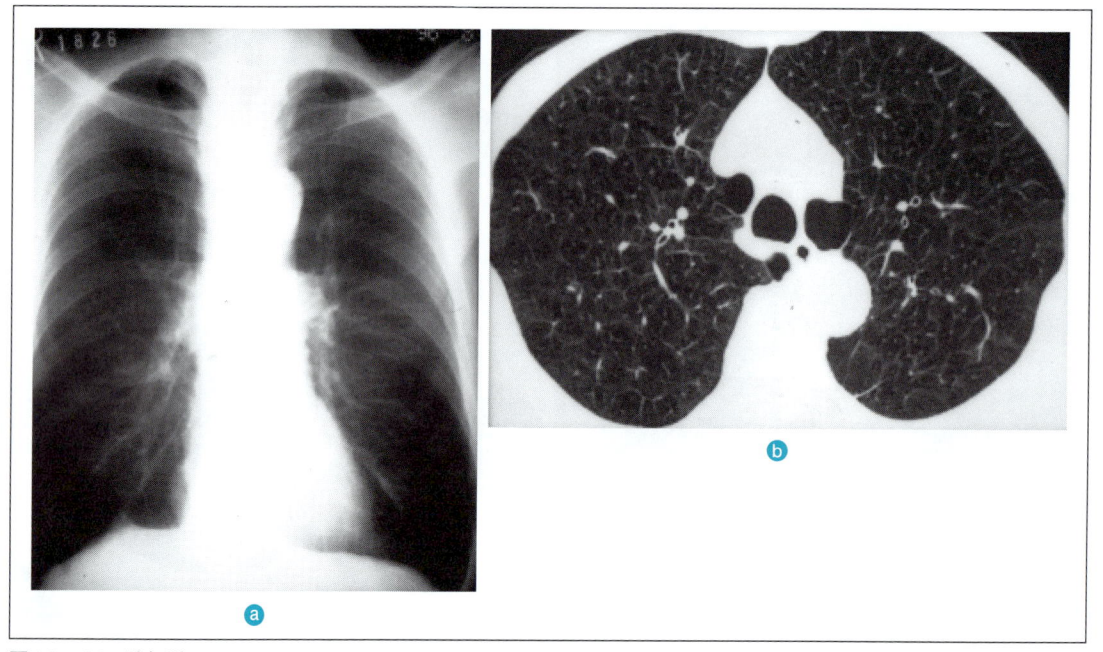

図10-102 肺気腫
ⓐ：高度の肺気腫では，肺野透過性の亢進と血管陰影の細小化，減少が広範にみられ，肺容量の増加に伴って，横隔膜の平坦化を示す．
ⓑ：HRCTでは，小葉中心性肺気腫は小葉中心部の壁のない低吸収域として明瞭に捉えられる．

❷ 慢性気管支炎 chronic bronchitis

病理・病態

慢性気管支炎は，"気道への過剰な粘液分泌が，1年のうちで3か月以上，また2年以上継続する病態"と定義されている．このように臨床症状のみで定義されているので，気道のどの範囲にどのような病理形態変化が生じるのか必ずしも明確でないが，一般的には中枢気管支の粘液腺の腫大，粘液分泌細胞の増加，慢性炎症細胞の浸潤，平滑筋の増加，軟骨の萎縮などが記載されている．また，慢性気管支炎の中で，特に呼出機能障害が強い患者では，病理変化が小気管支や細気管支にも及んでいると考えられ，さらに経過が長くなると気道の拡張も加わる．

画像所見

胸部X線写真では，異常がみられない場合も多いが，気管支壁の肥厚，内腔の粘液貯留，気管支拡張などの変化が生じている場合には，肺野血管陰影の増加や不明瞭化，気管支壁の肥厚などの異常所見がみられる（図10-103）．変化の強い症例では，HRCTで中枢気管支の壁肥厚と拡張，粘液栓がみられ，さらに小気管支や細気管支のレベルでも，気管支動脈束の腫大として病変を捉えることができる（図10-104）．

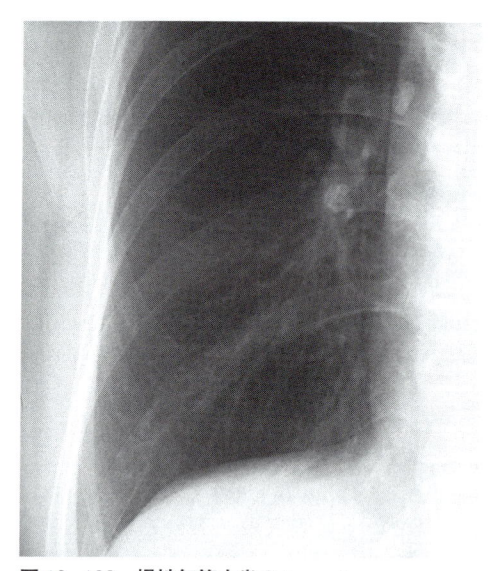

図10-103 慢性気管支炎のtram-line
下肺野で気管支壁の肥厚があり，単純X線写真でも列車の線路のように2本の併走する線状影が目立つ場合にtram-lineとよぶ．

❷ 気管支拡張症 bronchiectasis

病理・病態

気管支拡張症は，"非可逆的な気管支の異常拡張"と定義され，その形態からsaccular, varicose, cylindricalといった形態的分類がなされる．成因には先天性，後

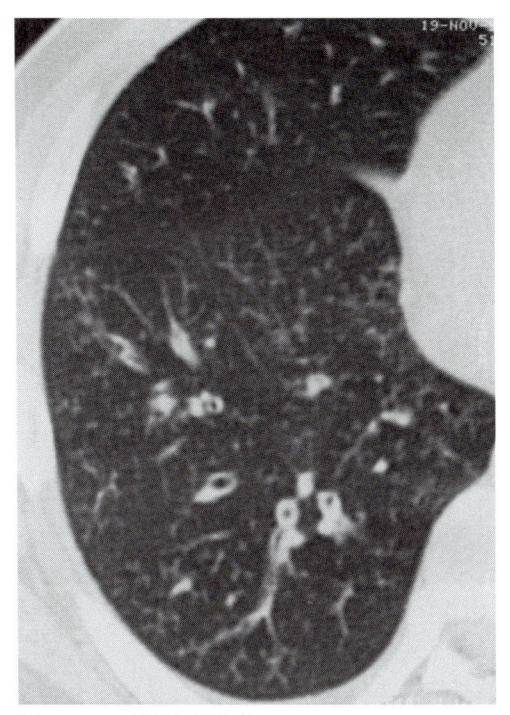

図 10-104　慢性気管支炎
HRCT では，気管支壁の肥厚や末梢気管支血管束の腫大がみられる．

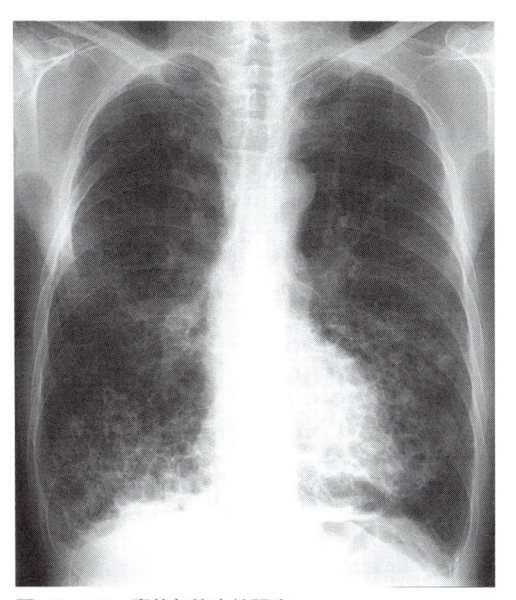

図 10-105　囊状気管支拡張症
両側の下肺野を中心に多発性の大小の囊胞が認められる．

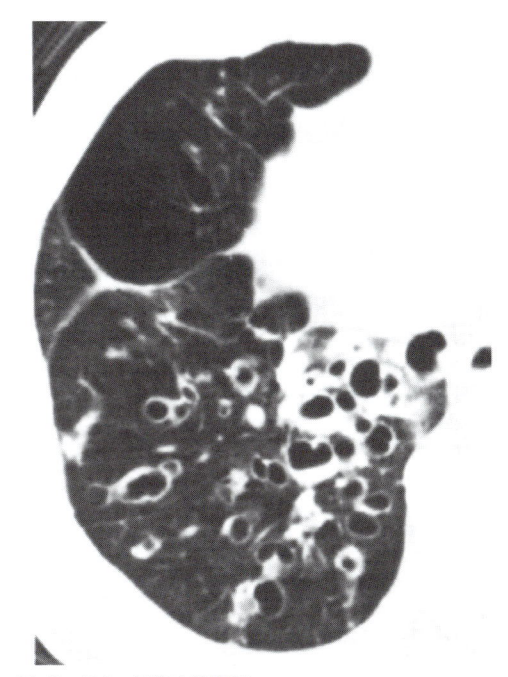

図 10-106　気管支拡張症
HRCT では壁厚の囊胞病変のようにみえるが，上下のスライスで連続性を確認すると拡張気管支であることがわかる．また，伴走肺動脈があることも気管支であることを示唆する所見である．

天性を含め種々のものがあり，ひとつの疾患というよりひとつの病態といったほうが適切と考えられる．先天性気管支拡張症に慢性副鼻腔炎，内臓逆位を伴ったものを Kartagener 症候群という．病理学的には気管支壁に種々の程度の慢性炎症所見がみられ，壁構造は破壊され線維組織に置換される．拡張気管支の末梢気道にも常に異常が存在し，小気管支や細気管支には線維化による著明な狭窄，閉塞がみられる．また，拡張気管支の中枢側の気管支には粘液腺の腫大が生じ，粘液が過剰分泌される．したがって，気管支拡張症における呼出機能障害には末梢気道閉塞と粘液過剰分泌の両者が大きな役割を果たすと考えられている．

画像所見

　胸部 X 線写真では，拡張した気管支の壁肥厚が，リング状陰影あるいは線路状陰影 tram-line として捉えられる（図 10-105）．また，内部に粘液栓が形成されると棍棒状，手指状の陰影がみられ，tooth paste shadow といわれる．気管支拡張そのものは HRCT で明瞭に描出されるが，横断像では類円形の低吸収域として描出されるために 1 枚の画像では囊胞と区別ができない場合がある（図 10-106）．しかし，連続画像で判定すれば拡張した気管支であることは容易に理解されるし，伴走する肺動脈が存在することも，囊胞ではなく気管支であると判定するひとつの根拠になる．

3　びまん性汎細気管支炎
diffuse panbronchiolitis (DPB)

病理・病態

　びまん性汎細気管支炎は，閉塞性肺疾患の中の独立

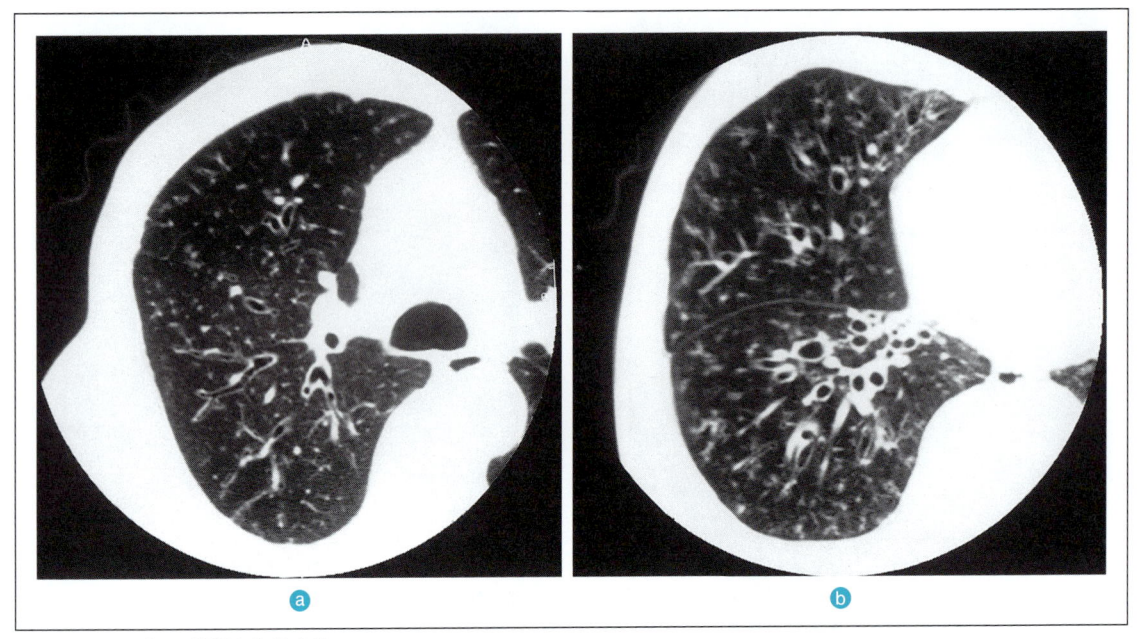

図 10-107 びまん性汎細気管支炎
ⓐ, ⓑ：小葉中心性の比較的境界明瞭な粒状影が認められる．気管支拡張像もみられる．びまん性汎細気管支炎で，進行してくると気管支拡張が出現する．

疾患として1969年に山中らによって提唱されたもので，呼吸細気管支に病変の主座がある病態とされている．しかし，臨床的に遭遇する症例では呼吸細気管支ばかりでなく，より中枢の細気管支や気管支にも病変がみられることが多い．病理学的には，①両側びまん性にみられる慢性気道炎症で，②慢性炎症が主として小葉中心部の細気管支壁にみられ，③呼吸細気管支壁と隣接する肺胞管壁の泡沫細胞の集簇とその周辺にリンパ球浸潤がみられる病態である．エリスロマイシン少量長期療法によって，予後が著明に改善し，重症患者が減少した．

画像所見

胸部X線写真では，肺の過膨張による容量増加の所見がみられ，両側の下肺野中心に粒状影がみられる．HRCTでは，肺小葉内にみられる特徴的な病変分布を反映して，腫大した気管支肺動脈束で結ばれた小葉中心性結節として描出される（図10-107）．経過が長い症例では，小葉中心性結節が線維化によって目立たなくなり，逆に中枢側の細気管支や気管支に壁肥厚と拡張が著明になる．肺内における病変の拡がりに注目すると病変は肺外層に強く，また，細気管支狭窄による過膨張のために病変の強い領域で肺野CT値の低下がみられる．

E 肺循環障害の画像所見

1 肺塞栓症，肺梗塞
pulmonary embolism, pulmonary infarction

病理・病態

肺血栓塞栓症は，末梢血管で生じた血栓が塞栓物として肺動脈を閉塞する疾患で，近年，日本でも生活の欧米化に伴って増加している．長期臥床や外科手術後，妊娠や産後などの状況で発生しやすく，院内発症率が高いのもこの疾患の特徴である．下肢や骨盤腔内の深部静脈血栓症の合併頻度が高く，重要な危険因子である．突然の頻呼吸を伴う呼吸困難と深呼吸時に増強する胸痛で発症する．

画像所見

胸部X線写真では，末梢肺動脈抵抗増大による中枢肺動脈の拡張（knuckle sign）や肺動脈閉塞領域の肺野透過性の亢進（Westermark sign）がみられる（図10-108）．従来は，胸部X線写真につづいて肺換気血流シンチグラフィを施行し，区域性の換気血流ミスマッチを証明することが標準的な診断法であったが，ヘリカルCTやMDCTといったCT技術の進歩によって，緊急CT検査で区域枝や亜区域枝レベルの肺塞栓を直接描出可能になり，現在ではCTが第一選択となっている（図10-109）．良好に造影された肺動脈

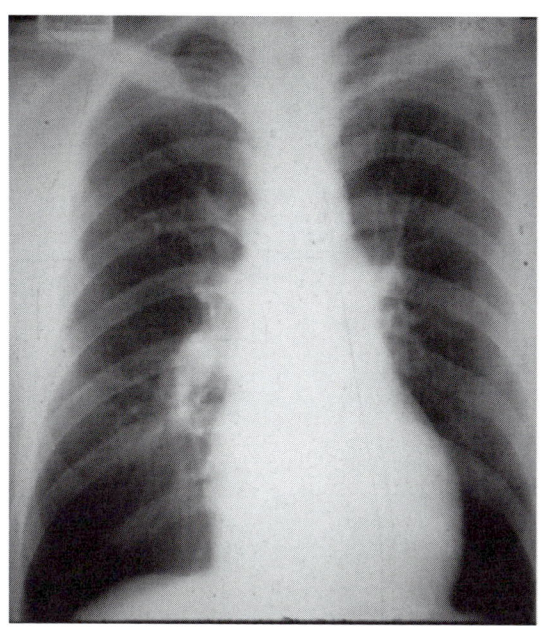

図 10-108 肺塞栓症
胸部 X 線写真では，中枢側肺動脈の拡張や，末梢肺野の血管影減少領域の存在が，塞栓症を示唆する所見である．

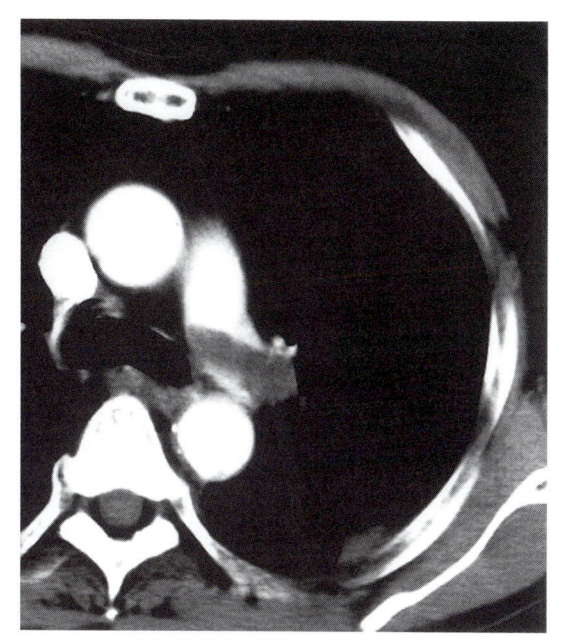

図 10-109 肺梗塞を伴わない肺塞栓症
造影 CT では左の主肺動脈内に大きな塞栓が認められる．

分枝内の造影欠損として塞栓がみられる．原因究明ならびに再発予防のために骨盤下肢の CT 検査を追加し，再発しやすい症例では下大静脈フィルター留置を考慮する．また肺血管造影は，CT で診断が確定できない場合や血栓溶解術や除去術などの IVR 手技を行うために施行される．

2 肺うっ血，肺水腫
pulmonary congestion, pulmonary edema

病理・病態
何らかの原因で，肺から心臓に戻る血流が障害された場合に，上流である肺静脈から肺に血液がうっ滞する状態を肺うっ血という．左心不全，僧帽弁や大動脈弁の狭窄あるいは逆流が原因となることが多い．軽度な場合は肺静脈の拡張にとどまるが，血管内圧が周囲間質圧を超えると周囲間質の浮腫，さらには肺胞内の浮腫が生じる．

画像所見
胸部 X 線写真において，軽度の肺うっ血では，上肺野の肺動脈，肺静脈が拡張し，下肺野の血管影が細くなる（再分布 redistribution）（図 10-110）．進行すると，胸膜直下領域にみられる 1 cm 程度の水平線状影（Kerley B line）や気管支壁肥厚（peribronchial cuffing），肺門血管のぼけ（hilar haze）などの間質浮腫所見が生じる（図 10-111，p.219）．さらに進行すると，肺胞浮腫を示す浸潤影が出現する．時に，浸潤影の分布が肺門周囲に強くみられ，butterfly shadow を呈する（図 10-112，p.220）．

CT で肺うっ血を評価する場合はあまりないが，間質浮腫が生じれば，気管支壁の肥厚や小葉間隔壁の肥厚がみられ，肺水腫が生じると，肺門周囲あるいは重力効果の影響を受けた領域のすりガラス陰影や浸潤影がみられる（図 10-111，p.219）．

3 肺高血圧症 pulmonary hypertension

病理・病態
肺高血圧症とは，肺動脈末梢部に種々の原因によって狭窄が生じるために肺動脈圧が上昇する病態の総称である．一般には，安静臥位での平均肺動脈圧が 25 mmHg を超えるものをいう．種々の肺実質疾患，左心異常，先天性心疾患，肺血栓塞栓症，睡眠時無呼吸症候群，肺胞低換気症候群や膠原病などに合併して生じるが，原因が明らかでないものを原発性肺高血圧症という．

画像所見
胸部 X 線写真や CT において，肺動脈性高血圧では，肺門部近傍の中枢側肺動脈は拡張するが，末梢血管は逆に枯れ枝のように急速に細くなるのが特徴である．肺静脈は全体に細い（図 10-113，p.220）．

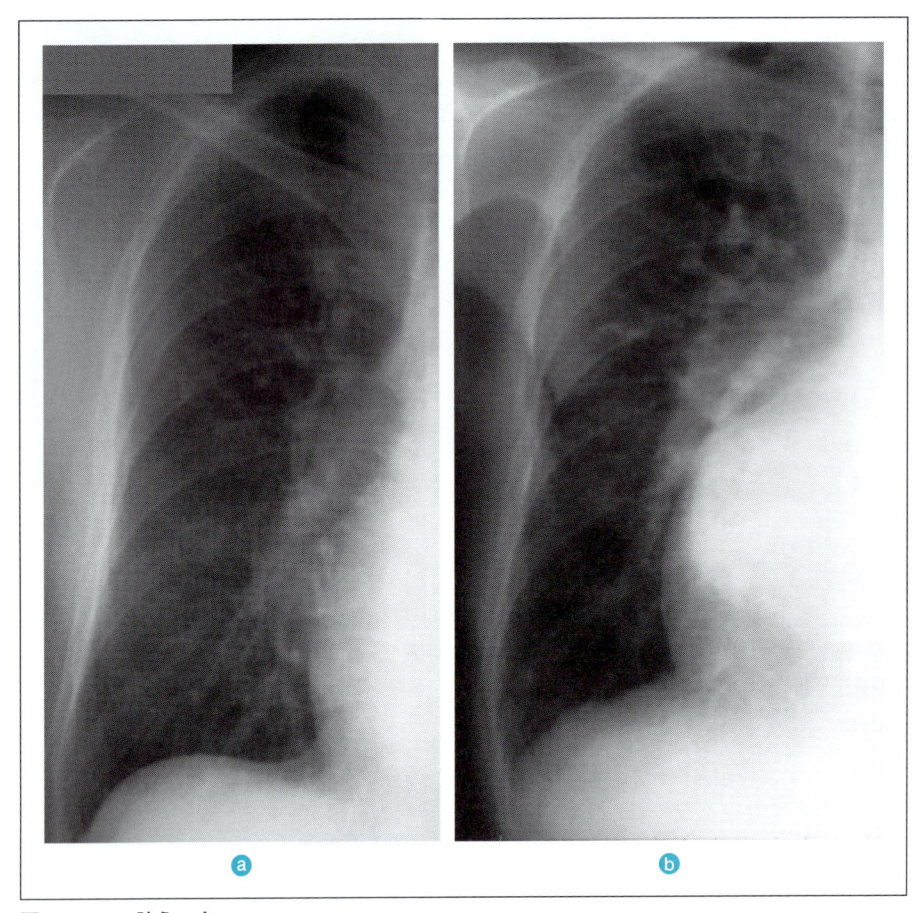

図 10-110 肺うっ血
胸部 X 線写真では,正常(ⓐ)では下肺野の血管陰影が太くみえるが,慢性の肺うっ血(ⓑ)が生じると,血流が上肺野にシフトするために上肺野の血管陰影が増強してみられる(再分布).

F 気管・気管支・肺の形態異常の画像所見

1 肺分画症 pulmonary sequestration

病理・病態

　肺分画症は,正常の気管支と交通をもたない肺組織で,体循環から血液が供給されるものと定義される.通常,正常肺との境界に胸膜がなく,正常肺と胸膜を共有する肺内型分画症 intralobar sequestration(ILS)と独自の胸膜で包まれる肺外型分画症 extralobar sequestration(ELS)に分けられる.

　ILS は肺分画症全体の約 75% を占める.通常,正常肺との交通がないが,分画肺と正常肺の境界に胸膜がないために感染が生じやすく,感染に伴って交通が生じる.臨床的にも繰り返す肺炎症状で発見されることが多い.発生部位はほぼ下葉の後肺底区(S10)に限られており,大動脈から分岐する異常血管が肺靱帯下部を通って流入し,血液は肺静脈に還流する.分画肺の肺実質は,高度の変化を伴っていて,最も高率にみられるものは,空気,粘液などをもつ単発ないし多発囊胞である.囊胞は呼吸粘膜上皮で覆われていて,種々の程度に軟骨や気管支腺をもつ.囊胞の周囲には,結合組織,炎症細胞,肺胞などがみられる.ここでみられる肺胞は,発育不全を伴っていることが多く,しばしば過膨張や気腫性変化を示す.

　ELS は肺分画症全体の 25% を占め,生後まもなくから呼吸困難,チアノーゼといった症状を示すことが多い.胸部あるいは腹部大動脈からの分枝によって栄養され,還流静脈は大部分が体循環に戻る.ELS は下葉と横隔膜の間にできることが多く,また,横隔膜ヘルニアなどの合併奇形の頻度も高い.

画像所見

　ILS の画像所見は感染の有無によって大きく変化する.感染がなく粘液が充満するタイプの分画肺は辺縁

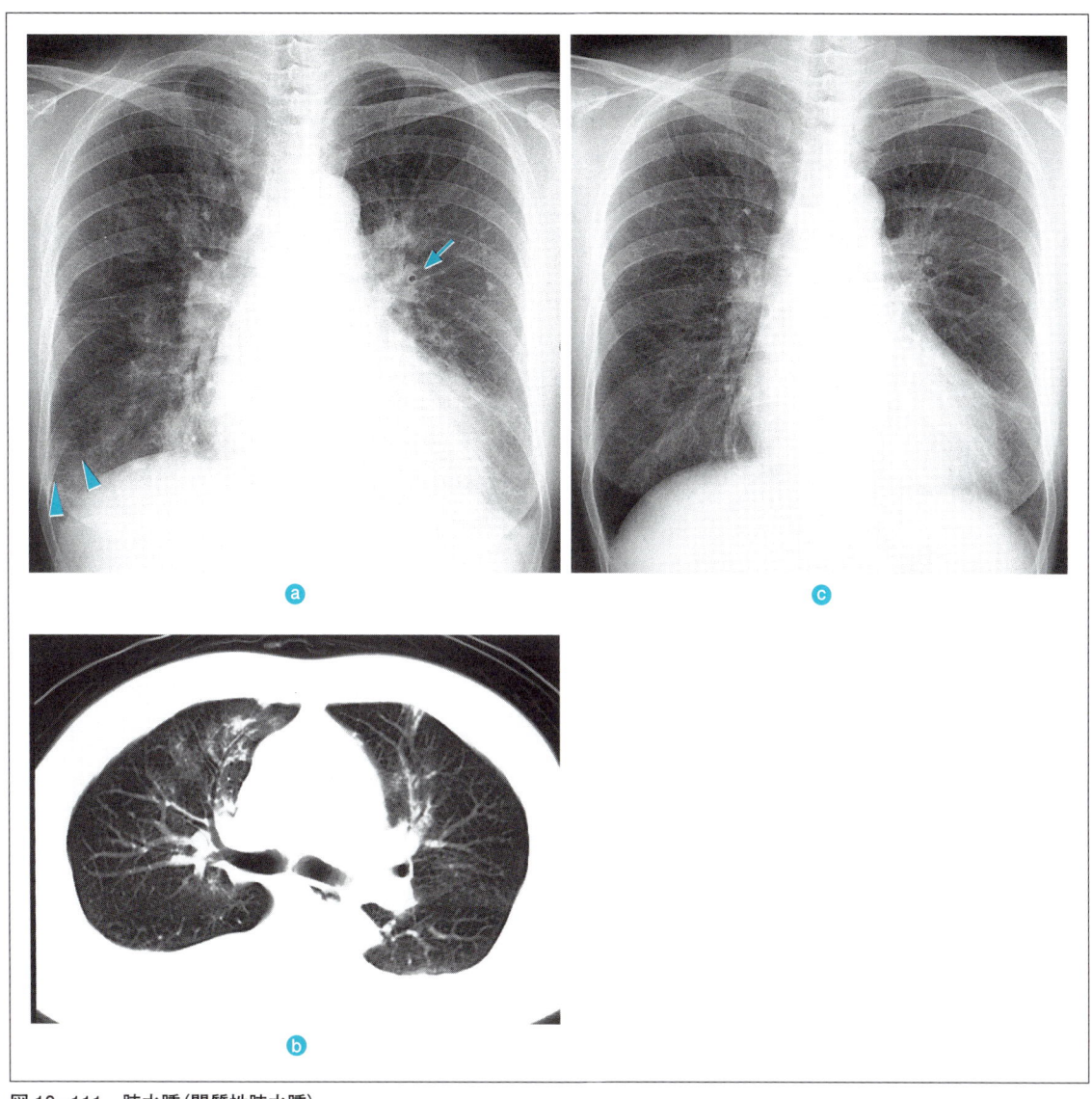

図 10-111 肺水腫(間質性肺水腫)

ⓐ：肺門から末梢に向かう気管支血管影に沿って間質の肥厚があり、放射状にみえる．右の上肺野や下肺野には所々に斑状影がみられる．両側の下肺野の胸壁沿いには Kerley B line が認められる．また，肺門近くの輪状に認められる気管支の壁は分厚い(bronchial cuffing sign, 矢印)．心拡大と少量の胸水貯留もある．矢頭は Kerley B line.
ⓑ：X 線 CT 像では，気管支肺動脈周囲間質の肥厚と，所々で周囲のすりガラス陰影がある．このすりガラス陰影は肺胞性肺水腫の所見である．
ⓒ：ⓐの 2 日後の胸部 X 線写真では，治療に反応して肺水腫は著明に改善している．

の鮮明な，均一な構造の腫瘤 mass として，下葉の後肺底区傍脊椎領域にみられ，横隔膜と連続する(図10-114)．正常肺の気管支や肺動脈は偏位し，流入することはない．造影 CT で，大動脈から分岐し異常組織を栄養する拡張した動脈が描出されることが多く，ヘリカル CT や MDCT では大部分の異常血管を捉えることが可能である．一方，感染が合併すると正常肺との交通が生じるために異常組織内に空気が入り，炎症による滲出液も加わって，air-fluid level を伴う多胞性囊胞性陰影となる．ILS の異常組織内に粘液貯留も肺炎所見もない場合には，CT で限局性の低吸収域としてみられる(図10-115)．また連続造影 CT 画像で，大動脈から分岐する異常血管が分画肺に流入していることがわかる．さらに，CT の肺野条件の連続画像でみると，正常肺と異常組織の間には気管支の連続性がないことや，異常組織の静脈が肺静脈に

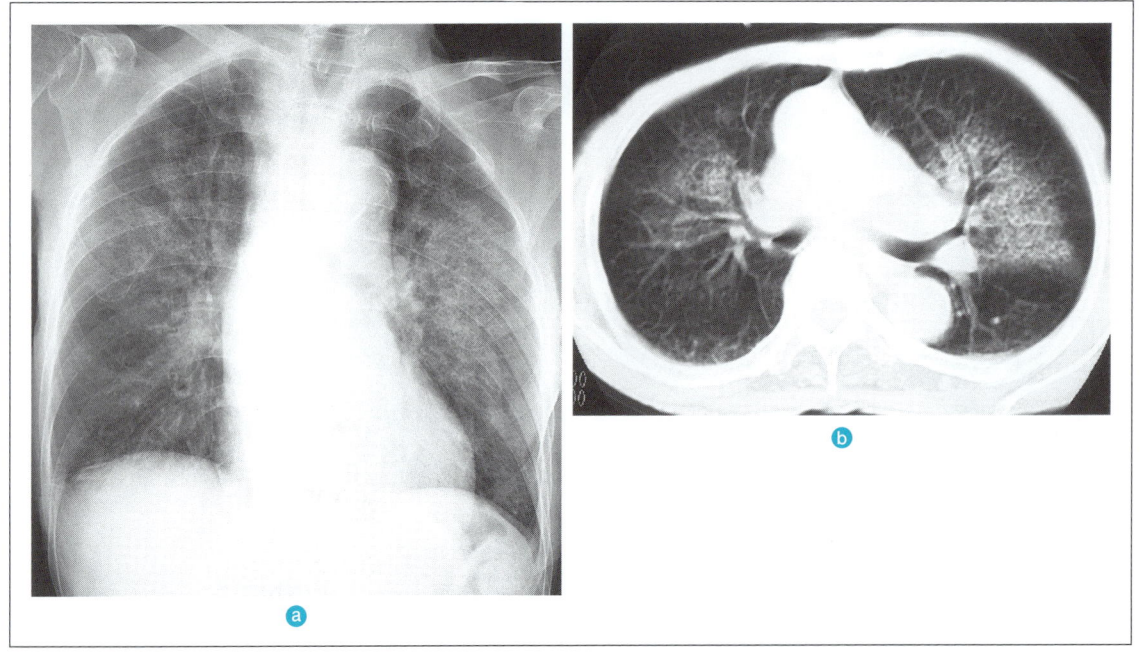

図 10-112　肺水腫
ⓐ：両側の肺野に，びまん性に淡い浸潤影が認められる．分布に特徴があり，肺門部から中層部に分布していて，外套部は異常影が少ない（butterfly shadow ともよぶ）．
ⓑ：X 線 CT では，浸潤影が淡いこと，分布が肺門寄りであることがよくわかる．

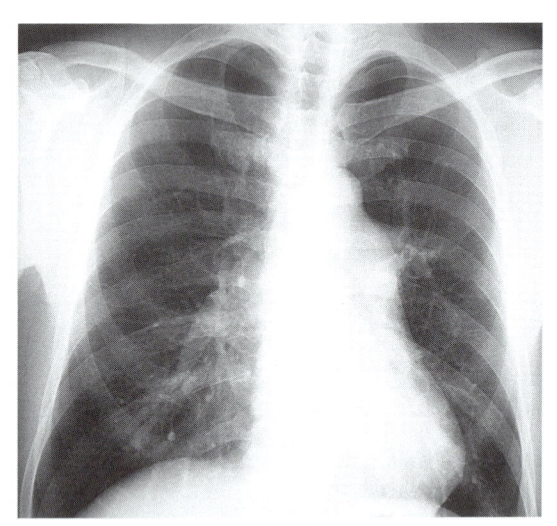

図 10-113　Eisenmenger 症候群
心房中隔欠損（ASD）で Eisenmenger 化した症例である．肺門部の血管影が腫大しているが，肺門から少し肺野に入ると，すぐに狭小化している．肺高血圧症の所見である．

戻ることが捉えられ，ILS の診断に到達する．
　ELS は胸膜に包まれた異常組織であるため，消化管との交通がないかぎり感染は起こりにくく，したがって，画像上も均一な軟部腫瘤として捉えられる．
　CT や MRI で異常血管はほぼ描出できるが，手術を実施する場合には，血管造影を施行し，異常血管の本数や還流静脈の情報を得ることが望ましい．

2　肺底動脈大動脈起始症
systemic arterial supply to normal basal segments of the left lung

病理・病態
　肺底動脈大動脈起始症は，正常の気管支交通をもっている下葉の肺底区の一部あるいは全体が，大動脈から分岐する異常血管によって栄養される病態である．

画像所見
　胸部 X 線写真では，心臓陰影に重なった異常結節影として発見されることが多い．CT では大動脈から分岐する太い異常血管を捉えられるが，気管支分岐には肺底区も含めて異常がみられない．MRI では造影剤を用いることなく，大動脈から分岐する異常血管を同定できる．手術のためには大動脈からの異常血管の数，肺動脈の流入の有無を血管造影で確認する．

3　気管支閉鎖症 bronchial atresia

病理・病態
　気管支閉鎖症は葉気管支，区域気管支，あるいは亜区域気管支が先天的に閉鎖する異常で，左上葉の後上区域枝（B1+2）が最も多い．右上葉や中葉の区域枝が

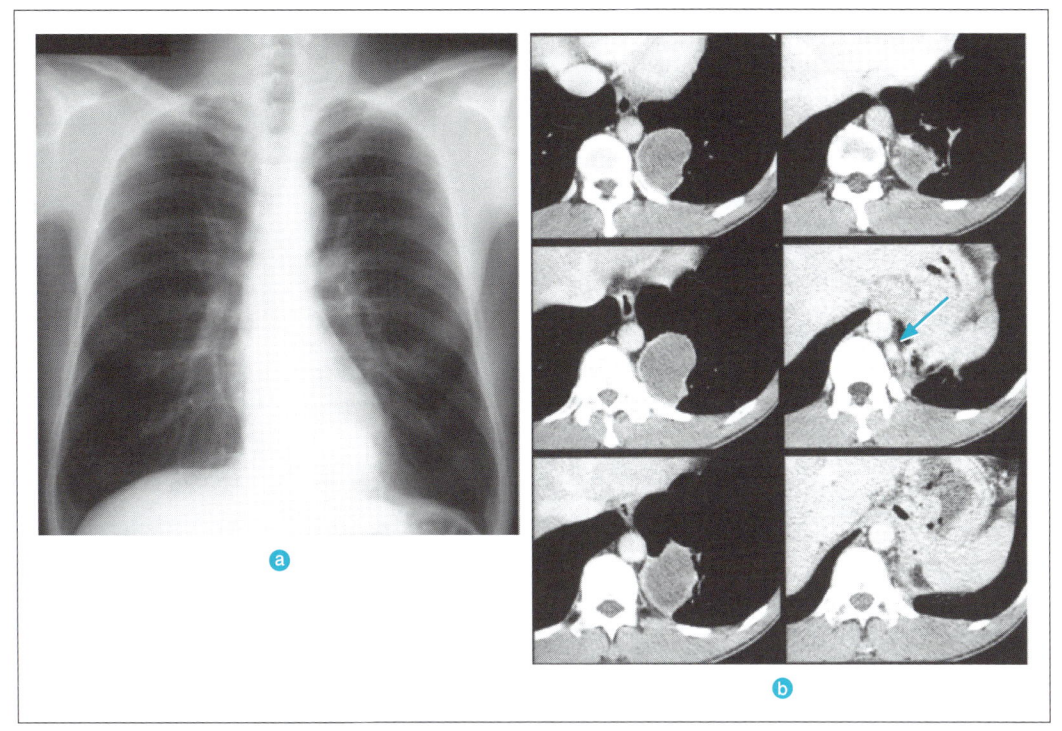

図10-114 肺分画症
含気を含まない肺分画症は，胸部X線写真(ⓐ)では心陰影と重なる腫瘤影としてみられ，造影CT(ⓑ)を行うと，大動脈から異常血管(矢印)が流入しているのが捉えられる．

これに続くが，下葉はまれである．ほとんどの症例で無症状である．発生機序は，①気管支原基先端が分離して発育を続けたためか，②気管支動脈の虚血によって気管支が限局的に閉塞したもの，と考えられている．閉塞部位より末梢の気管支や肺組織はほぼ正常であるのが特徴である．隣接する正常肺組織からの側副換気によって含気は保たれているが，中枢気管支が閉塞しているために air trapping の状態である．また，気管支内には排出されない粘液などが貯留することによって拡張し，粘液栓を形成することが多い．

画像所見

胸部X線写真で特徴的な，棍棒状，樹枝状，あるいは卵円形の粘液栓がみられることが多く，また，CTで連続性をたどると，この陰影が拡張した気管支に相当することが明らかになり，さらに，その気管支支配領域が正常肺と比べて低吸収域であることから air trapping と血流低下があることが診断できる(図10-116)．air trapping は呼気CT像を撮像すると，より明瞭になる．気管支狭窄病変でも air trapping が生じるが，深吸気位での区域性の過膨張は気管支閉鎖症にほぼ特異的と考えることができる．

4 congenital cystic adenomatoid malformation(CCAM)

病理・病態

CCAMは正常構築が崩れた肺組織からなる肺内 mass で，種々の大きさの囊胞形成，囊胞壁の平滑筋と弾性組織の増生で特徴づけられる先天性疾患である．囊胞は通常，正常気管支と交通し，血管支配は肺循環である．大部分が出生直後に発見され，成人発見例はまれである．CCAMは組織学的に3つのタイプに分けられる．Type I (large cyst type)は大型の囊胞が主体で，その間に血管を含む隔壁が存在するもので，最も頻度が高い．囊胞の壁は細葉外細気管支に似た構造をもち，末梢肺組織は正常である．通常，合併奇形はない．Type II (small cyst type)は，より小型の囊胞が均一に存在するタイプで，実質成分が混在する場合もある(small cyst/solid type)．このタイプは合併奇形が多いとされる．Type III (solid type)は囊胞形成がみられないタイプで最も少ない．

画像所見

画像所見は病変の程度やタイプによって様々であるが，Type I では薄い壁をもった孤立性の air cyst としてみられるが，まだ肺胞液が吸収されていない場合

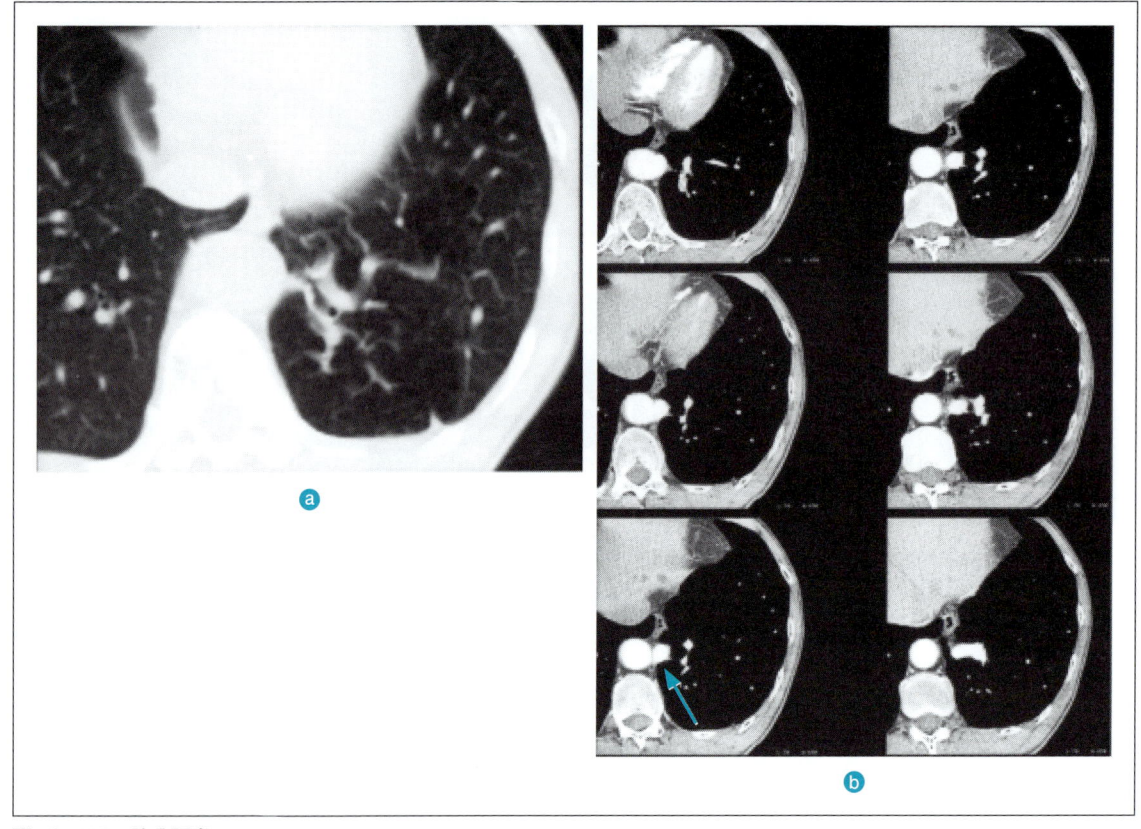

図10-115 肺分画症
ⓐ：気腫様成分が主体の肺分画症では，CT肺野条件で，分画部が正常部より低吸収域となり，この吸収値の差は呼気CTを撮影するとより明瞭となる．
ⓑ：造影CTの連続像では，病変に向かう異常血管がはっきりと捉えられる．連続CTでは気管支の連続性がないことを診断することも重要である．

には軟部腫瘤を呈し，気管支原性嚢胞との鑑別が難しい．TypeⅡではair cystと軟部組織が混在した不均一な肺内腫瘤を示す．先天性に生じた肺内の腫瘤あるいは嚢胞性病変の鑑別診断としては，気管支原性嚢胞，CCAM，肺分画症，neonatal lobar hyperinflationが挙げられる．まれにCCAMの成人例の報告があり，CTでは多数の薄壁の嚢胞で構成されるmassとして捉えられる．

5 neonatal lobar hyperinflation
(congenital lobar emphysema)

病理・病態

neonatal lobar hyperinflationは，そのほとんどが呼吸促迫症状(ARDS)で発見される新生児期の疾患で，従来congenital lobar emphysemaとよばれてきたが，組織学的にみると，破壊性の肺気腫変化が生じていない場合も多く，最近では気道狭窄に伴う過膨張が本体と考えてneonatal lobar hyperinflationとよぶことが多い．15〜50％の症例で心奇形が合併し，男女比は3：1で，発生部位は左上葉，右中葉が多く下葉はまれとされる．通常，片側性である．気道狭窄の原因として，①異常血管や縦隔腫瘤による壁外性の圧迫，②軟骨欠損などの気管支壁の異常，③粘膜ひだや気管支狭窄などの壁内性の変化が考えられている．

画像所見

単純X線写真で片側性の過膨張がみられ，同側の横隔膜は下降し，縦隔構造は反対側に偏位する．air trappingがあるために，呼気写真で縦隔が反対側により偏位し，吸気写真で正中方向に戻る．また，過膨張肺の中に数が減少しているものの肺血管が存在することが，肺嚢胞や気胸との鑑別の上で重要である．

6 肺形成不全 hypoplastic lung

病理・病態

肺の形成障害の時期，程度によって，①すべての肺構造が全く形成されないagenesis，②気管支の盲端がみられるが気管支末梢や血管，肺実質はみられないaplasia，および③肺構造自体に異常はみられないも

10 胸部（呼吸器・縦隔） 223

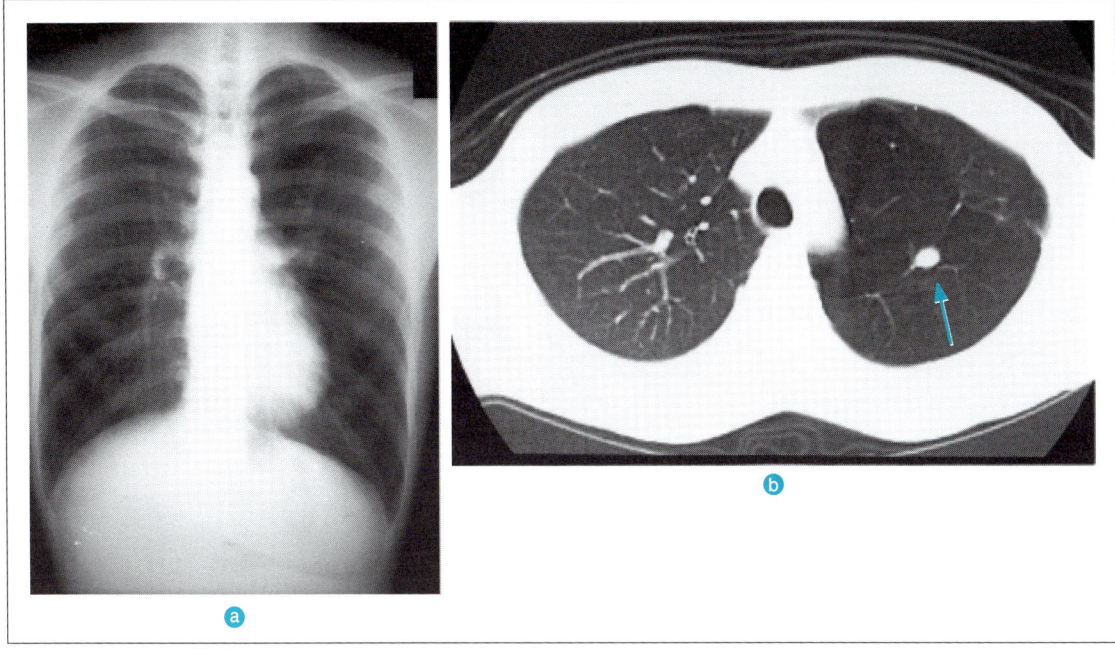

図10-116 気管支閉鎖症
ⓐ：胸部X線写真で左上肺野に棍棒状陰影を認め，肺野の透過性亢進を認める．
ⓑ：CTでは左上葉S1+2がびまん性の低吸収域を示し，内部に拡張した気管支を充満する粘液栓（矢印）がみられる．

のの数や大きさが減少するhypoplasia，の3つに分けられるが，agenesisとaplasiaは実際的には区別する必要があまりない．hypoplasiaは通常，肺全体が低形成となり，種々の合併奇形を伴うことが多く，特に肺静脈還流異常を伴う場合はhypogenetic lung syndromeとよばれる．肺無形成の頻度は1万人に1人程度と報告されている．

画像所見

肺の無形成や低形成自体は，胸部X線写真で一側肺の含気不良や含気減少，胸郭容量の減少などから診断できる場合が多いが，無気肺との鑑別や気管支や血管の異常を正確に評価するにはCTが必要になる（図10-117）．肺低形成と最も鑑別が問題になるのは，幼少期の感染が原因と考えられているSwyer-James syndromeであり（図10-118），呼気X線写真やCTでのair trappingの存在が鑑別点になる．

7 肺動静脈奇形
arteriovenous malformation（AVM）

病理・病態

肺動静脈奇形は異常な肺動脈と肺静脈の交通を意味し，2/3の症例で単発，残りが複数個もっているといわれる．肺動静脈奇形は拡張した薄壁の血管嚢の集合でできた結節状の部分とこれに流入する拡張した肺動脈，流出する拡張した肺静脈とからなる．肺動静脈奇

形をもつ患者の約半分は皮膚，粘膜，その他の臓器にもAVMをもち，Rendu-Osler-Weber diseaseといわれる．

画像所見

CTでは，結節性病変に流入および流出する拡張した血管を捉えれば診断は容易である（図10-119）．ただ，1スライスで流入および流出血管を同定できる場合は少ないので，通常は連続した薄層のCT画像が必要になる．さらにヘリカルCTやMDCTのデータを用いると，血管と病変の関係が一目でわかるようなMIP像や3次元画像を作ることが可能で診断上有用である．このような拡張した血管がはっきりしない場合には孤立結節影として多くの鑑別診断を考えなければならず，確定診断には血管造影が必要になる．しかし，高速CTを用いて造影剤を急速に注入した後の結節の造影効果を追跡すると，結節が肺血管と同様の動態を示すことから，CTでAVMの診断が可能になる．ただ，最近では治療として，血管造影を用いた塞栓術が行われることが多いので，血管造影は省略できない．

8 肺動脈欠損症
proximal interruption of a pulmonary artery

病理・病態

肺動脈欠損症は，左右どちらかの肺動脈の中枢部（縦隔部）が欠損する奇形であるが，肺内の肺動脈はほ

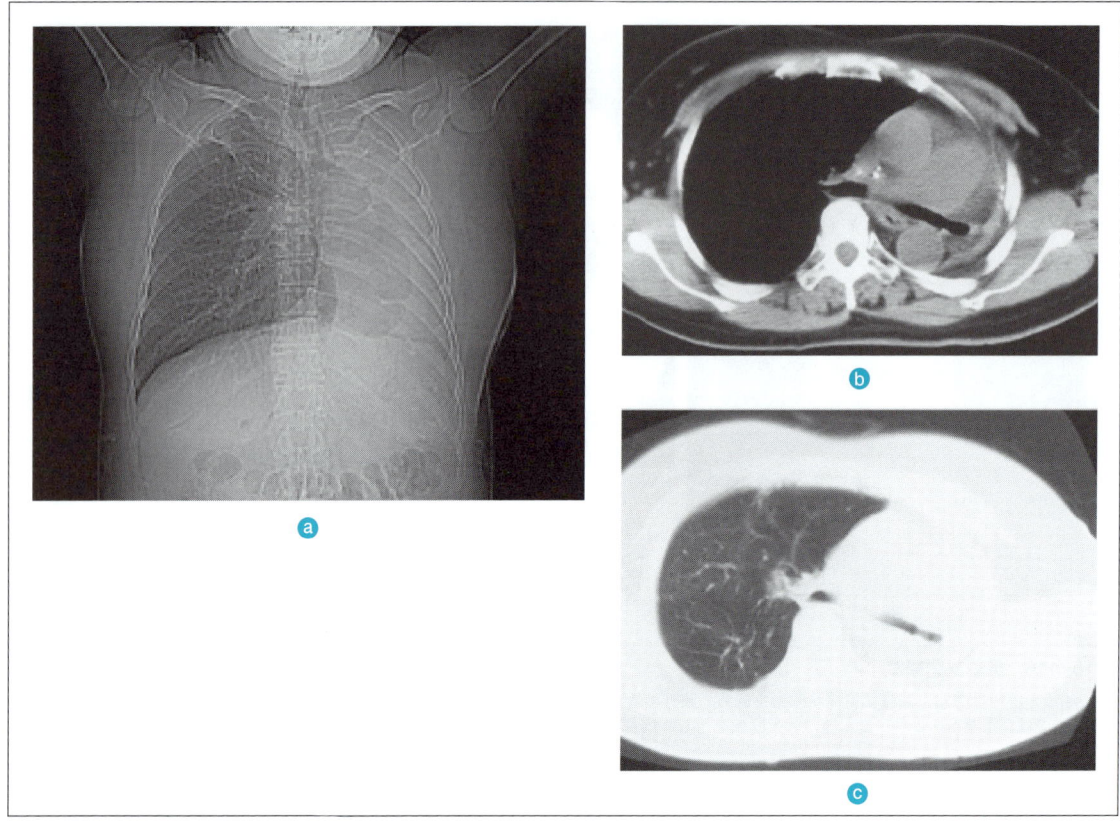

図 10-117　左肺無形成
胸部 X 線写真（ⓐ）では左胸郭に含気はみられない．CT（ⓑ，ⓒ）では気管支残基はみられるが，肺組織はみられず，心臓縦隔構造が左方に偏位している．

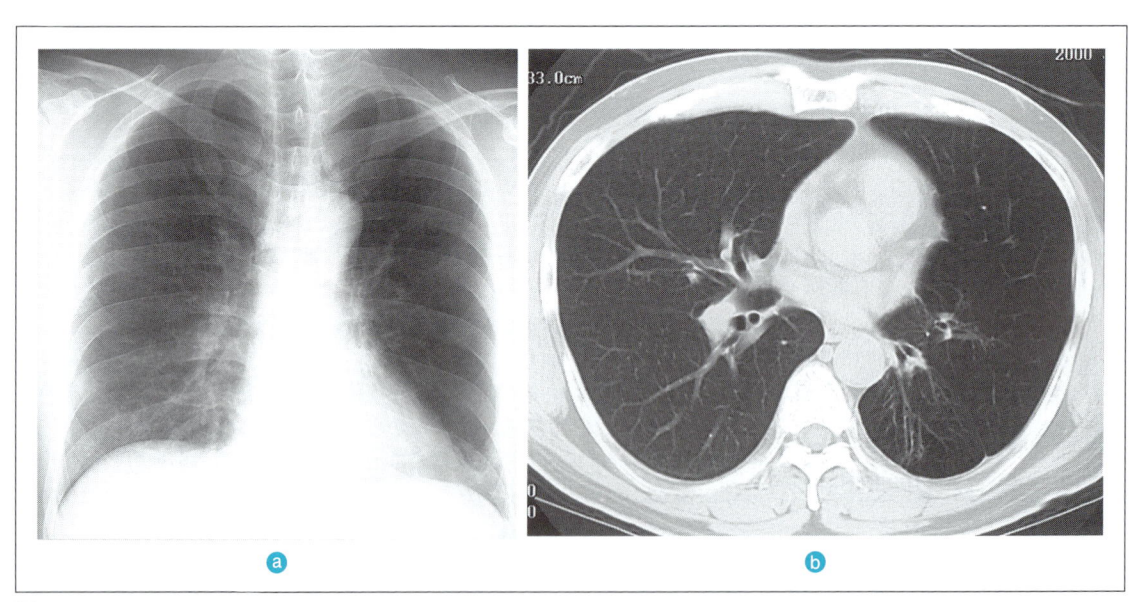

図 10-118　Swyer-James syndrome
ⓐ：正面像では左の肺野の透過性が亢進している．左側の肺血管陰影は細く，肺門陰影も右に比べて小さい．
ⓑ：X 線 CT 像では肺野の濃度差がよくわかる．血管影は細い．本例の病変の主座は末梢気道であるが，換気障害により二次的に生じる肺血流の減少のために血管影は細くなる．呼気の X 線撮影をすれば左肺側に air trapping があることがわかる．

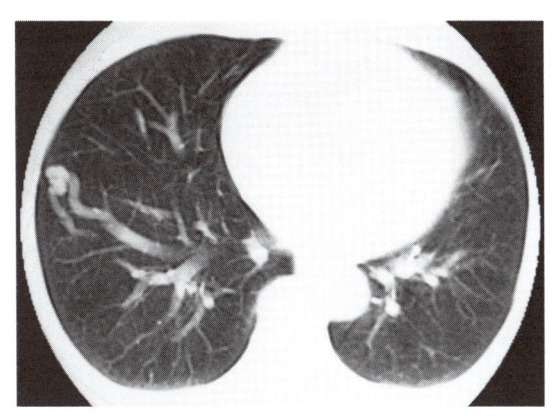

図10-119　肺動静脈奇形
CTで，肺野に辺縁明瞭な結節影がみられ，これに連続する拡張した肺動脈と肺静脈がみられる．それ以外の血管には拡張はみられない．

ぼ正常で開存している．通常，気管支動脈あるいは，大動脈から分岐する異常血管によって肺内の血流は保たれている．ただ，病側の肺は低形成となり，容量が小さくなるのが普通である．合併奇形を伴う症例では幼児期に死亡する例が多いが，合併奇形がない場合には無症状で経過し，検診で発見されることが多い．

画像所見

胸部X線写真では，正常の肺門陰影がなく，多数の側副血行による小血管影がみられる．片側の肺野の血管陰影が減少する疾患として，Swyer-James syndromeと似た所見を示すが，肺動脈欠損症では気道系には異常はみられないために，Swyer-James syndromeと異なって，吸呼気の単純X線写真あるいはCTでair trappingを示さない．CTでは肺動脈の欠損部が明瞭に認識でき，側副血行の評価もできる場合がある．

9 hypogenetic lung syndrome

病理・病態

hypogenetic lung syndromeはscimitar syndromeともいわれる．この疾患は，①右肺と右肺動脈の低形成，②右側の気管支異常，③右肺から下大静脈への肺静脈還流異常，で構成される．また，hypogenetic lungは一部あるいは全体が体循環動脈で栄養される．気管支の異常は左右対称形が多く，異常体循環は下葉を栄養することが多い．

画像所見

肺静脈還流異常も様々であるが，胸部X線写真において心臓の右方をゆるやかにカーブしながら横隔膜内側にいたる特徴的な刀剣(scimitar)様の形態であることが多い．CTでは，特徴的な異常肺静脈の走行や合流部位をMPR画像やMIPを利用しながら把握す

るとともに，縦隔，肺野全体を評価し，気道系の異常，肺動脈系の異常，体循環系異常血管の有無，肺静脈系の異常のそれぞれについて総合的にチェックしなければならない．

10 先天性気管気管支狭窄および拡張

病理・病態

気管気管支の狭窄あるいは拡張を示す先天奇形には，①気管軟化症 tracheomalacia，②気管狭窄症 tracheal stenosis，③巨大気管気管支症 tracheobronchomegaly，Mounier-Kuhn syndromeがある．気管軟化症自体は後天性であることも多いが，先天性の場合は限局的な気管軟骨の欠損が原因で呼気時の狭窄が特徴である．同様の変化は気管支レベルでも起こりうる．また，気管狭窄症は気管軟骨の形成異常によって円筒状あるいは漏斗状の気管狭窄を生じる病態である．一方，巨大気管気管支症では壁内の縦走弾性線維や粘膜筋板の欠損や萎縮によって軟骨部や膜様部が脆弱になり拡張する．

画像所見

胸部X線写真では詳細な解析は困難であるので，これらの病態を診断するには，気管をギャップなく連続CT像として捉えることと，吸気および呼気における気管径の変化を捉えることが必要になる．MDCTによるMPR像などの再構成画像が気管支の形態変化の評価に有用である．

G 胸部外傷の画像所見

病理・病態

胸部外傷は，大きく穿通性外傷と非穿通性外傷に分類できる．胸壁損傷が最も多く，次に肺損傷である．心・大血管，気管・気管支，横隔膜などの損傷頻度はそれほど高くないが，損傷された場合は重症となる．

肋骨骨折は鈍的外傷で最も多くみられる損傷で，好発部位は第3〜10肋骨である．胸壁損傷には血胸の合併が多い．3本以上の肋骨が2か所以上で骨折したり，胸骨骨折と多発肋骨骨折が合併した場合，flail chestの状態になる．flail chestでは，胸郭のコンプライアンスの低下，骨折に伴う疼痛，肺胞虚脱などによって換気障害を来し，低酸素血症を生じる．

肺挫傷，肺裂傷によって，気胸や血胸が生じるとともに，肺内にも血腫が形成される．また，まれに鈍的外傷によって気管・気管支が損傷し，縦隔気腫が生じる．損傷部位は気管分岐部付近に多い．

画像所見

外傷性気胸や血胸を簡便に検査するのに胸部X線写真は有用であるが，全身状態不良で臥位撮影となる

場合には，少量の気胸や血胸の検出は困難となる．胸骨骨折の疑いがある症例では側面像を追加する．

胸部CTは肺挫傷，肺裂傷，縦隔気腫などの検索に有用で，軽度の気胸や血胸の検出にも力を発揮する（図10-120）．第8肋骨より下部の肋骨骨折，あるいは腹部損傷の疑いがあれば，CT検査には腹部を含める．

超音波検査は簡便にベッドサイドで行うことができ，大量血胸，心タンポナーデ，腹腔内出血の検出に有用である．

H 気道異物の画像所見

病理・病態

気管異物・誤嚥は緊急疾患であり，適切な診断と処置が重要である．幼少児と高齢者で起こりやすい．1〜2歳が大半を占め，高齢者では嚥下反射や嘔吐反射の低下が原因となることが多い．異物の種類としては，小児では豆類，特にピーナッツが圧倒的に多く，次いで，玩具類，文具などが多い．成人では食物が多いが，高齢者では，歯科関連異物も多い．異物の誤嚥は，解剖学的に右側気管支が多いとされている．

初発症状は突然起こる激しい咳嗽である．呼吸困難症状は異物の大きさや気道閉塞部位により異なるが，気道径が大きいほど激しい症状となる．異物による物理的・化学的刺激によって気道の炎症や浮腫が生じ，さらに気道の狭窄，閉塞による無気肺や閉塞性肺炎，あるいはチェックバルブ機序による，air trappingが生じる．

画像所見

気道異物が疑われる場合には，まず胸部X線写真が必要である．金属や義歯などのX線非透過性の異物であれば発見は容易だが，ピーナッツなどのX線透過性異物の場合は検出が困難である．この場合には，無気肺や過膨張の有無，縦隔陰影のシフトなどの二次変化を見逃さないことが重要である（図10-121）．さらに，吸気，呼気の写真を撮影すると，患側の空気の出入りが不良であるので，吸気で縦隔陰影が患側に偏位する所見や，呼気で健側のみが収縮する所見が捉えられる．

胸部CTはX線写真で診断困難な異物の検出や存在部位の判定が可能であるので，できるだけ，気管支鏡検査前にCT検査を行うことが望ましい．CTでは，気管支を連続性にトレースして，異物の存在する部位を正確に診断する．同時に，末梢肺の無気肺や閉塞性肺炎の有無，air trappingの有無を評価する．確定診断ならびに治療は気管支鏡を用いて行う．

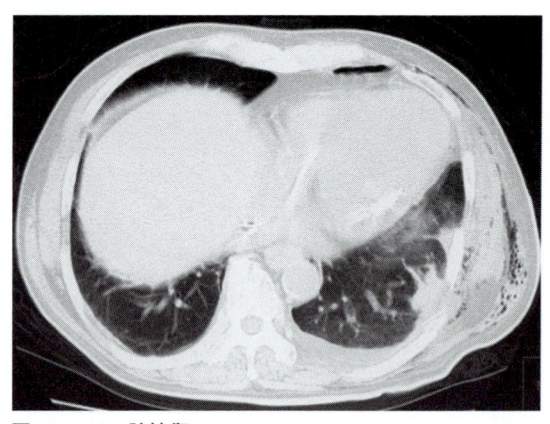

図10-120 肺挫傷
肋骨骨折とともに，左下葉内に多発性の浸潤影がみられ，また，皮下気腫もみられる．

I まれな疾患の画像所見

1 肺胞微石症
pulmonary alveolar microlithiasis

病理・病態

まれな疾患で，家族内集積の頻度が高い遺伝的肺疾患である．好発年齢は30〜50歳で，無症状であることが多い．肺胞内に層状，年輪状の微石形成がみられるのが特徴である．進行は非常に緩徐だが，進行例では間質の線維化もみられ，咳嗽や呼吸困難などの症状がみられる．

画像所見

胸部X線写真では，極めて微細な小粒状影が下肺野や心陰影に接してみられ，進行すると陰影は癒合し，snow stormといわれる像になり，心陰影も不明瞭になる（図10-122）．骨シンチグラムで著明な取り込みがみられる．CTでは，肺底部背側を中心とした胸膜直下領域の濃厚な陰影を示し，一部では石灰化として捉えられる．縦隔条件の画像でも石灰化が捉えられる場合がある．

2 肺胞蛋白症
pulmonary alveolar proteinosis

病理・病態

肺胞蛋白症は，肺胞腔内にサーファクタント蛋白・脂質が異常に貯留する疾患である．先天性と後天性に分けられ，さらに後天性は二次性と特発性に分けられる．二次性は粉塵吸入，感染，血液悪性疾患などに伴って発症するが，90％以上は特発性である．喫煙者や男性に多く，症状は比較的軽い症例が多いが，乾性

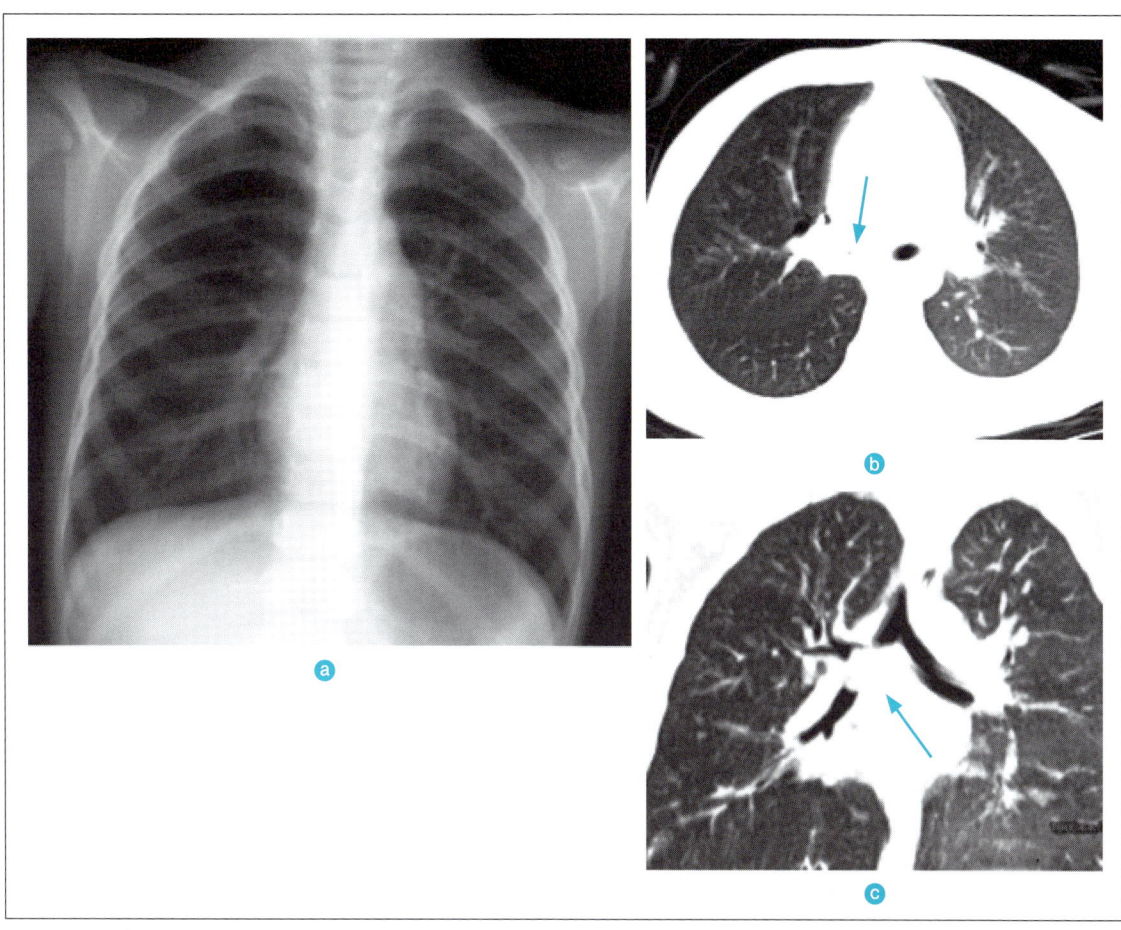

図 10-121　気管支異物
ⓐ：胸部 X 線写真で，右肺は左肺に比して透過性の亢進がみられる．
ⓑ，ⓒ：CT 肺野条件でも右肺は左肺に比して，びまん性の低吸収域となっている．右主気管支は含気が消失し，冠状断像では右主気管支から中間気管支幹にある異物(矢印)が明瞭に描出されている．

咳嗽や徐々に進行する呼吸困難がみられる．原因不明と考えられてきたが，顆粒球マクロファージコロニー刺激因子(GM-CSF)に対する自己抗体によって肺胞マクロファージの分化を誘導する GM-CSF の機能障害が起こり，肺胞マクロファージによる肺サーファクタントのクリアランスが障害されていることが原因と考えられている．

画像所見

胸部 X 線写真では肺門から心外縁，横隔膜に沿って両下肺野に分布する斑状影が基本である．進行例では上中肺野にも拡がり，陰影内部にはエアーブロンコグラムもみられる．CT では非区域性のすりガラス陰影がみられるが，病変部と正常部位の境界は明瞭である．すりガラス陰影と網状影が混在した"crazy paving pattern"といわれる所見が特徴的である(図10-123)．

3 肺リンパ脈管筋腫症
pulmonary lymphangiomyomatosis(LAM)

病理・病態

肺リンパ脈管筋腫症は，肺内の気管支血管周囲の平滑筋細胞が異型性を有し過剰に増生し，それによって気道および脈管の閉塞と嚢胞形成を伴う比較的まれな疾患である．女性のみに発生し，妊娠可能年齢に多いことが特徴で，エストロゲン分泌やそれに対する組織反応の異常が原因と考えられている．また，結節性硬化症でも類似の病変を伴う．徐々に増強する息切れを認めるが，気胸が発見の契機となる場合が多い．病理所見では，肺表面に多数の嚢胞形成がみられ，"イクラ"状外観を呈するのが特徴である．組織像では，大型で多形性の核を有する円形や多角形の平滑筋様細胞の増殖と嚢胞形成がみられ，病変の進行に伴って，肺

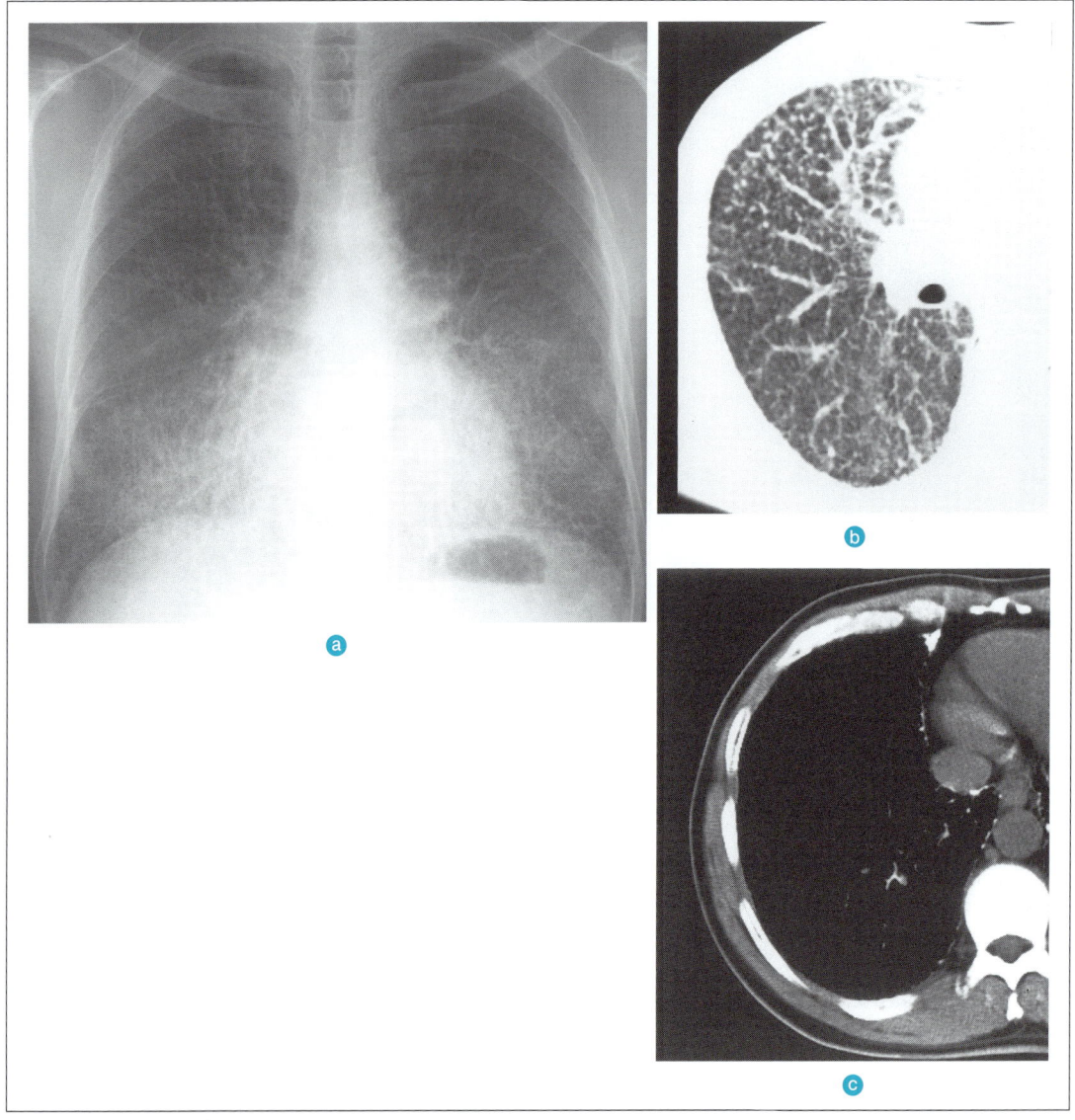

図 10-122 肺胞微石症
ⓐ：肺野はびまん性に線状網状影と微細粒状影がみられる．通常の肺線維症のような容積減少はない．
ⓑ, ⓒ：X 線 CT 像．縦隔条件でみると，胸膜直下の肺野に石灰化巣がみられる．

実質が病変に置換されていく．確実な治療法はなく，肺移植の対象である．

画像所見

胸部 X 線写真で過膨張を示し，下肺野優位の網状影や囊胞性変化を認める．また，気胸やリンパ管閉塞による乳び胸水がみられる場合がある．HRCT では，肺野全体に薄壁をもった小囊胞が多数みられる（図10-124）．囊胞間の肺実質はほぼ正常である．

4 肺ランゲルハンス細胞組織球症
pulmonary Langerhans cell histocytosis

病理・病態

ランゲルハンス細胞組織球症は，好酸球性肉芽腫症ともよばれる原因不明の疾患で，20〜40 歳の比較的若い年齢層に好発し，喫煙習慣のある男性が多い．病理所見は時期によって異なり，初期病変は細気管支周囲のランゲルハンス細胞の非腫瘍性増殖と好酸球の浸潤であり，放射状の結節性病変を作る．細気管支壁の病変によって囊胞が形成され，進行例では蜂窩肺にい

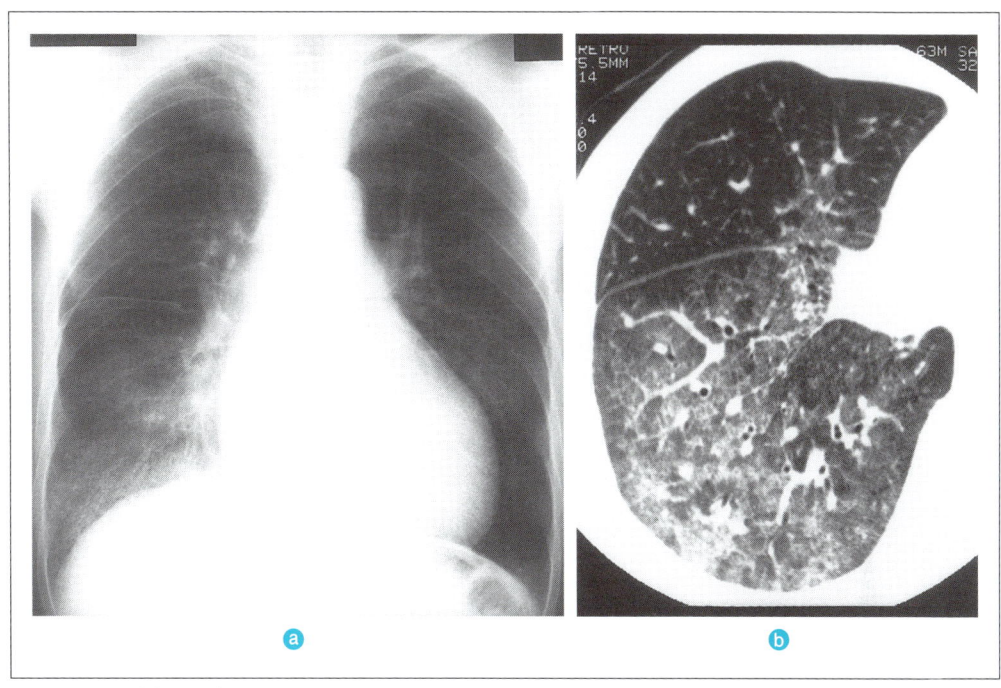

図10-123 肺胞蛋白症
ⓐ：両側肺野で右下野，左中肺野を中心に，浸潤影が認められる．
ⓑ：X線CTでは，不均等なすりガラス陰影が認められる．すりガラス陰影の部分は，その中に比較的小さな網状の構造が観察されることからcrazy paving（中世のヨーロッパなどでみられる敷石を想像させることから，大小不揃いな敷石様）とよばれる．

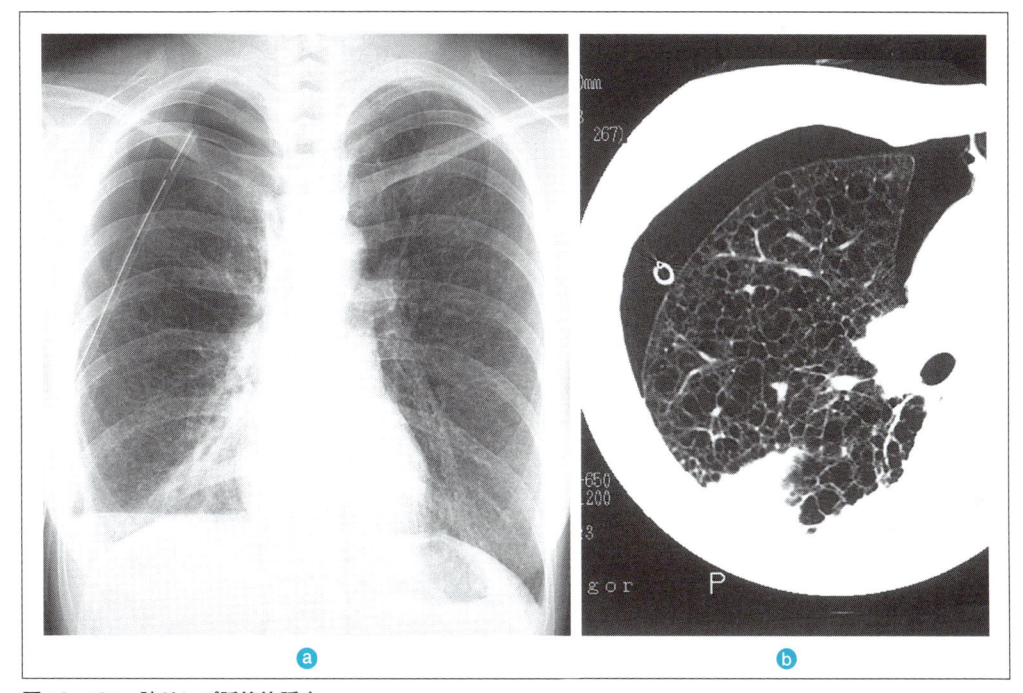

図10-124 肺リンパ脈管筋腫症
ⓐ：右気胸があり，ドレナージチューブが胸腔内に挿入されている．肺野はびまん性に網状影がみられる．胸水貯留もある．
ⓑ：X線CTでは，びまん性に明瞭な壁を持った囊胞がみられる．

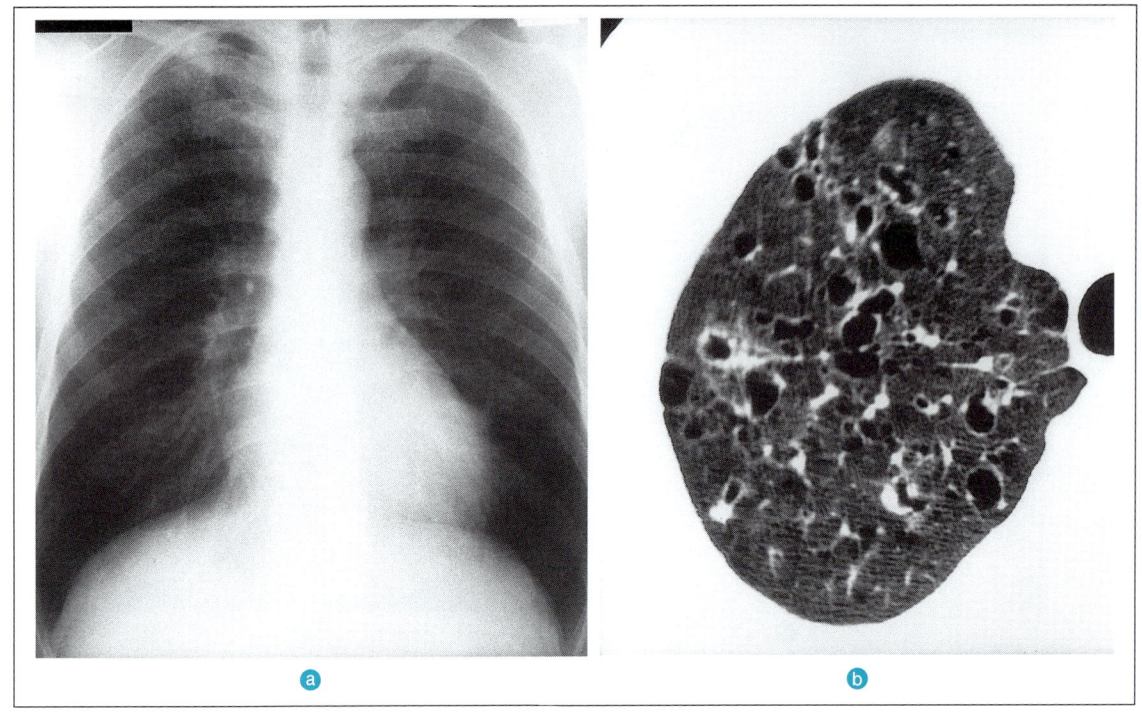

図 10-125　好酸球性肉芽腫症
ⓐ：全体に透過性が高い，よくみると，小さな囊胞性病変の存在が疑われる．
ⓑ：X線 CT では，壁の薄い小囊胞が多発している．

たる．無症状であることも多いが，症状としては乾性咳嗽，労作時呼吸困難，などがみられ，気胸の合併率は 11〜35％である．骨病変，視床下部病変などの肺外病変を伴うこともあるが，病変が肺に限局している場合には，**肺好酸球性肉芽腫症** eosinophilic granuloma とよばれる．

画像所見

胸部 X 線写真では，上肺野優位の粒状網状陰影や囊胞陰影がみられ，病変の進行に伴って，下肺に病変が進行する．胸部 CT では，早期の病変は径 1〜5 mm の小葉中心性あるいは細気管支中心性の小結節としてみられ，その後，比較的壁厚の空洞が形成され，高度例では多数の囊胞の集合した蜂窩肺となる（図 10-125）．囊胞は円形，楕円形，不整形と種々であるが，不整形の結節影と囊胞影の混在は特徴的な所見である．病変の分布に左右差はないが，上中肺野に多く，肺底部は通常正常である．

5　アミロイドーシス amyloidosis

病理・病態

アミロイドーシスは，様々な臓器にアミロイド蛋白が沈着することによって生じる疾患群の総称である．病態としては，原因不明の原発性と関節リウマチや骨髄腫などに伴った二次性に分けられ，アミロイドの沈着パターンによって全身型と限局型に分けられる．さらに，原発性肺アミロイドーシスには，①気管・気管支型（50％），②結節性肺実質型（40％），③びまん性胞隔型（10％），の 3 つのタイプが存在する．組織学的には，HE 染色で均一なエオジン好性の無構造物としてみられる．

画像所見

画像所見はタイプによって異なり，気管・気管支型では，胸部 X 線写真や CT で気管支径の不同や不均一な壁肥厚がみられ，結節性肺実質型では多発性の辺縁明瞭な結節がみられる．長期経過症例では著明な石灰化を呈する．びまん性胞隔型病変は，CT で不均一な肺野のすりガラス陰影としてみられる．

6　Wegener 肉芽腫症
Wegener granulomatosis

病理・病態

病理組織学的に①上気道と肺に主として生じる壊死性肉芽腫，②壊死性半月体形成性腎炎，③全身の壊死性肉芽腫性血管炎，を主徴とする疾患で，血中の PR3-ANCA の出現が高率で疾患特異性が高い．上気道の病変から肺，さらに腎へと病変が進行するのが典

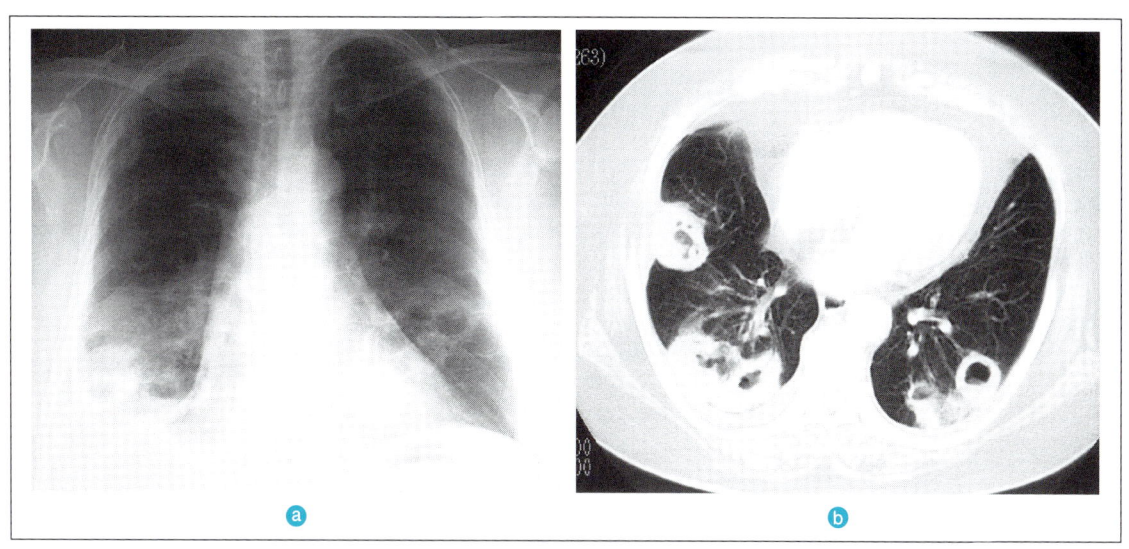

図 10-126　Wegener 肉芽腫症
ⓐ：胸部 X 線正面像では，両側の肺野に多発性に空洞性病変が認められる．下肺野に多いが，上肺野にも存在する．壁はやや厚い．
ⓑ：X 線 CT 像

型的で，腎病変を伴わないものを限局型，伴うものを全身型という．肺病変の組織には壊死性肉芽腫や血管炎がみられ，地図状壊死や珊瑚状肉芽腫が特徴とされる．血管炎に伴う肺出血や炎症を伴うことが多い．従来，予後不良の疾患とされてきたが，免疫抑制剤の使用によって予後の改善がみられる．

画像所見

胸部 X 線写真では，5 mm～10 cm の多発性結節ないし腫瘤影が特徴的で，約 70% にみられる．境界は比較的明瞭で，発生部位に上下の差はない．約半数に壊死に伴う空洞がみられ，辺縁は不整で壁厚であることが多い．また，半数で，多発性の浸潤影もみられる．

CT では結節や腫瘤の形態がより明瞭で，胸膜下にみられる頻度が高く，肺梗塞に似た楔状影を示す場合もある（図 10-126）．内部に空洞を伴うことが多く，また，内部の壊死を反映して，造影 CT で腫瘤内部に不均一な低吸収域がみられる．

縦隔疾患の画像所見

A　縦隔腫瘍の画像所見

1　胸腺腫 thymoma

病理・病態

胸腺腫は全縦隔腫瘍の約 30% を占め，最も多く経験する縦隔腫瘍である．前縦隔に多く発生し，好発年齢は 30～50 歳で，小児はまれである．症状がない場合が多く，検診などで発見されることが多い．合併症として，重症筋無力症，赤芽球癆，低γ-グロブリン血症などが知られている．

胸腺固有の上皮細胞から発生し，腫瘍性上皮細胞に明らかな異型を認めない腫瘍である．リンパ球誘導能を有し，腫瘍細胞は上皮細胞とリンパ球系細胞で構成される．肉眼的には，黄白色充実性で，線維性隔壁で分けられた分葉構造を示す腫瘍で，被膜に包まれた非浸潤性胸腺腫と，被膜を破り，脂肪，大血管，胸膜，肺などの周囲組織に進展浸潤した浸潤性胸腺腫に分けられる．ただ胸腺腫自体のリンパ節転移や遠隔転移はまれである．胸腺腫では腫瘍細胞の異型度と臨床的な悪性度とが相関しないため，胸腺腫全体を悪性腫瘍と捉え，手術時の腫瘍の拡がりや浸潤性から病期分類を行う正岡分類が広く用いられている．

画像所見

胸部 X 線写真では，心臓縦隔陰影に重なって肺野に突出する辺縁明瞭な腫瘤影としてみられる．側面像で胸骨後腔の肺野が軟部陰影によって置き換わり，上行大動脈前縁が不明瞭となる．

CT では，非浸潤性胸腺腫は前縦隔に辺縁平滑な球状ないし楕円形の腫瘤としてみられ，左右いずれかに偏在することが多い（図 10-127）．造影 CT にて内部は均一に造影されることが多い．浸潤性胸腺腫では分葉状の形態や不整な辺縁を示すことが多く，囊胞変化や石灰化を伴う頻度も高くなる（図 10-128）．また，浸潤性胸腺腫は縦隔の potential space に沿って進展

232   I. 画像診断

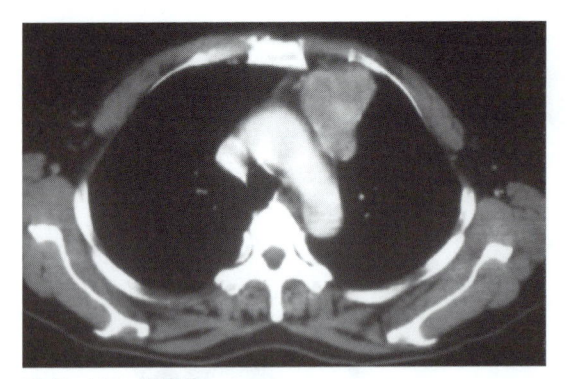

図 10-127　胸腺腫
造影 CT で，前縦隔左方に比較的均一な内部構造をもつ腫瘍が描出されている．

する傾向があり，重力にしたがった胸膜播種の頻度も高い．
　MRI では線維性隔壁が T_2 強調画像で低信号を呈するために，胸腺腫内部の分葉構造が描出されることが約半数でみられ，さらに浸潤性胸腺腫では内部が不均一な信号を示すことが多い．

2　胸腺癌 thymic cancer

病理・病態

　胸腺癌は，胸腺腫と異なって細胞異型のはっきりしたものをいい，胸腺上皮の細胞学的，構造学的性格が消失すると同時に，未熟 T リンパ球を誘導する機能までも脱落した腫瘍である．組織学的には扁平上皮癌

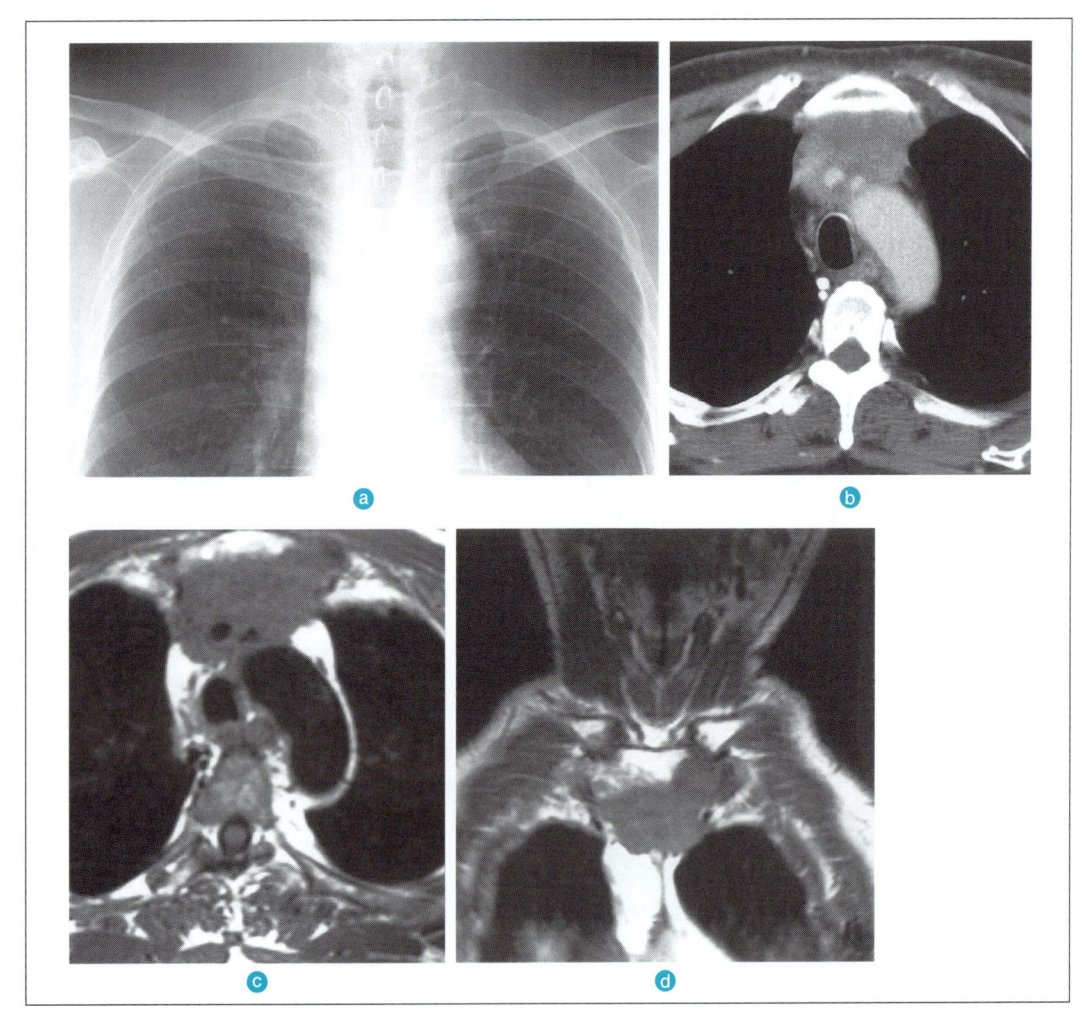

図 10-128　縦隔腫瘍（浸潤性胸腺腫）
ⓐ：上縦隔の濃度上昇と左右への上縦隔の拡大がある．
ⓑ：X 線 CT では縦隔の血管群の前に腫瘤影が認められる．腫瘤は大動脈から分枝した右腕頭動脈，左総頸動脈を取り巻いて存在している．
ⓒ：MRI T_1 強調像では，腫瘍が前胸壁に浸潤しているのがよくわかる．血管は無信号で，右腕頭動脈と左総頸動脈は狭窄像を示す．
ⓓ：MRI 冠状断像で，病変の上下方向への進展が理解しやすい．

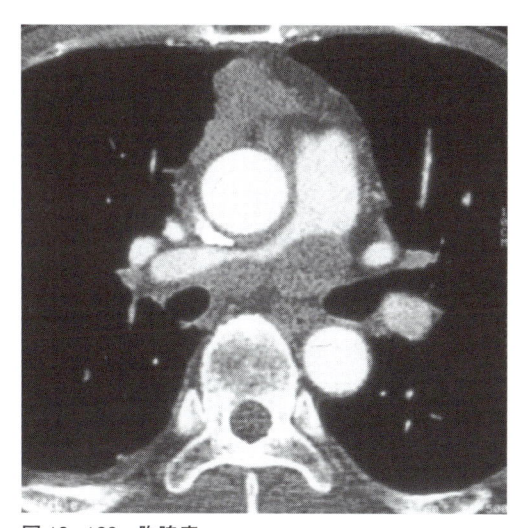

図10-129　胸腺癌
CTで前縦隔の不整形の腫瘍に加えて，著明な縦隔リンパ節の腫大が認められる．

が多い．浸潤性胸腺腫よりも浸潤性が強く，リンパ節転移や遠隔転移の頻度も高い．

画像所見

画像上，浸潤性胸腺腫との鑑別は難しく，周囲組織への浸潤傾向が強いので，CTで辺縁の不整がみられる．また，肺，肝，骨などへの遠隔転移，頸部，縦隔，肺門リンパ節転移がCTやMRIで捉えられる（図10-129）．胸腺腫に比して内部の壊死傾向が強いので，MRIで信号の内部不均一がみられる．

3　縦隔胚細胞性腫瘍
mediastinal germ cell tumor

❶ 成熟奇形腫 mature teratoma

病理・病態

性腺外胚細胞性腫瘍 extragonadal germ cell tumorは体の正中線上に生じ，縦隔特に前縦隔に最も多く発生する．縦隔胚細胞性腫瘍は縦隔腫瘍の10～15%を占め，そのうち80～90%が良性の成熟奇形腫である．年齢は20～40歳に多い．奇形腫は腫瘍性病変であり，発生部位に本来みられない組織成分を含み，1つ以上の胚葉に由来する組織を含むものと定義される．成熟奇形腫の多くは単胞あるいは多胞性の囊胞としてみられ，内部に液性成分，脂肪成分，歯牙あるいは各胚葉由来の種々の成熟した組織がみられる．なお類皮囊胞や皮様囊胞は発生上の異常に基づく囊胞性疾患であって，腫瘍ではない．類皮囊胞は扁平上皮で被覆され，ケラチンを内容とする単房性の囊胞であり，皮様囊胞は，さらに皮膚付属器を有しているので，毛髪や皮脂腺分泌物である脂肪成分を含む．

成熟奇形腫は，膵組織などの存在によって囊腫内容液のアミラーゼ活性によって，気管支，肺，胸腔，心囊などの周囲臓器に穿破し，胸膜炎，心タンポナーデ，喀血，喀毛症などを引き起こすことがある．

画像所見

胸部X線写真では，他の前縦隔腫瘍と同様に心臓縦隔陰影から突出した辺縁平滑で明瞭な腫瘍影がみられる．胸腔穿破などの合併症が生じている場合には胸水貯留も加わる．

CTでは，腫瘍の構成成分によって多彩な画像を呈する．皮下組織と同等の濃度を示す脂肪成分，水と同等の濃度を示す液性成分，筋肉と同等の濃度を示す軟部組織が種々の割合で混在した，やや壁厚の囊胞影を呈することが多い（図10-130）．時に，歯牙を思わせる石灰化や脂肪と水が水平面を形成する場合もみられる．腫瘍の境界は通常明瞭であるが，周囲に穿破したり炎症を生じれば境界は不明瞭になり，さらに肺野浸潤影や胸水あるいは心囊水貯留がみられる．

MRIでは，コントラスト分解能が優れるため，内部性状や隔壁，被膜が明瞭になる．脂肪成分はT_1強調画像，T_2強調画像で高信号としてみられ，水成分はT_1強調画像で低信号，T_2強調画像で高信号領域としてみられる（図10-131）．石灰化の検出はCTに劣るが，大きなものはT_1強調像，T_2強調像で低信号としてみられる．

❷ 悪性胚細胞性腫瘍
malignant germ cell tumor

a．精上皮腫 seminoma
病理・病態

成熟奇形腫以外の胚細胞性腫瘍は悪性に分類され，縦隔腫瘍の1～4%で比較的まれな腫瘍である．ほとんどが前縦隔にみられ，若年男性が圧倒的に多い．治療に対する反応性や予後を考慮して，精上皮腫と非精上皮腫に分類する．

精上皮腫は増大が遅く，化学療法や放射線治療の感受性が高いために予後は比較的良好である．

画像所見

CTでは，壊死傾向が乏しいために，比較的な均一な軟部組織濃度の腫瘍としてみられることが多い（図10-132）．

b．非精上皮腫 non-seminoma
病理・病態

非精上皮腫には，胎児組織由来の胎児性癌 embryonal carcinoma，未熟奇形腫 immature teratoma，胎児外組織由来の絨毛上皮癌 choriocarcinoma，卵黄囊癌 yolk sac tumor といった組織型があり，これらの

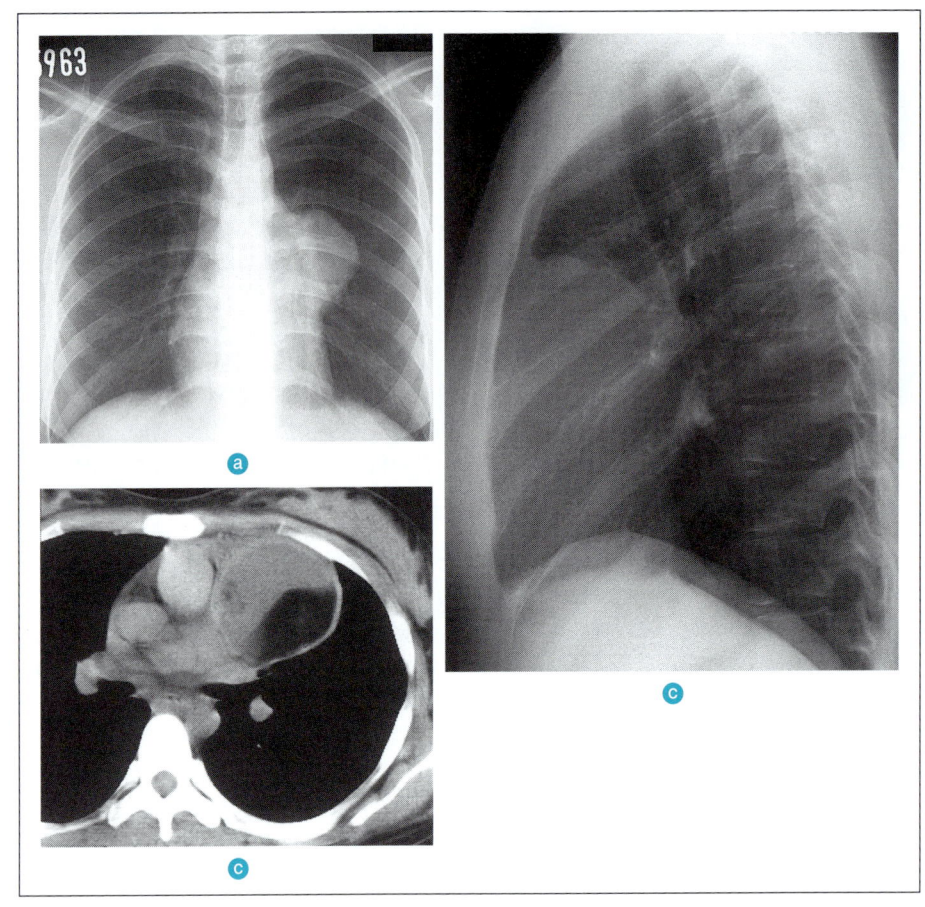

図 10-130 縦隔奇形腫
ⓐ：左肺門部に重なって，心陰影と連続する腫瘍影が認められる．silhouette sign 陽性．
ⓑ：側面像では，腫瘍影が前縦隔にあることがわかる．病変の上縁は明瞭であるが，下縁は不明瞭である．
ⓒ：X 線 CT では，心臓の左に接して被膜を持ち，内部に脂肪成分を持つ腫瘍であることがわかる．

混在した混合型胚細胞腫瘍 mixed germ cell tumor もみられる．いずれも悪性度が非常に高く，急速に増大，転移を来す．腫瘍組織の壊死傾向が強い．発見時には周囲に進展し，遠隔転移がみられる場合が多い．放射線感受性が低く，予後不良であるが，シスプラチンを中心とする化学療法によって緩解例も増加している．腫瘍マーカーの AFP，hCG-β，CEA などが上昇する．

画像所見

胸部 X 線写真では，急速に増大する前縦隔腫瘍がみられ，また発見時にすでに巨大な腫瘍を形成することが多い．CT では，内部の壊死や出血を反映して，造影 CT で，内部に不均一な低吸収領域が広範にみられる．MRI においても，不均一に分布する壊死や出血によって，T_1 強調画像，T_2 強調画像において，不均一な信号を示す．

4 縦隔悪性リンパ腫
malignant lymphoma of the mediastinum

病理・病態

縦隔悪性リンパ腫は全縦隔腫瘍の 5% 程度の頻度で，リンパ節に系統的に進展する病態の一部としてみられるものと，縦隔に原発するものに分けられる．縦隔原発の悪性リンパ腫は胸腺内のリンパ組織から発生し，前縦隔の大きな腫瘤を形成することが多い．縦隔原発の悪性リンパ腫では，若い女性に多い結節硬化型の Hodgkin 病，小児に多いリンパ芽球型の非 Hodgkin 病の頻度が高いが，近年，びまん性硬化型 B 細胞性大細胞型リンパ腫の報告が増えている．

画像所見

胸部 X 線写真では，前縦隔や中縦隔の腫瘤影としてみられる．リンパ節の系統的進展の場合には，CT で多発性の腫大リンパ節やそれらの癒合した腫瘤影が

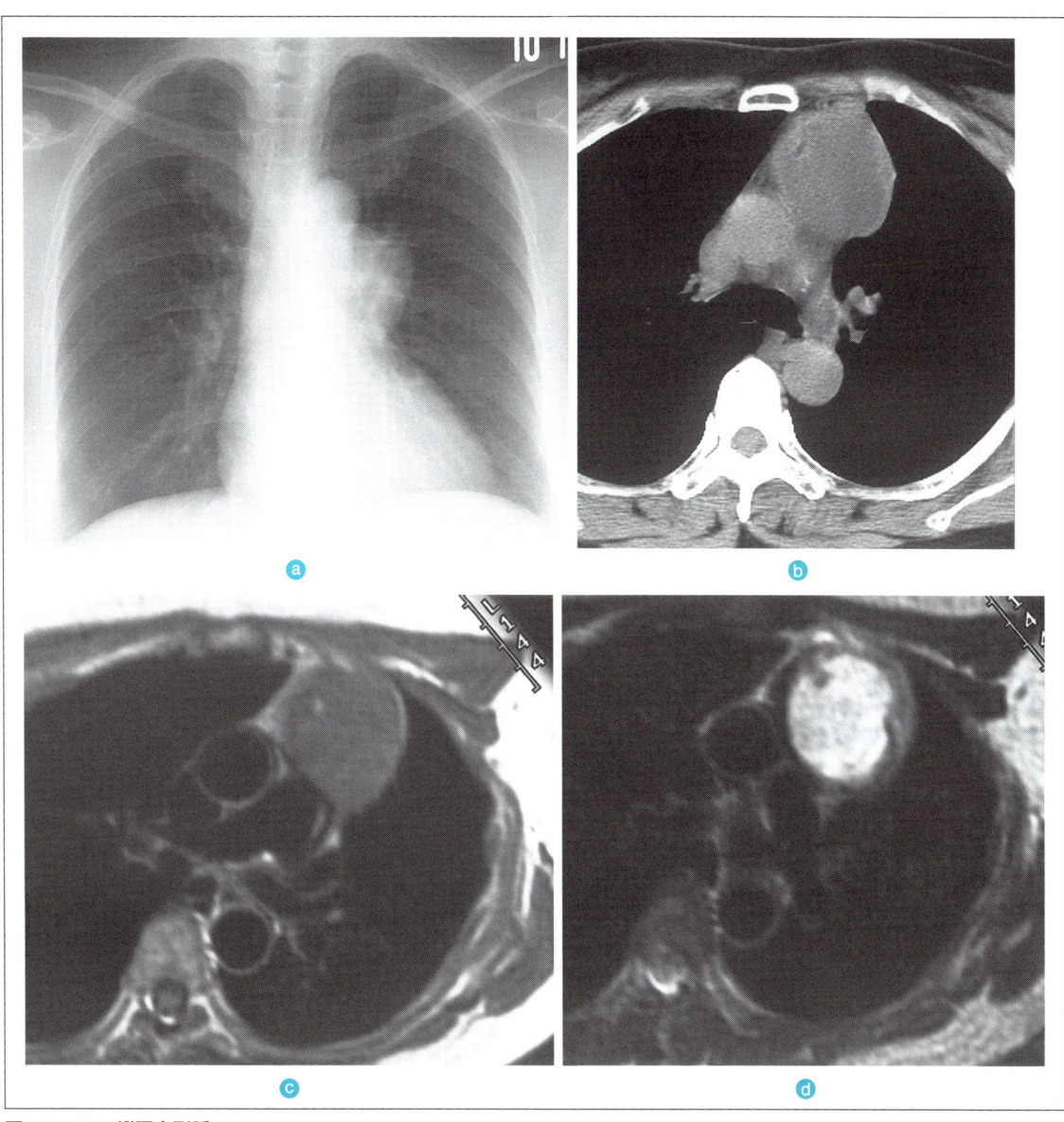

図 10-131　縦隔奇形腫
ⓐ：左肺門部に重なって，腫瘤影がある．
ⓑ：X線CTでは境界明瞭な腫瘤として描出されている．被膜様の部分もある．内部に脂肪巣，石灰化巣を思わせる部分もある．
ⓒ：MRI T_1 強調像では，脂肪巣が高信号に，石灰化巣が無信号に描出されている．
ⓓ：MRI T_2 強調像では腫瘤のほとんどが高信号に描出され，石灰化巣は無信号である．

みられる．これに対して，縦隔原発の悪性リンパ腫の場合には，前縦隔に大きな不整形の腫瘤影を形成するために，他の前縦隔腫瘍との鑑別が難しい場合が多い．このタイプの縦隔悪性リンパ腫は，大動脈弓部から頭側にかけて大血管を取り巻くように両側性に広がって進展し，CTやMRIで腫瘤の内部を血管が貫通するような像を呈することが特徴である（図10-133）．また，近傍の縦隔リンパ節の腫大や肺，胸壁への浸潤がみられる場合がある．腫瘤の内部は均一とは限らず，囊胞変性や壊死，線維化を含む場合には，造影CTやMRIの T_2 強調画像で不均一な内部構造を示す．石灰化はまれである．

5 神経原性腫瘍 neurogenic tumor

病理・病態
　神経原性腫瘍は縦隔腫瘍の中で，胸腺腫，成熟奇形腫とともに頻度が高く，全縦隔腫瘍の15〜25％を占める．大部分が後縦隔に発生し，若年者に発生する．

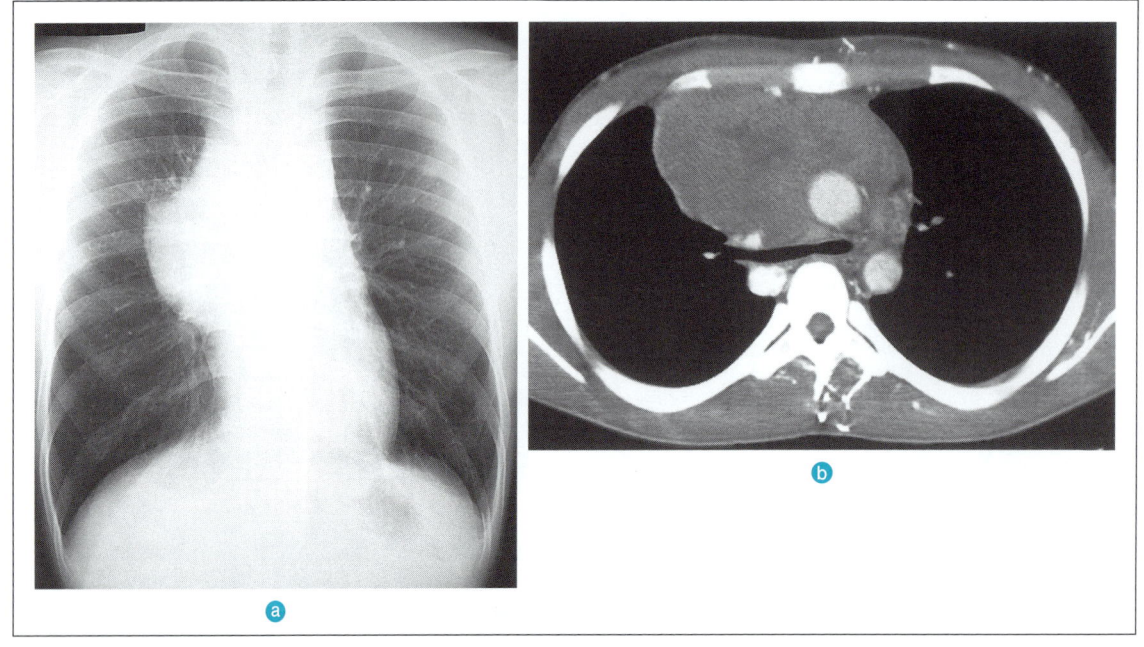

図 10-132　縦隔精上皮腫
ⓐ：右の上中縦隔に腫瘤が認められる．
ⓑ：X線CTでは，縦隔脂肪巣の消失，腫瘍辺縁の不整像，心血管系へ浸潤像，気管や心大血系の高度の圧排などが認められる．

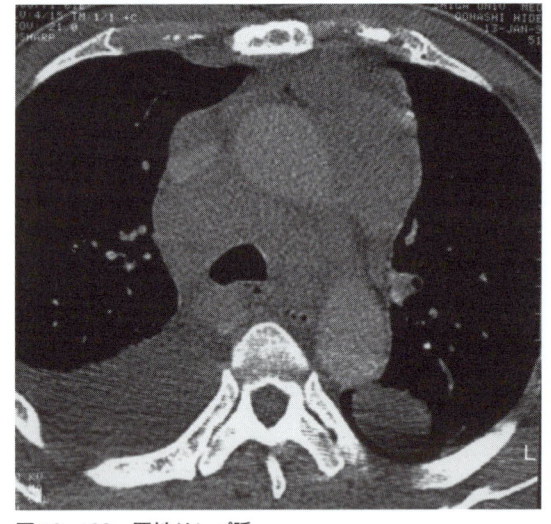

図 10-133　悪性リンパ腫
CTで，前縦隔から中縦隔にかけて多数のリンパ節腫大が認められる．

神経原性腫瘍には，末梢神経由来の神経鞘腫と神経線維腫(50%)，傍神経節組織由来の褐色細胞腫と傍神経節腫(10%)，交感神経節由来の神経節細胞腫，神経芽腫，神経節神経芽腫(40%)が含まれる．10歳以下の小児に発生する腫瘍は神経節由来のものが多く，特に，1歳以下では神経芽腫か神経節神経芽腫が多い．発生神経としては，肋間神経，交感神経，迷走神経がほとんどである．腫瘍の特殊な形態として，神経の走行に沿ってびまん性に不均一な肥厚を示す蔓状神経線維腫 plexiform neurofibromatosis があり，von Recklinghausen病でみられることが多い．また，傍脊椎領域に発生する神経原性腫瘍は，椎間孔から脊柱管内に進展し，亜鈴状(dumbbell)を呈するため，dumbbell型腫瘍とよばれる．

画像所見

胸部X線写真では，傍脊椎部の辺縁明瞭な腫瘤影としてみられる．CTでは，神経鞘腫や神経線維腫は表面平滑な円形ないし卵円形の腫瘤として認められるが，神経節細胞腫や神経芽細胞腫は紡錘形で上下に長い傾向がある．腫瘍内部は筋肉と同じ濃度を示し，造影CTにて強い造影効果がみられる．しばしば囊胞変性や出血を伴い，この場合には不均一な内部構造を呈する．

MRIでは，通常，T_1強調画像で低信号，T_2強調画像で高信号を示すが，ときに，腫瘍の中心部と辺縁部で組織像が異なるために，T_2強調画像で，中心部がやや低信号，周辺部が高信号となる場合があり，target signとよばれ，特徴的である．造影MRIでは著明な造影効果がみられる(図10-134)．

また，dumbbell型腫瘍では，造影CTで，腫瘍が椎体外成分から椎間孔を通って連続性に脊柱管内に進展している像や骨のerosion(びらん)，椎間孔の拡大が捉えられる．この腫瘍の進展は，MRIのほうがより捉えやすい．

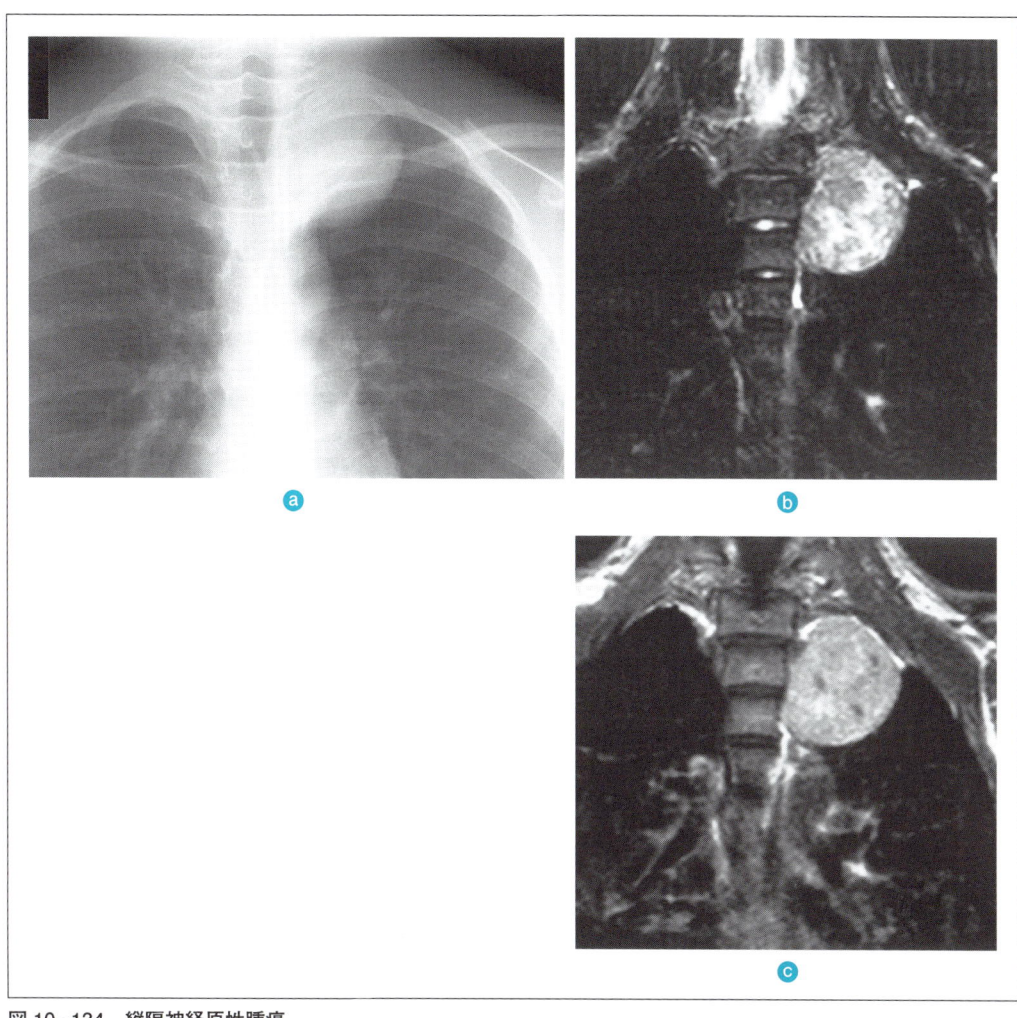

図 10-134　縦隔神経原性腫瘍
ⓐ：左肺尖部に，extrapleural sign 陽性の腫瘤影がある．
ⓑ：造影 MRI T_1 強調冠状断像で，左の傍胸椎部に，充実性の腫瘤が認められる．造影前（ここには出していないが）と比べて，腫瘤のほとんどは造影されているが，内部に数か所小さな低信号部がある．
ⓒ：MRI T_2 強調冠状断像では，造影 T_1 強調像で低信号部が非常に高信号で，これらが壊死部分を思わせる．

6　縦隔囊胞性疾患
cystic disease of the mediastinum

❶ 胸腺囊胞 thymic cyst

病理・病態
　胸腺は第3鰓囊から発生し，初期には咽頭と交通をもったまま陥入する．胸腺囊腫はこの陥入部の遺残組織から生じると考えられ，下顎部〜縦隔上部のどの部位にも発生しうる．病理学的には囊胞周辺の脂肪組織内に胸腺組織を含むことから診断される．囊胞壁は通常，線毛上皮で覆われ，内容は漿液性である．

画像所見
　胸部 X 線写真では胸腺腫と同様に，辺縁平滑で明瞭な腫瘤影が心縦隔陰影から突出する形でみられる．CT では，薄壁性の囊胞性腫瘤としてみられ，内部は均一な水と同等の低吸収域を示す．内部に出血を生じると CT 値が上昇するが，造影 CT では内部の造影効果はみられない．MRI では，T_1 強調画像で低信号，T_2 強調画像で著明な高信号を示すが，出血が生じると内部の信号は種々に変化する．

❷ 心膜囊胞 pericardial cyst

病理・病態
　心膜囊胞は，心膜の発生過程で形成される薄壁性の囊胞で，心囊との交通はみられない．壁は1層の内皮細胞で覆われており，内容は漿液である．体位変換によって変形がみられる．心膜囊胞は心横隔膜角に好発

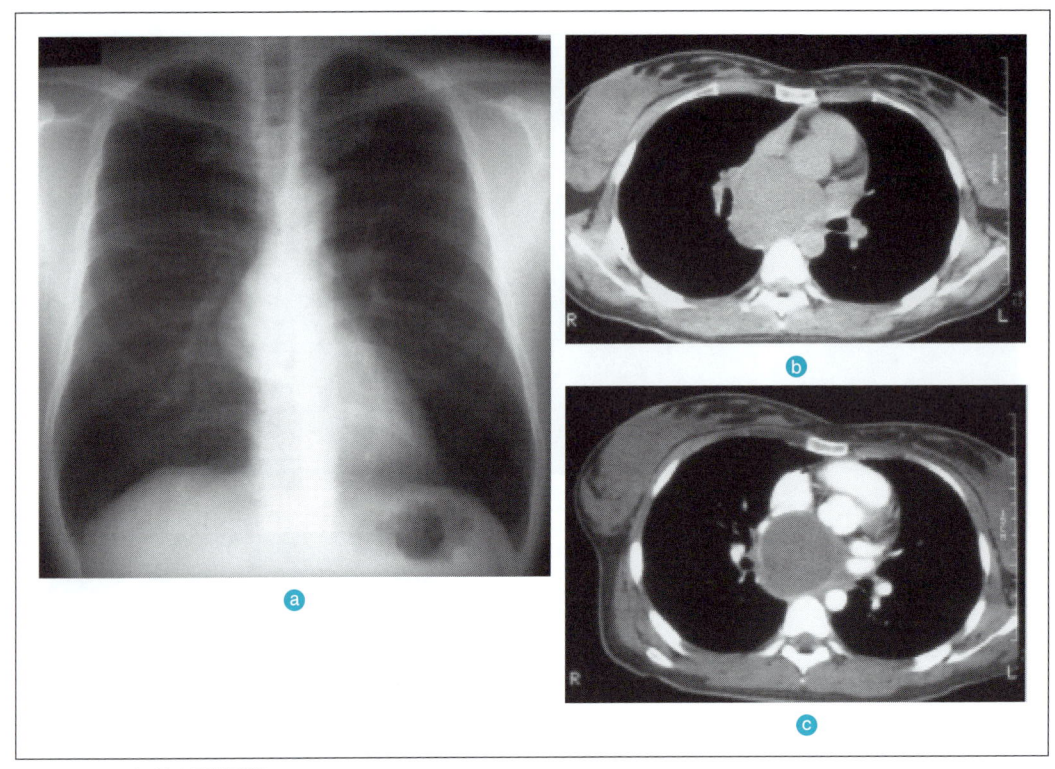

図 10-135　気管支原性嚢胞
胸部 X 線写真（a）では，心臓縦隔陰影から右方に突出する辺縁明瞭な腫瘤影がみられる．単純 CT（b）では筋肉と同程度の吸収値を示すが，造影 CT（c）では全く造影されない．

し，なかでも右側に多い．

画像所見

CTでは，薄い壁を有する均一な低濃度の腫瘤として認められ，造影効果はない．MRIでは，T_1 強調画像で低信号，T_2 強調画像で高信号を示す．

❸ 気管支原性嚢胞

病理・病態

一般的に気管支原性嚢胞は気管気管支系が分岐発育する過程で，その一部が分離し成長が止まって形成されると考えられている．肺分画症と同様に，発育のどの時期に分離が発生するかによって気管支原性嚢胞の局在が決まり，気道の周囲に肺組織がない早期に発生すれば縦隔型気管支原性嚢胞となり，肺組織に囲まれた後期に発生すれば肺野型気管支原性嚢胞となる．65〜90％は縦隔に生じ，まれに，心膜，胸膜，横隔膜，頸部，後腹膜に生じることが報告されている．気管支原性嚢胞は，通常，孤立性の単胞性嚢胞で壁は薄く，ほぼ球形の形態を示す．典型的な症例では嚢胞壁に気管支上皮，軟骨，平滑筋，あるいは気管支腺などがみられるが，肺内型で感染が合併すると，これらの構造が破壊され，感染性ブラとの鑑別が困難となる．

画像所見

縦隔型気管支原性嚢胞は，胸部 X 線写真で肺野に突出する辺縁明瞭な腫瘤影を示す．CT では，50％の症例で液体成分に含まれる高い蛋白質濃度やカルシウム濃度を反映して，軟部組織に近い CT 値をもった辺縁明瞭な縦隔腫瘤影を形成し，中縦隔にみられることが多い．造影 CT で造影効果はみられない（図 10-135）．MRI では，高蛋白濃度を反映して，T_1 強調画像でも T_2 強調画像でも高信号を示すことが多い（図 10-136）．

B　その他の縦隔疾患の画像所見

1　縦隔気腫 pneumomediastinum

病理・病態

縦隔気腫は，縦隔内に空気が貯留する病態であり，発症原因には胸部外傷，喘息，外科的侵襲や内視鏡時の穿孔などの医原性のものが挙げられる．また健康人にもスポーツや力仕事でまれに発生することがあり，特発性縦隔気腫とよばれる．縦隔気腫が進行すると，胸郭上部から頸部に空気が移行し，皮下気腫を形成する．

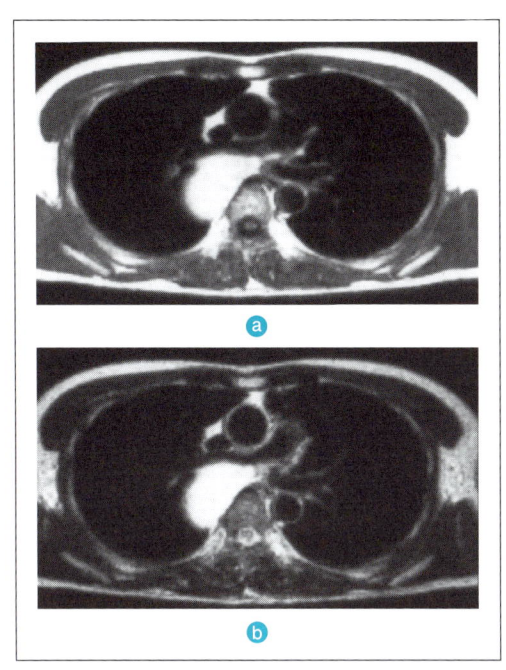

図10-136 気管支原性囊胞
MRIでは，囊胞内の高い蛋白質濃度を反映して，T₁強調画像（ⓐ）においてもT₂強調画像（ⓑ）においても高信号を示すことが多い．

画像所見
胸部X線写真では，上縦隔から頸部の縦隔陰影内に索状の空気濃度がみられたり，縦隔の空気層によって縦隔胸膜が顕在化する．CTでは，より少量の縦隔気腫が検出可能で，縦隔内に不均一な空気濃度がみられ，大血管の外縁が明瞭に描出される（**図10-137**）．

2 縦隔血腫 mediastinal hematoma

病理・病態
縦隔血腫は胸部外傷による縦隔臓器や血管の破綻，気管支鏡や縦隔鏡でのリンパ節生検時の出血，縦隔手術での術後合併症として発生する．血腫が進展すると，上大静脈，心臓，気管の圧迫による上大静脈症候群，急性呼吸・循環不全を起こす．

画像所見
胸部X線写真で，縦隔陰影の拡大所見がみられるが，より詳細な情報を得るためにCTを行う．CTでは，縦隔の脂肪組織が血液濃度に置換された所見が得られる．

3 急性縦隔炎 acute mediastinitis

病理・病態
急性縦隔炎は，胸骨切開による心大血管手術や縦隔手術での術後感染，内視鏡や異物による気管・食道穿孔，特発性食道破裂などが原因となる．縦隔内に感染が進展し，しばしば重篤な病態に陥る．炎症が胸膜，心膜に及ぶと胸膜炎，膿胸，心膜炎を発生する．

画像所見
CTで，縦隔組織内の正常の脂肪組織が消失し，軟部濃度の浸潤像が広範にみられ，時に限局的低濃度の膿瘍形成がみられる．食道損傷が原因の場合は縦隔気腫も伴う．

4 線維性縦隔炎 fibrosing mediastinitis

病理・病態
線維性縦隔炎は，縦隔に広範な線維性組織の増殖を来す疾患であり，このために縦隔は硬化し，縦隔内臓器が圧排，絞扼されて，上大静脈症候群，反回神経麻痺による嗄声，嚥下困難，呼吸困難，などを生じる病態である．結核などの感染や自己免疫疾患などが疑われているが，原因不明である．

画像所見
胸部X線写真では上縦隔の拡大がみられることが多い．CTでは正常の脂肪組織が消失し，軟部組織に置換されている．MRIでは，線維組織を反映して，T₁強調画像でもT₂強調画像でも低信号を示す．

胸壁・胸膜疾患の画像所見

A 胸膜腫瘍性疾患の画像所見

1 胸膜中皮腫 pleural mesothelioma

病理・病態
悪性胸膜中皮腫は，胸膜や腹膜に存在する中皮細胞由来と考えられており，一般に，上皮型，肉腫型，混合型，に分類される．腫瘍は胸膜腔に沿ってびまん性の発育を示す．大部分の悪性胸膜中皮腫の発生には石綿が関与していると考えられている．胸膜中皮腫は胸腔局所での発育期間が長く，進行すると壁側・臓側胸膜を浸潤し，さらに隣接する心膜や横隔膜へ直接浸潤したり，大動脈裂孔などから腹腔に広がる．さらにはリンパ行性，血行性に胸腔外に進展する．

画像所見
胸部X線写真では，胸水貯留が生じて発見されることが多い．CTでも早期像で見つかることは少なく，胸水とともに，不規則な胸膜の肥厚や結節影を認める進行した所見が多い（**図10-138**）．

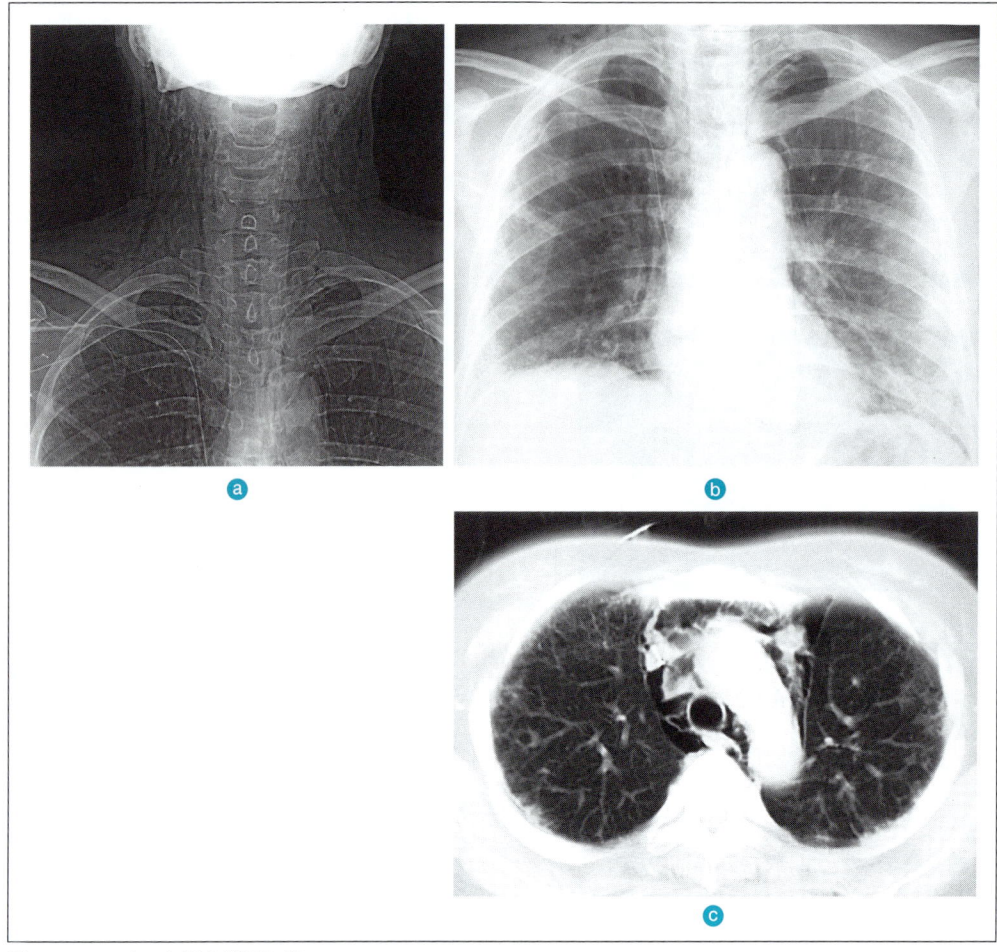

図 10-137　皮下気腫と縦隔気腫
ⓐ：頸部では上顎部から鎖骨上窩にわたって皮下気腫による黒い帯状影がみられる．
ⓑ：胸部では心大血管に沿って縦隔気腫がみられる．
ⓒ：X 線 CT で縦隔気腫が明瞭である．

2　癌性胸膜炎 carcinomatous pleurisy

病理・病態

胸膜の腫瘍の中で最も多く，胸膜悪性腫瘍の 95% を占める．原発部位としては，肺癌，乳癌，腎癌，胃癌などの腺癌が多い．血行性に胸膜に達した腫瘍細胞が発育し，さらに胸膜腔に広がったものをいう．胸膜面に達した肺癌から腫瘍細胞が胸膜腔に播種された場合も同様の病態となる．

画像所見

胸部 X 線写真では胸水貯留像がみられ，CT では胸水とともに，胸膜の限局性腫瘤や不規則な胸膜肥厚像がみられる．胸膜播種の場合には胸水が出現する以前の段階で，胸膜に沿った小結節影は CT で捉えられる場合がある（図 10-139）．

B　その他の胸膜・胸壁疾患の画像所見

1　胸水 pleural effusion

病理・病態

胸腔内に液体貯留したもので，血性，漏出性，滲出性などがある．通常は重力のかかる部位に貯留する．時に癒着などのために限局性に胸水貯留がみられることがあり，被包性胸水 encapsulated pleural effusion という．胸水の原因疾患は，悪性腫瘍，感染症，心疾患，低蛋白症，膠原病などがある．何らかの原因で，リンパ管，胸管などの断裂や閉塞が生じると，リンパ液の胸腔内貯留が起こる．これを乳び胸水という．フィラリア，腫瘍による胸管の閉塞，リンパ脈管筋腫症などが原因として多い．また，膵炎，横隔膜下膿

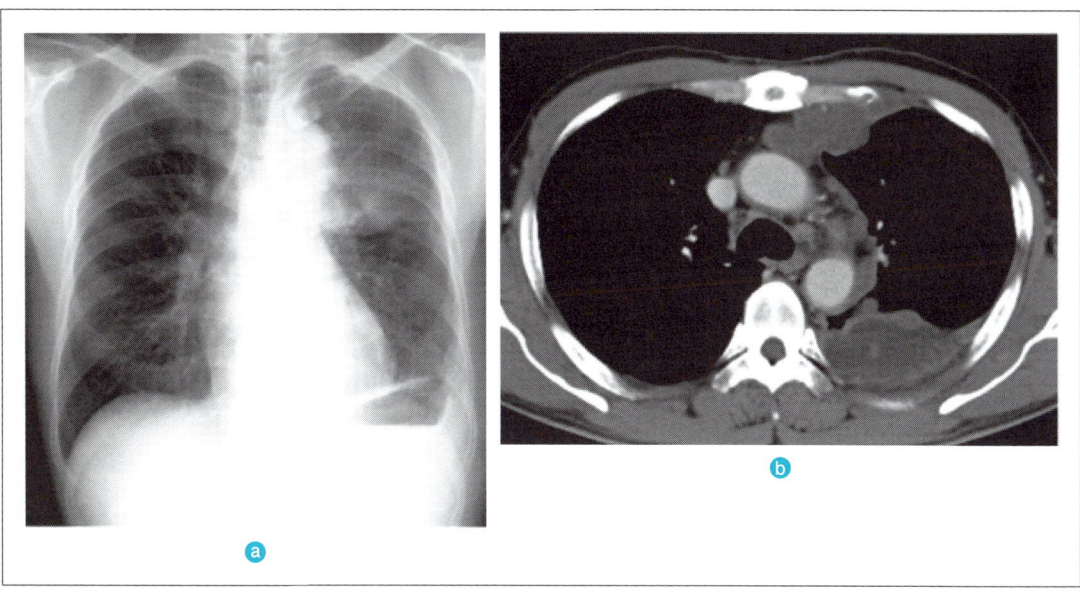

図10-138　悪性中皮腫
ⓐ：左胸郭に胸水と不均一な軟部陰影がみられる．
ⓑ：造影CTでは，胸水の貯留とともに胸膜に沿った軟部腫瘍が多数みられ，腹側縦隔側にも病変が存在する．

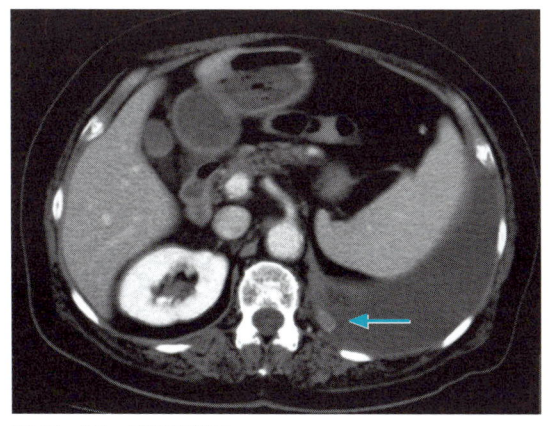

図10-139　癌性胸膜炎
造影CTで，胸水貯留とともに，胸膜に沿った軟部腫瘍（矢印）がみられる．

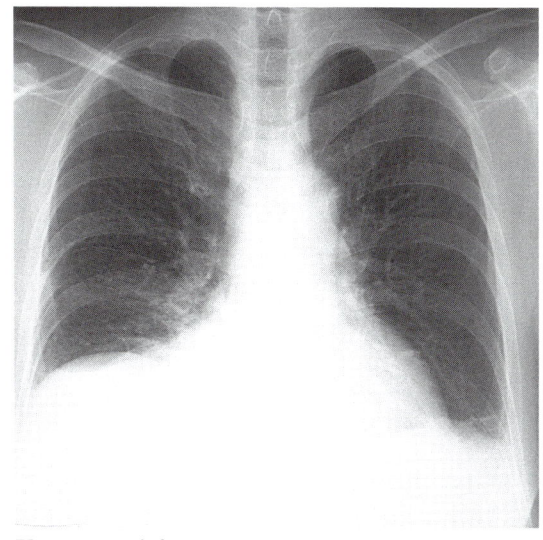

図10-140　胸水
左右の胸腔内に胸水貯留がみられる．

瘍，腹部の悪性腫瘍や炎症などによって反応性の胸水貯留がみられることにも注意を要する．

画像所見

　胸部X線写真では，freeの胸水は毛細管現象によって，胸壁沿いに胸水が上がるので特有の形態を示す（図10-140）．鏡面像（air-fluid level）を形成する場合は，気胸の合併があり，hydropneumothoraxとよぶ．被包性胸水は，extrapleural signを示す紡錘形の陰影を呈するが，前後壁に生じた場合には，境界不明瞭なすりガラス陰影を示す（図10-141）．葉間に生じた場合には，腫瘍状陰影を呈し，治療によって消失することから，vanishing tumorとよばれる．肺の直下にパックされた形で胸水が貯留し，通常みられる胸壁や縦隔に沿って毛細管現象で上がる形態がみられず横隔膜が挙上しているようにみえる場合があり，infrapulmonary pleural effusionとよぶ．胸膜肥厚と区別が難しいが，体位変換で変化がないことや経過を追っても変化がないことが参考になる．

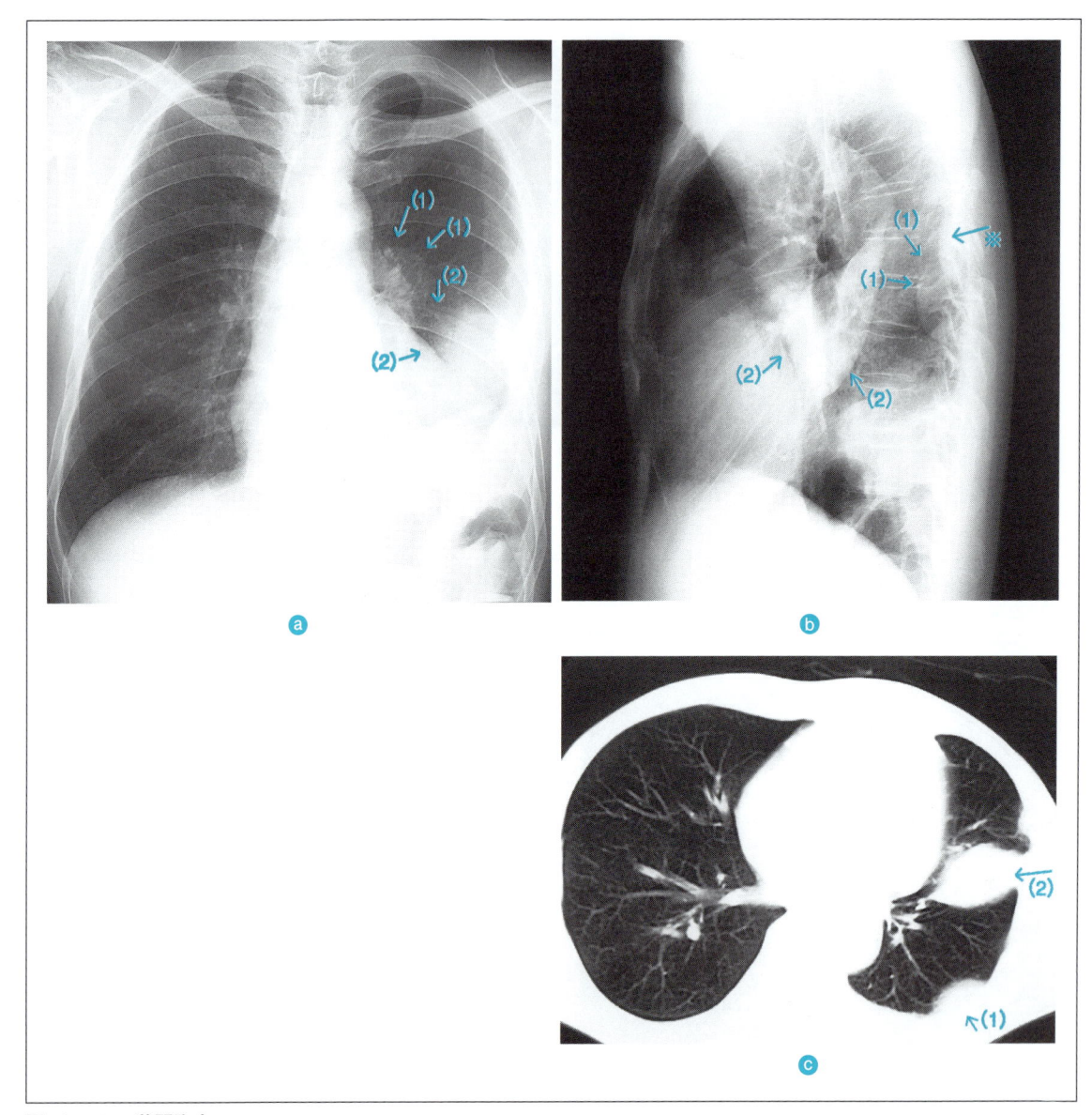

図 10-141 葉間胸水
ⓐ：正面像で左の横隔膜の挙上と輪郭の消失がみられる．胸水貯留と考えられる．これ以外に，肺門部に重なって，淡い腫瘤影がある(1)．また，左の肋骨横隔膜方向に辺縁不整な腫瘤影がある(2)．
ⓑ：側面像で，(1)は，後胸壁に接した被包性胸水，(2)は葉間胸水であることがわかる．後胸壁には，さらに別の被包性胸水(※)もある．
ⓒ：X線CTで葉間胸水と一つの被包性胸水が描出されている．

2 気胸 pneumothorax

病理・病態

気胸とは胸腔内に空気が存在する状態をいい，自然気胸，外傷性気胸，人工気胸，医原性気胸に分類される．さらに，自然気胸はブラ，ブレブが原因の原発性自然気胸と臨床的に明白な疾患，薬剤が原因で発症する続発性気胸，および原因不明の自然気胸に分けられる．原発性自然気胸は，20〜40歳の若年者に多く，男性が多い．また，痩せた長身の人に多い．続発性気胸の原因としては慢性閉塞性肺疾患が多い．

画像所見

胸部X線写真で，胸壁と並んで走行する臓側胸膜の線を検出する(図10-142)．軽度の気胸では気胸部分と収縮した肺の濃度差はあまりないので，注意深く，胸膜線をチェックすることが重要である．

縦隔が健側に偏位していて，吸気相でも復位がない場合，または偏位があって呼吸困難，血圧低下，頻脈

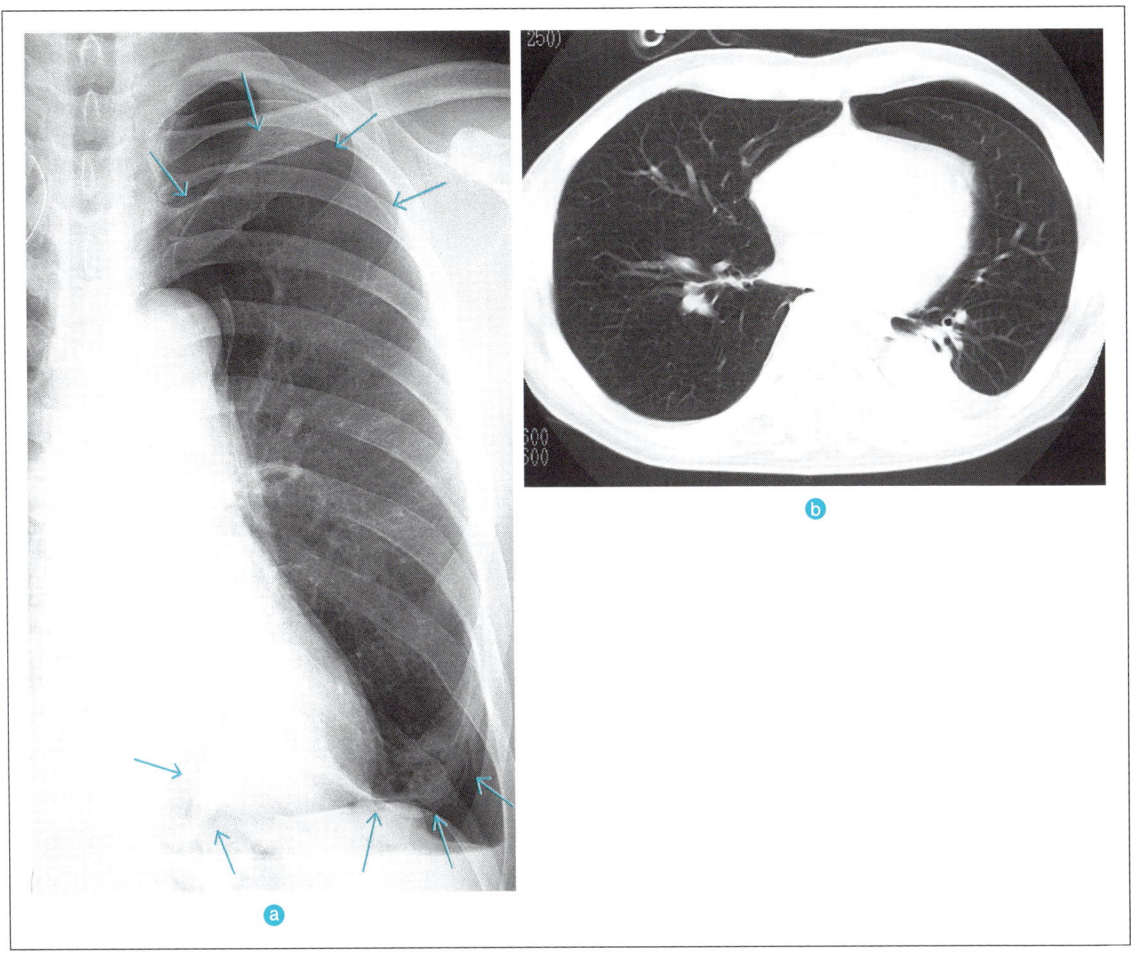

図 10-142 気胸

ⓐ：胸部正面像の左肺野を示す．気胸による free air が肺尖部および肺底部を中心にみられ，肺底部では胸水貯留もあり，鏡面像が観察される（hydropneumothorax）．矢印は臓側胸膜．
ⓑ：X 線 CT でも気胸と胸水が明瞭．空気は上方に，胸水は下方に貯まる．胸部単純 X 線写真は立位で，X 線 CT は仰臥位で撮像されているために，それぞれで空気，水の貯留する部位が異なることに注意すべきである．

などを示している場合には緊張性気胸が疑われ，緊急の処置が必要である．

CTでは，より少量の気胸が検出可能であり，さらに，気胸の原因となったブラやブレブ，あるいは慢性閉塞性疾患などの基礎疾患の有無のチェックを行う．

横隔膜異常

A 横隔膜ヘルニア

病理・病態

横隔膜ヘルニアとは，腹腔臓器が横隔膜の裂隙より胸腔または縦隔へと脱出した状態をいい，食道裂孔ヘルニア，外傷性横隔膜ヘルニア，および先天性の Morgagni 孔ヘルニア，Bochdalek 孔ヘルニアがある．食道裂孔ヘルニアは横隔膜ヘルニアの中で最も頻度が高く，後天性で中年以後の女性に多い．大部分は下部食道の支持組織である横隔食道膜が弱いために開大した食道裂孔より胃噴門部が後縦隔に突出したものである．Morgagni 孔ヘルニアは胸肋三角の Morgagni 孔から，Bochdalek 孔ヘルニアは Bochdalek 孔から腹腔内臓器が突出する．横隔膜外傷の原因としては，鈍的外傷に伴う急激な胸腹部の圧上昇によるものと直接外力によるものがある．

画像所見

胸部 X 線写真で，胸腔内に胃や腸管内のガス像，液面形成，縦隔偏位などがみられ，脱出臓器が脂肪組

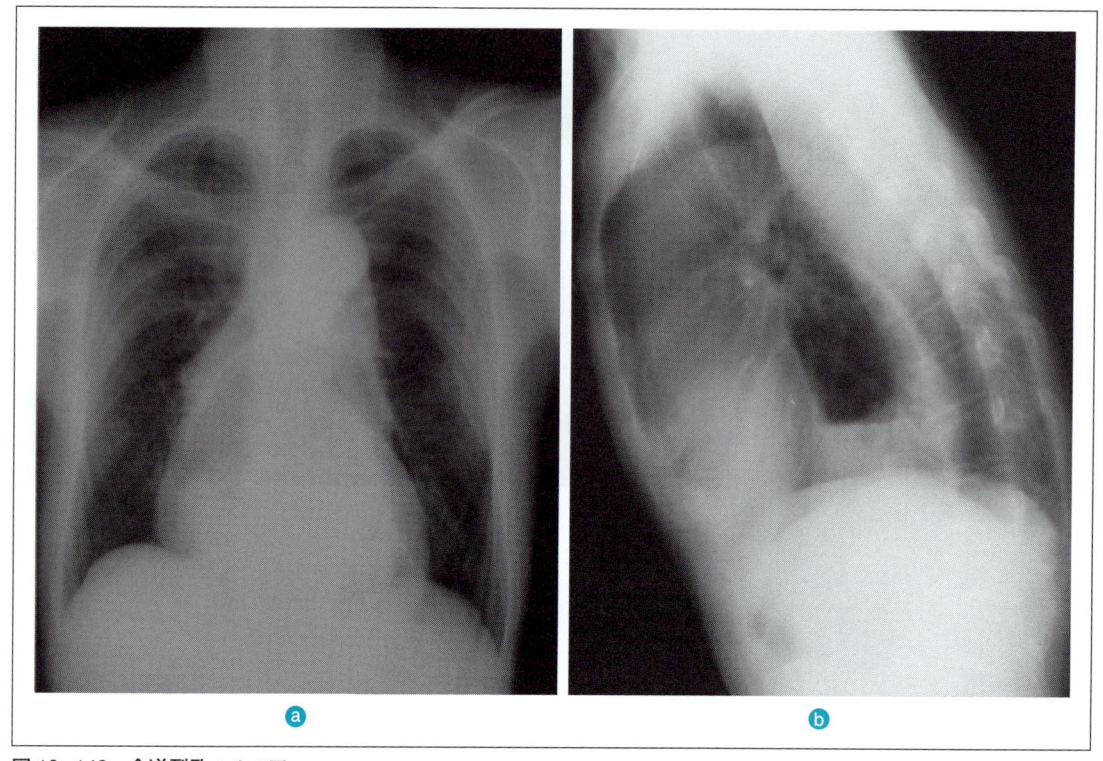

図10-143　食道裂孔ヘルニア
胸部X線写真において，心臓陰影に重なった空気透亮像と水平面形成がみられる．

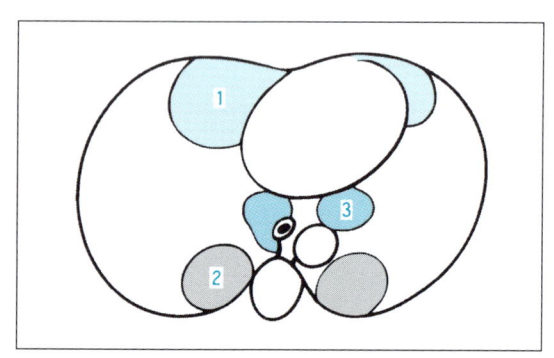

図10-144　横隔膜ヘルニア
1. Morgagni 孔ヘルニア
2. Bochdalek 孔ヘルニア
3. 食道裂孔ヘルニア

織のみの場合は淡い腫瘤影を形成する（図10-143）（図10-144）．上部消化管造影や注腸検査を行うと病変部への造影剤の流入が確認できるが，通常はCTで脱出臓器の診断が可能である．

B　横隔膜弛緩症

病理・病態

　横隔膜弛緩症は横隔膜発生時の筋形成不全のために横隔膜が弱く，腹腔臓器に押されて挙上した状態である．幼児や小児期にみられるものは横隔膜全体が弛緩し，左側がほとんどである．しかし，成人の場合は部分的な弛緩がほとんどで無症状のことが多い．

画像所見

　胸部X線写真で胸腔内に腹腔臓器が突出するが，横隔膜自体が挙上し，ヘルニアではないことを確認する．成人では，中高年の女性で，横隔膜前方部の弛緩が多い．

付表 10-1　胸部画像所見別疾患のまとめ

臓器	所見	疾患・症状	参照ページ	コメント
肺	片肺の透過性亢進	患者の回転 乳癌術後 Poland 症候群（筋欠損） 気胸 代償性過膨張　（図 10-27） 閉塞性過膨張 閉塞性細気管支炎 Swyer-James 症候群　（図 10-118） 肺気腫 congenital lobar emphysema 肺動脈低形成 肺塞栓症	— — — 242 171 171 172 224 212 — 225 216	肺の病気を考える前に、まず技術的な問題による透過性亢進の可能性をチェックすること。次に、胸壁、胸膜の原因を除外し、最後に肺病変を考える。鑑別の手がかりは、肺野血管の変化、呼気画像による air trapping の有無、肺容量（反対肺とのバランス）
	片肺の透過性低下	肺全摘後 肺炎 肺水腫 胸水 横隔膜ヘルニア 無気肺 肺低形成	— 188 219, 220 241 243 179 225	肺全摘後をまず除外。透過性低下とともに肺血管が見えれば、胸水などの胸膜胸壁病変がまず考えられる。含気がない場合には、縦隔陰影の偏位方向、胸郭の大きさが参考になる。
	両肺の透過性亢進	過剰照射 両側乳癌術後 右左シャント 肺高血圧 肺塞栓症 喘息 急性細気管支炎 肺気腫　（図 10-101） 広範なブラ	— — — 217 216 238 198 212 213	まず技術的な原因を除外し、次に胸壁軟部組織の減少する病態を考える。肺の疾患では、両側の肺血流が減少する病態あるいは広範な air trapping を生じる病態を考える。
	両側の肺門腫大	サルコイドーシス 悪性リンパ腫 肺門リンパ節転移 一次結核 じん肺症 肺高血圧	209 236 209 193 210 217	サルコイドーシスは比較的対称性で分葉状、悪性リンパ腫や一次結核は非対称であることが多い。じん肺は肺野病変を伴い、リンパ節の石灰化の頻度が高い。
	片側性横隔膜挙上	横隔神経麻痺 無気肺 肺梗塞 横隔膜弛緩症 横隔膜下膿瘍 肺下胸水	— 179 216 244 — 240	横隔膜が挙上する原因が横隔膜より上にあるか、横隔膜そのものにあるか、横隔膜下にあるかに分けて、鑑別を考える。
	右側横隔膜限局性突出影	限局性横隔膜弛緩症 被包性胸水　（図 10-141） 肝腫瘍 心膜外脂肪 心膜嚢胞 Bochdalek 孔ヘルニア Morgagni 孔ヘルニア 肺分画症　（図 10-114）	244 241 — — 237 244 244 218	限局性に横隔膜が突出する場合も、横隔膜上の原因、横隔膜そのもの、横隔膜下に分けて考える。部位も重要。

（次頁に続く）

付表 10-1 （続き）

臓器	所見	疾患・症状	参照ページ	コメント
肺	多発空洞結節	転移性肺腫瘍	183	腫瘍性病変とすると扁平上皮癌の転移，細気管支肺胞上皮癌，リンパ腫の3つをまず考える．腫瘍以外では，肉芽腫を形成する感染症や血管炎を生じる病態が鑑別に挙げられる．
		多発性細気管支肺胞上皮癌	179	
		悪性リンパ腫	183	
		肺結核	193	
		敗血症性塞栓症	189	
		肺梗塞	216	
		Wegener 肉芽腫症（図10-126）	230, 231	
		リウマチ結節	—	
		Langerhans 細胞組織球症	228	
		気管支拡張症	215	
	多発性囊胞性病変	気管支拡張症	215	頻度的には気管支拡張症や肺気腫，蜂窩肺が多いが，多発嚢胞を生じうる疾患として，リンパ脈管筋腫症，Langerhans 細胞組織球症，リンパ球性間質性肺炎は記憶しておきたい．
		肺気腫	212	
		ブラ	213	
		蜂窩肺	230	
		リンパ脈管筋腫症（図10-124）	227	
		結節性硬化症	—	
		Langerhans 細胞組織球症	230	
		リンパ球性間質性肺炎	206	
		神経線維腫症	—	
	気管支拡張と粘液栓	肺癌	176	気管支拡張症をみた場合には，まず中枢部の気管支を閉塞する病変，特に肺癌をチェックしなければならない．閉塞病変がなければ，気管支閉鎖症を含む先天性病変や慢性気道炎症を考える．
		気管支拡張症	215	
		慢性気管支炎	214	
		気管支閉鎖症	221	
		アレルギー性気管支	199	
		肺アスペルギルス症	199	
		喘息	—	
	Kerley B line (septal line on CT)	左心不全	—	胸部 X 線の Kerley B line と CT での septal line はどちらも小葉間隔壁肥厚を示唆し，広義間質性病変を考える．
		僧帽弁狭窄症	—	
		じん肺症	210	
		サルコイドーシス	209	
		癌性リンパ管症	186	
		悪性リンパ腫	185	
		急性好酸球性肺炎（図10-92）	208	
	びまん性すりガラス陰影	肺水腫	217	広範なすりガラス陰影をみた場合，まず肺水腫を除外する．感染症状があれば，ウイルス肺炎，免疫不全の状態であれば，ニューモシスチス肺炎，サイトメガロウイルス肺炎が重要になる．感染症でなければ，種々の原因に伴う ARDS，あるいは原因不明の急性間質性肺炎も考えられる．そのほかに，過敏性肺炎，肺胞蛋白症，肺胞出血を記憶しておく．
		ウイルス肺炎	198	
		ニューモシスチス肺炎	202, 203	
		サイトメガロウイルス肺炎	202, 203	
		急性間質性肺炎	204	
		ARDS	222	
		過敏性肺炎	209	
		薬剤性肺障害	206	
		肺胞蛋白症	226	
		肺胞出血	—	
	蜂窩肺 (honeycomb lung)	特発性肺線維症（図10-86）	202	蜂窩肺は線維化病変の終末像で，特発性肺線維症や膠原病肺が重要であるが，慢性過敏性肺炎やアスベスト肺といった吸入疾患の鑑別も重要である．
		膠原病	206	
		慢性過敏性肺炎	209	
		アスベスト症(石綿肺)	212	
		サルコイドーシス	209	
		薬剤性肺障害	206	

（次頁に続く）

付表 10-1 （続き）

臓器	所見	疾患・症状	参照ページ	コメント
肺	びまん性微細粒状影	粟粒結核 （図 10-75） 過敏性肺炎 じん肺症 サルコイドーシス 転移性肺癌 Langerhans 細胞組織球症 水痘肺炎	196 209 210 209 183 230 —	血行散布される粟粒結核や甲状腺癌，黒色腫などからの肺転移の頻度が高いが，胸部 X 線では，過敏性肺炎やじん肺症などの吸入疾患でもみられる．
	CT angiogram sign	細気管支肺胞上皮癌 細菌性肺炎 肺リンパ腫 リポイド肺炎 肺梗塞 肺水腫	179 188 — — 216 219, 220	造影 CT で浸潤影内部に血管が正常に描出される状態を指すが，病変が血管を保ちながら周囲に拡がる病変でみられる．
	石灰化をもつ結節	過誤腫 （図 10-55） カルチノイド腫瘍 アミロイドーシス 転移性肺癌 結核腫 （図 10-74） じん肺 水痘肺炎	185 — 230 183 196 210 —	過誤腫ではポップコーン様の石灰化が特徴的とされる．転移性結節では，甲状腺癌，骨肉腫，粘液産生性腺癌で頻度が高い．アミロイドーシスも忘れてはいけない疾患である．
	上肺野優位病変	じん肺症 過敏性肺炎 サルコイドーシス Langerhans 細胞組織球症 肺結核症 小葉中心性肺気腫	210 209 209 230 193 212	びまん性疾患では，肺内における病変の分布に特徴がある場合は，鑑別診断の手がかりになる．胸部 X 線写真で評価できる上肺野優位病変，下肺野優位病変，CT で評価できる肺内層優位病変，肺外層優位病変は，画像所見としてチェックしなければならない．
	下肺野優位病変	特発性肺線維症 癌性リンパ管症 膠原病肺 アスベスト症(石綿肺) リンパ脈管筋腫症 （図 10-124） 慢性誤嚥性肺炎	202 186 206 212 124 —	
	肺内層優位病変	サルコイドーシス じん肺症 癌性リンパ管症 悪性リンパ腫 アレルギー性気管支肺アスペルギルス症 小葉中心性肺気腫	209 210 186 — 199 212	—
	肺外層優位病変	特発性肺線維症 肺梗塞 敗血症性肺塞栓症 転移性肺癌 リウマチ結節	202 216 189 183 —	—
胸膜	胸膜腫瘍	限局性胸水貯留 癌性胸膜炎 悪性中皮腫 （図 10-138） 孤立性線維性腫瘍 （図 10-56） フィブリン球	240 240 241 187 —	胸膜腔に腫瘤をみた場合，CT で限局性胸水であるのか軟部腫瘍であるのかを，まず区別する．腫瘍の場合，中皮腫と転移性腫瘍の鑑別になる．時に良性の孤立性線維性腫瘍がみられる．

（次頁に続く）

付表10-1 （続き）

臓器	所見	疾患・症状	参照ページ	コメント
縦隔	成人前縦隔腫瘍	甲状腺腫 蛇行無名動脈 リンパ腫 胸腺腫瘍 胚細胞腫瘍 心膜嚢胞 Morgagni 孔ヘルニア	— — 236 232 233 — 244	縦隔腫瘍の鑑別では，その発生部位がもっとも重要である． 前縦隔腫瘍でも，頸部との連続がみられる甲状腺腫，心横隔膜角に頻度が高い心膜嚢胞といった特徴がみられる．胚細胞腫瘍では奇形腫が多い． 中縦隔腫瘍では気管支原性嚢胞が重要で，気管分岐部近傍に多い． 後縦隔腫瘍では神経原性腫瘍が重要である．
	成人中縦隔腫瘍	リンパ節腫大 気管支原性嚢胞 大動脈瘤	— — —	
	成人後縦隔腫瘍	神経原性腫瘍 食道裂孔ヘルニア 拡張食道 蛇行拡張大動脈 髄外造血	235 243 — — —	
	脂肪を含む縦隔腫瘍	奇形腫 横隔膜ヘルニア 脂肪腫 縦隔脂肪腫症	233, 235 243 — 236	奇形腫のように腫瘍そのものに脂肪が含まれるもの，脂肪組織の増生や腫瘍性変化に加えて，横隔膜ヘルニアのように腹部脂肪組織の進入もありうる．
	嚢胞性縦隔腫瘍	気管支原性嚢胞（図10-135, 136） 腸管嚢胞 神経腸管嚢胞 心膜嚢胞 胸腺嚢胞 リンパ管腫 髄膜瘤	238 — — 237 237 243 —	嚢胞性縦隔腫瘍には，種々の組織から発生する良性病変が多い．
	hypervascular mediastinal mass	傍神経節腫 転移性腫瘍 Castleman リンパ腫 血管腫 肉腫	— — — — —	交感神経節由来の傍神経節腫や Castleman リンパ腫，あるいは腎細胞癌などからの転移をまず考える．

11 乳房

学習の目標

　乳癌は，日本人女性の最も罹患率の高い癌である．以前は"腫瘤自覚→摘出生検→乳癌であれば乳房切除"，とその診断，治療において画像診断の果たす役割は大きくなかった．現在では，乳癌を無症状のうちに検出するための検診に画像診断が用いられている．良性疾患に対する不要な侵襲を避け，また乳癌に対する治療を的確に行うためには，診断のための摘出生検はできるだけ行わないほうがよい．そこで乳癌であるのか，その他の良性疾患であるのかの質的診断も画像診断に求められている．最近では乳房温存療法，センチネルリンパ節生検の普及により，乳癌であってもその乳房内での広がりの評価，病期診断（リンパ節転移の有無を含む）が必要となり，これにも画像診断が用いられるようになっている．このように現在では乳房疾患の診断，治療における画像診断の重要性は非常に高い．ここでは乳房疾患の画像診断法とその適応を正しく理解し，主な疾患に関する所見を学ぶことを目的とする．

キーワード

乳癌 ……………………… 251	炎症性乳癌 ……………………… 254	嚢胞 ……………………… 255
浸潤性乳管癌 …………… 251	線維腺腫 ………………………… 255	乳腺症 …………………… 255
非浸潤性乳管癌 ………… 251	葉状腫瘍 ………………………… 255	乳管内乳頭腫 …………… 256

各種画像診断法の特徴と適応

A　X線マンモグラフィ

　単にマンモグラフィといわれることが多い．単純X線撮影であるが，必ず乳房撮影専用装置を用いて撮影する．

　専用装置の特徴は，①X線のターゲットがモリブデンである．厚い乳房用にロジウムターゲットも装備している装置もある（通常のX線撮影はタングステンである），②管電圧が通常の撮影に比較して極めて低い（25～32 kvp），③焦点が小さい，ということである．これらは乳房内の小さな，しかも周囲組織とX線吸収値の差の小さい乳癌を検出するために必須である．乳房を圧迫板と検出器の間に挟んで，扁平にして撮影する．撮影方向としては通常は内外斜位 mediolateral oblique（MLO）方向と頭尾 craniocaudal（CC）方向の撮影を行う．追加撮影法として，解剖学的位置の把握には内外 mediolateral（ML）方向撮影，乳腺の重なりを排除するには圧迫スポット撮影，石灰化の詳細な評価には拡大撮影などが用いられる．X線を用いた検査であり，当然被曝がある．1回の撮影に伴う被曝線量は乳腺の厚み，構成によりかなり異なるが，平均乳腺吸収線量としては3 mGy以下になるようにと定められている．低電圧の撮影であり，生殖器など撮影範囲外の他の臓器に対する被曝はほとんど問題にならない．

　X線マンモグラフィは乳房病変の基本的な画像診断方法であり，すべての有症状者に適応がある．乳腺腫瘤は乳腺組織とX線吸収値が近いので，乳腺内にある場合は検出が難しいことがある．逆に，脂肪性の乳房においては腫瘤の検出は容易である．そこで若年者や授乳期乳房で悪性の可能性が低い場合，また痛みの強い場合（乳腺炎や乳腺膿瘍など）は被曝も考慮して超音波検査が優先される．ただし乳腺組織が多くても，石灰化の検出は可能である．早期乳癌の検出契機となることのある微細な石灰化の検出に関しては他のどの診断法よりも優れている．X線マンモグラフィは，乳がん検診の方法としても広く用いられている．この場合も通常は40歳以上が適応となる．

　腫瘤を触知しない乳頭異常分泌症例に対し，原因となる病変の部位の同定と質的診断のために以前は乳管造影が行われた．これは分泌のある乳管口からヨード造影剤を注入してマンモグラムを撮影するものである．最近では他の画像診断法の改良により，あまり行われなくなった．

B 超音波検査(US)

乳房の検査には高周波数(およそ10 MHz)の体表用プローブ(探触子)を用いる。周波数の高い超音波は減衰が強いので深部をみることができないが、空間分解能がよく、小さな病変の評価に優れている。

X線被曝はなく、乳腺の多い乳房でも腫瘤の検出が可能であることから、有症状者すべてに適応がある。特に触知する異常が腫瘤かどうか、また腫瘤の中でも嚢胞、嚢胞内腫瘍、充実性腫瘤の鑑別が可能である。充実性腫瘤の良悪性の鑑別もかなり可能であるが、画像では診断が難しい場合や手術の前、術前化学療法前に確定診断が必要な場合には超音波誘導下に穿刺吸引細胞診 fine needle aspiration cytology(FNAC)や針生検 core needle biopsy を行うことができる。

C MRI検査

乳房専用あるいは体表用の受信コイルがあったほうがよい。乳房専用受信コイルを用いる場合は、通常腹臥位で行う。乳房病変の評価には、ガドリニウム製剤を用いた造影MRIが必須であり、通常は精査に用いる。

乳癌は血流に富むので造影剤でよく染まる。しかし、良性でも血流に富む腫瘍は染まってみえることがあり、特異度がやや低い。乳癌のほうが早く染まり(early enhancement)、wash out も早いことから、良悪性の鑑別にはダイナミック撮影を行って時間-信号曲線を用いることがある。軟部組織コントラストがよく、乳癌に伴う乳管内病巣の検出、多発病変の検出に優れていること、3次元的に乳房全体の表示が可能なことから乳癌に対する乳房温存手術前に進展範囲を評価するのに用いられることが多い。

D X線CT検査

造影検査によりMRIと同様に乳房内の乳癌の広がり、周囲組織への浸潤がわかる。仰臥位、または手術時と同じような体位で検査することも可能である。MRIよりも空間分解能、時間分解能がよいが、濃度分解能は劣る。リンパ節転移、肺転移なども同時にわかることから、肝も含めて進行癌の評価に用いられることが多い。

E 核医学検査

センチネルリンパ節の同定に際し、乳癌周囲あるいは乳輪下に ^{99m}Tc スズコロイドあるいは ^{99m}Tc フチン酸を局注し、ガンマプローブで追跡する方法が色素法との併用あるいは単独で行われている。

画像診断の進め方

有症状者にはX線マンモグラフィと超音波検査を行い、臨床症状と合わせて診断を行うことが多い。悪性の可能性のある病変の診断には、画像誘導下に細胞診や針生検が頻用される。診断の難しい病変や乳房温存療法前の乳癌に対しては、MRIで質診断や乳房内進展範囲の診断を行う。また乳癌と診断され、臨床的にリンパ節転移のない症例に対し、センチネルリンパ節の生検を行って、陰性の場合には腋窩リンパ節郭清を省略することがある。

正常像とその画像解剖

A 乳房の解剖と病変の発生母地

乳房を構成している主な組織は、①乳管腺葉系、②間質、③脂肪、である。乳管腺葉系は乳房の機能を担っている部分で、乳汁を分泌する腺房とそれを運ぶ乳管からなる。乳房には15〜20の乳管腺葉系がお互いにオーバーラップしながら放射状に配列している(図11-1)。乳癌は、乳管腺葉系の末梢にある終末乳管腺房単位 terminal duct lobular unit(TDLU)の上皮から発生する。上皮の下には筋上皮があり、その下に基底膜がある。乳癌が基底膜を越えないものを非浸潤癌、基底膜を越えたものを浸潤癌という(図11-2)。浸潤癌でも通常その発生母地である乳管内成分を有しているが、予後に関係するのは浸潤性部分であり、乳癌の大きさ(T)は浸潤性部分で計測する。非浸潤癌は乳管内を広範に広がっている場合もあるが、転移を来さないのでT分類はTisとなる。乳管内成分の広がりは臨床的にわかりにくいので、手術において断端が陽性となる原因として重要である。断端陽性例は局所再発のリスクが高いので、乳房温存療法において、術前にその範囲を評価することが重要である。

乳頭直下には乳管洞という乳管の拡張がある。乳管内乳頭腫は乳頭に近い比較的太い乳管上皮から発生する。

乳管腺葉系の周囲には間質があり、線維性結合織、

靭帯などからなり，血管，リンパ管，神経などもある．乳管上皮と間質の両方の成分を有する混合腫瘍として線維腺腫や葉状腫瘍がある．

脂肪の多寡には個人差がある．一般に授乳期にはほとんど脂肪がないが，加齢に伴って脂肪が増え，特に閉経後は，腺組織の萎縮によりほとんど脂肪性となる．

B マンモグラフィの正常像

図 11-3 に正常マンモグラム（MLO と CC）を示す．

C 乳房超音波の正常像

図 11-4 に正常像を示す．

乳房疾患の画像診断

A 乳癌 breast cancer

病理・病態

乳癌の組織学的分類を表 11-1 に示す．乳癌は大きく分けて非浸潤癌と浸潤癌に分類される．Paget 病は，乳頭のびらんで発症するまれな乳癌であり，乳頭近傍の乳管に非浸潤癌が存在することが多い．まれに通常の乳癌の乳管内成分が乳頭皮膚まで進展して Paget 病と同じ所見を呈することがある．乳癌の中で最も頻度の高いものは浸潤性乳管癌で，浸潤性乳癌のおよそ 2/3 を占める．「乳癌取扱い規約」では浸潤性乳管癌を硬癌，充実腺管癌，乳頭腺管癌の 3 つに亜分類している．これらは画像的にも異なることがあり，理解することは有用であるが混在することも多く，WHO の組織分類では invasive ductal carcinoma not otherwise specified として 1 つにまとめられている．その他の浸潤性乳癌には特殊型として粘液癌，髄様癌，浸潤性小葉癌などがある．非浸潤癌には非浸潤性乳管癌と非浸潤性小葉癌があるが，非浸潤性小葉癌はたまたま組織学的に発見されることが多く，癌とはみなさないとする考えもある．

画像所見

■マンモグラフィ所見
1）腫瘤像を呈するもの

浸潤癌の多くはマンモグラフィで腫瘤像を呈する．腫瘤の良悪性の診断に重要なのは辺縁の性状であり，スピキュラを有する腫瘤は乳癌に特徴的である（図 11

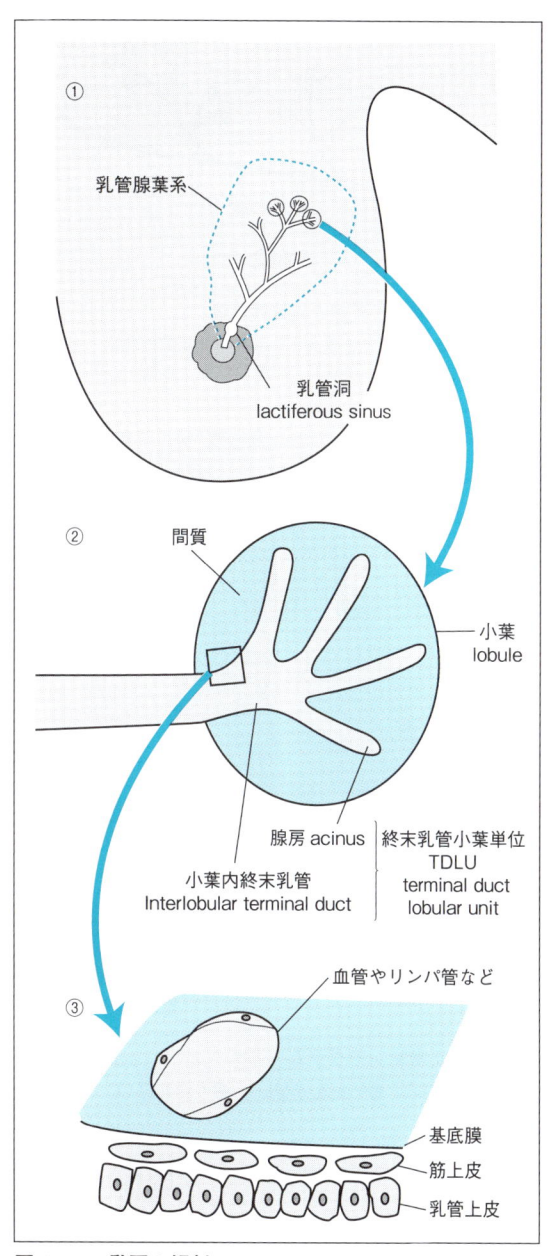

図 11-1 乳房の解剖

①乳房には 15〜20 の乳管腺葉系があり，それぞれが乳頭に開口する．個々の乳管腺葉系はお互いにオーバーラップしながら放射状に配列している．この乳管腺葉系に一致する分布を区域性分布とよび，石灰化の良悪性の鑑別に重要である．乳管には乳頭直下に乳管洞 lactiferous sinus とよばれる太い部分がある．

②乳管の末梢には小葉がある．乳癌は小葉内終末乳管と腺房上皮からなる終末乳管小葉単位 terminal duct lobular unit (TDLU) から発生する．

③乳管上皮の深部には筋上皮があり，その深部に基底膜がある．血管やリンパ管などは基底膜の外の間質内に存在する．

252 I. 画像診断

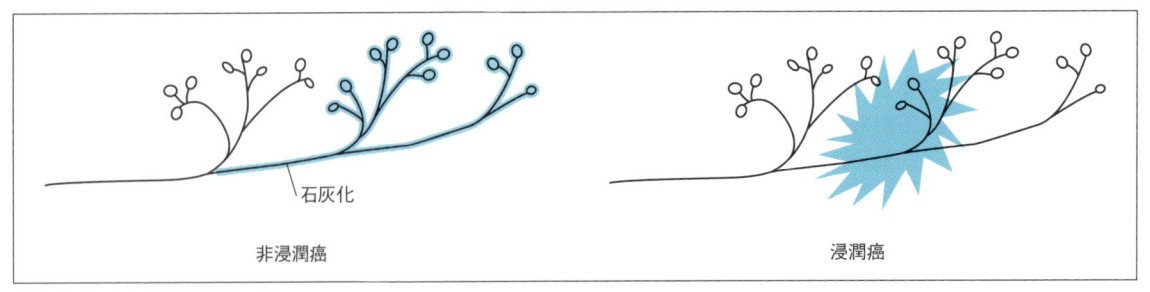

図11-2 非浸潤性乳癌と浸潤性乳癌
癌細胞の進展が基底膜を越えないものを非浸潤性乳癌，基底膜を越えたものを浸潤性乳癌という．リンパ管や血管は基底膜の外にあるので，非浸潤性乳癌には理論的には転移は起こらない．乳管内にある乳癌は石灰化を伴うことがあり，マンモグラフィで検出されやすい．

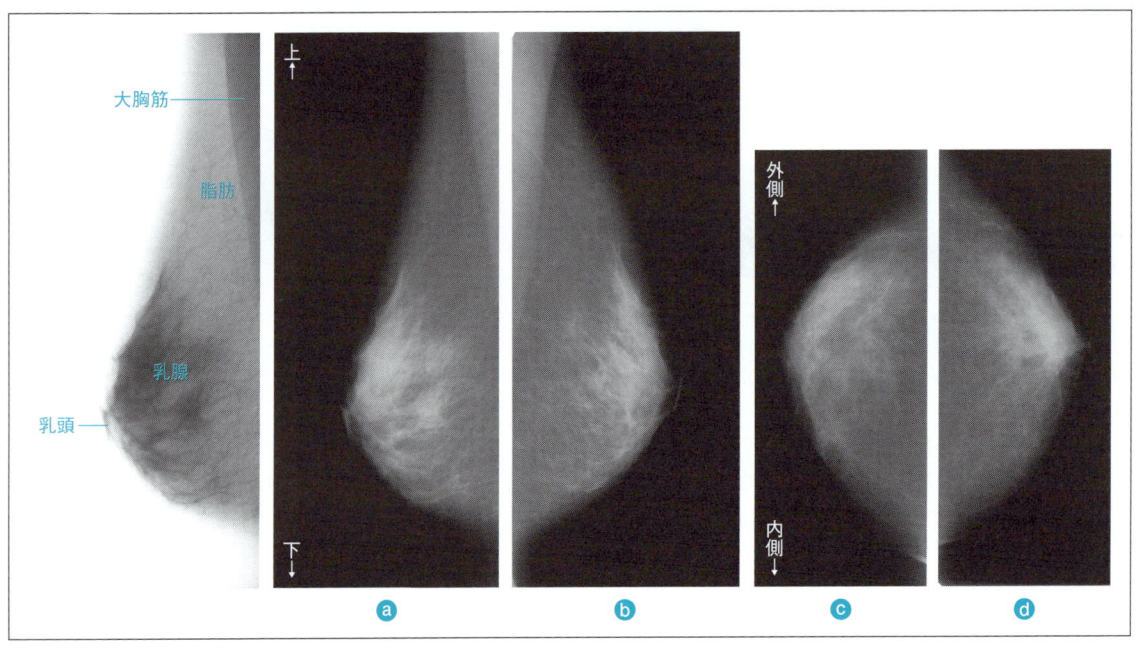

図11-3 正常マンモグラム
ⓐ：右乳房 MLO　ⓑ：左乳房 MLO　ⓒ：右乳房 CC　ⓓ：左乳房 CC

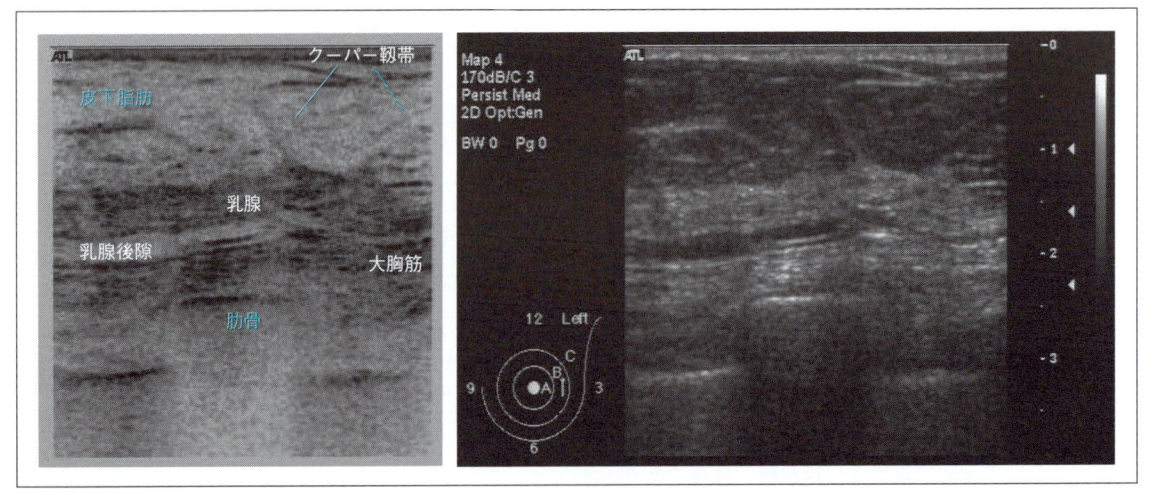

図11-4 正常乳房の超音波断層像

表11-1 乳癌の組織学的分類（「乳癌取扱い規約」第14版より抜粋）

1. 非浸潤癌	a. 非浸潤性乳管癌	
	b. 非浸潤性小葉癌	
2. 浸潤癌	a. 浸潤性乳管癌	a1. 乳頭腺管癌
		a2. 充実腺管癌
		a3. 硬癌
	b. 特殊型	b1. 粘液癌
		b2. 髄様癌
		b3. 浸潤性小葉癌
		その他（腺様嚢胞癌，扁平上皮癌など）
3. Paget 病		

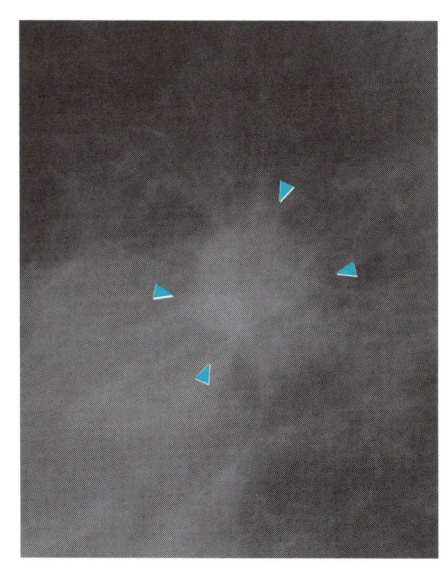

図11-5 腫瘤像を呈する乳癌のマンモグラム
スピキュラを伴う高濃度腫瘤は，乳癌に特徴的である．

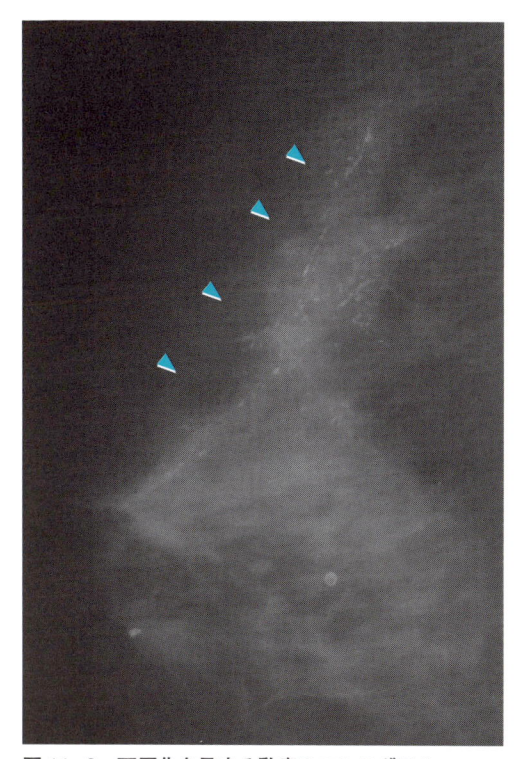

図11-6 石灰化を呈する乳癌のマンモグラム
乳管腺葉系に一致する区域性分布をする石灰化は乳癌を疑う．形状は，樹枝状で乳管の鋳型をとったような(casting type)石灰化である．面疱型の進展様式をする乳癌を疑う．

-5)．その他に微細鋸歯状，微細分葉状の辺縁を持つものや境界不明瞭な腫瘤は乳癌を疑う．辺縁が明瞭平滑な場合は線維腺腫や嚢胞などの良性病変であることが多いが，圧排性発育をする乳癌（粘液癌や充実腺管癌）や嚢胞内乳癌でも境界明瞭平滑となることがある．

乳癌は乳腺組織よりも高濃度であることが多いが，その差はわずかであり，乳腺と重なっている場合は評価が難しいことがある．

腫瘤に伴って石灰化がみられることがある．

2) 石灰化

微細な石灰化は乳癌のマンモグラフィ所見として重要であり，石灰化のみの場合は非浸潤癌のことが多い．良悪性の鑑別には形状と分布を評価する．

形状
a) 樹枝状，線状，多形性石灰化：乳癌細胞が乳管内で増殖して重層化し，中心部が壊死して，それに石灰化が起こるために起こる．このような乳癌の進展方式を病理学的に面疱癌(comedo type)とよぶ．乳管の鋳型をとったような(casting type)石灰化が起こり，このような石灰化は乳癌に特徴的である（図11-6）．
b) 点状，無形性（淡いために形の評価が難しい）石灰化：分泌型の石灰化ともよばれ，良性でも起こる．良悪性の鑑別には分布の評価が重要である．

分布
a) 区域性：乳管腺葉系に沿う分布で非浸潤癌の広がりを疑う
b) 線状：乳管に沿う広がりで，やはり悪性を疑う
c) 集簇性：小さな範囲(2cc位)にみられるもので良悪性ともにみられる．
d) 領域性：全体ではないが，区域性分布ともいえないもの
e) びまん性：乳房全体に分布するもの，通常両側性で良性のことが多い

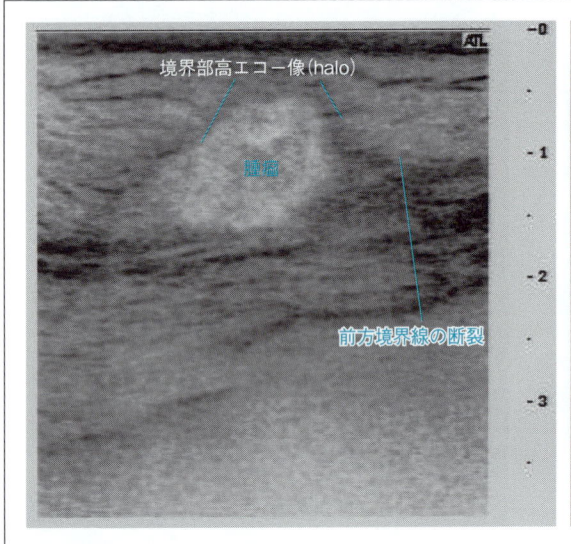

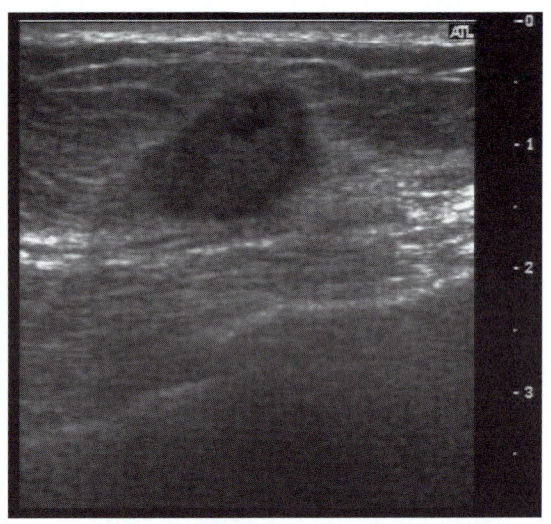

図11-7 乳癌の超音波画像(図11-5と同じ症例)
乳腺境界線の断裂, 境界部高エコー像を伴う縦横比の大きい腫瘤である.

区域性, 線状の分布を有する樹枝状, 線状あるいは多形性の石灰化はほぼ乳癌と考えてよい. 同じく区域性, 線状であっても点状, 無形性の場合は乳癌のこともあるが, 良性(乳腺症)のこともある. 集簇性の場合もやはり多形性の場合は乳癌を疑うが, 線維腺腫の粗大な石灰化の出来初めや乳腺症の石灰化の場合がある. びまん性, 両側性の石灰化は点状や無形性であることが多く, 通常は良性である.

石灰化は腫瘤に随伴する場合もある.

3) その他の所見

その他の所見の中で乳腺実質の所見には管状影／孤立性乳管拡張, 非対称性乳房組織, 局所的非対称性陰影, 構築の乱れ, 梁柱の肥厚がある.

マンモグラフィ検診で局所的非対称性陰影をみたとき, それが乳癌なのか, 乳腺の重なり, あるいは主乳腺から少し離れて存在する乳腺の飛び地であるかの鑑別が難しい場合がある. このような場合は要精査として, 追加撮影や超音波検査などを行った結果, 乳癌と診断されることがある.

構築の乱れとは, 明らかな腫瘤はないが乳腺構築が正常と異なっていることをいい, 浸潤性乳管癌, 特に硬癌でもみられるが, 浸潤性小葉癌や非浸潤性乳癌でみられることがある.

梁柱の肥厚は乳腺の間質の浮腫を意味しており, 腋窩リンパ節に転移のある進行乳癌でみられることが多い. まれに乳腺内に腫瘤を形成せずにびまん性に浸潤し, 皮膚のリンパ管に腫瘍塞栓を来して発症する予後の悪い乳癌がある. 臨床的に"オレンジの皮様"の皮膚所見を呈し, 炎症性乳癌とよばれる. マンモグラムでは梁柱の肥厚を呈する. 乳腺炎や手術後など, その他の原因による浮腫でも梁柱の肥厚はみられ, 乳癌に特異的ではない.

乳癌は進行すると皮膚や乳頭の牽引を生じ, それがマンモグラムで観察されることがあるが, このような進行乳癌ではマンモグラムの有用性は低い. マンモグラムで腋窩リンパ節が病的に腫大している場合は転移を疑うが, 描出されるリンパ節はごく一部に過ぎない.

■超音波所見

1) 腫瘤像を形成するもの

浸潤性乳癌の多くは, 低エコー腫瘤としてみられる(図11-7). 表11-2, 図11-8に腫瘤像の良悪性の鑑別ポイントを示す. 乳癌の所見としては形状の不整, スピキュラに相当する境界部高エコー像(halo), 乳腺境界線の断裂などがある. 縦横比とは, 腫瘤の縦径を横径で除したものをいう. 横径とは, 画像上皮膚と平行する方向をさし, 縦径とはそれと直交する方向, すなわち深さ方向の径をさす. 閾値を0.7とし, 0.7よりも大きい腫瘤, すなわち円形に近いかあるいは縦長の腫瘤は悪性を疑う. 縦横比が0.7よりも小さい(扁平な)ことは良性の所見とされる. 腫瘤内の微細石灰化は点状高エコースポットとして観察される.

乳癌と診断したら, 腋窩を初めとするリンパ節への転移がないかどうかも検査する.

非浸潤性乳癌も, 超音波では小さな腫瘤として認められることがあるが, 下記に記すように腫瘤像を形成

表 11-2 超音波所見と良悪性

超音波所見	良性 ←→ 悪性
形状	円・楕円形/分葉形 / 多角形 / 不整形
境界　明瞭性	明瞭 / 不明瞭
性状	平滑 / 粗糙
境界部高エコー像(halo)	なし / あり
乳腺境界線の断裂	なし / あり
内部エコー　均質性	均質 / 不均質
高エコースポット	粗大 / 微細
硬さ	軟 / 硬
縦横比	小 / 大
vascularity	無〜低 / 高

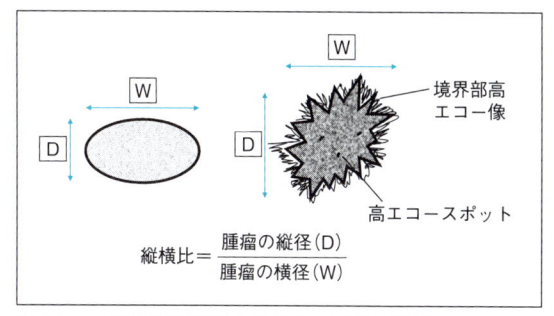

図 11-8 超音波画像における良・悪性の鑑別

$$縦横比 = \frac{腫瘤の縦径(D)}{腫瘤の横径(W)}$$

しない場合もある.

2) 腫瘤像を形成しないもの

乳癌の中には腫瘤を形成せずに低エコー領域として認められることがある. その場合, 局所的あるいは区域性の分布や内部の微細石灰化の存在が乳癌の診断を可能とすることがある. また主に非浸潤性乳癌は乳管内腫瘤, 嚢胞内腫瘤として認められることがあり, その場合は後述する乳管内乳頭腫との鑑別が難しい.

■ MRI 所見

造影 MRI において, 乳癌は早期(1〜2分)からよく造影される. 孤立性腫瘤として描出されることもあるが(図 11-9 ⓐ), 周囲に乳管内病巣がある場合にはそれらも造影されて認められることが多く, 乳房温存療法の前に切除範囲を決定するのに有用である(図 11-9 ⓑ).

B 線維腺腫 fibroadenoma

病理・病態

乳管と間質の両方からなる良性の混合性腫瘍である. 20〜30歳代の若い女性に多く, 腫瘤を触れることが多い. 多発することがある. 線維腺腫と鑑別を要する疾患に葉状腫瘍がある. 葉状腫瘍も乳管と間質からなる腫瘍で, 画像上も類似しているが, 線維腺腫よりも発症年齢が高く, 急激に大きくなることが多い. 悪性のこともあり, その場合は血行性転移を来す. 線維腺腫の大きいもの(巨大線維腺腫)とは異なるものであり, 注意を要する.

画像所見

■ マンモグラフィ所見

境界明瞭平滑な腫瘤として認められるが, 濃度は乳癌に比して低く, 乳腺の多い若年者では検出が難しいことも多い. 陳旧化するとポップコーン様と称されるような粗大な石灰化を含み, このような石灰化は線維腺腫に特徴的である(図 11-10).

■ 超音波所見

縦横比の小さい, 境界明瞭な低エコー腫瘤として描出されることが多い.

C 乳腺症 mastopathy

病理・病態

乳腺症という疾患名は臨床的に用いられるもので, 乳房の張りや痛み, 時に腫瘤を呈する. 病理学的には乳管上皮過形成, 小葉過形成, 腺症, 線維症, アポクリン化生, 線維腺腫性過形成などがみられるが, これらは正常の乳腺でも多かれ少なかれみられる顕微鏡的な変化である. このような変化が強く起こって症状を表したり, マンモグラフィ上, 超音波上, 癌との鑑別が難しい場合に問題となる. 画像所見も多彩であるが, 乳腺症の一部分症である嚢胞はアポクリン化生に伴ってみられることが多く, 腫瘤を触れることがあり, その診断は重要である.

画像所見

■ 嚢胞のマンモグラフィ所見

淡い, 境界明瞭な腫瘤としてみられるが, 乳腺に隠されて辺縁の評価が困難なことが多い. 通常は多発しているが, マンモグラフィで検出されるものはその一部に過ぎない. 嚢胞の描出には超音波検査が優れている.

■ 嚢胞の超音波所見

嚢胞の内部は無エコーであり, 逆に無エコーであれば嚢胞と診断される(図 11-11). 後方エコーは増強することが多い. 壁在腫瘤がないかどうかを注意深く

256　I．画像診断

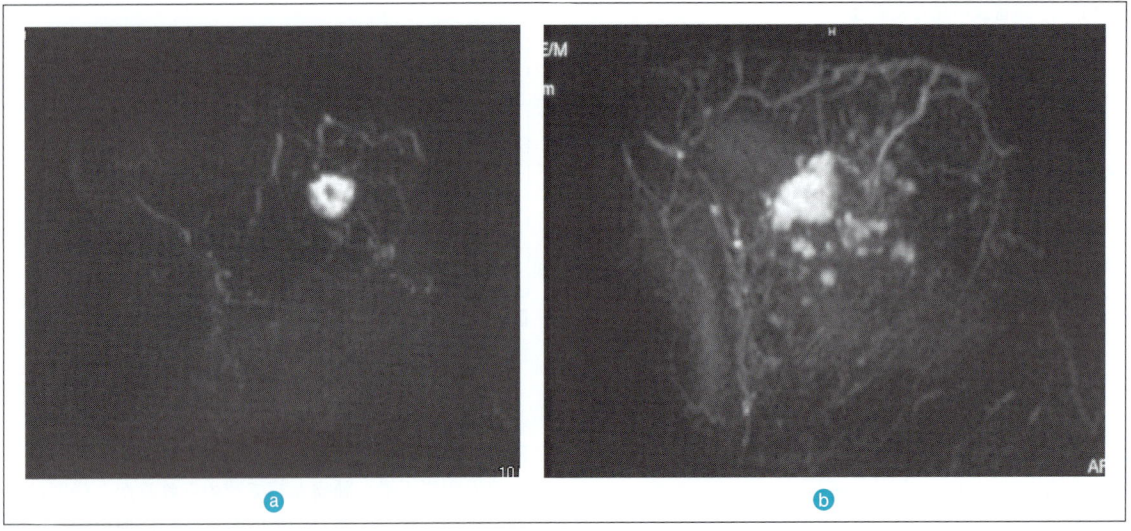

図 11-9　乳癌の造影 MRI 像
ⓐ：乳管内病巣の少ない乳癌．乳房温存療法が可能である．
ⓑ：乳管内病巣が広範に広がっている乳癌．造影される部分をすべて切除する必要があり，乳房温存療法の適応は難しい．

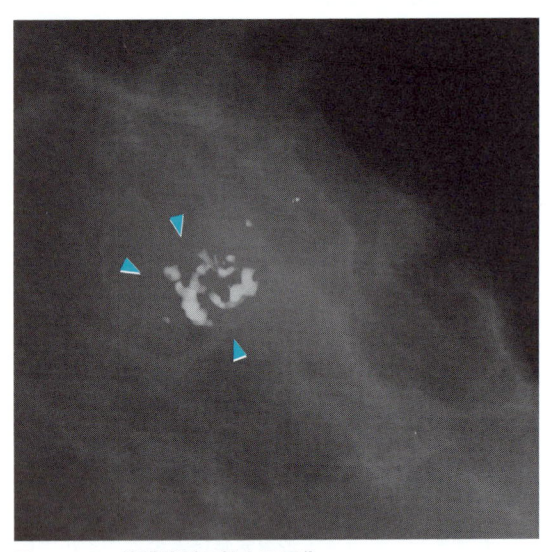

図 11-10　線維腺腫の粗大石灰化
線維腺腫は，陳旧化するとこのように粗大な石灰化を来す．図11-6 の乳癌の石灰化とは明らかに異なる．

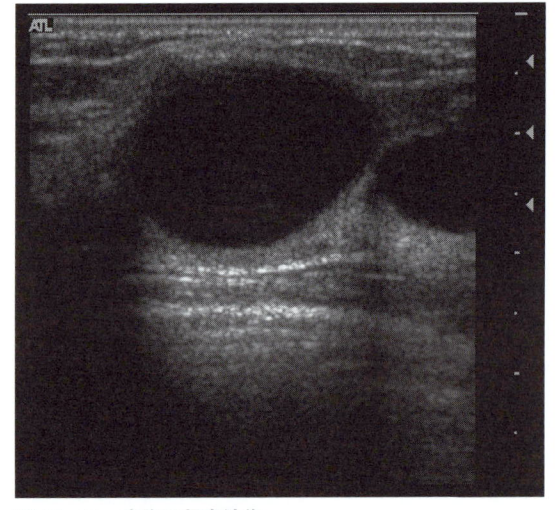

図 11-11　囊胞の超音波像
囊胞は，内部の反射がないために無エコーとなる．壁在結節がないことが乳管内乳頭腫などの腫瘤との鑑別では重要である．非常によくみられ，この症例のように多発することも多い．

観察する．多発することが多い．乳腺の囊胞は濃縮してチーズ状となることがあり，そのような場合は内部エコーを有し，典型的な囊胞の所見を呈さないことがある．

D　乳管内乳頭腫 intraductal papilloma

病理・病態
乳頭下の太い乳管から生じる良性腫瘍である．臨床症状としては腫瘤と乳頭異常分泌，その両方がある．病理学的には乳管上皮と筋上皮が 2 層をなして乳頭状に乳管内に突出する．乳管が囊胞状に拡張したものを囊胞内乳頭腫とよぶことがある．

画像所見
■マンモグラフィ所見
乳頭下の乳腺の多い部分に発生することが多く，腫瘤の小さい場合には検出できないことも多い．腫瘤として認められる場合は境界明瞭な腫瘤像を呈する．マ

ンモグラフィでは囊胞部分と充実性部分の区別ができないので,線維腺腫,囊胞などの境界明瞭な腫瘤との鑑別は困難である.

■超音波所見

腫瘤の大きさによって乳管内腫瘤,囊胞内腫瘤,充実性腫瘤などの像を呈する(**図11-12**).同じく乳管内に存在する非浸潤性乳癌が同様の所見を呈することがあり,画像上の区別が難しい場合がある.

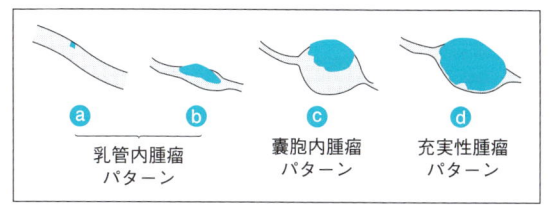

図11-12 乳管内乳頭腫の超音波画像パターン
臨床症状としては ⓐ,ⓑ は乳頭異常分泌,ⓒ,ⓓ は腫瘤を呈する.最近では無症状で,超音波検査で偶然みつかる場合もある.

付表 11-1 乳腺の画像所見別疾患のまとめ

		所見	疾患名	参照ページ
マンモグラフィ	腫瘤像を呈するもの／辺縁	スピキュラを有する	浸潤性乳癌 （図11-5）	253
		微細鋸歯状，微細分葉	浸潤性乳癌	253
		境界不明瞭	浸潤性乳癌	253
		境界明瞭平滑	線維腺腫，囊胞，浸潤性乳癌，非浸潤性乳癌（囊胞内乳癌）	253, 255
	石灰化／形状	線状，多形性	非浸潤性乳癌，（浸潤性乳癌）（図11-6）	253
		微小円形，不明瞭	非浸潤性乳癌，乳腺症	253, 255
		粗大	線維腺腫 （図11-10）	253
	石灰化／分布	区域性分布	非浸潤性乳癌，（浸潤性乳癌）	253
		線状分布	非浸潤性乳癌	253
		集簇性	非浸潤性乳癌，乳腺症その他の良性疾患	253, 255
		びまん性，領域性	乳腺症	253, 255
超音波	形状	円形，楕円形	線維腺腫などの良性腫瘤	254
		多角形，不整形	浸潤性乳癌	254
	境界	明瞭平滑	線維腺腫などの良性腫瘤 （図11-11）	254
		不明瞭または粗糙	浸潤性乳癌	254
	乳腺境界線の断裂	有	浸潤性乳癌 （図11-7）	254
		無	特定できない	254
	境界部高エコー像（halo）	有	浸潤性乳癌	254
		無	特定できない	254
	縦横比	大(>0.7)	浸潤性乳癌 （図11-8）	254
		小(<0.7)	線維腺腫などの良性腫瘤	255
MRI	造影MRI	早期濃染，早期 washout	浸潤性乳癌 （図11-9）	255

12A 心臓・脈管：心臓・大血管

学習の目標

　本章では，心臓・大血管の画像について学ぶ．各心腔，弁，冠状動脈および大血管の位置と形態と血行動態を加味して3次元的に正しく把握することが重要である．例えば，右心室は正常例では胸部X線単純撮影正面像において心陰影の辺縁の構成にあずからないこと，肺動脈弁は大動脈弁より上前方にあること，左冠状動脈前下行枝は前心室間溝を下行して心尖に至ること，などを理解しておく必要がある．左右の心房，心室，4つの弁および大血管の投影像を，少なくとも正面像についてシェーマとして描けるようになっていたい．その上で，各種の先天性，後天性の心臓・大血管の形態的変化と病態を理解することが，この領域の画像の解釈には不可欠である．

　血管造影およびCTで，正常像と代表的な異常影を学んでいただきたい．代表的な検査法，正常像および異常像を知っておくことは，循環器疾患の病態を正しく理解するのに有用である．

キーワード

■ 骨性胸郭の異常
漏斗胸 …………………………… 264
rib notching …………………… 264

■ 心臓の大きさと形の異常
心胸郭比（心肺係数）………… 269
拡張・肥大・拡大 ……………… 270
心臓の血行力学的回転 ………… 272
僧帽弁疾患 ……………………… 272
大動脈弁疾患 …………………… 272
左房粘液腫 ……………………… 273
特発性心筋症 …………………… 275

■ 心臓の位置の異常
内臓位 …………………………… 276

■ 心臓の拍動の異常
心膜液貯留 ……………………… 276

心筋梗塞 ………………………… 277

■ 肺血管陰影の異常
心房中隔欠損 …………………… 281
心室中隔欠損 …………………… 282
動脈管開存 ……………………… 283
心内膜床欠損 …………………… 282
Valsalva 洞動脈瘤破裂 ………… 284
肺静脈還流異常 ………………… 286
scimitar sign, scimitar 症候群 … 288
大動脈中隔欠損 ………………… 288
大血管転位 ……………………… 288
Fallot 四徴症 …………………… 291
三尖弁閉鎖 ……………………… 291
Ebstein 奇形 …………………… 291
肺動脈狭窄 ……………………… 291

■ 大動脈陰影の異常
右側大動脈弓 …………………… 296
重複大動脈弓 …………………… 296
鎖骨下動脈起始異常 …………… 297
大動脈解離 ……………………… 297
大動脈瘤 ………………………… 297
高安動脈炎 ……………………… 302
大動脈縮窄 ……………………… 303

■ 大静脈陰影の異常
上大静脈症候群 ………………… 309
左上大静脈残遺 ………………… 309

■ 石灰化
冠状動脈石灰化 ………………… 309
収縮性心膜炎 …………………… 309

各種画像診断法の特徴と適応・選択

胸部X線単純撮影は，診断の第一歩として欠くことのできないものである．より詳細な形態と機能についての情報を得るための種々の検査では，できるだけ少数の，また侵襲の少ない検査から始めるべきである．

A 胸部X線単純検査

心血管疾患のX線診断上の基本的なものであり，すべての検査に先立って行われ，また経過観察に用いられる．胸郭の全体像の把握，心拡大の有無・形状，石灰化陰影，大血管・肺血管陰影および肺野についての情報が得られる．

立位背腹方向の正面像が標準であり，深吸気で軽く息を止めた状態で撮影される．管球フィルム間距離は2 mとするのが一般的であり，X線曝射時間はできるだけ短く（1/20秒以下）する．情報量を増やすために側面像や両斜位を追加することがある．側面像としては，通常左側面だけでよい．斜位撮影は通常45°斜位で行われる．

心腔，特に左房の拡大の有無とその程度を知るために食道造影が併用されるが，超音波検査法の進歩によりその意義はやや小さくなっている．食道造影は重複大動脈弓や大動脈縮窄など，大動脈弓とその分枝の奇形の診断にも用いられることがある．

B X線透視検査

X線透視台上で患者の体位を変化させて行うX線透視は，心臓・大血管の拍動や人工弁の動きの観察および石灰化の発見に適している．

C 超音波検査

超音波検査は胸部単純撮影と同様に，循環器疾患の画像診断の基本となるものである．超音波検査法は心臓の解剖学的変化，弁膜や心機能の把握に欠くことのできない検査法で，病変の進展や治療の効果をベッドサイドで容易に繰り返し検査できる．超音波検査はMモード心エコー図と断層心エコー法で行われる．Mモード心エコー図は横軸に時間，縦軸に探触子からの心内構造物までの距離を示し連続曲線として表示される．断層心エコー法は心臓のある断面の心内構造を2次元的に表示したものであり，実時間的に弁膜や心筋の動きを任意の方向で観察できる．カラードプラ法は血流の流れを断層心エコー図上に反映し，シャントや弁膜逆流の評価を簡単にかつ精密に観察できる．

D X線CT検査

X線CTは，心臓・大血管病変の形態診断に有用である．特に超音波検査で死角となる部位の検索に対し有用となる．CTでは，心内腔や大血管の石灰化の位置や形を明確に描出できる．また心臓・大血管疾患のみならず，心膜や心臓周囲の異常の観察に優れる．心筋と心内腔の血流はほぼ同程度の濃度を示すため，各々の心房，心室は単純CTでは区別されない．心臓・大血管内腔の観察には造影CTが必須になる．従来のCTの撮影時間は一般には秒オーダーと時間分解能に劣り，心拍の影響で制約があった．スキャン法には心拍と非同期の心電図非同期CTと，心拍と同期させた心電図同期CTがある．非同期法は心拍動と関係なくスキャンするが，心内腔は拡張期に近い像となる．同期法は画像の劣化は避けられないが，拡張期や収縮期の一定の時相で画像を収集できる．造影剤の急速注入で経時的な造影効果の観察はdynamic CTで行われ，大動脈解離の真腔と解離腔の解析や短絡疾患などに応用されている．

最近では，ミリセカンドの撮影時間でスキャンできる多検出器CT multidetector-row CT（MDCT）が広く普及しており，心・大血管疾患の診断に64列MDCTの威力に注目が集まっている．ダイナミックに拍動する心臓・大血管を明確に描出できるため，心臓・大血管疾患に対する有用性が高まっている．

E MRI検査

MRIの原理と方法についてはp.43を参照されたい．MRIでは血流は無信号として表される．そのために，造影剤を使用することなく，心内腔・血管内腔の位置・形状がわかり，また心筋および血管壁の形態を知ることができる．体位を変えることなく横断・冠状断・矢状断層面を任意に設定できることはMRIの大きな長所である．血管の走行に沿っての断層像は血管内腔の狭窄・閉塞の範囲を的確に1枚の像に描出できる．心拍同期で心収縮終期・心拡張終期の撮像を行い，この両者から，壁運動の状況および駆出率を求めることも可能であり，心機能検査として役立つ．また，心筋梗塞の有無と範囲の診断にも有用である．解像力の向上に伴って先天性心疾患の細かい形態上の変化の描出も可能となってきた．最近ではMR angiographyにより造影剤を用いることなく，比較的大きな血管の血

流を描出できるようになった．

F 心臓カテーテル法と造影

心臓カテーテル法には，肘静脈や大腿静脈からカテーテルを挿入して行う右心カテーテルと，上腕動脈や大腿動脈からカテーテルを挿入して行う左心カテーテルとがあり，採血や内圧測定が行われる．右房から心房中隔を穿刺して左房へカテーテルを進める経中隔法（Brockenbrough法）もある．

造影法としては，肘静脈，頸静脈あるいは大腿静脈から太い針を用いて造影剤を注入する経静脈性心血管造影もあるが，現在では心臓カテーテルに引き続き目的の部位にカテーテル先端を置いて，選択的造影が行われることが多い．カテーテルの挿入部位によって選択的右室，左室造影，大動脈造影などとよばれる．撮影法としては，1または2方向の直接連続撮影が用いられてきたが，最近では運動の観察に適したX線映画法（シネ撮影法）が多く用いられる．

また，最近ではdigital subtraction angiography（DSA）により，静脈や動脈に挿入した細いカテーテルから少量の造影剤を注入して心臓・大血管造影が行われることが一般的になっている．

選択的冠状動脈造影には，上腕動脈を切開してカテーテルを挿入するSones法と，大腿動脈から経皮的に挿入するJudkins法とがある．冠動脈造影の主な適応としては，冠状動脈の閉塞性疾患，動脈瘤，先天奇形（冠動脈瘻など）などである．

G 核医学検査

別項に譲る（→ p.655）．

画像診断の進め方

心臓・大血管疾患の診断に用いられる画像検査には胸部X線単純撮影，X線透視，超音波検査，X線CT，MRI，心血管造影および核医学検査などがある．診断の第一歩として，胸部X線単純撮影と超音波検査は欠くことのできないものである．胸部X線単純撮影では，心臓・大血管の形態変化とともに，胸郭の異常，内臓位，肺血管陰影，肺野のうっ血や胸水の有無など全体を概観でき，安価で被曝量も少なく，経過観察にも優れている．超音波検査は非侵襲的かつ簡便で心内腔の観察に優れ，機能的情報とともにカラードプラ法を用いて血流イメージングが得られる．X線CTは横断像として心臓・大血管の形態的評価に有用であり，心臓・大血管以外の異常の評価にも優れている．MRIは造影剤を使用することなく任意の断層面で形態的評価が可能である．またグラディエントエコー（GE）法によるシネMRIは心機能，弁膜逆流および短絡の状態を動画像で観察できる．カテーテル検査と血管造影は侵襲的な検査法であるが，各心腔，大血管の内圧と血液酸素分圧の測定，詳細な形態的情報を得ることができる．以上，より詳細な形態と機能についての情報を得るために種々の検査が行われるが，その際できるだけ低侵襲性の検査をうまく組み合わせて診断することが肝要である．

正常像とその画像解剖

A X線単純検査

1 胸部正面像（図12A-1 ⓐ，12A-2 ⓐ，C1 ⓐ）

正常の心臓・大血管陰影の辺縁を構成するもの，各心腔や弁膜の位置などを図12A-1，2に示す．

心臓・大血管陰影は，胸郭のほぼ中央やや左寄りにある．心右縁は右房によるものであり，上方の上大静脈によるほぼ直線状の陰影に連なる．高齢者では，上大静脈の下部に上行大動脈が重なって右方へ軽度の膨隆を生じることがある．心臓・大血管陰影の左縁には2つの明瞭な膨隆がある．上方は大動脈弓，下方は左室によるものである．大動脈弓と左室の間はやや陥凹し，心彎入または心腰部 cardiac waist とよばれ，その辺縁の上部は肺動脈幹〜左肺動脈，下部は左心耳によって形成される．従来，わが国では心右縁を2弓（上大静脈，右房），心左縁を4弓（大動脈弓，肺動脈，左心耳，左室）に分ける方法がとられてきたが，上述のように"弓"とよべるような明瞭な膨隆を常に示すのは右房，大動脈弓，左室だけである．例えば，"左第3弓"が明瞭に認められれば左心房の拡大があるといってよい．"第○弓"という言い方をできるだけ避けて，単に心右縁，心左縁上部・下部などとよぶのがよい（図12A-3）．

心臓・大血管陰影上部の陰影は上大静脈と胸部大動脈からなり，血管柄 vascular pedicle とよばれる．心右縁と横隔膜のつくる心横隔膜角は下大静脈または肝静脈による陰影によってしばしば鈍化する．また，左側の心横隔膜角は心尖部の脂肪塊 apical fat pad のため不鮮明となることがある．

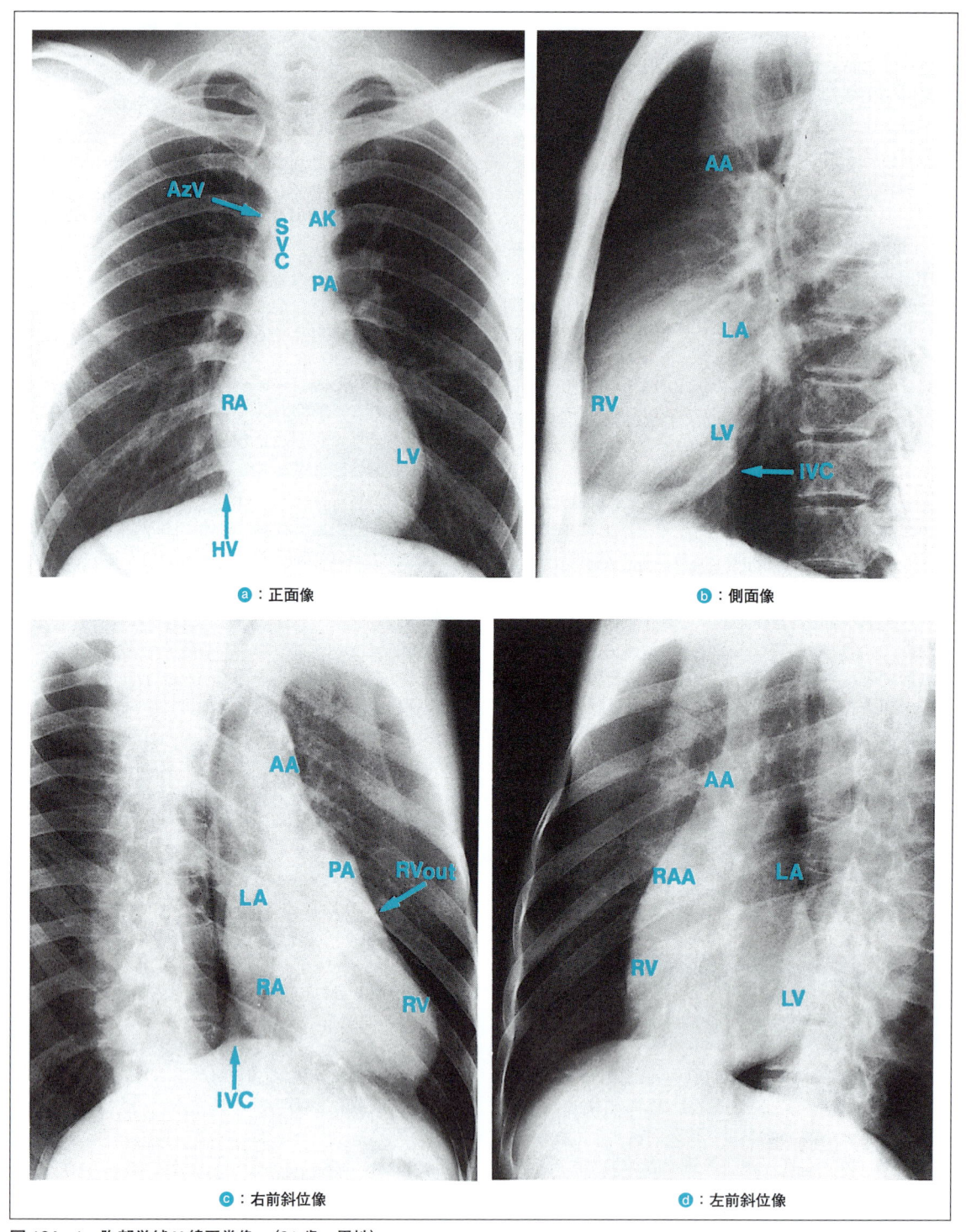

図 12A-1 胸部単純 X 線正常像 （31 歳，男性）

AA：上行大動脈，AK：大動脈弓部，AzV：奇静脈，HV：肝静脈，IVC：下大静脈，LA：左房，LV：左室，PA：肺動脈幹，RA：右房，RAA 右心耳，RV：右室，RVout：右室流出路，SVC：上大静脈

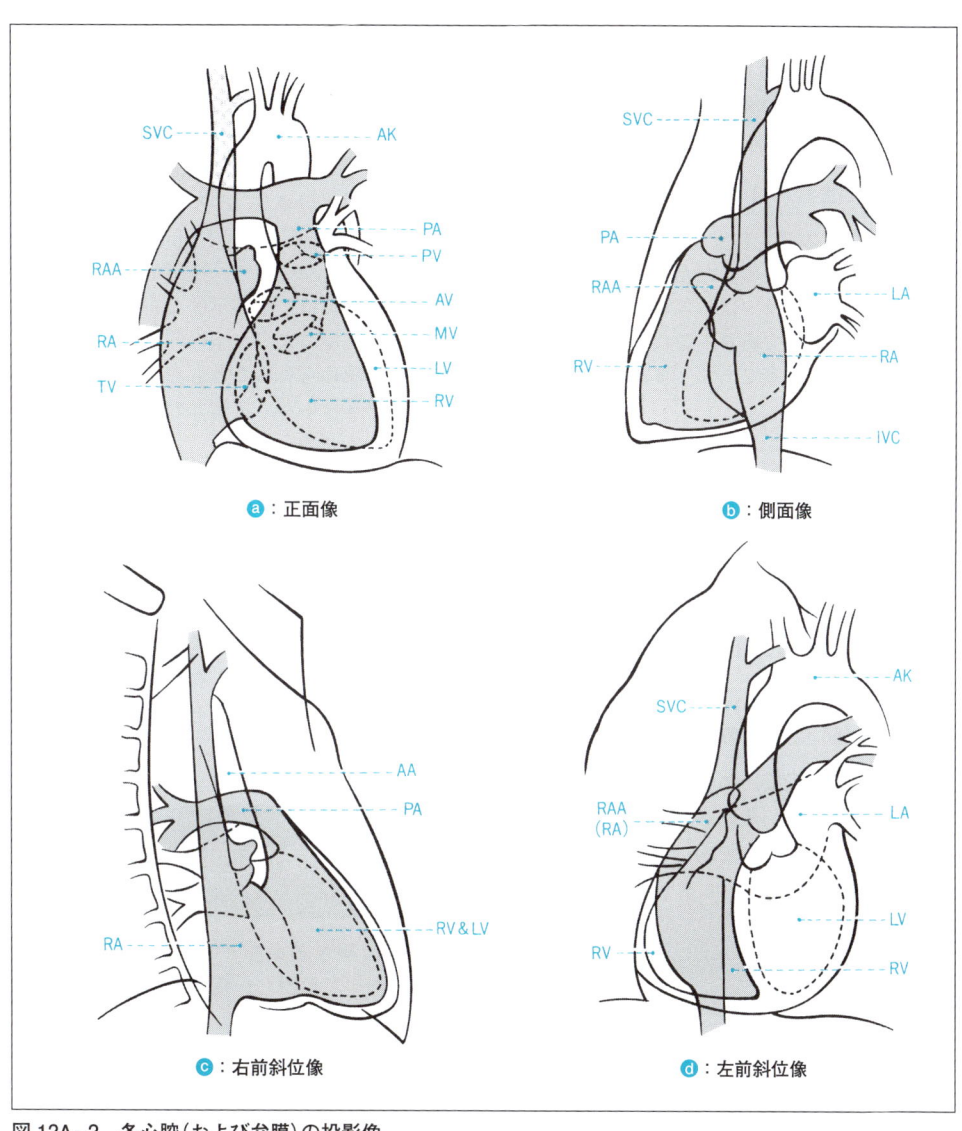

図 12A-2　各心腔(および弁膜)の投影像

右心系を薄く塗りつぶしてある．AA：上行大動脈，AK：大動脈弓部，IVC：下大静脈，LA：左房，LV：左室，PA：肺動脈幹，PV：肺動脈弁，RA：右房，RAA：右心耳，RV：右室，SVC：上大静脈，TV：三尖弁

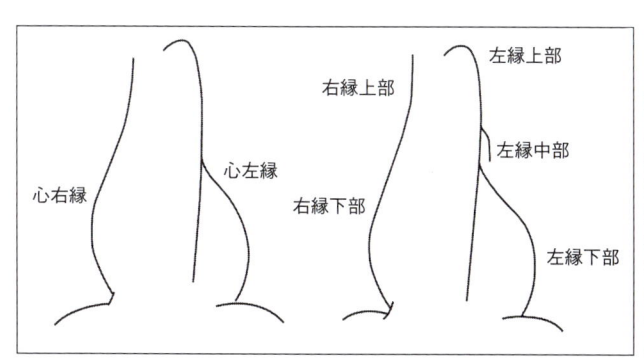

図 12A-3　心陰影・心血管辺縁のよび方

心自体に関心のある場合は全体を「心陰影」，その右縁を心右縁，左縁を心左縁とよぶ．上方の大血管にも関心のある場合は全体を「心血管陰影」，その右縁を上方から心血管陰影の右縁上部，右縁下部，また左縁を上方から心血管陰影の左縁上部，左縁中部，左縁下部とよぶ．辺縁を構成するものが明らかな場合はその解剖名でよんでよい．

〔林邦昭，中田肇(編)：新版 胸部単純Ｘ線診断，第8章 心大血管・縦隔の異常(分担執筆：松永尚文，林　邦昭)，p173，秀潤社，2000 より引用〕

左右肺動脈は，肺門を出て放射状に広がり両肺に分布する．通常左肺動脈は右に比べてやや高位にある．肺静脈は肺動脈に比し陰影が淡く，肺門よりかなり低い位置で左房へ注ぐ．

2 胸部側面像（図 12A-1 ⓑ，12A-2 ⓑ）

前縁は下方から右室体部，右室流出路，肺動脈幹，さらに上方に上行大動脈がある．ただし，肺動脈幹から上行大動脈にかける部分は，はっきり認められないことが多い．後上縁は左房であり，これは気管分岐部直下に当たる．後下縁は左室であり，また下大静脈の淡い陰影も認められる．

3 右前斜位像（図 12A-1 ⓒ）

前縁は上方から上行大動脈，肺動脈幹，右室流出路と続き，前下縁は通常右室体部で形成されるが，左室によって形成されることもある．心後縁を形成するのは左房，右房であり，下端に下大静脈がみられる．なお，心陰影と胸椎との間は，Holzknecht 腔とよばれる．

4 左前斜位像（図 12A-1 ⓓ）

前縁は上方から上行大動脈，肺動脈幹，右心耳と続き，前下縁は右室からなる．後縁は下行大動脈の下方に左房，左室がある．なお，大動脈弓による陰影の下方の明るい部分は大動脈窓 aortic window とよばれる．

B 超音波診断法（US）

超音波断層像の基本は左室長軸断層，左室短軸断層および四腔断層である（図 12A-C2～C8）．

図 12A-C2～C4 は大動脈弁，僧帽弁および左室レベルにおける M モード超音波像，図 12A-C8 は僧帽弁レベルのパルスドプラである．

C X 線 CT 検査

正常解剖を示す（図 12A-4 ⓐ-ⓕ）．

D MRI 検査

正常解剖を示す（図 12A-5 ⓐ-ⓙ）．

E 心血管造影像

図 12A-2 に各心腔や弁膜が 4 方向の単純 X 線像上にどのように投影されるかを示し，図 12A-6 に正常の心血管造影正面像および側面像を示す．

心房・心室，弁膜は心拍の位相によって，大きさと形態が変わるが，おおよその位置と形は理解しておきたい．右室は左室に比べて大きな肉柱 trabeculae を有する．右室流出路の後壁には室上稜 crista supraventricularis がある．その両脚は parietal band と septal band であるが，Fallot 四徴症や肺動脈弁狭窄などで肥大しない限り，造影では認められない．室上稜とその両脚は，解剖学的な右室の同定上重要なものである．右室および左室の乳頭筋は，線状の造影欠損像として認められることもある．三尖弁の各弁尖は通常区別できないが，僧帽弁の前尖は側面像で大動脈弁に連続して認められる．

図 12A-7 に正常冠動脈のシェーマを示す．右冠動脈は右冠洞に発し，右房室間溝を下行し，最後は後心室間溝に入って心尖付近に分布する．左冠動脈は左冠洞に発し，2 枝に分かれる．前下行枝は右室と左室の間の前心室間溝を下行する．回旋枝は冠状溝を左へ進み，心臓後面に達する．後下行枝を供給する動脈は優勢動脈とよばれ，90％が右冠動脈優勢とされる．冠静脈は集まって大心臓静脈となり，冠静脈洞から右房へ注ぐ．

異常像の画像所見と解釈

胸部 X 線単純撮影と心血管造影像で認められる異常像について解説し，症例を示す．

A 骨性胸郭の異常

心臓・大血管疾患の X 線診断の第一歩である胸部 X 線単純撮影の読影では，骨性胸郭の異常の有無をみることは大切である．心臓や肺野の状態を検討する前に，まず胸郭に注目する習慣をつけたい．

漏斗胸 pectus excavatum, funnel chest（図 12A-C9）：胸骨の陥凹のため胸郭の前後径が小さく，心臓は多くの場合左方へ偏位する．正面像で胸椎の右側には心陰影は認められないことが多い．背側肋骨は水平に近い走行を，腹側肋骨は急峻な走向を示す．

straight back syndrome：胸椎の生理的後彎が消失し，胸骨と胸椎との間隔が狭くなり，心臓は左へ移動する．収縮期雑音や心電図の異常のため心疾患と間違われることがある．

胸椎の後彎，側彎 kyphosis, scoliosis：正しく撮影された正側面での観察を要する．側彎には心臓の偏位や回転を伴うことも多い．

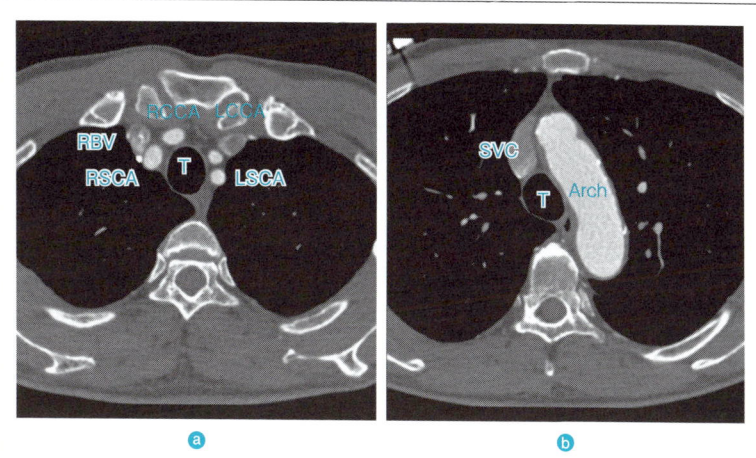

Arch：大動脈弓，LCCA：右総頸動脈，LSCA：左鎖骨下動脈，RCCA：右総頸動脈，RSCA：右鎖骨下動脈，RBV：右腕頭静脈，SVC：上大静脈，T：気管

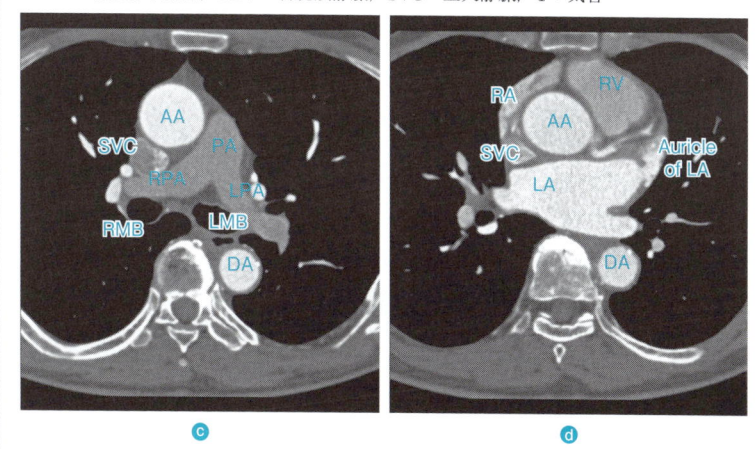

AA：上行大動脈，Auricle of LA：左心耳，DA：胸部下行大動脈，LA：左房，LM：左主冠動脈，LMB：左主気管支，LPA：左主肺動脈，PA：肺動脈，RA：右房，RMB：右主気管支，RV：右房（肺動脈幹），RPA：右主肺動脈，SVC：上大静脈

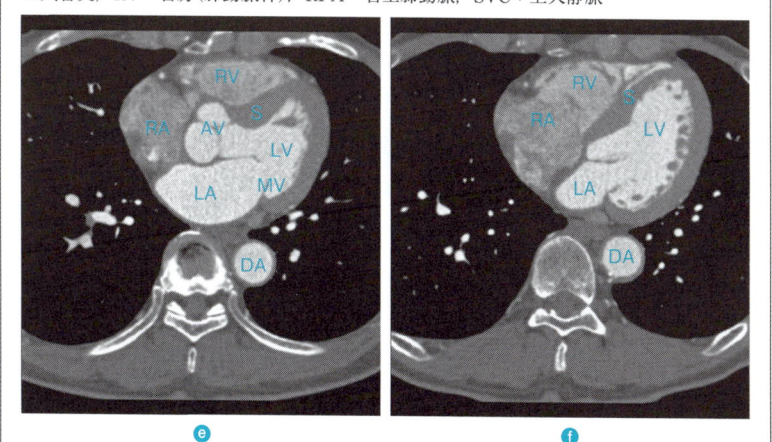

AV：大動脈弁，DA：胸部下行大動脈，LA：左房，LV：左室，MV：僧帽弁，RA：右房，RV：右室，S：心室中隔

図 12A-4　心大血管の正常 X 線 CT 像

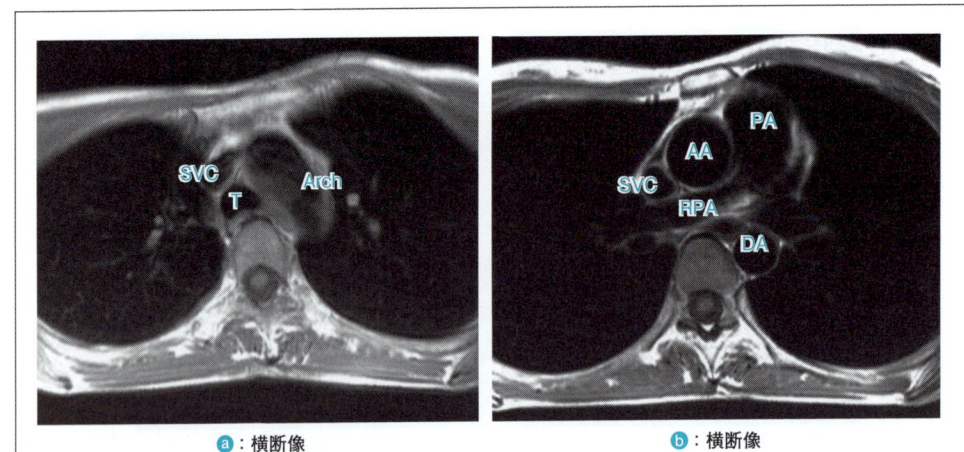

266　I．画像診断

ⓐ：横断像　　　　　　　　　　　　　　ⓑ：横断像

Arch：大動脈弓，AA：上行大動脈，DA：胸部下行大動脈，PA：肺動脈本幹，RPA：右肺動脈，SVC：上大静脈，T：気管

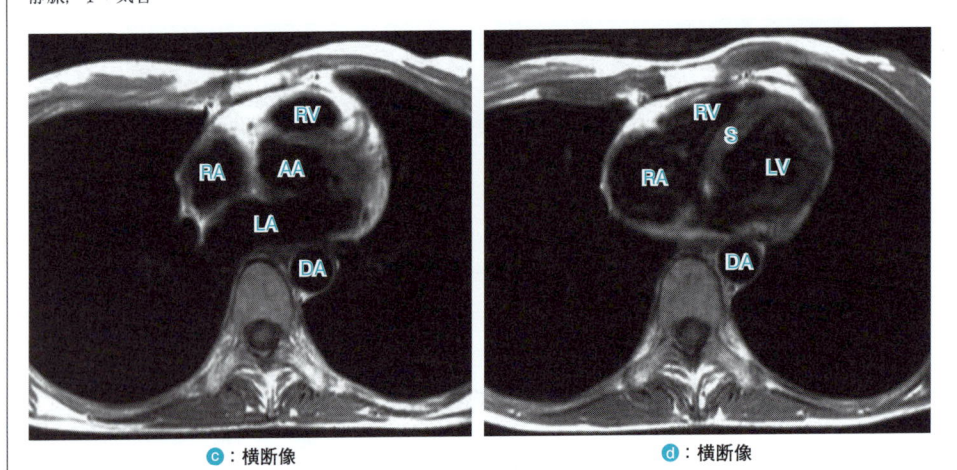

ⓒ：横断像　　　　　　　　　　　　　　ⓓ：横断像

AA：上行大動脈，DA：胸部下行大動脈，LA：左房，LV：左室，RA：右房，RV：右室，S：心室中隔

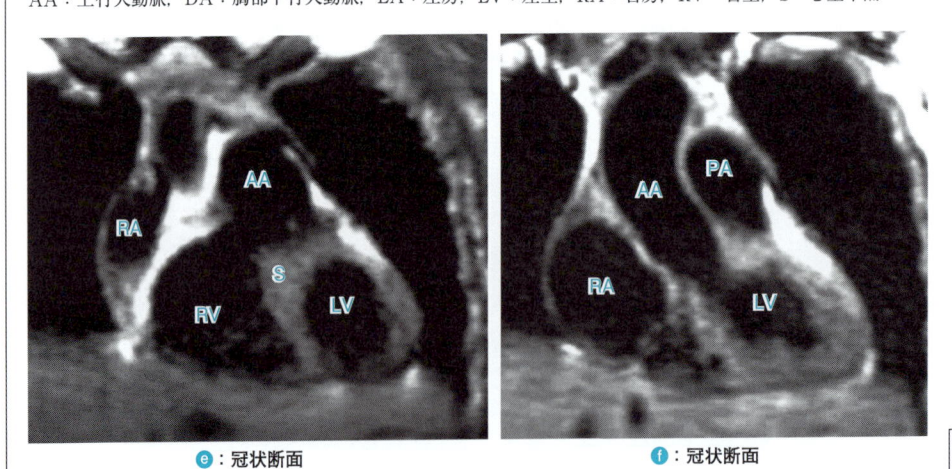

ⓔ：冠状断面　　　　　　　　　　　　　ⓕ：冠状断面

AA：上行大動脈，LV：左室，RA：右房，RV：右室，S：心室中隔

図 12A-5　心大血管の正常 MRI

ⓖ：冠状断   ⓗ：冠状断

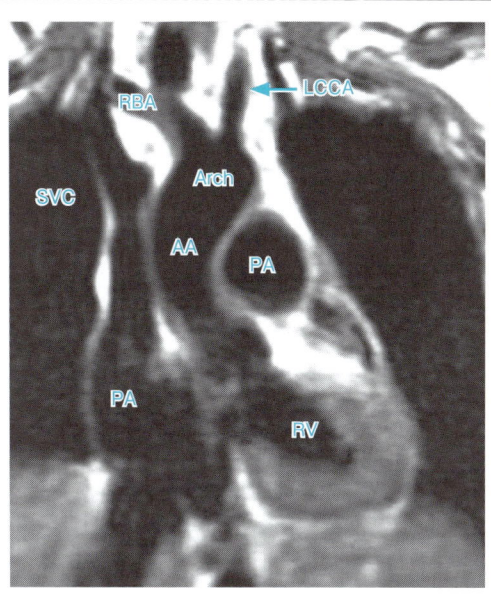

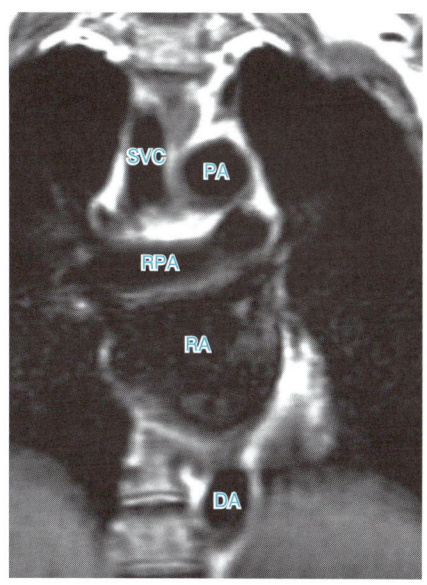

Arch：大動脈弓，AA：上行大動脈，DA：胸部下行大動脈，LCCA：左総頸動脈，PA：肺動脈本幹，RA：右房，RBA：右腕頭動脈，RPA：右肺動脈，RV：右室，SVC：上大静脈

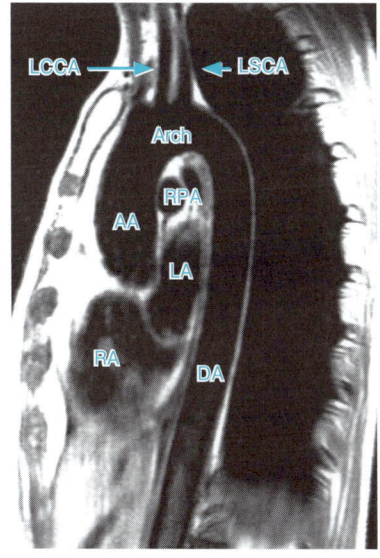

ⓘ：大動脈に沿った斜矢状断   ⓙ：正常造影 MRA

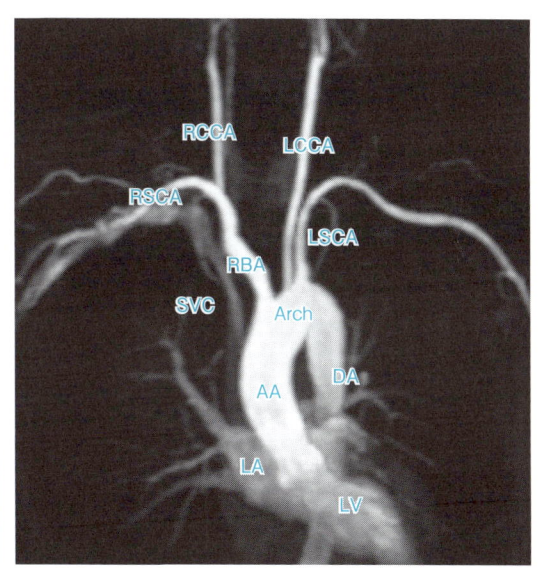

Arch：大動脈弓，AA：上行大動脈，DA：胸部下行大動脈，LA：左房，LCCA：左総頸動脈，LSCA：左鎖骨下動脈，RA：右房，RPA：右肺動脈

Arch：大動脈弓，AA：上行大動脈，DA：胸部下行大動脈，LA：左房，LCCA：左総頸動脈，LSCA：左鎖骨下動脈，LV：左室，RBA：右腕頭動脈，RCCA：右総頸動脈，RSCA：右鎖骨下動脈，SVC：上大静脈

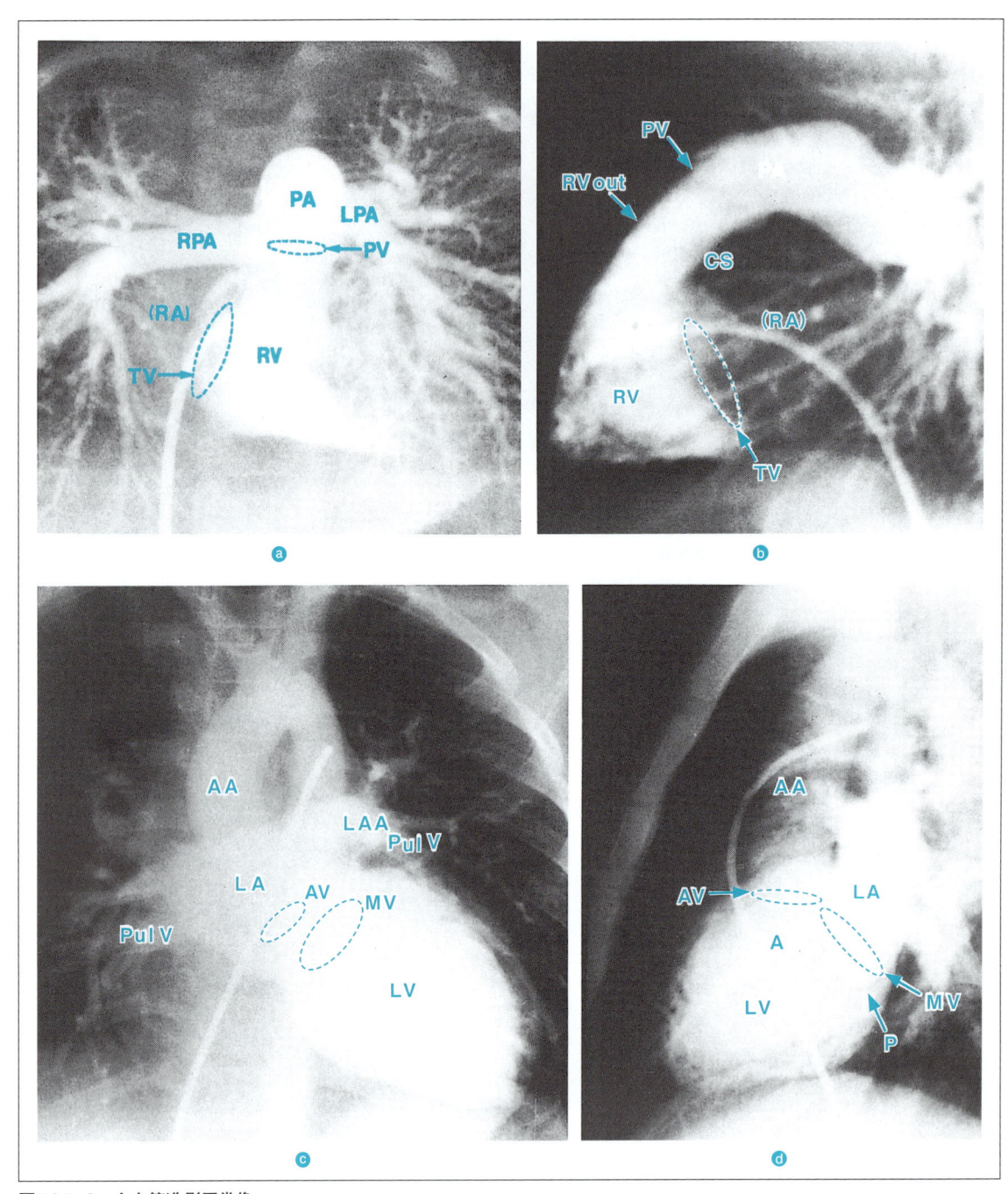

図12A-6 心血管造影正常像
ⓐ：右室造影正面像（2か月，女児），ⓑ：同側面像，ⓒ：左心系の正面像（10歳，男子）（肺動脈幹から造影），ⓓ：同側面像
A：僧帽弁前尖，AA：上行大動脈，AV：大動脈弁輪，CS：室上稜，LA：左房，LAA：左心耳，LPA：左肺動脈，LV：左室，MV：僧帽弁輪，P：僧帽弁後尖，PA：肺動脈幹，Pul V：肺静脈，PV：肺動脈弁輪，RA：右房，RPA：右肺動脈，RV：右室，RVout：右室流出路，TV：三尖弁輪

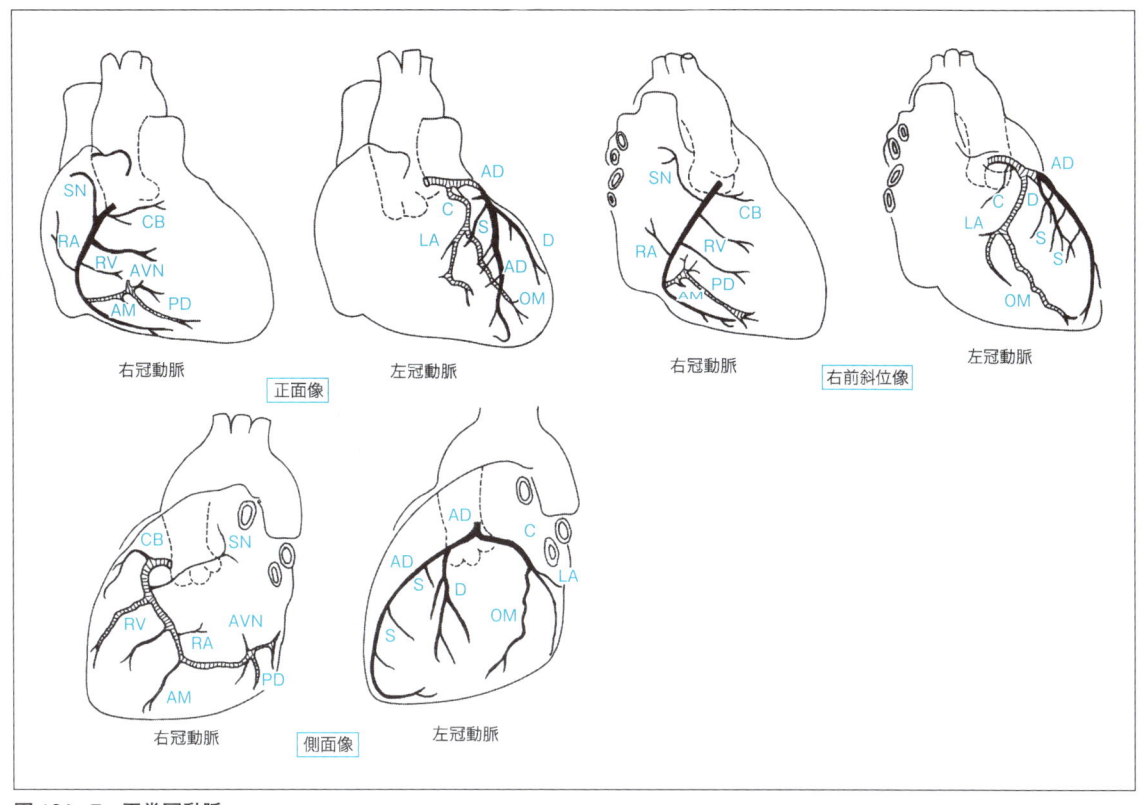

図 12A-7　正常冠動脈
右優位型の比較的多い分枝様式のもの．

　AD：前下行枝 anterior descending branch，
　AM：鋭縁枝 acute marginal branch
AVN：房室結節枝 atrio-ventricular node branch
　　C：回旋枝 circumflex branch
　CB：円錐枝 conus branch
　　D：対角枝 diagonal branch
　LA：左房枝 left atrial branch
　OM：鈍縁枝 obtuse marginal branch
　PD：後下行枝 posterior descending branch
　RA：右房枝 right atrial branch
　RV：右室枝 right ventricular branch
　　S：中隔枝 septal branch
　SN：洞結節枝 sinus node branch

　圧迫性骨破壊：巨大な動脈瘤が胸骨，胸椎，肋骨などを圧迫し骨侵食を来すことがある．
　rib notching（図 12A-8）：肋間動脈・静脈または神経が大きくなって肋骨下縁に侵食像が形成される．

B　心臓の大きさと形の異常

1　心陰影全体の拡大

　右心と左心の両方に負荷がかかると，心陰影が全体的に拡大する．このような状態は，弁膜症の代償機能不全，連合弁膜症，拡張型心筋症，Ebstein 奇形，原因を問わず高度の心不全などでみられる．心膜液貯留も心陰影の全体的な拡大を来す．

　心横径と胸郭最大内径の比を**心胸郭比 cardiothoracic ratio**（**CTR**）または**心肺係数**とよび，成人では 0.5 以下が正常である（図 12A-9）．しかし，心胸郭比が 0.5 を少し超えるだけでは必ずしも異常とはいえず，理学所見や各種の検査結果を参考に総合的に判断する必要がある．

　心陰影の大きさに影響を与える因子として胸郭の形，横隔膜の高さ，胸腔内圧，呼吸の位相，心拍の位相（著明な徐脈のある場合以外は無視してよい）および年齢などがある．撮影体位，方向も重要で，立位背腹方向撮影のものと仰臥位腹背方向撮影のものとで心臓の大きさを比較してはならない．

　乳幼児では必ずしも吸気での撮影ができないこともあり，正常例でも心胸郭比が 0.6 前後に達することが

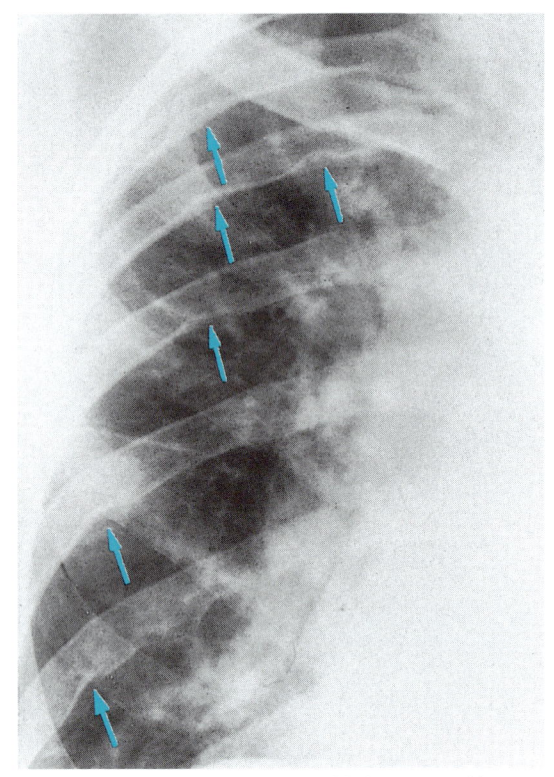

図 12A-8　rib notching（大動脈縮窄）（28歳，男性）

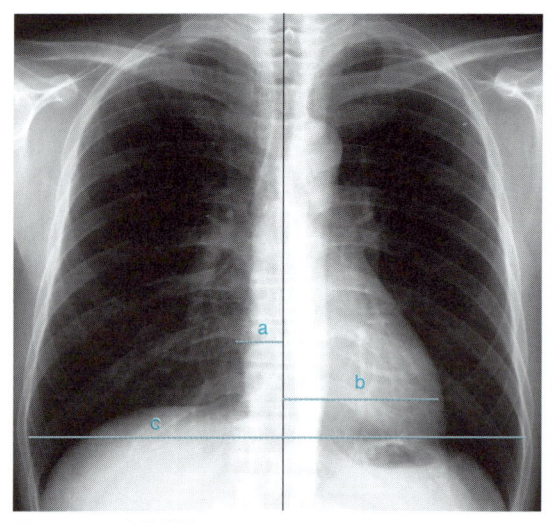

図 12A-9　心胸郭比

心胸郭比（CTR）＝ a＋b/c ＝心陰影の最大横径（心横径）/胸郭最大内径．a：右側の最大水平幅，b：左側の最大水平幅，c：胸郭最大内径

表 12A-1　心・縦隔陰影の拡大を来すもの

- 心拡大
- 小児の胸腺
- 心膜液貯留
- 縦隔病変（縦隔炎，膿瘍，血腫，脂肪沈着）
- 縦隔型肺癌
- リンパ節腫大（悪性腫瘍の転移，サルコイドーシス，結核など）
- 胸膜腫瘍，縦隔側胸水
- 大動脈とその分枝の病変（大動脈瘤，腕頭動脈のbucklingなど）
- 静脈系の病変

ある．また胸腺陰影と心陰影とを明確に区別できない場合，両者を合わせてcardiothymic shadowとよぶことがある．

心拡大も含めて，心・縦隔陰影の拡大を来すものを表 12A-1に示す．心臓自体の拡大の他に，種々の疾患や病態を考慮しなければならない．心臓自体の拡大にしても，拡大・拡張・肥大などの用語の使い方には慎重でありたい．

拡張 dilatationとは，収縮力の低下した心筋線維がのびて，心筋の厚さは変わりがなく，心内腔が大きくなった状態である．**肥大** hypertrophyでは，心筋線維が太くなり心筋が厚くなる．心内腔へ向かって求心性に肥大して心内腔はかえって狭くなることもある．肥大では心陰影はあまり大きくならず，丸みを帯びるだけのこともある．一般に拡張は拡張期（容積）負荷に起因し，肥大は収縮期（圧）負荷によるものであるが，しばしば拡張・肥大ともに生じる．また両者の鑑別が容易ではないので，**拡大** enlargementという表現もよく使われる．

2　心陰影の部分的拡大（図 12A-10）

❶ 右房の拡大

正面像では，右房の拡大によって心右縁が膨隆する．しかし，しばしば同時に存在する右室拡大による心臓の時計式回転のため，心右縁の膨隆は目立たないことが多い．左前斜位像では，心前縁上半部に膨隆がみられる．

右房拡大を来す疾患として，三尖弁狭窄または閉鎖不全，Ebstein奇形，右房への左右短絡疾患（心房中隔欠損ほか），右心系の腫瘍などがある．この他，右心不全を来す疾患ではすべて右房の拡大が起こりうる．

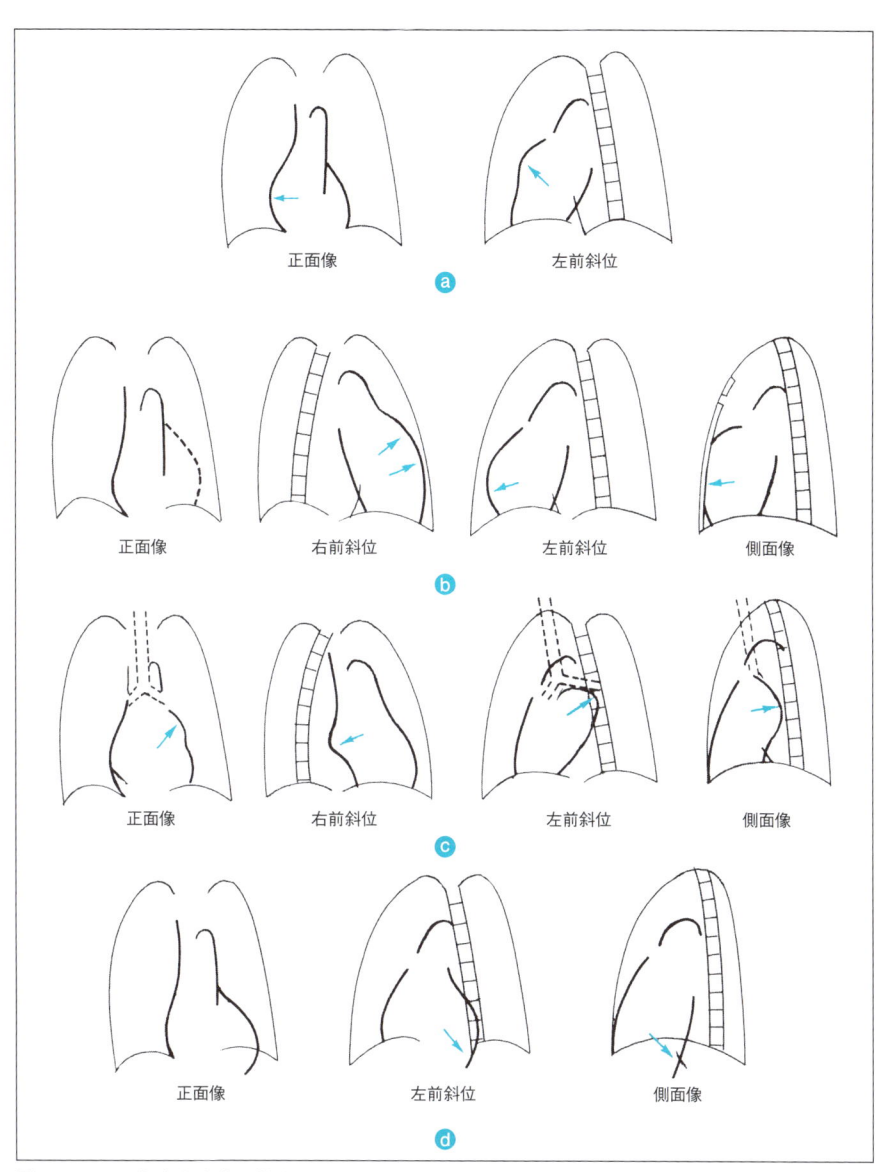

図 12A-10　各心房心室の拡大
ⓐ：右房の拡大　ⓑ：右室の拡大　ⓒ：左房の拡大　ⓓ：左室の拡大

❷ 右室の拡大

　正面像では右室は心陰影の辺縁を構成していないので，軽度の右室拡大は正面像には変化を来さない．ある程度以上の右室拡大があると，後述する心臓の時計式回転も加わって心左縁が張り出すとともに心尖が挙上する．心尖が挙上し丸味を帯びるのは，特に右室肥大の所見である．右前斜位では右室流出路から肺動脈幹に相当する心陰影前縁が膨隆，左前斜位では心前縁下部の膨隆がみられる．側面像では右室拡大によって，胸骨と心陰影との密着範囲が大きくなる．

　右室の拡大は，Fallot四徴症，肺動脈弁狭窄，肺動脈性高血圧，肺性心（以上主として肥大），心房中隔欠損，心室中隔欠損，僧帽弁狭窄，三尖弁または肺動脈弁閉鎖不全，右心不全および左心不全（以上主として拡張）でみられる．

❸ 左房の拡大

　胸部X線単純撮影による左房拡大の読影は通常容易である．正面像で心腰部が膨隆し，心右縁の内側に

二重影 double density がみられる．左房の拡大が著しくなると心右縁の一部，まれに全体が左房によって構成されることがある．気管分岐角は開大し，左前斜位や側面像では左主気管支の後上方への偏位が認められる．右前斜位の食道造影で，左房による食道の後方への圧排がみられる．

左房の拡大する疾患としては，僧帽弁狭窄・閉鎖不全，左房粘液腫，心室中隔欠損，動脈管開存および左心不全などがある．

❹ 左室の拡大

正面像では，心左縁下部が丸味を帯びた膨隆を示す．この所見は，特に左室肥大にみられる所見である．拡張を伴うと心左縁は左方および下方へ大きくなる．左前斜位では，心臓が後下方へ拡大し胸椎に重なる部分が大きくなる．側面像でも心後縁下部が後下方へ突出し，下大静脈との交点が下がり，横隔膜よりも低くなることがある（図 12A-11）．

左室拡大は，高血圧，大動脈弁狭窄，大動脈縮窄，肥大型心筋症（以上主として肥大），大動脈弁逆流，僧帽弁逆流，心室中隔欠損，動脈管開存，うっ血型心筋症，左心不全（以上主として拡張）などでみられる．

❺ 心臓・大血管陰影の膨隆の鑑別診断

心臓・大血管陰影の各辺縁の膨隆や拡大がみられた場合の鑑別疾患を図 12A-12 に示す．

3　心陰影の縮小

心陰影の縮小は病的意義をもたないことが多いが，肺気腫，Addison 病，無力体質，飢餓や慢性消耗性疾患などで心陰影が著しく小さいことがある．

4　心臓の血行力学的回転（図 12A-13）

心臓の長軸を軸とする時計式または反時計式回転，および心臓の中央を通る横軸のまわりの回転がある．時計式回転は右室の拡大の際みられるもので，拡大した右室によって心前面の左大半部分が占められ，左室は後方へ移動する．反時計式回転は左室拡大によって生じ，正面像で大動脈弓と左室の陰影が突出し，心腰部が陥凹する．

5　心臓の大きさと形の異常を来す疾患

ここで心臓の大きさと形の異常を来す代表的疾患である弁膜症，左房粘液腫および特発性心筋症について述べる．

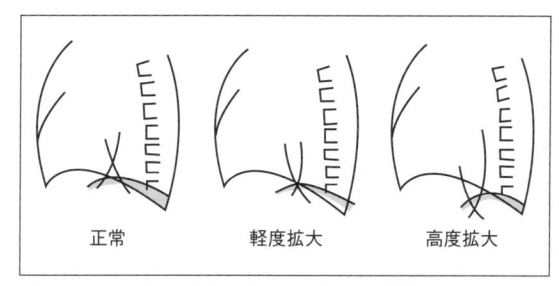

図 12A-11　側面像における左室拡大の評価

❶ 僧帽弁狭窄 mitral stenosis
（図 12A-14, 12A-C10）

左房拡大と肺うっ血が特徴であり，そのほか肺動脈や右室の拡大がみられる．左室の拡大はなく，心横径は通常あまり大きくならない．大動脈弓は小さい．このように心腰部が膨隆し，立てた卵に似る心臓の形を立位卵形，あるいは僧帽弁型 mitral configuration とよばれることがある．Kerley B line もしばしばみられる．

心不全を来すと，肺葉間に胸水が貯留して腫瘤状陰影 vanishing tumor がみられ，また疾患が長期に及べば，肺のヘモジデローシスや骨化による多数の粒状影を来すことも知られている．僧帽弁や左房壁に石灰沈着がみられることもある．

心血管造影で，左房拡大，僧帽弁の肥厚やドーム形成が証明される（図 12A-14）．左房内血栓が認められることもある．心エコー図では，弁エコー輝度の増強，僧帽弁前尖波形の短形化，弁後退速度の低下などが認められる．

❷ 僧帽弁逆流 mitral regurgitation（図 12A-15）

左室の拡大をも伴うため，一般に僧帽弁狭窄に比し心胸郭比は大きい．しかし両者の鑑別は，胸部 X 線単純撮影だけではしばしば困難であり，また両者の合併することも多い．左室造影で左房への逆流が証明される．

❸ 大動脈弁逆流 aortic regurgitation
（図 12A-16, 12A-C11）

左室の拡大と上行大動脈から大動脈弓に及ぶ拡大がみられる．左室拡大による心臓の反時計式回転のため心腰部は陥凹する．このような心臓の形を前述の僧帽弁型に対して大動脈弁型 aortic configuration とよぶことがある．

❹ 大動脈弁狭窄 aortic stenosis（図 12A-17）

狭窄が軽度で左室が肥大しているだけの場合は，心

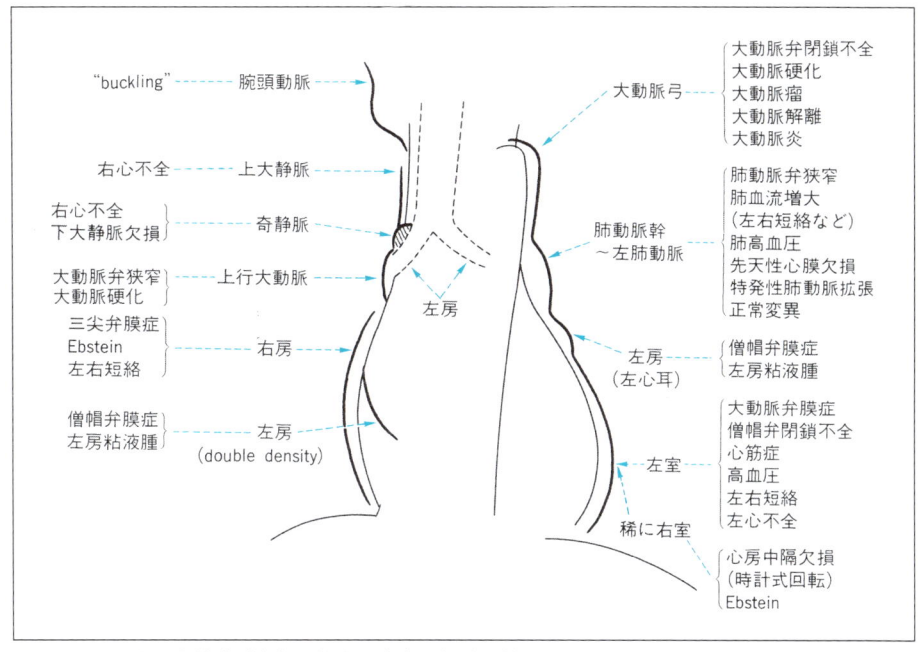

図 12A-12　心大血管陰影各部の拡大，膨隆の鑑別診断

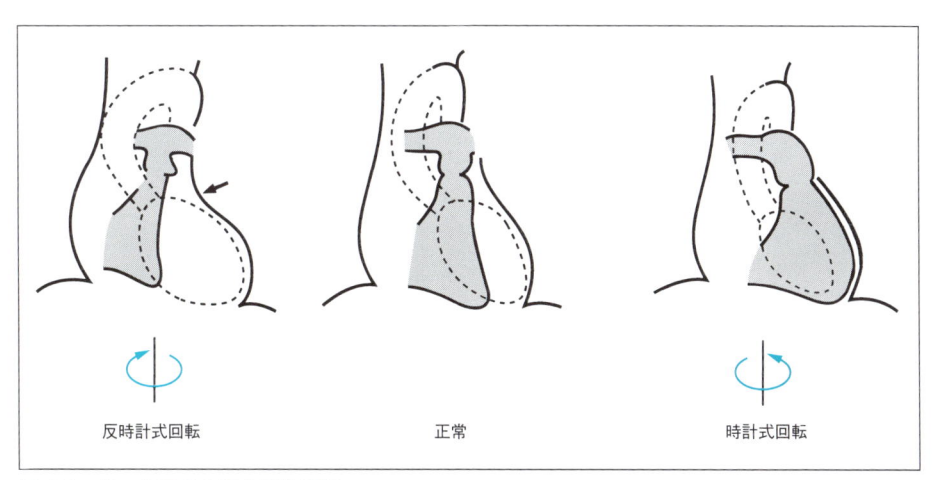

図 12A-13　心臓の血行力学的回転
心臓の長軸を軸とする時計式および反時計式回転．時計式回転では右室が心左縁を構成するようになる．上方の右室流出路から肺動脈幹へと連続し，心腰の陥凹はみられなくなる．反時計式回転では大動脈弓と左室の陰影が突出し心腰がより深くなる(黒矢印)．

左縁下部がわずかに丸味を帯びるのみであるが，左室拡張を伴ってくると大動脈弁逆流に似てくる．上行大動脈は狭窄後拡張のため右前方に膨隆してくる．この狭窄後拡張は，左前斜位で最も明瞭である．大動脈逆流と異なり，大動脈の拡張は大動脈弓には及ばない．

❺ 左房粘液腫 myxoma of the left atrium
（図 12A-18）

粘液腫は左心房に75％，右心房に25％の頻度で認められ，心室にはほとんど認められない．心房中隔より発生し，茎を有し，息肉状，乳頭状，分葉状の腫瘤で体位変換による病態の変化，特に失神発作が特異的である．左房拡大や，肺うっ血，Kerley B line など，僧帽弁狭窄に酷似したX線像がみられ，造影CTや心血管造影で心内腔に陰影欠損が認められる．また，血栓も左心房後壁に発生しやすく，40歳以上の僧帽弁疾患では左心房内血栓に注意する（図 12A-19）．

粘液腫をはじめ，横紋筋腫，肉腫などが原発性心腫

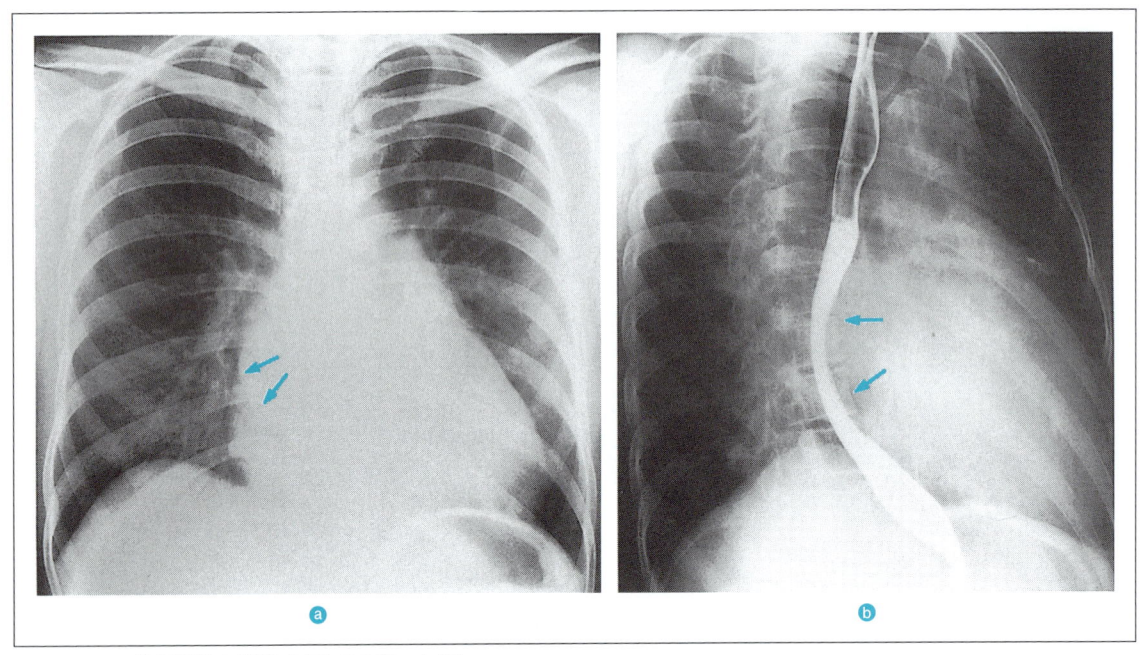

図 12A-14 僧帽弁狭窄（逆流合併）（36 歳，女性）
ⓐ：単純正面像．心右縁の内側に拡大した左房による double density が認められる（矢印）．心腰部の陥凹はみられず，心左縁は直線に近い．
ⓑ：食道造影右前斜位像．拡大した左房による食道の圧排がみられる（矢印）．

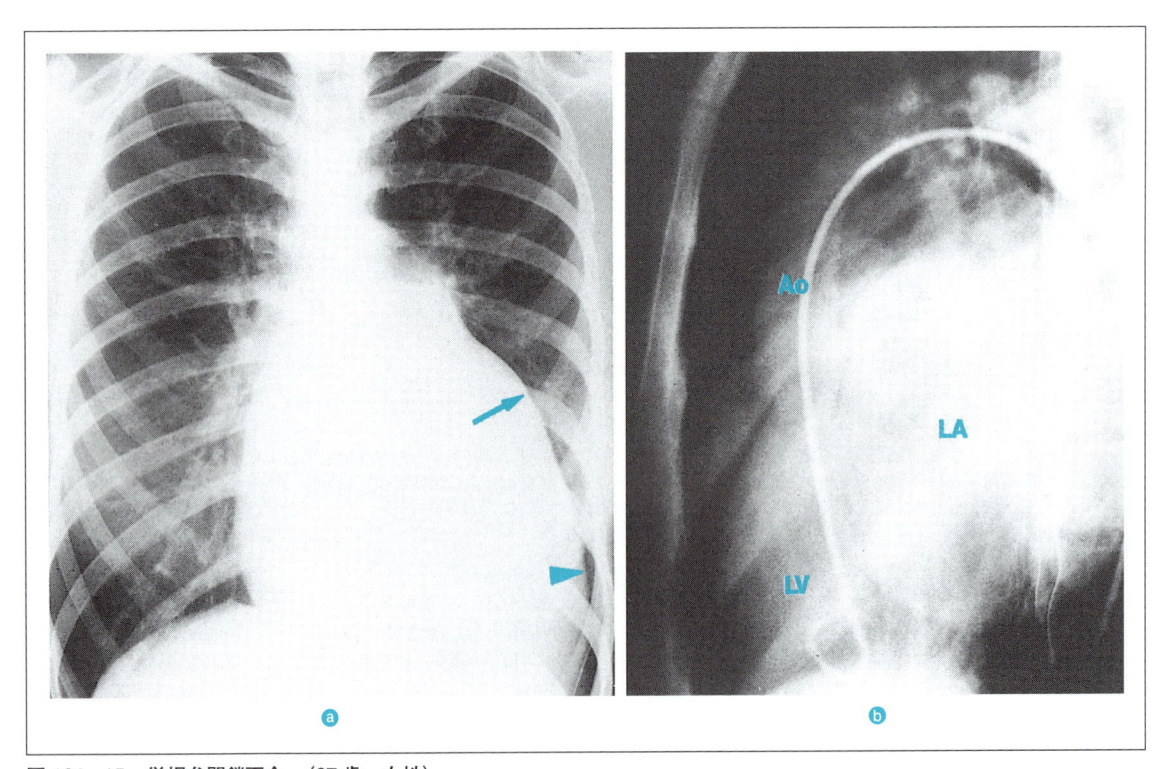

図 12A-15 僧帽弁閉鎖不全 （27 歳，女性）
ⓐ：単純正面像．著しい心拡大がみられる．左房（矢印）左室（矢頭）ともに大きい．
ⓑ：左室造影側面像．多量の造影剤が左室（LV）から左房（LA）へ逆流している．Ao：大動脈

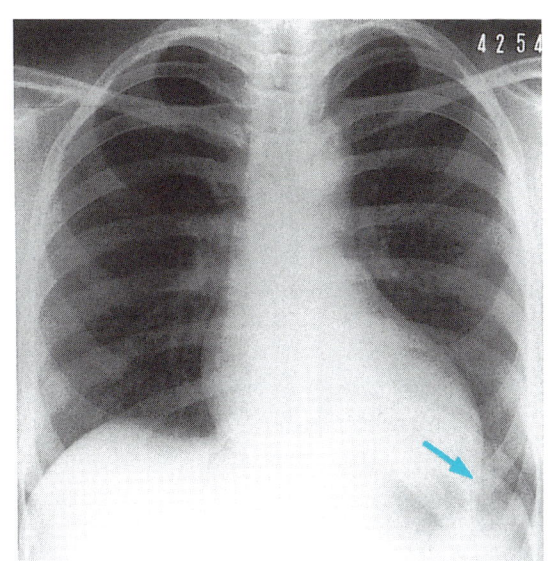

図 12A-16　大動脈弁逆流（15歳，女子）
心左縁下部が左下方へのびており（矢印），左室拡大（主として拡張）を示す．大動脈弓もやや大きい．心腰部は陥凹している．

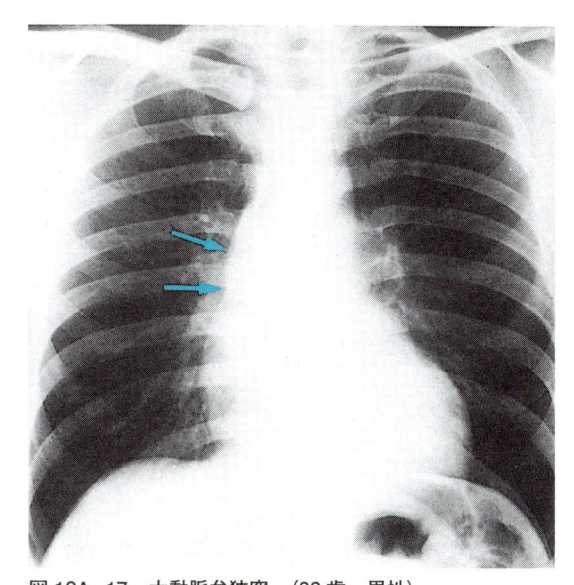

図 12A-17　大動脈弁狭窄（32歳，男性）
左室（心左縁下部）が軽度に突出し，心腰部はやや陥凹している．上行大動脈の膨隆（矢印）は，狭窄後拡張を示す．

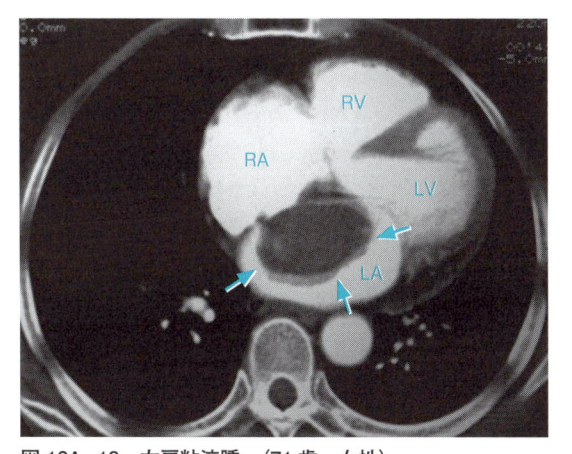

図 12A-18　左房粘液腫（71歳，女性）
造影CT．左房の心房中隔寄りに大きな造影欠損（矢印）がみられ，左房粘液腫の所見である．
LA：左房，LV：左室，RA：右房，RV：右室

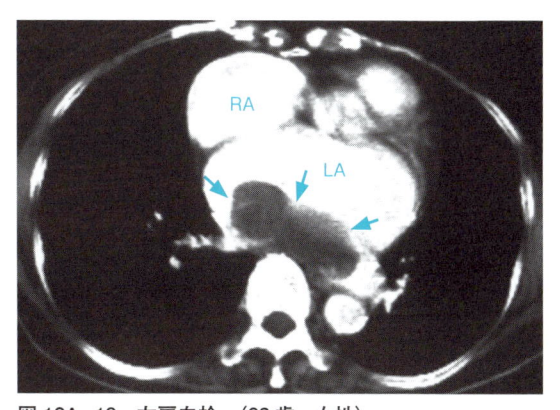

図 12A-19　左房血栓（63歳，女性）
造影CT．僧房弁狭窄のため拡大した左房後壁に造影欠損（矢印）が認められ，左房血栓の所見である．RA：右房，LA：左房

瘍として知られている．心腫瘍としては，これらの原発性のものよりも，転移性のもののほうが頻度が高く，肺癌，乳癌などの心膜や心筋への直接浸潤が最も多い．

❻ 特発性心筋症 idiopathic cardiomyopathy（ICM）

原因不明の心筋疾患である．原発性心筋疾患 primary myocardial disease（PMD）ともよばれる．特発性心筋症拡張型と肥大型に，後者はさらに閉塞性と非閉塞性に分けられる．

拡張型心筋症では，うっ血性心不全を来しやすく，うっ血型心筋症ともよばれる．左心室の拡張を主体とする心陰影の著しい拡大を来す．左室造影では，左室は拡張終期容量および収縮終期容量とともに大きく，駆出率の低下が著しい（図12A-C12）．

肥大型心筋症では心拡大は軽度であり，心左縁下部が軽度に膨隆したり丸味を帯びるだけのことも多い．左室造影で左室壁の肥厚が認められ，左室内腔は小さい．

閉塞性肥大型心筋症 hypertrophic obstructive cardiomyopathy（HOCM），または**特発性大動脈弁下狭窄** idiopathic hypertrophic subaortic stenosis（IHSS）とよばれるものは，心室中隔の非対称性肥大 asym-

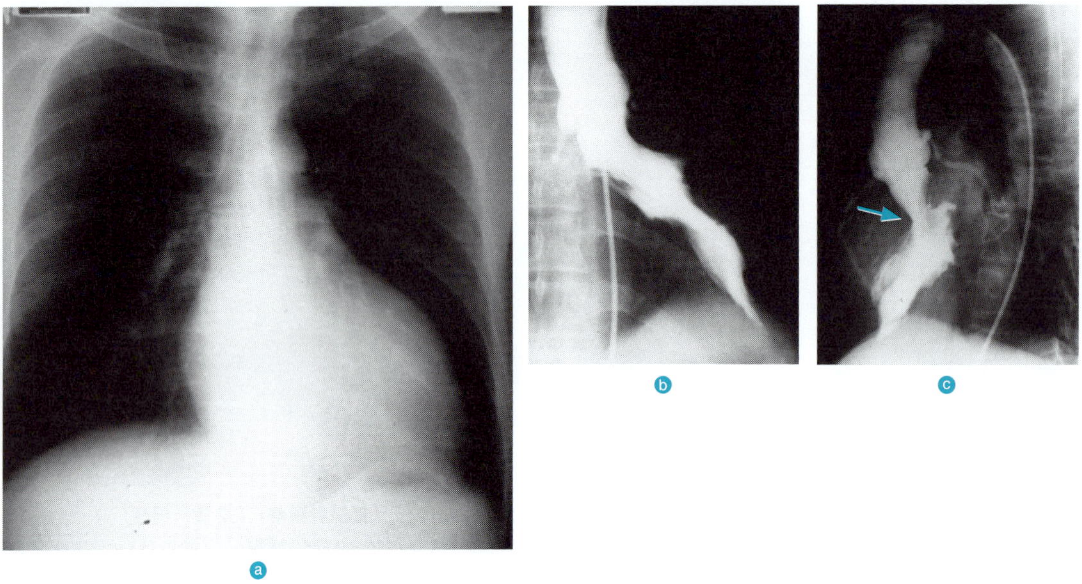

図12A-20 閉塞性肥大型心筋症（40歳，男性）
ⓐ：胸部単純X線撮影正面像．心左縁下部の膨隆が認められる．
ⓑ：左室造影正面像．ⓒ：側面像で心室中隔の著明な肥大が認められる（矢印）．
拡張末期には心室中隔と僧帽弁前尖によって逆円錐形の変形になっている．左室流出路における収縮期圧較差は，110 mmHg であった．

metric hypertrophy（ASH）のため，左室流出路の閉塞を来すものである．心血管造影で左室流出路は肥厚した心室中隔と僧帽弁前尖との間で狭窄し，逆円錐形の変形を示す（図12A-20）．

C 心臓の位置の異常

心臓は正常では正中よりやや左寄りに位置しているが，先天性・後天性の種々の原因によってその位置の変化がみられる．

心臓の位置および内臓位 ……… Advanced study

心臓が胸郭内の右側にあり心尖が右側に向いているものが右胸心 dextrocardia である．右胸心は単独にみられること（isolated dextrocardia）と内臓逆位を伴うものとがある．内臓逆位があるのに心臓は左側にある状態は左胸心または左位症 levocardia とよばれる．先天性心疾患の疑われる例のX線像の読影にあたっては，心尖・葉間胸膜・肝および胃泡の位置に注意する．内臓位situsには正位 situs solitus，逆位 situs inversus，不定位 situs ambiguus の3型がある（図12A-21）．正位では右肺は3葉，左肺は2葉であり，肝は右に脾は左にある．逆位ではその逆である．不定位の中には両側3肺葉，対称肝 symmetric liver，無脾症 asplenia を伴う右異性型（図12A-22）と両側2肺葉，対称肝，多脾症 polysplenia を伴う左異性型とがある．

肺の先天的な欠損または発育不全に伴って心臓が右または左へ偏位することがある．scimitar 症候群では，右肺の形成不全のため心陰影の右方偏位がみられる．また，先天性心膜欠損のうち，完全左側心膜欠損では心陰影の左方移動がみられる．

心・縦隔陰影の偏位を来すものは表12A-2 のように数多いので，心疾患だけでなく，肺・縦隔疾患，その他胸郭の異常なども常に鑑別診断の中に入れておく必要がある．無気肺や肺葉または肺切除によって心臓は患側へ偏位し，大量の胸水や巨大な腫瘍による圧排で心臓の健側への偏位を来す．

D 心臓の拍動の異常

1 心拍動の全般的減弱

心膜液貯留，収縮性心膜炎，心不全，心筋疾患で心拍動の全般的減弱がみられる．このような場合にはRI検査での心駆出分画は低下する．

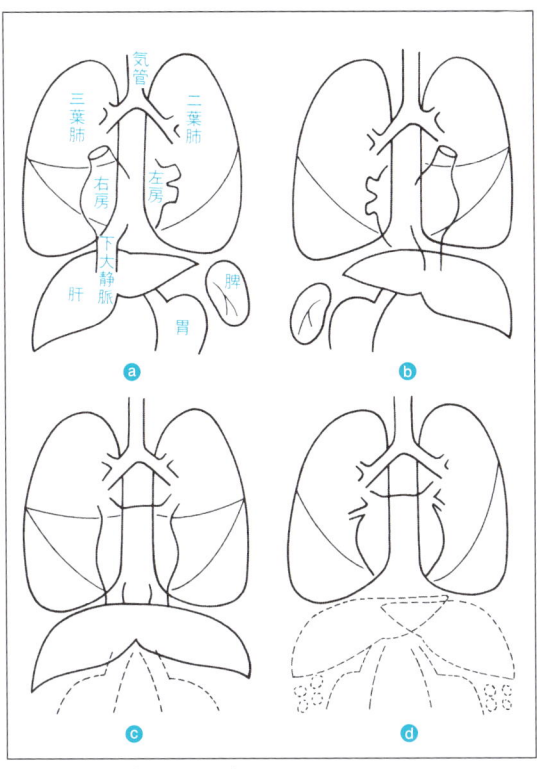

図 12A-21　内臓位の分類
a：内臓正位，b：内臓逆位，c：内臓不定位，無脾，
d：内臓不定位，多脾

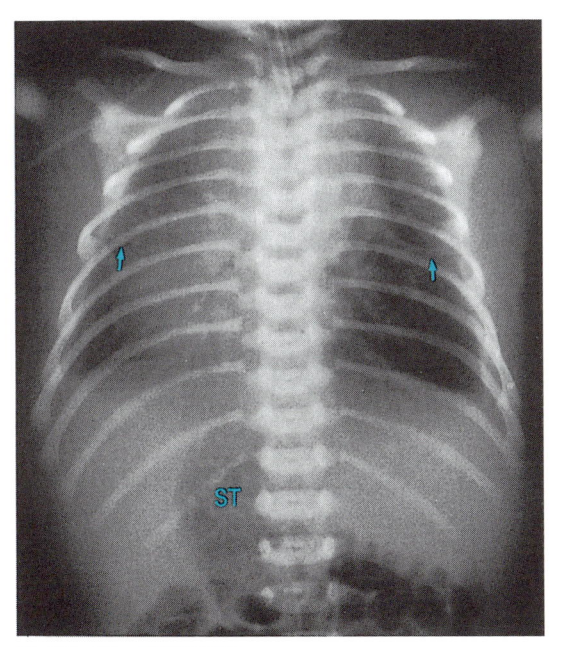

図 12A-22　無脾症候群
心尖が右側を向いている(dextrocardia)だけでなく，両側3肺葉（毛髪線が両側にみられる．矢印），対称肝であり，胃泡(ST)が中央にあることに注意．複雑心奇形を伴う無脾症候群である．

表 12A-2　心・縦隔陰影の偏位を来すもの

・胸水貯留，気胸，特に緊張性気胸
・無気肺，肺葉・肺切除術後
・縦隔・肺腫瘍
・漏斗胸，胸椎側彎，straight back syndrome
・右胸心
・scimitar 症候群
・肺形成不全・無形成
・肺動脈形成不全・無形成
・(肺動脈近位部欠損)
・先天性心膜欠損

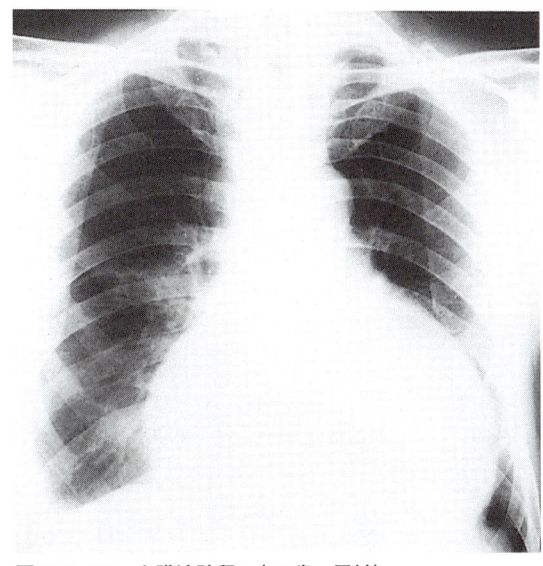

図 12A-23　心膜液貯留　(57歳，男性)
心陰影は左右に拡大し氷嚢形である．

❶ 心膜液貯留 pericardial effusion(図 12A-23)

　原因としてリウマチ，結核，腫瘍，尿毒症，粘液水腫，外傷などがある．300 ml 以下の液貯留では心陰影は変化しないとされる．大量の液貯留によって心陰影は左右に拡大し，正常心にみられる彎曲が消失し，球状，氷嚢状あるいは三角形を呈する．心拍動は減弱する．

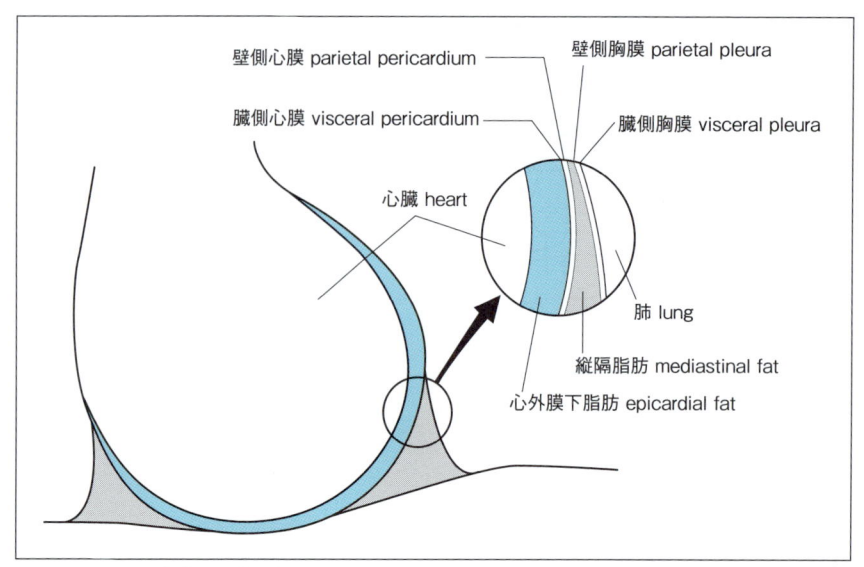

図12A-24　心外膜，心膜と心外膜下脂肪層・縦隔脂肪層との解剖学的位置関係
(Carsky EW, Maucceri RA, Azimi F：The epicardial fat pad sign. Radiology 137：303, 1980 より転載)

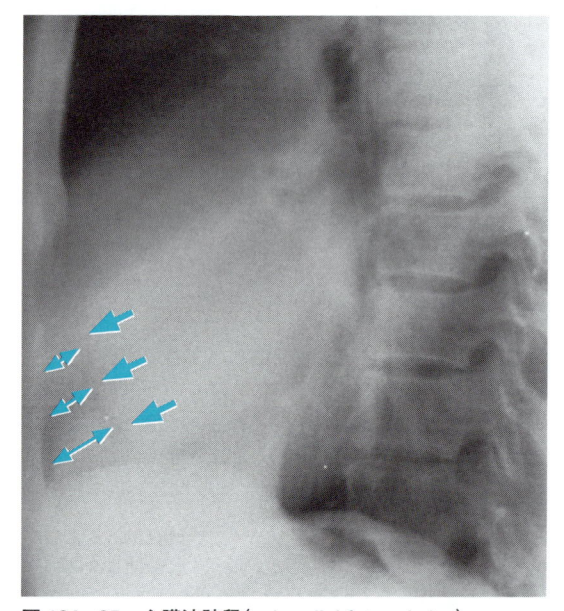

図12A-25　心膜液貯留(epicardial fat pad sign)
胸部単純X線撮影正面像：心外膜脂肪層(太矢印)と縦隔脂肪層との距離(両矢印)が2mmを超えており，そのサインから心膜液貯留が疑われる．

心膜液貯留の存在を示す epicardial fat pad sign (図12A-24, 25) ·················· Advanced study

心・大動脈周囲の脂肪層が，単純X線写真正面像(特に側面像)で透亮帯として認められ，重要な情報を提供することがある．心陰影の拡大があって epicardial fat pad sign があれば，心膜液貯留と診断できる．このサインは，心膜液貯留により心外膜脂肪層と縦隔脂肪層との距離が2mmを超えるものである．

2 心拍動の部分的減弱

心筋梗塞 myocardial infarction で梗塞部分の拍動の減弱，消失がみられる．心筋の運動の詳細な観察にはX線映画を用いた左室造影が適している(図12A-26)．

心筋各部の動きの協調性が失われている状態は asynergy とよばれる．梗塞部の動きが他の部分の動きと逆にみえる奇異運動 paradoxical movement のみられることもある．

心臓瘤 cardiac aneurysm は多くは心筋梗塞後に発生し，まれに先天性のもの，心筋炎，外傷または心臓手術後のものもある．大部分は左室にみられ，単純X線写真で限局性の膨隆や石灰沈着を指摘できることがある．

心臓瘤部分の運動欠如や奇異運動がX線透視やX線映画またはRI心電図同期像により観察される．心電図同期MRIでもわかる．

なお，**川崎病**(粘膜皮膚リンパ節症候群)に伴う冠動

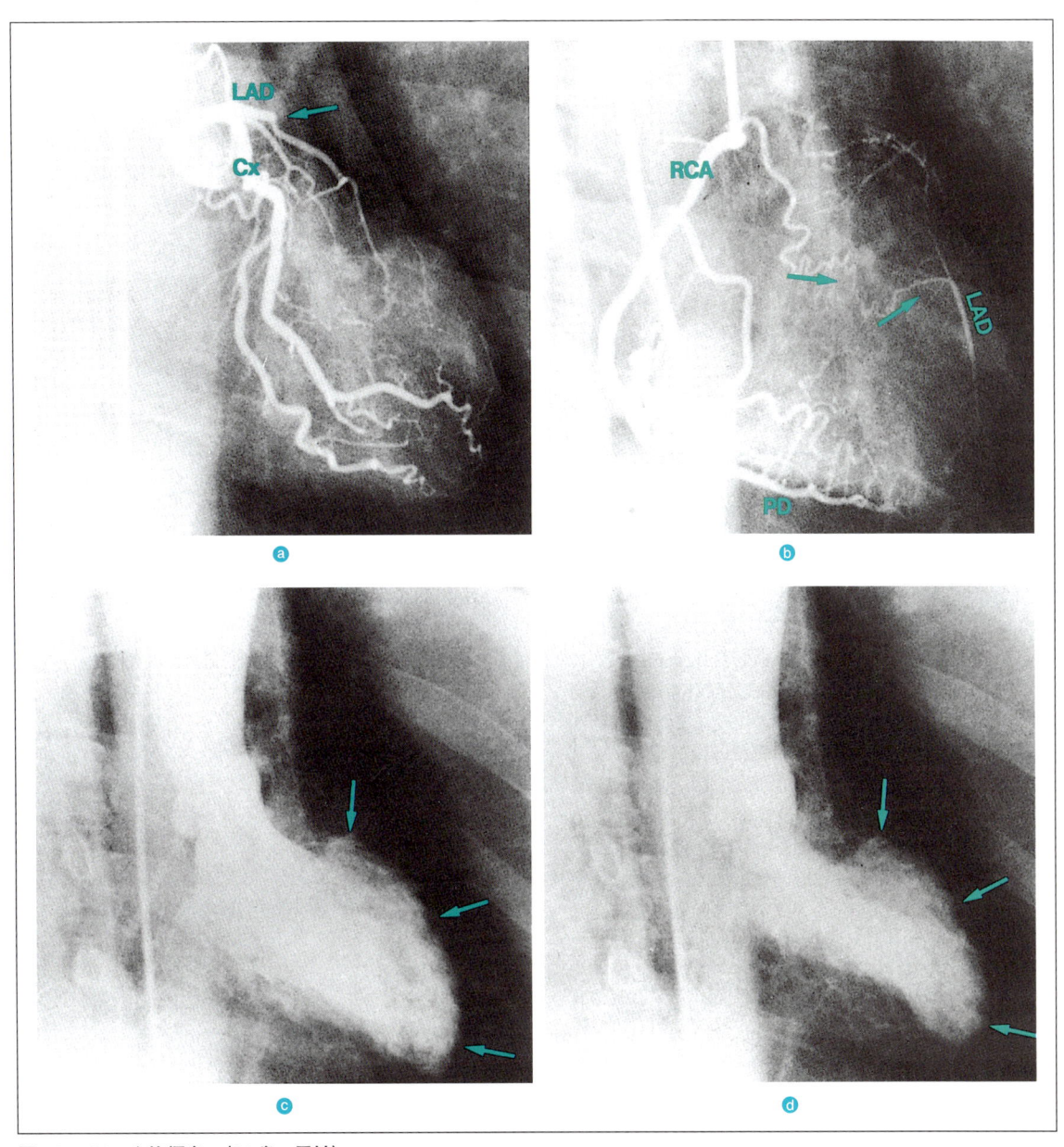

図12A-26 心筋梗塞 (61歳, 男性)
ⓐ：左冠動脈造影（右前斜位）．左冠動脈前下行枝(LAD)は起始部から1cmで完全に閉塞している（矢印）．Cx：回旋枝
ⓑ：右冠動脈造影（右前斜位）．右冠動脈(RCA)からの側副路（矢印など）を経て左冠動脈前下行枝(LAD)が造影されている．PD：右冠動脈後下行枝
ⓒ：左室造影拡張終期（右前斜位），ⓓ：同収縮終期（右前斜位）．矢印で示した部分は，収縮期・拡張期ともほとんど形が変わっていない．X線映画での観察で，この部分は全く動きがみられない．

脈瘤は，小児における心筋梗塞の原因として重要である（図12A-C13）．

3 心拍動の増強

甲状腺機能亢進，貧血など心拍出量の多い状態や高血圧，大動脈弁逆流などで大きな心拍動がみられる．左右短絡疾患，特に心房中隔欠損では，肺門舞踏hilar danceとよばれる肺門部肺動脈の大きな拍動がX線透視で観察されることがある．

表 12A-3 　肺血管陰影の増強・減弱する先天性心疾患

■肺血管陰影の増強する疾患(非チアノーゼ性)	■肺血管陰影の減弱する疾患
・心房中隔欠損	・Fallot 四徴症
・心室中隔欠損	・三尖弁閉鎖
・動脈管開存	・純型肺動脈閉鎖
・大動脈中隔欠損	・Ebstein 奇形
・Valsalva 洞動脈瘤破裂	・肺動脈弁狭窄
・冠動脈瘻	・肺動脈末梢狭窄
・部分肺静脈還流異常	・肺動脈無形成
	・(肺動脈近位部欠損)
■肺血管陰影の増強する疾患(チアノーゼ性)	
・総肺静脈還流異常	
・総動脈幹残遺	
・完全大血管転位	
・両大血管右室起始	
・単心室	

E　肺血管陰影の異常

● 正常の肺血管陰影とその読影

　上肺野の肺血管と下肺野の肺血管の比は立位撮影で約 1：2 であり，成人の右肺動脈下行枝の最大径は男性 16 mm，女性 15 mm 以下とされる．また右肺動脈下行枝は，年齢を問わず肋骨の幅にほぼ等しい．肺門付近にみられる肺血管の輪切り像は 2～3 個であり，併走する気管支の輪切り像とほぼ同じ大きさである．肺血管は末梢に向かって分岐しながら徐々に細くなる．

　心疾患における肺血管陰影の読影の際，肺門の位置（左右の高さ），肺動脈幹および左右肺動脈の太さ，肺血管の上・中・下肺野における分布（太さ，数），肺血管陰影の細まり具合，肺血管の走行，肺血管辺縁の鮮鋭度などに注意する．

　先天性心疾患を診断においては，表 12A-3 のように肺血管陰影の多寡とチアノーゼの有無に着眼すると，鑑別診断をある程度絞り込むことができる．

1　肺血流量の増大

　右肺動脈下行枝が肋骨幅より広くなり，肺血管の輪切りは肺門部でその数を増し，末梢肺野でも認められるようになる．肺血流量増大は次のようなものでみられる．

①心拍出量増大：甲状腺機能亢進，貧血，妊娠など心拍出量の増大する状態でも肺血流量が増すが，現実に X 線上認識されることはまれである．

②左右短絡疾患：心房中隔欠損，心室中隔欠損，動脈管開存が主なものであるが，他に心内膜床欠損，大動脈中隔欠損，肺静脈還流異常，左室・右房交通症，冠静脈瘻，Valsalva 洞動脈瘤の右心への破裂などがある．

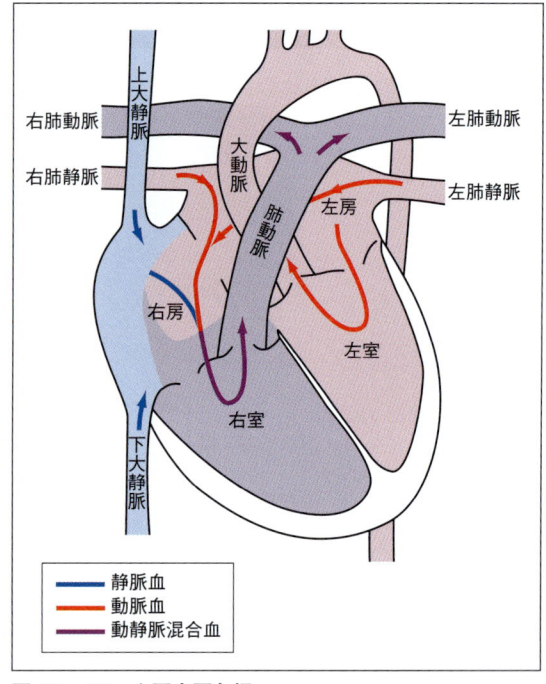

図 12A-27　心房中隔欠損

③その他のもの：大血管転位，単心室，総動脈幹残遺，総肺静脈還流異常のように，動静脈血の混合する疾患（多くの場合チアノーゼを伴う）でも，肺動脈狭窄の合併がなければ肺血流量は増大する．大きな心室中隔欠損を伴う三尖弁閉鎖でも肺血流増大がみられることがある．

❶ 心房中隔欠損 atrial septal defect
（図 12A-27～30）

　成人では先天性心疾患中最も多くみられ，幼児・学童期には心室中隔欠損に次いで多い重要な疾患であ

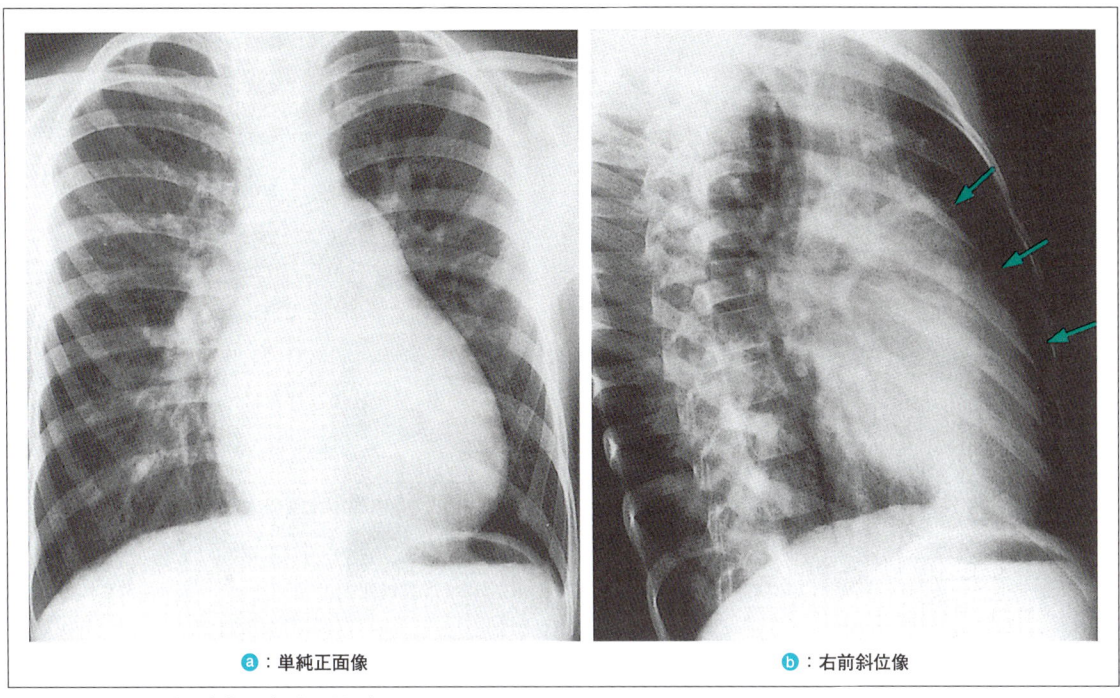

図12A-28 心房中隔欠損 （7歳，男子）
心陰影は拡大し，肺動脈幹の膨隆がみられる．右肺動脈下行枝は肋骨より幅広く，肺野末梢まで肺血管が比較的太い．右室拡大のため，心左縁下部が左方へ張り出し，心尖が挙上している．右前斜位像では右室流出路，肺動脈幹の拡大を反映して，心陰影前縁の膨隆がみられる（矢印）．

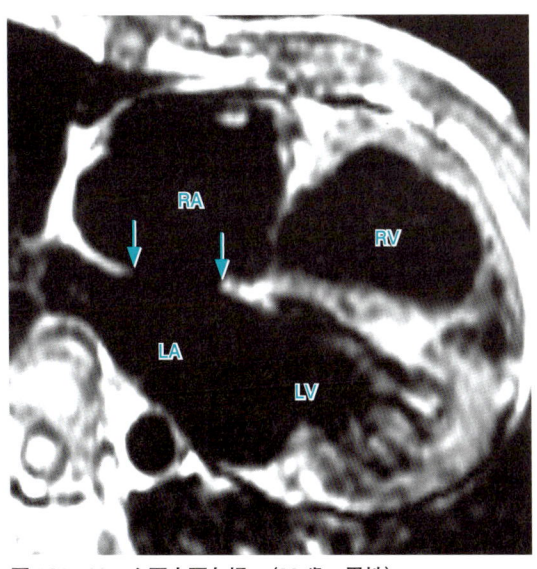

図12A-29 心房中隔欠損 （33歳，男性）
心臓MRIスピンエコー法水平断像．心房中隔に欠損（矢印）がみられる．RA：右房，RV：右室，LA：左房，LV：左室

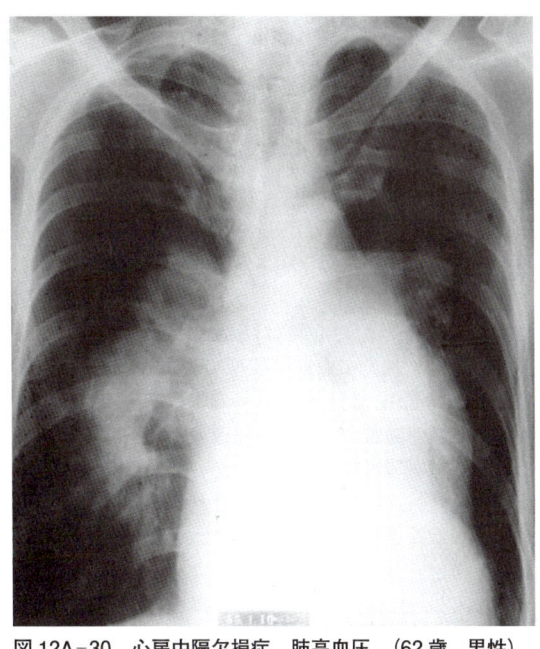

図12A-30 心房中隔欠損症，肺高血圧 （62歳，男性）
胸部単純X線撮影正面像．肺高血圧を伴うようになると，右肺動脈中枢部は著明に拡張し，末梢に行くにつれ急に細くなっている．

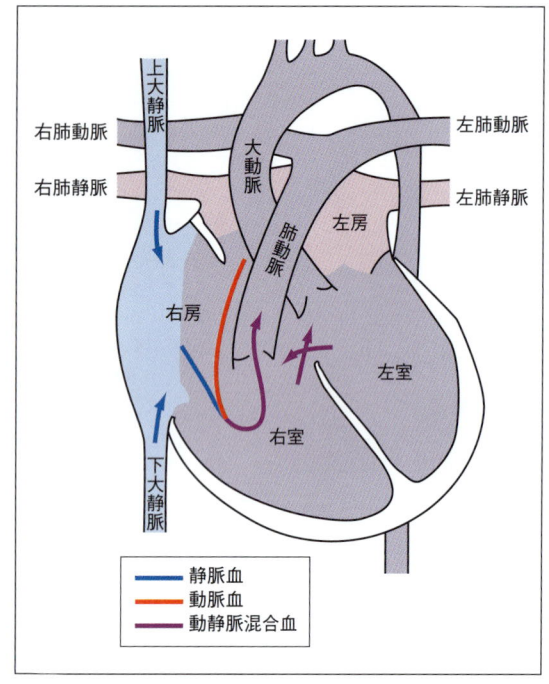

図12A-31 心内膜床欠損

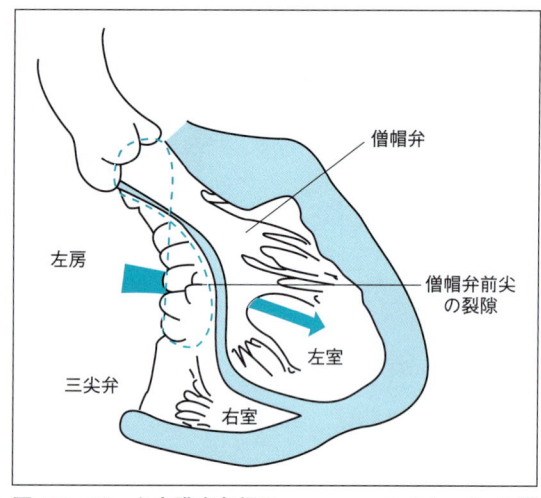

図12A-32 心内膜床欠損のgoose-neck deformityの模式図
異常な僧帽弁 cleft valve が左室内に落ち込んでいる．点線は僧帽弁から心室壁に付着する部分を示しており，ねじれた8の字形をなしている．僧帽弁前尖による左室流出路の狭小化と左室右縁の不整が特徴的であり，"鵞鳥の頸"に似ている．
（小塚隆弘，野崎公敏：心疾患のレントゲン診断．p.84, 南山堂，1971より転載・改変）

る．心房中隔の上部卵円窩に欠損口のある二次孔欠損が最も多い．その他，心房中隔の後方上部にある静脈洞欠損や心房中隔の後下方で下大静脈合流部付近にみられる下大静脈型欠損もあるが，まれである．静脈洞型欠損には右上葉静脈の還流異常をしばしば合併する．

右心系から駆出された血液は肺循環を回り，心房中隔欠損を介して，右心系に還流してくるので，胸部X線単純撮影では，右房，右室が拡大，主幹肺動脈は膨隆し，肺血管陰影が増強する．しかし，心房レベルでの左右短絡のため除圧され，左心系には血流があまり循環せず，左房，左室，大動脈は大きくない（図12A-27）．そのため心臓は時計式回転を来し，X線単純正面像に加えて右前斜位像でよく観察される（図12A-28）．透視で認められる肺門舞踏 hilar dance は，中枢側肺動脈が大量の肺血流のため拍動する現象である．右室造影時カテーテルが右房から左房に入ること，肺動脈造影で左房が造影されると同時に右房が造影されることが診断根拠となる．また，右房から欠損口を通して右上肺静脈に進めたカテーテルから造影剤を注入し，左前斜位または軸位撮影で，欠損口の位置と大きさが正確に診断できる（図12A-C14）．心電図同期MRIでも，二次孔欠損が描出される（図12A-29）．

血流量増大により肺血管影の増強があり，しばしば左下行肺動脈の拡大も伴う．肺高血圧は中年以後にみられることが多いが，この場合，肺動脈は中枢部で著しく拡大し末梢部では最小化する（図12A-30，図12A-C15）．

> **Lutembacher syndrome** ……… *Advanced study*
> 心房中隔欠損に僧帽弁狭窄の合併したものである．僧帽弁狭窄はリウマチ性のことが多いとされる．左房圧がさらに上昇して，心房レベルでの左右短絡は著しく，右房，右室，肺動脈の拡大はいっそう著明となる．肺高血圧を来しやすく，また左房拡大をも来しうる．

❷ 内膜床欠損 endocardial cushion defect

心内膜床の発生融合過程に異常が起こったもので，不完全型と完全型とに大別される．不完全型は，大きな欠損口（一次孔欠損）が心房中隔の下部にあり，僧帽弁前尖の裂隙 cleft を伴う（図12A-31～33）．三尖弁の裂隙を伴うものもある．完全型（共通房室弁口遺残）は，さらに心室中隔上部にも欠損があって，房室間は共通房室弁でつながったものである．血行動態としては，不完全型のうち心房一次孔欠損のみのものは心房中隔二次孔欠損と同じであり，僧帽弁亀裂 mitral cleft を合併すると僧帽弁逆流が認められる．完全型では心室中隔欠損を通して両方向短絡を呈する（図12A-31～33）．Down症候群に伴うことが多く，心電図が左軸偏位を呈することも診断の手掛りになる．

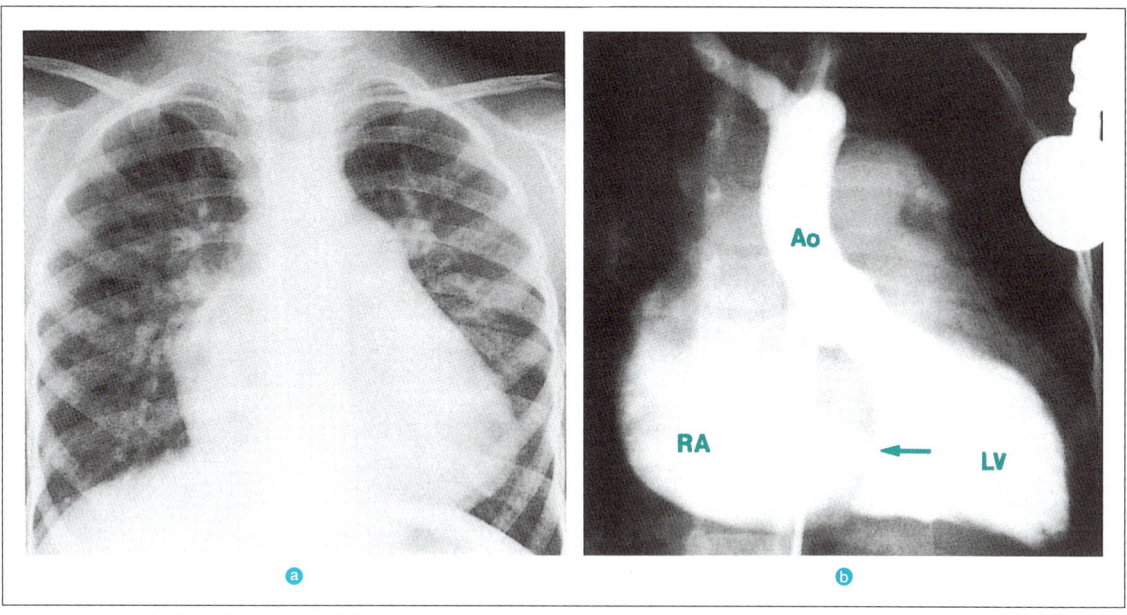

図 12A-33　心内膜床欠損　(3歳, 女児)
ⓐ：単純正面像．心陰影は左右に拡大している．肺血管は拡張し，肺血流量増大が明らかである．
ⓑ：左室造影正面像．鋸歯状辺縁を示す左室の右縁は変形かつ偏位した僧帽弁前尖によって形成され，その中央部(mitral cleft)から造影剤の右房への逆流がみられる(矢印)．左室流出路は狭い(goose-neck)．LV：左室, RA：右房, Ao：大動脈

　胸部 X 線単純撮影では，不完全型では心房中隔二次孔欠損に似るが，完全型では心房・心室レベルで左右短絡，三尖弁，僧帽弁閉鎖不全を反映して，両心房，両心室の拡大のため心陰影は全体に球形となり，肺血管影も著しく増加する(図 12A-33 ⓐ)．
　左室造影では心室中隔欠損を通じ，右室が造影され，僧帽弁閉鎖不全のため左房が造影され，心房中隔欠損を通じ右室が造影される．さらに，正面像で拡張期に僧帽弁前尖による左室流出路の狭小化，左室右縁の不整が特徴的であり，"鵞鳥の頸"goose-neck deformity とよばれる．これは異常な僧帽弁 cleft valve が左室内に入り込むために生じる変化である(図 12A-32, 33 ⓑ)．

❸ 心室中隔欠損 ventricular septal defect
　　(図 12A-34〜36)

　心室レベルでの左右短絡のため，幼児・学童期にみられる先天性心疾患の中で最も多いものであるが，小児期に自然閉鎖するものも少なくない．
　欠損の部位により，①円錐部欠損(室上稜上欠損)，②膜様部欠損(室上稜下欠損)，③房室部欠損，④筋性部欠損に分けられるが，膜様部欠損が最も多い．
　胸部 X 線単純撮影では，欠損孔の大きさと肺血管抵抗の程度によって著しく異なる．小さな心室中隔欠損では心臓，肺血管ともに正常にみえ，大きな欠損で

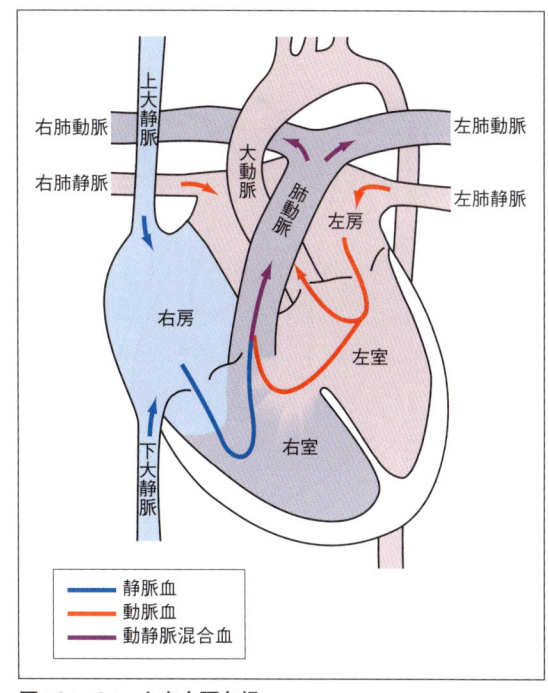

図 12A-34　心室中隔欠損

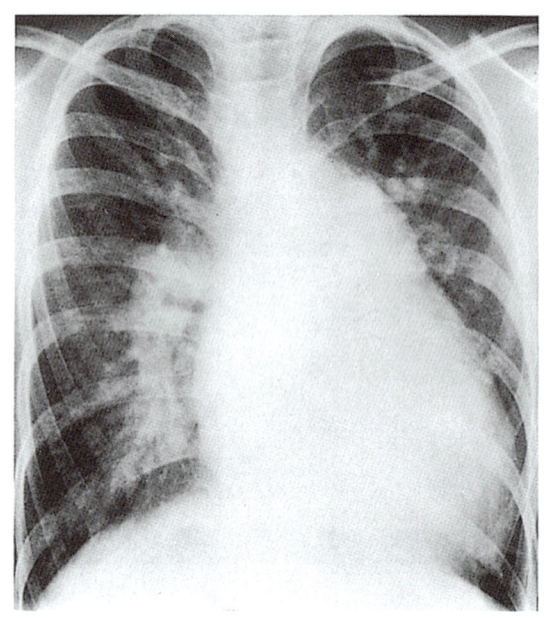

図12A-35 心室中隔欠損 （12歳，女子）
心拡大，肺血流量増大ともに著明である．このような所見を示すのは心室中隔欠損の一部であり，心臓の大きさ，肺血流量とも正常に近い心室中隔欠損も少なくない．

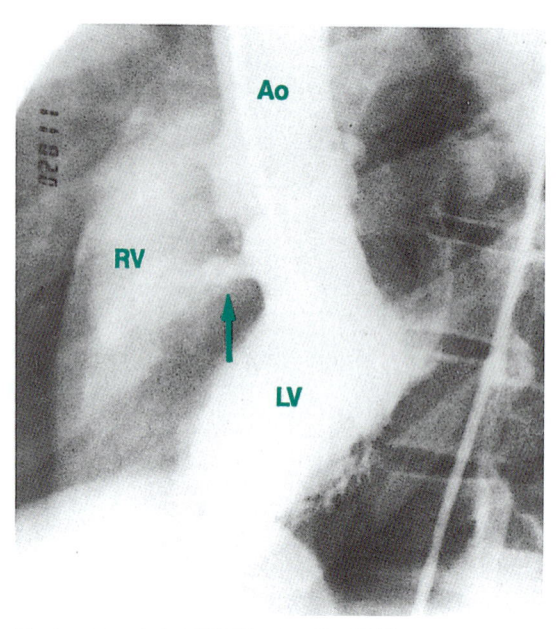

図12A-36 心室中隔欠損 （17歳，男性）
左室造影（左前斜位像）．膜様部欠損（矢印）を通して，左室（LV）から右室（RV）への造影剤の短絡がみられる．Ao：大動脈

は左房，左室，右室および肺血管が拡大する（図12A-34，35）．肺高血圧症を合併すると，末梢部は著しく細小化し，肺血流量は減少して，左房や左室は小さくなり心陰影も小さくなる．このように，右左短絡を来すようになった状態をEisenmenger症候群とよぶ．

左室造影で欠損口より噴出するjetの位置と方向によって，欠損の部位診断が可能である（図12A-36）．円錐部欠損では，欠損口の上縁は大動脈の右冠洞に相当するため，しばしば右冠洞の下垂，動脈瘤様変形や右室流出路への嵌頓などを伴う．大動脈弁閉鎖不全やValsalva洞動脈瘤破裂の原因ともなる．

❹ 動脈管開存 patent ductus arteriosus（PDA）
（図12A-37〜39）

先天性心疾患の10〜15％を占める．閉鎖すべき動脈管が開存して左右短絡を来したものである．大動脈から肺動脈への短絡が起こり，肺動脈，左房，左室の血流量は増加して拡大する．肺血管抵抗が上昇して肺高血圧を来し，右室負荷を来すと左右短絡は減少し，右左短絡を生ずるようになると，下行大動脈以下の領域にのみチアノーゼが生じるため，差別性チアノーゼdifferential cyanosisといわれる．

胸部X線単純撮影では，大動脈レベルでの左右短絡のため，左房，両心室，肺血管，上行大動脈，大動脈弓が拡大する（図12A-38）．動脈管そのもの（ductus line）がみえたり，大動脈弓から胸部下行大動

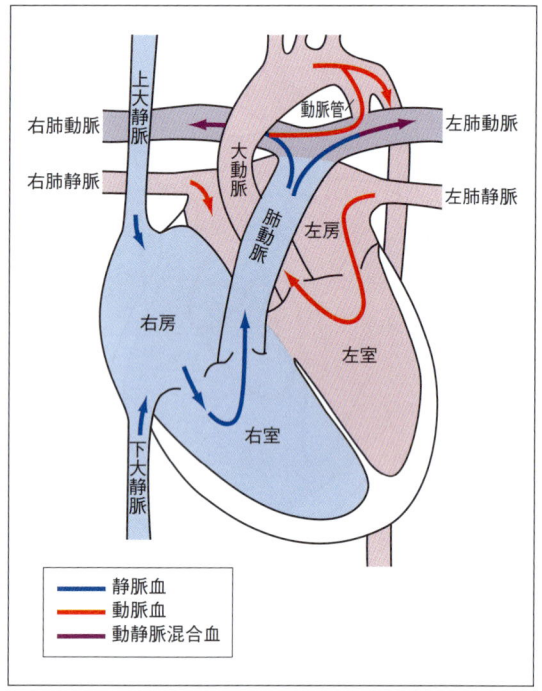

図12A-37 動脈管開存

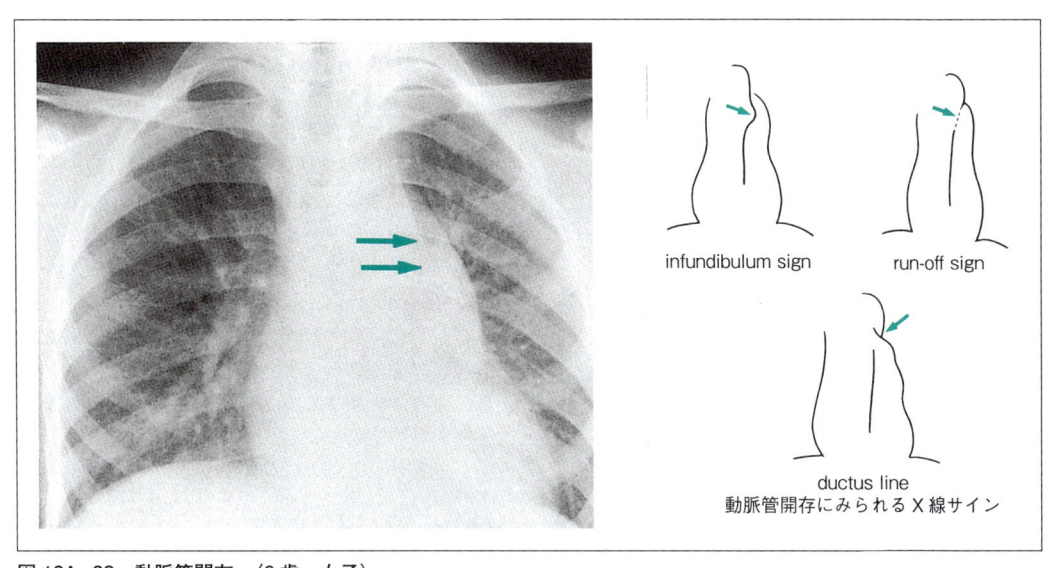

図 12A-38　動脈管開存　(6 歳, 女子)
下行大動脈起始部の左縁は軽度膨隆し，一部その辺縁がみえなくなっている(矢印の間，run-off sign)．肺血流量増大．

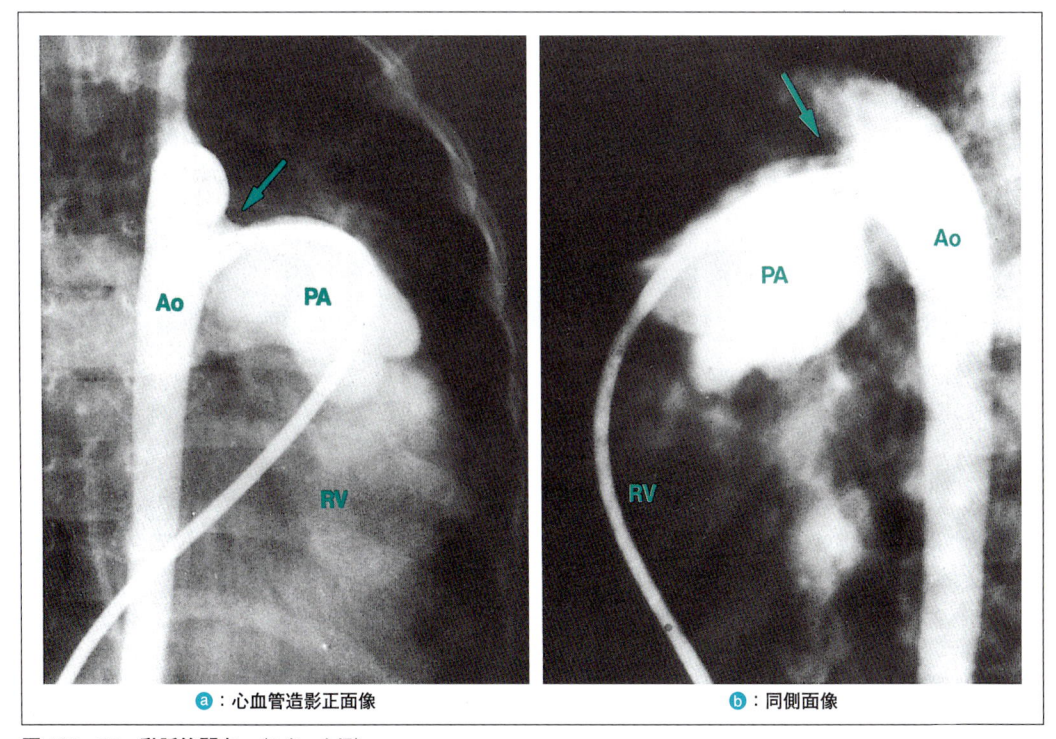

図 12A-39　動脈管開存　(2 歳, 女児)
カテーテル先端は右室(RV)，肺動脈(PA)から動脈管(矢印)を通って下行大動脈(Ao)に置かれている．動脈管が特に正面像でよく描出されている．右室と肺動脈の拡大が著しい．

脈に移行する部分がわずかに膨隆し(infundibulum sign)，また大動脈陰影の一部が消失する(run-off sign)ことがある(図 12A-38)．

一般に肺血管陰影は増強するが，左右短絡血流が多くなり血管床の破壊が起こると，肺高血圧症を生じ，末梢肺血管陰影は減少する．また，右室圧が高くなると逆短絡が起こり，肺血流量が少なくなって左房，左室へ帰る血流量も減少するので心陰影はむしろ小さくなる(Eisenmenger complex)．

右室造影時カテーテルが肺動脈から動脈管を通って大動脈に通過すること，右心造影で肺動脈が大動脈からの血液で希釈されることなどが診断根拠となる．逆行性大動脈造影では，大動脈から動脈管を通じ，肺動脈が造影される(図 12A-39)．

❺ Valsalva 洞動脈瘤破裂 ruptured aneurysm of sinus of Valsalva (図 12A-40, 41)

Valsalva 洞が動脈瘤様に拡張し，右室や右房へ破裂するもので，約 3/4 は右冠洞に 1/4 は無冠洞に起こる．破裂は右冠洞が右室流出路へ向かうのが最も多いが，まれには右心房へ破裂することもある．円錐部中隔欠損にしばしば合併する．胸部 X 線単純撮影では，突然の心不全の発症とともに，左右心室，左房の拡大

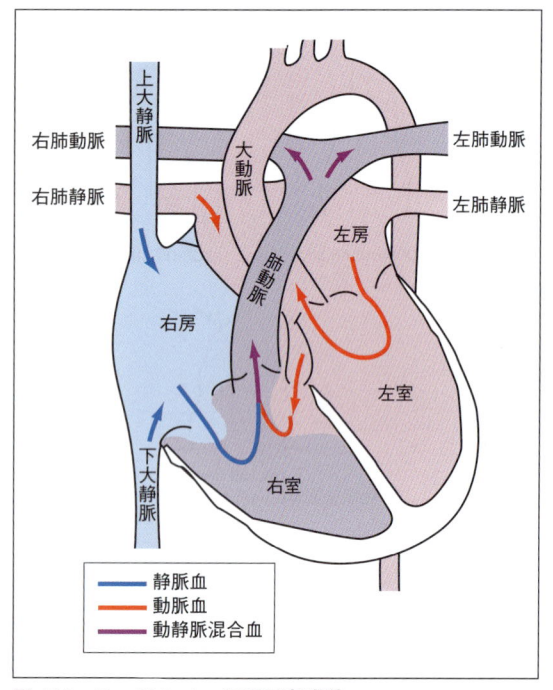

図 12A-40 Valsalva 洞動脈瘤破裂

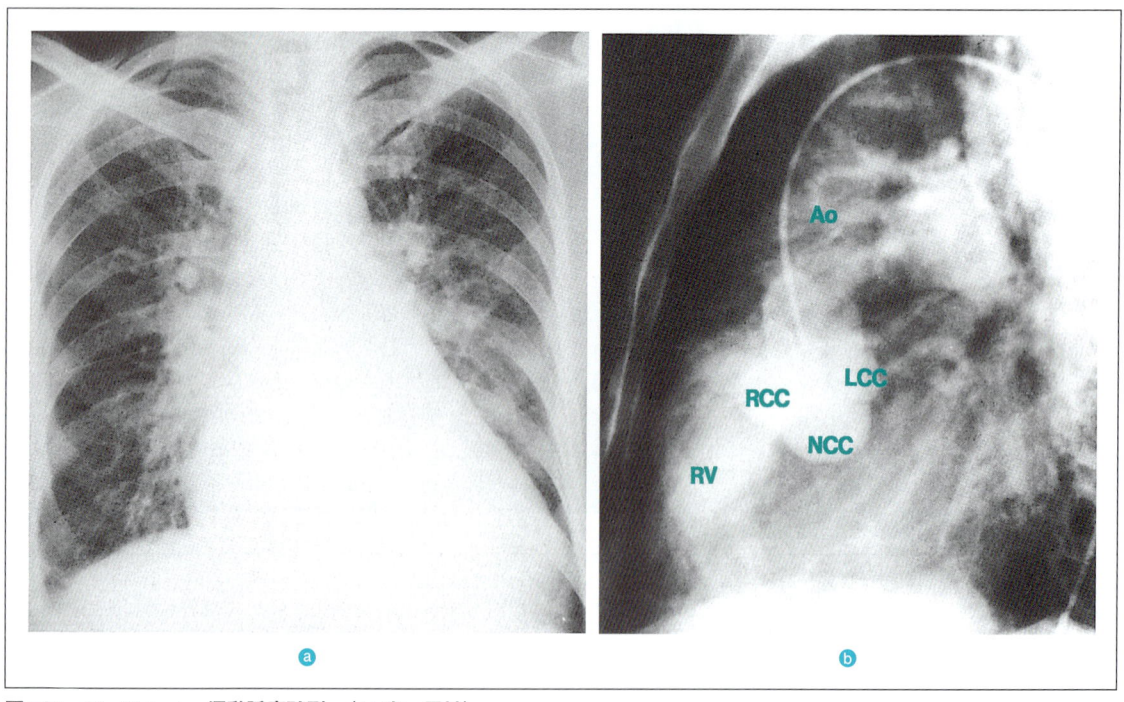

図 12A-41 Valsalva 洞動脈瘤破裂 (44 歳，男性)
ⓐ：単純正面像．心拡大，肺血管陰影増強(肺血流量の増大と肺うっ血の両方がある)．少量の右胸水もみられる．
ⓑ：大動脈造影側面像．右冠尖(RCC)が右室(RV)へ破裂している．この造影写真でわかるように，無冠尖(NCC)は最も低い位置にあり，左冠尖(LCC)は後方にある．

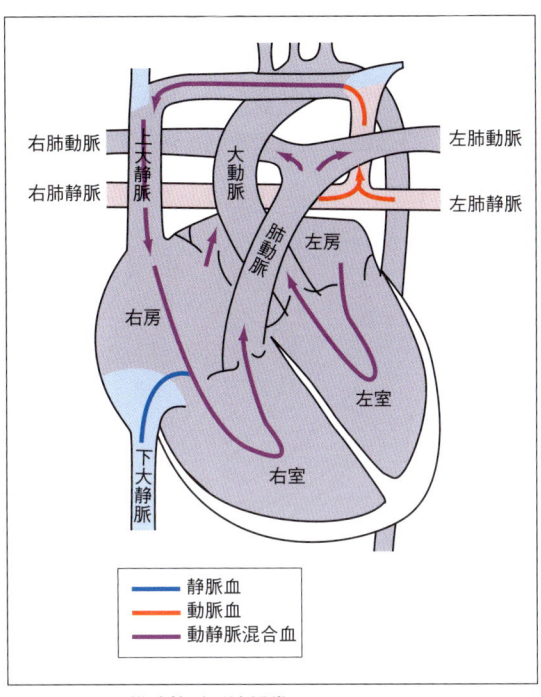

図12A-42 総肺静脈還流異常

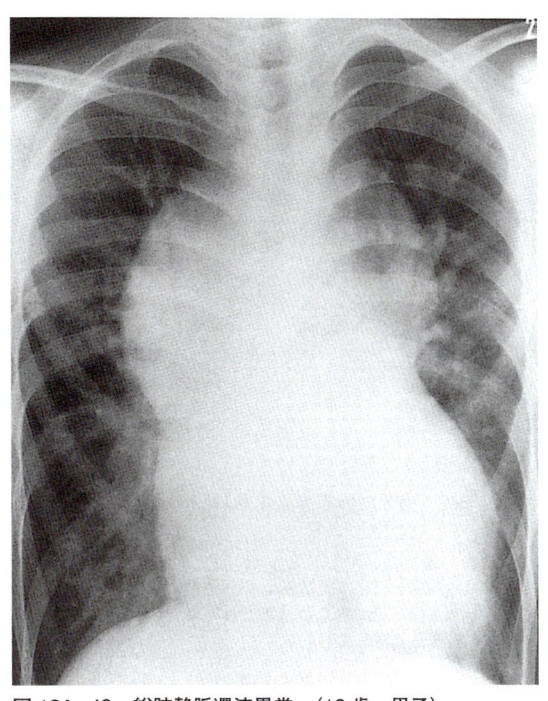

図12A-43 総肺静脈還流異常 (16歳, 男子)
雪だるま snowman configuration または, 8の字型 figure of eight とよばれる, 典型的な心臓上部型の総肺静脈還流異常である. 肺血管影は増強している.

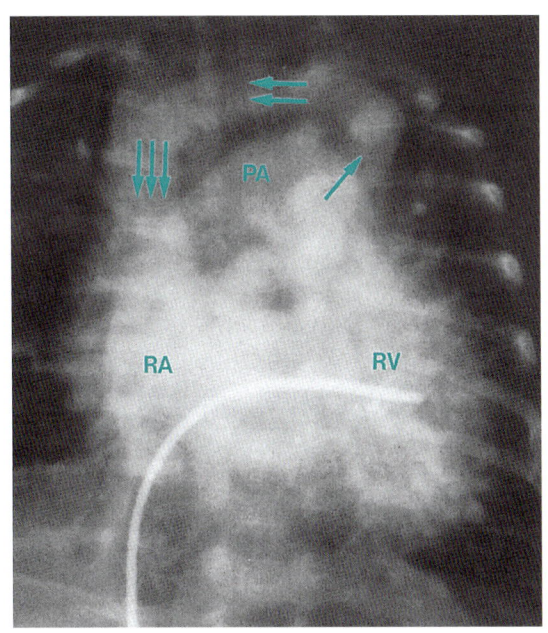

図12A-44 総肺静脈還流異常 (1か月, 男児)
右室造影の静脈相. 両側の肺静脈は集まって垂直静脈(vertical vein, 1本矢印)を上行し, 左腕頭静脈(2本矢印)へ還流している. これらと上大静脈(3本矢印)で雪だるまの頭部が形成される.
RA:右房, RV:右室, PA:肺動脈

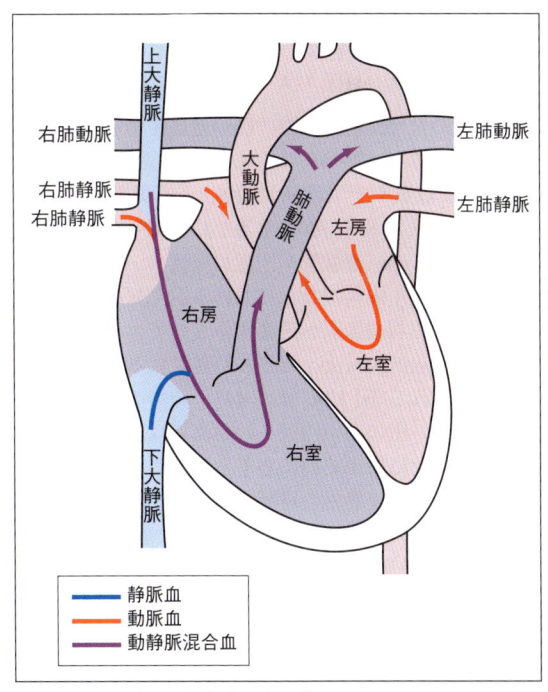

図12A-45 部分肺静脈還流異常

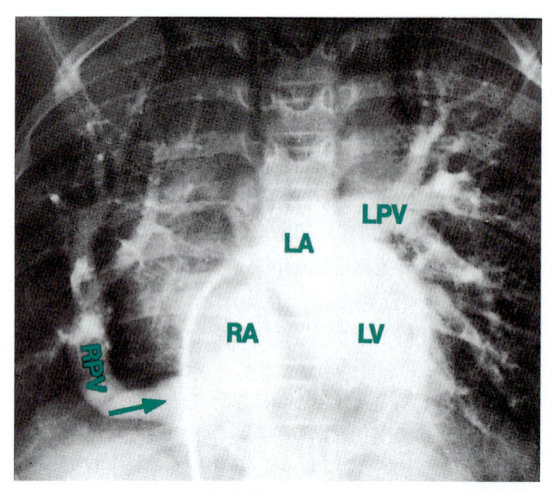

図 12A-46 部分肺静脈還流異常（scimitar 症候群）（8 歳，女子）

右室造影の静脈相．左肺静脈(LPV)は，正常に左房(LA)へ注ぐ．右肺静脈(RPV)は下大静脈の右房(RA)への合流部へ還流している（矢印）．下降する右肺静脈がペルシャの三日月刀に似るという．軽度の右肺形成不全がある．

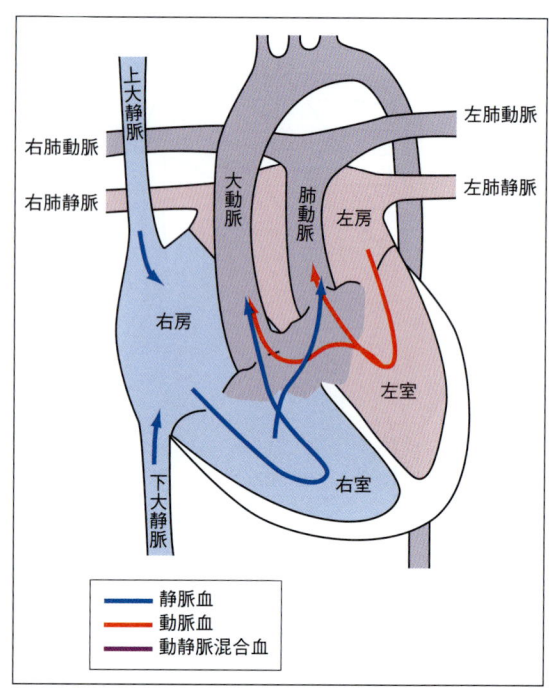

図 12A-47 完全大血管転位

と肺血管陰影の増強が同時にみられるのが特徴である．大動脈造影で拡張した Valsalva 洞と右室または右房への短絡が証明される（図 12A-41）．

❻ 肺静脈還流異常 anomalous pulmonary venous return（図 12A-42〜46，C16）

肺静脈の全部が右心系や門脈へ還流する総肺静脈還流異常（図 12A-42〜44）は，心臓上部型 supracardial type（腕頭静脈や上大静脈に還流），心臓部型 cardial type（冠脈洞や右房に還流）および心臓下部型 infracardial type（静脈管や門脈に還流）に分類される．卵円孔，心房中隔欠損などにおける右左短絡の合併がみられる．左腕頭静脈へ還流するものでは，雪だるま snowman configuration などと形容される特徴的な X 線像がみられる（図 12A-43，44）．肺静脈狭窄を合併するものや，圧の高い門脈への還流では，肺うっ血・肺高血圧のため新生児期に心不全に陥ることが多い．

部分肺静脈還流異常の還流部位は，左肺静脈は左腕頭静脈か冠静脈洞，右肺静脈は上大静脈（図 12A-C16），下大静脈または右房（図 12A-46）であり，この異常血管が肺と接する境界面で陰影として認められる．心房中隔欠損に合併することが多い．右肺静脈が下大静脈へ注ぐものは異常血管が三日月刀状の陰影 scimitar sign を呈するが，右肺の形成不全と心臓の右方偏位を伴うことが多く，この場合，scimitar 症候群とよばれる（図 12A-46）．

❼ 大動脈中隔欠損 aortic septal defect

上行大動脈と肺動脈幹との直接短絡で大動脈肺動脈窓ともよばれる．機能的には動脈管開存に似る．

❽ 完全大血管転位 complete transposition of the great vessels（図 12A-47，48）

右室から大動脈が，左室から肺動脈が起始し，心房中隔欠損，心室中隔欠損または動脈管開存を伴う．大動脈と肺動脈が前後に重なり血管柄は細くなる．心臓は拡大し，しばしば卵形を呈する．肺血流量は通常増大するが，肺動脈狭窄を伴うものでは減少する．心室造影で大血管と心室との関係が明らかになる．大動脈は肺動脈の前方にあり，大動脈弁は肺動脈弁より高位かつ右前方に位置している．

❾ 修正大血管転位 corrected transposition of the great vessels（図 12A-49，50）

修正大血管転位は，大血管転位があって，さらに心室が左右の入れ替ったものである．静脈血が右房→（解剖学的）左室→肺動脈と流れ，動脈血が左房→（解剖学的）右室→大動脈と流れる．血行動態上は"修正"されているが，多くの場合心室中隔欠損などを合併している．

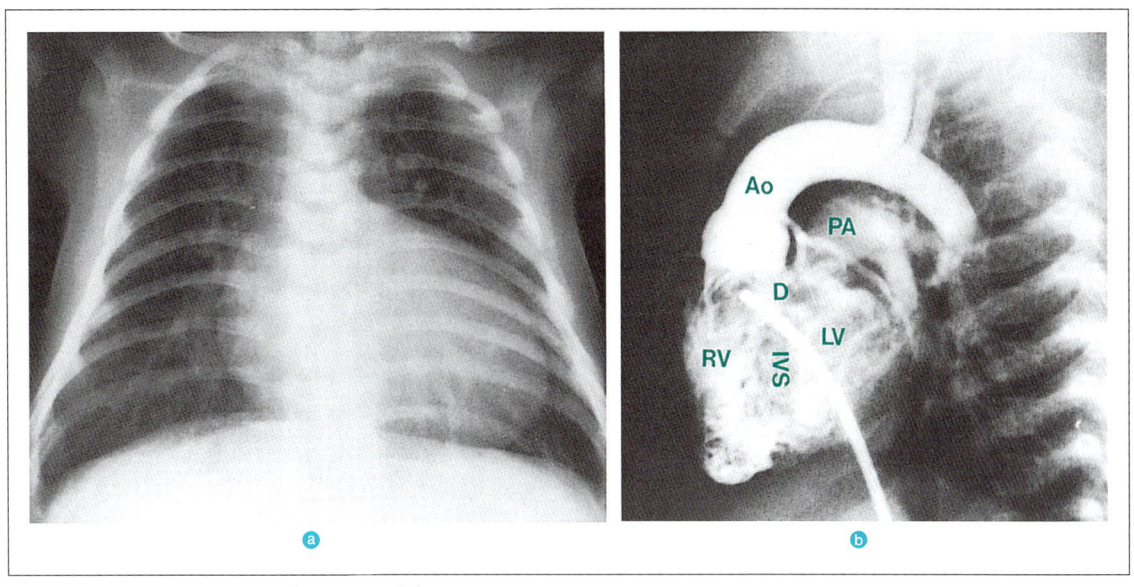

図 12A-48　完全大血管転位（1か月, 男児）
ⓐ：単純X線正面像．心拡大があるが血管柄は細く，心陰影は斜めに置いた卵形に似る．
ⓑ：右室造影側面像．大動脈（Ao）は右室（RV）から，肺動脈（PA）は左室（LV）から出る．大動脈は肺動脈より前方にある．IVS：心室中隔，D：心室中隔欠損

両大血管右室起始 double outlet right ventricle
（図 12A-51）・・・ Advanced study

　肺動脈と大動脈がどちらも右室に起始する奇形である．左室流出路は盲端となっており，心室中隔欠損口が左室の唯一の出口となっている．肺血流量の増大するものと，肺動脈狭窄合併のため肺血流量が減少し，Fallot四徴症に似るものとがある．心室中隔欠損の位置によってチアノーゼの生じにくいⅠ型と，生じやすいⅡ型に分けられる．Taussig-Bing奇形とよばれるものはⅡ型に含まれ，肺動脈が心室中隔に騎乗した形になっている．

総動脈幹残遺 persistent truncus arteriosus
（図 12A-52）・・・ Advanced study

　円錐総動脈幹中隔の形成異常による奇形で，1本の動脈幹が大きな心室中隔欠損に騎乗した格好となっている．乳児期早期よりチアノーゼや心不全を来すまれな疾患である．心室中隔欠損の有無と肺動脈の起始の状態によってそれぞれ4型に分類されている．Ⅰ型では総動脈から肺動脈幹が起始し，それから左右の肺動脈が分かれる．Ⅱ型では左右の肺動脈が動脈幹後壁から，Ⅲ型では動脈幹側壁から起始する．Ⅳ型では肺動脈も動脈管も存在せず，肺への血流は気管支動脈によって供給される．Ⅰ～Ⅲ型では一般に肺動脈陰影は増強しⅣ型では減弱する．右側大動脈弓の合併が多い．なお，Ⅳ型はまれで，その存在を疑問視する見解もある．

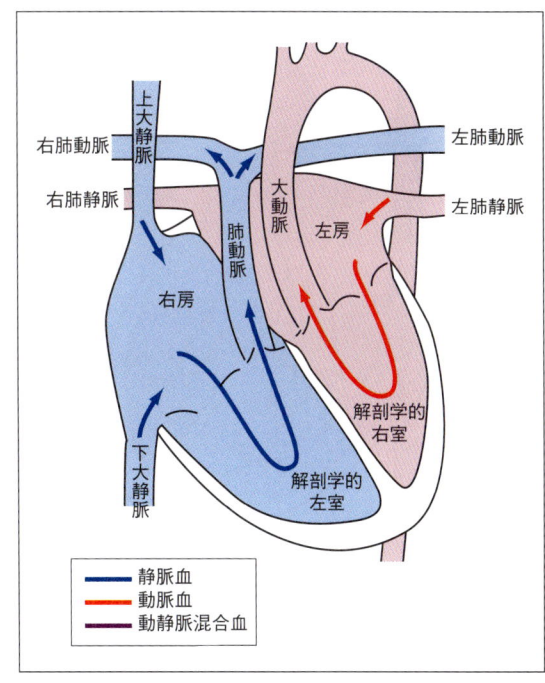

図 12A-49　修正大血管転位

290　I．画像診断

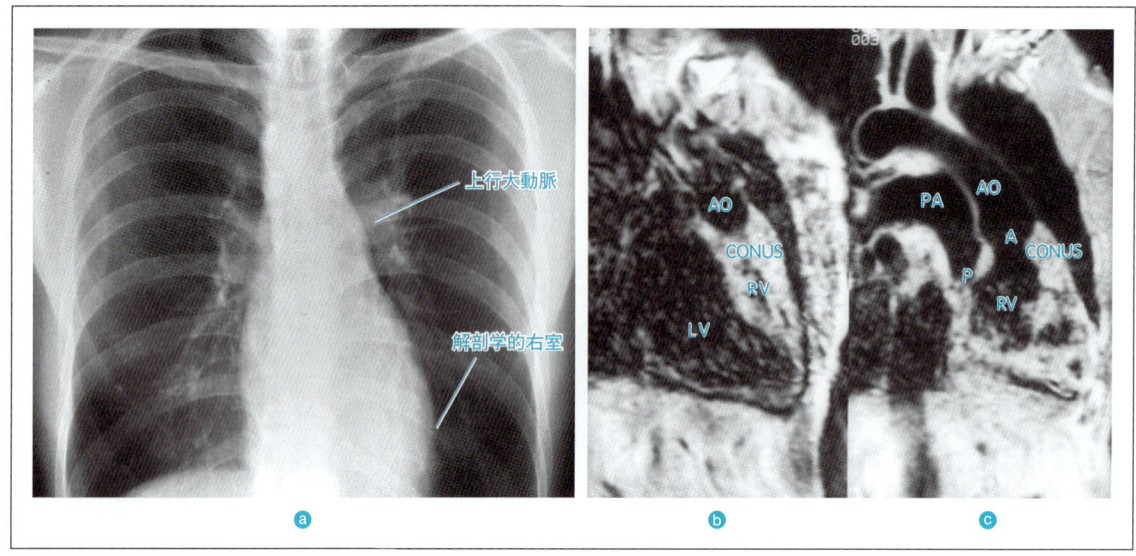

図 12A-50　修正大血管転位　（36歳，男性）
ⓐ：胸部単純 X 線撮影正面像．通常みられる大動脈弓の形成はなく，心左縁は 2 弓で形成されている（double convex border）．心左縁下部は解剖学的右室，上部は上行大動脈で形成されている．
ⓑⓒ：心臓 MRI（心電図同期スピンエコー法）．心左縁下部は解剖学的右室，上部は上行大動脈で形成されている．LV：解剖学的左室，P：肺動脈弁，PA：肺動脈，RV：解剖学的右室，CONUS：円錐，A：大動脈弁，AO：上行大動脈．

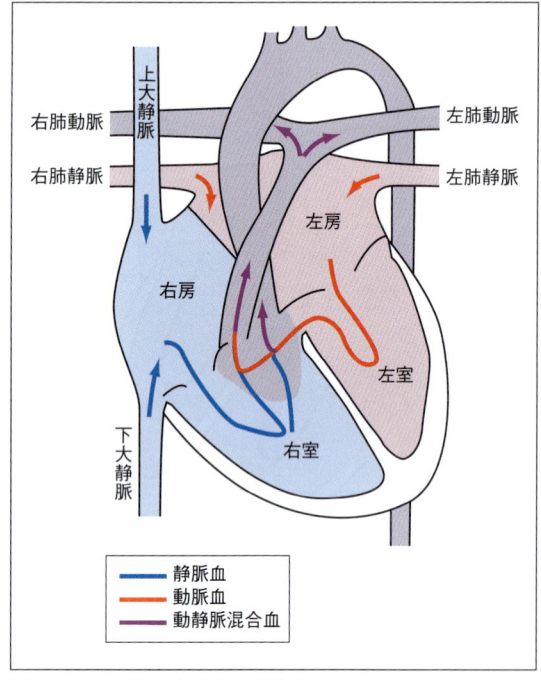

図 12A-51　両大血管右室起始症

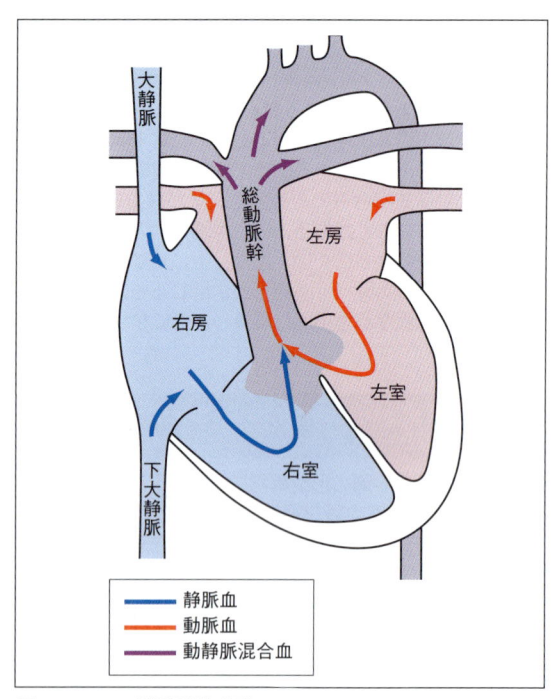

図 12A-52　総動脈幹遺残

2　肺血流量の減少

　肺血管陰影の数と大きさの減少が認められ，肺血管影を末梢まで追いにくく，肺野は明るい．一般に肺血流量の増大に比べて単純 X 線写真による判読が困難である．肺血流量の著明な減少のある場合には，側副血行路として気管支動脈が発達する．bronchial flow とよばれるもので，蛇行する線状，網目状あるいは点

状影として認められる．右心不全でも肺血流量は減少する．肺血流量の減少はチアノーゼを伴う先天性心疾患に多く，何らかの肺動脈狭窄に右—左短絡を伴うものである．三尖弁閉鎖，Fallot 四徴症，心房間短絡を伴う肺動脈弁狭窄が代表的なものであり，他に，肺動脈閉鎖，肺動脈狭窄を伴う大血管転位，総動脈幹残遺IV型，偽総動脈幹などがある．Ebstein 奇形でも多くは肺血流量の減少がみられる．

❶ Fallot 四徴症 tetralogy of Fallot
（図 12A-53, 54）

チアノーゼを主徴とする最も多い先天性心疾患（10％）で，①肺動脈狭窄，②心室中隔欠損，③大動脈騎乗，④右室肥大の4つの心異常からなるが，前二者が基本的病変である．肺動脈狭窄は通常，漏斗部狭窄 infundibular stenosis であるが，弁の狭窄を伴うこともある．

血行動態としては，右室の血液の大部分は肺動脈狭窄のため，心室中隔欠損部を通って，上行大動脈へと流れるので，肺への血流は著しく減少する．肺動脈閉鎖を伴うものは Fallot 四徴極型または，偽総動脈幹とよばれ，肺への血流は気管支動脈または動脈管を経由して供給される．

胸部単純 X 線撮影では，心尖部は挙上して，心陰影は木靴型 boot-shape，"coeur en sabot"を呈するが，心陰影はあまり大きくならない．肺動脈起始部は陥凹して，肺血管陰影は減少する（図 12A-54 ⓐ）．25％に右大動脈弓を合併する．肺門部に網状血管陰影のみられる場合には，気管支動脈からの側副血行路の発達が疑われる．

心血管造影（図 12A-54 ⓑ，ⓒ）では，右室造影で，漏斗部狭窄 infundibular stenosis が描出されること，上行大動脈がほとんど同時に造影される．大動脈弁下の心室中隔欠損（VSD）の一部も同時に造影される．漏斗部狭窄が限局していると，弁との間に狭窄後拡張 poststenotic dilatation が生じて，第3室 third ventricle が形成される．

❷ 三尖弁閉鎖 tricuspid atresia（図 12A-55, 56）

三尖弁組織が認められず右室の形成不全がある．卵円孔開存または心房中隔欠損を通って右房の血液が左房，左室へと流れ，本来右室に相当する部分が欠損像として認められる（right ventricular window sign）．大血管転位，心室中隔欠損，肺動脈狭窄の有無などによって分類される．肺血流量は通常減少するが，大きな心室中隔欠損のため増大することもある．心臓の形は，Fallot 四徴症の木靴心に似ることがあるが，これは左室が大きいためで，心電図でも左軸偏位がみられ

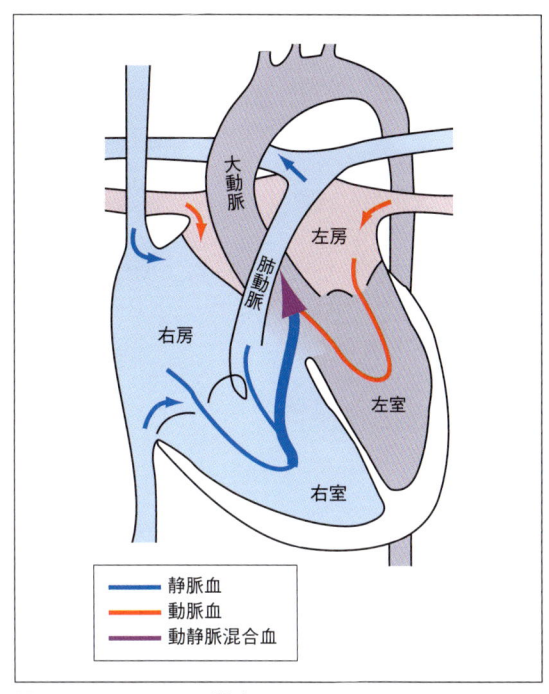

図 12A-53 Fallot 四徴症

る．右室の形成不全のため右房が左に移動し，正面像で心右縁が直線化または陥凹を示すことがある．

❸ Ebstein 奇形 Ebstein anomaly
（図 12A-57, 58）

三尖弁の一部（中隔尖と後尖）が線維輪に付着せず本来の三尖弁輪より右室側に偏位して付着した先天奇形である（図 12A-57）．右室は心房化した部分 atrialized right ventricle と機能的な右室とに2分されており，しばしば三尖弁閉鎖不全を伴う．ほとんどの例で卵円孔開存または心房中隔欠損があり，右房圧が上昇して心房レベルでの右左短絡が生じ，チアノーゼを来すことがある．心陰影は左右に拡大し，全体として箱型 boxlike と形容されるが（図 12A-58 ⓐ），三尖弁閉鎖不全でも同様の心陰影がみられる．心臓血管造影で三尖弁の偏位が示される（図 12A-58 ⓑ）．

❹ 肺動脈狭窄 pulmonary stenosis（図 12A-59）

弁下部（右室漏斗部），弁部，弁上部の狭窄がある．弁部狭窄では狭窄後拡張のため肺動脈主幹から左肺動脈にかけて拡張がみられる．肺血流量は減少せず末梢肺血管は通常正常であるが，高度の狭窄や右心不全を来すと心拍出量が減少して肺血管陰影の減弱がみられる．右室造影で，右室の肥大による肉柱の発達，肺動脈弁のドーム形成，その間から肺動脈へ向かう造影剤

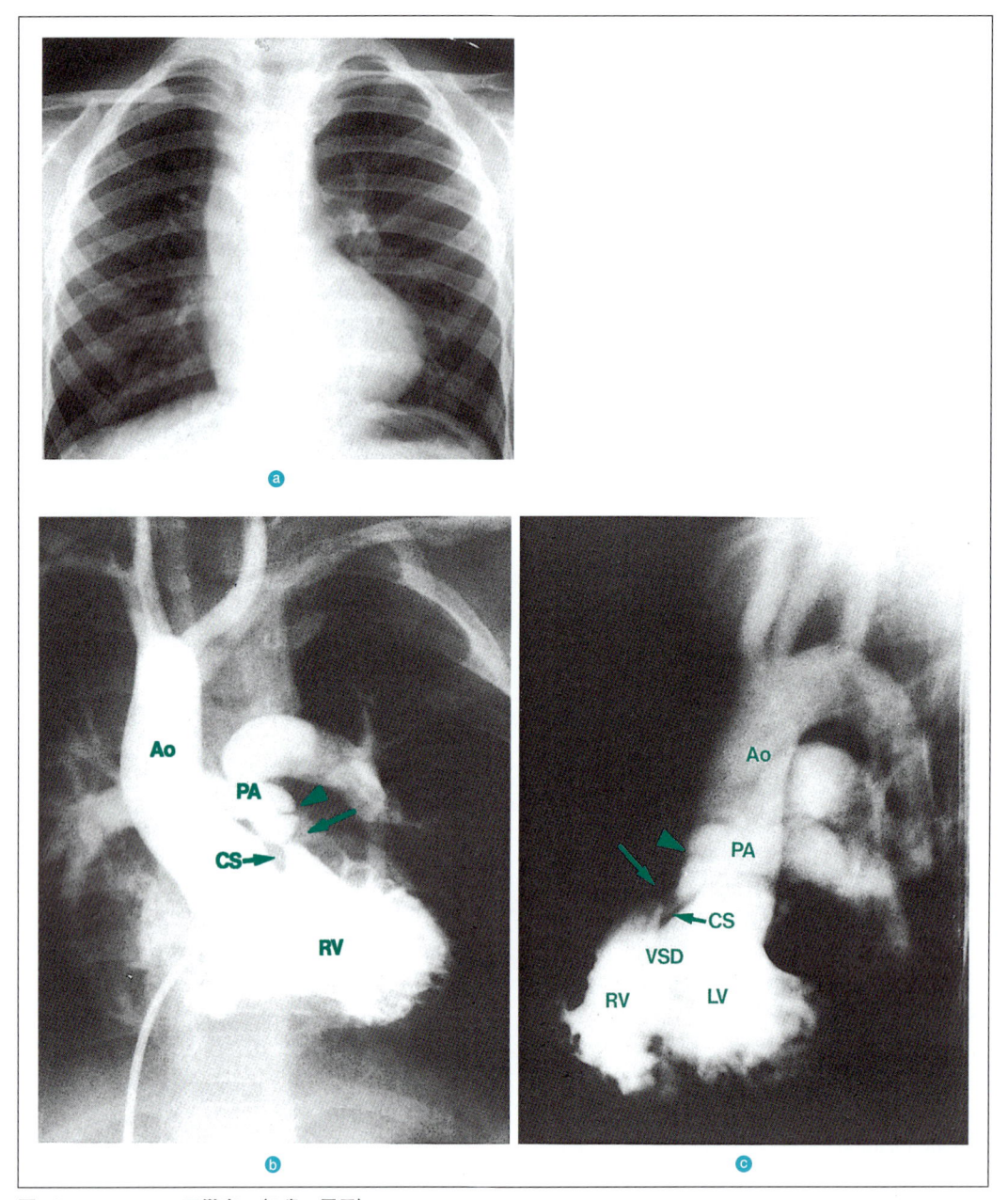

図12A-54 Fallot 四徴症 （4歳，男子）
ⓐ：単純 X 線正面像．心尖の挙上と心腰部の陥凹があり，典型的な木靴心である．右側大動脈弓．肺血管影は特に右側で細い．
ⓑ：右室造影正面像，ⓒ：右室造影側面像．著明な右室漏斗部狭窄(矢印)がある．軽度の肺動脈弁狭窄(矢頭)もみられる．大動脈騎乗は軽度．RV：右室，LV：左室，CS：室上稜，VSD：心室中隔欠損，Ao：大動脈，PA：肺動脈

の噴出 jet，狭窄後拡張が示される．

3 肺血管抵抗の増大

肺動脈性高血圧，前毛細管性高血圧 precapillary hypertension ともよばれ，肺動脈圧がその正常値(収縮期圧 25 mmHg，拡張期圧 8 mmHg，平均圧約 14 mmHg)を超えた状態である．中枢側肺血管(肺動脈幹と肺門部肺動脈)は拡張し，狭小化した末梢肺血管に急激に移行する．末梢肺血管の狭小化は下肺野で最もよくみられる．まれに肺動脈壁の石灰化を来すことがある．肺性心のため右室肥大・拡張がみられ，時には右心不全の X 線所見(右心の拡大，上大静脈や奇

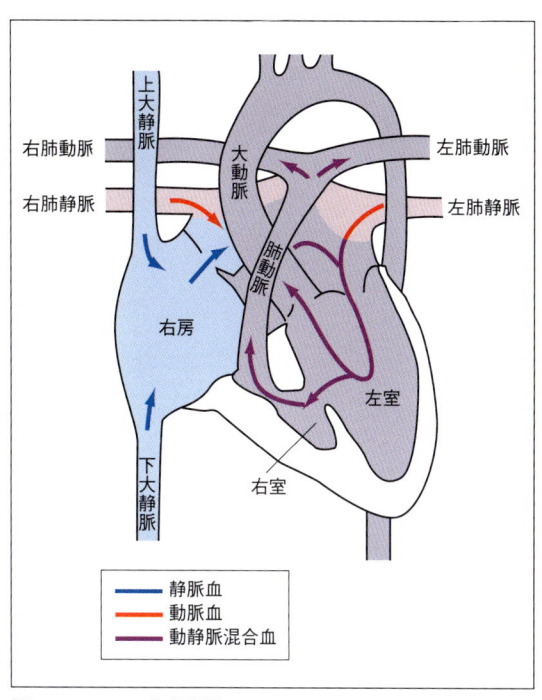

図 12A-55 三尖弁閉鎖

静脈の拡張)がみられる．

❶ 肺動脈性肺高血圧
pulmonary arterial hypertension

　肺動脈性高血圧，前毛細管性高血圧 precapillary hypertension ともよばれ，肺動脈圧がその正常値(収縮期圧 25 mmHg，拡張期圧 8 mmHg，平均圧約 14 mmHg)を超えた状態である．中枢側肺血管(肺動脈幹と肺門部肺動脈)は拡張し，狭小化した末梢肺血管に急激に移行する．末梢肺血管の狭小化は下肺野で最もよくみられる．まれに肺動脈壁の石灰化を来すことがある．肺性心のため右室肥大・拡張がみられ，時には右心不全の X 線所見(右心の拡大，上大静脈や奇静脈の拡張)がみられる．

❷ 肺静脈性肺高血圧

　後毛細管性高血圧 postcapillary hypertension ともよばれ，肺静脈，左房，左室，大動脈における閉塞性病変および左心不全によるものが多い．前者では僧帽弁狭窄が多い．その程度によって，肺うっ血から間質性肺水腫，肺胞性肺水腫という進行形式をとる．

a．肺うっ血
　肺うっ血とは肺血管内に血液がうっ滞した状態である．X 線学的には肺静脈，次いで肺動脈の拡張としてとらえられ，肺門陰影の拡大もみられる．肺うっ血が長く続くと，下肺野の肺血管は細くなり，拡張した上

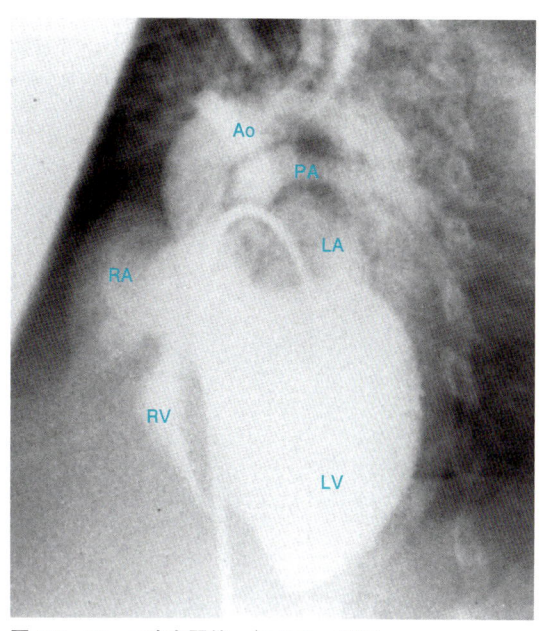

図 12A-56　三尖弁閉鎖　(8 か月，男児)

左室造影(左前斜位 cranial view)．カテーテルは右房から卵円孔を介して，左房に，さらに左室へ挿入されている．三尖弁が閉鎖しているために，右房から右室への交通はなく，心房中隔欠損と心室中隔欠損を介して低形成の右室に短絡し，肺動脈へわずかに流れている．RA：右房，RV：右室，PA：肺動脈，LA：左房，LV：左室，Ao：大動脈

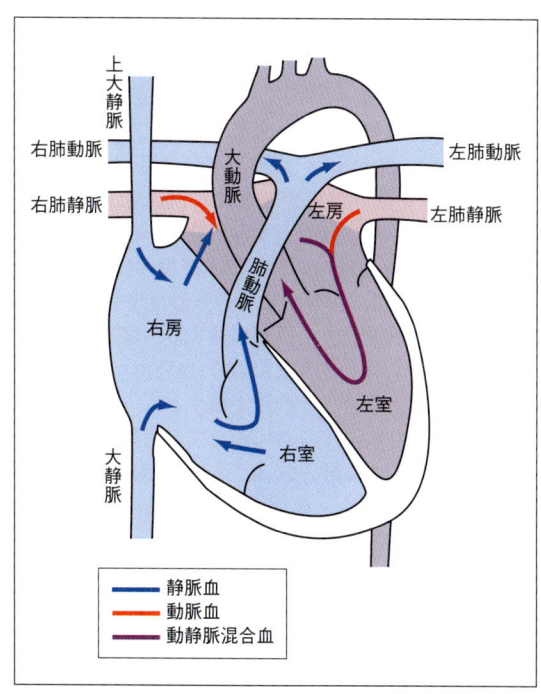

図 12A-57　Ebstein 奇形

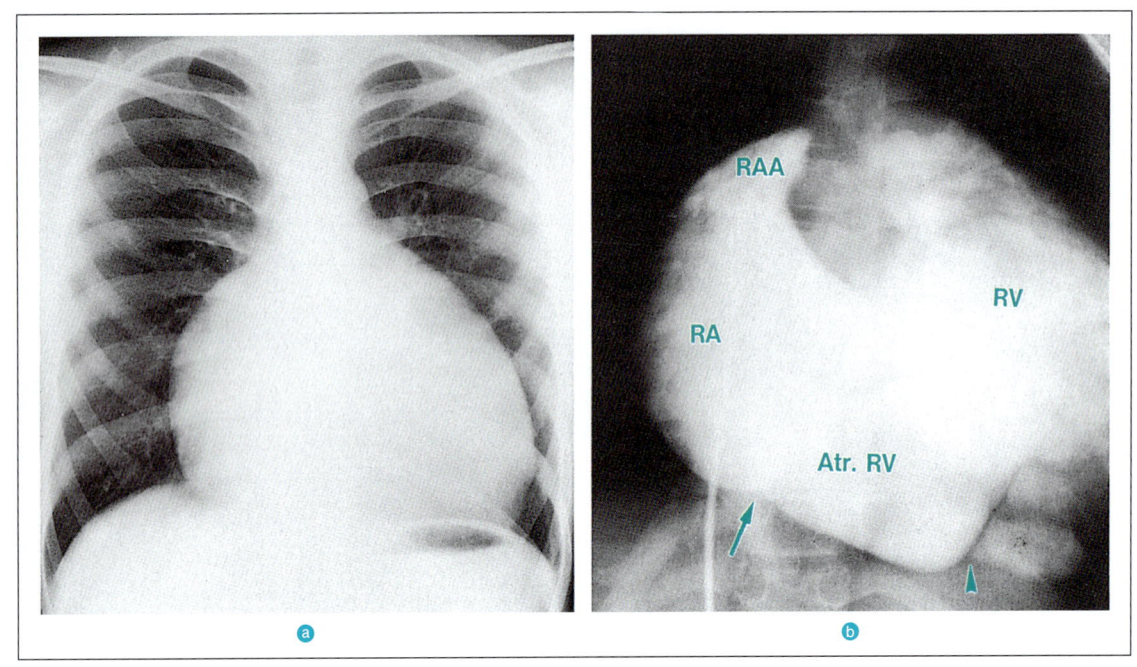

図 12A-58　Ebstein 奇形　(12歳, 女子)
ⓐ：単純 X 線正面像. 心陰影は左右に拡大し, 箱型とよばれる形態を示す. 肺血管影は減弱している.
ⓑ：右房造影正面像. 本来の三尖弁口(矢印)から著しく下方へ偏位した三尖弁(矢頭)が認められる. RA：右房, RAA：右心耳, RV：右室, Atr.RV：心房化した右室

肺野の肺血管と対照をなす(肺血流の再分布 redistribution). ただし, その判定は立位撮影の X 線像で行われる.

b. 間質性肺水腫

1) 血管または気管支周囲の水腫

肺静脈圧が 25 mmHg(血漿膠質浸透圧)を超えると間質に液体成分の漏出が始まる. perihilar haze は, 肺門影が境界不鮮明に拡大する所見で, 肺門周囲の静脈の拡大と血管周囲の間質組織の浮腫が原因となる. cuffing sign では, 中等大までの気管支や肺血管の正切像で辺縁が朦朧化し, 径が増加する. 浮腫が消失すると, それぞれはっきりした結節(血管影)および輪状影(気管支影)となり, その径が縮小する. 臨床的には前上葉枝(B3b)およびこれに伴走する肺動脈枝(A3b)で最もしばしば観察される. 気管支周囲の水腫を peribronchial cuffing, 血管周囲の水腫を perivascular cuffing という(図 12A-60).

2) 肺小葉間隔壁の肺水腫(図 12A-60, 61)

Kerley A line は, 直線状または軽い彎曲をなした細い線状陰影で, 肺門に向かう放射状の分岐しない陰影で, しばしば 5〜12 cm にも達する. 上肺野に多くみられ一過性である. 急性心筋梗塞に伴う急性左心不全に伴うことが多い. Kerley B line は, 厚さ 0.5〜1 mm, 長さ 1〜3 cm 程度の横走する線状陰影で, 肋骨横隔膜角部に認められる. 左心不全, ことに僧帽弁狭窄症でしばしば認められる. その他, 肺線維症, 塵肺症, サルコイドーシス, 強皮症, 癌性リンパ管症などでも認められる. Kerley C line は, 肺野にみられる網状陰影であるが, A line や B line ほどはっきりしないことが多い. 下肺野にみられる.

3) 胸膜下水腫

胸膜下肺間質は小葉間中隔と連続しており, 小葉間中隔の水腫が末梢側に進んで胸膜下間質に貯留することがある. 葉間溝では毛髪線が肥厚するが, 胸水貯留による肥厚像と異なり, 肺側の辺縁は不明瞭である.

c. 肺胞性(実質性)水腫

肺静脈圧が 30〜35 mmHg にも達すると高率に起こる. 境界不鮮明な斑状陰影が両肺門より扇状に拡がっているが, 肺野の末梢や毛髪線の周囲, 中央陰影の周囲は比較的明るい. 陰影の分布は蝶の羽 butterfly または bat wings と形容される(図 12A-62). 左側よりも右側, 下肺野より上肺野に強く起こる傾向がある.

F　大動脈陰影の異常

1　大動脈とその分枝の位置・走行の異常

大動脈弓の発生は, Edwards の hypothetical dou-

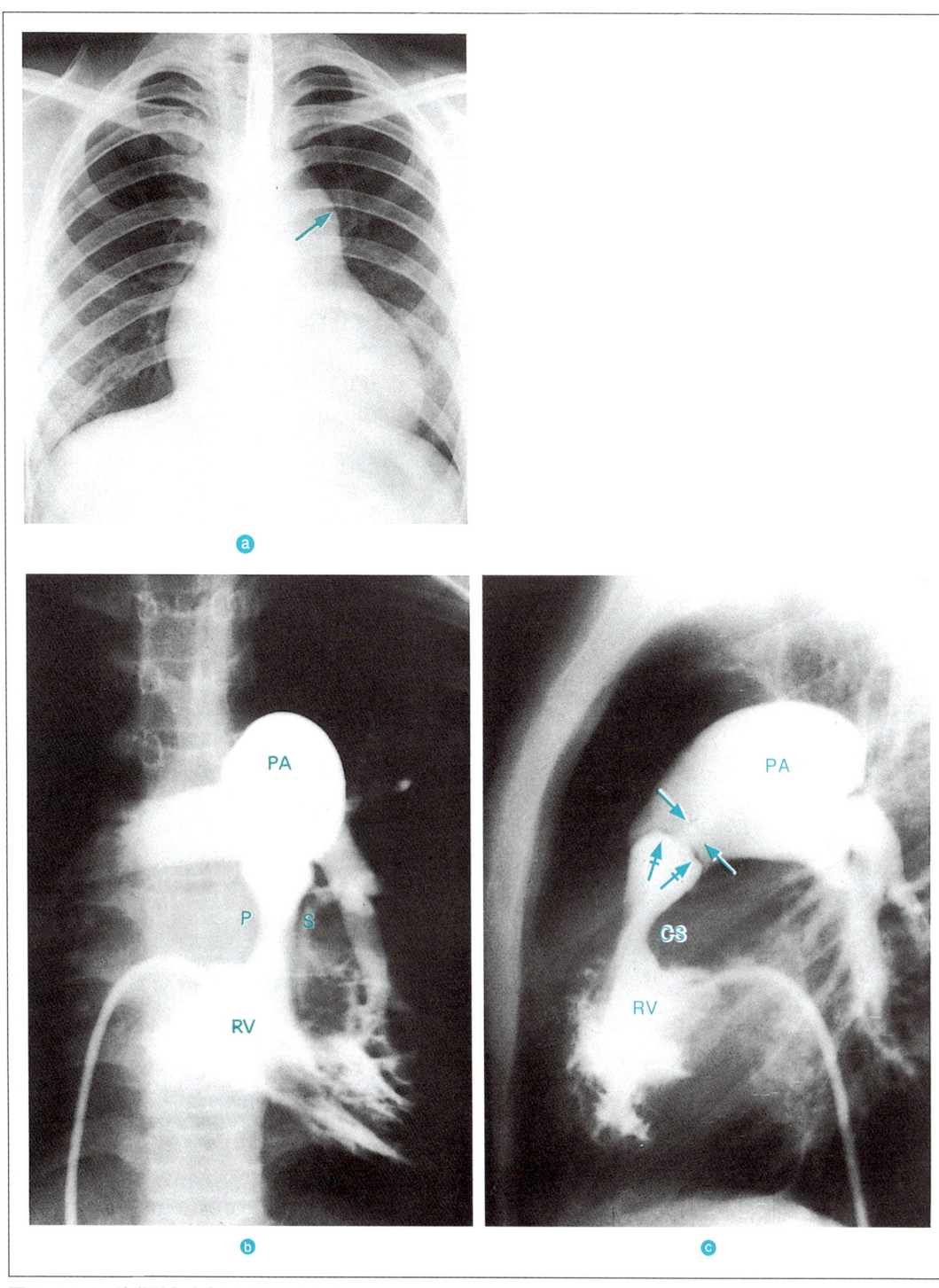

図 12A-59 肺動脈弁狭窄 （16歳，女子）
ⓐ：単純X線正面像（食道造影併用）．肺動脈弓の突出（矢印）がみられる．肺血管影は減弱している．
ⓑ：右室造影正面像
ⓒ：右室造影側面像
右室造影で肺動脈弁部におけるドーム形成（十矢印），jet（矢印）および肺動脈主幹の狭窄後拡張が明らかである．右室の室上稜（CS）とその両脚 parietal band（P），septal band（S）の肥厚がみられる．RV：右室，PA：肺動脈

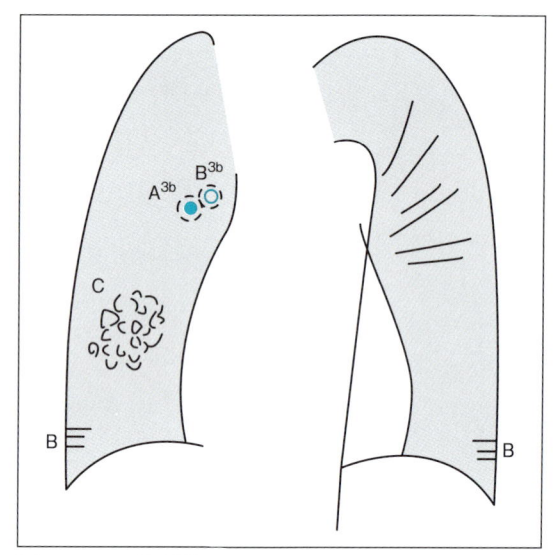

図 12A-60　肺水腫
血管周囲(A³ᵇ)，気管支周囲(B³ᵇ)の肺水腫
A³ᵇ：perivascular cuffing
B³ᵇ：peribronchial cuffing
肺小葉間隙の肺水腫
　A = A line，B = B line，C = C line

ble aortic arch system の模式図を用いると理解しやすい(図 12A-63).

❶ 重複大動脈弓 double aortic arch

　重複大動脈弓では，食道と気管のまわりに血管輪 vascular ring が形成され，呼吸困難，嚥下障害などの症状を呈することが多い．食道造影で，食道壁に両側から，また後方から大きな圧痕がみられ，右側がやや高い．血管造影により左大動脈弓の内腔が交通しているものは確実に診断できる(図 12A-64)が，閉鎖しているものは右大動脈弓との鑑別診断は困難である．MRI，CT も有用である．重複大動脈弓はまれであるが，外科的に血管輪を切除しなければならないので，術前診断が大切である．

❷ 右側大動脈弓 right aortic arch

　大動脈弓が右側にあるもので，頻度の高いものは次の2つのタイプである．

a．正常と鏡像の動脈分枝をもつもの mirror image branching (図 12A-63 ❺)

　大動脈の分岐は正常と全く左右対称的で左腕頭動脈，右総頸動脈，右鎖骨下動脈の順に分岐する．大動脈憩室が存在しないので，食道後壁に圧排像がみられ

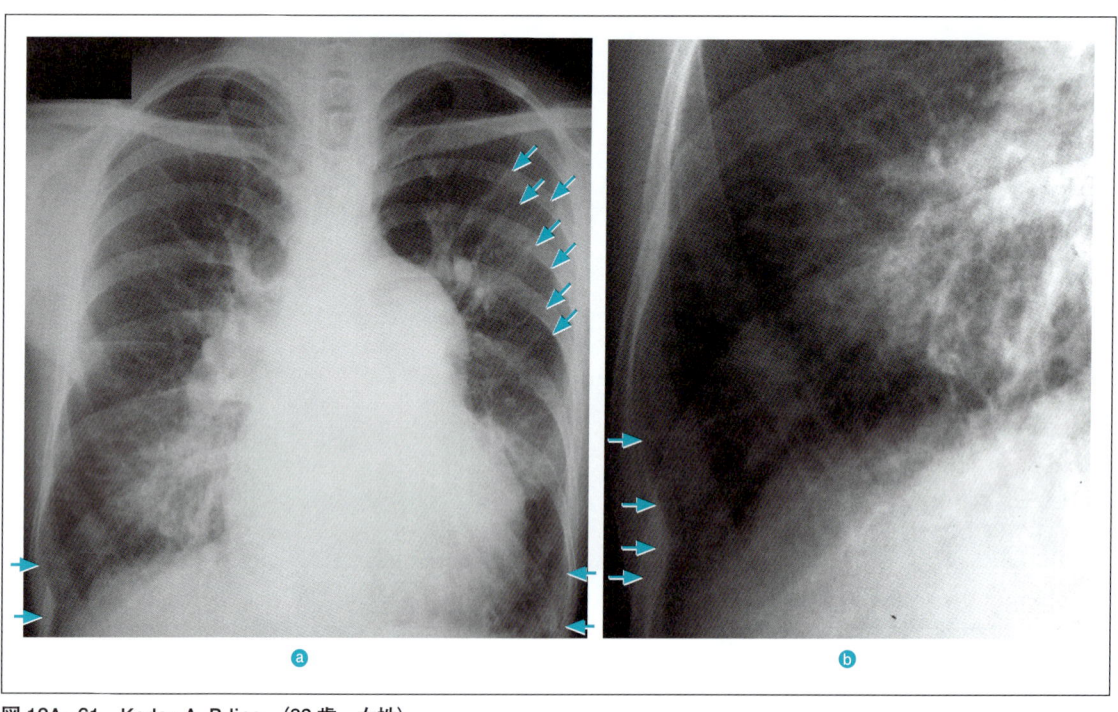

図 12A-61　Kerley A, B line（33歳，女性）
ⓐ：胸部単純 X 線正面像．右上肺野に胸膜に直行する線状影が Kerley B line（矢印）である．左上肺野に肺門に向かって斜走する線状影が Kerley A line（矢印）である．
ⓑ：胸部単純 X 線正面像(右下肺野拡大)．右上肺野に胸膜に直行する線状影が Kerley B line（矢印）である．

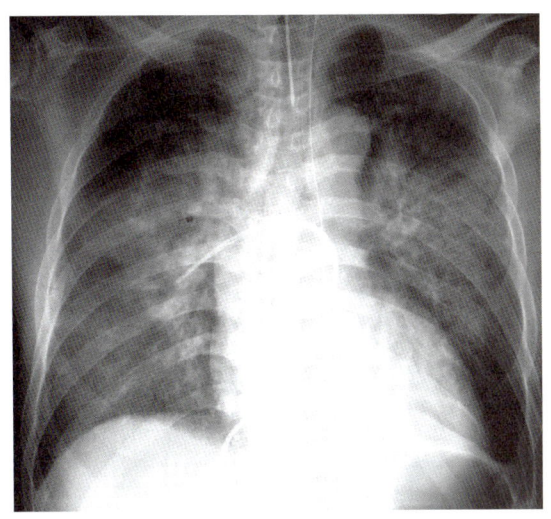

図12A-62　肺胞性肺水腫　(64歳，男性)
胸部単純X線正面像．両肺に肺門を中心に蝶が左右に羽を広げたようなbutterfly陰影がみられ，肺水腫として典型的である．

ないのが特徴である．チアノーゼを呈する心奇形を合併することが多く，その大半はFallot四徴症，総動脈幹残遺，大血管転位，三尖弁閉鎖などに合併する．

b．左鎖骨下動脈起始異常 aberrant left subclavian artery（図12A-63 ⓒ，65）

最もよくみられるもので，心奇形を伴うことはほとんどない．左鎖骨下動脈が大動脈憩室（Kommerell 憩室）から分岐することが多く，憩室は動脈管により，肺動脈と付着しているため血管輪をつくり食道後壁を圧排する．胸部X線写真上，右に大動脈弓が認められる．無症状であることが多い．食道造影で右壁と後壁に圧排像が認められる（図12A-63 ⓒ，65 ⓐ）．左総頸動脈，右総頸動脈，右鎖骨下動脈，左鎖骨下動脈の順に大動脈弓より分岐する（図12A-63 ⓒ，65 ⓑ）．

❸ 右異常鎖骨下動脈 aberrant right subclavian artery（図12A-63 ⓓ，66）

腕頭動脈からの分枝であるべき右鎖骨下動脈が，大動脈弓からの第4枝として下行大動脈上部から分岐し食道の後を通るもので，食道造影で食道後面に左下から右上に斜めに走る圧痕がみられる（図12A-66 ⓐ）．

2　大動脈陰影の大きさの異常

左右短絡疾患の中で心房中隔欠損と心室中隔欠損では，大動脈陰影は小さく，動脈管開存では大きい．Fallot四徴症の大動脈陰影は年齢の割に大きいのが特徴的である．大動脈閉鎖不全の大動脈は大きく，僧帽弁狭窄のそれは小さい．

大動脈硬化atherosclerosisは大動脈陰影の拡大，延長および石灰化を来す．正常では胸部X線正面像で大動脈弓と下行大動脈の外側縁が，側面像では大動脈弓の上縁が認められるのみであるが，大動脈硬化では胸部X線単純撮影で大動脈辺縁のみえる範囲が大きくなる．

❶ 大動脈解離 aortic dissection

大動脈の中膜の一部に亀裂を起こして，動脈壁が中膜に沿って剝離したものである．しばしば解離腔に血流が流れる．通常解離の中枢側と末梢側に内膜の亀裂（entryとre-entry）がみられる．従来，解離性大動脈瘤 dissecting aneurysmとよばれてきたが，動脈瘤といえるほどの拡大を来さないことも多いので，国際的にも広く用いられているように大動脈解離とよぶのがよい．高血圧症例で激烈な胸痛をもって発症することが多く，しばしば胸部単純X線撮影で大動脈陰影の急速な拡大を示す．

DeBakey分類は3型に分けるものであるが，Ⅰ型，Ⅲ型が多く，Ⅱ型は少ない．Ⅰ型，Ⅱ型は緊急手術の適応となり，Ⅲ型は保存的療法が行われることが多い．最近では，上行大動脈に解離の認められるものをA型，認められないものをB型とするStanford分類が広く用いられている（図12A-67）．胸部X線単純撮影で大動脈陰影の急速な拡大がみられる．内膜の石灰化がみられる場合には，それと大動脈外縁との距離が6mm以上となり，大動脈解離が示唆される．CT（図12A-68），MRI（図12A-69）や大動脈造影（図12A-70）で2腔（真腔true lumen と，偽腔または解離腔false lumen），および剝離した内膜（intimal flap）が証明される．真腔・偽腔ともに血流のある2腔開存型解離（図12A-68）と偽腔は血栓化して血流のない血栓閉鎖型解離（図12A-71）とに分類される．特に後者では，新鮮な偽腔内血栓が三日月状の高吸収域（図12A-71）として認められることがあるが，経過中に解離腔内の血栓が吸収されることもある．また造影剤急速注入によるダイナミック造影CTでは，両腔の血行動態の観察ができる．また最近では，全身状態の良好な例では，MRIも活用される（図12A-C17）．

大動脈瘤aortic aneurysmでは，大動脈陰影の全体的，または局所的な拡大や膨隆がみられる．上行大動脈で5cm以上，下行大動脈で4cm以上の拡大があれば大動脈瘤とよぶ．それより径が小さくても，前後の径と比べ限局性に膨隆している場合には大動脈瘤としてよい．径の測定にはCT検査が正確である．大動脈瘤の壁構造から，内膜，中膜および外膜の3層のそろった真性動脈瘤true aneurysmと，動脈壁の一部が破裂や穿孔し外膜や動脈周囲結合織，器質化した血

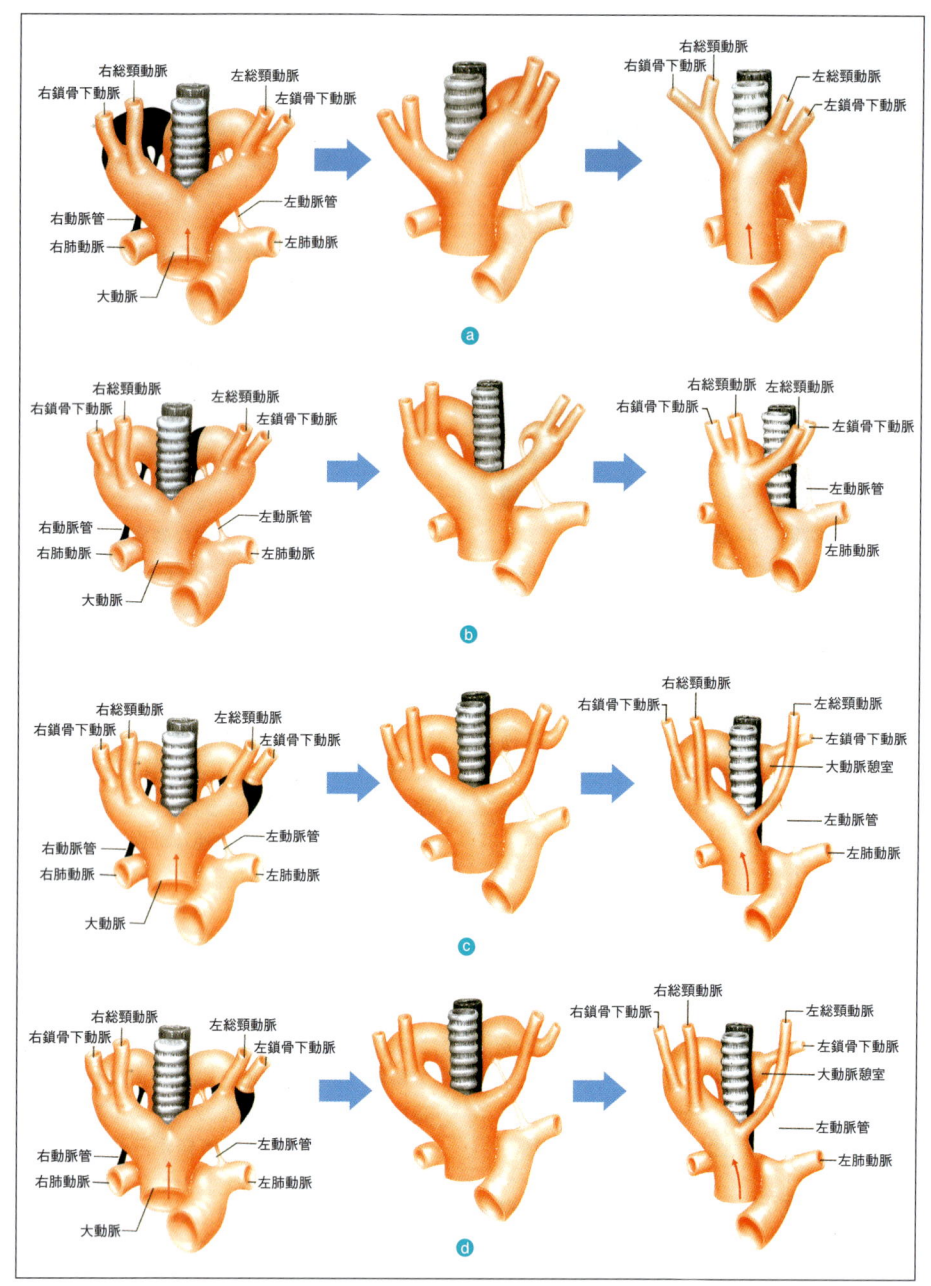

図 12A-63 大動脈弓の発生模式図

ⓐ：**正常大動脈弓**．黒塗りの右背側大動脈と右動脈管が退縮し，左側大動脈弓となる．
ⓑ：**右側大動脈弓・mirror image branching**．黒塗りの左背側大動脈と右動脈管が退縮し，右側大動脈弓となる．左側大動脈弓の正常分枝と鏡像である．
ⓒ：**右側大動脈弓・異常左鎖骨下動脈**．黒塗りの左総頸動脈と左鎖骨下動脈との間に退縮の生じたものである．右側大動脈弓となり，左側大動脈弓の正常分枝と鏡像である．大動脈弓からの分枝は，左総頸動脈，右総頸動脈，右鎖骨下動脈，そして第4枝として左鎖骨下動脈が分枝し，食道の後方を左上方へ走る．左鎖骨下動脈の起始部は憩室様(Kommerell憩室)になっているが，これは左背側大動脈の遺残によるものである．
ⓓ：**左大動脈弓・異常右鎖骨下動脈**．黒塗りの右総頸動脈と右鎖骨下動脈との間に退縮の生じたもので，右鎖骨下動脈が大動脈弓の第4枝として食道の後方を左下から右上方へ走行するものである．

〔Shuford WH：The three types of right aortic arch. Am J Roentgenol 109：1, 1970 より出版社の許可を得て転載・改変，松永尚文：大動脈弓奇形の診断．Heart View 1(3)：406-411, 1997 より引用〕

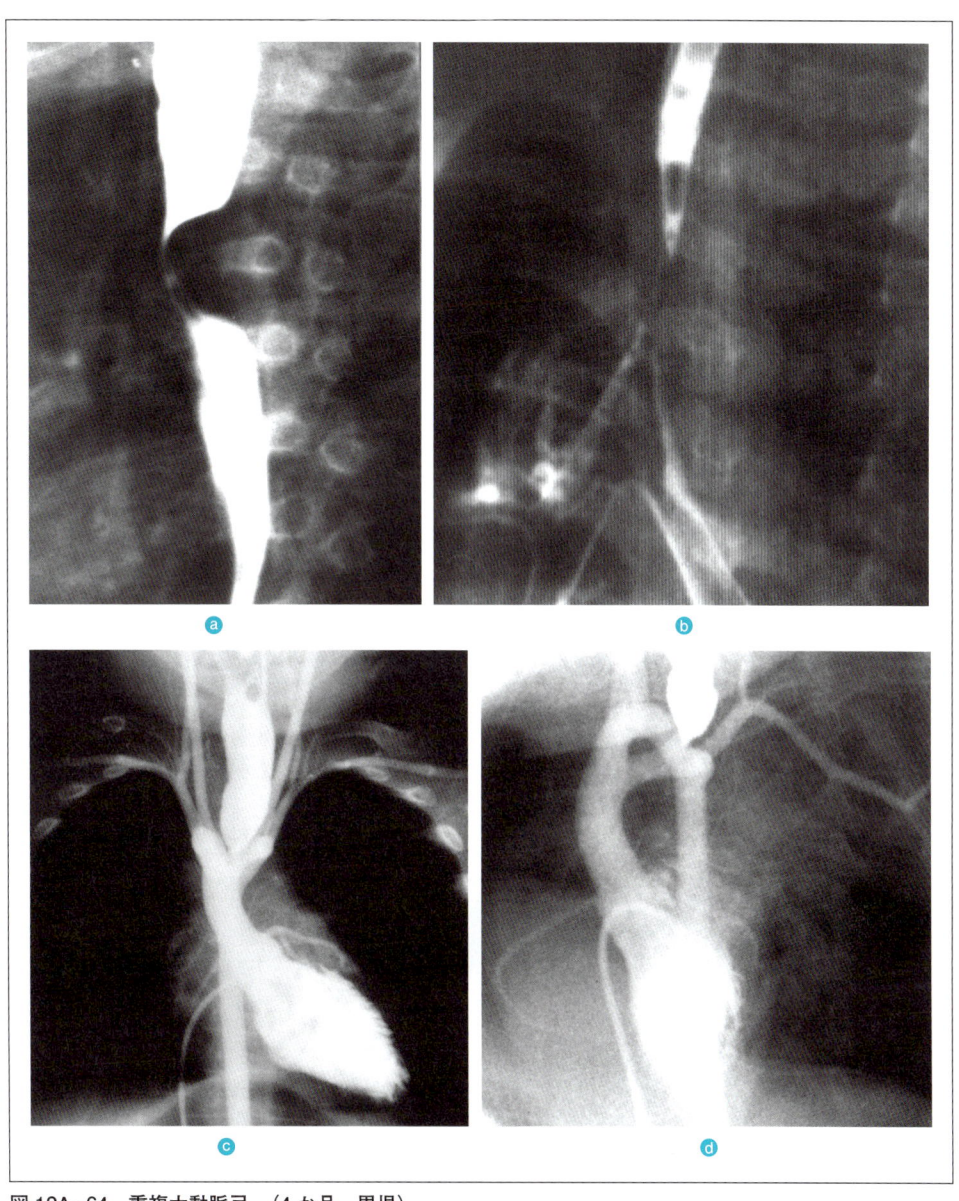

図 12A-64　重複大動脈弓　（4か月，男児）
ⓐ：食道造影．食道は大動脈弓のレベルで後方から円弧状に圧排されている．
ⓑ：気管造影．気管は左右から著明に圧排されている．
ⓒ：食道造影併用左室造影正面像．大動脈弓が二股に分かれている．
ⓓ：食道造影併用左室造影正面像（左前斜位 craniocaudal view）．大動脈弓が二股に分かれているのが立体的に観察される．いずれでも，バリウムで造影された食道が，この血管輪で狭められているのがわかる．

腫などで被包化されて形成される仮性動脈瘤 false aneurysm とに分類される．なお，壁の一部が剝離してできる大動脈解離は独立して扱われる．形態学的には壁の一部が限局性に膨隆した囊状動脈瘤 saccular aneurysm と動脈が全周性に拡張した紡錘状動脈瘤 fusiform aneurysm とに分類される．

　成因別では動脈硬化性のものが近年最も多いが，感染（梅毒，細菌），大動脈炎，囊状中膜壊死，外傷などがある．動脈硬化性動脈瘤は腹部大動脈の腎動脈末梢部に頻度が高い．胸部大動脈では下行大動脈に多い．動脈瘤部に一致して腫瘤状の陰影（図 12A-72）が認められるほか，周囲の臓器を圧迫することがある．しばしば動脈瘤壁に一致して石灰化が認められる．時に動脈瘤に接した椎体前縁や胸骨後面に骨の侵蝕像のみら

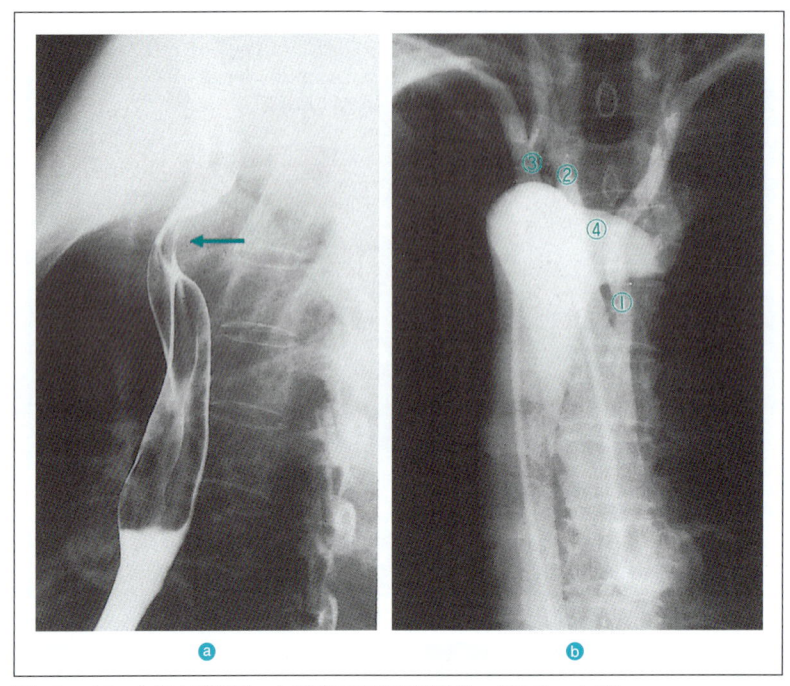

図 12A-65 右側大動脈弓，左鎖骨下動脈起始異常 （48歳，女性）
ⓐ：食道造影側面像．食道の後面に大きな圧痕が認められる（矢印）．
ⓑ：胸部大動脈造影正面像．大動脈弓は気管の右側にある．①左総頸動脈，②右総頸動脈，③右鎖骨下動脈に続いて，④左鎖骨下動脈が分岐する．その起始部は憩室様に膨隆している．

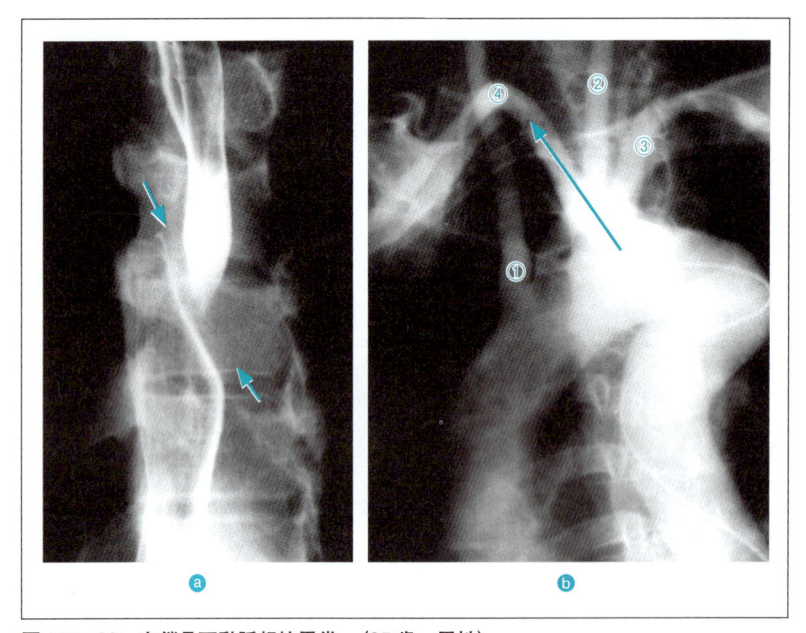

図 12A-66 右鎖骨下動脈起始異常 （35歳，男性）
ⓐ：食道造影正面像．食道は左下から右上に走る帯状の造影欠損 vascular compression（矢印）が認められる．
ⓑ：上行大動脈造影正面像．右鎖骨下動脈は腕頭動脈から分岐しておらず，大動脈の第4番目の枝として分岐し，大動脈弓分枝を横切り，右上方に走行している（矢印）．
第1枝：右総頸動脈（①），第2枝：左総頸動脈（②），第3枝：左鎖骨下動脈（③），第4枝：右異常鎖骨下動脈（④）

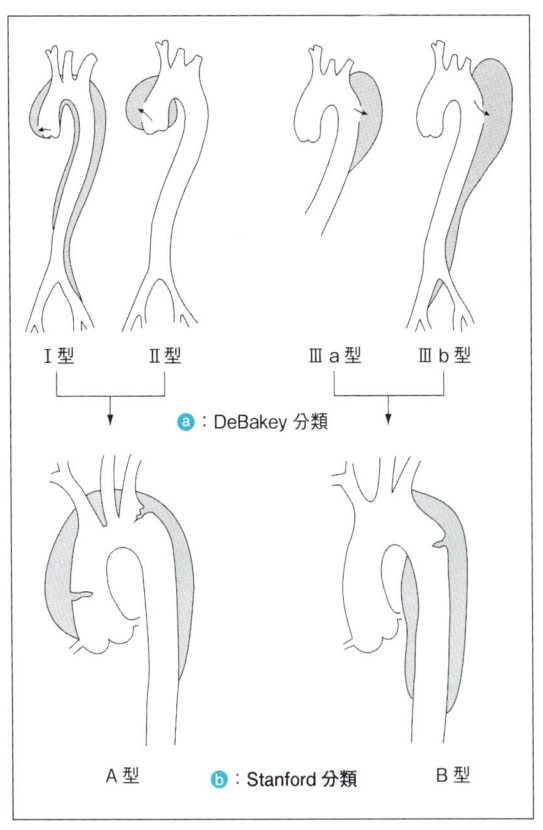

図 12A-67　大動脈解離の分類
ⓐ DeBakey Ⅰ, Ⅱ型が ⓑ Stanford A 型に，DeBakey Ⅲ型が Stanford B 型に相当する．

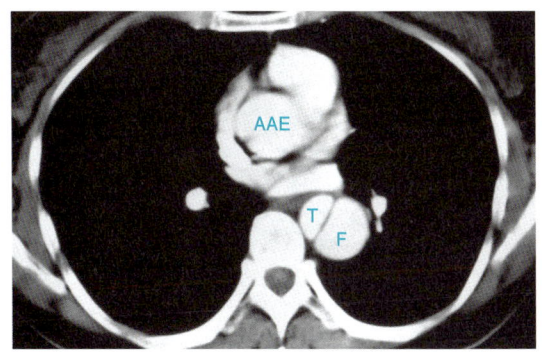

図 12A-68　大動脈解離（Marfan 症候群）（45 歳，女性）
2 腔性大動脈解離．造影 CT で，胸部下行大動脈に剝離内膜があり，解離腔にも血流がみられる．真腔（T：true lumen）は解離腔（F：false lumen）で圧排されている．大動脈弁輪の拡張（annuloaortic ectasia：AAE）もみられる

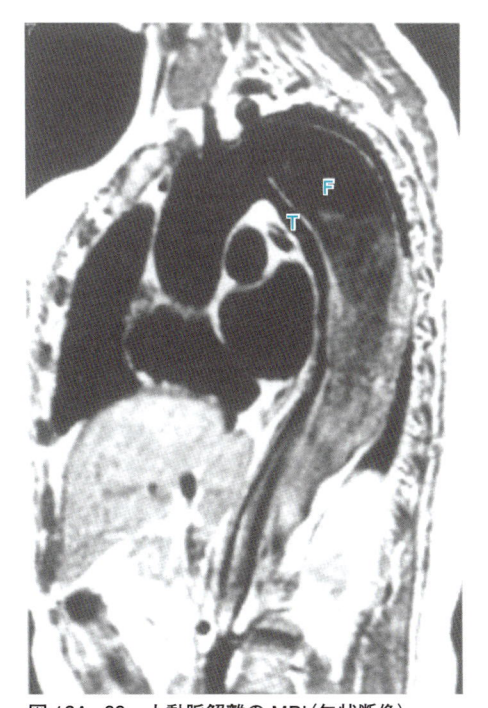

図 12A-69　大動脈解離の MRI（矢状断像）
真腔（T）が後方の解離腔（F）で著明に圧排されている．剝離内膜の断裂（intimal tear）から早い血流が流れ込み，解離腔の近位部は signal void となっている．解離腔の遠位部は，遅延血流のため，信号強度が上昇している．T：true lumen, F：false lumen.
〔松永尚文，林邦昭：大動脈の分枝の疾患，必修放射線医学（髙橋睦正編），改訂第 4 版, p.402, 1999，南江堂より許諾を得て転載〕

れることがある．

　CT では，大動脈瘤の横断像が得られ，石灰化した内膜は瘤の外縁に認められる．造影 CT では，血流の流れている腔は造影され，壁在血栓は低吸収域として描出される．MRI では，大動脈瘤内は渦流のため信号強度が上昇するが，壁在血栓の信号と区別しえないことが少なくない．大動脈造影では，大動脈瘤の形，大きさ・分枝との関係など手術に必要な情報が得られる．縦隔腫瘍や肺腫瘍との鑑別，詳しい形態，血栓の有無を知るためには大動脈造影や X 線 CT が必要である．外傷性大動脈瘤は上行大動脈起始部や左鎖骨下動脈分岐直後の部位に好発する仮性動脈瘤である（仮性動脈瘤は，動脈壁の破裂や穿孔によって生じ，血腫や周囲の組織によって動脈瘤壁が形成されている．不安定な状態で，早晩破裂しやすい）．

3　辺縁不整や切痕

　胸部大動脈の辺縁不整は上述の大動脈硬化でもみられるが，高安動脈炎の特徴的な所見である．

❶ 高安動脈炎 Takayasu arteritis

　東洋の若い女性に多くみられ，わが国では大動脈炎症候群 aortitis syndrome，大動脈弓症候群または脈なし病などともよばれるが，高安動脈炎という病名が

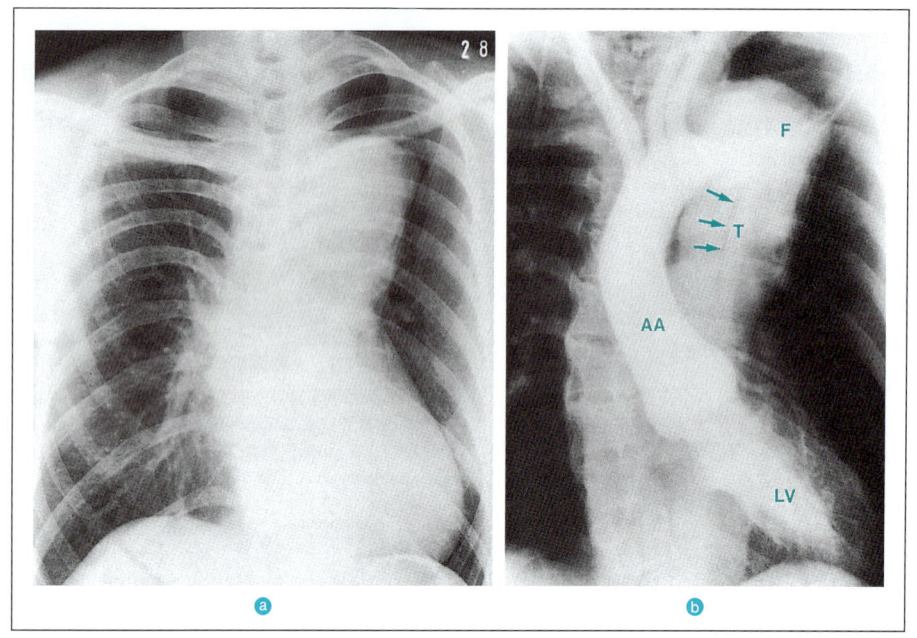

図 12A-70　大動脈解離(Marfan 症候群)　(29 歳，女性)
ⓐ：単純 X 線正面像．大動脈弓部以下の拡大が著明である．胸椎側彎など胸郭の変形がある．
ⓑ：左室造影正面像．左鎖骨下動脈直後に始まる DeBakey 分類 II 型(Stanford B 型)の大動脈解離．
T：true lumen，F：false lumen，LV：左室，AA：上行大動脈．矢印は剥離した内膜を示す．

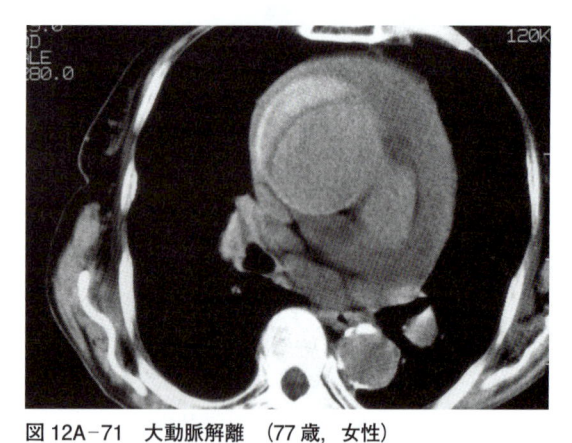

図 12A-71　大動脈解離　(77 歳，女性)
単純 CT．上行大動脈の右前方に三日月状の高吸収域がみられ，解離腔の新鮮な血栓の存在を示しており，血栓閉鎖型解離の所見である．心タンポナーデも伴っている．

国際的にも広く用いられている．
　胸部大動脈とその分枝起始部の狭窄，閉塞を主体とするが，拡張や動脈瘤もみられ，また腹部大動脈や肺動脈がおかされることも少なくない(図 12A-73)．若年者の胸部単純 X 線撮影で大動脈弓が大きく胸部下行大動脈が辺縁不整で，特に石灰化(図 12A-74)があれば陳旧性期の本症が強く疑われる．血管造影では大動脈とその分枝または肺動脈に狭窄・閉塞・拡張・動脈瘤が認められる．
　閉塞所見があり，かつ炎症所見を伴っている場合は，その診断は比較的容易である．しかし炎症所見を伴っていなくても典型的な高安動脈炎の画像所見が得られた場合は，その時点では炎症所見が沈静化してしまった終末像がみられているにすぎないのであって，高安動脈炎は否定できない．従来は発熱などの炎症所見が続き，原因不明のまま沈静化し，長い年月を経て最終的には狭窄・閉塞を来すことが多かったと思われる．しかし，CT や MRI などの非侵襲的な検査で，動脈壁の細胞浸潤や血管増生を反映した動脈壁の肥厚を動脈炎の初期に診断できれば(図 12A-75)，適切な時期にステロイド治療が可能となり，急性期における CT や MRI の果たす役割は大きいと思われる．

❷ 大動脈縮窄 coarctation of the aorta

　大動脈縮窄は，縮窄の部位と動脈管(または動脈靱帯)との前後関係によって管前型 preductal type と管後型 postductal type とが区別され，それぞれ乳児型，成人型とよばれることもある(図 12A-76)．管前型には通常動脈管開存を合併し，この場合，上半身へ向かう血液は動脈血，下半身へ向かう血液は肺動脈から動脈管を経てきた静脈血で下半身のチアノーゼ differential cyanosis を来す．管前型は，心内奇形を伴いやす

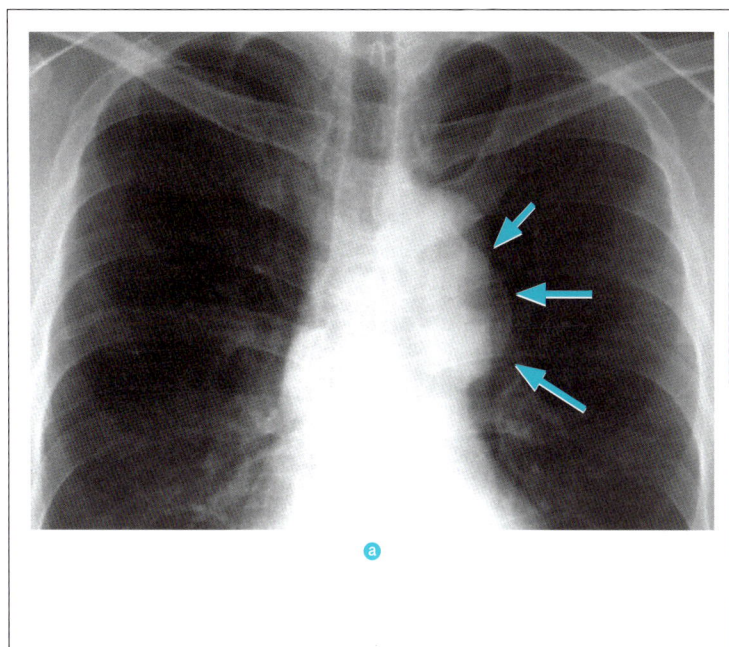

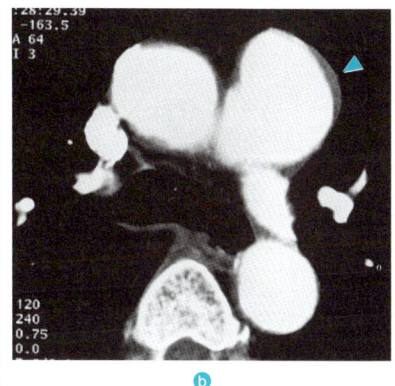

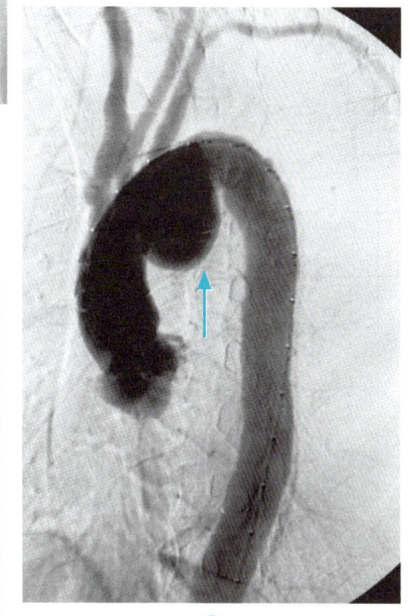

図 12A-72　弓部大動脈瘤　(70歳, 男性)
ⓐ：胸部単純 X 線撮影. 大動脈弓部直下に円弧状の膨隆(矢印)がみられる.
ⓑ：造影 CT では, 大動脈弓部から限局性の大動脈瘤(矢頭印)が突出している.
ⓒ：上行大動脈造影では, 大動脈弓部から下方に大動脈瘤(細矢印)が突出している.

く予後が悪い. 管後型では側副血行路が形成され, 第3〜8肋骨下縁に肋骨侵蝕像 rib notching を来すことがある.

胸部単純 X 線撮影正面像では, 大動脈弓部はしばしば高位で拡大し, その下縁の縮窄部に一致してくびれがみられ, その末梢では下行大動脈が膨隆する3の字サイン(figure of 3 sign, double knuckle)(図 12A-77〜79)を示すことで有名であるが, 典型的な3の字サインはむしろまれであり, 縮窄の部位によって大動脈弓は高くなったり(high knuckle), 平坦であったり(flat knuckle)する. また, 縮窄後拡張の部分だけが目立ち, 大動脈弓と間違われることもある(low knuckle)(図 12A-C18). 食道造影ではこの部に一致して逆3の字形の圧痕(inverted or reverse 3 sign ま たはε sign)(図 12A-77, 78)がみられる. 心陰影は左室肥大のため, 心左縁が突出し, 上行大動脈は高血圧のために右方へ突出する.

肋骨侵蝕像 rib notching (図 12A-80) … *Advanced study*

肋骨下面の侵蝕像で, 肋間動・静脈および肋間神経の容積増大により生じる. 通常, 4〜8後部肋骨下縁に多い. ただし, 肋骨侵蝕像は通常 4〜5 歳以上でみられることが多い.

原因には, ①動脈性(胸・腹部大動脈縮窄, 胸・腹部大動脈血栓, 高安動脈炎, Fallot 四徴などの肺動脈狭窄病変, 鎖骨下動脈閉塞など), ②静脈性(上大静脈症候群), ③動静脈性(肺動静脈瘻, 肋間動静脈瘻), ④その他肋間神経腫瘍などがある.

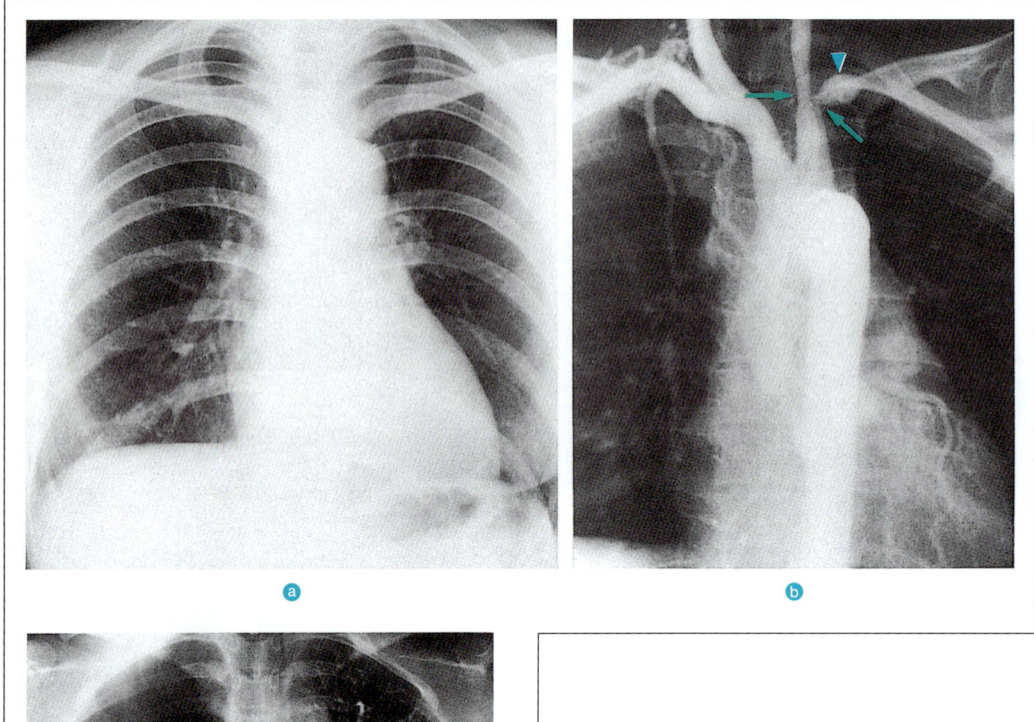

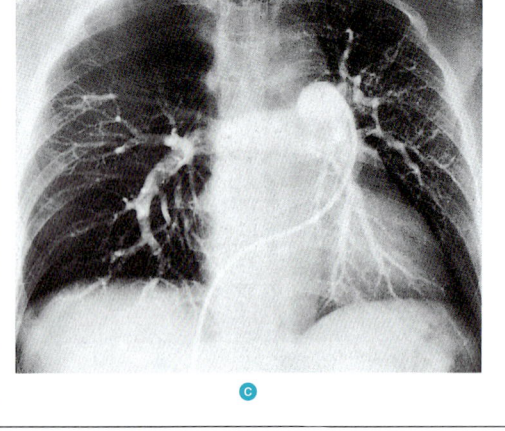

図 12A-73　高安動脈炎（22 歳，女性）

ⓐ：単純 X 線正面像．年齢に比して大動脈弓は突出し，下行大動脈に軽度の辺縁不整がみられる．
ⓑ：胸部大動脈造影．左総頸動脈と左鎖骨下動脈に狭窄（矢印）があり，後者には動脈瘤を伴っている（矢頭）．下行大動脈はわずかながら波状の辺縁を示す．
ⓒ：肺動脈造影．右肺尖および左上葉舌区の肺動脈は閉塞している．

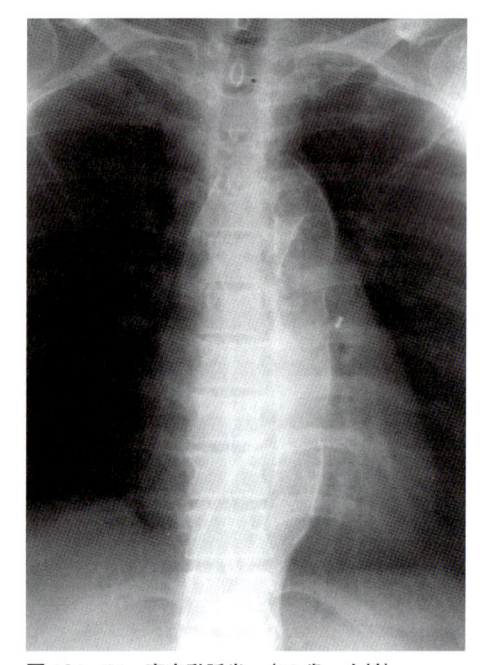

図 12A-74　高安動脈炎（52 歳，女性）

胸部単純 X 線撮影正面像：胸部大動脈全体に線状の石灰化がみられる．

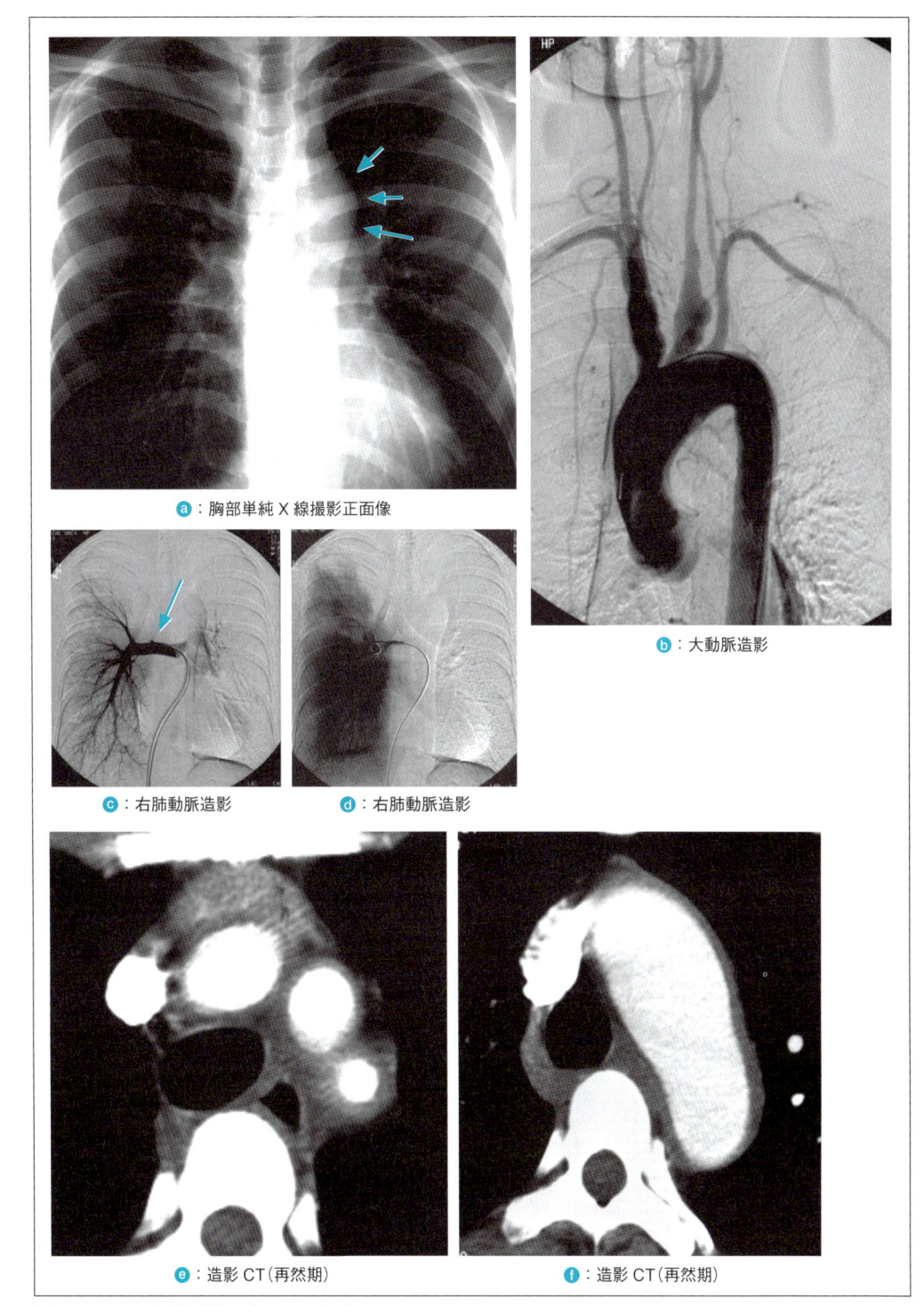

図12A-75 高安動脈炎 (33歳, 女性)
ⓐ: 大動脈弓が膨隆(矢印)している.
ⓑ: 腕頭動脈と左総頸動脈は拡張している.
ⓒ, ⓓ: 右肺動脈の上葉枝は完全閉塞している.
ⓔ, ⓕ: 大動脈弓分枝レベル(ⓑ), 大動脈弓レベル(ⓒ). 大動脈弓やその分枝の壁が細胞浸潤と血管増生のため肥厚しており, 急性動脈炎の再燃が反映されている.

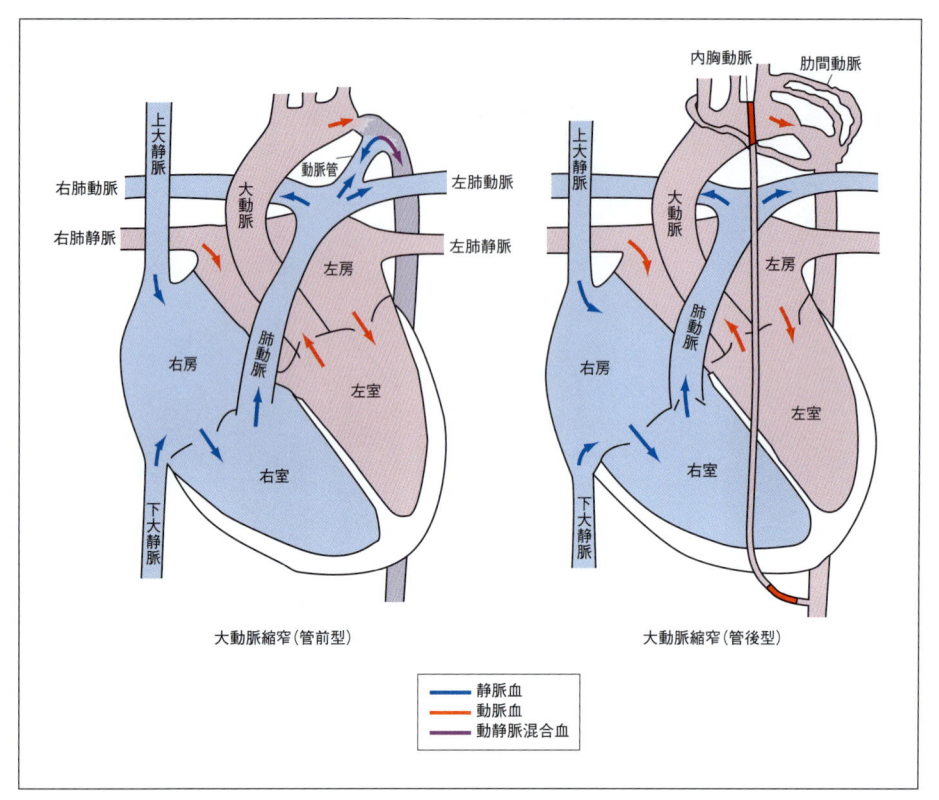

図 12A-76　大動脈縮窄症

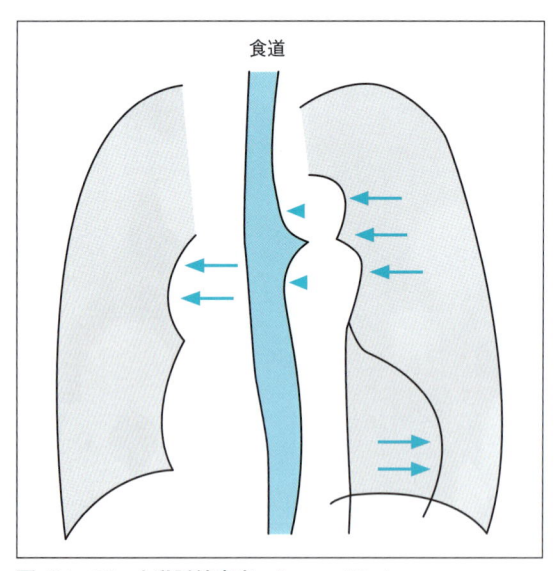

図 12A-77　大動脈縮窄症，figure of 3 sign
胸部単純 X 線撮影正面像で，大動脈縮窄に一致してくびれがあり，胸部下行大動脈陰影が3の字型になる（figure of 3 sign）．
食道造影正面像では，胸部下行大動脈の右側に食道が走行するため，逆3の字型（ε＝イプシロン）になる．

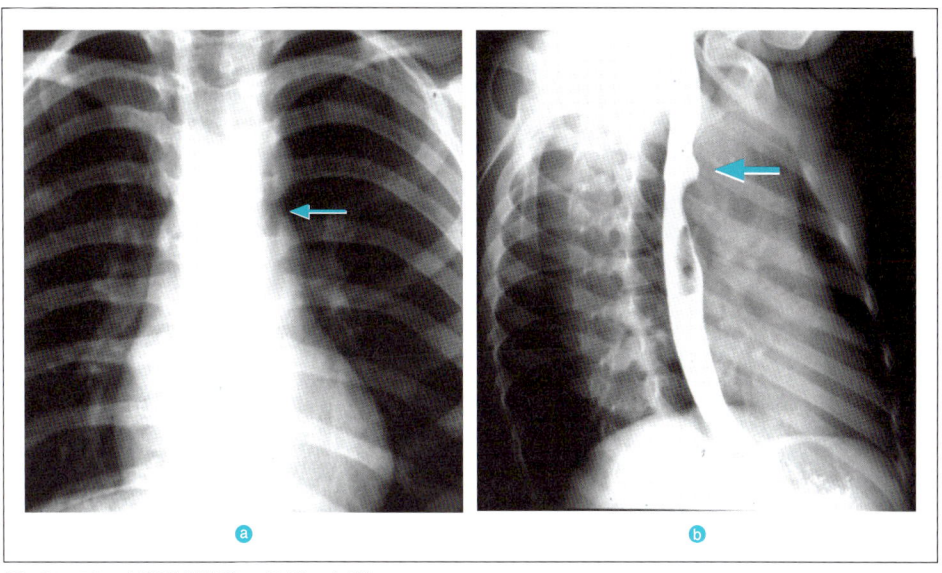

図 12A-78　大動脈縮窄症（6 歳, 女児）
ⓐ：胸部単純 X 線撮影正面像. 胸部下行大動脈に縮窄部に一致して特徴的な figure of 3 sign（細矢印）がみられる.
ⓑ：食道造影. 食道造影ではこの部に一致して逆 3 の字形の圧痕（inverted or reverse 3 sign または ε sign）（太矢印）がみられる.

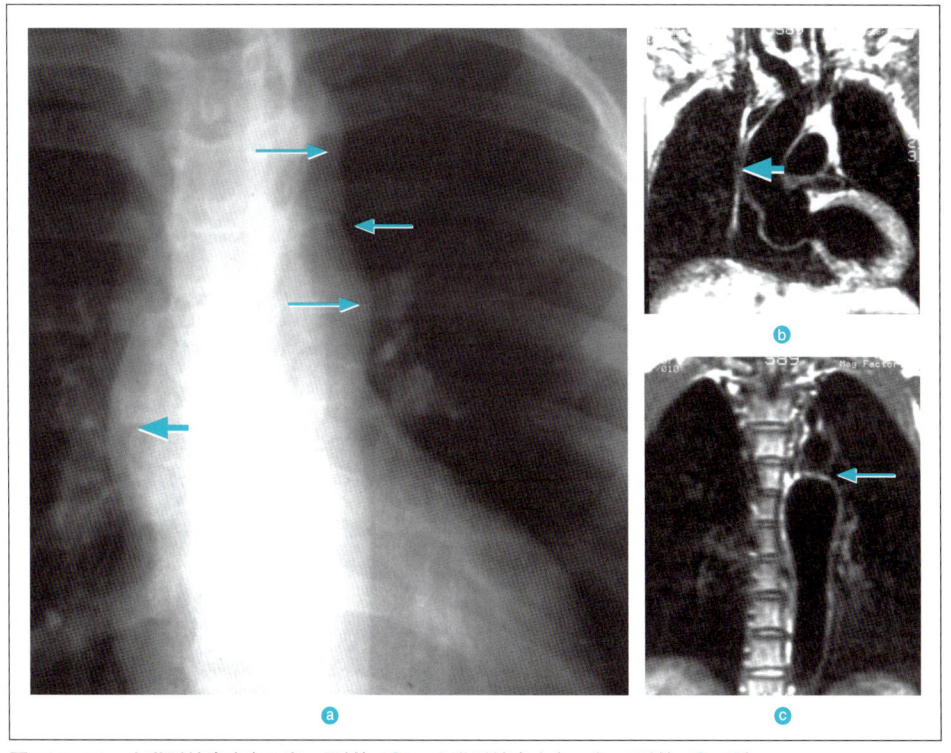

図 12A-79　大動脈縮窄症（16 歳, 男性）（ⓐ）, 大動脈縮窄症（13 歳, 男性）（ⓑ, ⓒ）
ⓐ：胸部単純 X 線撮影正面像. 上行大動脈は高血圧のために右方へ突出している（太矢印）. 胸部下行大動脈に典型的な figure of 3 sign（細矢印）がみられる.
ⓑⓒは心電図同期 MRI（心電図同期スピンエコー法, 冠状断像）.
ⓑ：上行大動脈は高血圧のため右方へ膨隆している（太矢印）.
ⓒ：胸部下行大動脈に縮窄が見られる（細矢印）.

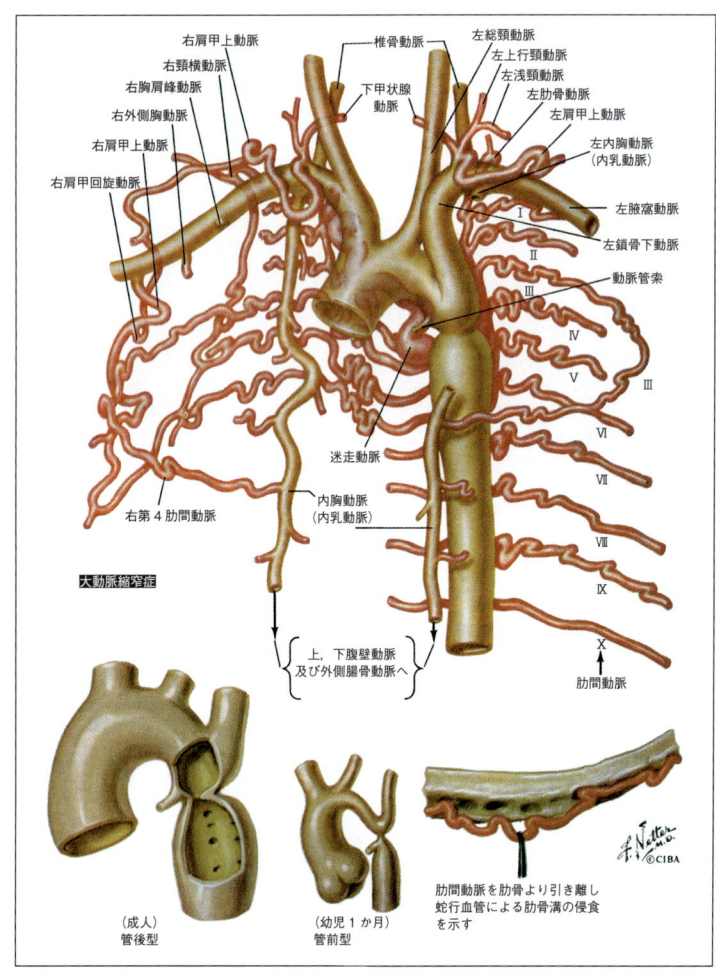

図 12A-80 大動脈縮窄症，rib notching
大動脈縮窄症のため，上半身は高血圧，下半身は低血圧となっており，下半身への側副血行路として，肋間動脈，内胸動脈，その他多数の動脈が怒張する．肋骨の下方を走行する肋間動脈が拍動により，肋骨下縁に侵食が生じる．
〔フランク H. ネッター：医学図譜（心臓病編） 日本語訳，p.163，日本チバガイギー，1975〕

4 腎血管性高血圧症 renovascular hypertension

　腎動脈の本幹やその分枝の狭窄のため同側腎の虚血を来たして二次性の高血圧を来すもので，原因としては，動脈硬化，線維筋性異形成 fibromuscular dysplasia，高安動脈炎（大動脈炎症候群）などがある．動脈硬化や高安動脈炎によるものでは腎動脈の分岐部に，線維筋性異形成では腎動脈本幹の末梢 1/3 に数珠状のくびれが，数 cm にわたってみられる．同側腎はしばしば虚血性変化を来して萎縮する．経静脈性尿路造影では，患側腎での造影剤の出現が遅延する．腎血管性高血圧が臨床的に疑われる場合には，最終的には血管造影が必要となる．また最近では，バルーンカテーテルを利用した腎血管形成術 percutaneous transluminal renal angioplasty（PTRA）による治療が行われている．

G 大静脈陰影の異常

1 上大静脈症候群 superior vena cava syndrome（図 12A-81）

　上大静脈の狭窄や閉塞によって顔面・頸部・上肢の浮腫や静脈怒張を来す症候群で，原因として縦隔・肺腫瘍，動脈瘤，血栓，縦隔線維症などがあるが，原発性肺癌によるものが最も多い．

2 左上大静脈残遺 persistence of left superior vena cava（PLSVC）（図 12A-82）

　胎生期に存在した左主静脈が退縮せずに残り，冠静脈洞を通って右房に注ぐもので，胸部正面像で大動脈弓の外側に淡い帯状影として認められる．

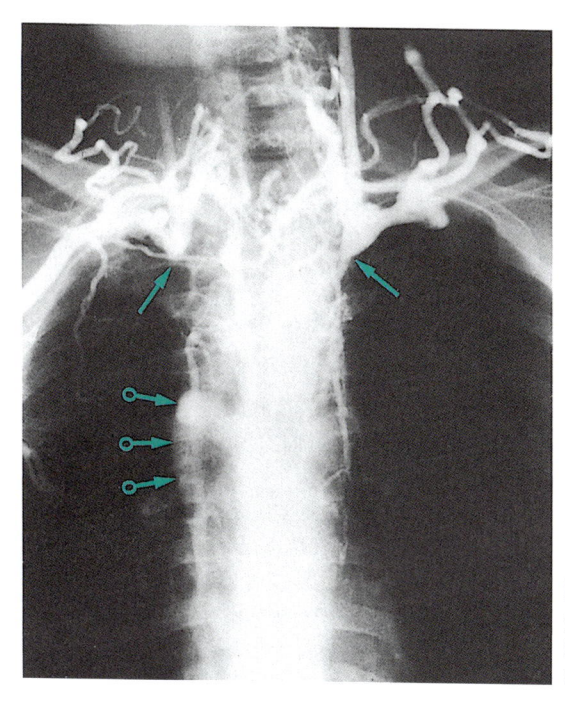

図 12A-81　上大静脈症候群　(悪性胸腺腫，38 歳，男性)
左右腕頭静脈(矢印)と上大静脈上部の閉塞がある．縦隔内の側副路から奇静脈を経て，奇静脈流入部以下の上大静脈(丸矢印)が造影されている．

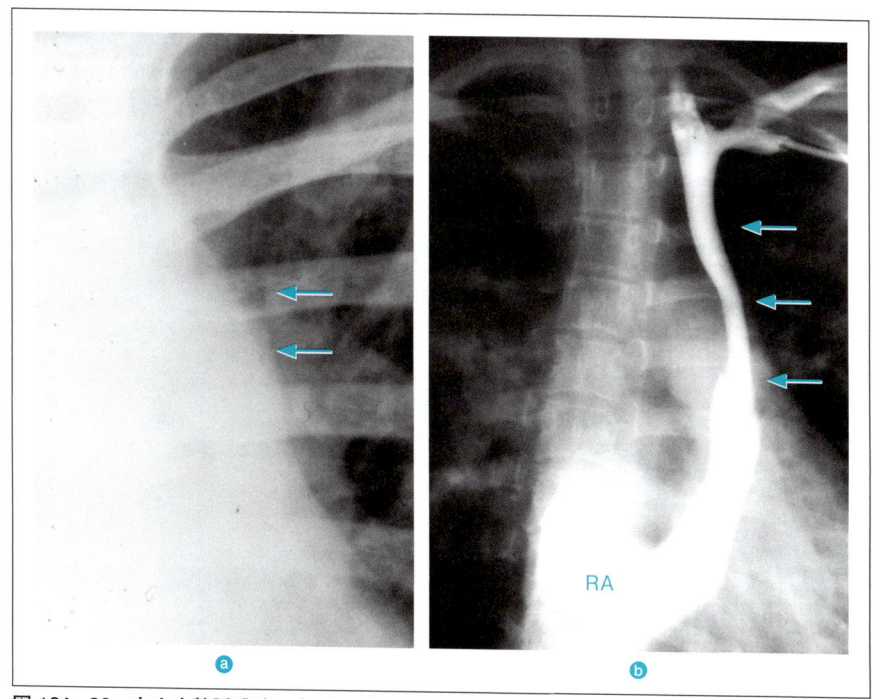

図 12A-82　左上大静脈残遺　(8 歳，女子)
ⓐ：胸部単純 X 線撮影正面像．大動脈弓の上方に帯状の淡い直線状の陰影(矢印)がみられる．
ⓑ：左鎖骨下静脈造影．左鎖骨下静脈の血流は左上大静脈残遺(矢印)を下行して冠静脈洞を経て右房(RA)に開口している．

3 奇静脈の拡大(図12A-83 ⓐ)

奇静脈は，胸部正面像で右主気管支起始部の右側にその正切像が認められる．正常では5mm以下であり，10mmを超えると確実に異常とされる．上大静脈・奇静脈の拡大および下大静脈の拡大は，右心不全のサインである．

臥位や呼気時には拡大するので，腫瘍やリンパ節腫大と鑑別することができる．上大静脈の閉塞，下大静脈の閉塞または欠損(奇静脈連結)，門脈圧亢進，脾静脈血栓などでは奇静脈が側副路として拡大することがある．

下大静脈欠損(奇静脈連結) absence of inferior vena cava(azygos continuation)では，腎静脈より上部の下大静脈の欠損する先天奇形で，下半身の静脈血は奇静脈を介して心臓へ還流する(図12A-84)．正面像で奇静脈の上大静脈への流入部が大きな類円形の陰影として右主気管支の右上方に認められる(図12A-83 ⓐ)．側面像では心陰影の後下部の下大静脈陰影が認められない．心奇形に合併することが多い．奇静脈造影では，特徴的な"candy-cane"または"candy-stick"を呈する(図12A-83 ⓑ)．

H 石灰化

心臓・大血管疾患の診断上，石灰化が有力な情報を提供することがある．石灰化の発見にはX線透視が有用であるが，胸部単純X線撮影でも注意すれば発見可能である．石灰化の生じる部位，原因を表12A-4に示す．

1 冠状動脈石灰化 coronary artery calcification(CAC)(図12A-85)

これらの中で重要な冠状動脈の石灰化は，左主幹動脈と左前下行枝および回旋枝の近位側で好発し，単純X線正面像では，椎体左縁，左心縁上部を通る水平線および左心縁とで囲まれた三角形領域(点線の三角形)，いわゆるCAC三角 coronary artery calcification triangle に含まれる(図12A-85)．危険因子の高い症例では，CAC三角の石灰化の有無に注意する必要がある．

2 収縮性心膜炎 constrictive pericarditis(図12A-86)

心膜の炎症性疾患の終末像であり，原因としてウイルス性，結核性などがある．心膜の線維性肥厚のため

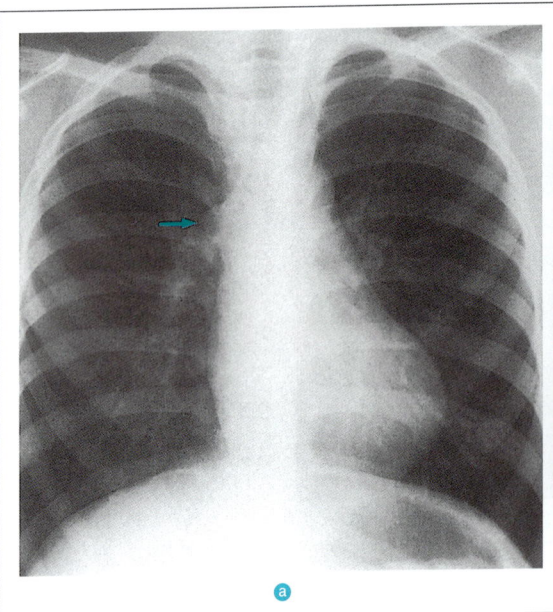

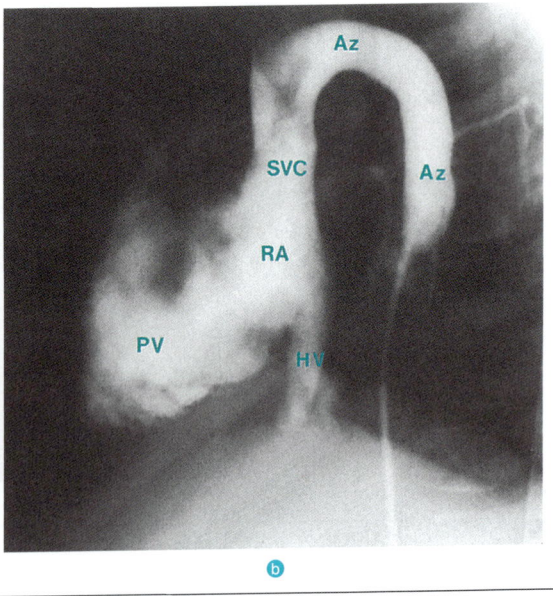

図12A-83 下大静脈欠損・奇静脈連結 (7歳，男子)
ⓐ：単純X線正面像．奇静脈陰影の拡大が認められる(矢印)．Fallot四徴症に合併したもの．心尖の挙上がみられる．
ⓑ：奇静脈からの造影(側面像)．拡張した奇静脈(Az)が後方から上大静脈(SVC)へ注いでいる．RA：右房，RV：右室．造影剤の肝静脈(HV)への逆流がみられる．

心臓の拡張が妨げられ，心拍出量を維持できなくなる．右心系の変化の著明なことが多く体静脈圧上昇を来す．収縮性心膜炎の約半数に石灰化（図12A-84）がみられるが，症状を伴わない心膜石灰化もある．心拡大はないか，あっても軽度のことが多い．心拍動は減弱し，心血管造影またはRI，心血管造影では循環時間の遅延が著明である．

表12A-4 心大血管の石灰化を来す疾患

- 心膜：収縮性心膜炎
- 心筋：心筋梗塞，心室瘤，心筋内腫瘍
- 心内膜（弁輪，弁膜，心房壁，心室壁）：リウマチなど
- 心腔内：血栓，心腔内腫瘍
- 大動脈：大動脈硬化，大動脈瘤：大動脈解離，梅毒性大動脈炎，高安動脈炎
- Valsalva洞：大動脈硬化，梅毒など
- 冠状動脈：冠動脈硬化，動脈瘤（先天性，川崎病）
- 動脈管：動脈管開存，動脈管の動脈瘤

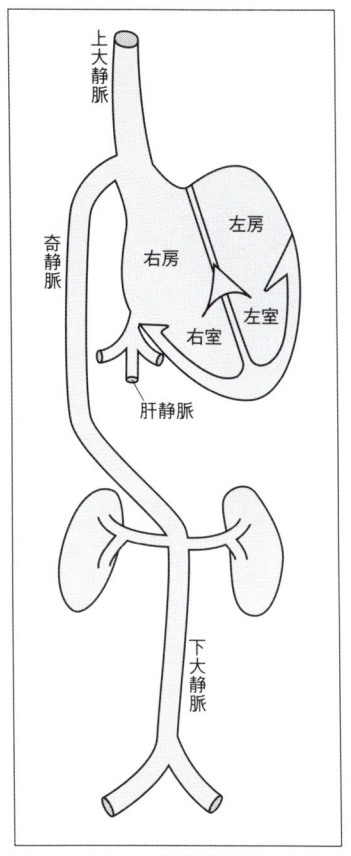

図12A-84 下大静脈欠損，奇静脈連結

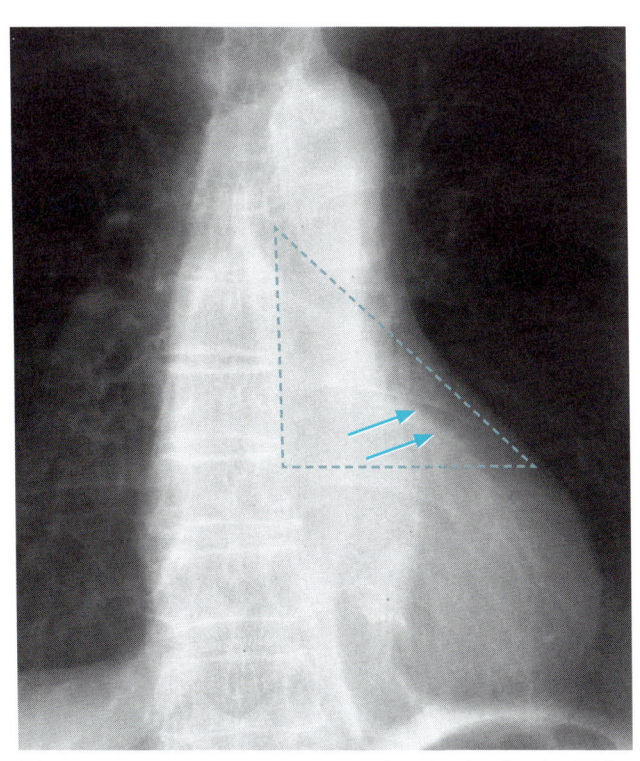

図12A-85 coronary artery calcification（CAC）三角 （65歳，男性）
胸部単純X線撮影正面像．椎体左縁，左心縁上部を通る水平線および左心縁とで囲まれた三角形領域（点線の三角形），いわゆるcoronary artery calcification（CAC）三角である．CAC三角内に，左冠動脈の石灰化（矢印）が疑われる．

312　I．画像診断

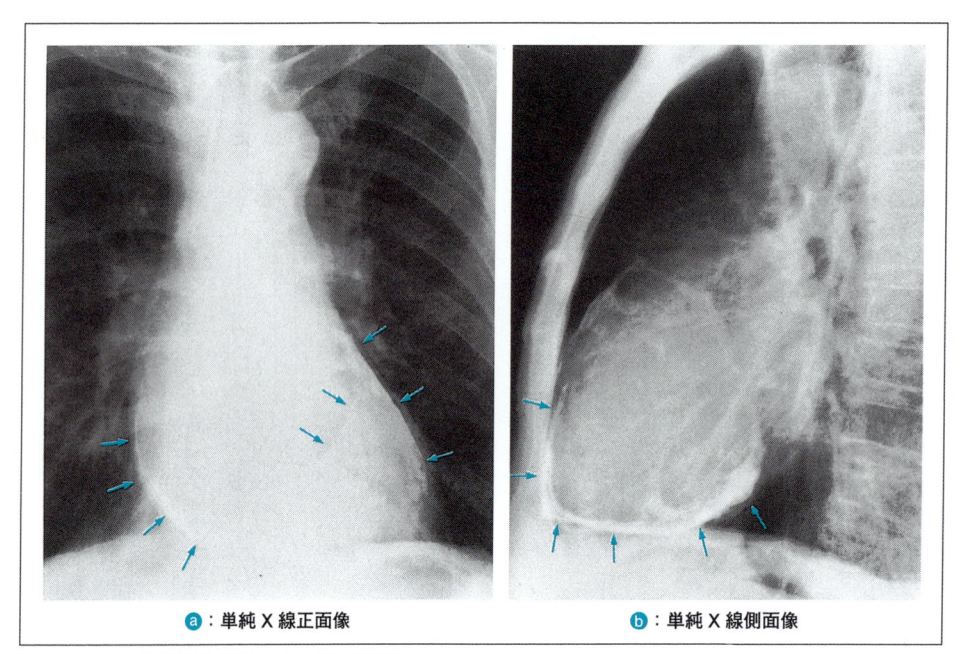

ⓐ：単純X線正面像　　　　　　　　ⓑ：単純X線側面像

図12A-86　収縮性心膜炎（70歳，男性）
房室間溝より下方の心膜に著明な石灰化（矢印）がみられる．

付表 12A-1　心臓の画像所見別疾患のまとめ

所見			疾患・症状	参照ページ	コメント
骨性胸郭の異常			漏斗胸, straight back syndrome, 胸椎の後彎・側彎, 圧迫性骨破壊, rib notching	264	―
心陰影全体の拡大			心拡大, 小児の胸腺, 心膜液貯留, 縦隔病変(縦隔炎, 膿瘍, 血腫, 脂肪沈着), 縦隔型肺癌, リンパ節腫大(悪性腫瘍の転移, サルコイドーシス, 結核など), 胸膜腫瘍, 縦隔側胸水, 大動脈とその分枝の病変(大動脈瘤, 腕頭動脈の蛇行など), 静脈系の異常	269	―
心陰影の部分的拡大	右房拡大		三尖弁狭窄または閉鎖不全, Ebstein 奇形, 右房への左右短絡疾患, 右心系の腫瘍	270	―
	右室拡大		Fallot 四徴症, 肺動脈弁狭窄, 肺動脈性高血圧, 肺性心, 心房中隔欠損, 心室中隔欠損, 僧帽弁狭窄, 三尖弁または肺動脈弁閉鎖不全, 右心不全および左心不全	271	―
	左房拡大		僧帽弁狭窄・閉鎖不全, 左房粘液腫, 心室中隔欠損, 動脈管開存および左心不全	271	―
	左室拡大		高血圧, 大動脈弁狭窄, 大動脈縮窄症, 肥大型心筋症, 大動脈弁逆流, 僧帽弁逆流, 心室中隔欠損, 動脈管開存, 拡張型心筋症, 左心不全	272	―
心陰影の縮小			肺気腫, Addison 病, 無力体質, 飢餓, 慢性消耗性疾患	272	―
心臓の大きさと形の異常を来す疾患			僧帽弁狭窄・逆流, 大動脈弁狭窄・逆流, 左房粘液腫, 心筋症	272, 273	―
心臓の位置の異常			無脾・多脾症候群	276	―
心拍動の異常	全般的減弱		心膜液貯留, 収縮性心膜炎, 心不全, 心筋疾患	276	―
	心拍動の部分的減弱		心筋梗塞, 心室瘤, 川崎病	277	―
	心拍動の増強		甲状腺機能亢進症, 貧血, 高血圧, 大動脈弁逆流	278	―
肺血管陰影の異常	肺血流量の増大	非チアノーゼ群	心房中隔欠損, 心室中隔欠損, 動脈管開存, 心内膜床欠損, 部分肺静脈還流異常, Valsalva 洞動脈瘤破裂	280	―
		チアノーゼ群	総肺静脈還流異常, 総動脈幹残遺, 完全大血管転位, 両大血管右室起始	286	―
	肺血流量の減少		Fallot 四徴症, Ebstein 奇形, 三尖弁閉鎖, 肺動脈狭窄	291	―
肺血管抵抗の増大	肺動脈性高血圧		肺性心, 右心不全	292	―
	肺静脈性高血圧	肺うっ血	僧帽弁狭窄・逆流	293	―
		間質性肺水腫	左心不全(特に僧帽弁狭窄), 肺線維症, サルコイドーシス, 強皮症, 癌性リンパ管症	294	―
		肺胞性肺水腫	急性左心不全	294	―
大動脈とその分枝の位置・走行の異常			重複大動脈弓, 右側大動脈弓(mirror image branching, 左鎖骨下動脈起始異常), 右鎖骨下動脈起始異常	296	―
大動脈陰影の大きさの異常	拡大		動脈管開存, Fallot 四徴症, 大動脈弁逆流, 大動脈硬化, 大動脈解離, 大動脈瘤	297	―
	縮小		心房中隔欠損, 心室中隔欠損, 僧帽弁狭窄	299	―
大動脈陰影の辺縁不整や切痕			高安動脈炎, 大動脈縮窄症	302	―
大静脈陰影の異常			上大静脈の拡大, 左上大静脈残遺, 奇静脈の拡大	308	―
心大血管の石灰化	1) 心膜		収縮性心膜炎	310	―
	2) 心筋		心筋梗塞, 心室瘤, 心筋内腫瘍	310	―

(次頁に続く)

付表12A-1（続き）

所見		疾患・症状	参照ページ	コメント
心大血管の石灰化	3)心内膜(弁輪, 弁膜, 心房壁, 心室壁)	リウマチなど	310	—
	4)心腔内	血栓, 心腔内腫瘍	310	—
	5)大動脈	大動脈硬化, 大動脈瘤, 大動脈解離, 梅毒性大動脈炎, 高安動脈炎, 血栓	310	—
	6)Valsalva洞	大動脈硬化, 梅毒など	310	—
	7)冠動脈	冠動脈硬化, 動脈瘤(先天性, 川崎病)	311	—
	8)肺動脈	肺高血圧, 血栓	311	—
	9)動脈管	動脈管開存, 動脈管の動脈瘤	311	—

12B 心臓・脈管：末梢血管・リンパ管

学習の目標

本章では末梢動脈，末梢静脈，リンパ管の画像所見を学ぶ．動静脈においては血管解剖や破格を理解のうえ，血栓，塞栓などの内腔の異常，動脈硬化，解離，動脈瘤，血管炎などの血管壁の異常，癌の浸潤などの管外病変よりの血管への影響，あるいは動静脈短絡を来す疾患・病態などを学習し，リンパ管についてはリンパ浮腫，乳糜胸，乳糜尿について学習する．

キーワード

末梢動脈……………………315	外傷性動静脈瘻……………320	静脈瘤……………………322
閉塞性動脈硬化症…………319	先天性動静脈奇形…………320	リンパ管…………………323
動脈断裂……………………319	膝窩動脈捕捉症候群………320	リンパ浮腫………………323
塞栓症………………………319	坐骨動脈遺残………………321	リンパ嚢…………………323
閉塞性血栓性血管炎………319	末梢静脈……………………321	フィラリア症……………323
Buerger 病…………………319	ベーチェット（Behçet）病…321	Stewart-Treves 症候群…323
胸郭出口症候群……………319	深部静脈血栓症……………322	乳糜胸……………………324
偽動脈瘤……………………320	表在性血栓性静脈炎………322	乳糜尿……………………324

各種画像診断法の特徴と適応・選択

A 単純X線検査・超音波検査（US）

単純X線撮影では動脈壁や動脈瘤の石灰化，静脈石などが診断可能である．USでは，総頚動脈や大腿動脈など，中等度以上のサイズの動脈の粥状硬化性変化や内腔の狭小化，大腿静脈血栓の有無などが把握できる．超音波ドプラ法を用いれば血流イメージングが可能である．

B X線CT検査

造影剤を用いれば，径数mm以上の血管の内腔の閉塞や狭窄を描出することができる．近年普及してきた多列検出器型装置を用いたCTA（CT angiography）では，造影剤の急速静注と高速撮像法の併用により広い範囲の血管が撮影可能で，しかも3次元再構成画像として観察できるため，従来の血管造影検査が不要になりつつある．

C MRI検査

通常のスピンエコー法では血流の早い血管の内腔は無信号領域として描出され，血栓は高信号として描出されることが多い．しかし，これのみでは安定した血管像を得にくいため，MRA（magnetic resonance angiography）が行われる．MRAのうち造影剤を用いない方法では血液の撮像面への流入効果を用いた方法（time of flight法）や位相の違いを用いた方法（phase contrast法）が可能であるが，造影剤急速静注による T_1 短縮効果を利用した方法（造影MRA）では，造影剤注入後の撮像のタイミングにより動脈相と静脈相両方の像を得ることも可能である．特に静脈撮影はMR venographyとよばれる．

D 動脈造影 arteriography

四肢の動脈造影は，動脈狭窄・閉塞性疾患，バイパス術後，外傷，動脈解離，動脈瘤，偽動脈瘤，動静脈瘻，血管奇形などにおける血流や動脈内腔の評価の目的で行われる．通常，経皮カテーテル法（Seldinger法）により大腿動脈，あるいは上腕動脈を経皮的に穿刺し，カテーテルを挿入，X線透視下に目的部位までカテーテル先端を進め水溶性ヨード造影剤を注入する．上腕動脈アプローチは技術的にやや難しいが，総

腸骨あるいは外腸骨動脈の両側性の閉塞や強い狭窄が疑われる場合は必須であり，また，術後の安静時間が短くてすむことは術後の下肢静脈血栓予防上の利点となる．患側肢の遠位部のみの撮影が必要な場合，カテーテルは使用せず，穿刺部より直接造影剤を注入することもある．血管の撮影法としては，従来の高速フィルム・チェンジャー法はほぼ姿を消し，DSA（digital subtraction angiography）法のみになりつつある．診断のみならばCTAで十分なことが多いものの，血管内治療目的にはDSAは欠かせない検査法である．

> **FPD：flat panel detector** *Memo*
> DSAに用いるX線透視装置として，従来のII（image intensifier）に替わりFPD（flat panel detector）が普及しつつある．FPDではIIのような画像のゆがみもなく，より広い範囲でX線写真と同等かそれ以上の画質が得られる．

E　静脈造影 venography

末梢静脈の造影は，下肢では深部静脈血栓症 deep vein thrombosis の診断が主な適応であり，上肢では胸郭出口症候群や上大静脈症候群などが対象となる．静注された造影剤は，通常は表在静脈を通って右心系へ流入する．深部静脈を造影するには重力あるいは駆血帯により造影剤を表在静脈より深部静脈に誘導する必要があり，技術を要する．下肢の静脈造影では，患者を半立位あるいは臥位にし，足背部の静脈より造影剤を注入する．臥位では駆血帯の使用が必須である．通常はX線透視下にスポット撮影されるが，DSAの使用も可能である．

> **慢性腎不全患者の透析シャント** *Memo*
> 慢性腎不全患者に設けられた透析シャントの吻合部分に狭窄，血栓付着，瘤形成などが起こった場合，造影X線検査や血管内治療が必要となる．通常は動脈側からの直接穿刺により造影が行われるが，病変の部位や血管内治療手技上の必要性から，静脈側よりのアプローチや特殊なカテーテルの使用が選択されることもある．なお，慢性腎不全患者への水溶性ヨード造影剤を用いる検査は，透析予定時刻の直前に行うことが望ましい．

F　リンパ系の検査

リンパ系では，リンパ流とリンパ節に分けて診断する必要がある．リンパ流路の画像診断法としてはリンパ管造影検査，リンパ管シンチグラムなどがあるが，リンパ管造影検査は近年行われなくなっている．リンパ浮腫の診断にはCT，MRIが有用である．リンパ節腫病変の評価にはUS，CT，MRI，ガリウムシンチグラム，あるいは陽電子断層撮影（PET；positron emission tomography）などが用いられるが，これらは腫瘍や炎症などの各原疾患の評価の一環として行われる．

画像診断の進め方

四肢の虚血症状，局所の腫脹や発赤，拍動性腫瘤や血管雑音，あるいは基礎疾患の有無など，病歴と理学的所見を十分に把握して画像診断に入る必要がある．血管の画像診断法としては，水溶性ヨード造影剤を用いたX線検査（血管造影検査 angiography）が最もスタンダードなものである．しかし，これは手技や使用する薬剤による危険をはらんでいるため，熟練者による施行が必要である．末梢血管の画像診断法としては他にUS，X線CT，MRI，血流シンチグラムなどがある．各検査法の特徴や限界を知り，簡便なものから始める必要がある．血流およびリンパ管シンチグラムについては別項に記載されるが，血流やリンパ流の概観像を得ることができる．

四肢脈管の画像解剖

上肢動脈，上肢静脈，下肢動脈，下肢静脈の代表的な血管解剖模式を図に示す（図12B-1〜4）．血管解剖の破格は近位部では比較的少ないが，末梢部では非常に多い．静脈には弁が存在し逆流を防いでいる．表在静脈と深部静脈の間には交通枝が存在する．

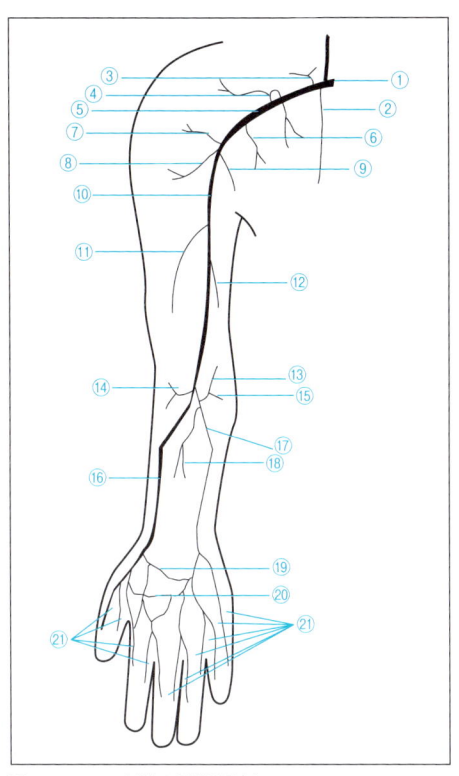

12B 心臓・脈管：末梢血管・リンパ管　317

図 12B-1　上肢の動脈解剖

1. 鎖骨下動脈 subclavian a.
2. 内胸動脈 internal mammary a
3. 甲状頸動脈 thyrocervical a.
4. 胸肩峰動脈 thoraco-acromial a.
5. 腋窩動脈 axillary a.
6. 側胸動脈 lateral thoracic a.
7. 前上腕回旋動脈 anterior humeral circumflex a.
8. 後上腕回旋動脈 posterior humeral circumflex a.
9. 肩甲下動脈 subscapular a.
10. 上腕動脈 brachial a.
11. 橈骨側副動脈 radial collateral a.
12. 上尺骨側副動脈 superior ulnar collateral a.
13. 下尺骨側副動脈 ionferior ulnar collateral a.
14. 橈骨反回動脈 radial recurrent a.
15. 尺骨反回動脈 ulnar recurrent a.
16. 橈骨動脈 radial a.
17. 尺骨動脈 ulnar a.
18. 骨間動脈 interosseous a.
19. 深掌側動脈弓 deep palmer arch
20. 浅掌側動脈弓 superficial palmar arch
21. 指動脈群 digital arteries

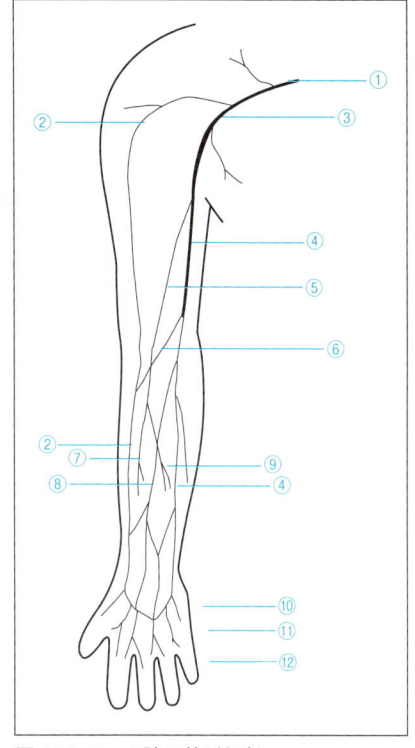

図 12B-2　上肢の静脈解剖

1. 鎖骨下静脈 subclavian v.
2. 橈骨皮静脈 cephalic v.
3. 腋窩静脈 axillary v.
4. 尺骨皮静脈 basilic v.
5. 上腕静脈 brachial v.
6. 正中肘静脈 median cubital v.
7. 橈骨静脈群 radial veins.
8. 正中前腕静脈 median vein of the forearm
9. 尺骨静脈群 ulnar veins.
10. 手背静脈叢 dorsal venous network
11. 中手骨静脈群 metacarpal veins
12. 指静脈群 digital veins

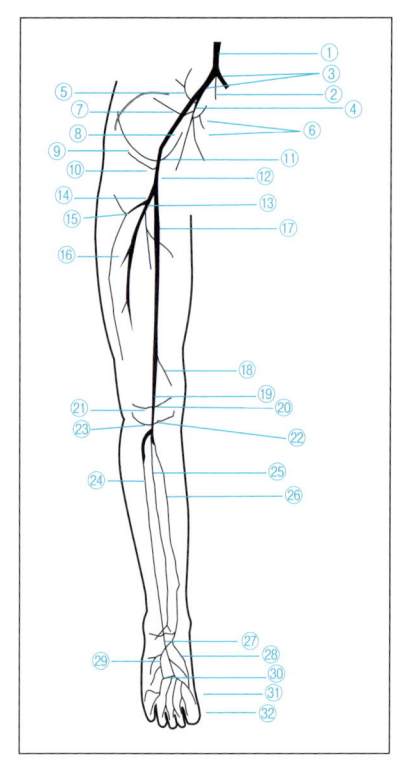

図 12B-3　下肢の動脈解剖

1. 腹部大動脈 abdminal aorta
2. 正中仙骨動脈 middle sacral artery
3. 総腸骨動脈 common iliac a.
4. 内腸骨動脈 internal iliac a.
5. 腸腰動脈 iliolumbar a.
6. 外側仙骨動脈 lateral sacral a.
7. 上臀動脈 superio gluteal a.
8. 外腸骨動脈 external iliac a.
9. 浅腸骨回旋動脈 superficial circumflex iliac a.
10. 深腸骨回旋動脈 deep circumflex iliac a.
11. 下腹壁動脈 inferior epigastric a.
12. 大腿動脈 femoral a.
13. 深大腿動脈 deep femoral a.
14. 内側大腿回旋動脈 medial circumflex femoris a.
15. 外側大腿回旋動脈 lateral circumflex femoris a.
16. 外側大腿回旋動脈下行枝 descending branch of lateral circumflex femoris a.
17. 浅大腿動脈 superficial femoral a.
18. 下行膝動脈 descending genicular a.
19. 膝窩動脈 popliteal a.
20. 内側上膝動脈 medial superior genicular a.
21. 外側上膝動脈 lateral superior genicular a.
22. 内側下膝動脈 medial inferior genicular a.
23. 外側下膝動脈 lateral inferior genicular a.
24. 前脛骨動脈 anterior tibial a.
25. 腓骨動脈 peroneal a.
26. 後脛骨動脈 posterior tibial a.
27. 足背動脈 arteria dorsalis pedis
28. 内側足底動脈 medial plantar a.
29. 外側足底動脈 lateral plantar a.
30. 弓状動脈 arcuate a.
31. 中足骨動脈群 metatarsal arteries
32. 指動脈群 digital arteries

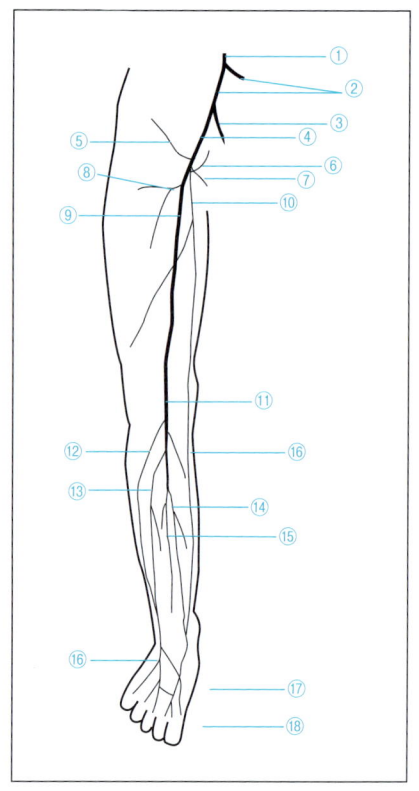

図 12B-4　下肢の静脈解剖

1. 下大静脈 inferior vena cava
2. 総腸骨静脈 common iliac v.
3. 内腸骨静脈 internal iliac v.
4. 外腸骨静脈 external iliac v.
5. 浅腸骨回旋静脈 superficial circumflex iliac v.
6. 浅腹壁静脈 superficail epigastric v.
7. 外陰部静脈 external pudendal v.
8. 大腿深静脈 deep femoral v.
9. 大腿静脈 femoral v.
10. 大伏在静脈 greater saphenous v.
11. 膝窩静脈 popliteal v.
12. 小伏在静脈 lessor saphenous v.
13. 前脛骨静脈 anterior tibial v.
14. 後脛骨静脈 posterior tibial v.
15. 腓骨静脈 peroneal v.
16. 足背静脈弓 dorsal venous arch
17. 中足骨静脈群 metatarsal veins
18. 指静脈群 digital veins

末梢血管・リンパ管疾患の画像所見

1 閉塞性動脈硬化症 arteriosclerosis obliterans (ASO)（図12B-5～7）

病理・病態

中高年者に多い疾患である．動脈硬化が起こると動脈は弾性を失い，拡張，蛇行する．局所的に動脈壁が伸展，膨隆したものが動脈瘤であり，動脈硬化性のものは腸骨動脈領域に多くみられる．動脈壁が肥厚すると，内膜石灰化，不整な狭窄，閉塞などを来し，鎖骨下，総頸，内頸，総腸骨，外腸骨，大腿，浅大腿動脈など，比較的大きな動脈に多くみられる．いったん閉塞が起こると，血栓がただちにその近位血管分岐部まで進展し，時間が経過するとその周囲に側副血行路 collateral vessels が発達する．

画像所見

US，CTA，DSA，MRA などで，動脈の拡張・蛇行，瘤形成，不整な狭窄，閉塞，側副血行路形成などがみられる．近位部動脈に狭窄・閉塞を来すものの鑑別としては，大動脈炎症候群，外傷（図12B-8），心臓より到達した血栓による塞栓症（図12B-9），放射線による動脈炎，動脈外膜囊腫などが挙げられる．

Raynaud 病や糖尿病では，逆に末梢枝が狭小化する．

2 閉塞性血栓性血管炎（Buerger 病）（図12B-10）

病理・病態

若年成人の喫煙者に多く発生する原因不明の疾患であり，四肢末梢部，特に上肢の多発性動脈閉塞が起こる．

画像所見

DSA にて，四肢末梢動脈の閉塞とともに，コルク抜き様のらせん状の側副血行路が特徴的である．

3 胸郭出口症候群 thoracic outlet syndrome （図12B-11）

病理・病態

特定の肢位（多くは上腕の挙上外転位）において肋骨・鎖骨による鎖骨下動静脈の圧迫，閉塞がみられる．

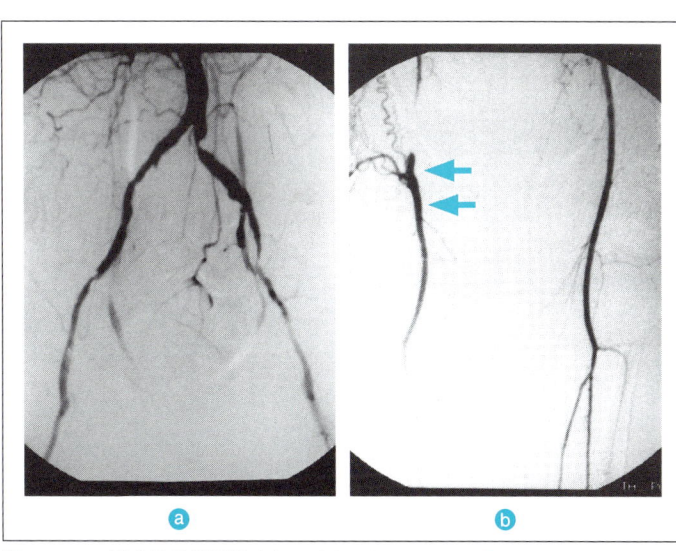

図12B-5 閉塞性動脈硬化症（同一患者の骨盤部 DSA：ⓐ，および膝部 DSA：ⓑ）

ⓐ：両側の総腸骨動脈，外腸骨動脈，大腿動脈に狭窄性病変が多発し，内腔不整である．右内腸骨動脈は閉塞している．

ⓑ：右側では，浅大腿動脈が閉塞し，筋肉枝を介して膝窩動脈（矢印）が遅く描出されている．左側では，浅大腿動脈，膝窩動脈，後脛骨動脈，腓骨動脈の描出は良好であるが，前脛骨動脈の血流が不良である．

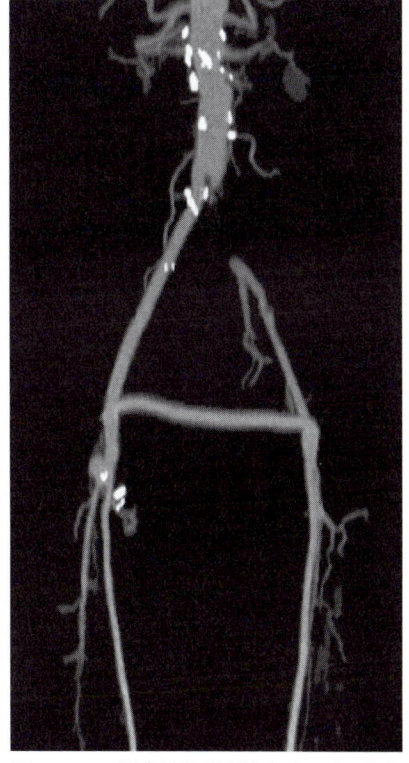

図12B-6 閉塞性動脈硬化症バイパス術後（骨盤部 CTA）

腹部大動脈遠位部に石灰化がみられ，左総腸骨動脈起始部は閉塞している．右総腸骨動脈は人工血管に置換されており，右大腿動脈より左大腿動脈へ置かれたバイパスを通じて左大腿動脈，左外腸骨動脈，左内腸骨動脈が造影されている．

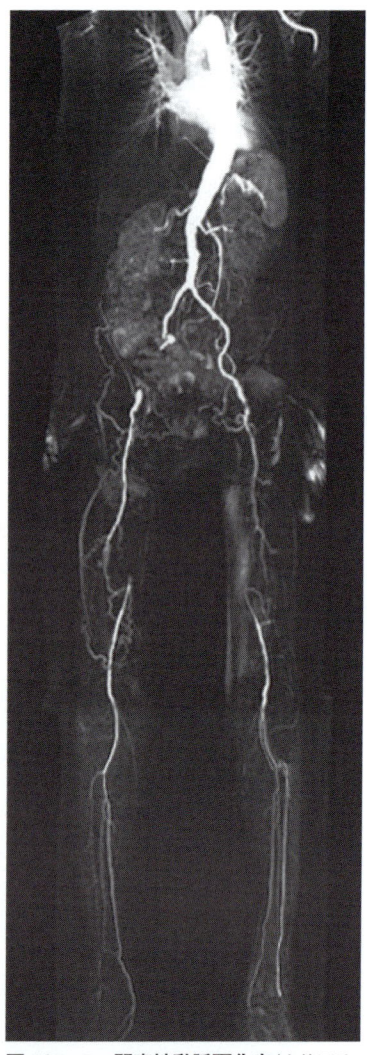

図12B-7 閉塞性動脈硬化症(広範囲造影 MRA)

右総腸骨動脈は途中で閉塞し，腸骨回旋動脈を介して右大腿動脈が描出されている．さらに，両側の浅大腿動脈は起始部より閉塞し，深大腿動脈の筋肉枝を介して膝窩動脈以下が描出されている．

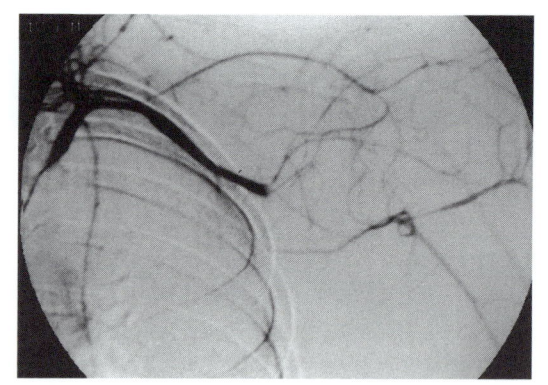

図12B-8 交通事故による左腋窩動脈断裂(左鎖骨下動脈 DSA)

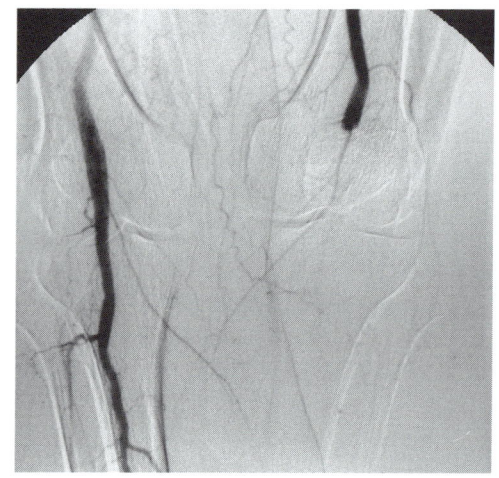

図12B-9 心臓よりの血栓による左膝窩動脈塞栓症(両側膝部 DSA)

他に，頸肋，前斜角筋，短斜角筋，小胸筋などによる圧迫も胸郭出口症候群の原因となりうる．

画像所見

特定の肢位で撮影した DSA にて鎖骨下動静脈の圧迫，閉塞がみられる．

4 偽動脈瘤 pseudoaneurysm・外傷性動静脈瘻 traumatic arterio-venous fistula

病理・病態

一見動脈瘤であっても血管壁をもたないものは偽動脈瘤とよばれ，その原因は感染や外傷が主なものであり，動脈穿刺術後の不適切な止血でも起こる．動脈，静脈を同時に穿刺すると，外傷性動静脈瘻を来すこともある．

画像所見

偽動脈瘤は，US，CTA，DSA などで一見動脈瘤様であり，病歴聴取が重要である(図12B-12)．外傷性動静脈瘻では DSA で動静脈短絡がみられる(図12B-13)．

5 先天性疾患

病理・病態

先天性動静脈奇形 congenital arterio-venous malformation(AVM)(図12B-14)では動静脈短絡が主な所見である．膝窩動脈捕捉症候群 popliteal artery entrapment syndrome では，先天的に走行異常のある膝窩動脈が腓腹筋内側頭あるいはその線維束により捕

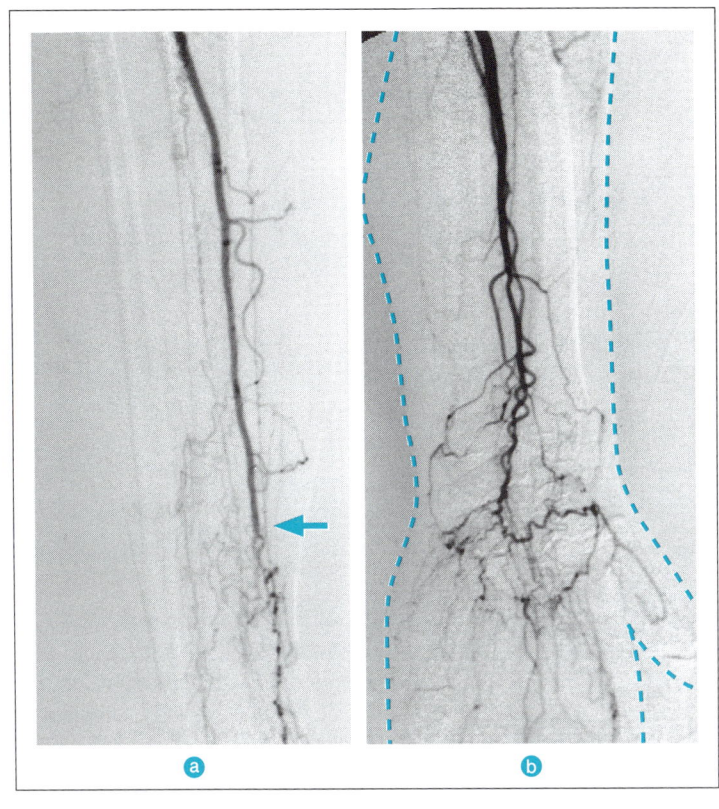

12B　心臓・脈管：末梢血管・リンパ管　321

図 12B-10　閉塞性血栓血管炎（同一患者の右下腿部 DSA：ⓐ，および右手関節部 DSA：ⓑ）
ⓐ：前脛骨および腓骨動脈は閉塞し，後脛骨動脈のみが描出されているが，これも遠位部で閉塞し（矢印），らせん状に拡張した側副血行路を認める．
ⓑ：橈骨動脈，尺骨動脈は閉塞し，残る骨間動脈により末梢部は栄養されているが，指動脈も多数が閉塞している．

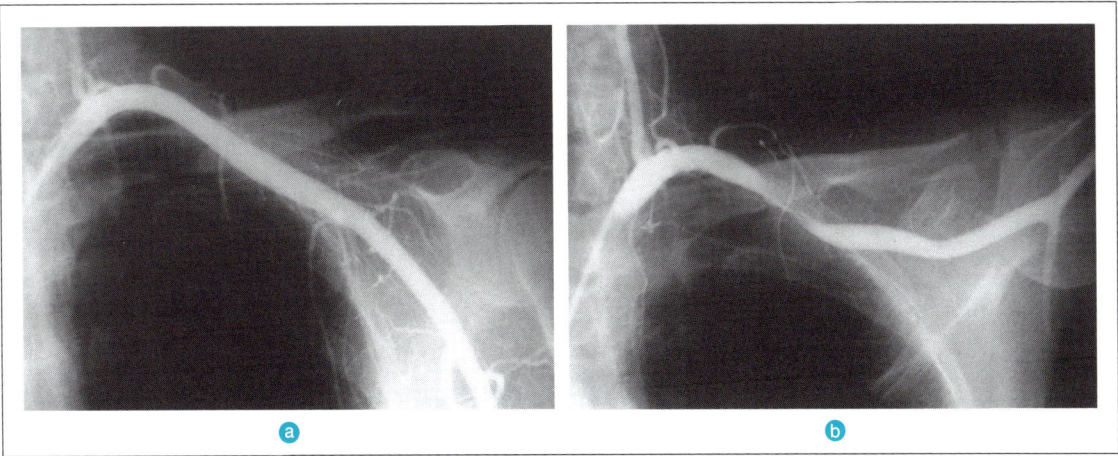

図 12B-11　胸郭出口症候群（フィルム法による左鎖骨下動脈造影，左上肢下垂位：ⓐ，左上肢挙上外転位：ⓑ）
左上肢挙上外転位で，鎖骨下動脈が第一肋骨と鎖骨にはさまれ，狭窄している．

捉されるもので，血管造影上は膝窩動脈が内方に偏位し，狭窄や閉塞を来す．坐骨動脈遺残 persistent sciatic artery においては，浅大腿動脈は低形成となり，膝窩動脈以下は内腸骨動脈より連続する拡張した坐骨動脈により栄養される．

画像所見

主として DSA により動脈供給路や静脈還流路の把握，血管拡張，瘤形成，血管偏位，動静脈短絡の有無などをみる．

6　ベーチェット病 Behçet disease

動脈，静脈のいずれも侵される可能性があるが，末梢血管よりも大血管の病変が多く，特に大きな静脈が閉塞されやすい．動脈閉塞や動脈瘤形成を来すことも

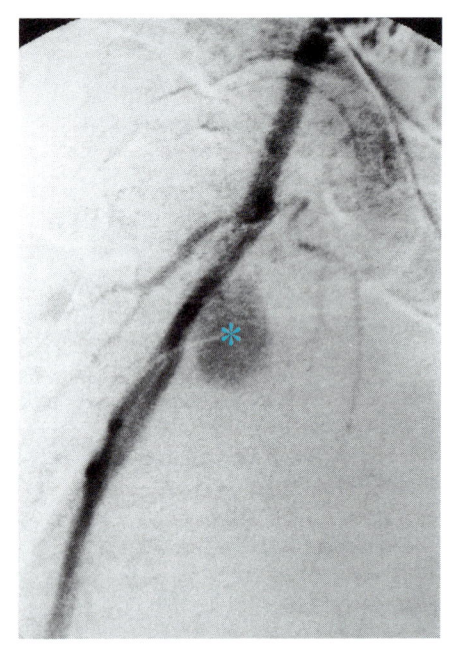

図 12B-12 偽動脈瘤(右鼠径部 DSA)
大腿動脈カテーテル抜去後の不十分な止血により生じた(＊).

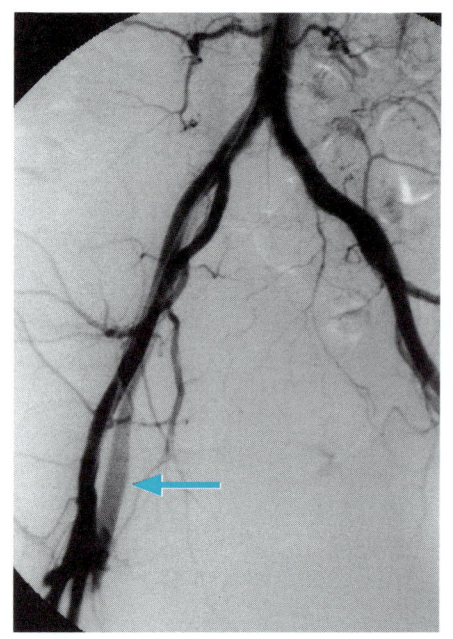

図 12B-13 外傷性動静脈瘻(骨盤部 DSA)
右大腿動脈へのカテーテル挿入時に大腿静脈も一緒に貫いたため生じた．動脈相で右大腿静脈の早期描出(矢印)がみられる．

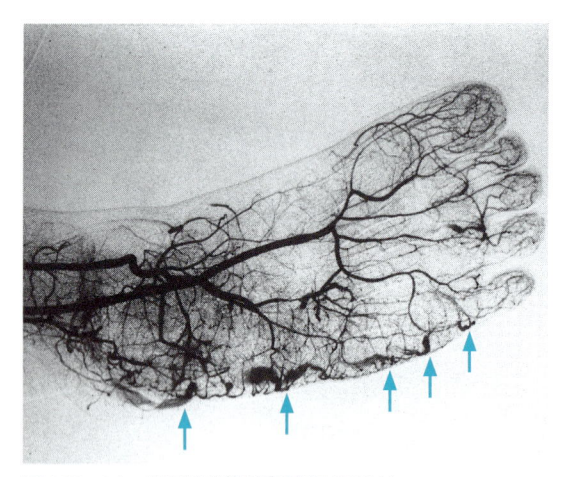

図 12B-14 先天性動静脈奇形(足部 DSA)
動脈相で静脈の描出(矢印)がみられる．

ある．

7 下肢深部静脈血栓症
deep vein thrombosis(図 12B-15, 16)

病理・病態
　静脈血のうっ滞により血栓が生じるものであり，血液凝固亢進素因のある患者，長期安静の患者，妊娠や骨盤内腫瘍による静脈還流障害のある者，長時間の旅行者などに発生するリスクが高く，肺塞栓症を続発する危険性がある．

画像所見
　急性下肢深部静脈血栓症では，腫脹した下肢の末梢静脈よりの造影で深部静脈内に血栓による陰影欠損がみられる(図 12B-17)．US，造影 CT，MRI，MR venography においても下大静脈，大腿静脈，膝窩静脈などの閉塞や血栓の有無が診断できる．血栓症が慢性化すると拡張した側副血行路が発達する．

8 表在性血栓性静脈炎
superficial thrombophlebitis

病理・病態
　注射や採血による静脈損傷部に血栓が付着して起こり，発赤，圧痛を伴う硬結として認められることが多い．深部静脈血栓症，静脈瘤，Buerger 病，悪性腫瘍などに続発してみられることもある．

画像所見
　画像検査は必要ないことが多いが，US で血栓の有無，深部静脈との関係，静脈瘤形成の有無などを確認できる．

9 静脈瘤 varix(図 12B-18)

病理・病態
　下肢静脈弁の機能障害や深部静脈血栓症により，逆

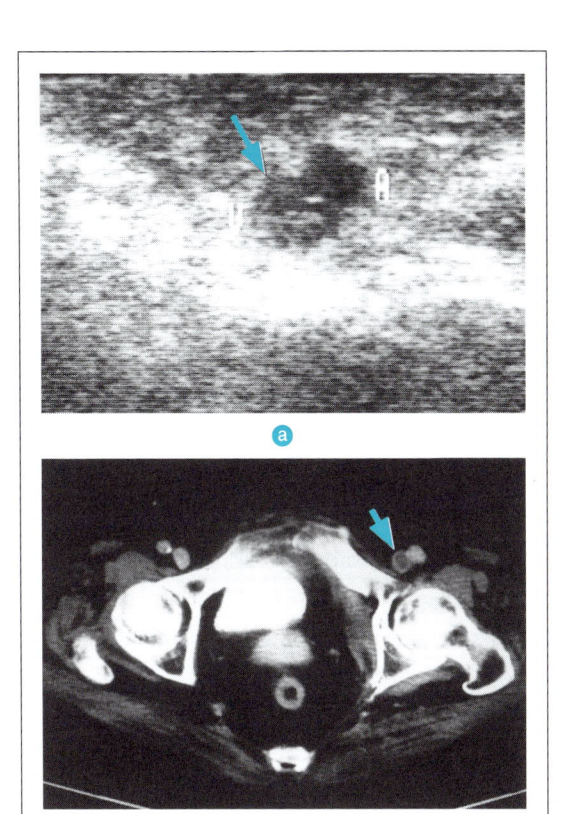

図 12B-15　深部静脈血栓症(同一患者，ⓐ：超音波，ⓑ：造影CT)

超音波検査では静脈内腔から血栓による反射がみられる(矢印)．隣接する大腿動脈の内腔からは無反射である．造影CTでは，左大腿静脈静脈(矢印)には造影剤の流入がみられない．

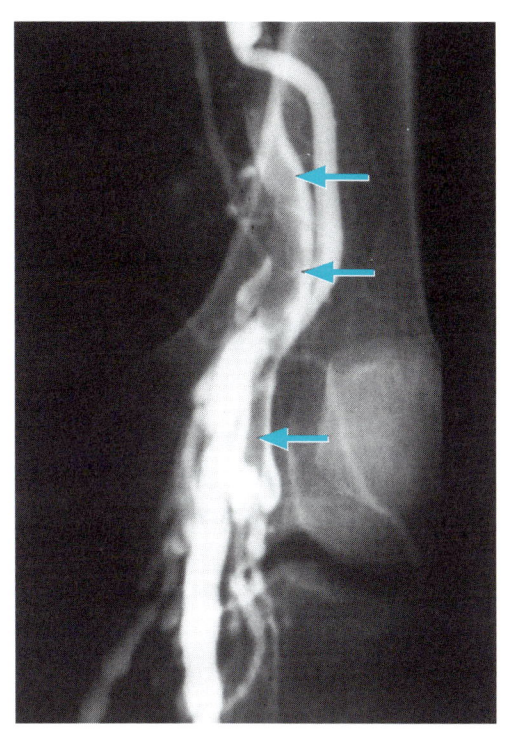

図 12B-16　深部静脈血栓症(膝上部静脈造影)

左大腿静脈内腔に血栓による大きな陰影欠損(矢印)がみられる．

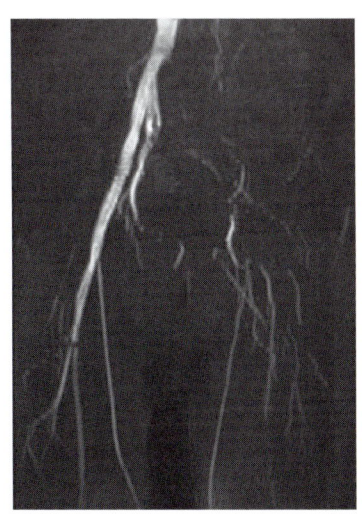

図 12B-17　左側深部静脈血栓症(造影剤を用いない MR venography)

右側は正常である．左側は，大伏在静脈は描出されているものの，大腿静脈から腸骨静脈にかけての描出がみられない．

流あるいはうっ滞した血液によって表在静脈が拡張して形成される．

画像所見

拡張蛇行した表在静脈は視診でも明らかであるが，原因特定の目的で静脈造影が行われることがある．

10　リンパ浮腫 lymphedema (図 12B-19)

病理・病態

組織液過剰状態，あるいはリンパ管の通過障害で起こり，先天性のリンパ管低形成によるもの，原因不明のもの，手術(乳癌，子宮癌など)や感染症(特にフィラリア症)に続発するものなどがある．

画像所見

CT，MRIでは患肢の皮膚，皮下組織は腫脹し，皮下脂肪組織内に漏出した組織液による網目状の構造がみられる．骨盤部手術の既往がある場合，術野にリンパ嚢 lymphocele を形成することもある．

> **Stewart-Treves 症候群**　　　　　　　　　　*Memo*
>
> 　乳癌や子宮癌などの手術後，上肢や下肢にリンパ浮腫を来した場合，数年〜数十年後に軟部組織の血管肉腫を合併することがあり，Stewart-Treves 症候群とよばれる．

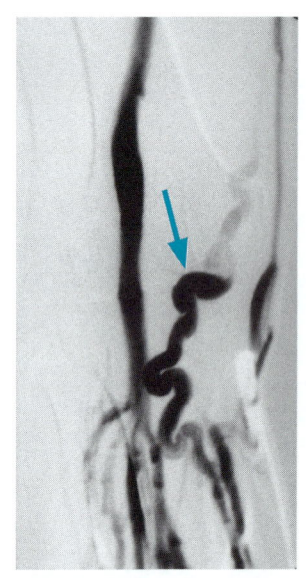

図 12B-18　下肢静脈瘤（膝部 DSA）
下腿深部静脈から大伏在静脈への交通枝に静脈瘤（矢印）がみられる．下腿深部静脈，膝窩静脈，および大腿静脈の描出は良好で，血栓はみられない．

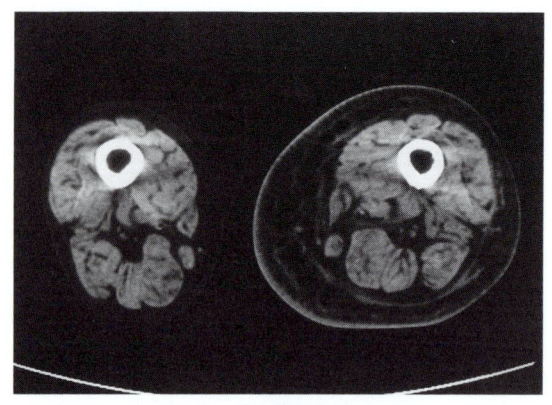

図 12B-19　左下肢リンパ浮腫（両側大腿部造影 CT）

11 乳糜胸 chylothorax，乳糜尿 chyluria

病理・病態
リンパ液の漏出であるが，外傷，手術，感染症などに続発することが多い．

画像所見
リンパ流の障害部位や漏出部位は，リンパ管シンチグラムにより特定できることがある．

付表 12B-1　画像所見別疾患のまとめ

臓器	所見	疾患・症状	参照ページ	コメント(検査法)
動脈(近位部)	閉塞・壁不整・狭窄	閉塞性動脈硬化症, 放射線照射後変化, 動脈外膜嚢腫, Behçet病, 薬物副作用, 胸郭出口症候群	319, 320, 321	US, DSA, CT, CTA, MRA
動脈(末梢部)	閉塞・壁不整・狭窄	動脈塞栓症, Bueger病, レイノー病, 糖尿病, 放射線照射後変化, Behçet病, 薬物副作用	319, 320, 321	DSA, CT, CTA, MRA
動脈	拡張・蛇行・動脈瘤	動脈硬化症, 先天性疾患(膝窩動脈捕捉症候群, 坐骨動脈遺残), 炎症, Behçet病, 腫瘍, 薬物副作用	319, 320, 321	US, DSA, CTA, MRA
	偏位	先天性疾患(膝窩動脈捕捉症候群, 坐骨動脈遺残), 血管外腫瘍	320	DSA, CTA, MRA
	造影剤漏出・偽動脈瘤	外傷, 血管穿刺後止血不十分, 感染症	320	DSA, dynamic CT
動脈・静脈	動静脈短絡	外傷, 血管穿刺後合併症, 腫瘍, 先天性動静脈奇形	320, 321	US, DSA, dynamic CT
静脈	閉塞	下肢深部静脈血栓症, 血栓性静脈炎, Behçet病, 胸郭出口症候群	320, 321	US, CT, MR venography, 静脈造影
	拡張・蛇行・静脈瘤	下肢深部静脈血栓症, 静脈弁機能不全	322	US, CT, MR venography, 静脈造影
リンパ管	リンパ浮腫	手術後変化, 外傷, 先天性リンパ管形成不全, 感染症(特にフィラリア症)	323, 324	US, CT, MRI
	リンパ管閉塞	手術後変化, 外傷, 感染症(特にフィラリア症)	323	シンチグラフィ
	リンパ液漏出	手術後変化, 外傷, 感染症	324	画像的証明は困難なことが多い

13 消化管・腹部一般

学習の目標

■腹壁および腹膜（後腹膜を含む）
炎症性変化や異常な液体貯留，異常なガス貯留など，変化の拡がりを解剖学的区分と併せ理解する．ガス像や液体貯留などの二次的陰影を参考にして，腹膜や腸管など臓器異常との関連を考える．

■消化管
消化管では急性病変か慢性病変かの区別，器質的病変の有無および病変の種類とその拡がり，機能障害の有無とその程度を知ることが重要である．器質的病変が発見された場合，消化管壁（wall）の異常か，管腔内（intraluminal）の異常か，消化管壁外（extrinsic）の異常による二次的変化かの区別が第1段階で，次に消化管壁の異常の場合は，粘膜病変か，粘膜下病変かなど消化管の壁構造との関連で疾患を捉える．病変の種類としては腫瘍性病変か否か，腫瘍性病変では上皮性か非上皮性か，次に良性か悪性か，悪性では原発性か二次性か，原発性では病変の拡がり，進行度についての評価が重要である．この過程で器質的病変の管腔内の異常，消化管壁の異常の中で粘膜病変にあたるものは，内視鏡検査で直接的な所見が得られ，生検により組織学的な検討が可能であるので，内視鏡が到達しうる範囲では，画像診断の役割は相対的に低いものとなり，むしろ壁外での病変の拡がりについての情報が求められる．これに対して，粘膜下の病変や消化管壁外では，画像診断の役割が高いものとなる．

キーワード

■ 壁，腹膜，後腹膜
- 側腹線条 ……………………… 333
- 肝臓の bare area ……………… 334
- 結腸傍溝 ……………………… 334
- Douglas 窩 …………………… 334
- 網嚢 …………………………… 334
- 腎筋膜 ………………………… 334
- 前腎傍腔 ……………………… 334
- 腎周囲腔 ……………………… 334
- 後腎傍腔 ……………………… 334
- 腹腔内液体貯留 ……………… 335
- 腹膜炎 ………………………… 337
- 消化管穿孔 …………………… 338
- 腹腔内遊離ガス ……………… 338
- 腹腔内膿瘍 …………………… 340
- 悪性リンパ腫 ………………… 341
- 悪性中皮腫 …………………… 341
- 類線維腫 ……………………… 341
- 癌性腹膜炎 …………………… 341
- 腹膜偽粘液腫 ………………… 342
- 腸間膜血行障害 ……………… 342
- 外ヘルニア …………………… 342
- 内ヘルニア …………………… 342

■ 消化管
【咽頭・食道】
- 嚥下障害 ……………………… 352
- 誤嚥 …………………………… 353
- 気管食道瘻 …………………… 353
- アカラシア …………………… 354
- 胃食道逆流症（GERD）……… 354
- 食道炎 ………………………… 354
- 食道癌 ………………………… 354
- 食道胃静脈瘤 ………………… 357
- 食道裂孔ヘルニア …………… 360
- Mallory-Weiss 症候群 ………… 361
- 食道異物 ……………………… 362

【胃・十二指腸】
- 十二指腸空腸曲（Treitz 靱帯）… 348
- Vater 乳頭 …………………… 348
- 輪状ひだ Kerckring folds …… 347
- 迷入膵 ………………………… 362
- 胃ポリープ …………………… 362
- 胃癌 …………………………… 363
- 早期胃癌 ……………………… 364
- 硬性癌 ………………………… 365
- gastrointestinal stromal tumor（GIST）………………………… 370
- 悪性リンパ腫 ………………… 370
- 胃・十二指腸潰瘍 …………… 373
- ニッシェ ……………………… 373
- Schattenplus im minus ……… 374
- 粘膜ひだの"やせ" …………… 369
- 胃炎 …………………………… 374
- 胃切除後病変 ………………… 376
- 輸入脚症候群 ………………… 376
- Brunner 腺腫 ………………… 378
- 十二指腸癌 …………………… 377
- 十二指腸憩室 ………………… 379
- 上腸間膜動脈症候群 ………… 379

【小腸】
- 腸回転異常 …………………… 380
- Meckel 憩室 ………………… 380
- 炎症性腸疾患 ………………… 380
- Crohn 病 ……………………… 381
- skip lesions …………………… 381
- 縦走潰瘍 ……………………… 381
- cobblestone appearance ……… 381
- 潰瘍性大腸炎 ………………… 381
- Behçet 病 ……………………… 381
- 単純性潰瘍 …………………… 383
- 腸結核 ………………………… 383
- 腸管虚血 ……………………… 384
- 腸管壁内ガス像 ……………… 386
- 門脈内ガス …………………… 386
- 麻痺性イレウス ……………… 386
- sentinel loop ………………… 388
- 小腸および大腸の機械的閉塞症 ………………………………… 388

絞扼性腸閉塞 388	母指圧痕像 403	薬剤性大腸炎 403
腸重積症 393	大腸憩室症 397	細菌性大腸炎 404
ヘルニア 393	大腸ポリープ 397	腸結核 383
小腸癌 393	消化管ポリポーシス 397	アメーバ性大腸炎 407
悪性リンパ腫 393	villous tumor 399	虚血性大腸炎 407
平滑筋肉腫 393	大腸癌 399	腸管気腫症 407
カルチノイド腫瘍 393	apple core 400	大腸子宮内膜症 407
GIST 393	カルチノイド腫瘍 401	直腸粘膜脱症候群 408
【大腸】	悪性リンパ腫 401	虫垂炎 408
半月ひだ 349	GIST 401	虫垂粘液瘤 409
結腸膨起 351	Crohn 病 403	
横行結腸間膜 350	潰瘍性大腸炎 403	

各種画像診断法の特徴と適応・選択

A 単純 X 線検査

　腹部単純 X 線検査は腹部概観像を得ることができ，骨の異常，臓器の大きさ，形，輪郭異常などの検出，腫瘤陰影，異常石灰化像，腹水，腸管ガス像の異常や異常なガス像の診断などに用いられる．消化管・腹部一般の領域では，急性腹症において消化管穿孔や，胆石や尿路結石，腸管の閉塞などの診断に有用で，ガス産生菌による膿瘍形成，異物などの検出にも用いられる．特に腸管閉塞の診断時などにおいて，腸管ガス像の経時的変化の評価に優れている．

　なお，腹部単純 X 線検査は横隔膜に重なる肺底部の評価にも用いられることがある．

B 消化管造影検査

　陽性造影剤を用いた消化管造影検査は消化管の内腔形状を描出し，消化管機能の評価と粘膜面の形状評価に用いられる．陽性造影剤には水溶性のヨード系造影剤と非水溶性の硫酸バリウムがあり，検査の目的や患者の状態により選択しなければならない．一般的には，上部消化管 X 線検査や注腸造影検査には非水溶性陽性造影剤の硫酸バリウムと陰性造影剤の空気(もしくは二酸化炭素)とによる二重造影検査が行われる．

　硫酸バリウム経口投与に関する注意としては，消化管穿孔，下部消化管閉塞，強度の便秘，誤嚥，アレルギー(添加物に対するアレルギーと思われる)がある．一方，水溶性ヨード系造影剤経口投与時の注意としては，高浸透圧のため誤嚥にて肺水腫を誘発するので，誤嚥のある場合には禁忌となる．また，ヨードによるアレルギーも使用上の注意として挙げられる．腹部を撮影対象とする消化管 X 線造影検査は生殖腺被曝線量の多い検査となるため，妊娠および妊娠の疑いのある場合には禁忌となる．

❶ ビデオフルオロスコピー video fluoroscopy(VF)による嚥下造影検査

　口腔，咽頭および食道を対象として嚥下困難，嚥下障害などの機能障害の評価，および粘膜病変や狭窄の評価などに用いられる．機能障害の評価にはビデオフルオロスコピーや連続撮影などの動態検査が必要である．

❷ 上部消化管造影検査

　食道から十二指腸の Treitz 靱帯部までを対象に上部消化管の異常に対し，広く行われている造影 X 線検査である．臓器形態と粘膜面の微細構造描出および胃食道逆流現象のような機能評価が可能で，内視鏡検査と相補的な役割を果たす．悪性腫瘍などの術前検査として病変位置をマッピングする目的にも用いられる．

❸ 小腸造影検査

　小腸疾患が疑われる場合には，はじめに経口法による single contrast での小腸造影検査が行われ，異常が発見されて必要があれば，経管法にて二重造影検査が行われる．疾患頻度の多い終末回腸部については，注腸造影検査にて回盲弁からの逆流によっても評価可能なことがあり，回盲弁および盲腸を含めた詳細な情報が必要な場合は，注腸造影検査が必要となる．

❹ 注腸造影検査

　肛門より逆向性に造影剤および空気を注入し，大腸

の全長を検査対象とする．回盲弁からの逆流により，終末回腸部の描出が得られるが，常に逆流があるとは限らない．

C 超音波検査(US)

装置の可搬性に優れることや，X線被曝を伴わないこと，リアルタイムの断層画像を得られることなどの特徴により腹部各種臓器の診断とともに腹壁，腹膜および腹腔の異常の検索にも広く利用されている．消化管については内腔の空気により描出が妨げられるが，内腔に液体が貯留している状態や内腔が虚脱している状態では消化管壁について評価が可能である．腹壁からプローブ(探触子)により圧迫を加えることで，消化管内の空気を移動させ視野を得ることが可能となることもある．

また，リアルタイムの断層画像観察機能を利用し穿刺ガイドに利用される．超音波ガイド下の生検による体液，細胞などの採取による診断とともに，超音波ガイド下のラジオ波凝固療法(RFA)，凍結療法，経皮的エタノール注入療法(PEI)などの治療にも用いられる．

D X線CT検査

X線を用いた横断断層撮影検査で，近年多列検出器型CT(MDCT)の登場により撮影の高速化が進み，1回の息止下に広範囲の撮影が可能となり，薄いスライス厚で広範囲をカバーするisotropicに近いvolume data(等方向性ボリュームデータ)が得られるようになった．このvolume dataを用いて多断面画像再構成(MPR)による種々の断面での観察やボリュームレンダリングによる3次元画像の利用が可能となり，腹部でも各種疾患に利用されている．消化管に対しても断層像による消化管壁およびその周囲脂肪織の評価，経静脈性造影を使用した3D-CT angiography(CTA)による腹腔動脈，上，下腸間膜動脈，門脈の評価，消化管内腔を空気で膨らませた状態での空気領域の抽出による3D内腔外観表示，仮想化内視鏡 virtual endoscopyによる内腔表示などに用いられる．

E 磁気共鳴断層検査(MRI)

磁気共鳴現象を利用した断層撮影検査で，消化管領域では消化管内の空気による磁化率アーチファクトや腸管蠕動運動による動きのアーチファクトによる制限がある．腹水やその他部位の異常液体貯留の検出や異所性の子宮内膜症の検出に有用である．heavy T_2 強調画像によるhydrographyを利用し，消化管閉塞における閉塞部位の診断，および閉塞腸管の蠕動運動の有無をみることによる絞扼の診断などが行われる．最近では，拡散強調画像diffusion weighted image (DWI)が悪性腫瘍および，膿瘍などの異常部位検出に利用されている．

F 核医学検査

❶ 消化管出血シンチグラフィ

消化管出血シンチグラフィは ^{99m}Tc-HSA(human serum albumin)もしくは ^{99m}Tc-標識赤血球を用い，静注直後より経時的に撮像する．消化管のどの部位からの出血も診断可能で，0.05 ml/分以上の出血があれば検出可能である．一方，血管造影による出血部位の検出は0.5 ml/分の出血が必要と言われており，造影時に出血していなければ検出できないが，出血シンチグラフィでは持続的出血でなくても間欠的出血でも診断可能である(図13-1)．

❷ 異所性胃粘膜シンチグラフィ

a．Barrett食道の診断やMeckel憩室の検出

^{99m}TcO$_4^-$ が胃の粘液産生細胞に集積することを利用し，異所性の胃粘膜を検出することでBarrett食道の診断やMeckel憩室の検出に利用される．

❸ 腫瘍シンチグラフィ

a．ガリウムシンチグラフィ

^{67}Ga-citrateは悪性腫瘍部位に集積し，消化管では食道癌，悪性リンパ腫で有用である．^{67}Gaは腸管に排泄されるため，胃腸管では有用性は低い．^{67}Gaは悪性腫瘍のみならず急性の炎症巣などにも集積し，これらの鑑別には適していない．

b．FDG-PETおよびPET/CT

^{18}F-FDG(fluorodeoxy glucose)を用いたPETは悪性腫瘍の検出，転移検索，放射線治療や化学療法の効果判定などに用いられる．PETとCTを組み合わせたPET/CTは，PETの異常集積部位をCT画像と融合させることで解剖学的位置を正確に確認することができる．現在，早期胃癌を除く悪性腫瘍に対し，他の検査，画像診断により病期診断，転移，再発の診断が確定できない患者や，てんかんおよび虚血性心疾患に対し保険適応が認められている．

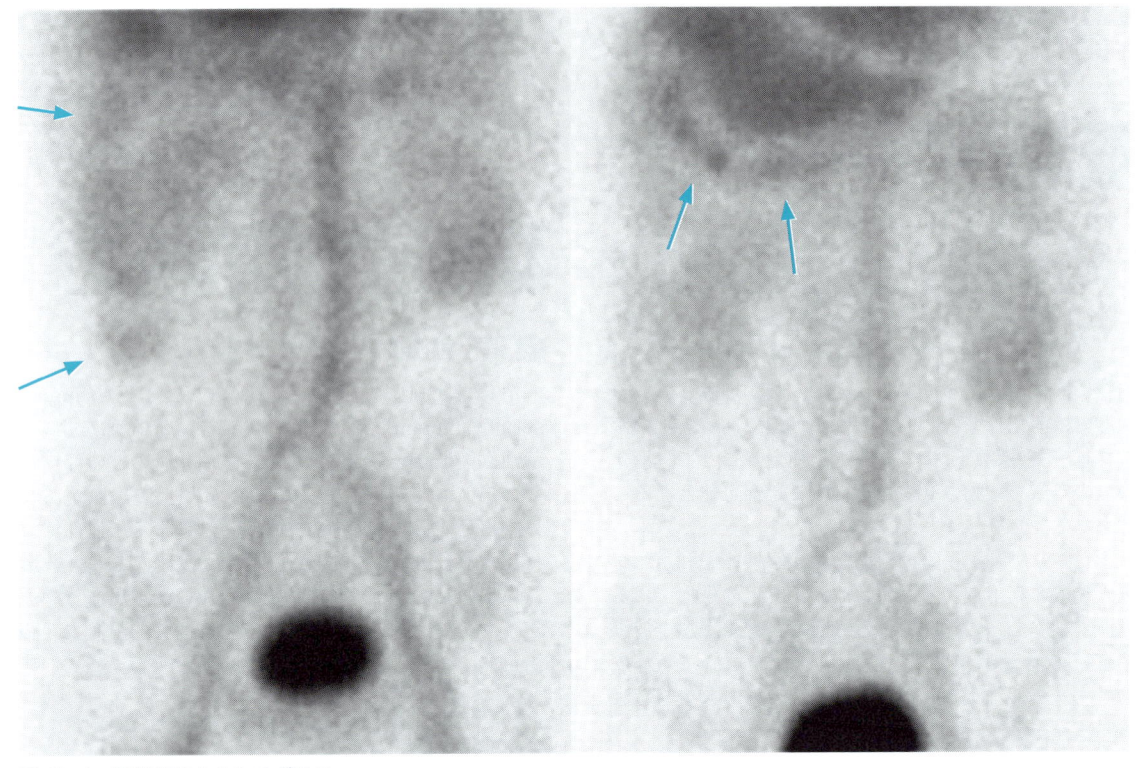

図 13-1 消化管出血シンチグラフィ
99mTc-HSA によるシンチグラフィ．左：はじめに上行結腸部に異常集積がみられ（矢印），右：経時的に横行結腸へと移動している（矢印）．
上行結腸の憩室からの出血．

画像診断の進め方

　腹部症状を示す病態は多様であるので，症状，目的に応じて，最初に行われる検査が選択される．超音波断層撮影検査は，ベッドサイドで行える検査として広い疾患範囲で用いられている．腹部単純X線検査は腹部概観像を得るには簡便な検査であるが，非特異的な所見しか得られないことが多く，用途は限定される．X線CT検査はMDCTによる等方向性ボリュームデータの利用により，腸間膜疾患や血管性疾患，消化管疾患を含め広い範囲の疾患に適応が拡大している．

　上部消化管疾患および大腸，直腸疾患では，最初に内視鏡検査が行われることが多くなっている．内視鏡は粘膜病変に対しては直接的，特異的検査である．消化管造影X線検査はこれらの検査で異常がみられた場合にその位置，範囲，形状など解剖学的情報を得るために行われる場合と，内視鏡に先立ち行われる場合がある．消化管の機能性異常についてはX線検査でその動態が記録される必要がある．

　消化管出血に対して他の検査で原因が確認できない場合，核医学検査が行われることがあり，また血管造影検査も治療目的と併せて行われることがある．

　腹壁および後腹膜の病変に対してはUS，CT，MRIなどの断層像が得られる検査で異常所見を捉えやすい．異常部位の組織性状についてはMRIの有用性が高い．

腹壁および腹膜（後腹膜を含む）

正常像とその画像解剖
（図 13-2, 3, 4, 5）

A 腹部単純 X 線検査

　腹部単純 X 線検査では，人体各部はその X 線透過性により空気濃度，脂肪濃度，水濃度，金属濃度の 4 つの濃度として画像化される．異なる X 線吸収濃度を示す構造が合い接して存在する場合に，境界面が入射 X 線束と接線をなす場合は輪郭線が認識されるが，そうでない場合は両者の境界線は画像化されず，吸収の程度に応じた濃度勾配が現れるのみとなる．各臓器の画像輪郭は，主に腹膜外脂肪組織および消化管内のガスにより生じているので，これらが少ない場合には輪郭は不明瞭となる（図 13-6）．

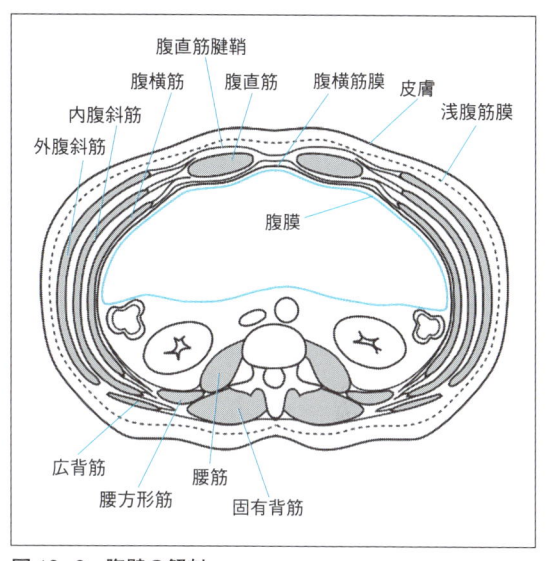

図 13-2　腹壁の解剖

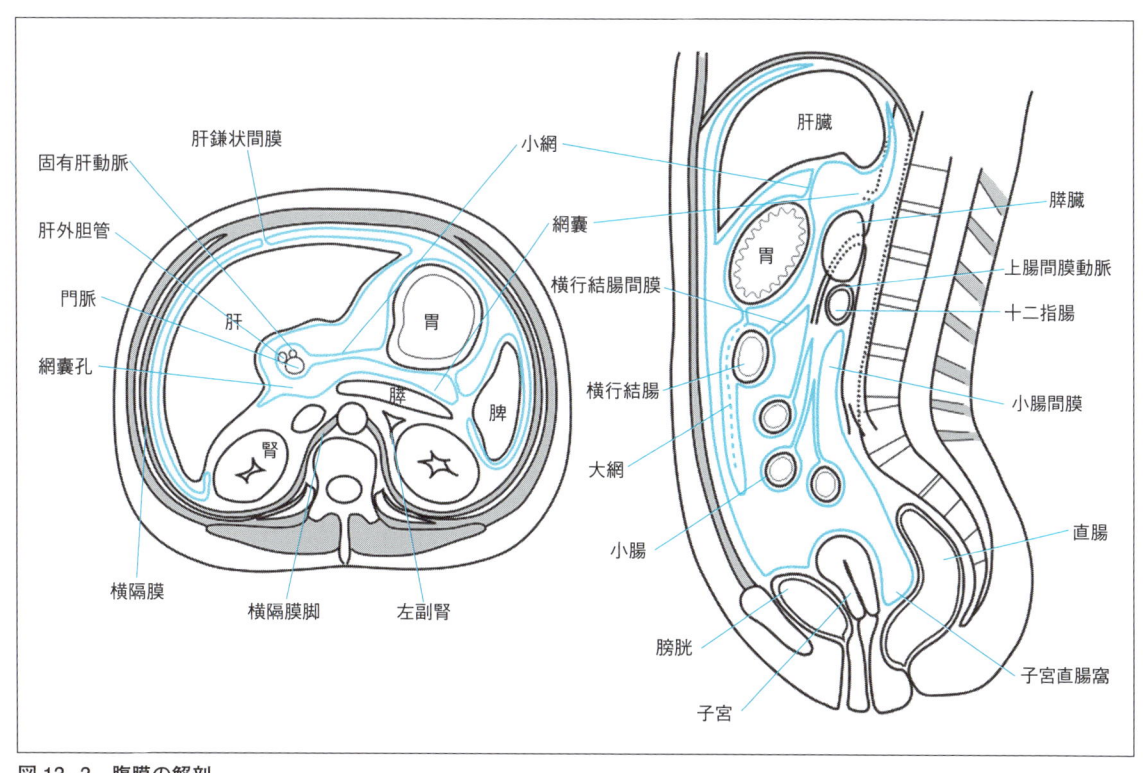

図 13-3　腹膜の解剖

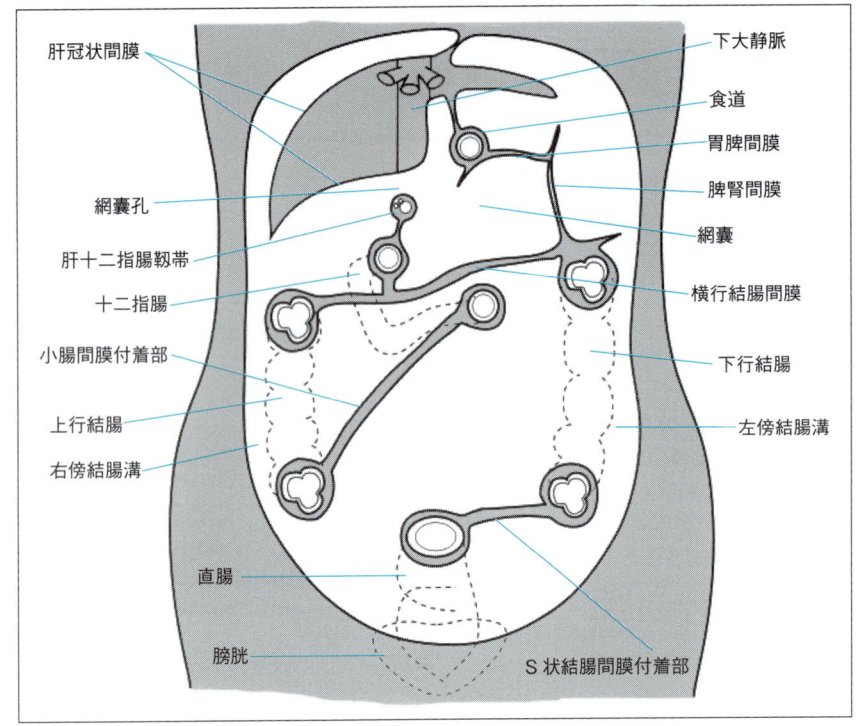

図 13-4　腹膜付着部

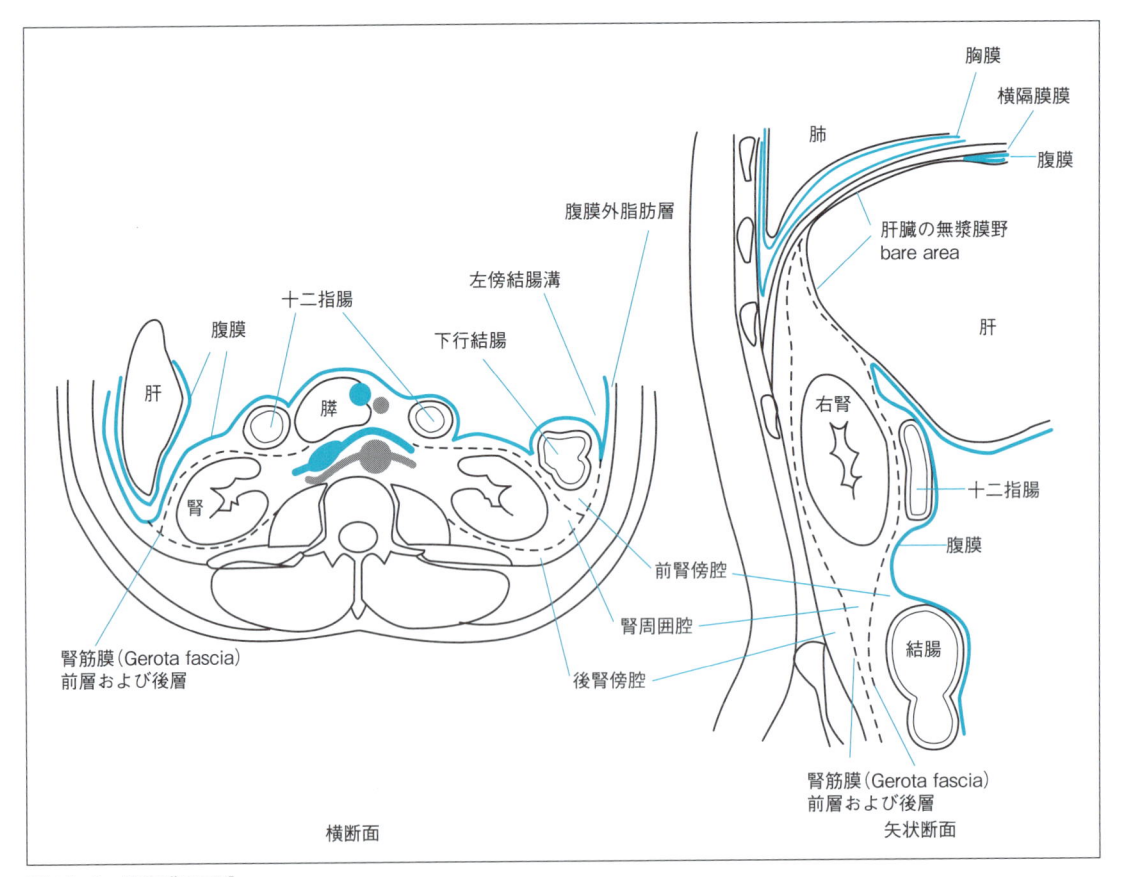

図 13-5　後腹膜の区分

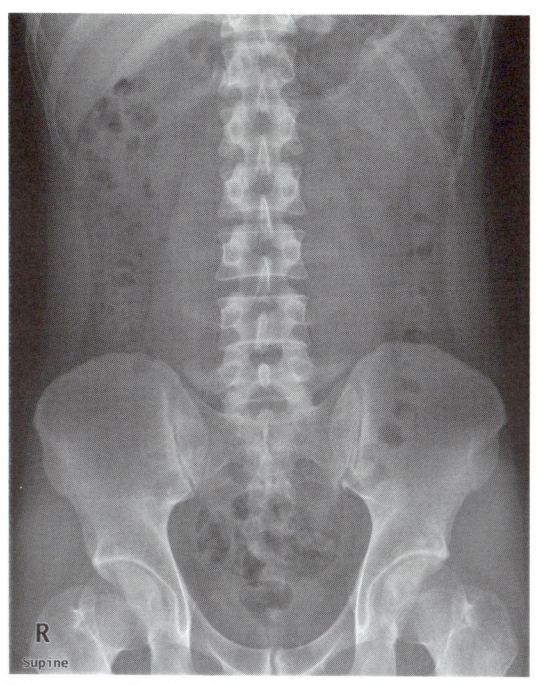

図 13-6　正常腹部単純 X 線検査

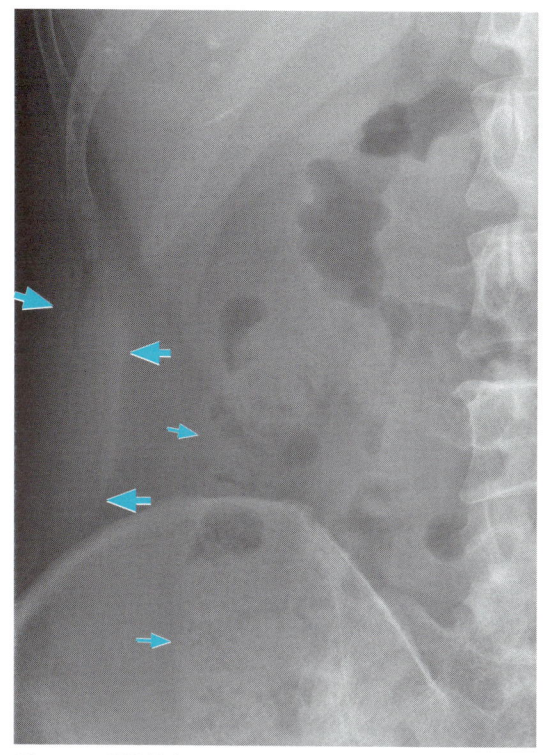

図 13-7　側腹線条と右傍結腸溝
腹壁の筋層(太矢印)，上行結腸(矢印)，これらの間にみられる raiolucent area が腹膜外脂肪層と結腸傍溝 paracolic gutter にあたる．

❶ 体位

　背臥位前後方向撮影が基本的撮影で，情報量が多い．気体と液体との境界面における接線像(鏡面像もしくは気体液面像 air-fluid level)を観察する必要がある場合は立位前後撮影もしくは側臥位前後撮影 lateral decubitus view が追加される．横隔膜下遊離ガスの証明には胸部立位正面(後前)像がより有用であるが，単純 X 線撮影と比べて CT 検査のほうがより検出感度が高い．異常影の背腹方向での位置が知りたい場合は斜位や側面像が利用可能であるが，正確な位置の認識には CT 検査が追加されることになる．

❷ 臓器輪郭

　肝臓や脾臓の外側背側寄りの尾側縁および，腎臓や腸腰筋の輪郭などが腹膜外脂肪組織により認められる．側腹部では腹横筋と内腹斜筋，外腹斜筋がこれらの間および内外に存在する脂肪層により認識される．これら側腹部筋層の内側で壁側腹膜の外側に位置する脂肪層による陰影は側腹線条 flank stripe(図 13-7)とよばれ，腹腔内液体貯留時にこの腹膜外脂肪層と結腸との間(結腸傍溝 paracolic gutter)に水の濃度がみられるようになる(側腹線条徴候 flank stripe sign)ことより，診断的な意義がある．

　壁側腹膜は，時に腹膜外脂肪と大網の脂肪などとのコントラストにより細い線状影としてみられることはあるが，通常は認められない．しかし，ある程度の量の腹腔内液体貯留により壁側腹膜の内側に液体が存在するようになると，腹膜外脂肪層との間で境界が認められるようになり，その存在位置が明らかになる．また，そのことにより腹腔内液体貯留の存在を知ることができる．このことは腹腔内液体貯留時の側腹線条徴候 flank stripe sign，腸骨稜徴候 iliac crest sign として知られている．

❸ 腸管ガス像

　小腸のガスは通常少ないが，あっても異常とはいえない．小腸の拡張を伴うものは異常と考えられる．(「第 13 章．消化管の正常像とその画像解剖，c. 小腸の正常像とその解剖，D. 大腸・虫垂の正常像とその解剖，1 腹部単純 X 線検査」の項参照)

B 超音波断層像および X 線 CT 像，MRI 像

　これらの検査では断層像を得ることにより，腹部単純写真では得られない腹壁，腹膜，腹膜腔，後腹膜腔の解剖が得られる．

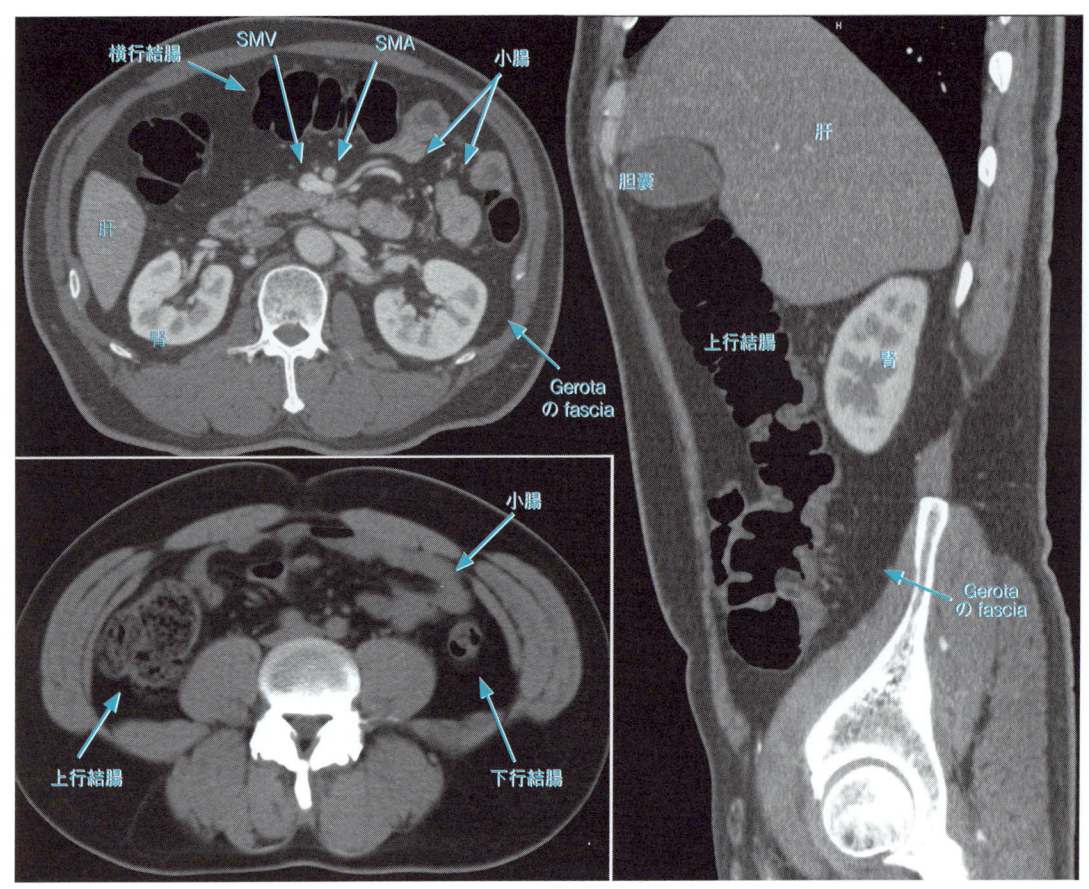

図 13-8　腹部 CT
左上および右は同一症例の腎門レベル横断像と上行結腸，右腎を含む矢状断像，結腸内が空虚な例．左下は別症例で上行結腸内に大腸内容（便塊）のみられる例．SMA：上腸間膜動脈，SMV：上腸間膜静脈

❶ 腹膜，腹膜腔

　正常時には，腹膜それ自身を画像上認識することはできないが，疾患により腹腔内に液体貯留が生じた場合や，腹膜肥厚が生じた場合，腸間膜脂肪組織に疾患が波及した場合などに様々な形で捉えられる．腸間膜と，その付着部や肝臓の bare area（腹膜で覆われていない部分），結腸傍溝，Douglas 窩，網嚢孔と網嚢（lesser sac）などが病変の進展を理解するために重要である（図 13-3，4）．

❷ 後腹膜腔

　後腹膜は背側寄りの壁側腹膜から腹横筋膜までの腔で，腹部の側方から前方では腹膜外腔と連続している．腎筋膜 renal fascia（Gerota fascia）により前腎傍腔 anterior pararenal space，腎周囲腔 perirenal space，後腎傍腔 posterior pararenal space に区分される（図 13-5）．前腎傍腔 anterior pararenal space には十二指腸，膵臓，上行結腸，下行結腸が存在し，膵炎など膵臓の疾患ではこの腔に沿って影響が容易に広がりうる．腎周囲腔 perirenal space は，腎筋膜の前葉と後葉に囲まれた腔で腎，副腎が脂肪層内に存在する．内側では尿管や大血管がこれに属す．後腎傍腔 posterior pararenal space は，腎筋膜後葉と腹横筋膜との間の脂肪層で，側方および前方で腹膜外腔（腹膜外脂肪層）に連続している（図 13-8）．

疾患の画像所見

A　腹壁および後腹膜疾患の画像所見

1　腹壁および後腹膜腫瘍

病理・病態
　腹壁原発の腫瘍はまれであるが，類腱腫や尿膜管

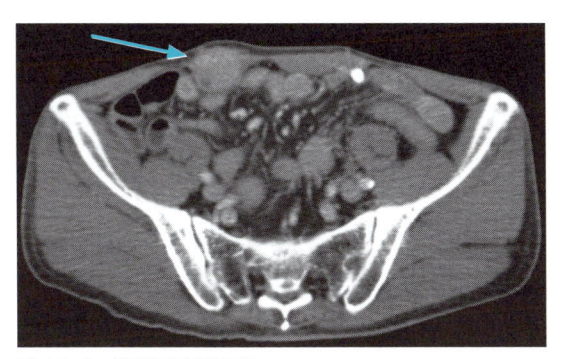

図 13-9　腹壁転移性腫瘍
造影 CT にて右腹直筋内に丸い腫瘤があり，筋肉よりも少し高吸収に造影されている．背側寄りには壊死による低吸収な部分がある．

癌，悪性線維性組織球腫 malignant fibrous histiocytoma（MFH）などがある．術後瘢痕部に線維性胼胝性浸潤（Schloffer 腫瘤）が生じ，後に骨化することがある．

後腹膜（泌尿・生殖器系臓器や結腸，直腸を除く）に発生する良性腫瘍としては，傍神経節腫，神経線維腫，神経鞘腫などの神経原性腫瘍および，血管腫，リンパ管腫，脂肪腫，奇形腫などがある．悪性腫瘍には，脂肪肉腫，平滑筋肉腫，悪性線維性組織球腫（MFH），悪性血管周囲腫，線維肉腫，横紋筋肉腫，悪性神経鞘腫，悪性リンパ腫などがある．

また，腹壁および後腹膜ともに二次性の腫瘍として悪性腫瘍の転移があり，腹壁では血行性転移および直接浸潤，後腹膜ではリンパ節転移が多い．

画像所見

腹壁，後腹膜の軟部組織腫瘤としてみられ，周囲他臓器組織に浸潤のみられる場合や骨破壊のある場合は悪性と考えられる．腫瘍組織型により画像所見は様々であるが，転移性腫瘍の場合は次項の膿瘍と類似した画像所見を示すことがあり，炎症所見の有無など他の臨床所見と併せ検討する必要がある（図 13-9）．

2　腹壁および後腹膜の炎症，その他

❶ 腹壁，後腹膜膿瘍 abdominal wall, retroperitoneal abscess

病理・病態

腹壁，後腹膜では周囲臓器の炎症の波及により，腹壁では特に褥瘡や手術創部からの炎症の波及により，膿瘍形成がみられることがある．

画像所見

軟部組織腫瘤としてみられ，CT，MRI では内部に壊死による信号変化がみられ，造影検査により辺縁部に ring 状の増強効果がみられる．また，周囲に炎症の波及に伴う変化がみられることが多い．ガリウムシンチで異常集積がみられる．

後腹膜の各脂肪層に炎症の波及，液体貯留などの変化が生じると，腹部単純写真では同部脂肪濃度が水の濃度になり，これら脂肪と接することで確認されていた臓器輪郭が消失する．

❷ 後腹膜の血管性病変 vascular lesions of retroperitoneum

病理・病態

後腹膜の血管性病変として，腹部大動脈瘤，腹部大動脈から腸骨動脈の閉塞，動脈炎症候群，下大静脈の発生異常，下大静脈の閉塞性疾患（Budd-Chiari 症候群，下大静脈内腫瘍塞栓，下大静脈血栓症，下大静脈平滑筋肉腫）などがある．（「第 12 章　心臓・脈管」の項参照）

❸ 後腹膜血腫 retroperitoneal hematoma

病理・病態

外傷，腹部大動脈瘤の破裂，腎生検後などに血腫形成がみられる．

画像所見

急性期には単純 CT で淡い高吸収域としてみられる（図 13-10）．出血が持続していない場合は造影されない．慢性期には低吸収値化する．急性期に MRI が撮られることは少ないが，慢性期では，T_1 強調像および T_2 強調像でともに高信号を示し，陳旧化するとヘモジデリンの存在する部は T_2 強調像で低信号としてみられる．

❹ 後腹膜線維症 retroperitoneal fibrosis

病理・病態

特発性のものと続発性のものがあり，薬剤や炎症，腫瘍，大動脈瘤などに続発する．後腹膜に線維化が生じ，二次的に尿路閉塞を来すことがある．

画像所見

CT では腹部大動脈，下大静脈周囲の脂肪織濃度の上昇もしくは軟部組織濃度の腫瘤としてみられ（図 13-C1），腫瘤により尿管の偏位，狭窄あるいは閉塞が生じ，水腎症がみられることがある．病変部は造影剤にて造影されることがある．

MRI でも同様の所見が得られるが，腹部単純写真でも腸腰筋輪郭の消失として気づかれることがある．

B　腹膜・腹膜腔疾患の画像所見

1　腹腔内液体貯留 acites

病理・病態

腹水は門脈圧亢進症，うっ血性心不全，ネフローゼ，癌の腹膜播種，腹膜炎など多くの原因によって生

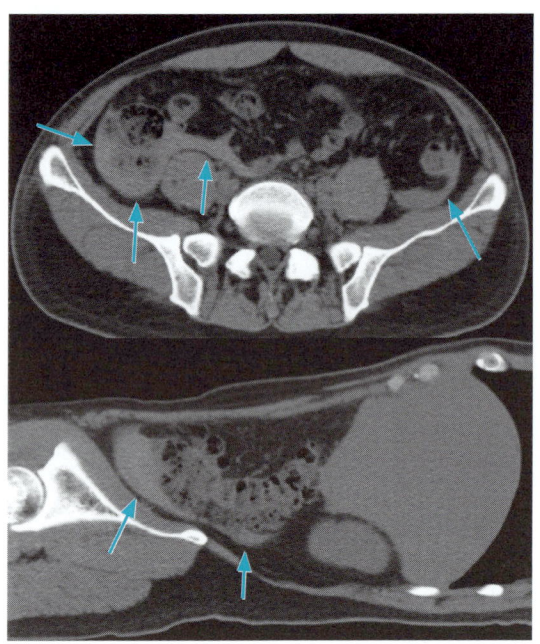

図13-10 後腹膜血腫
上：CT 横断像，下：上行結腸を含む断面での矢状断像．前腎傍腔に筋肉よりも少し高吸収を示す出血の拡がりがみられる（矢印）．図13-14 にみられる腹水の分布と区別が重要．

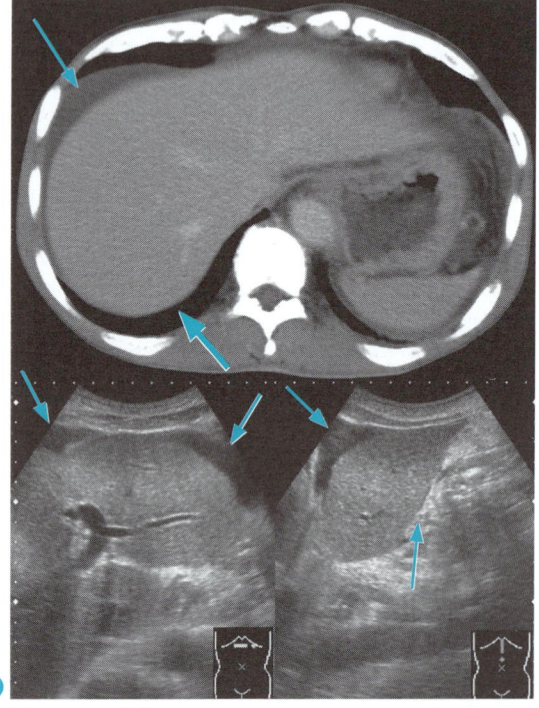

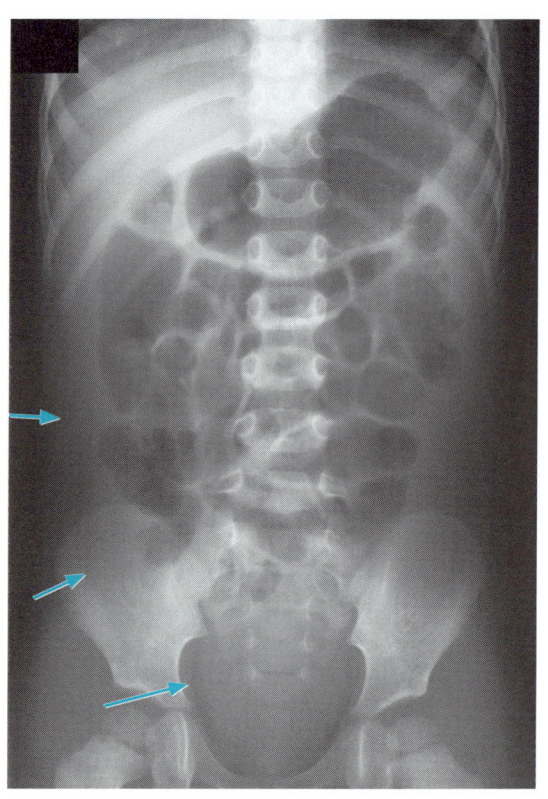

図13-11 腹腔内液体貯留
肝臓や脾臓の輪郭が不明瞭．両側 paracolic gutter が水の濃度で拡大し（矢印），これに連続して腸骨稜徴候（矢印）がみられる．骨盤内 X 線吸収が高く dog's ear sign（矢印）がみられる．腸管ガスが腹部中央に集まってみられる．小腸，大腸にガスが多く，小腸には拡張があり，麻痺性イレウスの状態である．

図13-12 腹水
上：CT，下：US．肝臓，脾臓周囲に腹水貯留（矢印）がみられ，CT では water density としてみられ，US では echo free space としてみられる．腹膜腔のない肝臓 bare area（太矢印）には腹水はみられない．

じるが，Meigs 症候群，卵巣刺激過剰症候群などでもみられる．外傷などでは腹腔内出血によることもある．

画像所見
　多量の液体貯留は腹部単純 X 線検査でも，腹部全体の透過性低下，側腹部の膨隆，消化管ガスの腹部中央部への偏位 centralization，腸係蹄の分離，側腹線条徴候 flank stripe sign，腸骨稜徴候 iliac crest sign，肝角徴候 hepatic angle sign，肝側縁徴候 liver lateral border sign，小骨盤部での dog's ears sign などとして，指摘可能であるが（図13-11），超音波検査が簡便で感度が高い．超音波検査では肝周囲の腹腔，結腸傍溝，Douglas 窩などで観察が容易で，腹水はエコーフリー echo free の無構造な領域としてみられる．液体内に浮遊する点状の異常エコーがみられる場合はフィブリンや血球，癌細胞などの成分が示唆される（図13-12, C2, C3）．
　CT, MRI も腹腔内液体貯留の検出に感度が高く，全体の拡がりを捉えやすい．液体の吸収値や信号強度により血液が混じているかどうかの診断にも利用でき

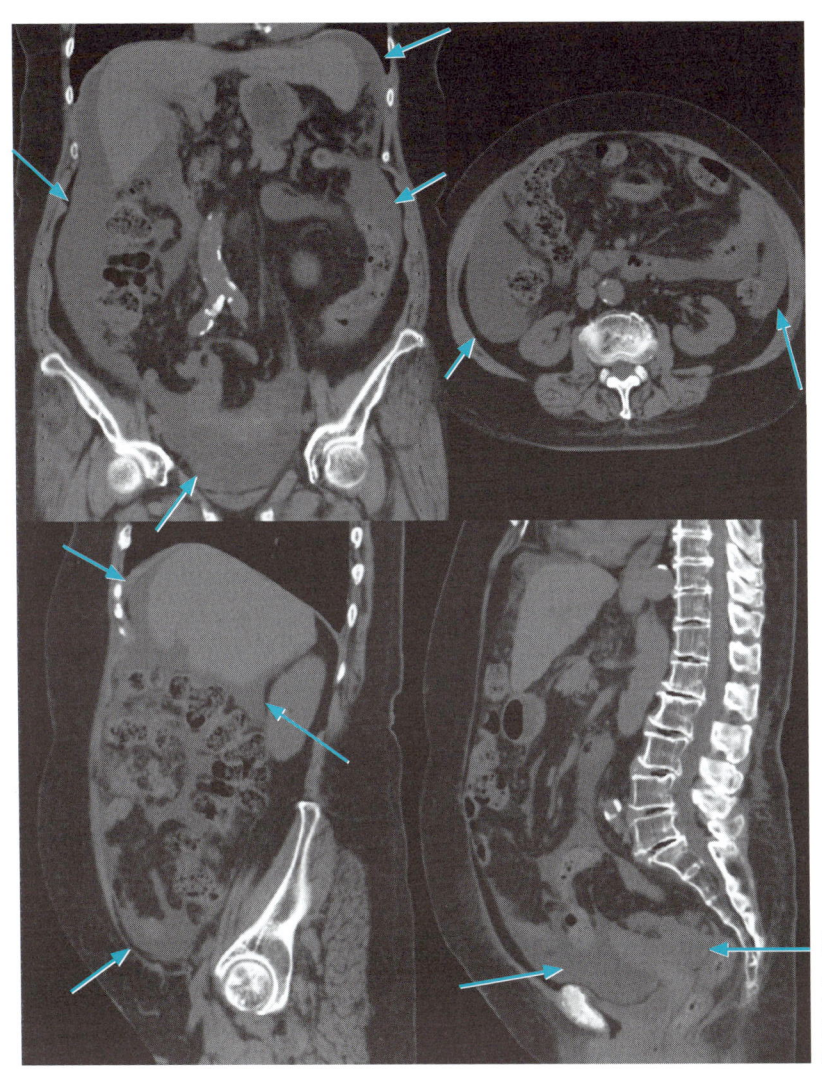

図 13-13　腹水
上左：冠状断像，右：横断像，下：矢状断像．肝臓および脾臓周囲から両側の傍結腸溝，小骨盤内腹膜腔に広がる腹水（矢印）．

る（図 13-13, 14, C4）．

2　腹膜炎 peritonitis

病理・病態

　急性腹膜炎の大部分は，腹腔内臓器の病変が腹腔へ波及して起こる．特発性の細菌性腹膜炎は，非代償性肝硬変に伴う腹水貯留に合併することが多く，免疫不全と関連があるといわれている．続発性のものとしては虫垂炎，消化管穿孔，外傷などが感染の原因となる．
　結核性腹膜炎では，血行性に結核菌が腹膜に播種されるか，腸結核もしくは結核性腸間膜リンパ節炎の腹膜への波及による．

画像所見

　消化管穿孔に伴うものでは腹腔内遊離ガス像がみられるが，他の原因による腹膜炎では腹腔内液体貯留像とイレウス像（「麻痺性イレウス」の項参照）が主体であ

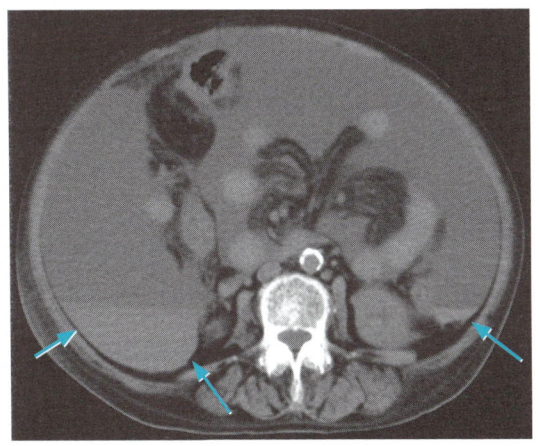

図 13-14　血性腹水
単純CT検査．多量の腹水貯留がみられ，背側寄りではfluid-fluid levelを形成する高吸収部分がみられ（矢印），出血による血液成分を反映している．

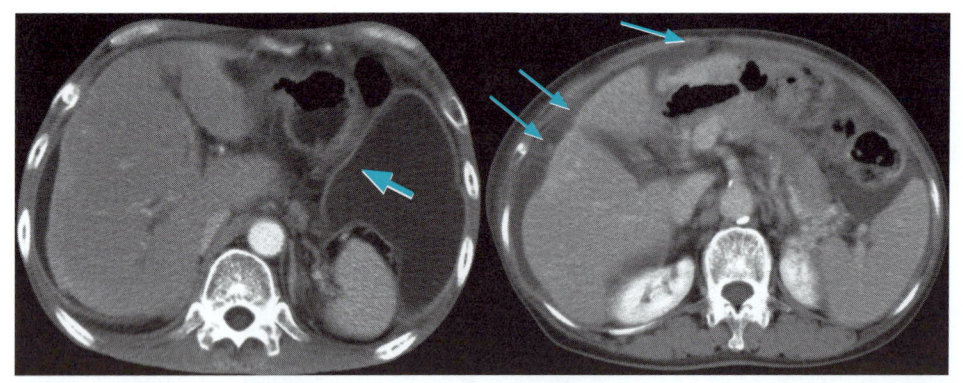

図13-15 腹膜炎造影後CT
左：細菌性腹膜炎．右：結核性腹膜炎．腹膜炎では腹水貯留と肥厚した腹膜(太矢印)に造影効果がみられる．右図では肝表面の腹膜に小結節状変化(矢印)がみられ，癌性腹膜炎との鑑別が問題となる．

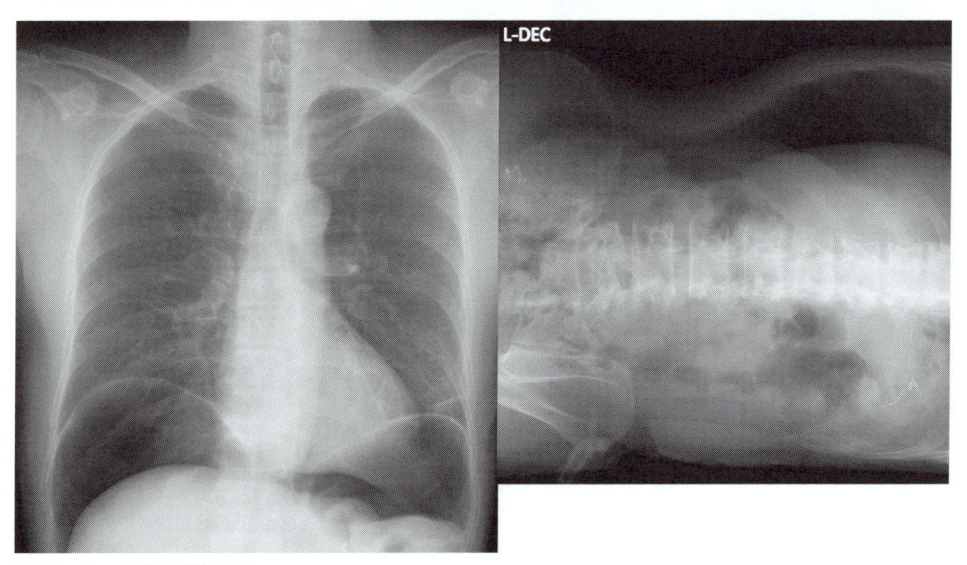

図13-16 腹腔内遊離ガス
消化管穿孔に伴う腹腔内遊離ガス．左：立位胸部正面X線像で両側横隔膜下に遊離ガス像free airがみられる．右：左側臥位腹部正面X線検査(decubitus view)では右側腹壁と肝臓の間に遊離ガス像がみられる．

る．CTやMRIなどの断層画像で腹膜のびまん性肥厚像が指摘できることもある．

結核性腹膜炎では，腹水貯留および腹膜の肥厚，結節の形成を来し，癌性腹膜炎と画像上鑑別困難である(図13-15)．胸部腹部臓器(肝・脾など)，リンパ節などに結核の既往を示唆する石灰化病変を伴うことがある．

3 消化管穿孔 perforation of the alimentary tract

病理・病態
潰瘍性病変，悪性腫瘍の浸潤，外傷，医原性の損傷などにより消化管壁が全層性に損傷し，消化管内容物が腹腔内や後腹膜腔に漏出した状態で，通常急性腹症として扱われる．

画像所見
消化管穿孔の画像所見としては，消化管内腔のガスを含めた内容物が漏れ出た所見に加えて，随伴する炎症性変化，および原因疾患による所見などがみられる可能性がある．なかでも腹腔内を走行する消化管の穿孔では，腹腔内遊離ガス像free air，後腹膜を走行する消化管の後腹膜側への穿孔では，腹膜外ガス像が重要である．腹腔内遊離ガスの多くは消化管穿孔によるものであるが，縦隔側からの波及や，卵管経由のガスなど必ずしも消化管穿孔によるものではないことに注意が必要である．

単純X線検査では，立位胸部正面X線検査で横隔膜下free airを証明するが，背臥位腹部正面像では肝下面，Morison窩などの位置にガス像がみられる．ま

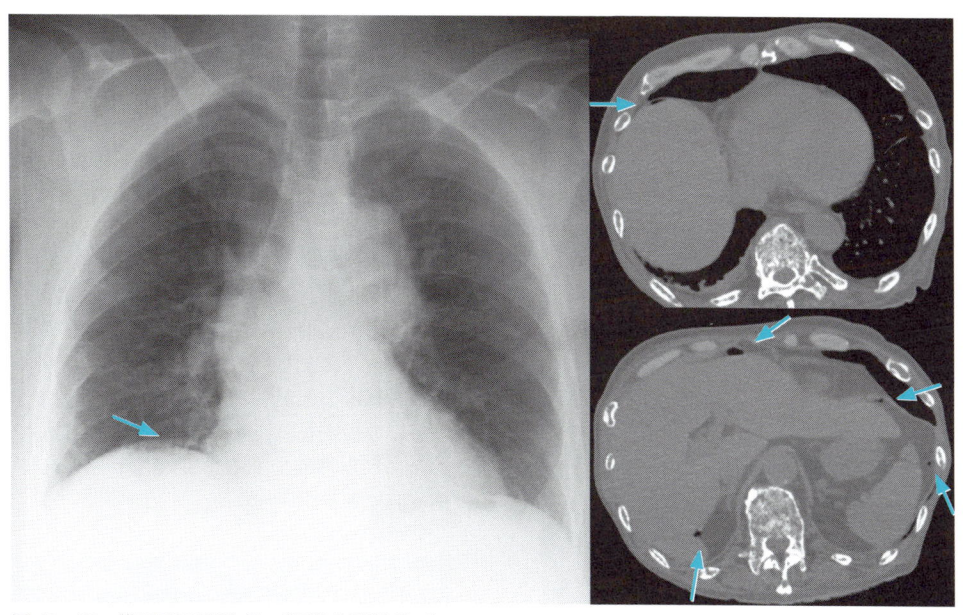

図 13-17 横隔膜下遊離ガス（腹腔内遊離ガス）
消化管穿孔に伴う横隔膜下遊離ガス像．立位胸部単純 X 線検査で右横隔膜下に短い線状の空気像がみられる（矢印）．CT では肝臓周囲や脾臓の外側に小さな air density を示す部がみられる（矢印）．

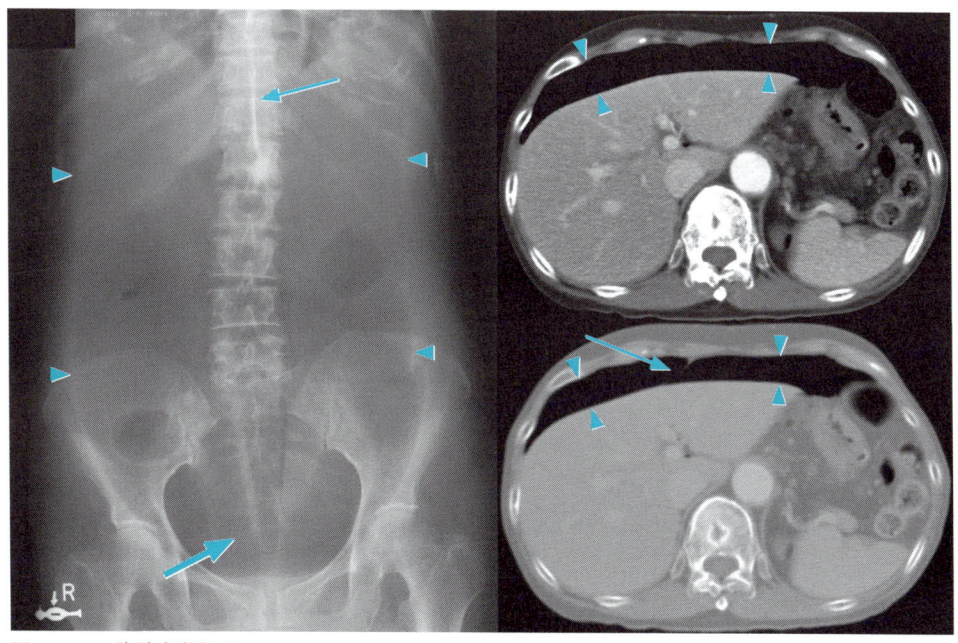

図 13-18 腹腔内遊離ガス
消化管穿孔に伴う腹腔内遊離ガス像．左：背臥位腹部単純 X 線検査では，腹腔内の多量のガス（矢頭）による air dome sign もしくは football sign がみられ，空気濃度で縁取りされた肝鎌状間膜（矢印）や尿膜管襞の輪郭（太矢印）がみられる．右：CT 検査では，前腹壁と肝臓間に air density（矢頭）があり，window 幅を広げた観察（下段）で肝鎌状間膜（矢印）がみられる．

た，管腔内ガスによる粘膜面輪郭と管腔外ガスによる漿膜面輪郭が描出されることにより消化管壁の内外輪郭が認識される double wall sign，free air が多量の場合は背臥位腹部正面像での air dome sign（もしくは football sign）や，その内部に肝鎌状間膜や正中臍索（尿膜管襞），臍動脈襞の輪郭がみられることがある．また，網嚢内にガスがみられることもある（図 13-16〜19）．

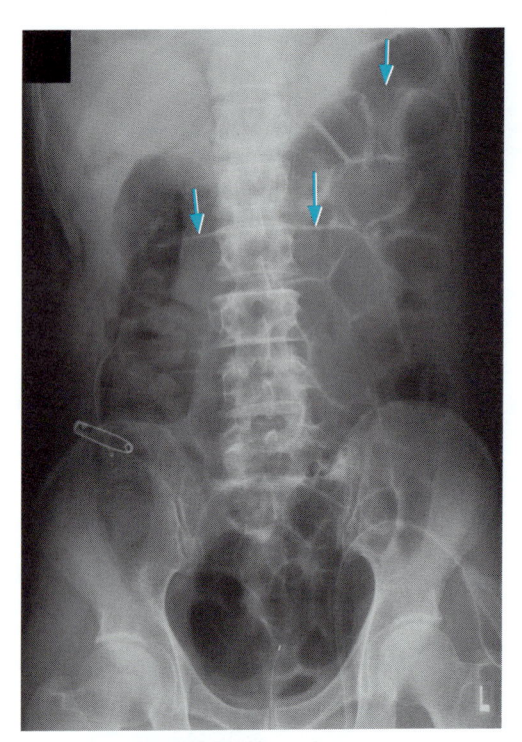

図13-19 開腹術後麻痺性イレウス
開腹術後で，右側腹部に皮下気腫がみられ，腸管ガスが多く，小腸には拡張がみられるが，結腸にも多量のガスがみられる．また，小腸壁の漿膜側輪郭（矢印）もみられ（double wall sign），腹腔内に多量のfree airの存在がわかる．

腹部単純X線検査と比べて，X線CT検査のほうが腹腔内遊離ガス検出に優れるので，消化管穿孔が疑われる場合はCT検査を行う．遊離ガスは腹腔内のどの部位にも存在しうるが，横隔膜と肝臓腹側表面との間に頻度高くみられ，window幅を広げた条件で観察することが重要である（図13-17, 18）．

後腹膜に位置する消化管（十二指腸，上行結腸，下行結腸，直腸）の後腹膜側への穿孔では，腹膜外ガス像がみられる．腹膜外腔の異常なガスは脂肪層内に貯留し，粒状，斑状のガスの集合像としてみられることが多く，筋膜や臓器に接した部分では線状のガス像としてそれらの輪郭に沿ってみられる．腹膜外ガス像は消化管穿孔の他に，後腹膜臓器のガス産生菌感染，縦隔気腫の波及，穿通性外傷でもみられる．腹膜外腔の異常なガスについても，腹部単純X線検査と比べてX線CT検査の検出能が高く，疾患部位の同定にも優れる．

4 腹腔内膿瘍 intraperitoneal abscess

病理・病態
虫垂炎や大腸憩室炎，消化管穿孔などに続発した腹膜炎が限局性に被包化されて膿瘍を形成することがある．

画像所見
単純X線検査では部位，大きさにより，軟部腫瘤影として捉えられることもある．内部に壊死に伴う空気像を伴う場合は，異常な空気像が指摘できる．単純X線検査の感度は低く，CTで発見されることが多い．軟部腫瘤様の構造で空洞もしくは内部の壊死巣が低吸収としてみられることがある．造影にて辺縁部にリング状の増強効果がみられることが多い．周囲組織への炎症の波及により，周囲脂肪織の濃度上昇や腹水貯留がみられることがある．

超音波検査も腸管ガスに遮られない部位では，存在診断に利用可能である．MRIでも感度高く病変を指摘可能である．

腸間膜脂肪織炎 sclerosing mesenteritis (mesenteric panniculitis) ············ Advanced study

病理・病態
腹水貯留を伴わない良性の炎症性の病態として，腸間膜脂肪織炎がある．まれな炎症性疾患で，病因は不明だが，自己免疫性の機序が示唆されている．

画像所見
腸間膜や大網の脂肪濃度が限局性に軽度上昇してみられる．通常，腸間膜脂肪織濃度の上昇は，少量の腹水貯留や炎症性変化，浮腫，腫瘍の浸潤などでみられ，癌性腹膜炎，悪性リンパ腫，カルチノイド，高分化脂肪肉腫などとの鑑別が問題となる．画像上，塊状の軟部組織濃度腫瘤の有無などが参考となるが，画像のみからは鑑別困難なことがあり，臨床経過や腫瘍マーカーなどと併せ検討することになる（図13-C5）．

Fitz-Hugh-Curtis症候群 ············ Advanced study

病理・病態
骨盤内臓炎に肝周囲炎を合併した病態であり，*Neisseria gonorrhoeae*や*Chlamydia trachomatis*の感染により惹起される．ほとんどはクラミジアによる子宮頸管炎が起こり，子宮卵管炎，骨盤腹膜炎と感染が広がり，さらに肝臓周囲まで達し肝周囲炎を起こすと考えられている．肝周囲炎では肝皮膜と腹膜に線維素性炎症が生じ，癒着を起こして腹痛の原因となる．下腹部痛に引き続いて，上腹部痛を起こすが，下腹部や婦人科的な症状がない場合も多い．

画像所見
US, CT, MRIで卵管の拡張や壁肥厚所見などの子宮卵管炎の所見が捉えられることがあり，それに加えて，肝表面の皮膜肥厚所見もしくは，CTで造影早期に肝臓表面に沿った濃染像などがみられる（図13-C6）．

13 消化管・腹部一般　341

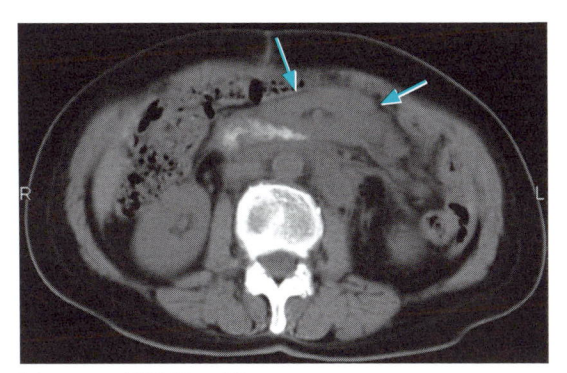

図 13-20　悪性リンパ腫
単純 CT，上腸間膜動脈と周囲の脂肪織を取り囲むように癒合したリンパ節腫大がみられ(矢印)，サンドイッチ様にみられる(sandwich sign)．

5　腹膜の腫瘍 peritoneal tumor

❶ 原発性腹膜腫瘍

a．悪性リンパ腫 malignant lymphoma

病理・病態

悪性リンパ腫は腸間膜の悪性腫瘍で最も頻度が高い．

画像所見

多発する腸間膜リンパ節の腫大がみられ，軽度の造影効果を有する．同時に後腹膜リンパ節腫大がみられることが多い．

腫瘤に挟まれて腸間膜血管が走行する像("sandwich" sign)がみられることがある．腫瘤が大きくなると，CT では内部不均一な低吸収域がみられるようになる(図 13-20)．

b．悪性中皮腫 mesothelioma

病理・病態

腹膜原発の悪性腫瘍で，アスベスト粉塵曝露が関連するといわれている．

画像所見

多量の腹水貯留と腹膜の腫瘤形成を来し，画像上は癌性腹膜炎に類似する．腹腔の中心部(大網)と骨盤部に好発する(図 13-21)．

c．類線維腫 desmoid tumor

病理・病態

線維組織の増生による被包化されていない局所浸潤性のまれな腫瘍で，腹壁，後腹膜，腹膜のいずれからも発生する．家族性大腸腺腫症の Gardner 症候群では腸間膜に発生する．

画像所見

単発もしくは多発し，CT では局所浸潤性の筋肉と同程度の吸収値を示す腫瘤としてみられ，大きくなると中央部に壊死による低吸収域がみられることがある．

d．その他の腸間膜原発腫瘍

極めてまれで，脂肪腫，神経鞘腫，平滑筋腫，その他肉腫がある．

❷ 二次性腫瘍 secondary peritoneal tumor

病理・病態

悪性腫瘍の腸間膜への進展形式として，①直接浸潤，②リンパ行性転移，③血行性転移，④腹膜播種がある．

直接浸潤を来す腫瘍として，消化管のカルチノイド腫瘍および，胃癌，大腸癌，膵癌，胆道系癌などがある．リンパ行性転移として，悪性リンパ腫，大腸癌，卵巣癌，乳癌，肺癌，カルチノイド腫瘍，悪性黒色腫

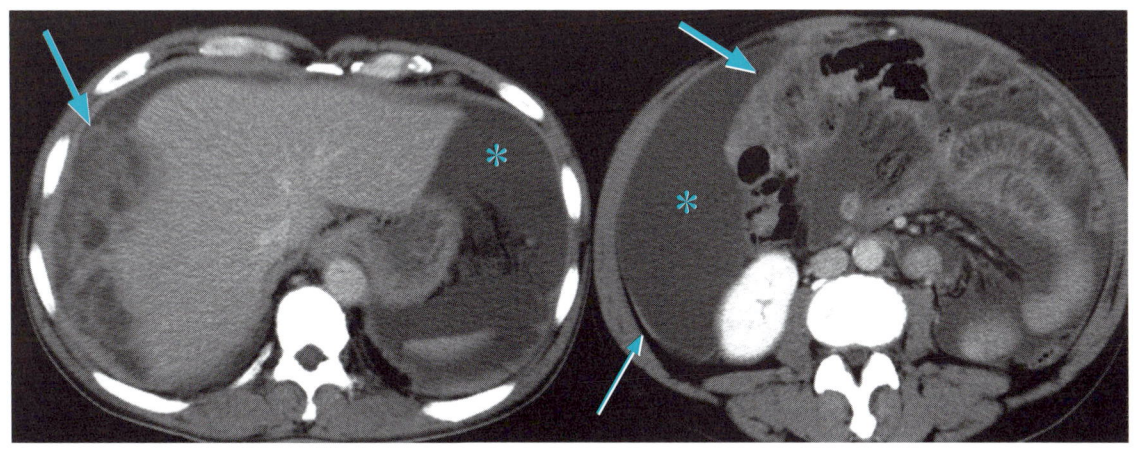

図 13-21　腹膜中皮腫
造影 CT 検査にて多量の腹水貯留(*)と不均一な腹膜肥厚(矢印)がみられ，横隔膜に広く接して嚢胞部と充実部が混在した腫瘤形成(太矢印)がみられる．肝表面は凹凸不整にみられるため，肝臓への浸潤や肝腫瘍との区別が必要．

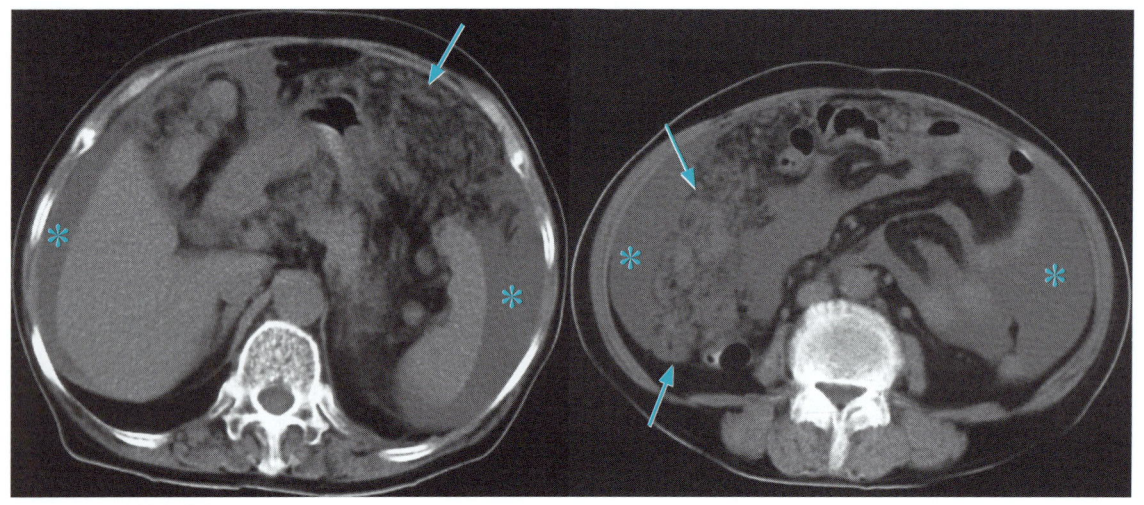

図 13-22 癌性腹膜炎
CT 検査で多量の腹水貯留（＊）がみられる．大網に沿って脂肪織の吸収値が不均一に上昇し，異常な線状，粒状，結節状の構造がみられ（矢印），一塊となったいわゆる omental cake を形成している．

などがある．血行性転移として乳癌，肺癌，悪性黒色腫などがある．腹膜播種は乳癌，胃癌，膵癌，卵巣癌などで多くみられる．進行すると癌性腹膜炎の形態を呈する．

画像所見

腹膜炎の所見に腫瘤像が加わる．大網部にびまん性に広がる腫瘍浸潤が脂肪層内に不規則な構造（omental cake）としてみられることがある．CTでは，window 幅を広げた観察により，腸間膜や大網の脂肪織内にみられる淡い網状の濃度上昇や小さな結節像が明瞭となる．MRIでは，造影脂肪抑制 T_1 強調像が腹膜の肥厚や小さな播種巣を明瞭に描出し，拡散強調像も播種巣の検出に有用である（図 13-22，C7）．

❸ 腹膜偽粘液腫 pseudomyxoma peritonei

病理・病態

粘液様もしくはゼラチン様物質や囊胞が腹膜内に充満してみられる状態で，卵巣の粘液性囊胞や虫垂粘液瘤の破裂，粘液産生性癌の腹膜播種，もしくは良性粘液性囊胞の腹膜異所性発育などによる．膵臓腫瘍に由来することもある．

画像所見

単純 X 線検査では消化管ガスの腹部中央部への偏位 centralization がみられることがあり，CT，MRI などの断層画像では臓器表面（肝・脾など）の波状変形 scalloping と，時に点状ないし弧状の石灰化を伴う隔壁様構造がみられる．経静脈性造影剤投与により隔壁様構造が認識されやすくなり，腹水との鑑別に有効である（図 13-23，C8）．

6 腸間膜血行障害 mesenteric disturbance of blood circulation

病理・病態

腸管に分布する血管の血行障害により腸管壁組織障害を来すもの（「小腸・血管虚血」の項参照）と，大網の捻転，梗塞のように腸間膜自身の異常を示すものがある．

画像所見

腸管に分布する血管の血行障害は「腸管虚血」の項参照のこと．大網の捻転では，CTで大網に分布する血管が渦巻き状（whirl sign）にみられ，この末梢側に巻き込まれる腸管のないことが参考になる．

C 腹部ヘルニアの画像所見

病理・病態

ヘルニアとは，臓器または組織の全体あるいは一部が先天性あるいは後天性の組織裂隙を通過して，本来の場所から脱出した状態をいう．外ヘルニアと内ヘルニアがあり，多くは外ヘルニアで，内・外鼠径ヘルニア，大腿ヘルニア，閉鎖孔ヘルニアの頻度が高い．内ヘルニアでは，左傍十二指腸ヘルニア，右傍十二指腸ヘルニア，経腸間膜ヘルニアの頻度が高く，その他，Winslow 孔ヘルニア，傍盲腸ヘルニア，子宮広間膜ヘルニア，S状間膜ヘルニアなどがある．また，手術後や外傷後に生じた欠損部に起こることもある．横隔膜ヘルニアも内ヘルニアに含まれる．（「胸部：横隔膜ヘルニア」の項，「下咽頭・食道疾患：食道裂孔ヘルニ

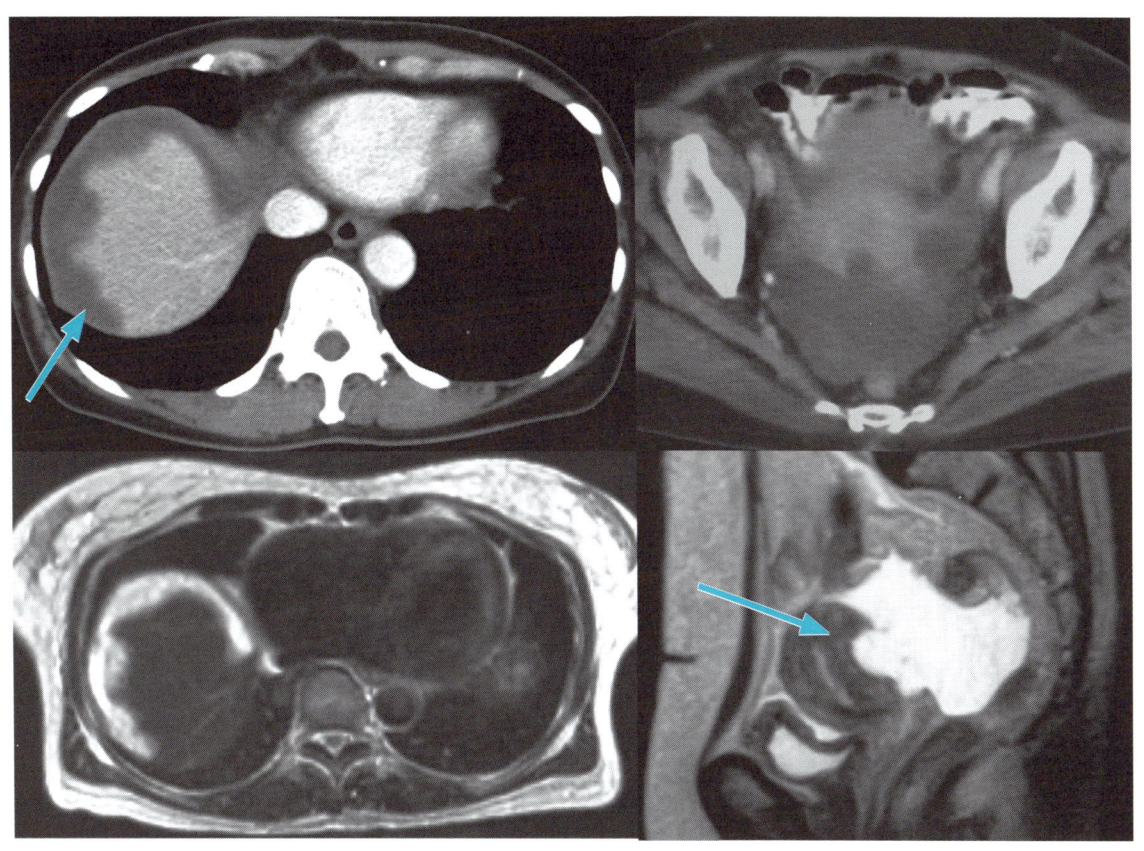

図 13-23　腹膜偽粘液腫
横隔膜と肝臓間(左)および小骨盤 Douglas 窩(右)にゼラチン様物質がみられ，上段 CT では低吸収域，下段 T_2 強調 MRI 像では高信号域としてみられる．肝臓表面や子宮表面などに特徴的な波状変形 scalloping(矢印)がある．

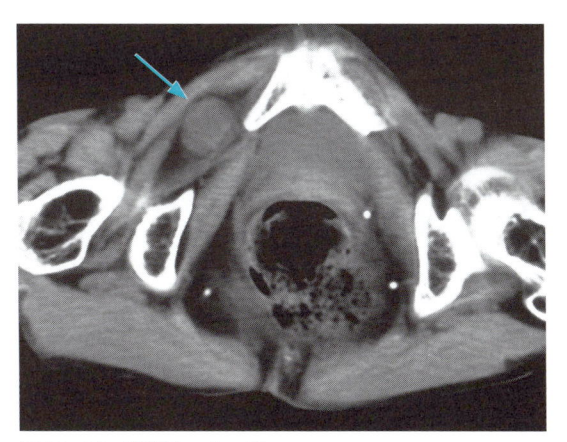

図 13-24　閉鎖孔ヘルニア
閉鎖孔を通り外閉鎖筋と腸骨筋の間に入り込んだ腸管が楕円形の低吸収構造(矢印)としてみられる．

ア」の項参照)

　腹腔内臓器のほとんどがヘルニア内容となりうるが，消化管以外にも大網や腸間膜脂肪，時には腹水のみがヘルニア内容となることもある．

画像所見
　部位，ヘルニア孔の大きさ，脱出内容により異なる．腸管が脱出内容に含まれている場合は，腸管の閉塞，絞扼の有無に注意が必要である(「小腸：小腸および大腸の機械的閉塞症」の項参照)(図 13-C9, 24)(図 13-105 参照)．閉鎖孔ヘルニアの検出には骨盤底までを含めた CT が必要である．

消化管

正常像とその画像解剖

A 咽頭・食道の正常像とその解剖

1 消化管造影検査

　咽頭は上咽頭，中咽頭，下咽頭に分けられ，それぞれ腹側で鼻腔，口腔，喉頭に連続する（図13-25）．食道は頸部食道，胸部食道，腹部食道に分けられ，部位分類として，本邦では「食道癌取扱い規約」によるものが頻用されている．食道の生理的狭窄部として，食道入口部，大動脈弓部，食道裂孔部がある．（図13-26, 27）

❶ 正常の嚥下過程と食道の蠕動・収縮

　正常の嚥下の過程は，随意相である口腔相 oral phase と，不随意相である咽頭相 pharyngeal phase，食道相 esophageal phase からなり，咽頭相の嚥下反射に応じて生じた咽頭から食道への蠕動収縮は一次蠕動 primary peristalsis とよばれる．これには食道の一連の収縮が起こる前の緊張抑制（嚥下時抑制）も含まれる．食物の通過による局所の伸展は，平滑筋の壁内反射を誘発し，二次蠕動 secondary peristalsis を引き起こす．下部食道括約筋は，食塊が食道に入り蠕動によって胃に入るまで開き続ける（図13-28）．
　このほかにも，食道には食塊の移動に役立たない三次蠕動もしくは三次攣縮 tertiary contraction がみられることがある．三次攣縮は非蠕動性で，広い範囲に同時に収縮がみられる．三次攣縮は嚥下に応じて発生することも，自発的に発生することもある．

2 超音波断層像

　体表面からの超音波検査では頸部食道および腹部食道の一部を除いて，通常は観察ができない．超音波内視鏡検査では，食道は5層にみられる（図13-29）．

3 X線CT像

　食道は頸部から縦隔，腹部へと連続する壁の薄い管状構造としてみられる．

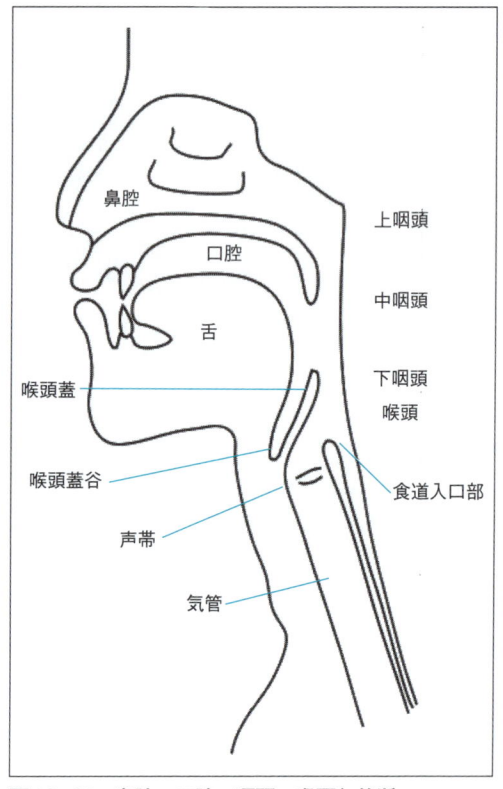

図13-25　鼻腔・口腔・咽頭・喉頭矢状断

B 胃・十二指腸の正常像とその解剖

1 腹部単純X線検査

　通常，胃内には嚥下された空気が存在する．立位では穹窿部に，背臥位では胃体部から前庭部にかけてみられる．正常でも胃ガス像のみられない場合があるが，食道での通過障害や，嘔吐，十二指腸への排出の亢進，占拠性病変による胃の圧排，胃管での吸引など，と鑑別が必要である．
　十二指腸では，球部にガスがみられることが多い．

2 消化管造影検査

❶ 胃の正常像とその解剖

　胃は腹膜で覆われた腹腔内臓器で，小彎側では小網により肝臓と連なり，大彎側では大網に連続し，大網

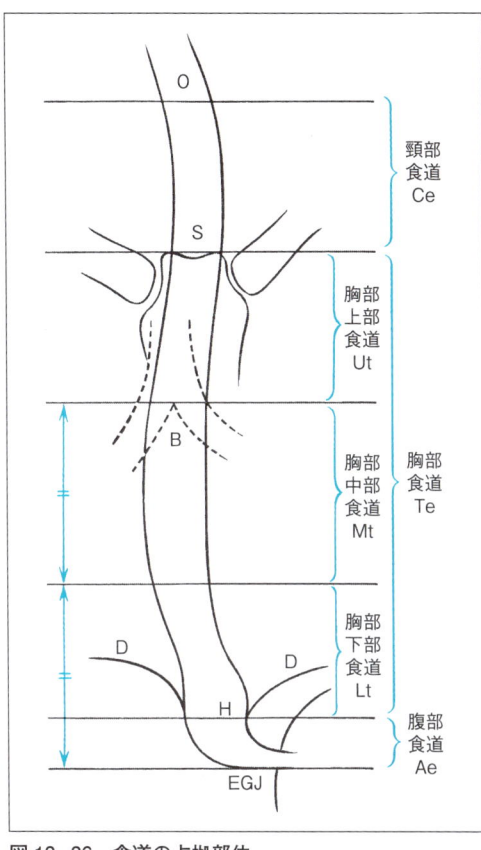

図13-26 食道の占拠部位
O：食道入口部，S：胸骨上縁，B：気管分岐部下縁，
D：横隔膜，H：食道裂孔，EGJ：食道胃接合部
〔日本食道学会(編)：食道癌取扱い規約 第10版．p.11，金原出版，2007〕

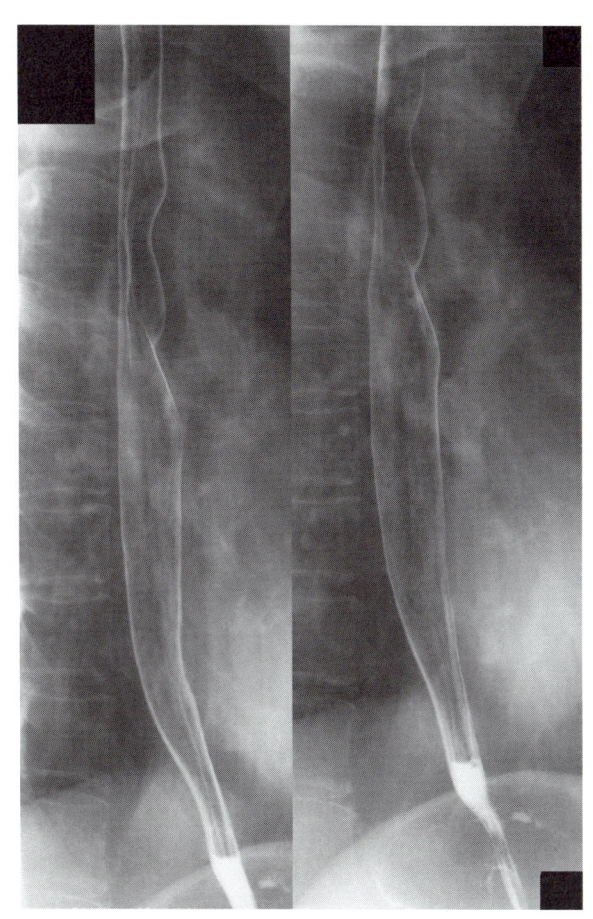

図13-27 食道X線検査正常像

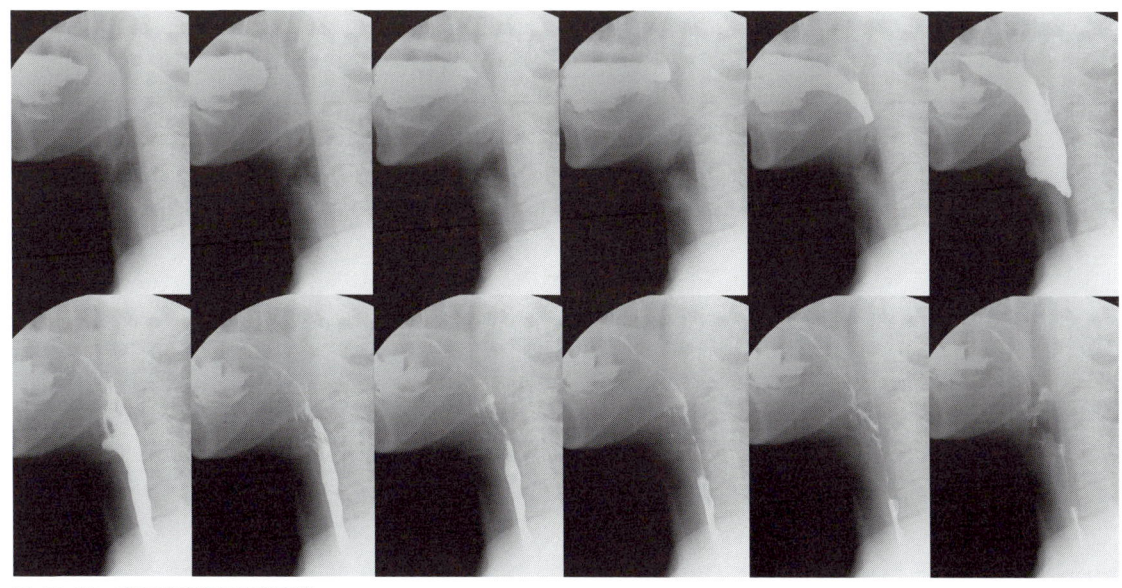

図13-28 嚥下時連続撮影側面像
7.5フレーム/秒での連続撮影

は折りかえって横行結腸と連続する.

　胃の区分と名称について，食道に連なる胃の上口を噴門といい，その周囲を噴門部という．胃は穹窿部および，胃体部，胃角部，前庭部の4つに大きく区分され，さらに短軸方向に小彎，後壁，大彎，前壁に4分する．「胃癌取扱い規約」では，長軸方向をU(上部, Fundus)，M(中部, Corpus)，およびL(下部, Antrum and Pylorus)の3つの領域に分けている．また，食道胃接合部の上下2 cmの部位を食道胃接合部領域としている(図13-30～32).

　胃体部腺領域には皺襞が長軸に沿って走り，境界領域を経て幽門腺領域に移行する．粘膜は収縮状態では長軸に沿った長い縦ひだと，短い横ひだがみられる．

粘膜面でX線画像上認識できる最小のものは胃小区(area gastrica, gastric area)とよばれる．胃小区は1～6 mm程度の小顆粒状もしくは網目状の模様で，幽門腺領域では慢性胃炎により胃小区の再構築がなされ明瞭に描出されることが多いが，胃底腺領域では描出されにくい．ひとつの胃小区内に多数の胃小窩が開口しているが，胃小窩はX線画像上認識できない(図13-33).

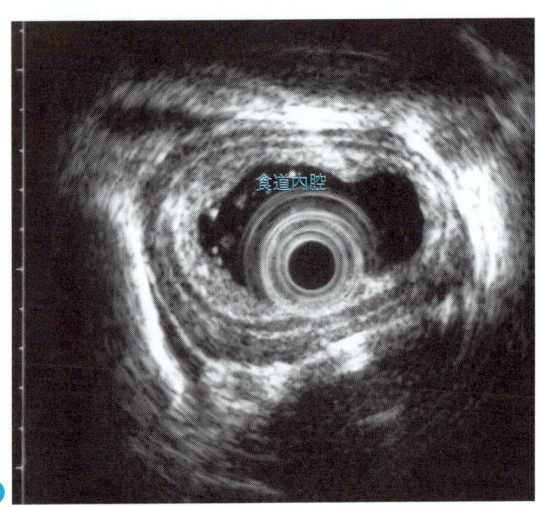

図13-29　食道EUS正常像
食道壁が5層構造にみられる．

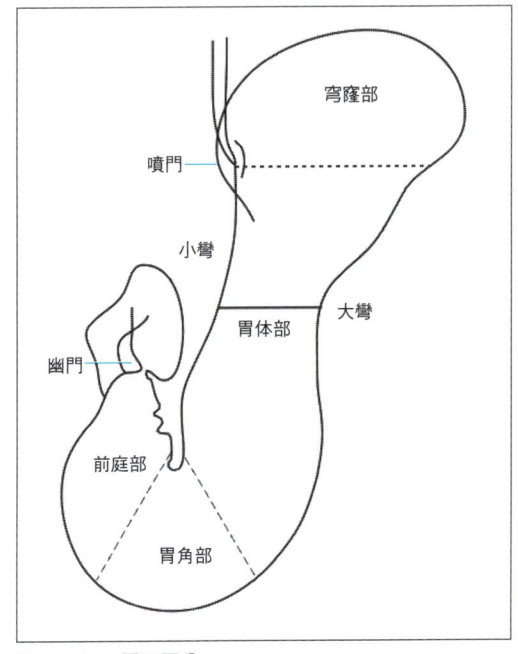

図13-30　胃の区分

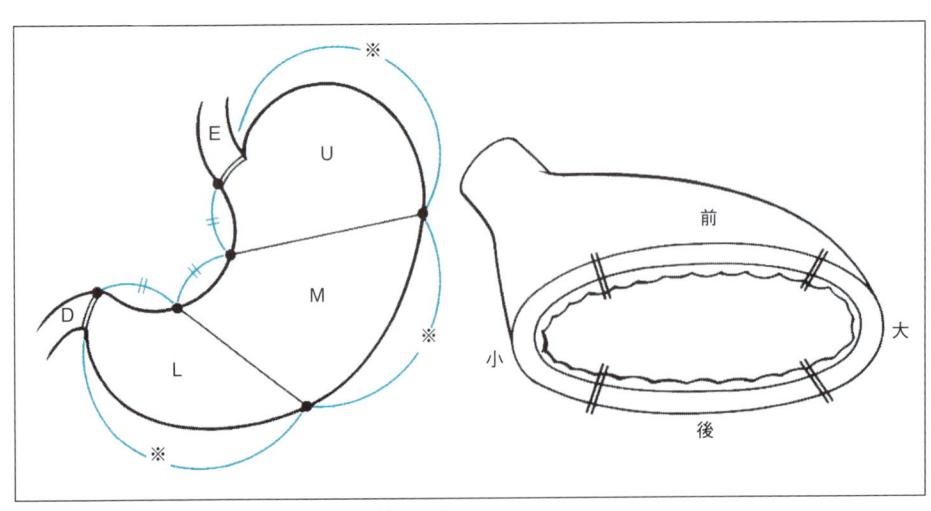

図13-31　胃の3領域区分および胃壁の断面区分
〔日本胃癌学会(編)：胃癌取扱い規約 第14版. p.6, 金原出版, 2010〕

❷ 十二指腸の正常像とその解剖

十二指腸は小腸の最初の部分で，幽門から十二指腸空腸曲（Treitz 靱帯）までを指し，球部（第 1 部），下行脚（第 2 部），水平脚（第 3 部），上行脚（第 4 部）に分けられる（**図 13-34，35**）．上曲から Treitz 靱帯までは後腹膜を走行し，内側で膵臓と接している．下行脚内側に胆管および膵管の開口部である Vater 乳頭（大乳頭）と副膵管の開口部である副乳頭（小乳頭）がある．十二指腸には球部を除いて，他の小腸と同様に輪状ひだ（Kerckring folds）がみられる．

3 超音波断層像

体表面からの超音波検査では，胃は比較的容易に観察され，筋層に相当する低エコーレベルのリング状構造がみられ，内部に内腔および粘膜，粘膜下層よりなる層構造がみられる．層構造を詳細に観察するには飲水させることで，一般に 5 層よりなる構造が確認できる．十二指腸に関しては，正常例では通常，壁エコーを確認できないが，内腔が腸液で満たされた場合はKerckring folds が観察される．

超音波内視鏡検査では，一般に腸管は 5 層にみられ，内腔側から順に，第 1 層は境界エコーおよび粘膜（高エコー），第 2 層は粘膜（低エコー），第 3 層は粘膜下層（高エコー），第 4 層は固有筋層（低エコー），第 5 層は漿膜もしくは境界エコー（高エコー）に相当する（**図 13-36**）．

4 X 線 CT 像

内腔が空虚な状態では，胃の穹窿部や胃体部大彎寄りなどにおいて壁が厚く描出される．胃を水や空気により膨らませた状態では，壁の薄い囊状の構造としてみられる．十二指腸は膵頭部に接して走行する管状構造としてみられる．

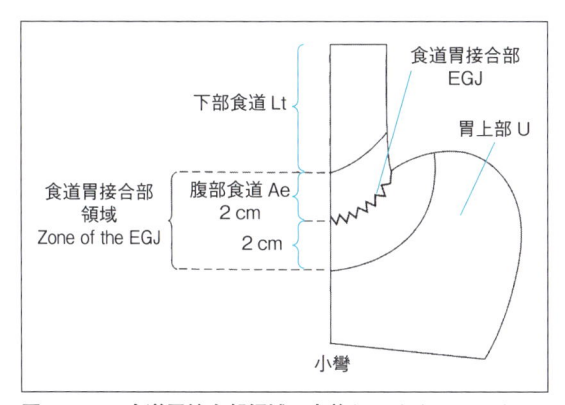

図 13-32　食道胃接合部領域の定義（西の定義に基づく）
〔日本胃癌学会（編）：胃癌取扱い規約　第 14 版．p.8，金原出版，2010〕

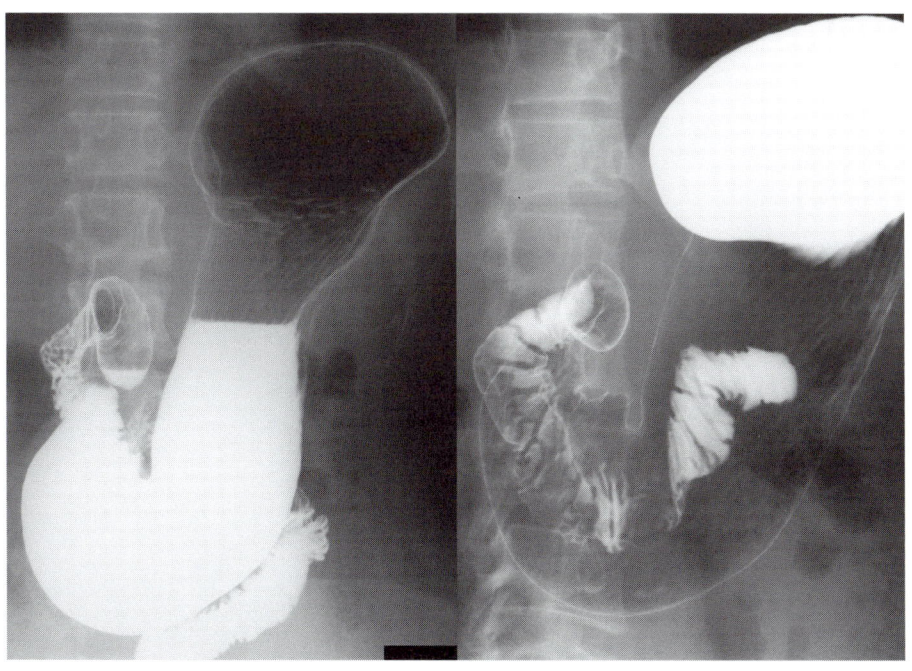

図 13-33　上部消化管 X 線検査正常像
左：立位充盈像，右：背臥位二重造影像

5 血管造影像

胃の動脈は，腹腔動脈 celiac trunk から栄養され，左胃動脈，右胃動脈，短胃動脈，左胃大網動脈および右胃大網動脈からなる．十二指腸の動脈は，腹腔動脈から分枝した総肝動脈 common hepatic artery および上腸間膜動脈 superior mesenteric artery（SMA）から栄養され，総肝動脈が分枝して胃十二指腸動脈 gastroduodenal artery（GDA）となり，上十二指腸動脈，後十二指腸動脈を出し，その後，前後の上膵十二指腸動脈となり，上腸間膜動脈からの前後下膵十二指腸動脈と吻合して，膵十二指腸動脈弓 pancreaticoduodenal arterial arcade を作る（図 13-37，C10，C11）．

胃十二指腸の静脈はほぼ同名動脈と併走し，胃の静脈は，脾静脈および上腸間膜静脈を経て門脈に還流する．十二指腸の静脈は，右胃大網静脈，上腸間膜静脈，門脈に還流する．

C 小腸の正常像とその解剖

小腸は幽門から回盲弁までの腸管で，十二指腸，空腸，回腸に分けられる．ここでは十二指腸を除いた空腸回腸について述べる．

1 腹部単純 X 線検査

小腸内には正常でもガスがみられる．長期臥床患者や新生児，乳幼児では小腸に多量のガスがあるのが通常である．小腸内容にかかわらず，内径の拡張を伴う場合は異常である．成人では，小腸内径は回腸で 2～2.8 cm，空腸ではこれよりも少し大きいが，一般には 3 cm を超える場合は異常を疑う．小腸と大腸の区別

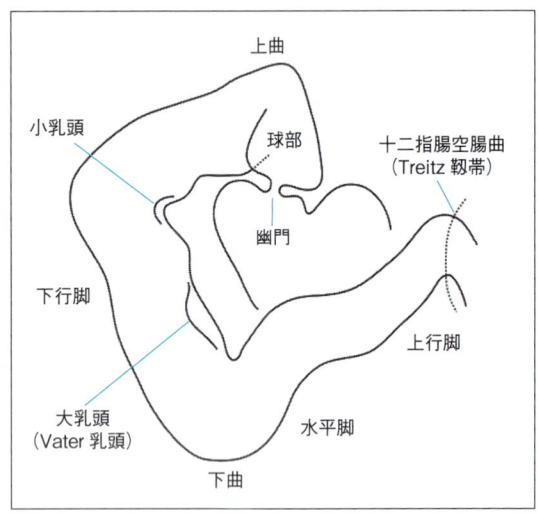

図 13-34　十二指腸各部の名称

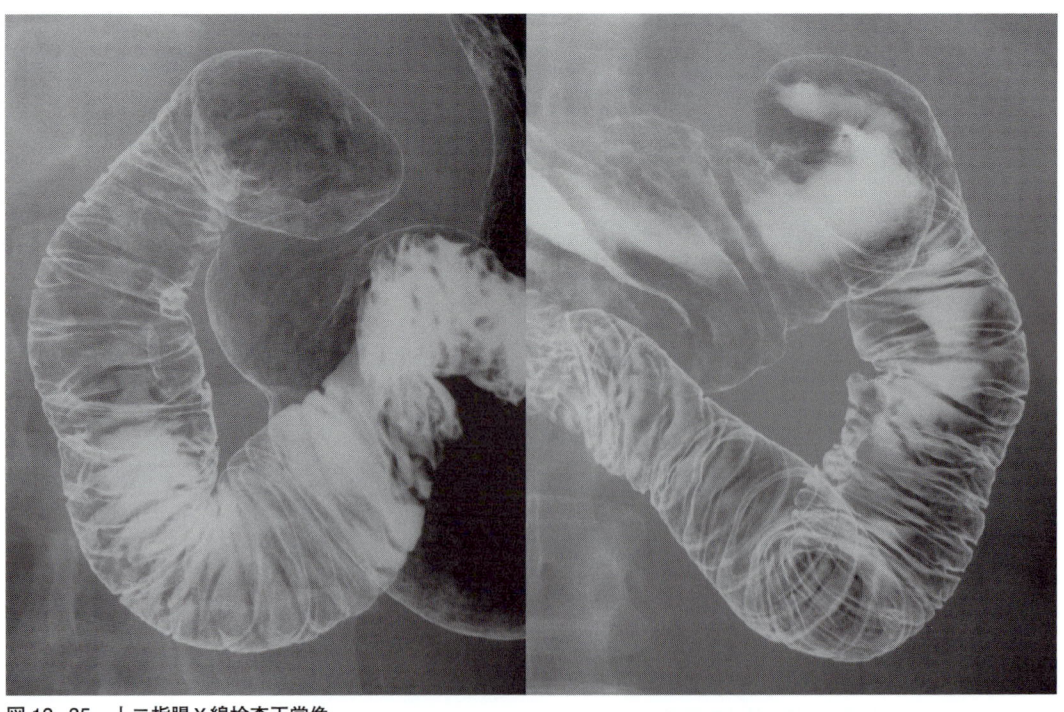

図 13-35　十二指腸 X 線検査正常像
左：背臥位第 1 斜位，右：腹臥位

は，小腸では輪状ひだ Kerckring folds，大腸では半月ひだと結腸膨起 haustra coli がみられることなどを参考にする（図 13-38）．小腸内の気体液面像 air-fluid level も異常を疑わせるが，それのみでは必ずしも異常とはいえない．多量の下剤服用やその他に何らかの理由で腸管内の空気・液体量が多い状態では，疾患がなくともみられる可能性はある．

2 消化管造影検査

空腸および回腸は，十二指腸空腸曲（Treitz 靱帯）から回盲弁（Bauhin 弁）までの小腸で，両端は固定されているが，全長にわたり腸間膜を有し，左上腹部から右下腹部にかけて上記両者を結ぶ腸間膜根に繋留されている．

空腸から回腸を合わせ全長 6～7 m で，空腸は前半部分約 2/5 で残りが回腸である．小腸にみられる輪状ひだ Kerckring folds は空腸で密にみられ，丈が高く，回腸側では次第に疎となり，丈も低くなる．回腸末端部は終末回腸 terminal ileum ともよばれ，各種病変の好発部位である．若年者の回腸末端部には，リンパ濾胞増殖による粟粒大（2 mm 以下）の丸い表面平滑な小隆起が散在してみられ，中央に点状陥凹を伴うこともある．この所見は大腸にもみられることがあり，成人の正常例でもみられることがある．

3 超音波断層像

体表面からの超音波検査では，正常の場合は通常，小腸の壁エコーを確認できないが，小腸が腸液で満たされた場合は Kerckring folds が観察される．

4 X 線 CT 像

小腸および大腸では，周囲に脂肪組織が隣接する場合は消化管壁の認識は容易であるが，脂肪の少ない場合は隣接する消化管や他臓器との境界が不明瞭となる．小腸内容は通常は液状のことが多い．MDCT により腸管壁とそれに連なる腸間膜血管の関係を捉えられる．

5 血管造影像

小腸の動脈は，上腸間膜動脈 superior mesenteric artery（SMA）から栄養されている（図 13-39，C12）．

静脈は上腸間膜静脈で還流され，脾静脈と合流して門脈となり，肝臓に達する（図 13-40）．

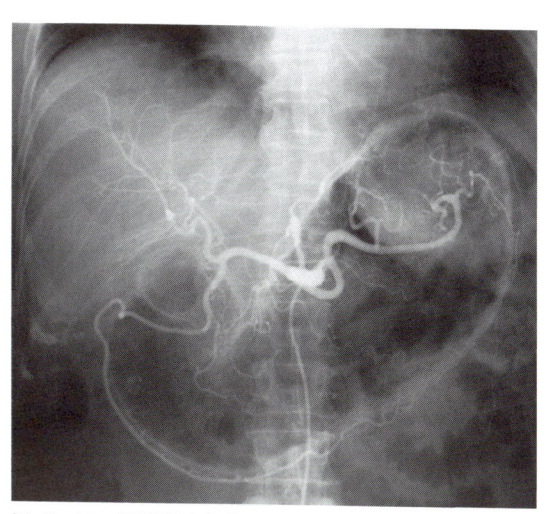

図 13-37 腹腔動脈造影正常像

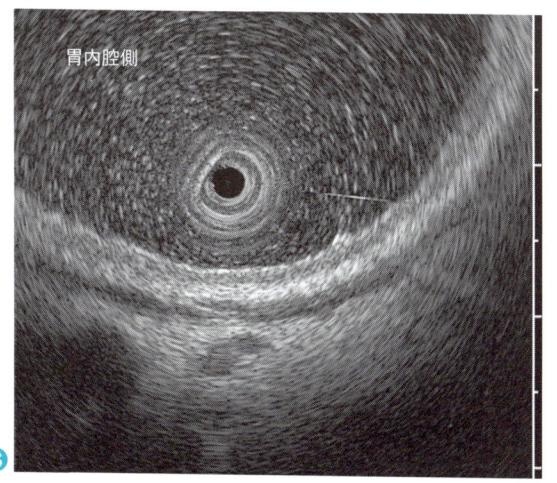

図 13-36 胃超音波内視鏡
正常胃壁が 5 層構造としてみられる．

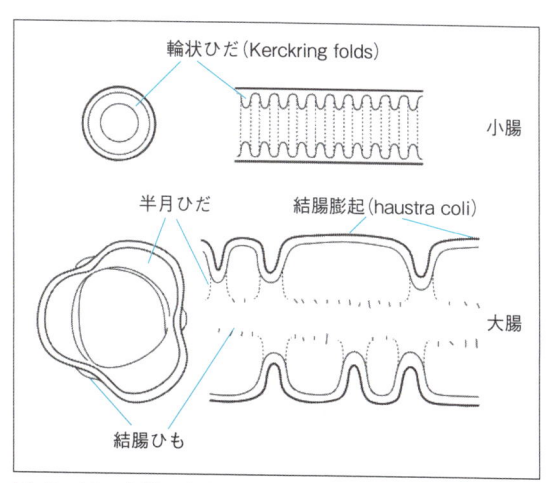

図 13-38 小腸・大腸のシェーマ

350　Ⅰ．画像診断

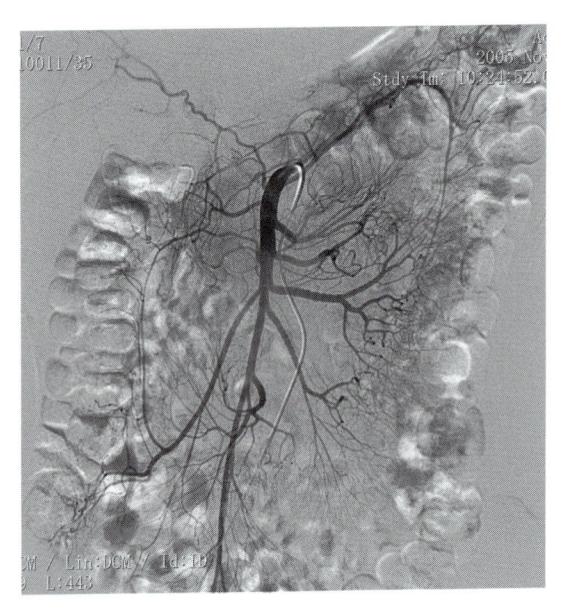

図13-39　上腸間膜動脈造影正常像

D 大腸・虫垂の正常像とその解剖

1 腹部単純X線検査

　大腸内にはガス像とともに，盲腸から上行結腸，下行結腸から直腸に糞便様像がみられることが多い．大腸内径は盲腸で9 cm以下，横行結腸で6 cm以下であり，これらを超える場合は拡張を疑う．盲腸で12 cmを超えると破裂の危険性が高くなる．

2 消化管造影検査

　大腸は盲腸，虫垂，結腸，直腸と肛門管よりなる．結腸は上行結腸，横行結腸，下行結腸，S状結腸に分けられる．このうち虫垂および盲腸，横行結腸，S状結腸は腸間膜を持ち，それぞれ腸間膜根，横行結腸間膜根，S状結腸間膜根に繋留されている．「大腸癌取扱い規約」(2006年第7版)では，仙椎岬角より第2仙椎下縁の高さまでの直腸S状部(RS)が直腸から独立

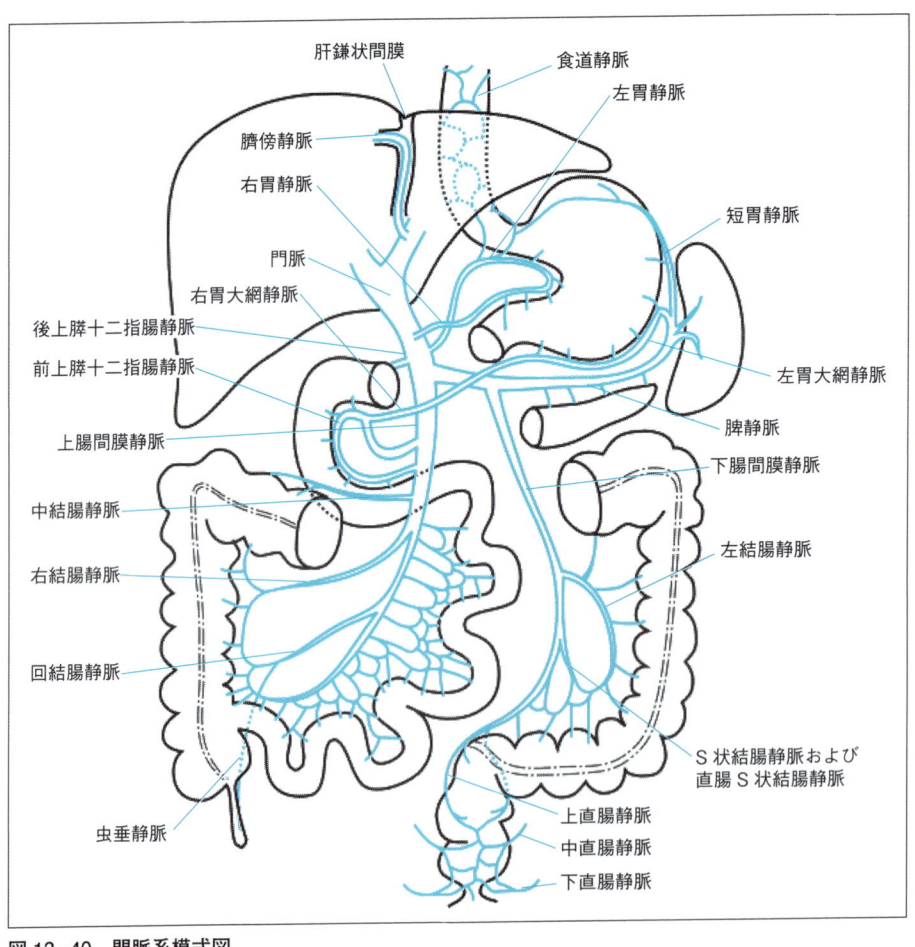

図13-40　門脈系模式図

した区分として取り上げられている．直腸は2部に分けられ，第2仙椎下縁の高さから腹膜反転部までを上部直腸（Ra），恥骨直腸筋付着部上縁までを下部直腸（Rb）とよぶ．腹膜反転部は直腸のKohlrausch皺襞（middle Houston弁）の位置にほぼ相当する（図13-41，42）．

盲腸，結腸には3本の結腸ひもtaenia coliが縦走してみられ，内腔が伸展した状態では各ひもの間に半月ひだと結腸膨起haustra coliがみられる．大腸には7か所の生理的収縮を起こしやすい部位があり，病変との区別が必要である．X線二重造影では，大腸粘膜面に微細網目模様fine network patternを確認でき，X線検査で描出できる粘膜面構造の最小のものである（図13-43）．

3 超音波断層像

体表面からの超音波検査では，正常の場合は通常，大腸の壁エコーを確認できない．

4 X線CT像

正常では大腸壁は薄く，内容物は盲腸から上行結腸では小腸内容に近い液状から糞便状で，それより肛門側では糞便状で，内部に不均一に細かな空気像がみられる（図13-8参照）．虫垂の正常像を図13-44に示す．

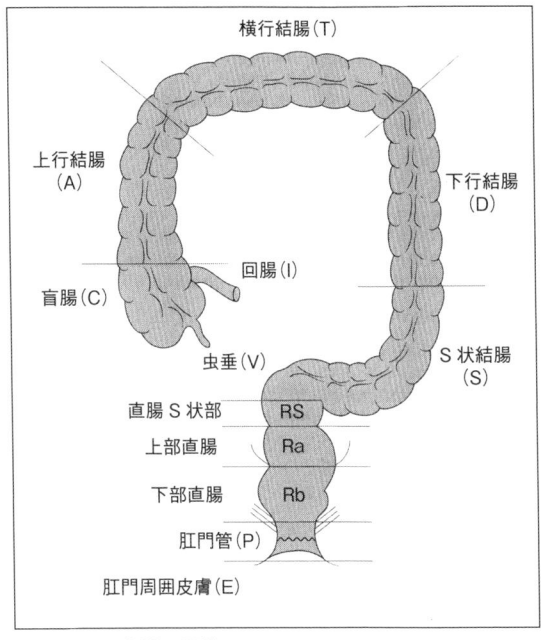

図13-41 大腸の区分
〔大腸癌研究会（編）：大腸癌取扱い規約 第7版．p.8，金原出版，2006〕

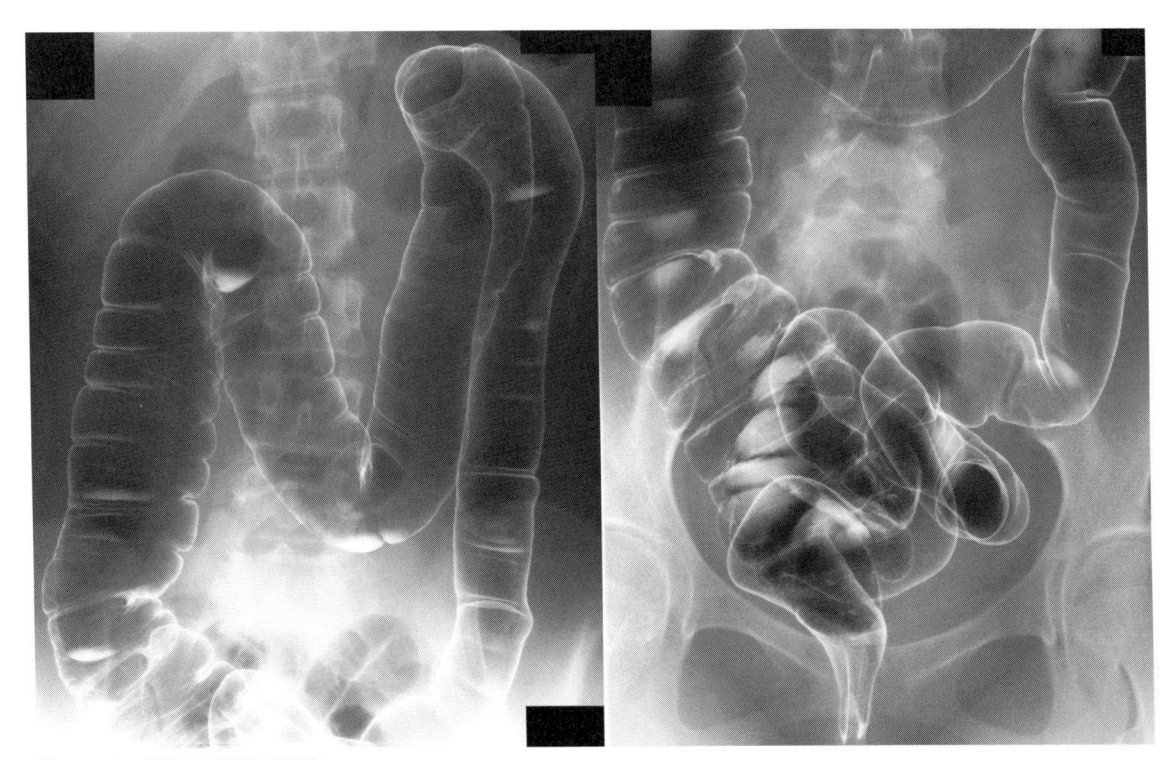

図13-42 注腸X線検査正常像
大腸二重造影像．この例では回盲部が小骨盤内でS状結腸と重なっている．

5 血管造影像

　大腸は，上腸間膜動脈superior mesenteric artery(SMA)および下腸間膜動脈inferior mesenteric artery(IMA)から栄養され，虫垂および，盲腸，上行結腸，横行結腸までは，上腸間膜動脈から分枝した回結腸動脈と，右結腸動脈，中結腸動脈が栄養している．下行結腸からS状結腸までは，下腸間膜動脈から分枝した左結腸動脈とS状結腸動脈が栄養している．直腸は，上部直腸までが下腸間膜動脈からの上直腸動脈で栄養され，下部直腸および肛門管は，内腸骨動脈もしくは，その分枝血管である内陰部動脈からの中直腸動脈，内陰部動脈からの下直腸動脈から栄養されている（図13-C13）．

　静脈は，小腸から上部直腸までが上腸間膜静脈と下腸間膜静脈の2本で還流され，下腸間膜静脈は脾静脈と合流し，脾静脈はさらに上腸間膜静脈と合流して門脈となる．下部直腸と肛門管は中・下直腸静脈が内腸骨静脈，総腸骨静脈を経て下大静脈へ還流する．直腸の上部と下部および肛門管とにおける還流経路の違いは，癌の血行性転移において重要である（図13-40参照）．

消化管臓器別疾患

A 咽頭・食道疾患の画像所見

1 嚥下障害 dysphagia

病理・病態

　嚥下障害は，口腔内の食物を胃に運ぶ過程での異常を指し，口腔および咽頭，食道の各段階での異常が含まれる．嚥下障害には機械性嚥下障害と運動性嚥下障害があり，前者は大きな食塊，もしくは管腔の狭小化

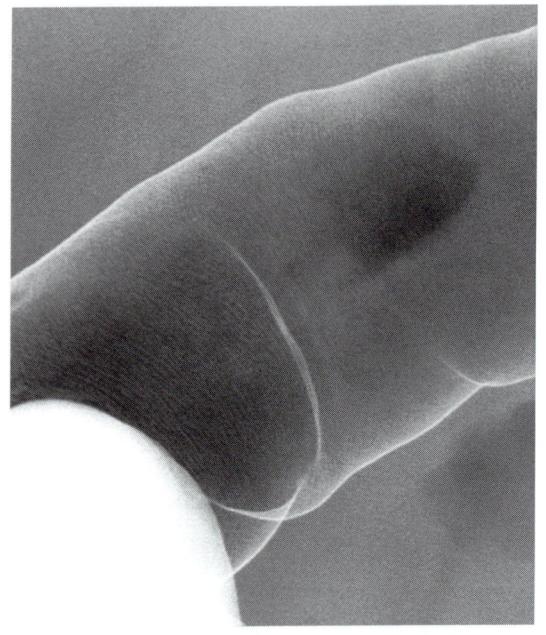

図13-43　大腸二重造影像におけるfine network pattern

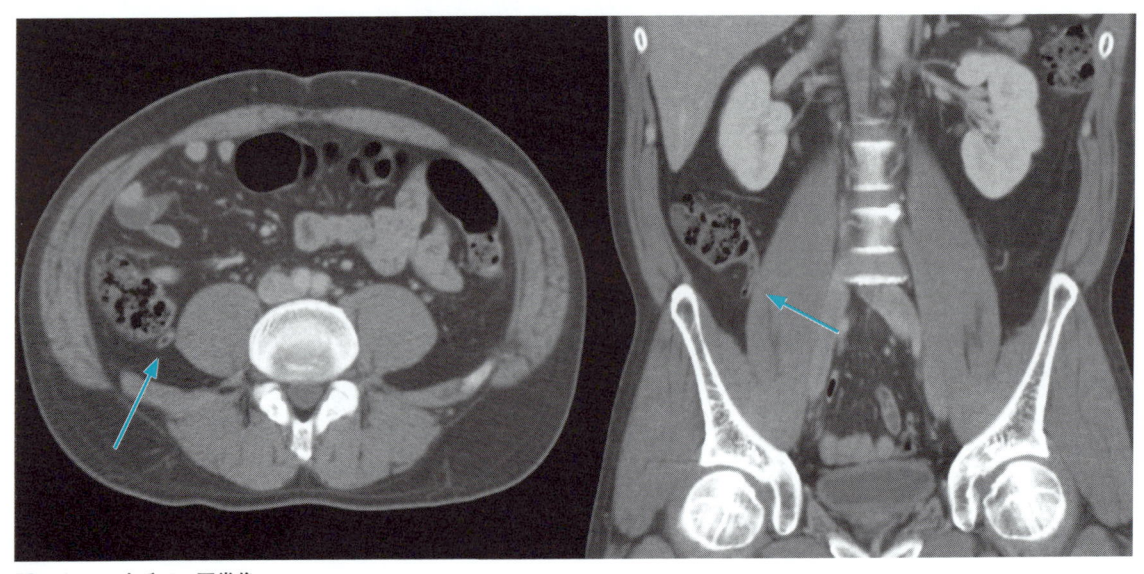

図13-44　虫垂CT正常像
左：横断像，右：冠状断像，矢印部が虫垂

によって引き起こされる．一方，運動性嚥下障害は嚥下開始の困難，あるいは食道横紋筋および平滑筋疾患による蠕動運動や嚥下時抑制の異常により生じる．

画像所見

口腔および咽頭の障害が疑われる場合は，バリウムによるビデオフルオロスコピー video fluoroscopy（VF）による嚥下造影検査を行う．機械性嚥下障害が疑われる場合は，下咽頭・食道X線造影検査，食道胃内視鏡（含む生検）検査が適応となる．運動性嚥下障害では，X線造影検査と食道の内圧測定が確診検査となる．食道胃内視鏡検査は，解剖学的異常を伴う疾患による二次的な運動性嚥下障害の除外に役に立つ．

嚥下の口腔相，咽頭相のVFによる嚥下造影検査では側面像による観察が重要である．oral phase では barium bolus の保持ができるかどうか（anterior leak や posterior leak の有無）および bolus の舌根部への輸送ができるかどうかを評価する．pharyngeal phase では bolus の移動と，上咽頭の閉鎖および喉頭蓋の閉鎖のタイミング遅れによる鼻腔への逆流および喉頭や気管への誤嚥 aspiration の有無と程度を評価する．また，嚥下後に喉頭蓋谷や梨状陥凹へのバリウム停滞 retention の有無などを検出する．この停滞したバリウムが嚥下後に誤嚥される場合も多い（図13-45）．

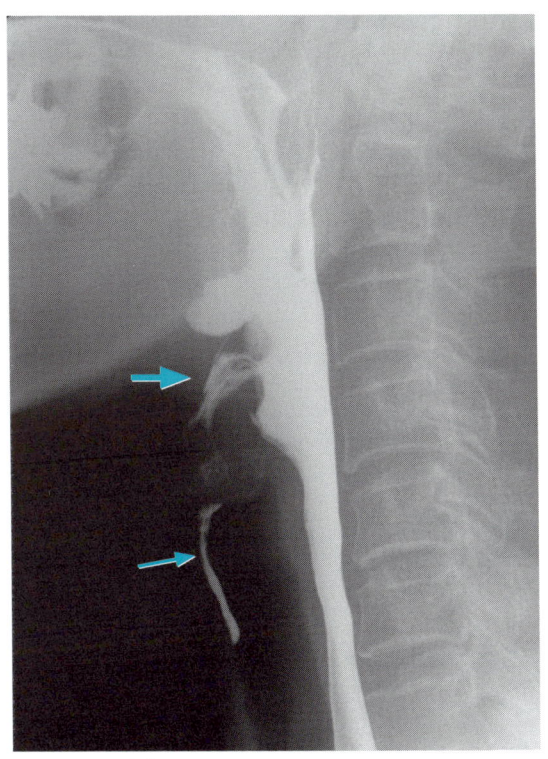

その他原因となる疾患別の異常については，各疾患項目参照．

2 咽頭腫瘍

「咽頭および喉頭」，「頭頸部腫瘍」の項（p.746）参照

3 Zenker 憩室 Zenker diverticulum

病理・病態

下咽頭後壁で下咽頭収縮筋下縁と輪状咽頭筋上縁の間の抵抗減弱部にみられる圧出性の憩室で，左下方に突出することが多い．

画像所見

バリウムによるX線検査で，下咽頭から左下方への憩室様突出像としてみられる（図13-C14）．

4 食道の先天性疾患

食道は胎生学的に気管と1本（前腸）の管として発生し，その分化過程で奇形が起こるので，気管奇形と関連して発生するものが多い．

❶ 食道閉鎖，気管食道瘻 atresia of the esophagus, tracheoesophageal fistula（TEF）

「小児放射線医学」の項（p.610）参照

> **VATER association, VACTERL association**
> ·················· *Advanced study*
>
> 複数臓器にわたる先天異常が合併することがあり，vertebral defect, anal atresia, cardiac anomalies, TEF, renal or radial anomalies, limb anomalies などが合併したもの．

❷ 胃粘膜の異所性増殖と迷入（食道異所性胃粘膜島）heterotopia and ectopia of the gastric mucosa

病理・病態

胃食道粘膜接合部は通常，噴門より1cmほど口側に位置するが，胃粘膜が数 cm 以上食道側に連続的に入り込んでいるものを異所性といい，食道粘膜内に島嶼状胃粘膜が存在する場合を迷入という（頸部食道および食道胃接合部直上に多い）．これらは食道腺癌の発生母地となる可能性がある．〔胃食道逆流症に伴う腸上皮化生については「9 胃食道逆流症，Barrett食道」の項（p.356）参照のこと〕

画像所見

頸部食道では胸郭入口部あたりの高さに多く，境界明瞭な浅い陥凹面としてみられ，複数みられることもある（図13-C15）．

図 13-45　誤嚥
嚥下機能検査で喉頭蓋の閉鎖がみられず（太矢印），声帯を超えて気管内にまでバリウムが流入している（矢印）．

❸ 神経異常にもとづく奇形 neurogenic anomaly

アカラシアが属する（「アカラシア」の項参照）．

❹ その他

先天性食道 web（「食道 web」の項参照），先天性食道狭窄 congenital stenosis of the esophagus，先天性短食道 congenital shortening of the esophagus，奇形性嚥下困難症 dysphagia lusoria，重複食道 duplication of the esophagus などの先天奇形が存在する．

5 下咽頭・食道 web

病理・病態

web は下咽頭および食道にみられる膜様の狭窄で，全周性のことも部分的なこともあり，狭窄の表面は正常食道粘膜で覆われている．頸部食道に多いが，他の部にもみられ，多発することもある．多くは無症候性で，腹側に横走するひだ様の構造としてみられる．時に固形物に対し嚥下障害を起こす．Plummer-Vinson症候群は，症候性の食道 web と鉄欠乏性貧血が中年女性にみられるものである．

画像所見

web は，厚さ 2～4 mm までの横走するひだ状構造としてみられる（図 13-C16）．

6 アカラシア Achalasia

病理・病態

アカラシアは食道平滑筋の運動障害であり，下部食道括約筋は嚥下時に正常に弛緩せず，それより口側の食道は拡張し，非蠕動性収縮を示す．食道壁内 Auerbach 神経叢の障害があり，抑制ニューロンが主に障害されているが，進行するとコリン作動性ニューロンも侵される．二次性アカラシアは，食道に浸潤した癌，リンパ腫，ウイルス感染症，好酸球性胃腸炎，神経変性疾患などで起こることがある．

内圧測定では，下部食道括約筋基礎圧が正常～上昇しており，嚥下によっても弛緩は起きないか，その程度が低下している．食道体部は静止圧が上昇している．嚥下にて，一次蠕動波は同時収縮となる．

内視鏡検査は，悪性腫瘍などによる二次性アカラシアとの鑑別に有用である．

画像所見

胸部単純 X 線写真で胃泡がみられないことが多く，また，拡張した食道内の空気と内容物停滞を反映し，縦隔内に鏡面像を伴う空気陰影がみられることが多い．バリウム検査では食道が拡張し，食道下端部にくちばし状の先細りした狭窄や，フラスコ状もしくは U 字状の狭窄が持続性にみられる．拡張が強くなると，食道の長軸が S 字状に蛇行してみられる（図 13-46）．

7 膠原病に伴う食道病変 esophageal disease in collagen vascular disease

病理・病態

強皮症において食道平滑筋の萎縮が起こり，収縮力低下と下部食道括約筋の機能不全が起こる．食道壁は萎縮し，斑状の線維化もみられる．患者は嚥下障害を訴え，胸やけや逆流など胃食道逆流症状も訴える．

内圧測定では平滑筋収縮力の低下があり，下部食道括約筋では静止圧は低下しているが，括約筋弛緩は正常にみられる．このような食道運動異常は，他の膠原病でもみられることがある．

画像所見

食道内腔の拡張と蠕動性収縮の消失がみられる．下部食道括約筋は開存し，胃食道逆流が自由に起こる．食道潰瘍や狭窄などの粘膜変化がみられることがある（図 13-47）．

8 食道炎および潰瘍 esophagitis, esophageal ulcer

病理・病態

食道粘膜は重層扁平上皮で覆われており，円柱上皮で覆われた他の消化管に比べて酸やアルカリに抵抗性が弱く，感染や物理・化学的刺激，逆流などの外的因子および，加齢や先天性的狭窄，膠原病，胃粘膜よりの炎症の波及などの内的因子により炎症を生じやすい．

画像所見

食道炎の初期には食道壁の拡張制限はみられず，粘膜面の変化も指摘することが困難であるが，中等度になると粘膜ひだの肥厚やびらん，潰瘍が指摘可能となる．慢性炎症が持続すると，線維化に伴う拡張制限や壁の伸展不良が認められるようになる（図 13-48, C17）．

9 胃食道逆流症 gastroesophageal reflux disease（GERD）

病理・病態

胃食道逆流症は頻度高くみられる異常で，胃食道接合部機能不全による胃酸と胃内容物の食道内逆流が，症状の原因である．逆流性食道炎 reflux esophagitis は逆流の合併症であり，酸，ペプシン，胆汁などにより粘膜が傷害される．軽度の食道炎では，顕微鏡的な異常のみがみられ，非びらん性逆流症では，内視鏡で正常か軽度の発赤が観察されるのみである．びらん性食道炎では，内視鏡的に明らかな粘膜の発赤，出血，表在性で線状の潰瘍などを認める．線維化により狭窄

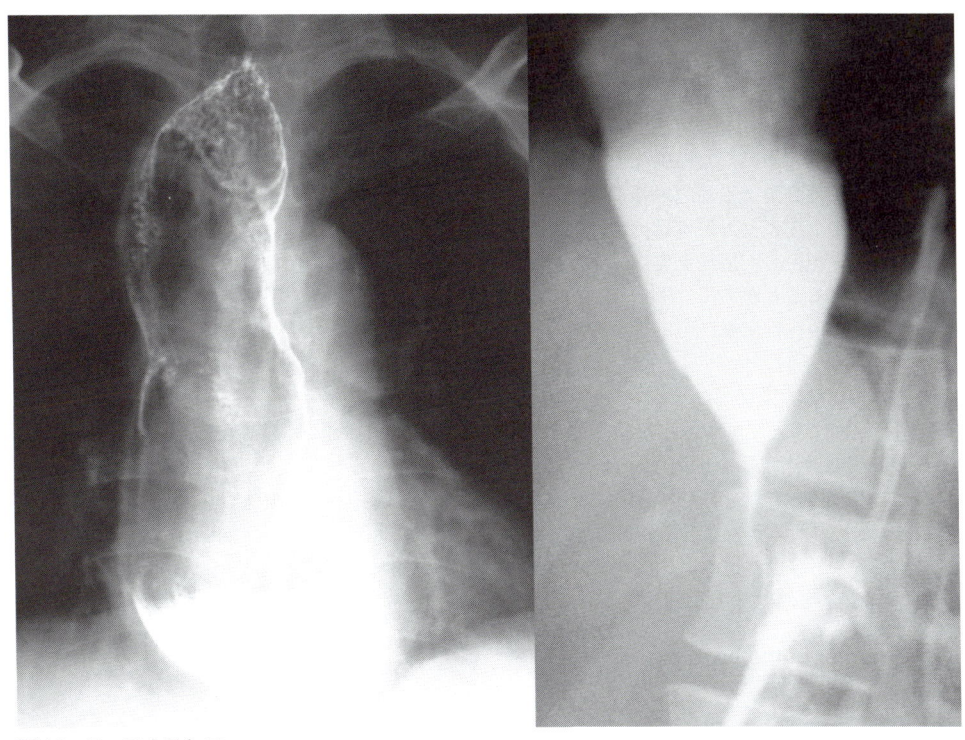

図 13-46　アカラシア
左：拡張蛇行した食道がみられる．右：食道下端部にくちばし状の先細りした持続性狭窄があり，バリウムの停滞がみられる．

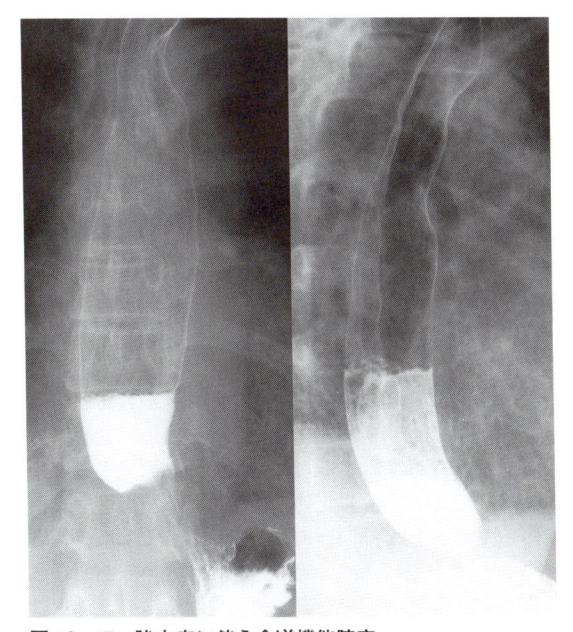

図 13-47　強皮症に伴う食道機能障害
左：正面像，右：第1斜位像．胸部食道の拡張がみられ，食道下部の通過が遅く，右では食道下部に唾液や粘液などの貯留がみられる．両側肺底部に蜂巣肺がみられる．

図 13-48　逆流性食道炎
左：第1斜位像，右：第2斜位像．食道裂孔ヘルニアがみられ，胸部中・下部食道に短縮および内径の軽度狭小化がみれる．粘膜表面のバリウムの付着が濃く不均一で（矢印），小さな潰瘍形成もみられる（太矢印）．食道癌との鑑別が問題となる．

を生じることがある．びらん性食道炎は，腸上皮化生（Barrett 食道）によって治癒する場合もある．

Barrett 食道

Barrett 食道は，逆流性食道炎により生じる食道扁平上皮の円柱上皮への化生であり，食道腺癌の危険因子とされている．びらん性食道炎の治癒過程で持続的な酸逆流があると，扁平上皮よりも酸に抵抗性のある円柱上皮化生が起こる．化生した円柱上皮は，異型の段階を経て腺癌に進行することがある．Barrett 食道は，狭窄を伴う慢性の食道消化性潰瘍に至ることもある．

|画像所見|

逆流性食道炎における粘膜傷害は，バリウム検査，内視鏡検査，粘膜生検によって証明される．造影 X 線検査は胃から食道への逆流現象を証明するとともに，食道裂孔ヘルニアの合併の有無を確認できる．食道粘膜面にびらんによるバリウム斑および，狭窄や潰瘍が認められることがある．高位食道の消化性狭窄，深在性潰瘍は Barrett 食道を示唆する（図 13-48 参照）．

10 食道腫瘍 tumor of the esophagus

❶ 食道の良性腫瘍 benign tumor of the esophagus

|病理・病態|

剖検例では食道腫瘍中，良性は約 20％と発生頻度は低い．良性上皮性腫瘍としては，乳頭腫，ポリープ，腺腫，嚢腫などがあり，非上皮性腫瘍には平滑筋腫，血管腫，脂肪腫，神経線維腫などがあり，平滑筋腫が最も多い．

❷ 食道の悪性腫瘍 malignant tumor of the esophagus

原発性と続発性に分けられ，原発性悪性腫瘍の大部分は食道癌であり，その他に肉腫，癌肉腫，悪性黒色腫などがある．

a．食道癌 carcinoma of the esophagus

|病理・病態|

食道癌は比較的まれであるが，致死率の高い腫瘍である．男性に多く，50 歳以上の年齢で多い．扁平上皮癌と腺癌があり，わが国では原発性食道癌の 90～96％は扁平上皮癌である．扁平上皮癌の発生には，過度な飲酒や喫煙，熱い飲食物や辛い食物の常時摂取などが危険因子と考えられている．食道腺癌は，慢性の胃食道逆流や食道粘膜の円柱上皮化生（Barrett 食道）が存在する部位，もしくは胃粘膜迷入部から発生する．

初発症状の多くは，進行する嚥下困難と体重減少である．癌浸潤が進行しないと嚥下困難は起こらないた

表 13-1　食道癌の病型分類

0 型　表在型
0-Ⅰ型　表在隆起型
0-Ip　有茎型
0-Is　無茎型（広茎性）
0-Ⅱ型　表面型
0-Ⅱa　表面隆起型
0-Ⅱb　表面平坦型
0-Ⅱc　表面陥凹型
0-Ⅲ型　表在陥凹型
1 型　隆起型
2 型　潰瘍限局型
3 型　潰瘍浸潤型
4 型　びまん浸潤型
5 型　分類不能型
5a　未治療
5b　治療後

〔日本食道学会（編）：食道癌取扱い規約 第 10 版．p.11，金原出版，2007〕

め，症状が現れるころには治癒不能な場合が多い．食道癌の転移は所属リンパ節，鎖骨上窩リンパ節，肝，肺，胸膜によくみられる．

|分類|

食道癌の型分類（「食道癌取扱い規約」第 10 版，2007 年）は，癌腫の壁深達度が肉眼的に粘膜下層までと推定されるものを「表在型」，固有筋層以深に及んでいると推定されるものを「進行型」としている（表 13-1）．また，原発巣の壁深達度が粘膜内にとどまる食道癌を早期食道癌とし，リンパ節転移の有無を問わない．癌腫の壁深達度が粘膜下層までにとどまるものを表在癌とよび，リンパ節転移の有無を問わないとしている．

|画像所見|

進行型食道癌の診断には，X 線造影検査も有用で，粘膜表面の凹凸不整と，固有筋層浸潤に伴う壁の伸展性障害による変形がみられる（図 13-49）．これに対し，粘膜内にとどまる病変では丈が低く，境界不明瞭な隆起様陰影や，淡い陰影斑もしくは限局性の粘膜不整像を示すわずかな陥凹面および平坦病変で，壁不整もしくは壁の伸展不良は軽度の所見がみられるのみで，二重造影でも診断が困難なことが多い．粘膜下層まで（SM 癌）の浸潤がみられるものでは発見の頻度も増え，高さが 2 mm 以上の表面結節状の粗大隆起，粘膜下腫瘍様隆起，陥凹面内に結節状もしくは顆粒状陰影を伴うバリウム斑，辺縁隆起を伴う浅い陥凹面などがみられ，接線方向の投影で辺縁異常を指摘できることが多い（図 13-50）．食道の異常が疑われる患者に対しては内視鏡検査を行うことで腫瘍を確認し，病理組織学的に確定診断を得るべきである（図 13-51）．

縦隔リンパ節や大動脈周囲リンパ節への転移検索には，CT と超音波内視鏡検査が有用である．隣接臓器

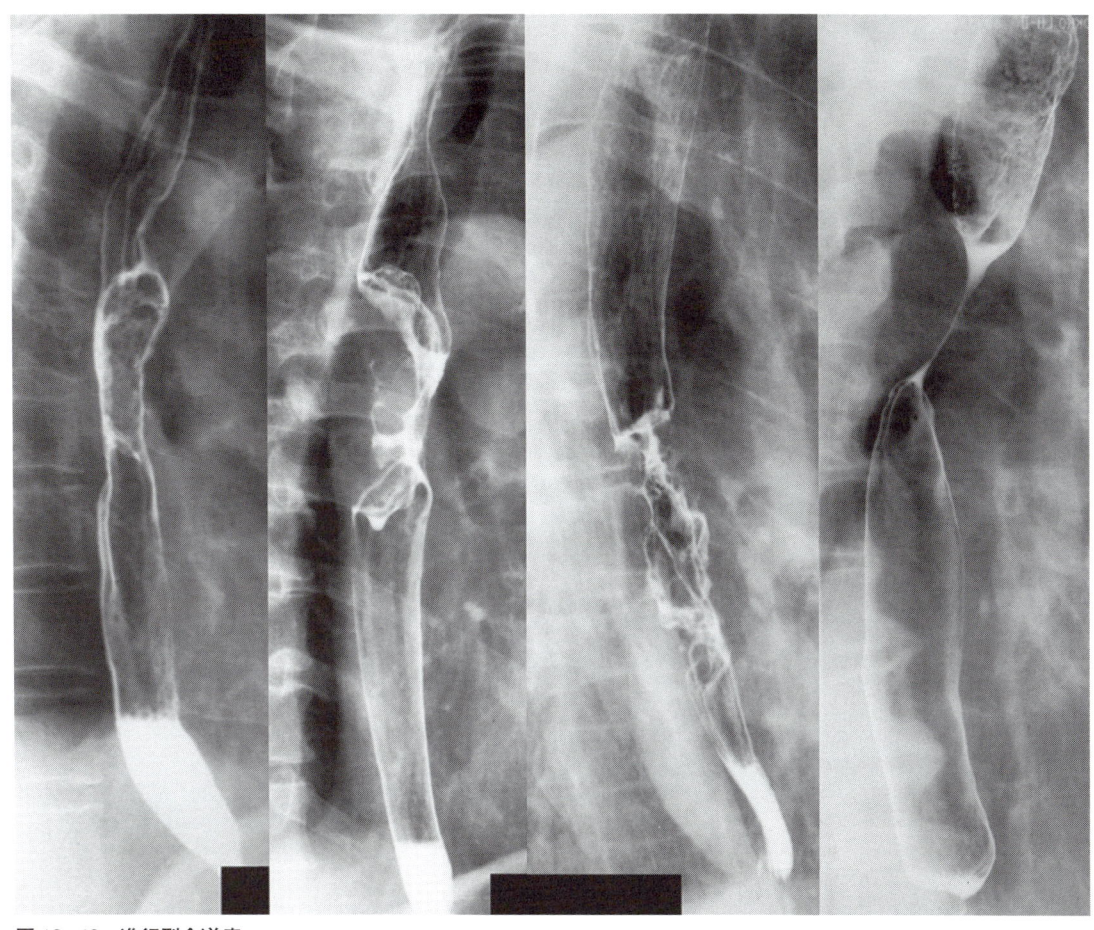

図 13-49 進行型食道癌
左から順に:隆起型,潰瘍限局型,潰瘍浸潤型,びまん浸潤型

(気管,主気管支,大動脈,心膜など)への浸潤の評価にはCT,MRIが用いられる.^{18}F-FDG(fluorodeoxyglucose)を用いたPET-CTが手術可否の決定に有用な場合もある(図13-52,53).

b. 食道肉腫 sarcoma of the esophagus

病理・病態

食道肉腫はまれな疾患で,平滑筋肉腫が最も多く,次いで線維肉腫が多い.なお,癌肉腫は紡錘形細胞肉腫様の細胞像を呈する低分化扁平上皮癌である.

画像所見

粘膜下腫瘍の形態を示す隆起性病変としてみられることが多く,癌腫と比べ,腫瘍の大きさに比して狭窄所見が少ない.

11 食道憩室 diverticulum of the esophagus

病理・病態

憩室には,消化管の全層を有する真性憩室と筋層を欠いた仮性憩室があり,壁の一部が嚢状に外方に突出した状態で,内面は消化管粘膜で覆われている.原因により,牽引性,圧出性,両者の混合性の3型に分けられる.

画像所見

食道壁の外方への突出像としてみられ,憩室内面は周囲食道粘膜と同様の粘膜面模様であることが必要である(図13-54).

12 食道胃静脈瘤 esophagogastric varices

病理・病態

食道胃静脈瘤とは,食道および胃上部の粘膜下層の静脈が腫瘤状の拡張したものと定義され,そのほとんどは門脈圧亢進症を背景としている.肝硬変,その他の原因により門脈血流障害が起き,門脈圧亢進状態が持続すると,いわゆる遠肝性側副血行路として食道胃静脈瘤が発生する.これに供給する静脈は主に左胃静脈と短胃静脈であり,左胃静脈から食道静脈瘤へ逆流しているのが約2/3である.食道静脈瘤からの血流は

358   Ⅰ．画像診断

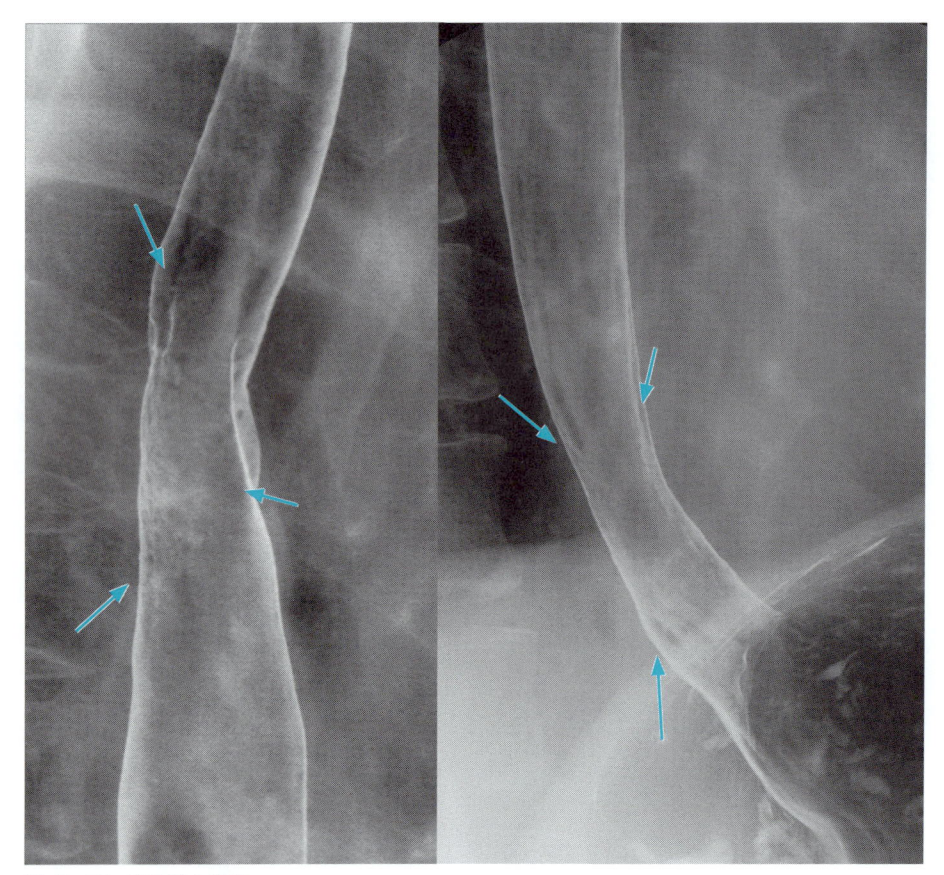

図 13-50　表在型食道癌
左：Ut から Mt にかけての 0-Ⅱc 型食道癌(pMM)．限局性にバリウムが濃く不均一に付着する範囲がみられる(矢印)．右：Lt の 0-Ⅱc 型食道癌(pEP)．バリウムの付着が均等で，無構造な淡い陰影斑がある(矢印)．

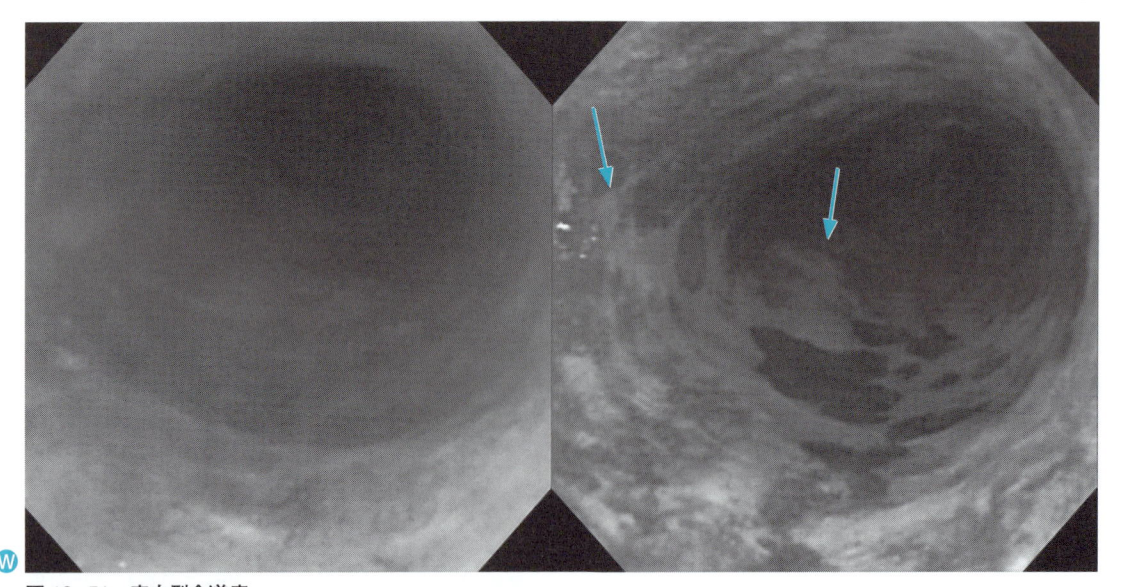

図 13-51　表在型食道癌
0-Ⅱc 型食道癌．左：通常内視鏡観察像．食道中部に境界の不明瞭な不整粘膜を認め，右：ヨード散布像では管腔の約半周を占める不染帯(病変部：矢印)がみられる．(Web カラー)

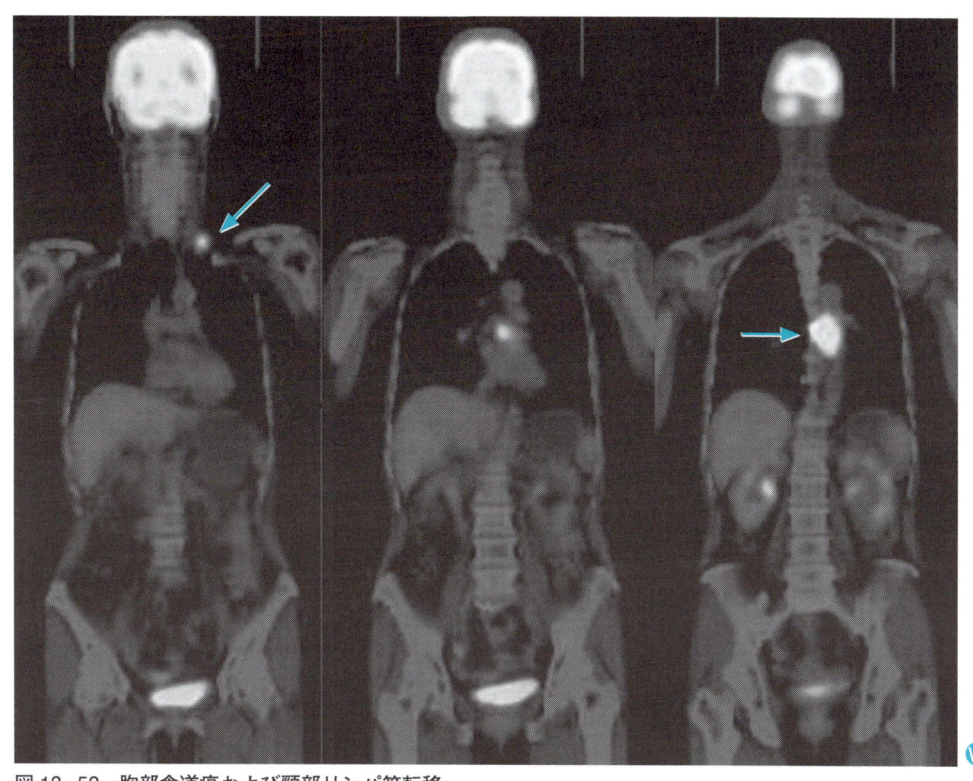

図 13-52 胸部食道癌および頸部リンパ節転移
FDG による PET-CT 融合画像(冠状断面).胸部中部食道癌および左鎖骨上窩リンパ節転移(矢印).(Web カラー)

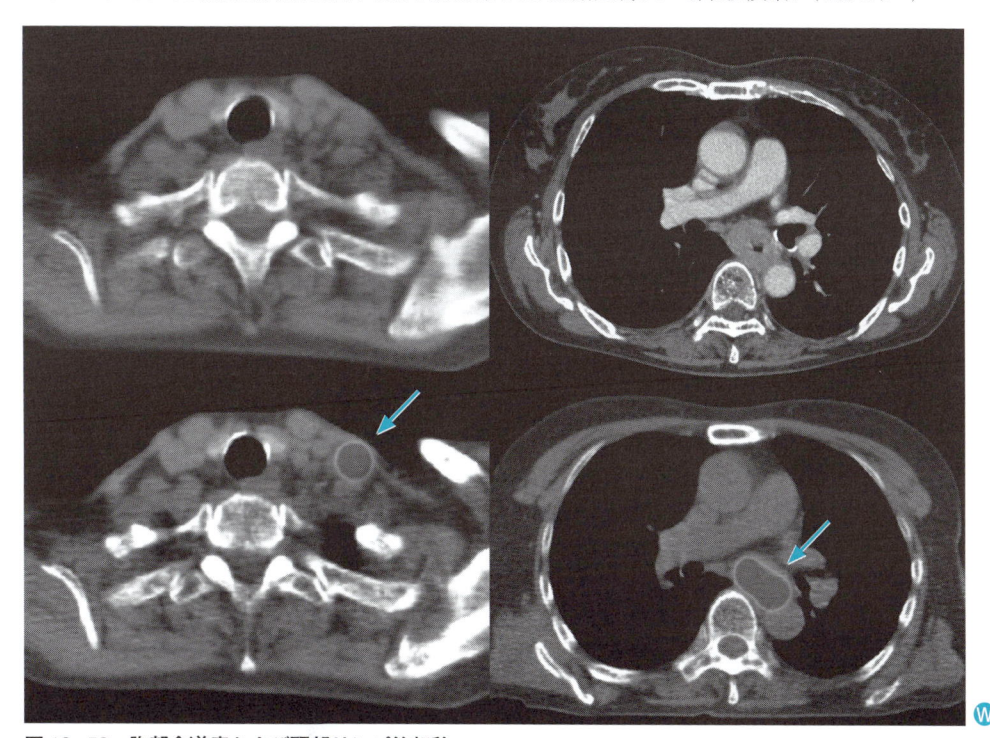

図 13-53 胸部食道癌および頸部リンパ節転移
FDG による PET-CT 融合画像(横断面).CT では胸部中部食道に全周性壁肥厚がみられ,同部に FDG の異常集積がある.また,左鎖骨上窩のリンパ節腫大があり,この部にも異常集積がみられる.(Web カラー)

奇静脈・半奇静脈を介して上大静脈に還流する．
　食道胃静脈瘤は，その存在自体では自覚症状はないが，破裂により出血を来せば，有効な治療法を用いない限り多量の出血を来し致命的となることが多い．

画像所見
　食道X線検査では，下部食道に蛇行したひだ肥厚様所見もしくは念珠状のひだ肥厚様所見としてみられ，胃の噴門部や穹窿部にも同様の所見がみられることが多い．進行すれば上部食道にも及ぶ（図13-55）．診断には内視鏡検査が必要不可欠で，発赤所見は易出血性と深く関連しており，その有無により治療方針が決定される（図13-56）．

13　食道裂孔ヘルニア hiatal hernia

病理・病態
　食道裂孔ヘルニアは横隔膜ヘルニアの中で，最も頻度が高く，横隔膜食道裂孔を通して胃の一部などが胸腔内へ脱出したものである．食道裂孔ヘルニアには滑脱型，傍食道型およびそれらの混合型の3型があり，滑脱型が約90％と最も多い．小さな滑脱ヘルニアでは症状を起こすことは少ないが，逆流性食道炎の発現に影響を与える．

画像所見
　胸部単純X線像やCTで，心臓の背側に脱出した胃の部分が確認され，内部に鏡面像（air-fluid level）

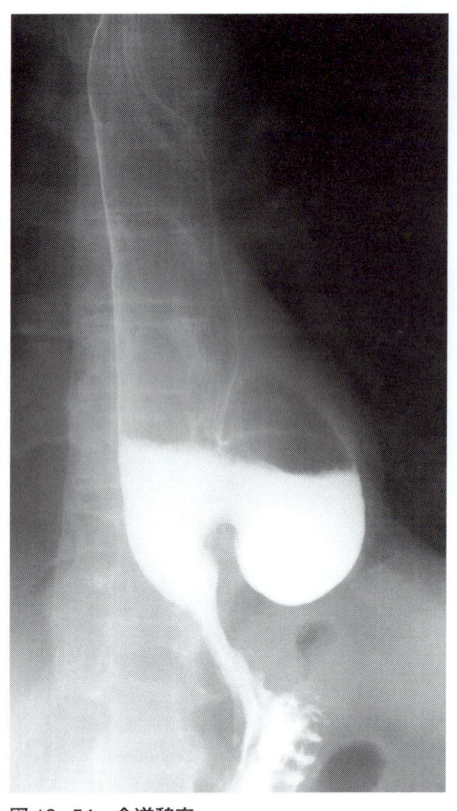

図13-54　食道憩室
胸部下部食道左側壁に突出する憩室．

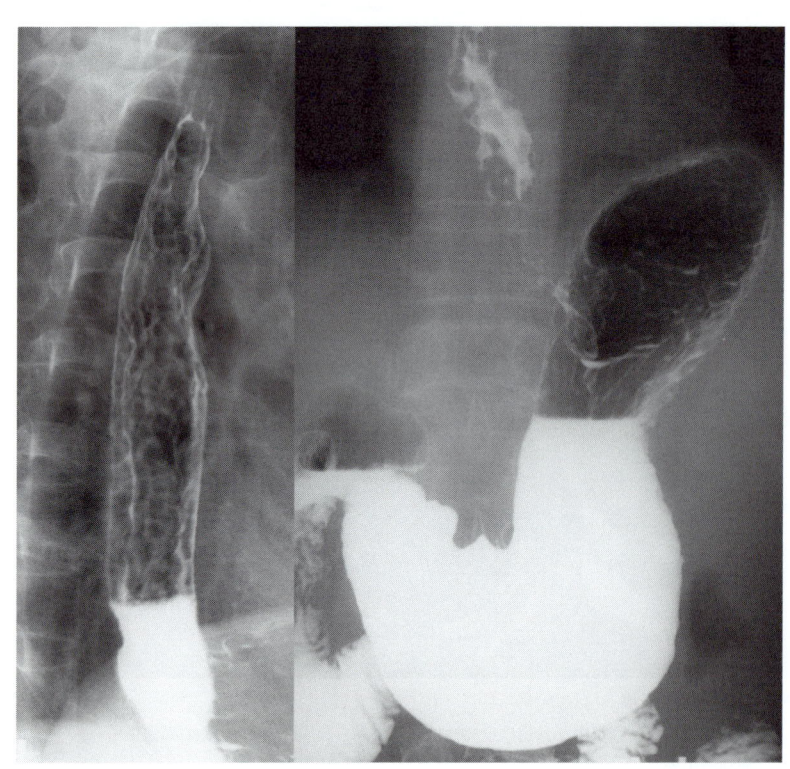

図13-55　食道胃静脈瘤
食道から胃噴門周囲にかけて念珠状に太まり，蛇行する静脈瘤がみられる．

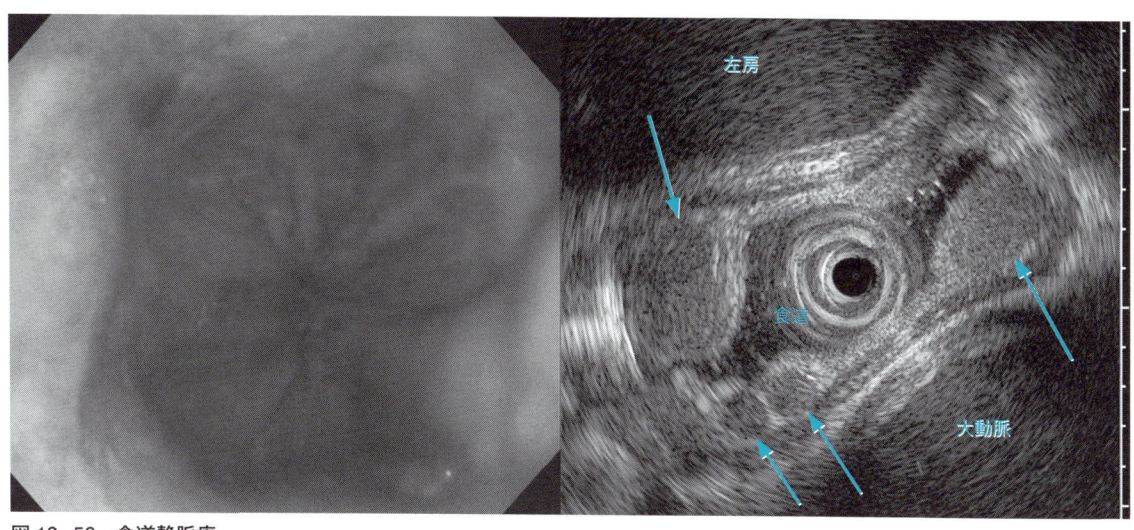

図13-56 食道静脈瘤
左：食道内視鏡像では食道中部〜下部に連珠状中等度（F2グレード）の静脈瘤がみられる，右：食道EUSでは粘膜下層に拡張した血管（矢印）が多数みられる．（Webカラー）

がみられることがある．バリウム検査では，小さな滑脱ヘルニアも指摘可能で，脱出した胃の所見に加えて，食道の蛇行，短縮，狭窄や粘膜像の異常などの有無を確認することができる（図13-57，C18）．

14 食道穿孔 perforation of the esophagus

病理・病態
　食道穿孔は，器具の挿入による医原性損傷や外傷，嘔吐や吐き気による食道内圧上昇，および食道潰瘍や新生物などの食道疾患により起こる．食道穿孔は胸骨後方の激しい胸痛を起こし，嚥下や呼吸で悪化する．遊離ガスが縦隔に入り気腫を呈するが，時間が経過すると二次感染が起こり，縦隔膿瘍が生じる．

画像所見
　胸部X線像でほとんどの場合異常がみられるが，CTのほうが縦隔の空気および異常な液体貯留などの検出に感度が高い．診断は水溶性造影剤（ガストログラフィンなど）を用いての食道造影検査で食道外への漏出を検出する．透視装置を用いての撮影で不明瞭な場合は，CTで確認することができる．

15 Mallory-Weiss症候群，Boerhaave症候群

病理・病態
　Mallory-Weiss症候群は，嘔吐，吐き気，激しい咳により扁平円柱上皮粘膜接合部近くの粘膜に裂傷が起こることによる．上部消化管出血がみられ，重度のこともある．出血は自然に止まることが多いが，持続する場合はvasopressin投与やIVRによる塞栓術が

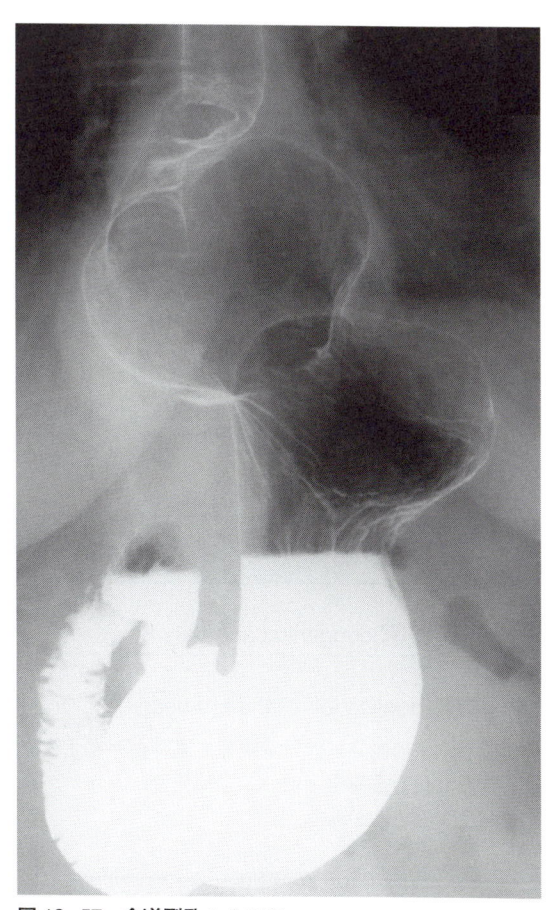

図13-57 食道裂孔ヘルニア
食道裂孔部から胃の一部が縦隔側に逸脱している．噴門は横隔膜上部にみられる．

必要になることもある．

Boerhaave症候群の病因はMallory-Weiss症候群と同様であるが，本症候群では食道壁全層に及ぶ裂傷で，食道の破裂により食道内容物が縦隔内もしくは胸腔内に漏出する．

画像所見

多くの場合，Mallory-Weiss症候群は内視鏡検査により検査され，粘膜の裂傷が証明されるが，食道・胃X線検査でも，びらんが不規則な線状のバリウム斑としてみられる．Boerhaave症候群の所見は，食道破裂の所見と同様である（図13-C19）．

16 食道異物 retained foreign body

病理・病態

異物は上部食道括約筋直下の頸部食道，大動脈弓のすぐ頭側の高さ，あるいは下部食道括約筋の上方レベルでつかえることが多い．食道に何らかの内腔狭窄性病変があると，その部で食物塊が詰まる．

画像所見

異物のX線吸収の程度により，単純X線検査でも指摘可能なことがある．体組織と同程度のX線吸収物質の場合は，食道造影検査により陰影欠損filling defectsとして認められる．内視鏡検査では直接異物を確認，除去することができる．

17 その他

周囲臓器からの圧排所見

食道は脊柱，気管および左主気管支，甲状腺，大血管，心臓および心膜，リンパ節，肺および胸膜，横隔膜などの臓器と接していて，生理的な圧痕以外にもこれら臓器の異常により圧排または牽引による変形，偏位を受ける（図13-C20）．

B 胃疾患の画像所見

1 先天異常 congenital anomaly

❶ 重複胃 duplication of the stomach

正常な本来の腸管以外に重複して腸管が存在する先天異常を消化管重複症といい，全消化管にみられ，胃にも発生することがある．

❷ 内臓逆位症 situs inversus

各種臓器が正常の配置に対して鏡像の関係に立つ配置となる先天異常で，胃も右上腹部に正常とは鏡像の位置にある．

❸ 先天性肥厚性幽門狭窄症 congenital hypertrophic pyloric stenosis

（「第18章 小児放射線医学の肥厚性幽門狭窄症」の項 p.611参照）

❹ 迷入膵 aberrant pancreas

病理・病態

本来の膵臓の位置から離れて異所性に存在する膵組織で，膵臓との間に脈管の連絡を欠くものを迷入膵 aberrant pancreas，副膵 accessory pancreas または異所性膵 ectopic pancreas という．

画像所見

胃幽門部に多く，特に大彎に多いが，胃体部にもみられる．胃以外でも十二指腸を含めた小腸，虫垂，腸間膜，胆道系，肝臓，脾臓などにみられる．胃では4 cm大までの大きさの粘膜下隆起としてみられ，幽門前庭部大彎で中央に陥凹 delleを伴う像が典型とされるが，陥凹を伴わない平盤状の粘膜下隆起のこともある（図13-58）．

2 胃ポリープ gastric polyp

病理・病態

ポリープは粘膜面に認められる限局性隆起性の総称であり，原因は炎症から腫瘍まで様々である．病理学的には腫瘍性ポリープと非腫瘍性ポリープに分けられる．腫瘍性ポリープの大部分は腺腫 adenomaで，非腫瘍性ポリープは粘膜増殖過形成 hyperplastic mucosal proliferation（過形成性ポリープ hyperplastic polyp），胃底腺ポリープ（fundic gland polyp, FDG），過誤腫 nonneoplastic hamartoma（若年性ポリープ juvenile polyp，Peutz-Jeghers症候群），炎症性ポリープ inflammatory polyp（炎症性偽ポリープ inflammatory pseudopolyp）などに分類される．

1）過形成性ポリープ hyperplastic polyp

胃ポリープで最も多く，形状は山田Ⅱ型〜Ⅳ型で，大きさ・形は多彩である．まれに悪性化することもある．

2）腺腫 adenoma

腺腫は，主として幽門腺領域に発生する隆起性病変で，扁平な形状の2 cm以下のものが多い．

3）その他

過誤腫性ポリープや胃体部腺領域にみられる胃底腺ポリープは単独で発生することもあるが，大腸のポリポーシスに付随してみられることもある〔「大腸・消化管ポリポーシス」の項参照（p.397）〕．

画像所見

ポリープの所見としては部位と大きさ，形状の要素があるが，一般に胃の隆起性病変の診断には山田分類

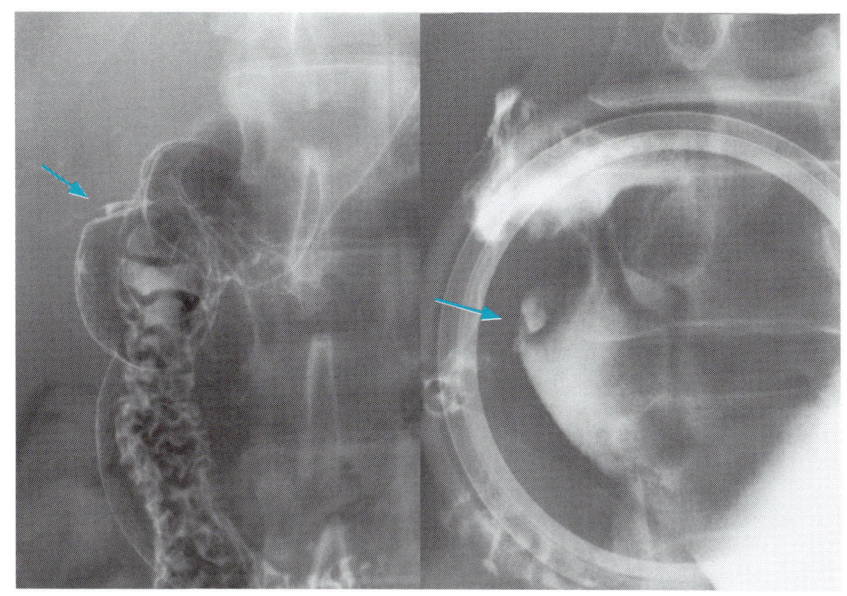

図13-58　迷入膵
左：胃二重造影像，右：胃圧迫像．幽門前庭部の大彎に中央陥凹を伴う粘膜下隆起がみられ(矢印)，陥凹の一部が短く導管状に伸びている．

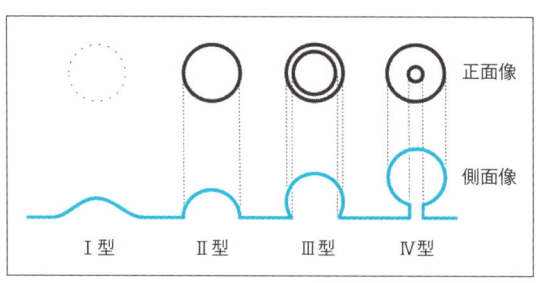

図13-59　胃隆起性病変の分類(山田による)

が広く利用されている(図13-59)．一般に，胃の隆起性病変では，大きくなると悪性の可能性が増す．(図13-60)．

3 胃腫瘍 gastric tumor

胃の腫瘍は上皮性と非上皮性に分けられ，各々良性と悪性に分けられる．悪性は原発性と二次性(転移性)に分けられる．胃の原発性悪性腫瘍の85％は腺癌で，15％はリンパ腫および間葉系腫瘍である．

❶ 胃の上皮性腫瘍 gastric epithelial tumor

a．良性上皮性腫瘍 benign epithelial tumor
病理・病態
胃の良性上皮性腫瘍としては腺腫がある(「胃ポリープ・腺腫」の項参照)．
画像所見
一般に良性腫瘍はほとんどが隆起性病変であり，ポリープとして認められる．上皮性のものは隆起の輪郭が明瞭で，隆起辺縁の立ち上がりが急峻なことが特徴である(図13-C21)．

b．悪性上皮性腫瘍(胃癌) malignant epithelial tumor (gastric cancer)
病理・病態
胃の悪性上皮性腫瘍である胃癌は，わが国では悪性新生物中の罹患数は1位，2007年の死亡率では悪性新生物中，男性で肺癌に次ぎ2位，女性では大腸癌，肺癌に次ぎ3位である．

胃腺癌の組織型は未分化型と分化型に分けられる．未分化型は比較的若い年齢層に多く，腸上皮化生のない胃固有粘膜に発生し(胃の上部側に多い)，広範囲に浸潤した場合は，いわゆるlinitis plastica型(皮袋様の)胃癌を呈する．分化型は比較的高齢層に多く，腸上皮化生を伴う胃粘膜から発生し(幽門部から小彎側に多い)，隆起もしくは潰瘍状の形態を呈することが多い．隆起型のほとんどが分化型癌で，陥凹型の約半数が未分化癌である．

特殊な組織型として，腺扁平上皮癌 adenosquamous carcinoma, 扁平上皮癌 squamous cell carcinoma, カルチノイド腫瘍 carcinoid tumor などがある．

胃癌は胃壁に浸潤した後，周囲臓器や胃横行結腸間膜などに直接進展し，膵臓，肝臓，結腸などの隣接臓器に浸潤する．また，リンパ行性転移，血行転移，腹膜播種もみられる．また，卵巣への転移(Krukenberg腫瘍)やDouglas窩への転移などが時にみられ，腹水を生じることもある．

わが国では胃癌は，「胃癌取扱い規約」(2010年3月第14版・日本胃癌学会・編)に従って記載されるので，ここではそれを紹介する．
①肉眼分類
a)基本分類(0型から5型)は癌腫の壁深達度が粘膜

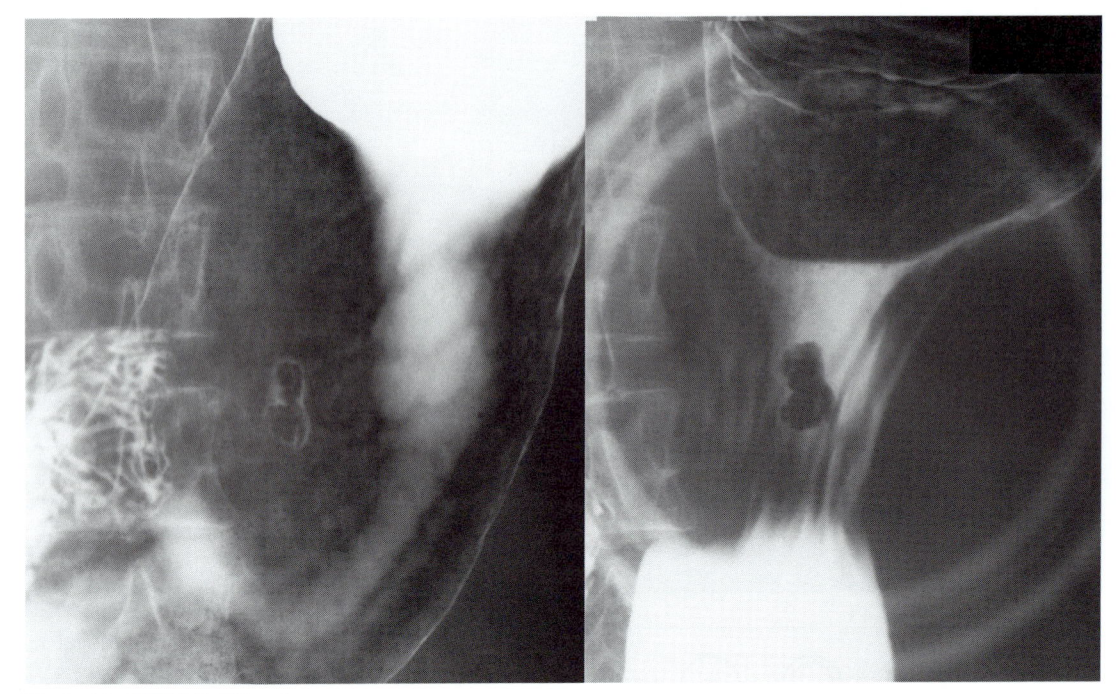

図 13-60　過形成性ポリープ
左：背臥位二重造影像，右：圧迫像．

下層までにとどまる場合に多くみられる肉眼形態を「表在型」とし，固有筋層以深に及んでいる場合に多くが示す肉眼形態を「進行型」とする．胃癌を粘膜面からみて，その形態を 0 型から 5 型に分類する（**表 13-2，図 13-61**）．
b）0 型（表在型）の亜分類は，早期胃癌の肉眼分類を準用して 0-Ⅰ型，0-Ⅱ型（0-Ⅱa，0-Ⅱb，0-Ⅱc），0-Ⅲ型に亜分類する（**図 13-61**）．
②胃壁深達度
　癌の深達度は癌浸潤の及んだ最も深い層をもって表す（**図 13-62**）．リンパ節転移の有無にかかわらず，深達度が粘膜（M）または粘膜下組織（SM）にとどまるものを早期胃癌とよぶ．

画像所見
　消化管の悪性上皮性腫瘍（癌腫）では，一般的に腫瘤形成（陰影欠損）および壁伸展不良，襞の"やせ"や中断を伴う潰瘍形成，管腔の狭小化，石灰化（粘液腺癌）が特徴とされるが，主に進行癌での所見である．早期胃癌の段階では壁伸展不良はみられず，管径の狭小化もみられない．粘膜表面に広がる癌の特徴として，粘膜表面の模様が周囲健常粘膜と異なるものであること，および，その範囲がひとつの境界線で境された"限られた領域"を示すことが重要である．
　CT および MRI，超音波断層撮影検査は形状や大きさによっては原発巣の描出が可能であるが，主には肝

表 13-2　胃癌の肉眼型分類

0 型	表在型
	0-Ⅰ型　隆起型
	0-Ⅱ型　表面型
	0-Ⅱa 型　表面隆起型
	0-Ⅱb 型　表面平坦型
	0-Ⅱc 型　表面陥凹型
	0-Ⅲ型　陥凹型
1 型	腫瘤型
2 型	潰瘍限局型
3 型	潰瘍浸潤型
4 型	びまん浸潤型
5 型	分類不能型

転移やリンパ節転移，周囲臓器への浸潤などの進行度診断に用いられる．原発巣の胃壁深達度評価には超音波内視鏡検査（EUS）が有用である（**図 13-63，64**）．
①1 型　腫瘤型
　腫瘤型は，隆起を反映した陰影欠損 filling defect もしくは透亮像としてみられ，病変部の胃壁の伸展不良，収縮変形などを伴う場合は，表在型の 0-Ⅰ型との区別ができる（**図 13-65**）．
②2 型　潰瘍限局型
　潰瘍限局型は，腫瘍表面中央部の陥凹（バリウムの溜まり）と，それをとりまく周堤（透亮像）がみられ，周堤の外周辺縁の輪郭（立ち上がり）が鮮明である．肉腫でも同様の所見を呈する場合があり，注意を要する

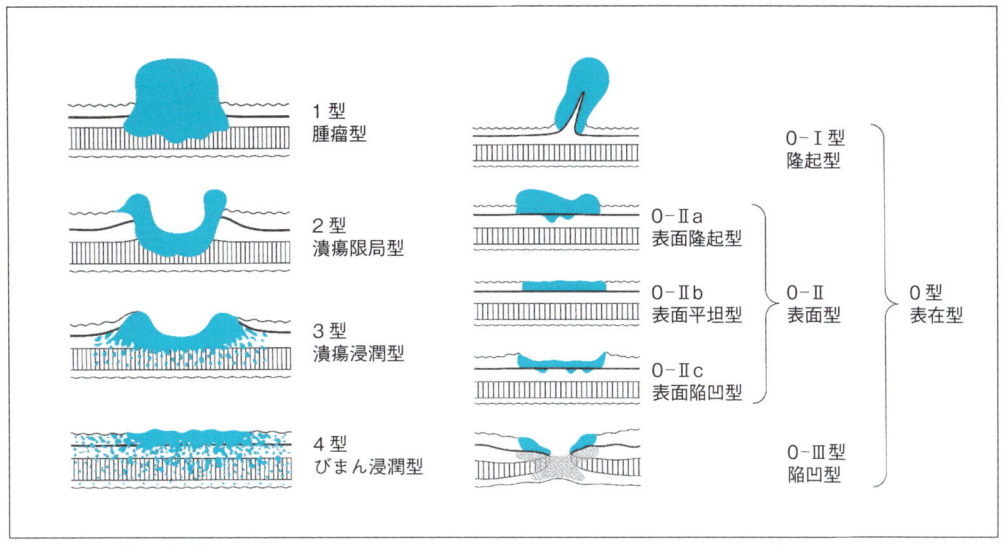

図 13-61　肉眼型分類〔日本胃癌学会(編)：胃癌取扱い規約 第 14 版. p.8, 金原出版, 2010〕

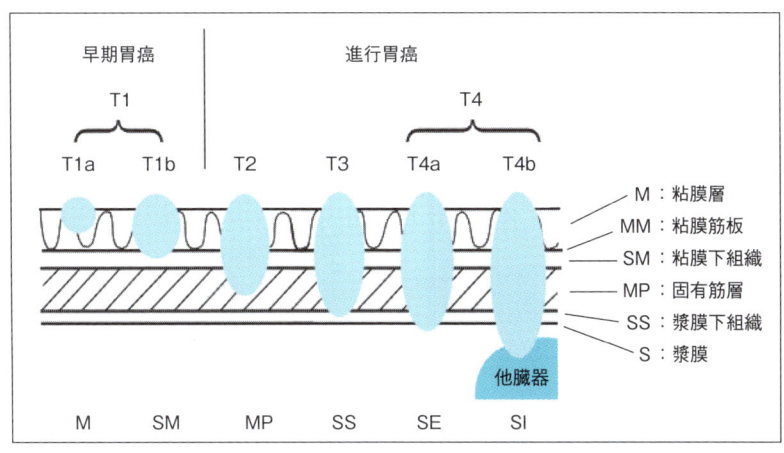

図 13-62　胃壁深達度(T)

(図 13-66, C22).
③ 3 型　潰瘍浸潤型
　潰瘍浸潤型は，2 型に比べて周堤と周囲粘膜との境界が不明瞭なものである．周堤の一部が崩れて，陥凹のはみ出し像がみられる場合も 3 型となる(図 13-67, C23).

④ 4 型　びまん浸潤型
　びまん浸潤型はスキルス(硬性癌 scirrhous carcinoma)ともよばれ，胃壁の伸展不良による胃の変形が生じ，病変部は長軸方向にも短軸方向にも短縮してみられる．胃壁の肥厚に伴い粘膜皺襞の不整な肥厚を示すことが多い．病変部位と正常部との境界は不明瞭である．変化が広範に及ぶと linitis plastica 型(皮袋様の)胃癌とよばれる(図 13-68).

⑤ 0 型(表在型)胃癌の X 線所見
　a) 0-Ⅰ型　隆起型
　隆起型の形状は，胃隆起性病変の分類(山田分類)が用いられるが(図 13-C59 参照)，0-Ⅱa との区別は，高さが 2〜3 mm までのものを 0-Ⅱa 型とし，それを超えるものを 0-Ⅰ型とするのが一般的で，腫瘤型進行癌との区別は胃壁の伸展性障害や胃壁変形のないこと，超音波検査で筋層エコーが保たれていること，などが参考になる(図 13-C24).

　b) 0-Ⅱa 型　表面隆起型
　表面隆起型は，背の低い粘膜隆起所見で，大きさは種々のものがある．高分化腺癌で，多発することがあり，時に小さな隆起が集簇してみられることもある(図 13-C25).

366 I．画像診断

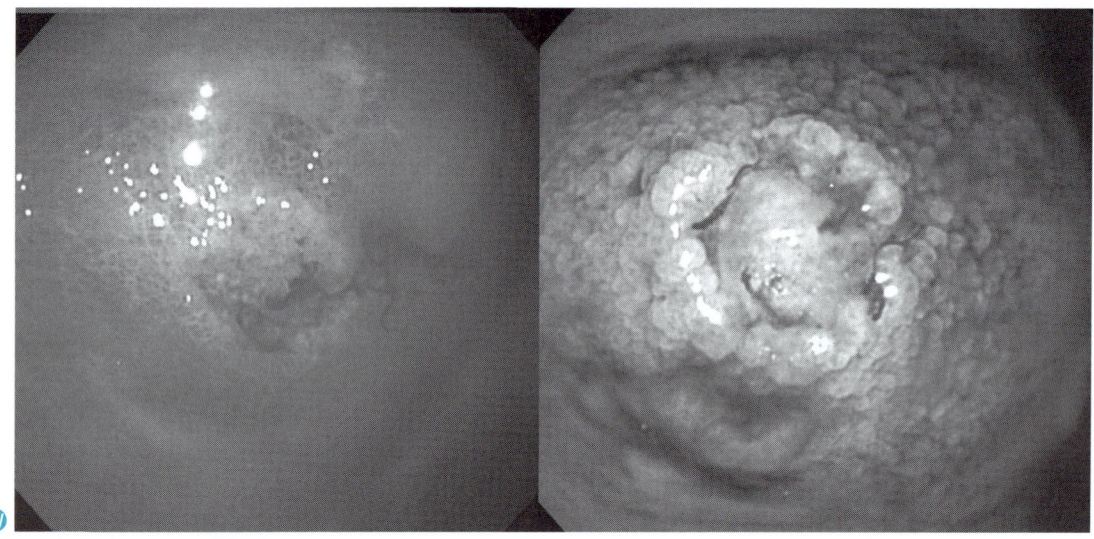

図 13-63　0-Ⅱc 型早期胃癌
左：内視鏡通常観察像，右：インジゴカルミン撒布像．胃体上部大彎に約 6 mm 大のごく浅い陥凹面がみられ，境界は蚕食状，表面は易出血性．インジゴカルミン撒布により境界がより明瞭となり，内部に顆粒状変化を認める．（Web カラー）

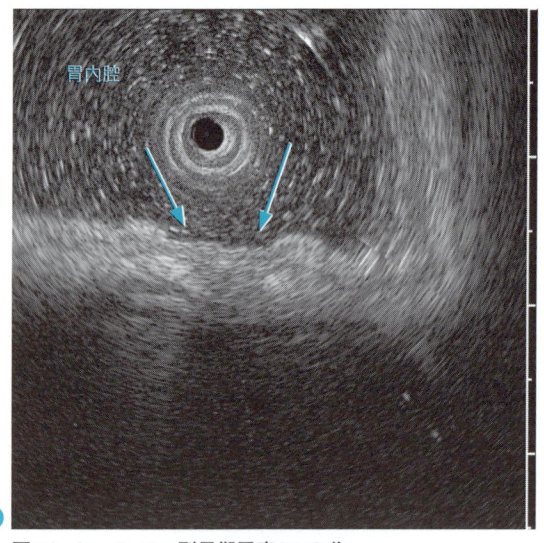

図 13-64　0-Ⅱc 型早期胃癌 EUS 像
EUS では第 2 層が破壊され，腫瘍による低エコーが第 3 層（粘膜下層）に達している（矢印）．深達度 SM2．

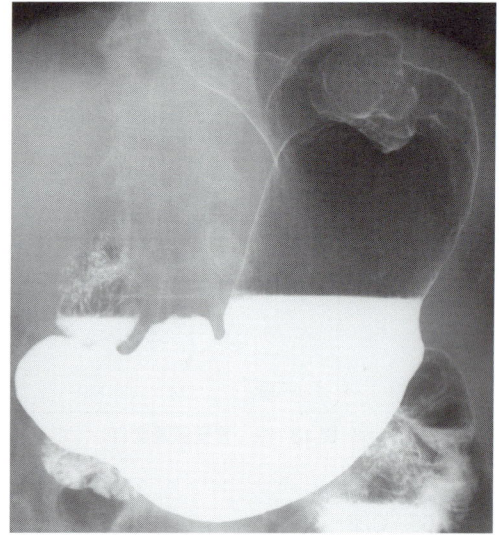

図 13-65　1 型胃癌
胃穹隆部に分葉状隆起があり，病変部の胃壁の伸展障害，変形がみられる．

c) 0-Ⅱb 型　表面平坦型
　表面平坦型は，周囲粘膜と比べても高さの違いのない病変で，粘膜面模様の変化，バリウムの付着の差異しかみられない限られた領域として現れるが，指摘は難しく，0-Ⅱc などに随伴する病変としてみつかることが多い．

d) 0-Ⅱc 型　表面陥凹型
　表面陥凹型は早期胃癌の中で最も頻度の高い型で，不整形の浅い陥凹面としてみられ，未分化型癌では境界は明瞭なことが多く，分化度の高い M 癌などでは境界は不明瞭のことが多い（図 13-69，C26）．

・境界線の所見
　境界線は蚕食状を示すことが多く，不規則な線で，例えば地図にみられる海岸線の出入りに似ている．粘膜面に広がる癌の特徴として，その範囲がひとつの境界線で境された"限られた領域"を示すことが重要である．

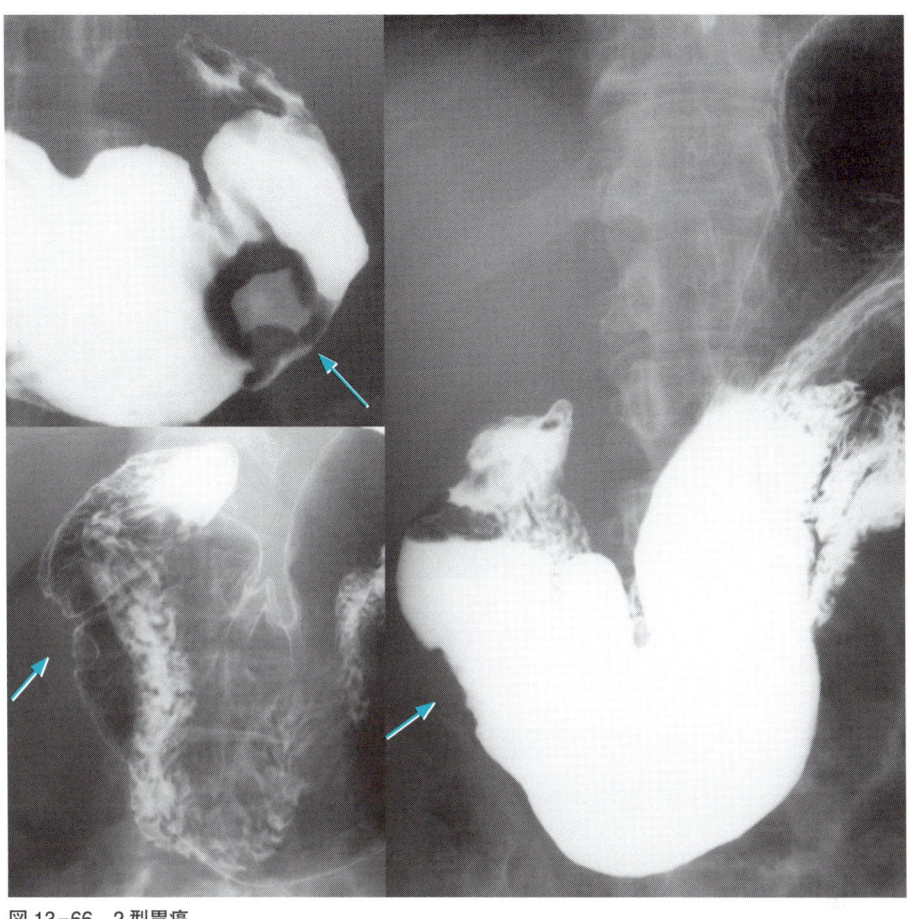

図13-66　2型胃癌
幽門前庭部大彎の2型胃癌(矢印).**左上**:腹臥位での病変正面像,**左下**:背臥位二重造影像と,**右**:立位充盈像では,病変の側面像が接線方向に投影され,Schattenplus im minus の所見がみられる.

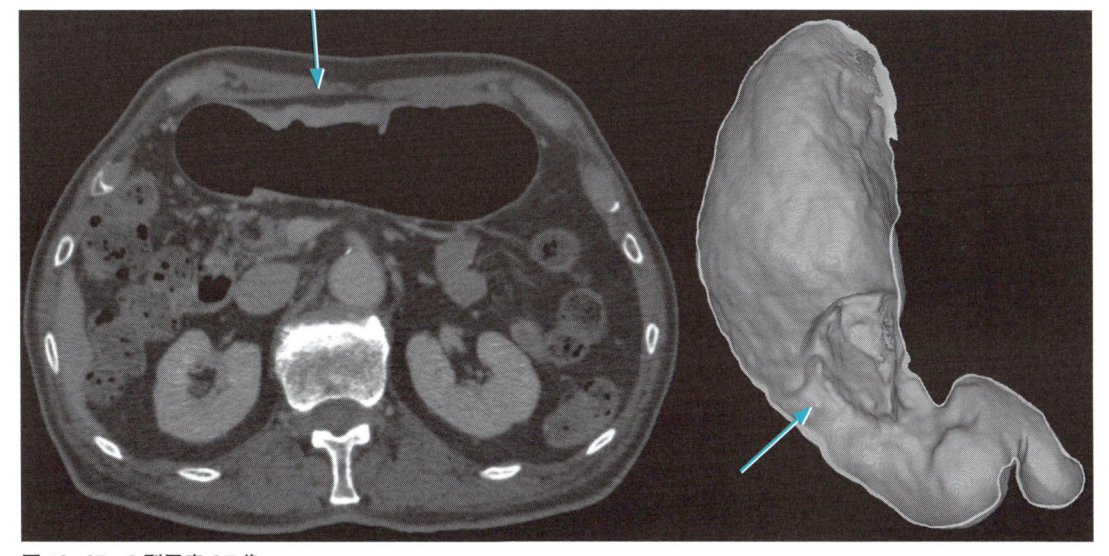

図13-67　3型胃癌 CT像
左:造影CT横断像,胃体部前壁に限局性壁肥厚がある(矢印).**右**:CTデータからの3次元内腔表示,前壁を背側方向から観察,3型の腫瘤像が捉えられる(矢印).

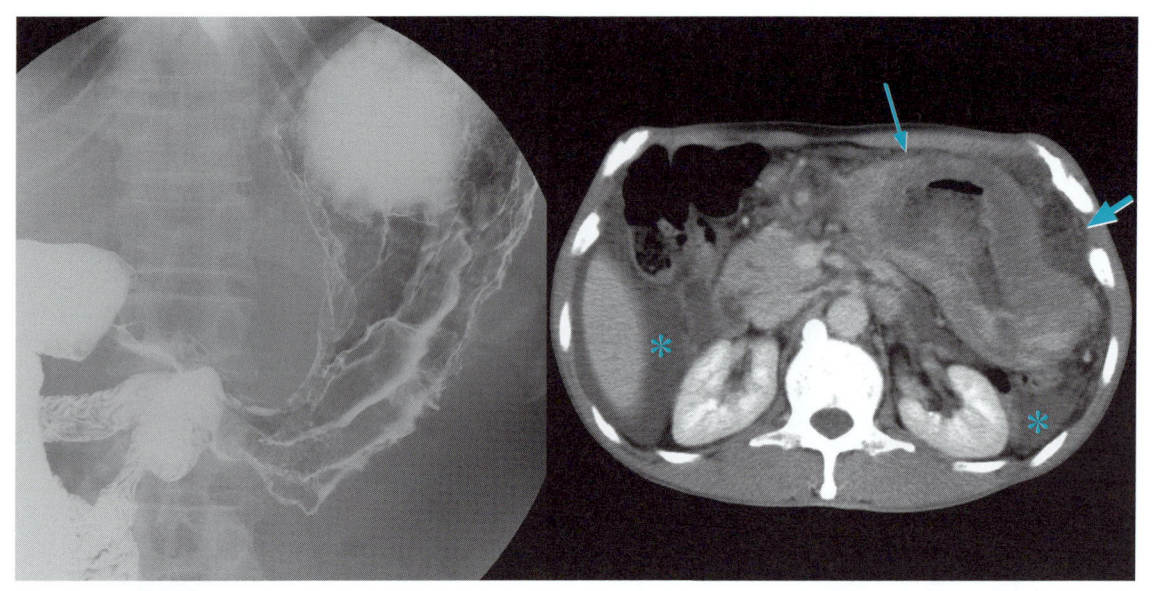

図13-68 4型胃癌
左：背臥位二重造影像，右：造影後CT像．胃ほぼ全体に浸潤の及ぶscirrhous carcinoma．二重造影像では胃内腔の収縮変形，粘膜襞の腫大，壁伸展性の欠如があり，CTでは胃壁のびまん性肥厚（矢印），不均一な造影効果，大網の脂肪織濃度上昇（太矢印），腹水貯留（＊）がみられる．

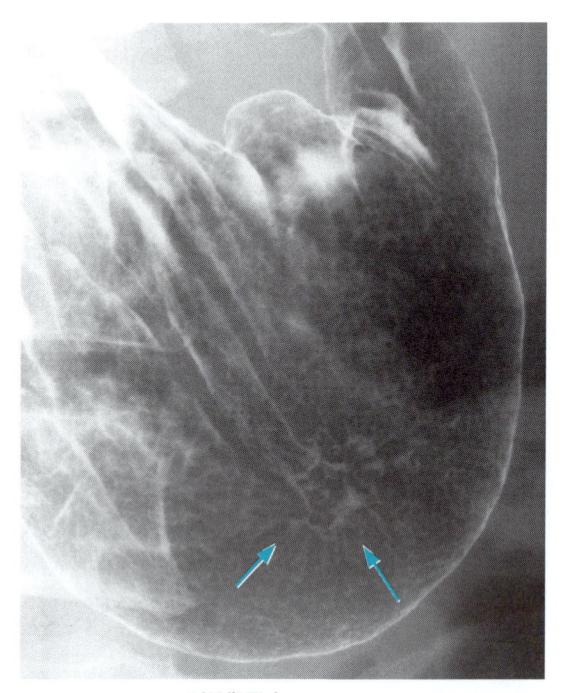

図13-69 0-Ⅱc型早期胃癌
腹臥位二重造影像．胃角部前壁に浅い陥凹面（バリウム斑）があり（矢印），境界は明瞭で蚕食状，内部には大きさの不揃いな顆粒状の像がある．深達度M

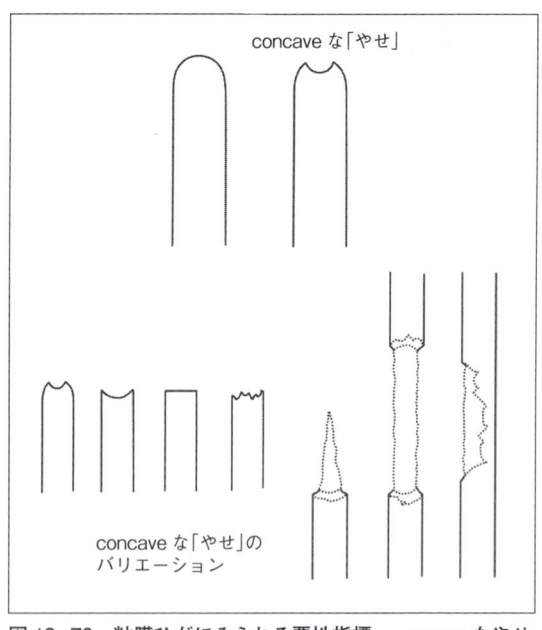

図13-70 粘膜ひだにみられる悪性指標．concaveなやせ

・陥凹面の所見
　陥凹内部は，周囲粘膜とは異なる粘膜模様で，内部に周囲粘膜と高さのあまり変わらない島状の部がみられることがあり，大小不揃いの顆粒像がみられる．また内部の胃小区像は周囲粘膜に比べて微細化し，あまりに微細化すると無構造な像としてみられる．

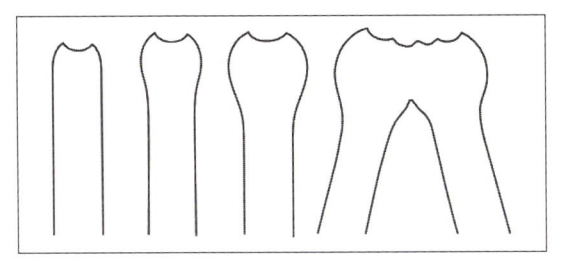

図 13-71 粘膜ひだにみられる深達度指標
左から右へと深達度が深くなる。ひだに棍棒状の太まりが全周にみられる場合は粘膜下層以深で、癒合がみられる場合は固有筋層以深への浸潤が考えられる。

- 粘膜ひだの所見

　粘膜ひだの所見では、0-Ⅱcの境界部に観察される悪性の指標と、深達度の指標がある。
- 粘膜ひだにみられる悪性の指標は、「concave なやせ」で、「中断」も同様の所見と考えられる。これらは0-Ⅱcの辺縁部に認められ、境界線とともに「癌の浸潤による限られた領域」を示すことに役立つ。**深達度の指標は、「根棒状腫大（太まり）」や「癒合」である**（図 13-70, 71）。

e）0-Ⅲ型　陥凹型

　陥凹型は消化性潰瘍の辺縁のみに癌がみられるもので、頻度は少ない。X線画像上は良性潰瘍との区別が困難であるが、消化性潰瘍が縮小するに従い0-Ⅲ+Ⅱc, 0-Ⅱc+Ⅲさらに0-Ⅱcに移行してみられ（悪性サイクル）相対的に0-Ⅱc部分が大きくなると診断可能となる。

f）混合型

　0-Ⅱcの粘膜面は潰瘍性変化を生じやすく、潰瘍を伴った場合はその広さにより0-Ⅱc+Ⅲもしくは0-Ⅲ+Ⅱcとなるが、この場合のⅢの部分（潰瘍）の所見は周囲に0-Ⅱcの領域があることを除けば、良性潰瘍の所見と同じである（図 13-72）。また0-Ⅱcの周囲もしくはそれに隣接して低い隆起（0-Ⅱa）の要素がみられることがあり、0-Ⅱa+Ⅱc, 0-Ⅱc+Ⅱaとよばれる（図 13-73）。

⑥鑑別診断

　胃癌の鑑別診断としては、主には胃潰瘍や肉腫との鑑別が問題となる。隆起が主体の病変では、粘膜下病変を画像上除外できれば、粘膜病変については生検により確診が得られる。陥凹が主体の病変の鑑別診断は、胃・十二指腸潰瘍の鑑別診断の項参照。

⑦カルチノイド腫瘍 carcinoid tumor

　特殊型であるカルチノイド腫瘍は主として粘膜下層に増殖するため、粘膜下腫瘍の形態で認められる（図 13-C27）。

❷ 胃の非上皮性腫瘍 gastric non-epithelial tumor

　消化管の非上皮性腫瘍の中ではリンパ腫と間葉系腫瘍 gastrointestinal mesenchymal tumor (GIMT) が重

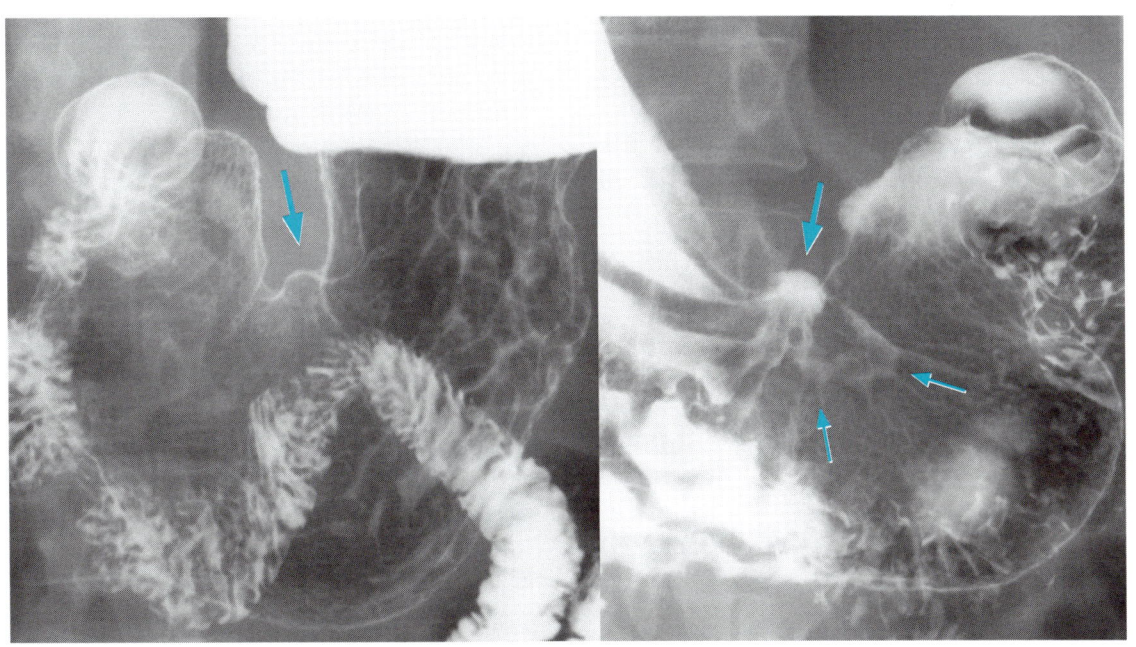

図 13-72　0-Ⅱc+Ⅲ型胃癌
左：背臥位二重造影，右：腹臥位二重造影．胃角小彎に深い陥凹（Ⅲにあたる niche）（太矢印）がみられ，その周囲に浅い陥凹面（Ⅱc）がある（矢印）．Ⅱc辺縁でひだの中断や先細りがみられる．

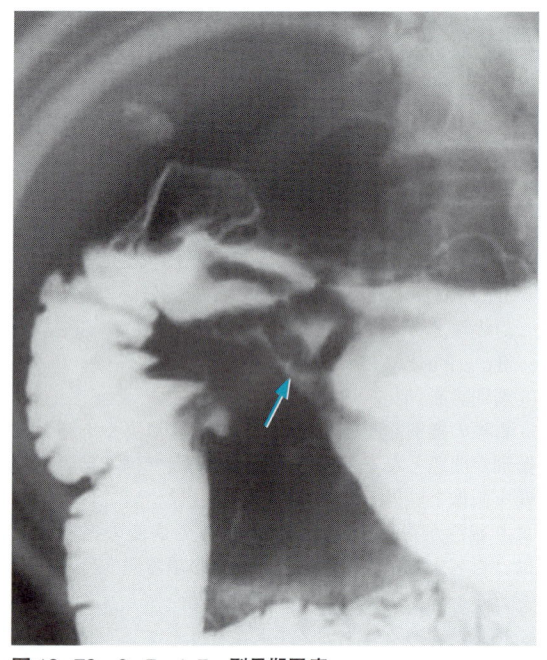

図 13-73　0-Ⅱa+Ⅱc 型早期胃癌
胃圧迫像，幽門前庭部に浅い陥凹があり，周囲に背の低い隆起が取り囲んでみられる（矢印）．深達度 SM で，周囲隆起部分は腺窩上皮の過形成のみであった．

要である．間葉系腫瘍は従来，ほとんどが筋原性腫瘍と診断されてきたが，近年は KIT（CD117）陽性もしくは CD34 陽性の GIST（gastrointestinal stromal tumor）が大半を占めることが明らかになった．

a．良性非上皮性腫瘍 benign non-epithelial tumor

病理・病態
良性の非上皮性腫瘍には，良性の GIST，平滑筋腫，神経鞘腫，神経線維腫，血管腫，リンパ管腫，脂肪腫，などがある．

画像所見
一般に消化管の良性腫瘍はほとんどが隆起性病変であり，非上皮性のものは粘膜下腫瘍の形態をとる．

ただし，粘膜下腫瘍の形態をとる病変は必ずしも腫瘍性病変のみでなく，他にも囊胞や，迷入膵，炎症による浮腫，肉芽腫，血腫などもこの形態を示すことに注意が必要である．

粘膜下腫瘍の画像所見としては
① 腫瘤を形成していること
② 隆起表面が周囲粘膜と同様の粘膜で覆われていること
③ 超音波などの断層撮影検査で，粘膜下層以下に腫瘤が存在すること

上記 3 点が基本的要素で，その他の特徴として，隆起の立ち上がりがなだらかで，bridging fold を伴うことがある．また，時に隆起表面に中心壊死に伴う陥凹がみられることがある（図 13-75，76 参照）．

良性・悪性の鑑別には，腫瘤径が重要で，短期間で腫瘤径が増大する場合や，径 3 cm 以上では悪性の可能性が高い．その他 CT，MRI などの造影検査において，不均一な強い造影効果を示す場合や，壊死傾向を示す場合，FDG-PET の集積が高度の場合などは悪性を疑う．

b．悪性非上皮性腫瘍 malignant non-epithelial tumor

1）悪性リンパ腫

病理・病態
悪性リンパ腫のうち胃原発のものは約 2％であるが，節外で発生するものとしては，胃が最も多い．組織学的には，胃悪性リンパ腫の多くは B cell 由来の non-Hodgkin リンパ腫であり，低悪性度の高分化な表在型の粘膜関連リンパ組織 mucosa-associated lymphoid tissue（MALT）リンパ腫から，悪性度の高いびまん性大細胞型（diffuse large cell type）まで多彩な病変がみられる．*Helicobacter pylori* の感染が MALT リンパ腫の発生リスクを増加させ，*H. pylori* の除菌により MALT リンパ腫の約 75％が消退する．

画像所見
一般に消化管の悪性非上皮性腫瘍（肉腫）では，癌腫に比し相対的に壁の伸展性が保たれていて，狭窄所見を示すことが少ない．

悪性リンパ腫は，腫瘤形成型，潰瘍形成型，表層進展型，巨大皺襞型の 4 型に分けられる．多彩な形態の病変を示すことが特徴で，癌腫に似た形態を示しうるが，癌腫に比べて壁の伸展性が比較的保たれていることや，多彩な形態の病変が多発することなどが癌腫との鑑別点となる（図 13-74，75，C28）．

CT，MRI では，胃病変は限局性壁肥厚，もしくはびまん性壁肥厚としてみられる．また，病変の範囲が胃壁に限局したものか，局所リンパ節や，広範なリンパ節領域に及ぶものか，その他の臓器にまで及ぶ病変かの情報が得られる．ガリウムシンチグラフィや FDG-PET でも病変部に異常高集積がみられ，病変の拡がりについての情報が得られる．

2）その他の胃肉腫

病理・病態
悪性リンパ腫以外では，GIST が多く，胃悪性腫瘍中 1～3％の頻度である．

GIST の悪性度は，腫瘤の大きさが 50 mm 以上あるいは免疫染色で MIB-1（Ki 67 抗原）標識率が 10％以上のときは高悪性度で，予後不良とされる．

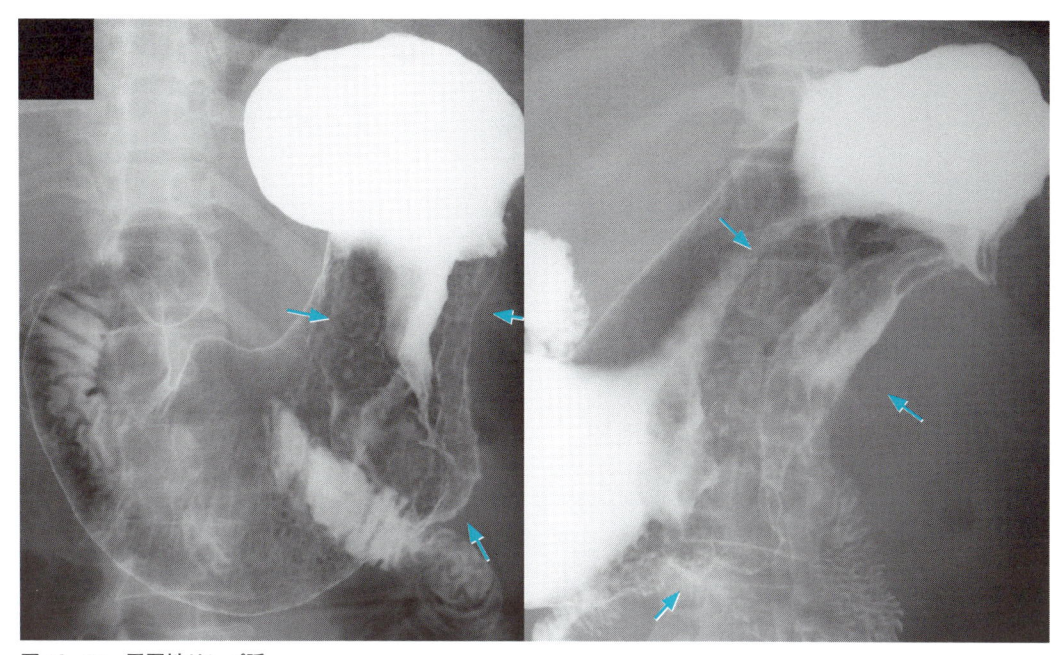

図 13-74 胃悪性リンパ腫
胃体部大彎側に深い陥凹と周堤をもつ大きな腫瘤(矢印)がみられる．病変の大きさに比し胃の変形は比較的少なく，長軸方向にも短軸方向にも短縮所見がない．

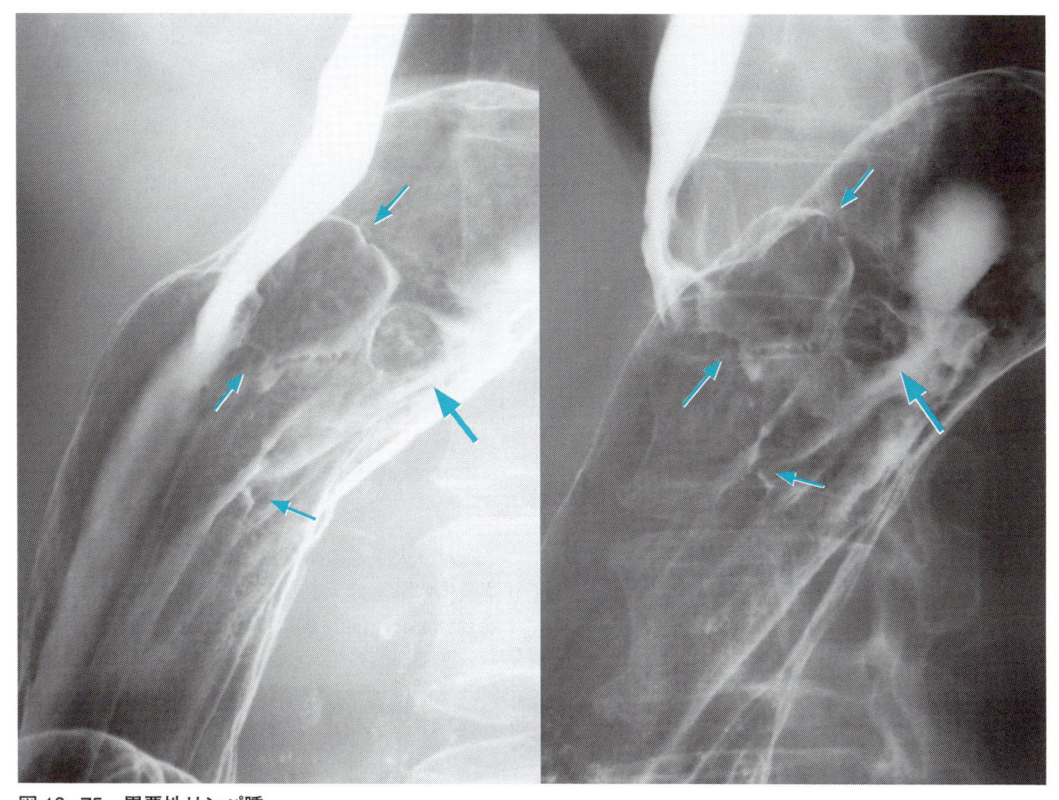

図 13-75 胃悪性リンパ腫
胃噴門部から穹隆部，胃体上部にかけて3か所病変がみられ，0-Ⅱc様の浅い陥凹(矢印)や中央陥凹を伴う粘膜下隆起(太矢印)などの多彩な病変が多発している．

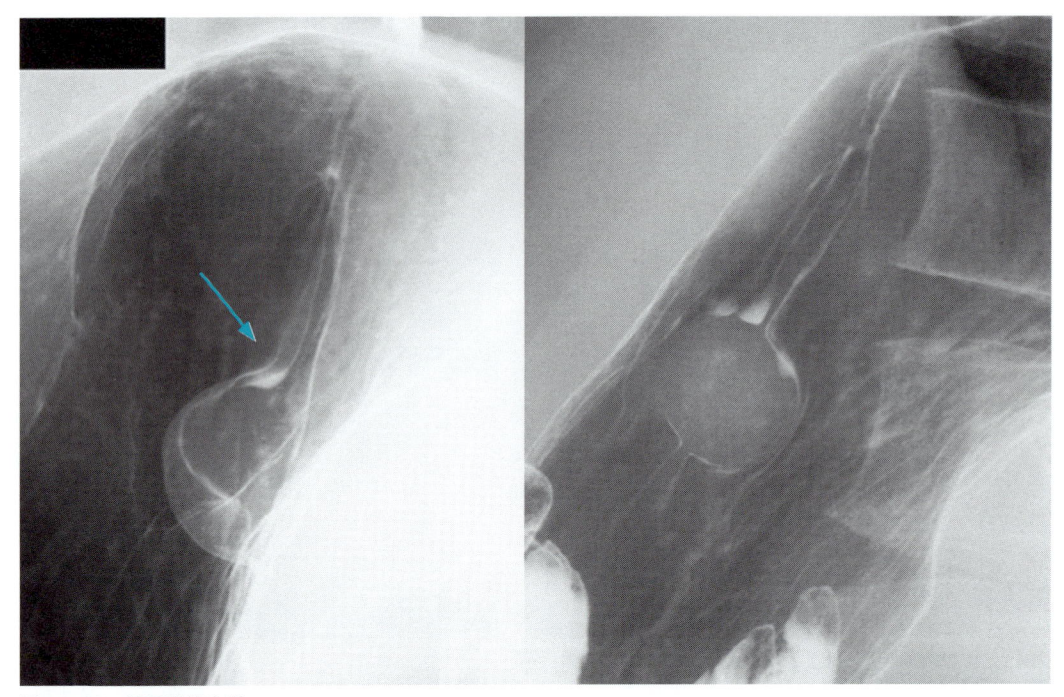

図 13-76　胃平滑筋肉腫
胃体上部小彎に半球状隆起がみられ，表面平滑で辺縁には bridging folds もみられ（矢印），粘膜下腫瘍の形態を示す．

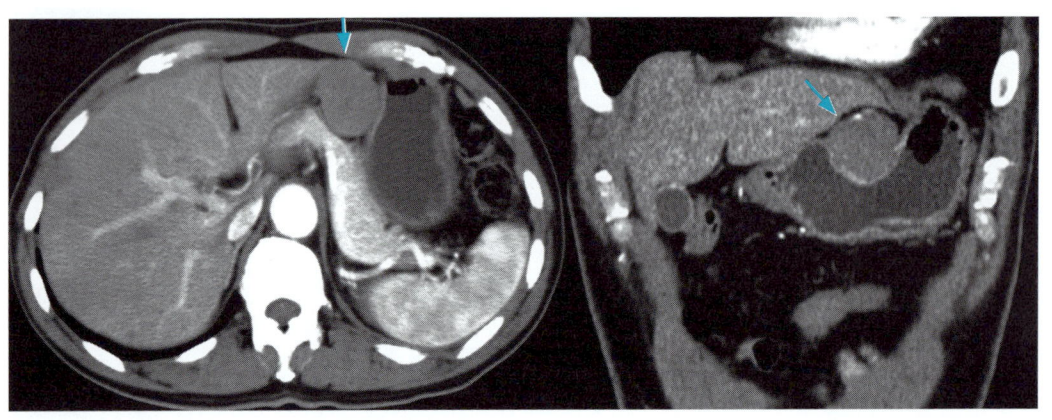

図 13-77　胃 GIST
造影 CT 検査．**左**：横断像，**右**：冠状断像．胃の小彎に広く接した球形の軟部腫瘤があり（矢印），内部は均一で，筋肉と同等な吸収値を示している．肝臓には転移巣による小さな低吸収が散在してみられる．

> **GIST：gastrointestinal stromal tumor** *Memo*
> 消化管の間葉組織由来腫瘍のうち，明らかな平滑筋への分化も神経系への分化も示さないもので，全消化管および腸間膜，大網に発生する．固有筋層から発生するため，管外性に突出して発育することが多い．

画像所見

壁外性腫瘍もしくは粘膜下腫瘍の形態を示し，内部に出血，壊死，囊胞化を来しやすい．腫瘍内に壊死があれば，大きさに関係なく高悪性度が疑われる．粘膜下腫瘍の形態で，中心部に大きな潰瘍形成がみられる場合は Borrmann II 型癌との区別が難しいことがある．壁外性への発育や，腫瘍内部の壊死性変化などは CT，MRI，超音波断層撮影検査などにより捉えられる（図 13-76，77，C29）．

❸ 胃の二次性（転移性）腫瘍

病理・病態

悪性黒色腫，乳癌，肺癌，大腸癌，前立腺癌，白血

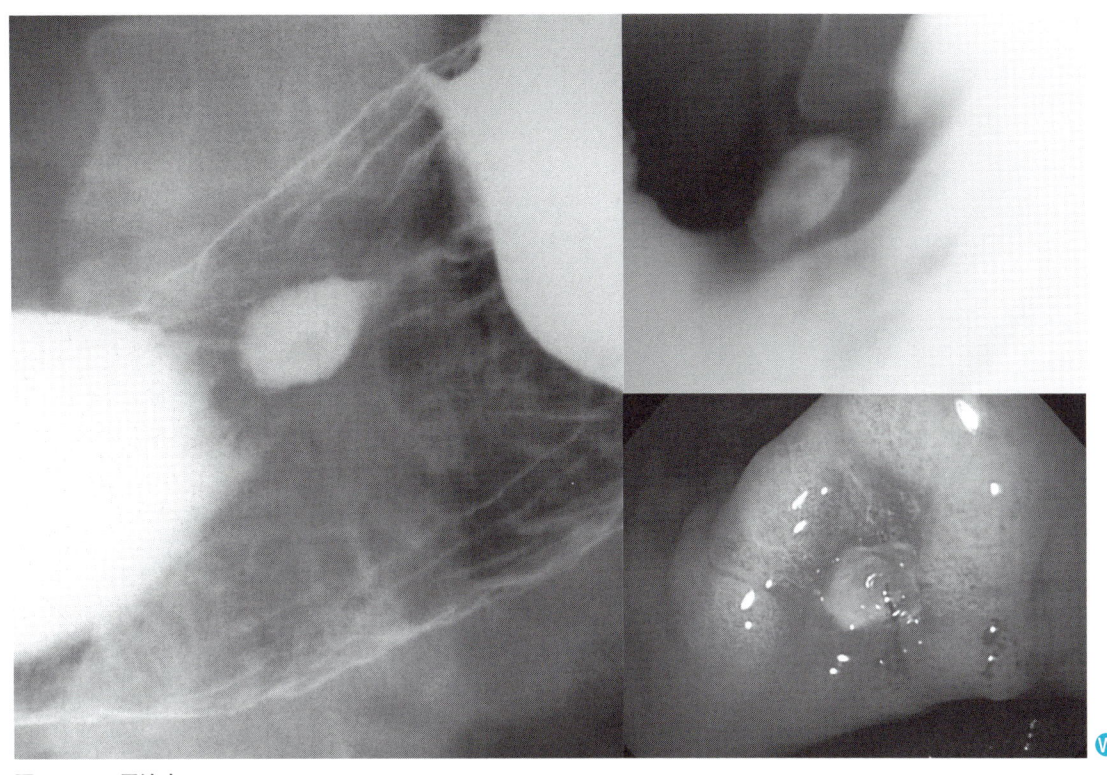

図 13-78　胃潰瘍
左：背臥位二重造影像．右上：圧迫像．胃体下部から胃角部の小彎に楕円形の深い陥凹(niche)がある．圧迫像にて陥凹周囲に潰瘍堤がみられるが，二重造影像で陥凹周囲にⅡc様の変化などを指摘できない．右下：(別症例)胃角部小彎に軟らかい黄色調の壊死組織の付着を伴った境界明瞭な陥凹性病変があり，周辺はやや浮腫状で再生上皮は未発達である．(Webカラー)

病，悪性リンパ腫などからの転移がみられ，膵癌や横行結腸癌からの直接浸潤もみられる．

画像所見

単発もしくは多発性の腫瘤で，多くは粘膜下腫瘤様．悪性黒色腫では中央陥凹を伴う腫瘤像 bull's eye appearance，乳癌では linitis plastica 様所見を呈することがある(図13-C30)．

4　胃・十二指腸潰瘍(消化性潰瘍)
gastroduodenal ulcer(peptic ulcer)

病理・病態

消化管粘膜表面の傷害で，組織の欠損が粘膜下層以下の深さまで達するものを潰瘍とよび，粘膜だけの欠損をびらんとよぶ．消化性潰瘍を起こす部としては，胃液が容易に達しうる胃，十二指腸が主であるが，食道下端部や空腸，Meckel憩室などにも生じうる．

罹患年齢は十二指腸潰瘍に比べて胃潰瘍で高く，いずれも男性に多い．通常，胃潰瘍は胃前庭部粘膜と酸分泌粘膜との境界部より遠位にみられることが多いが，ストレスや薬物，機械的障害などによる急性潰瘍はこの限りではない．十二指腸潰瘍は球部に発生することがほとんどで，悪性の潰瘍はほとんどない．胃・十二指腸潰瘍の大部分は H. pylori または NSAID 誘発粘膜傷害のいずれかに起因し，十二指腸潰瘍では，胃酸もこれに関連している．その他の病因として，喫煙や遺伝的素因も潰瘍形成に関連があるといわれている．

病理組織的には，胃壁の欠損の深さにより Ul-0〜Ul-Ⅳ に分類される．内視鏡所見からは活動期(A1，A2)，治癒過程期(H1，H2)，瘢痕期(S1，S2)に分類される．

胃・十二指腸潰瘍の合併症として，消化管出血，穿孔もしくは穿通，胃流出路閉塞がある．胃・十二指腸潰瘍関連疾患として Zollinger-Ellison 症候群がある．Zollinger-Ellison 症候群は，非β膵島細胞腫瘍(ガストリノーマ)が産生するガストリンにより，胃酸過剰となり難治性の消化性潰瘍を生じる症候群である．

画像所見

胃潰瘍の所見は，陥凹の表現としてのバリウムの溜まり(ニッシェ niche)と瘢痕性変化である．陥凹の周囲に浮腫や炎症に伴うなだらかな隆起がみられる時期がある．また，潰瘍が活動性の時期には粘液が多く，粘膜面へのバリウムの付着が不良となる(図13-78)．

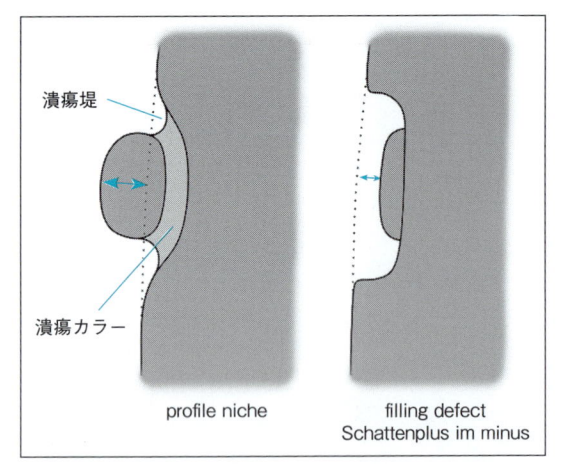

図 13-79 深い陥凹性病変の profile 像
病変部側面像の接線方向投影時，陥凹底が胃内腔輪郭の接線投影部位よりも内にある場合を "Schattenplus im minus" といい，進行癌や中央陥凹を伴う粘膜下腫瘍を疑わせる．一方，良性の潰瘍および 0-IIc の内部に生じた消化性潰瘍 (0-IIc+III や 0-III+IIc) の場合は，潰瘍が深くなると接線投影部位から外側に突出してみられることが多い．ただし，この所見は胃内腔輪郭の接線投影線を客観的に想定することが困難な場合は利用できない．

瘢痕性変化により周囲から粘膜ひだの集束像がみられる．潰瘍が再発を繰り返すと，陥凹周囲に多数の瘢痕による変化がみられる．このような場合，陥凹周囲の瘢痕や萎縮による変化と 0-III+IIc もしくは 0-IIc+III にみられる IIc 領域による変化との区別が必要である．

潰瘍が同時に多発することがあり，前後壁に対向してみられる場合は接吻潰瘍 kissing ulcer とよばれる．

鑑別診断
1) 深い陥凹を持つ病変

深い陥凹を持つ病変としては，良性潰瘍，0-III 型胃癌，0-III+IIc もしくは 0-IIc+III 型胃癌，2 型胃癌，3 型胃癌，中央陥凹を伴う粘膜下腫瘍が挙げられる．

2 型胃癌，3 型胃癌もしくは中央陥凹を伴う粘膜下腫瘍では，X 線検査で filling defect が主体の所見で，"Schattenplus im minus"（図 13-79）とよばれる所見を示すことが多く（図 13-66 参照）．また，US, CT, MRI などの断層検査で壁外性に伸展する腫瘤を示す場合もある．

上記所見がみられない場合は，陥凹周囲粘膜に 0-IIc 様の所見を示す領域が存在するかどうかにより，良性潰瘍か癌 (0-IIc+III もしくは 0-III+IIc) かの区別をする（図 13-72）．潰瘍が大きく，活動性のある場合は，辺縁にある小さな IIc 様変化が発見困難な場合があるが，潰瘍の治療により潰瘍が縮小もしくは瘢痕化することで，IIc 様変化の部分の指摘が容易となる．

2) 浅い陥凹を持つ病変

浅い陥凹を持つ病変としては，急性胃粘膜病変にみられる不整形の潰瘍と 0-IIc 型胃癌，悪性リンパ腫の表層型などの悪性病変が挙げられる．

良性の急性潰瘍には不整形のものがあり，これらの多くは多発性である．不整形の急性潰瘍では，輪郭が 0-IIc にみられる境界線に比べて直線的で，陥凹は浅く，平坦なことが多い．腹痛などの症状を有し，症状の発症が急で，複数病変が存在することなどが診断の参考となる（図 13-80）．

悪性リンパ腫との区別では病変が単発の場合は困難なことが多いが，悪性リンパ腫では多彩な病変が複数みられることが多く，これにより区別できることがある（図 13-75 参照）．

5 胃炎 gastritis

病理・病態
胃粘膜の炎症によるもので，急性胃炎と慢性胃炎に分けられる．急性胃炎の原因の多くは感染症 (*H. pylori* およびその他の感染) である．慢性胃炎の早期は表在性胃炎であり，後に萎縮性胃炎となる．慢性胃炎で胃腺に生じる腸上皮化生は胃癌の素因と考えられている．慢性胃炎には *H. pylori* の感染が原因のものが多く，その他に自己免疫機序が関連するものや，まれなものとしてリンパ球性胃炎，好酸球性胃炎，Crohn 病，サルコイドーシス，肉芽腫性胃炎がある．

> **急性胃粘膜病変 acute gastric mucosal lesion (AGML)**
> *Advanced study*
>
> 1968 年に Katz らが提唱した概念であるが，定義が定まっておらず，急激な発症の出血や心窩部痛などの症状を伴い，内視鏡，画像検査などで急性びらん，急性潰瘍，出血性潰瘍のいずれかを認める場合を急性胃粘膜病変 AGML ということが多い．
> 原因はストレス，薬剤，アルコール，多臓器不全などがある．

画像所見
急性胃炎では炎症に伴う粘液の増加，それによる粘膜への造影剤付着不良，浮腫性変化による粘膜ひだの肥厚様所見，びらんによる浅い小陥凹とその周囲の軽度の盛り上がり，山頂びらんとよばれるひだの頂上に一致した線状もしくは点状の浅い陥凹などがみられる（図 13-81, C31）．

慢性胃炎では，たこいぼ状の中央陥凹を伴った小円形隆起や，胃小区の再構築に伴う網目状模様，顆粒状模様，無構造な粘膜模様，粘膜ひだの肥厚様所見などがみられる．これらの粘膜模様の変化はびまん性に連

13 消化管・腹部一般   375

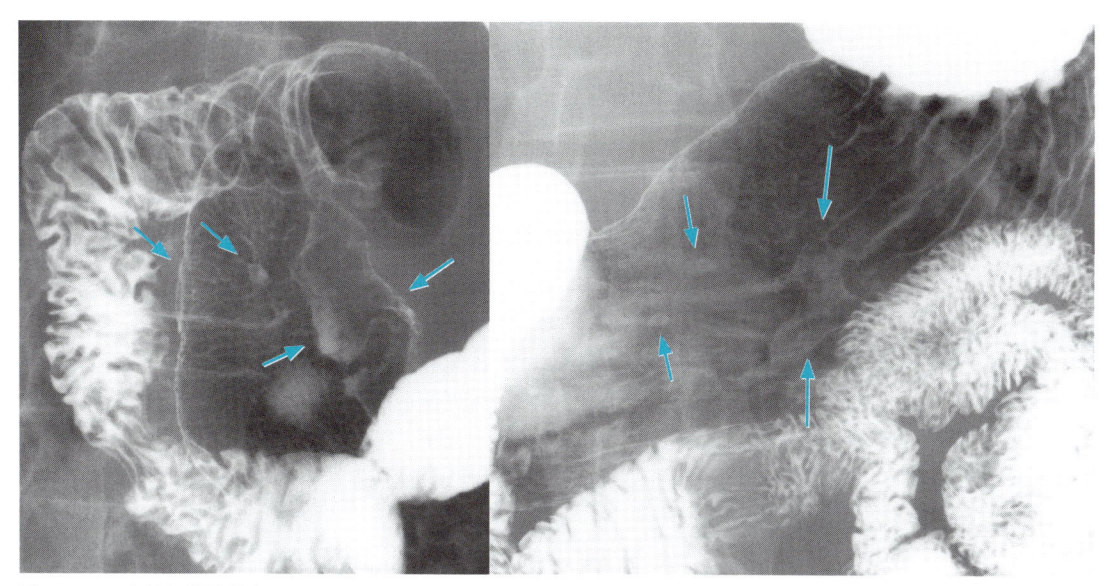

図 13-80　急性不整形潰瘍
左症例では幽門前庭部，右症例では胃体部に浅い不整形陥凹面が多発してみられる（矢印）．陥凹辺縁がIIcに比し直線的で，陥凹底は平坦，腹痛など自覚症状の急な発症，複数病変の存在などが鑑別に有用．

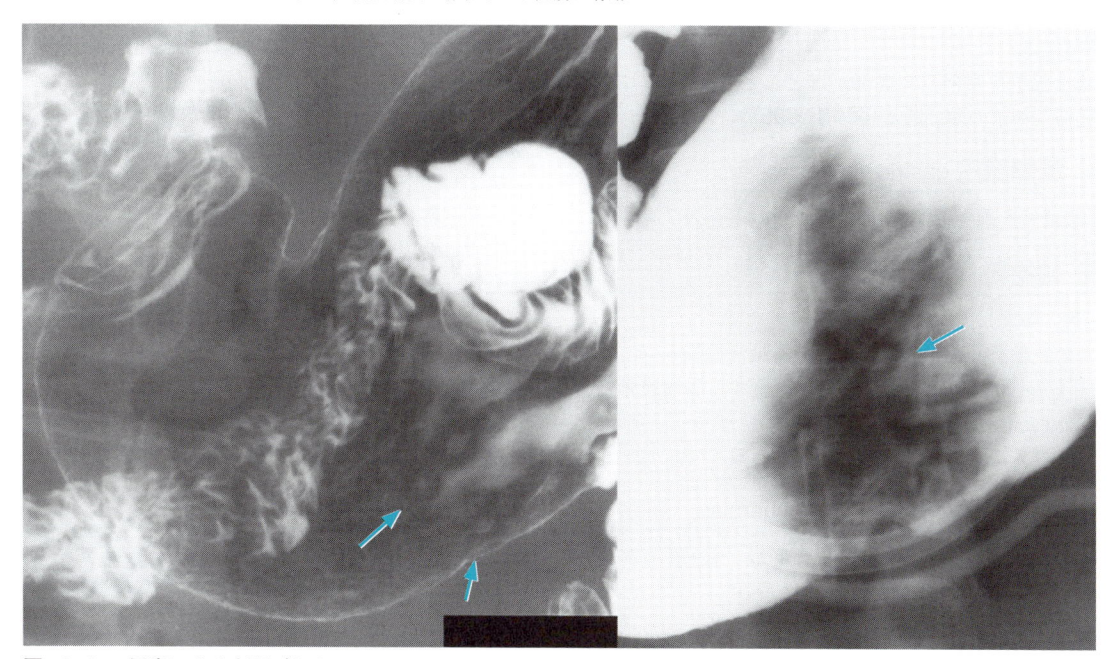

図 13-81　胃炎による山頂びらん
左：背臥位二重造影像，右：圧迫像．胃体下部から胃角部にかけて念珠状に腫大した粘膜ひだの稜線に沿って浅い陥凹が多数みられる（山頂びらん）（矢印）．

続性にみられ，明瞭な境界線で囲まれた狭い範囲の領域に限られることはない．この点が表面型胃癌との鑑別に重要である（図 13-C32，C33）．

6　Ménétrier 病

病理・病態

まれな原因不明の良性疾患で，胃粘膜の著しい増殖によって粘膜ひだが脳回転様にまで太まった状態で，

胃固有腺の粘液分泌細胞への化生がみられる．臨床的には血清蛋白の漏出による低蛋白血症となる．

7 胃石 bezoars

病理・病態

胃内の異物であるが，食物や毛髪などが凝集して結石状となり胃内に停滞している状態で，毛髪胃石は精神病患者に多く，その他わが国では柿胃石が多い．胃潰瘍を併存していることが多い．

画像所見

胃内腔に異物による腫瘤がみられる．X線造影検査では，陰影欠損としてみられるが，胃壁と胃石の間に造影剤が入り，体位変換により移動性が証明される（図 13-C34）．

8 胃憩室 diverticulum of the stomach

病理・病態

胃憩室は筋層を欠く仮性憩室が多いが，全層をもつ真性憩室もある．胃憩室はまれで，無症状に経過し臨床的意義は少ない．

画像所見

発生部位は噴門，穹窿部がほとんど（75〜90％）で，前庭部，体部の順である（図 13-C35）．

9 胃静脈瘤 gastric varices

「咽頭・食道疾患：食道胃静脈瘤」の項（p.357）参照

10 軸捻転 volvulus

病理・病態

胃の長軸を軸として回転する臓器軸性捻転 organo-axial rotation（長軸型）と，これに直行する腸間膜軸性捻転 mesenterio-axial rotation（短軸型）がある．横隔膜ヘルニアに合併して起こることもある．

11 食道裂孔ヘルニア hiatal hernia

「咽頭・食道疾患：食道裂孔ヘルニア」の項（p.360）参照

12 胃切除後病変

❶ 吻合部潰瘍 anastomotic ulcer, stomal ulcer

病理・病態

胃切除後などに，胃・十二指腸吻合部または，胃・空腸吻合部の近傍に再発した潰瘍を吻合部潰瘍とよぶ．広範囲胃切除術では吻合部潰瘍の発生はほとんどない．血中ガストリン値が高いときは Zollinger-Ellison 症候群の可能性が高い（図 13-C36）．

❷ 残胃の癌 cancer in the remnant stomach

病理・病態

初回手術時の病変，切除範囲，再建法などを問わず，再発癌の可能性がある症例も含めて，胃切除後の残胃に発生したと考えられる胃癌を「残胃の癌」という（図 13-C37）．

❸ 輸入脚症候群 afferent loop syndrome

病理・病態

幽門側胃切除後 Billroth II 法で再建された場合，術後に輸入脚に由来する障害が起きることがある．輸入脚に一時的に閉塞状態が起こり，輸入脚に胆汁や膵液が停滞し内圧が上昇する．食後に内圧上昇が起こり，突然胃内に逆流し嘔吐をするものをいう．

画像所見

CT や超音波断層検査で拡張した輸入脚を認める．X線造影検査では，造影剤が輸入脚に流入していかない．

13 その他

❶ アミロイドーシス amyloidosis

病理・病態

アミロイドーシスは，コンゴーレッド染色陽性のアミロイド線維蛋白が臓器や組織の細胞外に沈着することにより生じる．全身性と限局性に分けられ，また，原発性と続発性に分けられる．全身性アミロイドーシスでは，消化管へのアミロイド沈着は高率に認められる．

画像所見

胃アミロイドーシスは潰瘍型，スキルス型，結節性変化を含む隆起型に分類され，病変が広汎に及ぶことがある（図 13-C38，C39）．

C 十二指腸疾患の画像所見

1 先天異常 congenital anomaly

❶ 腸回転異常 malrotation

「小腸疾患の画像所見：腸回転異常」の項（p.380）参照

❷ 先天性十二指腸閉鎖・狭窄症

「第 18 章 小児」の項（p.610）参照

❸ 十二指腸腔内憩室 intraluminal diverticulum

十二指腸に生じた隔壁が，腸内容物および蠕動によ

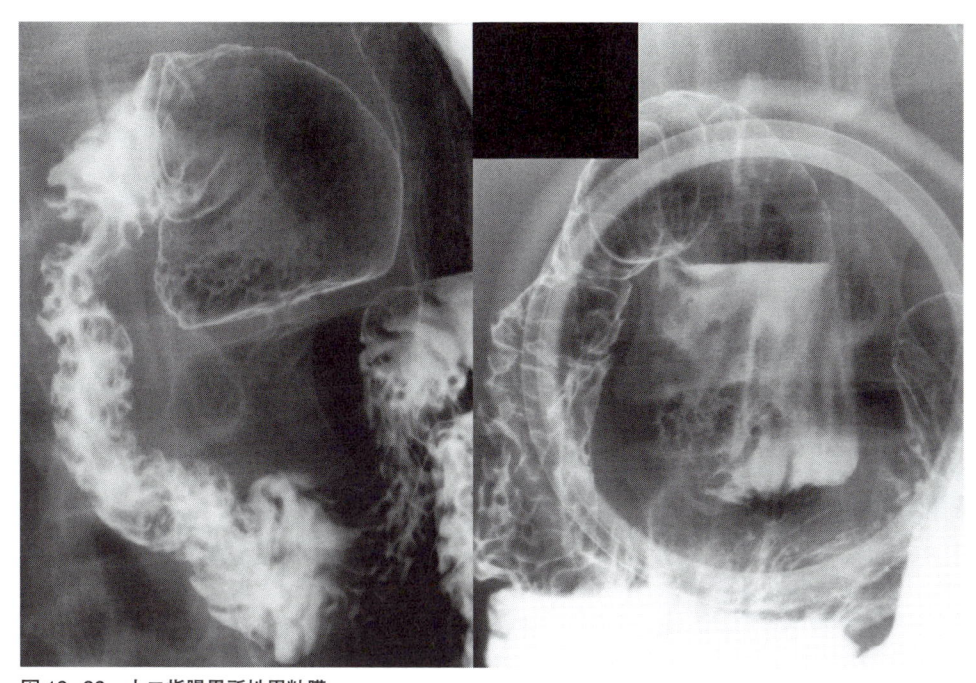

図13-82　十二指腸異所性胃粘膜
左：球部二重造影像，右：圧迫像．十二指腸球部に背の低い顆粒状の隆起が集簇してみられる．

り肛側に袋状に懸垂された形となっている．

❹ 輪状膵 annular pancreas

「膵疾患の画像所見」の項(p.468)参照

❺ 迷入膵 aberrant pancreas

「胃疾患の画像所見：迷入膵」の項(p.362)参照（図13-C40）．

❻ 異所性胃粘膜 heterotopic gastric mucosa

十二指腸球部に異所性の胃粘膜がみられるもので，不規則な形の島状の範囲に，背の低い顆粒状の隆起としてみられる（図13-82）．

❼ その他

十二指腸重複症 duodenal duplication，重複乳頭 duplication of duodenal papilla，十二指腸壁内胆管嚢腫 choledochocele などの奇形がある．

2　十二指腸潰瘍 duodenal ulcer

病理・病態
「胃疾患の画像所見：胃・十二指腸潰瘍」の項(p.373)参照

画像所見
球部に生じることがほとんどで，前壁に多く，前後壁に多発することも多い．ニッシェ niche および変形を捉えると診断は容易であるが，瘢痕性変化がない時期には，niche もしくは niche とその周囲の edema によるなだらかな周堤のみが所見で，圧迫検査による像なしでは診断困難なことがある．瘢痕化により，球部変形や幽門の変形を来し，瘢痕収縮による彎入とそれにより生じた憩室様膨隆（タッシェ tasche）などがみられる（図13-83）．

3　びらん性十二指腸炎 erosive duodenitis

病理・病態
胃・十二指腸潰瘍，びらん性胃炎に随伴してみられることが多い．十二指腸結核や Crohn 病でもみられることがあるが，まれである．

画像所見
胃におけるびらんの所見と同様で，球部および下行脚に多い．

4　十二指腸腫瘍 duodenal tumor

❶ 十二指腸の良性腫瘍 benign duodenal tumor

病理・病態
上皮性腫瘍が非上皮性に比べて多い．上皮性腫瘍には腺腫と囊胞があり，腺腫は Brunner 腺腫が最も多い．Brunner 腺腫は厳密には腫瘍ではなく，十二指腸

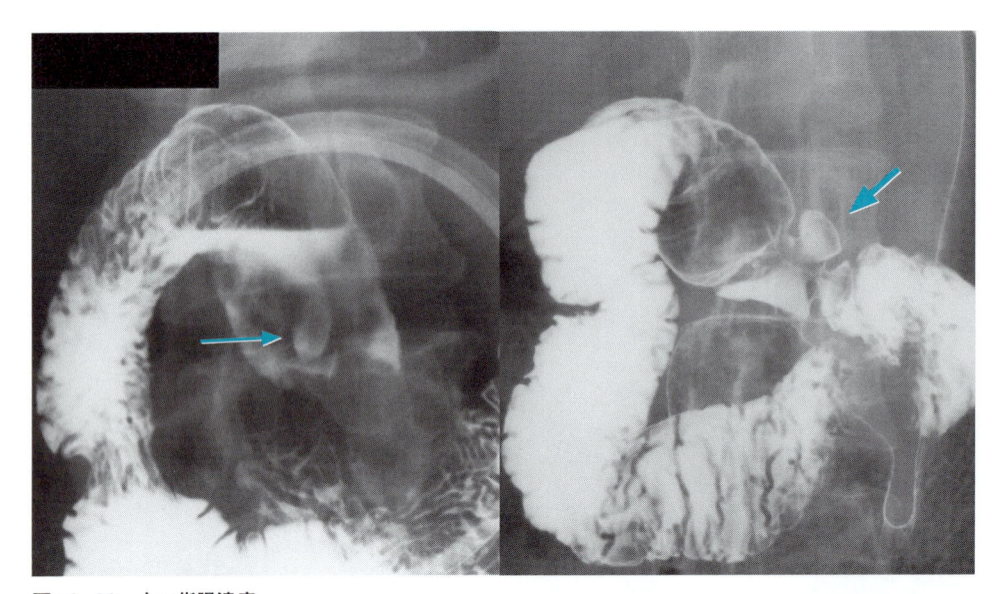

図 13-83 十二指腸潰瘍
左：圧迫像，球部の活動性潰瘍による niche（矢印）．右：二重造影像，球部の潰瘍瘢痕に伴う tasche（太矢印）．

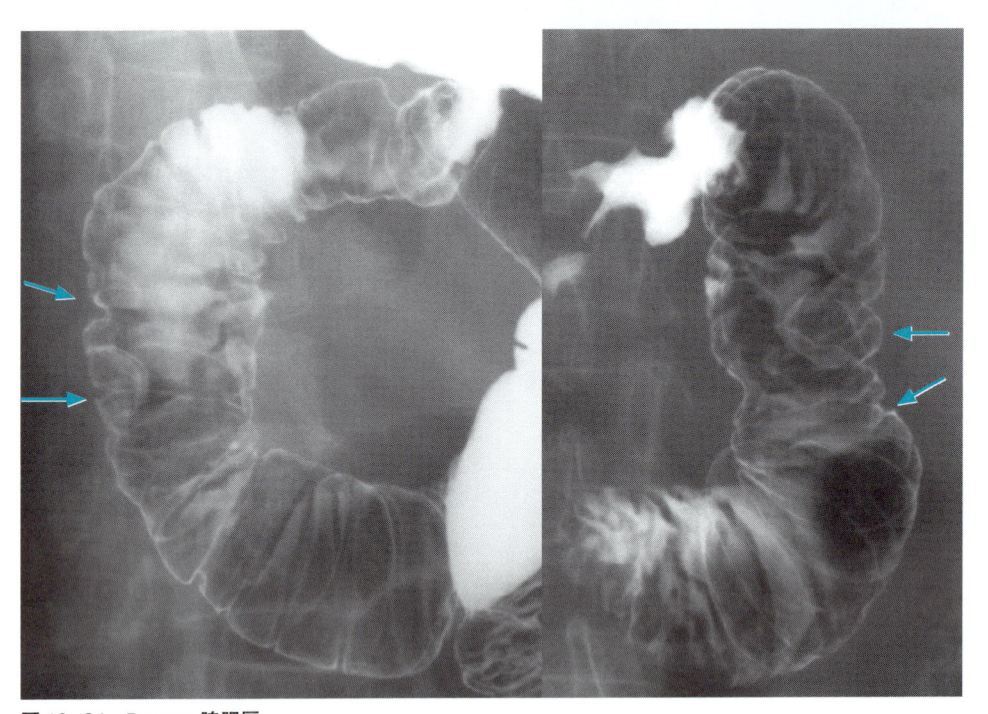

図 13-84 Brunner 腺肥厚
左：背臥位第1斜位，右：腹臥位．十二指腸下行脚に表面平滑な半球状粘膜下隆起が2個みられる（矢印）．

腺の肥大や過形成である．非上皮性腫瘍では，GIST，平滑筋腫が多く，脂肪腫，神経鞘腫，線維腫，リンパ管腫などがある．

画像所見

円形または楕円形の隆起（陰影欠損）で，表面は平滑なものが多く，非上皮性腫瘍で時に中央陥凹を持つ．上皮性腫瘍に分類される Brunner 腺腫，囊胞も粘膜下腫瘍の要素を持つため粘膜下腫瘍の像が現れる．また，非上皮性腫瘍が有茎性隆起の形態をとることがあり，注意を要す（図 13-84，C41）．十二指腸を含め小腸の腫瘍では蠕動により内腔を口側，肛門側に移動してみられることがある．

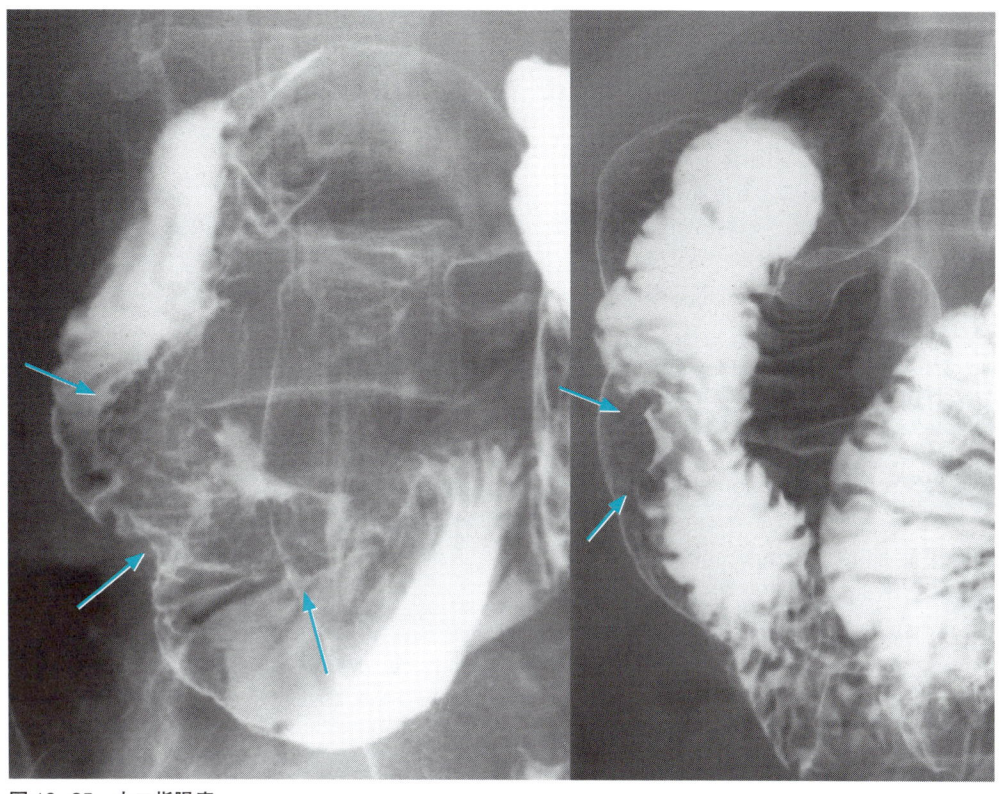

図13-85 十二指腸癌
左：十二指腸下行脚内側の乳頭部を中心とした腫瘍（矢印），右：下行脚乳頭部対側の腫瘍（矢印）．いずれも中央部陥凹と周堤を伴う Borrmann II 型様癌．

❷ 十二指腸の悪性腫瘍 malignant duodenal tumor

病理・病態

十二指腸の悪性腫瘍には原発性と二次性があり，原発性悪性腫瘍は胃や大腸に比べて極めて頻度が低い．癌，肉腫，カルチノイドなどがあり，2/3以上が乳頭部癌であるが，乳頭部癌の多くは胆管や膵管の上皮由来のものであるので，乳頭部癌を十二指腸癌から独立した疾患として扱うこともある．二次性の腫瘍として，周囲臓器の悪性腫瘍が十二指腸に浸潤することがまれでない．

画像所見

病変部の隆起，陥凹，壁の伸展性障害など，胃の悪性腫瘍と同様な所見がみられるが，十二指腸以下の小腸，大腸では Borrmann II 型の癌が全周性の浸潤を来すと "apple core" 様の狭窄所見としてみられる（図13-85）．

5 十二指腸憩室 duodenal diverticulum

病理・病態

十二指腸憩室は剖検例の約30％と頻度高くみられ，下行脚内側に多い．臨床的意義は少ないが，Vater 乳頭近傍の憩室が膵管や胆道系に炎症などの影響を及ぼすことがある（Lemmel 症候群）．

画像所見

十二指腸内腔から突出する囊状構造としてみられる（図13-C42）．US，CT，MRIなどでは内腔にガスのみられる場合は鑑別が容易であるが，液体で充満している場合は膵頭部囊胞性病変などとの区別が難しい場合がある．

6 隣接他臓器からの影響

病理・病態

隣接する他臓器からの影響としては，圧排，悪性腫瘍の浸潤，瘻孔形成，胃病変の球部側への脱出などがある．

画像所見

圧排や，浸潤を来す隣接臓器としては膵臓，胆嚢，胆管，肝臓，腎臓，リンパ節などがある．膵頭部腫瘍による影響として，十二指腸窓（C-loop）の開大や逆3徴候（inverted "3" sign）がみられる．

上腸間膜動脈症候群 superior mesenteric artery

syndromeは上腸間膜動脈SMAによる十二指腸水平脚部の圧排により機械的閉塞，狭小化を来すもので，SMAの走行に一致した直線的な圧排所見がみられ，それより口側の拡張がみられる．

瘻孔形成では，胆石による胆嚢十二指腸瘻が多いが，その他悪性腫瘍によることもある．

その他，胃病変の球部側への脱出prolapse（逸脱）がみられることがあり，多くはポリープ様病変であるが，時に肥厚した胃粘膜が脱出して腫瘤様にみられることもある．

D 小腸疾患の画像所見

1 先天異常 congenital anomaly

❶ 内臓逆位症 situs inversus

病理・病態

内臓位置が正常の配置に対して鏡像の関係に立つ配置になっているもので，機能的障害はない．

❷ 腸回転異常 malrotation

胎生期に上腸間膜動静脈を軸とする腸管の回転が正常に起こらず，腸管の位置異常が生じたもので，線維性膜様物（Ladd靱帯）による十二指腸下行脚の圧迫や，軸捻転による通過障害，腸管循環障害の原因となる．

❸ Meckel憩室 Meckel diverticulum

病理・病態

Meckel憩室は先天性の真性憩室で，卵黄（嚢）茎の近位部（腸管側）が遺残したものである．回盲弁から約40～50 cmの回腸における腸間膜付着側の反対側に発生する．憩室部粘膜は小腸粘膜であるが，胃粘膜や膵組織の迷入がみられることもある．通常は無症状であるが，合併症として，出血性潰瘍や穿孔，腸重積を起こすことがあり，また索状物により腸閉塞の原因ともなる．

画像所見

小腸X線検査で発見されることはまれで，$^{99m}TcO_4^-$によるシンチグラフィで憩室内の異所性胃粘膜が異常集積として描出されることがある．Meckel憩室のうち異所性の胃粘膜をもつものは1/4～1/3であるが，出血を伴うMeckel憩室のほとんどは胃粘膜を有していることから，診断上有用である（図13-86）．

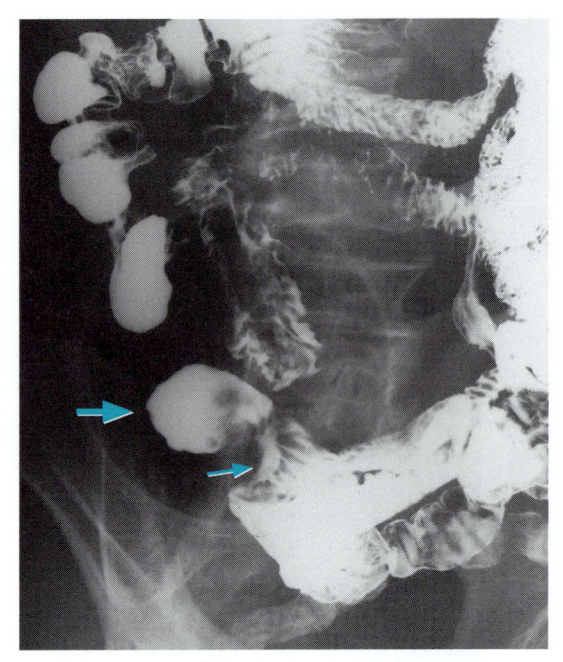

図13-86 Meckel憩室
経口小腸X線検査圧迫像．回腸に憩室様の突出像（太矢印）がみられ，基部に陥凹面（矢印）があり潰瘍を形成している．

❹ 腸管重複症 duplication of the alimentary tract, 重複嚢胞 duplication cyst

病理・病態

腸管重複症は消化管の発生異常で，全消化管に生じうるが，回腸末端部に最も多い．

画像所見

術前診断は難しいが，超音波断層検査や，CT，MRIで消化管に隣接した嚢胞状，管状構造としてみられる．腸管には圧排所見がみられる．

2 小腸憩室 diverticular disease of the small intestine

病理・病態

空腸，回腸の憩室では，先天性のMeckel憩室（「Meckel憩室」の項参照）と，後天性のものがみられるが，後天性のものでは臨床症状を来すことは少ない．

画像所見

空腸，回腸の憩室では，空腸に頻度が高く，多発することが多い（図13-C43）．

3 炎症性腸疾患 inflammatory bowel disease (IBD)

腸の炎症性疾患は，原因不明の非特異性炎症性腸疾患と原因の明確な特異性炎症性腸疾患に分けられる．

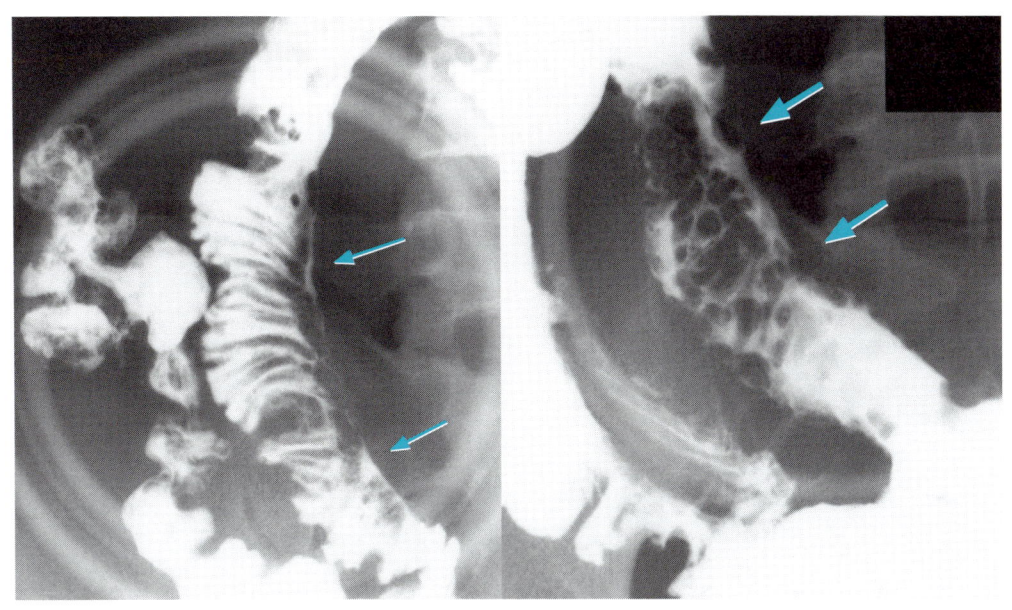

図 13-87 Crohn 病
小腸に複数箇所に skip した病変がみられ，左では縦走潰瘍（矢印），右では縦走潰瘍と敷石状所見 cobblestone appearance（太矢印）がみられる．

非特異性炎症性腸疾患として，潰瘍性大腸炎と Crohn 病が代表的である．これらの病因とその機序は確立されていないが，腸管内に存在する細菌叢に対する不適切な反応を基礎として，自己免疫の機序が加わったり，加わらなかったりするものと考えられている．

1 非特異性炎症性腸疾患 nonspecific inflammatory bowel disease

a．Crohn 病 Crohn disease

病理・病態

　Crohn 病は 10 歳代後半から 20 歳代に好発し，腹部症状，栄養障害，発熱，肛門病変などの症状がみられる．腹部症状は病変部位により，また，狭窄もしくは閉塞の程度，穿通もしくは瘻孔の有無などにより様々である．

　Crohn 病は潰瘍性大腸炎と異なり，消化管壁全層の病変で，口腔から肛門までのすべての消化管に病変が生じうる．Crohn 病の病変は区域性で，病変間に非病変部位が介在する（skip lesions）．最も病変頻度の高い部位は回腸末端部である．最も初期の病変はアフタ性潰瘍と陰窩膿瘍で，腸管全層に非乾酪性肉芽腫を形成する．活動性の Crohn 病では，限局性炎症，縦走潰瘍，瘻孔形成が特徴である．

　合併症は腸管閉塞，大量出血，吸収不良，肛門周囲病変，まれに穿孔がある．大腸に病変のある長期罹患患者では大腸癌発生のリスクがある．腸管外病変として，貧血，低蛋白血症，皮膚病変，眼病変，関節炎などもみられる．

画像所見

　消化管 X 線検査では，初期病変としてアフタ様潰瘍や粘膜皺襞肥厚がみられる．進行すると**縦走潰瘍**や**敷石状所見 cobblestone appearance** がみられる．これらが，正常粘膜を介して複数か所にみられる（skip lesions）ことも特徴である．さらに進行すると狭窄，瘻孔がみられる（図 13-87〜90）．

　CT では腸管壁肥厚（縦走潰瘍部では腸間膜付着部側に強い非対称性の腸管壁肥厚），腸管壁の造影効果増強，リンパ節腫脹，膿瘍，瘻孔などがみられる．肛門周囲病変の評価には MRI が有用となる（図 13-91）．

b．潰瘍性大腸炎 ulcerative colitis

　時に終末回腸部へも広がることがある．
　〔「大腸疾患の画像所見：潰瘍性大腸炎」の項参照（p.403）〕

c．Behçet 病の腸病変 intestinal Behçet disease

病理・病態

　Behçet（ベーチェット）病は口腔粘膜アフタ性潰瘍，皮膚症状，陰部潰瘍，眼症状に加えて，関節，消化管，副睾丸，神経系，血管系などに病変がみられ，再燃と寛解を繰り返す疾患で，完全型と不完全型がある．皮膚の針反応と HLA-B51 陽性が特徴とされる．20〜40 歳代の青壮年層が 80% 以上で，性差は報告されていない．

画像所見

　消化管の主病変は回盲部の大きな潰瘍性病変で，腸

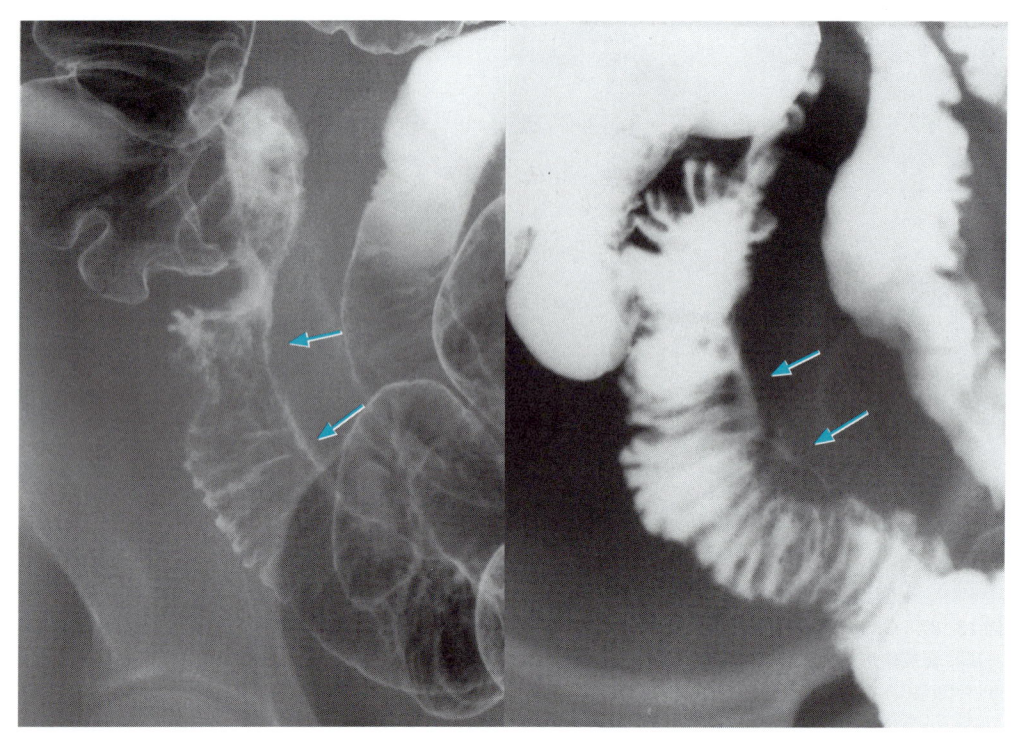

図13-88 Crohn病
左：回盲部二重造影像，右：小腸圧迫像．終末回腸に片側性の縦走潰瘍（矢印）がみられる．

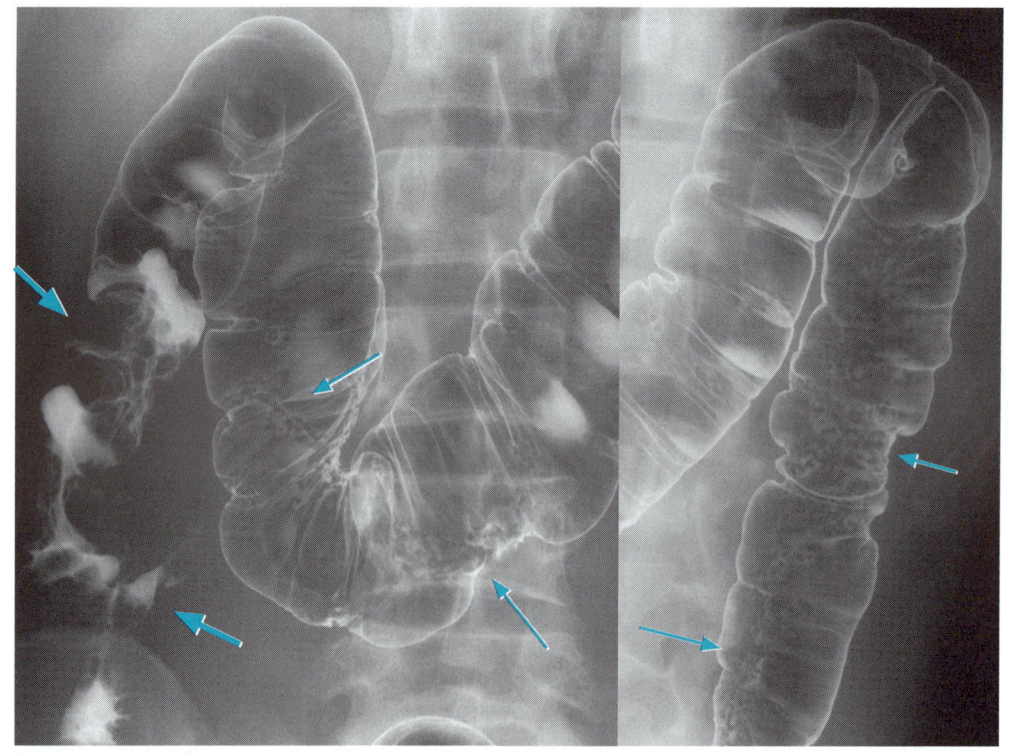

図13-89 Crohn病
注腸X線検査．回盲部から上行結腸にかけて強い狭窄変形がみられ（太矢印），変化のみられない部をはさんで横行結腸，下行結腸には長軸方向に連なる敷石状所見（矢印）がみられる（skip lesions）．

間膜対側に好発する．潰瘍は円形もしくは楕円形で下掘れ傾向がある．また，潰瘍は深く，穿孔しやすい傾向がある（図 13-92）．

d．単純性潰瘍 simple ulcer

病理・病態

組織学的には慢性活動性の非特異性炎症所見で，潰瘍が既知の原因による疾患や，既知の疾患概念に含まれるものでないものをいう．Behçet 病にみられる腸病変と極めて類似性があり，Behçet 病に特有とされる腸病変以外の症状を欠く場合は，単純性潰瘍と診断されている．

画像所見

Behçet 病と同様の所見で画像上は両者に差はない．

❷ 特異性炎症性疾患

a．腸結核 intestinal tuberculosis

病理・病態

結核菌感染による潰瘍性，肥厚性病変で，肺結核に続発するもの，および腸に原発性に起こるものがある．好発部位は回盲部で，小腸，大腸に正常部位を介して複数か所の病変（skip lesions）がみられることがある．病変は粘膜に浮腫性変化や輪状潰瘍を形成し，

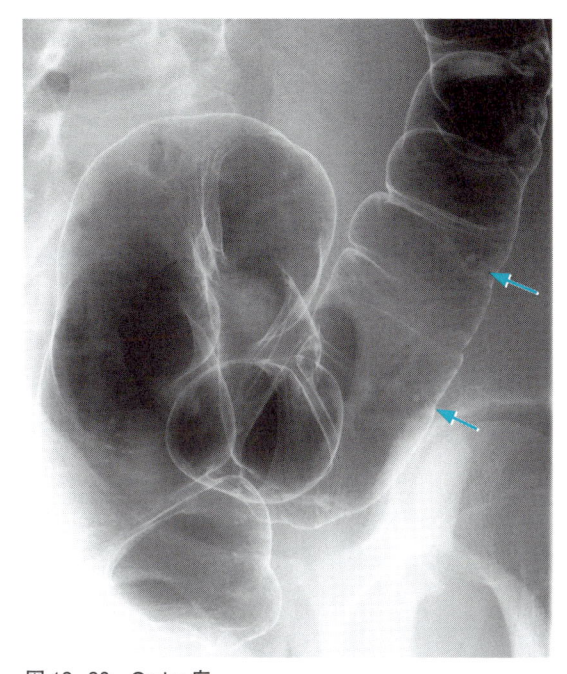

図 13-90 Crohn 病
注腸 X 線検査．活動期．アフタ様潰瘍（矢印）を認める．

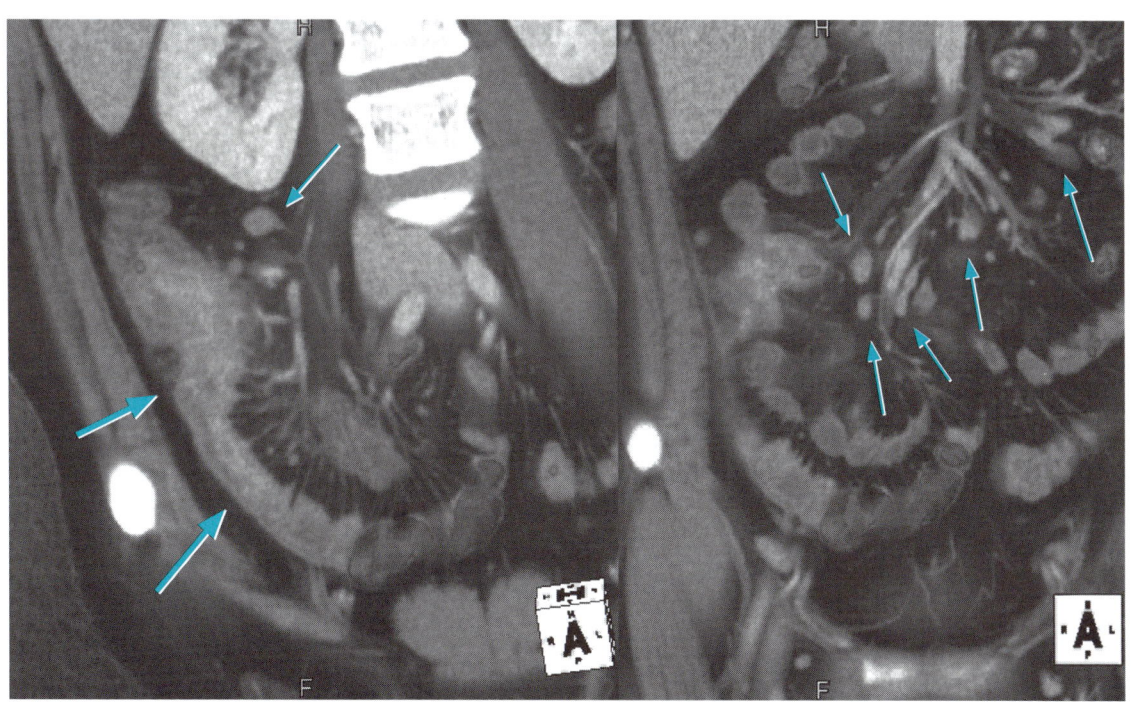

図 13-91 Crohn 病
CT データからの non-shading volume rendering 像．終末回腸（太矢印）の腸間膜付着側に片側性の壁肥厚があり，造影効果がみられる．肥厚した腸管壁に付着する腸間膜血管が櫛状にみられる．また，腸間膜リンパ節の腫大（矢印）がみられる．

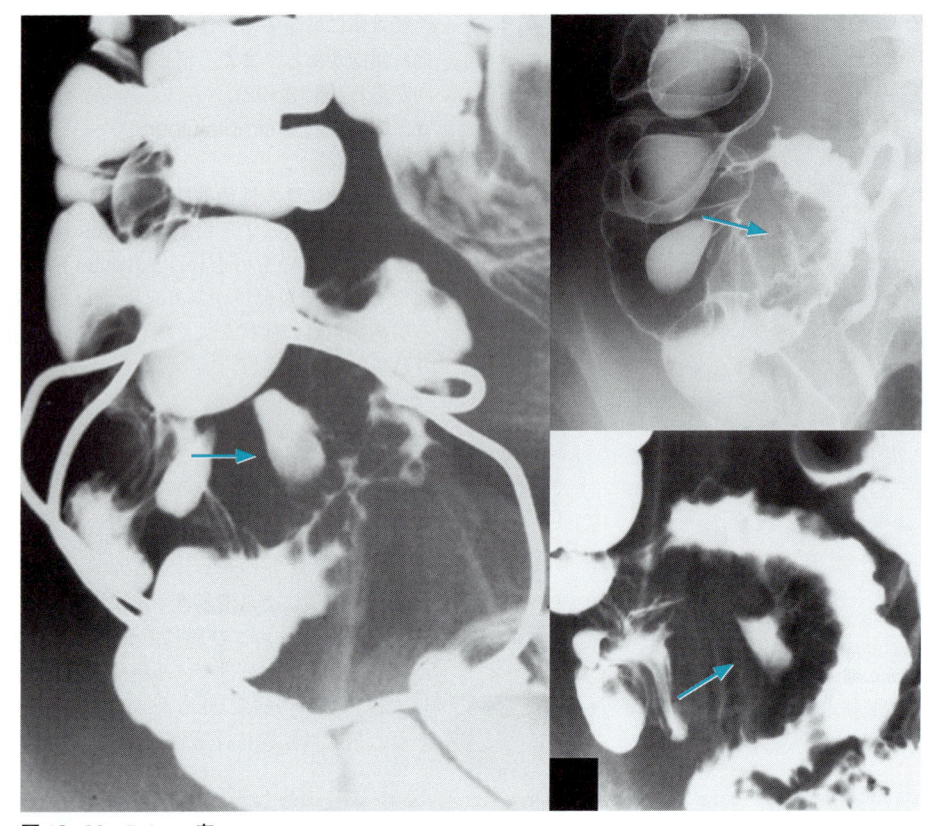

図 13-92 Behçet 病
終末回腸に深い下掘れ潰瘍があり，大きな niche（矢印）と幅広い潰瘍カラーがみられる．左：圧痛部に金属 wire が置かれている．右下：圧迫検査．

慢性期には瘢痕，萎縮がみられ，狭窄や偽憩室様変化，広範な萎縮帯がみられる．

画像所見
回盲部の潰瘍，回腸末端部の狭窄，回盲弁の変形，盲腸および上行結腸の変形や短縮などが認められる．潰瘍は不整形で，短軸方向に広がる輪状もしくは帯状の潰瘍が特徴的である．時に長軸方向の短い縦走潰瘍がみられることもある．慢性期では，回盲部の変形を伴う広範な萎縮帯が観察される（図 13-93, 94, C44, C45, C46）．

b. 放射線腸炎 radiation enteritis
病理・病態
腹部悪性腫瘍に対する放射線治療により小腸，大腸に障害が起こることがある．照射野に含まれる腸管の体積と線量により障害の発生頻度が異なる．早期障害と晩期障害があり，晩期障害は腸管壁の微小循環障害によるものである．

画像所見
早期障害は画像診断の対象となることは少ないが，腸管壁の浮腫性変化を反映した所見がみられる．晩期では，襞の肥厚像，潰瘍形成，腸管短縮，狭窄，瘻孔形成などがみられ，しばしばもとの腫瘍の再発，転移との区別が困難となる．

c. 小腸寄生虫症 parasitic diseases of the small intestine
病理・病態
小腸にみられる寄生虫には回虫，広節裂頭条虫，糞線虫，鉤虫，蟯虫，ランブル鞭毛虫，アニサキスなどがある．

画像所見
X 線検査では虫体の大きな回虫，広節裂頭条虫などは描出されるが，虫体の小さな糞線虫，鉤虫，蟯虫，ランブル鞭毛虫などは描出されない．糞線虫，ランブル鞭毛虫では，虫体が小腸壁に侵入することにより粘膜の変化が生じ，異常像として捉えられることがある．腸管アニサキス症では，限局性の腸管浮腫所見がみられ，胃以外では，回腸末端に多い（図 13-C47, C48, C49）．

4 腸管虚血 intestinal ischemia
病理・病態
腸管虚血は，腸管壁への灌流障害（阻血もしくは

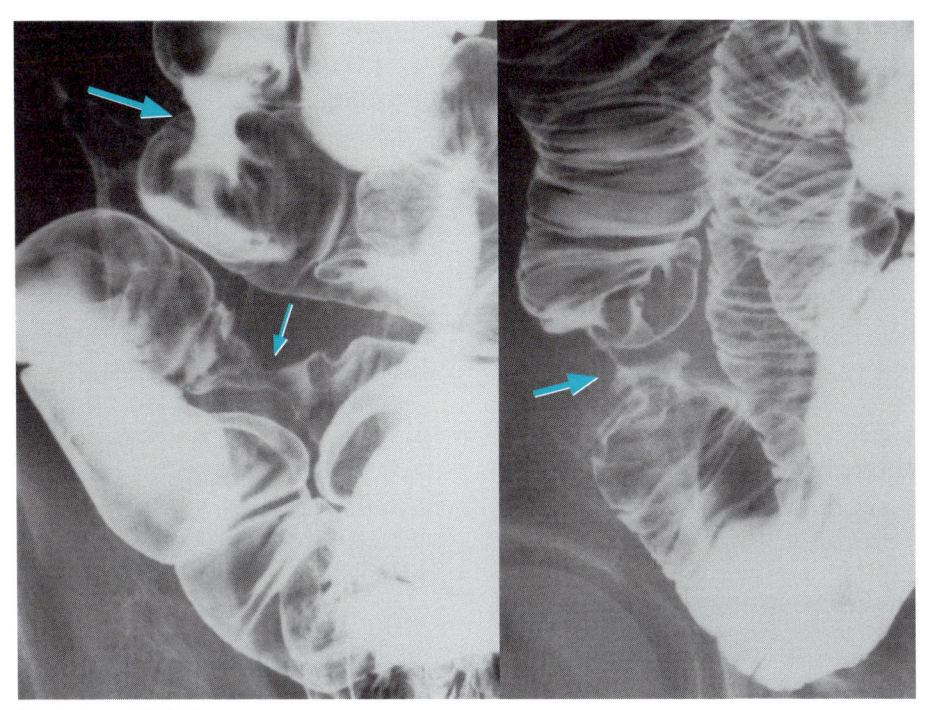

図 13-93 小腸結核
小腸二重造影像．複数箇所に skip した狭窄性病変がみられ，輪状潰瘍（矢印），星型をした不整形潰瘍（太矢印）がみられ，短軸方向の狭窄が強い．

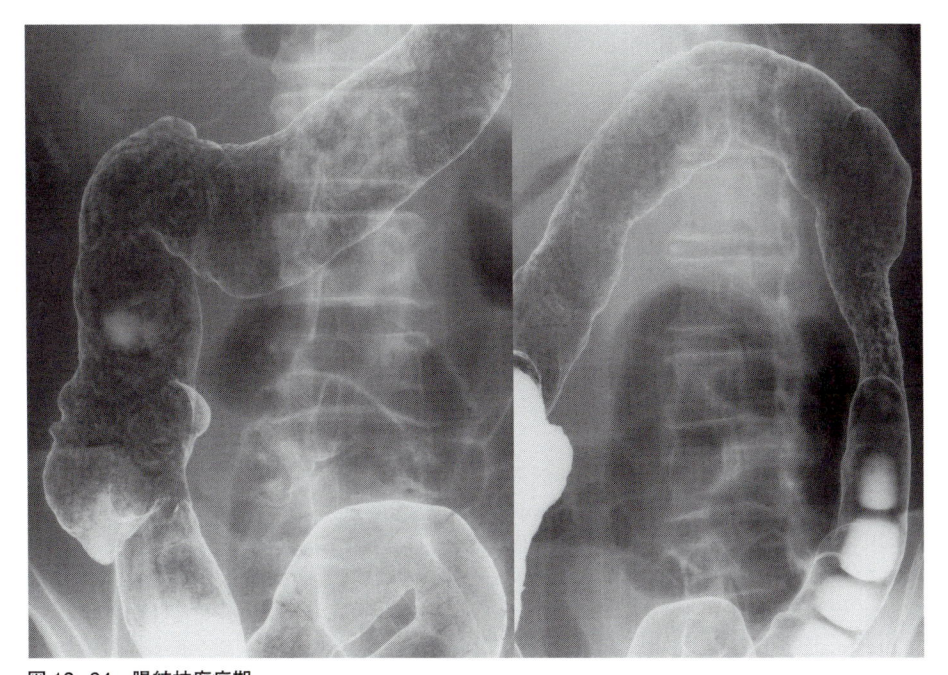

図 13-94 腸結核瘢痕期
注腸 X 線検査．回盲部から下行結腸にかけて短縮変形がみられ，ハウストラは消失し，粘膜面は粗造となっている．

うっ血，血行停止）による腸管壁の出血壊死の状態で，原因は動脈閉塞性疾患，動脈非閉塞性疾患（血管攣縮性疾患），静脈閉塞性疾患のいずれかによる．

閉塞性虚血は塞栓または血栓により腸管への血流が途絶えることにより起こる．代表的疾患は，上腸間膜動脈の塞栓症と血栓症である．塞栓の多くは心臓に由来し，血栓では主要な動脈枝に進行性の血栓がある．症状は，急性の激しい腹痛で発生し，悪心，嘔吐，下痢，血便などがある．身体所見では軽度の腹部膨隆と腸音減弱がみられる以外，初期には腹部症状に乏しく，後に腹膜炎や心血管虚脱の所見がみられるようになる．

主要血管に明らかな閉塞のないものを非閉塞性腸管虚血とよび，非可逆性の非閉塞性腸間膜虚血 non-occlusive mesenteric ischemia（NOMI）と，可逆性の虚血性腸炎に分けられる．

非閉塞性腸間膜虚血 non-occlusive mesenteric ischemia（NOMI） ……… Advanced study

非閉塞性腸間膜虚血は心不全，脱水，ショックなど重度の生理的ストレス時に腸間膜細動脈の攣縮が起こることにより生じる．症状は広範な腹痛，食欲不振，血便，腹部膨隆であるが，発症時期を捉えにくく，診断が遅れることが多く，予後不良である．

腸間膜静脈血栓症の症状は漠然とした腹痛，悪心，嘔吐などで，急性のことも慢性のこともある．身体所見は圧痛を伴う腹部膨隆，脱水所見などがある．

急性虚血では絞扼性イレウスを除けば，虚血性大腸炎 ischemic colitis が最も頻度が高い．腸管に分布する動脈には側副血行路が発達していて，虚血性障害の発生を防いでいるが，主要な枝が末梢側で吻合する部位（Griffith point，point of Sudeck）は虚血を生じやすく，虚血性大腸炎の好発部位である．虚血性大腸炎の症状は腹痛と血性水様便で発症し，通常，腸管壊死には至らず，1〜2週で軽快する．

画像所見

腹部単純X線検査では，腹腔内遊離ガスは腸管の穿孔を示し，腸管ガス像に母指圧痕像 thumb printing がみられるときは腸管壁粘膜下の浮腫，出血などが示唆されるが，腸管内にガスが少ない場合は指摘できない．腸管壊死により腸管壁内ガス像 pneumatosis intestinalis や門脈内ガスがみられることがある（図13-103，104参照）．

CT検査では，単純X線検査で得られる異常所見をより感度高く検出することができることは勿論であるが，より早期の所見として，腸管壁の肥厚，腹水などが捉えられる．また，造影剤を急速静注し，動脈相，門脈相の撮影をすることにより動脈の狭窄や閉塞の有無，上腸間膜静脈や門脈内血栓の有無，腸管壁の造影効果の有無などの所見を得ることができる．

上腸間膜動脈閉塞症では，造影CTで上腸間膜動脈内の造影欠損の所見が重要で，虚血が進行すると腸管壁の造影不良がみられる．門脈血流が減少すると，上腸間膜静脈の径が上腸間膜動脈の径に比べ小さくなる所見（smaller SMV sign）がみられるが，正常者でも4〜5％にみられることがあるので注意が必要である．CT検査にて上腸間膜動脈閉塞症が疑われる場合は，血管造影の適応となる（図13-95）．

虚血性大腸炎は大腸内視鏡により診断されることが多いが，上腸間膜動脈閉塞の有無や腸管壁壊死の有無確認のため造影CT検査がなされ，必要に応じて血管造影が行われる．注腸X線検査では，初期には病変部の管径狭小化がみられ，粘膜下の浮腫，血腫などを示す母指圧痕像がみられる．また，縦走する潰瘍がみられることもある．通常，1〜2週間で改善，消失するが，瘢痕性変化による管径狭小化や繋留ひだ tethered folds などが残る場合もある（図13-96，97，C50）．

5 麻痺性イレウス paralytic ileus（adynamic ileus）

病理・病態

イレウス ileus とは腸内容物の肛側への輸送が妨げられた状態を指し，その原因が腸管内腔の狭窄や閉塞による機械的腸閉塞によるのか，狭窄や閉塞のない機能的なものかを区別するものではないが，麻痺性イレウスと同義語としても使われる．

機能的イレウスには麻痺性イレウス paralytic ileus（adynamic ileus）と痙性イレウス spastic ileus（dynamic ileus）があるが，痙性イレウスは非常にまれである．麻痺性イレウスは，腹部手術，外傷，脊髄損傷，腹部の炎症，電解質異常（カリウム喪失）などが原因で起こり，汎発性と限局性がある．汎発性では腸管の蠕動運動が全体に麻痺し，腸管内容物が停滞した状態で，限局性では一部の腸管のみが麻痺した状態である．

画像所見

汎発性の麻痺性イレウスでは，腹部全腸管の拡張がみられ，小腸，大腸ともに中等度に拡張している．拡張した腸管内には気体や液体が貯留し，単純X線写真では内腔の気体により拡張腸管の同定が容易となり，撮像方向，体位により air-fluid level が確認される．遠位大腸の機械性閉塞と鑑別が必要なことがあり，これには大腸内視鏡や注腸X線検査が行われる（図13-19参照）．

限局性の麻痺性イレウスは，炎症や疼痛により小腸

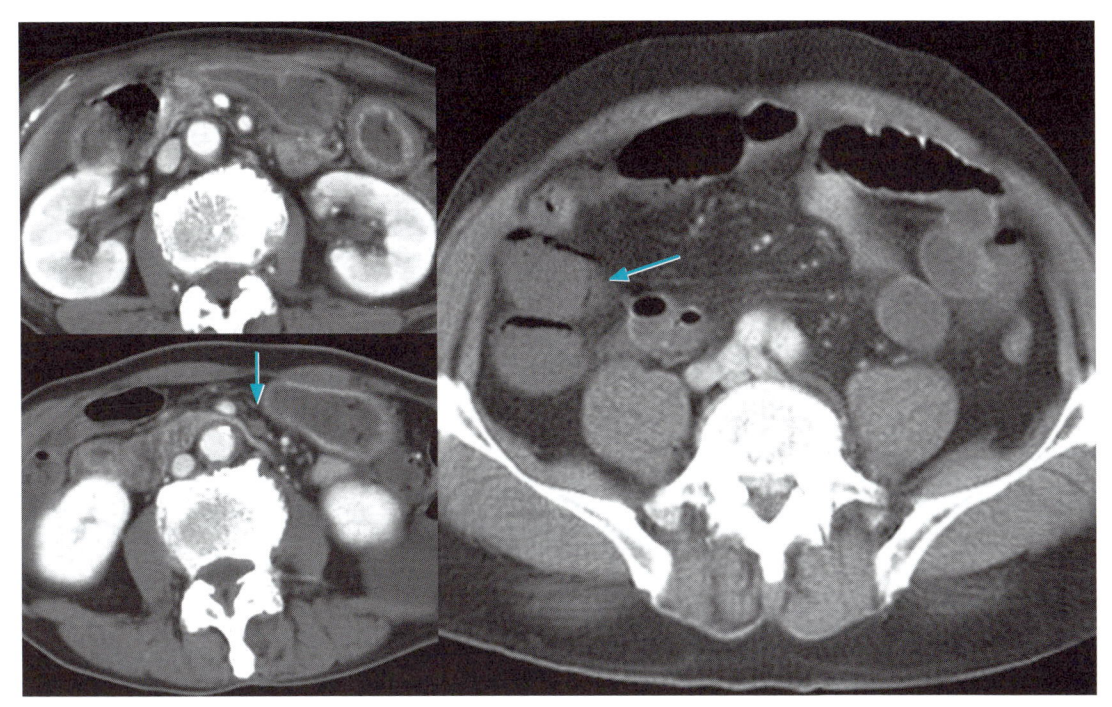

図 13-95　上腸間膜動脈閉塞症
造影 CT 検査．**左上段**では上腸間膜動脈（矢印）に造影効果がみられるが，**下段**では血栓により造影効果がみられない．**右症例**では小腸に軽度の拡張がみられ，腹部右寄りの腸管壁に造影効果がみられず，腸管壁内の air（矢印）もみられる．

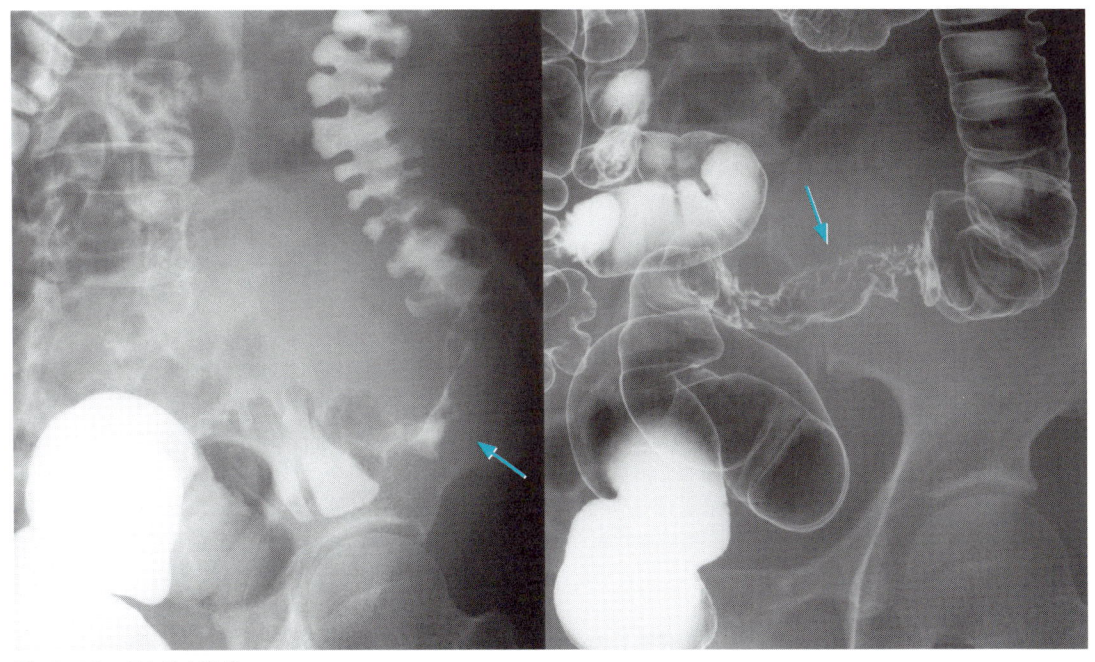

図 13-96　虚血性大腸炎
左：急性期の水溶性造影剤による注腸 X 線検査，**右**：瘢痕期のバリウムによる検査．下行結腸から S 状結腸への移行部に急性期では母指圧痕，瘢痕期には繋留ひだを示す限局性の狭窄がみられる（矢印）．

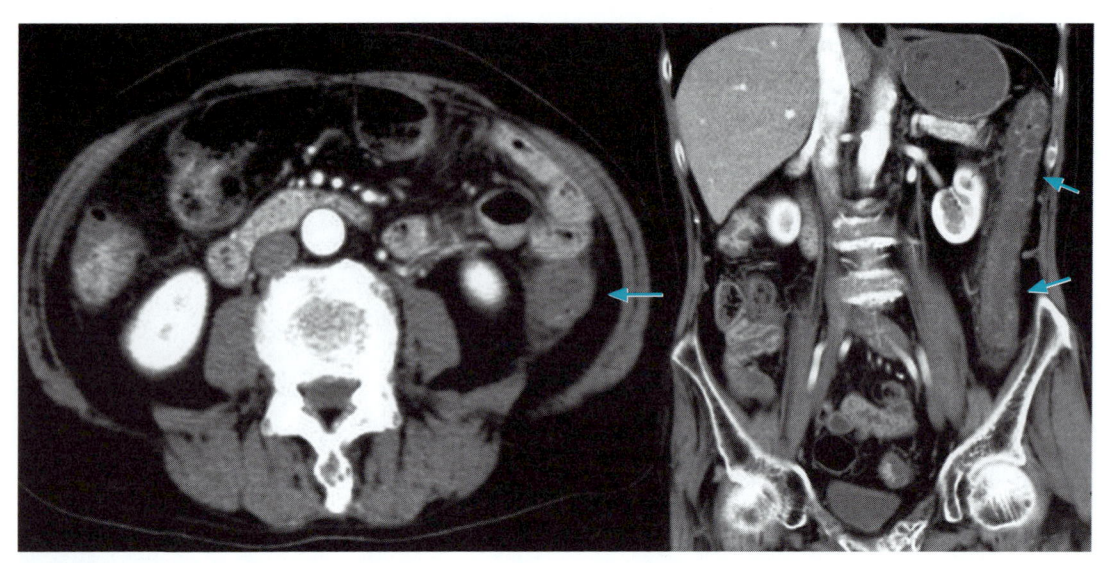

図 13-97　虚血性大腸炎
左：CT 横断像，右：冠状断再構成像．下行結腸壁がびまん性に肥厚し，造影にて他の腸管に比し造影効果が小さい（矢印）．

や大腸の一部が限局性に拡張麻痺した状態で，sentinel loop とよばれる限局性のガス拡張像として知られている．

6 小腸および大腸の機械的閉塞症 small bowel obstruction, large bowel obstruction

病理・病態

腸管の機械的閉塞により内容物の肛側への移動が妨げられた状態で，腸管の閉塞原因が**管腔内にあるもの**として胆石や食物，誤飲された異物，**腸管壁由来のもの**として腫瘍，炎症，先天性狭窄，腸管虚血，腸重積，**管腔外にあるもの**として癒着に伴う索状構造物，ヘルニア，腸管軸捻転などが挙げられる．小腸閉塞は癒着やヘルニアが多く，大腸閉塞は癌，S 状結腸憩室炎，腸捻転が多い．

閉塞の形態により **open loop** 型（1 端のみが閉塞）と **closed loop** 型（両端が閉塞）に分けられる．血流障害を伴う場合には**絞扼性腸閉塞** strangulation obstruction といわれ，腸管壊死や穿孔，腹膜炎を来し，重篤で緊急手術の適応となる．絞扼性腸閉塞は closed loop 型の閉塞，ヘルニア嵌頓，腸重積，腸管軸捻転などでみられる．

画像所見

機械性腸閉塞の画像所見は閉塞部位より近位腸管の拡張，遠位腸管の虚脱である．拡張した近位腸管内には気体や液体が貯留し，単純 X 線写真では内腔の気体により拡張腸管の同定が容易となり，撮像方向，体位により air-fluid level が確認される．内腔が液体で満たされている場合は fluid-filled loop として水の濃度を示す腫瘤様陰影（pseudotumor sign）を作るが，単純 X 線写真では識別が困難なこともある．拡張腸管内ガスは air-fluid level のほかに，step ladder appearance, string of beads appearance, coiled spring appearance, coffee bean sign などの形でみられる．成人の場合，腸管径は小腸では 3 cm 以上，盲腸は 9 cm 以上，その他大腸では 6 cm 以上で異常と判定する．閉塞部位は背臥位での位置や，小腸を示す Kerckring folds の有無，大腸を示す haustra の有無，拡張腸管における Kerckring folds の疎密の程度で判定する（図 13-98〜102）．

絞扼性腸閉塞で腸管壊死が起きると，単純 X 線写真では腸管壁内のガス像，門脈内ガス像，腹水がみられる（図 13-103, 104）．

超音波では fluid-filled loop の発見は容易で，腸管径の計測や腸管壁構造の観察が可能である．また，内容物および腸管壁の動きをリアルタイムで観察できることより，closed loop 型の閉塞の発見に役立つ．一方，ガスの多い場合は観察困難となる（図 13-105）．

CT は腸閉塞が疑われる場合，閉塞部位，閉塞原因の検索に用いられる．閉塞部近位腸管の閉塞部近くで腸管内容が大腸内容物化した像（残渣内に微細な air 像を混じた像）としてみられることがある．絞扼性腸閉塞では，多くは U 字状，V 字状の closed loop がみられ，腸間膜血管の収束像や，捻転例では渦巻き状の走行異常（whirl sign）がみられる．また，腸管壁自身の変化として壁厚変化，壁濃度変化に加えて，経静脈性造影剤投与により腸管壁の造影遅延，造影不良などの血流情報が得られる．その他腸間膜の浮腫性変化や

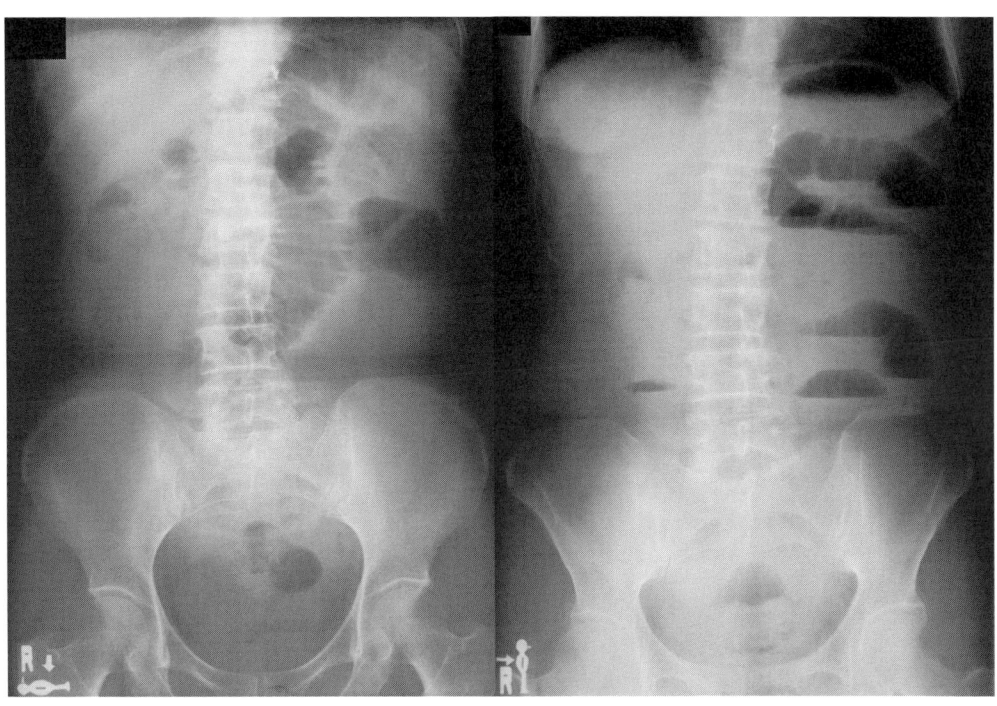

図 13-98 小腸の機械的閉塞
左：背臥位，**右**：立位腹部単純 X 線検査．臥位で左上腹部の空腸に限局性の異常な拡張がある．立位では胃，小腸に air-fluid level がみられる．臥位での拡張腸管の位置および輪状ひだの密度など，口側寄り空腸レベルでの閉塞による．

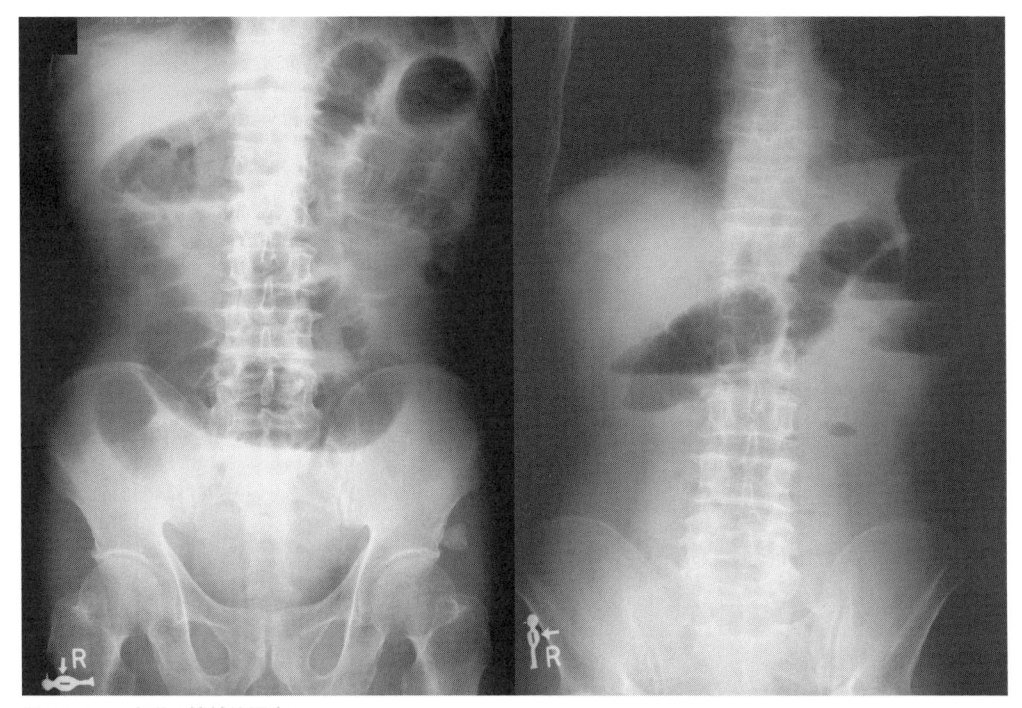

図 13-99 小腸の機械的閉塞
左：背臥位，**右**：立位腹部単純 X 線検査．臥位で上腹部の小腸に異常な拡張がある．立位では小腸に air-fluid level がみられる．臥位で拡張腸管の位置や拡張の程度がわかりやすい．閉塞部位は小腸の中程．

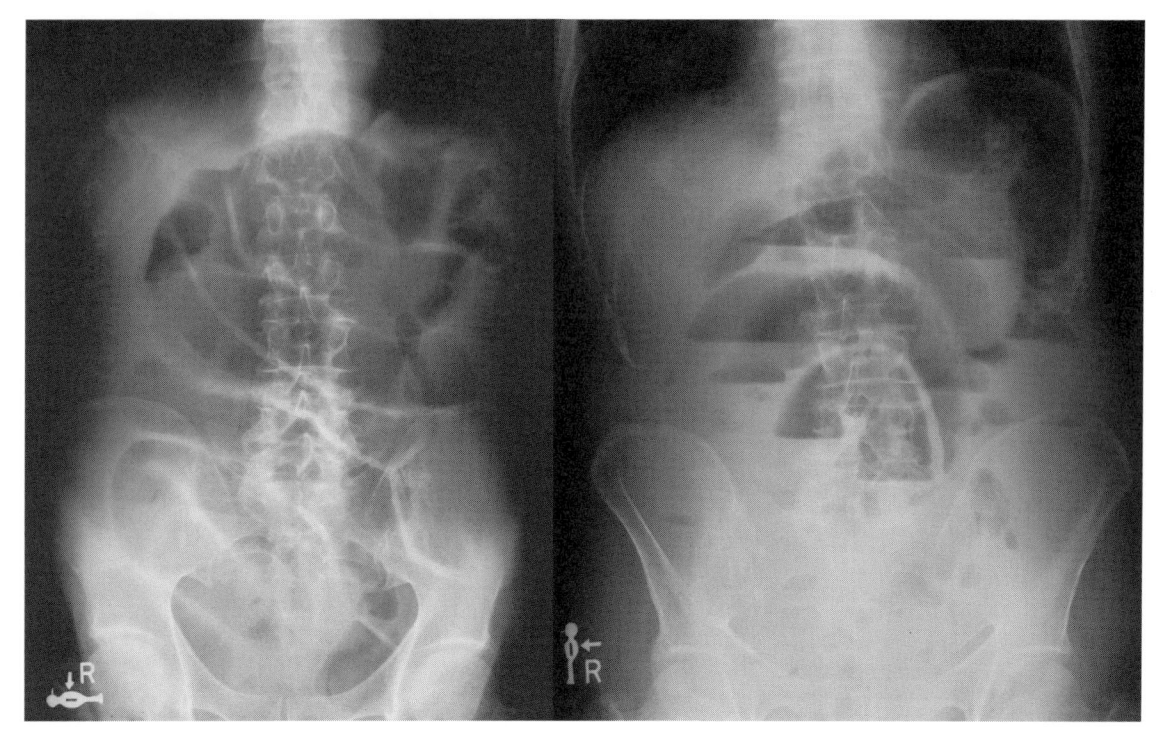

図 13-100　小腸の機械的閉塞
左：背臥位，右：立位腹部単純 X 線検査．臥位で腹部全体に分布する小腸のほぼ全域に異常な拡張がある．立位では小腸に階段状の air-fluid level がみられる．大腸の拡張はみられず，回盲部での閉塞による．

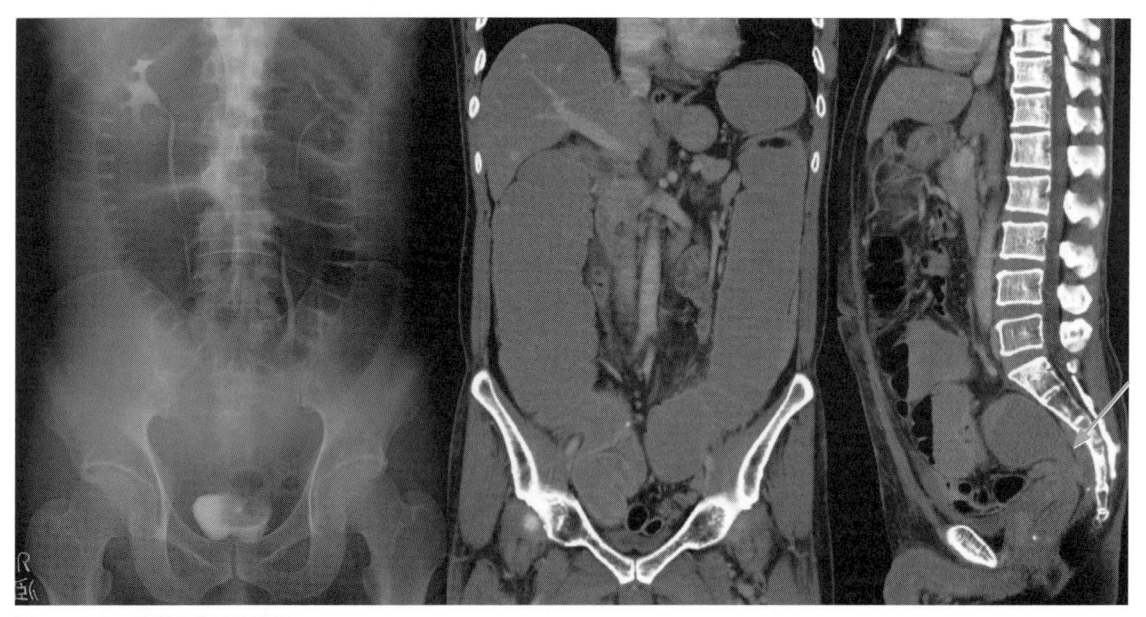

図 13-101　直腸の機械的閉塞
左：造影 CT 検査後の腹部単純 X 線検査，中：CT 冠状断像，右：CT 矢状断像．単純 X 線所見では拡張した結腸ガス像がみられる．回盲弁での逆流がないためか CT でも大腸にのみ拡張がみられ多量の液体貯留がある．矢状断像で直腸部に狭窄（矢印）がある．子宮癌術後再発による周囲からの浸潤．

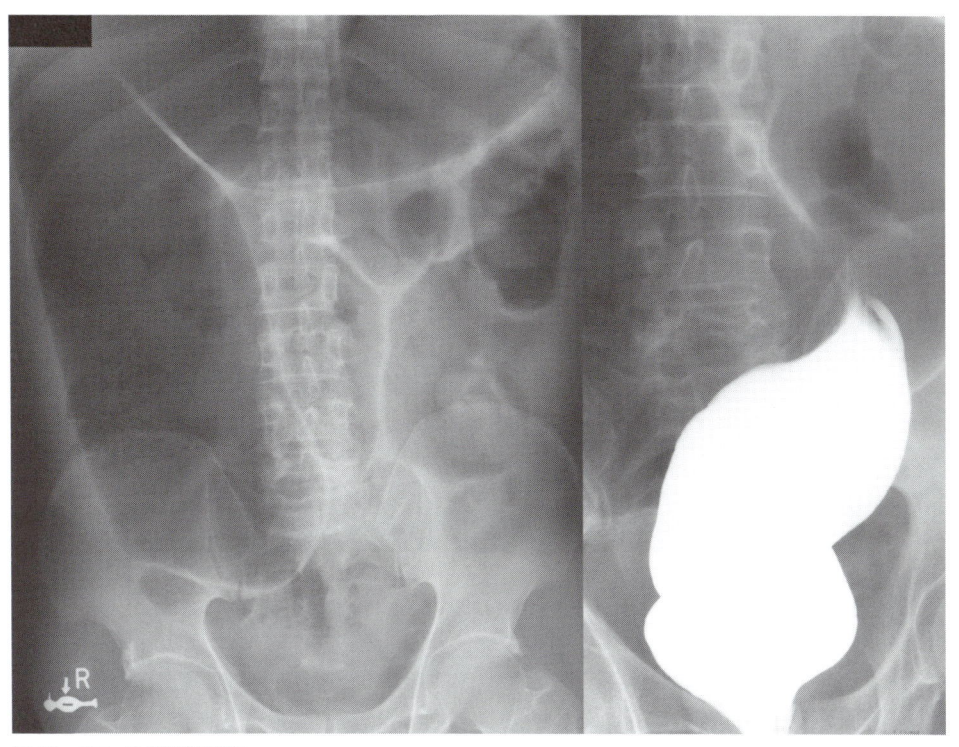

図 13-102 S 状結腸捻転
左：腹部単純 X 線検査で著明な拡張を示す大腸ガス像がみられ coffee bean sign を示す．右：注腸 X 線検査で捻転部における smooth なくちばし状の狭窄がみられる．

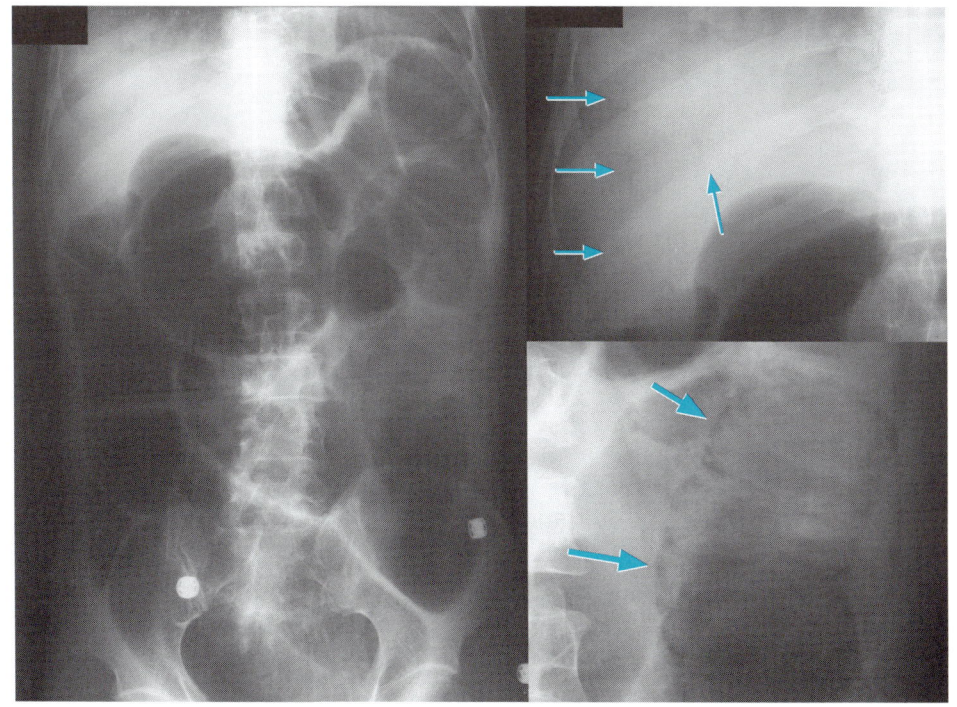

図 13-103 腸閉塞に伴う腸管壊死
背臥位腹部単純 X 線検査．小腸全体に異常な拡張がみられ，左側腹部の空腸壁内にガス像(太矢印)がみられる．肝臓内に微細な樹枝状のガス像(矢印)がみられ，門脈内ガスによるものである．

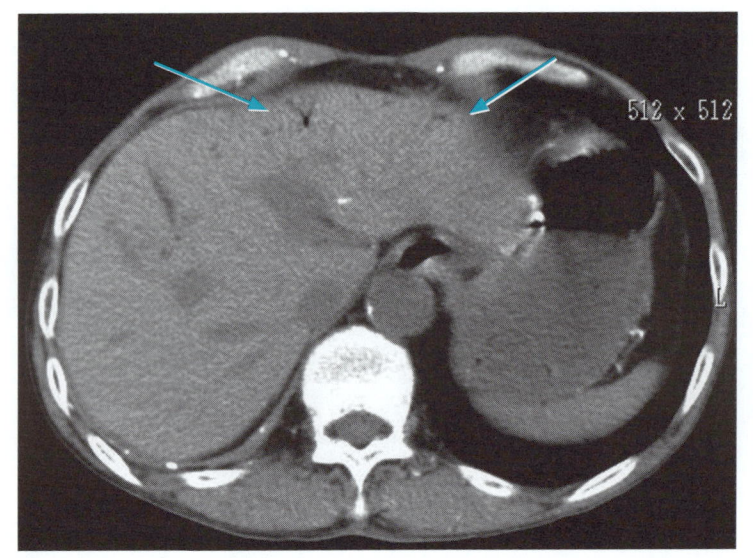

図 13-104　門脈内ガス CT 像
肝臓の腹側寄りに門脈の走行に沿って点状，線状もしくは樹枝状分岐を示す空気濃度部がみられる（矢印）．

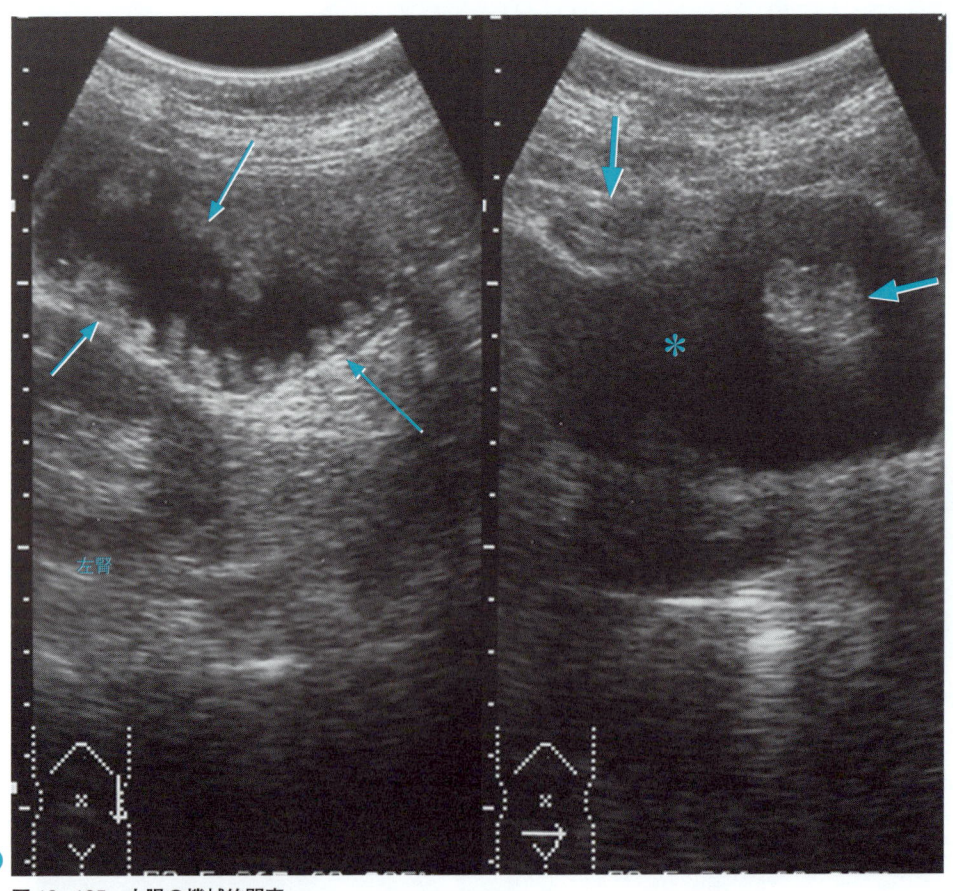

図 13-105　小腸の機械的閉塞
左：左上腹部矢状断 US 像，Kerckring folds を持つ拡張した小腸 loop（矢印）がみられる．**右**：骨盤部横断像，多量の腹水（＊）のなかに拡張のない腸管（太矢印）がみられる．

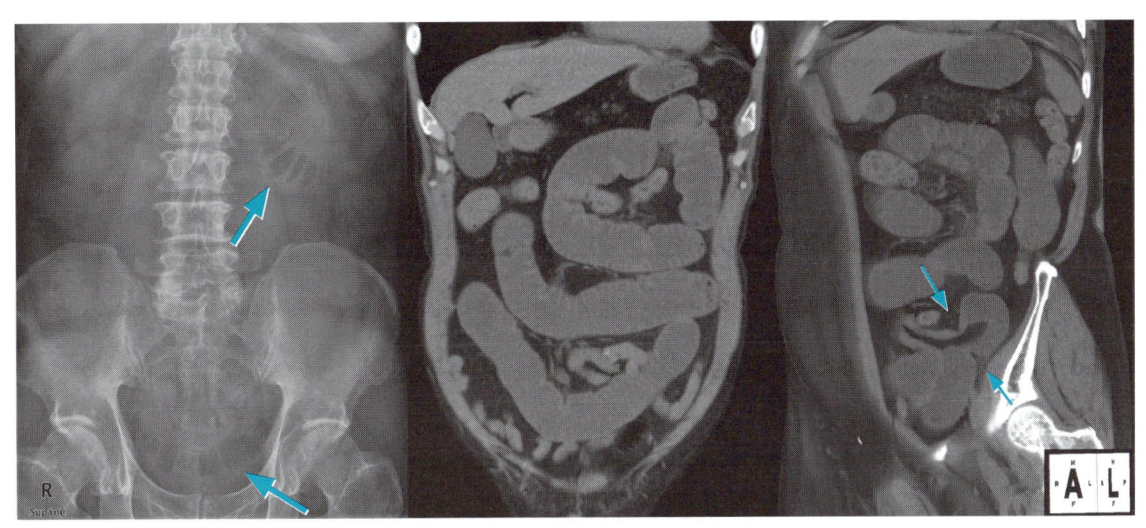

図13-106 小腸閉塞（S状結腸間膜ヘルニア）
左：背臥位腹部単純X線検査，少量の腸管ガス（太矢印）があり，拡張した小腸による，腹部全体に腸液でみたされた小腸（fluid-filled loops）による軟部組織濃度の陰影がみられる．中：CT冠状断像，右：CT斜位断面像，拡張したfluid-filled loopsがみられ，骨盤部左側寄りでclosed loopとなった狭窄部（矢印）がある．

腹水の出現が評価可能である（図13-106）．

大腸での閉塞が疑われる場合は注腸X線検査にて閉塞部位および，閉塞原因が確認される．

7 腸重積症 intussusception

病理・病態

口側の腸管が肛門側腸管に入り込んだ状態で，嵌入した腸管に腸間膜が連続して引き込まれるため，腸間膜血管が絞扼されて，絞扼性腸閉塞 strangulation obstruction となることが多い．回盲部腸重積症は2歳までの乳幼児にみられ（小児の項参照），成人では，腫瘍，潰瘍，憩室などの病変が原因となり発症することが多い．

画像所見

一般的な機械的閉塞による画像所見に加えて，超音波断層検査やCT，MRIなどでは，先進部の腫瘤や，重積部の腸管壁が3重もしくは5重の層構造としてみられ，層の間に引き込まれた腸間膜の脂肪組織や血管構造がみられる．注腸X線検査では先進部腸管は陰影欠損 filling defect としてみられ，その周囲にカニの爪状やcoil spring 状の造影剤による像がみられる（図13-107，C51，C52）．可逆性で慢性的に繰り返し重積が起きている例では，閉塞症状が間欠性で，また不完全であり，口側腸管の拡張所見を捉えられないときもある．

8 ヘルニア

〔「腹部ヘルニアの画像所見」の項（p.342）参照〕

9 小腸腫瘍 tumors of the small intestine

病理・病態

小腸の腫瘍も他の消化管と同様に良性，悪性があり，さらに上皮性，非上皮性に分けられる．小腸原発腫瘍は頻度が少なく，全消化管腫瘍の3〜6％で，良性が多い．

良性腫瘍としては，平滑筋腫，良性のGIST，脂肪腫，線維腫，血管腫，腺腫，過誤腫などがあり，平滑筋腫，GIST，脂肪腫が多い．

悪性腫瘍としては，原発性，二次性（転移性）に分けられるが，原発性では癌，悪性リンパ腫，平滑筋肉腫，カルチノイド，GISTなどがある（「胃のGIST」の項参照）．

二次性悪性腫瘍としては，遠隔臓器からの血行性転移による腫瘤形成，隣接臓器からの直接浸潤，癌性腹膜炎に伴う漿膜に沿った浸潤などがあり，血行性転移としては悪性黒色腫や肺癌からの転移が挙げられる．その他としては胃癌，膵癌，卵巣癌などがある．

画像所見

良性腫瘍では，平滑筋腫，GIST，脂肪腫が多いため粘膜下腫瘍の形態をとることが多い．平滑筋腫は空腸側に多い．脂肪を含む腫瘍では，ある程度の大きさがあればCT，MRIにて脂肪を確認できることがある．

原発性悪性腫瘍では，悪性リンパ腫が多く，終末回腸部に好発する．癌はTreitz靱帯より50cm以内もしくは回盲弁より50cm以内の小腸に好発し，平滑筋肉腫は空腸側に好発する．

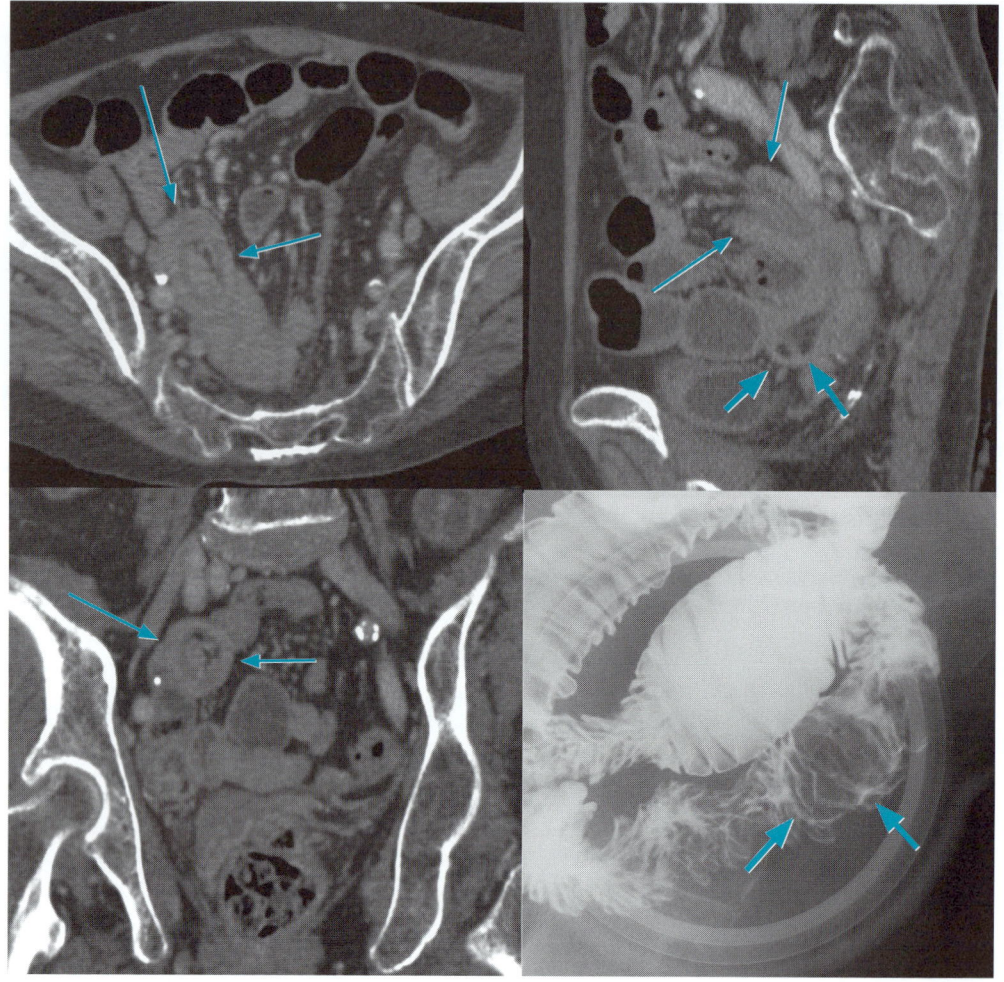

図13-107 小腸脂肪腫による腸重積症
左上：CT横断像，左下：冠状断像，右上：矢状断像，右下：小腸X線造影像．太矢印が先進部の脂肪腫，矢印が重積部で重積腸管とともに巻き込まれた腸間膜血管および脂肪層がみられる．

癌は進行すると，狭窄所見を呈することが多いが，悪性リンパ腫は，病変の大きさに比べて狭窄所見に乏しいことや，多発病変のあること，多彩な形態を示すことなどが特徴とされる．

悪性リンパ腫ではCTでも多彩な像がみられ，腸管壁の所見として壁肥厚や腫瘤像，潰瘍を伴う浸潤性壁肥厚，時に病変部の拡張を伴う壁肥厚 paradoxical dilatation としてみられる（図13-108，C53，C54）．また，周囲リンパ節腫大による所見がみられ，腸間膜リンパ節浸潤が腸間膜血管および血管周囲脂肪を取り囲んで発育し，腫瘤内に比較的走行の保たれた腸間膜血管や脂肪組織が層状にみられる（"sandwich" sign）ことがある（図13-20参照）．

平滑筋肉腫やGISTでは，粘膜下腫瘍の形態を示し，内部に出血，壊死，嚢胞化を来しやすい．小腸では，漿膜外へ発育すると，画像上起源の同定が困難となることがある．その他個々の所見は胃や大腸の同種腫瘍と同様な所見を呈する（図13-109，110）．

二次性腫瘍では，血行性転移によるものは粘膜下腫瘍の形態で，ある程度の大きさになると中央陥凹を伴うものが多い．漿膜に沿った浸潤では，壁の肥厚および伸展性障害，不規則な管径の狭小化，母指圧痕，繋留ひだ，癒着などによる小腸loopの固定，走行異常などがみられ，腹水を伴うことが多い（図13-C55，C56）．

10 吸収不良症候群 malabsorption syndrome

病理・病態

病態生理学的な状態を示す用語で，基礎となる疾患の病因を示していないことから診断名としては不適切

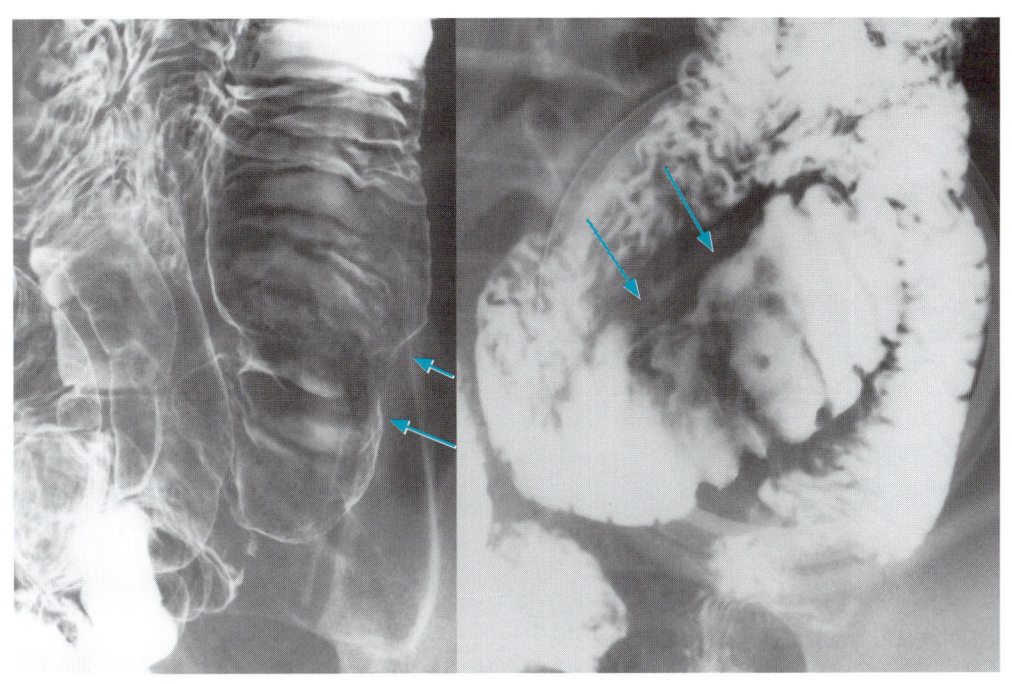

図 13-108　小腸悪性リンパ腫
左：小腸二重造影像，右：圧迫像．小腸に浅い不整形陥凹面があり，内部に顆粒状の像もみられる（矢印）．病変部で粘膜ひだは粗となり，管径は paradoxically に軽度拡張してみられる．

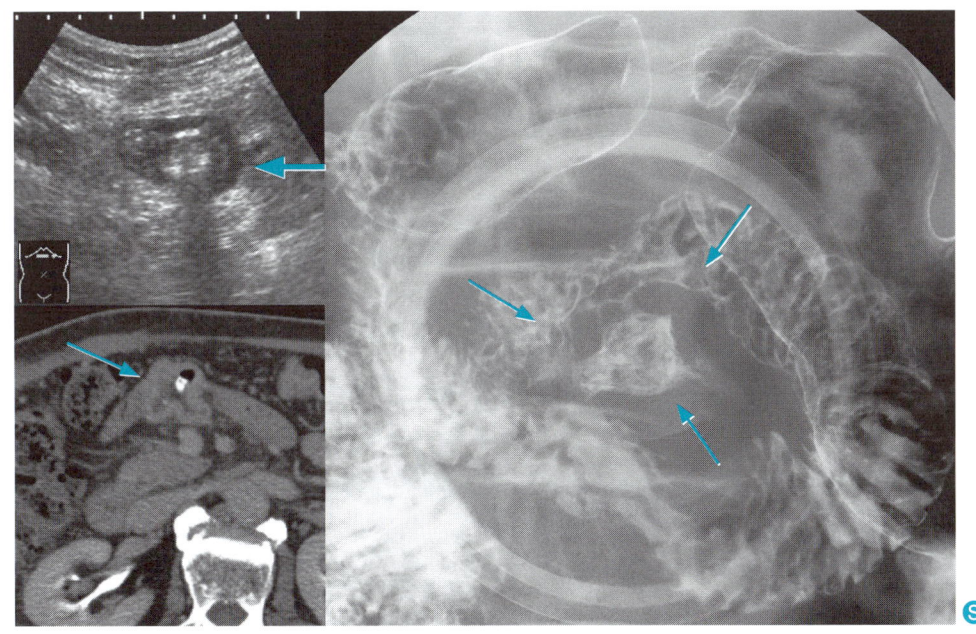

図 13-109　空腸 GIST
左上：US，左下：CT，右：小腸 X 線検査．空腸に壁外性に突出する腫瘤がある（矢印）．粘膜面に潰瘍化があり，腫瘤中央部は壊死による空洞様変化がみられる．US では腫瘤は pseudokidney sign（太矢印）としてみられる．

である．原発性と続発性があり，原発性としては，スプルーとセリアック病がある．続発性には全身性疾患（Whipple 病，強皮症，リンパ腫，アミロイドーシス，無γグロブリン血症，糖尿病など）および，小腸原発

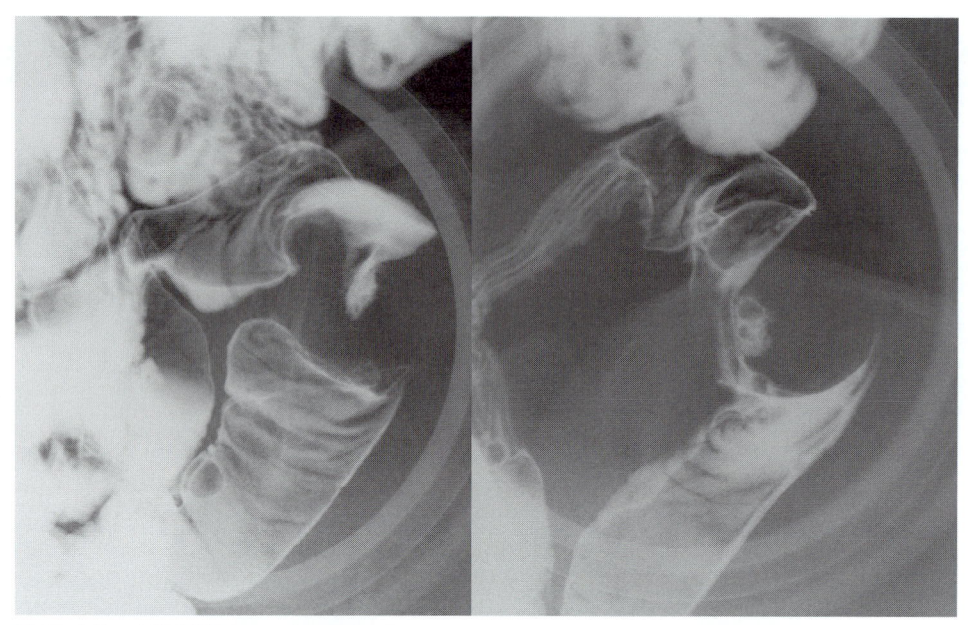

図13-110 小腸肉腫(clear cell sarcoma)
小腸X線検査．回腸に丸い粘膜下腫瘤がみられ，表面の一部に陥凹を伴っている．左：陥凹部正面像，右：陥凹部側面像．肉腫は一般に腫瘤の大きさに比し閉塞所見に乏しく，この例でも口側腸管に拡張がない．

疾患（小腸リンパ管拡張症，寄生虫症，リンパ腫，多発憩室，blind loop，Crohn病，腸結核，腸間膜血管不全，小腸切除），その他（肝・胆疾患，Zollinger-Ellison syndromeなど）がある．

画像所見

続発性のものは原因となるそれぞれの疾患に応じた所見がみられるが，吸収不良症候群にみられる小腸X線造影所見として，小腸の拡張，分泌過多像hypersecretion，断節像segmentation，断片像fragmentation，模糊像flocculation，散布像scattering，粘膜襞の肥厚像，一過性の腸重積像などがある．これらの所見は疾患の鑑別には役立たないが，異常の存在を推定させるものである（図13-C57）．

11 蛋白漏出性胃腸症 protein-losing enteropathy

病理・病態

蛋白漏出性胃腸症はひとつの疾患ではなく，消化管への蛋白過剰喪失を特徴とする疾患群である．粘膜潰瘍などの障害された粘膜を通して蛋白喪失が起きるものとして，消化性潰瘍，消化器癌，悪性リンパ腫，炎症性腸疾患などがあり，非潰瘍性の粘膜障害で透過性亢進により蛋白喪失が起きるものとして，Ménétrier病や，プルー，セリアック病，好酸球性胃腸炎，大腸絨毛腺腫などがある．その他，原発性もしくは続発性のリンパ管機能不全でも起きる．

D 大腸疾患の画像所見

1 先天異常 congenital anomaly

❶ 内臓逆位症 situs inversus，腸回転異常 malrotation

「小腸疾患の画像診断：腸回転異常」の項参照（p.380）．
大腸では正常腸回転に腸間膜腹膜癒合異常を伴うものがある．胎生期に腸間膜の後腹膜への固定が欠如したもので，大腸の可動性が大きく，時に捻転や，内ヘルニアなどを起こす可能性がある．

❷ 先天性巨大結腸症（Hirschsprung病）

「第18章 小児」の項（p.603）参照

❸ 鎖肛（直腸肛門奇形）imperforate anus, anorectal malformation

直腸や肛門の形成異常で，直腸が本来の肛門の位置に対してどの高さまで形成されているかで高位，中間位，低位の3型に分類される．倒立位X線撮影の側面像で直腸盲端部位置と直腸肛門部の筋群との関係をみる．

2 大腸憩室症 diverticular disease of the colon

病理・病態
消化管の憩室には，消化管の全層を有する真性憩室と筋層を欠いた仮性憩室があり，大腸憩室の多くは仮性憩室である．大腸栄養血管が固有筋板を貫通する部位に生じることが多い．憩室内に腸内容物がうっ滞し，糞石が形成され，これによる圧迫，erosion により炎症を起こし，穿孔や出血を起こす．急性憩室炎の症状は発熱，腹痛，下痢で，重症例では腹膜炎症状を呈する．

画像所見
腹部単純 X 線検査では，急性炎症を起こしていない時期には所見はないか，以前に投与されたバリウムが憩室内に残存してみられることがある．急性炎症時期にも所見を指摘することはまれであるが，盲腸から上行結腸，下行結腸部に病変のある場合，paracolic gutter 部の脂肪濃度の上昇がみられることがある．また周囲に膿瘍を形成している場合は，膿瘍が軟部組織濃度として捉えられることや，内部に異常な空気像がみられる場合がある．

注腸 X 線検査では，腸管壁から外方に突出する像としてみられる（図 13-C58）．大量の出血時や急性炎症を起こしている時期は，一般に造影検査を避ける．

急性憩室炎では，CT により炎症の存在や拡がりを診断可能である．CT 所見としては腸管から突出する憩室の存在（憩室内糞石が高濃度としてみられることもある），腸管壁肥厚，腸管周囲脂肪織濃度の上昇，後腹膜筋膜の濃度上昇，異常液体貯留，周囲膿瘍形成などが観察できる（図 13-111）．

腸管ガスの影響の少ない部位では，US での観察が有用なこともある．

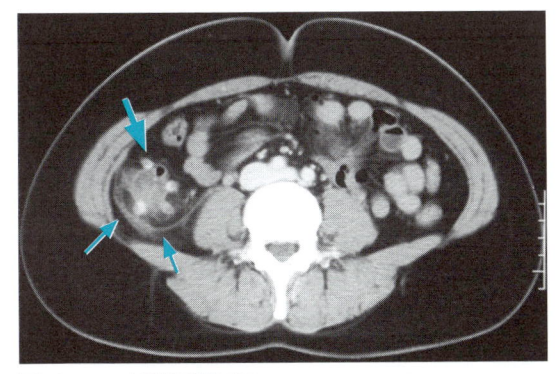

図 13-111 大腸憩室炎 CT
上行結腸に憩室が複数あり（太矢印），内容物が high density なものもある．炎症の波及により上行結腸背側の Gerota fascia に沿って弧状の濃度上昇（矢印）がある．

3 腫瘍性疾患およびポリープ

❶ 大腸ポリープ colon polyp

病理・病態
ポリープは粘膜の肉眼的な隆起性病変の総称であり，原因は炎症から腫瘍まで様々である．病理学的には腺腫 adenoma，非腫瘍性の過誤腫 nonneoplastic hamartoma（若年性ポリープ juvenile polyp，Peutz-Jeghers 症候群），粘膜増殖過形成 hyperplastic mucosal proliferation（過形成性ポリープ hyperplastic polyp），炎症性ポリープ inflammatory polyp（炎症性偽ポリープ inflammatory pseudopolyp），良性リンパ濾胞性ポリープ benign lymphoid polyp に分類される．

大腸ポリープのほとんどは腺腫であり，腺腫の 1% 未満で癌化がみられ，腺腫から粘膜異形成，上皮内癌，進行癌へと変化する多段階発育の一過程と考えられている（adenoma-carcinoma sequence）．

画像所見
ポリープの形状は山田 II～IV 型を呈し，大きさは様々であるが，大きくなるに従い癌の可能性は増加し，5 mm 以下では癌はまれで 15 mm 以上では癌の可能性が高いと考えられる．ポリープの形状では，有茎型は一般に良性か早期癌で，茎の有無にかかわらず 6 mm 以上の大きさになると癌の可能性が出てくる．無茎性で中央に陥凹をもつものや，側面像で腸管固有の辺縁輪郭に陥入像がみられるものは悪性と考えられる．

最近では，大腸ポリープのスクリーニング検査として CT による仮想化内視鏡（virtual colonoscopy）による方法が開発されている（図 13-112，113）．

❷ 消化管ポリポーシス polyposis

病理・病態
消化管ポリポーシスは，消化管に 100 個以上のポリープがあり，1 つの臓器に散在性，びまん性にみられる場合や，同じ性質を持つポリープが他の消化管にもみられる場合をいう．大腸ポリポーシスはその内の大腸病変を指す．ポリポーシスには，癌の発生母地となるものとして遺伝性腫瘍性ポリポーシスと過誤腫性ポリポーシスがあり，癌化のないものとして炎症性ポリポーシス，リンパ濾胞性ポリポーシス，過形成性ポリポーシスがある．

遺伝性腫瘍性ポリポーシスには，腺腫性のものと過誤腫性のものがある．大腸全域に腫瘍性ポリープが多発する腺腫性のポリポーシスとして，家族性大腸腺腫症 familial adenomatous polyposis（FAP）（家族性大腸ポリポーシス familial polyposis coli：FPC ともよばれる）があり，APC（adenomatous polyposis coli）遺伝

子の変異が病因とされており，亜型として骨腫および軟部腫瘍を伴う Gardner 症候群や，中枢神経腫瘍(主に髄芽腫)を伴う Turcot 症候群がある.

過誤腫性ポリポーシスには若年性大腸ポリポーシス，Cowden 病，Peutz-Jeghers 症候群がある．若年性大腸ポリポーシスには心奇形など種々の先天異常が随伴し，Cowden 病では，皮膚の良性病変がみられ，甲状腺や乳腺の悪性腫瘍を合併することもある.

Peutz-Jeghers 症候群では皮膚粘膜の色素沈着がみられ，消化管や乳腺，膵臓，卵巣，子宮内膜などの悪性腫瘍を合併することがある.

非遺伝性のポリポーシスとして，炎症性およびリンパ濾胞性，過形成性のものがあり，過形成性ポリープによるものとして，過形成性ポリポーシスと Cronkhite-Canada 症候群がある．Cronkhite-Canada 症候群では，皮膚のびまん性色素沈着や脱毛，爪甲の萎縮や脱落を随伴する.

画像所見

基本的にはポリープが多発している所見と(図 13-114)，随伴病変がある場合はその所見がみられる.

炎症性ポリポーシスでは潰瘍性大腸炎や，Crohn 病，腸結核などの消退期〜治癒期にみられ，ポリープがみられる部には原疾患に起因するハウストラの消失や，腸管短縮，変形，狭小化，粘膜面の fine network 像消失などの炎症性変化がみられる．mucosal tag とよばれる棍棒状，ひも状の隆起や mucosal bridge を形成することもある(図 13-126 参照).

良性リンパ濾胞性ポリープおよびポリポーシスは，数 mm 大までの大きさの丸い背の低い無茎性隆起で，表面は平滑で，中央に点状陥凹を伴うことが多い．直腸や盲腸に好発する．小児では正常でも回腸末端部や大腸にリンパ濾胞の増殖として 2 mm 以下のものが散在してみられ，大きさがほぼ均一なことが多い．成人においても同様の像がみられることがあり，可逆性で自然消退がみられ，炎症に関連してみられることもあ

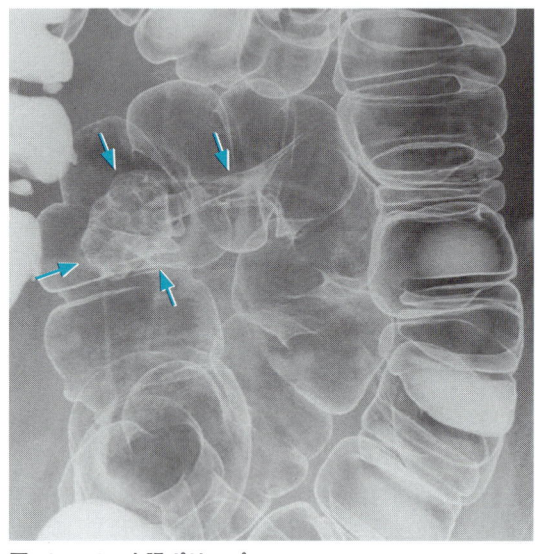

図 13-112 大腸ポリープ
S状結腸に長い茎を有するポリープがあり(矢印)，先端はカリフラワー状．

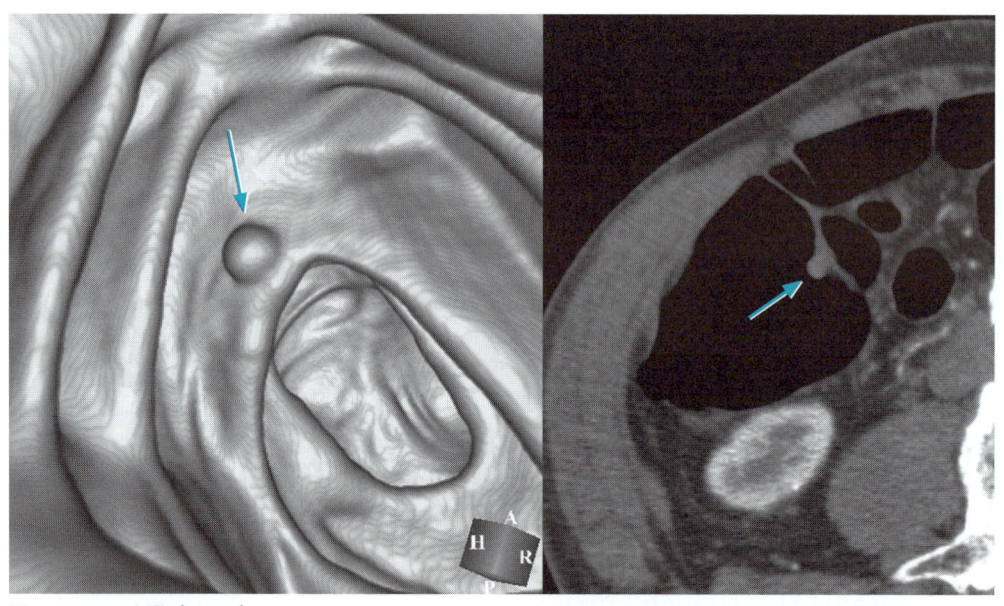

図 13-113 大腸ポリープ
CT colonography．左：virtualized endoscopy，右：横断像．上行結腸に数 mm 大の亜有茎性ポリープがある(矢印).

るが，無症状の例でもみられる．時に悪性リンパ腫との区別が問題となることがある（図 13-C59）．

❸ 大腸腫瘍 tumors of large intestine
a．上皮性腫瘍 epithelial tumor
1）良性上皮性腫瘍

病理・病態

組織学的に腺腫 adenoma と家族性大腸腺腫症 familial adenomatous polyposis coli に分けられ，腺腫は腺管腺腫 tubular adenoma，腺管絨毛腺腫（乳頭腫）tubulovillous adenoma（papillary adenoma），絨毛腺腫 villous adenoma，鋸歯状腺腫 serrated adenoma に分類される．

〔「大腸ポリープ，消化管ポリポーシス」の項（p.71）参照〕

画像所見

多くは限局性隆起性病変を呈し，Ⅱa 様の隆起から，無茎性あるいは有茎性のⅠ型隆起の形態を取る．表面は顆粒状，分葉状，結節状，脳回状であることが多いが，ときに乳頭状，絨毛状，八頭状を呈する．直腸，S 状結腸に広基性で，カーペット状に広がる病変がみられることがあり，粘液生産が多い場合バリウムの付着が不良になり，羽毛状や不均一で不鮮明な像となる（図 13-115）．

2）悪性上皮性腫瘍（大腸癌 colon cancer）

病理・病態

わが国では，食生活の欧米化により，大腸癌が増加傾向にあり，悪性新生物中の死亡率は，女性で 2003 年以降 1 位となり，男性では 2007 年で 3 位である．大腸癌発生の危険因子として，食事や遺伝的素因，炎症性腸疾患，*Streptococcus bovis* による菌血症，尿管 S 状結腸吻合術，喫煙などが知られている．

組織学的には，多くは腺癌で，発生については腺腫からの多段階発育（adenoma-carcinoma sequence）に

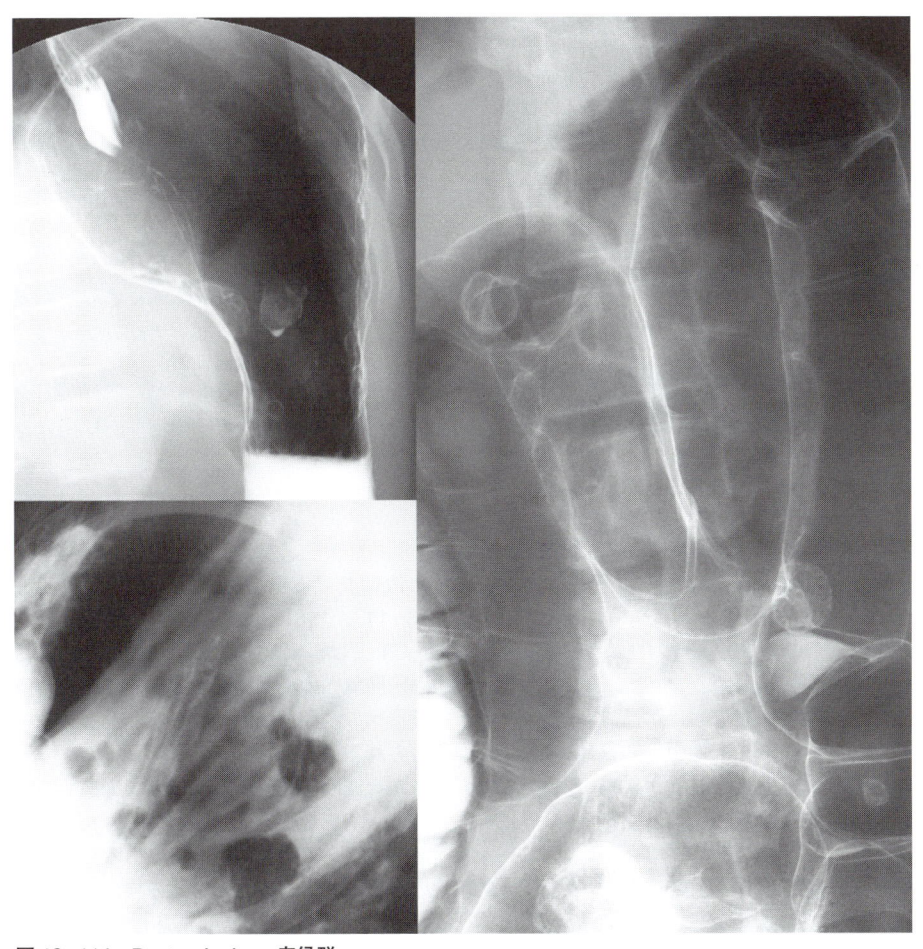

図 13-114　Peutz-Jeghers 症候群
左上：胃二重造影像，下：胃体部圧迫像，右：大腸二重造影像．胃および大腸に複数のポリープがみられる．

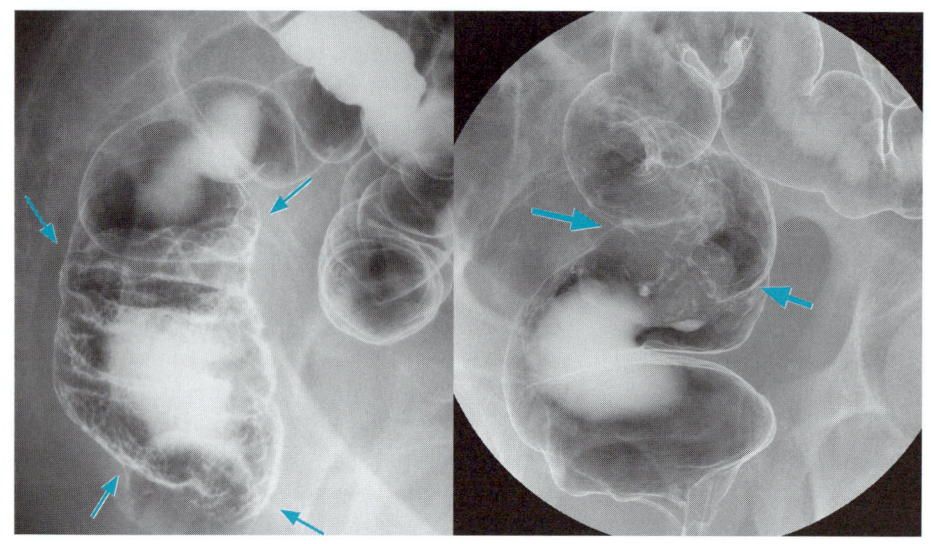

図13-115　villous adenoma
左：下部直腸にカーペット状に広がる病変(矢印)があり，表面はビロード状．右：上部直腸に隆起性腫瘤病変(太矢印)がみられるが，表面に粘液が多いため，病変部のみバリウムの付着が不良で不均一．

よるものとする考えや，正常粘膜から直接大腸癌が発生する(*de novo* 癌)とする考えがある．好発部位は直腸・S状結腸で約70％を占め，形状は隆起型が主である．

大腸癌に関連した遺伝的素因の存在が知られていて，遺伝性の大腸癌は2つに分けられる．家族性大腸腺腫症などのポリポーシス症候群と遺伝性非ポリポーシス大腸癌である．

遺伝性非ポリポーシス大腸癌　Hereditary Non-Polyposis Colorectal Cancer (HNPCC)　　　　Advanced study

Lynch症候群としても知られ，常染色体優性遺伝の疾患である．癌発症年齢の中央値は50歳未満で，癌は大腸の近位部に多い．組織学的には一般に予後の悪い低分化腺癌であるにもかかわらず，同年代の散発性大腸癌よりも予後がよい．HNPCC関連癌として大腸癌，子宮内膜癌，小腸癌，腎盂尿管癌がある．

画像所見

大腸癌の形態について肉眼分類は「大腸癌取扱い規約2006年第7版」により分類されている(表13-3)．

進行癌では2型(潰瘍限局型)が70〜80％と多く，4型(びまん浸潤型)はまれである．2型進行癌が全周に及ぶ場合は"apple core"様の不整狭窄を示す(図13-116，C60)．早期癌のほとんどは隆起型で，最も多いのは有茎性のIp型で，次いで無茎性のIs型，IIa型の順に多い．表面型(IIc，IIa＋IIc型など)もみられるが，頻度は少ない．進行癌との鑑別には病変の側

表13-3　大腸癌の肉眼型分類

0型	表在型
	I：隆起型
	Ip：有茎性
	Isp：亜有茎性
	Is：無茎性
	II：表面型
	IIa：表面隆起型
	IIb：表面平坦型
	IIc：表面陥凹型
1型	隆起腫瘤型
2型	潰瘍限局型
3型	潰瘍浸潤型
4型	びまん浸潤型
5型	分類不能型

面像における壁輪郭の変形の有無が有用である(図13-117，118)．

CTでは，ポリープ様隆起の検出，壁肥厚所見，周囲脂肪織への浸潤，周囲組織を含めた腫瘤形成や隣接臓器への浸潤，遠隔転移の有無などについての情報が得られる．

超音波断層検査でも部位および病変の大きさによっては，病変を腫瘤もしくは壁肥厚としてとらえることが可能である．また，病変による腸重積の検出，腹水の有無，肝転移の有無などの検索に利用される．

MRIもCT，US同様に進行度評価に用いられ，網内系造影剤(超常磁性酸化鉄粒子SPIO)を用いた肝転移の検出などが有用である．

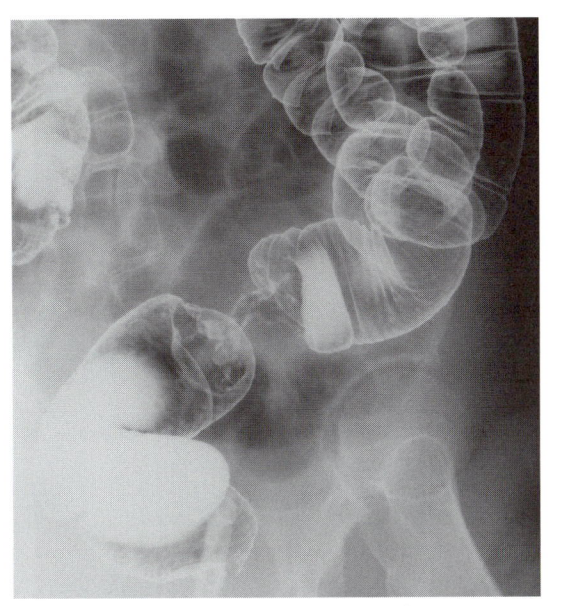

図 13-116 大腸癌による apple core 様狭窄
全周性の大腸癌で狭窄中央部は不整陥凹面，狭窄部両端に立ち上がりの急峻な周堤を伴う．

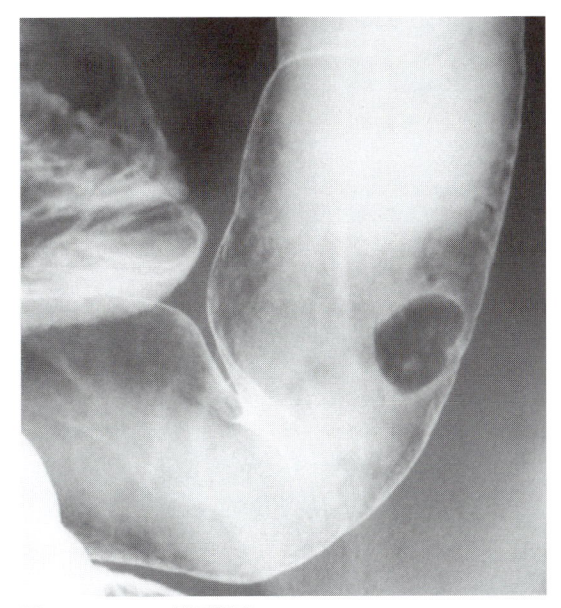

図 13-117 Ⅰs 型早期癌
下行結腸の肛側寄りに背の低い無茎性隆起があり，表面に小さな陥凹がみられる．

^{18}F-FDG（fluorodeoxy glucose）を用いた PET/CT 検査で原発巣，転移巣を含めた病巣への取り込みがみられるが，病巣サイズが小さい場合は検出できない．また，大腸では生理的集積との区別が問題となることがある（図 13-119，C61）．

3）カルチノイド腫瘍 carcinoid tumor
　病理・病態
　消化管の粘膜深層にある未熟内分泌系細胞より発生する腫瘍で，悪性度の低い腫瘍とされている．消化管では虫垂，小腸，直腸に多い．浸潤傾向が少なく，肉眼的には粘膜下腫瘍様の形態を示す．

b．非上皮性腫瘍 non-epithelial tumor
1）良性非上皮性腫瘍
　病理・病態
　平滑筋腫，脂肪腫，神経性腫瘍（神経鞘腫，顆粒細胞腫），良性の GIST，血管腫などがある．
　画像所見
　多くは粘膜下腫瘍としての像を呈するが，中には粘膜内に病変があり，粘膜隆起の形態のものもある．脂肪腫は盲腸，上行結腸に好発し，表面平滑で丸い粘膜下腫瘍としてみられ，CT，MRI などで脂肪の吸収値や信号強度が捉えられる場合がある．

2）悪性非上皮性腫瘍
a）悪性リンパ腫
　病理・病態
　消化管悪性リンパ腫で最も頻度の高いのは胃，次いで小腸，大腸の順であるが，大腸では，回盲部，次いで直腸に多い．大腸の悪性非上皮性腫瘍のうち最も頻度が高い．
　画像所見
　腫瘤形成型，潰瘍形成型，びまん性浸潤型，ポリポーシス型がみられ，病変の大きさに比べて狭窄所見に乏しい．回盲部の病変は，時に腸重積を起こすこともある．ポリポーシス型の場合はリンパ濾胞性ポリポーシスに類似しているが，個々のサイズが大きい場合や，大小不同がある場合，回盲腸部の腫瘤を伴う場合，周囲リンパ節腫大のある場合などは悪性リンパ腫が疑われる．
　CT は病変の進行度診断に用いられることが多いが，局所の所見として，限局性腫瘤像，壁肥厚像，周囲リンパ節腫大像などがみられる（図 13-120）．

b）その他の肉腫
　病理・病態
　悪性リンパ腫以外では，平滑筋肉腫と GIST がある．大腸では頻度は少なく，直腸に多い．
　画像所見
　「胃疾患の画像所見：その他の胃肉腫」の項参照（p.370）（図 13-121）

c．二次性腫瘍
　病理・病態
　大腸には遠隔臓器からの転移もみられるが，隣接臓器からの直接浸潤や腸間膜を介しての浸潤性進展もみられる．

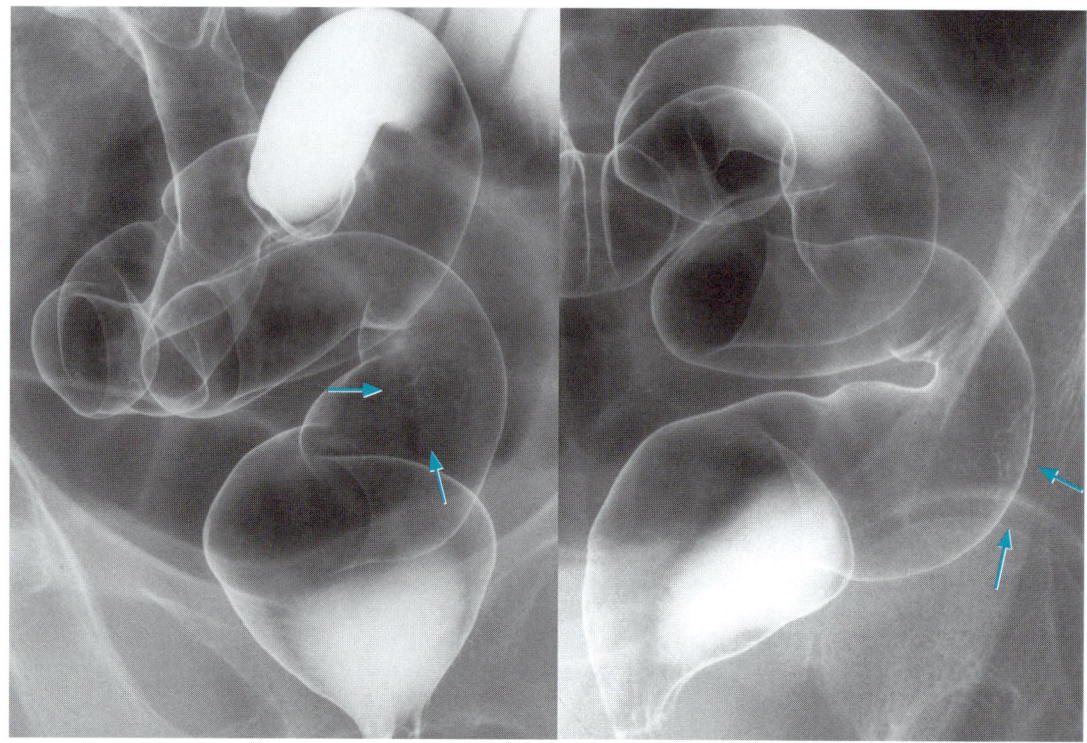

図 13-118　Ⅱa 型早期癌
直腸後壁に背の低い表面隆起型病変があり(矢印),壁の伸展障害などを認めない.

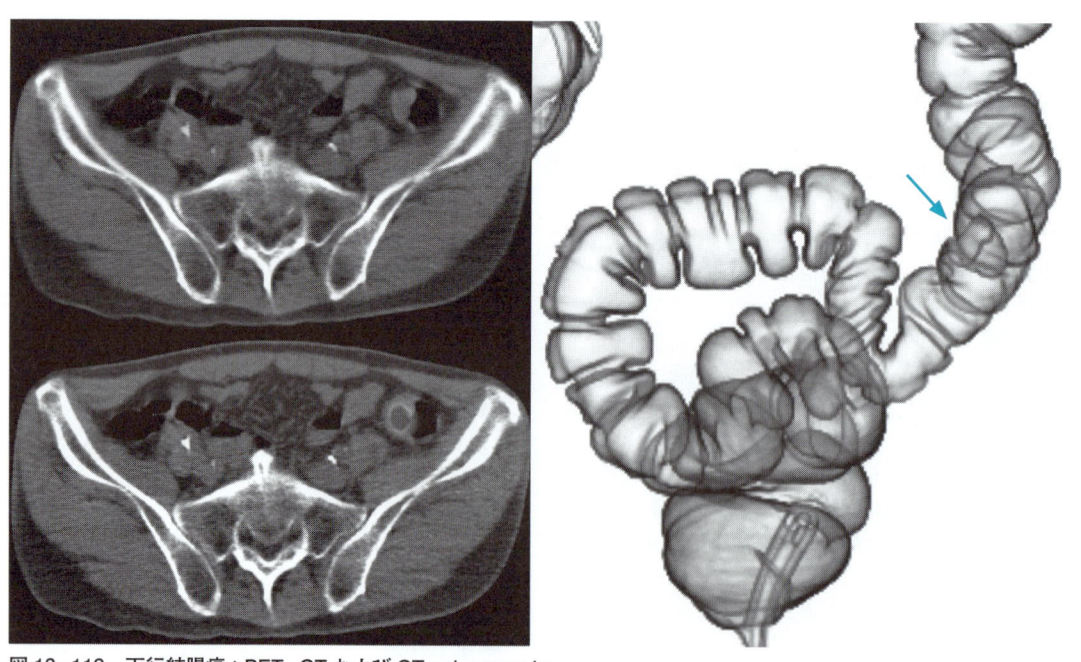

図 13-119　下行結腸癌：PET-CT および CT colonography
左：PET-CT にて下行結腸の右側壁に FDG の異常集積部がある(Web カラー). 右：air 注入後の CT 撮影データから空気領域を抽出した CT colonography. 下行結腸に半球状隆起がある(矢印).

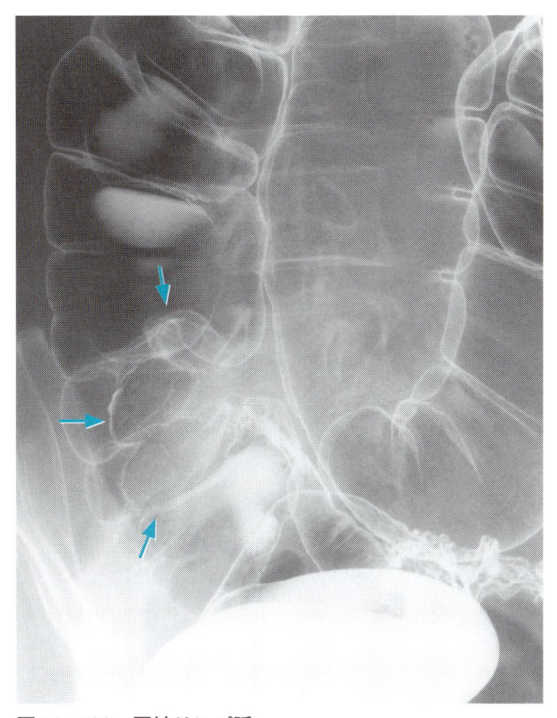

図 13-120　悪性リンパ腫
回盲弁直上に分葉状の腫瘤形成がみられる（矢印）.

画像所見

　血行性転移によるものは多くは多発性の粘膜下腫瘍の形態で，小粒状～母指圧痕様所見としてみられ，ある程度の大きさになると中央陥凹を伴うことが多い．漿膜に沿った浸潤では，腸間膜を持つ横行結腸やS状結腸にみられることが多く，壁の肥厚および伸展性障害，不規則な管径の狭小化，母指圧痕，繋留ひだ，癒着などによる走行異常などがみられ，腹水を伴うことが多い（図 13-122, C62）.

4　炎症性腸疾患 inflammatory bowel disease (IBD)

　腸の炎症性疾患は，原因不明の非特異性炎症性疾患と原因の明確な特異性炎症性疾患に分けられる．

❶ 非特異性炎症性疾患 nonspecific inflammatory bowel disease

a．潰瘍性大腸炎 ulcerative colitis
病理・病態
　潰瘍性大腸炎は粘膜の疾患で，直腸に病変があり，連続性に口側へ拡がり部分的もしくは全部の結腸に広がる．時に回盲弁を超えて終末回腸部へも広がることがあり，逆流性回腸炎 backwash ileitis とよばれる．病変は組織学的に粘膜と粘膜下層に限局した慢性炎症性変化である．

　潰瘍性大腸炎の症状は，下痢，血便，粘液排出，腹痛で数週から数か月持続する．局所合併症として，大量の出血，中毒性巨大結腸症，穿孔，狭窄に伴う閉塞などが挙げられる．長期罹患患者では癌の発生頻度が高くなる．

画像所見
　注腸X線検査での所見として，早期の病変は，大腸粘膜面のfine networkの消失，小顆粒状変化，微小nicheがあり，重症となるに従いカラーボタンcollar button状潰瘍がみられる．急性期には腸管変形は軽度であるが，慢性期にはハウストラhaustraの消失，鉛管状 lead pipe appearance，腸管短縮などの変形がみられ，粘膜面ではfine network patternの消失，多発性の偽ポリープなどがみられる．大腸癌の合併がみられることもある．

　CTでは大腸壁の肥厚所見がみられるが，非特異的である．癌の合併について原発巣およびリンパ節転移，肝転移などの評価に用いられる．
（図 13-123～126）

b．Crohn 病
　「小腸疾患の画像所見：Crohn 病」の項（p.381）参照

❷ 特異性炎症性疾患

a．腸結核 intestinal tuberculosis
　「小腸疾患の画像所見：腸結核」の項（p.383）参照

b．薬剤性大腸炎 drug induced colitis
病理・病態
　抗生物質や，抗癌剤，非ステロイド抗炎症剤（NSAID），免疫抑制剤の投与によって起こる腸炎で，偽膜性腸炎 pseudomembranous colitis と出血性腸炎 hemorrhagic colitis がある．偽膜性腸炎は，抗生剤の投与により嫌気性耐性菌である *Clostridium difficile* が増殖し，そのトキシンにより粘膜が障害されたものである．下痢が主症状で，下部大腸に好発し，内視鏡検査で黄白色の偽膜を認め，便中の菌またはトキシンが証明されれば診断確定する．出血性腸炎は，合成ペニシリンとセフェム系抗生物質によることが多く，腹痛と血性下痢で発症し，右側結腸が侵されることが多い．抗生剤その他薬剤投与の有無とその内容についての確認が重要である．

画像所見
　急性期にはCTで全周性腸管浮腫による壁肥厚所見が広範囲に連続してみられる．偽膜性腸炎では左側結腸に多く，虚血性大腸炎と類似した所見で，出血性腸炎では右側結腸に変化が多く，病原性大腸菌O-157と類似している．NSAIDでは，胃・十二指腸の他に回盲部に潰瘍，びらんなどがみられる（図 13-127）.

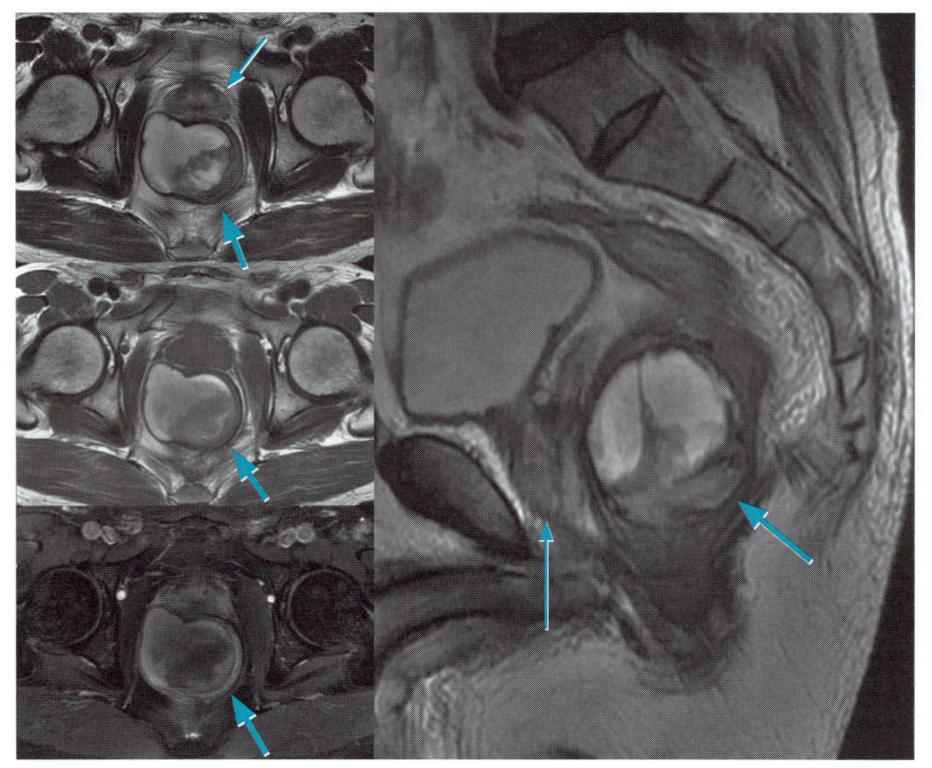

図13-121 直腸 GIST MRI 像
左上：T_2 強調横断像，中：T_1 強調横断像，下：Gd 造影後脂肪抑制 T_1 横断像，右：T_2 強調矢状断像．直腸に境界明瞭な腫瘤（太矢印）があり，内部に嚢胞変性，隔壁様構造がみられ，高信号を示す部は脂肪抑制にても抑制されず，出血による．辺縁充実部に造影効果がある．前立腺（矢印）は腫瘍により圧排されているが，境界は保たれている．

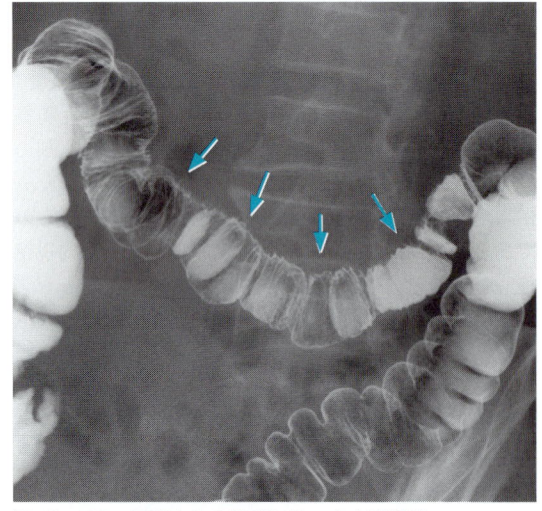

図13-122 胃癌からの腹膜に沿った大腸浸潤
横行結腸に管径の狭小化があり，胃横行結腸間膜付着側優位に壁不整，伸展障害，繋留ひだがみられる（矢印）．

c．細菌性大腸炎 bacterial colitis

病理・病態

主な病原菌は赤痢菌，サルモネラ，キャンピロバクター，腸炎ビブリオ，病原性大腸菌（$E.\ coli$ O-157：H7 など）で，ほとんどは急性，亜急性の大腸炎として発症するが，後に胃腸感染症となるものが多い．診断には便の細菌学的検査，血清学的検査が重要である．

画像所見

サルモネラ，赤痢菌などでは，潰瘍性大腸炎に似た所見を示すことがあるが，一般に疾患特異的な像は示さない．その他疾患でも CT で非特異的な壁肥厚所見がみられ，病原性大腸菌 O-157 では右半結腸に，サルモネラ腸炎では左側結腸に変化が好発する．症状の重症度と画像所見の間に相関性はあまりみられない（図 13-127 参照）．

d．サイトメガロウイルス腸炎 cytomegalovirus colitis

免疫不全患者に起こりやすく，全消化管に潰瘍およびびらん性変化が多発してみられる．

13 消化管・腹部一般   405

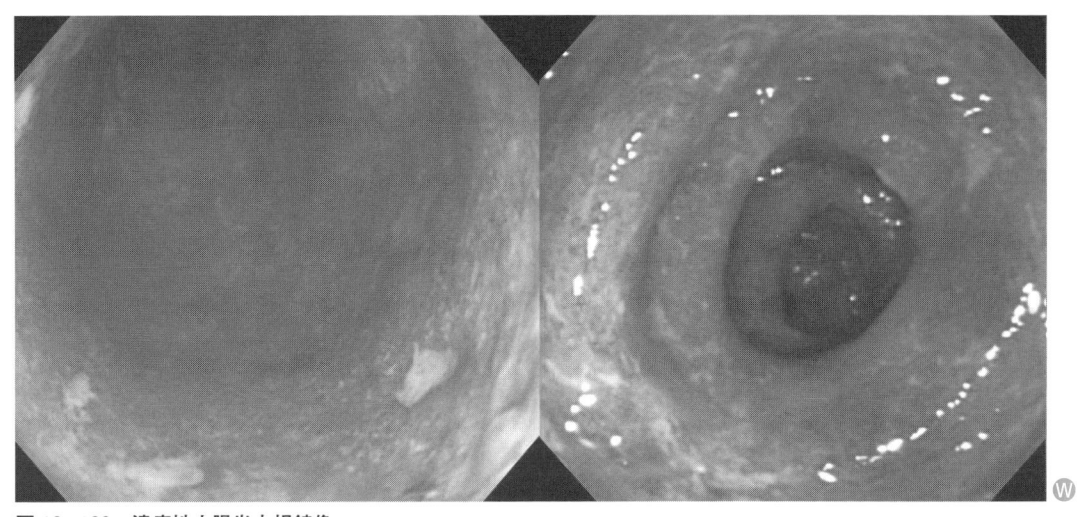

図 13-123　潰瘍性大腸炎内視鏡像
左：軽症．粘膜は全体に粗で血管透見性の低下やびらんを認める．右：中等症．粘膜は全体に浮腫状で粗．血管透見性の低下や多発するびらんを認める．（Web カラー）

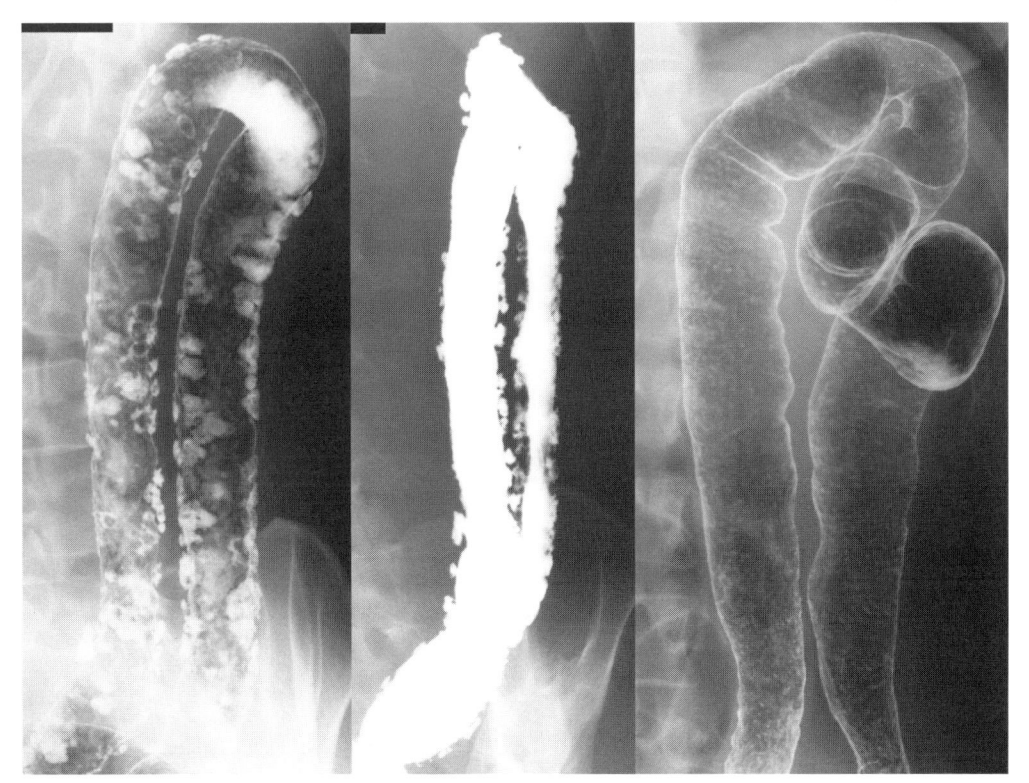

図 13-124　潰瘍性大腸炎
左，中：活動期．大腸の径は細く，ハウストラは消失し，粘膜面にカフスボタン状の潰瘍が多発してみられる．右：治療後炎症軽減期．ハウストラはほとんどみられず粘膜面には無数の点状バリウム斑がびまん性にみられ，びらんを現す．

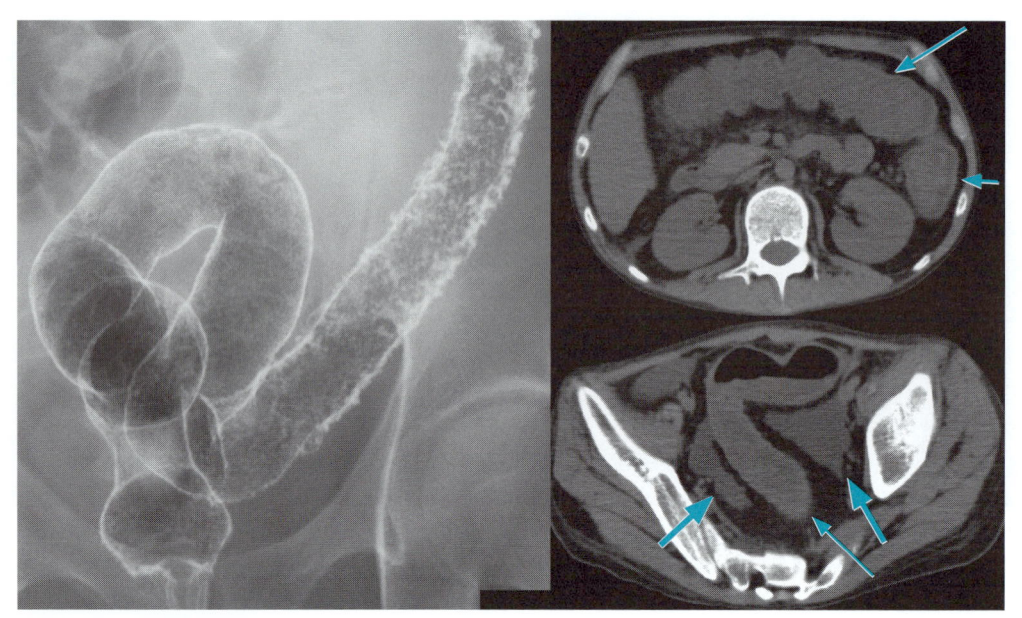

図 13-125 潰瘍性大腸炎
左：活動期注腸X線検査，管径は細く鉛管状で，直腸からS状結腸にかけて粘膜面は粗造で，下行結腸には無数の小潰瘍がみられる．右：活動期CT像，結腸にはびまん性に壁肥厚（矢印）がみられ，小骨盤には腹水（太矢印）もみられる．

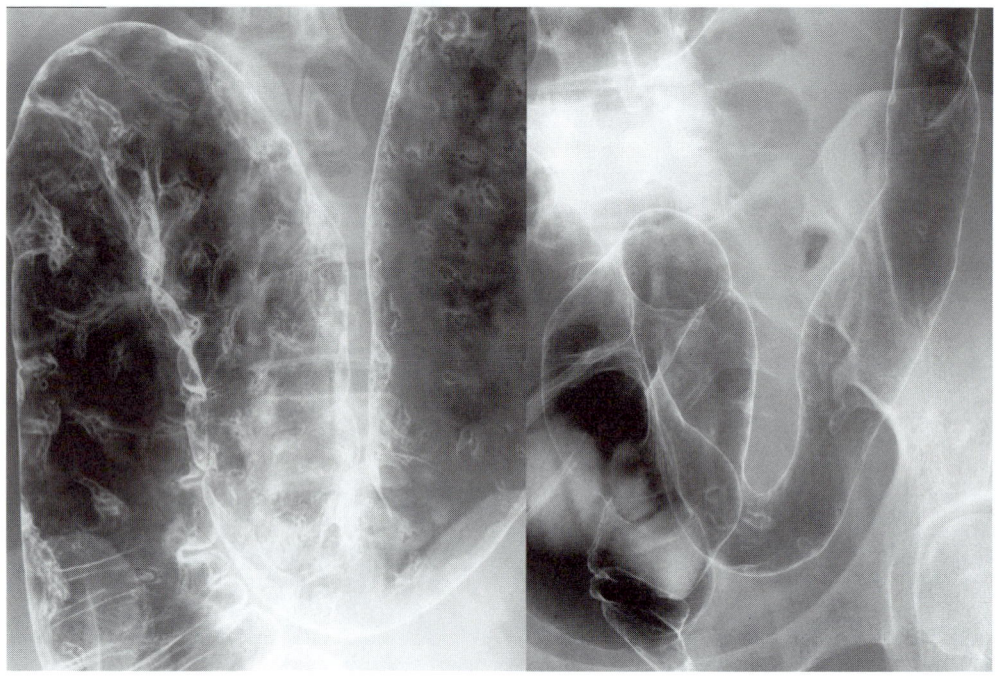

図 13-126 潰瘍性大腸炎
慢性期，結腸のハウストラはほとんどみられないが，粘膜面は比較的平滑で，多数の短い紐状(mucosal tag)もしくは粒状の偽ポリポーシス pseudopolyposis がみられる．

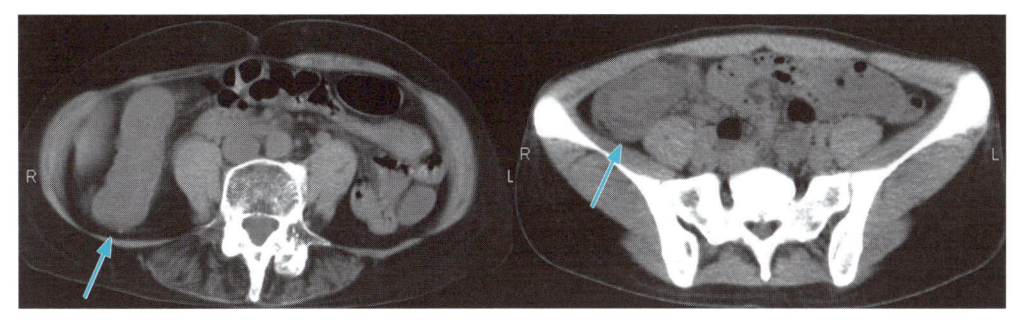

図13-127　薬剤性大腸炎およびO-157大腸炎
左：合成ペニシリンによる薬剤性大腸炎，右：O-157大腸炎，非特異的な壁肥厚所見（矢印）が右半結腸にみられることが多い．

e．アメーバ性大腸炎 amebiasis
病理・病態
赤痢アメーバ *Entamoeba histolytica* の感染による腸炎で，回盲部と直腸・S状結腸に好発する．男性同性愛者に感染がみられることがある．
画像所見
回盲部の変形，回盲弁不全，急性期では潰瘍形成，慢性期ではたこいぼ状びらんなどがみられる．

f．放射線大腸炎 radiation colitis
「小腸疾患の画像所見：放射線腸炎」の項（p.384）参照

5　虚血性大腸炎 ischemic colitis
「小腸疾患の画像所見：腸管虚血」の項（p.384）参照

6　ヘルニア
「腹壁および腹膜疾患の画像所見：腹部ヘルニア」の項（p.342）参照

7　大腸閉塞
「小腸疾患の画像所見：小腸および大腸の機械的閉塞症」の項（p.388）参照

8　その他

❶ 腸重積 intussusception
「小腸疾患の画像所見：腸重積」の項（p.393）参照

❷ 閉塞性腸炎 obstructive colitis
病理・病態
大腸の閉塞性病変において，閉塞部位の口側大腸にみられる潰瘍形成性の非特異性大腸炎で，多くは大腸癌による閉塞でみられるが，その他の閉塞性疾患でも発生する．
画像所見
注腸X線検査，CTなどで虚血性大腸炎と同様の所見がみられ，その肛門側に閉塞の原因となる腫瘍などがみられる．

❸ 腸管気腫症 pneumatosis intestinalis
病理・病態
腸管壁内にガスが貯留した状態で，腸管壊死による場合と壊死を伴わない場合がある．腸管壊死を伴うものは新生児壊死性大腸炎と腸管虚血があり，急性腹症としてみられる．壊死を伴わないものでは，症状は軽微で，画像検査により偶然に発見されることが多い．〔「小腸疾患の画像所見：腸管虚血」の項（p.384）参照〕
画像所見
腹部単純X線検査で腸管壁に一致するガス像を認める．腸管走行に沿った粒状もしくは線状のガス像で，腸管内腔にガスが存在するときはその輪郭に母指圧痕像様所見がみられることもある．

CT検査がより感度が高く，原因の検索にも役立つ．腸管壁の肥厚や壁内ガスの存在以外にも上腸間膜動脈の閉塞や狭窄の有無，腸間膜静脈や門脈内ガスの有無，腸管壁の造影効果による腸管壁壊死の検出などに役立つ（図13-128）．

❹ 大腸子宮内膜症 endometriosis
病理・病態
大腸壁内に異所性の子宮内膜組織が存在する病変で，S状結腸下部から直腸上部に好発する．下腹部痛などの症状は，必ずしも月経周期と関連しない．
画像所見
注腸X線検査では変形や圧排などの粘膜下，もしくは壁外からの所見が主で，診断に至らない．超音波も内膜症性囊胞の検出には有用であるが，大腸壁に異所性にみられる病変の検出は難しい．MRIでは，脂肪抑制を用いたT_1強調像で，血液成分を含んだ部分

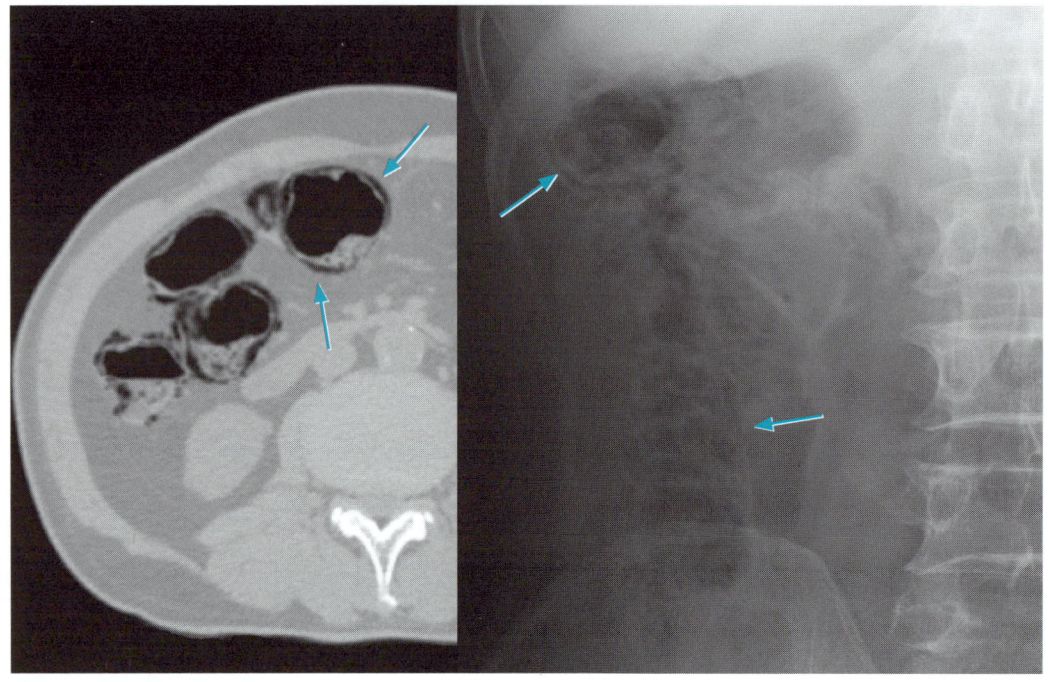

図13-128 腸管壁気腫症
左：CT横断像，右：腹部単純X腺検査，肺気腫に続発した腸管壁気腫症，右半結腸壁内にガス像（矢印）がみられる．CTのwindow条件を広げた観察が有用．

が高信号として捉えられることがあるが，他の腫瘍との区別が難しい．

❺ Chilaiditi 症候群

大腸が右横隔膜と肝臓の間に入り込んだ状態で，病的意義は少ない．

❻ 直腸粘膜脱症候群 mucosal prolapse syndrome

病理・病態

直腸粘膜の頻回の脱出により下部直腸に潰瘍性病変や隆起性病変がみられるもので，排便時の過度の"いきみ"により粘膜の脱出が引き起こされる．組織学的には粘膜固有層の線維筋症（fibromuscular obliteration）が特徴的とされる．直腸癌との鑑別が重要である．

❼ 過敏性大腸症候群 irritable colon syndrome

機能的な異常と考えられていて，過敏性腸症候群 irritable bowel syndrome（IBS）ともよばれ，腹痛や便通異常を訴えるが，器質的異常は認められない．

9 虫垂の疾患

❶ 虫垂炎 appendicitis

病理・病態

何らかの原因による虫垂内腔の閉塞と二次感染による虫垂の化膿性炎症で，合併症として穿孔による腹膜炎，膿瘍形成などがある．

画像所見

単純X線写真では，虫垂炎に特異的な所見は得られないが，虫垂結石がみられることや，終末回腸あたりにいわゆる sentinel loop がみられることがある．穿孔や膿瘍を合併すると，単純X線写真でも遊離ガス像や膿瘍による腫瘤影，右傍結腸溝や骨盤内の腹腔内液体貯留所見，機械性腸閉塞の所見などがみられることがある．

超音波断層検査で，腫大した虫垂（短径6mm以上，壁厚2mm以上）や，虫垂結石，周囲液体貯留，盲腸周囲膿瘍などを指摘できることがあるが，小骨盤内など通常位置に虫垂がない場合は観察が難しくなる．

CTでは，腫大した虫垂や，虫垂結石とともに，虫垂周囲の炎症性変化として周囲脂肪織濃度の上昇や液体貯留，膿瘍形成などが捉えられる．
（図13-129，130，C63）

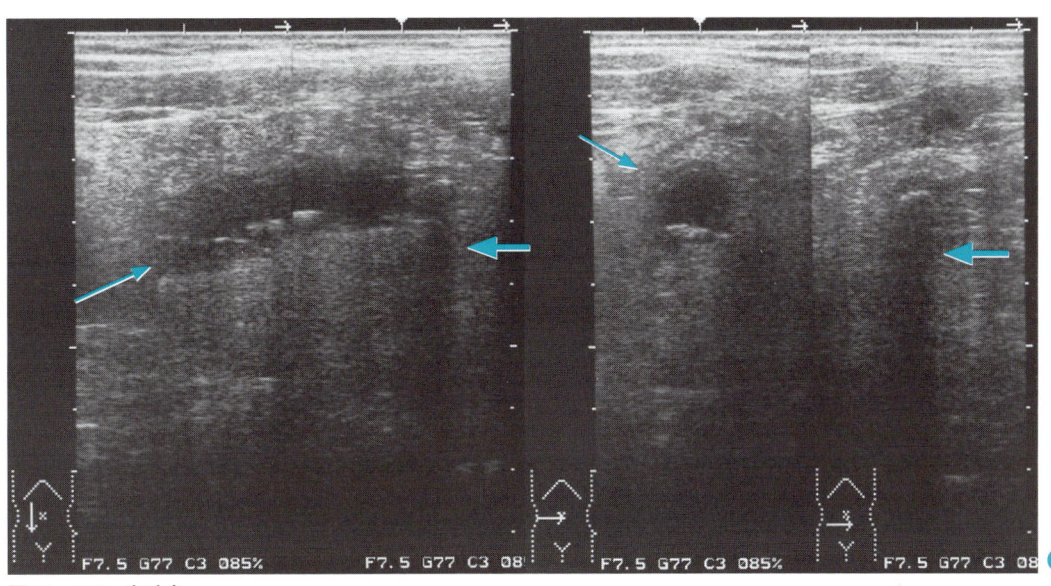

図 13-129 虫垂炎
7.5 MHz プローブによる超音波断層像．左：矢状断像，右：横断像．虫垂の腫大があり（矢印），びまん性の壁肥厚と内腔拡大がみられる．内部には結石による高輝度エコーがみられ，尾側端では音響陰影 acoustic shadow（太矢印）も明瞭にみられる．

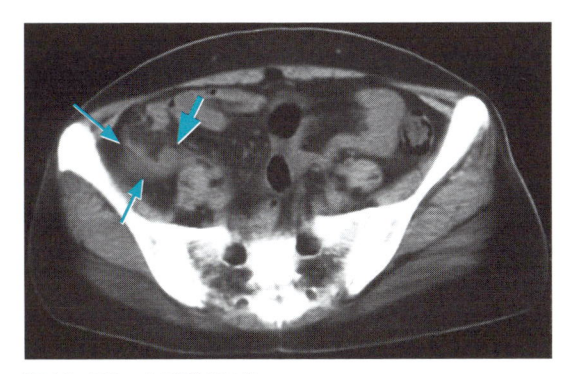

図 13-130　虫垂炎 CT 像
腫大した虫垂の短軸像（太矢印）がみられ，壁が肥厚している．周囲脂肪織に炎症の波及による弧状の濃度上昇（矢印）がある．

❷ 虫垂の腫瘍 appendiceal tumor

病理・病態

　虫垂の腫瘍はまれで，良性腫瘍には大腸に生じる種類と同様な腫瘍が生じうる．悪性腫瘍としては癌，カルチノイド腫瘍，悪性リンパ腫，GIST，転移性腫瘍などがあり，虫垂，回腸はカルチノイド腫瘍の好発部位である．

❸ 虫垂粘液瘤 mucocele of the appendix

病理・病態

　虫垂に粘液が充満した状態で，何らかの原因で閉塞して二次的に拡張した状態や，粘膜の過形成，粘液嚢胞腺腫 mucinous cystadenoma，粘液嚢胞癌 mucinous cystadenocarcinoma によるものがある．破裂して腹膜偽粘液腫〔「腹膜・腹膜腔疾患の画像所見：腹膜偽粘液腫」の項（p.342）参照〕となることや（図 13-23），捻転，腸重積を起こすことがある．

画像所見

　盲腸下端部の丸い腫瘤としてみられ，バリウムによる造影検査では，虫垂への造影剤流入はみられない．辺縁に rim 状の石灰化がみられることがある．超音波断層検査では，嚢胞性の腫瘤としてみられ，内部は無エコー〜粘液を反映した様々なエコーレベルの像がみられる．

　CT では丸い腫瘤様構造としてみられ，水の吸収値〜軟部組織に近い吸収値まで様々である（図 13-131）．

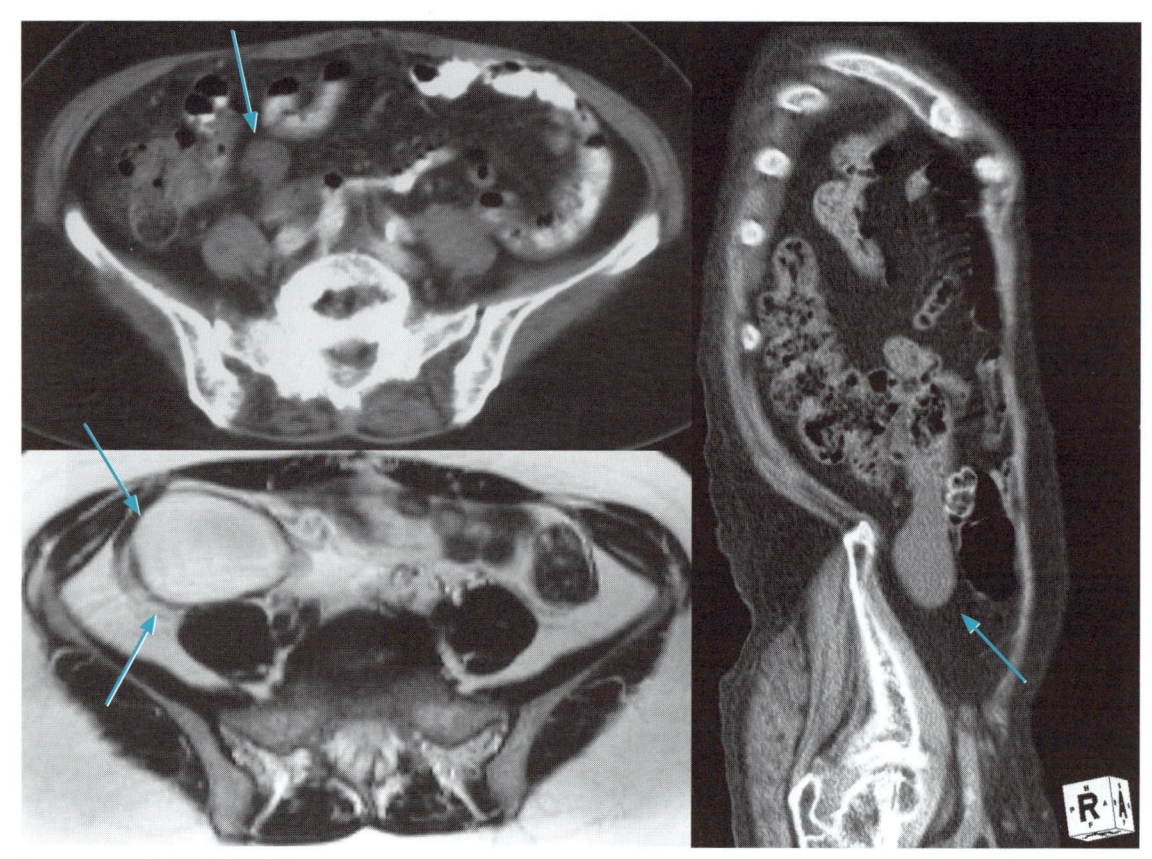

図 13-131 虫垂粘液瘤 3 症例
左上：経口造影剤服用後 CT 横断像，上行結腸の内側に造影されない腫大した虫垂がみられる（矢印）．**左下**：MRI-T_2強調像．右下腹部に腫大した囊胞状の虫垂がみられる（矢印）．**右**：上行結腸および虫垂を含む CT 斜断面像．盲腸尾側に洋梨状の腫大した虫垂がみられる（矢印）．

付表 13-1 消化管・腹部一般画像所見別疾患のまとめ

臓器	所見		疾患・症状	コメント
腹部一般	腹部のガス貯留	腸管ガスの分布位置異常	Chilaiditi 症候群，外ヘルニア	—
		腹腔内遊離ガス像(気腹)	消化管穿孔，医原性，外傷，気腫性胆嚢炎の穿孔，ガス産生菌による腹膜炎，特発性，経腟吸引性，胃拡張，腸管壁気腫症，空腸憩室症，縦隔気腫，気胸，ARDS	—
		後腹膜ガス像	十二指腸もしくは直腸・上行結腸・下行結腸での穿孔，憩室炎，潰瘍性疾患，医原性(内視鏡)，縦隔からの波及，尿路感染症，尿路系外傷	—
		腸管壁内ガス像	特発性，腸管虚血による壊死，外傷，医原性，気腫性胃腸炎，潰瘍性疾患，肺気腫および縦隔気腫からの波及，機械的閉塞による拡張に伴うもの	—
		膿瘍内ガス像	横隔膜下膿瘍，肝膿瘍，腎膿瘍，腎周囲膿瘍，膵周囲膿瘍，網嚢内膿瘍	—
		胆管内ガス像	胆石，外科手術，気腫性胆嚢炎，腫瘍による胆道系と腸管間の瘻孔形成，十二指腸潰瘍，十二指腸憩室	—
		門脈内ガス像	腸管壊死，腸間膜損傷(外傷)	—
		その他のガス貯留像	腸管の機械的閉塞，麻痺性イレウス，盲腸拡張，急性胃拡張，憩室，術後皮下気腫，ブラインドループ症候群，気腫性胆嚢炎，交通性重複腸管，気腫性腟炎，卵巣嚢腫(ガス産生菌感染もしくは腸瘻)，Meckel 憩室	—
	腹部の石灰化影その他のX線不透過影	腸管内容物	重金属(鉛，鉄など)，軽金属(硫酸バリウムなど)，フェノチアジン，サリチル酸塩(アスピリン)，抱水クロラール，石灰化した種子，胃石	—
		びまん性石灰化影	腹膜偽粘液腫，低分化悪性腹膜，結核性腹膜炎，卵巣嚢胞腺腫，胎便性腹膜炎，	—
		消化管の限局性石灰化影	虫垂結石，Meckel 憩室内結石，憩室内結石，糞石，腸間膜脂肪組織の異栄養性石灰化，腸間膜嚢胞の石灰化，腸間膜脂肪腫の石灰化，虫垂粘液嚢腫，粘液腺癌(胃，大腸)，平滑筋腫(食道，胃)，脂肪腫	—
		腹壁の石灰化影	特発性カルチノーシス，高カルシウム血症，筋肉内注射部位，寄生虫症，仮骨性筋炎，乳頭腫，神経腫瘍，黒色腫，母斑，瘢痕，入れ墨	—
		脈管性石灰化壁	動脈壁のアテローム変性，糖尿病性動脈壁石灰化，静脈石(正常，血管腫)，リンパ節の石灰化(結核，ヒストプラズマ症，慢性肉芽腫症，珪肺症)，リンパ節内油性造影剤残存	—
	液体貯留	腹腔内液体貯留(腹水)	肝硬変，低アルブミン血症，癌性腹膜炎，感染性腹膜炎，漿膜炎，膵炎，リンパ管閉塞，門脈閉塞，良性腫瘍(Meigs 症候群)，外傷，子宮外妊娠，腹膜透析，消化管穿孔，嚢胞性病変の破裂，胆道系の破裂，膀胱の破裂，腎盂および尿管の破裂，	—
		限局性液体貯留		被包性腹水，拡張腸管，膿瘍，膵炎による偽嚢胞，嚢胞，尿瘤，リンパ嚢胞，胆汁性嚢胞，血腫，腫瘍の壊死性変化，嚢胞性腫瘍，消化管重複嚢胞	—
			膿瘍形成	虫垂炎，憩室炎，仮性嚢胞の感染，消化性潰瘍穿孔，術後，悪性腫瘍による穿孔，Crohn 病，結核，外傷，付属器炎，胆嚢炎，胆嚢周囲膿瘍，肝膿瘍，膵膿瘍，腎もしくは腎周囲膿瘍	—
	腸管ガスの減少		正常，頻回の嘔吐，嚥下困難，上部消化管の閉塞，食道裂孔ヘルニア，腹水，急性膵炎，fluid-filled loop，腹部腫瘤による腸管の圧排，腸管虚血の初期	—

(次頁に続く)

付表 13-1 （続き）

臓器	所見			疾患・症状	コメント
腹部一般	リンパ節腫大			転移性腫瘍，悪性リンパ腫，カポジ肉腫，AIDS，Castleman 病，サルコイドーシス，感染症，Crohn 病，憩室炎，硬化性胆管炎，アミロイドーシス	—
	脂肪濃度を示す異常(CT, MRI)			肥満，脂肪腫，脂肪肉腫，脂肪腫症，類皮嚢腫，脂肪肝，膵臓の脂肪浸潤，血管筋脂肪腫(腎，肝)，大網もしくは腸間膜のヘルニア，黄色肉芽腫性腎盂腎炎，ステロイド療法，	—
	pseudokidney sign(US)			癌，悪性リンパ腫，GIST，転移性腫瘍，腸重積，炎症性腸疾患，肥厚性幽門狭窄症，アミロイドーシス，壁内血腫	—
腹壁	腹壁の石灰化影			腹部一般・腹部の石灰化影その他の X 線不透過影「腹壁の石灰化影」の項参照	—
	腫瘤			血腫，膿瘍，ヘルニア，脂肪腫，神経線維腫，類線維腫，転移性腫瘍，MFH，蜂窩織炎，卵黄腸管嚢胞，尿膜管嚢胞，瘢痕部内膜症	—
腹膜および腹腔	嚢胞性腫瘤(US, CT, MRI)			嚢胞性リンパ管腫，血腫，膿瘍，被包化腹水，腸間膜嚢胞，嚢胞性奇形腫，腹膜偽粘液腫，中皮腫の嚢胞性変化，平滑筋肉腫の嚢胞変性，平滑筋腫の嚢胞変性，GIST の嚢胞変性，リンパ節の嚢胞変性，漿液性乳頭腺癌，包虫症	—
	充実性腫瘤(US, CT, MRI)			転移性腫瘍，悪性リンパ腫，平滑筋肉腫，平滑筋腫，神経線維腫，神経節神経腫，GIST，中皮腫，MFH，脂肪腫，脂肪肉腫，血管腫，類線維腫，腸間膜脂肪識炎，カルチノイド，結核，憩室炎，膵炎	—
	腸間膜脂肪組織濃度上昇(CT)			悪性腫瘍浸潤，炎症(Crohn 病)，出血(外傷)，浮腫，リンパ浮腫，腸間膜脂肪識炎，	—
	腹膜肥厚(US, CT, MRI)			腹膜炎，癌性腹膜炎，開腹術後，結核，腹膜偽粘液腫，悪性リンパ腫，中皮腫	—
	腹腔内遊離ガス像(気腹)			腹部一般・腹部ガス貯留「腹腔内遊離ガス像(気腹)」の項参照	—
	腹腔内液体貯留(腹水)			腹部一般・液体貯留「腹腔内液体貯留(腹水)」の項参照	—
下咽頭	下咽頭でのバリウムの停滞			各種筋疾患，各種神経障害，膠原病，下咽頭癌，食道癌，放射線治療後，Zenker 憩室など	—
食道	機能異常	食道蠕動運動の低下もしくは欠如		アカラシア，強皮症，SLE，食道炎，食道に対する外科手術後，アミロイドーシス，Crohn 病，薬剤に対する反応	—
		tertiary contraction を伴うもの		アカラシア，食道炎，各種神経障害，各種筋疾患，各種機械性閉塞性疾患，食道に対する外科手術後，加齢性変化，糖尿病，下部食道筋輪，びまん性食道痙攣，特発性	—
	形状の変化	外部からの圧痕	頸部	頸椎の骨棘形成，頸動脈の動脈瘤もしくは蛇行，咽頭膿瘍，咽頭血腫，リンパ節腫大，甲状腺の腫大，副甲状腺腫瘍，喉頭腫瘍，気管腫瘍	—
			胸部	心拡大，心膜疾患，大動脈瘤，大動脈蛇行，大動脈縮搾症，重複大動脈弓，右側大動脈弓，総動脈幹，鎖骨下動脈起始異常，左肺動脈起始異常，縦隔腫瘍，縦隔リンパ節腫大，肺腫瘍，傍食道裂孔ヘルニア，重複嚢腫	—

(次頁に続く)

付表 13-1 （続き）

臓器	所見				疾患・症状	コメント
食道	形状の変化	気管食道瘻			先天性，肺癌，転移性腫瘍（リンパ節），食道癌，医原性，異物による食道破裂，外傷，縦隔膿瘍，肺膿瘍，憩室の破裂	—
		陰影欠損	壁外からの圧痕		「外部からの圧痕」の項参照	—
			管腔内の異常		気泡，食物塊，異物，錠剤，凝血塊，内腔に突出するポリープ	—
			壁の異常	粘膜病変	上皮性良性腫瘍，食道癌，悪性リンパ腫，カンジダ	悪性リンパ腫は非上皮性の疾患であるが，粘膜病変を生じうる．
				粘膜下病変	非上皮性良性腫瘍，非上皮性悪性腫瘍，転移性腫瘍，静脈瘤，食道重複嚢胞	—
		壁肥厚			食道癌，食道肉腫，転移性腫瘍，食道炎，静脈瘤，手術後変化，壁内血腫，壁内偽憩室	—
		潰瘍形成			食道癌，逆流性食道炎，Barrett 食道，接触性食道炎（アルカリ，アルコール，薬剤，N-G チューブなど），静脈瘤に対する硬化療法，悪性リンパ腫，転移性腫瘍，Crohn 病，類天疱瘡，Behçet 病，感染症（ヘルペスウイルス，サイトメガロウイルス），放射線食道炎	—
		粘膜面の凹凸不整もしくは顆粒状変化			逆流性食道炎，カンジダ，Barrett 食道，表在型食道癌，悪性リンパ腫	—
		静脈瘤			肝硬変に伴う門脈圧亢進症，上大静脈閉塞症，動静脈奇形，手術後変化，肝腫瘍，心不全，特発性	—
		限局性狭窄もしくは閉塞	先天性		先天性狭窄もしくは閉鎖，重複嚢胞，web，食道粘膜輪，（アカラシア）	—
			壁外性（外部からの圧排）		形状の変化「外部よりの圧痕」の項参照	—
			管腔内の異常		食物塊，異物，内腔に突出するポリープ	—
			壁の異常		食道癌，食道肉腫，良性腫瘍，食道炎もしくは潰瘍，食道炎もしくは潰瘍による瘢痕，手術後その他医原性の狭窄	—
		びまん性食道狭窄			先天性食道狭窄，食道閉鎖術後状態，腐食性食道炎，薬剤（骨粗鬆症治療薬：アレンドロネート），逆流性食道炎，長期チューブ留置，放射線食道炎，真菌症	—
		内腔拡張	機械的閉塞もしくは狭窄によるもの		食道癌，噴門部胃癌，食道炎もしくは潰瘍による瘢痕，手術後その他医原性の狭窄，外部からの圧排	—
			機能異常（機械的閉塞を伴わない内腔拡張）		アカラシア，迷走神経切除，強皮症，SLE，老人性変化，Ehlers-Danlos 症候群，糖尿病性神経障害，アルコール性神経障害，抗コリン性薬剤，アミロイドーシス，食道炎	—
胃	位置・回転の異常				周囲臓器の腫大による圧排，網嚢の液体貯留や膿瘍形成による圧排，横隔膜挙上もしくは下降，横隔膜ヘルニア，瀑状胃，胃軸捻転	
	形状の変化	陰影欠損	外部からの圧痕		周囲臓器の腫大による圧排，仮性膵嚢胞	—
			管腔内の異常		食物塊，錠剤，異物，胃石，凝血塊，寄生虫体，内腔に突出するポリープ	—
			壁の異常	粘膜病変	過形成性ポリープ，腺腫，過誤腫性ポリープ，胃底腺ポリープ，炎症性ポリープ，胃癌，悪性リンパ腫，胃粘膜ひだの腫大，Crohn 病，サルコイドーシス，結核	悪性リンパ腫は非上皮性の疾患であるが，粘膜病変を生じうる．

（次頁に続く）

付表 13-1 (続き)

臓器	所見				疾患・症状	コメント
胃	形状の変化	陰影欠損	壁の異常	粘膜下病変	良性非上皮性腫瘍，悪性非上皮性腫瘍，転移性腫瘍，カルチノイド，迷入膵，好酸球性胃炎，包虫症性嚢胞，アミロイドーシス，内膜症，壁内血腫，静脈瘤，胃重複嚢胞，胃粘膜ひだの腫大，手術後変化，髄外造血	カルチノイドは上皮性の疾患であるが，粘膜下腫瘍の像としてみられる．
			潰瘍形成		消化性潰瘍，胃炎，胃癌，悪性リンパ腫，平滑筋腫，平滑筋肉腫，GIST，転移性腫瘍，肉芽腫性疾患，偽リンパ腫，Zollinger-Ellison症候群，副甲状腺機能亢進症，ステロイド，薬剤，放射線胃炎	—
			びらん		*Helicobacter pylori* 感染，薬剤（アスピリン，NSAID，ステロイド）や飲酒による胃炎，消化性潰瘍に随伴する胃炎，Zollinger-Ellison症候群，Crohn病，日和見感染（カンジダ，ヘルペスウイルス，サイトメガロウイルス），特発性	—
			粘膜ひだの肥厚，壁肥厚		胃癌，悪性リンパ腫，胃炎（細菌感染もしくはアニサキス，その他の胃炎），消化性潰瘍，メネトリエ病，静脈瘤，Crohn病，サルコイドーシス，アミロイドーシス，好酸球性胃炎，偽リンパ腫，アニサキス，膵炎，膵癌からの浸潤，転移性腫瘍	—
			linitis plastica pattern		胃癌，腐蝕性胃炎，悪性リンパ腫，転移性腫瘍，胃炎，消化性潰瘍，Crohn病，サルコイドーシス，結核，梅毒，好酸球性胃炎，寄生虫症，アミロイドーシス，結節性動脈周囲炎，動注化学療法後胃炎，放射線性胃炎	—
			粘膜下病変		良性非上皮性腫瘍，悪性非上皮性腫瘍，転移性腫瘍，カルチノイド，迷入膵，Crohn病，結核，サルコイドーシス，梅毒，好酸球性胃炎，包虫症性嚢胞，アミロイドーシス，内膜症，壁内血腫，静脈瘤，胃重複嚢胞	カルチノイドは上皮性の疾患であるが，粘膜下腫瘍の像としてみられる．
			bull's eye appearance		平滑筋腫，平滑筋肉腫，GIST，悪性リンパ腫，カルチノイド，胃癌，転移性腫瘍（悪性黒色腫，乳癌，肺癌，腎癌，膀胱癌，カポジ肉腫），迷入膵，好酸球性肉芽腫	—
		幽門部狭窄もしくは閉塞	先天性		幽門部もしくは十二指腸の隔壁もしくはweb，重複胃，肥厚性幽門狭窄	—
			壁外性（外部からの圧排）		膵炎，膵癌，癒着，リンパ節腫大（悪性リンパ腫，転移性腫瘍），捻転	—
			管腔内の異常		食物塊，異物，胃石，胃ポリープもしくは肥厚した胃粘膜の逸脱	—
			壁の異常		消化性潰瘍，胃癌，術後吻合部狭窄，腐蝕性胃炎，Crohn病，結核，サルコイドーシス，梅毒	—
		内腔の拡張	機械的閉塞もしくは狭窄によるもの		「幽門部狭窄もしくは閉塞」の項参照	—
			機械的閉塞を伴わない内腔拡張	急性	炭酸飲料摂取，腹部手術後，その他医原性，心不全，胃壁の虚血状態，体位拘束，腹部外傷，腹膜炎，急性虫垂炎，急性膵炎，強い疼痛時，（小腸の閉塞）	—
				慢性	神経障害，筋疾患，強皮症，薬剤，電解質異常（低カリウム血症，低カルシウム血症，高カルシウム血症，糖尿病性ケトアシドーシス，肝性昏睡，尿毒症，甲状腺機能低下症），糖尿病性胃腸症，空気嚥下症，鉛中毒，ポルフィリン症，（小腸の閉塞）	—

（次頁に続く）

付表 13-1 （続き）

臓器	所見			疾患・症状	コメント
十二指腸	形状の変化	外部よりの圧痕		正常の胆嚢，胆嚢の腫大，総胆管の拡張，胆管癌，膵臓腫瘍，腎腫瘍，右副腎腫瘍，リンパ節腫大，その他後腹膜腫瘍，肝臓腫瘍，大腸腫瘍，胃腫瘍，十二指腸憩室，上腸間膜動脈	―
		十二指腸窓(C-loop)の拡大		膵腫瘍，正常変異，後腹膜リンパ節腫大，総胆管嚢腫，大動脈瘤，十二指腸憩室炎，十二指腸の非上皮性腫瘍，その他後腹膜腫瘍	―
	陰影欠損	外部よりの圧痕		胆嚢の腫大，膵臓腫瘍，腎腫瘍，副腎腫瘍，リンパ節腫大，その他後腹膜腫瘍，肝臓腫瘍，総胆管の拡張，胆管癌，大腸腫瘍，胃腫瘍，十二指腸憩室，胆石の乳頭部嵌頓	―
		管腔内の異常		食物塊，異物，胃石，胆石，凝血塊，寄生虫体，腔内憩室，内腔に突出するポリープ，胃ポリープもしくは肥厚した胃粘膜の逸脱	―
		壁の異常	粘膜病変	過誤腫，絨毛腺腫，その他ポリープおよびポリポーシス，異所性胃粘膜，十二指腸炎，Crohn病(cobblestone appearance)，十二指腸癌，乳頭部癌，悪性リンパ腫	悪性リンパ腫は非上皮性の疾患であるが，粘膜病変を生じうる．
			粘膜下病変	Brunner腺腫，Brunner腺の過形成，平滑筋腫，神経線維腫，GIST，脂肪腫，リンパ管腫，血管腫，迷入膵，乳頭腫大，転移性腫瘍，悪性リンパ腫，嚢胞，静脈瘤	Brunner腺腫とBrunner腺の過形成は上皮性の疾患であるが，粘膜下腫瘍の像としてみられる．
		単発		Brunner腺腫，平滑筋腫，神経線維腫，脂肪腫，過誤腫，絨毛腺腫，リンパ管腫，血管腫，ポリープ，十二指腸癌，迷入膵，乳頭腫大，胆石の乳頭部嵌頓，胃粘膜もしくはポリープの逸脱，転移性腫瘍，GIST，悪性リンパ腫，膵腫瘍，腔内憩室，嚢胞，静脈瘤	―
		多発		Brunner腺の過形成，異所性胃粘膜，十二指腸炎，転移性腫瘍，悪性リンパ腫，ポリープおよびポリポーシス，静脈瘤，寄生虫症，Crohn病(cobblestone appearance)	―
	球後部潰瘍形成			消化性潰瘍，Zollinger-Ellison症候群，平滑筋腫，平滑筋肉腫，GIST，十二指腸癌，膵癌からの浸潤，胆嚢癌からの浸潤，大腸癌からの浸潤，腎癌からの浸潤，悪性リンパ腫，転移性腫瘍，迷入膵，Crohn病，結核，寄生虫症，大動脈十二指腸瘻	―
	ひだの肥厚，壁肥厚			消化性潰瘍，Zollinger-Ellison症候群，十二指腸炎，十二指腸憩室炎，膵炎，胆嚢炎，膵癌からの浸潤，大腸癌からの浸潤，Brunner腺の過形成，リンパ濾胞過形成，心不全，腎不全，壁内血腫，腸管浮腫，十二指腸癌，悪性リンパ腫，GIST，静脈瘤，Crohn病，アミロイドーシス，好酸球性胃腸炎，肥満細胞症	―
	限局性狭窄もしくは閉塞	先天性		先天性閉鎖，web，腔内憩室，重複嚢胞，輪状膵，Ladd靱帯，血管の走行異常，	―
		壁外性(外部からの圧排)		急性胆嚢炎，急性膵炎，周囲膿瘍，大動脈瘤，上腸間膜動脈症候群，胆嚢および胆管腫瘍，膵腫瘍，リンパ節腫大，右腎腫瘍，副腎腫瘍，その他後腹膜腫瘍，肝臓腫瘍，大腸腫瘍	―

(次頁に続く)

付表 13-1 （続き）

臓器	所見			疾患・症状	コメント
十二指腸	形状の変化	限局性狭窄もしくは閉塞	管腔内の異常	食物塊，異物，内腔に突出するポリープ，胆石，胃石，胃ポリープもしくは肥厚した胃粘膜の逸脱	—
			壁の異常	十二指腸潰瘍，十二指腸癌，乳頭部癌，悪性リンパ腫，GIST，その他十二指腸原発腫瘍，転移性腫瘍，Crohn病，結核，寄生虫症，壁内血腫（外傷，出血素因，抗凝固療法）	—
		内腔拡張	機械的閉塞もしくは狭窄によるもの	「限局性狭窄もしくは閉塞」の項参照	—
			機械的閉塞を伴わない内腔拡張	正常変異，限局性麻痺性イレウス（胆囊炎，膵炎，消化性潰瘍，外傷），強皮症，SLE，術後変化，薬剤，特発性，糖尿病，空気嚥下症，Zollinger-Ellison症候群，腸間膜根部障害（Crohn病，結核，膵炎，寄生虫症，転移性腫瘍）	—
小腸	位置異常			腸回転異常，外ヘルニア，内ヘルニア，腹膜炎，癒着，腹水貯留，外科的切除，膀胱腫大，リンパ節腫大，小腸腫瘍，腸間膜腫瘍，転移性腫瘍，腹腔内膿瘍，血腫，Crohn病，結核，アミロイドーシス，放射線腸炎	—
	形状の変化	陰影欠損	外部よりの圧痕	腸管重複囊胞，内膜症性腫瘤，他臓器腫瘍，周囲の膿瘍，リンパ節腫大	—
			管腔内の異常	食物塊，錠剤，胃石，胆石，凝血塊，内腔に突出するポリープ，胎便，腸重積（腫瘍，潰瘍，癒着，Meckel憩室），腔内憩室，寄生虫体	—
			壁の異常　粘膜病変	良性上皮性腫瘍，その他ポリープおよびポリポーシス，小腸癌，悪性リンパ腫，Crohn病（cobblestone appearance）	悪性リンパ腫は非上皮性の疾患であるが，粘膜病変を生じうる．
			粘膜下病変	GIST，その他良性非上皮性腫瘍，カルチノイド，悪性リンパ腫，転移性腫瘍，静脈瘤，内膜症，壁内血腫，腸管重複囊胞，リンパ濾胞過形成，転移性腫瘍，アミロイドーシス	カルシノイドは上皮性の疾患であるが，粘膜下腫瘍の像としてみられる．
			単発	良性腫瘍，ポリープ，カルチノイド，小腸癌，悪性リンパ腫，GIST，転移性腫瘍，静脈瘤，内膜症，食物塊，錠剤，胆石，炎症性ポリープ，壁内血腫，寄生虫症，腔内憩室，腸管重複囊胞	—
			多発	Brunner腺の過形成，ポリポーシス，転移性腫瘍，悪性リンパ腫，カルチノイド，良性腫瘍（腺腫，平滑筋腫，脂肪腫，血管腫，神経線維腫），静脈瘤，食物塊，錠剤，胆石，寄生虫，アミロイドーシス	—
			多発小顆粒状	リンパ濾胞過形成，Crohn病，好酸球性腸炎，悪性リンパ腫，Waldenstromマクログロブリン血症，肥満細胞症，ヒストプラズマ症，リンパ管拡張症，Whipple病，エルシニア腸炎，Cronkhite-Canada症候群，囊胞性線維症，糞線虫症，食物残渣	—
		潰瘍形成	アフタ様潰瘍	Crohn病，結核，Behçet病，ライター症候群，強直性脊椎炎，エルシニア腸炎，サルモネラ腸炎，リケッチア	—
			単発	Behçet病，単純性潰瘍，Meckel憩室，悪性リンパ腫，小腸癌，転移性腫瘍	—

（次頁に続く）

付表 13-1 （続き）

臓器	所見				疾患・症状	コメント
小腸	形状の変化	潰瘍形成	多発		Crohn病，結核，虚血性腸炎，ステロイド，NSAID，塩化カリウム剤，悪性リンパ腫，転移性腫瘍，赤痢	—
			空洞様		悪性リンパ腫，平滑筋肉腫，GIST，小腸癌，転移性腫瘍	—
		壁肥厚			浮腫，低蛋白血症，腸管虚血，壁内血腫，感染性腸炎，Crohn病，アミロイドーシス，結核，小腸癌，悪性リンパ腫，GIST，カルチノイド，脂肪腫，転移性腫瘍，寄生虫症，Zollinger-Ellison症候群，好酸球性胃腸炎，Behçet病，放射線腸炎，膵炎	—
		限局性狭窄もしくは閉塞	先天性		中腸軸捻転，回腸閉鎖，腸管重複嚢胞，腸間膜嚢胞，Meckel憩室	—
			壁外性（外部からの圧排）		腫瘍による圧排，膿瘍による圧排，開腹術後癒着，腹膜炎後癒着，ヘルニア，捻転	—
			管腔内の異常		食物塊，異物，胃石，胆石，寄生虫，胎便，腸重積（腫瘍，潰瘍，癒着，Meckel憩室），内腔に突出するポリープ	—
			壁の異常		小腸癌，悪性リンパ腫，GIST，その他小腸腫瘍，転移性腫瘍，壁内血腫（外傷，出血素因，抗凝固療法），腸管虚血，Crohn病，結核，寄生虫症，手術による吻合，放射線腸炎，アミロイドーシス	—
		多発狭窄			Crohn病，結核，転移性腫瘍，悪性リンパ腫，放射線腸炎，内膜症，好酸球性腸炎，NSAID，塩化カリウム錠	—
		内腔拡張	機械的閉塞もしくは狭窄によるもの		「限局性狭窄もしくは閉塞」の項参照	—
			麻痺性イレウス（機械的閉塞を伴わない内腔拡張）	限局性拡張（センチネルループ）	急性虫垂炎，急性胆囊炎，急性膵炎，急性憩室炎，尿管結石による疝痛，腸管虚血，消化性潰瘍の穿孔，腹部外傷，胃腸炎	—
				全体的拡張　急性	開腹術後，外傷後，急性腹膜炎，強い腹痛時，急性胃腸炎，腸炎，肺炎，心筋梗塞，心不全，ショック状態，電解質異常，薬剤，上腸間膜動脈閉塞症，副腎機能不全，糖尿病性アシドーシス，甲状腺機能低下症，副甲状腺機能低下症，腎不全	—
				慢性	腹水，神経筋疾患，迷走神経切除後，スプルー，薬剤，副腎機能不全，糖尿病性低カリウム血症，腸管切除後状態，甲状腺機能低下症，副甲状腺機能低下症，腎不全，好酸球性胃腸炎，悪性リンパ腫，寄生虫症，腸管虚血，強皮症，皮膚筋炎，SLE，アミロイドーシス	—
			ひだの肥厚を伴う内腔拡張		感染性腸炎，腸管虚血，Crohn病，転移性腫瘍，Zollinger-Ellison症候群，アミロイドーシス，悪性リンパ腫，寄生虫症，低蛋白血症，腸管切除後状態	—
			ひだの肥厚を伴わない内腔拡張		麻痺性イレウス，機械性小腸閉塞，腸管虚血，抗コリン剤投与後，迷走神経切除後，低カリウム血症，スプルー，乳糖不耐症，強皮症，皮膚筋炎，SLE，アミロイドーシス	—
		終末回腸部病変			リンパ濾胞過形成，Crohn病，結核，腸重積，悪性リンパ腫，癌，GIST，転移性腫瘍，寄生虫症，異物，食物残渣，Behçet病，単純性潰瘍，ポリープ，潰瘍性大腸炎	—

（次頁に続く）

418　I．画像診断

付表 13-1　（続き）

臓器	所見			疾患・症状	コメント
盲腸	形状の変化	盲腸の収縮変形		虫垂炎，盲腸炎，憩室炎，Crohn病，潰瘍性大腸炎，結核，アニサキス症，アメーバ，放線菌症，癌，悪性リンパ腫，転移性腫瘍	—
		陰影欠損	盲腸病変によるもの	回盲弁の腫大，盲腸癌，カルチノイド，脂肪腫，平滑筋腫，神経線維腫，GIST，悪性リンパ腫，転移性腫瘍，腸重積，憩室炎，アメーバ腫，内膜症，糞石	—
			虫垂病変によるもの	急性虫垂炎，虫垂膿瘍，虫垂重積，虫垂切除後断端変化，虫垂粘液腫，虫垂腫瘍（カルチノイド，脂肪腫，平滑筋腫，神経線維腫，GIST，虫垂癌，悪性リンパ腫，転移性腫瘍）	—
		回盲弁の腫大		正常変異，脂肪腫症，脂肪腫，ポリープ，絨毛腺腫，カルチノイド，癌，悪性リンパ腫，Crohn病，潰瘍性大腸炎，結核，アメーバ，アニサキス，住血吸虫症，放線菌症，腸粘膜の逸脱，腸重積，リンパ濾胞過形成，異物嵌頓，胆石嵌頓，壁内血腫，下剤乱用	—
虫垂	虫垂および虫垂周囲の異常			虫垂炎，虫垂結石，虫垂周囲膿瘍，カルチノイド，粘液瘤，GIST，脂肪腫，ポリープ，虫垂癌，悪性リンパ腫，転移性腫瘍，Crohn病，結核，潰瘍性大腸炎，寄生虫症，内膜症，周囲臓器からの圧排，異物，虫垂の重積	—
大腸	位置異常			腸回転異常，移動性盲腸，外ヘルニア，内ヘルニア，腹膜炎，癒着，腹水貯留，外科的切除，膀胱腫大，リンパ節腫大，大腸腫瘍，腸間膜腫瘍，転移性腫瘍，後腹膜腫瘍，腹腔内および後腹膜膿瘍，後腹膜血腫，Crohn病，結核	—
	形状の変化	陰影欠損	外部よりの圧痕	腎腫瘤，十二指腸腫瘤，膵腫瘤，リンパ節腫大，子宮腫瘤，卵巣腫瘤，卵管腫瘤，大腸周囲膿瘍	—
			管腔内の異常	食物塊，異物，便塊，糞石，胎便，内腔に突出するポリープ，腸重積，寄生虫	—
			壁の異常　粘膜病変	ポリープおよびポリポーシス，絨毛腺腫，大腸癌，悪性リンパ腫，Crohn病，偽ポリープ（潰瘍性大腸炎），偽膜性大腸炎	悪性リンパ腫は非上皮性の疾患であるが，粘膜病変を生じうる．
			粘膜下病変	脂肪腫，カルチノイド，平滑筋腫，血管腫，リンパ管腫，GIST，神経線維腫症，悪性リンパ腫，転移性腫瘍，憩室炎，静脈瘤，内膜症，壁内血腫，嚢胞，大腸憩室の翻転，嚢胞性腸管壁気腫症，静脈瘤	カルシノイドは上皮性の疾患であるが，粘膜下腫瘍の像としてみられる．
			単発	ポリープ，絨毛腺腫，脂肪腫，カルチノイド，平滑筋腫，GIST，血管腫，リンパ管腫，大腸癌，転移性腫瘍，悪性リンパ腫，異物，胆石，糞便埋伏，寄生虫体，アメーバ腫，結核腫，住血吸虫症，静脈瘤，内膜症，憩室炎，虫垂周囲膿瘍，壁内血腫，嚢胞，大腸憩室の翻転，異物による穿孔，腸重積，アミロイド沈着	—
			多発	残渣，リンパ濾胞過形成，ポリポーシス，悪性リンパ腫，転移性腫瘍，多発大腸癌，神経線維腫症，大腸脂肪腫症，炎症性偽ポリープ（Crohn病，潰瘍性大腸炎，その他炎症性腸炎），嚢胞性腸管壁気腫症，寄生虫症，静脈瘤，アミロイドーシス，閉塞性腸炎	—
		カーペット様病変		腺腫，絨毛腺腫，家族性大腸ポリポーシス，大腸癌，隣接臓器癌からの粘膜下浸潤，直腸炎，静脈瘤，内膜症	—

（次頁に続く）

付表 13-1 （続き）

臓器	所見				疾患・症状	コメント
大腸	形状の変化	母指圧痕			虚血性大腸炎，腸管虚血，腸管壁内血腫，憩室炎，Crohn病，潰瘍性大腸炎，転移性腫瘍，悪性リンパ腫，内膜症，腸管壁気腫症，閉塞性腸炎，アメーバ，住血吸虫症，サイトメガロウイルス腸炎，アミロイドーシス，偽膜性腸炎，結腸周囲膿瘍	―
		潰瘍形成			潰瘍性大腸炎，Crohn病，大腸癌，悪性リンパ腫，転移性腫瘍，平滑筋腫，平滑筋肉腫，GIST，放射線大腸炎，腐蝕性大腸炎，偽膜性腸炎，膵炎，憩室炎，Behçet病，単純性潰瘍，感染性腸炎（細菌，真菌，寄生虫，ウイルス）	―
		壁肥厚	壁厚	軽度	感染性腸炎，腸管虚血，腸管浮腫，Crohn病，潰瘍性大腸炎，壁内血腫，放射線腸炎，大腸癌，悪性リンパ腫	―
				高度	大腸癌，悪性リンパ腫，転移性腫瘍，GIST，潰瘍性大腸炎，Crohn病，結核，大腸炎，壁内血腫	―
			長軸方向範囲	狭い範囲	大腸癌，大腸憩室炎，悪性リンパ腫，Crohn病，結核	―
				比較的狭い範囲	大腸癌，虚血性大腸炎，感染性腸炎，Crohn病，悪性リンパ腫，放射線大腸炎，壁内血腫	―
				広範囲	潰瘍性大腸炎，感染性腸炎，虚血性大腸炎，偽膜性大腸炎	―
		結腸周囲膿瘍形成			虫垂炎，憩室炎，膵炎，大腸癌の穿孔，転移性腫瘍の穿孔，医原性，外傷，Crohn病，付属器膿瘍，腎周囲膿瘍，異物による穿孔，虚血性大腸炎，結核，潰瘍性大腸炎，寄生虫症	―
	限局性狭窄もしくは閉塞	先天性			大腸閉鎖，鎖肛	―
		壁外性（外部からの圧排）			捻転，ヘルニア，開腹術後癒着，腹膜炎後癒着，腸間膜炎，大腸周囲膿瘍，内膜症，子宮腫瘍，卵巣腫瘍，卵管腫瘍，腎腫瘍，前立腺腫瘍，十二指腸腫瘍，膵腫瘍，膀胱腫瘍，膀胱腫大	―
		管腔内の異常			異物，糞便埋伏，糞石，胎便，内腔に突出するポリープ，腸重積	―
		壁の異常			大腸癌，転移性腫瘍，GIST，悪性リンパ腫，カルチノイド，Crohn病，潰瘍性大腸炎，虚血性大腸炎，憩室炎，感染性大腸炎（細菌，真菌，寄生虫，ウイルス），壁内血腫，手術吻合，放射線腸炎，腐蝕性大腸炎，異物	―
	内腔拡張	機械的閉塞もしくは狭窄によるもの			「限局性狭窄もしくは閉塞」の項参照	―
		麻痺性イレウス（機械的閉塞を伴わない内腔拡張）	限局性拡張（センチネルループ）		急性虫垂炎，急性胆嚢炎，急性膵炎，急性憩室炎，尿管結石による疝痛，腸管虚血，消化性潰瘍の穿孔，腹部外傷，胃腸炎	―
			全体的拡張	急性	開腹術後，外傷後，急性腹膜炎，強い腹痛時，腸炎，肺炎，心筋梗塞，心不全，ショック状態，電解質異常，薬剤，副腎機能不全，糖尿病性アシドーシス，甲状腺機能低下症，副甲状腺機能低下症，腎不全，中毒性巨大結腸症，腸管虚血	―
				慢性	慢性便秘，神経精神異常，特発性，Hirschsprung病，空気嚥下症，薬剤，副腎機能不全，甲状腺機能低下症，副甲状腺機能低下症，腎不全，強皮症，神経筋疾患，スプルー，アミロイドーシス	―

（次頁に続く）

付表 13-1 （続き）

臓器	所見		疾患・症状	コメント
大腸	形状の変化	直腸腟瘻	直腸癌, 子宮癌, 腟癌, その他骨盤部悪性腫瘍, Crohn病, 放射線障害, 外傷, 医原性, 憩室炎, 骨盤部膿瘍, 転移性腫瘍, 結核, 内膜症, 潰瘍性大腸炎, 鎖肛その他先天奇形	―
		presacral space の拡大	直腸癌, 悪性リンパ腫, GIST, 転移性腫瘍, 脂肪腫, 神経鞘腫, 血管内皮腫, その他骨盤部腫瘤による圧排（前立腺, 膀胱, 子宮, 卵巣）, 脊索腫, リンパ節腫大, 仙尾骨奇形, 仙骨前膿瘍, 血腫（術後, 仙骨骨折）, Crohn病, 潰瘍性大腸炎, 特発性S状結腸直腸炎, 直腸炎（結核, アメーバ, 放射線, 虚血）, 後腹膜線維症, 類皮囊胞, 腸管囊胞, 表皮囊腫, 直腸重複囊腫, 仙骨前浮腫, アミロイドーシス, 骨盤内脂肪腫症, 正常変異	―
全消化管	bull's eye appearance		平滑筋腫, 平滑筋肉腫, GIST, 悪性リンパ腫, 転移性腫瘍, 消化性潰瘍, 癌, カルチノイド, 迷入膵, 好酸球性肉芽腫	―
	瘻孔形成		癌, 肉腫, 転移性腫瘍, 術後合併症, 膿瘍, 憩室炎, Crohn病, 消化性潰瘍, 膵炎, 外傷, 医原性, 異物, 腸管虚血, 結核, 潰瘍性大腸炎	―

14 肝・胆・膵・脾

学習の目標

　肝胆膵は頻度の高い一般的な疾患が多くみられる領域であり，また各種画像診断法が有用な領域でもある．この領域の画像診断法としては腹部単純X線検査，超音波診断法（US），消化管造影法，CT，磁気共鳴診断（MRI），胆道造影法，膵管造影法，血管造影法，核医学検査がある．また胆道，膵の精密診断法として内視鏡下に胃十二指腸内腔から超音波診断を行う超音波内視鏡診断法や胆管内あるいは膵管内超音波診断法がある．これらの診断法の特徴をよく理解し，適切に選択する必要がある．

キーワード

■ 肝
- 急性肝炎 436
- 劇症肝炎 437
- 慢性肝炎 437
- 肝硬変 437
- 門脈圧亢進症 437
- 脂肪肝 437
- 特発性門脈圧亢進症 438
- アミロイドーシス 439
- 原発性胆汁性肝硬変 439
- Wilson病 439
- ヘモクロマトーシス 439
- うっ血肝 439
- Budd-Chiari症候群 439
- 肝囊胞 439
- 肝内血腫 440
- 肝膿瘍 441
- 肝肉芽腫 442
- エキノコックス症 442
- 胆汁囊胞 443
- 限局性結節性過形成 443
- 海綿状血管腫 444
- 肝細胞腺腫 446
- 肝細胞癌 446
- 胆管細胞癌 451
- 転移性肝癌 452
- 囊胞腺癌 453
- 血管肉腫 453
- 類上皮性血管内皮腫 453

■ 胆道
- 閉塞性黄疸 455
- 胆石症 455
- 胆管結石 456
- 肝内結石 456
- 胆囊炎 456
- 胆管炎 458
- 原発性硬化性胆管炎 458
- 胆囊癌 458
- 腺筋症 459
- コレステロールポリープ 459
- 胆管癌 460
- 総胆管囊腫 460
- 胆管膵管合流異常 460

■ 膵
- 急性膵炎 461
- 仮性囊胞 462
- 重症膵炎 462
- 膵壊死慢性膵炎 462
- 自己免疫性膵炎 463
- 腫瘤形成性膵炎 463
- 膵管癌 463
- 膵島腫瘍 465
- 膵内分泌腫瘍 465
- insulinoma 465
- gastrinoma 465
- Zollinger-Ellison症候群 465
- 膵管内乳頭状粘液産生腫瘍 466
- 粘液性囊胞腺腫（一癌） 466
- 漿液性囊胞腺腫 467
- solid pseudopapillary tumor 467
- 輪状膵 468
- 膵管癒合不全 468

■ 脾
- 多脾症 470
- 無脾症 470
- 脾腫 470
- 悪性リンパ腫 470
- 脾外傷 470
- 血管腫 470
- 囊胞 470
- リンパ管腫 470
- 過誤腫 470
- 転移性腫瘍 470
- 血管肉腫 470

各種画像診断法の特徴と適応・選択

A 腹部単純X線検査

　この領域での利用は限られているが，上腹部症状を有する例では一般的に撮影される．肝，脾の大きさの計測や胆石，膵石の診断，腹水の診断，膵炎や胆嚢炎の腸管への波及の診断，胆管内空気 pneumobilia などの診断に有用性がある．

B 超音波検査(US)

　USは第一選択の画像診断法である．無侵襲性で広く普及していることに加えて，リアルタイムに任意の断層面を観察できること，ドプラ法やカラードプラ法で高度の血流情報（血流の有無，血流量，血流方向，拍動，など）が得られること，などの利点がある．また静脈注射による超音波造影剤が導入され肝腫瘍の診断能の向上，血流情報の診断の向上がみられている．一方，空気や骨が存在する部位では検査ができない欠点があり，肝の横隔膜下や腸管ガスの背後の胆道や膵の検索が困難であることが少なくない（超音波診断の死角）．USは診断のみならず，超音波映像下の生検や経皮的治療に広く応用されている．

C X線CT検査

　基本的に体軸横断像で撮像し読影されるが近年の multi-detector CT(MDCT) の進歩で，高解像度の矢状・冠状断像での診断が可能となっている．上腹部のスキャンは呼吸停止下に行い，通常は0.5～1 cm 幅（スライス厚1cm）で撮像し，肝胆膵の全体をカバーするように撮像するが，局所の精密な画像を得るために1～3 mmのスライス厚で撮像することもある（thin-slice CT，高分解能CT）．CTの特徴は再現性の高い客観的な情報が安定して得られることである．また，血管内に水溶性ヨード造影剤を投与することによって後述されるような多様な情報が得られ，拾い上げ診断能や質的診断能が向上する．

　造影剤を急速静脈内注入後，造影剤が主に動脈内に存在する時相のCT画像は動脈優位相，主に門脈あるいは静脈内に存在する時相のものを門脈優位相，全身にほぼ均等に分布する時相のものを平衡相と呼称する．さらに遅い時期に撮像されたものを遅延相とよぶこともある．MDCTの導入で撮像時間は大幅に短縮し，呼吸による影響は軽減し恒常的に高分解能な画像を得ることができる．また血管の3D(3次元)表示が可能となり血管解剖などの描出が容易となっている(CT angiography).

　肝腫瘍の精密診断法として，動脈造影下CT(動注CT)が行われる．血管造影の手技で動脈造影下に肝のCTを行う方法で，上腸間膜動脈にカテーテルを挿入し，造影剤を注入しながら肝をスキャンする経動脈性門脈造影下CT(CT during arterial portography; CTAP)と，肝動脈造影下に肝をスキャンする肝動脈造影下CT(CT during hepatic arteriography; CTHA)がある．いずれも肝病変の診断に極めて精度の高い方法であるが侵襲的診断法であり，その適応は血管造影法に準ずる．

D MRI検査

　MRIは軟部組織分解能が高いこと，同時多層断層が可能なこと，任意の断層面での観察が可能なこと，血管の描出が高度に可能なこと(MR angiography)，胆道や膵管の選択的な描出が可能なこと(MR cholangiopancreaticography; MRCP)などの特徴を有している．しかしながら，呼吸や心拍動のために画像が不良となる欠点がある．

　Gd-DTPA造影剤（静注後腎排泄される）が分布した細胞外液は T_1 短縮効果を受けるため，その領域は T_1 強調像で高信号に描出される．急速静注によりダイナミックスタディが可能であり，血行動態に基づく腫瘍性病変の鑑別に利用できる．肝網内系特異性MRI造影剤である超常磁性酸化鉄コロイド粒子(superparamagnetic iron oxide; SPIO)はKupffer細胞に取り込まれ，肝実質は T_2 強調像あるいは T_2^* 強調像で低信号に描出される．一方，Kupffer細胞を有さない肝癌などは高信号に描出される．最近わが国で肝胆道系特異性造影剤であるGd-EOB-DTPA製剤が使用可能となった．本剤はその半量が腎から排泄され，残りは肝細胞に取り込まれ胆道に排泄される．したがって，Gd-DTPAと同様にダイナミックスタディに加えて，静注後10～20分後の肝細胞相 T_1 強調像で肝実質の強い濃染が得られ，肝細胞機能を有さない肝癌などは明瞭な低吸収域として描出される．今後肝MRIにおける第一選択の造影剤として普及するものと考えられる．

E 血管造影検査(angiography)

　肝胆膵領域の診断には選択的腹腔動脈造影，選択的上腸間膜動脈造影が基本的に行われる．肝の精密診断

にはカテーテルを総肝動脈あるいは固有肝動脈にすすめて造影する．これを超選択的造影という．膵頭部の診断には胃十二指腸動脈を選択する．血管造影診断法の診断的意義としては，多血性肝腫瘍の検出，腫瘍と炎症性腫瘤の鑑別，血管性病変の診断，などがある．一方，血管造影の手技を利用した治療(interventional angiography)は重要性を増し，肝細胞癌に対する化学塞栓療法や出血に対する止血療法として広く行われている．

選択的腹腔動脈造影，選択的上腸間膜動脈造影，超選択的肝動脈造影 大腿動脈あるいは上腕動脈からSeldinger法でカテーテルをこれらの動脈に挿入し，水溶性ヨード造影剤を注入しながら連続撮影を行う．動脈造影は動脈相，毛細血管相，静脈相に分けて観察するが，この領域では静脈相を門脈相とよぶこともある．

肝静脈造影 大腿静脈あるいは頸静脈からSeldinger法でカテーテルを肝静脈に挿入し造影する．肝静脈圧の測定を目的として行うことが多い．

門脈造影 経皮経肝門脈造影 percutaneous transhepatic portography(PTP)は超音波ガイド下で肝内門脈を穿刺して，カテーテルを門脈内に挿入し，直接門脈を造影する方法である(直接門脈造影)．門脈圧を測定し，門脈系の形態と循環動態を知ることができる．静脈瘤の塞栓術にも応用される．

F 胆道・膵管造影検査

胆管結石の診断，胆囊管の閉塞の診断，胆管内病変の微細形態診断，胆管癌の進展度診断などに有用性がある．胆管造影法には肝細胞から胆道に排泄されるヨード系造影剤を経口あるいは経静脈性に投与する経口胆囊造影法と経静脈性胆管造影法がある．さらに，詳細な胆囊・胆管像を得るために直接胆道系にカテーテルを挿入し，造影剤を注入する直接造影法がある．直接造影法には経皮経肝的に穿刺針あるいはカテーテルを挿入する経皮経肝胆管造影 percutaneous transhepatic cholangiography(PTC)と内視鏡的逆行性胆管膵管造影 endoscopic retrograde cholangiopancreaticography(ERCP)がある．直接造影法は診断精度が高くUSやCT，MRIなどで異常が発見され診断が確定しない場合に選択される．

膵管造影はERCPで行われる．MRCPが可能な施設では診断目的での施行は減少している．

経皮経肝胆管造影(PTC) 超音波ガイド下に21G前後の細径針で肝内胆管を穿刺し，水溶性造影剤を緩徐に注入し造影する．閉塞性黄疸例で施行されることが多く，この場合はガイドワイヤーを穿刺針から挿入し，さらにカテーテルを挿入して胆管ドレナージ(PTCD)を行うことが多い．閉塞部位の質的診断は十分減黄がなされた時期に行う．合併症としては胆汁性腹膜炎，出血，気胸などがある．化膿性胆管炎では，造影剤の注入を契機に敗血症性ショックに陥ることがあり，疑われる場合は緩徐な注入が必要である．出血傾向などにも注意が必要である．

内視鏡的胆管膵管造影(ERCP) 十二指腸ファイバースコープで乳頭部を直視しながらカテーテルを挿入する．X線テレビ室で検査を行い，水溶性ヨード造影剤を注入しながら胆管，膵管の確認や病変の診断を行う．重篤な合併症として急性膵炎の発症があり，造影剤の強圧注入は避ける必要がある．急性膵炎，慢性膵炎の急性増悪などは禁忌である．また器具の消毒は十分に行い，肝炎ウイルスの感染などの事故の防止に留意する必要がある．

画像診断の進め方

一般的にはUSでまず病変の拾い上げ(スクリーニング)がなされ，USで十分に検索ができない場合，USでは病変の鑑別診断ができない場合，USで明らかに異常がないものの臨床的には病変の存在が否定できない場合はCTが必要となる．さらに精査が必要な場合は，磁気共鳴診断法(MRI)や血管造影法あるいは胆道・膵管造影法が施行される．核医学検査法は主として機能診断を目的として施行される．これらは臨床症状や検査値，診断の目的などで適宜有機的にかつ情報の重複を避けて選択される必要がある．わが国ではすべての検査がルーチンに施行される傾向があり，患者への心的，肉体的あるいは経済的負担が問題となっている．厳に慎むべきであり，そのためには各診断法の特徴や能力，得られる情報の質をよく理解し，また診断の目的をよく絞って選択施行する必要がある．

肝・胆・膵・脾の正常像とその画像解剖

A 肝の正常像とその画像解剖

1 超音波断層像

超音波検査にて肝臓をスクリーニングする場合，肝の区域解剖を熟知しておくことが大切である．肝臓は

Couinaud 分類により 8 区域に細分化されている（図 14-1）．多方向から走査し肝内門脈，肝静脈を目安として全肝を見落としのないように走査する．各区域の境界はおおよそ肝静脈を目安とするが，正確な区域診断は区域門脈枝を同定することで可能となる．肝静脈は左，中，右肝静脈の 3 本が肝部下大静脈に流入している．中肝静脈と胆嚢窩を結ぶ線（Cantlie line）により大きく左葉と右葉に分けられる．左葉は左門脈臍部により内側区域（S4）と外側区域（S2，S3）とに分けられ，右葉は右肝静脈により前区域（S8，S5）と後区域（S7，S6）とに分けられる．さらに下大静脈の前方に尾状葉（S1）が独立して存在する（図 14-2，3）．正常肝は縦断像では肝縁はシャープである．また肝内門脈の周囲にはグリソン鞘を表す高エコーの縁取りが認められる．肝のエコーレベルは，正常では脾臓や腎実質とほぼ同等である．

2 CT 像

横隔膜のドーム直下は主に前上区（S8）で占められている．3 本の肝静脈が下大静脈に流入するレベルでの断面では，左肝静脈により左葉外側区域と内側区域（S4）が，中肝静脈により内側区域と右葉前上区域（S8）が，右肝静脈により前上区域と後上区域（S7）が区分される．門脈前区域枝の尾側の枝で栄養される区域が前下区域（S5），後区域枝の尾側の枝で栄養される区域は後下区域（S6）である．左門脈臍部のレベルでは臍部から左へ背外側区（S2）と腹外側区（S3）に分布する門脈が分岐し，右へ内側区域枝が分布する．右門脈後枝と下大静脈の間に入り込むように尾状葉（S1）が存在する（図 14-4）．

3 MRI 像

肝実質の信号強度は，T_1 強調像では筋肉や脾に比して高信号を呈する．T_2 強調像では脾や腎が高信号に描出されるのに対して，肝は低信号を呈するが，筋肉に比して軽度高信号に描出される（図 14-5）．血流による flow void で，肝内門脈枝や肝静脈は一般に T_1 強調像でも T_2 強調像でも無信号に描出される．しかし，血流に伴うモーションアーチファクトを軽減するための撮像テクニックが付加された T_2 強調像では，流れの遅い静脈末梢枝は液体を示す著明な高信号に描出されることが多い．また脂肪は T_2 強調像で中等度から明らかな高信号を示すが，脂肪抑制法の併用で無もしくは低信号に描出される．

4 血管造影像

肝動脈は腹腔動脈から総肝動脈，固有肝動脈となり，その後左右肝動脈に分かれ肝臓に分布するが（図 14-6），この領域には変異が多い．腹腔動脈から左胃，総肝，脾動脈が分岐するものは 93％，左胃動脈が腹部大動脈から独立分岐するもの 1％，脾動脈が大動脈から独立分岐し腹腔動脈から左胃と総肝動脈が分岐するもの 0.5％，総肝動脈が独立して大動脈から分岐し腹腔動脈から左胃および脾動脈が分岐する gastrolienal trunk 0.5％，総肝動脈が上腸間膜動脈から分岐する hepatomesenteric trunk 4％，腹腔動脈と上腸間

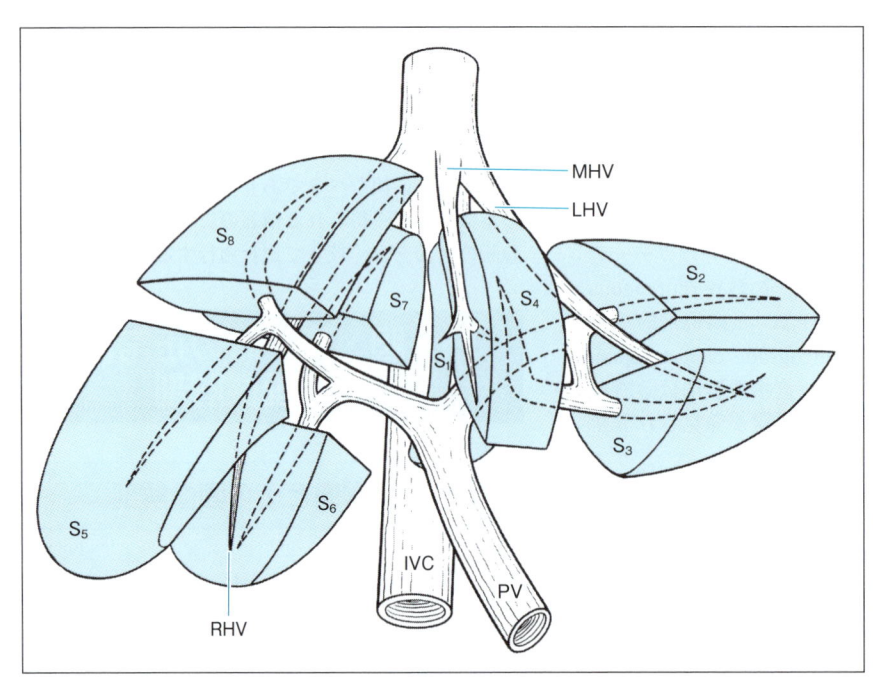

図 14-1 肝区域の解剖
PV　門脈
RHV　右肝静脈
MHV　中肝静脈
LHV　左肝静脈
IVC　下大静脈

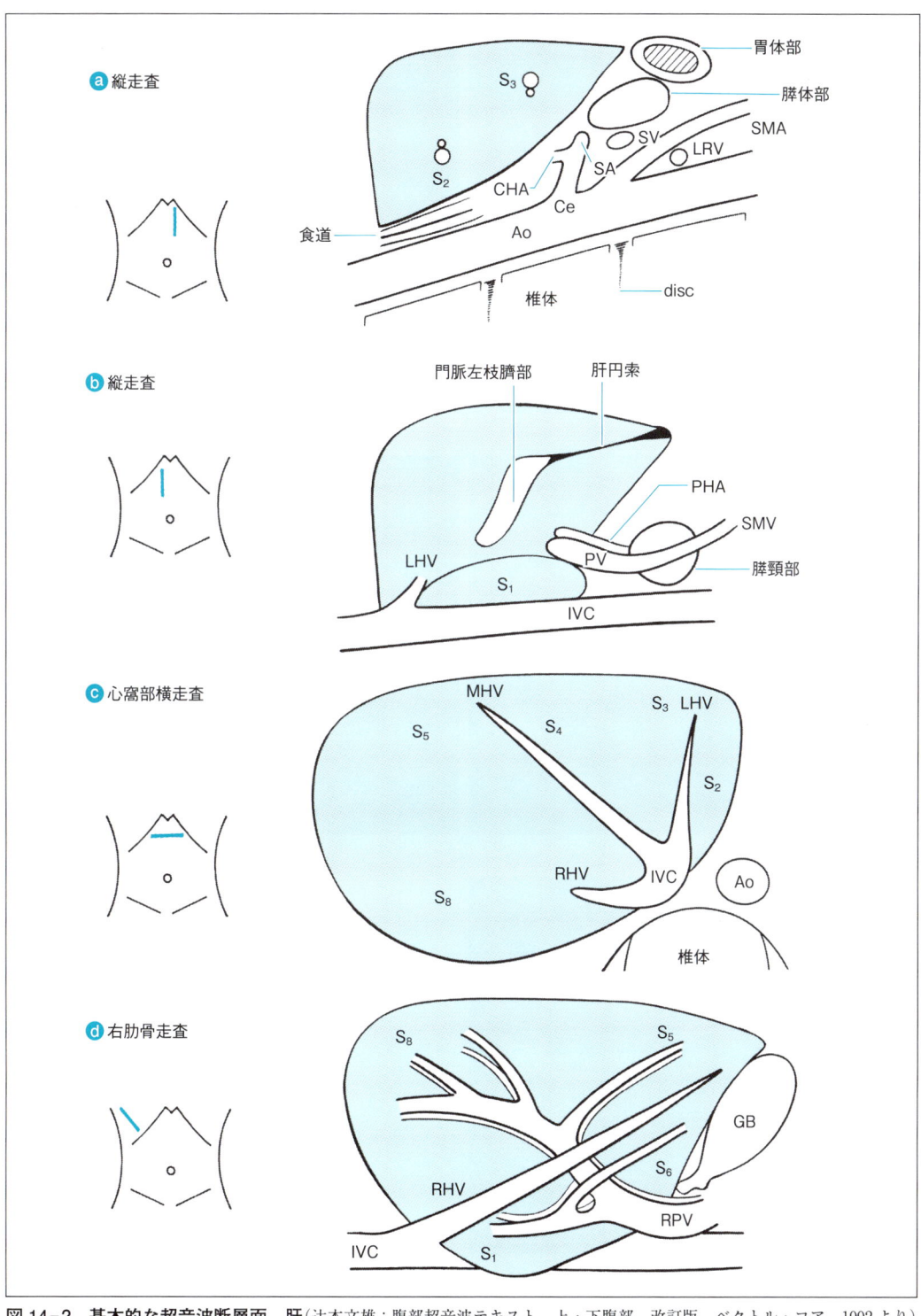

図 14-2 **基本的な超音波断層面，肝**(辻本文雄：腹部超音波テキスト─上・下腹部─改訂版，ベクトル・コア，1992 より)

Ao	大動脈	LPV	門脈左枝	SV	脾静脈	SMV	上腸間膜静脈
IVC	下大静脈	RHV	右肝静脈	LRV	左腎静脈	CBD	総胆管
Ce	腹腔動脈	MHV	中肝静脈	CHA	総肝動脈	GB	胆囊
PV	門脈本幹	LHV	左肝静脈	PHA	固有肝動脈		
RPV	門脈右枝	SA	脾動脈	SMA	上腸間膜動脈		

426　Ⅰ．画像診断

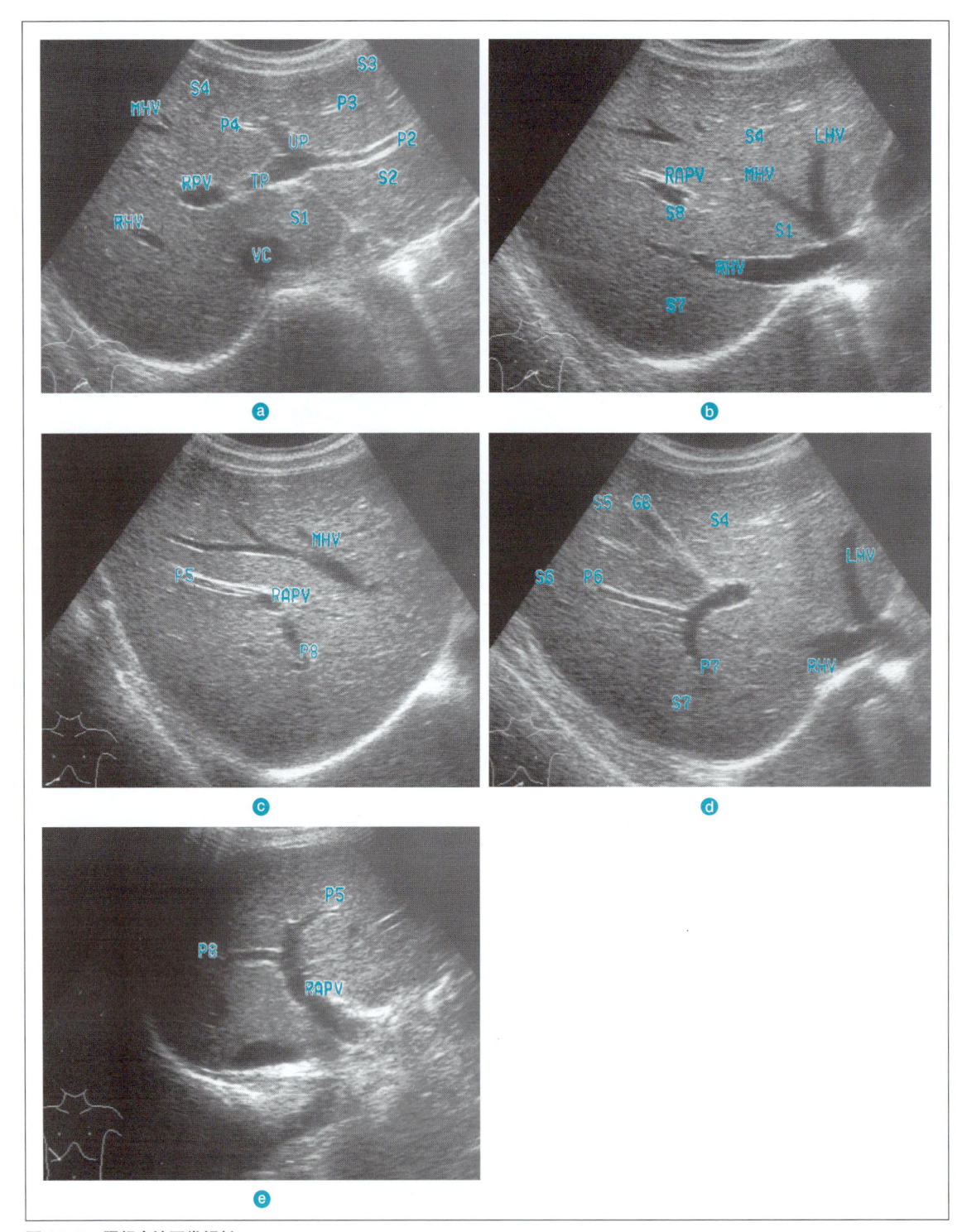

図14-3　肝超音波正常解剖
ⓐ, ⓓ：正中部季肋下走査　ⓑ, ⓒ：右季肋下走査　ⓔ：右肋間走査
S1：尾状葉, S2：左葉背外側区, S3：左葉腹外側区, S4：左葉内側区, S5：右葉前下区, S6：右葉後下区, S7：右葉後上区, S8：右葉前上区, RPV：肝内門脈右枝, TP：門脈本幹, UP：肝内門脈左枝臍部, RAPV：肝内門脈右葉前枝, P2：左背外側区域枝, P3：左腹外側区域枝, P4：左葉内側区域枝, P5：右葉前下枝, P6：右葉後下枝, P7：右葉後上枝, P8：右葉前上枝, VC：下大静脈, RHV：右肝静脈, MHV：中肝静脈, LHV：左肝静脈, GB：胆嚢

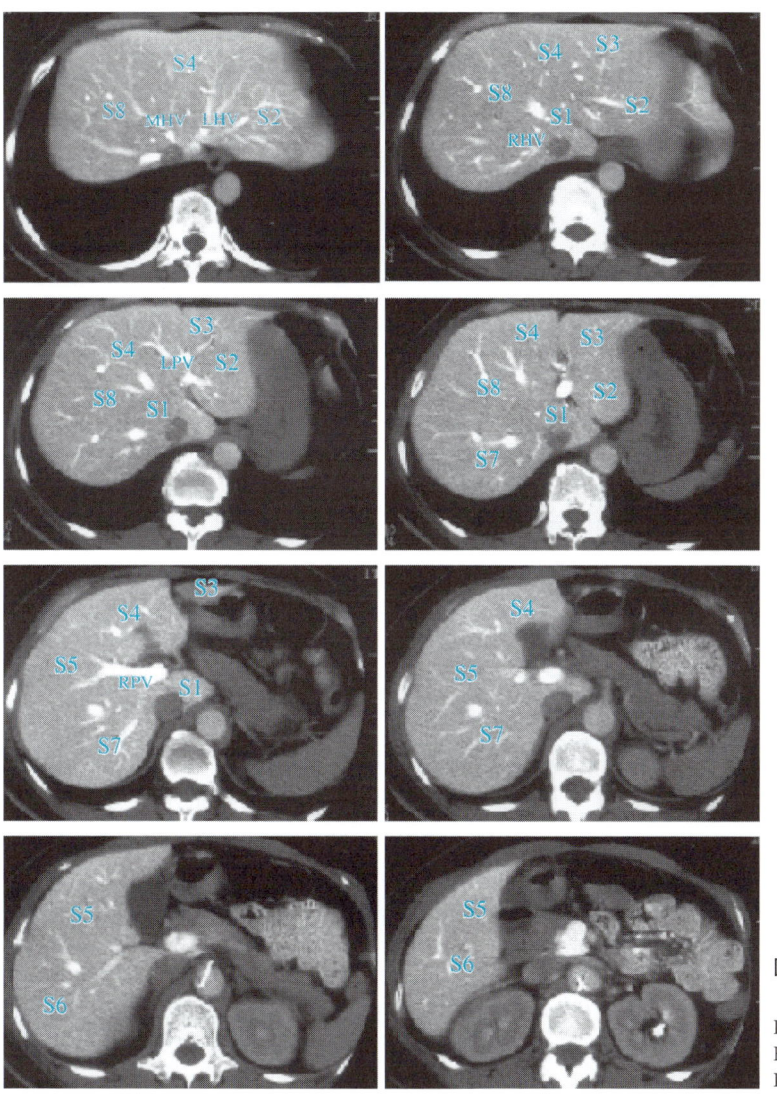

図 14-4　肝 CT 解剖（経動脈性門脈造影下 CT 像）

LHV：左肝静脈，MHV：中肝静脈，
RHV：右肝静脈，RPV：右肝内門脈枝，
LPV：左肝内門脈枝

ⓐ：T₁ 強調像　　　ⓑ：T₂ 強調像

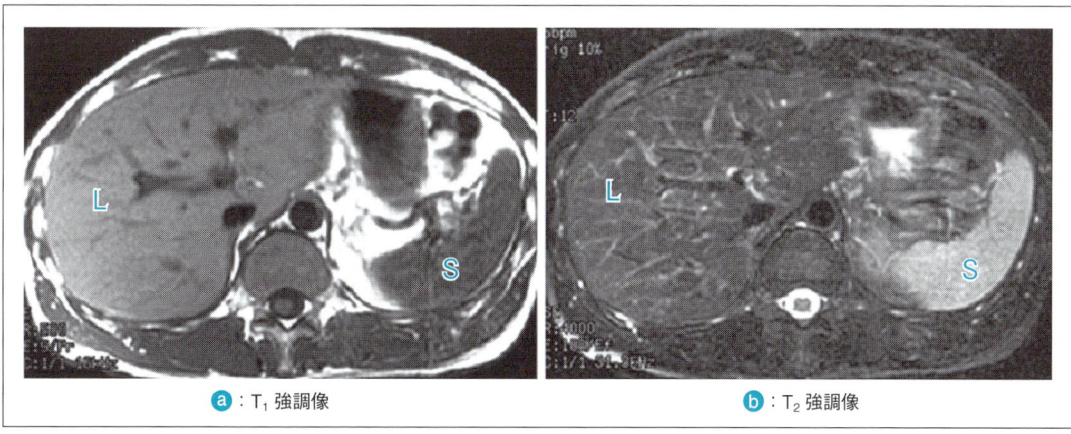

図 14-5　正常肝 MRI
ⓐ：T₁ 強調像．肝（L）は筋肉や脾（S）に比して高信号に描出される．
ⓑ：T₂ 強調像．肝（L）は脾（S）に比して低信号を呈するが，筋肉に比べれば軽度ながら高信号に描出される．

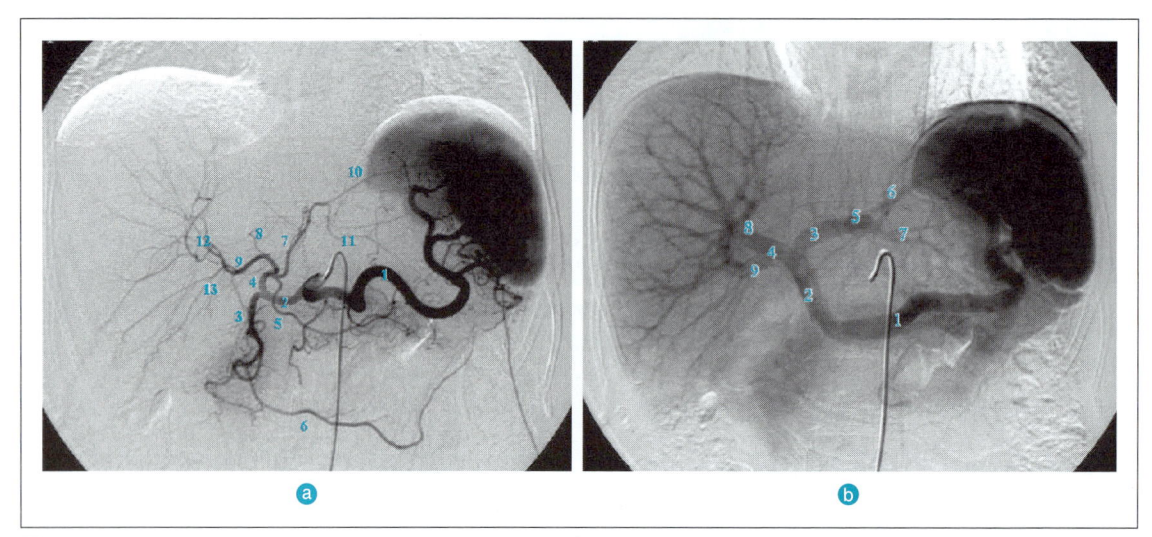

図14-6

ⓐ：腹腔動脈造影動脈相（DSA）

脾動脈（1），総肝動脈（2），胃十二指腸動脈（3），固有肝動脈（4），右胃動脈（5），右胃大網動脈（6），左肝動脈（7），中肝動脈（8），右肝動脈（9），左葉背外側枝（10），左葉腹外側枝（11），右葉前枝（12），右葉後枝（13）

ⓑ：腹腔動脈造影門脈相（DSA）

脾静脈（1），門脈本幹（2），門脈左枝（3），門脈右枝（4），門脈臍部（5），左葉背外側枝（6），左葉腹外側枝（7），右葉前区域枝（8），右葉後区域枝（9）

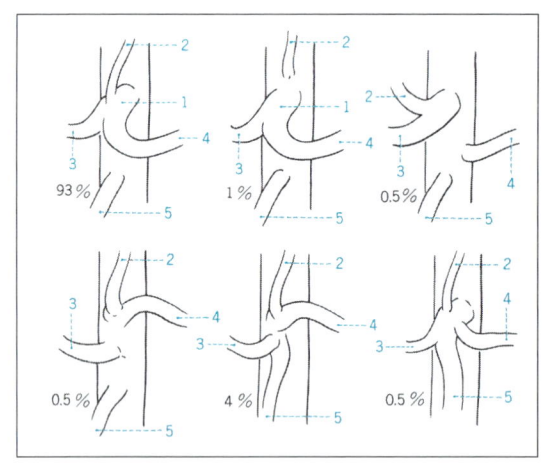

図14-7 腹腔動脈よりの1次分枝および上腸間膜動脈の分枝形成

1：腹腔動脈幹　celiac trunk
2：左胃動脈　left gastric artery
3：総肝動脈　common hepatic artery
4：脾動脈　splenic artery
5：上腸間膜動脈　superior mesenteric artery

膜動脈が共通幹を形成する celiacomesenteric trunk 0.5％という報告がある（図14-7）．右肝動脈あるいは後区域肝動脈が上腸間膜動脈から分岐する変異は約25％に，左肝動脈全体あるいは一部が左胃動脈から分岐する変異は約25％にみられ頻度が高い．

肝内門脈の分岐形式には変異が比較的少なく，図14-8のように命名されている．肝内肝動脈は門脈に伴走するので，門脈同様に呼称される．肝静脈はそれぞれの肝区域の間を走行し下大静脈に注ぐ（図14-9）．

B 胆道の正常像とその画像解剖

1 超音波断層像

胆嚢は卵円形を呈し，肝右葉と左葉の間の胆嚢窩に存在する．十二指腸球部や大腸肝彎曲部とも隣接している（図14-10）．胆嚢のサイズには個人差があるが正常では長径8cm，短径4cm以下である．胆嚢壁は3mm以下であり，3mm以上の場合には胆嚢壁肥厚といえる．胆管は左右の肝内胆管の合流部から胆嚢管の合流部までが総肝管であり，胆嚢管合流部以下乳頭開口部までが総胆管である．左右肝管合流部から膵上縁までを2等分して上部・中部胆管に区分し，膵内胆管は下部胆管とよぶ．肝十二指腸間膜内門脈の右前方に上部〜中部胆管が，左前方に肝動脈が走行しているが，その横断像がミッキーマウスの顔を連想させることから Mickey mouse sign ともよばれている（図14-11）．正常肝内胆管は肝門部で3mm以下，総胆管で4〜7mmである．

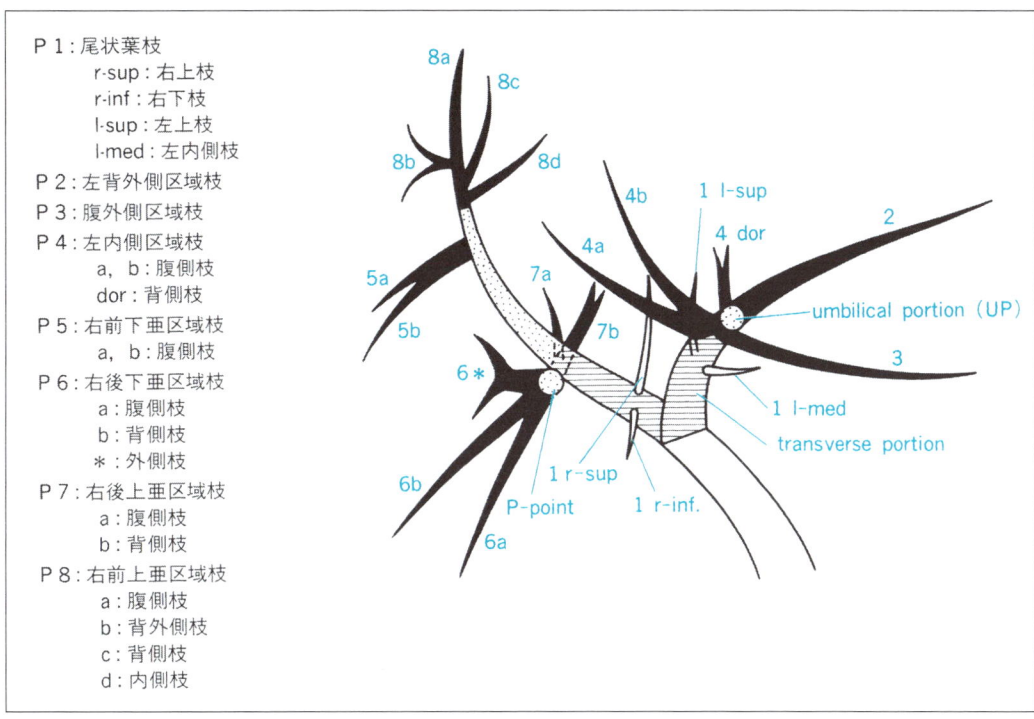

P 1：尾状葉枝
　　r-sup：右上枝
　　r-inf：右下枝
　　l-sup：左上枝
　　l-med：左内側枝
P 2：左背外側区域枝
P 3：腹外側区域枝
P 4：左内側区域枝
　　a，b：腹側枝
　　dor：背側枝
P 5：右前下亜区域枝
　　a，b：腹側枝
P 6：右後下亜区域枝
　　a：腹側枝
　　b：背側枝
　　＊：外側枝
P 7：右後上亜区域枝
　　a：腹側枝
　　b：背側枝
P 8：右前上亜区域枝
　　a：腹側枝
　　b：背外側枝
　　c：背側枝
　　d：内側枝

図 14-8　肝内門脈解剖（高安分類）
（松井　修編著：肝の画像診断，医学書院，1995. p. 43 より）

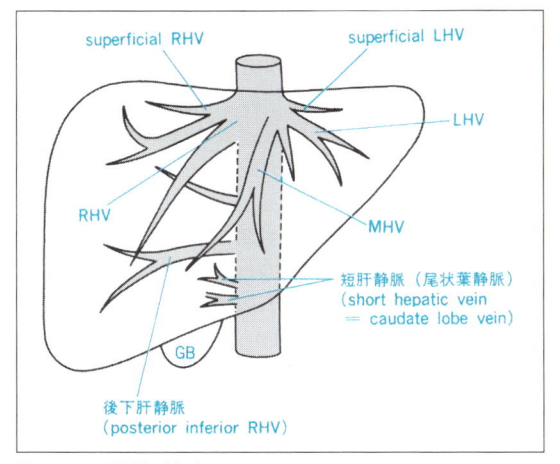

図 14-9　肝静脈解剖
肝静脈分岐模式図
（松井　修編著：肝の画像診断，医学書院，1995. p. 46 より）

2　X 線 CT 像

　肝外胆管は肝十二指腸靱帯内では門脈の前方を伴走し，膵頭部外後縁で十二指腸下行脚に開口する．膵内胆管は膵頭部内の小円形低吸収域として同定できる．肝内胆管は正常では一般に同定困難である（図 14-12）．

3　胆道造影像

　胆管系の名称を図 14-13 に示す．正常では胆嚢内腔，胆嚢頸部，胆管系は均一に造影される．胆嚢管は蛇行する．経口胆嚢造影では胆管系は一般に描出されない．胆嚢が造影されない場合は，経口胆嚢造影では腸での吸収障害を除外する必要がある．高度の肝機能障害や閉塞性黄疸例では経口および経静脈性胆道造影で胆道系の描出が得られない．これらの原因が除外できれば胆嚢管の閉塞（炎症，結石，癌などによる）が考えられる．

　経口胆嚢造影法　造影剤（非水溶性の iopanoic acid あるいは水溶性の sodium iopodate）を服用し，以後水分の摂取のみを許し，10～18 時間後に撮影を行う．現在わが国ではほとんど行われない．

　経静脈性胆道造影　造影剤 iotroxic acid 水溶液 50 ml を緩徐に点滴静注する．点滴終了後経時的に X 線撮影を行う．総胆管が濃厚に造影される 20 分以内で断層撮影を行うことが多い．本法は簡便であるが造影剤による副作用の頻度が比較的高く，わが国では施行頻度は激減している．総胆管結石や胆嚢腺筋症の診断に有用であるが，黄疸が強い場合は造影不良となる．MDCT で撮影し，3D 像で胆管系の解剖や全体像を得る方法が精密診断として行われる場合がある（drip infusion cholangiography CT；DIC-CT）．

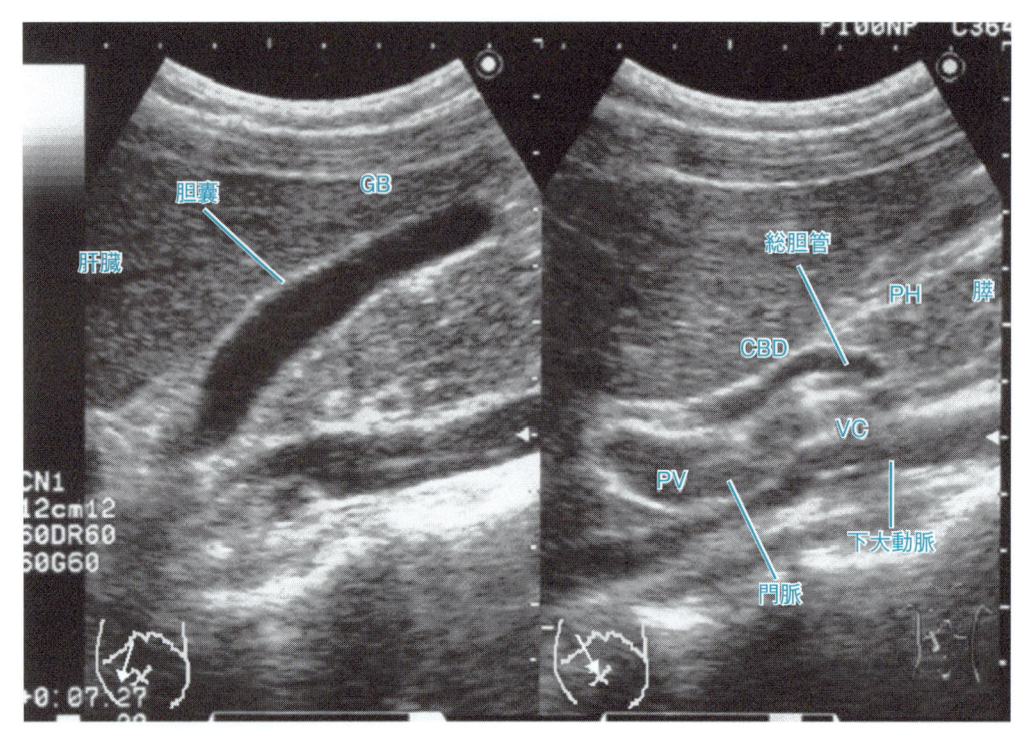

図 14-10　正常胆道超音波解剖

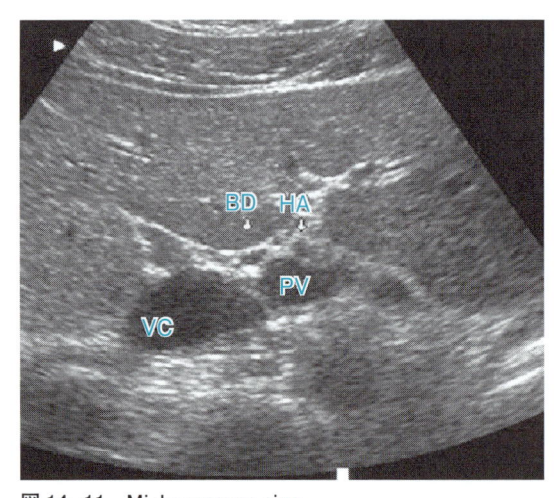

図 14-11　Mickey mouse sign
肝門部付近の横断像では門脈(PV)の右前方に上部胆管(BD)が，左前方に肝動脈(HA)が存在している．

4　MRI(MRCPを含む)像

　液体である胆汁の信号強度を反映し，正常胆管はT_1強調像では低信号，T_2強調像では高信号を示す．しかし，濃縮能を有する正常胆嚢を空腹時に撮像すると，濃縮胆汁の緩和時間の短縮を反映し，胆嚢内腔はT_2強調像のみならずT_1強調像でも高信号を呈する．CTに比して分解能が劣るが，胆嚢，胆管ともに正常壁は低信号に描出される(図 14-14)．
　MRCPは，液体成分のみが描出される極めて長いTEで撮像したT_2強調像であり，正常胆管はもとより胆嚢が明瞭な高信号に描出される(図 14-14 ⓒ)．

5　血管造影像

　胆嚢動脈は，通常は右肝動脈から分岐するが変異は多い(図 14-15)．また2～3本存在することもある．分岐後は表在枝と深枝に別れ胆嚢を囲むように分布する．胆管は随伴する肝動脈から胆管周囲血管叢 peribiliary vascular plexus を通じて栄養されるが，総胆管レベルでは膵頭部に分布する動脈により栄養される．

C　膵の正常像とその画像解剖

1　超音波断層像

　膵は，胃の後方の後腹膜腔に位置する．膵体部の後面に接して脾静脈が走行している．膵体部は左側をやや上にした横断走査で比較的容易に同定できる．膵尾部は心窩部からの走査では描出しにくいので，左肋間走査で脾門部から観察する必要がある．膵頭部から膵鉤部は横断像のみならず縦断像での観察も必要である．正常膵管は2mm以下の径であり，膵体部におい

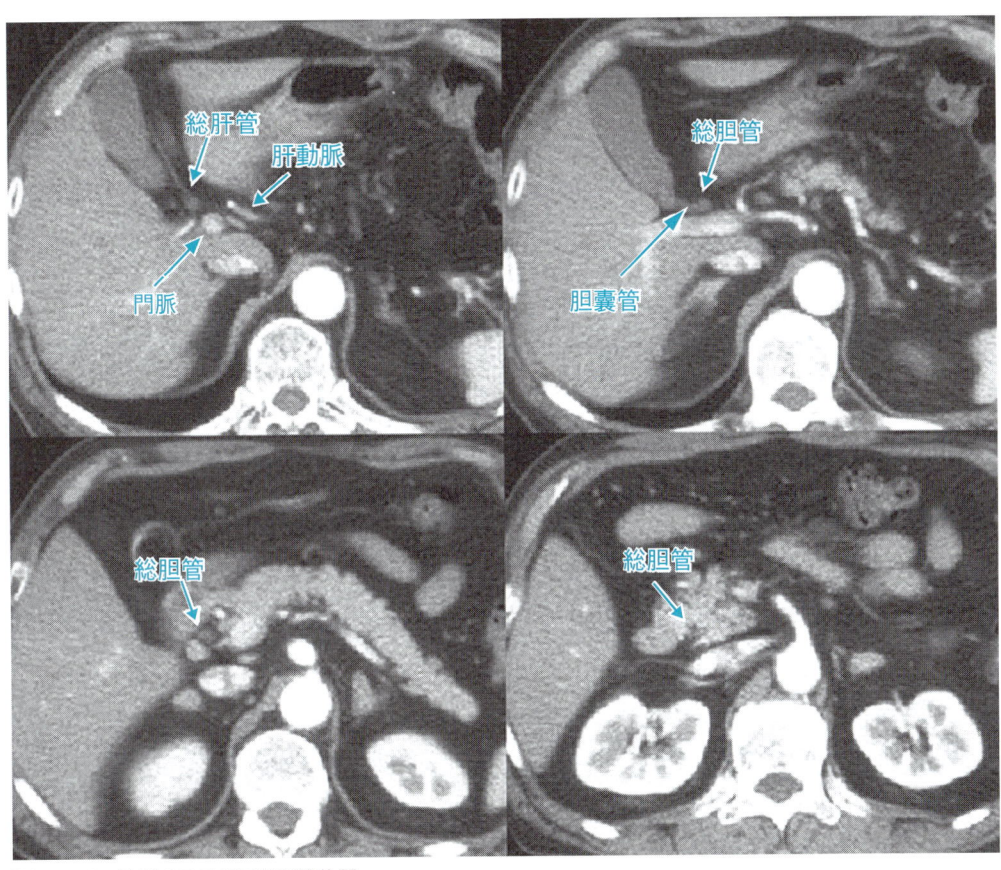

図14-12 造影CTでの正常胆管位置

て同定しやすい．膵のスクリーニングに際しては膵の大きさ，エコーレベル，総胆管，主膵管の拡張の有無，腹腔動脈から脾動脈ならびに総肝動脈，上腸間膜動脈，脾静脈ならびに上腸間膜静脈から門脈本幹などの膵周囲の脈管を正確に同定しながら走査をしていくことが重要である（**図14-16，17**）．膵は加齢とともに萎縮し，脂肪沈着のためにエコーレベルも上昇してくる．

2 X線CT像

膵頭部は十二指腸窓内に，体部は上腸間膜動静脈の腹側にあり，尾部は脾門に向かう．このように膵は右下から左上に斜めに走行しており，CTで膵全体を描出するには上下10 cmの範囲のスキャンが必要なこともある．膵中央部には主膵管が走るが，正常では通常は同定できない．膵体尾部は脾静脈の背側を走行し，上腸間膜静脈と合わせて膵の同定の目安として有用である（**図14-18**）．CTでは膵は体脂肪の多い肥満者で良好に描出され，USとは対照的である．膵の大きさや内部の吸収値には個人差が大きく明確な基準は

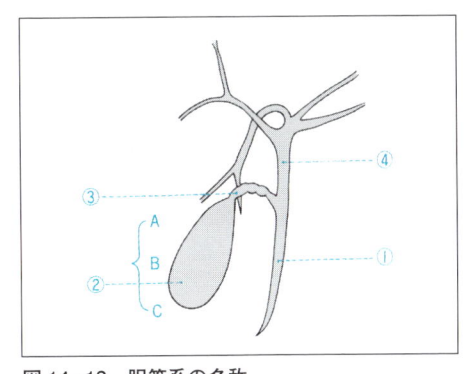

図14-13 胆管系の名称
①：総胆管
②：胆囊
　A：頸部　B：体部　C：底部
③：胆囊管
④：総肝管

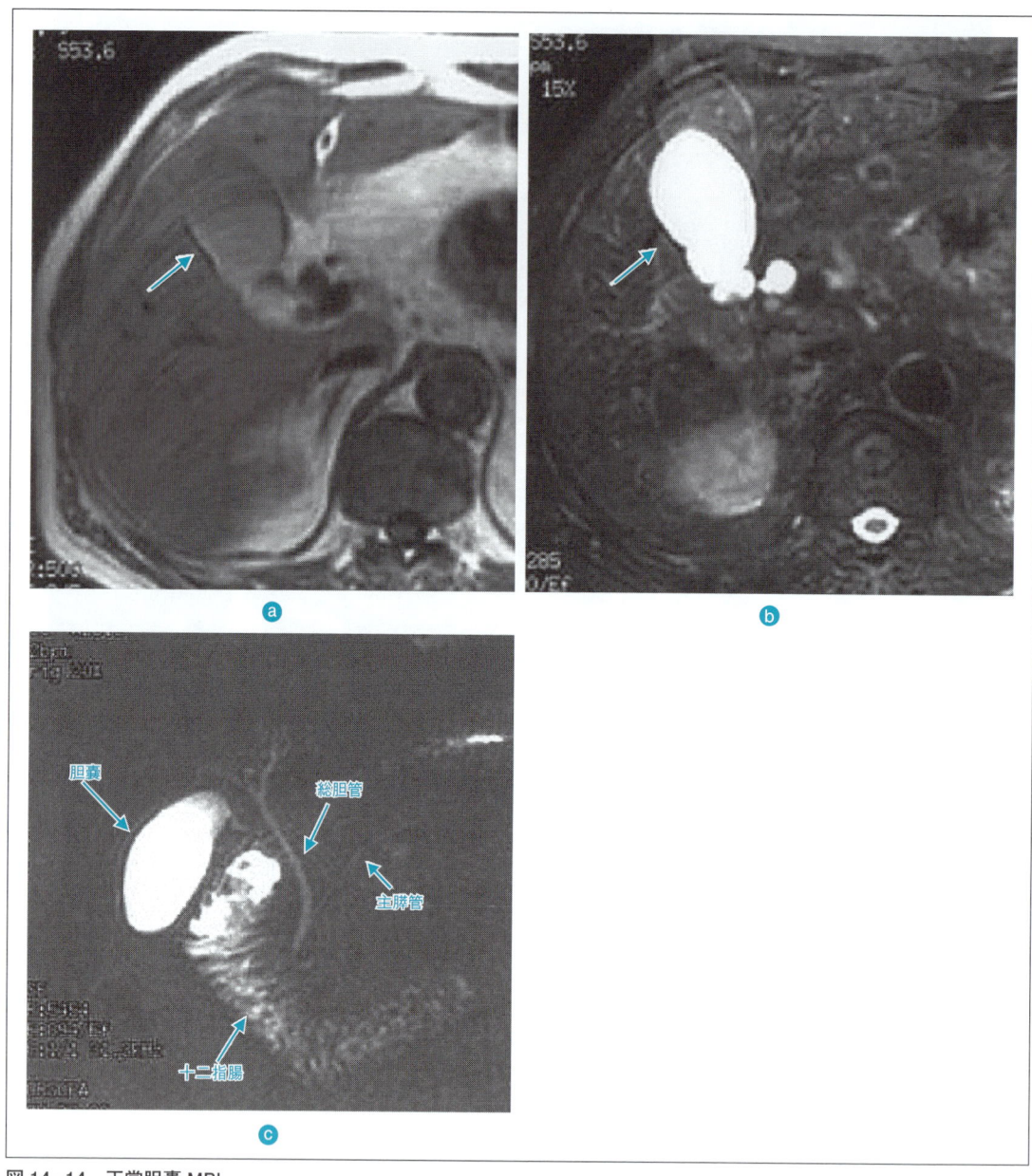

図 14-14　正常胆嚢 MRI
ⓐⓑ：胆嚢（矢印）は正常では濃縮された胆汁のために T₁ 強調像（ⓐ），T₂ 強調像（ⓑ）ともに高信号を示す．ⓒ：正常 MRCP 像

設定されていない．脂肪置換は鉤部に少ない傾向にある．膵頭部には総胆管が輪切り像として観察される．

3　MRI（MRCP 含む）像

膵実質は，T₁ 強調像では肝や脾よりも軽度高信号を呈し，T₂ 強調像では中等度高信号を示す．脂肪抑制 T₁ 強調像では，膵の輪郭が最も明瞭となるとともに膵実質自体が明らかな高信号に描出される．主膵管は T₁ 強調像で低信号，T₂ 強調像では高信号に描出される．正常径に差異がみられ，加齢に伴い太くなる傾向がある（図 14-19）．

MRCP は，液体成分のみを描出する目的で TE を極めて長く設定して撮像した T₂ 強調像であり，膵管が明瞭な高信号に描出される．周囲の構造も描出されるような中等度の TE で撮像した T₂ 強調像では膵実質も描出されるため，膵管と実質との位置関係がよく

14 肝・胆・膵・脾　433

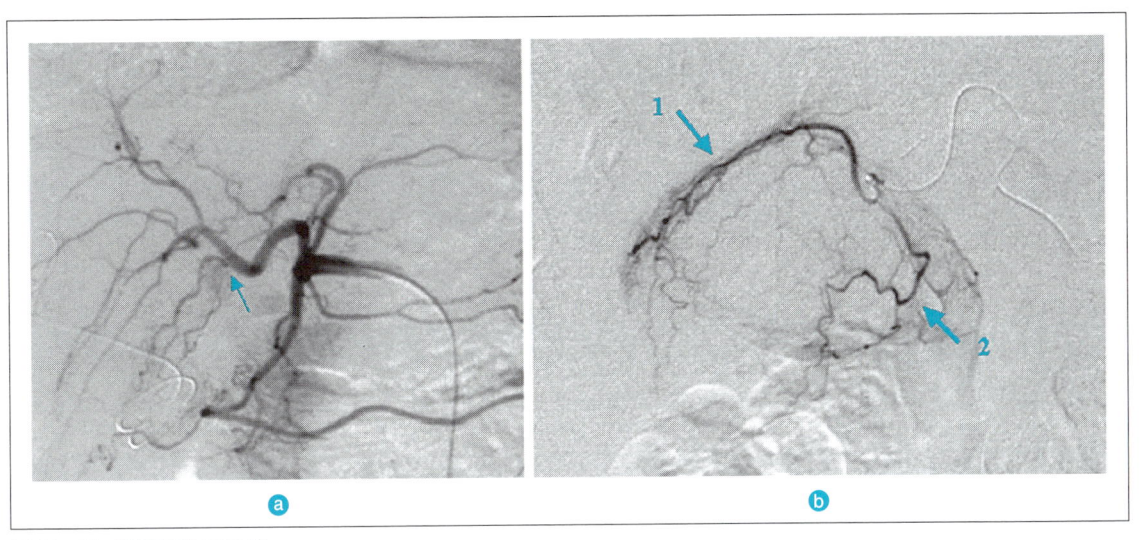

図 14-15　胆嚢動脈 DSA 像
総肝動脈動脈造影(ⓐ)では胆嚢動脈は右肝動脈から分岐している(矢印).選択的胆嚢動脈造影(ⓑ)では表在枝(2)と深在枝(1)に分岐し胆嚢をとりかこんでいる.ⓐとⓑは異なった症例である.

ⓐ 膵体部〜尾部走査　　ⓑ 膵頭部走査

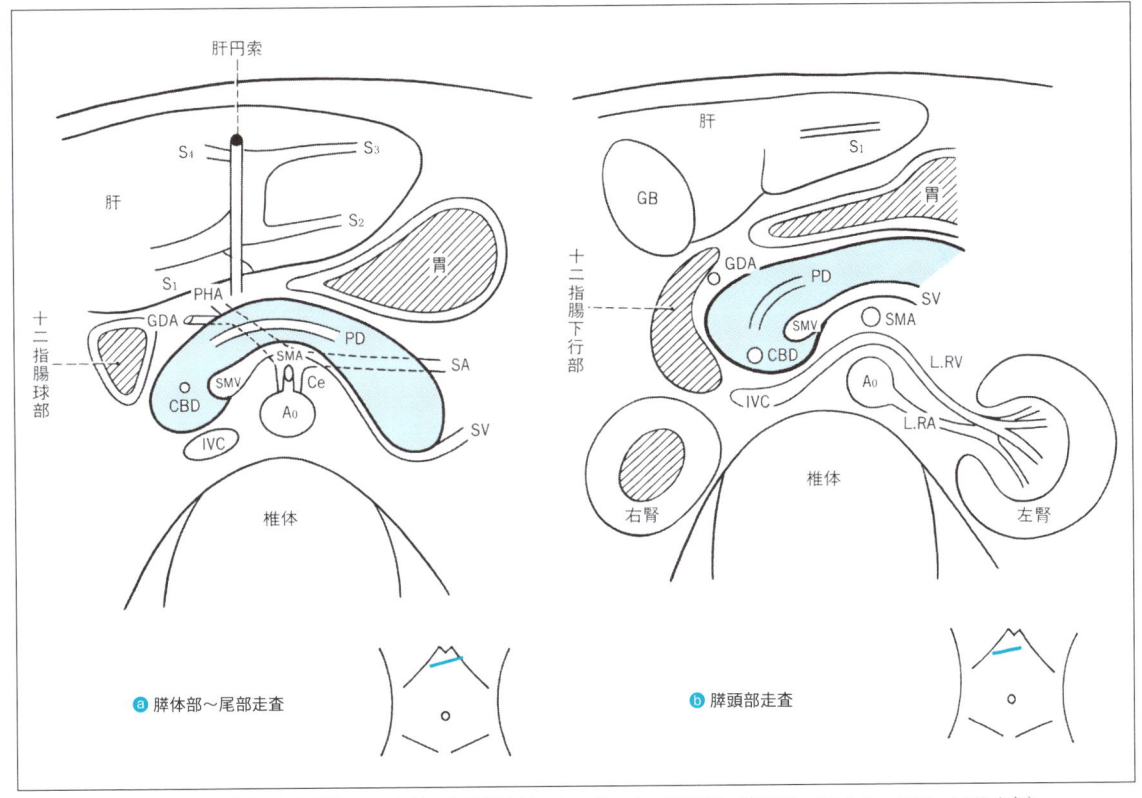

図 14-16　基本的な超音波断層面膵 (辻本文男：腹部超音波テキスト－上・下腹部－改訂版,ベクトル・コア,1992 より)

PV	門脈	SMV	上腸間膜静脈	LRA	左腎動脈	GDA	胃十二指腸動脈
Ao	大動脈	SA	脾動脈	LRV	左腎静脈	CBD	総胆管
IVC	下大静脈	SV	脾静脈	PHA	固有肝動脈	PD	総膵管
SMA	上腸間膜動脈	Ce	腹腔動脈	CHA	総肝動脈	GB	胆嚢

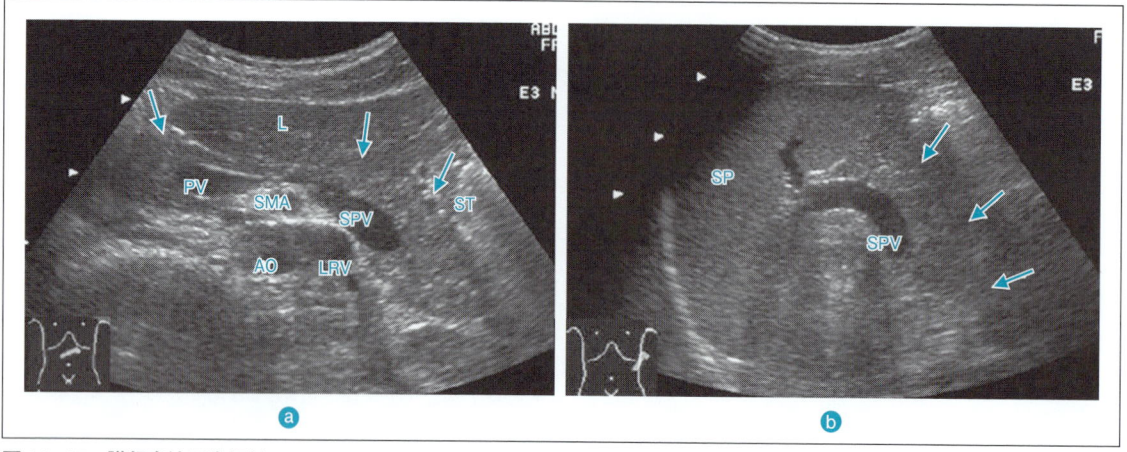

図 14-17　膵超音波正常解剖
やや左側を上方にした横断走査(ⓐ)にて膵は脾静脈(SPV)の前面に接して存在する(矢印)．エコーレベルは肝と同程度かやや高エコーを示す．左肋間走査(ⓑ)で脾門部をみるようにすると脾静脈の前方に膵尾部が同定できる(矢印)．L：肝左葉外側区域，PV：門脈，SMA：上腸間膜動脈，AO：大動脈

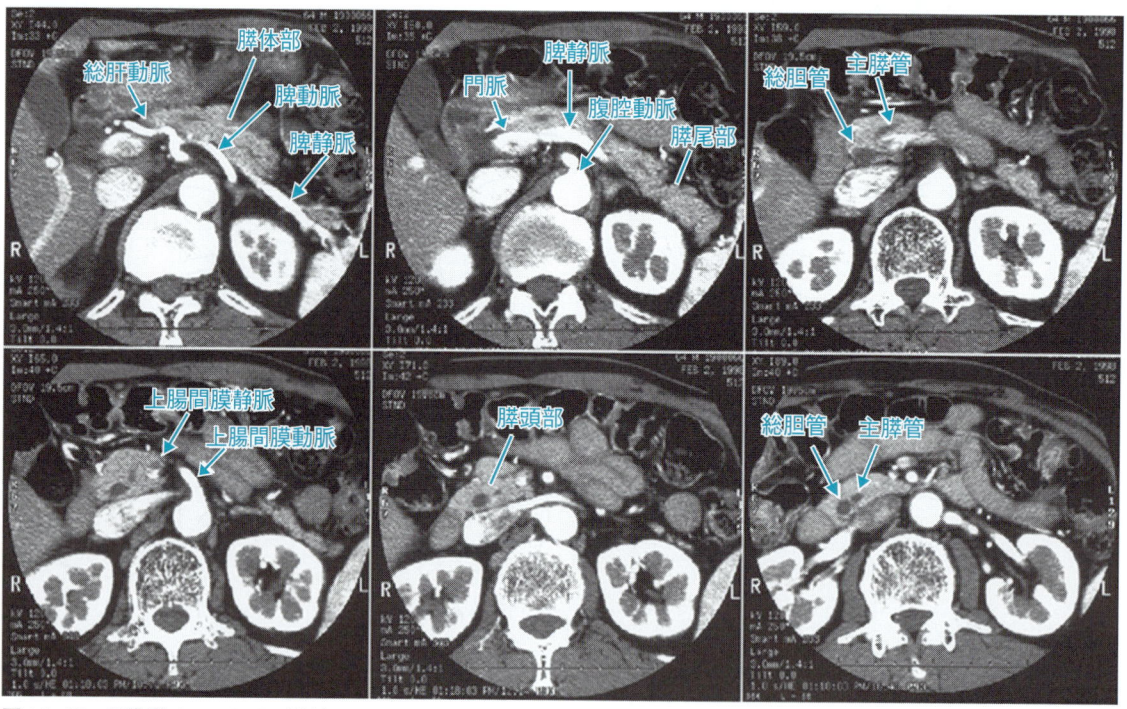

図 14-18　正常膵 dynamic CT 解剖

把握できる(図 14-14 ⓒ)．

4　血管造影像

　膵の動脈は変異が多いが定型的なものは図 14-20 のようなものが多い．膵体部には脾動脈根部あるいは上腸間膜動脈根部から分岐する背側膵動脈が分布し，さらに膵体尾部の長軸に沿って横走膵動脈が分布する．膵尾部にはさらに大膵動脈，膵尾動脈が脾動脈より分布する．膵頭部は胃十二指腸動脈より分岐し，膵頭部後面を走行する後上膵十二指腸動脈と前面を走行する前上膵十二指腸動脈で栄養される．これらは膵頭部を通過したあとで吻合し下膵十二指腸動脈を形成し，その後上腸間膜動脈に吻合する．これらの膵内動脈間には密接な吻合がある．また，膵頭部アーケードを介して腹腔動脈領域と上腸間膜動脈領域はお互いに血流を補い合う．

14 肝・胆・膵・脾   435

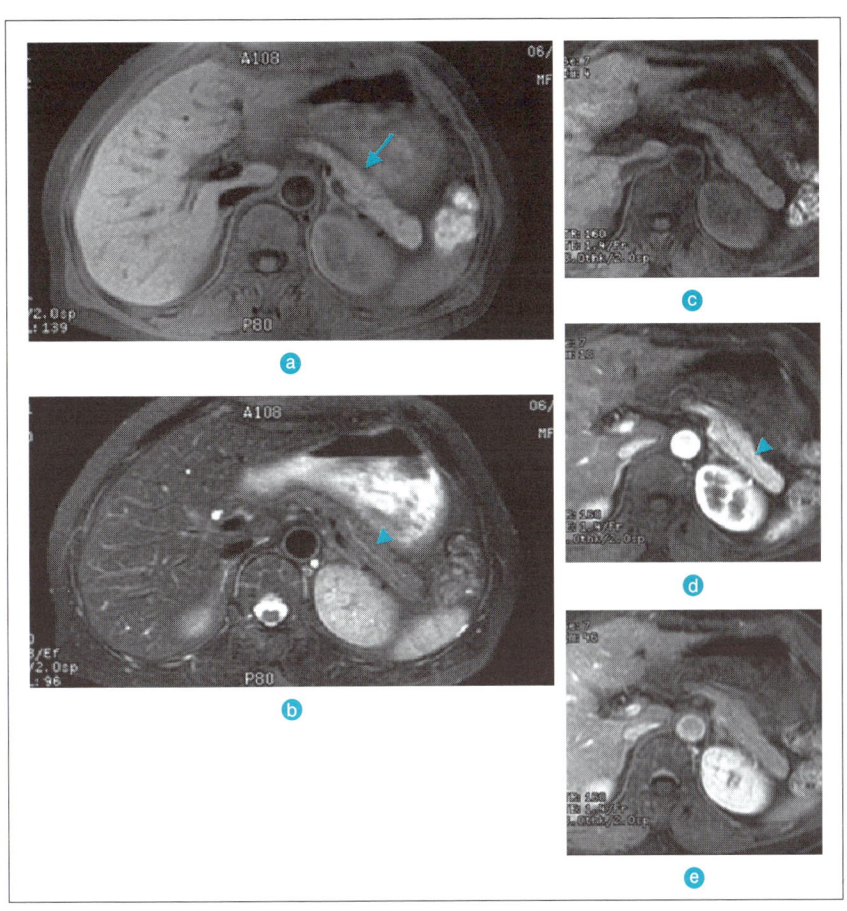

図 14-19　正常膵 MRI 像

正常膵は脂肪抑制併用 T_1 強調像（ⓐ）では腺房内の高蛋白成分を反映して肝と同等かやや高信号を呈する（矢印）．T_2 強調像（ⓑ）では信号は肝とほぼ等信号であり，正常主膵管も高頻度に同定可能である（矢頭）．ダイナミック MRI（ⓒ－ⓔ）では動脈優位相（ⓓ）で濃染するのが特徴であり，主膵管も同定できる（矢頭）．ⓒ：造影前　ⓔ：後期相（平衡相）

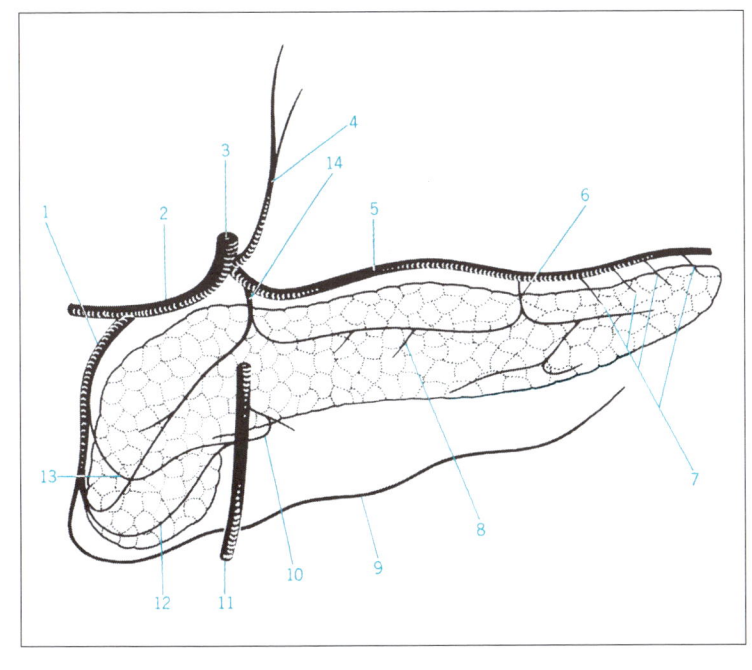

図 14-20　膵周囲の動脈

1：胃十二指腸動脈 gastroduodenal artery
2：総肝動脈 common hepatic artery
3：腹腔動脈 celiac artery
4：左胃動脈 left gastric artery
5：脾動脈 arteria pancreatia magna
6：大膵動脈 arteria pancretia magna
7：膵尾動脈 caudal pancreatic arteries
8：横走膵動脈 right gastroepiploic artery
9：右胃大網動脈 right gastroepiploic artery
10：下膵十二指腸動脈 inferior pancreatico-duodnal artery
11：上腸間動脈 superior mesenteric artery
12：前膵十二指腸動脈 anterior pancreatico-duodenal artery
13：後膵十二指腸動脈 posterior pancreatico-duodenal artery
14：背側膵動脈 dorsal pancreatic artery

5 ERCP像

　腹腔動脈造影では脾静脈を介して，上腸間膜動脈造影では上腸間膜静脈を介して門脈が造影される．

　膵の導管系は腹側原基のWirsung管と背側原基のSantorini管からなるが，前者が優位となって主膵管となる．主膵管と総胆管は共通管（common channel）を形成し十二指腸乳頭部（大乳頭）に開口する場合が多い．中心導管となる主膵管は乳頭部から膵尾部まで膵の中心部を貫通する．副膵管（Santorini管）は膵頭部の頭側を走行し副乳頭部と主膵管をつなぐ．正常主膵管径は2～3mm前後である．主膵管には多数の分枝が注ぐ（図14-21）．

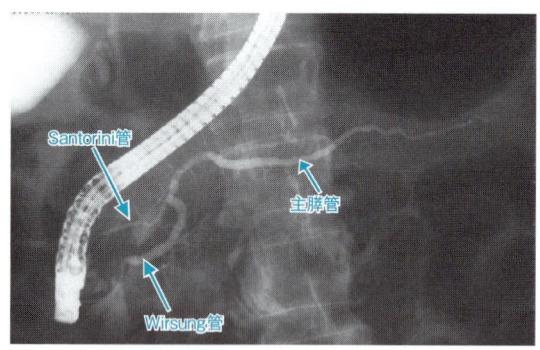

図14-21　ERCP正常像

肝・胆・膵疾患の画像所見

A　肝疾患

1　びまん性肝疾患の画像所見

a．急性肝炎 acute hepatitis

病理・病態　急性肝炎の基本的組織像は肝細胞の変性壊死とその再生であり，炎症反応や浮腫が門脈域や胆嚢にみられる．肉眼的には肝，脾の腫大がみられる．

画像所見　USでは肝実質のエコーの低下と門脈壁の明瞭化がみられる．胆嚢内腔の虚脱と壁の浮腫状肥厚がみられる（図14-22）．CTでは，肝門から比較的太いレベルの肝内門脈周囲にtram-line状あるいはリング状の低吸収域がみられることがある（図14-23）．この所見（門脈周囲低吸収域 periportal collar）は他の病態，例えば肝移植後，外傷や腫瘍による肝リンパ系の閉塞や拡張，心不全によるうっ血性心不全などでもみられる．periportal collarはMRIで鋭敏に描出される．T_1強調像では低信号に，T_2強調像では高信号に描出される（periportal abnormal intensity；PAI）．

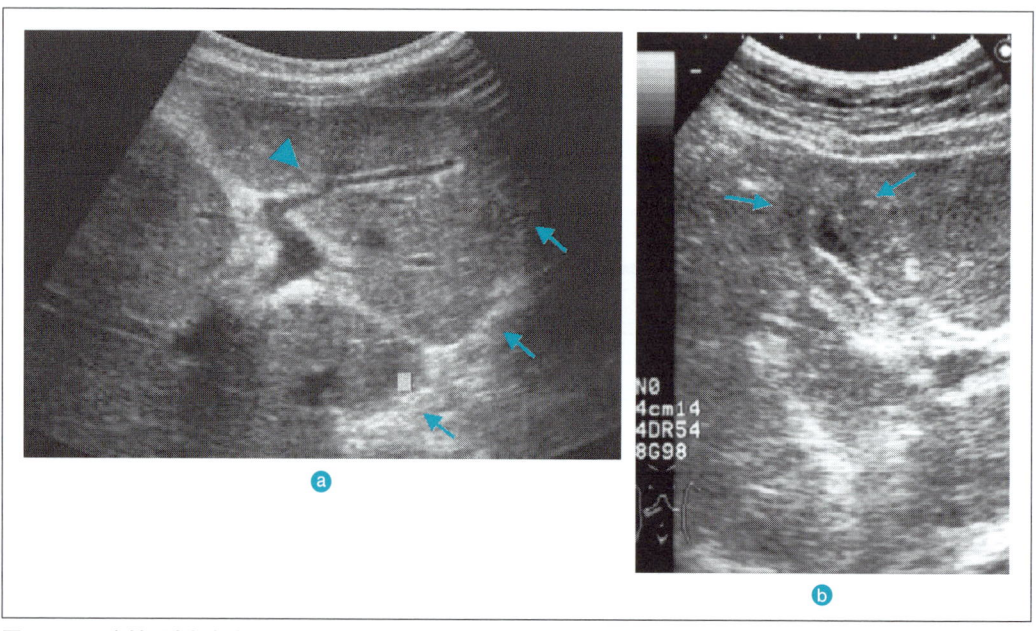

図14-22　急性肝炎超音波像
ⓐ：肝の腫大と辺縁の鈍化（矢印）に加え，肝内門脈左枝周囲のグリソン鞘の拡大が高エコー帯（矢頭）として描出されている．
ⓑ：胆嚢壁の著明な浮腫状肥厚をみる（矢印）．

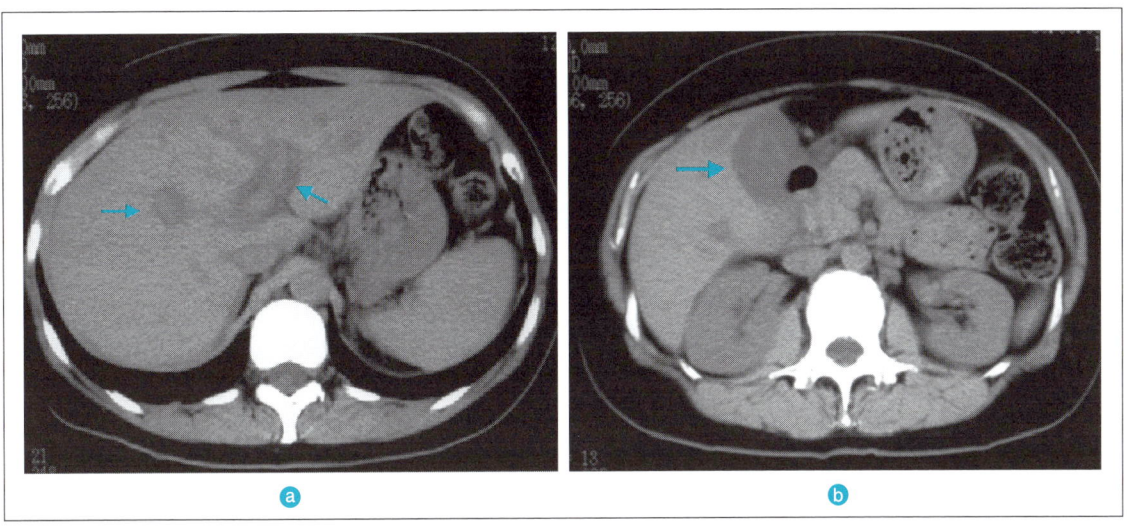

図14-23 急性肝炎単純CT像
ⓐ：門脈周囲が線状あるいはリング状の低吸収 periportal collar sign を呈する（矢印）．グリソン鞘の炎症性変化を反映する所見である．
ⓑ：胆嚢内腔の虚脱と壁の浮腫状肥厚が認められる（矢印）．

b．劇症肝炎 fulminant hepatitis

病理・病態 急性肝炎の特殊型であり，広汎な肝細胞の壊死，脱落と浮腫，出血性変化がみられる．亜広汎性肝壊死の場合は，地図状，斑状，顆粒状の肝実質の残存や再生がみられる．

画像所見 肝萎縮がみられる．USでは実質の不規則な斑状エコーがみられる．CT吸収値のびまん性あるいは地図状，斑状の低下がみられる．腹水，脾腫や胆嚢虚脱も高率にみられる．

c．慢性肝炎 chronic hepatitis

病理・病態 肝での炎症が6か月以上持続している状態であり，門脈域を中心として病変がみられる．その進行性変化の終末像として肝硬変がある．したがって，病変の進行の程度によっては画像上無所見のものから肝硬変に近い所見を呈するものまで様々である．

画像所見 一般には，軽度の肝脾腫や肝縁の鈍化といった軽微な変化しかみられない場合が多く，病期の進んでいない慢性肝炎の画像診断は困難である．

d．肝硬変 liver cirrhosis

病理・病態 肝炎をはじめとする種々の慢性肝疾患の終末像として肝硬変がある．肝実質はびまん性に線維化と再生結節で置換される．肝は全体に萎縮するが，特徴的なことは右葉および左葉内側区の萎縮が強く，左葉外側区と尾状葉が腫大してくることである．肝縁は鈍化し，肝辺縁は凹凸不整を示す．ただし，アルコール性などの micronodular type の肝硬変ではこれらの形態的変化が認められず，肝は腫大することがある．門脈圧亢進症に伴う門脈大循環短絡（食道静脈瘤など），腹水，脾腫などが種々の程度にみられる．

画像所見 上記の形態的変化と肝表の凹凸がみられる．USでは，びまん性の不均一エコーあるいは結節様エコー，肝内脈管の不整狭小化や不明瞭化などが認められる（図14-24）．CTでは，再生結節が多発性の結節影として描出される場合もある（図14-25）．MRIでは，T_2強調像やGE法で再生結節が多発性結節状低信号域として認められる．動脈造影では肝内動脈の拡張蛇行がみられ，肝萎縮が強い場合は動脈の螺旋状走行（corkscrew pattern）がみられる．アルコール性肝硬変では，これらの形態学的変化が明らかにみられないことが少なくない（図14-26）．以上の所見に加えて，脾腫や門脈圧亢進症に伴う側副血行路，腹水（図14-28）などの所見も肝硬変の診断と治療に重要である．これらはUS，CT，MRIや血管造影のいずれでも高精度で評価できる．側副血行路としては胃冠状静脈から食道静脈，傍臍静脈，下腸間膜静脈から直腸静脈叢の経路が知られているが，画像診断ではこれらに加えて脾静脈あるいは胃静脈瘤から左副腎静脈を介して左腎静脈に注ぐ経路が高頻度に描出される（図14-27）．

e．脂肪肝 fatty liver

病理・病態 後天的な脂質代謝異常により，肝内に中性脂肪（トリグリセリド）が蓄積する病態である．小葉あるいは視野中に占める脂肪滴の散在する面積の割合で脂肪化の程度を軽度（＜30％），中等度（30～50％），高度（＞50％）とし，中等度以上を臨床的に脂肪肝とする傾向にある．

画像所見 肝実質のエコーレベルが増強し，いわゆる"bright liver"を呈する．正常者では，肝実質のエ

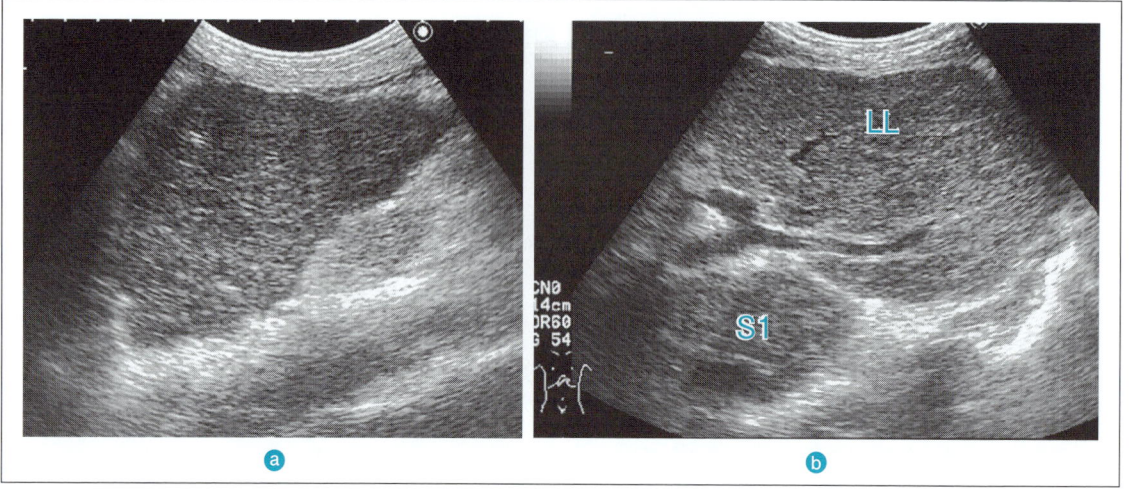

図14-24 肝硬変超音波像
ⓐ：左葉縦断像．肝表面が凹凸不整を示し，内部エコーも不均一である．
ⓑ：左葉横断像．尾状葉(S1)と左葉外側区(LL)の腫大をみる．

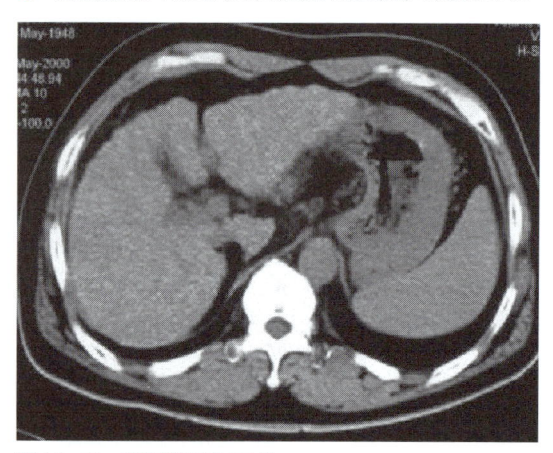

図14-25 肝硬変単純CT像
肝全体は萎縮するが，右葉と左葉内側区の萎縮が強く，左葉外側区が腫大している．肝縁は鈍化し，肝表面は凹凸不整を示す．

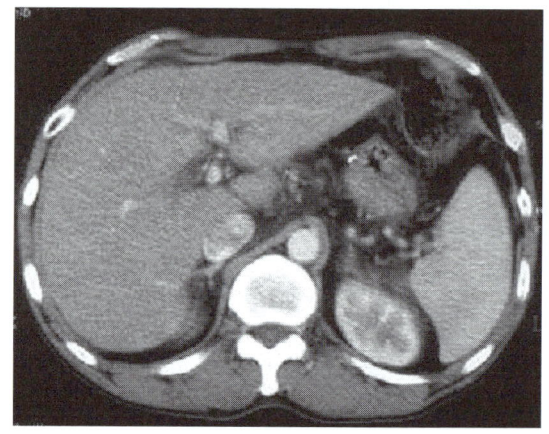

図14-26 アルコール性肝硬変造影CT像
脾腫に加え肝の腫大をみるが，明らかな変形を呈さない．

コーレベルは右腎皮質のそれよりもわずかに高い程度である．これに対して脂肪肝では，肝のエコーレベルは右腎皮質のそれよりも明らかに高く，肝腎コントラストの増強が認められる(図14-29)．CTでは高度の脂肪沈着では，肝は脾よりも明らかな低吸収を示すとともに，肝内脈管と肝実質のCT値が逆転し，肝内脈管がより高い吸収域として描出される(図14-30)．CT値がマイナスを示せば，その診断は容易である．脂肪沈着が中等度の場合，肝のCT値はそれほど低下しない．しかし肝内脈管が周囲肝実質と等吸収を示し，相対的低吸収域として識別できないときは，脂肪肝を考慮すべきである(図14-30 ⓑ)．MRIではT_1強調像，T_2強調像いずれにおいても信号強度の増加

がみられる．化学シフト画像chemical shift imagingで脂肪の特異的な認定が可能である．脂肪肝は通常びまん性であるが，時に沈着の程度が不均一であったり，あるいは局所的であること(局所脂肪浸潤 focal fatty change)がある．また，逆に脂肪肝で局所のみ脂肪沈着を欠く場合(spared area)がある．胆嚢静脈(門脈血を含まない)は胆嚢床部のS4やS5の門脈枝に還流し，また，胃静脈が6～10％前後の例でS4背側部に還流し，その分布はspared areaの好発部位と一致する(図14-29, 30)．

f．その他

1) 特発性門脈圧亢進症 idiopathic portal hypertension(IPH)では，肝内門脈血流障害のために末梢肝

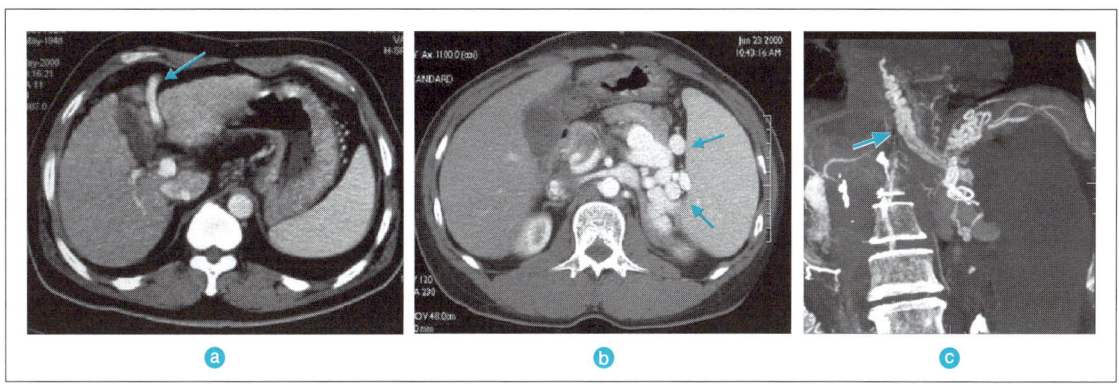

図 14-27 肝硬変による門脈側副血行路（造影 CT）
ⓐ：脾腫に加え，再開通し拡張した傍臍静脈が側副路として描出されている（矢印）．
ⓑ：脾腫に加え，怒張した脾腎側副路が描出されている（矢印）．
ⓒ：経動脈性門脈造影下 CT の MIP（maximal intensity projection）冠状断像で，食道静脈瘤が描出されている（矢印）．

区域が萎縮すると中等大の門脈や肝静脈の肝表への近接像や相互接近が認められる．これらの所見は US, CT や MRI でよく評価できる．

2）アミロイドーシス amyloidosis では肝は腫大し，内部は粗な hyperechoic pattern を示す．CT では，アミロイドの沈着が不均一な場合，より顕著な沈着部位は，単純 CT では低吸収域として描出され，造影 CT ではより明らかな低吸収域として描出される．

3）原発性胆汁性肝硬変 primary biliary cirrhosis（PBC）は，画像診断上の特徴に乏しく一般的な肝硬変との画像での鑑別は困難である．

4）Wilson 病 Wilson disease は一般的な肝硬変像を示すが，再生結節像がより強くみられることが多い．CT では，肝内に多結節像がやや高吸収域として出現することがある．

5）ヘモクロマトーシス hemochromatosis は，CT では沈着したヘモジデリンの影響で吸収値の増加をみる．また，肝のみならず脾，膵などでも吸収値の増加を認めることがある（図 14-C1）．T_2 強調像で筋肉よりも低信号を呈する（図 14-31）．

6）うっ血性肝障害，うっ血肝，Budd-Chiari 症候群では肝静脈や下大静脈の拡張および肝腫大を認める．US では健常者にみられる肝静脈，下大静脈径の呼吸性変動が減少または消失する．うっ血が長期にわたる進行例では，造影 CT にて肝実質の不均一な染まりを認めることが多く，periportal collar がみられる．

7）Budd-Chiari 症候群は種々の原因による肝静脈と下大静脈の還流障害に伴う病態の総称で，"肝静脈三主幹，あるいは肝部下大静脈の閉塞ないし狭窄，もしくはこの両者の併存によって門脈圧亢進症などの症状を示す疾患"と定義される．画像的には下大静脈や肝静脈の閉塞，肝内外の側副血行路，尾状葉の腫大な

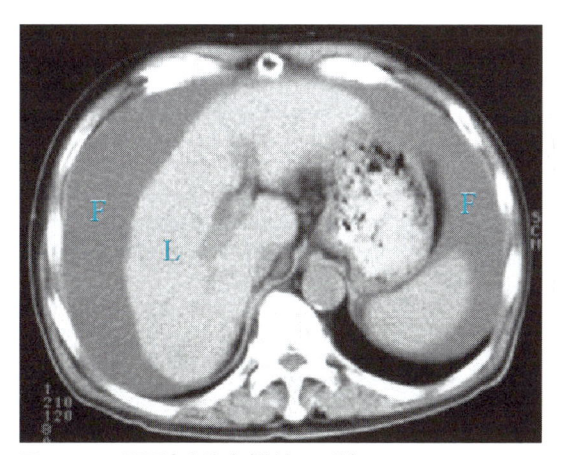

図 14-28 肝硬変と腹水（単純 CT 像）
肝（L）の著明な萎縮とともに大量の腹水（F）を認める．

どを捉えることにより診断可能である（図 14-32）．

2 肝腫瘤性病変の画像所見

❶ 非腫瘍性肝腫瘤

a. 肝囊胞 liver cyst

病理・病態 孤立性肝囊胞 solitary liver cyst は日常診療でしばしば認められる．組織学的には扁平ないし円柱状の一層の上皮がみられる．成人型の多発性肝囊胞 polycystic liver は同様の囊胞が肝にびまん性に多発するもので，孤立性に比し腎病変の合併頻度が高い．

画像所見 US では壁構造のない辺縁の平滑な無エコー腫瘤として描出され，後方エコーの増強がみられる（図 14-33）．CT でも同様に辺縁の平滑な低吸収腫瘤として描出され，CT 値は 0 に近い．造影 CT では

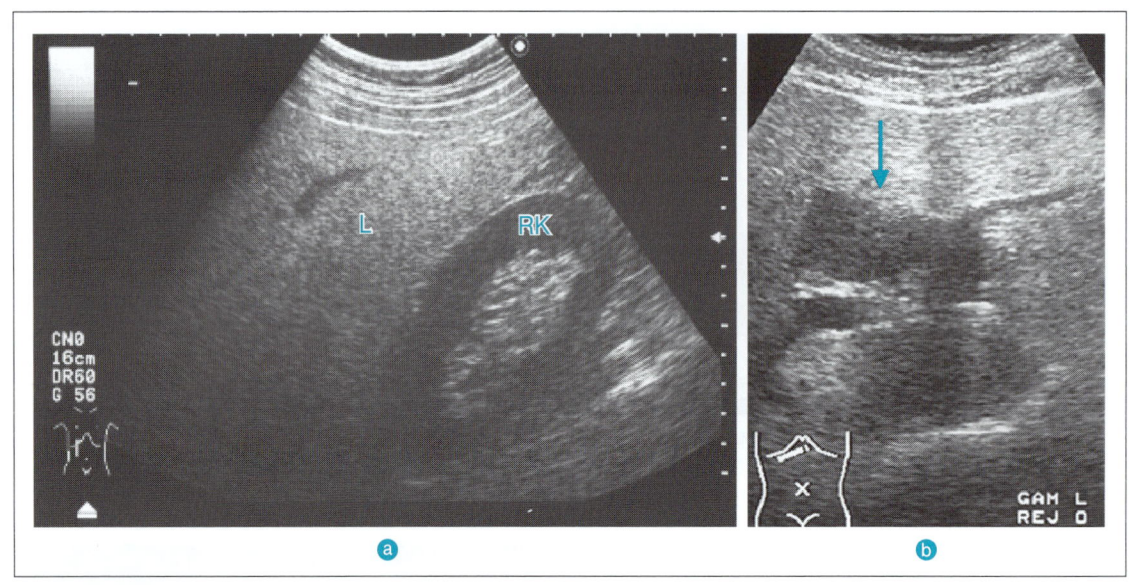

図14-29 脂肪肝超音波像
ⓐ：肝のエコーレベルが著明に上昇(bright liver) (L)し，肝腎コントラストが増強している．RK：右腎
ⓑ：脂肪肝によりエコーレベルが著明に上昇した肝内に，脂肪が沈着しなかった左葉内側区後面が楔状の低エコー域 spared area(矢印)として描出されている．

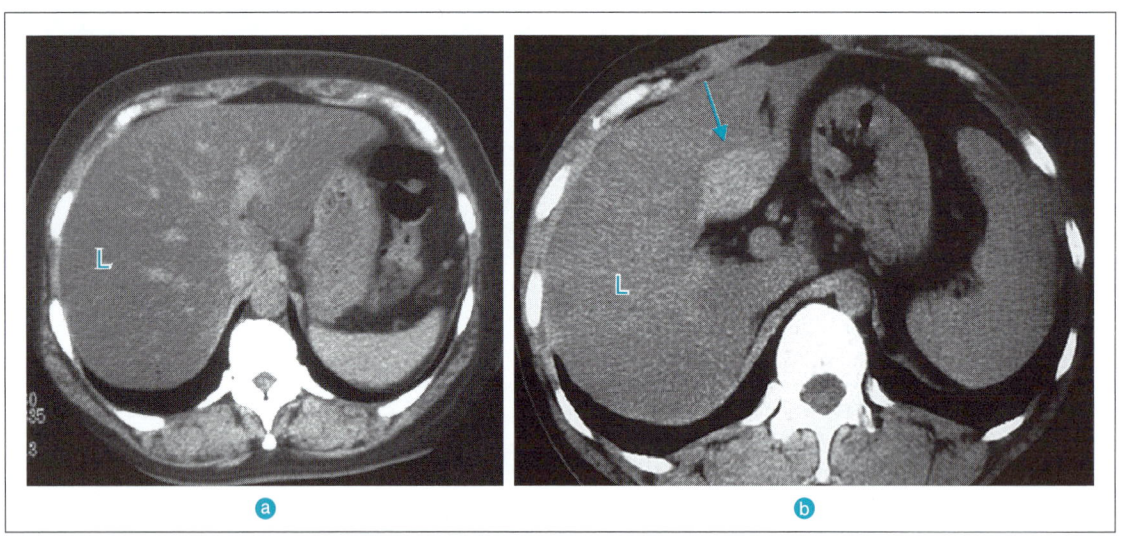

図14-30 脂肪肝単純CT像
ⓐ：脂肪沈着により肝(L)の吸収値が低下し，相対的に肝内脈管，脾，腎が高吸収を呈する．
ⓑ：肝(L)は吸収値が低下し，肝内脈管が同定されない．S4背側部に spared area が相対的高吸域として描出されている(矢印)．

全く増強(enhance)されない(図14-34)．MRIでは，T₁強調像で低信号にT₂強調像では極めて高信号に描出される(図14-35)．

b．肝内血腫 intrahepatic hematoma

病理・病態 ほとんどが交通外傷をはじめとする鈍的外傷による．肝細胞癌をはじめとする肝腫瘍の破裂による肝血腫は外傷に次いで多い．

画像所見 USでは無〜低エコー領域として描出される．内部に凝血による種々の程度のエコーがみられる．外傷によるものでは近位の肝静脈に沿って肝の断裂(laceration)がみられることが多く，この場合は形状がその走行に一致して長円形を示すことがある．単純CTでは辺縁の不整な低吸収域として描出されるが，内部の新鮮な凝血は周辺肝と等ないしは高吸収域

として描出される．後者は血腫に特異性の高い所見である．造影CTでは血腫腔は造影されず，全体像が明瞭な低吸収域として描出される（図14-36）．動脈造影は止血や偽性動脈瘤の確認と塞栓術による治療を目的として施行される．

c．肝膿瘍 liver abscess

病理・病態　膿瘍とは，細菌および非細菌性の誘因による限局性化膿性炎により，局所の組織が融解し，膿を蓄積した状態をいう．原因としては細菌性が多いが，原虫，真菌や寄生虫によるものもある．細菌性膿瘍は化膿性肝膿瘍 pyogenic liver abscess ともよばれる．細菌が肝臓に到達するルートとしては経門脈，経肝動脈，経胆管のほかに直接感染などがある．胆道系疾患に伴うものが多いが，原因の明らかでないもの（経門脈性と考えられる）も多い．原因菌としては E. coli, Klebsiella などが多い．

画像所見　病期や病勢で様々であるが基本的には膿瘍腔，内部の膿汁の性状，および周辺の炎症性変化で

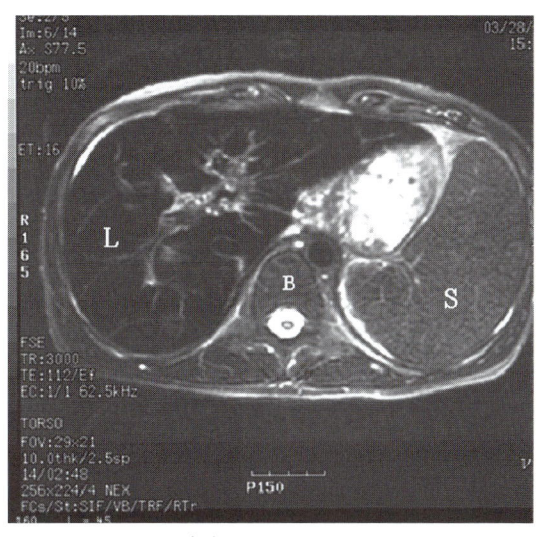

図14-31　肝ヘモジデローシス（再生不良性貧血に対する大量輸血後）MRI

T_2強調像（FSE3000/112）でヘモジデリン沈着により肝（L）に加え，脾（S），骨髄（B）の信号低下も認識できる．

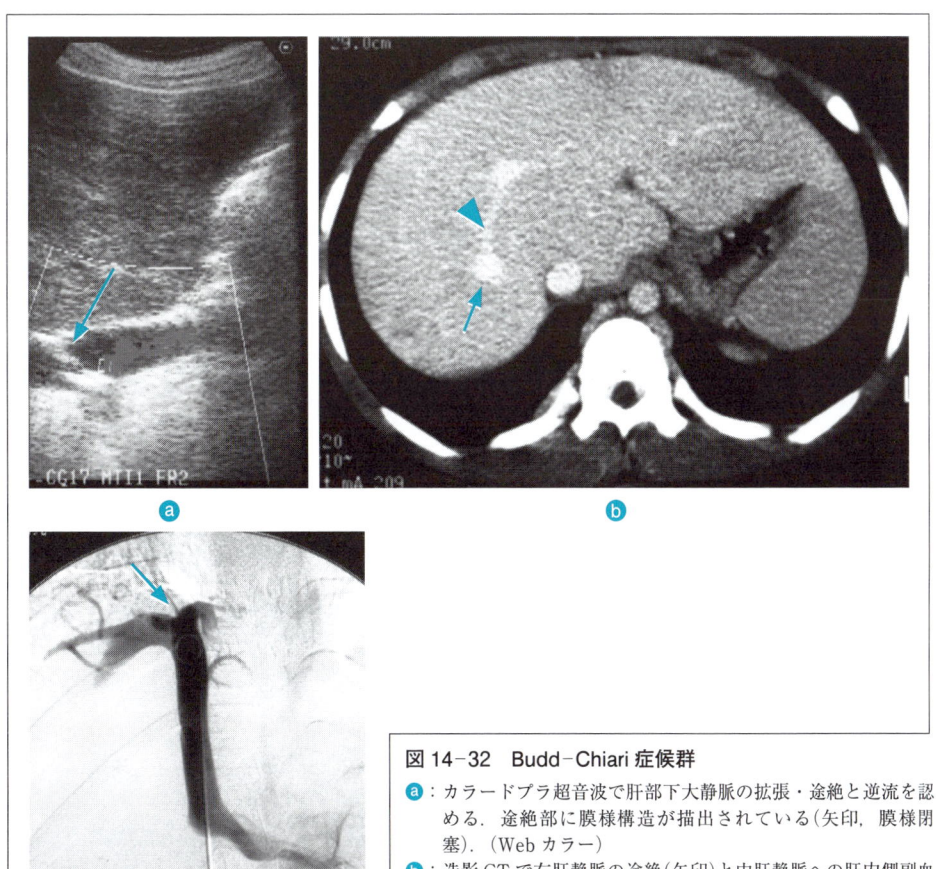

図14-32　Budd-Chiari症候群

ⓐ：カラードプラ超音波で肝部下大静脈の拡張・途絶と逆流を認める．途絶部に膜様構造が描出されている（矢印，膜様閉塞）．（Webカラー）
ⓑ：造影CTで右肝静脈の途絶（矢印）と中肝静脈への肝内側副血行路（矢頭）がみられる．
ⓒ：下大静脈造影で下大静脈は途絶し，中肝静脈はその尾側に開口している（矢印）

構成される．単房性のことも多房性のこともある．また多発性のことも単発性のこともある．菌血症によるものは，多発性小膿瘍を呈することが多い．USでは内部に液体の存在を示す無エコー領域を認める(図14-37)．膿瘍腔の形状は不整であることが多いが，治癒期に入ると辺縁の鮮明な正円形を示す傾向がある．単純CTでは内部の膿汁による強い低吸収域と，その周辺の炎症の波及による軽度の低吸収域の二重構造が特徴である．造影CTでは膿瘍腔は造影されないのに対し，周辺の炎症波及部は肝実質と同等あるいはより強く造影される(図14-38)．内部にガスが存在すれば，CTで容易に認定できる．アメーバ性肝膿瘍の画像所見は，基本的には特異性がない．真菌症による肝膿瘍は免疫能低下患者における日和見感染としてみられることが多く，多発性の微小膿瘍microabscessとしてみられることが多い(図14-C2)．

d．肝肉芽腫 hepatic granuloma(慢性肝膿瘍，肉芽性肝膿瘍)

病理・病態　肝内に肉芽腫を形成する疾患を肝肉芽腫と総称し，その原因として，細菌・ウイルス・寄生虫・真菌などの感染，肝胆道系疾患に伴うもの，などがある．

画像所見　病期により差異がある．炎症細胞浸潤の著明な肉芽腫は軽度から中等度の血管増生を示し，dynamic CTで濃染する．また平衡相や遅延相で周辺肝と同等あるいはより強い濃染を示し，それが長期に持続する特徴がある．陳旧化すると線維成分が主体となり乏血性となる．

e．エキノコックス症 hepatic echinococcosis

病理・病態　単包虫症 cystic hydatid disease と多包虫症 alveolar hydatid disease がある．単包虫症が全世界に広く分布しているのとは対照的に，わが国で

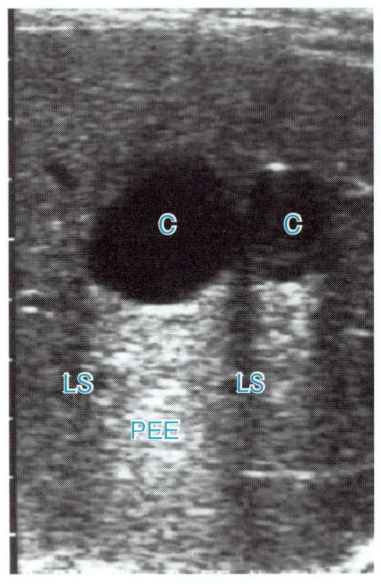

図 14-33　肝囊胞超音波像
境界明瞭な無エコー域(C)として描出され，後方エコーの増強(posterior echo enhancement；PEE)や側方陰影(lateral shadow；LS)を伴う．

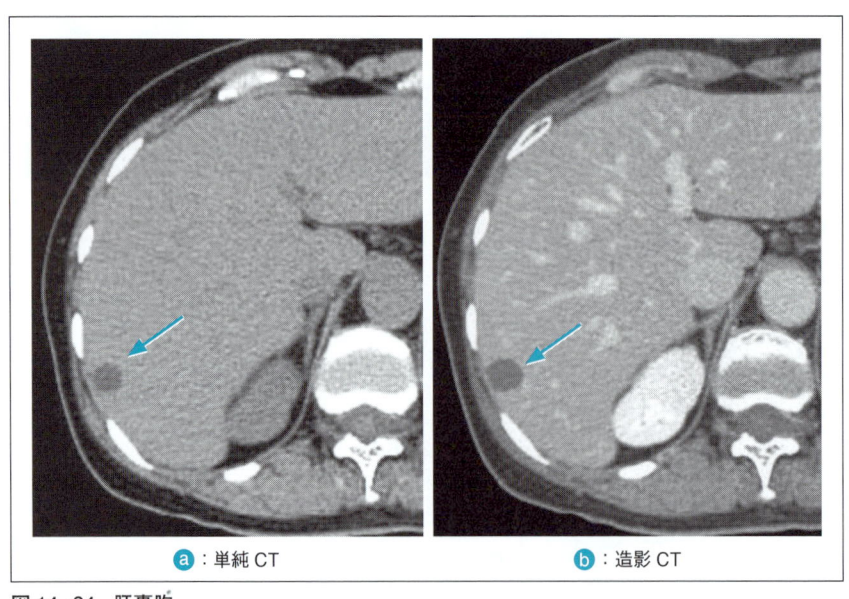

図 14-34　肝囊胞
ⓐ：単純CTで低吸収結節を認める(矢印)．ⓑ：造影CTで全く増強されない(矢印)．

ⓐ：T₁強調像　　　　　　　　　　　　　　　　　　　　　　**ⓑ**：T₂強調像

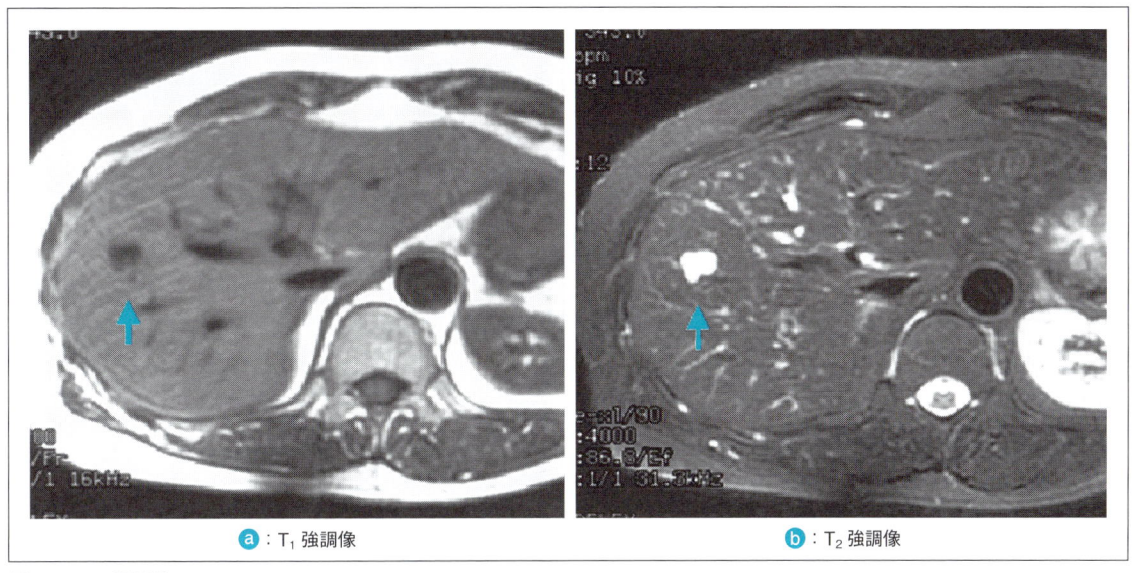

図 14-35　肝嚢胞 MRI
ⓐ：T₁強調像．病変（矢印）は明らかな低信号を呈する．
ⓑ：T₂強調像．均一で著明な高信号に描出される（矢印）．

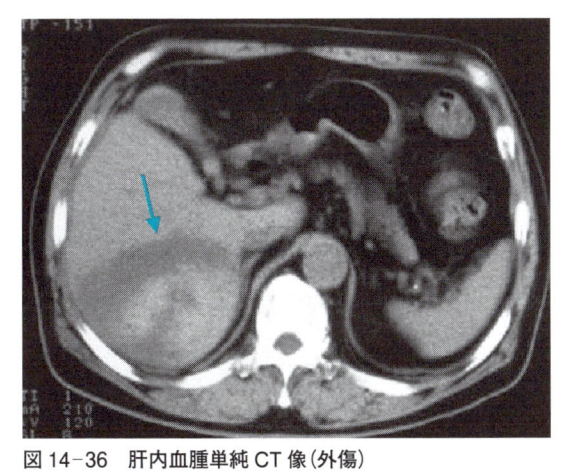

図 14-36　肝内血腫単純 CT 像（外傷）
肝右葉に外傷に伴う出血で辺縁不整な低吸収域が形成され，新鮮な血腫が高吸収域として描出されている（矢印）．

は多包虫症が北海道を中心にみられる．多包条虫はキツネ，イヌなどとの接触やこれらの糞便で汚染された食物を通じてヒトの小腸に入り，門脈を介して肝に達する．

画像所見　小嚢胞の集塊としての充実性病変と，中心液化による嚢胞性病変の描出がみられる．CT では石灰化巣も特徴である（図 14-C3）．

f．その他
　胆汁嚢胞 biloma は肝嚢胞と同様の画像を示すが胆管障害や閉塞を伴うことが多いために，近辺の肝内胆管の拡張を伴うことが多い．また胆道スキャンで造影

される．その他，ciliated hepatic foregut cyst（前腸性肝嚢胞），peribiliary cyst, inflammatory pseudotumor, 肝蛭症 fascioliasis, 肝吸虫症 clonorchis sinensis, 内臓幼虫移行症 visceral larva migrans, 門脈-肝静脈瘻，肝内動脈瘤，肝内結石症，Caroli 病（Caroli disease, congenital communicating cavernous ectasia of the intrahepatic biliary tract），肝梗塞，放射線肝障害（放射線肝炎）などが肝腫瘤像を示すことがある．

❷ 腫瘍類似病変

a．限局性結節性過形成 focal nodular hyperplasia（FNH）

病理・病態　FNH は肝細胞腺腫に比してやや好発年齢が高く，女性に多い．非硬変肝に発生する．通常，単発であるが多発性のこともある．一般に被膜を伴わない．結節中央部に星芒状中心瘢痕 central stellate scar を認め，そこより線維性組織が隔壁を形成するように結節内へ放射状に伸びている．中心瘢痕には，動脈および胆管増生を認める．Kupffer 細胞が腫瘤により様々な程度に存在する．

画像所見　US では低エコーで均一な腫瘤像が多い．カラードプラ，造影超音波診断で中心瘢痕内から車軸状に分布する動脈が描出され，特異診断に有用である．単純 CT では，低吸収域あるいは等吸収域として描出される．dynamic CT で強い濃染がみられる．中心瘢痕内の脈管が描出されれば診断に有用である（図 14-39）．Kupffer 細胞が存在することにより，SPIO が取り込まれることがよく知られている．Gd-EOB-

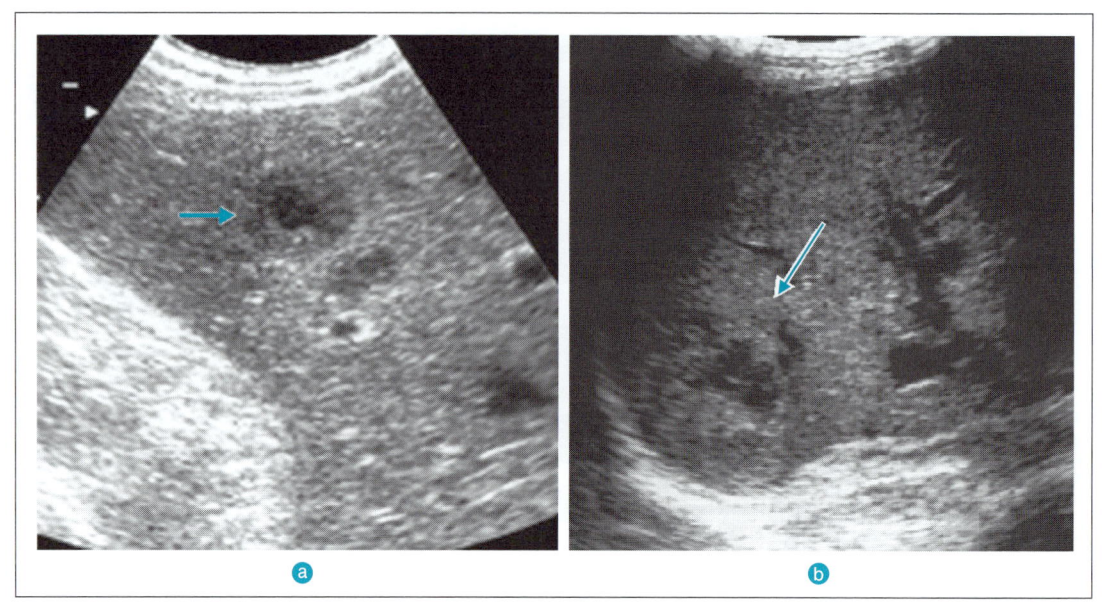

図14-37 肝膿瘍超音波像
ⓐ：比較的境界明瞭な低エコー病変の中心部に無エコー域を伴う(矢印)．
ⓑ：比較的境界明瞭な病変の内部は，等エコー，低エコー，無エコー域が混在している(矢印)．

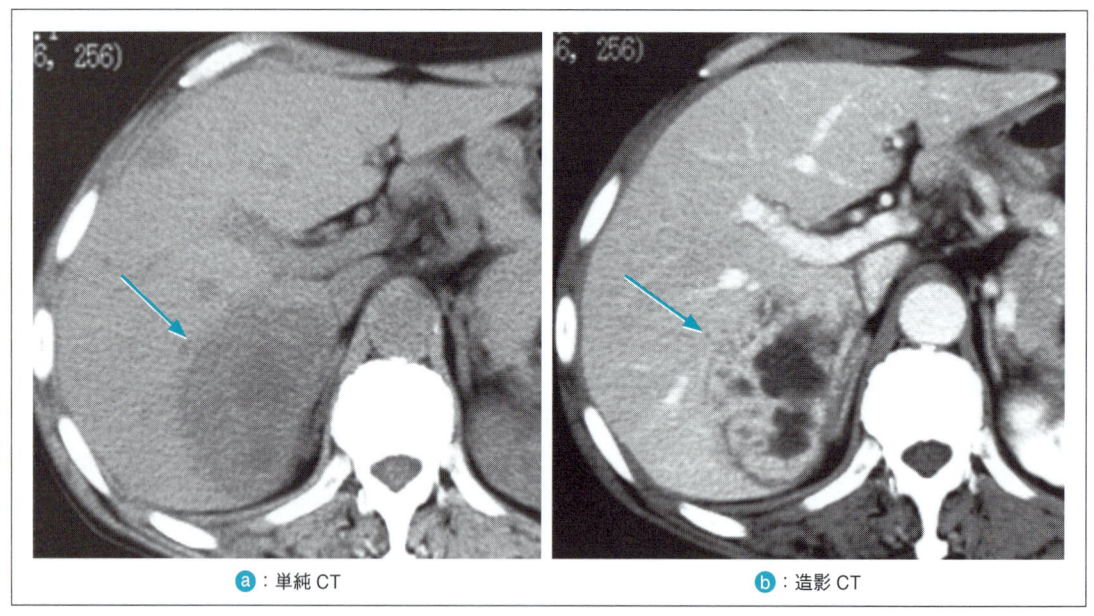

図14-38 肝膿瘍
単純CTで内部に強い低吸収域を含むいびつな低吸収結節を認める(ⓐ矢印)．造影CTで全体に等吸収に造影され内部に多房性の無濃染域(膿瘍腔)を認める(ⓑ矢印)．

DTPAも取り込まれ，MRIでより詳細に評価できる．

b．その他

過誤腫 hamartomas，胆管性過誤腫 von Meyenburg complexes，肝紫斑病 peliosis hepatis などがある．

❸ 良性肝腫瘍

a．海綿状血管腫 cavernous hemangioma

病理・病態　臨床上最もよく遭遇する肝良性腫瘍である．血管腫はあらゆる年齢層にみられ，女性に多い

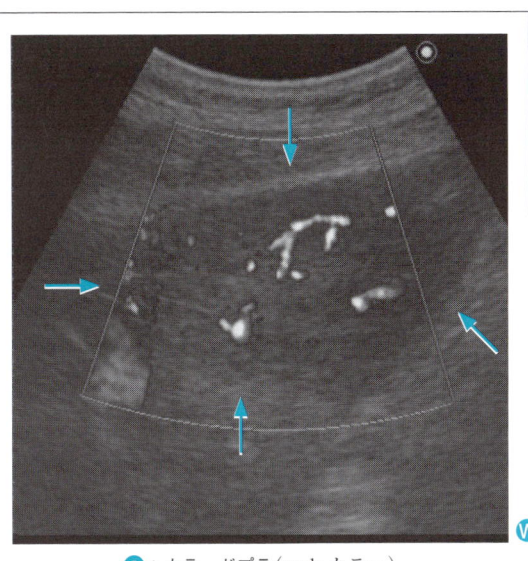

図 14-39 限局性結節性過形成（FNH）
ⓐ：超音波診断では結節はやや低エコーに描出され（矢印），カラードプラ法で中心瘢痕内から車軸状に分布する血流を認める．
ⓑ：単純 CT でやや低吸収域として描出される（矢印）．
ⓒ：動脈優位相（矢印）で強く濃染する．
ⓓ：平衡相でやや低吸収域となる（矢印）．形状はややいびつで濃染の辺縁は鮮明である．

ⓐ：カラードプラ（web カラー）

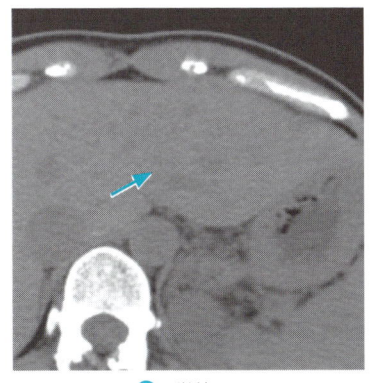

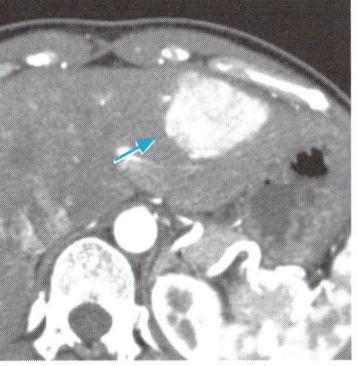

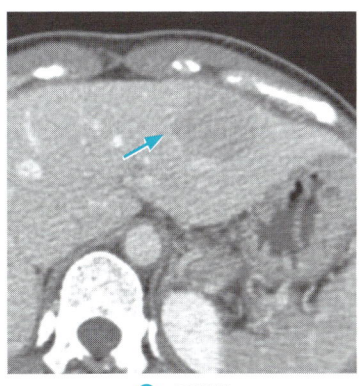

ⓑ：単純 CT　　ⓒ：動脈優位相　　ⓓ：平衡相

とされている．無症候性にて発見されるものがほとんどである．まれな合併症として，consumptive coagulopathy，thrombocytopenia（Kasabach-Merritt 症候群）が報告されている．多発することも多い．境界は明瞭であるが，被膜は有しない．割面はスポンジ様血管腔で形成される．

画像所見　形状は正円形のこともあるが，楕円あるいはいびつな場合も多い．

高エコー型　最も多く経験するもので，腫瘤全体が比較的均一な高エコーとして描出される（図 14-40）．

辺縁高エコー型　辺縁に帯状の高エコー marginal strong echo を認めるタイプで，内部は等あるいは低エコーである．単純 CT では辺縁鮮明な低吸収域として描出される．

Dynamic CT では，腫瘤辺縁から点状の強い濃染がみられ（peripheral enhancement），しだいに中心部へと濃染され（filling in），濃染が長期に持続する（prolonged enhancement）（図 14-41）．血管腫の濃度は，

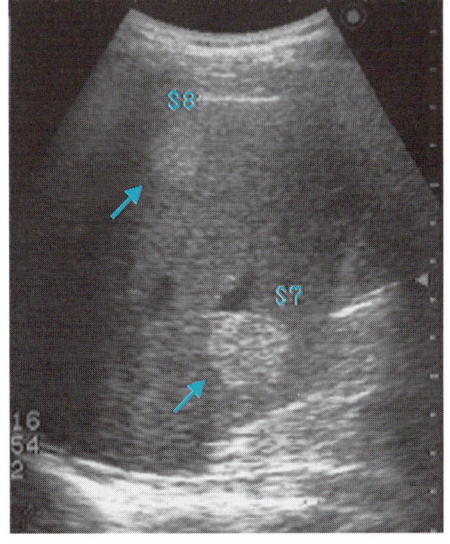

図 14-40　肝海綿状血管腫超音波像
類円形の均一な高エコー病変として描出される（矢印）．

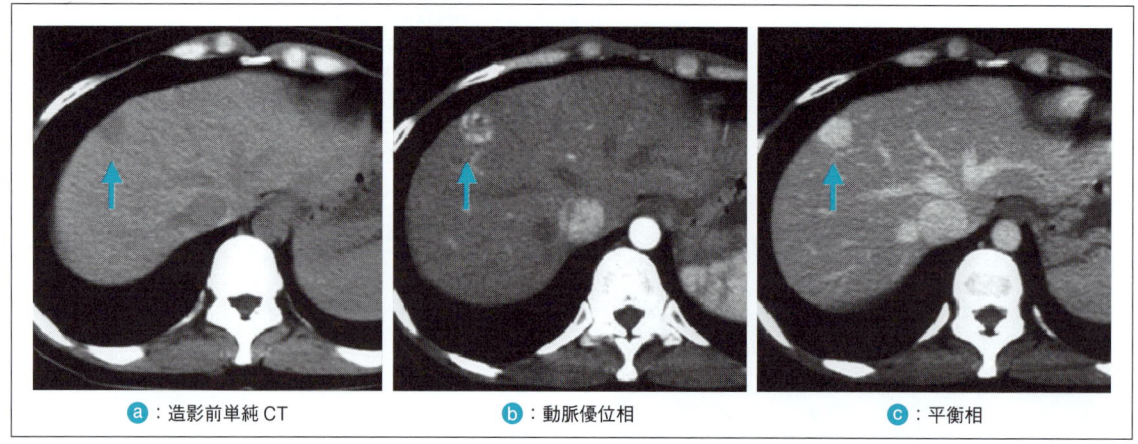

図 14-41 海綿状血管腫 dynamic CT 像
ⓐ：造影前単純 CT で病変は境界明瞭な低吸収域として描出されている(矢印).
ⓑ：動脈優位相で腫瘤の辺縁から強い濃染 peripheral enhancement が出現している(矢印).
ⓒ：平衡相(造影 CT)で中心部へと濃染域が拡大した(filling-in phenomenon). 結果, 病変全体の濃染が長期にわたり持続(prolonged enhancement)している(矢印). 濃度はすべての相で大動脈と類似している.

血管腔を反映して, 単純および造影 CT で大動脈腔の濃度と類似する点が診断の有用な根拠となる. MRI では T₁ 強調像にて均一な低信号, プロトン画像ならびに T₂ 強調像では均一な著明な高信号となる. T₂ 強調像での信号強度は, 通常脾臓より高いことが目安となる. Gd-DTPA の急速静注による dynamic MRI でも, 前述した CT と同様な濃染パターンをとる(図 14-42).

b. **肝細胞腺腫 hepatic adenoma(HA)**
病理・病態　若年成人にみられ圧倒的に女性に多い. 経口避妊薬との関連がみられる. 腫瘍内への出血および腹腔内への出血により急性腹症として発症することがある. HA は非硬変肝に発生し, 通常は単発である.
画像所見　US では腫瘍は低～高エコーまで様々である. CT では低吸収域として描出されるものが多い. 比較的新しい腫瘍内の出血巣(凝血)は高吸収域としてみられる. dynamic CT では早期濃染を示す. 肝細胞癌との画像での鑑別は困難である.

c. **その他**
血管筋脂肪腫 angiomyolipoma, 胆管腺腫 bile duct adenoma, 脂肪腫 lipoma, 骨髄脂肪腫 myelolipoma, 小児肝血管内皮腫 infantile hemangioendothelioma, 平滑筋腫 leiomyoma などがまれながらみられる. 血管筋脂肪腫は比較的頻度が高く, 肝細胞癌との鑑別が困難である.

❹ 肝悪性腫瘍

a. **肝細胞癌 hepatocellular carcinoma**
病理・病態　肝細胞癌の背景因子としては, わが国では B 型肝炎ウイルス(HBV)関連が 15% 前後, C 型肝炎ウイルス関連が 80% 前後とされる. 残りはアルコール性肝障害が多い. 硬変肝には種々の肝細胞性結節性病変がみられる. 肝癌取扱い規約ではこれらの結節は, 大型再生結節, 異型結節 dysplastic nodule (DN), 高度異型結節 high-grade DN, 早期肝細胞癌, 高, 中, 低分化型肝癌に分類している. 高度異型結節にはしばしば高分化肝癌が内包されることから前癌病変(境界病変 borderline lesion)と考えられ, また高度異型結節から中～低分化肝細胞癌への多段階発癌が明らかとなっている.

中分化肝細胞癌は, 以下のような肉眼病理所見を呈する.

単結節型　一個の境界明瞭な癌結節よりなり周囲への癌の浸潤を認めないもの

単結節周囲増殖型　単結節型肝癌の周囲に種々の程度の浸潤増殖を伴うもの

多結節癒合型　小さな癌結節が数個集合して一個の癌結節を形成しているもの

塊状型　癌部と非癌部の境界が不明瞭かつ不規則であるもの

結節型肝細胞癌の多くには線維性被膜および隔壁が認められ, 他の肝腫瘍との重要な鑑別点となる. 進行した肝細胞癌では門脈腫瘍塞栓が高頻度にみられる.

境界病変から中分化肝細胞癌まで様々な程度の脂肪沈着がみられるのも, 画像診断上重要な組織学的所見である.

■肝細胞癌の多段階発癌と血行支配の変化：高度異型結節から悪性度が高まるにしたがって結節内のグリ

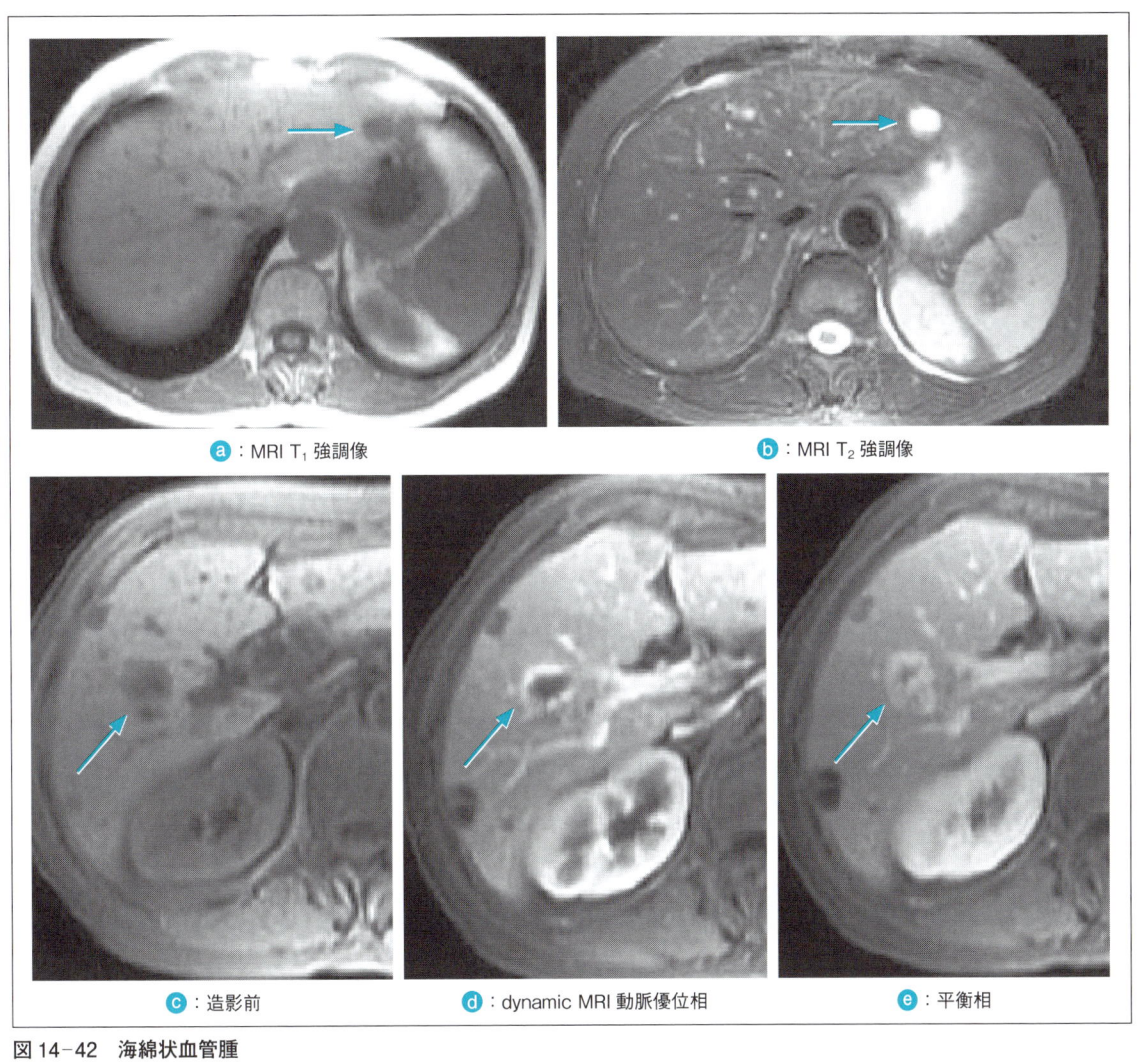

図 14-42　海綿状血管腫
ⓐ：MRI T₁強調像で明瞭な低信号を示し（矢印）．ⓑ：T₂強調像では著明な高信号を示す（矢印）．
ⓓ：dynamic MRI 動脈優位相で腫瘍辺縁部の強い濃染を認め（矢印）．ⓔ：平衡相で全体の濃染が持続する（矢印）．

ソン鞘（正常門脈・肝動脈を含む）は減少し，中分化肝癌では内部から消失する．一方，血管新生による新生動脈血流は悪性度上昇に伴って増加し，中分化肝癌では全体を栄養する．早期肝細胞癌では結節内門脈血流は低下するも存在し，一方，動脈血流は周辺肝と同等であることが多い．境界病変あるいは早期肝細胞癌内に中分化癌が出現すると，結節内に多血巣がみられる．これらを画像で描出することで悪性度の推定が可能である（図 14-43，44）．

画像所見　中分化癌が主体を占める肝細胞癌結節型の特徴的画像所見は，被膜像および内部のモザイク像である．被膜は US では腫瘍を取り巻く薄い低エコー帯を示し，辺縁低エコー帯（marginal hypoechoic zone）あるいは halo，ring sign とよばれる．内部の線維性隔壁も被膜と同様に低エコーの薄い隔壁構造として描出される．隔壁で分画された各部はそれぞれ異なるエコーレベルとして描出され，モザイク像を形成する（図 14-45）．腫瘍自体のエコーレベルは低エコーなものが多いが，高エコーなものも少なくなく一定していない．単純 CT では被膜は腫瘤の周囲を取り巻く低吸収帯としてみられ，平衡相では逆に腫瘍内部より造影された高吸収帯として認められる．隔壁で分離された各部は CT 上のモザイク像を形成する．dynamic CT の動脈優位相で腫瘍濃染を示し，平衡相では造影剤が腫瘍から周辺肝実質に還流し，腫瘍は低吸収域となり腫瘍を取り囲むコロナ状の辺縁濃染がみられる（図 14-46）．MRI でもこれらの構造は良好に描出される．MRI では T₁強調像では 35％が高信号，25％

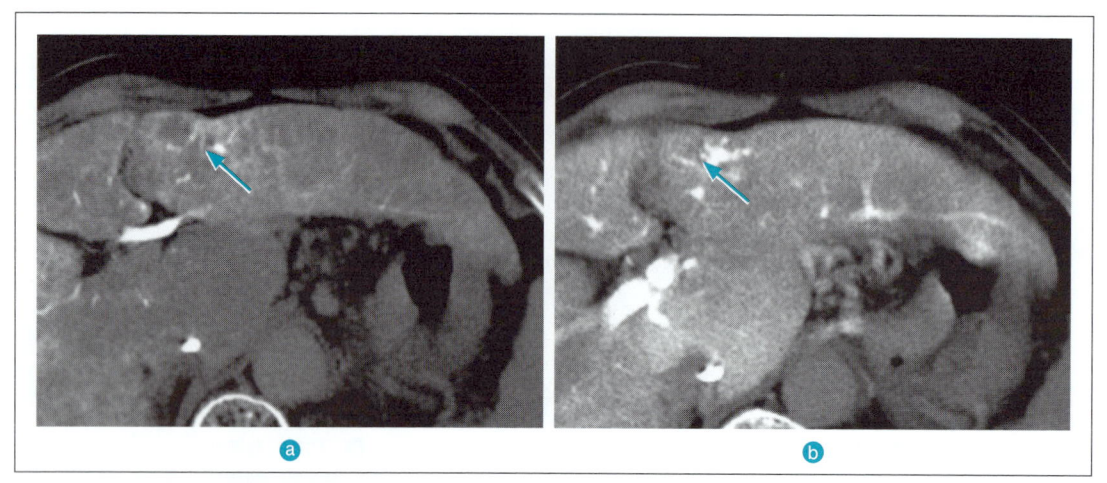

図 14-43 境界病変の血行支配
肝動脈造影下 CT(CTHA)で周辺肝より低吸収域を示し(ⓐ矢印,動脈血流低下),経動脈性門脈造影下 CT(CTAP)では等吸収域を示す(ⓑ矢印,門脈血流同等).

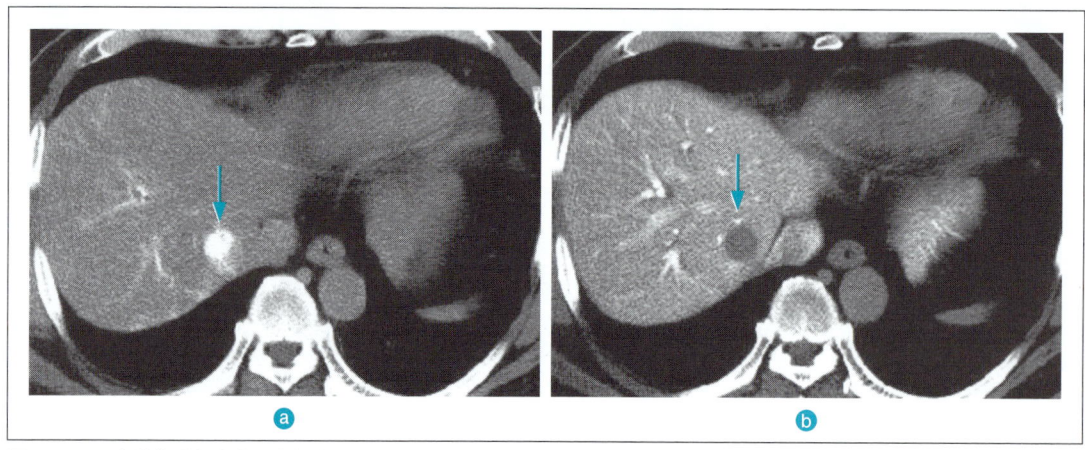

図 14-44 中分化肝細胞癌の血行支配
肝動脈造影下 CT(CTHA)で周辺肝より高吸収域を示し(ⓐ矢印,動脈血流増加),経動脈性門脈造影下 CT(CTAP)では強い低吸収域を示す(ⓑ矢印,門脈血流欠除).

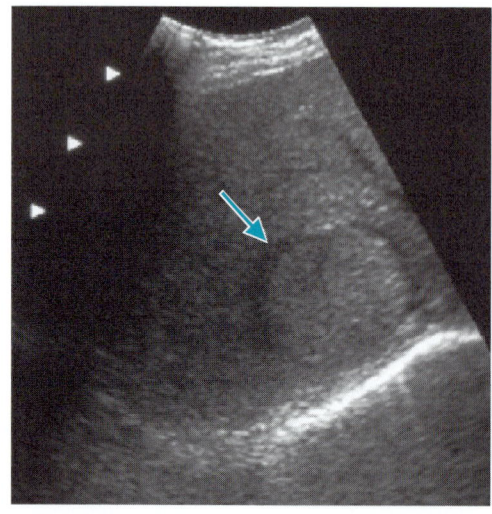

図 14-45 古典的肝細胞癌超音波像
周囲肝と等エコーを呈するが,線維性被膜を表す辺縁低エコー帯(halo)により境界明瞭な腫瘤として認識できる.また腫瘤内の隔壁(septum)が線状低エコーに描出される結果,内部はモザイクパターンを呈している.(矢印:肝細胞癌)

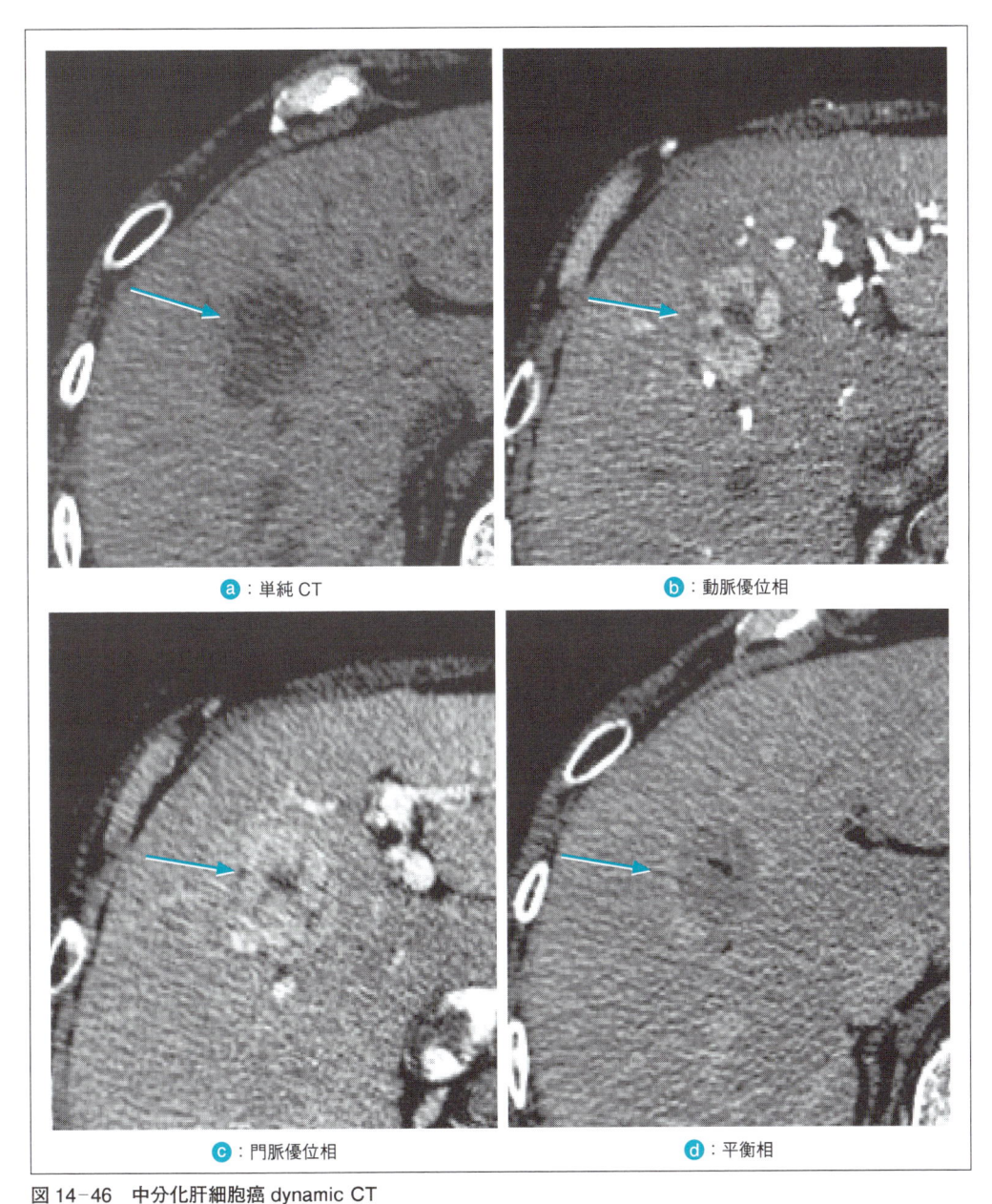

図14-46 中分化肝細胞癌 dynamic CT
単純CTでは低吸収を示し(ⓐ矢印),動脈優位相ではモザイク状の濃染を呈する(ⓑ矢印).門脈優位相では周辺肝への腫瘍血流のドレナージのために周辺肝にコロナ状濃染がみられ(ⓒ矢印).平衡相で腫瘍は低吸収となりコロナ状濃染と被膜の濃染が輪状の濃染として持続する(ⓓ矢印).

が等信号,40％が低信号を示し,T_2強調像ではほぼ全例が高信号を示す(図14-47).T_1強調像で高信号を示す悪性腫瘍はほとんどなく,肝細胞癌に特異性の高い所見として重要である.T_1高信号の原因の一部は脂肪沈着による(図14-48).SPIOやGd-EOB-DTPAは集積しないために,これらによる造影MRIで明瞭に描出される(図14-C4).進行した中〜低分化肝癌は門脈や肝静脈などに浸潤して腫瘍塞栓を形成する傾向が強い.門脈本幹から亜区域枝根部レベルの腫瘍塞栓は,USやCTで血管腔内の鋳型状の充実性腫瘍像として,一般に容易に診断できる(図14-49).

早期の高分化肝細胞癌は,USでは種々のエコーレベルの無構造な充実性腫瘍像を示すことが多い.脂肪沈着を伴うものでは高エコーに描出され,US上,海綿状血管腫との鑑別が必要になる.単純あるいは造影CTでは軽度低吸収域として描出される(図14-50).

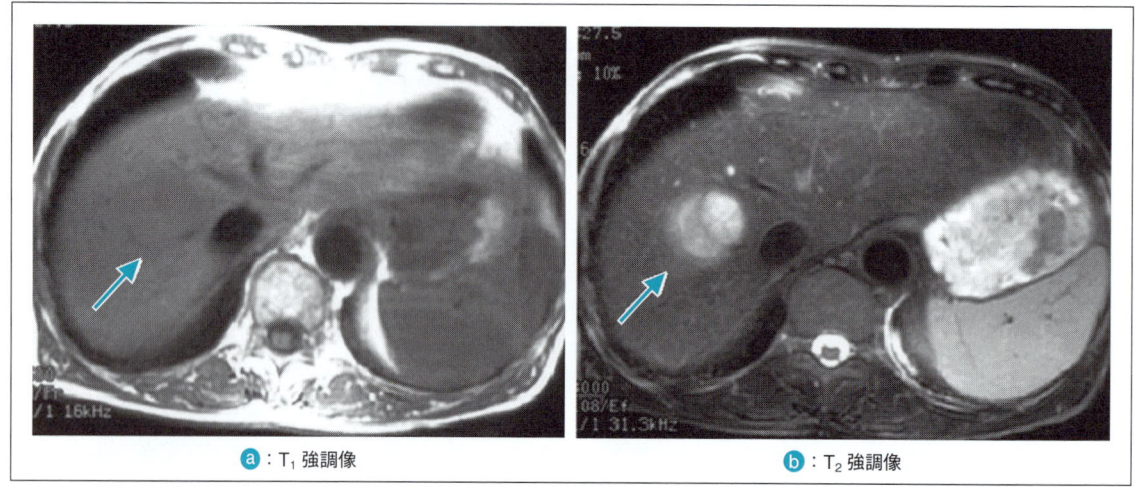

図 14-47 肝細胞癌 MRI

ⓐ：T₁強調像．病巣（矢印）は周囲肝実質に比して等信号と低信号の部分からなりモザイク状を呈するとともに，病巣の辺縁に被膜に相当する低信号のリング構造を認める．
ⓑ：T₂強調像．病巣（矢印）は程度の異なる高信号に描出され，モザイク状を呈する．

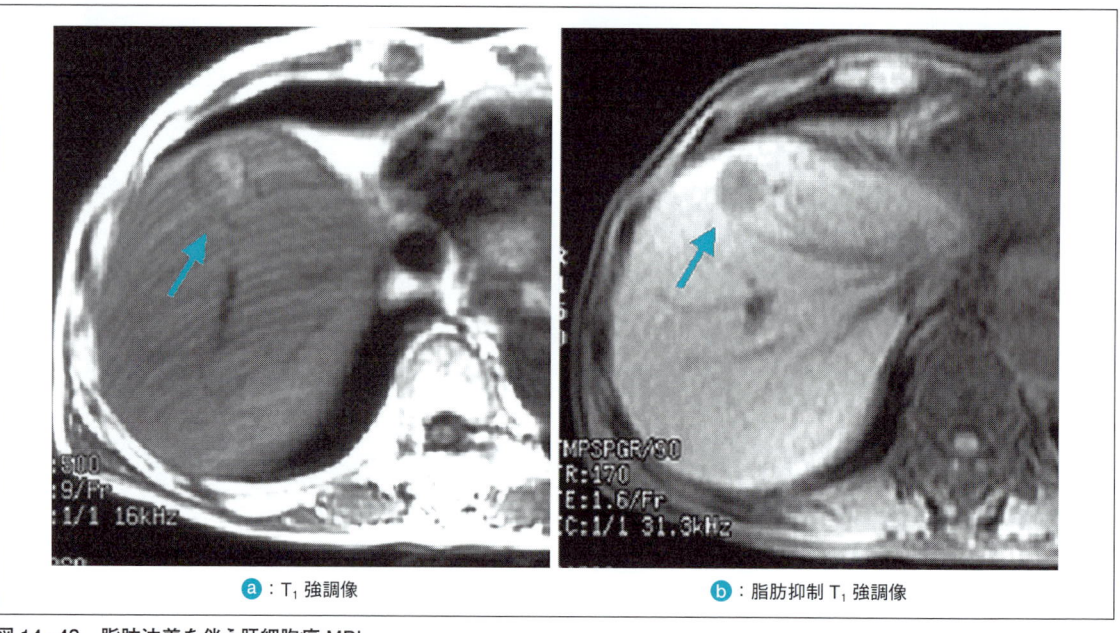

図 14-48 脂肪沈着を伴う肝細胞癌 MRI

ⓐ：T₁強調像（SE500/9）．高信号を呈し（矢印），脂肪沈着が示唆される．
ⓑ：脂肪抑制 T₁強調像（GRE170/1.6/FA90）．周囲よりも低信号に描出され（矢印），T₁強調像での高信号が脂肪に起因することが確定できる．

脂肪沈着を伴う場合には明らかな低吸収を示す．dynamic CT では乏血性のため濃染を示さないことが多い．内部に濃染巣を伴う場合があり（nodule in nodule appearance），多血性の中分化癌への進展を示すサインとして重要である（**図 14-51**）．MRI では T₁強調像で高信号，T₂強調像で等〜低信号を示す傾向が強い．

SPIO の集積を認める点も中分化癌との相違点である．Gd-EOB-DTPA は早期肝細胞癌においては集積は低下し，診断に有用である．

肝細胞癌のスクリーニング法 上記のハイリスクグループ，特に肝硬変例に対して，AFP 測定を 1〜2 か月に 1 回，US を 3 か月に 1 回，CT を 6 か月〜1 年に

1回施行する．慢性肝炎ではこれらの間隔を適宜延長する．

b．胆管細胞癌（肝内胆管癌）cholangiocellular carcinoma

病理・病態 肝内胆管上皮から発生する悪性腫瘍であり，多くは肝硬変のない肝臓に発生する．線維性間質に富む腺癌である．組織学的には，周辺部に viable な腫瘍細胞に富む比較的血管の豊富な部分があり，中心部に広い線維性壊死部分がある．肝表に癌臍が認められる．発生部位によって肝門型と末梢型（腫瘤形成型）に分けられる．

画像所見 USでは特徴的所見に乏しく，肝内に腫瘤を形成する胆管細胞癌（末梢型）のうち小型のものは低エコー結節のものが多いとされる．dynamic CT では，動脈優位相で一般にはほとんど濃染されず，平衡相以後では中心部の線維性壊死部分が比較的高吸収域

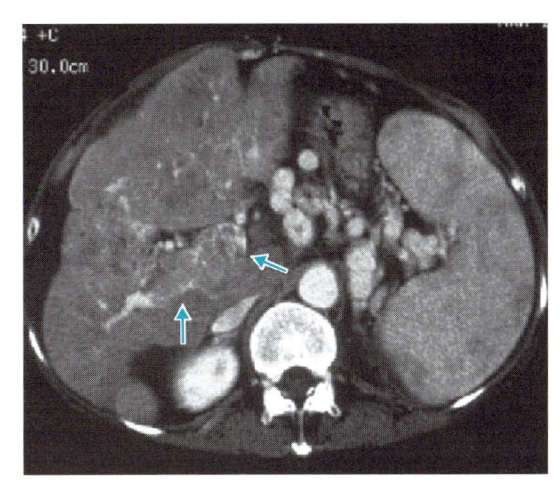

図 14-49 門脈内腫瘍栓を伴う肝癌 dynamic CT 像
拡張した右門脈内に淡く濃染する腫瘍栓が認められる（矢印）．S5 に主病巣がある．

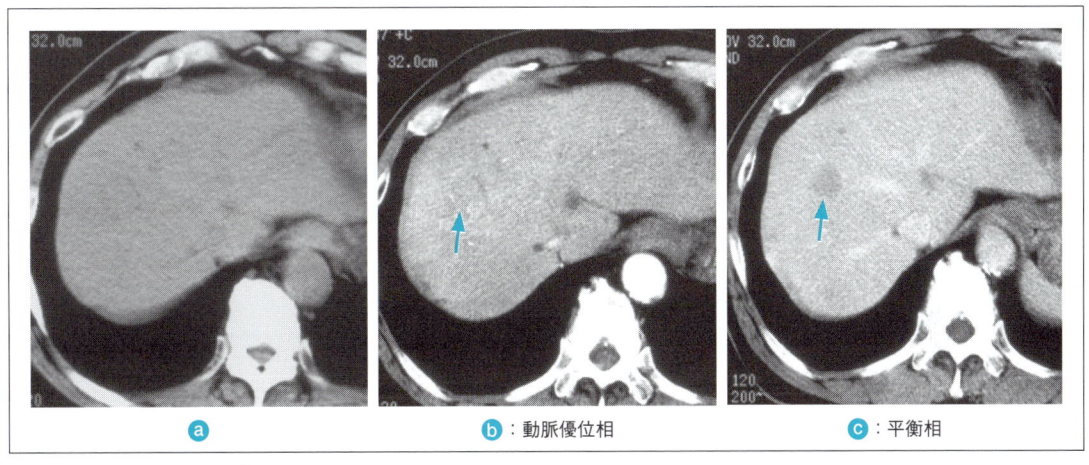

図 14-50 高分化肝細胞癌 dynamic CT
平衡相で低吸収結節として描出されているが（c矢印），動脈優位相では等吸収を示し明確に同定できない（b矢印）

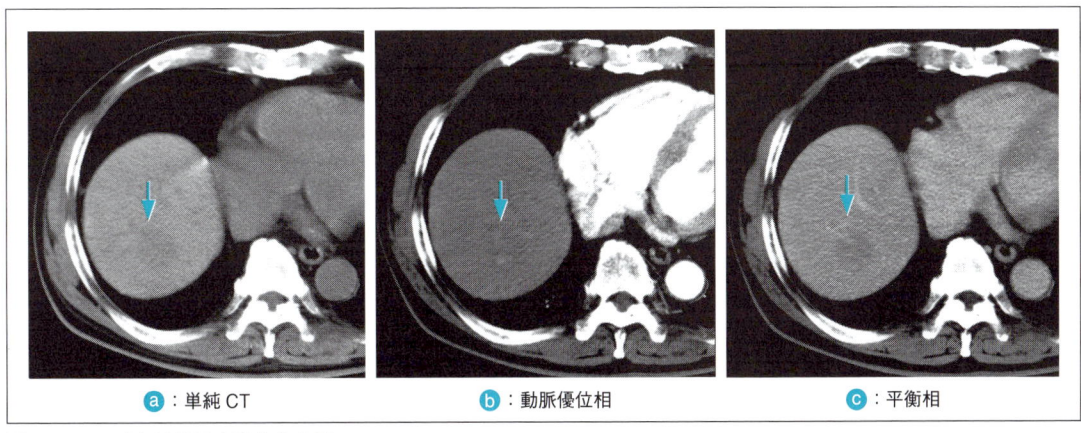

図 14-51 乏血性境界病変内多血巣
単純 CT（a）と dynamic CT 平衡相で低吸収結節がみられる（c矢印）．動脈優位相で内部に点状の濃染がみられる（b矢印）．多血性肝細胞癌への進展を示唆する所見として重要である．

452　Ⅰ．画像診断

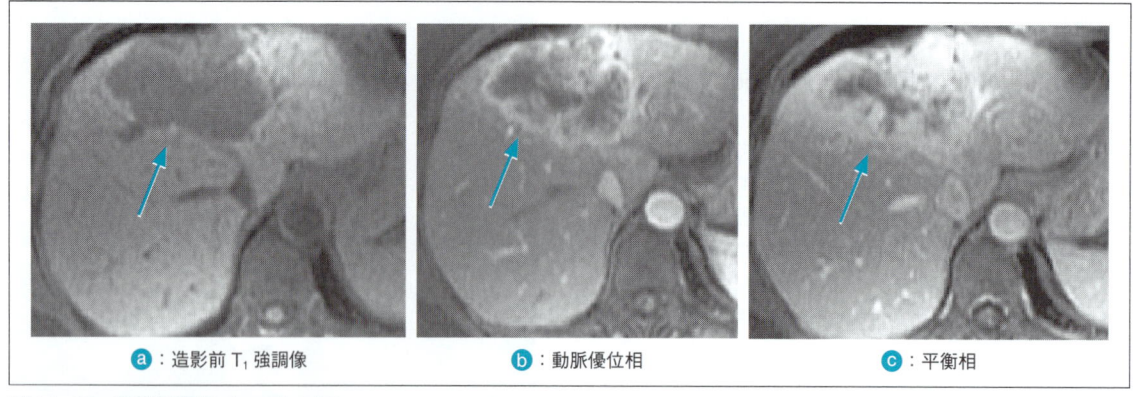

図 14-52　胆管細胞癌 dynamic MRI
ⓐ：造影前 T₁ 強調像　　ⓑ：動脈優位相　　ⓒ：平衡相

造影前 T₁ 強調像で低信号腫瘤を認める（ⓐ矢印）．動脈優位相で腫瘤の辺縁が濃染し（ⓑ矢印），平衡相で内部に広範な濃染がみられる（ⓒ矢印）．肝表に癌臍がみられる．

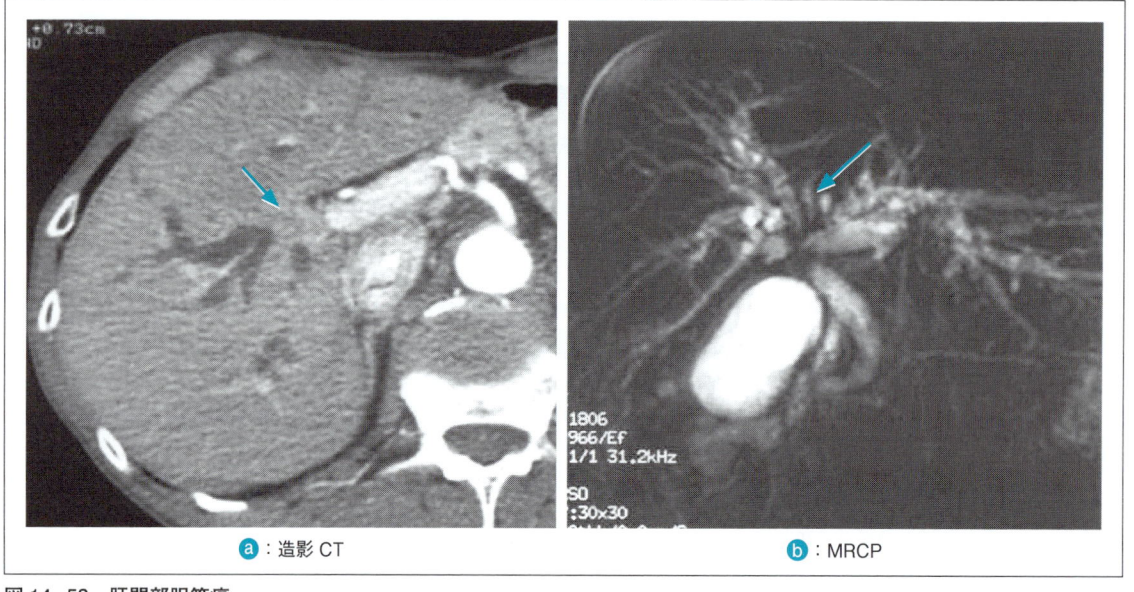

図 14-53　肝門部胆管癌
ⓐ：造影 CT　　ⓑ：MRCP

造影 CT で右葉の肝内胆管拡張と肝門部での閉塞を認め，同部に動脈優位相で淡く濃染する腫瘤を認める（ⓐ矢印）．MRCP で肝内胆管拡張と肝門部での強い狭窄が明瞭である（ⓑ矢印）．

となり（delayed enhancement），辺縁部の腫瘍細胞に富む部分は低吸収域となる（peripheral low density area）（図 14-52）．MRI では他の肝腫瘍と同様に T₁ 強調像で低信号，T₂ 強調像で高信号を呈することが多い．肝門部型では，肝内末梢胆管の拡張と腫瘍部での先細り状の狭窄が特徴的である．腫瘍は胆管に沿ってみられ，明らかな腫瘤として捉えられないことが多い（図 14-53）．

c．転移性肝癌

病理・病態　肝は，肺に次ぐ転移性癌の好発臓器である．頻度的には，胃，大腸を中心とする消化管由来の腺癌が多い．これらの線維性間質に富む腺癌肝転移の特徴は，周辺部に比較的血管に富む viable な腫瘍細胞があり，その内部に線維性壊死組織が存在することである．

画像所見　US では，低エコーから高エコーまでの様々な像を呈する（図 14-54）．一般的には辺縁部に厚い低エコー帯（halo）をもつ例が多く bull's eye, target pattern などと形容される（図 14-55）．CT 所見は単純 CT，造影 CT ともに非特異的な低吸収結節として描出される．dynamic CT では周辺の細胞成分の多い部位が軽度に濃染を示す（リング状，ドーナツ状）ことが多く，平衡相やより遅い遅延相で内部の淡い濃染がみられる（図 14-56）．髄様癌肝転移では強

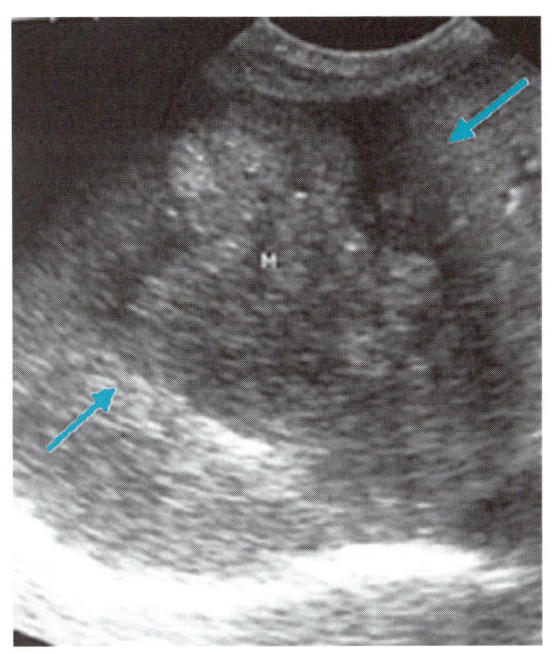

図14-54 胃癌肝転移超音波像(cluster sign)
高エコーを呈する病変が集簇し塊状を呈している(矢印).

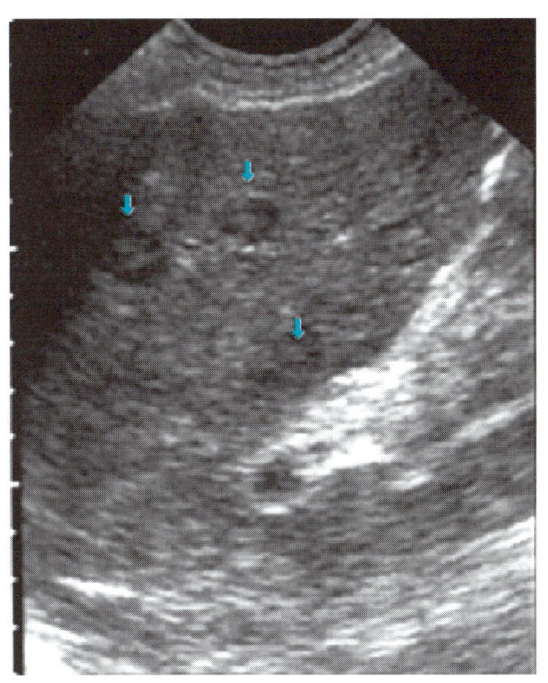

図14-55 胃癌肝転移超音波像(bull's eye pattern)
低エコーの結節性病変の中心部に高エコー域を伴っている(矢印).

い濃染を示す場合も少なくない．多血性の癌肝転移巣としては，消化器髄様癌，膵ラ氏島腫瘍などの内分泌系癌，腎癌，カルチノイドなどが多い．MRI所見としては通常の肝腫瘍と同様にT_1強調像にて低信号領域，T_2強調像にて高信号領域として認められる．大腸癌肝転移は外科切除の対象となる場合がある．転移性肝癌の検出には，Gd-EOB-DTPA造影MRIが有効である．

d．その他の肝悪性腫瘍

1) 囊胞腺癌 biliary cystadenocarcinoma は単から多房性の囊胞性病変の存在が特徴的であり，この囊胞の壁に充実性腫瘍部分が認められる．囊胞壁から内腔に乳頭状に発育する腫瘍部分の描出が本症に特徴的で診断価値が極めて高い．

2) 肝芽腫 hepatoblastoma は1歳前後の早期乳児期を中心に発生する．非硬変肝に発生し，AFPの著増している例が多い．CTでは，dynamic CTで濃染を示すが特徴的ではない．

3) 成人型小児肝癌 liver cell carcinoma, adult type は正常肝に発生することもあるが，B型肝炎，先天性胆道閉鎖症，遺伝性チロシン血症，糖原病I型(von Gierke病)，長期ステロイド使用との合併が知られている．画像診断では多血性肝腫瘍として描出される．

4) 血管肉腫 hemangiosarcoma は血管内皮細胞由来とされる悪性度の高い腫瘍で，主として50～60歳の比較的高年齢層の男性を中心とする成人に発生し，肝非上皮性悪性腫瘍の中では最も頻度が高い．画像所見は海綿状血管腫と類似するもの(海綿型)が多いが，類洞型や結節紡錘細胞型が優位の部では特徴のない充実性腫瘍像を呈する．臨床上遭遇する場合は，多くの例で両葉にわたって多発性肝内転移を来した段階で，これらの所見が様々に混在する．

5) 類上皮性血管内皮腫 epithelioid hemangioendothelioma は特異な組織像を示す血管内皮由来の腫瘍で肝以外にも軟部組織，肺，骨にも発生する．dynamic CTの動脈優位相では濃染されず，線維成分の多い腫瘍に共通して認められる delayed CTでの濃染(遅延性濃染)が認められる．本腫瘍は肝表被膜下に沿って癒合しながら広がる傾向があり，特異な分布を示す．

6) 悪性リンパ腫において，肝の病変はほとんどの全身病変の一部分として認められ，肝原発の場合はまれである．USでは，均一な低エコー結節として認められることが多い．CTでは，軽度に造影される均一な低吸収結節として描出される．

その他，横紋筋肉腫，平滑筋肉腫，線維肉腫，骨肉腫，軟骨肉腫，悪性奇形腫，などが肝原発として報告されているが，極めてまれである．

I. 画像診断

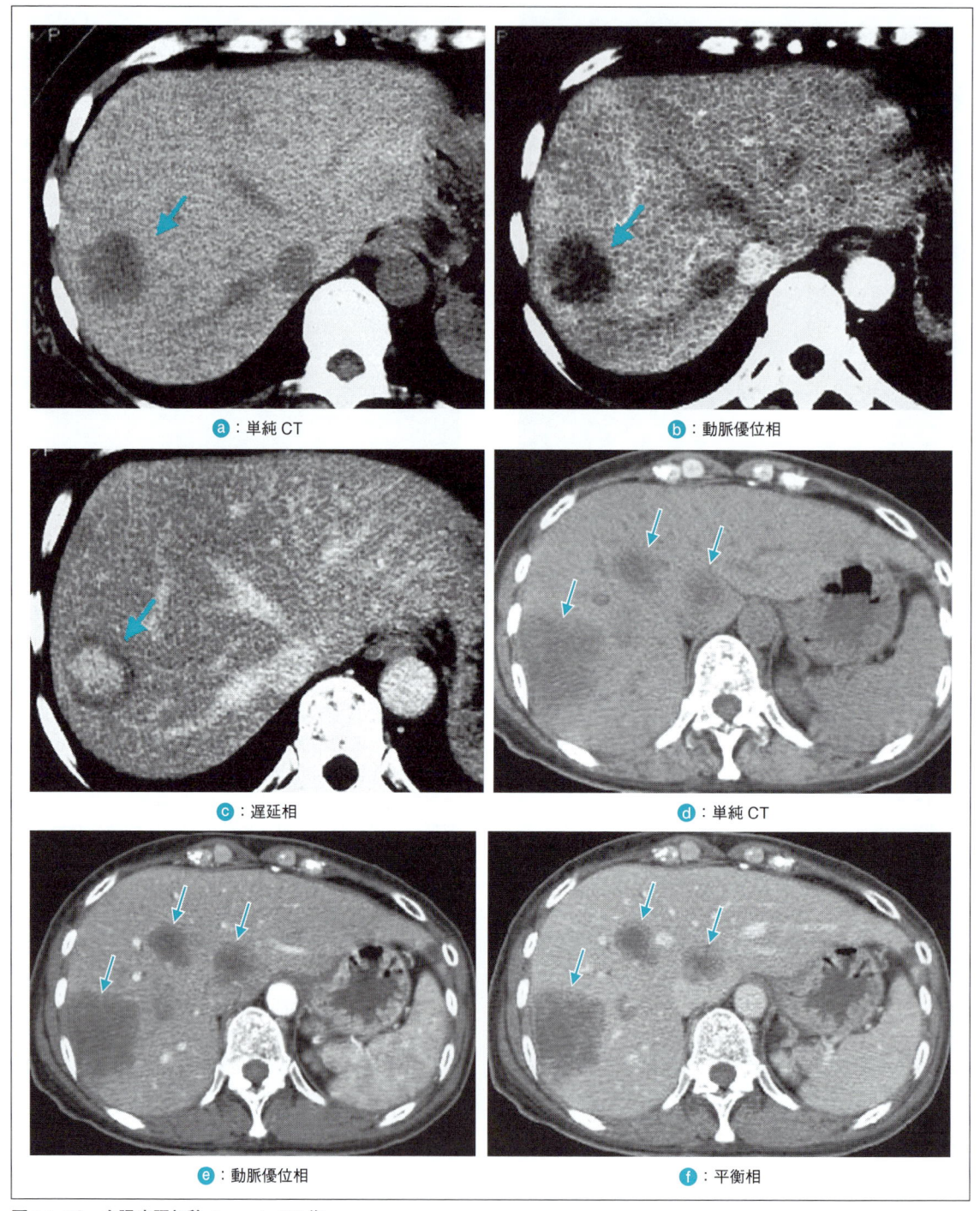

ⓐ：単純 CT　　ⓑ：動脈優位相

ⓒ：遅延相　　ⓓ：単純 CT

ⓔ：動脈優位相　　ⓕ：平衡相

図 14-56　大腸癌肝転移 dynamic CT 像
症例 1
ⓐ：単純 CT で右葉前上区の腫瘍は低吸収を示す（矢印）．
ⓑ：動脈優位相で腫瘍辺縁部がわずかに濃染されるのみである（矢印）．
ⓒ：遅延相（造影 10 分後）で腫瘍内部が遅延性に濃染され，辺縁部は逆にリング状の低吸収帯を呈する（矢印）．
症例 2
ⓓ：単純 CT で特発性の低吸収結節を認める（矢印）．動脈優位相（ⓔ）で辺縁が淡く濃染するも平衡相で内部の濃染は明らかではなく（ⓕ）非特異的である．

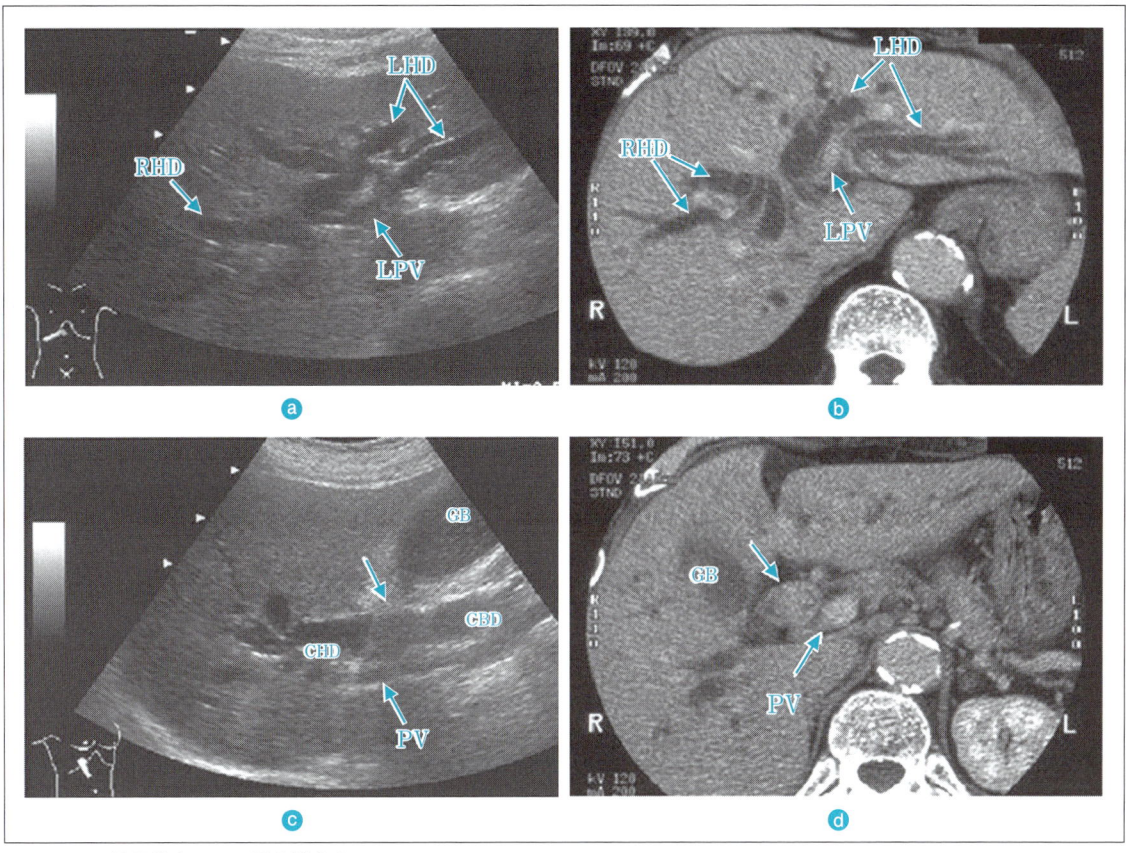

図14-57 総胆管癌による閉塞性黄疸
肝内は両葉の肝内胆管(LHD, RHD)が拡張している(parallel channel sign)(ⓐ, ⓑ). 門脈本幹(PV)の右前方の総胆管の腫瘍(ⓒ, ⓓ矢印)による胆管閉塞のため，その上部の総肝管(CHD)は拡張している.

B 胆道疾患

1 閉塞性黄疸の画像診断

　肝門部の胆管で4mm以上あるいは総胆管で8mm以上の胆管拡張を認めた場合には閉塞性黄疸を疑う．閉塞性黄疸ではUSで肝内門脈に併走して拡張した肝内胆管を認める(parallel channel sign)(図14-57)．また3管合流部以下の閉塞では胆嚢も拡張する．単純CTでは門脈に伴走する樹枝状の低吸収域が同定できれば肝内胆管拡張ありと判定してよい．造影CTで胆管拡張は明瞭に診断できる(門脈が濃染するのに対し，胆管は濃染しないため)(図14-57)．閉塞性黄疸を示す主な疾患を表14-1に示す．

表14-1 閉塞性黄疸を示す病態(総胆管径＞8mm)

1. 悪性腫瘍
   膵頭部癌，乳頭部癌，胆管癌，胆嚢癌の胆管浸潤，悪性腫瘍の肝十二指腸靱帯リンパ節転移(胆嚢癌，胃癌，胆管癌，膵癌，乳頭部癌)，胆道出血(肝細胞癌，胆管細胞癌の胆管内腫瘍栓)
2. 良性疾患
   総胆管嚢腫，総胆管結石，胆管炎(原発性，続発性)，Mirizzi症候群，急性・慢性膵炎，乳頭部炎

2 胆道結石症

a．胆石症 cholelithiasis

病理・病態　胆嚢内に形成される結石で，コレステロール石，ビリルビンカルシウム石，黒色石などがある．疼痛発作や胆嚢炎，胆嚢癌の原因としての意義がある．

画像所見　USでは胆嚢内腔の明瞭な高エコー結節として描出される．結石の後方には超音波が到達せず

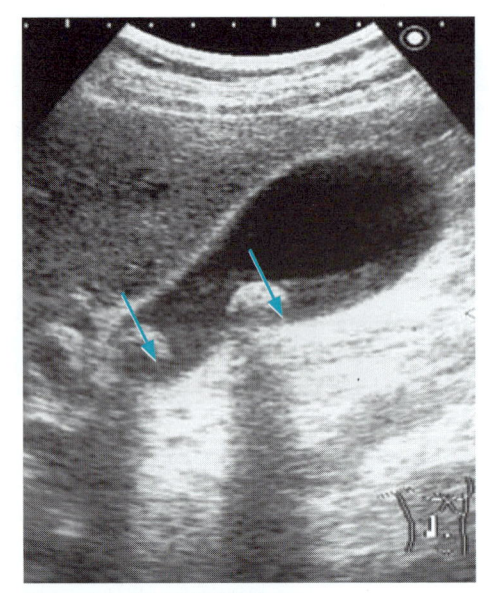

図14-58　胆石の超音波像
2個の半月状高エコー(胆石)を認める(矢印). その遠位の低エコー帯(音響陰影)が明瞭である.

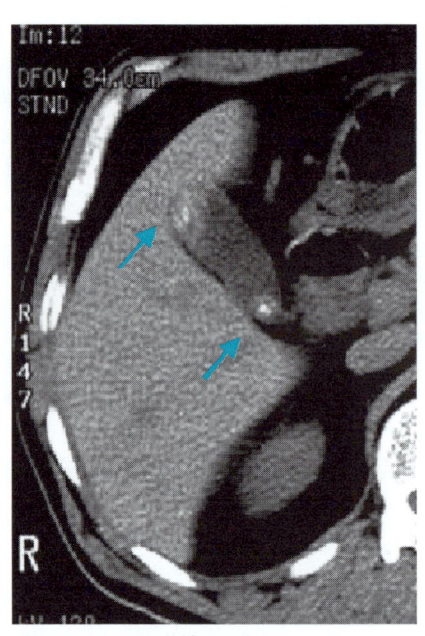

図14-59　胆石単純CT像
胆嚢内に2個の石灰化結石を認める(矢印).

音響陰影 acoustic shadow とよばれる無あるいは低エコー帯をみる(図14-58). 純コレステロール石や小さな胆石では音響陰影が不明瞭なものもある. 胆石の診断にはUSは有用性が高く, 第一に行うべき検査法であるが, 合併症の診断には超音波のみでは不十分なことが多く, CTの併用が必要である. 結石は, 一般には水の濃度の内腔内に高吸収結節あるいはリング状結節として明瞭に描出される(図14-59). しかしながら, 純コレステロール石はCT値が50 HU以下で0 HU以下となることもあり, 胆汁と等信号で描出されなかったりあるいはより低吸収結節として描出されることがある(図14-60). 胆嚢造影では結石は結節状の陰影欠損として描出され, 体位の変換で移動する(図14-60, C5). 一般には立位で最下部にみられるが, 胆汁と比重が同じ場合があり中央部に層をなして浮遊することがある(浮遊結石 floating stone). MRI, 特にMRCでは結石は胆嚢内に結節状無信号域として明瞭に描出される(図14-61). ただし, 完全な結晶化や石灰化を来していない結石は, T_1強調像で高信号を示すことがある. 胆嚢管に嵌頓した胆石が総胆管を圧迫し閉塞性黄疸を来すことがある(Mirizzi syndrome).

b．胆管結石 bile duct stone

病理・病態　多くは胆嚢結石が胆嚢管を経て逸脱した二次性結石である. 原発性の結石はビリルビンカルシウム石が多い. 疼痛発作, 胆管炎, 閉塞性黄疸の原因となる.

画像所見　総胆管内に基本的に胆石と同様の所見を認める(図14-62). 末端部はUSでの検出が困難であるためにCTやMRCの意義が大きい(図14-63). 胆道造影では結節状の陰影欠損を示す. MRCPは総胆管結石の検出能が高く, それに加えて胆嚢, 胆管の全体像の評価に優れている(図14-61).

c．肝内結石 intrahepatic cholelithiasis

病理・病態　肝内結石症は, 本邦を含めた東アジア諸国に多い. 肝内胆管に存在する結石とその周囲胆管の紡錘状・嚢状の拡張・蛇行と, 相対的局所狭窄を特徴とする. 癌の合併が約10%でみられる.

画像所見　肝内胆管の拡張所見とその内部の結石を認める. 末梢の肝実質に萎縮性変化を認める例が多い(図14-64).

3　胆道の炎症

a．胆嚢炎 cholecystitis

病理・病態　大半は胆石症に合併し胆嚢頸部や胆嚢管に結石がみられることが多い. 急性胆嚢炎では胆嚢は腫大し壁は浮腫状となる. 進行すると周辺に炎症が波及し膿瘍を形成する. 慢性胆嚢炎では胆嚢壁の線維性肥厚がみられる.

画像所見　比較的均一な壁肥厚がみられるが, 漿膜下浮腫による低エコー帯が粘膜と漿膜に挟まれて三層構造を示す(図14-65). 単純CTでは壁の肥厚と浮腫による低吸収域がみられる. また, 造影CTでは内

ⓐ：単純 CT　　　　　　　　　　　　　　　　ⓑ：造影 CT（DIC-CT）

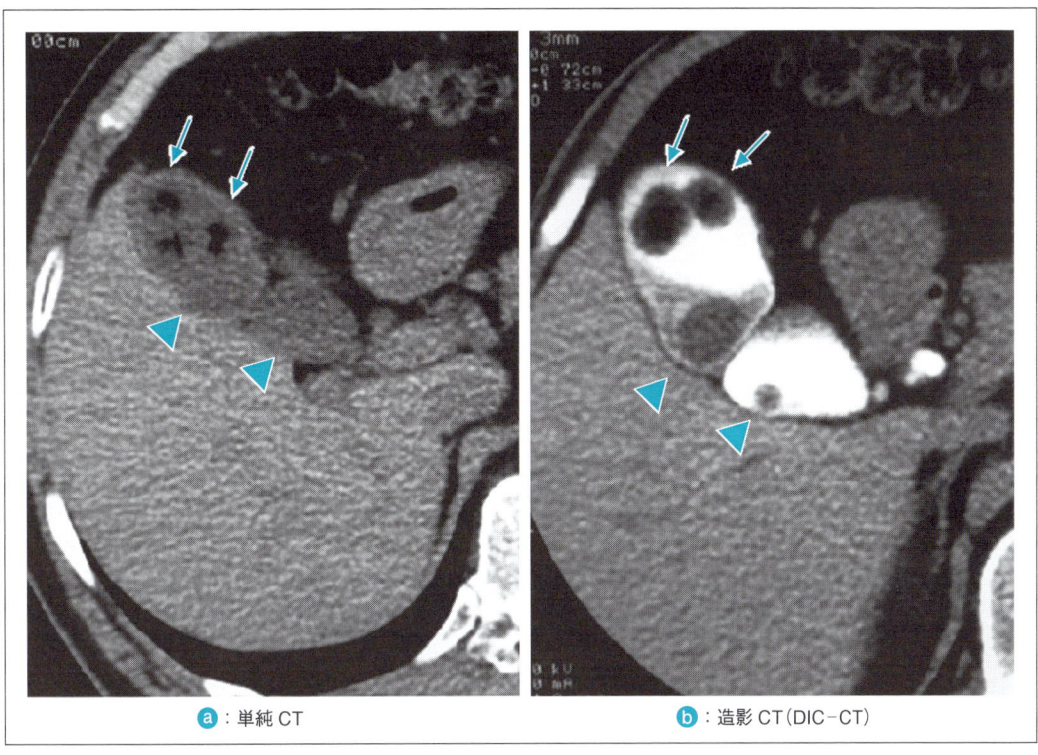

図 14-60　純コレステロール結石 CT 像
純コレステロール結石は石灰化を伴わないために単純 CT（ⓐ）では胆汁と等濃度（矢頭）あるいは若干低濃度を示す．体部に存在する 2 個の結石内部に星芒状のガス（いわゆる Mercedes Benz sign）が存在するために単純 CT でも同定できる（矢印）．経静脈性胆道造影を併用した CT（DIC-CT）で結石の存在が明らかである．

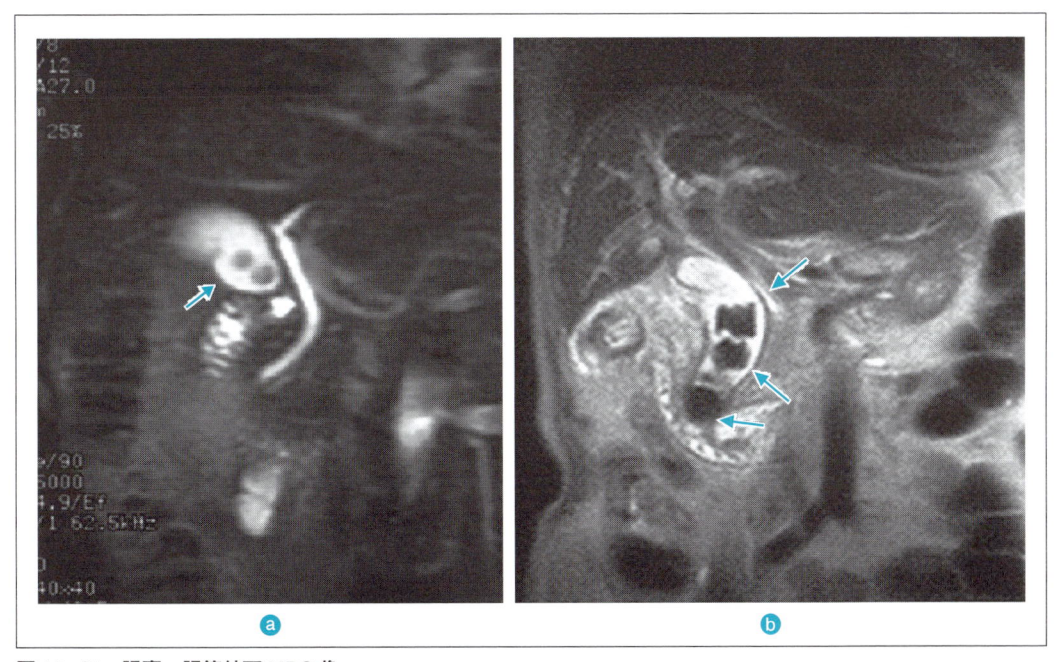

ⓐ　　　　　　　　　　　　　　　　ⓑ

図 14-61　胆嚢，胆管結石 MRC 像
胆嚢内（ⓐ）ならびに総胆管内（ⓑ）の結石は低信号として明瞭に描出されている（矢印）．

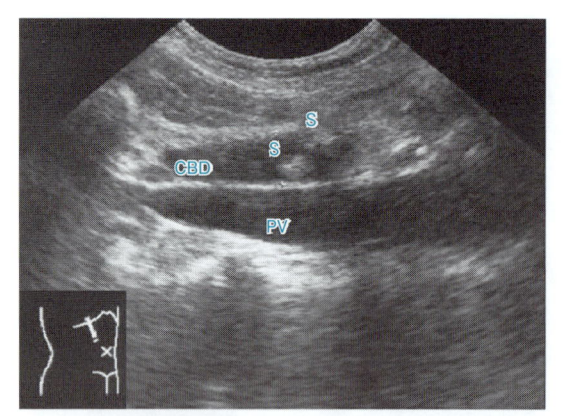

図 14-62 胆管結節
US で拡張した総胆管内に高エコーに結石が描出されている(S).
PV：内脈, CBD：総胆管

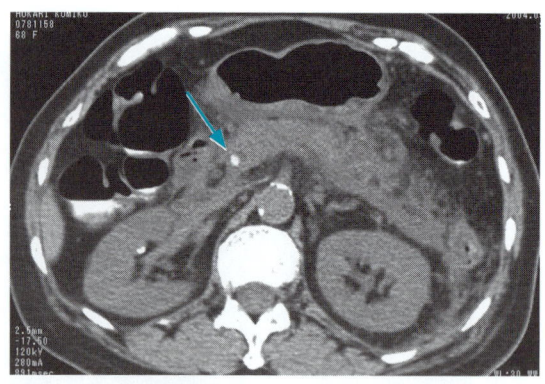

図 14-63 総胆管結石
総胆管末端部に高吸収結節を認める(矢印).

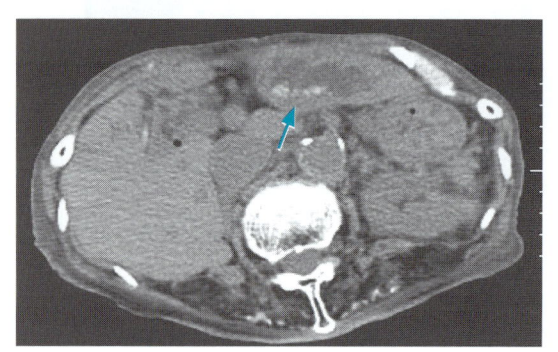

図 14-64 肝内結石
拡張した肝内胆管内に高吸収を示す小結石が集簇している(矢印).

面に粘膜が造影され浮腫による壁の低吸収がより明瞭になる(図 14-66)．胆嚢周囲膿瘍を形成すると，周辺に液体貯留が認められる．気腫性胆嚢炎では壁内にガスによる強い低吸収帯をみる(図 14-C6)．慢性胆嚢炎では，壁の充実性の肥厚がみられることがあり胆嚢癌との鑑別が必要である．黄色肉芽腫性胆嚢炎は，腫瘤状変化を示し胆嚢癌に類似することがある．

b．胆管炎 cholangitis

病理・病態　一般的には胆管結石や乳頭機能不全などによる逆行性感染による．進行したものでは胆管壁の肥厚・浮腫，拡張などがみられる．肝膿瘍を合併することもある．

画像所見　軽度なものでは一般に無所見である．造影 CT でびまん性の壁肥厚・濃染をみることがある．また肝内に門脈周囲低吸収域 periportal collar がみられることがある．dynamic CT で胆管に沿った肝実質に楔状の濃染がみられることがある．MRI T₂ 強調像では重症化した化膿性胆管炎では，PTC で肝内胆管に沿って多数の小膿瘍腔が描出される．造影剤の強圧注入で敗血症性ショックを来すことがあり注意が必要

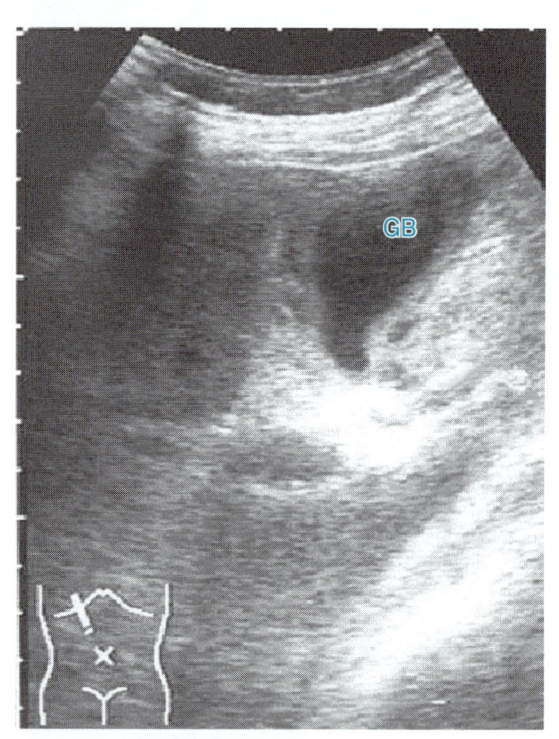

図 14-65 急性胆嚢炎超音波像
胆嚢(GB)は壁全体が肥厚し，三層構造を示している．

である．
　原発性硬化性胆管炎では，胆管の部分的狭小化と拡張が混在し数珠状の変化を示す(図 14-67)．

4　胆道の腫瘍性病変

a．胆嚢癌 gallbladder cancer

病理：病態　胆嚢癌は内腔に乳頭状に発育し，一方胆嚢壁に沿って壁内外に腫瘤を形成する．早期胆嚢癌は隆起型，表面型，浅い陥凹型が同程度にみられる．

画像所見　胆嚢内に突出する充実性腫瘤像で表面は

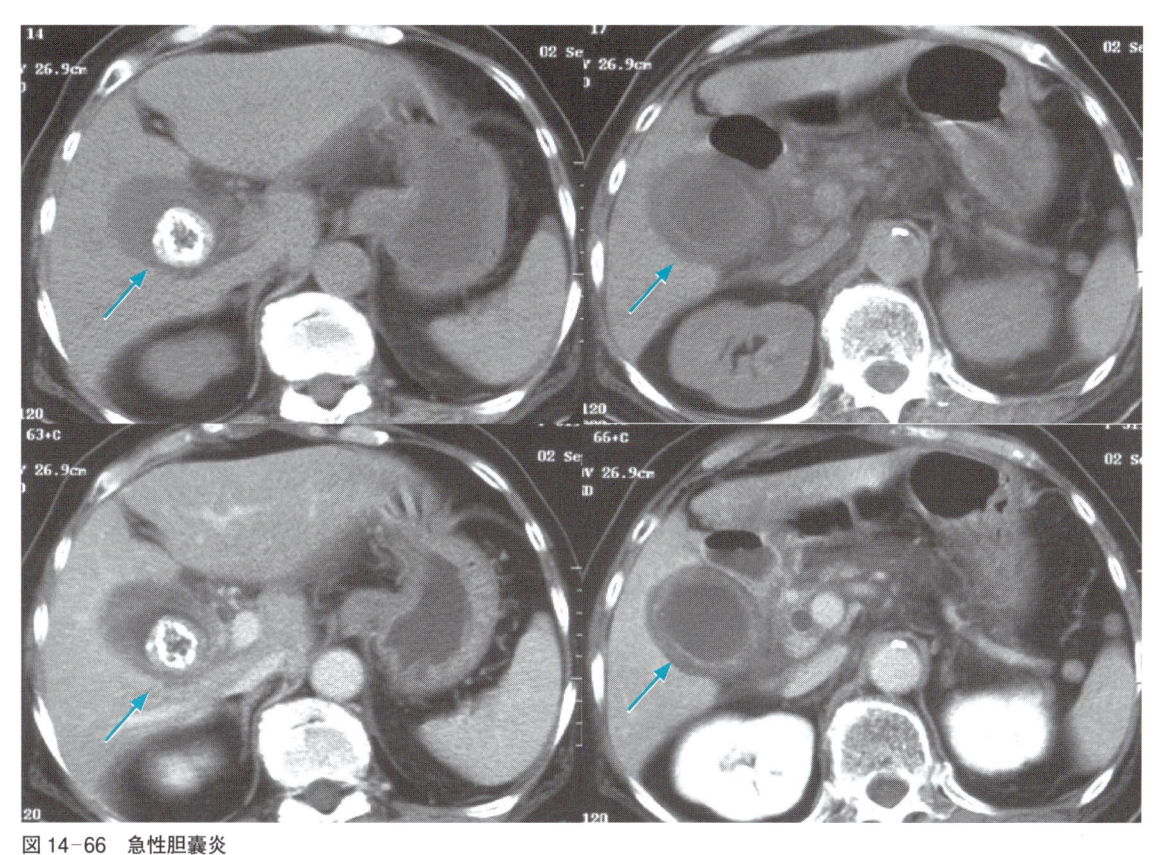

図 14-66 急性胆嚢炎
胆石と胆嚢壁の肥厚を認める(矢印).粘膜と壁の浮腫による低吸収帯で層構造が明瞭である.上段：単純CT,下段：造影CT

乳頭状の不整を示すもの(内腔突出型)(図14-68)が多いが,壁が限局性に肥厚した像を示すこともある(壁肥厚型)(図14-69).びまん性の肥厚をみる場合は慢性胆嚢炎による変化と類似することがある.進行すれば胆嚢全体が充実性腫瘤に置換される(腫瘤形成型).胆嚢壁から内腔に突出する腫瘤としては胆嚢癌,腺腫,コレステロールポリープ,腺筋症限局型などがあるが,10～15mm前後以上の腫瘤は胆嚢癌の可能性が高い.胆道造影では,胆嚢癌は壁に連続する表面の不整な充盈欠損像を呈する.

早期胆嚢癌は,画像では胆嚢壁から内腔に突出する小隆起性病変,あるいは丈の低い平板状の粘膜肥厚像を示す(図14-70).

b. 早期の胆嚢癌と鑑別を要する胆嚢隆起性病変

腺筋症 adenomyomatosis は,壁内小結石による点状で彗星様の尾をもつ高エコー(comet echo)をみることがある(図14-71).また,限局性あるいはびまん性の壁肥厚がみられ,壁内に Rokitansky-Aschoff sinus の拡張がみられるのが特徴である.胆嚢造影では胆嚢の輪郭に沿って点状の造影剤の溜まりがみられる(図14-72).

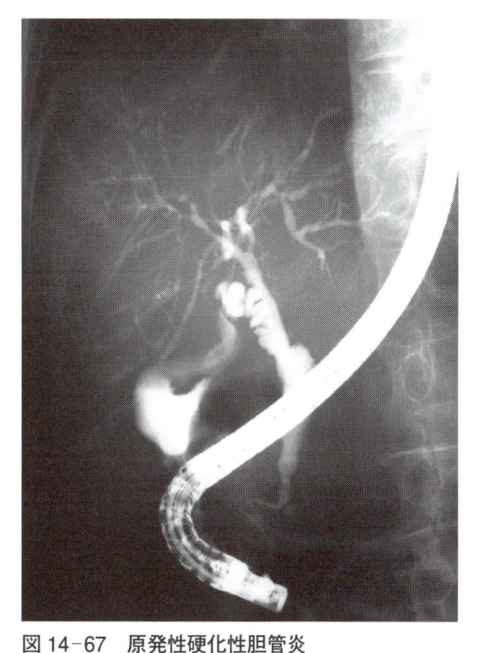

図 14-67 原発性硬化性胆管炎
ERCP で肝内胆管の数珠状の広狭不整が広範に認められる.

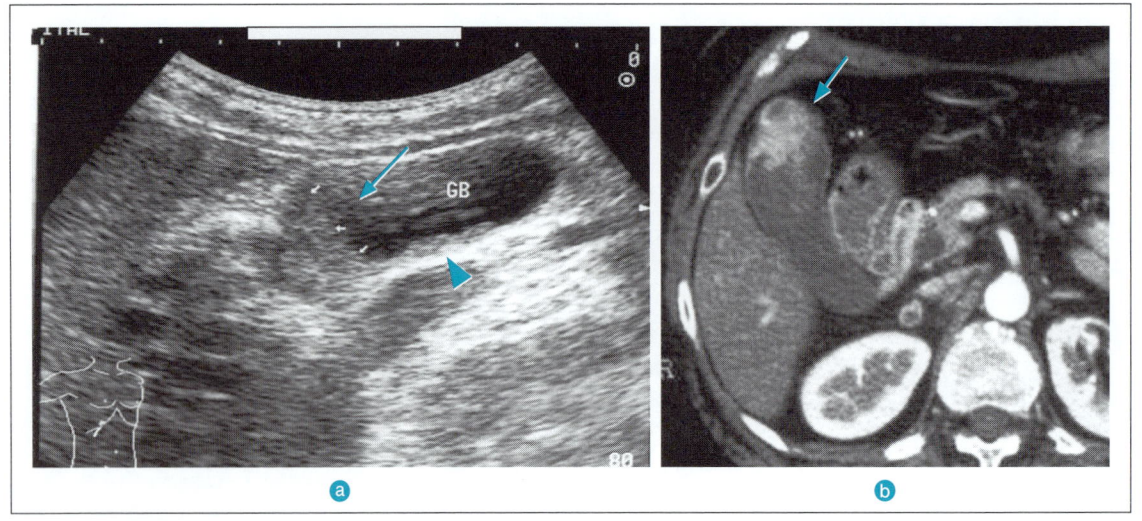

図 14-68　胆嚢癌．内腔突出型
ⓐ：超音波診断で胆嚢内腔に突出する充実性腫瘤(矢印)がみられ，一部で壁に沿って進展している((矢頭)．
ⓑ：造影 CT で同様に内腔に突出する充実性腫瘤がみられる(矢印)．

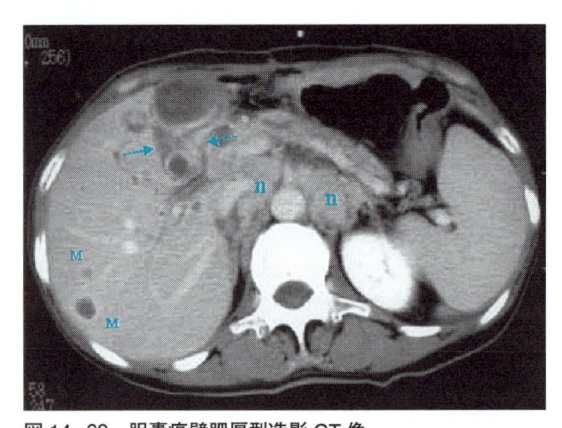

図 14-69　胆嚢癌壁肥厚型造影 CT 像
胆嚢体部から頸部に壁肥厚(矢印)を認める．肝十二指腸靱帯と傍大動脈リンパ節転移(n)と肝転移(M)も認められる．

コレステロールポリープは数 mm 大と小さい場合が多く，金平糖状あるいは桑実状の形状が特徴であり，また胆嚢癌に比し，高エコーを示す(図 14-73)．多発することも多い．

c．胆管癌 bile duct cancer

病理・病態　内腔に乳頭状に突出するものや壁内に浸潤性に発育するものがあるが，一般に閉塞性黄疸で発見される場合が多く，局所胆管内腔は消失していることが多い．高分化癌では，拡張した胆管内に結節状にみられることがある．

画像所見　内腔に乳頭状に発育する高分化胆管癌や腺腫は壁と連続する陰影欠損を示す．閉塞性黄疸で発見される場合は，拡張した胆管を閉塞する充実性腫瘤像として描出される(図 14-57)．胆道造影では胆管癌は一般に閉塞部の辺縁は不整であることが多い．膵癌や膵炎などの外部からの病変の波及によるものは辺縁の平滑な先細り閉塞あるいは狭窄を示す．

5　胆道の先天異常

a．総胆管嚢腫 choledochal cyst

病理・病態　先天性の限局的胆道拡張を示す疾患で戸谷分類では 4 型に分けられるが，I 型の総胆管の囊胞状拡張が最も多い(図 14-74)．膵管・胆管の合流異常に起因する．胆管炎，疼痛などの原因となるが，さらに癌の合併頻度が高い．

画像診断　US，CT，MRI いずれにおいても総胆管の囊腫状の拡張は容易に診断できる．膵管胆管合流異常の描出には MDCT による 3D 画像や MRCP が有用であるがこれらで診断できない場合は ERCP で確認される(図 14-75)．胆嚢癌，胆管癌の合併に注意する．

b．その他の先天性胆道疾患

多房性の胆嚢が先天性にみられることがある．胆嚢床に固定されていない場合があり肝から遊離し，下腹部正中に位置することもある．胆嚢の茎捻症の原因となる．

Caroli 病(Caroli disease, congenital communicating cavernous ectasia of the intrahepatic biliary tract)は，まれな肝内胆管の囊状の拡張を来す疾患である．US や CT では既存の門脈周囲に，囊状に拡張した胆管が捉えられるのが特徴である．

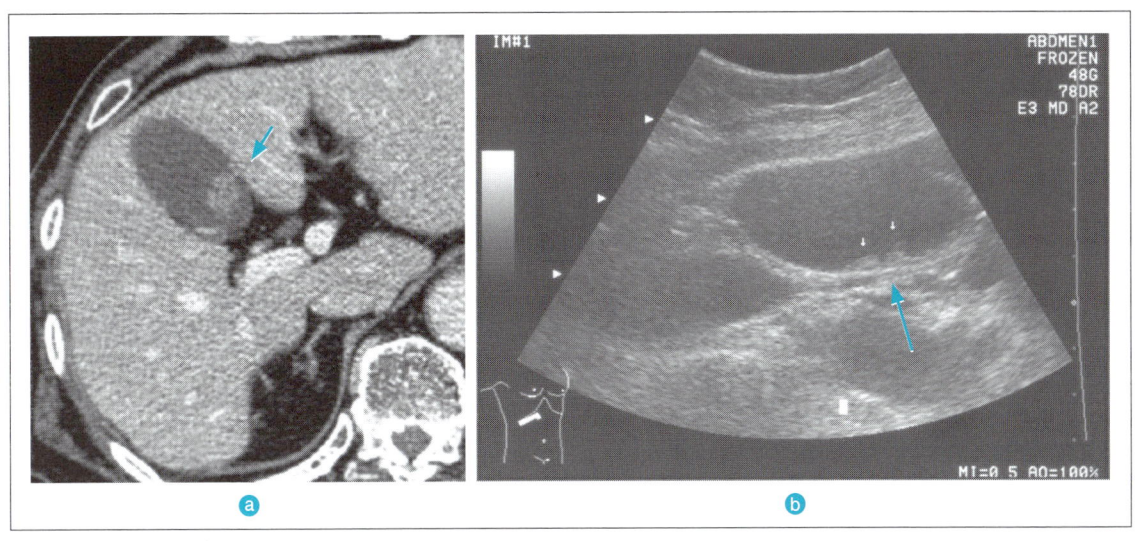

図 14-70 胆嚢早期癌
ⓐ：造影CTで内腔に突出する小充実性腫瘤を認めるが，壁に明らかな肥厚はない（矢印）．
ⓑ：超音波診断で平板状の隆起を示す充実性腫瘤を認める（矢印）．

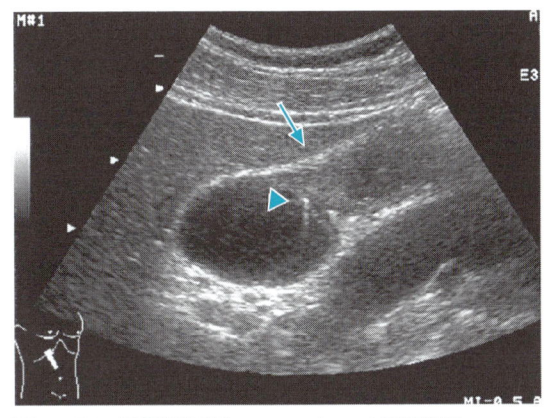

図 14-71 胆嚢腺筋症（segmental type）超音波像
胆嚢体部に限局性の壁肥厚を認める（矢印）．壁内に壁在結石を示唆する comet echo（矢頭）も認められる．

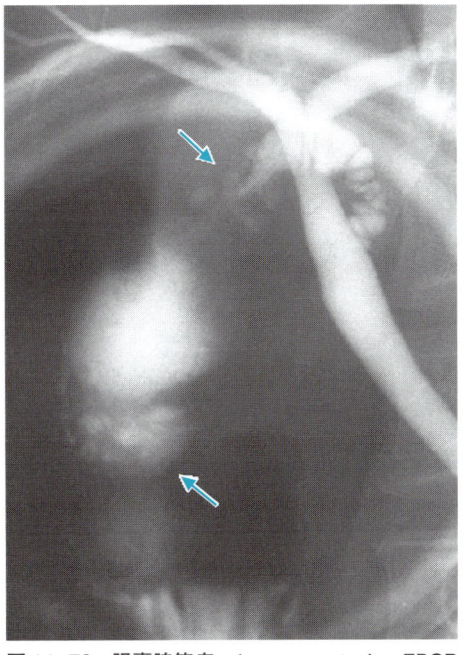

図 14-72 胆嚢腺筋症 adenomyomatosis ERCP像
胆嚢頸部と体部に内腔の狭小化と1～2mm大のRokitansky-Aschoff sinus内の造影剤の貯留（矢印）が認められる．

C 膵疾患

1 炎症

a．急性膵炎 acute pancreatitis

病理・病態 アルコール多飲，胆石，外傷，膵癌，薬剤，高脂血症などが原因で発症する．病理学的には浮腫性，出血性，壊死性に分類される．

画像所見 膵はびまん性に腫大する．膵は腫大するとともに炎症性浮腫のために膵実質のエコーレベルが低下する（図14-76）．単純CTでは膵実質の吸収値

462   I．画像診断

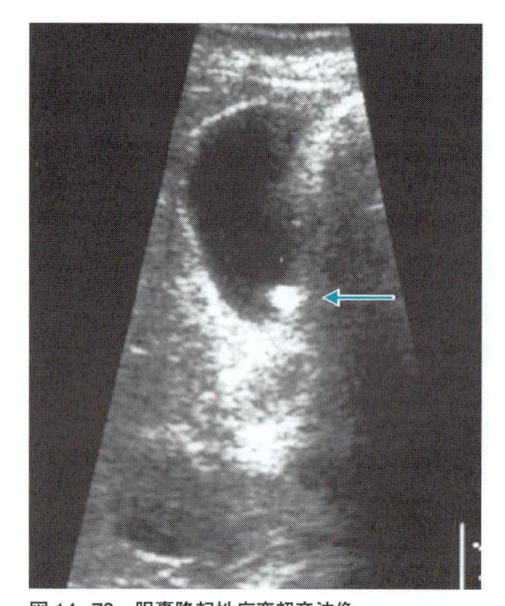

図 14-73　胆囊隆起性病変超音波像
コレステロールポリープ：胆嚢壁から突出する辺縁のいびつな小隆起を認める（矢印）．エコー輝度は胆嚢癌に比し高い．体位で移動しない．

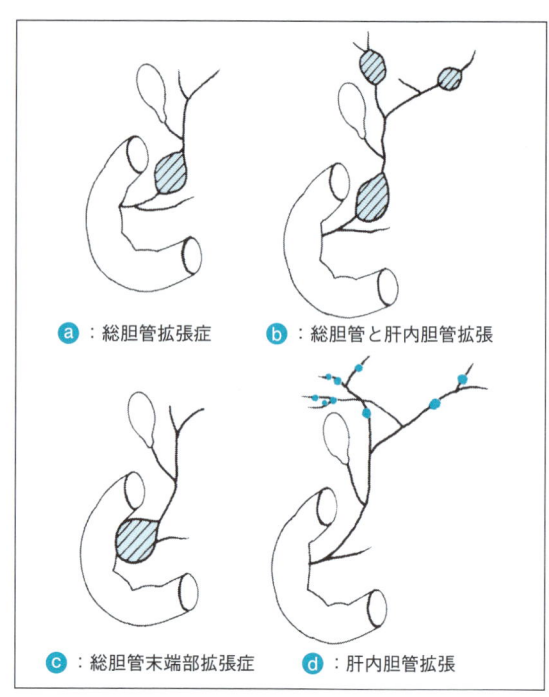

図 14-74　胆管の先天性拡張症
ⓐ：総胆管拡張症　ⓑ：総胆管と肝内胆管拡張
ⓒ：総胆管末端部拡張症　ⓓ：肝内胆管拡張

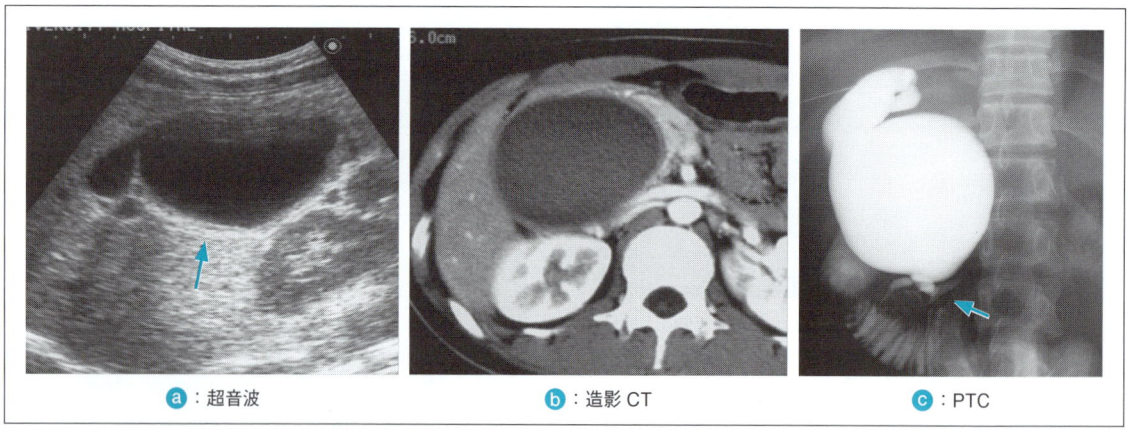

図 14-75　総胆管嚢腫
ⓐ：超音波　ⓑ：造影 CT　ⓒ：PTC
ⓐ：超音波診断で総胆管の嚢腫状の拡張を認める（矢印）．
ⓑ：造影 CT でも同様の所見である（矢印）．
ⓒ：PTC で総胆管の嚢胞状拡張に加えて，胆管が膵内の膵管に合流している（合流異常，矢印）．

は低下する．膵液あるいは滲出液が膵周辺に貯留すると膵を縁取る低吸収帯をみる．この滲出液は前傍腎腔に広がり，前腎筋膜の肥厚とその腹側の液体貯留は急性膵炎を示唆する重要な所見である（図 14-77）．仮性嚢胞は急性膵炎や慢性膵炎の急性増悪に伴うことが多い．US ではやや厚く不整な壁構造をもつ嚢胞像を示す（図 14-78）．単純 CT では内部の吸収値は水よりはやや高いことが多い．造影 CT でやや不整な壁構造をもつ嚢胞像を示す（図 14-79）．偽嚢胞内に出血を伴い，偽動脈瘤を形成することもある．貯留嚢胞との区別は困難である．膵壊死は重症度判定や治療方針の決定に有用であるが，造影 CT で非濃染域として描出される（図 14-80）．

b．慢性膵炎 chronic pancreatitis

病理・病態　原因の大部分はアルコール多飲である．膵癌が主膵管を閉塞させると，尾側膵には随伴性慢性

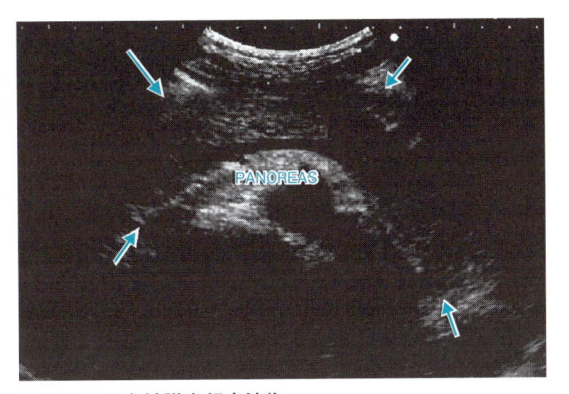

図 14-76 急性膵炎超音波像
超音波では膵全体の腫大とエコーレベルの低下を認める（矢印）．

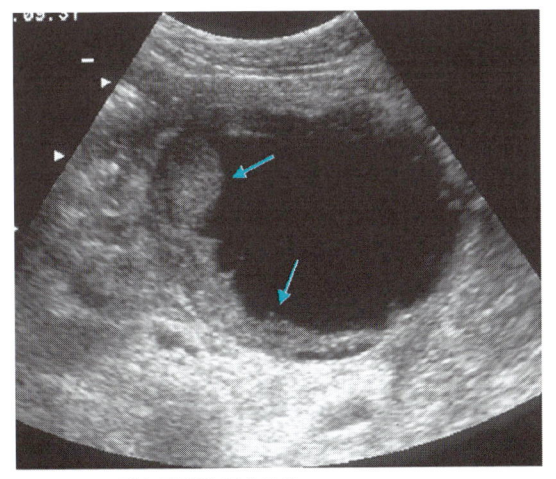

図 14-78 膵仮性囊胞超音波像
超音波上膵体部前面小網腔内に囊胞性病変を認める．偽囊胞内への出血により，沈殿物を伴う（矢印）．

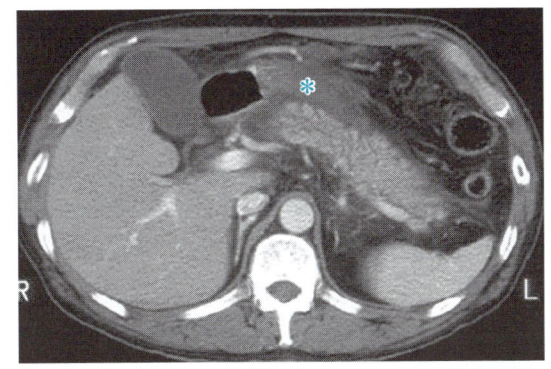

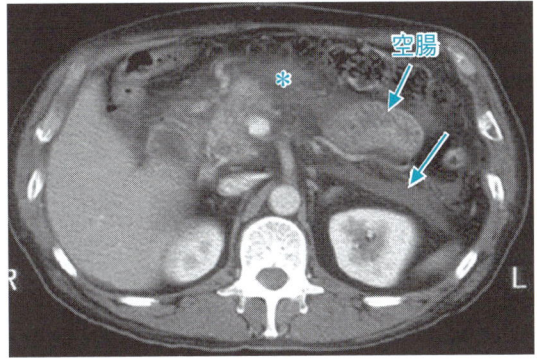

図 14-77 急性膵炎造影 CT 像
造影 CT では膵は腫大しているが，均一に濃染しており，壊死は認めない．膵周囲に滲出液の貯留（＊）を認める．左前腎筋膜も液体貯留のため肥厚している（矢印）．空腸ループの炎症性浮腫もみられる．

膵炎が生じる．

画像所見 慢性膵炎の超音波上の診断基準には膵の萎縮，膵管の拡張，膵石ないし膵石灰化が挙げられている．拡張した膵管内に高エコー結節を認めるか，あるいは石灰化の吸収値を示す小結節を認めると，膵石と診断できる．仮性囊胞の合併もみられる（図 14-81）．血管造影では，動脈は数珠状と表現される穏やかな不整像や非特異的狭窄を示すことが多い．MRCP，ERCP 像では膵管は全体の数珠状拡張を示す場合が多いが，局所的に線維化が強く膵管狭窄を認める場合は，膵癌と類似することがある．（図 14-82）．

c．自己免疫性膵炎 autoimmune pancreatitis
病理・病態 自己免疫による機序で生じる肉芽腫性の慢性膵炎であり，血中あるいは膵実質内の IgG4 が高値を呈する．膵炎以外に後腹膜線維症や硬化性胆管炎，耳下腺炎などを合併することもある．膵はびまん性に腫大する．

画像所見 膵は全体的に均一に腫大する．dynamic CT では均一に濃染される．周辺を縁取るように低吸収帯がみられる場合がある（図 14-83）．MRCP や ERCP では主膵管が狭窄し，ところどころに軽度の拡張をみる，いわゆる膵管狭細型膵炎の所見が特徴である．

自己免疫性膵炎などが限局的に腫瘤様形態を示すことがあり，腫瘤形成性膵炎とよばれる．画像上膵癌と類似した所見を示すことがある．dynamic CT で均一に造影されるのが膵管癌との鑑別点である．

2 腫瘍

a．膵管癌（一般的な膵癌）pancreatic ductal carcinoma（pancreatic cancer）

病理・病態 膵管上皮から発生する腺癌である．膵頭部の腫瘍は膵内総胆管を閉塞させて，閉塞性黄疸の原因となる．主膵管を閉塞させ，急性膵炎を発症することもある．早期に後腹膜浸潤や遠隔転移を認め，予後不良な癌である．

画像所見 膵腫瘍は一般的に周辺に比し低エコーを示す（図 14-84）．膵管癌は線維成分の多い硬癌で，内部に粘液貯留や変性を伴うことが多く，単純 CT，

464　Ⅰ．画像診断

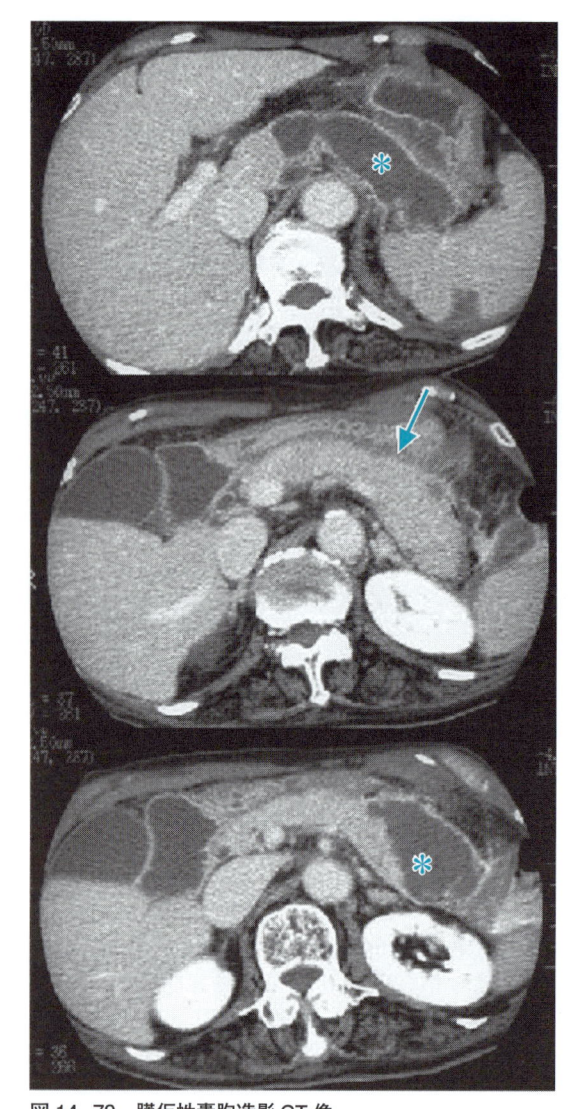

図14-79　膵仮性囊胞造影CT像
造影CTでは膵の腫大（矢印）とともに膵前面の小網内に仮性囊胞を認める（*）．

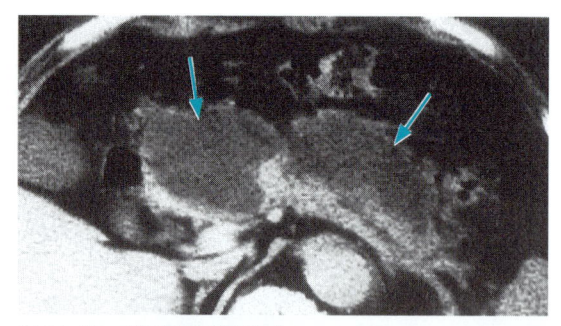

図14-80　重症膵炎（膵壊死）
造影CTで膵内に不整形の非濃染域がみられる（矢印）．膵壊死の所見である．

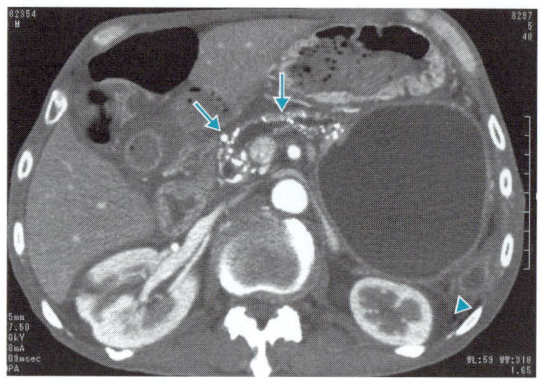

図14-81　慢性膵炎
dynamic CT動脈優位相で膵の萎縮と内部主膵管の著明な拡張を認める（矢印）．小さな明瞭な高吸収結節は膵石であり，尾部に大きな仮性囊胞がみられる（矢頭）．

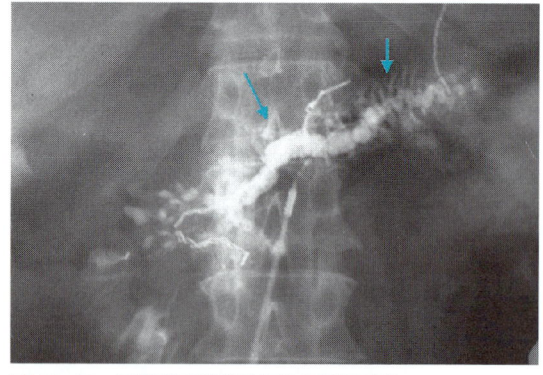

図14-82　慢性膵炎膵管造影像（直接穿刺）
主膵管と分枝膵管の広範な数珠状拡張を認める（矢印）．膵頭部には膵石が散在する．

dynamic CT，造影CTで周辺膵より低吸収値を示す（図14-85）．2 cm以下の小膵癌では吸収値が周辺膵と同等で，dynamic CTで初め描出されることがある（図14-86）．MRIではT_1強調像では低信号，T_2強調像では高信号に描出されるが特異性はない．膵癌と慢性膵炎の信号強度のみによる鑑別は困難である．腫瘍尾側の膵管拡張は膵長軸に沿った低エコーのあるいは造影CTで造影されない管腔構造として認められる（図14-84，86）．小さな膵頭部ないし膵体部癌，乳頭部癌などでは膵管拡張膵が発見の手がかりとなることが少なくなく重要である．膵管閉塞部より尾側の膵は膵管拡張とともに萎縮を伴うことが多い．進行した膵癌では膵管閉塞や膵周囲血管の浸潤を伴うことが多い（図14-87）．

ERCP，MRCPでは主膵管の局所的狭窄あるいは断裂とその尾側膵管の拡張を認めることが多い．膵頭部癌では，膵内胆管の締め付け狭窄像がみられる（図14-88）．MRCPでも同様の所見が得られるが，MRCP

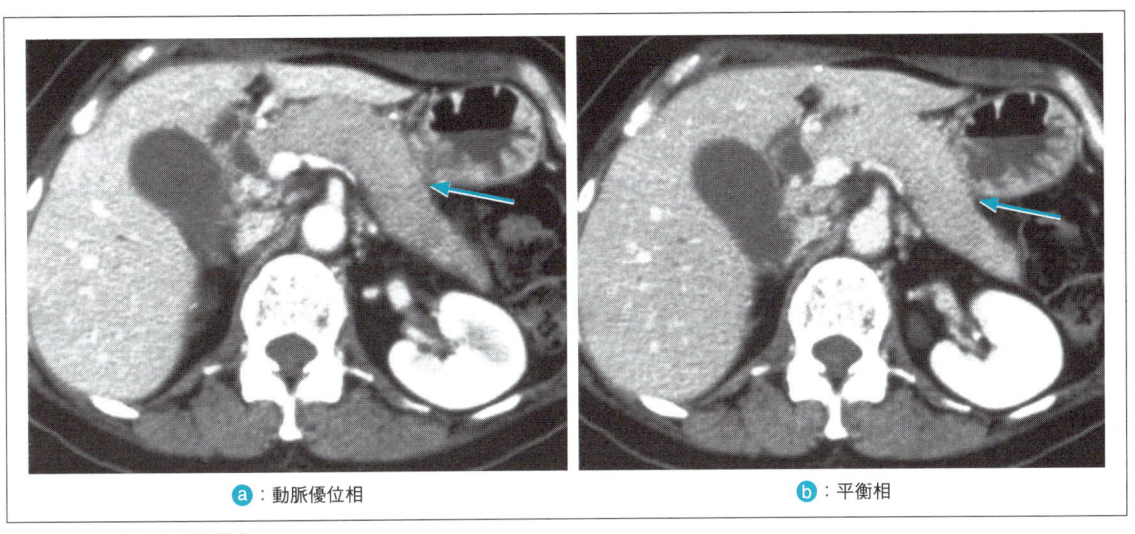

図 14-83　自己免疫性膵炎
膵は全体に均一な腫大を示し，dynamic CT 動脈優位相で均一な淡い濃染を示す(ⓐ矢印)．平衡相で濃染が持続する(ⓑ矢印)．

では閉塞遠位の情報も描出される(図 14-C7)．
　膵管癌では膵内あるいは膵周囲動脈(脾動脈，総肝動脈，胃十二指腸動脈，上腸間膜動脈，など)に屈曲蛇行や不整な狭窄像を認める．図 14-89 のような鋸歯状不整像が特徴であるが，非特異的な狭窄である場合も多い．細動脈はしばしば途絶し，断裂とよばれる．これらの所見は膵癌診断と同時に進展度診断(手術適応の決定)に重要である．門脈系の狭窄や閉塞は炎症でもみられ非特異的であるが，膵癌の場合は手術適応の決定に重要な所見である．

b．膵島腫瘍(膵内分泌腫瘍)islet tumor(endocrine tumor of pancreas)

病理・病態　ホルモンの種類により insulinoma, gastrinoma, glucagonoma(Zollinger-Ellison 症候群)，

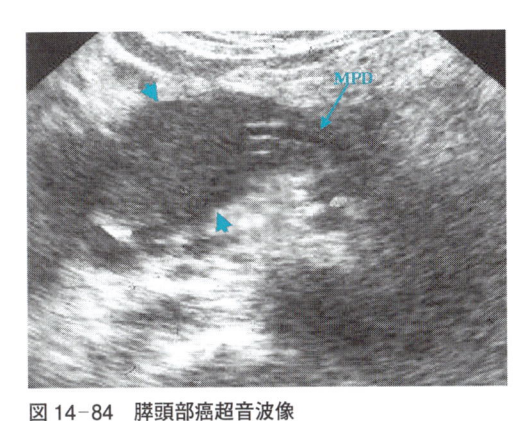

図 14-84　膵頭部癌超音波像
膵頭部に低エコーの腫瘤(矢印)を認め，尾側の膵管(MPD)が拡張している．

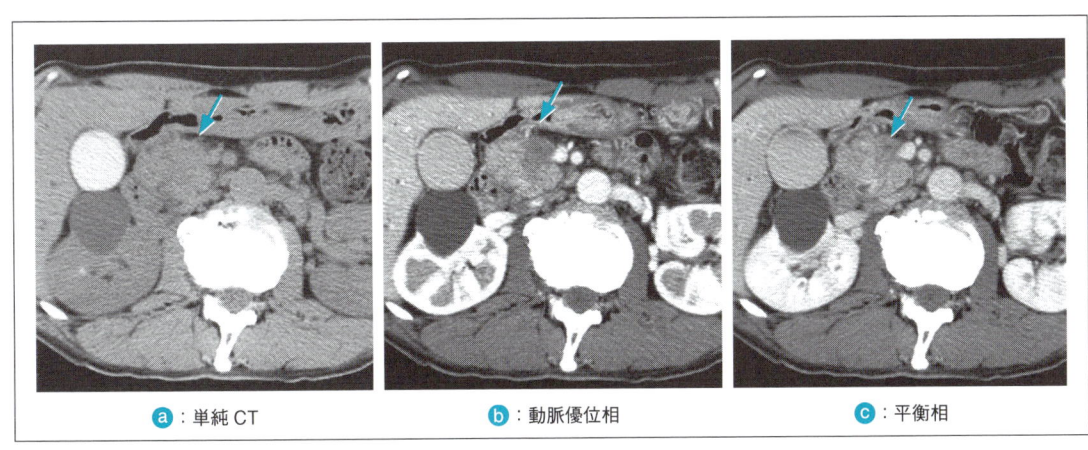

図 14-85　膵癌 dynamic CT
単純 CT では膵頭部はやや大きいが腫瘍は明らかではない(ⓐ矢印).
動脈優位相で膵頭部前面に濃染した膵内に，小さな低吸収結節を認める(ⓑ矢印)．平衡相ではやや低吸収を示す(ⓒ矢印).

somatostatinoma, VIPoma（WDHA症候群）がある．insulinomaが最も多い．gastrinomaやsomatostatinomaでは十二指腸など膵以外から発生することもある．比較的境界明瞭な腫瘍で浸潤傾向に乏しい．

画像所見　USでは内部に変性のない場合は低エコーに描出される．多血性腫瘍のためカラードプラや造影USで多血性に描出される．大きなものでは内部の変性で低吸収域を示すが，腫瘍部分は膵と類似した吸収値である．dynamic CTで強く濃染される．インスリノーマで代表される膵島腫瘍はT_2強調像で明らかな高信号に描出される傾向にある（図14-90）．動脈造影では不整な腫瘍血管増生や明瞭な腫瘍濃染を示す（図14-91）．内分泌活性によって様々なタイプがあるが，基本的に同じ画像所見を示す．しかしながら，insulinomaやgastrinomaは小さな腫瘍で症状を発現する場合が多く，1cm前後では動脈造影でも十分描出されないことがある．画像での良性・悪性の鑑別は困難である．腫瘍濃染を示す膵腫瘍としては漿液性嚢胞腺腫，嚢胞腺癌，腺房細胞癌，膵芽腫などがある．

c．膵管内乳頭状粘液産生腫瘍 intraductal papillary mucinous neoplasm（IPMN）

病理・病態　膵管上皮より発生する乳頭状腫瘍で多量の粘液を分泌する特徴を有する．発生部位によって主膵管型，分枝膵管型とこれらの混合型に分類される．良性の過形成，腺腫から腺癌まで多彩であるが，大きな病巣や主膵管型は悪性が多いとされる．

画像診断　主膵管型では著明な拡張を示す．分枝型は多房性嚢胞性病変（ブドウの房状）として描出される．癌では嚢胞あるいは拡張した膵管壁に乳頭状隆起を伴うことが多い（図14-92，93）．

d．粘液性嚢胞腺腫（一癌） mucinous cystadenoma

病理・病態　女性にみられ，体・尾部に好発する．単房〜多房性で内部に小嚢胞の集簇をみる．辺縁が平

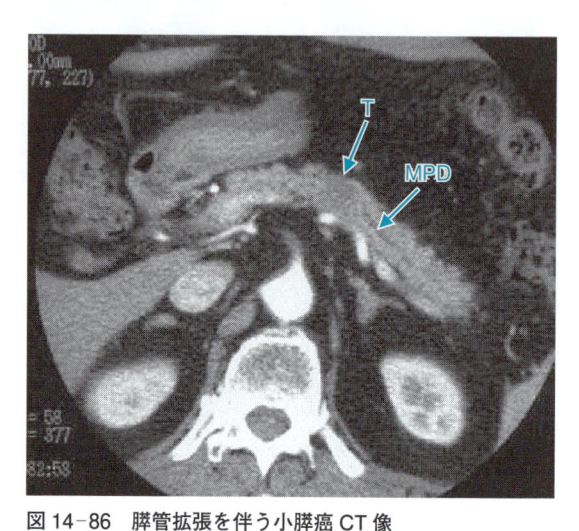

図14-86　膵管拡張を伴う小膵癌CT像
dynamic CT動脈優位相で膵体部にやや濃染不良な小腫瘍（T）と尾側主膵管（MPD）の拡張を認める．

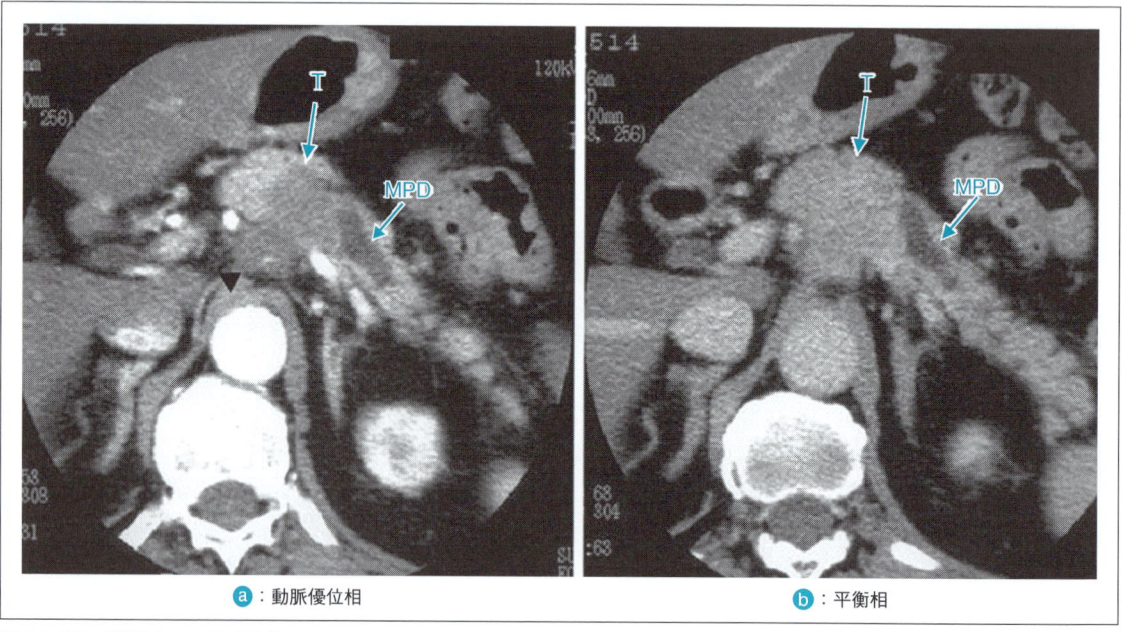

ⓐ：動脈優位相　　　ⓑ：平衡相

図14-87　膵癌dynamic CT像
動脈優位相（ⓐ）では膵体部に濃染不良の腫瘍（T）を認め，後方へ浸潤している（矢頭）．尾側の主膵管（MPD）の拡張を認める．平衡相（ⓑ）では腫瘍は膵と等吸収域となっている（矢印）．

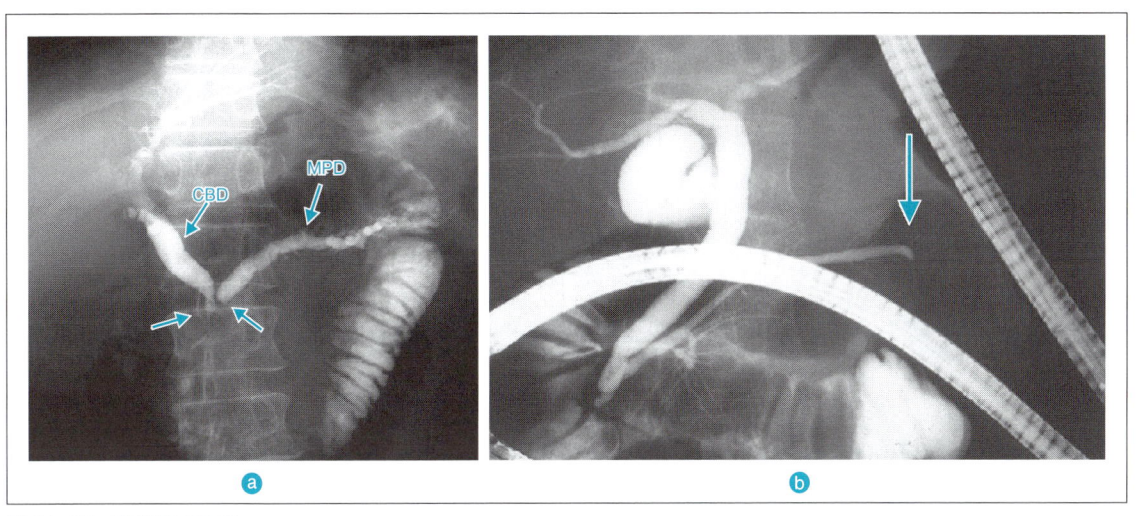

図 14-88 膵癌 ERCP 像

ⓐ：膵頭部癌．膵頭部で主膵管（MPD）と総胆管（CBD）に締め付け型の閉塞を認める（矢印）．閉塞部より尾側の膵管および上流の胆管の拡張を認める．
ⓑ：膵尾部癌．膵尾部で主膵管の断裂（途絶）を認める（矢印）．頭側の膵管に異常は認めない．

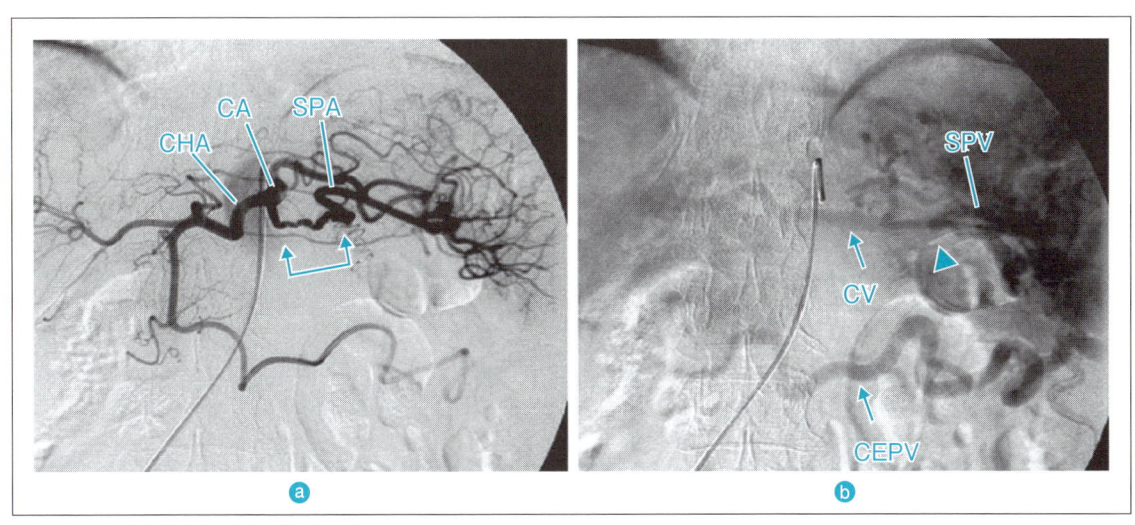

図 14-89 膵体部癌動脈造影像（DSA）

腹腔動脈造影動脈相（ⓐ）では脾動脈（SPA）の近位部に鋸歯状変化いわゆる serration を認める（矢印）．静脈相（ⓑ）では脾静脈（SPV）は膵体部で閉塞し（矢頭），側副路として胃小彎側の冠状静脈（CV）と胃大彎側の胃大網静脈（GEPV）の拡張を認める．CA：腹腔動脈，CHA：総肝動脈

滑な囊胞壁に内腔に突出する充実性腫瘍を認めるのが特徴である．

画像所見 囊胞内の囊胞やその壁からの充実性腫瘤像がみられる（図 14-94）．

e．その他

漿液性囊胞腺腫 serous cystadenoma は microcytic adenoma ともよばれている．多数の小さな囊胞とその間の間質からなるために，高エコーを呈するのが特徴である．dynamic CT で強く濃染するが，MRI T$_2$ 強調像や MRCP で囊胞様の高信号を示す特徴がある．

solid pseudopapillary tumor は一般に若年女性にみられ，当初は非特異的な充実性腫瘤像を示すが，その後内部に出血性壊死を来し，陳旧化すると卵殻状石灰化を示すため，画像所見は多彩となる．

その他，膵芽腫，腺房細胞癌，悪性リンパ腫などがあるがまれである．

468   Ⅰ．画像診断

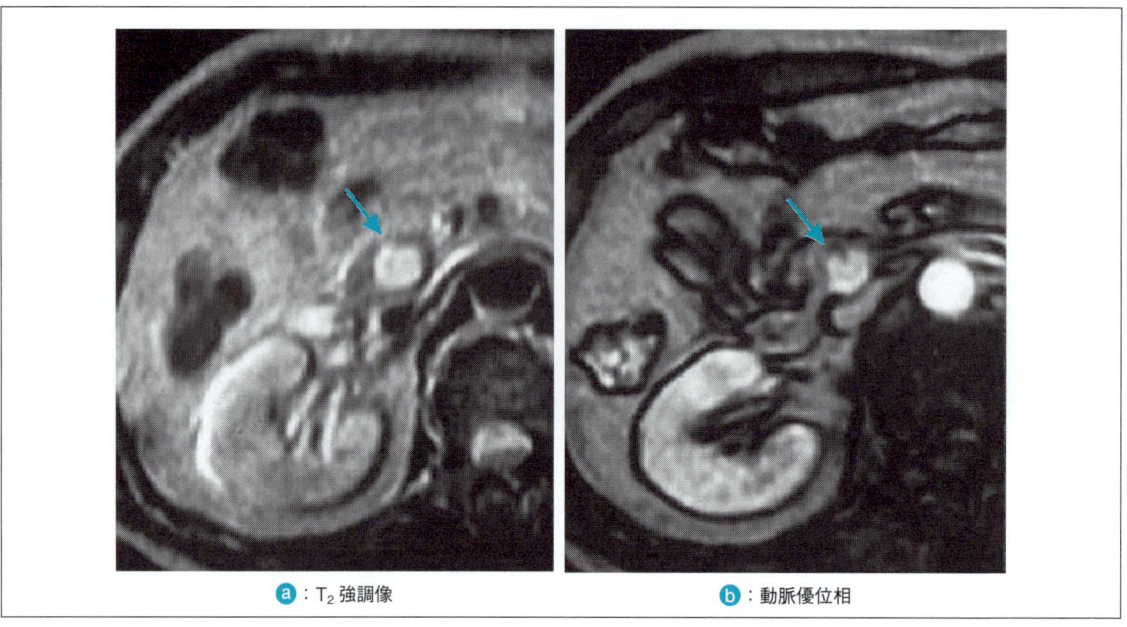

図14-90　膵島腫瘍 MRI 像
典型的な膵島腫瘍は MRI の T₂強調像(ⓐ)では高信号を示し(矢印)，dynamic MRI の動脈優位相(ⓑ)では濃染する(矢印).

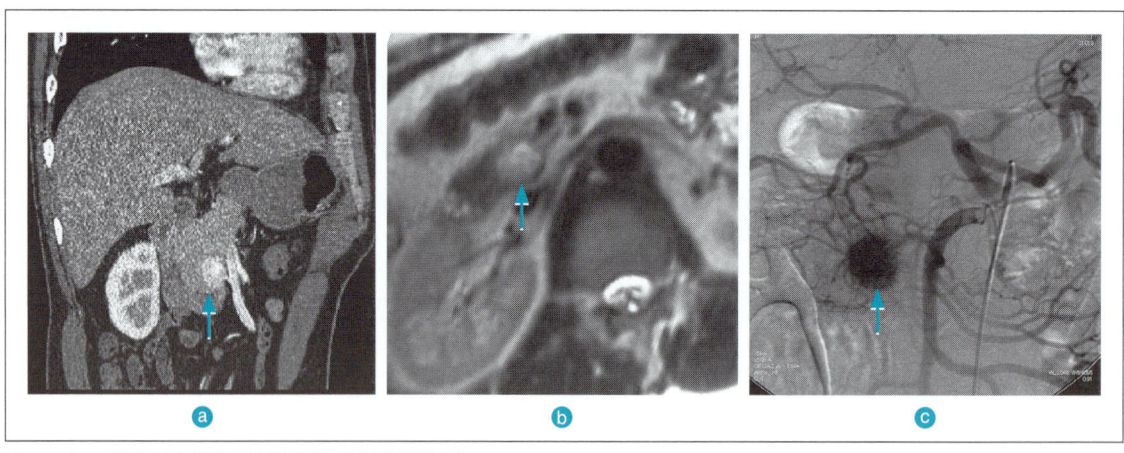

図14-91　膵島腫瘍膵内分泌腫瘍(臨床的非機能性)
ⓐ：dynamic CT 動脈優位相(MIP 斜冠状断像)で膵頭下部に明瞭な結節性濃染を認める(矢印).
ⓑ：MRI T₂強調像で明瞭な高信号を示す(矢印).
ⓒ：上腸間膜動脈・腹腔動脈の同時造影で強い腫瘍濃染が認められる(矢印)．(免疫染色で glucagon, somatostatin, polypeptide 陽性であった)

3　囊胞性腫瘍

　膵には多彩な囊胞性病変がみられる．表14-2に膵囊胞性腫瘍を示す．仮性囊胞，腫瘍性囊胞については上述した．他の囊胞性病変には明確な画像的特徴はない．

4　膵形成異常

　体尾部欠損や輪状膵，膵管癒合不全がある．輪状膵では十二指腸を取り囲むように膵頭部が分裂してみられる(図14-95).

| a : dynamic CT 動脈優位相 | b : MRI T₂ 強調像 |

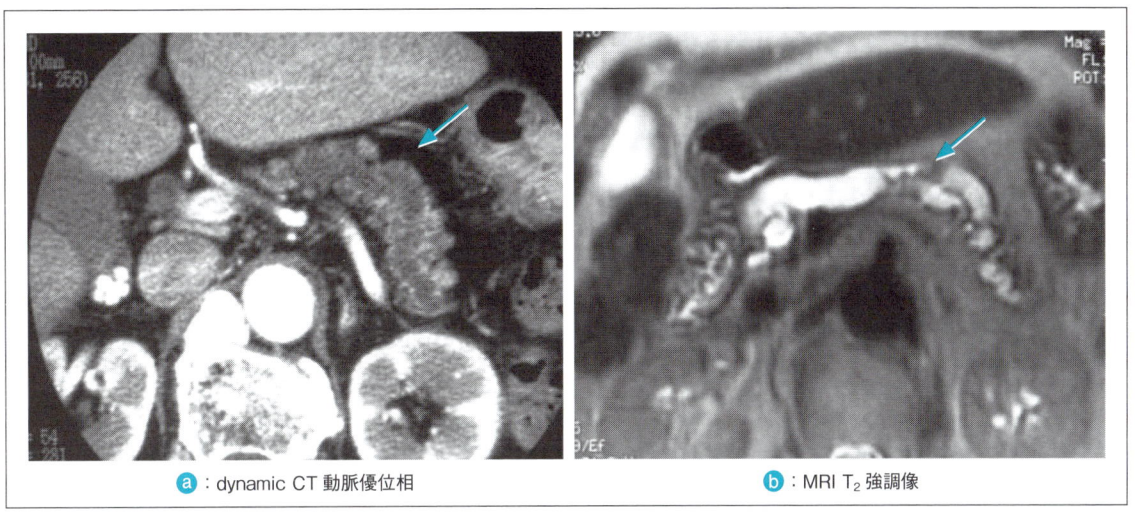

図 14-92 膵管内乳頭状粘液性腫瘍（主膵管型）
ⓐ : dynamic CT 動脈優位相で主膵管の著明な拡張と膵実質萎縮を認める（矢印）．
ⓑ : MRI T₂ 強調像（SSSFE）で主膵管全体の拡張が著明な高信号として描出されている．壁在結節による低信号が一部に認められる（矢印）．

| a : dynamic CT 動脈優位相 | b : MRCP |

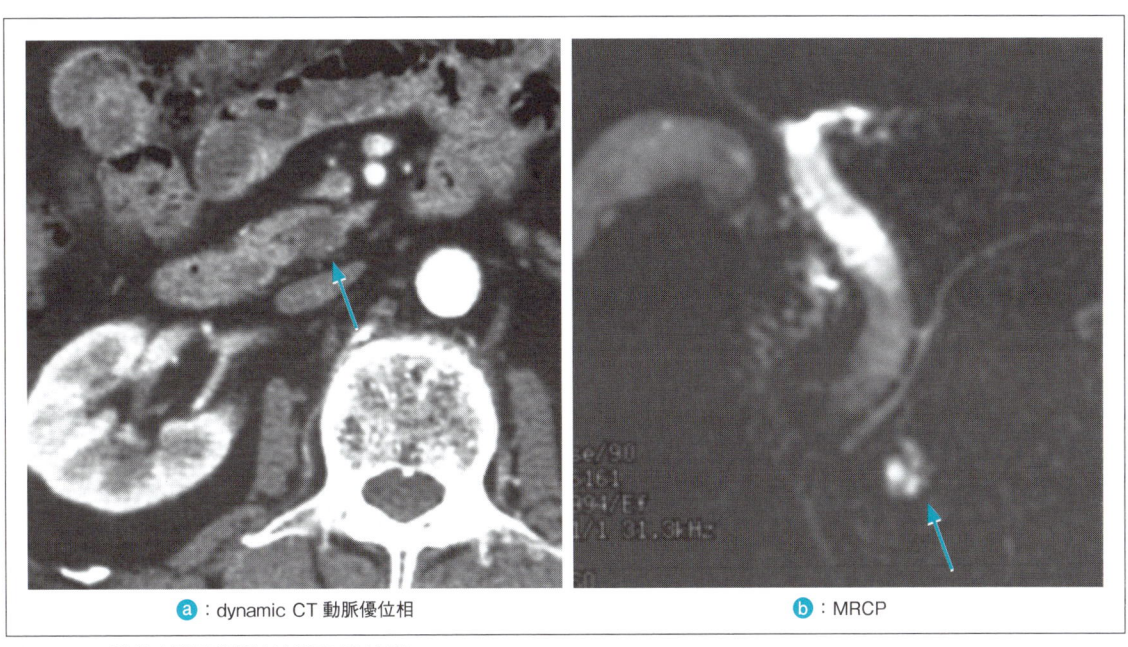

図 14-93 膵管内乳頭状粘液性腫瘍（分枝型）
ⓐ : dynamic CT 動脈優位相で膵鉤部に不整形の非濃染結節を認める（矢印）．
ⓑ : MRCP でブドウの房状の小囊胞性病変を認める（矢印）．

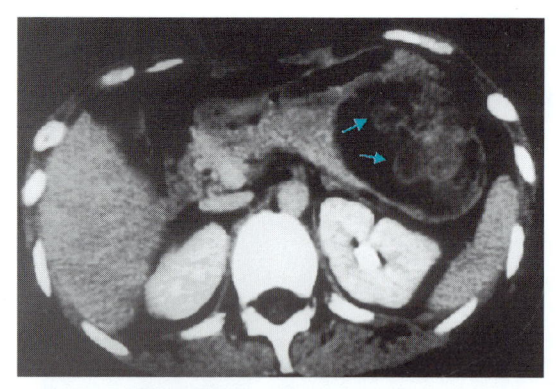

図 14-94　囊胞腺癌造影 CT 像
造影 CT では，膵体尾部に内部に乳頭状隆起（矢印）を伴う囊胞性腫瘍を認める．

表 14-2　膵囊胞性腫瘍

偽囊胞（pseudocyst）
貯留囊胞（retension cyst）
真性囊胞
　単発
　多発：von Hippel-Lindau 病，adult polycystic disease
リンパ上皮性囊胞（lymphoepithelial cyst）
リンパ管腫（lymphangioma）
囊胞性膵腫瘍
粘液性囊胞腺腫ならびに腺癌（mucinous cystadenoma, -carcinoma）
漿液性囊胞腺腫（serous cystadenoma＝microcystic adenoma）
粘液産生膵腫瘍（intraductal papillary mucinous neoplasm；IPMN）：分枝型，主膵管型
solid pseudopapillary tumor

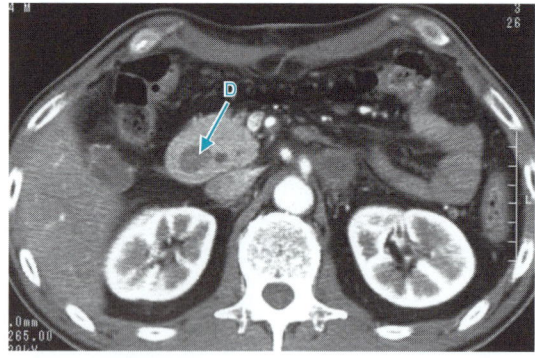

図 14-95　輪状膵
dynamic CT 動脈優位相で濃染された膵実質が十二指腸（D）を取り囲んでいる．

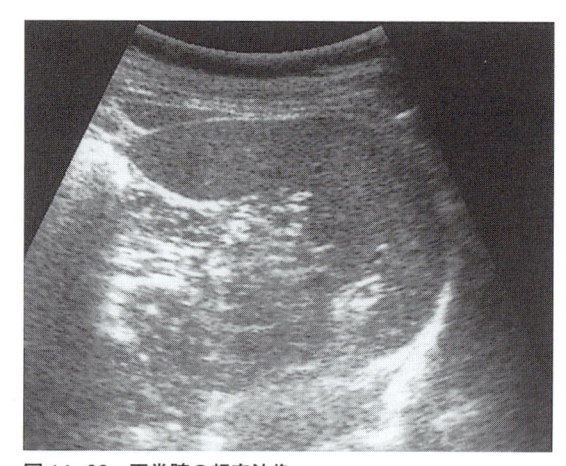

図 14-96　正常脾の超音波像
脾実質は細かい均質なエコーを呈する．

脾臓の画像所見

　脾臓は左上腹部に位置し，やや扁平な長円形を呈する臓器である．ほぼ全体が腹膜に覆われている．脾門部で腹膜は翻転し 2 枚の腹膜が合わさって間膜（前方は胃脾間膜，後方は脾腎間膜）を形成する．大きさは成人で長径約 10 cm とされる．脾臓は老化赤血球の濾過（破壊）や免疫機能を有する．US では均一なエコーを示す（図 14-96）．脾臓は血流に富む臓器であるが，dynamic CT 動脈優位相では斑紋状の不均一な濃染を示すのが特徴である．平衡相では全体が均一となる（図 14-97）．脾臓は MRI の T_1 強調像では低信号，T_2 強調像では著明な高信号を呈する（図 14-5）．ヘモジデローシスやヘモクロマトーシスでは，肝と同様に脾臓の網内系にも鉄が取り込まれて，T_2 強調像で脾臓の信号が低下する（図 14-31）．また，脾門部あるいは脾臓周囲の間膜内に副脾が認められることもまれではなく（図 14-97），脾臓と同様に多血性の結節を呈する．脾臓摘出後では代償性に副脾が腫大するので，腹腔内腫瘍と誤認しないことが重要である．

a．多脾症，無脾症 asplenia, polysplenia
　多脾症や無脾症には，しばしば内臓逆位などの奇形や心奇形を伴う（図 14-C8）．

b．脾腫を示す疾患
　巨大な脾腫は慢性骨髄性白血病，骨髄線維症でみられる．その他に，感染症，血液疾患，悪性リンパ腫（図 14-98），肝硬変，特発性門脈圧亢進症などで脾腫を認める．門脈圧亢進症では脾門部の静脈拡張と脾腎短絡がみられる．

c．脾外傷 splenic injury
　交通外傷などで頻度高くみられる．CT で腹腔内出血の程度や脾損傷の程度を正確に把握できる（図 14-99）．

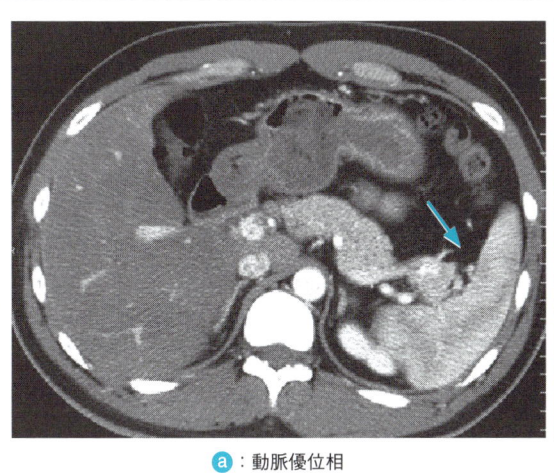

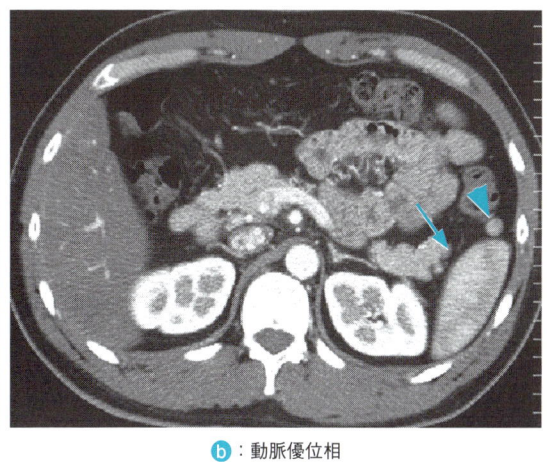

図 14-97 脾臓の dynamic CT 動脈優位相
ⓐ：正常の脾臓は造影早期相では斑紋状の不均一な濃染を示す(矢印).
ⓑ：脾臓の下極の前方に小さな副脾(矢頭)を認める.

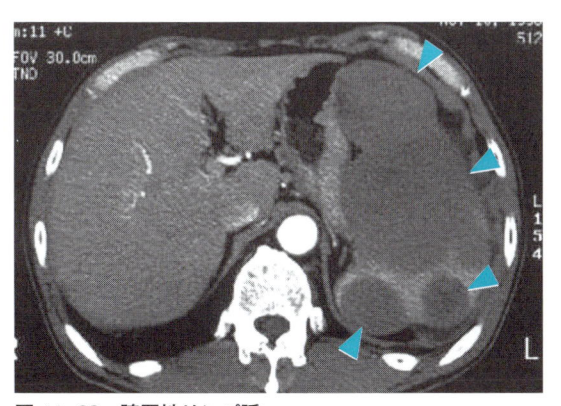

図 14-98 脾悪性リンパ腫
dynamic CT 動脈優位相では脾臓に乏血性の境界明瞭な腫瘤(矢頭)が多発している.

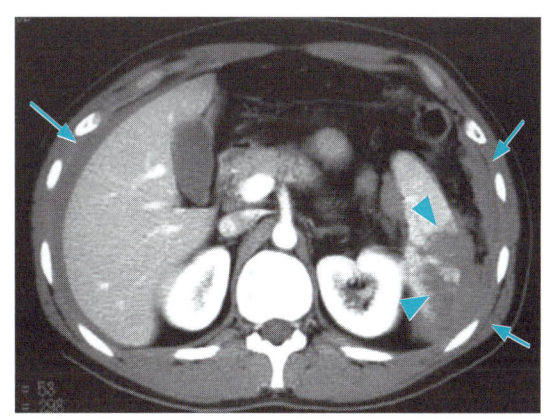

図 14-99 外傷性脾損傷
肝脾周囲に腹腔内出血(矢印)を認める．脾臓内の血腫は造影 CT では不整な低吸収(矢頭)を示している．

d．脾臓の腫瘤性病変

良性病変としては血管腫，囊胞，リンパ管腫，過誤腫などが知られている．悪性腫瘍としては悪性リンパ腫，転移性腫瘍や血管肉腫などがある．

付表14-1 肝臓の画像所見別疾患のまとめ

臓器	所見			疾患・症状	参照ページ	コメント
肝臓	肝臓のサイズ, 形の変化	びまん性肝腫大, 肝縁鈍化を来す病態(US, CT, MRI)		急性肝炎, 慢性肝炎, 脂肪肝, アルコール性肝硬変, アミロイドーシス, 転移性肝癌, びまん性肝細胞癌, 血管肉腫, 悪性リンパ腫	436, 439	—
		びまん性肝萎縮を来す病態(US, CT, MRI)		肝硬変, 劇症肝炎, 門脈大循環短絡, 門脈血栓症	437, 439	—
		右葉, 左葉のバランスの乱れを来す病態(US, CT, MRI)		肝硬変, Budd-Chiari症候群, 肝梗塞, 肝内結石, 胆管癌, 特発性門脈圧亢進症, 種々のびまん性肝疾患	437, 439	—
	肝実質エコーの変化(US)	びまん性高エコーを来す病態		脂肪肝, びまん性肝腫瘍	437	—
		びまん性低エコーを来す病態		急性肝炎, 急性びまん性肝細胞壊死	436	—
		病変部エコーの変化	高エコーを呈する病態	肝海綿状血管腫, 局所脂肪肝, 脂肪を含有する肝腫瘍(肝細胞癌, 血管筋脂肪腫, 肝細胞腺腫, 脂肪腫, 脂肪肉腫), 出血を伴う病変(血腫, 腫瘍内出血, 嚢胞内出血), 種々の腫瘍(原因不明で高エコーを呈することは少なくない), 局所脂肪肝	444, 450	—
			低エコーを呈する病態	多くの肝腫瘍, 脂肪肝内spared area, 肝膿瘍	440, 444	—
			無エコーを呈する病態	嚢胞, 胆管(拡張), 血管(門脈, 肝静脈, 動脈瘤), 動静脈瘻	439	—
	単純CT吸収値の変化(CT)	びまん性高吸収値を来す病態		ヘモジデローシス, ヘモクロマトーシス	439, 441	—
		びまん性低吸収値を来す病態		脂肪肝, 急性肝炎, 急性びまん性肝細胞壊死, アミロイドーシス	438, 439	—
		病変部吸収値の変化	高吸収値の病態	血腫(凝血), 鉄沈着性再生結節 siderotic regenerative nodule, 石灰化病変(粘液癌などの腫瘍内石灰化, エキノコックスなどの炎症に伴う石灰化), 結石, 金属(鉄や銅)沈着性病変(肝細胞癌, 陳旧性出血など)	440, 442, 443	—
			等吸収値の病態	高分化肝癌, 早期肝癌, 異型結節, 他に多くの腫瘍や炎症性病変が等吸収である場合がある	451	—
			低吸収値の病態	種々の腫瘍, 肝梗塞, 局所脂肪肝, 嚢胞, 膿瘍, など多数の病変	437, 439	—
	単純MR信号の変化(MRI)	びまん性T_1高信号の病態		脂肪肝	437	—
		びまん性T_2低信号の病態		ヘモジデローシス, ヘモクロマトーシス	439, 441	—
		病変部MR信号の変化	T_1低, T_2高信号の病態	種々の悪性腫瘍, 肝海綿状血管腫, 嚢胞, 炎症性病変, など多数	436, 440, 445	—
			T_1高信号の病態	脂肪沈着性病変, 急性期出血, 高蛋白液体	—	—
			T_2低信号の病態	肝細胞過形成性変化, 異型結節, 早期肝癌, 超急性期出血, 陳旧性出血(ヘモジデリン沈着), 鉄沈着性再生結節 siderotic regenerative nodule	443, 450	—
	静脈内造影剤注入による増強効果(US, CT, MRI)	病変部造影パターン	早期濃染 (dynamic CT)	肝細胞癌, 転移性肝癌(腎癌, 膵内分泌腫瘍, カルチノイド, など), 肝海綿状血管腫, 血管筋脂肪腫, 胆管腫瘍, 動脈門脈短絡(arterio-portal shunting; A-P shunt), 炎症性病変, 門脈閉塞肝区域(区域性濃染), 肝細胞腺腫, 限局性結節性過形成(FNH), 動脈瘤	443, 445, 446, 450, 452, 453	—
			後期濃染 (dynamic CT)	肝海綿状血管腫, 線維に富む腫瘍(胆管細胞癌, 転移性肝癌, など), 炎症性偽腫瘍, 炎症性病変(肉芽腫など), 動脈瘤	445	—
			輪状濃染	転移性肝癌, 肝細胞癌, 膿瘍	452	—
			線状増強	中心瘢痕(限局性結節性過形成, 肝細胞癌, など)	443, 445	—
			増強効果欠除	嚢胞, 血腫, 膿瘍, 壊死(腫瘍内, 肝実質)	—	—

(次頁へ続く)

付表 14-1 （続き）

臓器	所見			疾患・症状	参照ページ	コメント
肝臓	静脈内造影剤注入による増強効果（MRI）	肝細胞への取り込みによる増強効果（Gd-EOB-DTPA）	増強効果を示す病態	限局性結節性過形成，一部の肝細胞癌，再生結節，境界病変，胆汁漏，胆管拡張，偽病変（A-P shuntなど），偽腫瘍（腫瘤状の肝実質性変化で肝細胞過形成，局所脂肪沈着），など	443	—
			増強効果を示さない病態	多くの肝腫瘍，膿瘍，囊胞，炎症性肝腫瘍，など肝細胞機能を有さない病変多数	—	—
		網内皮系への取り込みによる増強効果（SPIO，造影超音波診断）	増強効果を示す病態	限局性結節性過形成，高分化肝細胞癌，再生結節，境界病変，胆汁漏，胆管拡張，偽病変（A-P shuntなど），偽腫瘍（腫瘤状の肝実質性変化で肝細胞過形成，局所脂肪沈着），など	443, 451	—
			増強効果を示さない病態	多くの肝腫瘍，膿瘍，囊胞，炎症性肝腫瘍，などKupffer細胞機能を有さない病変多数	450	—

15A 泌尿器：腎・尿路・男性器

学習の目標

泌尿器疾患で大きな役割を果たしてきた排泄性尿路検査は，その重要性を減じてきた．単純CTで結石を，造影CTで尿路を含めた腎疾患を評価する．超音波の重要性は減じていないが，前立腺では biopsy tool としての役割が大きくなっている．前立腺，膀胱においてはMRIの役割が大きくなっているため，zonal anatomy の理解が必要である．

キーワード

尿路結石	485	Wilms 腫瘍	484	膀胱癌	486
腎癌	483	黄色肉芽腫性腎盂腎炎	485	前立腺癌	487
腎盂癌	484	オンコサイトーマ	482	前立腺肥大症	487

各種画像診断法の特徴と適応・選択

A 腹部単純X線検査

他の腹部疾患と同様，この領域における利用は限定的である．大きな腎結石，尿路結石は検出できる．腸腰筋線の消失や腎辺縁の不明瞭化などは，腎疾患を疑う所見とされるが，客観性に乏しい．これらの診断能は，超音波診断(US)やX線CTに比べて大きく劣り，その役割を委ねるべきである．

B 静脈性尿路造影検査

静脈内に投与したヨード性造影剤が，腎から排泄され，腎盂から尿管を通って膀胱に貯留する像を経時的に撮影する検査である．尿路系全体を観察できるため，長い間泌尿器系のX線写真の基本となってきた．しかしながら，超音波，X線CTの急速な進歩により，その役割は急速に低下している．造影剤投与には，静注法と点滴法がある．

C 超音波検査(US)

USはこの領域において第一選択の画像診断法である．特に，腎と前立腺ではカラードプラ，パワードプラといった機器の進歩により，血流情報が得られるため，非常に重要な役割を果たしている．腎の場合，腸管ガスによる影響がないため，安定した画像を得ることができる．前立腺では，直腸内に挿入したプローブによる検査(経直腸超音波；TRUS)を行うことにより，鮮明な画像を得ることができる．超音波は，画像観察と同時に行う生検や治療に広く用いられている．特に前立腺では，画像で異常所見がみられない場合でも，システミックに6か所あるいは10か所生検を行う方法が，前立腺癌の標準的診断に組み入れられている．

D X線CT検査

X線CTは，マルチスライスCTが標準となりつつある．腎から骨盤まで1回の息止めでスキャンすることができる．この領域では，腎，尿路の診断にCTが役立つものの，前立腺の診断にはあまり役立たない．単純CTは，尿路結石の診断において第一選択とされつつある．特に尿管結石の診断において，単純CTの果たす役割は大きい．腹腔内ガスによる影響がないため，従来の単純撮影では検出できなかった小結石，あるいは尿路結石を疑う患者において，第一選択の画像診断になっている．

造影剤投与後動脈相，静脈相を撮影し，血流動態を参考にして診断に役立てる．CT像から3次元画像を作成することによって，血管や尿路の画像を得ることができる．動脈相の画像を3次元化することにより，CTアンギオグラフィが得られる．遅延相から作成した3次元像により，腎盂から膀胱までの尿路造影像を得ることができる．この像は腎盂をはじめとする尿路の立体的な情報を得られるという利点がある．またワークステーションで観察することによって，任意の

方向から情報が得られる．

膀胱を評価する場合には，陰性造影剤である空気あるいはオリーブオイルを膀胱内に注入する．目的とする病巣近傍に陰性造影剤が存在する体位で撮影を行う．

E MRI 検査

MRI には水素原子の量，緩和時間，血流，拡散など多くの情報が含まれている．各々の情報を分離して画像化し，その信号強度を評価して，組織正常や含まれる成分を推定する．特に緩和時間に基づく T_1 強調像，T_2 強調像は MRI を評価する上での基本となる．水は T_1 強調像で低信号に，T_2 強調像で高信号になる．粘稠度，水分量，脂肪量，ヘモグロビンから変化したメトヘモグロビンやヘモジデリンなどにより，信号が変化する．また，ガドリニウム造影剤による緩和時間の変化を用いて，造影像を得る．なお CT に比べて MRI の信号変化は大きいため，MRI の軟部組織コントラストは高い．

造影像は造影剤投与後 T_1 強調像で撮像する．血流動態を観察するダイナミック撮像を行う場合は，時間分解能の高い高速撮像法を用いる．膀胱の場合は，薄い筋層と粘膜下層を明瞭に分離するため，時間および空間分解能の高い撮像を行う．早期に粘膜下層と腫瘍が造影されることにより，腫瘍の浸潤範囲を明瞭に描出できる．

尿路を非侵襲的に描出する方法として，MR ウログラフィがある．これは自由水に近い成分だけを高信号として描出する方法であり，造影剤を用いないで尿路を明瞭に描出することができる．ただし，尿管は蠕動があるため，全長を明瞭に描出できないことが多い．血管を描出する MR アンギオグラフィが広く用いられている．泌尿器領域では，腎に関連した血管の評価に用いられることが多い．最近では，組織内の化学物質を評価する MR スペクトロスコピーが前立腺癌の評価に用いられ始めている．腫瘍内に脂肪が含まれているかどうかによって，病理学的な診断に役立つことがある．ケミカルシフトイメージング chemical shift imaging を用いることによって，微量の脂肪を検出できる．

F 血管造影検査

泌尿器領域で，診断のために血管造影を行う機会は減っている．腎の術前検査としての血管造影も，CT アンギオグラフィや MR アンギオグラフィに置き換わっている．一方，血管造影の手技を利用した治療 IVR は重要性を増しており，腎の血管性病変の治療や出血に対する止血治療として広く用いられている．

G 尿路造影検査

静脈内に投与した造影剤を描出する排泄性尿路造影以外に，侵襲的な手技で尿路を描出する手技として，逆向性腎盂尿路造影，膀胱造影，尿道造影がある．何れも尿道からカテーテルを介して造影剤を注入し，尿路の詳細な画像を得る．非侵襲的画像診断法の進歩により，診断のためだけの検査は減少しているが，治療を目的とした場合には必須の検査となっている．

H 核医学検査

核医学検査については「Ⅱ部 核医学 第7章」(p.679) を参照のこと．

画像診断の進め方

腎疾患の拾い上げには超音波を用いる．超音波の進歩により，腎内の血管まで描出することが可能となっている．このため超音波は拾い上げに留まらず，性状診断まで踏み込むことが可能となっている．超音波で異常所見を認めた場合，CT を選択する．dynamic CT を利用することによって，病巣の血行動態を評価して診断に役立てる．多くの場合，MRI を必要としない．治療が必要な場合に，逆行性腎盂尿路造影を行う．

尿管の評価は CT が優先される．結石の診断には単純 CT を，腫瘍性疾患には造影 CT を用いる．超音波は役立たないことが多い．また，MRI も極めて限られた場合にしか用いられない．細い尿管を評価するために，逆行性尿路造影が役立つ．

膀胱の評価には超音波を優先する．経腹超音波は結石のようにコントラストが高い病巣については評価できるが，腫瘍性病巣の評価は難しい．非侵襲的な検査としては CT，あるいは MRI を選択する．特に膀胱癌の深達度診断には，dynamic MRI を用いることが多くなっている．

前立腺の診断には，経直腸超音波 (TRUS) が第一選択となる．TRUS で腫瘍を疑う場合に，TRUS ガイド下の生検を行う．CT は前立腺内のコントラストが不良であるため，あまり役立たない．MRI は前立腺を非常に優れたコントラストで描出する．このため，前立腺癌を疑う場合には，MRI が必須の検査となっている．MRI は，ヘモグロビンによって信号が大き

く変化する．このため，生検後に MRI を行うと診断能が低下する．可能であれば生検前に MRI を行っておくほうがよい．

リンパ節転移については，造影 CT を基本とする．短径で1 cm を超える場合は転移の可能性が高い．MRI はコントラストが良好であるため，リンパ節検出に有利であるが，転移診断は CT と同様サイズに基づく．遠隔転移も広い範囲を短時間で検査できる造影 CT が基本となる．最近転移診断に FDG-PET の利用が進められているが，泌尿器系の利用は FDG が尿路から排泄されることもあって，限られた使用しかされていない．

る．高齢者では腎洞内の脂肪が増加し，腎洞脂肪腫症とよばれる状態になることがある．

2 X線CT

単純 CT では実質内のコントラストは低い．腎結石は単純 CT で評価する必要がある（図 15A-3）．dynamic CT で，腎皮質は早期に強く造影され，後期に皮質，髄質ともに均一に造影され分離できなくなる．後期相ではすでに腎盂内に造影剤が排泄され始める（図 15A-4）．CT のデータを画像処理することによって任意の断面像，動脈や静脈，尿路の3次元像を得ることができる（図 15A-5）．

3 MRI（図 15A-6）

T_1 強調像，特に脂肪抑制を併用した T_1 強調像は，腎髄質と腎皮質を明瞭に区別する．T_2 強調像では皮髄境界は低下する．T_2 強調を強くすることによって，腎盂尿管が明瞭な高信号で描出され，MR urography

腎・尿管・膀胱・前立腺の正常像とその画像解剖

A 腎の正常像とその画像解剖

腎は腰椎の両側にある後腹膜臓器であり，腎被膜によって覆われている．腎筋膜と脂肪組織によって，腎周囲腔，前傍腎腔，後傍腎腔に分けられる（図 15A-1）．腎は腎皮質と髄質からなる腎実質と，内側の腎洞に分かれる．髄質は先端の腎乳頭に遠位尿細管が開口する腎錐体からなる．腎皮質には腎動脈の分枝が豊富に分布する．

1 超音波断層像（図 15A-2）

腎実質は低エコー，腎洞は高エコーとして明瞭に区別できる．腎実質内の皮質は髄質に比べてやや高エコーを呈する．新生児では皮質と髄質の差が顕著とな

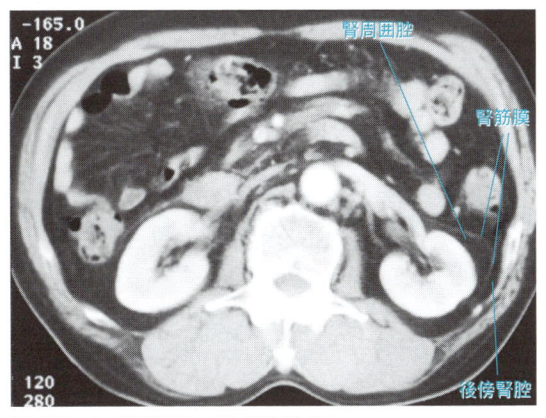

図 15A-1 腎門部レベルの造影 CT
腎筋膜が明瞭に描出されている．

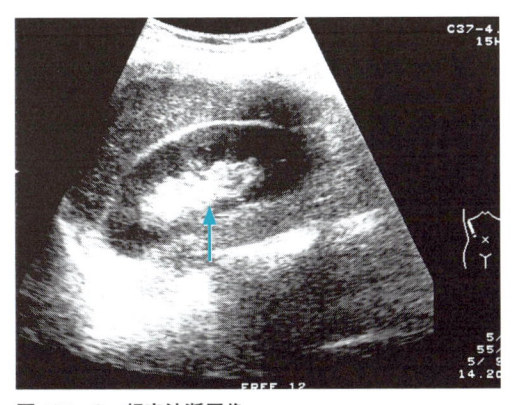

図 15A-2 超音波断層像
腎実質は低エコー（矢印），腎洞は高エコーとして明瞭に区別できる．

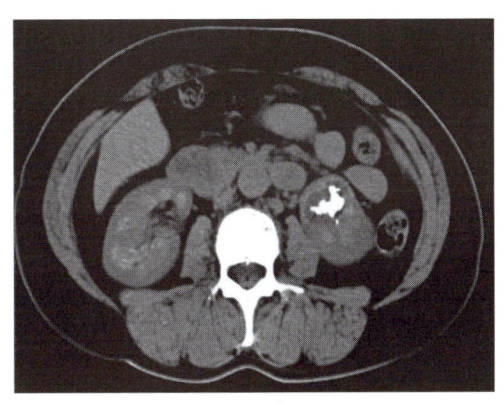

図 15A-3 腎結石の単純 X 線 CT
左腎に高濃度の結石．

478　Ⅰ．画像診断

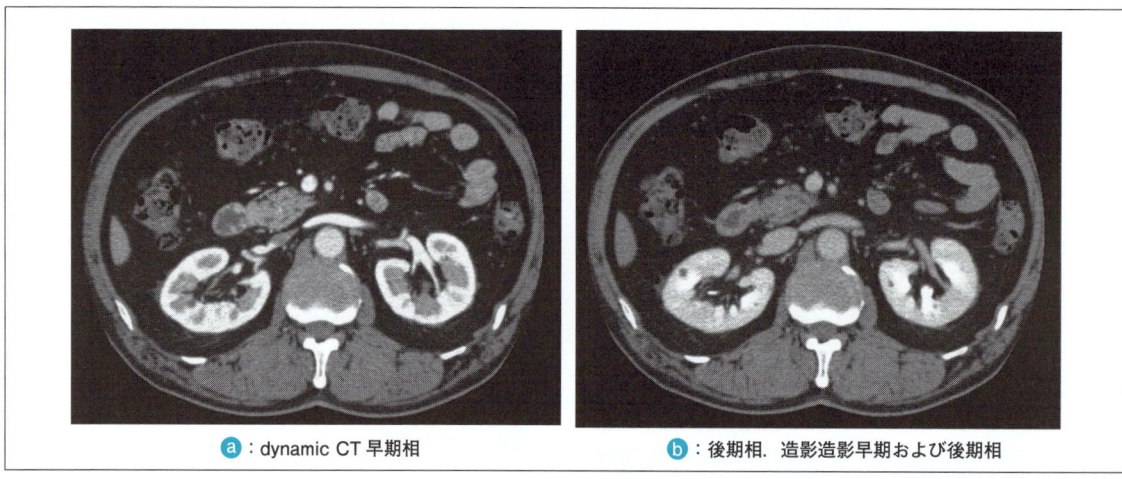

ⓐ：dynamic CT 早期相　　　**ⓑ：後期相．造影造影早期および後期相**

図 15A-4　腎の dynamic CT

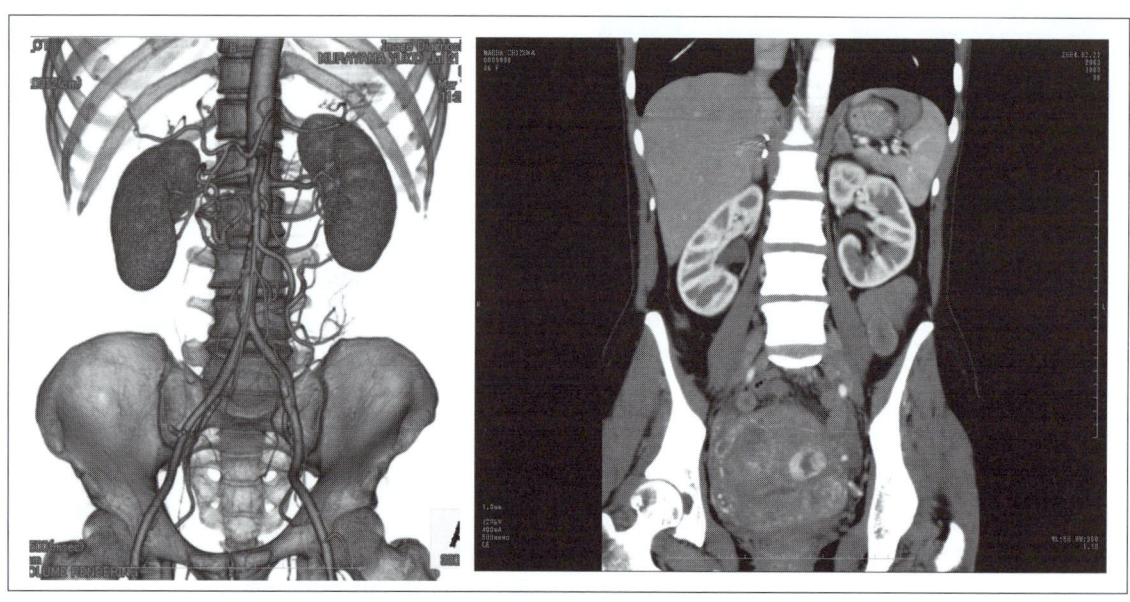

図 15A-5　dynamic CT の動脈相から作成した CT アンギオグラフィと冠状断像

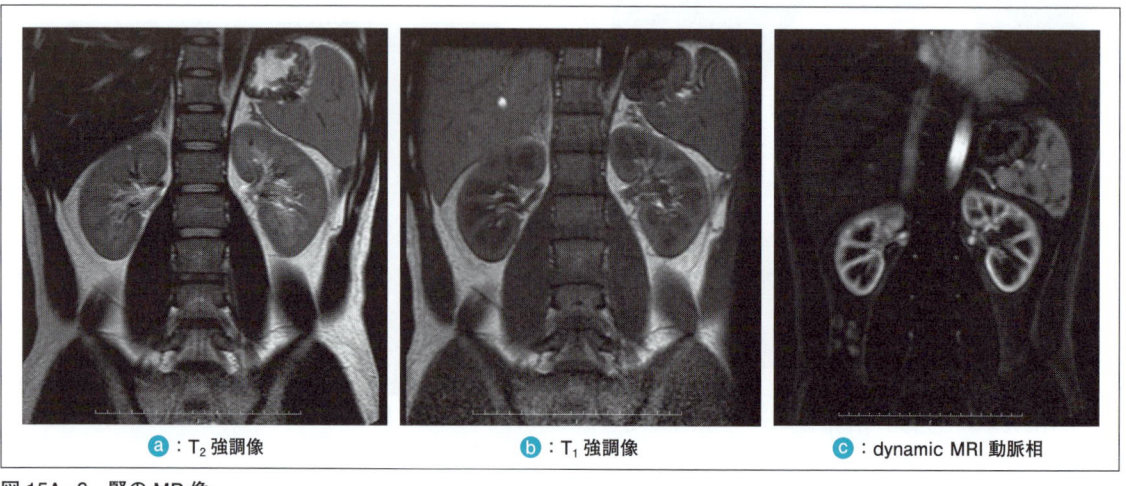

ⓐ：T₂ 強調像　　　**ⓑ：T₁ 強調像**　　　**ⓒ：dynamic MRI 動脈相**

図 15A-6　腎の MR 像

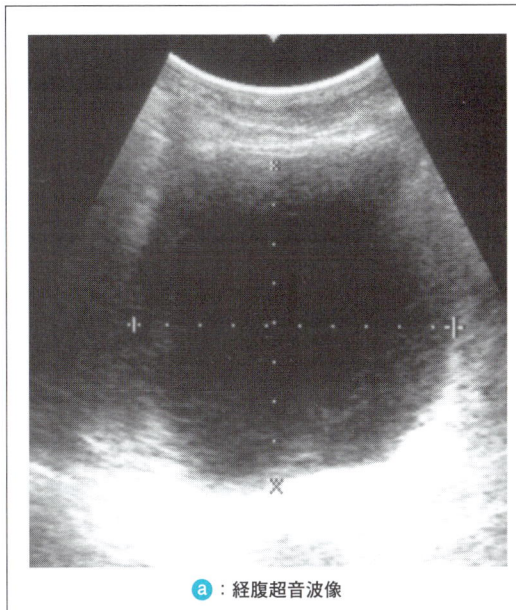

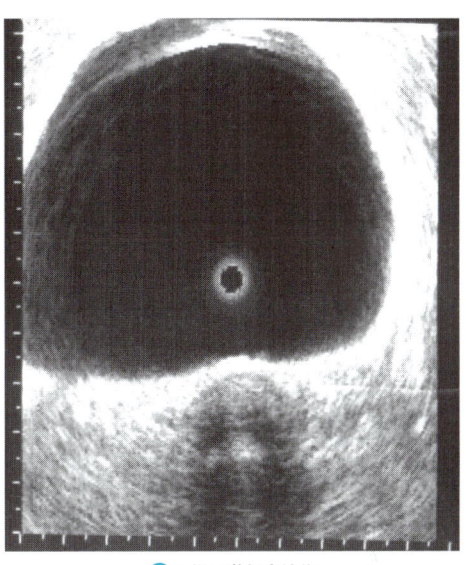

図 15A-7　膀胱の超音波断層像
ⓐ：経腹超音波像　　ⓑ：経尿道超音波像

という．ダイナミック造影を行うと，CTと同様早期で皮質が強く造影され，後期では全体に均一な造影を受ける．MRI造影剤は重症腎障害患者において，極めてまれであるが重篤な腎性全身性線維症(NSF)を発症する．

B 尿管・膀胱の正常像とその画像解剖

　尿管は，緩やかに狭窄した腎盂尿管移行部に始まる．腎を離れた尿管は大腰筋の前を外側から内側に走り，総腸骨動静脈の前を通って骨盤内に入り，膀胱に至る．内腔は移行上皮で覆われる．膀胱は筋性の中空臓器で，内腔は移行上皮で覆われる．遠位部は膀胱頸部を経て，男性では前立腺部尿道に連続する．

1 超音波断層像(図15A-7)

　尿管の描出は難しい．膀胱内腔は無エコーを呈する．膀胱の進展度によるが，通常の超音波では粘膜と筋層の区別はつかない．

2 X線CT

　尿管は，造影CTで高濃度を取り囲む薄い壁の管腔構造としてみられる．CT(図15A-8)で膀胱は低濃度の内腔と，やや高濃度の筋層，脂肪濃度の周囲脂肪織に分けられる．膀胱内に空気あるいはオリーブ油のような陰性造影剤を注入し，病巣部と接するように撮影して粘膜病層の診断に役立てる．

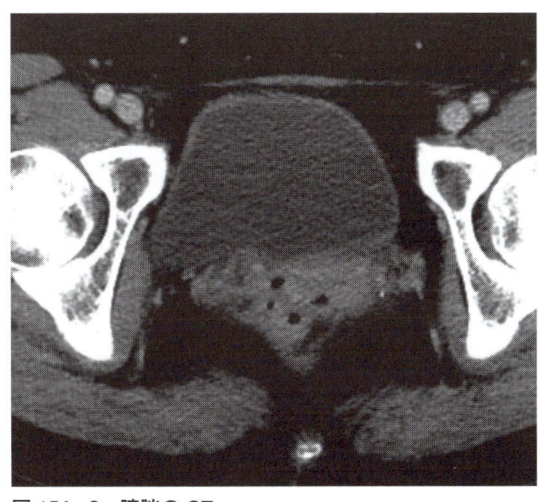

図 15A-8　膀胱のCT
膀胱内の尿は薄い膀胱壁で取り囲まれている．

3 MRI(図15A-9)

　T_1強調像尿を低信号に，筋層を少し高信号に，膀胱周囲の脂肪織を高信号に描出する．T_2強調像は膀胱内腔，筋層，膀胱周囲組織を明瞭に分離する．ダイナミック撮影により，膀胱壁の層構造が明瞭となる．

C 前立腺の正常像とその画像解剖

　前立腺は膀胱の尾側にある外分泌腺臓器で，分泌さ

480　I．画像診断

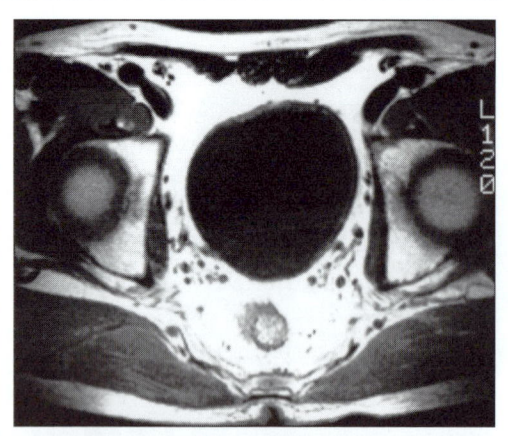

ⓐ：T₁強調像

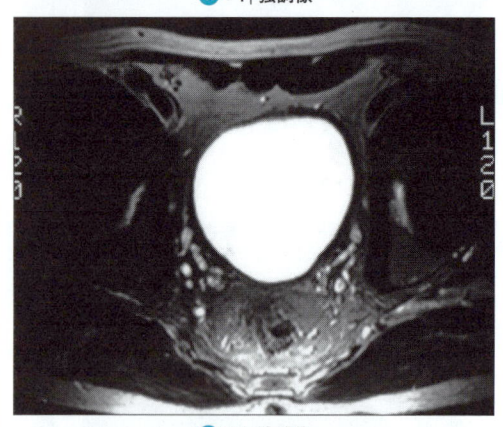

ⓑ：T₂強調像

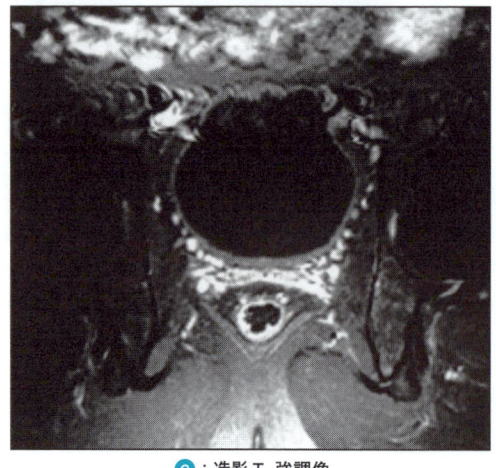

ⓒ：造影T₁強調像

図15A-9　膀胱のMRI

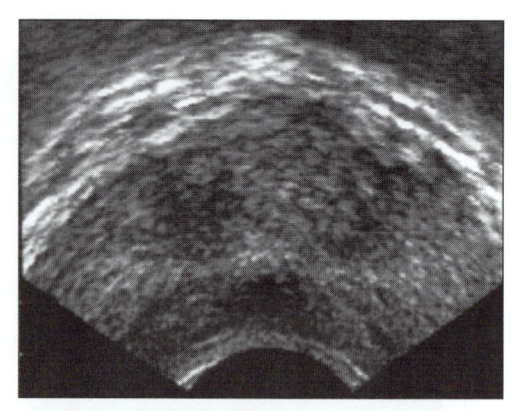

図15A-10　前立腺の超音波

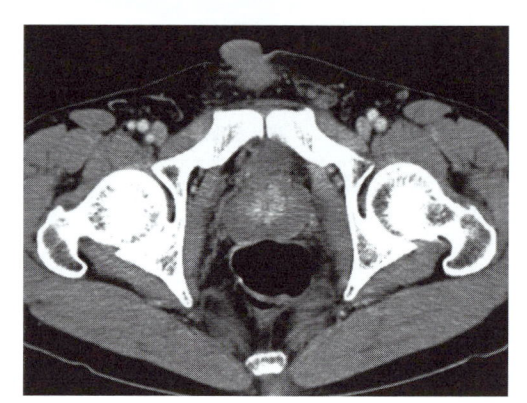

図15A-11　正常前立腺CT

れる液は精液の多くを占める．内部を膀胱頸部から続く前立腺部尿道が通過し，膜様部尿道へ移行する．周囲は被膜様構造で取り囲まれ，その周囲に静脈叢がある．前立腺上皮から分泌される前立腺特異抗原(PSA)は，癌や前立腺肥大症をはじめ，前立腺疾患に特異的に上昇する．前立腺の腺組織は辺縁域，移行域，中心域からなる．

1 超音波断層像(図15A-10)

TRUSが基本の手技となる．辺縁域は微細高エコー，移行域は不均一低エコーを呈する．

2 X線CT(図15A-11)

単純CTではほぼ均一な濃度の構造としてみられる．移行域は辺縁域に比べてやや強く造影されるため，分離することができる．通常被膜様構造は認めない．

3 MRI(図15A-12)

T₁強調像で均一な低信号を呈する．T₂強調像で辺縁域は高信号，移行域は低信号となる．前立腺周囲に低信号の被膜様構造，その外側に高信号の静脈叢がみられる．膀胱背側にハの字型を呈し，内部が蜂巣状の高信号を呈する精嚢が存在する．

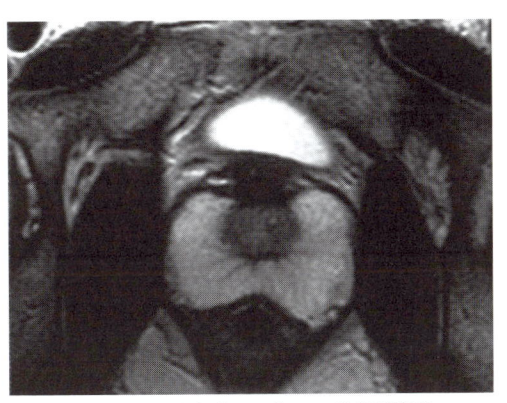

図 15A-12　正常前立腺 MR 像．T_2 強調横断像

腎疾患の画像所見

A　腫瘤性腎疾患の画像所見

1　囊胞性腫瘤

　Bosniak は腎囊胞性腫瘤を良性から悪性まで 4 つのカテゴリーに分類している．厚く不整な隔壁，粗大な石灰化などがみられるカテゴリーⅢ，囊胞性部分を有する充実性腫瘍のカテゴリーⅣは悪性の可能性が高い．

❶ 多発性囊胞腎 autosomal dominant polycystic kidney disease

病理・病態

　遺伝性の囊胞腎には成人型の常染色体優性囊胞腎と，乳児型の常染色体劣性囊胞腎がある．成人型は腎皮質，髄質に様々な大きさの囊胞が多発する．囊胞の大きさや数が増加するにつれ，腎機能は低下し 40 歳を超えるころには腎不全となることが多い．腎以外では，肝や膵にも囊胞が合併する頻度が高い．また脳動脈瘤を合併することがある．

画像所見

　合併症のない囊胞は CT では低濃度，MRI では T_1 強調像にて低信号，T_2 強調像にて高信号となる．囊胞内出血などにより多彩な信号強度を呈する場合が多い（図 15A-13）．後天性囊胞性疾患は長期間にわたって透析を受けている場合に多い．半数以上の患者で囊胞内への出血がみられる．腎癌も通常の 6〜7 倍の頻度で発生する．

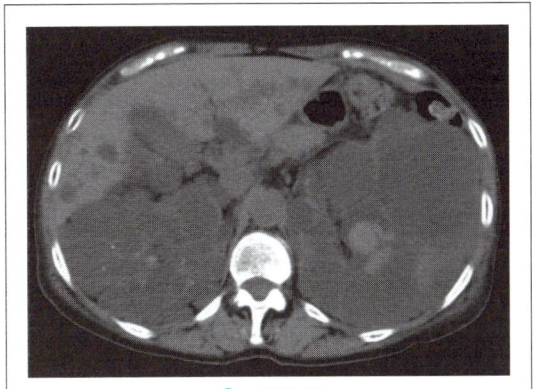

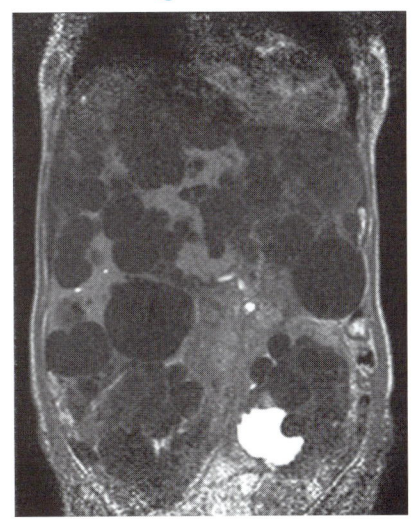

ⓐ：単純 CT

ⓑ：T_1 強調像

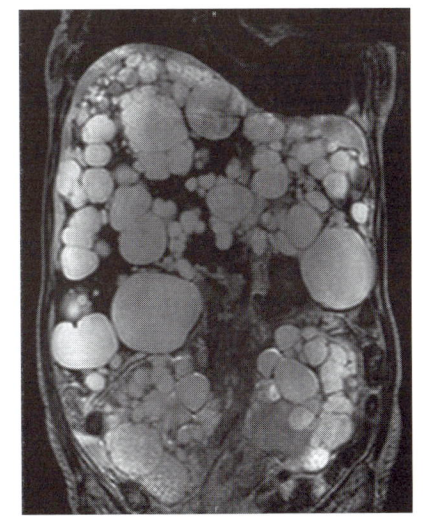

ⓒ：T_2 強調像

図 15A-13　多発性囊胞腎

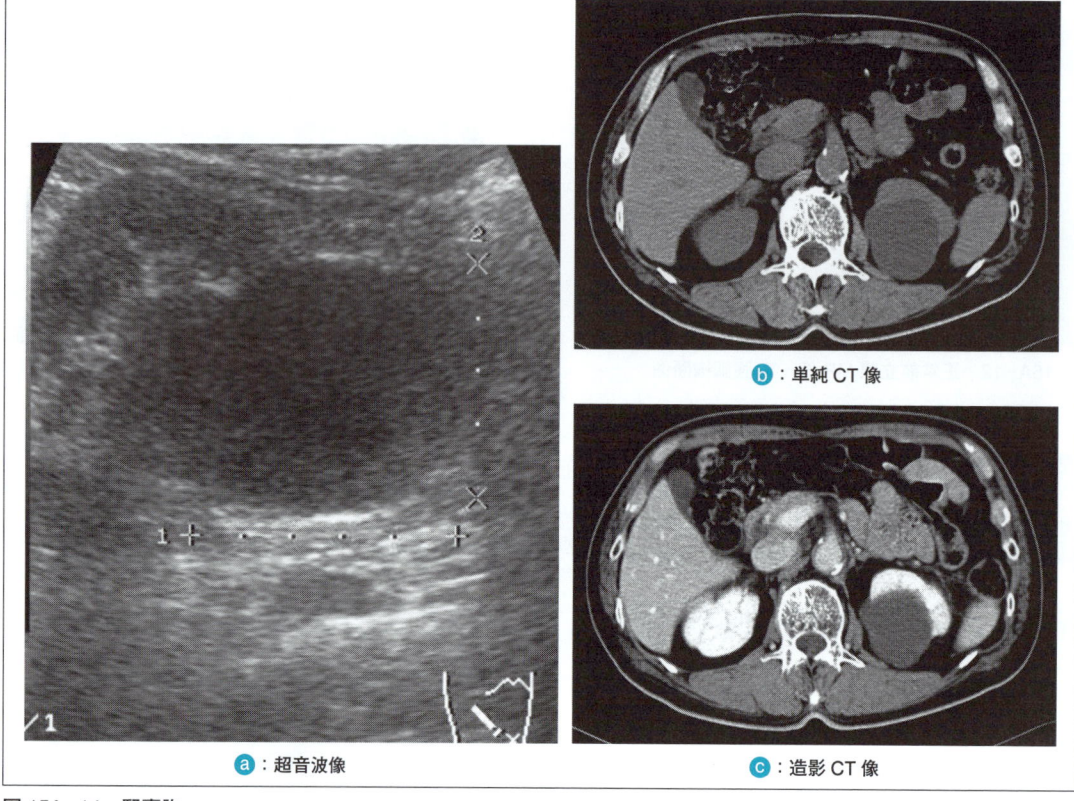

図15A-14　腎囊胞
ａ：超音波像
ｂ：単純CT像
ｃ：造影CT像

❷ 腎囊胞 renal cyst

病理・病態
頻度の高い疾患で多発することが多い．通常は無症状である．

画像所見
超音波で後方エコーの増強を伴う無エコー腫瘤として描出される．CT（図15A-14）では境界明瞭な内部は0〜20 HU程度の水とほぼ同じ低濃度としてみられる．MRIではT₁強調像では低信号，T₂強調像では高信号を呈する．

2　充実性腎腫瘍

❶ 腎血管筋脂肪腫 renal angiomyolipoma

病理・病態
良性の腫瘍で弾性線維の欠落した血管，平滑筋，脂肪などの成分よりなる．単発型と結節性硬化症を合併する多発型に分かれる．結節性硬化症の80％以上でAMLの合併がみられる．径が4cm以上ある腫瘍は突然破裂し，大出血を来す危険性が高く，治療が必要となる．

画像所見
脂肪成分を多く含む場合は超音波では，高エコーとなる．CTでは－20 HU程度の低濃度（図15A-15），MRIではT₁，T₂強調像ともに高輝度を呈する．ただし，脂肪性分の少ない場合は診断に注意を要する．血管造影では動脈相で屈曲，蛇行する新生血管と微小動脈瘤が特徴とされる．

❷ オンコサイトーマ oncocytoma

病理・病態
腎の近位尿細管上皮より発生し，ミトコンドリアを大量に含む好酸球性細胞からなる．

画像所見
画像上は境界明瞭な充実性腫瘍として描出されるが，内部に小さな囊胞を伴うこともある．超音波ではほぼ均一な充実性腫瘍としてみられることが多い．CTでは腎実質と等からやや低濃度に描出される．中心部に星芒状の瘢痕がみられるのが特徴とされる．腎癌との鑑別が問題となることが多い．

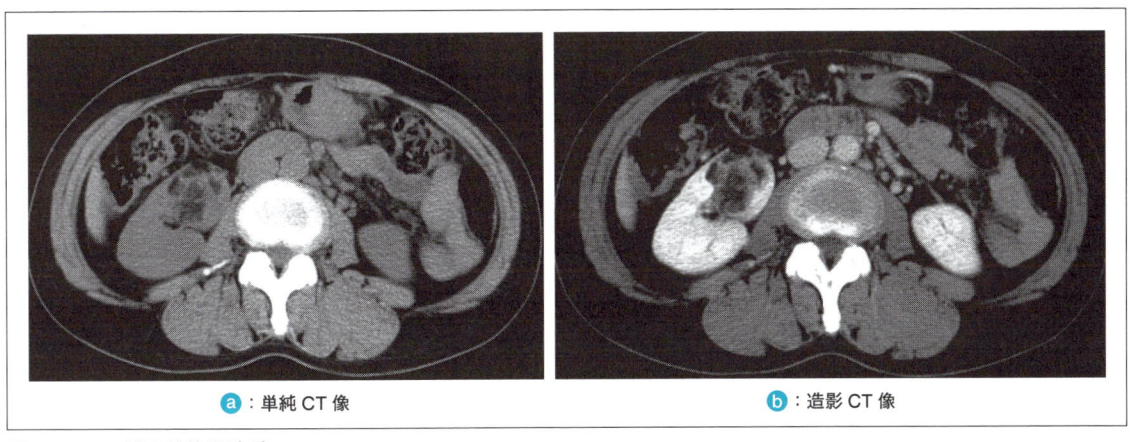

図 15A-15　腎血管筋脂肪腫
単純 CT で腫瘍内に脂肪濃度を認める.

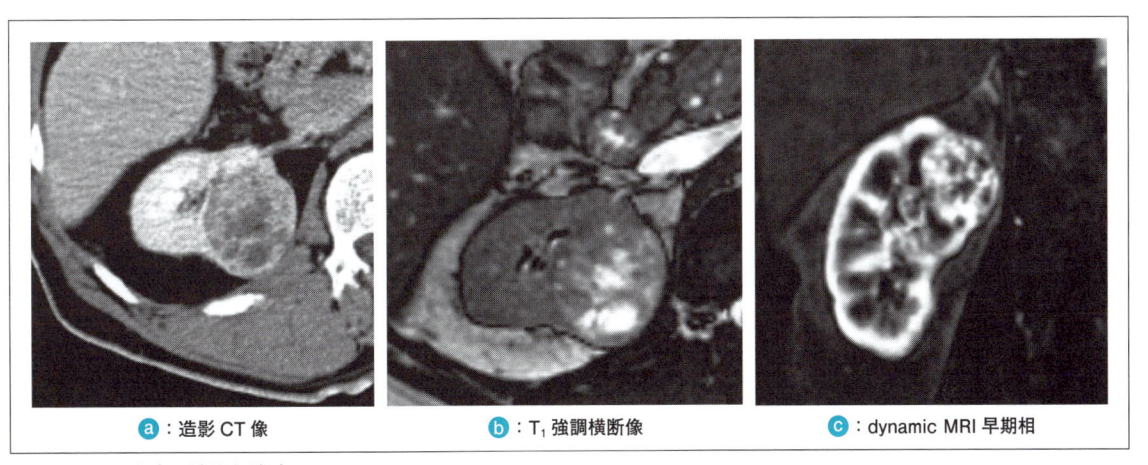

図 15A-16　腎癌. 淡明細胞癌

❸ 腎癌 renal cancer（図 15A-16）

病理・病態

腎癌は腎腫瘍の 85％を占める. 発達は比較的遅い. 腫瘍の発育形式は膨張型と浸潤型, およびその中間型に分かれる. 膨張型, 中間型では腫瘍と非癌部の間に腫瘍被膜（偽被膜）がみられる. 細胞質に豊富な脂肪を含む淡明細胞癌が最も多い.

画像所見

腎癌のうち径が 3 cm 以上ある場合は内部に出血, 壊死, 囊胞性変化, 線維化などの所見を呈する. 一方径が 3 cm 以下の小腎癌の場合, 内部構造均一で組織型により画像所見が異なってくる. 超音波で正常腎実質に比べて, 高から低エコーまで様々な所見を呈する. 小さな腫瘍は高エコーを呈し, 腎血管筋脂肪腫のように脂肪を含む腫瘍のような所見を呈する.

CT では豊富な血流を反映して早期に造影され, 後期には低濃度を呈する. 淡明細胞癌が脂肪を多く含む特徴を描出するために, MRI のグラディエントエコー法で out of phase の信号が低下する所見を捉えて診断する方法がある. 微量な脂質を検出できた場合は, 淡明細胞癌である可能性が高い. なお, 腎癌のうち囊胞状を呈する場合もあるが, 壁が厚く不整な点が単純囊胞と異なる.

❹ 転移性腎腫瘍 metastatic renal tumor
（図 15A-17）

病理・病態

肺, 肝, 骨, 副腎に次いで 5 番目に転移がみられる. 原発巣としては肺癌が最も多く, 乳癌, 対側腎癌, 消化管の癌からの転移が多い. 臨床的に無症状のことも多い.

画像所見

超音波では低エコー, CT, MRI では淡く造影され

ることが多い．単発性のことも多発性のこともある．

5 腎盂腫瘍（図15A-18）

病理・病態

腎盂の腫瘍の90％以上は移行上皮癌である．移行上皮癌の場合，全尿路に腫瘍が存在することが多く，尿管，膀胱腫瘍の合併がみられる．

画像所見

腫瘍は腎実質とほぼ等エコーを呈する．造影CTでは高濃度の腎盂，腎杯内に腫瘍は低濃度としてみられる．MRIではT$_1$強調像にては腎実質とほぼ等信号，T$_2$強調像にてはやや高信号に描出される

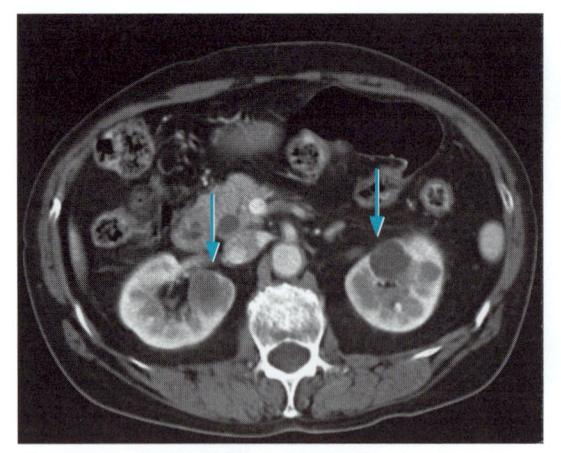

図15A-17 転移性腎腫瘍．造影CT像

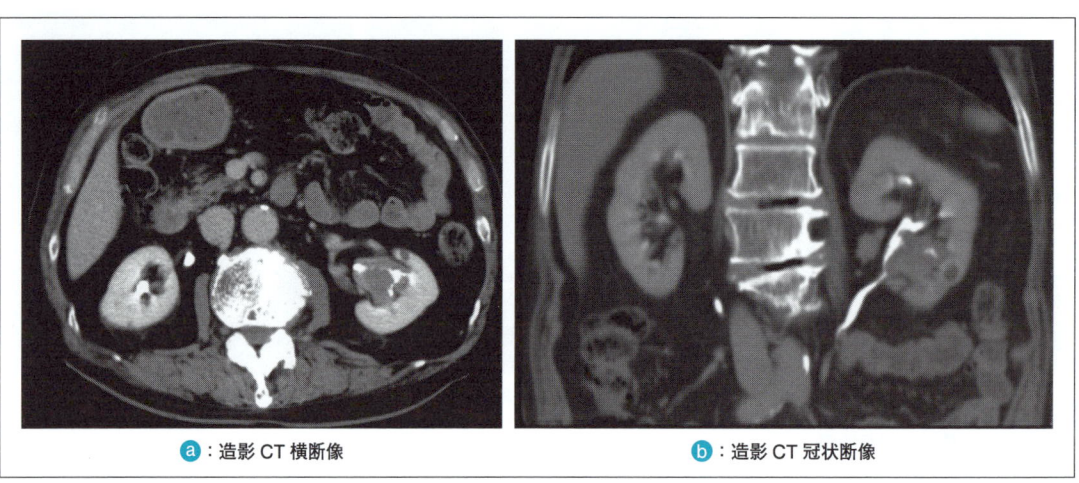

ⓐ：造影CT横断像　　ⓑ：造影CT冠状断像

図15A-18　左腎盂腫瘍

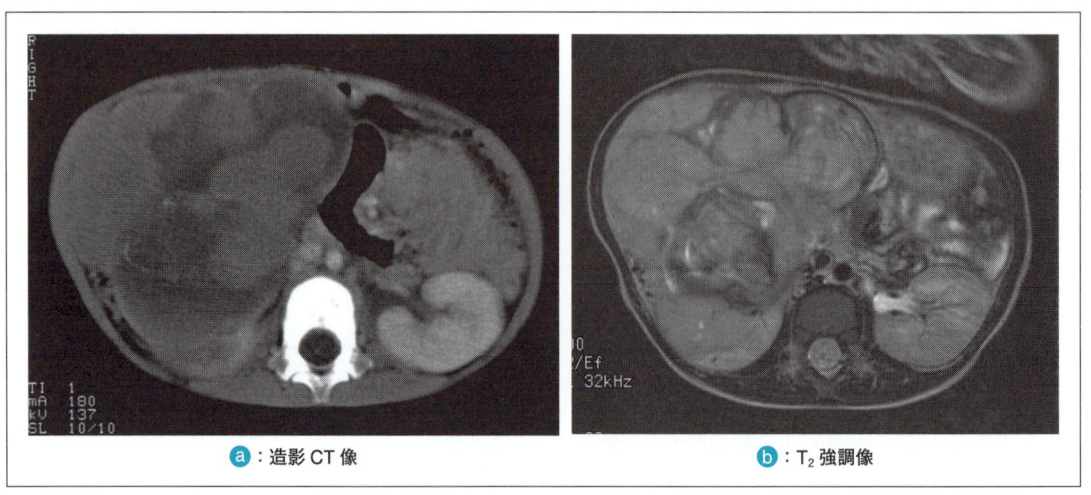

ⓐ：造影CT像　　ⓑ：T$_2$強調像

図15A-19　Wilms腫瘍

❻ Wilms 腫瘍(図 15A-19)

病理・病態
小児の悪性腫瘍のうち最も頻度の高い腫瘍のひとつである．3歳までに半数以上の症例で診断される．

画像所見
片側性の大きな充実性の腫瘤として認められることが多いが，時に分葉状のこともある．腫瘍内に壊死や出血を伴うことが多い．また，10％程度に腫瘍内の石灰化がみられる．

3 感染性炎症疾患

❶ 腎膿瘍 renal abscess

病理・病態
全腎腫瘤の2％を占める．

画像所見
厚い不整な壁を有する囊胞性腫瘤として認められ，囊胞性腎癌との鑑別が問題となることもある．炎症が腎周囲に波及すると Gerota 筋膜の肥厚，CT では腎周囲脂肪織の濃度上昇，MRI では T_1 強調像にて腎周囲脂肪織内の輝度の低下が認められる．

❷ 気腫性腎盂腎炎 emphysematous pyelonephritis (図 15A-20)

病理・病態
急性腎盂腎炎の最も劇症化したものである．90％以上で糖尿病の合併が認められる．

画像所見
集合管，腎実質，腎周囲組織などにガスが認められることが特徴である．

❸ 黄色肉芽腫性腎盂腎炎

病理・病態
比較的まれな腎の慢性炎症である．75％以上の症例で結石の合併が認められ，サンゴ状結石であることが多い．

画像所見
CT 上腎は腫大し，実質内に多発する低濃度腫瘤が認められる．

❹ 腎結核 renal tuberculosis

病理・病態
原発巣からの血行性播種性転移することによって生じる．肉芽腫，乾酪壊死，空洞化などにより腫瘤が形成され，最終的には腎実質が破壊される．

画像所見
末期には破壊された腎実質にカルシウムの沈着が起こり，著明な石灰化，腎の萎縮が認められ，漆喰腎とよばれる状態になる．

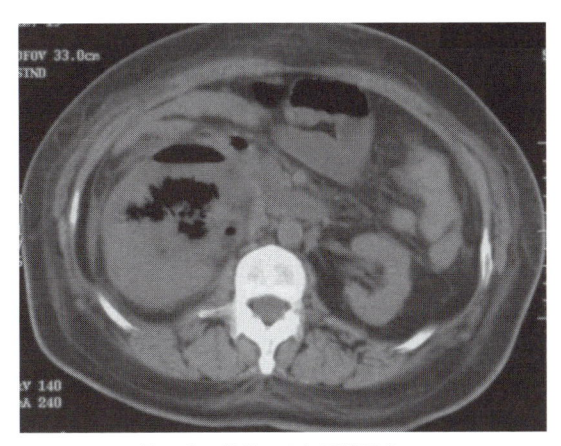

図 15A-20　糖尿病に併発した気腫性腎炎

尿管・膀胱疾患の画像所見

A 尿管疾患の画像所見

1 尿管結石 ureteral stone

病理・病態
主たる原因である尿管結石は，ureteropelvic junction (UPJ) や ureterovesical junction (UVJ) に多い．

画像所見
尿管結石の検出は単純X線写真より，単純CTが優れる．

2 尿管腫瘍 ureteral tumor

病理・病態
尿管原発腫瘍は全尿路腫瘍の1％を占め，乳頭状の移行上皮癌が多い．尿路上皮腫瘍の既往があるか，あるいは将来発生する可能性が高い．このため切除可能時期なら，腎尿管摘出が行われる．

画像所見
いずれの画像診断でも，尿管内の陰影欠損として描出される．逆行性造影により，より客観的な評価が可能となる．最近は MR urography による評価も行われている．

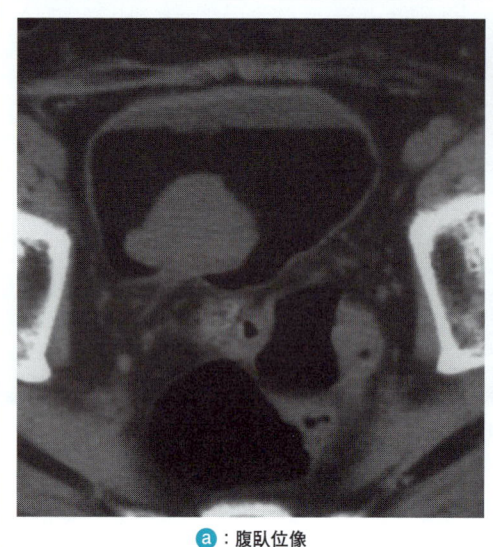

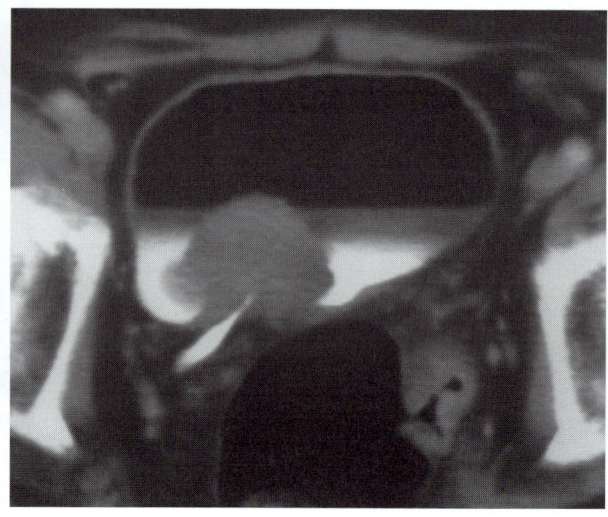

図15A-21　膀胱癌のCT
ⓐ：腹臥位像　　ⓑ：背臥位像

3 後腹膜線維症 retroperitoneal fibrosis

病理・病態
後腹膜内に線維化を伴う軟部腫瘤が進展する病態である．部位としては腎から骨盤の間が多く，尿管を巻き込み水腎症を来す．多くは原因不明であるが，後腹膜の手術や放射線治療もこの病態を引き起こすことがある．

画像所見
尿路造影で尿管の狭窄がみられる．超音波およびCTで比較的境界鮮明な腫瘤を認める．

4 尿管瘤 ureterocele

病理・病態
尿管口の狭窄により，膀胱壁内を走行する尿管が拡張する．拡張した部分は膀胱内へ突出する．

画像所見
排泄性尿路造影で cobra head appearance がみられる．

B 膀胱疾患の画像所見

1 膀胱憩室 bladder diverticulum

病理・病態
膀胱流出障害の結果として生じることが多い．膀胱憩室内に腫瘍が生じる頻度は，膀胱自体に生じる頻度に比べて高い．

画像所見
排泄性造影では憩室は明瞭に描出される．超音波では，無エコーの袋状の構造が膀胱から外方へ突出する．

2 膀胱腫瘍 bladder tumor

病理・病態
ほとんどが移行上皮癌である．表在性癌の多くは乳頭状を呈する．一方，浸潤性の腫瘍は広基性で，膀胱壁内から膀胱外へ進展発育する．移行上皮癌は壁に浸潤すると，周囲のリンパ管，毛細管を経て，骨盤内リンパ節や，血行性に肝や肺に転移する．前立腺部尿道や精嚢へ直接浸潤する．腫瘍が粘膜下層までで留まっていれば経尿道的腫瘍切除術 transurethral resection（TUR）による治療が行われる．筋層まで浸潤していれば，膀胱部分切除あるいは全摘が行われる．

画像所見（図15A-21）
画像診断には壁への深達度診断が求められる．経腹超音波では粘膜と筋層を区別できないため，深達度診断は不正確である．経尿道超音波検査は，膀胱壁に留まっている病変では有用性が高い．CTは造影を行っても筋層と粘膜の区別がつかないが，周囲脂肪織浸潤の診断に役立つ．MRIはダイナミック造影で腫瘍と粘膜下層が早期に造影されるため，進行期診断に果たす役割が大きい．なお移行上皮癌は多中心性に発生しやすいので，全尿路を検索する必要がある．

前立腺疾患の画像所見(図15A-22)

1 前立腺肥大症
benign prostatic hyperplasia(BPH)

病理・病態
50歳以上の男性では程度の差こそあれ,大半の人にみられる病態である.尿路狭窄あるいは様々な排尿時刺激症状を主訴とする.腺組織の過形成に基づく前立腺の腫大,平滑筋の緊張亢進がその原因となっている.主として移行域に生じる.

画像所見
超音波で対称的に腫大した移行域と,それによって圧迫され菲薄化した辺縁域,およびその境界にある低エコーの外科的被膜として描出される(図15A-22).また,慢性膀胱炎に基づく膀胱壁の肥厚を明瞭に描出できる.造影CTは前立腺肥大症を腫大としてしか描出できない.MRIは移行域の腫大と,結節による膀胱圧迫,慢性膀胱炎の変化をとらえられる.

2 前立腺癌 prostatic cancer

病理・病態
欧米では最も発生頻度の高い癌のひとつである.日本でも老齢人口の増加,生活様式の変化などにより明らかな増加傾向を示している.また,前立腺癌は自然史の長い腫瘍と考えられており,高齢者の前立腺にはラテント癌が高頻度(30~40％)に認められる.このため癌が発見されても,治療法を決定するには,癌の侵襲性(病期,Gleason score,血清PSA値)と患者側の因子(意志,症状,performance status,年齢)などの情報を総合的に判断する必要がある.

画像所見 (図15A-23~26)
超音波で癌は低エコーの病巣として描出される.ただし,前立腺内に限局している癌のうち約30％は低エコーを呈さないとされている.辺縁域の癌はMRIのT_2強調像で,高信号内の低信号病巣として検出できる.しかし,数は少ないが移行域に生じた癌は検出が難しい.局所の病期診断,すなわち癌が前立腺に留まっているかどうかについては,MRIが最も信頼度が高い.CTでは癌と正常前立腺組織,良性前立腺疾患との間のX線吸収値の差は少ないため,ほとんどの場合異常部位を描出できない.CTの役割は,癌の病期診断におけるN因子,M因子の診断にある.

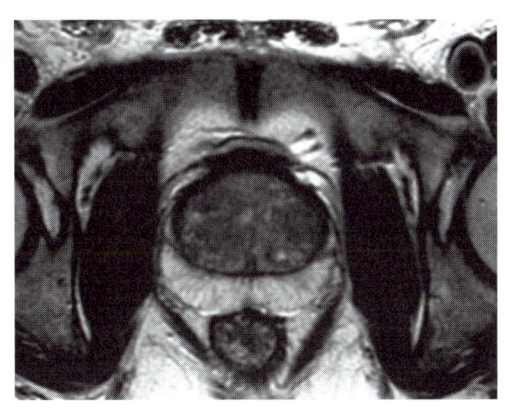

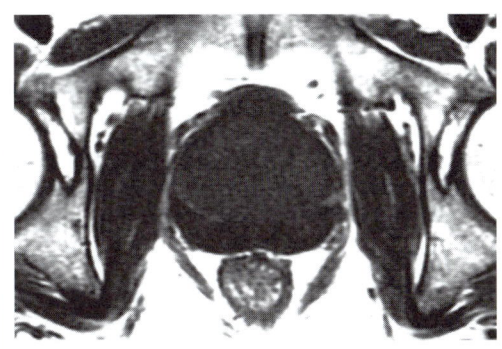

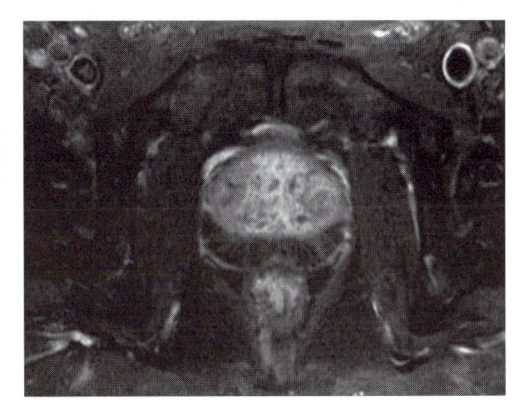

図15A-22 前立腺肥大症のMRI

3 前立腺膿瘍 prostatic abscess

病理・病態
急速に悪化することがある.このため早期に正確な診断を行い,ドレナージを始めとする治療を行う必要がある.

画像所見
T_2強調像で高輝度,T_1強調像では液体の内容により様々な輝度を呈する.膿瘍の診断には超音波が有用であるが,MRIは液性成分の性状,病巣の正確な広がり診断に役立つ.

488   I.画像診断

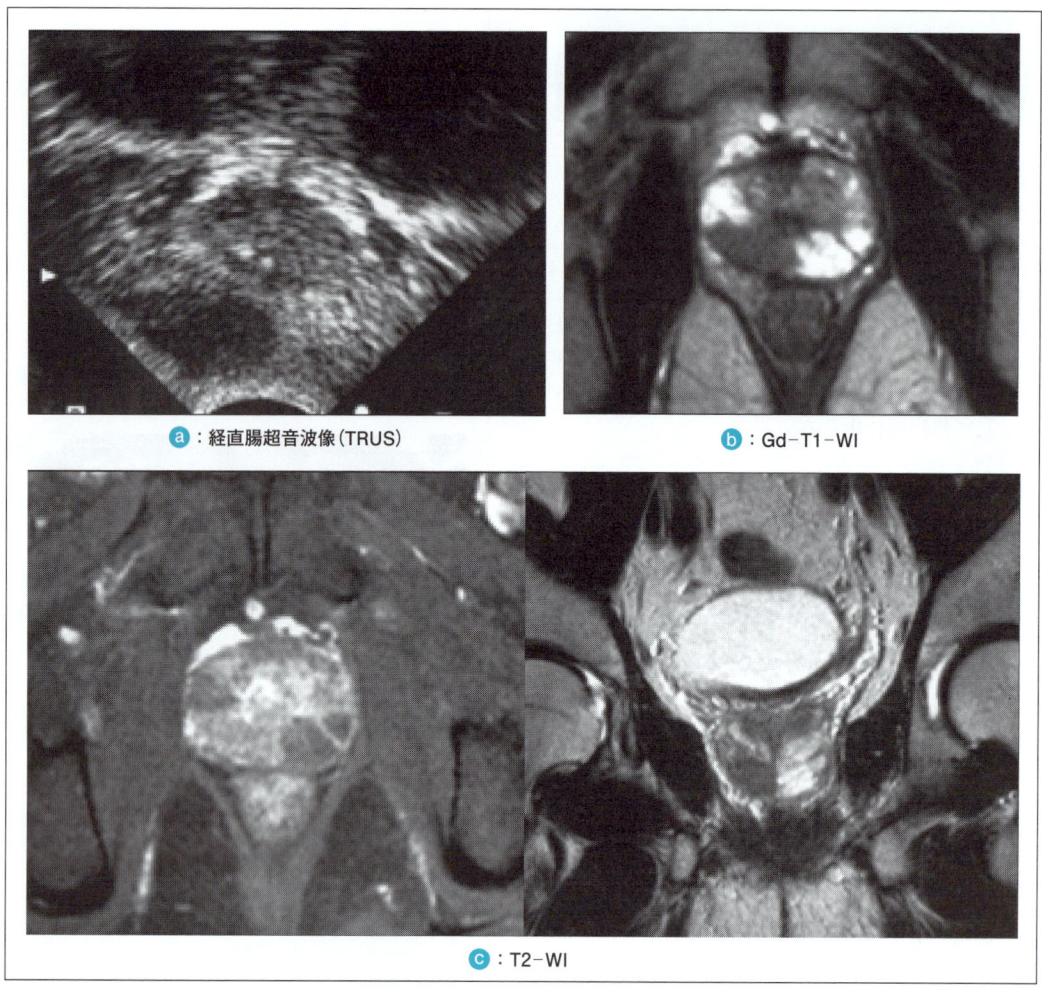

ⓐ：経直腸超音波像（TRUS）

ⓑ：Gd-T1-WI

ⓒ：T2-WI

図15A-23　前立腺癌．T2腫瘍

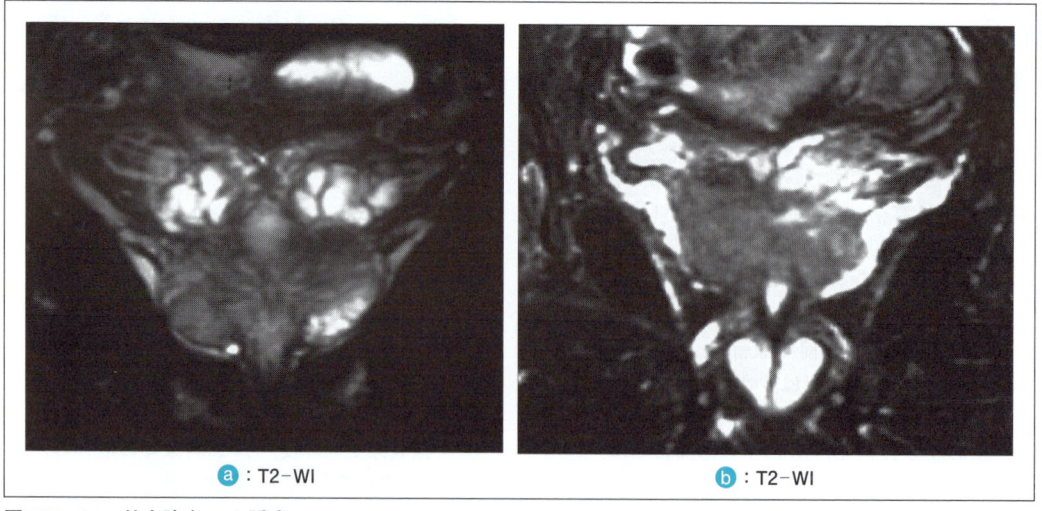

ⓐ：T2-WI

ⓑ：T2-WI

図15A-24　前立腺癌．T3腫瘍

ⓐ：T1-WI

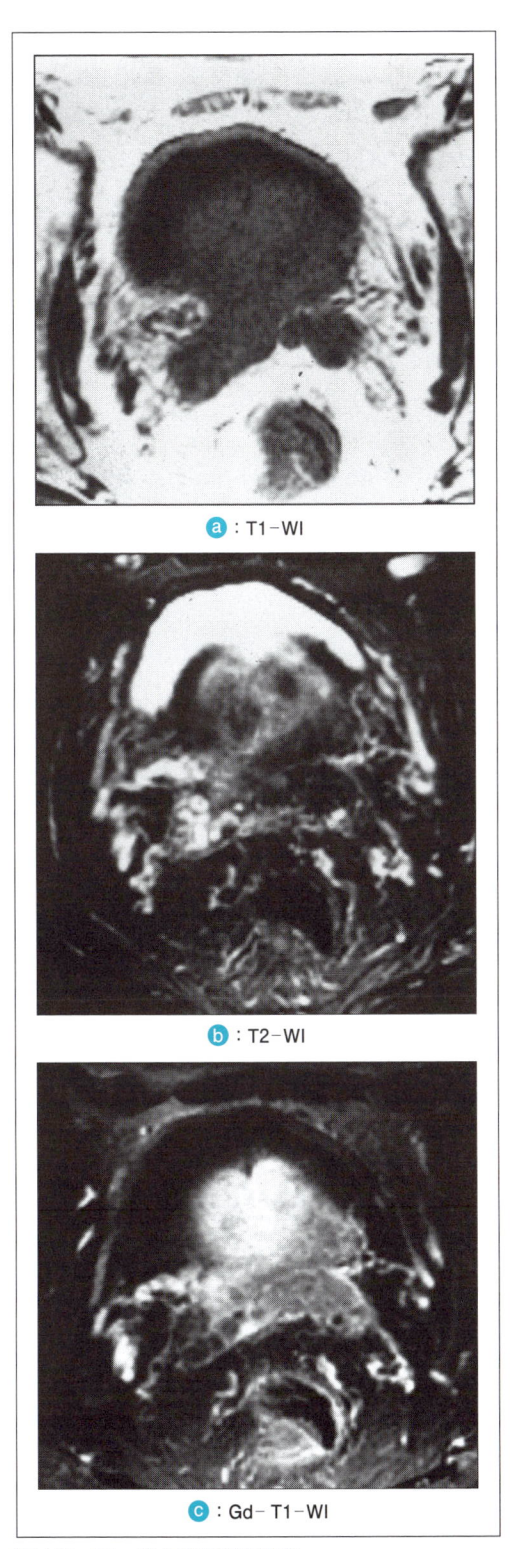

ⓑ：T2-WI

ⓒ：Gd-T1-WI

図15A-25　前立腺癌精囊浸潤

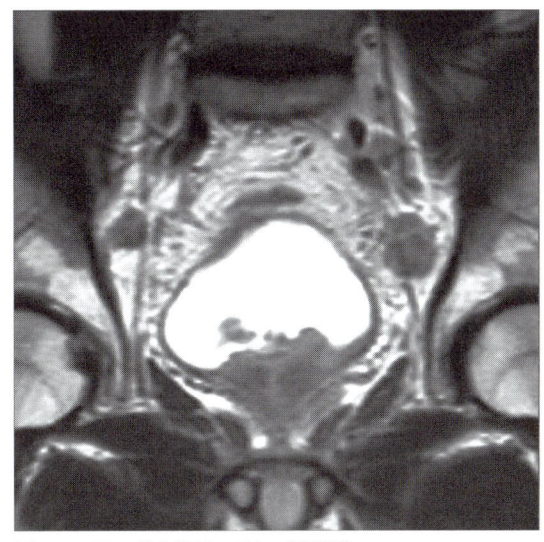

図15A-26　前立腺癌．リンパ節転移

15B 泌尿器：副腎

学習の目標

　副腎疾患の多くは内分泌異常を伴い，臨床症状および生化学検査で診断はある程度ついている．そのため画像診断の役割は局在診断を含んだ診断の確定である．一方，内分泌異常を示さない副腎疾患の鑑別診断は画像診断に頼らざるを得ない．いずれの場合も検査の中心はX線CT（以下CT），MRIであるが，機能診断である核医学検査も貴重な情報を提供する．また原発性アルドステロン症では副腎静脈採血が診断の決め手となる．副腎疾患に対して画像診断法がどのように用いられているかを理解し，代表的疾患の画像の特徴を学ぶ．

キーワード

クッシング症候群 ……………… 493	副腎癌 ……………………… 494	褐色細胞腫 ……………………… 496
原発性アルドステロン症 ……… 493	転移性副腎腫瘍 …………… 495	神経芽細胞腫 …………………… 496

各種画像診断法の特徴と適応・選択

A 単純X線検査・超音波検査

　副腎疾患の診断のために，単純X線検査が行われることはほとんどない．超音波診断法は侵襲が少なく，スクリーニング検査として適しているが，小さな病変の検出は困難である．

B X線CT検査

　病変の検出，質的診断において優れ，副腎疾患に対して第一選択の検査である．

C MRI検査

　CTと同等の診断能を有し，広く用いられる．

D 血管造影検査

　侵襲の少ないCT，MRI，核医学検査など他の方法で十分な情報が得られるのでほとんど行われない．ただし，原発性アルドステロン症の診断に副腎静脈採血が行われる．

E 核医学検査

　副腎は，核医学検査が有用な臓器の1つである．^{131}I-アドステロールは副腎皮質に集積し，腺腫や過形成で高い集積を示す．^{131}I-MIBG（メタヨードベンジルグアニジン）は褐色細胞腫や神経芽細胞腫に集積し，診断の確定や再発，転移の診断に用いられる．悪性腫瘍の病期診断に^{18}F-FDGによるPETが行われ，副腎転移の検出に役立つ．

画像診断の進め方

　ホルモンの過剰分泌を伴う副腎疾患の多くは臨床症状や血中，尿中のホルモン値より画像診断の前に診断は絞り込まれる．画像診断の役割は診断の確定，局在診断，転移・再発診断である．クッシング（Cushing）症候群が疑われる場合，CTやMRIがまず行われ，^{131}I-アドステロールシンチグラフィにより診断を確定する．原発性アルドステロン症では腺腫が小さく副腎静脈採血によるホルモン過剰産生の証明が診断の決め手となる．褐色細胞腫に対してもまずCTやMRIが行われ，^{131}I-MIBGシンチグラフィでカテコラミン産生腫瘍の局在を確認する．臨床症状などにより褐色細胞腫が強く疑われるのにかかわらず，副腎に異常を認

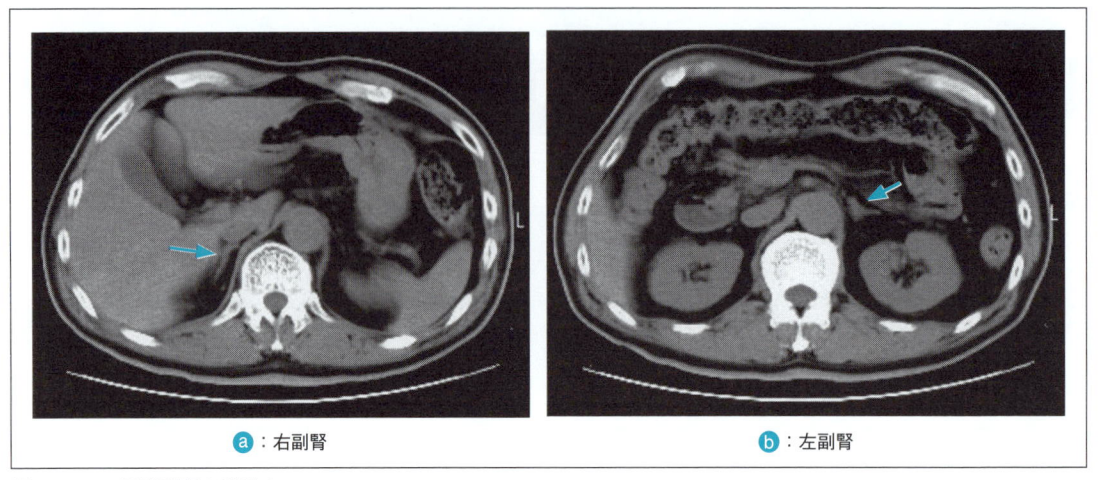

図15B-1　正常副腎の単純CT
ⓐ：右副腎　　ⓑ：左副腎

めない場合，副腎外褐色細胞腫を考え検査を進める．副腎外褐色細胞腫の検出や転移の診断には ^{131}I-MIBGシンチグラフィが役に立つ．

　他の目的で施行された超音波検査やCTでたまたま副腎の腫瘤が発見されることがある．これを偶発腫あるいはインシデンタローマ incidentaloma とよぶ．皮質腺腫，悪性腫瘍の転移，褐色細胞腫，骨髄脂肪腫などが含まれるが，皮質腺腫と副腎転移との鑑別が重要である．鑑別診断にはMRIが有用であり，また ^{131}I-アドステロールシンチグラフィも施行される．

正常像とその画像解剖

　右副腎は右腎の上部に存在し，CTやMRIの横断像では肝右葉の内側，下大静脈の背側に縦に細長く描出される．左副腎は左腎上極の前面に位置し，横断像ではおおむね内側に凸の三角形を呈している（図15B-1 ⓐ，ⓑ）．

　副腎動脈は3本あり，上副腎動脈は下横隔動脈，中副腎動脈は大動脈，下副腎動脈は腎動脈から分岐する．左副腎静脈は左腎静脈，右副腎静脈は下大静脈に流入する．

　^{131}I-アドステロールシンチグラフィでは上述の解剖学的な位置関係から，右副腎のほうが少し頭側に描出される（図15B-2）．集積程度は左右ほぼ同程度か，右副腎のほうがやや高くみえる．右副腎のほうが左副腎より背側に位置するのでシンチレーションカメラに近く，また肝臓の集積が重なるためである．^{131}I-MIBGシンチグラフィは副腎外褐色細胞腫の検出や転

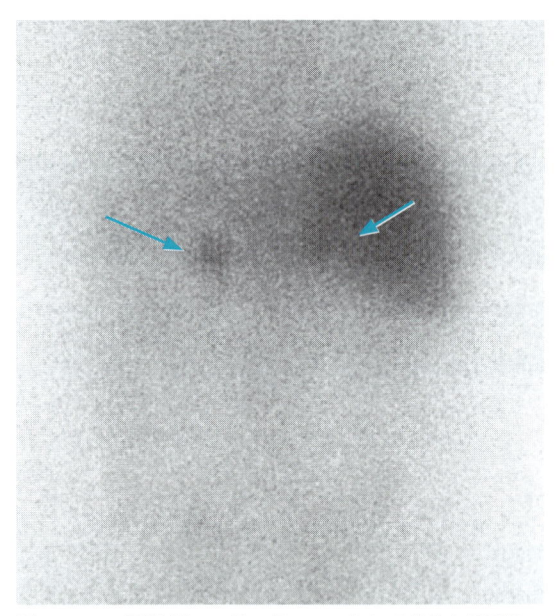

図15B-2　正常 ^{131}I-アドステロールシンチグラム後面像

移巣の診断のために全身像を撮像する．生理学分布として唾液腺，心臓，肝臓，膀胱が描出される．正常の副腎は描出されないことが多い．

疾患の画像所見

A 副腎皮質疾患の画像所見

1 過形成 adrenal hyperplasia

病理・病態

下垂体性や異所性の副腎皮質刺激ホルモン（ACTH）過剰分泌により，両側の副腎は過形成を示し，ACTH依存性クッシング症候群となる．頻度は少ないが，ACTH非依存性に副腎過形成を示し，クッシング症候群を呈する場合もある．原発性アルドステロン症の原因のほとんどは一側性の副腎皮質腺腫であるが，過形成により両側副腎が腫大し原発性アルドステロン症を示すことがあり，これを特発性アルドステロン症という．

画像所見

超音波検査では明らかな腫大がないと描出が困難である．CTやMRIでは副腎の形態を保ったまま両側の腫大が認められる．[131]I-アドステロールシンチグラフィでは両側副腎に強い集積が見られる．

2 腺腫 adrenal adenoma

病理・病態

通常一側性である．糖質コルチコイドが過剰産生されるとクッシング症候群を呈し，鉱質コルチコイドが過剰産生されると原発性アルドステロン症となる．偶発腫は，血中ホルモン値が正常な皮質腺腫であることが多い．

画像所見

超音波検査では辺縁平滑で内部エコーが均一な円形の腫瘤として認められるが，1cm以下の腺腫の描出は困難である．CT，MRIでも辺縁平滑な円形の腫瘤として描出される．腺腫は脂肪を含むので単純CTでは低吸収となり（図15B-3），MRIではout-of-phase画像で信号強度の低下がみられる（p.495のMemo，図15B-4 ⓐ, ⓑ）．

クッシング症候群の腺腫は2〜3cmであることが多く，CTやMRIで容易に描出される．[131]I-アドステロールシンチグラフィでは腺腫に強い集積がみら

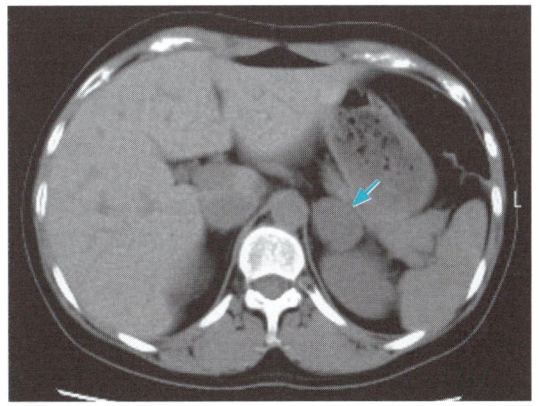

図15B-3 **左副腎皮質腺腫によるクッシング症候群．単純CT**
左副腎に低吸収の腫瘤を認める．

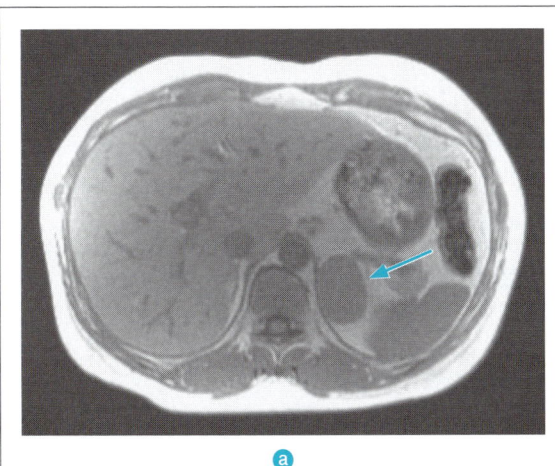

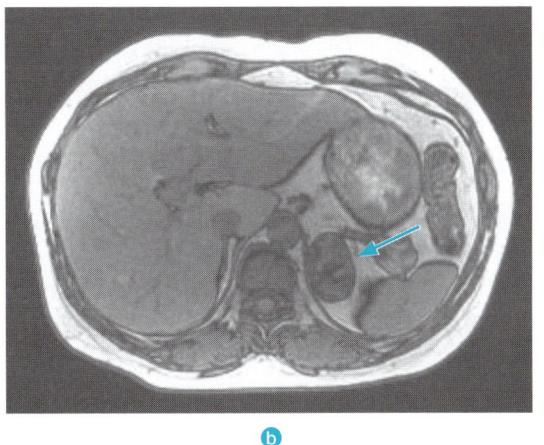

図15B-4 **左副腎皮質腺腫によるクッシング症候群．MRI**
ⓐ：MRI in-phase画像．左副腎に腫瘍を認める．
ⓑ：MRI out-of-phase画像．脂肪組織の境界で低信号の帯が描出されている．副腎腫瘍はin-phase画像と比較して信号強度が低下しており，脂肪を含んでいることがわかる（p.495のMemo参照）．

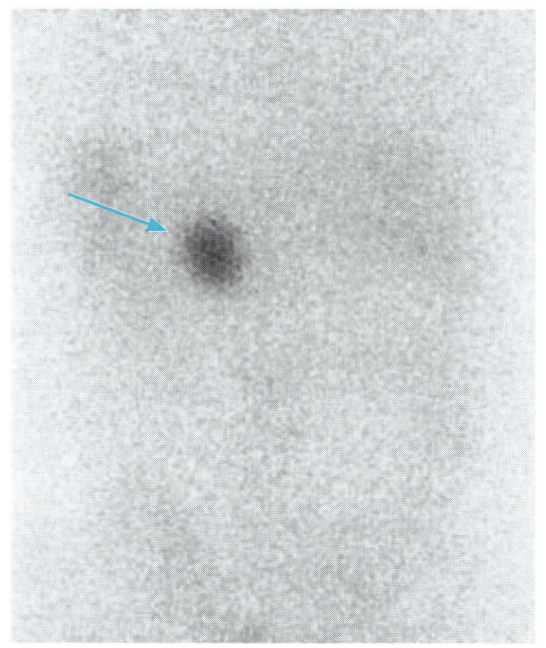

図 15B-5　左副腎皮質腺腫によるクッシング症候群．131I-アドステロールシンチグラム後面像

腺腫に強い集積を示し，健常側副腎への集積は抑制されている．

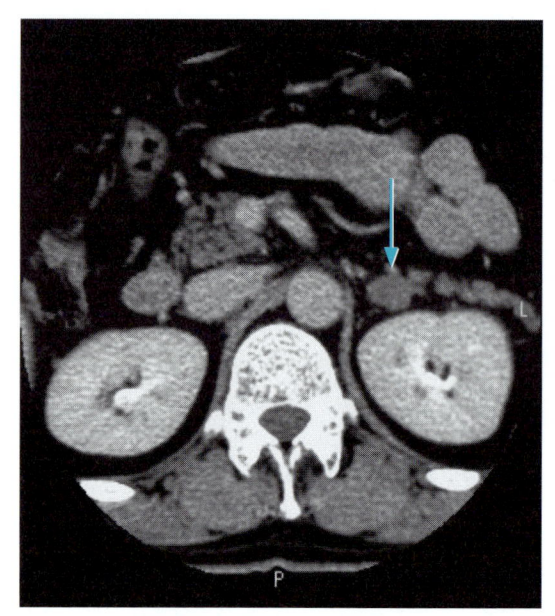

図 15B-6　左副腎皮質腺腫による原発性アルドステロン症．造影 CT

左腎上極腹側に1cm あまりの低吸収腫瘤を認める．

れ，健常側の副腎への集積は認められない（図 15B-5）．本来 131I-アドステロールは ACTH の作用により副腎に集積するが，腺腫によるクッシング症候群では ACTH の分泌が抑制されているので，健常側の副腎に集積しないのである．

原発性アルドステロン症の腺腫はクッシング症候群の腺腫に比較すると小さく，1cm 未満の場合もある（図 15B-6）．微小な腺腫は CT でも検出困難である．131I-アドステロールシンチグラフィでは，腺腫のある側の集積が上昇する．ただし ACTH は抑制されていないため健常側も描出され，左右差がはっきりしないことがある．デキサメタゾン負荷シンチグラフィでは，デキサメタゾンにより ACTH の分泌が抑制され健常側副腎への 131I-アドステロールの取り込みがなくなり，腺腫と過形成の鑑別や腺腫側の決定に役立つ．微小な腺腫はデキサメタゾン負荷 131I-アドステロールシンチグラフィでも診断が困難で副腎静脈採血が確定診断に必須である．

ホルモン非分泌の皮質腺腫は，転移などの他の副腎腫瘍との鑑別が重要である．CT や MRI で脂肪の存在を示すことで皮質腺腫と診断できる．ホルモンの過剰分泌がなくても 131I-アドステロールが強く集積することが多く，131I-アドステロールの強い集積があれば腺腫といえる．

3　副腎癌 adrenal cancer

病理・病態

5cm 以上の大きな腫瘍として発見される．辺縁は不整で内部に出血や壊死がみられる．クッシング症候群をはじめとして男性化，女性化などのホルモン症状を呈する場合がある．

画像所見

超音波検査は不均一なエコーパターンを示す．単純 CT では，中心部に壊死を表す低吸収域を伴う腫瘍として認められる．石灰化がみられることがある．造影 CT では不均一に増強される．MRI では T_2 強調画像で不均一な高信号を示す．131I-アドステロールは，集積する場合と集積しない場合がある．

4　転移性腫瘍 metastatic adrenal tumor

病理・病態

肺癌，乳癌をはじめとして多くの癌が副腎に転移する．

画像所見

形態のみでは皮質腺腫，血腫などと鑑別は困難である．多くの転移は脂肪成分を含まないので，CT 値の測定や MRI の化学シフトイメージングで脂肪が証明されると，腺腫と診断できる．131I-アドステロールは集積しない．^{18}F-FDG の集積が高い場合，転移である可能性が高い．

ⓐ：単純CT

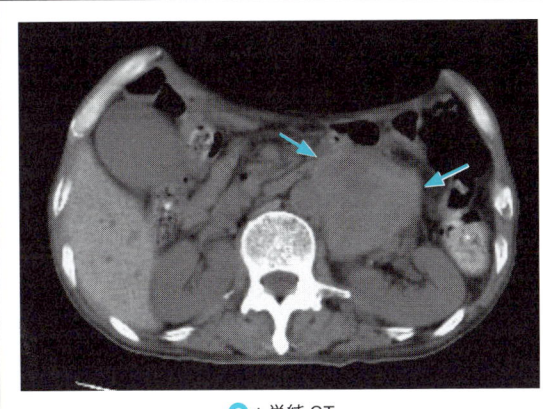

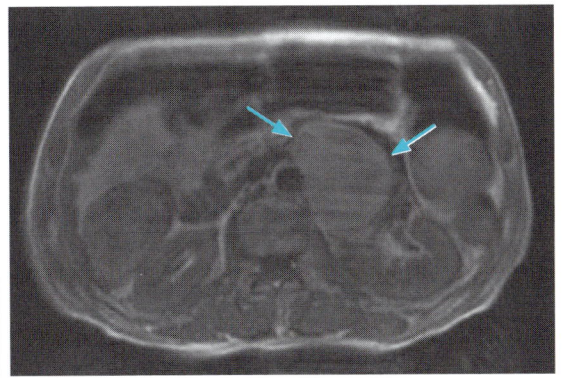

ⓑ：MRI T₁強調画像

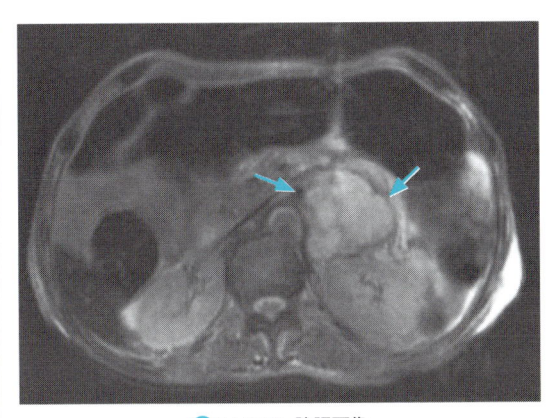

ⓒ：MRI T₂強調画像

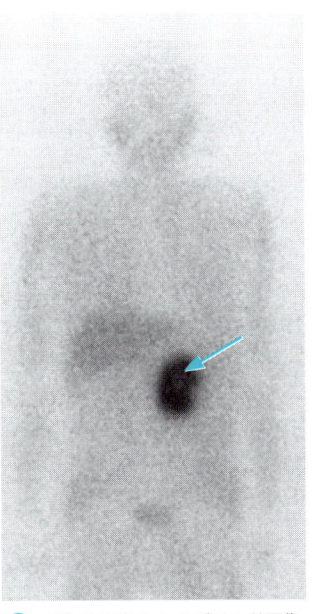

ⓓ：¹³¹I-MIBG シンチグラム前面像

図 15B-7　左副腎褐色細胞腫
腹部大動脈左側に大きな腫瘤を認める（ⓐ，ⓑ，ⓒ）．腫瘍に一致して ¹³¹I-MIBG の強い集積が認められ，褐色細胞腫を示す（ⓓ）．

化学シフトイメージング　　　Memo

　MRIでは水と脂肪の共鳴周波数の微妙なずれを利用することにより，脂肪の存在を証明することができる．グラディエントエコー法で水と脂肪の位相が合致したときに撮像された画像を in-phase 画像，逆向きになったときに撮像された画像を out-of-phase 画像という．out-of-phase 画像では，脂肪と実質臓器の境界面で帯状の低信号が出現し，同一ボクセル内に水と脂肪が混在する場合，信号が打ち消しあって信号強度が低下する（図 15B-4 ⓐ，ⓑ）．

5　副腎出血 adrenal hemorrhage

病理・病態
　誘因のない特発性の他，外傷，血液凝固異常により発症する．

画像所見
　CTでは初期には高吸収として捉えられる．時間の経過とともにCT値は低下する．MRIでは，ヘモグロビンの状態により検査時期により信号強度が変化する．

6 骨髄脂肪腫

病理・病態
脂肪組織と造血組織から構成される腫瘍である．

画像所見
CTやMRIで明らかな脂肪成分が認められる．

B 副腎髄質疾患の画像所見

1 褐色細胞腫 pheochromocytoma

病理・病態
クロム親和性細胞からなり，カテコラミンを産生する．副腎髄質から発生することが多いが，副腎外から発生することもある．また両側副腎に発生すること，悪性のこともある．家族性の発症としてMEN2a，von Hippel-Lindau病，von Recklinghausen病が知られている

画像所見
3cm以上の比較的大きな腫瘍で発見され，境界が明瞭で円形あるいは類円形の腫瘍を示す（図15B-7 ⓐ〜ⓒ）．CTではほぼ均一な濃度を示すが，壊死に伴って低濃度がみられることがある．MRIのT$_2$強調画像で著明な高信号を示すことが多いとされている．^{131}I-MIBGシンチグラフィでは強い集積を示す（図15B-7 ⓓ）．悪性褐色細胞腫では転移巣にも^{131}I-MIBGは集積する．

2 神経芽細胞腫 neuroblastoma

病理・病態
褐色細胞腫と同じく神経堤由来の悪性腫瘍であり小児に発生する．副腎髄質から発生するものが多い．

画像所見
CTでは高頻度に石灰化が認められる．CTやMRIの冠状断像により肝臓，腎臓との関係が明瞭となり，肝芽腫やWilms腫瘍との鑑別に役立つ．^{131}I-MIBGが集積し，診断の確定や転移の診断に用いられる（**Memo**）．骨転移が多いので骨シンチグラフィも行われるが，骨シンチグラフィ製剤は原発巣にも集積する．

---

^{123}I-MIBGと^{131}I-MIBG .... *Memo*

^{123}I-MIBGと^{131}I-MIBGは化学的に同じものであるが，^{123}I-MIBGは心臓の交感神経機能を評価する薬剤として開発された経緯から，長年，褐色細胞腫や神経芽細胞腫のイメージング剤としての保険適用がなかった．^{123}Iは^{131}Iに比較して半減期が短く，ベータ線を放出しないという利点を有し，ガンマ線のエネルギーもガンマカメラに適している．患者の被曝を抑え，優れた画質が得られる^{123}I-MIBGの保険適用拡大が，特に小児に多い神経芽細胞腫に対して強く望まれていた．ようやく平成21年，神経芽細胞腫に対する保険適用が認められ，^{123}I-MIBGが神経芽細胞腫患者に使えるようになった．ただし褐色細胞腫に対してはまだ保険適用がなく，褐色細胞腫患者には^{131}I-MIBGが一般に使用される．本項における^{131}I-MIBGと記載してある部分のほとんどは^{123}I-MIBGに置き換えて差し支えないが，正常副腎の描出は^{123}I-MIBGのほうが多い．

付表 15B-1　副腎の画像所見別疾患のまとめ

所見		疾患・症状	参照ページ	コメント
副腎腫大	両側性	過形成，転移性腫瘍	493	過形成の場合，副腎の形態は保たれたまま腫大．転移性腫瘍では腫瘤状に腫大．
	一側性	腺腫（図 15B-3），癌，転移性腫瘍，出血，骨髄脂肪腫，褐色細胞腫（図 15B-7），神経芽細胞腫	493 496	内分泌異常を伴わない場合，非機能性皮質腺腫と悪性腫瘍の転移の鑑別が重要．脂肪の含有の有無に注意する．核医学検査も役に立つ．
単純 CT	低吸収	腺腫，骨髄脂肪腫	—	脂肪の存在を示す．
	高吸収	出血，癌，神経芽細胞腫，結核	496	急性期の出血，石灰化．
MRI out-of-phase 画像で信号強度が低下		腺腫（図 15B-4）	493	腺腫は脂肪を含むので out-of-phase 画像で信号強度が低下する．
[131]I-アドステロール	両側性集積亢進	過形成	494	下垂体腺腫や異所性 ACTH 産生腫瘍によるクッシング症候群．ACTH 非依存性クッシング症候群．特発性アルドステロン症．
	一側性集積亢進	腺腫	494	クッシング症候群の腺腫では対側への集積は認めない．原発性アルドステロン症の腺腫では対側に正常の集積を認める．
^{131}I-MIBG が集積		褐色細胞腫，神経芽細胞腫	496	副腎以外の異所性腫瘍への集積，転移巣への集積に注意．

15C 泌尿器：女性器

学習の目標

婦人科領域は，子宮および卵巣，卵管を含む付属器を対象とするが，これら臓器における疾患の頻度は高く，その鑑別に各種画像診断が有用な領域である．この領域の画像診断法としてはX線単純検査，超音波診断法(US)，MRI検査，X線CT検査，血管造影検査，子宮卵管造影 hysterosalpingography (HSG)がある．この中では経腟的超音波診断法が最も一般的に行われる検査法であるが，近年では精査のためのMRIの有用性が高まっている．これらの診断法の特徴を理解し，適応を考慮した上で選択する必要がある．

産科領域は，妊娠初期から産後にかけて妊娠と関連する各種疾患および胎児を対象とする領域である．この領域の画像診断法としてはX線単純検査，超音波診断法(US)，MRI検査，X線CT検査があるが，妊娠中は胎児に対する影響を十分に考慮し，これらの診断法の適応を検討する必要がある．

キーワード

【婦人科領域】
■ 子宮
子宮筋腫……503
子宮腺筋症……504
子宮体癌……505
子宮頸癌……506
■ 卵巣
機能性嚢胞……507
内膜症性嚢胞……507
上皮性卵巣腫瘍……507
皮様嚢胞腫(デルモイド)……509
線維腫……509
【産科領域】
子宮外妊娠……510
絨毛性疾患……510

婦人科領域

各種画像診断法の特徴と適応・選択

A 単純X線検査

少ないながらも被ばくの可能性があることから，妊娠の可能性のある若い女性においては最終月経開始から数えて10日までに検査を行うのが原則である．他の非侵襲的検査法により大きな情報が得られるため，婦人科領域における骨盤単純X線写真の位置づけは低い．急性腹症におけるガス像の有無，石灰化の有無をみるのに用いられる程度である．極めてまれに，歯牙の同定による皮様嚢胞腫の診断や特有の石灰化による筋腫の診断が可能となることもある(図15C-1)．

B 超音波検査(US)

USは，最も基本となる検査であり，婦人科診療は経腟プローブを用いた超音波なくしては成り立たない．ただし対象が大きい場合は経腹法が必要であり，通常まず経腹法を行った後，経腟法によって詳細を観察する．経腟法では膀胱充満が必須である．

USの長所としては，非侵襲性，簡便性，撮像時間の短さ，リアルタイムの画像が得られる，安価ということが挙げられる．これらの特性は若い女性や良性疾患の検索法として優れ，またスクリーニングや経過観察に用いることを可能とする．機能性変化と腫瘍を鑑別するには，経過観察は極めて重要であり，この点においてUSは最も優れた検査法である．さらにリアルタイムに画像表示が可能であるため動態の観察ができ，内診で触れるものを直接確認し，対象をあらゆる方向から，患者の呼吸状態，体位を変えながら，経時的に動きの有無を

500   Ⅰ．画像診断

ⓐ：単純X線写真

ⓑ：CT

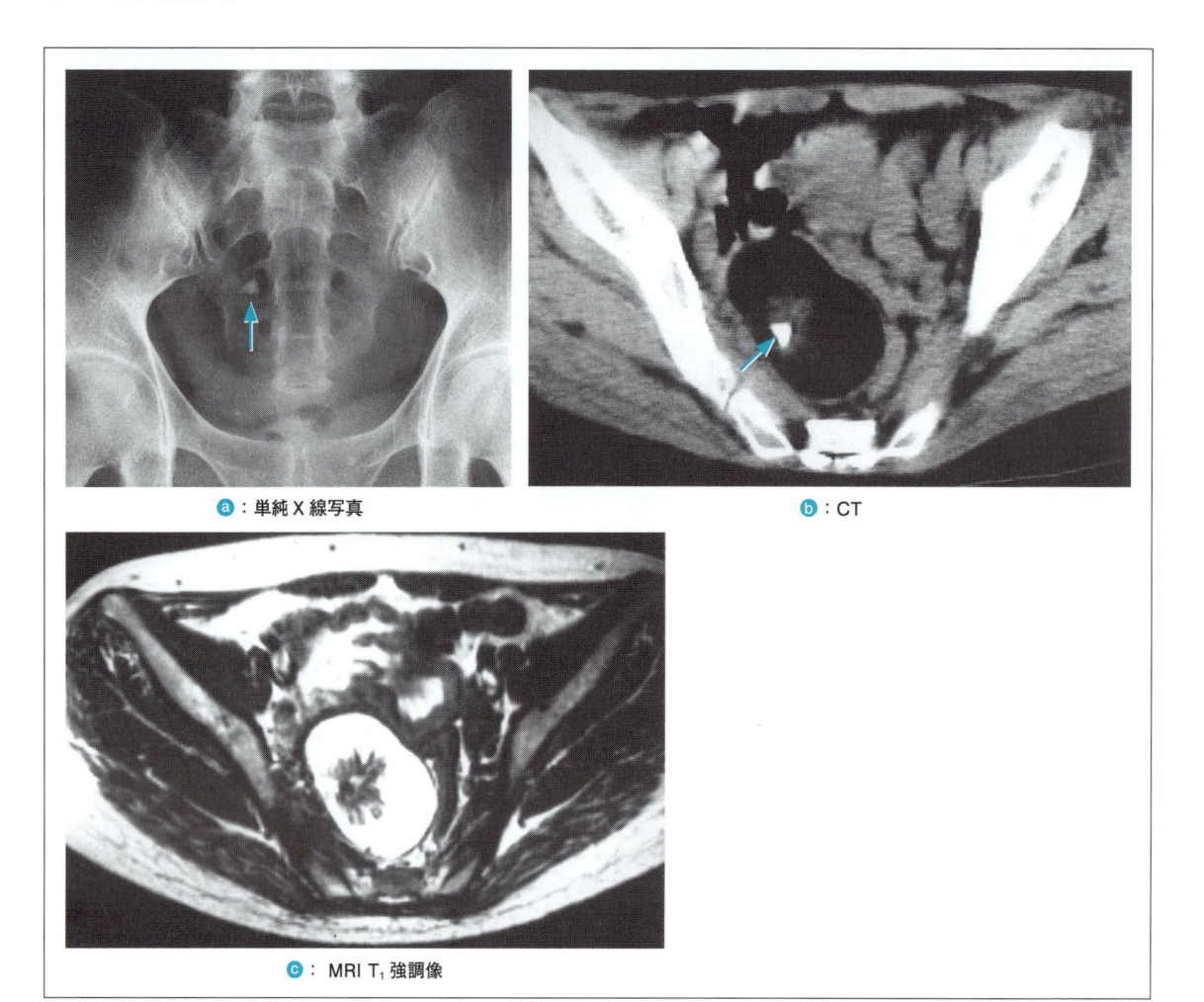

ⓒ：MRI T₁強調像

図 15C-1　皮様嚢胞腫
皮様嚢胞腫は腫瘤内に歯牙を有することがあり（矢印）この場合単純X線写真でも，診断が可能である．石灰化の描出はMRでは不良である．デルモイドは超音波，CT，MRいずれにおいても比較的容易に診断がつく病変である．脂肪は，CTでは著しい低濃度を呈し，MRではT₁強調像において高信号となる．

観察することで診断において大きな威力を発揮する．また経腟超音波は，解像力にも優れ卵胞の描出などの微細な形態的特徴の評価ではCT，MRIを凌駕する．

逆にUSの欠点は，術者依存性で再現性・客観性に乏しい点であり，複数の医師による検討会などにおいてはCT，MRI画像を用いるほうが議論が容易である．組織コントラストはMRIに劣るため，内容液や実質成分の組成をさらに評価する必要があるときにはMRIによる精査が行われる（図15C-C1，C2）．

C　MRI 検査

MRIは近年急速に普及しており，婦人科領域においてUSに次いで用いられる頻度が高い．非侵襲的であり，妊娠可能年齢女性の検索にも適する．MRIの長所はまず第一に組織コントラストのよいことである（図15C-C3）．MRIは実質組織，液体の組成の評価に優れ，血液，脂肪を特定することができる．内膜症性嚢胞，デルモイド，筋腫の診断に優れる点でMRIは臨床的貢献が大きい．その他多断面の撮像が可能で，解剖学的情報に優れる，術者依存性が少なく客観性，再現性が高いなどの利点もある．

短所はまず第一に検査費用が高価という点である．また，簡便性にも劣り，撮像時間も長い．特有の検査適応の制限もある．このため，MRIは基本的にはスクリーニングや経過観察に用いるには適さない．

D　X線CT検査

CTの最も大きな欠点は被曝がある点である．

CTはUSに変わってスクリーニングや経過観察に用いることはできず，組織コントラストに劣るためMRIに替わって病変の質的診断に用いることもできない．このため，産婦人科領域においてのCTの役割は現在極めて限られたものとなっている．撮像時間の早さと，短時間に広範囲の画像が得られる利点を活かし，全腹部，肺野，頭部を含む転移巣の検索，あるいは，急性腹症などにおける広範囲の検索に用いられる．また石灰化の有無，脂肪，空気の有無が診断の決め手となるような場合もCTのよい適応である．

一般に患者は妊娠に気づいていないこともあるため，妊娠の可能性のある若い女性では，緊急の場合以外は最終月経開始から数えて10日までに検査を行うべきである．

E 血管造影検査

絨毛性腫瘍が疑われる場合に用いられてきたが，現在では他の非侵襲的検査にて同等以上の情報が得られるため，診断的目的に用いられることはほぼ皆無である．一方，抗癌剤動注などの治療的目的による血管造影の頻度は増加している．

F 子宮卵管造影 hysterosalpingography (HSG)

不妊症の原因の中で最も多いとされる卵管性不妊の検索として卵管の疎通性の評価を行う，あるいは子宮腔の形態の評価を目的として用いられる（図15C-2）．侵襲的でかつ被ばくもあるが，卵管に関しては他では得られない情報を提供し，この検査自体によって疎通性が改善する場合もある．

画像診断の進め方

若い女性では常に妊娠の可能性を考慮する必要があり，良性疾患の頻度も比較的高い．このため婦人科領域において主として用いられる画像診断方法はまず非侵襲的で簡便なUSであり，次いでMRI，CTである．子宮卵管造影，核医学などは特定の目的に限られ，単純X線写真の用いられる頻度も低い．基本的にはUSはスクリーニング（存在診断）と経過観察に，MRIは病変の精査，性状評価（質的診断）に用いられる．USにて同定された卵巣腫瘍や子宮病変の鑑別，詳細な位置情報，子宮悪性腫瘍の病期判定などがMRIの役割である（図15C-C1，C2）．ただし，MRIは非常に病変の検出能が高いため，筋腫，腺筋症，内膜症性嚢胞のスクリーニングに用いられることもある．一方，CTの用いられる状況は限られたものであり，短時間に広い範囲の検索を要する急性腹症や転移巣の評価が主体である．

子宮・卵巣の正常像とその画像解剖

A 子宮

1 超音波検査（US）

成熟子宮は膀胱の後方に3×5×8cm程度の充実性組織として描出される．子宮内膜の厚さとエコー輝度は月経周期によって著しい変化を示す（図15C-3）．

> **子宮内膜** .... Memo
>
> 子宮内膜は増殖早期では薄く高輝度，中期においては中央に線状エコーを持つ低輝度となり，後期では最大前後径7～14mmと厚みを増し，排卵近くになると壁側が幾分高輝度となりmultilayered appearanceを呈する．排卵後は内腔エコーが突然消失し，分泌期では全体が均質な高輝度となる．筋層内にも層構造がみられ，内膜直下の最内層の筋層は低輝度でsubendometrial haloとよばれ，MRIでみられるjunctional zoneとの対応が議論されている．この部分は，詳細に観察すると蠕動様の動きを呈し，子宮の機能やホルモンレベルとの関連が示唆されている．漿膜下筋層内には弓状動静脈が同定されることもある．子宮頸管腺は高輝度とみえることが多いが，低輝度を呈することもある．

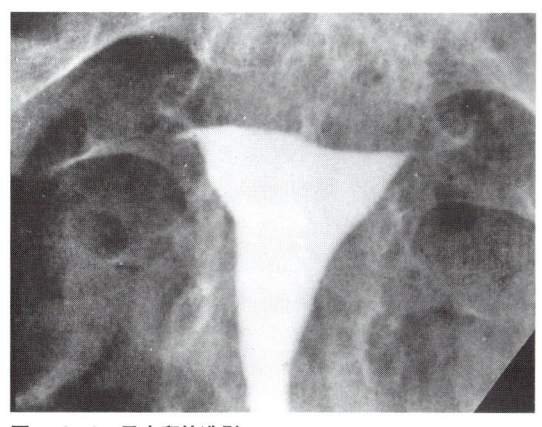

図15C-2　子宮卵管造影
卵管の描出が全くなく，疎通性が不良であることを示す．

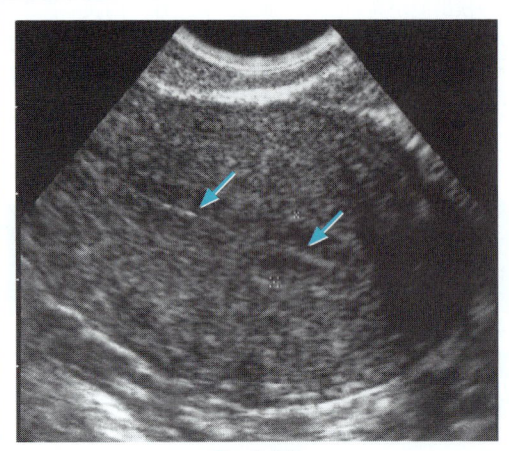

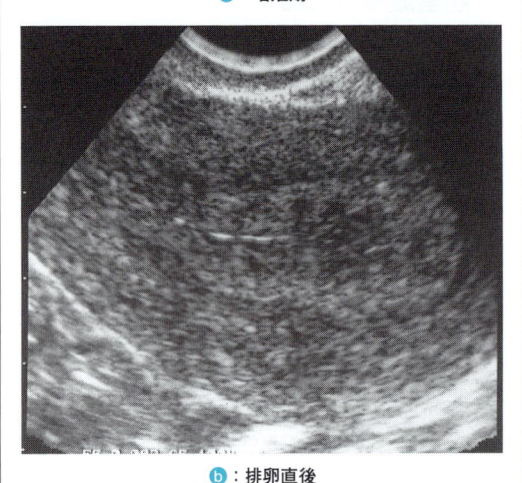

子宮内膜の厚さ　　Memo

　内膜の厚さの正常上限は一応10 mmとされているが，生殖可能年齢女性では15 mm前後の内膜をみることも多く，重要なのは月経周期との相関である．junctional zoneも12 mm以上であれば子宮腺筋症の可能性が高いとされているが，月経中ではjunctional zoneは厚く境界不明瞭となる．

子宮体部の画像変化　　Advanced study

　子宮体部は機能的要因により画像が大きく変化する（図15C-C4）．子宮収縮は，junctional zoneから連続する筋層内の局所的，境界不明瞭な低信号域として描出され子宮筋腫や子宮腺筋症と間違われやすい．月経周期による変化も子宮腺筋症と紛らわしい．薬剤投与による影響も大きく，時には子宮体癌との鑑別が問題となる．

B　卵巣

1　超音波検査（US）

　正常卵巣は子宮の両側外方，外腸骨動脈と内腸骨動脈の分岐部（血管三角部）である卵巣窩に位置する楕円形の臓器である．卵胞を目安とすると認識が容易である（図15C-5）．卵巣の描出率は報告によって異なるが，卵胞のみられない閉経後では65〜75%程度と低い．卵巣の体積も年齢その他によって大きく異なり，体積は2×3×4 cm以下とされるが，一般に若い女性の卵巣は想像以上に大きい．卵胞は卵巣辺縁の皮質内の小囊胞構造として認められ，1日に2〜3 mmずつ増大する．周期のはじめには複数個観察され，そのうちの1個が主席卵胞として特に発育を示す．排卵前には主席卵胞は25 mm程度に達することもある．排卵後は内容液の排出に伴いダグラス窩に少量の液体を認め，卵胞は虚脱し，出血を意味する内部エコーを伴う囊胞様構造がみられ，黄体の形成が始まる．黄体壁は著明な血流の増加を示し，ドプラ超音波において特徴的な像を示す．ただし黄体の内部エコーのパターンは多彩であり，腫瘍との鑑別が問題となるため，卵巣の超音波検査は排卵前の時期が望ましい．

2　MRI検査

　卵巣はT_1強調画像では全体が中等度の信号を呈するが，T_2強調画像において間質は比較的低信号，卵胞が明瞭な高信号となる（図15C-6）．卵巣は高信号の卵胞を目安として，生殖可能年齢では大多数において同定しうるが，卵胞形成のない更年期女性では同定が困難である．月経周期による変動などはUSにおい

図15C-3　USによる正常子宮内膜の描出

ⓐ：増殖期

ⓑ：排卵直後

内膜は増殖早期では薄く高輝度，中期においては中央に線状エコー（矢印）を持つ低輝度となり，後期では最大前後径7〜14 mmと厚みを増し，排卵近くになると壁側が幾分高輝度となりmultilayered appearanceを呈する．排卵後は内腔エコーが突然消失し，分泌期では全体が均質な高輝度となる．

2　MRI検査

　T_1強調画像において，子宮は全体が中等度の信号を呈し，細部の同定はできない．一方，T_2強調画像において子宮体部，頸部は明瞭な層構造を呈する（図15C-4）．子宮頸部は高信号を呈する頸管腺と，それを取り囲み低信号を呈する頸部間質，最外側の筋層よりなる．高齢では最外層の筋層は通常みえない．体部は内側から内膜，junctional zone，筋層が区分される．閉経後女性ではjunctional zoneは認められないことが多く，筋層の信号も低い．

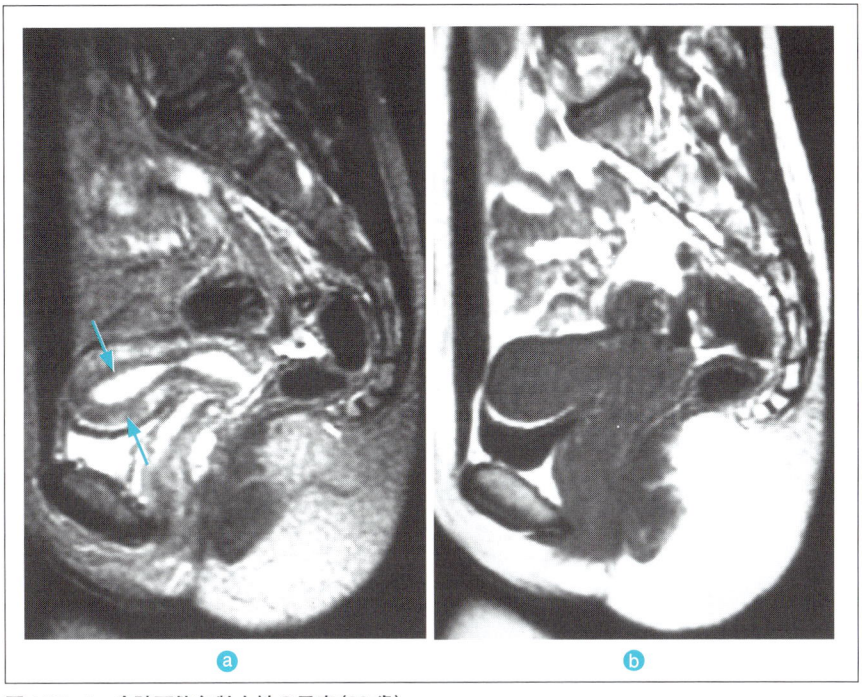

図 15C-4　生殖可能年齢女性の子宮（23歳）
ⓐ：MRI T₂強調像（TR＝2000　TE＝70）　ⓑ：MRI T₁強調像（TR＝600　TE＝20）
子宮体部には内側から内膜（明瞭な高信号），junctional zone（低信号，矢印），筋層（比較的高信号）の3層が同定される．同様に頸部には頸管上皮（明瞭な高信号），頸部間質（低信号），筋層（比較的高信号）の3層が同定される．T₁強調画像ではこれらの区分はできない．

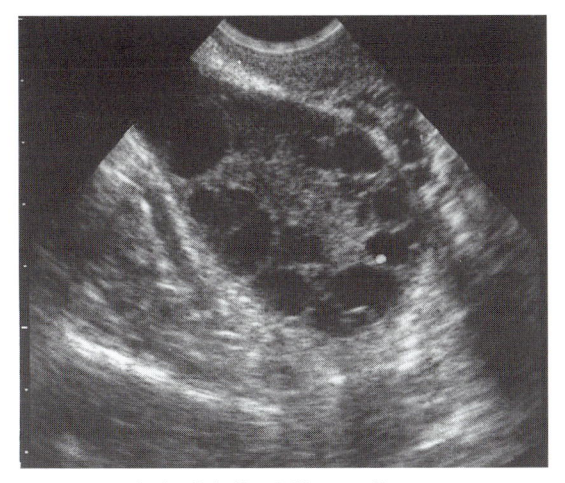

図 15C-5　生殖可能年齢の卵巣エコー像
周期のはじめには複数の卵胞が卵巣辺縁の皮質内の小囊胞構造として認められ，1日に2〜3mmずつ増大する．この例は多囊胞性卵巣のため多数の卵胞が認められる．

てみられるのと同様であるが，USほどには詳細な大きさの変化は捉えることは困難である．正常卵胞のサイズの上限は2.5cmとされる．黄体は壁の厚い造影効果の強い囊胞として認められることがある．卵胞は，T₁強調画像において低信号，T₂強調画像において高信号の単純水を含むが，黄体は時に出血を示す信号を内部に認める．

子宮疾患の画像所見

A　良性子宮疾患の画像所見

1　子宮筋腫 uterine leiomyoma

病理・病態

　生殖可能年齢女性に高頻度に発生し，35歳以上の女性では40％にみられるともいわれている．多発することが多い．エストロゲンと密な関係があるとされ

ⓐ：MRI T₂強調像水平断面

ⓑ：T₁強調像

ⓒ：造影後 T₁強調画像

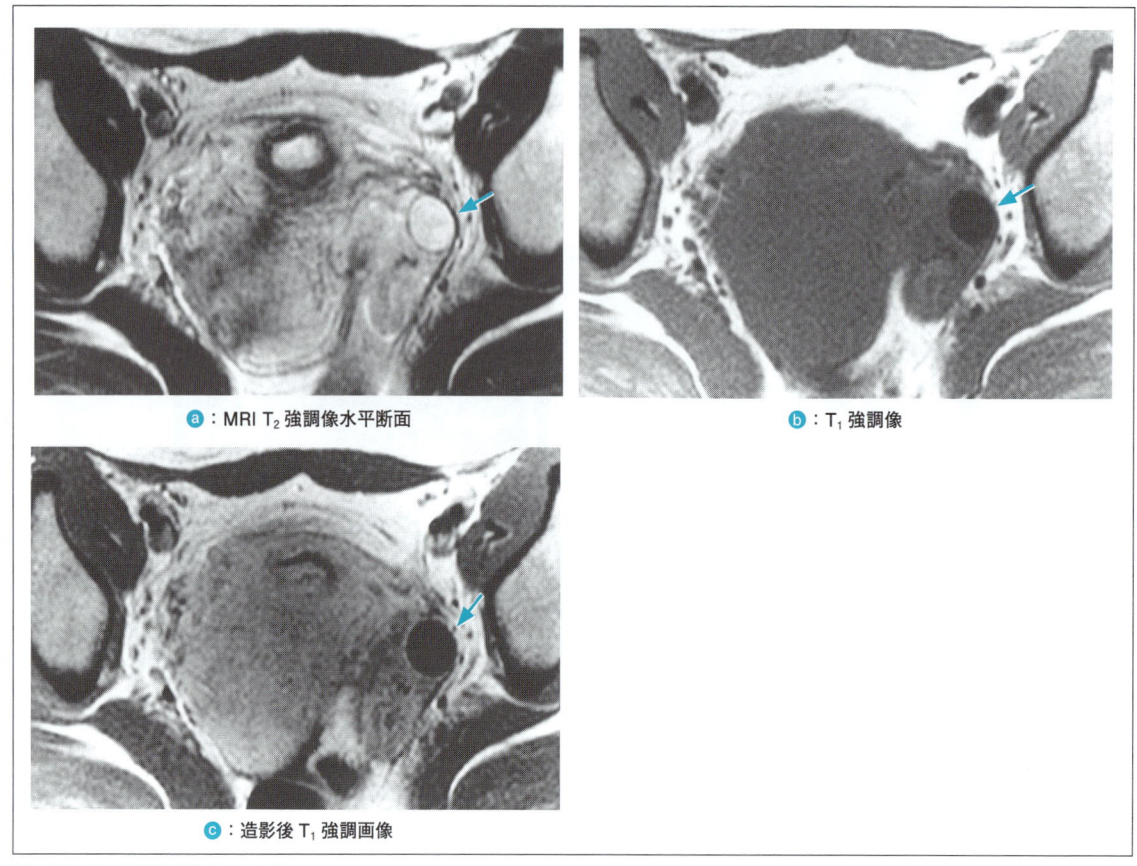

図 15C-6　正常卵巣の MRI 像
T₂強調像において高信号の卵胞(矢印)と中等度の間質が同定される．造影後は間質はよく染まる．

ており，徐々に増大した後，閉経後には萎縮する．組織学的には平滑筋細胞からなる間葉系の良性腫瘍であり，線維芽細胞やコラーゲンとともに渦巻き状配列を示し，周囲の筋層とは明瞭に境界される．

画像所見

USでは筋腫は，周囲の筋層から明瞭に境界される腫瘤を呈する．多くは，低エコーで渦巻き状，斑紋状の特徴的な内部エコーを伴うが，びまん性エコーを示す例や，低エコー域と高エコー域を混じた混合型エコーパターンや液化変性では無エコーな腫瘤となることもある(図 15C-7 ⓐ)．肉腫は，びまん性高エコーあるいは内部に出血などによる無エコー域を伴い境界不明瞭であることが多いが，筋腫との鑑別は難しい．

MRIで筋腫の多くは，T₂強調画像において辺縁明瞭な低信号の腫瘤となる(図 15C-7 ⓑ)．低信号は均一な場合もあれば，高信号が混在し渦巻き状(whorled)，あるいはひび割れ状(speckled)の場合もある．ただし筋腫は，多彩な変性により非常に多彩な画像を示しうる．T₂強調画像における信号は低信号から高信号まで，T₁強調画像における信号も通常は低信号であるが高信号となることもあり，造影効果も様々である．筋層内の病変が辺縁明瞭な腫瘤であれば，どんな信号であってもまず筋腫を疑う．肉腫の画像所見や筋腫との違いについてはまだ知られていない．肉腫では，播種や浸潤傾向は重要な所見である．

2　子宮腺筋症 adenomyosis

病理・病態

発生頻度は 25～40％と高く，経産婦に多いといわれている．子宮筋層内に子宮内膜の腺管と間質細胞が連続的に侵入することにより，異所性に子宮内膜が存在するものをいう．月経困難，月経過多，不正子宮出血，下腹痛がよくみられる症状である．

画像所見

USで腺筋症は子宮筋層のびまん性の肥厚，特に子宮内腔を取り囲む均等な腫大と，粗大点状エコーのび

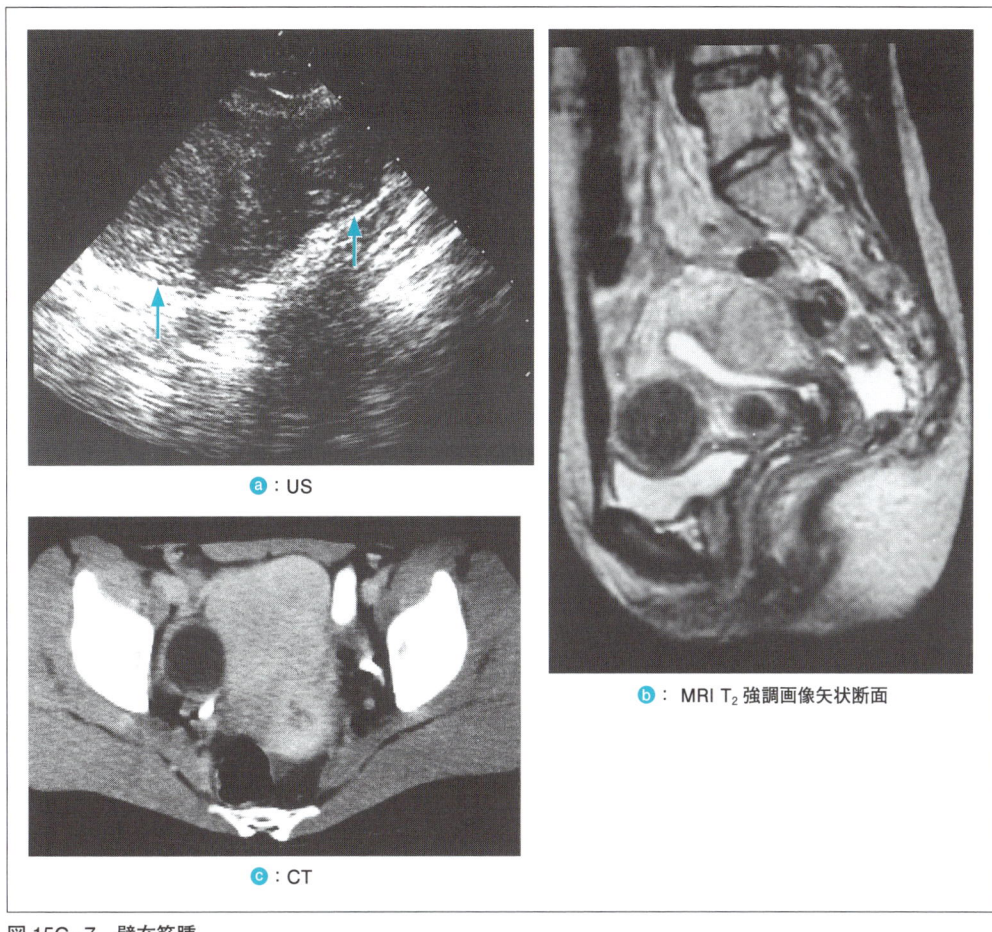

図 15C-7　壁在筋腫
US にて筋腫(矢印)の多くは低エコーであるがびまん性のエコーを示す病変もある．MR でも典型的には辺縁明瞭な低信号となるが，多彩な信号を呈しうる．CT では，筋腫は周囲筋層から区別しえない．

まん性散在，微細な嚢胞様の無エコー域の多発する像を呈する．ただし，こういった典型例ばかりではないため MR に比べると，診断は困難である．

MRI では，内膜に沿って筋層内にびまん性に広がる辺縁不明瞭な低信号病変を呈する(図 15C-8)．病変の内部に多数の点状の高信号を伴う例があり，時にはこれらは T_1 強調画像においても高信号として同定される．腺筋症は辺縁が不明瞭であることで筋腫から鑑別される．ただし子宮収縮による低信号や，機能的な要因による junctional zone の肥厚とは鑑別が困難である．

B　悪性子宮疾患の画像所見

1　体癌　uterine corpus cancer

病理・病態

子宮の悪性腫瘍では子宮頸癌に次いで多い．組織型は腺癌が大多数を占める．主症状は不正子宮出血と帯下であるが，頸癌に比べ内診で異常所見を発見しにくいため，無症状のうちに潜在性に進行しているものもある．

画像所見

US は，体癌のスクリーニング方法として重要である．内膜肥厚を認めれば組織的検索が行われるが，閉経後の患者において内膜組織診を行う cut-off 値は 4〜6 mm である．cut-off 値以下であれば非常に高い

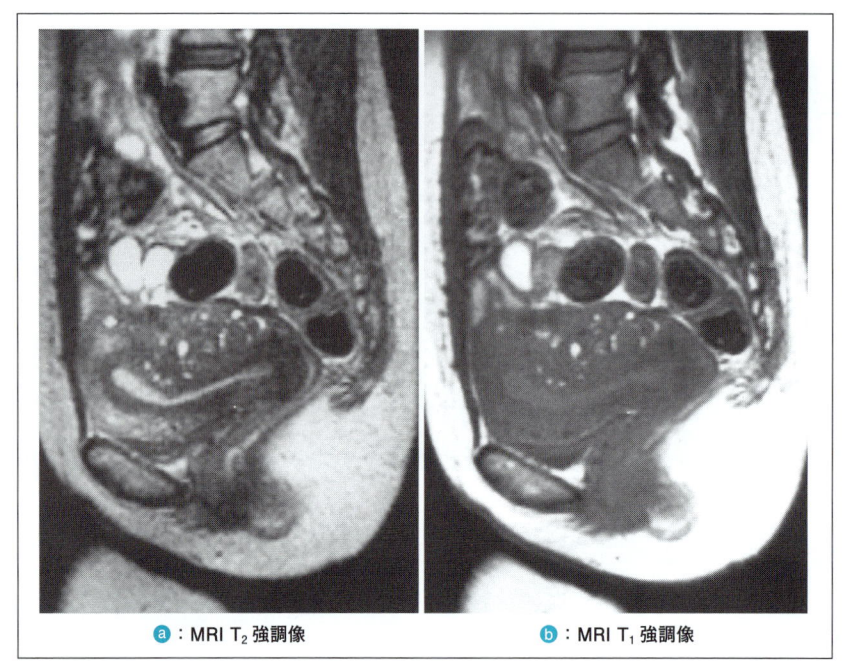

ⓐ：MRI T₂強調像　　　ⓑ：MRI T₁強調像

図 15C-8　子宮腺筋症
子宮後壁筋層はびまん性に腫大し低信号を呈している．低信号域の内部には異所性内膜を示す点状の高信号がみられる．T₁強調像においても点状高信号を認め，異所性内膜の中の出血を示す．

特異度で体癌の除外診断ができる．ただし内膜肥厚は必ずしも体癌に特異的な所見ではなく，内膜増殖症，ポリープ，粘膜下筋腫の US による鑑別は困難である．辺縁が明瞭な結節であれば，粘膜下筋腫かポリープを疑う（図 15C-C5 ⓐ）．もし subendometrial hallo が中断していれば筋層浸潤を伴う体癌を疑う．US は筋層浸潤の評価には優れるが，頸部浸潤，リンパ節などの評価に劣るため，進行期分類にはあまり用いられない．

MRI では，T₂強調画像において内膜部分の信号の異常や厚さの増加を認めた場合は，液体貯留，粘膜下筋腫，ポリープ，内膜増殖症，体癌，mixed mullerian tumor, endometrial stromal sarcoma などが疑われる．病変が T₂強調画像で明瞭な低信号を示す場合は粘膜下筋腫（図 15C-C5 ⓑ），一方筋層浸潤を伴えば体癌などの悪性である．また造影により多数の小嚢胞を認めれば，ポリープや内膜増殖症の可能性が高い．一般に画像による内膜病変の鑑別は困難で，多くは組織検索が必要となる．体癌では，junctional zone の中断や，内膜筋層浸潤の不整があれば筋層浸潤を疑う．また頸管内に高信号の腫瘍が連続していれば頸部浸潤と考える．

2　頸癌 uterine cervical cancer

病理・病態
女性骨盤内で最も頻度の高い悪性腫瘍である．組織型は扁平上皮癌が大部分を占め，次に腺癌が続く．squamocolumnar junction における扁平上皮仮性に好発する．不正性器出血と帯下が初発症状として多いが，定期検診によるパパニコロー塗抹検査法ではより早期に発見される．

画像所見
US では，頸部の腫大や形状の異常から頸癌を疑える場合もあるが，筋腫との鑑別などの質的診断はできない．また傍組織浸潤の評価や膀胱直腸への浸潤評価，リンパ節転移の評価に難点があり，腫瘍の病期判定には通常用いられない．

MRI では，びまん性の高信号を呈する病変をみれば頸癌，辺縁明瞭な低信号の腫瘤であれば筋腫，嚢胞性であればナボット嚢胞 nabothian cyst を疑う．ただし，画像だけでは辺縁明瞭な頸癌と高信号の筋腫との鑑別ができず，スメアや生検による検索が必須である．

MRI は頸癌の病期診断において FIGO 病期分類では公式な検査方法と認定されていないが，いくつかの点で進行期の評価に貢献することが知られている．頸癌は T₂強調画像において比較的高信号の腫瘍とな

り，周囲の正常間質は低信号であるため明瞭なコントラストを示す（図15C-9）．

> **浸潤，転移の評価** .... Memo
>
> 腫瘍を囲む低信号の頸部間質が全周で保たれていれば，傍組織浸潤はなく，この輪郭から腫瘍が突出していれば傍組織に浸潤があると考える．また腟壁や膀胱壁を示す低信号が中断していれば，それぞれ腟浸潤，膀胱浸潤である．短径が10 mm以上のリンパ節をみれば転移を疑う必要がある．リンパ節転移の評価は，信号ではなく大きさの変化に基づくため，X線CTとMRIはほぼ同様の正診率を示す．これらの検索には短時間に広範な撮像を可能とするX線CTを用いるほうが合理的である．

卵巣疾患の画像所見

A 非腫瘍性卵巣疾患の画像所見

1 機能性嚢胞 functional cyst

病理・病態
単房性嚢胞型のほとんどは良性であり，この中の多くは機能性嚢胞（卵胞嚢胞，黄体嚢胞，出血嚢胞）である．卵巣はしばしば生理的変化の延長としての腫大を示すが，これら機能性嚢胞の多くは単房性嚢胞で経過観察において，縮小・消失する．

画像所見
USは機能性か腫瘍性変化かの鑑別には，超音波による経過観察が最も診断に貢献する．通常は直径5 cmを超えない．年齢，その他の臨床情報も重要であり，一般に単房性嚢胞で10 cm径未満はほぼ良性であるが，閉経後では5〜10 cm径でも11％の悪性率とされる．

2 内膜症性嚢胞 endometriotic cyst

病理・病態
子宮内膜症は，良性の非腫瘍性疾患で，子宮内膜が子宮外において異所性に増殖し，異所性内膜組織が月経時出血を繰り返し生じることにより嚢胞を形成する．不妊の原因となりうる．また，著しい月経困難症，月経過多，下腹部痛がみられることがある．

画像所見
USでは，典型例においてはびまん性に水よりも高輝度を呈し診断が容易であるが，時に水に近い低輝度

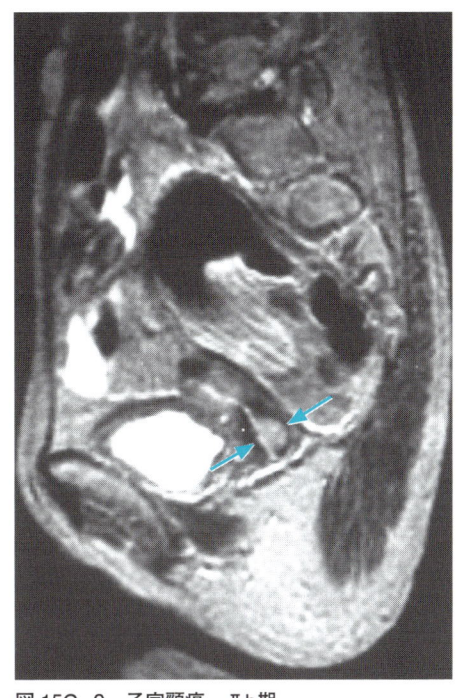

図15C-9 子宮頸癌　Ⅱb期
矢状断MRI T₂強調像（TR＝2000 TE＝80）
子宮頸部に比較的高信号を呈する約1 cmの腫瘤を認める（矢印）．周囲の頸部間質は低信号であるためコントラストが明瞭である．

エコーの中に，凝血塊により充実部様のエコーを内部に認め，悪性と間違われやすい（図15C-10 ⓐ，図15C-C1 ⓐ）．

MRIでは，T₁強調画像において著しい高信号を示し，脂肪抑制画像で抑制されなければ，血液を含む内膜症性嚢胞と考えられる（図15C-10）．ただし，中に充実部分があれば悪性を疑う必要がある．

B 腫瘍性卵巣疾患の画像所見

1 上皮性卵巣腫瘍 epithelial ovarian tumor

病理・病態
上皮性卵巣腫瘍は良性群，中間群，悪性群に分類される．嚢胞を形成するものがほとんどであり，良性の漿液性嚢胞腺腫，粘液性嚢胞腺腫の頻度が高い．

画像所見
USでは卵巣腫瘍は大きく，単房性嚢胞性，多房性嚢胞性，complex cyst，充実性，あるいは嚢胞性，混合性（嚢胞と充実部分の混在），充実性と分けることができる（図15C-10 ⓐ，C6 ⓐ）．混合型（嚢胞と充実部分の混在）の卵巣腫瘍の25％は悪性であり，悪性腫

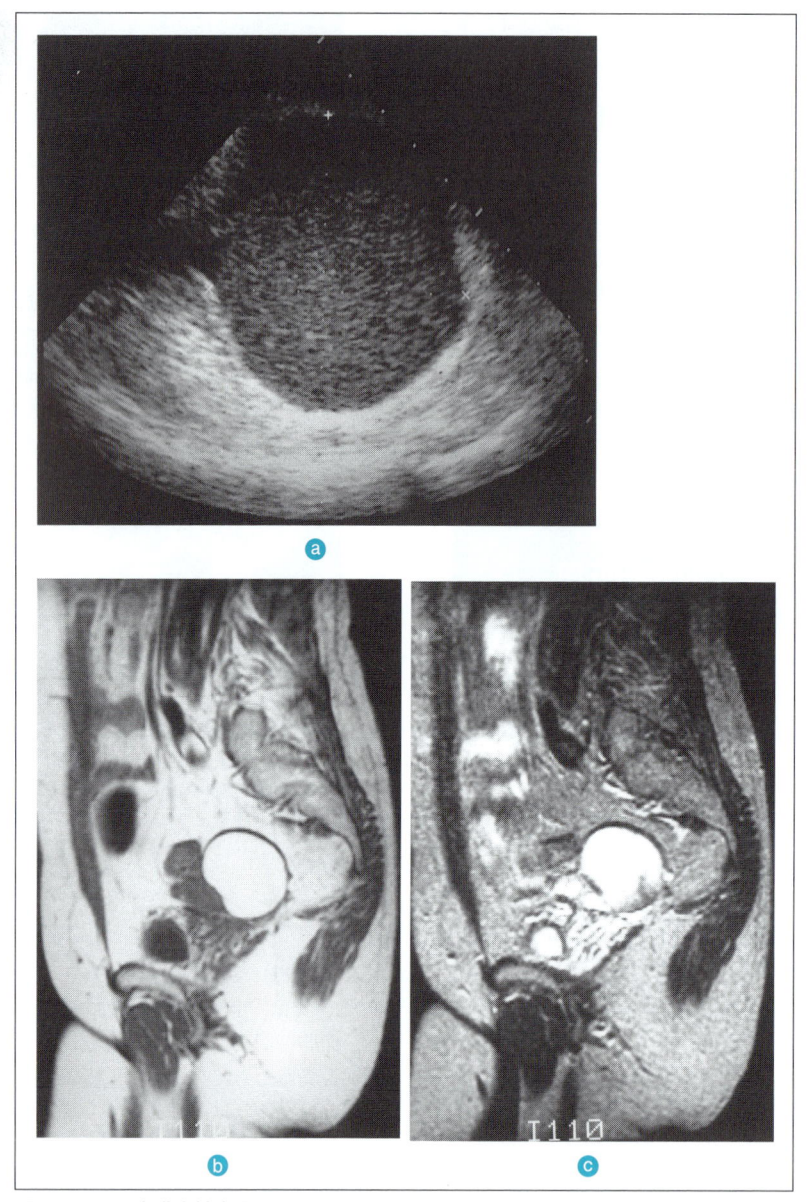

図 15C-10 内膜症性囊胞
ⓐ：US　ⓑ：MRI T₁強調像（TR＝600 TE＝9）　ⓒ：MRI T₂強調像（FSE TR＝6000 TE＝98）
内膜症性囊胞はびまん性に水よりも高輝度エコーにより，USでも診断が可能である．MRIでは，T₁強調像で高信号を呈する囊胞となり，特異的診断が可能である．

瘍の多くは混合型を呈する（**図 15C-C6** ⓐ）．悪性を示唆する所見は，隔壁の肥厚，乳頭状突出，充実部の辺縁不整な輪郭や不均一なエコー，辺縁の不整，腹水などである．

MRIでは，囊胞性腫瘍に充実部分があれば悪性，なければ良性の可能性が高い．壁在結節や乳頭状増殖，隔壁や壁の肥厚（3 mm 以上）・不整などは悪性を疑わせる所見である．ただし充実性部分が T₂強調画像において，著しい低信号を呈する場合はこの例外で，線維腫などの良性腫瘍のことが多い．

漿膜下筋腫か充実性卵巣癌かの鑑別もよく問題となるが，この鑑別には MRI が優れる．T₂強調画像において腫瘍が明瞭な低信号を呈する場合は筋腫，比較的高信号を呈する場合は卵巣癌を疑う．また卵巣動脈からの支配血管をみれば卵巣腫瘍，子宮筋層から直接に腫瘍を栄養する支配血管を signal void として認めれ

ば漿膜下筋腫である．

2 線維腫 ovarian fibroma

病理・病態

線維腫は，線維結合織より発生する充実性良性腫瘍である．性索間質性腫瘍の中では最も頻度が高い．時に腹水を伴うものは Meigs 症候群として知られる．

画像所見

US では充実性の低輝度腫瘤として観察される．

> **T₂強調画像における低信号** ……… Advanced study
>
> MRI では T₂ 強調画像において低信号を呈する場合は通常は良性の線維腫，Brenner 腫瘍などが考えられる（図 15C-C6）．ただし転移性腫瘍（Krukenberg tumor）も比較的低信号を呈することが多く，両者は造影効果の程度（線維腫などは弱い例が多い）で鑑別を進める．線維腫・莢膜細胞腫は典型的には豊富な線維結合組織により明瞭な低信号の充実性腫瘤となるが，浮腫の程度により信号は高信号となることもある．この場合は嚢胞形成が鑑別の手がかりとなる．また子宮内膜の肥厚などの付随所見がエストロゲン産生腫瘍を示唆することもある．

3 皮様嚢胞腫（デルモイド） dermoid cyst

病理・病態

皮様嚢胞腫は胚細胞由来の良性腫瘍で，成熟嚢胞性奇形腫と同義である．多くは 2～3 胚葉の成熟した組織からなり，胚細胞腫瘍の大部分を占める．

画像所見

US では，皮様嚢胞腫も内膜症性嚢胞同様，後方に強い音響陰影を伴う特有の高輝度線状エコーを呈し診断が可能となる例が多いものの，時に充実性腫瘍と間違われる．悪性腫瘍では充実性腫瘍であることが多い．

MRI では，内膜症性嚢胞同様 T₁ 強調画像において高信号を示すが，脂肪抑制で抑制されれば皮様嚢胞腫と診断できる（図 15C-C7）．

産科領域

各種画像診断法の特徴と適応・選択

A 単純 X 線検査

産科領域では妊娠後期に帝王切開の適応を決める上で，児頭骨盤不均衡 cephalopelvic disproportion（CPD）の判定に際して Guthman 法，Martius 法の骨盤 2 方向 X 線撮影が行われ，超音波児頭大横径計測と併用される．

B 超音波検査（US）

US の特質は，産科領域においても圧倒的な強みであり，胎嚢 gestational sac（GS）や胎児心拍の観察による正常または異常妊娠の診断，**頭殿長** crown-rump length（CRL）計測による妊娠週数の推定と胎児発育のスクリーニング，妊娠中期・後期における児頭大横径 biparietal diameter（BPD）などの計測による胎児発育の観察などに欠くことができない．

C MRI 検査

MRI は被ばくもなく，突然変異原性，細胞毒性がないことが実験によって確かめられてはいるが，胎児に対する影響は未知数として妊娠 15 週以前の骨盤の検索は避ける傾向にある．子癇その他，脳神経領域の合併症が疑われる場合はこの範囲ではない．妊娠中に骨盤部 MRI が行われるのは，現在のところ限られた状況であり，骨盤腫瘍の鑑別，胎児奇形の評価などである．胎児の動きによる画像の劣化を避けるため，早い撮像法を選択する必要がある．造影剤は用いられない．

D X 線 CT 検査

子癇などの中枢神経系の緊急時には MRI と同様第一選択である．腹部に対しては通常は用いられないが，15 週以降で他の画像診断方法で確信が得られない場合には，水腎症の原因検索，虫垂炎の疑いに際し

画像診断の進め方

　産科領域においての画像診断の目的は，妊娠の診断，胎児の観察，母胎の骨盤腫瘤の検索，胎児奇形の検索，あるいは子癇やその他偶然の合併症に対する検索，骨盤計測である．圧倒的にUSの有用性が高く，胎児の検索にはもちろん，大部分の検索はUSにて行われる．例外として，妊娠中における様々な合併症の検索に，MR，CTが用いられ，骨盤計測を目的として単純写真が用いられることもある．

　胎児発育，胎児奇形の評価の詳細については，産科の教科書を参照されたい．大半の胎児形態異常は妊娠初期，中期に診断される．妊娠中，後期では経腟法では全体が観察できないため，経腹法を選択したほうがよい場合もある．

正常像とその画像解剖

A 単純Ｘ線検査・超音波検査(US)

　妊娠4〜5週には胎嚢が同定されるようになり，6週には胎児心拍がみられる．7週すぎから児体の観察が可能となり，頭殿長(CRL)の計測により妊娠週数を推定することができる(図15C-C8)．CRLは1週に1cm成長する．妊娠10〜11週頃より児頭大横径(BPD)の測定が可能となり，より高い精度で胎児体重の推定，胎児発育の観察が行われる．BPDの発育速度は1週に2mm前後である．

産科疾患の画像所見

1 子宮外妊娠 ectopic pregnancy

病理・病態

　高感度のhCG試薬を用いると，妊娠4週0日すぎより妊娠反応陽性となるが，この時期では正常妊娠で

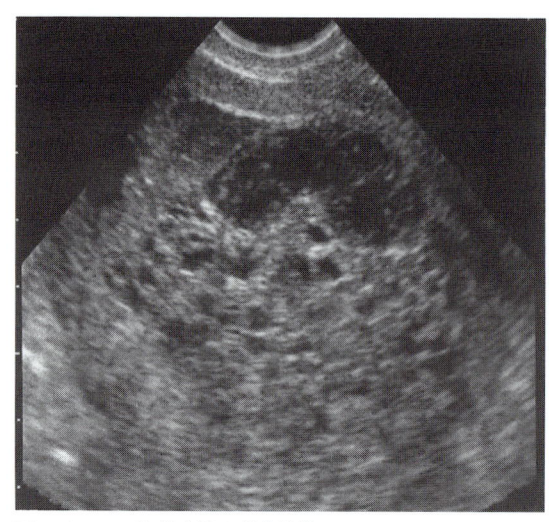

図15C-11 胞状奇胎の超音波像
子宮内腔を充満する腫瘤は典型的な snow storm とよばれる独特の vesicular echo を呈し，妊娠9週であるにもかかわらず胎児は同定されない．

あっても子宮内に胎嚢が検出されないこともある．妊娠反応が陽性でかつ子宮内腔に胎嚢がみられない場合は，早期の正常妊娠，子宮外妊娠，自然流産の鑑別を要する．子宮外妊娠を疑わせる所見がなければ，hCG定量とUSにて推移をみて，hCG値が漸減するようであれば流産と考える．人の全妊娠の約10〜15%が自然流産の転帰をとる．

画像所見

　USでは，子宮外に胎嚢類似の構造，あるいは卵管血腫と考えられる高輝度の管状構造を認めれば，子宮外妊娠を強く疑う．ただし卵管内胎嚢は，妊娠5週頃よりしか同定されない．子宮腔内に貯留する液体が胎嚢や枯死卵に間違われることがある(pseudosac)．

2 胞状奇胎 hydatidiform mole

病理・病態

　妊娠に続発して，絨毛上皮が異常増殖し，子宮腔内に限局するものを指す．筋層内に浸潤する場合には侵入奇胎という．

画像所見

　経腟超音波により，直径2mm以上の水腫化絨毛は容易に捉えられ，妊娠早期に診断が可能となっている．全奇胎ではsnow stormとよばれる独特のvesicular echoがみられ胎児はみられない(図15C-11)．一般に正常妊娠に比して，hCG値は高い．

付表 15C-1　婦人科の画像所見別疾患のまとめ

臓器	所見			疾患・症状	参照ページ	コメント
婦人科疾患臓器 / 子宮筋層	サイズ，形の変化	びまん性肥厚		腺筋症，肉腫	504, 505	—
		局所性病変		筋腫，腺筋症		筋腫は境界明瞭，腺筋症は境界不明瞭
	エコーの変化 (US)	びまん性高エコーを来す病態		肉腫，（筋腫）		—
		びまん性等エコーを来す病態		腺筋症		びまん性に粗大点状高エコーを呈する
		病変部エコーの変化	高エコーを来す病態	筋腫		腺筋症は粗大点状高エコーを呈する
			等エコーを来す病態	筋腫，腺筋症		
			低エコーを来す病態	筋腫		
			無エコー域	肉腫		出血による
	単純MR信号の変化(MRI)	びまん性 T_2 低信号の病態		腺筋症		筋腫は浮腫，粘液変性，嚢胞変性，赤色変性で高信号，肉腫は多彩な信号
		病変部MR信号の変化	T_2 高信号の病態	筋腫，肉腫		筋腫の赤色変性，肉腫の壊死
			T_2 等信号の病態	筋腫		
			T_2 低信号の病態	筋腫，腺筋症		筋腫は境界明瞭，腺筋症は境界不明瞭
			T_1 高信号の病態	筋腫，肉腫		筋腫の赤色変性，肉腫の壊死
	静脈内造影剤注入による増強効果(MRI)	増強効果を示す病態		筋腫，肉腫		—
		増強効果を示さない病態		筋腫，肉腫，腺筋症		筋腫の赤色変性，肉腫では壊死部以外は造影される
子宮内膜	サイズ，形の変化	内膜のびまん性肥厚		体癌，内膜増殖症	505, 506	—
		局所性腫瘤		体癌，内膜増殖症，ポリープ		—
	エコーの変化 (US)	病変部エコーの変化	高エコーを来す病態	体癌，内膜増殖症，ポリープ		内膜とは等エコー
			高エコーおよび低エコーを来す病態	嚢胞性増殖症		肥厚した内膜に多数の小嚢胞
	単純MR信号の変化(MRI)	病変部MR信号の変化	T_2 高信号の病態	ポリープ		嚢胞部は著明な高信号
			T_2 低信号の病態	体癌，内膜増殖症		
	静脈内造影剤注入による増強効果(CT, MRI)	増強効果を示す病態		ポリープ		—
		増強効果低下を示す病態		体癌，異型内膜増殖症		—
		増強効果を示さない病態		嚢胞性増殖症		嚢胞以外は増強効果を示す
子宮頸部	サイズ，形の変化	びまん性腫大		頸癌，リンパ腫	506, 507	—
		局所性腫瘤		頸癌，筋腫，ナボット嚢胞		—
	エコーの変化 (US)	病変部エコーの変化	高エコーを来す病態	筋腫		—
			低エコーを来す病態	筋腫		—
	単純MR信号の変化(MRI)	病変部MR信号の変化	T_2 高信号の病態	頸癌，筋腫，ナボット嚢胞		嚢胞は著明な高信号
			T_2 等信号の病態	筋腫		
			T_2 低信号の病態	筋腫		
	静脈内造影剤注入による増強効果(MRI)	増強効果を示す病態		頸癌，筋腫		—
		増強効果を示さない病態		ナボット嚢胞，頸癌		—
卵巣	サイズ，形の変化	完全嚢胞性腫瘤		機能性嚢胞，嚢胞性腺腫，内膜症性嚢胞，デルモイド	507–509	—
		混合型または充実性腫瘤		上皮性卵巣癌，性索間質系腫瘍，胚細胞腫，転移		—
	エコーの変化 (US)	病変部エコーの変化	高エコーを来す病態	デルモイド，内膜症性嚢胞		デルモイドは多彩で低エコーに線状または点状エコーを呈することがある
			高エコーおよび低エコーを来す病態	内膜症性嚢胞，上皮性卵巣癌，転移		
			低～無エコーを来す病態	機能性嚢胞，嚢胞腺腫		機能性嚢胞は5cm以下，水に近い
	単純MR信号の変化(MRI)	病変部MR信号の変化 完全嚢胞性病変	T_2 高信号の病態	機能性嚢胞，嚢胞腺腫，内膜症性嚢胞，デルモイド		機能性嚢胞は5cm以下，水に近い，経過観察にて縮小または消失
			T_2 低信号の病態	内膜症性嚢胞		—
			T_1 高信号の病態	内膜症性嚢胞，デルモイド		デルモイドは脂肪抑制で信号低下、転移ではやや低信号
		混合型または充実性病変	T_2 低信号の病態	線維腫を含む性索間質系腫瘍，転移		—
			T_2 高信号の病態	上皮性卵巣癌，胚細胞腫		—
	静脈内造影剤注入による増強効果(MRI)	増強効果を示す病態		上皮性卵巣癌，胚細胞腫，線維腫を含む性索間質系腫瘍，転移		—
		増強効果を示さない病態		機能性嚢胞，嚢胞腺腫，内膜症性嚢胞，デルモイド		嚢胞壁は造影される
産科疾患臓器	サイズ，形の変化	内膜の肥厚		絨毛性腫瘍	510	—
		筋層の肥厚		絨毛性腫瘍		筋層浸潤による
	エコーの変化 (US)	病変部エコーの変化	高エコーを来す病態	子宮外妊娠		子宮外に胎嚢を同定，高輝度の管状エコー
			高エコーおよび低エコーを来す病態	絨毛性腫瘍		水腫化絨毛の小胞は低エコー (vesicle echo)
	単純MR信号の変化(MRI)	病変部MR信号の変化	T_2 高信号の病態	絨毛性腫瘍		筋層内の高信号の腫瘍，signal void
			T_2 低信号の病態	子宮外妊娠		急性期血腫は著しい低信号
			T_1 高信号の病態	子宮外妊娠		亜急性期血腫は高信号
	静脈内造影剤注入による増強効果(MRI)	強い増強効果を示す病態		絨毛性腫瘍		—

16 骨・関節・軟部組織・脊椎

学習の目標

骨・関節・軟部組織・脊椎疾患の診断には単純X線写真が基本となるが，これに加えてCT, MRI, 超音波検査，シンチグラフィなどの画像診断が広く応用されるようになっている．これらの種々の検査の特徴，目的，適応を学ぶ．さらに，画像診断に必要な解剖，基本的な用語を理解し，主要な疾患における病理・病態，画像診断の要点を学ぶ．

キーワード

■ 画像診断
- 単純X線撮影 …… 514
- CT …… 514
- MRI …… 515
- 超音波検査 …… 516
- 骨シンチグラフィ …… 516

■ 正常解剖
- 骨芽細胞 …… 516
- 破骨細胞 …… 516
- 皮質骨 …… 517
- 海綿骨 …… 517
- 骨幹 …… 518
- 骨幹端 …… 518
- 骨端 …… 518
- 成長板 …… 518
- 関節軟骨 …… 521

■ 異常所見
- 骨化 …… 521
- 骨減少 …… 521
- 骨硬化像 …… 521
- 骨侵食 …… 521
- 骨髄浮腫 …… 521
- 骨濃度 …… 521
- 骨透亮像 …… 521
- 骨囊胞性変化 …… 521

■ 画像所見
- 骨折 …… 522
- 脱臼 …… 522
- 病的骨折 …… 523
- 裂離骨折 …… 523
- 骨軟骨損傷 …… 523
- ストレス骨折 …… 524
- 大腿骨頭すべり症 …… 524
- 虐待児症候群 …… 529
- 骨壊死 …… 529
- 離断性骨軟骨炎 …… 530
- 急性骨髄炎 …… 531
- 慢性骨髄炎 …… 533

■ 骨腫瘍
- 単純性骨囊腫 …… 537
- 動脈瘤様骨囊腫 …… 538
- 非骨化性線維腫 …… 538
- 巨細胞腫 …… 539
- 類骨骨腫 …… 540
- 骨軟骨腫 …… 540
- 内軟骨腫 …… 542
- 軟骨芽細胞腫 …… 543
- 線維性異形成 …… 543
- ランゲルハンス細胞組織球症 …… 545
- Paget病 …… 546

■ 悪性骨腫瘍
- 転移性骨腫瘍 …… 547
- 骨島 …… 547
- 骨肉腫 …… 548
- Ewing肉腫 …… 550
- 軟骨肉腫 …… 550
- 脊索腫 …… 550
- 多発性骨髄腫 …… 551

■ 関節疾患
- 関節リウマチ …… 552
- 変形性関節症 …… 555
- 化膿性関節炎 …… 556
- 結核性関節炎 …… 557
- 強直性脊椎炎 …… 557
- 痛風 …… 559
- ピロリン酸カルシウム沈着症 …… 559
- 神経病性関節症 …… 560

■ 代謝・内分泌疾患
- 骨粗鬆症 …… 562
- 骨軟化症 …… 564
- くる病 …… 564
- 副甲状腺機能亢進症 …… 565
- 腎不全 …… 568

■ 骨系統疾患
- 骨形成不全症 …… 570
- 軟骨無形成症 …… 570
- 大理石病 …… 571

■ 脊椎
- 脊椎解剖 …… 573
- 脊椎外傷 …… 577
- 脊椎変性疾患 …… 582
- 椎間板ヘルニア …… 584
- 脊椎分離症 …… 586
- 感染性脊椎炎 …… 586

画像診断の特徴と適応

A 単純X線検査

1 特徴

RöntgenがX線を発見した1895年，最初に撮られたX線写真は手指の骨であった．骨はX線写真で最も容易に認識される構造であり，単純X線撮影は骨関節疾患の診断において基本的な検査である．その長所・短所としては以下のようなものがある．

❶ 長所
- 高価な装置を必要とせず，どの施設でも標準的な撮影が可能である．
- 病変の全体像（骨の形態変化，関節の配列，病変の分布など）が把握しやすい．
- CTやMRIに比べて空間解像度が高い．

❷ 短所
- 骨の重なりの多い部位や複雑な構造を有する部位（脊椎や手足など）では病変が描出できないことがある．
- 骨髄に限局した病変や転位のない骨折を見逃しやすい．
- 関節内構造，軟部組織の変化を捉えることが難しい．
- 骨量などの量的評価が困難である．

2 適応

単純X線撮影は，多くの骨・関節・軟部疾患に対して行われている．しかし，X線撮影で異常を認めない疾患も多く，これのみに頼って診断してはならない．一方，X線撮影で異常が認められても，むだな検査でしかないこともある．検査の目的，治療方針への寄与，他の検査との関連などを念頭に置いて不必要な検査を避けることにも注意を向けるべきである．このためには臨床所見を十分把握しておくことが重要である．しばしばみられる不必要なX線撮影の例として次のようなものがある．

1) 外傷における頭蓋骨撮影：CTがまず行われるべきであり，骨折の有無を確認するだけの目的で頭蓋骨撮影を行う必要はない．
2) 外傷における肋骨撮影：肋骨骨折自体の臨床的重要性は乏しい．肋骨骨折で重要なことは気胸や肺挫傷などの合併症の有無であるが，これらの診断には胸部写真のほうが適している．
3) 転移性骨腫瘍の全身骨X線撮影：骨シンチグラムがX線写真よりもはるかに感受性が高い．X線撮影は骨シンチグラムにおける偽陽性病変（変形性関節症，骨棘，陳旧性骨折など）の確認として行われるべきである．

3 基本的撮影法

互いに直行する2方向の撮影が基本となるが，部位によって種々の撮影法が考案されている．どの施設でも部位によってルーチンの撮影法が決められているので，それらをよく知っておくことが重要である．脊椎ではしばしば動態撮影（屈曲位や伸展位）の撮影が追加される．基本的には臥位で撮影されるが，股関節や膝関節などの加重関節では，立位の撮影が行われることも多い．

B X線CT検査

1 特徴

CTは骨構造の評価，石灰化や骨化の描出に最も優れる．ヘリカルCTの進歩により，極めて短時間に広範囲の撮像ができるようになり，3Dデータから任意断面の再構成画像や立体像が得られるようになった．特に，脊椎や骨・関節病変の立体的把握に適しており，術前・術後の評価にもしばしば用いられる．

2 適応

❶ 急性外傷

CTは単純X線撮影が困難な場合（例：体位変換が困難，ギプスや固定具装着例）でも撮影可能で，単純写真と比較して以下のような評価に優れている．①骨折線，骨片，脱臼の描出（特に脊椎，手，足，顔面骨など），②骨折の関節内進展，関節面の状態の評価，③合併損傷（軟部組織や中枢神経，臓器損傷）の評価．

❷ 脊椎病変

骨折や脱臼の診断，黄色靱帯や前・後縦靱帯骨化の描出，脊椎炎や腫瘍における骨破壊の評価，変性疾患における脊柱管・神経孔・椎間関節の評価などに有用である．硬膜嚢，脊髄，神経根鞘，神経根の描出にはCTミエログラフィが行われる．

❸ 関節疾患

CTは関節疾患に伴う骨変化の描出に優れるが，関節内構造（半月板，関節唇，関節軟骨，滑膜など）の評

表 16-1 骨，関節，脊椎，軟部疾患における MRI の適応と目的

疾患		目的
外傷	骨折，ストレス骨折，骨挫傷	単純 X 線写真で描出できない骨損傷の描出 周囲組織や関節における合併症の診断 腫瘍性病変の否定
	腱，靱帯，筋，関節内損傷	損傷の有無と程度の評価
	脊椎損傷	骨折，脱臼，脊髄損傷の有無と程度の評価
腫瘍	原発性骨腫瘍，転移性骨腫瘍，軟部腫瘍，腫瘍術後	腫瘍の有無と進展範囲の決定 血管や神経との関係の評価 質的診断 術後の腫瘍残存や再発の有無
炎症	骨髄炎，膿瘍，蜂窩織炎，筋炎	炎症の有無と範囲の決定 膿瘍の有無 炎症の活動性評価 腫瘍性病変の否定
脊椎変性 椎間板疾患	椎間板ヘルニア，脊柱管狭窄症，変形性脊椎症	椎間板ヘルニアの有無 脊髄，神経圧迫の有無と程度の評価 腫瘍性病変の否定
関節疾患	種々の関節炎，変形性関節症，関節内損傷	関節内構造(関節軟骨，半月板など)の障害の有無と程度の評価 関節炎の早期診断と活動性判定

価に関しては MRI のほうが優れている．

④ 骨軟部腫瘍・骨髄炎

CT の役割としては，病変の大きさ，形態，血管増生，内部性状，骨破壊の有無・程度，進展範囲や隣接する軟部組織・血管との関係の把握が挙げられる．しかし，これらの評価には CT よりも MRI のほうが適しており MRI が優先となる．ただし，CT は MRI より石灰化の描出に優れており，軟骨形成腫瘍など石灰化が診断の決め手になる病変の診断には CT が有用である．

3 基本的撮像法

上記に示した検査の目的をよく把握して，CT の撮像法や画像再構成を考慮する必要がある．ヘリカル CT は短時間に広範囲の撮像が可能であるが，X 線被曝が増えることも忘れてはならない．造影剤静注による造影 CT は腫瘍性病変，膿瘍，血管性病変などの評価に用いられる．この他，特殊造影検査と併用する CT 脊髄腔造影，CT 関節造影，CT 椎間板造影などがある．

C MRI 検査

1 特徴

MRI の最大の利点は X 線を使わずに高い組織コントラストの画像が得られ，しかも任意の断層面を選択できることである．MRI は X 線写真で同定できない構造を容易に描出可能で，骨関節の画像診断に不可欠なものになっている．その反面，骨皮質や石灰化の詳細がわかりにくく，また撮像範囲がコイルの大きさに制限されるために大きな病変の全体像把握や多発性病変の検査が制限されるなどの欠点もある．このような長所と短所を考えると，単純 X 線写真と MRI の役割は相補的なものと考えられる．

2 適応

MRI は表 16-1 に示すように種々の骨，関節，脊椎，軟部疾患に適応となり，これらの病変の有無，病変の範囲の評価，病変の質的診断や活動性評評価に有用である．MRI には種々の撮像法や撮像条件があり，臨床所見や単純 X 線所見を十分考慮して，検査目的をはっきりさせておくこと(放射線科医や技師とのコミュニケーション)が重要である．

3 基本的撮像法

MRI には T_1 強調像，T_2 強調像など数多くの撮像法(撮像パルス系列)があり，目的に応じて選択する必要がある．また，撮像部位に応じた局所コイルが使用されるが，撮像範囲がコイルの大きさに制限されることを知っておくことは重要である．撮像法の詳細については省略する．

D 超音波検査

1 特徴

最近の超音波装置は表在用プローブの性能が改善され，表在性病変の描出および診断能が格段に向上した．パワードプラにより病変の血流評価まで可能となっている．超音波検査は，関節や筋肉を動かしながらリアルタイムに画像が観察でき，外来でも手軽に行うことが可能である．しかし，術者によって診断能に違いが生じること，骨に隠れた部分や深部についての情報が得られにくいという欠点がある．

2 適応

小児の関節疾患（特に股関節）の診断，肩腱板損傷，靱帯・腱損傷，軟部組織の腫瘤性病変の評価，関節リウマチなどの関節炎の活動性評価などに用いられている．また，腫瘍性病変や囊胞性病変の生検，穿刺にも応用可能である．

3 基本的撮像法

表在用プローブ（5〜10 MHz）を使用する．検査方法は部位によって異なり，確実な診断にはそれぞれの部位についてある程度の熟練が必要である．

E 骨シンチグラフィ

1 特徴

骨シンチグラフィは骨へのラジオアイソトープ集積の程度により骨代謝を評価する検査で，形態的異常として描出されない骨病変の発見に優れる．多発病変やびまん性病変における全身の広がりを把握できることが大きな特徴である．

2 適応

骨シンチグラフィの最も一般的な適応は転移性骨腫瘍の検索であり，単純X線写真で発見できない骨折の描出にも優れている．腫瘍以外の病変，例えば炎症，変性，代謝性疾患などでも集積増加を示し，これらの病変の評価のために行われることがある．

3 撮像法

前後面および斜位プラナー像あるいは断層像（SPECT；single photon emission computed tomography）が撮像される．SPECTは集積像の重なりを防ぎ，病巣の3次元的把握ができる．

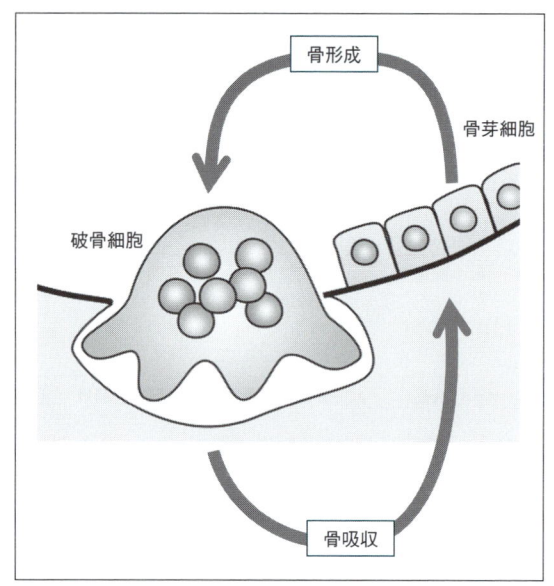

図16-1　骨芽細胞と破骨細胞のバランス
骨芽細胞と破骨細胞は種々のサイトカインなどを介して，骨形成と骨吸収のバランスをとっている．

正常解剖

A 骨基質と骨塩

骨は組織学的には蛋白質を含むコラーゲンを基本とする骨基質 bone matrix からなり，それにカルシウムリン酸塩を主体とした骨塩 bone mineral が沈着している．骨基質が減少した状態が骨粗鬆症であり，骨基質に対する骨塩沈着が減少した状態が骨軟化症である．

B 骨芽細胞と破骨細胞

古い骨は常に吸収され，新しい骨に置換 turnover されている．この過程は骨芽細胞 osteoblast と破骨細胞 osteoclast の作用に基づく（図16-1）．すなわち，骨芽細胞は骨基質を形成し，これに対して破骨細胞は骨基質と骨塩を吸収する．通常はこの2種類の細胞の機能のバランスがとれており，骨の恒常性が保たれるが，破骨細胞が有意に作用すると，溶骨性変化あるいは骨減少，骨芽細胞が有意に作用すると骨硬化性変化（造骨性変化）を来す．

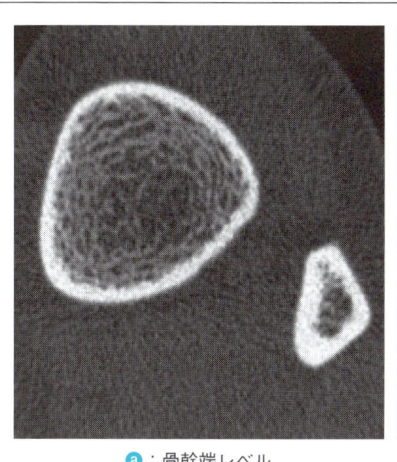

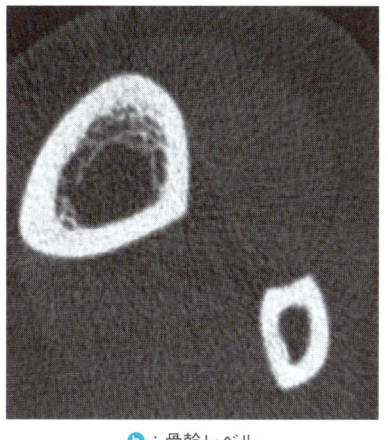

図 16-2 脛骨と腓骨の CT 像
骨幹端レベルでは骨皮質は薄く，海綿骨が豊富である．これに対して，骨幹レベルでは，骨皮質が厚く，海綿骨は乏しい．

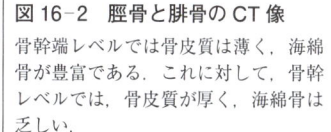

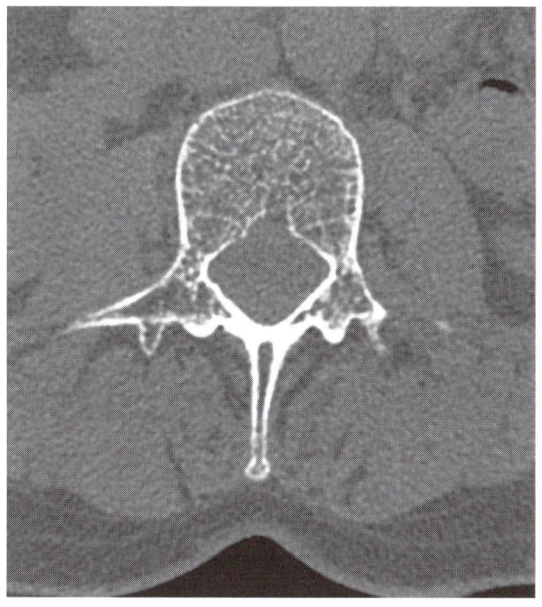

ⓐ：骨幹端レベル　　ⓑ：骨幹レベル

図 16-3 椎体の CT 像
椎体辺縁は骨皮質が縁取り，内部には海綿骨の骨梁が網目状に走行している．

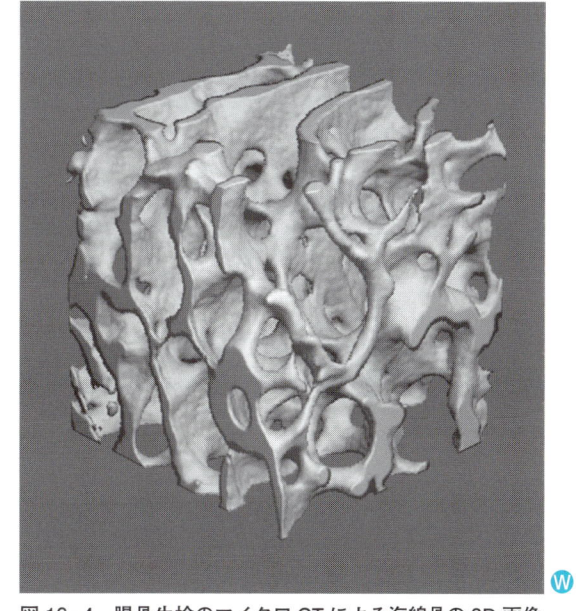

図 16-4 腸骨生検のマイクロ CT による海綿骨の 3D 画像
マイクロ CT では生検標本の高解像度の CT 画像が得られ，海綿骨骨梁の立体像の作成や構造解析を行うことができる．骨梁が互いに連結した海綿骨の構造は骨強度を保つうえで極めて重要である．（Web カラー）

C 皮質骨と海綿骨

　骨は緻密骨からなる皮質骨 cortex，cortical bone と，細い骨梁 trabecula からなる海綿骨 cancellous bone，trabecular bone で構成される（図 16-2〜4）．単純 X 線写真では骨皮質は骨の外縁に沿った均質な濃い陰影として認められる．これに対して，海綿骨は細い骨梁が網目状に認められる．骨皮質は骨膜 periosteum に被われているが，X 線上は同定できない．皮質骨と海綿骨の割合は骨の種類や部位によって異なり，骨の X 線上の見え方に影響する．

1）皮質骨が薄く，海綿骨の多い部位：長管骨の骨端や骨幹端，脊椎椎体，手根骨や足根骨
2）皮質骨が厚く，海綿骨が少ない部位：長管骨の骨幹
3）皮質骨が薄く，海綿骨も少ない部位：腸骨翼や頭蓋骨の一部など扁平骨の薄い部分

　骨梁間には骨髄を含んでいるが，単純 X 線写真では骨髄は認識できない．骨髄の評価には MRI が有用である．CT では，骨皮質と海綿骨の微細な変化の描出に適している．

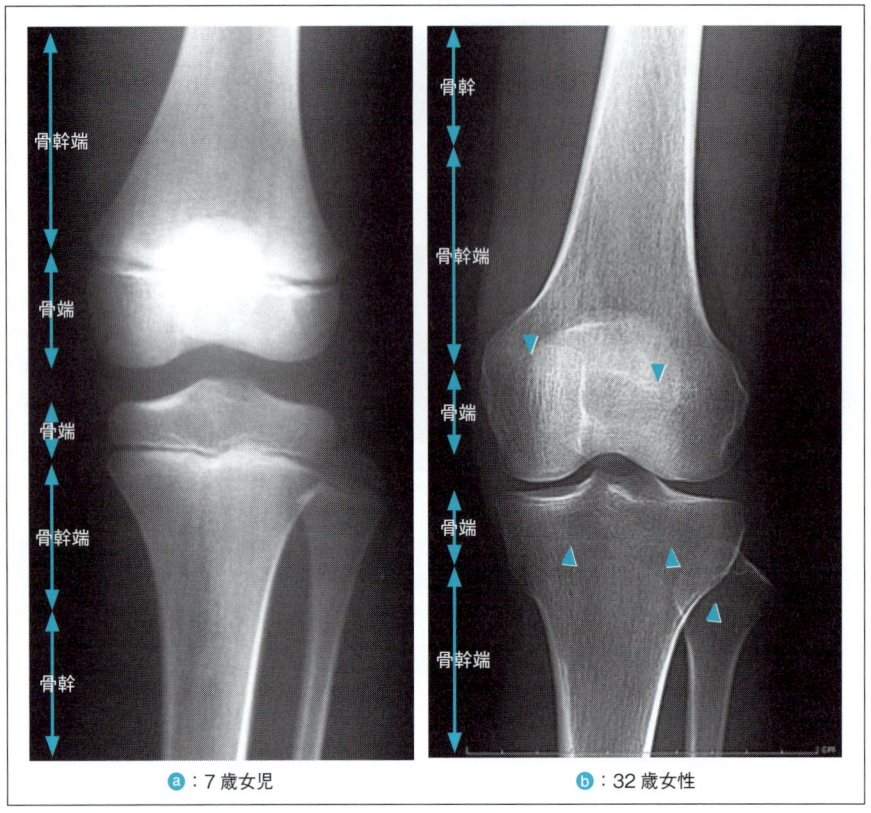

図 16-5　正常の膝関節 X 線写真正面像

ⓐ：7 歳女児　　ⓑ：32 歳女性

長管骨は長軸方向に骨幹，骨幹端，骨端に区分される．小児では骨幹端と骨端の間には成長板がみられる．成人では成長板は閉鎖し，白い線（骨端線）として認められる（矢頭）．骨幹では皮質骨が厚く，海綿骨に乏しい，これに対して骨端と骨幹端では骨皮質が薄く，海綿骨が豊富である．小児で関節裂隙が広くみえるのは，骨端が完全に骨化していないためである．

D　骨幹・骨幹端・骨端

管状骨の部位は長軸方向に以下のように区分される（図 16-5）．骨端および成長板の X 線上の見え方は年齢によって異なる（図 16-5, 6）．

1) 骨端 epiphysis：管状骨の成長板を境にして，それよりも末端部分をいう．生下時はほとんどが軟骨であるが，成長の過程で二次化骨核が出現して骨を形成する．大腿骨の遠位骨端だけは生下時に二次化骨核が認められる．骨端は関節を形成するものと，大腿骨の大転子や小転子など靱帯・腱の付着部に相当するものがあり，後者は apophysis とよばれる（図 16-6）．
2) 成長板 physis, growth plate：骨端と骨幹端の間の軟骨細胞層で，軟骨の増殖と成熟により骨の長軸方向の成長が行われている．X 線上は骨端と骨幹端の間の帯状の透亮像として認められる．成人では成長板は閉鎖し，白い線（骨端線）として認められる．
3) 骨幹端 metaphysis：骨幹から骨端への移行部で，漏斗状の形態をした部分．成長板から発育した骨が破骨細胞により吸収されることにより，この形態が形成される（modeling）．
4) 骨幹 diaphysis：中央の管状になった部分で，皮質骨が厚く海綿骨が少ない．

E　関節の種類

関節は組織学的には次のように大別される．

1) 線維結合関節 fibrous joint：線維性結合組織により結合したもので，頭蓋骨の縫合，遠位橈尺関節，遠位脛腓関節などがある．
2) 軟骨結合関節 cartilaginous joint：軟骨組織による結合で，恥骨結合，椎間板による椎体の連結，胸骨の体部-柄部の結合などがある．
3) 滑膜関節 synovial joint：内面を滑膜に被われた関節で，四肢のほとんどの可動関節に相当する．

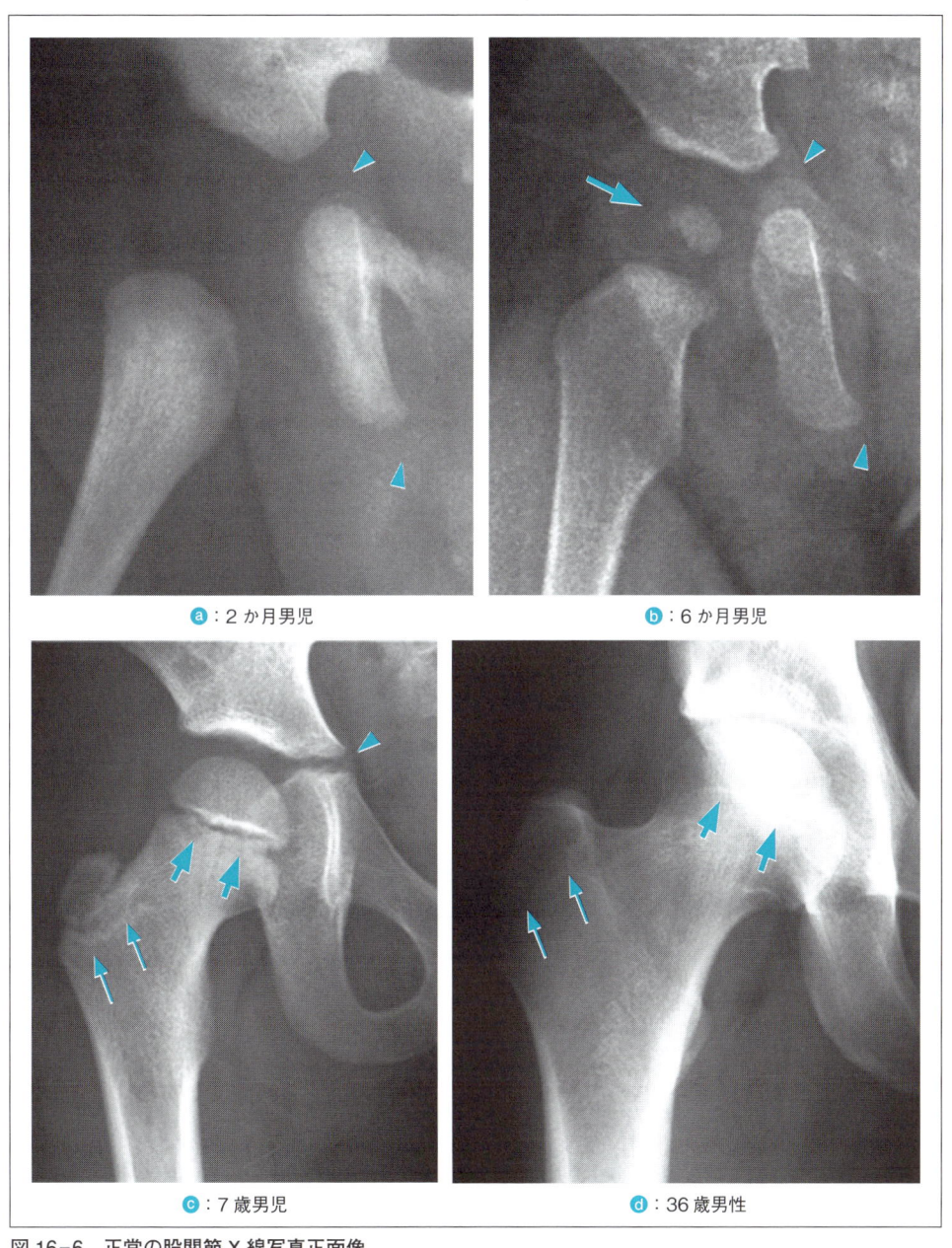

図 16-6　正常の股関節 X 線写真正面像

ⓐ：2 か月．大腿骨頭は軟骨のために X 線上は同定できない．腸骨・坐骨・恥骨間の軟骨結合が認められる（矢頭）．
ⓑ：6 か月．大腿骨頭に類円形の二次化骨核が出現している（矢印）．腸骨・坐骨・恥骨間の軟骨結合は残存している（矢頭）．
ⓒ：7 歳．大腿骨頭の化骨がさらに進み，大腿骨頭と頸部の間の成長板が認められる（矢印）．大転子および小転子の骨化もみられ，大転子基部に成長軟骨が認められる（細矢印）．恥骨と坐骨間の軟骨結合は消失しているが，腸骨と坐骨・恥骨間の軟骨結合はまだ残存している（矢頭）．
ⓓ：36 歳．成長板は癒合し，線状の骨端線として認められる（矢印）．腸骨・坐骨・恥骨間の軟骨結合も消失している．

F 滑膜関節の解剖

滑膜関節は，以下のような基本構造をもつ（図 16-7）．単純 X 線写真や CT では骨以外を描出することは難しい．これに対して MRI は，関節軟骨や関節内外の支持組織を描出することが可能で，これらの病変の評価に適している（図 16-8，9）．

520　Ⅰ．画像診断

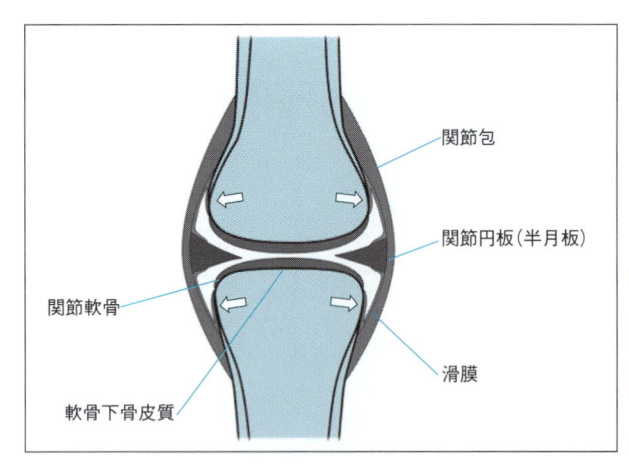

図 16-7　滑膜関節の基本構造

単純写真では骨(色アミ部分)しか描出されないが，MRIでは関節軟骨や関節内および周囲の支持組織を描出することができる．
関節内の骨で軟骨に被われていない領域を bare area とよぶ(白抜き矢印)．この領域は滑膜が被っており，滑膜炎による骨侵食が発生しやすい．

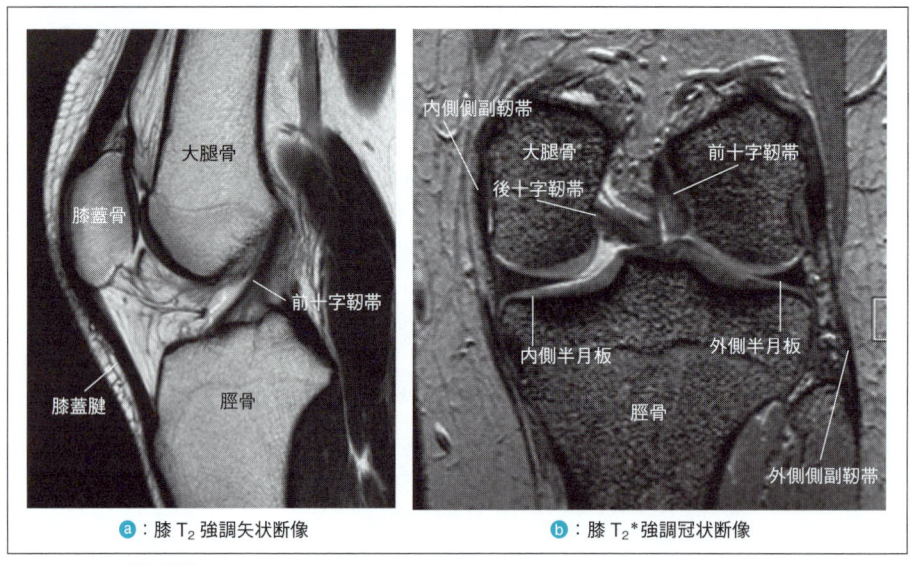

ⓐ：膝 T₂ 強調矢状断像　　ⓑ：膝 T₂* 強調冠状断像

図 16-8　正常膝関節の MRI

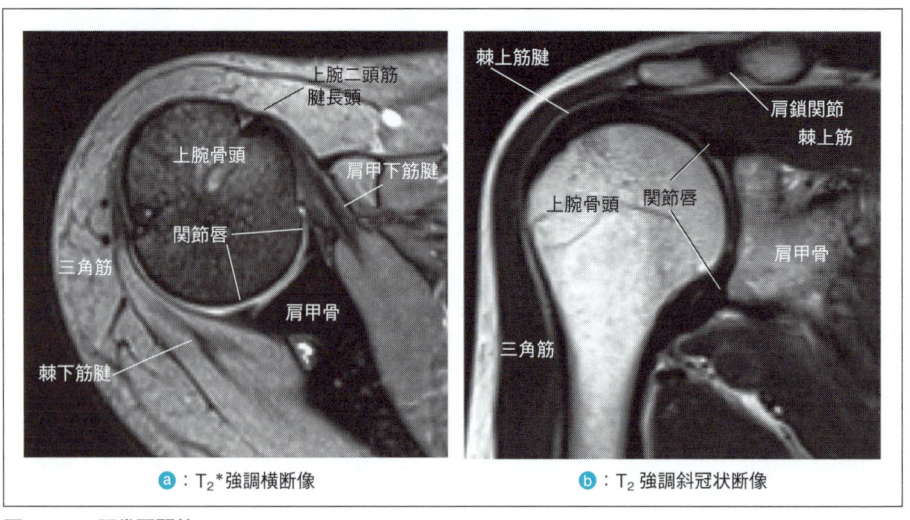

ⓐ：T₂* 強調横断像　　ⓑ：T₂ 強調斜冠状断像

図 16-9　正常肩関節の MRI

1) 関節軟骨 articular cartilage：関節面を被う硝子軟骨 hyaline cartilage で，関節の円滑な動きやショック吸収に重要な役割を果たしている．MRI では T_1 強調像および T_2 強調像で筋肉と同程度の低信号を示す．
2) 軟骨下骨皮質 subchondral bony plate と軟骨下骨 subchondral bone：軟骨下骨皮質は関節軟骨直下の薄い骨皮質で，X 線では関節面に沿った白い線として認められる．軟骨下骨皮質直下の骨は軟骨下骨とよばれる．MRI では軟骨下の線状低信号として認められる．
3) 関節包 articular capsule と滑膜 synovium：関節包は関節を包む結合組織であり，関節の支持組織の 1 つである．関節包には腱や靱帯と一体となっている部分があり，関節包の肥厚やひだとして認められる．MRI ではいずれの画像でも低信号を示す．滑膜は関節の内面を被う薄い膜で，関節内への粘液物質の産生や異物除去を行っている．滑膜は関節軟骨や関節円板は被っていないが，関節軟骨のない骨 bare area は滑膜が被っている．この bare area は滑膜炎による骨侵食が発生しやすい．正常の滑膜は MRI では描出されないが，滑膜炎では肥厚した滑膜が描出できる．特に造影 MRI が滑膜炎の描出に有用である．
4) 関節円板 articular disc：関節面の間に介在する線維軟骨で膝，胸鎖関節，顎関節，手首の関節などにみられる．関節によって種々の形態を呈する．例えば顎関節では円板状で，関節面を完全に上下に隔てている．これに対して膝関節半月板は三日月状の形態 meniscus で，外縁が厚く中央に近づくほど薄くなっている．MRI ではいずれの画像でも低信号を示す．
5) 関節唇 articular labrum：股関節や肩関節にみられる．関節辺縁を縁取るように関節包が肥厚した部分で，関節の安定に寄与している．MRI ではいずれの画像でも低信号を示す．

異常所見を表す用語

骨関節疾患における X 線所見や MR 所見には特別な用語が使用される．各章で取り上げているものもあるが，ここでまとめて重要なものを解説する．
1) 骨化 ossification：腫瘍や軟部組織内の骨形成．病理学的には骨梁構造がみられることが石灰化と異なる点であるが，X 線上は両者の区別が難しいことも多い．骨片 bone fragment は，骨折などに伴い分離した骨の断片である．
2) 骨減少 osteopenia：骨粗鬆症，骨軟化症，副甲状腺機能亢進症など種々の病態に伴う骨濃度低下を表す非特異的所見であり，その程度は問わない．WHO の骨量測定に基づく定義（若年成人の平均骨密度を基準として，標準偏差を超える減少）とは区別する必要がある．
3) 骨硬化像 osteosclerotic area：骨濃度の上昇した領域．びまん性あるいは限局性，境界明瞭あるいは不明瞭などと表現する．骨透亮像の辺縁に認められる硬化像は骨硬化縁 sclerotic margin とよばれる．
4) 骨侵食 bone erosion：骨表面の病変に伴う骨皮質の陥凹や欠損．種々の関節疾患や腫瘍に伴って認められる．骨びらんとも訳される．
5) 骨髄浮腫 bone marrow edema：MRI 所見における骨髄の境界不明瞭な異常信号．T_1 強調像で低信号，T_2 強調像で等〜高信号を示し，脂肪抑制 T_2 強調像や STIR 像で明瞭な高信号を示す．外傷，腫瘍，炎症などで認められる非特異的な変化である．
6) 骨濃度 bone density：骨の X 線写真における X 線透過性の程度．X 線透過性が高いほど（X 線写真で白くみえる），骨濃度が高いと表現する．骨濃度の定量測定 bone densitometry は骨粗鬆症の診断に使われる．
7) 骨透亮像 radiolucent area of bone：骨濃度の低下した領域．線状透亮像，円形透亮像，不整形透亮像などと表現する．
8) 骨囊胞性変化 cystic change of bone：境界明瞭で骨硬化縁を伴う類円形の骨透亮像．内部は必ずしも液体である必要ない．
9) 骨膜反応 periosteal reaction：種々の病変（外傷，炎症，腫瘍，代謝性疾患など）に伴い，骨膜下に骨化を来した状態．X 線上は骨表面の種々の形態の石灰化あるいは骨化，骨皮質肥厚として認められる．
10) 石灰化 calcification：腫瘍や軟部組織へのカルシウム沈着のこと．病変内部の虚血や壊死に伴うもの（異栄養性石灰化），腫瘍基質の石灰化，代謝性疾患（血清 Ca，P の上昇）に伴う転移性石灰化 metastatic calcification がある．なお，骨塩沈着 mineralization は，骨（骨基質）へのカルシウムリン酸塩の沈着であり，石灰化とは区別される．
11) 造骨性変化 osteoblastic change：骨芽細胞の機能亢進により，海綿骨が増加した状態．骨硬化像として認められる．骨皮質肥厚は骨膜反応のひとつであり，造骨性変化には含まれない．
12) 溶骨性変化 osteolytic change：海綿骨・皮質骨のいずれかあるいはその両者が消失することにより，骨濃度が限局性に低下した状態．より一般的には骨透亮像と表現する．

骨・関節・軟部組織・脊椎の画像所見

A 外傷, 骨壊死, 骨髄炎

外傷の診断は病歴と理学所見, 単純X線写真が基本である. CT, MRI, 骨シンチグラフィはこれを補う補助的検査であり, その役割としては, 次のような項目が挙げられる.
①単純X線写真で描出できない骨折の描出
②骨折線および骨片の詳細な評価（骨折線の方向, 骨片変位の程度や方向）
③関節内骨折や関節内骨片の有無, 関節面のずれの程度
④合併損傷の評価（血腫, 血管・神経損傷, 実質臓器損傷, 腱・靱帯・半月板・軟骨損傷など）
⑤腫瘍性病変の有無（病的骨折）の判定
⑥骨折治癒や骨壊死の評価

CTは骨折線の描出に優れ, 特に脊椎, 骨盤, 手足など, 複雑で重なりが多い部位において有用性が高い. また, 小さな骨片の描出にも適している. 最近普及しているヘリカルCTでは再構成画像や3D画像を容易に得ることができ, これらを追加することで骨折の評価はより容易となる.

MRIの骨折評価における大きな利点として, 骨折に伴う反応性の骨髄浮腫・出血を描出できることであり, 骨折の描出感度が高い. 従来は骨折として認識できなかった骨挫傷（bone bruise）とよばれる病態もしばしば認められる. しかし, 骨折線の詳細な評価, 小骨片の描出はCTのほうが優れている. また, MRIは関節面の離開の程度や関節軟骨の評価が可能であり, 関節内骨折や骨軟骨骨折の診断に有用である. さらに軟部組織や靱帯, 腱, 半月板の損傷, 骨壊死, 脊髄損傷など, 骨折に伴う合併症の評価にも有用性が高い.

骨シンチグラフィは骨折の診断において高い感度を示すが, 所見は非特異的で他の骨疾患や陳旧性骨折との鑑別は困難である.

1 骨折 fracture

病理・病態

骨折は以下のような事項について記載される.
1）体外露出の有無：体外に露出した骨折を開放骨折 open fracture, そうでないものは閉鎖骨折 closed fracture.
2）完全か不完全か：骨の全幅に及ぶ骨折を完全骨折 complete fracture, そうでないものは不完全骨折 incomplete fracture.
3）骨片の数：骨が粉砕して複数の骨片が散らばった状態を粉砕骨折 comminuted fracture とよぶ.
4）骨折線の方向：横骨折 transverse fracture, 斜骨折 oblique fracture, らせん骨折 spiral fracture など.
5）関節内骨折 intraarticular fracture の有無.
6）変位 displacement, 屈曲 angulation, 回旋 rotation, 離開 distraction, 陥入 impaction の有無と程度.

画像所見

これらの評価には単純X線写真が基本となるが, 最近はCTやMRIが補助的検査として行われることが多い. 特に単純X線写真で見逃しやすい骨折にはMRIが有用である.

骨折に伴う軟部組織の異常としては, 腫脹, 開放創による欠損, 異物などがある.

2 脱臼 dislocation

病理・病態

脱臼は相対する関節面が完全に転位した状態である（図16-10）. 亜脱臼は転位の程度が少なく, 関節面が部分的に接している状態である. 合併損傷として, 骨折, 靱帯・腱損傷, 血管・神経損傷があり, これらを確認する必要がある.

画像所見

単純X線写真による診断が基本であるが, 関節を動かすことができないために, 通常の方向からの撮影が困難なことがある. CTは脱臼の程度や位置関係の把握, 骨折の有無や骨片の描出に適している. MRIは特に軟部組織や関節内構造の合併損傷の描出に有用である.

3 病的骨折 pathologic fracture

病理・病態

骨病変が原因となって起こる骨折で, 通常では骨折を生じないほどの軽度の外傷によって発生する. 骨病変としては骨腫瘍, 骨髄炎, 骨粗鬆症などの代謝性疾患が含まれるが, 骨粗鬆症による骨折は脆弱性骨折として区別されることが多い. 悪性腫瘍だけでなく, 骨嚢腫, 内軟骨腫などの良性病変でも発生する（「腫瘍」の項, 図16-39, 49, 52, 63参照）. 良性腫瘍で病的骨折を来した場合, 骨折に伴う骨膜反応, 軟部組織や骨髄の反応性変化が悪性腫瘍と紛らわしい所見を来すことがある.

4 裂離骨折 avulsion fracture

病理・病態

裂離骨折は靱帯または腱・筋肉の付着部における牽引力で起こる骨折である. 骨盤骨, 膝, 肘, 足, 手な

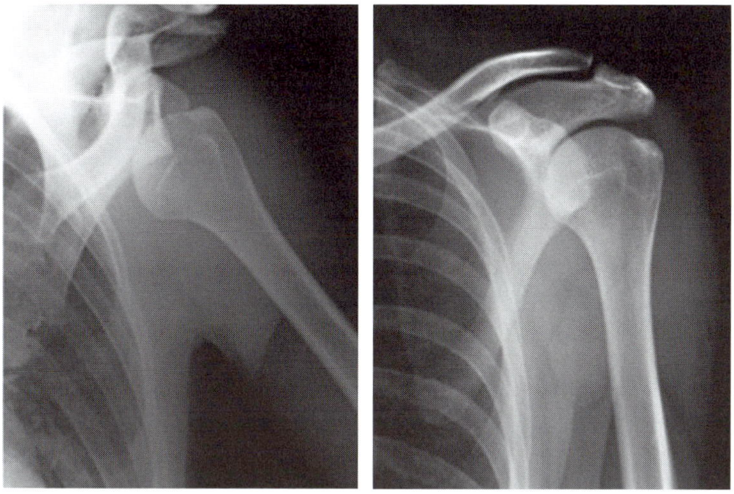

図16-10 左肩甲上腕関節の前方脱臼(20歳代，男性)
上腕骨頭は前下方に脱臼を来している．整復後は上腕骨頭は正常の位置に復帰している．

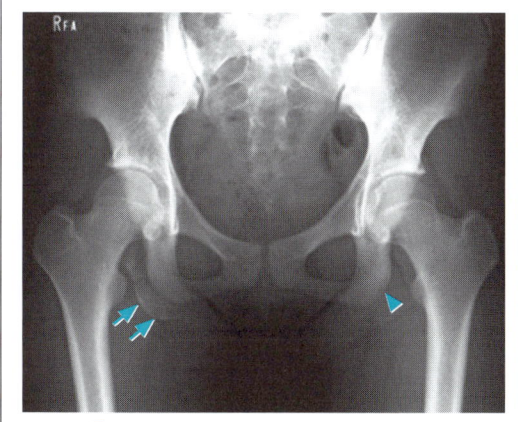

ⓐ：左肩関節単純X線写真正面像(受傷直後)
ⓑ：左肩関節単純X線写真正面像(整復後)

ⓐ：股関節単純X線写真正面像(受傷直後)
ⓑ：股関節単純X線写真正面像(約2年後)

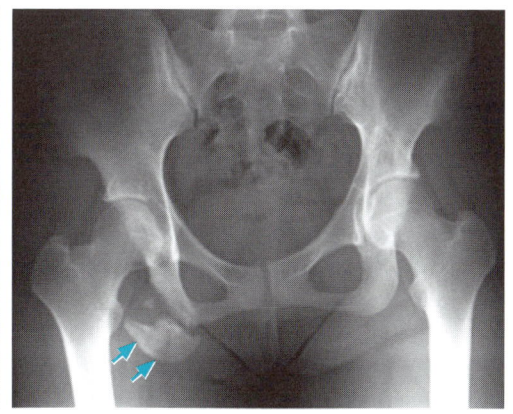

図16-11 右坐骨結節の裂離骨折(10歳代，女性)
陸上競技(ハードル)中に，急に右臀部痛が出現した．
ⓐ：右坐骨結節近傍に円弧状の骨片が認められる(矢印)．ハムストリング(大腿二頭筋，半膜様筋，半腱様筋)付着部のapophysis の裂離骨折によるものである．対側の坐骨結節には正常の apophysis を認める(矢頭)．
ⓑ：約2年後は骨化が進行し，骨片が増大している(矢印)．

どに多い．特に小児・若年者では靱帯や腱が付着する部位に成長板を有する apophysis があり，この部位での裂離を起こしやすい．

画像所見

単純X線写真では，裂離した骨片と骨折部の骨欠損ないし辺縁不整が認められる(図16-11)．骨片が小さい場合は見逃しやすいので注意が必要である．また治癒過程における化骨が，骨腫瘍と紛らわしいこともある．CT は骨折部と骨片の同定に有用である．裂離骨折の MRI は所見に乏しいことが多く，単純X線写真と合わせた注意深い読影が必要である．

5 骨軟骨損傷 osteochondral injury

病理・病態

関節の外傷において，関節面に加わる種々の外力は相対する関節面の片側または両側の損傷を来すことがある．これらの損傷は関節面に平行に走行する亀裂を生じることが多く，関節軟骨のみ chondral fracture または関節軟骨と軟骨下骨の両者 osteochondral fracture の分離を来す．

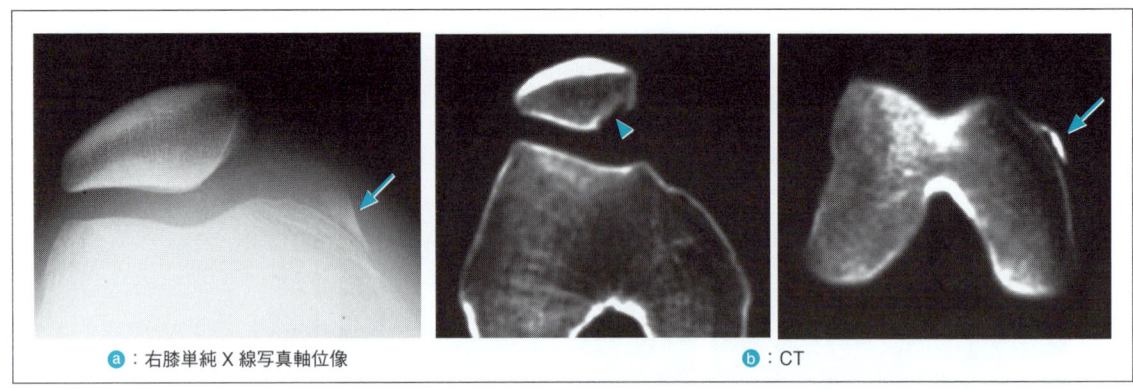

図16-12 膝蓋骨の骨軟骨骨折(20歳代,女性)
ⓐ:膝関節軸位像で,大腿骨内顆に接して骨片(矢印)を認める.
ⓑ:CTでも骨片(矢印)が明らかであるが,これに加えて膝蓋骨後面の軟骨下骨の欠損(矢頭)がみられ,骨軟骨骨折から生じた骨片であることがわかる.

画像所見

単純写真やCTでは軟骨下骨の骨欠損や遊離した骨片が描出される(図16-12).MRIでは骨だけでなく,軟骨損傷が描出可能である(図16-13).

6 ストレス骨折 stress fracture

病理・病態

骨に反復して加わるストレスが原因で起こる骨折で,発生原因から以下のふたつに大別される.
1) 疲労骨折 fatigue fracture:正常な強度の骨にスポーツなどによる異常な外力が加わり起こる骨折(図16-14, 15)
2) 脆弱性骨折 insufficiency fracture:骨粗鬆症や放射線治療などにより強度の低下した骨に生理的外力が加わり起こる骨折(図16-16)で,広義には病的骨折に含められる.

画像所見

単純X線写真では早期には異常を認めないことが多く,病歴からこの疾患を疑うことが診断に最も重要となる.X線所見は骨皮質と海綿骨の所見で異なり,これらの所見が混在するが,骨皮質が多い部位(管状骨の骨幹)と海綿骨の多い部位(管状骨の骨幹端,踵骨や足舟状骨など)では,いずれかの所見が主体となる.
1) 皮質骨:皮質骨辺縁の不明瞭化,皮質骨内の線状透亮像,骨膜反応や皮質骨肥厚(図16-14, 15).
2) 海綿骨:境界不明瞭な帯状の骨硬化像(図16-14).

ストレス骨折の早期診断には骨シンチグラムまたはMRI所見が有用である.骨シンチグラムの描出感度は高いが,骨折以外でも異常集積を認めることがある.MRIでは海綿骨に骨折線を示す線状～帯状の低信号とその周囲の骨髄浮腫を認め,感度・特異度ともに優れている(図16-14, 16).いずれにしても画像

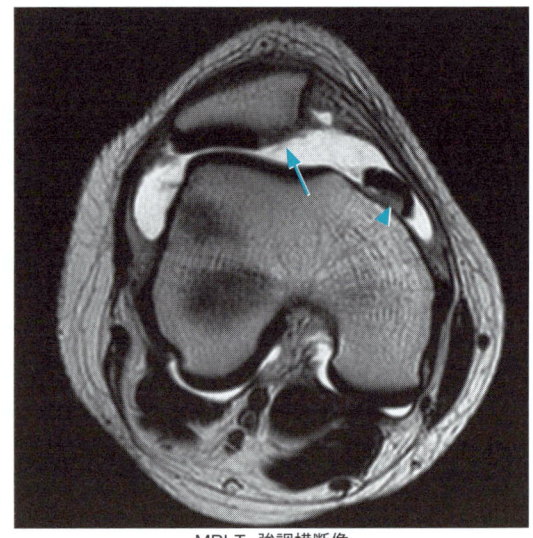

図16-13 膝蓋骨の骨軟骨骨折(10歳代,女性)
膝蓋骨後面の関節軟骨(低信号)は矢印の部位で軟骨下骨(高信号)とともに剝離し,関節腔に遊離している(矢頭).

診断だけでなく,病歴を考慮することが重要である.
疲労骨折は脛骨近位,足根骨(踵骨や舟状骨),中足骨,大腿骨(頸部や骨幹),肋骨,骨盤骨(仙骨や恥骨),脊椎の関節突起間部などに好発する.脆弱性骨折は下肢(大腿骨頸部,踵骨,脛骨近位部),下部胸椎～胸椎,骨盤骨に多く,しばしば多発する.

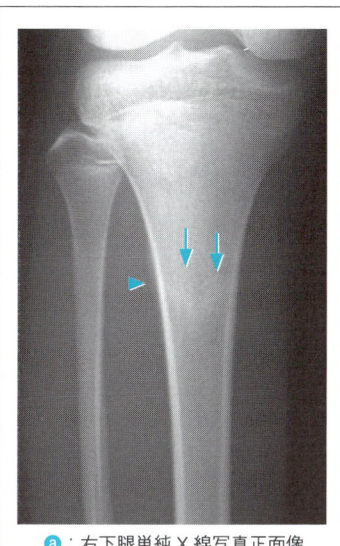

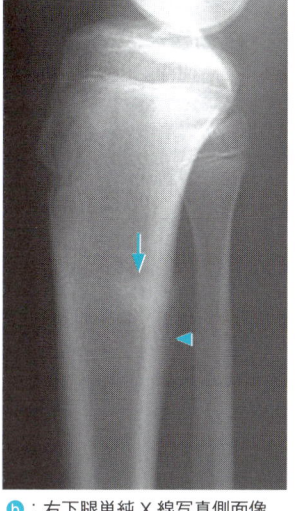

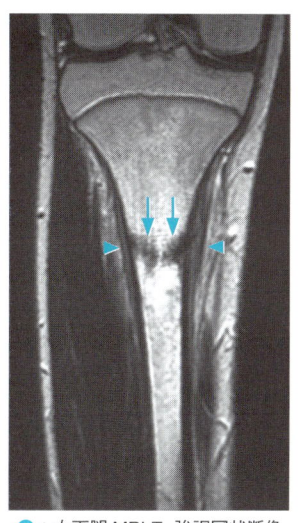

ⓐ：右下腿単純X線写真正面像　**ⓑ**：右下腿単純X線写真側面像　**ⓒ**：右下腿MRI T₂強調冠状断像

図16-14　脛骨近位部の疲労骨折（10歳代，男性）
ⓐⓑ：脛骨近位骨幹端に帯状の骨硬化像（矢印）と骨膜反応（矢頭）を認める．
ⓑ：MRI T₂強調冠状断像では，帯状の骨硬化像（矢印）と骨膜反応（矢頭）が明瞭に描出されている．骨髄には骨髄浮腫を示す信号上昇を認める．

> **仙骨の脆弱性骨折** ……… Memo
>
> 　仙骨では仙骨翼を縦走する骨折と仙骨椎体（通常はS2のレベル）を横走するものが合併してみられ，特徴的なH型の分布を示す（H sign, Honda sign）（図16-17）．恥骨や坐骨の脆弱性骨折を伴うことも多い．骨シンチグラムは，このような多発病変の分布を把握するのに適している．

7　小児の骨折 fracture in children

病理・病態

　小児の骨が成人と異なり，強い骨膜に対して，骨は柔軟で弾力に富んでいることから不完全骨折が起こりやすい．また成長板損傷 growth plate injury を来すことも小児骨外傷の特徴である．

画像所見

　小児における不完全骨折としては以下のようなものがある．
1) 若木骨折 greenstick fracture（図16-18）：片側の骨皮質の断裂がみられ，対側の骨皮質は保たれているもの
2) 隆起骨折 torus fracture（図16-19）：骨皮質の輪状隆起を来すもの．torus とは宮殿の柱などにある円環状に隆起した飾りのことである．
3) 彎曲骨折 bowing fracture：骨皮質の断裂はなく，弓状の変形を来すもの．

右足単純X線写真正面像

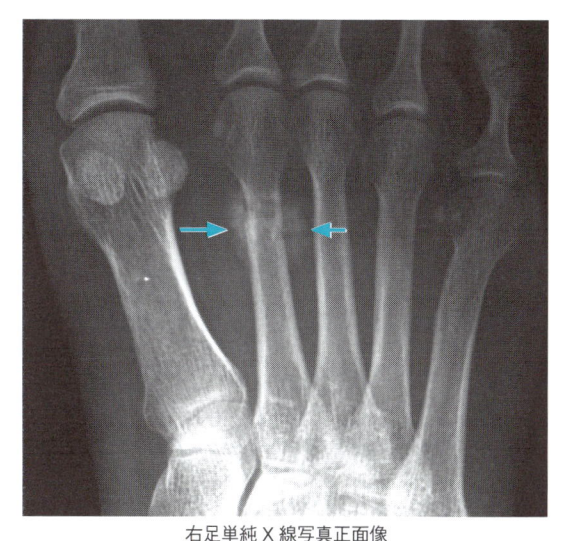

図16-15　第2中足骨の疲労骨折（60歳代，女性）
最近山歩きを始めたが，2週間前から歩行時に右足痛が出現してきた．第2中足骨遠位骨幹に境界不明瞭な骨膜反応を認める．骨折は骨皮質のわずかなずれとしてみられ，その周囲には骨吸収像を認める．骨腫瘍との鑑別が問題になるが，疲労骨折の好発部位であることに加え病歴が重要である．

　成長板損傷では成長板に達する骨折線，成長板の開大や不整が認められる．成長板の開大の有無については，対側との比較が有用である．図16-20に示すSalter-Harris の分類がよく用いられ，治療法の選択

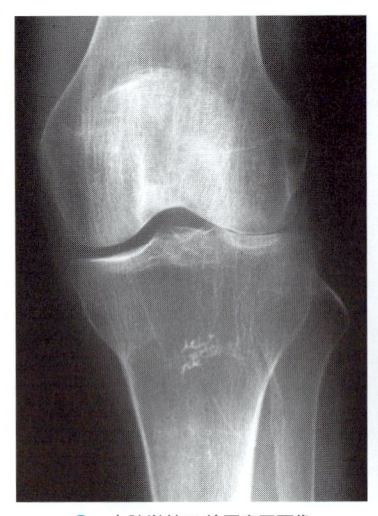

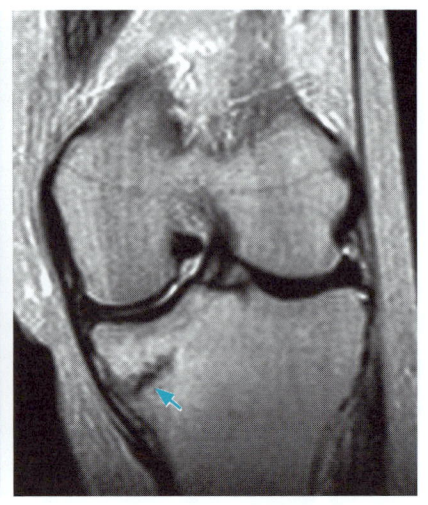

図16-16　左脛骨近位部の脆弱性骨折(70歳代,女性)
ⓐ：左膝単純X線写真正面像
ⓑ：左膝MRI T₂強調冠状断像
ⓐ：高度の骨粗鬆症を認めるが，骨折の指摘は難しい．
ⓑ：骨折線を示す帯状の低信号がみられ，周囲骨髄に軽度の信号上昇(骨髄浮腫)を認める．

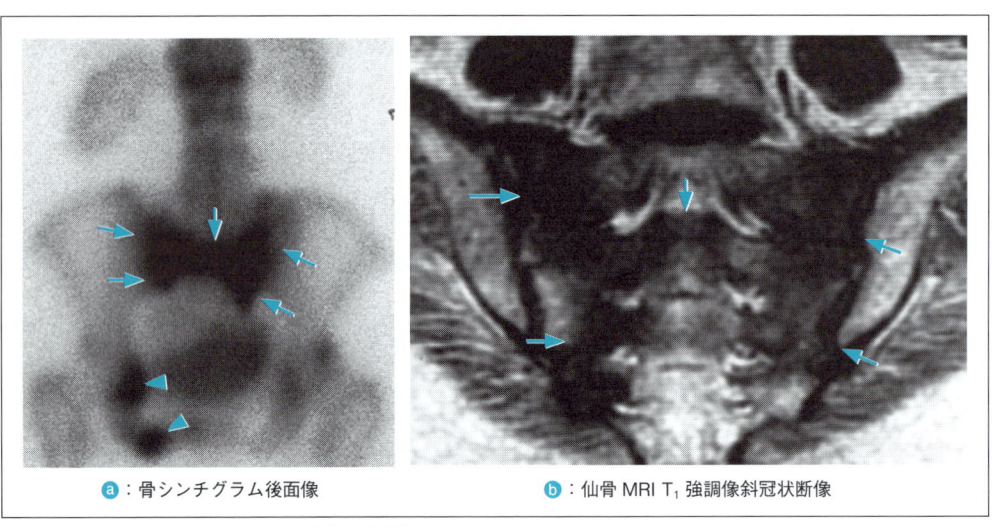

図16-17　仙骨の脆弱性骨折(70歳代，女性)
ⓐ：骨シンチグラム後面像
ⓑ：仙骨MRI T₁強調像斜冠状断像
単純X線写真(呈示なし)では異常を指摘できなかった．
ⓐ：骨シンチグラムでは仙骨にH型の高集積(H sign, Honda sign)(矢印)がみられ，左恥骨と坐骨にも高集積(矢頭)を認める．脆弱性骨折に特徴的な病変の分布である．
ⓑ：MRI T₁強調像では骨折に伴う骨髄浮腫が低信号域として認められる．

や予後予測において重要である．橈骨遠位(図16-21)，手指の骨，上腕骨遠位，大腿骨遠位(図16-22)，脛骨遠位(図16-23)などに起こりやすい．

> **大腿骨頭すべり症** ……………………… Memo
> 　大腿骨頭すべり症は成長板に離開が生じ，大腿骨頭が内下方にすべる疾患である．成長板損傷のひとつであるが，明らかな外傷機転がなく発生することが多い．骨成長が著しい10～14歳に多く，肥満体型の男児に好発する．単純X線写真正面像では以下のような所見を認める(図16-24)．
> ①骨頭の高さの減少
> ②成長板の幅の拡大，成長板に面した骨幹端の不明瞭化と硬化像
> ③大腿骨頭の内側下方への変位

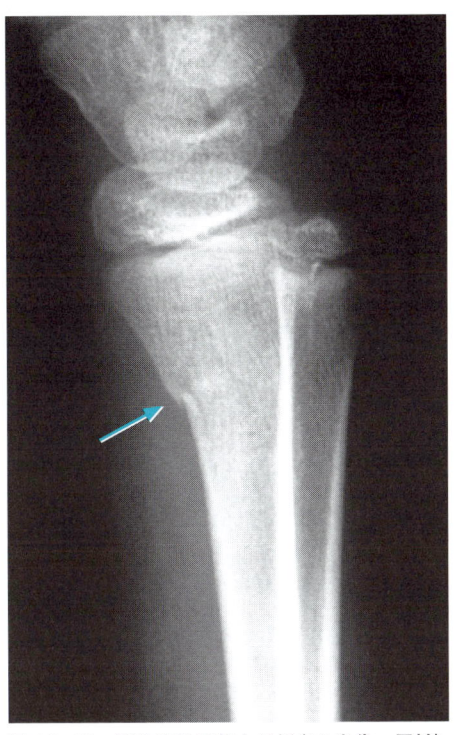

図16-18 橈骨遠位の若木骨折(10歳代,男性)
橈骨遠位掌側の骨皮質の断裂と変形がみられる(矢印).背側の骨皮質は保たれている.

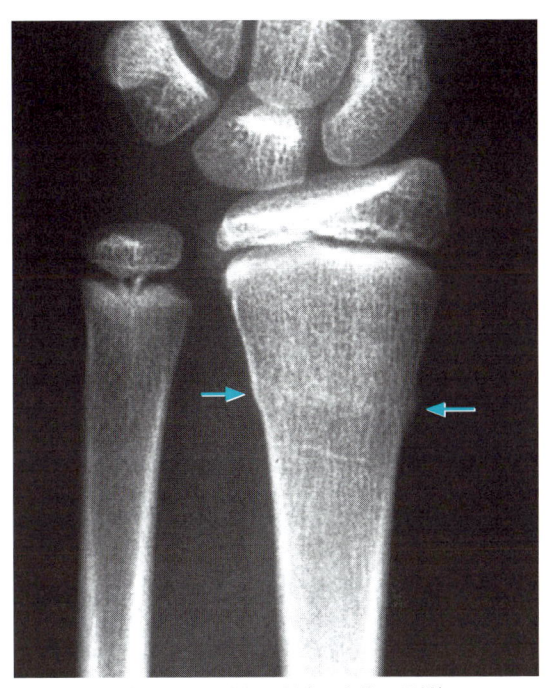

図16-19 橈骨遠位の隆起骨折(10歳代,男性)
右橈骨の橈側と尺側にわずかな隆起を認める(矢印).

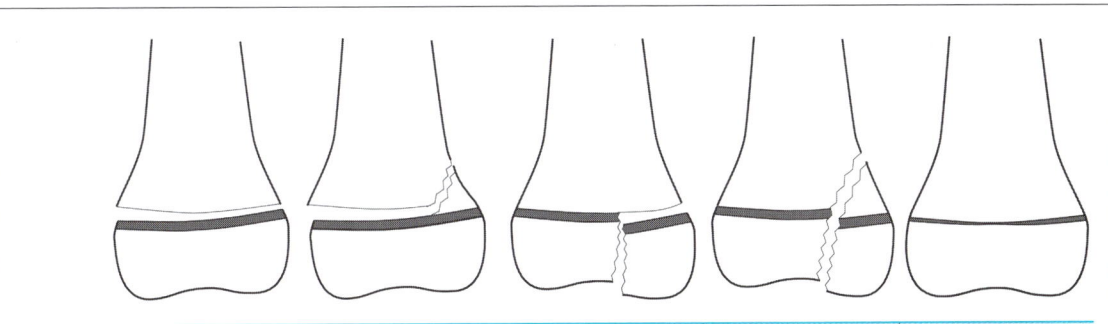

	Type 1	Type 2	Type 3	Type 4	Type 5
特徴	骨端が成長板から解離した骨折	成長板から骨幹端辺縁に至る骨折	成長板から骨端に至る骨折(関節内骨折)	骨幹端-成長板-骨端に貫通する骨折(関節内骨折)	成長板の挫滅
好発部位	指骨,橈骨遠位,大腿骨近位	橈骨遠位,脛骨および腓骨遠位,指骨	脛骨遠位,指末節骨	上腕骨外顆,脛骨遠位	大腿骨遠位,脛骨近位と遠位
頻度	6〜8.5%	73〜75%	6.5〜8%	10〜12%	<1%
予後	良好	早期に解剖学的整復が得られれば,良好	不十分な整復で関節変形を来すことがある	不十分な整復で関節変形を来しやすい	変形や脚長差を来しやすい

図16-20 成長板損傷におけるSalter-Harrisの分類

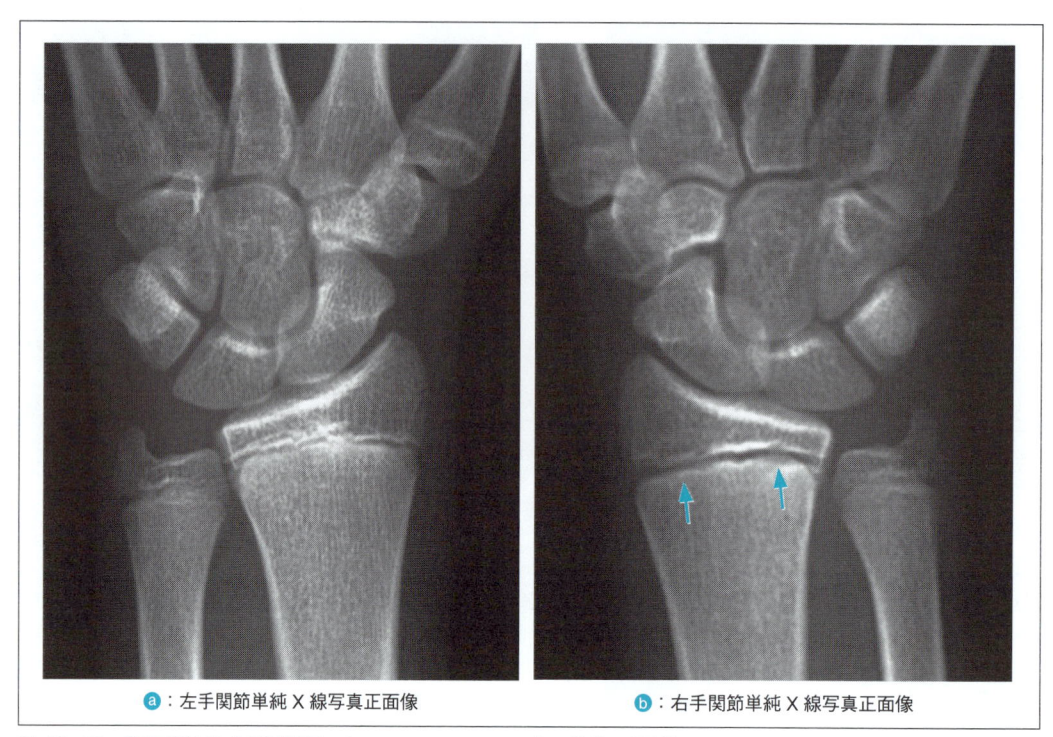

図 16-21 橈骨遠位の成長板損傷，Salter-Harris type 1（10 歳代，男性）
ⓐ：左手関節単純 X 線写真正面像　　ⓑ：右手関節単純 X 線写真正面像
ⓑ：右橈骨遠位の成長板に開大がみられる（矢印）．ⓐと比較しないと判定が難しい．

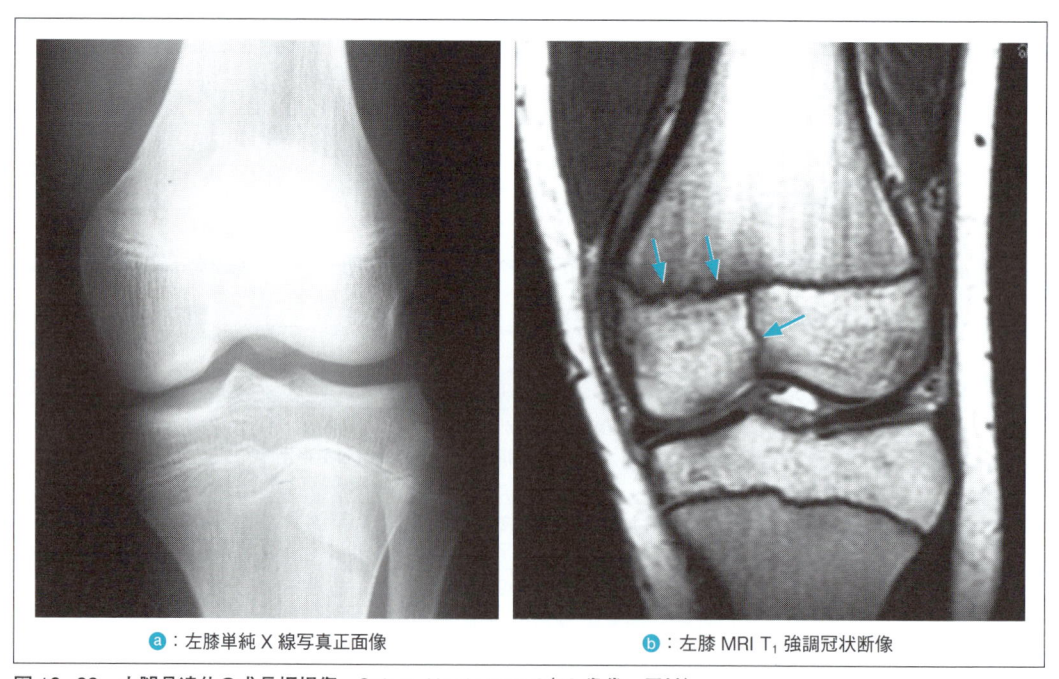

図 16-22 大腿骨遠位の成長板損傷，Salter-Harris type 3（10 歳代，男性）
ⓐ：左膝単純 X 線写真正面像　　ⓑ：左膝 MRI T$_1$ 強調冠状断像
単純 X 線写真（ⓐ）では異常を指摘できないが，MRI（ⓑ）では大腿骨遠位骨端を縦走し，さらに成長板に沿って進展する L 字型の骨折を認める（矢印）．

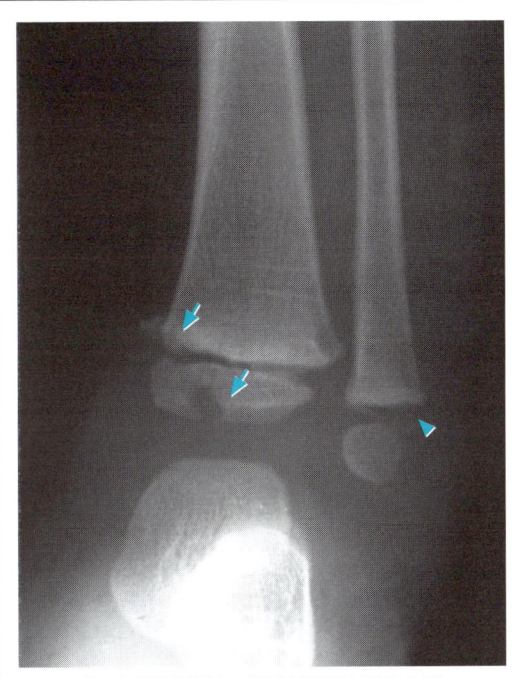

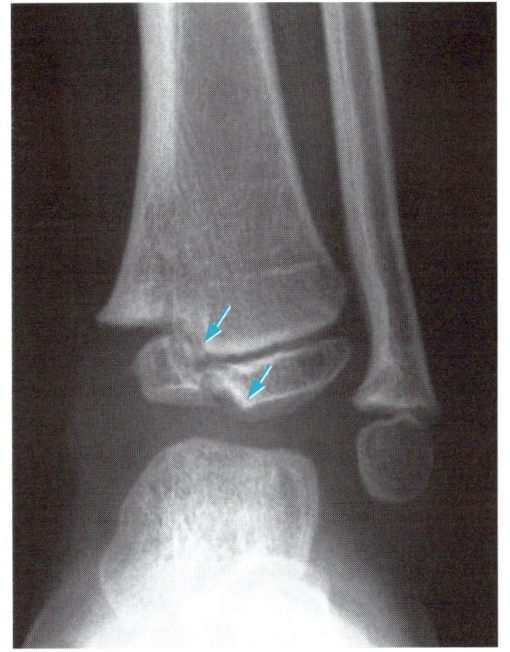

ⓐ：左足関節単純X線写真正面像（受傷直後）　　　　　ⓑ：左足関節単純X線写真正面像（約10か月後）

図16-23　脛骨遠位成長板損傷後（Salter-Harris type 4）の変形治癒（10歳代，男性）
脛骨骨幹端から成長板を通って骨端に至る骨折を認める（矢印）．約10か月後には成長板および関節面にずれが生じている（矢印）．腓骨成長板の離開（Salter-Harris type 1）（矢頭）もみられるが，骨折後の変形は少ない．

虐待児症候群（battered child syndrome, child-abuse）における骨折 ......Memo

虐待児は骨折を高頻度に合併し，X線所見が診断の重要な鍵となる．虐待が疑われる場合は，主訴の部位にかかわらず，全身の骨X線検査を行う必要がある．骨折の特徴としては，次のようなことが挙げられる．
① 多発性骨折で，しかも新旧の骨折が混在する（図16-25）．
② 歩行が始まる前（1歳以下）の下肢骨折
③ 骨幹端が成長板に移行する部分に円弧状骨折を来す（corner fracture）．手足を急に引っ張ったり，捻ったりすることによる（図16-26）．
④ 骨膜下血腫による広範な骨膜反応を来す（図16-25）．

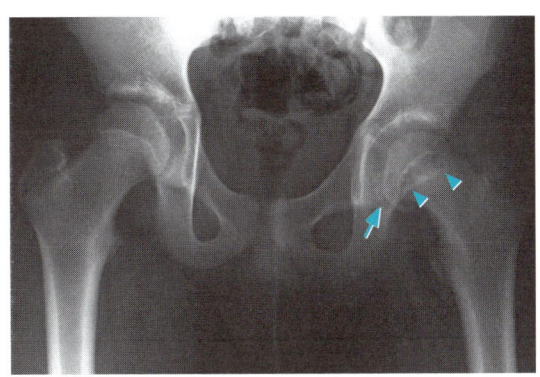

股関節単純X線写真正面像

図16-24　左大腿骨頭すべり症（10歳代，男性）
左大腿骨頭の内側下方への変位を認める．成長板は開大し，骨幹側の不整と骨硬化がみられる．

8　骨壊死 osteonecrosis

病理・病態

骨壊死は虚血に基づく骨および骨髄の細胞死である．同様の病態を示すものとして骨梗塞 bone infarction，無腐性壊死 aseptic necrosis などがある．様々な部位に発生するが，大腿骨頭壊死が最もよく知られている（図16-27）．原因としては外傷（骨折や脱臼），関節内圧の上昇（感染，血友病），放射線照射などの局所的な原因によるものと，血液疾患（鎌状赤血球症など），ステロイド（Cushing 症候群，ステロイド治療など），腎移植，アルコール中毒，膵炎，潜函病，Gaucher 病などの全身的な原因によるものがあり，後者はしばしば多発する．骨幹や骨幹端の病変は無症状のことが多いが，骨端の骨壊死では関節面の圧潰を来し，痛みや変形性関節症の原因となる．

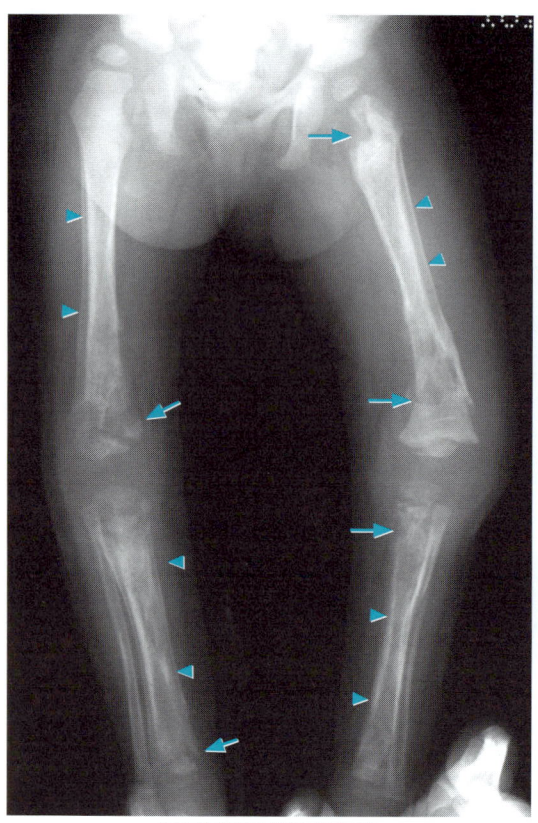

図 16-25　虐待児にみられた多発骨折（1 歳，男児）
両下肢単純 X 線写真正面像
両側大腿骨および脛骨に多発骨折（矢印）があり，骨膜下血腫に伴う広範な骨膜反応（矢頭）を認める．

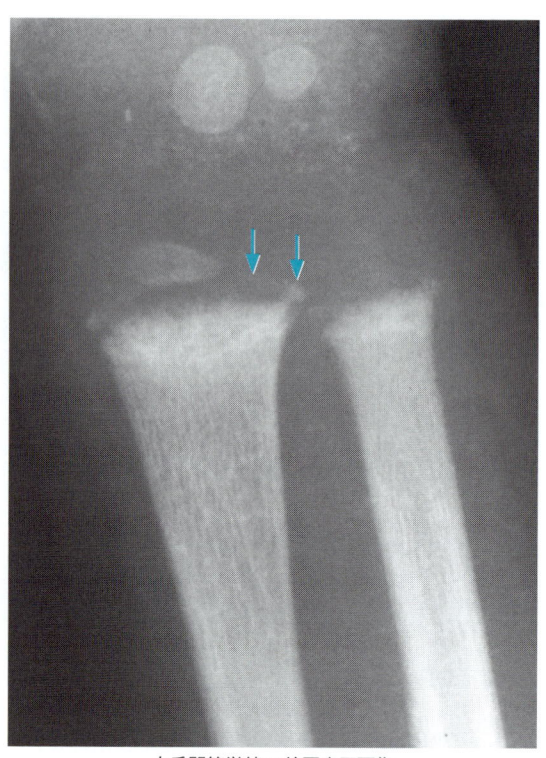

図 16-26　虐待児にみられた橈骨および尺骨遠位端の corner fracture（2 歳，男児）
右手関節単純 X 線写真正面像
橈骨遠位骨幹端の成長板移行部は不整で，辺縁部に円弧状に分離した骨片が認められる．尺骨にもやや不明瞭だが同様の所見がある．

画像所見

　単純 X 線写真では早期の骨壊死の診断は困難で，骨硬化などの修復反応あるいは軟骨下骨の骨折や関節面の圧潰を来して初めて認識できる．骨幹や骨幹端の骨壊死は地図状の硬化縁に囲まれ，内部に石灰化を有する病変として認められることが多い．骨端の壊死では骨硬化像に加え，壊死部の骨吸収（透亮像あるいは囊胞性変化），壊死部の脆弱化による骨折および圧潰を来す．壊死に伴う骨折は関節面直下の軟骨下に起こりやすく，軟骨下骨に円弧状に走向する線状透亮像として認められる（crescent sign）．骨頭変形が進行したものは二次性変形性股関節症へと移行する．

　MRI では骨壊死の早期診断に有用である（図 16-27, 28）．MRI における特徴的所見としては，①壊死部を囲む線状の低信号域，②脂肪を示す高信号域を含む，③ T_2 強調像における低信号と高信号の二重線（double line sign），が挙げられる．

外傷性骨壊死　　　　　　　　　　　　Memo

　骨折や脱臼では，栄養血管損傷により骨への血流が途絶えて骨壊死を来すことがある．発生リスクには，骨片の転位の程度，整復までの期間，術後の免荷期間などが関連している．以下のようなものが頻度が高い．
①股関節脱臼や大腿骨頸部骨折による大腿骨頭壊死（図 16-29）
②舟状骨骨折後の舟状骨近位部の骨壊死（図 16-30）
③距骨骨折後の距骨骨頭壊死

9　離断性骨軟骨炎 osteochondritis dissecans

病理・病態

　離断性骨軟骨炎は軟骨下骨に発生する特殊な骨壊死で，思春期から青年期に発症する．好発部位は膝（大腿骨内顆の顆間部寄り）（図 16-31），足（距骨の内側上部または外側上部），肘関節（上腕骨小頭）（図 16-32）である．この病変は，文字通り関節軟骨および軟骨下骨における骨軟骨の離断を特徴とするが，離断の程度には種々の段階がある．発生原因として，外傷，

16 骨・関節・軟部組織・脊椎　531

ⓐ：右股関節単純X線写真正面像
ⓑ：左股関節単純X線写真正面像
ⓒ：股関節MRI T₁強調冠状断像
ⓓ：股関節MRI T₂強調冠状断像

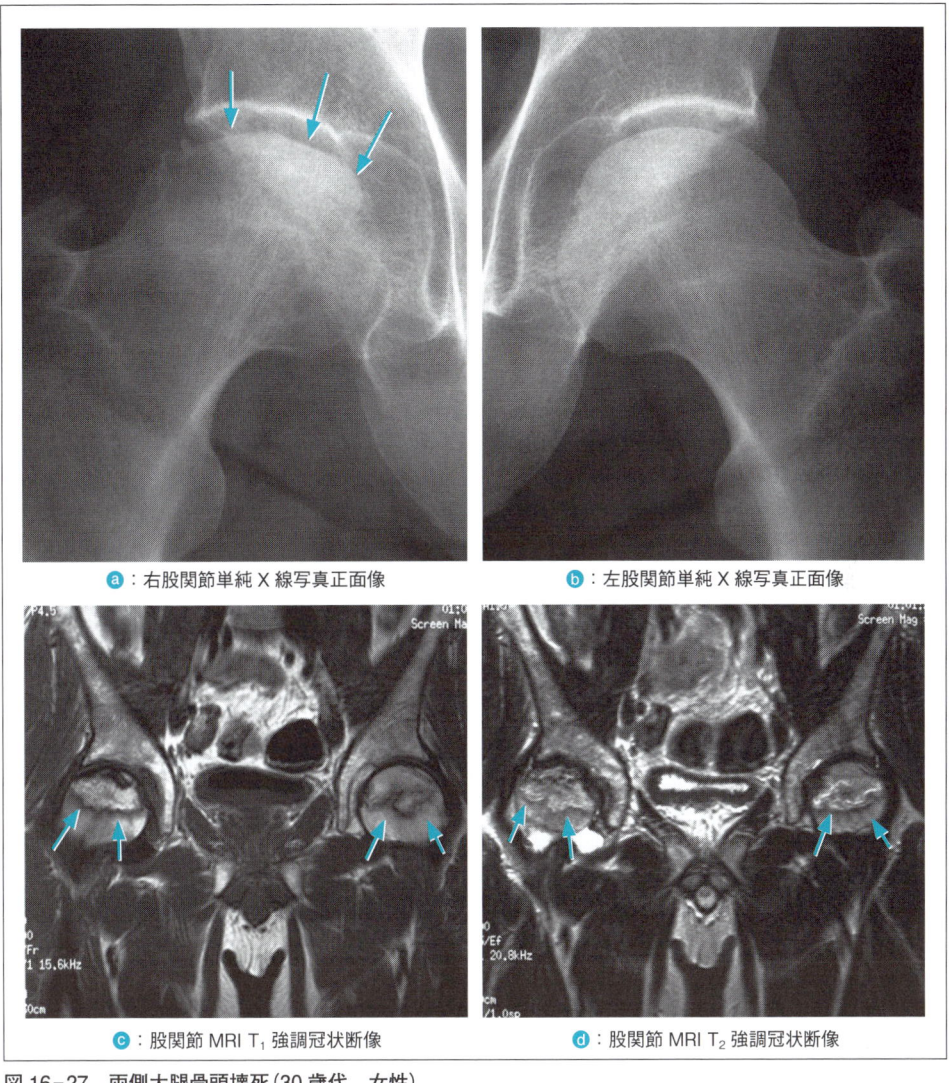

図16-27　両側大腿骨頭壊死（30歳代，女性）
SLEでステロイドを使用していた．右股関節痛あり．
ⓐ：右大腿骨頭には骨硬化と骨吸収像が混在し，骨頭上面の圧潰を認める（矢印）．
ⓑ：左大腿骨頭にも軽度の骨硬化像がみられるが，病変の範囲は明確でない．
ⓒ：MRI T₁強調冠状断像では両側骨頭に線状の低信号で囲まれた地図状の病変を認める（矢印）．壊死部は高信号を示し，骨髄脂肪が保たれていることを示す．
ⓓ：T₂強調像では壊死部の辺縁に高信号と低信号の二重線（double line sign）を認める（矢印）．

虚血，骨端の骨化不全などが考えられているが，いまだに明らかにされていない．

画像所見

　離断性骨軟骨炎の初期はX線所見で異常を認めないが，進行すると軟骨下骨の透亮像や囊胞性変化，病変の離断による骨硬化を伴う骨欠損（しばしば内部に骨片を含む）などの所見が認められる．MRIでは軟骨下骨の限局性の異常信号，関節軟骨の凹凸不整や欠損，軟骨下骨の欠損像，骨軟骨遊離体が認められ，X線所見で異常のない時期から診断が可能である．

10 急性骨髄炎 acute osteomyelitis

病理・病態

　急性骨髄炎は以下のような感染経路を通じて発生する．
　①血行性感染
　②隣接感染巣からの直接波及
　③外傷，手術などによる直接的な感染

小児の骨髄炎の多くは血行性感染で，黄色ブドウ球菌によるものが最も多い．好発部位は長管骨の骨幹端である．骨幹端に発生しやすい理由として，骨幹端では密な血管網がループを形成し，血流遅延や血栓形成が起こりやすく，細菌が停滞，増殖しやすいためと考えられている．新生児では，成長板を貫通して骨幹端から骨端への血流があるために，骨髄炎は骨端に波及し，化膿性関節炎を来しやすい．

画像所見

早期の骨髄炎（発症後数日〜数週）は，軟部組織の腫脹以外には単純X線写真で変化を認めないことが多く，骨シンチグラムまたはMRIが早期診断に有用である．発症後1〜2週程度で，境界不明瞭な溶骨性変化や骨膜反応などのX線所見が認められる（図16-33）．MRIでは，浮腫，肉芽，膿瘍などを反映するT_1強調像で低信号，T_2強調像で高信号を示す境界不明瞭な骨髄の異常信号がみられる（図16-33）．軟部組織や関節への進展，膿瘍の描出にも適している．

11 慢性骨髄炎 chronic osteomyelitis

病理・病態

慢性骨髄炎は急性化膿性骨髄炎から移行するものが

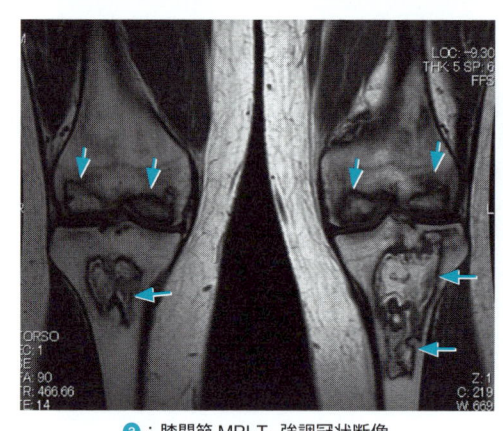

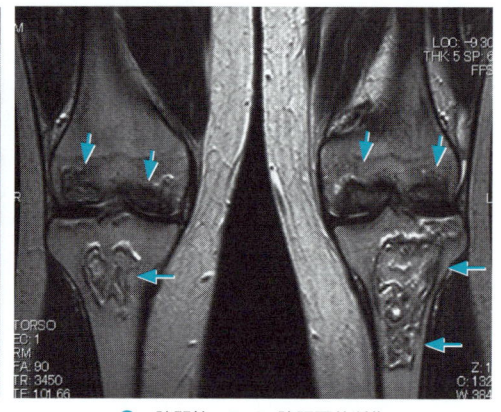

ⓐ：膝関節 MRI T_1強調冠状断像　　ⓑ：膝関節 MRI T_2強調冠状断像

図16-28　白血病治療後の多発性骨壊死（10歳代，男性）
ⓐ：線状の低信号に囲まれた地図状の病変が，軟骨下骨や骨幹端に多発している（矢印）．病変内部は正常骨髄脂肪と同程度の高信号を示す．
ⓑ：T_2強調像では高信号と低信号の二重の縁取りがみられる（double line sign）（矢印）．

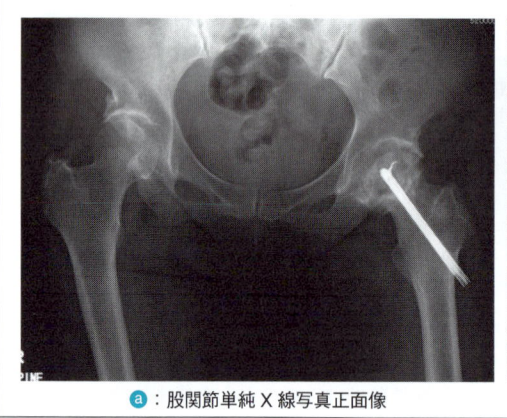

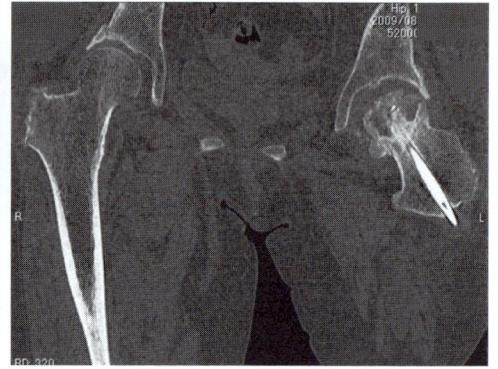

ⓐ：股関節単純X線写真正面像　　ⓑ：股関節CT冠状断再構成像

図16-29　大腿骨頸部骨折後の大腿骨頭壊死（40歳代，女性）
ⓐ：約1年前に左大腿骨頸部骨折に対してピン固定が行われている．左大腿骨頭のほぼ全体に骨硬化と透亮像が混在してみられ，骨頭上部の圧潰を来している．
ⓑ：CTでは病変の範囲や関節面の変化がより明瞭である．

多いが，最初から慢性経過を示すものもあり，前者は定型骨髄炎，後者は非定型骨髄炎ともよばれる．後者は抵抗力の強い宿主において弱毒性菌感染がみられる場合に起こりやすい．

画像所見

単純X線写真，CTでは骨破壊，骨硬化，骨皮質肥厚，骨膜反応が混在してみられる．病変を囲む厚い骨膜反応または骨硬化性変化は骨柩 involucrum とよばれる．内部には腐骨 sequestrum とよばれる壊死骨をしばしば認める（図16-34）．MRIでは，炎症の程度や周辺の反応性変化の程度により種々のパターンを来しうるが，基本的には骨硬化や肉芽組織に囲まれた境界明瞭な液体貯留（膿瘍）を含む．軟部組織や関節腔と交通する瘻孔を認めることも多い．腐骨はいずれの撮像法でも低信号を示し，enhance 効果を有しないことが特徴であるが，CTのほうが同定に優れている（図16-34）．

B 腫瘍または腫瘍類似病変

単純X線写真は骨腫瘍における診断の基本であり，骨破壊，骨膜反応，腫瘍基質の石灰化のパターンなどをもとに診断を行う．軟部腫瘍では病変内の石灰化，骨化あるいは脂肪の同定が可能である．

MRIは単純X線写真と比較して，骨髄および軟部組織の病変の描出に優れ，腫瘍の進展範囲の評価に適している．また腫瘍の信号パターンや造影効果から腫瘍の組織学的な特徴を推定することができることもあ

る．ただし，石灰化や骨皮質の変化については感度が低く，単純X線写真やCTを参照する必要がある．多くの骨・軟部腫瘍は単純X線写真とMRIの組み合わせにより適切な診断が可能である．

CTは単純X線写真と比較して，小さな石灰化や骨化，嚢胞形成，壊死など病変の内部性状，腫瘍の進展範囲，骨破壊や骨折などが明確に把握できる．骨シンチグラフィは，単純X線写真で描出されにくい病変の描出に優れ，病変の多発性の有無や分布の把握に有

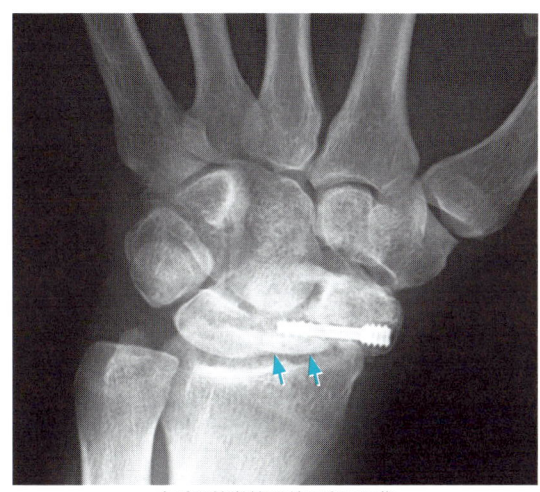

左手関節単純X線写真正面像

図16-30 舟状骨骨折後の骨壊死（50歳代，男性）
約2年前に舟状骨骨折に対してスクリュー固定が行われているが，近位側の骨圧壊と骨硬化性変化が生じている（矢印）．

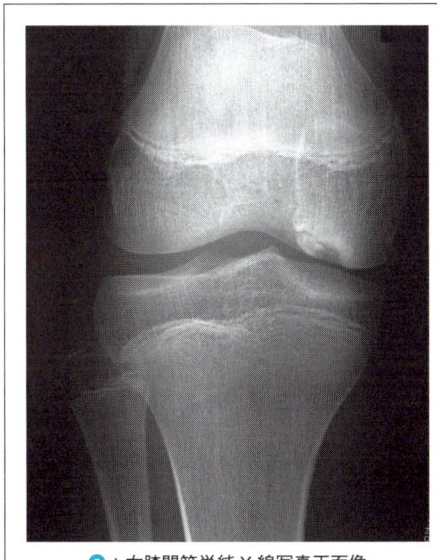

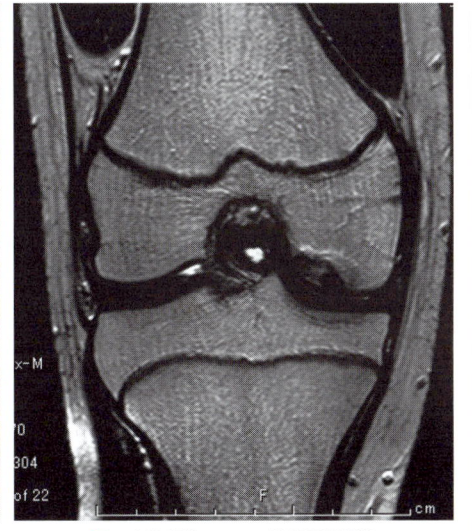

ⓐ：右膝関節単純X線写真正面像 ⓑ：右膝関節MRI T$_2$強調冠状断像

図16-31 膝関節（大腿骨内顆）の離断性骨軟骨炎（10歳代，男性）

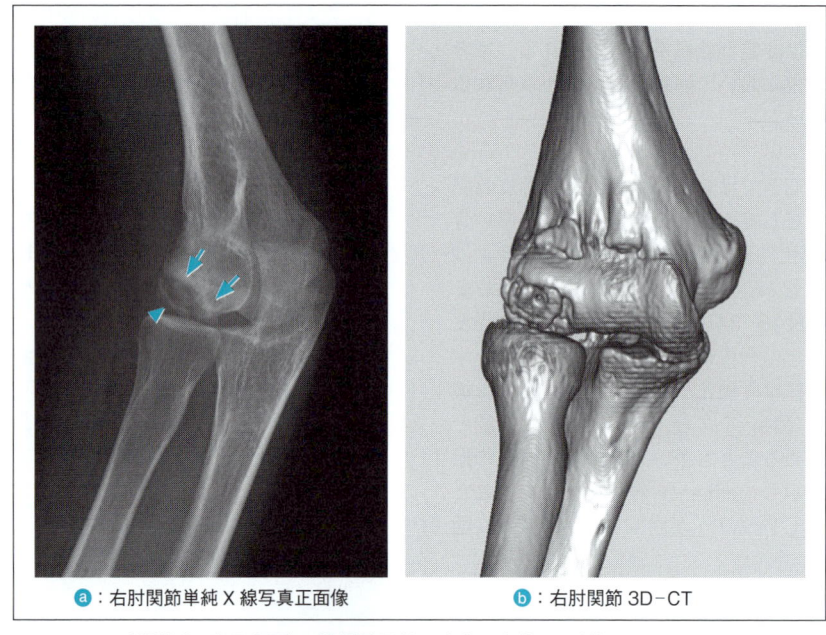

図16-32 肘関節（上腕骨小頭）の離断性骨軟骨炎（10歳代，男性）
ⓐ：右肘関節単純X線写真正面像
ⓑ：右肘関節3D-CT

ⓐ：左肘関節の単純X線写真で上腕骨小頭の関節面欠損（矢印）と離断した骨片（矢頭）がみられる．
ⓑ：3D-CTではこれらの変化が立体的に把握できる．（Webカラー）

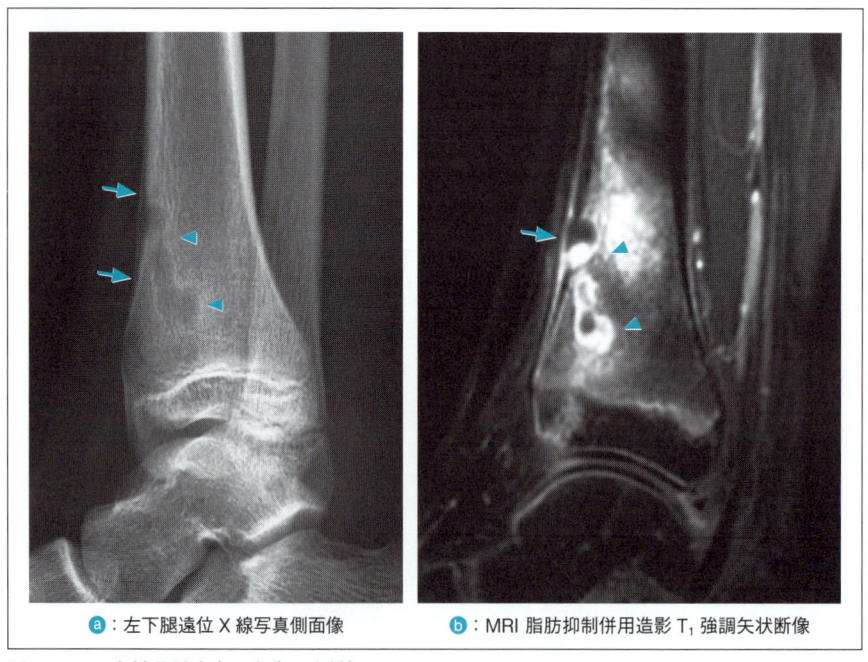

図16-33 急性骨髄炎（10歳代，女性）
ⓐ：左下腿遠位X線写真側面像
ⓑ：MRI脂肪抑制併用造影T₁強調矢状断像

左下腿前面の腫脹と疼痛，発熱，白血球増多あり．
ⓐ：脛骨遠位骨幹端に細長い溶骨性変化がみられ（矢頭），周囲に軽度の骨硬化を認める．側面像で病変は脛骨前面の骨皮質に達し，骨皮質の欠損と骨膜反応がみられる（矢印）．
ⓑ：MRIでは溶骨性変化に相当する病変（矢頭）および周囲骨髄の浮腫や炎症性変化を示す異常信号域がみられる．病変は脛骨前面の骨皮質を破壊していることがわかる（矢印）．

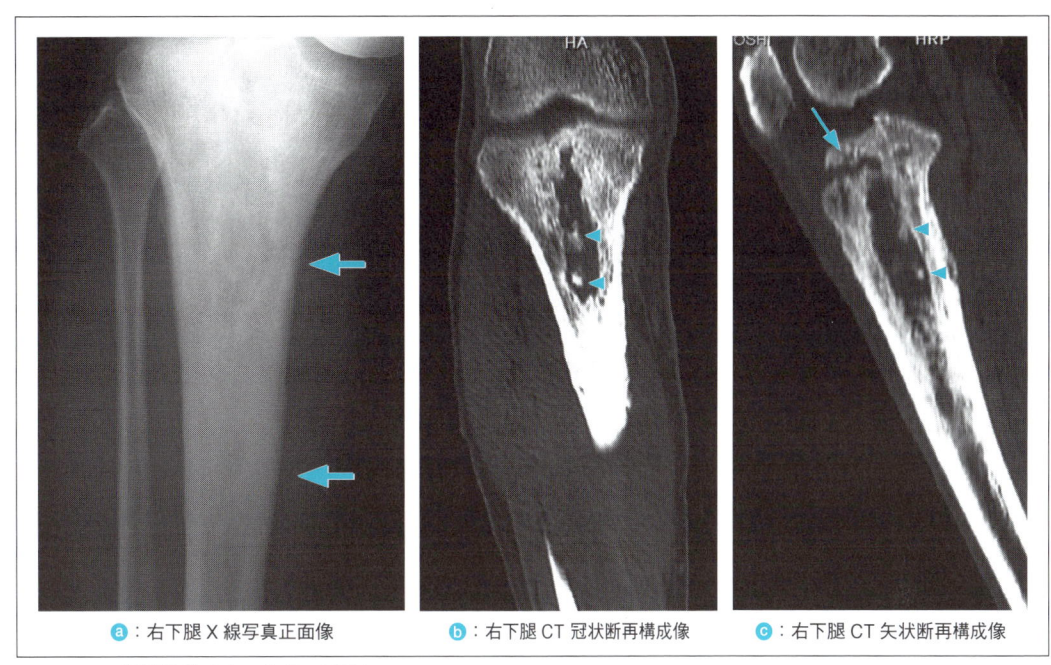

図 16-34　慢性骨髄炎(60 歳代，男性)
数か月前から右膝痛と皮膚の排膿が出現.
ⓐ：脛骨近位骨幹から骨端に骨硬化と溶骨性変化，厚い骨膜反応を認める（矢印）.
ⓑⓒ：CT では骨硬化縁に囲まれた膿瘍腔，その内部の腐骨と思われる石灰化(矢頭)，脛骨前面に達する瘻孔(細矢印)が描出されている.

ⓐ：右下腿 X 線写真正面像　ⓑ：右下腿 CT 冠状断再構成像　ⓒ：右下腿 CT 矢状断再構成像

用である．血管造影は，診断目的よりも動注化学療法や術前の動脈塞栓術，血管浸潤の判定に用いられることが多い．超音波検査は主に表在性病変の検査に用いられ，囊胞性病変と充実性病変の鑑別に役立つ．また，腫瘍の経皮的生検や囊胞性病変の穿刺吸引にも用いられる．

1　骨腫瘍の鑑別診断における X 線診断の基本

腫瘍性病変・腫瘍類似病変の X 線診断では，次のような項目が鑑別の基本となるが，X 線所見のみで診断できるものは限られている．骨腫瘍の診断には X 線所見，病理組織像，臨床所見(年齢や病歴)のいずれも重要であり，これらを総合的に考慮して診断を行う必要がある．特に腫瘍の好発年齢は重要な因子である(表 16-2)．

❶ 部位

病変の部位は長管骨の長軸方向から骨端 epiphysis，骨幹端 metaphysis，骨幹 diaphysis に分類し，横軸方向に中心性 central，偏心性 eccentric，皮質性 cortical，傍骨性 parosteal などに分ける．種々の骨腫瘍および腫瘍類似疾患の好発部位を図 16-35 にまとめた．

表 16-2　骨腫瘍の好発年齢

	年齢(歳)	腫瘍または腫瘍類似病変
良性	0〜10	ランゲルハンス組織球症
	10〜20	単純性骨囊腫 非骨化性線維腫 動脈瘤様骨囊腫 軟骨芽細胞腫 類骨骨腫 内軟骨腫
	20〜40	巨細胞腫
悪性	0〜10	神経芽細胞腫の骨転移 Ewing 肉腫
	10〜30	骨肉腫，Ewing 肉腫
	30〜	転移性骨腫瘍 悪性リンパ腫 軟骨肉腫 脊索腫 多発性骨髄腫

❷ 溶骨性変化 osteolytic change(図 16-36)

溶骨性変化は骨皮質・海綿骨の吸収・破壊によるもので，骨腫瘍だけでなく，骨髄炎や代謝疾患などでも

認められる．辺縁の性状は病変の進行速度を反映しており，病変がゆっくりと増大する場合，その境界は明瞭で硬化縁を伴うことが多い（地図状）．これに対して急速に増大する病変は境界が不明瞭になる（虫食い状）．病変の境界が全く不明瞭で，骨がスポンジ状に吸収された状態を浸透状骨吸収 permeative bone resorption とよぶ．このパターンは，浸潤性傾向の強い悪性腫瘍（Ewing 肉腫，悪性リンパ腫など）で認められるが，骨髄炎や骨粗鬆症でも類似したパターンが認められることがある．

❸ 骨硬化性変化，造骨性変化 osteosclerotic change, osteoblastic change

骨芽細胞の機能亢進により海綿骨の増加を来した状態で，限局性またはびまん性の骨のX線透過性の低下として認められる．なお骨皮質の肥厚は骨膜反応のひとつであり，造骨性変化とは区別すべきである．外傷，炎症，腫瘍などに伴う種々の反応性変化（骨修復作用），代謝性疾患に伴う骨芽細胞の刺激による．これに対して，骨肉腫などの骨形成腫瘍でみられる造骨性変化は腫瘍性の骨基質形成に伴うものである．主な鑑別診断を章末の付表 16-1 に示した．

❹ 基質の石灰化 matrix calcification

病変内部の石灰化の原因としては，病変内部の虚血や壊死に伴うもの（異栄養性石灰化）と腫瘍基質の石灰化がある．腫瘍基質の石灰化は骨や軟骨を形成する腫瘍で認められ，骨基質 bone matrix は雲状で癒合傾向のある濃い石灰化（図 16-59 参照），軟骨基質 cartilage matrix は斑点状や曲線状の石灰化が特徴である（図 16-48, 49, 61 参照）．

❺ 多発病変

多発骨病変の代表的なものを章末の付表 16-1 に示した．病変の多発をみるには骨シンチグラムが有用で

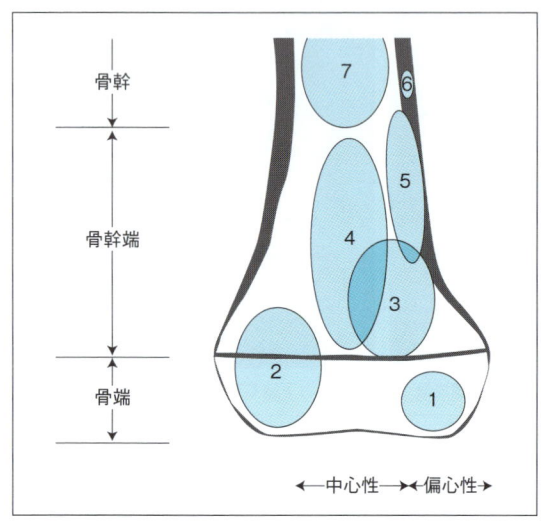

図 16-35　骨腫瘍または腫瘍類似病変の好発部位
1. 軟骨芽細胞腫，関節疾患に伴う嚢胞，骨膿瘍
2. 巨細胞腫，骨髄炎
3. 骨肉腫，転移性骨腫瘍，骨髄炎
4. 単純性骨嚢胞，内軟骨腫，線維性異形成，好酸球性肉芽腫，軟骨肉腫，転移性骨腫瘍
5. 非骨化性線維腫，軟骨粘液性線維腫，転移性骨腫瘍
6. 類骨腫，骨膿瘍，転移性骨腫瘍
7. 線維性異形成，Ewing 肉腫，悪性リンパ腫，多発性骨髄腫，軟骨肉腫，転移性骨腫瘍

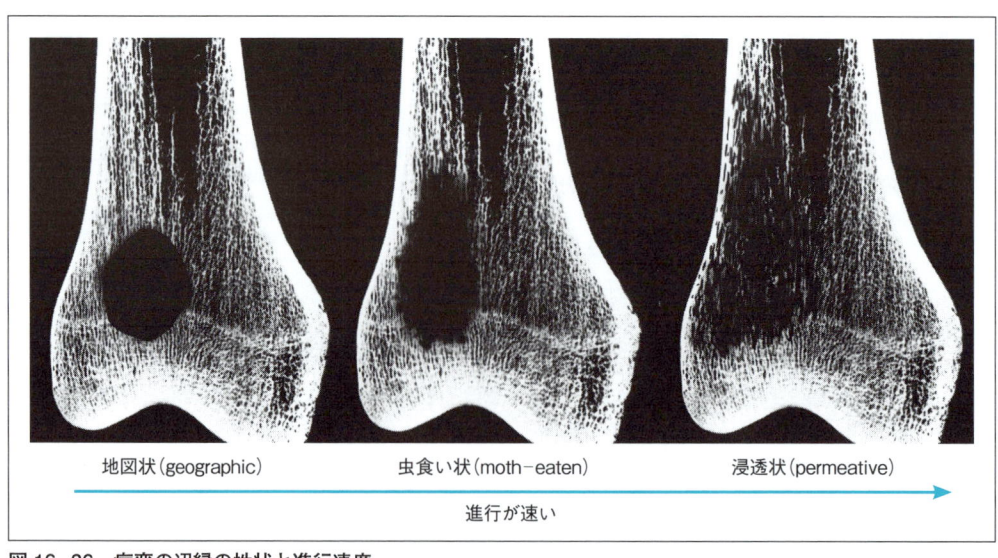

図 16-36　病変の辺縁の性状と進行速度

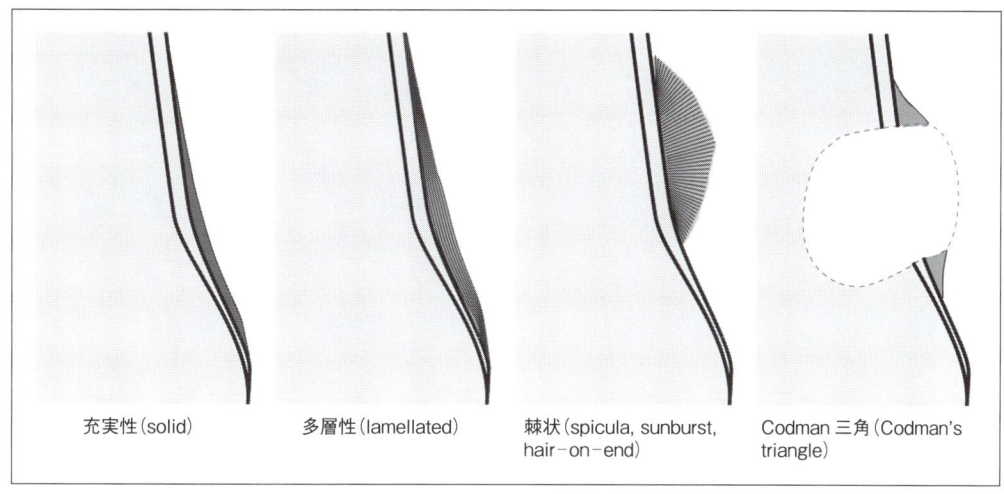

図16-37 種々の骨膜反応
充実性(solid)　多層性(lamellated)　棘状(spicula, sunburst, hair-on-end)　Codman三角(Codman's triangle)

ある．ただし，多発性骨髄腫は骨シンチグラムでしばしば陽性像を示さないことは知っておく必要がある．

⑥ 骨膜反応 periosteal reaction

正常の骨膜はX線では描出されないが，種々の病変(外傷，炎症，腫瘍，代謝性疾患など)に伴い，様々な形態の骨膜反応を来す(図16-37)．平滑で連続性のあるものは良性病変でみられることが多く，非連続性のものは悪性病変に伴うことが多い．ただし，骨膜反応の初期は良悪性にかかわらず，境界不明瞭で不規則な形態を示すことが多い．

⑦ MRIにおける信号パターン

腫瘍の多くはT_1強調像で低信号(筋肉とほぼ同等)，T_2強調像で高信号(筋肉よりも高い)を示す．しかし，種々の時期の出血，石灰化や線維化の強い病変，脂肪を含む病変などでは，通常の病変と異なるパターンを示す(図16-38)．このような信号パターンの認識は腫瘍の組織学的特徴を推察するのに有用である．

2　良性腫瘍および腫瘍類似疾患

❶ 単純性骨囊腫 simple bone cyst, unicameral bone cyst

病理・病態

単純性骨囊腫は，小児期〜青年期に比較的よくみられ，大腿骨，上腕骨の近位骨幹端が好発部位である．通常は無症状で，ほとんどは病的骨折で発見される．内部には黄色ないし褐色の液体を含み，その壁は線維性結合織あるいは数層の中皮様細胞よりなる．

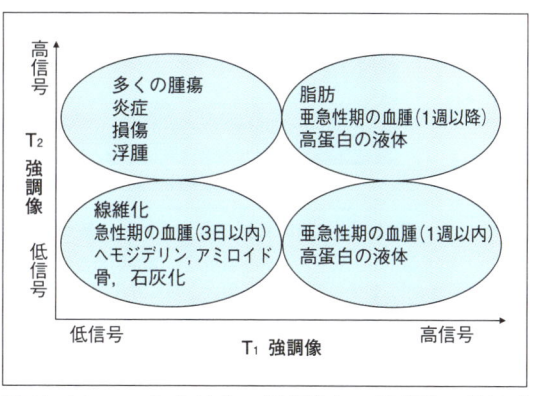

図16-38 MRIにおけるT_1強調像とT_2強調像の信号パターンと組織像

画像所見

単純X線写真では骨幹端の中心性の透亮像としてみられ，辺縁の硬化像や骨皮質の菲薄化，骨の膨隆を伴うことが多い．病的骨折を伴わない限り骨膜反応や骨破壊はみられない．ときに囊胞内に落下した骨片がみられること(fallen fragment sign)があり，本疾患に特徴的とされる(図16-39)．

MRIでは，内部は水と同等の信号を呈し，硬化縁に相当する低信号縁を伴う．骨折を伴う場合には内部の出血による液面形成(fluid-fluid level)，周囲の骨髄や軟部組織に浮腫や出血を示唆する異常信号を認める．造影MRIでは，壁以外には造影効果を認めないが，病的骨折や再発例では肉芽や仮骨形成の部分に造影効果を認めることがある．

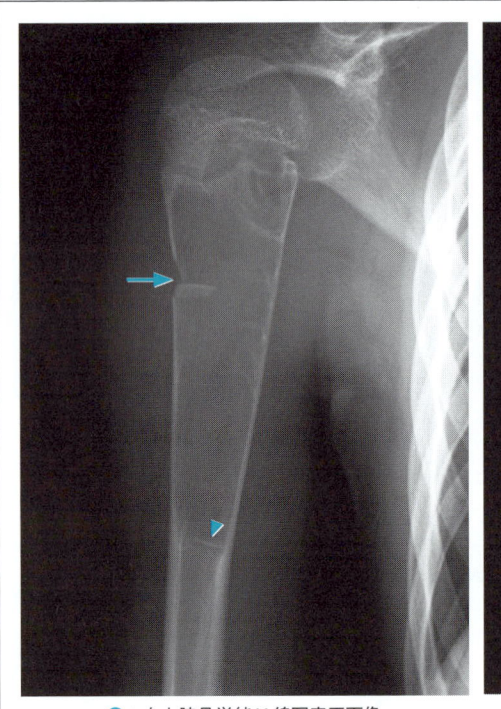

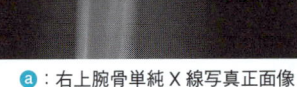

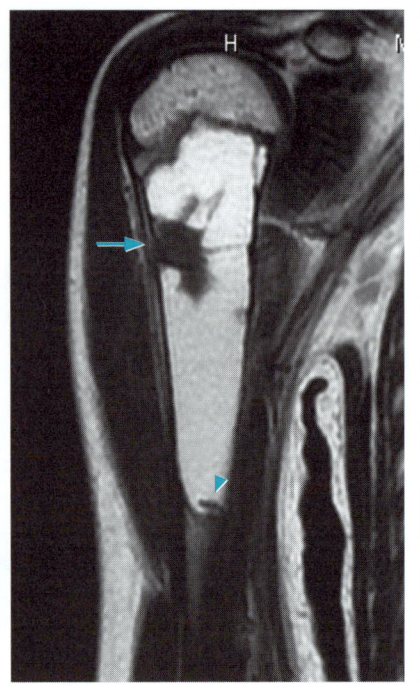

ⓐ：右上腕骨単純X線写真正面像　　　　ⓑ：右上腕 MRI T₂ 強調冠状断像

図 16-39　病的骨折で発見された上腕骨の単純性骨囊腫（10 歳代，男性）
- ⓐ：右上腕骨の骨幹～骨幹端に境界明瞭な溶骨性変化を認める．骨皮質には著明な菲薄化がみられ，病的骨折を来している（矢印）．下端に骨片が落下しており（矢頭），内部が液体であることを示す（fallen fragment sign）．
- ⓑ：MRI T₂ 強調像では内部は液体を示す強い高信号を示し，骨折の部位に凝血塊と思われる低信号域を認める（矢印）．下端に骨片がみられる（矢頭）．

❷ 動脈瘤様骨囊腫 aneurysmal bone cyst

病理・病態

　動脈瘤様骨囊腫は，血液の充満した多房性ないし海綿状の骨囊胞で，膨張性に発育する特徴がある．囊胞壁は多数の多核巨細胞や類骨組織を含む線維性結合織からなる．好発年齢は 10～20 歳台である．長管骨（大腿骨，腓骨，上腕骨に多い）や脊椎，骨盤骨に多くみられ，脊椎では後方成分に好発する．他の骨病変（巨細胞腫や軟骨芽細胞腫，骨芽細胞腫，線維性異形成，非骨化性線維腫，骨肉腫など）に随伴して発生するものがある．

画像所見

　単純 X 線写真では，骨幹端に偏心性の膨隆性溶骨性病変としてみられ，分葉状にみえることが多い（図 16-40）．病変が大きくなると骨皮質の侵食と破壊，骨膜反応，軟部組織の進展などを示し，悪性腫瘍と紛らわしい所見を呈することがある．
　CT，MRI では，典型的には辺縁明瞭で膨張性，分葉状ないし隔壁を有する囊胞性病変として認められる（図 16-40）．内部の血液成分に液面形成（fluid-fluid level）を示すことが多いが，他の骨軟部腫瘍にも認めることがあり特異的な所見ではない．

❸ 非骨化性線維腫 non-ossifying fibroma

病理・病態

　非骨化性線維腫は，骨化成分をほとんど有しない線維組織を主成分とする良性骨腫瘍である．若年者に好発し，ほとんどが膝関節周囲（大腿骨遠位部と脛骨近位部）の骨幹端にみられる．無症状のことが多いが，局所の痛みや病的骨折で発見されることもある．線維性骨皮質欠損 fibrous cortical defect は，小児の骨幹端にみられる骨皮質の小さな欠損であるが，非骨化性線維腫とほぼ同様の組織像を呈するため，同一疾患として取り扱われる．

画像所見

　単純 X 線写真上骨幹端の偏心性透亮像としてみられ，膨隆性変化と分葉状の硬化縁を伴うことが特徴で

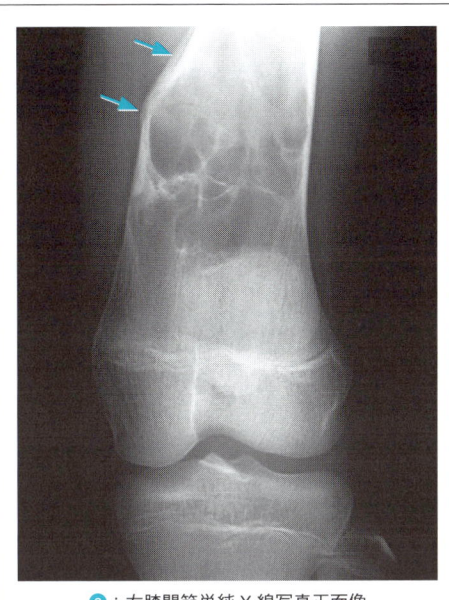

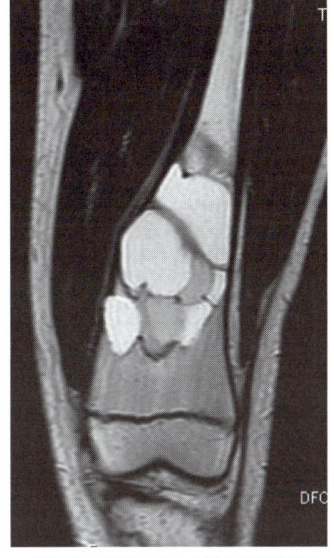

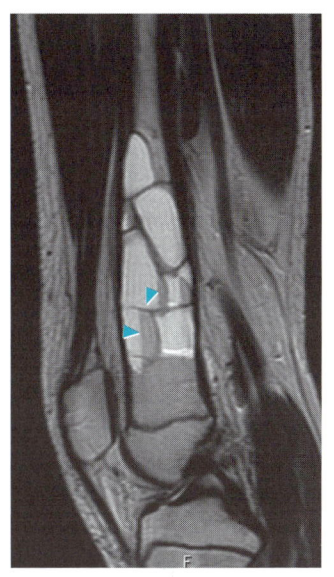

図16-40 大腿骨の動脈瘤様骨嚢腫（10歳代，女性）

ⓐ：左大腿骨遠位骨幹〜骨幹端に境界明瞭な溶骨性変化を認める．内部には隔壁様構造があり，内側の骨皮質は膨隆し，一層の厚い骨膜反応（矢印）を伴っている．
ⓑⓒ：MRIでは多房性の囊胞内に血液成分を示すfluid-fluid levelがみられる（矢頭）．

ある（図16-41）．このような典型的な所見があればX線所見のみで診断が可能であり，組織診断はあえて行う必要はない．このため，"Don't touch lesion"とよばれる．多くは成長につれて骨幹部へ移動し，硬化性変化に置き換わるかまたは消失する．

MRIでは，コラーゲンに富み細胞成分が乏しいものはT_1強調像，T_2強調像とも低信号を呈するが，実際は非特異的な信号を呈する場合が多い．

❹ 巨細胞腫 giant cell tumor

病理・病態

巨細胞腫は，破骨型の多核巨細胞と単紡錘形の単核細胞からなり，破骨細胞由来と推測されている腫瘍である．膝周囲の発生（大腿骨遠位端または脛骨近位端）が半数以上を占めるが，橈骨遠位端，尺骨遠位端，上腕骨近位または遠位端，脊椎（特に仙椎），骨盤骨にも好発する．年齢は20〜40歳台が多く，15歳以下の小児ではまれである．通常は予後良好であるが，増大速度が早く再発や肺転移を来すこともある．放射線治療後に悪性化を来す例があることも知られている．

画像所見

長管骨では骨幹端〜骨端に偏心性の溶骨性変化を来し，病変が関節面直下に及ぶことが特徴である（図16-42）．辺縁は明瞭なものから不明瞭なものまであり，

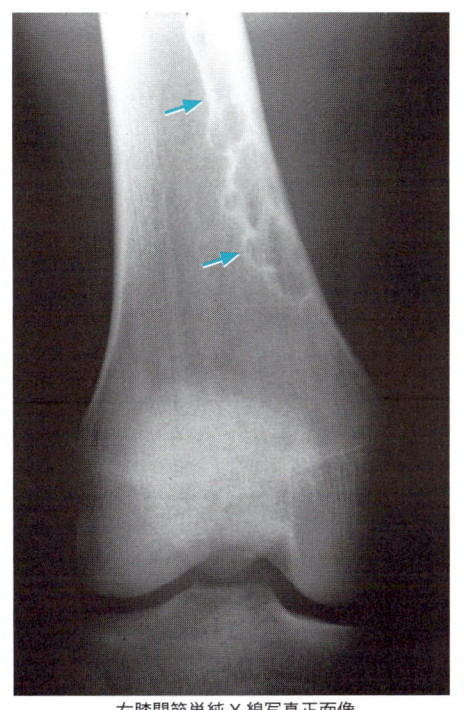

図16-41 非骨化性線維腫（10歳代，男性）

膝捻挫のために撮影したX線写真で偶然発見された．大腿骨遠位骨幹〜骨幹端に，境界明瞭で分葉状骨硬化縁を有する溶骨性変化を認める．非骨化性線維腫に典型的なX線像である．

図16-42 大腿骨の巨細胞腫（50歳代，女性）

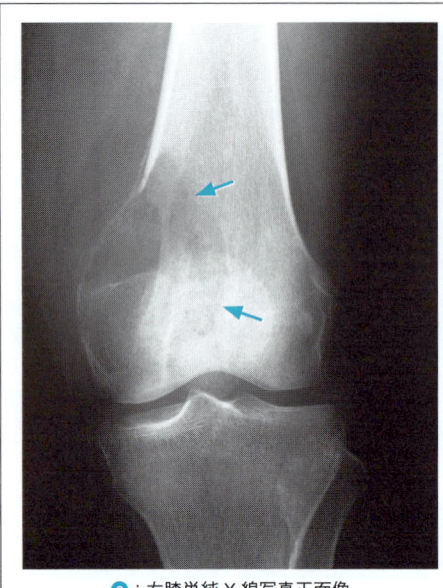

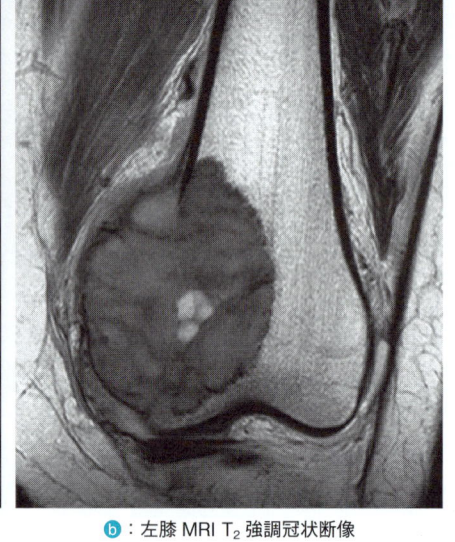

ⓐ：左膝単純X線写真正面像
ⓑ：左膝MRI T₂強調冠状断像

ⓐ：大腿骨遠位骨幹端〜骨端に境界明瞭な溶骨性変化を認める（矢印）．内側の骨皮質は著明な菲薄化を来し，一部で欠損している．
ⓑ：MRIでは腫瘍の範囲が明確で，骨外への進展がわかる．

硬化縁は伴わないことが多い．通常は骨皮質の破壊はないが，大きな病変では骨皮質を破壊して軟部腫瘤影を形成することがある．

MRIではT_1強調像で低信号，T_2強調像で高〜低信号を示す．骨外進展や関節内進展の有無を評価することも重要である．

❺ 類骨骨腫 osteoid osteoma

病理・病態

類骨骨腫は，血管に富む未熟な骨および類骨組織を含む良性腫瘍で，周囲に反応性の骨形成を伴う．腫瘍は通常1cm以下と小さく，nidusとよばれる．1cmを超えるものは骨芽細胞腫 osteoblastoma とよばれるが，両者の厳密な違いはない．好発部位は四肢の長管骨，手足の骨，脊椎である．10〜20歳台に好発し，男女比は約2：1と男性に多い．症状は疼痛や腫脹で，夜間に増強することが特徴とされる．関節近傍に発生したものでは，関節痛，可動域制限，関節液貯留など関節炎と類似の症状を示す．脊椎では有痛性側彎や斜頸を来すことがある．

画像所見

典型的なX線所見は，nidusとその周囲の骨皮質肥厚（骨膜反応）である（図16-43，44）．nidusは類円形の透亮像として認められ，内部に石灰化を伴うことがある．シンチグラフィはnidusの検出に鋭敏である．典型的にはnidusへの強い集積と周囲骨の反応性変化に対する集積がみられる．CTはnidusの描出に優れ，特に骨肥厚の高度な例，脊椎や手根骨，足根骨などのnidusの同定に有用性が高い（図16-43，44）．

MRIではnidusはT_1強調像で低信号を，T_2強調像で低〜高信号を示すが，同定困難なことも多い．周囲の骨髄や軟部組織には浮腫性変化を認める．造影MRIではnidus，周囲の浮腫とも造影効果を認め，dynamic studyでnidusに急峻な立ち上がりを示す早期造影効果がみられることが特徴である．

❻ 骨軟骨腫 osteochondroma

病理・病態

骨軟骨腫は，軟骨帽を先端に有する骨性隆起で外骨腫 exostosis ともよばれる．骨皮質と骨髄を有し，それぞれ母床の骨皮質，骨髄と連続している．隆起の先端には，通常数mmの厚さの軟骨帽 cartilage cap が覆っている．若年者に発見されることが多く，好発部位は長管骨の骨幹端，肩甲骨，肋骨，骨盤骨などである．単純X線写真で偶然発見されたり無痛性の腫瘤で発見されたりすることが多いが，神経あるいは血管圧迫症状，骨折，軟部組織の炎症性腫瘤（滑液包炎）で発見されることもある．遺伝性多発性外骨腫症

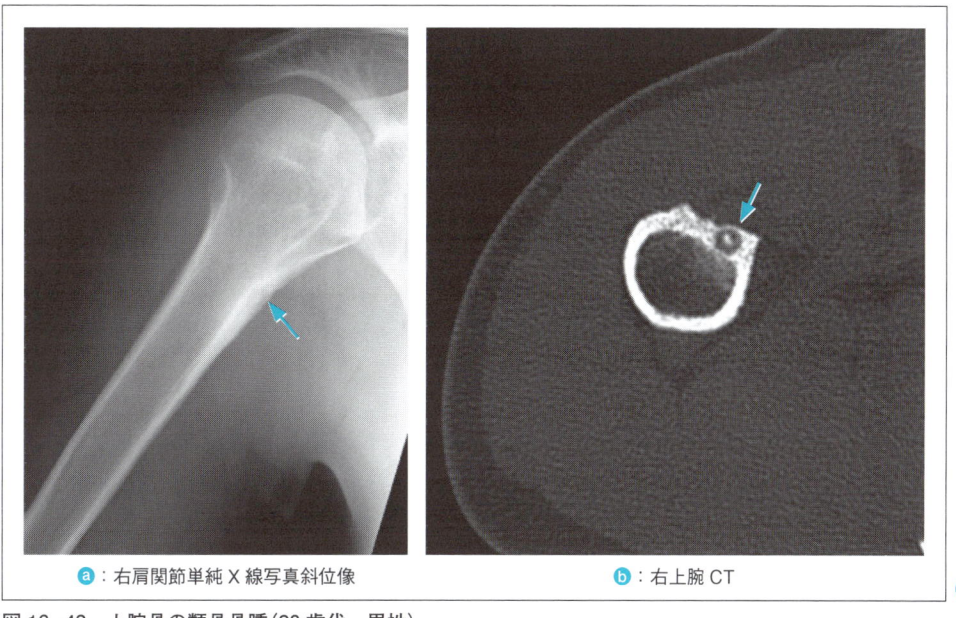

図 16-43　上腕骨の類骨骨腫（20 歳代，男性）
ⓐ：上腕骨近位骨幹端の骨皮質の肥厚があり，一部に透亮像が疑われる（矢印）．
ⓑ：CT では肥厚した骨皮質内の類円形の溶骨性変化(nidus)が明らかである（矢印）．nidus の中心には石灰化を認める．

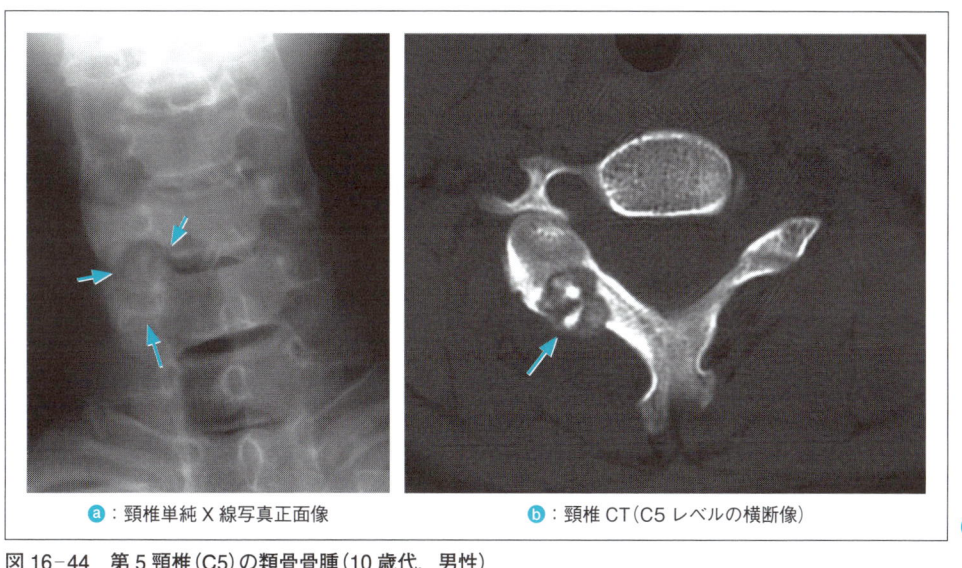

図 16-44　第 5 頸椎(C5)の類骨骨腫（10 歳代，男性）
頸部痛と斜頸あり．
ⓐ：単純 X 線写真で類円形の透亮像が認められるが，見逃しやすい所見である（矢印）．
ⓑ：CT では C5 の右椎弓に内部に石灰化を含む溶骨性変化(nidus)がみられる（矢印）．椎弓後面の骨皮質は腫瘍の部分で欠損しているが，周囲の骨皮質には肥厚を認める．

hereditary multiple exostosis（図 16-45）では，多発骨軟骨腫に伴い四肢の変形や成長障害を認める．

画像所見

　単純 X 線写真では有茎性（図 16-46）あるいは広基性（図 16-47）の骨性隆起として認められる．有茎性のものは関節から遠ざかる方向に成長するのが特徴である．MRI や CT では，骨性隆起と母床の骨皮質と骨髄がそれぞれ連続していることがわかる．MRI では腫瘍先端には T_1 強調像で低信号，T_2 強調像で高信号を示す軟骨帽を認める（図 16-46, 47）．

> **骨軟骨腫の悪性転化** .... *Memo*
>
> 骨軟骨腫は軟骨肉腫（まれに骨肉腫）への悪性転化を来すことがあり，その頻度は単発性で1％，多発性（遺伝性多発性外骨腫症）で，3〜5％と報告されている．特に骨盤骨では悪性化の頻度が高い（「軟骨肉腫」p.551，図16-61 参照）．MRIにおける軟骨帽の肥厚（>1.5 cm），成長期以後の増大，骨破壊などの所見があれば悪性腫瘍を考える必要がある．

❼ 内軟骨腫 enchondroma

病理・病態

内軟骨腫は骨内に発生する硝子軟骨性病変で，分葉状の軟骨様組織とそれを区画する結合織を認める．好発部位は手足の短管骨で，次いで大腿骨，上腕骨，脛骨などである．通常は無症状で偶然発見されるが，手指では病的骨折のために発見されることもまれでない．特殊型として，全身性に多発する Ollier 病（enchondromatosis）やそれに血管腫を伴う Maffucci 症候群がある．

画像所見

単純 X 線写真では中心性の透亮像としてみられ，辺縁は平滑または分葉状で多くは硬化縁を伴う．大きくなると骨皮質の菲薄化，膨隆を認める．石灰化は高頻度にみられ，点状〜結節状，弓状〜リング状のパターンを示す（図 16-48）．手指の骨に発生したものでは，しばしば病的骨折を認める（図 16-49）．

MRI では，軟骨成分を反映して T_1 強調像で比較的均一な中等度〜低信号，T_2 強調像で強い高信号を呈することが多いが，石灰化の強いものでは低信号が主

体となる（図 16-48）．

❽ 軟骨芽細胞腫 chondroblastoma

病理・病態

軟骨芽細胞腫は軟骨芽細胞の密な増生，多核巨細胞，軟骨基質を特徴とする腫瘍で，骨端部に好発する．10〜20歳台に好発し，男女比は2：1で男性に

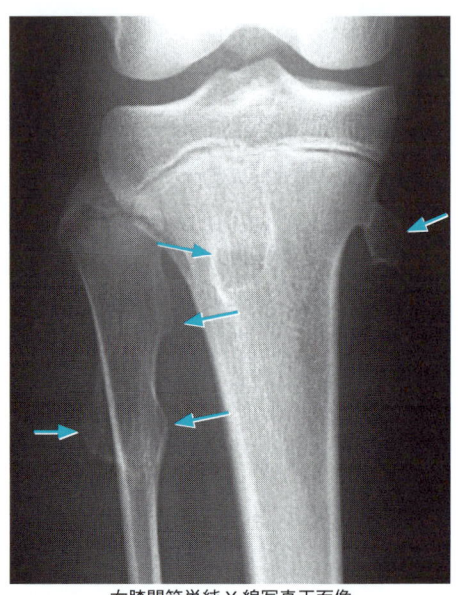

右膝関節単純 X 線写真正面像

図 16-45 遺伝性多発性外骨腫症に伴う多発性骨軟骨腫（10歳代，女性）

腓骨神経麻痺あり．脛骨および腓骨の近位骨幹端に突出する骨性隆起を認める（矢印）．

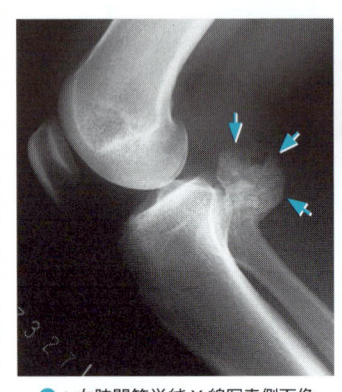

ⓐ：左膝関節単純 X 線写真側面像　　ⓑ：左膝 CT（腓骨頭のレベル）　　ⓒ：左膝 MRI T_2 強調冠状断像（腓骨頭のレベル）

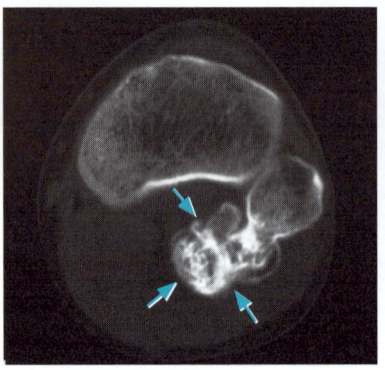

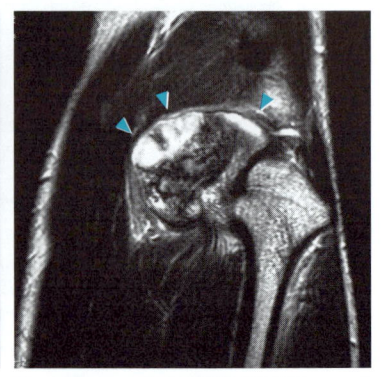

図 16-46 腓骨の骨軟骨腫（20歳代，男性）

ⓐ：腓骨頭から後方に突出するカリフラワー状の骨性隆起を認める（矢印）．
ⓑ：CT で骨性隆起と腓骨の骨皮質と骨髄がそれぞれ連続していることがわかる（矢印）．
ⓒ：MRI T_2 強調像で骨性隆起の表面に軟骨帽を示す高信号域を認める（矢頭）．

多い．大腿骨遠位部または近位部，脛骨近位部，上腕骨近位部に多いが，距骨，踵骨，膝蓋骨などに起こることもある．症状は局所の疼痛と腫脹である．

> 画像所見

単純X線写真では，長管骨骨端に硬化縁を伴う類円形の透亮像としてみられる（図16-50）．まれに骨幹端に及ぶこともある．石灰化は約1/4の症例に認められる．骨膜反応を来すこともあるが，悪性腫瘍にみられるような不規則性はみられない．

MRIでは腫瘍はT_1強調像で低信号，T_2強調像で低信号と高信号が混在する不均一な信号を示す．周囲の骨髄や軟部組織の反応性浮腫をしばしば伴うことが特徴である．関節液貯留や滑膜肥厚を伴うこともある．

⑨ 線維性異形成 fibrous dysplasia

> 病理・病態

線維性異形成は原因不明の骨形成異常（間葉組織の骨分化障害）と考えられているが，しばしば腫瘍との区別が問題になるので腫瘍類似病変として解説する．病理学的には，正常の骨・骨髄が未熟な骨組織（類骨）を含む線維性病変で置換されることが特徴である．単発（70～80％）あるいは多発（20～30％）のいずれもみられ，特に多発性では四肢や顔面の変形を伴うことが多い．多発性線維性異形成に皮膚の色素沈着（café au lait spot）と思春期早発を伴うものは，McCune-Albright症候群とよばれる．

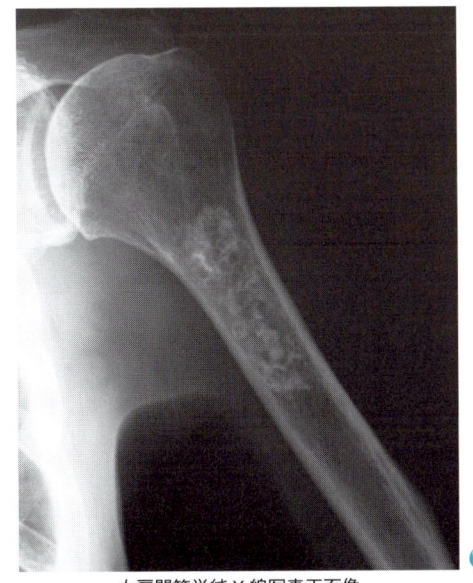

多発性では骨の変形や病的骨折を伴うことが多い．顔面の病変では眼窩の肥厚のために，眼球突出や複視を来す．まれに骨肉腫，線維肉腫などの悪性腫瘍を合併することがある．

> 画像所見

X線所見は部位および病変の範囲と大きさによっ

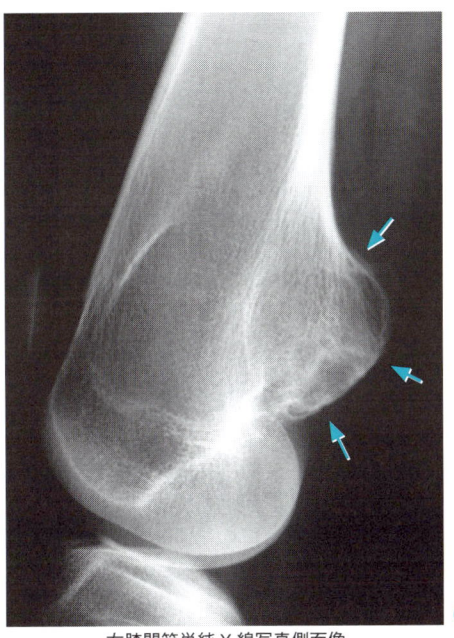

左膝関節単純X線写真側面像

図16-47 大腿骨の骨軟骨腫（10歳代，女性）
大腿骨遠位骨幹端後面に広基性の骨性隆起を認める（矢印）．

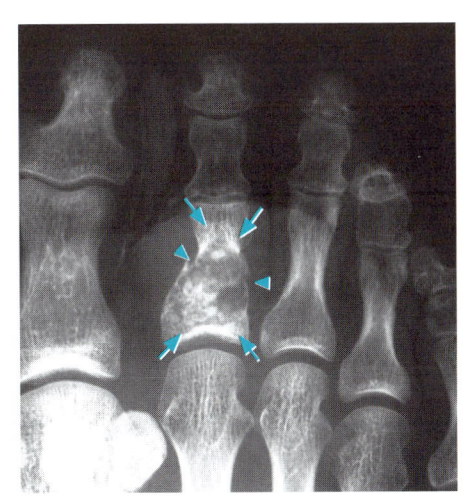

左肩関節単純X線写真正面像

図16-48 上腕骨の内軟骨腫（70歳代，女性）
上腕骨の近位骨幹～骨幹端に結節状およびリング状の石灰化がみられ，軟骨性腫瘍に特徴的である．

右足単純X線写真正面像

図16-49 病的骨折を伴う内軟骨腫（22歳，女性）
右第2趾の基節骨に境界明瞭な溶骨性変化があり（矢印），内部に点状～結節状の石灰化がみられる．骨皮質は薄く，病的骨折を来している（矢頭）．

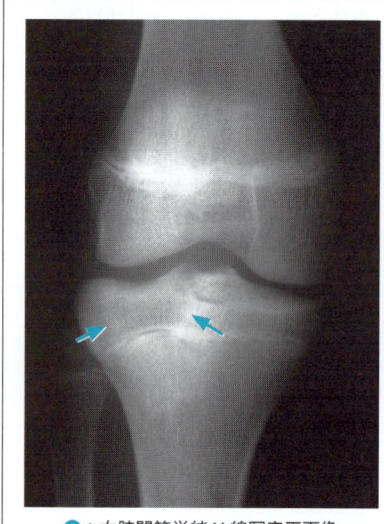

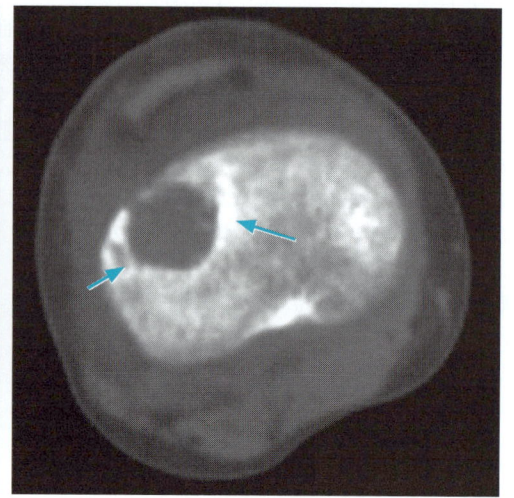

図16-50 脛骨の軟骨芽細胞腫(10歳代，女性)
ⓐ：右膝関節単純X線写真正面像
ⓑ：右膝関節CT（脛骨近位骨端レベル）
ⓐ：単純X線写真およびCTで脛骨近位骨端に境界明瞭な溶骨性変化を認める（矢印）．
ⓑ：CTでは溶骨性変化が明らかで（矢印），内部に点状の石灰化を認める．

て異なる．頭蓋および顔面骨では，頭蓋底や眼窩周囲の骨（蝶形骨，側頭骨）に多く，すりガラス・セメント様の均一な濃度を示す骨肥厚が認められる．長管骨では骨幹または骨幹端の骨髄内に病変がみられ，境界明瞭で骨硬化縁を伴うことが多い．内部はすりガラス様の均一な濃度を示すことが特徴である（図16-51）が，囊胞状の透亮像が混在することも多い．しばしば骨皮質の菲薄化を伴う膨張性の形態を示し，特に肋骨では膨張性に広がる腫瘤を形成しやすい．大腿骨頸部の内反変形と大腿骨の彎曲は特徴的で，"羊飼いの杖"のような変形（shepherd's crook deformity）と称される（図16-52）．

骨シンチグラムでは高度の集積を示すことが特徴で，多発性病変の把握に有用である．CTおよびMRIは病変の範囲，眼窩や頭蓋底病変における神経や眼球の圧迫の程度，悪性腫瘍の合併の有無などの評価に有用である．

❿ ランゲルハンス細胞組織球症 Langerhans cell histiocytosis

病理・病態

ランゲルハンス細胞組織球症は組織球の原因不明の増殖を主体とする疾患で，好酸球性肉芽腫，Hand-Schüller-Christian病，Letterer-Siwe病に大別される．乳児期〜小児期に好発するが，好酸球性肉芽腫は30歳以降に発生することもある．好酸球性肉芽腫は約70%を占め，骨または肺に病変がみられ，予後は

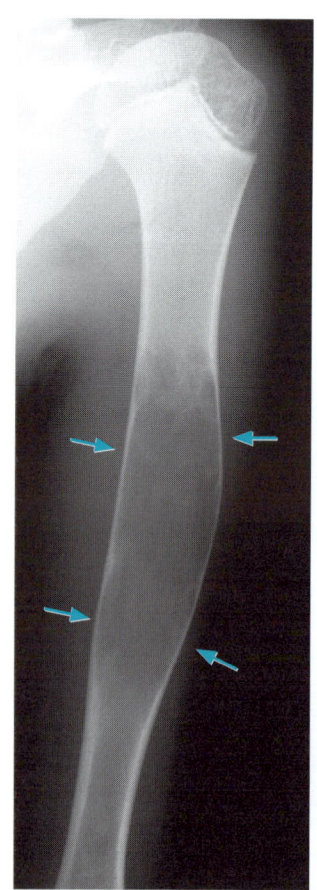

図16-51
線維性異形成(10歳代，女性)
左上腕骨骨幹にすりガラス様の濃度を有し，骨皮質の菲薄化と膨隆を伴う病変を認める（矢印）．

左上腕骨単純X線写真正面像

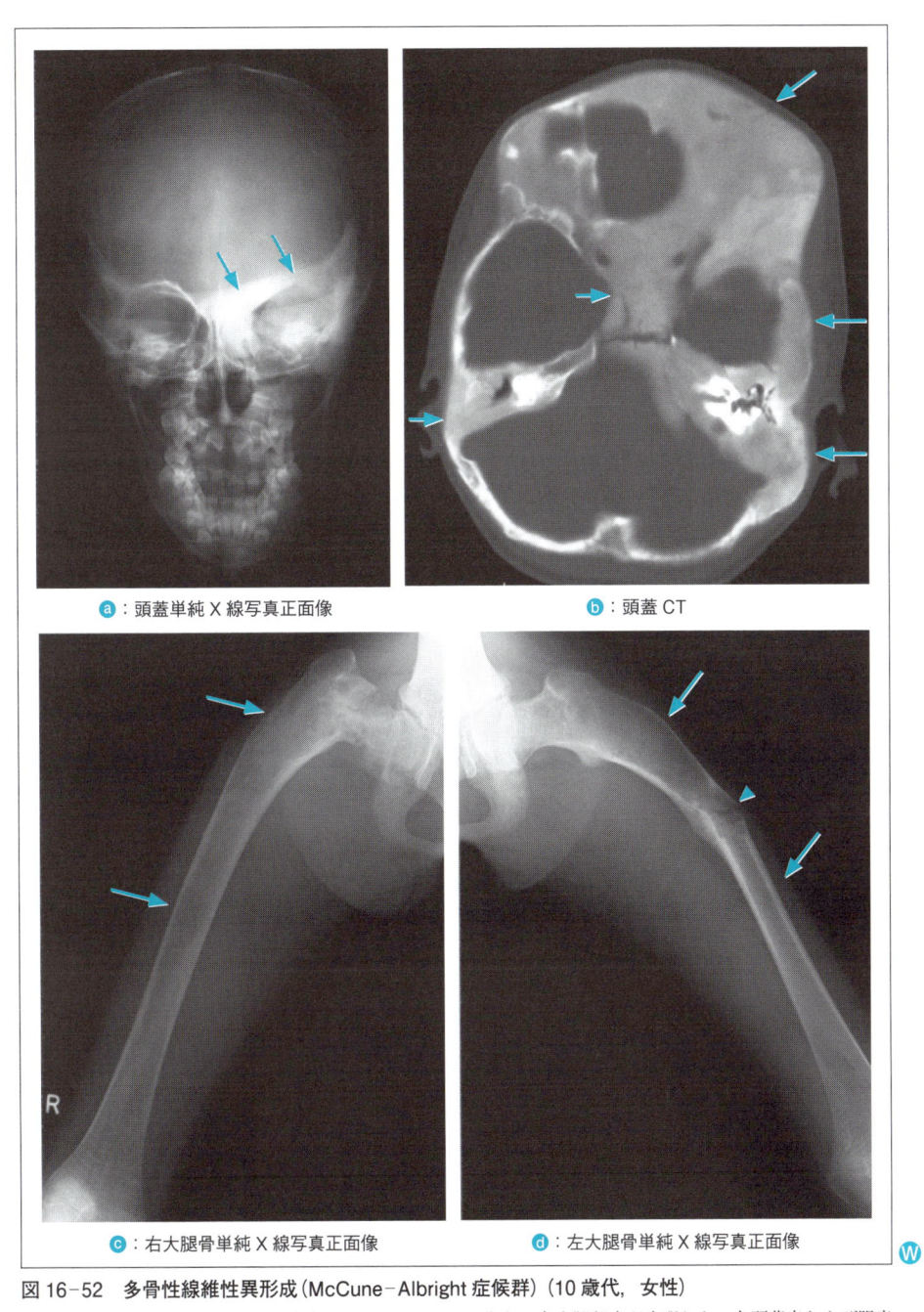

ⓐ：頭蓋単純 X 線写真正面像　　**ⓑ**：頭蓋 CT

ⓒ：右大腿骨単純 X 線写真正面像　　**ⓓ**：左大腿骨単純 X 線写真正面像

図 16-52　多骨性線維性異形成（McCune-Albright 症候群）（10 歳代，女性）
ⓐⓑ：左眼球突出，思春期早発，皮膚の café au lait spot あり．左大腿部痛が出現した．左頭蓋底および眼窩の骨は肥厚し，均一な造骨性変化を認める（矢印）．
ⓒⓓ：両側大腿骨は彎曲し，骨髄にすりガラス様の濃度上昇がみられる（矢印）．左大腿骨近位骨幹には病的骨折を認める（矢頭）．右大腿骨頸部は内反屈曲を来し，"羊飼いの杖"のような特徴的変形を示す．

良好である．骨病変は単発のことが多いが，多発することもまれではない．好発部位は頭蓋骨，下顎骨，長管骨，脊椎，肋骨などで，局所の疼痛や圧痛，腫脹，腫瘤形成などを認める．Hand-Schüller-Christian 病および Letterer-Siwe 病は全身性で，特に後者は予後不良である．

画像所見

単純 X 線写真では辺縁に骨硬化を伴わない溶骨性変化としてみられ，頭蓋骨では境界明瞭な類円形〜地図状の溶骨性変化が特徴的である（**図 16-53**）．長管

骨では辺縁不明瞭な溶骨性変化と骨膜反応がみられ，Ewing 肉腫や骨髄炎との鑑別を要することがある．脊椎では扁平椎を来す．MRI 所見は病変の範囲を把握するのに有用であるが，信号パターンは非特異的で，活動性の高い病変では軟部組織への進展や浮腫性変化を伴うために悪性腫瘍との鑑別が問題になる．

⓫ Paget 病

病理・病態

Paget 病は変形性骨炎 osteitis deformans ともよばれ，骨の過剰な remodeling を特徴とする疾患である．欧米では非常に頻度の高い疾患であるが，日本では比較的まれである．原因は明らかでないが，slow viral infection と推定されている．中高年者に好発し，男性に多い．好発部位は頭蓋骨，椎体，骨盤骨，長管骨で，多発しやすい．症状としては疼痛や骨変形を来すが，無症状のことも多く，経過は非常に遅い．

画像所見

単純 X 線写真では最初に骨吸収期がみられ，次第に骨硬化期へ移行していき，斑状硬化像，骨梁の肥厚，骨皮質の肥厚，骨肥大などがみられるようになる（図 16-54）．骨吸収は長管骨では骨端から起こり，次第に骨幹端から骨幹に進展する．骨幹端における骨吸収部の先端は辺縁明瞭で，V 字または草の葉（blade of grass）の形状を示す．頭蓋骨でみられる境界明瞭な溶骨性変化 osteoporosis circumscripta や椎体の骨皮質の肥厚 picture frame appearance（図 16-54）は特徴的である．骨硬化期にみられる頭蓋骨の不均一な硬化像は cotton wool appearance と表現される．

⓬ 骨島 bone island

病理・病態

骨島は海綿骨内に認められる限局性の緻密骨で，非腫瘍性の病変である．無症状であるが，単純 X 線写

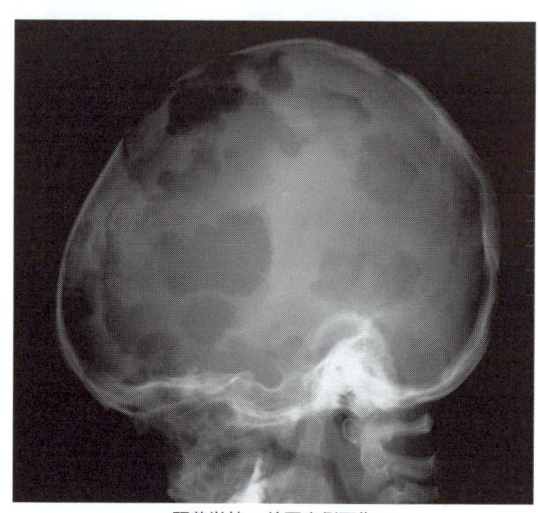

頭蓋単純 X 線写真側面像
図 16-53 ランゲルハンス細胞組織球腫（4 か月，男児）
頭蓋骨に地図状の溶骨性変化が多発している．

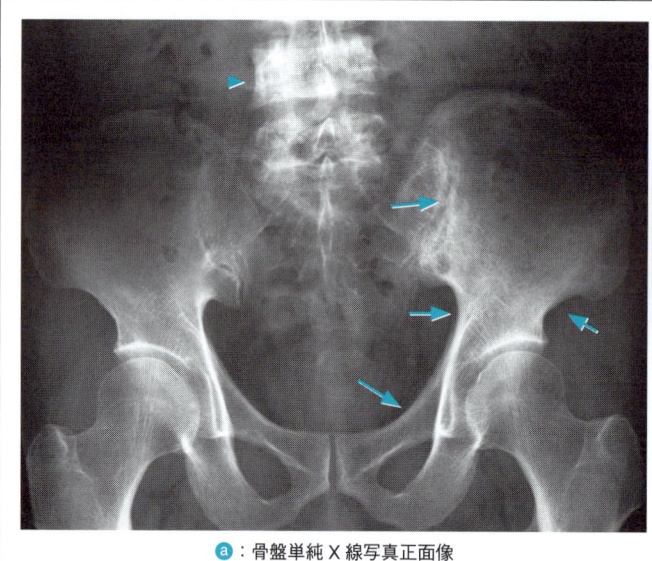

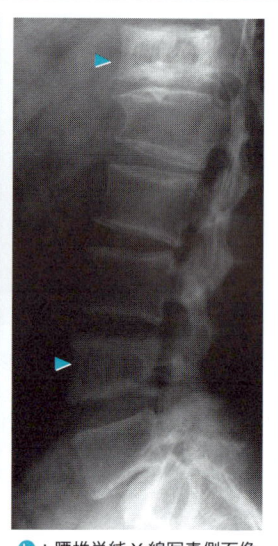

ⓐ：骨盤単純 X 線写真正面像　　ⓑ：腰椎単純 X 線写真側面像

図 16-54 骨 Paget 病（70 歳代，男性）
ALP 高値で精査を行った．
ⓐ：左腸骨〜恥骨の骨皮質は肥厚し，海綿骨の骨梁粗造化を認める（矢印）．
ⓑ：第 12 胸椎，第 4 腰椎は他の椎体に比べて大きく，骨皮質の肥厚と骨梁粗造化を認める（矢頭）．

真やCTで偶然発見されることが多い.

画像所見

X線上は，単発性または多発性で，円形〜楕円形あるいは細長い帯状の骨硬化像として認められる．大きさは通常2cm以内であるが，これを超えるもの(giant bone island)もある．辺縁には放射状の細かい棘状陰影がみられ，これが周囲の骨梁に移行する．このため，辺縁は羽毛状またはブラシ状にみえることが多い(図16-55)．骨皮質から表面に突出することはない．通常は病変の大きさは変化しないが，まれには増大あるいは縮小・消失する例もある．

臨床的に最も重要となるのは造骨性骨転移との区別である．単純X線所見のみでの厳密な区別は難しいが，経過を通じて変化がないことや，骨シンチグラムで集積がないことから区別できる．肋骨では肺内病変としばしば誤られるので注意が必要である．

CTでは海綿骨内に限局した骨硬化像として認められ，MRIではすべての撮像法で低信号を示す．

3 悪性骨腫瘍

1 転移性骨腫瘍 metastatic bone tumor

病理・病態

転移性骨腫瘍は脊椎の悪性腫瘍のなかで最も多く，特に40歳以上の患者では，悪性腫瘍の既往の有無にかかわらず，骨転移の可能性を常に念頭に置いておくべきである．骨転移を来しやすい腫瘍としては，成人では乳癌，前立腺癌，肺癌，腎癌，小児では神経芽細胞腫がある．部位としては脊椎，骨盤，頭蓋，中枢側の四肢骨に多いが，手足などの末梢骨に起こることもある．

画像所見

単純X線写真では溶骨性変化(図16-56, 57)，造骨性変化(図16-58)あるいはそれらの混在として認められるが，単純写真で全く認識できないものもある．骨転移全体からみると溶骨性変化の頻度が高い．病的骨折の合併はしばしばみられ，溶骨性転移だけでなく，造骨性転移でも認められる．造骨性骨転移の頻度が高いものとしては男性では前立腺癌，女性では乳癌が代表的である．この他，喉頭癌や咽頭癌，悪性リンパ腫，消化器癌，膀胱腫瘍，カルチノイド腫瘍などがある．造骨性転移は進行するとびまん性に広がる．海綿骨の濃度が上昇し骨梁が同定できなくなること，骨皮質と海綿骨の区別ができなくなることが，びまん性造骨性変化の特徴である．膨張性発育を示すものは，甲状腺癌や腎癌からの転移に多い．脊椎では，椎弓根の消失(pedicle sign)(図16-57)や椎体圧迫骨折，造骨性変化 ivory vertebra(図16-58)などが認められる．

骨シンチグラフィは非特異的ではあるが，描出感度が高く，スクリーニングの手段として有用である．MRIは原発性，あるいは転移性骨腫瘍の描出に優れており，単純X線像で指摘困難な病変も描出可能である(図16-56)．また，傍脊椎・硬膜外進展・腫瘤，

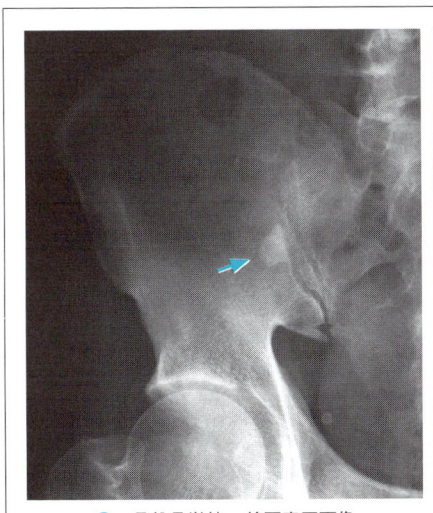

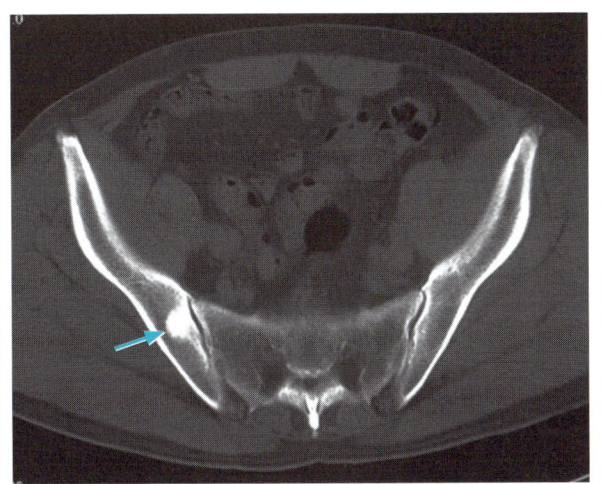

ⓐ：骨盤骨単純X線写真正面像　　ⓑ：骨盤骨CT

図16-55　右腸骨の骨島(60歳代，男性)
単純X線写真およびCTで右腸骨内側に境界明瞭な類円形の造骨性変化を認める(矢印)．辺縁には毛羽立ちがみられ，骨島に特徴的である．

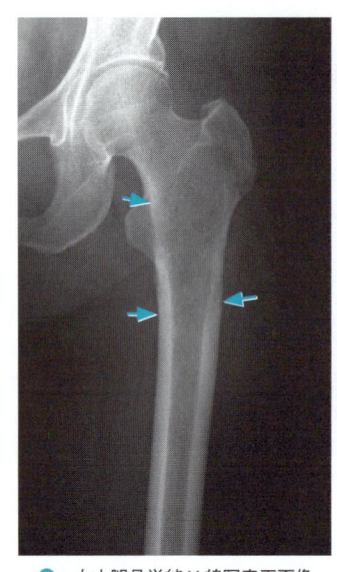

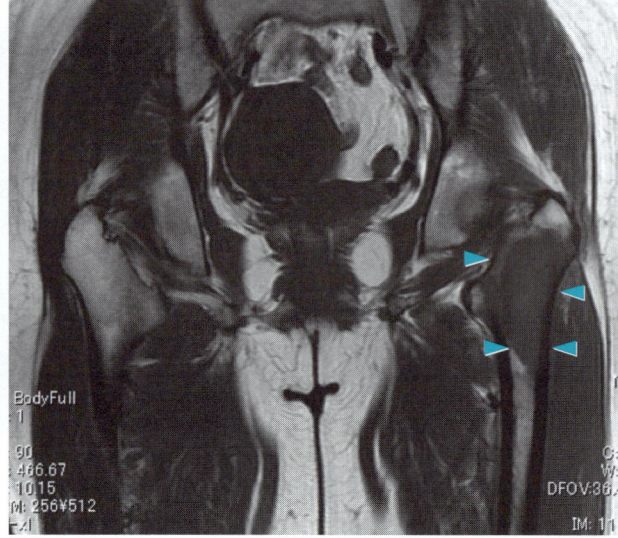

ⓐ：左大腿骨単純X線写真正面像　　　ⓑ：股関節MRI T₁強調冠状断像

図16-56　大腿骨近位部への乳癌骨転移（50歳代，女性）
ⓐ：大腿骨近位部骨幹〜転子間部に境界不明瞭な浸透状の溶骨性変化を認める（矢印）．
ⓑ：MRI T₁強調像では病変が低信号域として明瞭に描出されている（矢頭）．

脊髄圧迫の有無なども知ることができる．

❷ 骨肉腫 osteosarcoma, osteogenic sarcoma

病理・病態
　骨肉腫は腫瘍細胞が未熟な骨や類骨組織を形成する腫瘍で，10〜20歳台に好発する．好発部位は大腿骨遠位部や脛骨近位部の骨幹端で，膝周囲の発生が半数以上を占めるが，上腕骨近位部，腓骨近位部，腸骨，顎骨，脊椎などにも発生する．

画像所見
　単純X線写真では，骨硬化型 sclerosing type，溶骨型 osteolytic type および混合型 mixed type に分けられ，最も多くみられるのは混合型である．典型的には，境界不明瞭な骨破壊あるいは骨基質形成を反映した石灰化，Codman三角や spicula 様の骨膜反応，軟部腫瘤を認める（図16-59）．MRI，CTは腫瘍の進展範囲あるいは血管，神経浸潤の有無を評価するのに有用である．

❸ Ewing肉腫 Ewing sarcoma

病理・病態
　Ewing肉腫は小児や青年期にみられる骨原発悪性腫瘍のなかで，骨肉腫に次いで頻度が高い．最近の免疫組織学や遺伝子解析の結果，神経外胚葉細胞由来の腫瘍と考えられている．好発年齢は20歳未満（特に

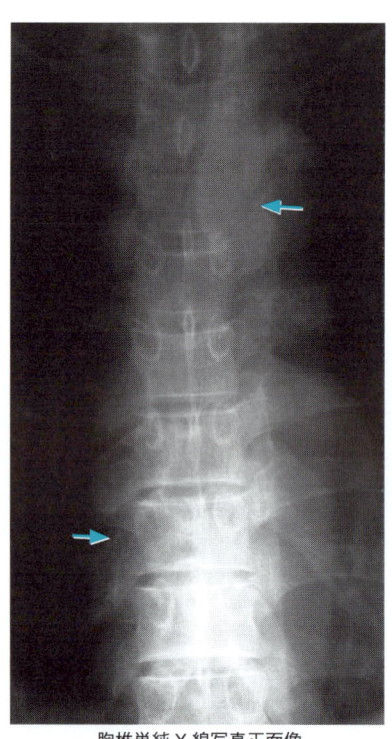

胸椎単純X線写真正面像

図16-57　肝細胞癌の脊椎転移（60歳代，男性）
第4胸椎左側および第8胸椎右側の椎弓根に溶骨性変化がみられる．one-eye sign あるいは pedicle sign とよばれる所見で，骨転移でしばしば認められる．

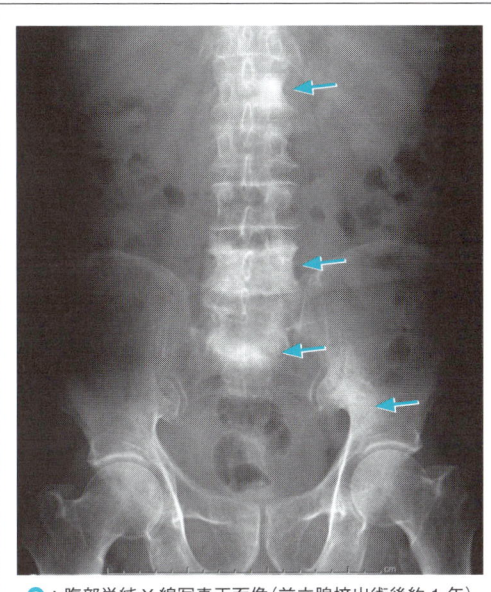

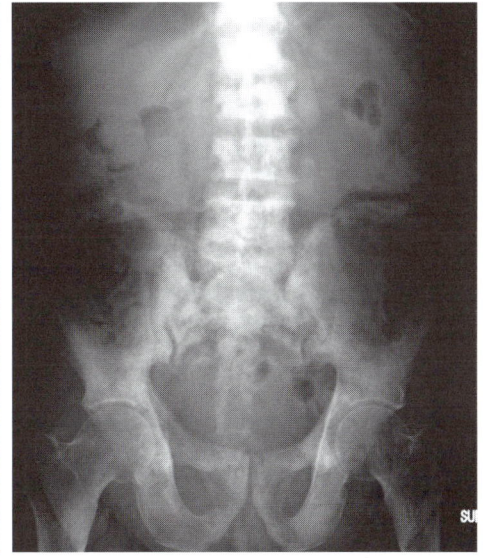

ⓐ：腹部単純X線写真正面像（前立腺摘出術後約1年）　　ⓑ：腹部単純X線写真正面像（術後約2年）

図16-58　前立腺癌の造骨性骨転移（40歳代，男性）
術後約1年のX線写真で腰椎，仙椎，左腸骨に造骨性変化を認める（矢印）．椎体全体が造骨性変化を来した状態は象牙椎体 ivory vertebra とよばれる．術後2年には造骨性変化がびまん性に広がっている．

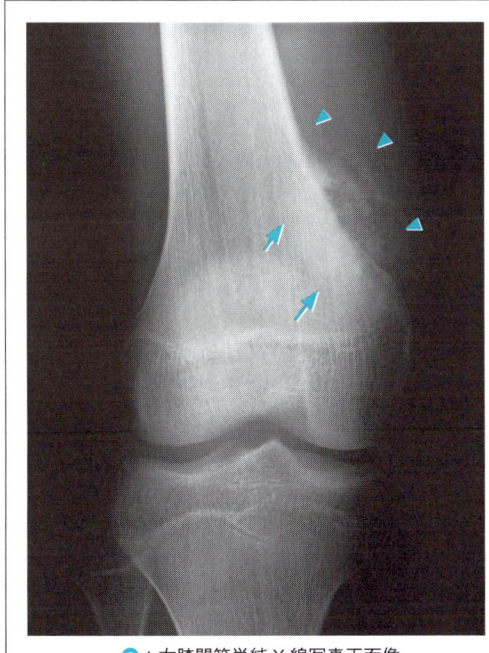

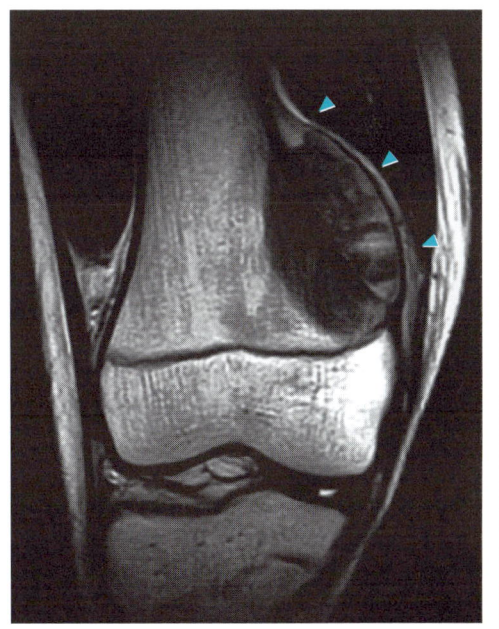

ⓐ：右膝関節単純X線写真正面像　　ⓑ：右膝関節 MRI T_2 強調冠状断像

図16-59　大腿骨骨肉腫（10歳代，男性）
ⓐ：大腿骨遠位骨幹端の内側に造骨性変化（矢印），Codman 三角およびスピクラ様の骨膜反応（矢頭）を認める．
ⓑ：MRI T_2 強調像では骨内および骨外の進展範囲が明瞭である．腫瘍は骨膜下に進展し，骨膜が挙上している（矢頭）．Codman 三角は，腫瘍上端で骨膜がテント状に挙上した部分に相当する．

5〜15歳)で，大腿骨，腸骨，脛骨，上腕骨，腓骨，肋骨に好発する．長管骨では骨幹から骨幹端に及ぶことが多い．局所の痛みや腫脹に加えて，発熱，体重減少，貧血，白血球増多などの全身症状を伴う．このような臨床所見およびX線所見から急性骨髄炎との鑑別がしばしば問題となる．

画像所見

単純X線写真では境界不明瞭な溶骨性変化(しばしば浸透状)，骨皮質の侵食像，軟部腫瘤を認める(図16-60)．骨膜反応は種々のパターンがみられるが，骨皮質に平行な多層性の骨膜反応——タマネギの皮様(onion-skin, onion-peel pattern)とよばれる——は，この腫瘍の特徴のひとつである(図16-60)．骨破壊が少ない割に大きな軟部腫瘤を形成すること，長軸方向に長い進展を示すことが多い．MRI，CTの所見は特異的でないが，病変の進展範囲や骨破壊の程度を評価するのに適している．

❹ 軟骨肉腫 chondrosarcoma

病理・病態

軟骨肉腫は，発生が骨内か骨表層かによって中心性軟骨肉腫と末梢性軟骨肉腫に大別される．好発年齢は30〜60歳台で，若年者にはまれである．好発部位は長管骨，骨盤骨，肋骨，肩甲骨などである．

画像所見

X線上，低悪性度の中心性軟骨肉腫は内軟骨腫に類似した所見を認めることが多い．進行すると骨侵食や骨破壊，軟部腫瘤の形成がみられる．石灰化は軟骨性腫瘍のパターン(斑点状や曲線状)を示す(図16-61)が，悪性度が高いものはむしろ石灰化に乏しい．末梢性軟骨肉腫は骨軟骨腫と類似しているが，軟部組織に広がる不規則な石灰化，骨破壊や骨侵食像を認める．

MRIは病変の進展範囲を把握するのに有用で，骨髄内あるいは軟部組織の病変を明確にできる．軟骨基質は，T_1強調像で低信号，T_2強調像で強い高信号を示し，多結節状の形態を示す(図16-61)．造影MRIでは，結節を分画する隔壁様のenhance効果が認められる．

❺ 脊索腫 chordoma

病理・病態

脊索腫は遺残脊索由来の悪性腫瘍である．仙尾骨に発生するものが約50％，脳底部の斜台に30〜40％，残りがその他の脊椎にみられる．仙骨前面を中心に進展し，疼痛，腫脹の他，便秘，尿閉を認めることもある．

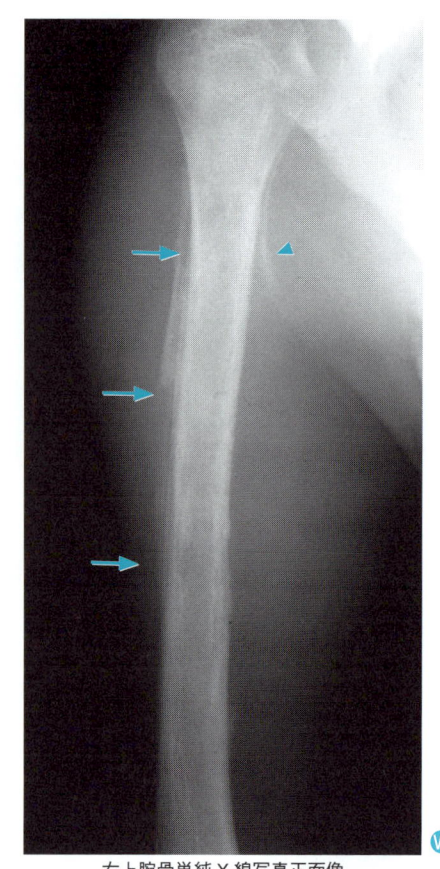

右上腕骨単純X線写真正面像

図16-60　上腕骨のEwing肉腫(10歳代，男性)

右上腕骨の近位骨幹端〜骨幹に浸透状の骨吸収を認め，多層性骨膜反応(onion-skin, onion-peel pattern)(矢印)およびCodman三角(矢頭)を認める．

画像所見

単純X線写真では腫瘍内に不定形の石灰化を認めることが特徴である．CTは石灰化の描出に優れ，90％の症例で石灰化が描出されるとの報告もある(図16-62)．

MRIでは，内部は豊富に含まれるムチンを反映してT_2強調像で著明な高信号を示し，低信号の被膜，線状・索状の線維性隔壁を有する分葉状腫瘤として描出される(図16-62)．

❻ 多発性骨髄腫 multiple myeloma

病理・病態

多発性骨髄腫は，形質細胞の単クローン性の腫瘍性増殖を本態とする疾患で，40歳以上の中・高齢者に多い．

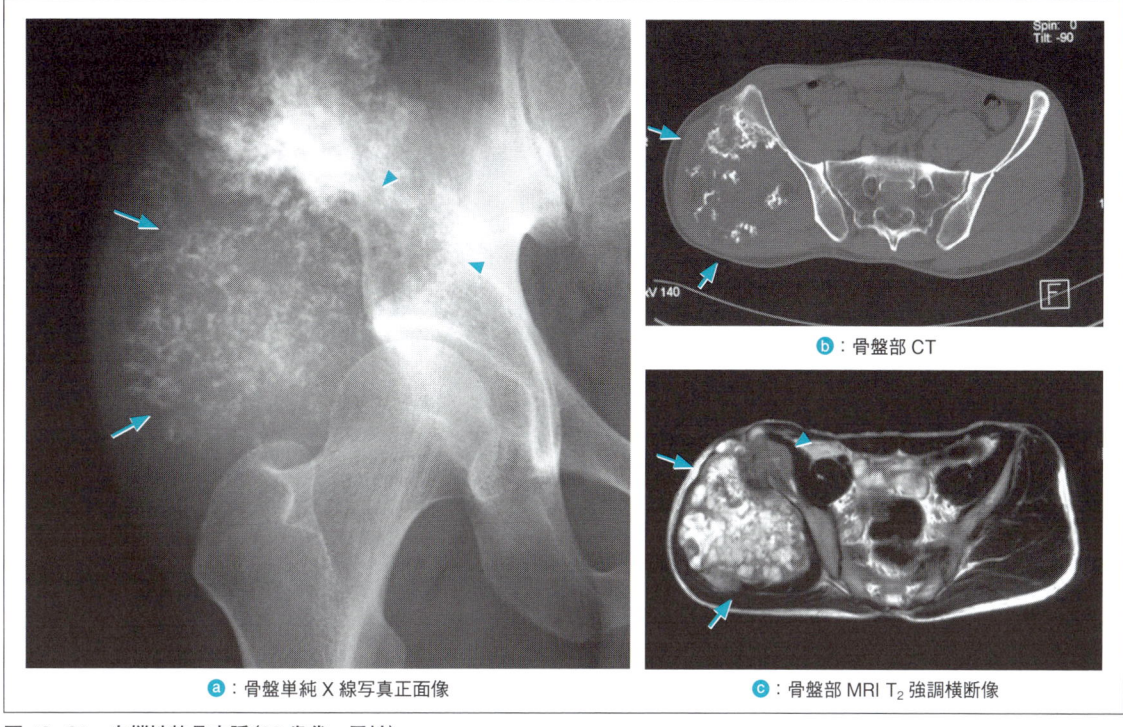

図16-61 末梢性軟骨肉腫(30歳代,男性)
ⓐⓑ：単純X線写真およびCTでは右臀部に点状〜斑状の石灰化を伴う腫瘤(矢印)および右腸骨の骨破壊(矢頭)を認める．CTでは腸骨と連続する骨性隆起がみられ，骨軟骨腫があったことが推測される．
ⓒ：MRI T₂強調像では腫瘍の多結節状構造がよく描出されている(矢印)．骨破壊の部分は低信号を示し，低分化度の腫瘍成分が示唆される(矢頭)．

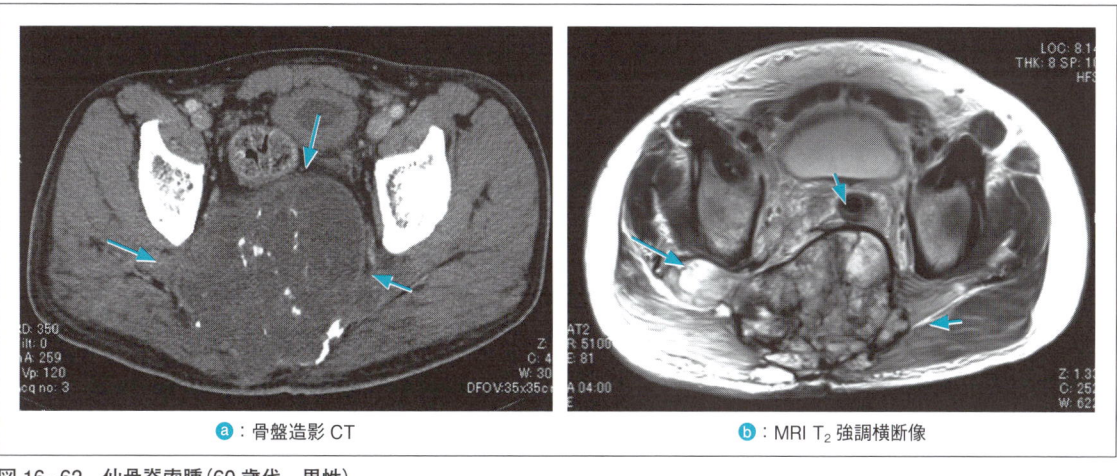

図16-62 仙骨脊索腫(60歳代,男性)
ⓐ：仙骨の骨破壊を伴う腫瘤が仙骨前方に進展している(矢印)．内部に点状の石灰化が認められる．
ⓑ：MRI T₂強調像で，腫瘍(矢印)は著明な高信号を示し，低信号の被膜と線状〜索状の線維性隔壁を認める．

画像所見

単純写真で認められる所見としては，境界明瞭な多発性溶骨性変化(打ち抜き像 punched-out lesion)が特徴的である(**図16-63**)．しかし，単純X線写真では異常を認めないことも多い．びまん性の高度な骨粗鬆症を来し，脊椎に多発性圧迫骨折を来すこともある(**図16-63**)．これは腫瘍細胞から分泌される破骨細胞活性化因子が関与していると考えられている．

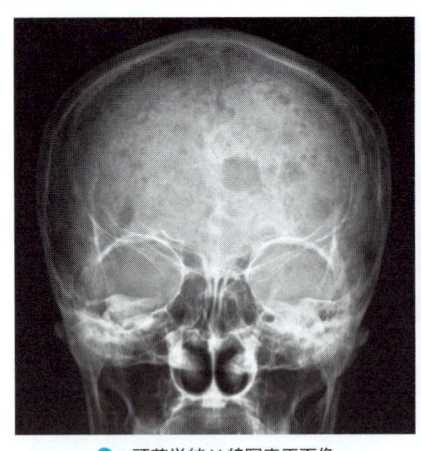

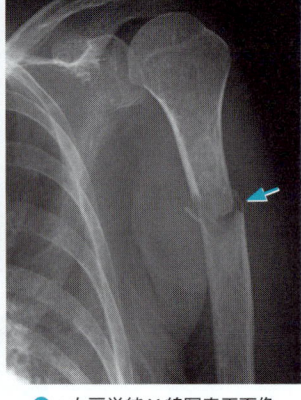

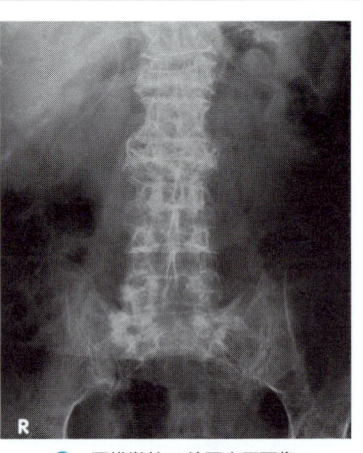

ⓐ：頭蓋単純X線写真正面像　　ⓑ：左肩単純X線写真正面像　　ⓒ：腰椎単純X線写真正面像

図16-63　多発性骨髄腫(70歳代，女性)
ⓐ：頭蓋骨に境界明瞭な類円形の溶骨性変化がみられ，puched-out lesionとよばれる所見である．
ⓑ：左上腕骨の骨幹に溶骨性変化があり，病的骨折を来している(矢印)．
ⓒ：下部胸椎から腰椎には圧迫骨折が多発しており，多発性骨髄腫に伴う骨粗鬆症によるものである．

C 関節疾患

　X線撮影では関節の内部構造を描出することはできないが，関節疾患に伴う骨軟部組織の様々な二次性変化が描出される．関節軟骨の菲薄化は関節裂隙の狭小化として認識される．また，多発性関節性病変では病変の分布が診断に重要である．関節疾患の診断に重要な所見をまとめると以下のような項目が挙げられる（**表16-3**）．これらはそれぞれの項目の頭文字をとって"ABCD'S approach"とよばれる．

　Alignment：関節を構成する骨の配列
　　外反，内反，尺側偏位，橈側偏位，亜脱臼，脱臼など
　Bone：関節周囲の骨の異常
　　骨量減少，骨硬化，骨棘，嚢胞，骨侵食，骨膜反応など
　Cartilage：関節軟骨の異常
　　関節裂隙狭小化，関節軟骨の石灰化
　Distribution：病変の分布
　　対称性，多発性または多発性，末梢関節または中枢関節
　Soft tissue：関節周囲の軟部組織腫脹，石灰化
　CT，MRI，超音波検査は，単純X線写真で描出できない軟部組織や関節内構造の変化を描出するために行われる．特にMRIは関節疾患の診断において有用性が高い．

1 関節リウマチ rheumatoid arthritis

病理・病態

　関節リウマチは寛解と再燃を繰り返す原因不明の多発性関節炎である．関節炎は対称性で，リウマトイド因子が陽性を示すことが特徴である．25〜55歳の女性に好発する．病変の首座は滑膜にあり，滑膜増殖を伴う滑膜炎から骨および軟骨の侵食，関節の破壊・変形を来す．長期間にわたり軽い症状のみで経過するものから急速な関節破壊を来すものまで，進行の速さは様々である．関節炎の他に，皮膚症状(リウマチ結節)，間質性肺炎，Felty症候群(脾腫と顆粒球減少)，Sjögren症候群などを合併することがある．米国リウマチ学会の診断基準では以下の7項目のうち，4項目を満たすものを関節リウマチと診断する．

①朝のこわばり(少なくとも1時間)
②3か所以上の関節腫脹
③手指(PIPまたはMP関節)または手関節の関節腫脹
④対称性関節腫脹
⑤手指・手の典型的X線異常
⑥皮下のリウマチ結節
⑦リウマトイド因子陽性

　関節炎の好発部位は，手関節，手指のMPおよびPIP関節，肘関節，股関節，膝関節，足関節，足指のMP関節，頸椎(特に環軸関節)である．

画像所見

　以下のようなX線所見が認められる．このうち関

表 16-3 主な関節疾患の X 線所見の特徴

	A（配列）	B（骨）	C（軟骨）	D（分布）	S（軟部組織）
関節リウマチ	指の尺側偏位 スワンネック変形 環軸椎亜脱臼	関節周囲の骨粗鬆化，骨侵食，骨囊胞	関節軟骨の均一な菲薄化（関節裂隙の均一な狭小化）	通常は多発，対称性分布	関節周囲の軟部腫脹
変形性関節症	内反膝など	骨棘形成，骨硬化，骨囊胞	関節軟骨の不均一な菲薄化（関節裂隙の不均一な狭小化）	股関節，膝	関節内遊離体
化膿性関節炎	脱臼や亜脱臼	急速な骨破壊，骨膜反応	関節軟骨の急速な破壊（関節裂隙狭小化または拡大）	通常は単関節	関節周囲の軟部腫脹
結核性関節炎		関節周囲の骨粗鬆化，骨侵食	関節軟骨の菲薄化（関節裂隙狭小化）	通常は単関節	関節周囲の軟部腫脹
強直性脊椎炎		関節包や靱帯付着部の骨侵食や骨過形成（enthesitis） 脊椎・関節の骨性強直	関節軟骨の菲薄化（関節裂隙狭小化）	仙腸関節，脊椎，股関節	椎間板周囲の骨化や石灰化 靱帯付着部の石灰化
痛風		痛風結節による境界明瞭な骨侵食	関節軟骨は保たれる	足関節，手関節	軟部組織の結節病変（痛風結節）
ピロリン酸カルシウム沈着症		骨囊胞，骨破壊	関節軟骨や半月板の石灰化	膝関節，手関節，股関節，恥骨結合	関節包や腱，靱帯の石灰化
神経病性関節症（Charcot 関節）	脱臼や亜脱臼	骨硬化，骨増殖性変化，骨折，骨破壊が混在	関節軟骨の破壊（関節裂隙は狭小化または拡大）	梅毒：膝，股，足，脊椎 脊髄空洞症：肩，肘，手 糖尿病：足	軟部組織の石灰化や骨化

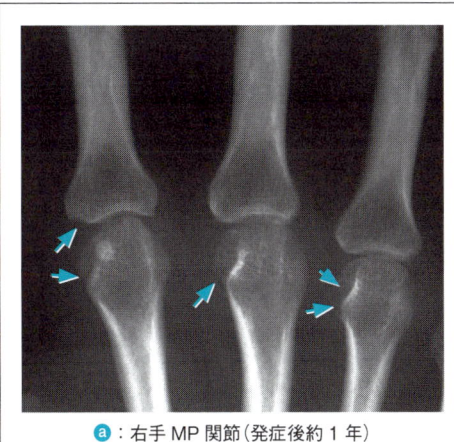

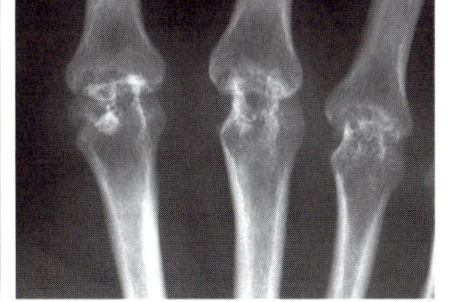

図 16-64 関節リウマチによる MP 関節の変化
ⓐ：右手 MP 関節（発症後約 1 年）
ⓑ：右手 MP 関節（発症後約 3 年）
ⓐ：発症後 1 年では，中手骨頭および基節骨の一部に骨侵食の初期像である骨皮質の不明瞭化がみられる（矢印）．
ⓑ：発症後 3 年では，骨破壊が進行し，関節裂隙はほとんど消失している．

節裂隙の狭小化と骨侵食は特徴的で，その程度に基づき関節破壊の grade 分類やスコア化が行われる．
1) 関節周囲の軟部組織腫脹：関節液貯留，滑膜肥厚とその周囲の炎症性変化による．
2) 関節近傍の骨粗鬆化：関節の血流増加および痛みにより関節を動かさないことが関係している．
3) 関節裂隙の均一な狭小化：関節軟骨の菲薄化～欠損による．変形性関節症と異なり，関節裂隙の狭小化は全体に均一なことが多い（図 16-64～66）．高度なものでは，関節面が癒合し骨性強直 bony ankylosis を来す．
4) 骨侵食（erosion）および骨破壊：骨侵食は関節辺縁

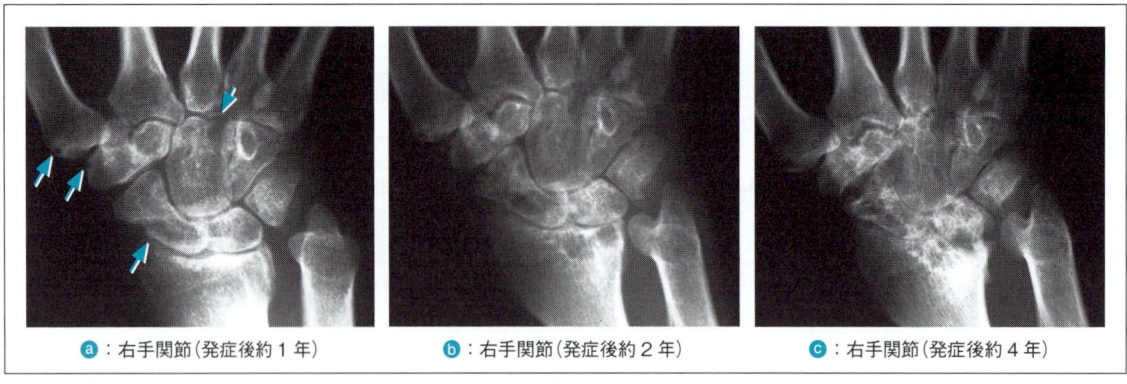

554　Ⅰ．画像診断

ⓐ：右手関節（発症後約1年）　**ⓑ：右手関節（発症後約2年）**　**ⓒ：右手関節（発症後約4年）**

図 16-65　関節リウマチによる手関節の変化
発症後1年で，手根骨や中手骨に骨侵食像がみられ（矢印），次第に骨破壊が進行している．関節裂隙の狭小化の進行も明らかである．

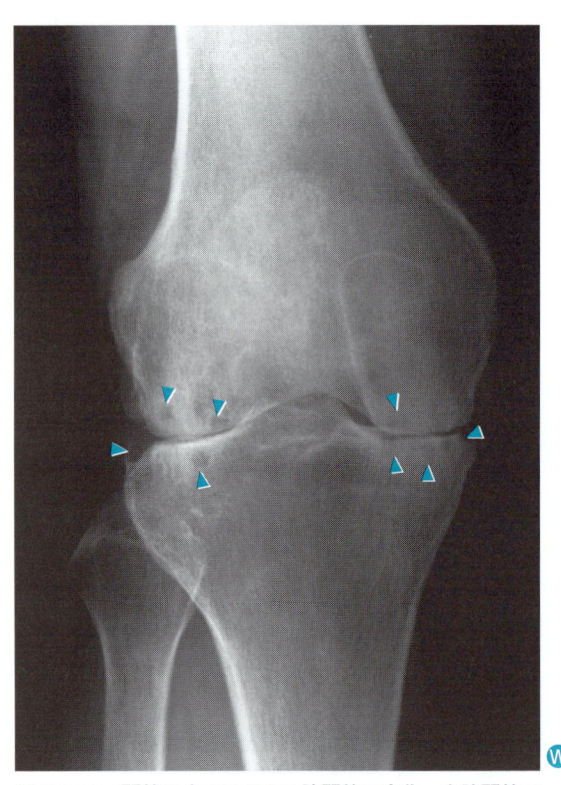

図 16-66　関節リウマチによる膝関節の変化．右膝関節X線写真正面像
関節裂隙は内側・外側ともに狭く，関節面直下の軟骨下骨に骨侵食像または小囊胞性変化を認める（矢頭）．

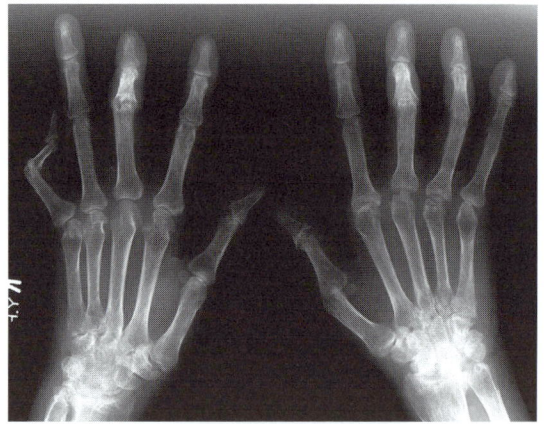

両手単純X線写真

図 16-67　関節リウマチによる手関節および手指の骨破壊と変形（発症後約5年）
橈骨および尺骨遠位端，手根骨，MP関節，PIP関節の骨侵食，関節裂隙狭小化，PIP関節の屈曲とDIP関節の伸展（ボタンホール変形）を認める．

の骨に認められる虫食い状の骨欠損で，関節辺縁に認められる．関節辺縁の骨は関節軟骨がなく滑膜が骨に接する部分（bare area）で，滑膜増殖による骨侵食が起こりやすい．初期には骨皮質の不明瞭化として認められ，次第に骨欠損として認識できるようになる（図 16-64～67）．進行例では著明な骨破壊を来す．

5）環軸椎亜脱臼 atlantoaxial subluxation：頸椎側面像で環椎の前弓と軸椎歯突起の間の間隔が開大する（図 16-68）．この間隔は前屈位で広がり，成人では4.5 mm，小児では2.5 mmを超えると異常とされる．

6）関節のアライメント異常：手指の種々の変形（スワンネック変形，ボタンホール変形），MP関節における尺側偏位などがみられる（図 16-67）．

　関節リウマチの初期はX線写真で異常を認めることは少ない．これに対して，超音波検査あるいはMRIでは肥厚した滑膜を直接描出することが可能で，早期診断，治療効果判定，予後予測への応用が期待されている．

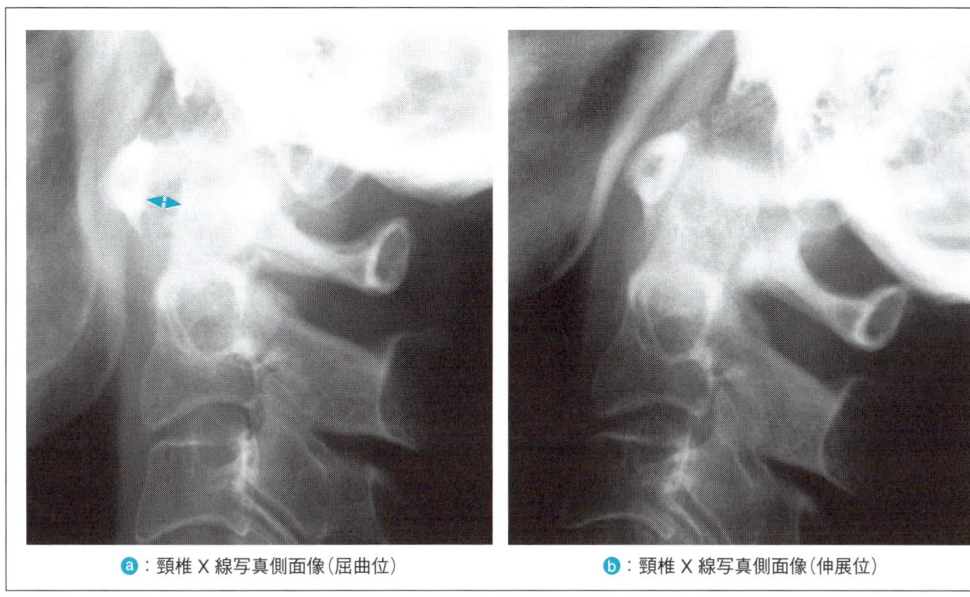

ⓐ：頸椎 X 線写真側面像（屈曲位）　　ⓑ：頸椎 X 線写真側面像（伸展位）

図 16-68　関節リウマチによる環軸椎亜脱臼
環椎前弓と歯突起の間隔は屈曲位で広がり（←→），伸展位で正常となっている．この間隔は成人で 2.5 mm 以下が正常である．

2　変形性関節症 osteoarthritis

病理・病態

変形性関節症は滑膜関節の退行性変化で，変性性関節疾患 degenerative joint disease ともよばれる．非炎症性の関節軟骨変性と摩耗の結果，関節の変形，痛み，可動域制限などを来す．関節のアライメント異常，関節を形成する骨形態の不適合，過剰な機械的ストレス，遺伝などが関与していると考えられている．変形性関節症を来しうる基礎疾患としては外傷・感染・骨壊死・カルシウムピロリン酸沈着症，関節リウマチなどがあり，これらは二次性変形性関節症とよばれる．これに対して，基礎疾患の明らかでないものは原発性変形性関節症とよばれる．頻度は加齢に従い増加し，膝関節（図 16-69），股関節（図 16-70）および手指の関節に多い．手指の関節では DIP および PIP 関節，母指の CM 関節に好発する（図 16-71，72）．

画像所見

X 線所見としては以下のような変化がみられる．
1) 関節裂隙の不均一な狭小化：関節軟骨の菲薄化による．狭小化の程度は不均一で，例えば膝では外側よりも内側，股関節では内側よりも上部にみられることが多い．
2) 軟骨下骨の骨硬化：軟骨下骨にかかるストレスに対する反応性変化としてみられ，関節裂隙の狭小化の程度が強いほど骨硬化が強い傾向がある．
3) 軟骨下骨の囊胞性変化：軟骨下骨に骨硬化縁を有する種々の大きさの囊胞性変化がみられる．単発よりも多発することが多い．
4) 骨棘形成：関節辺縁の骨が関節面からはみ出すようにひさし状に突出する．

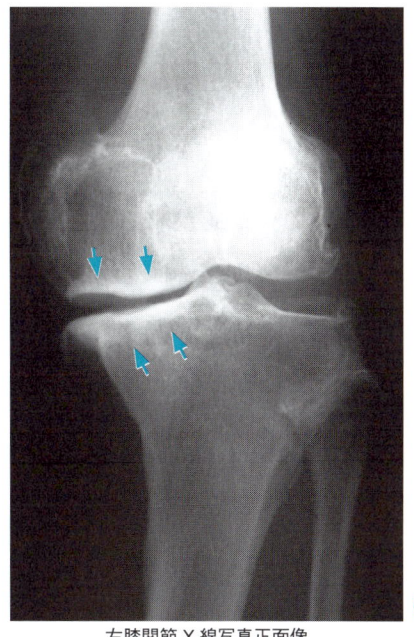

左膝関節 X 線写真正面像

図 16-69　変形性膝関節症
膝内側の関節裂隙は狭く，軟骨下骨の硬化像が認められる（矢印）．全体に骨棘形成が著明である．

556　I．画像診断

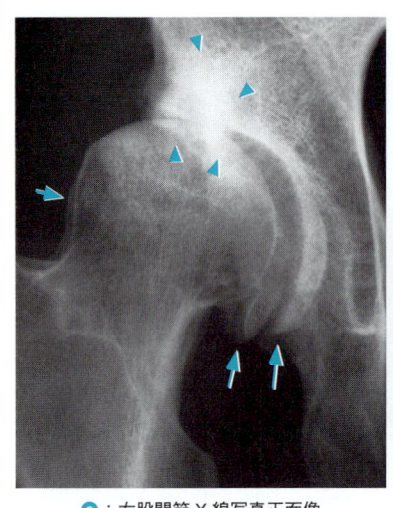

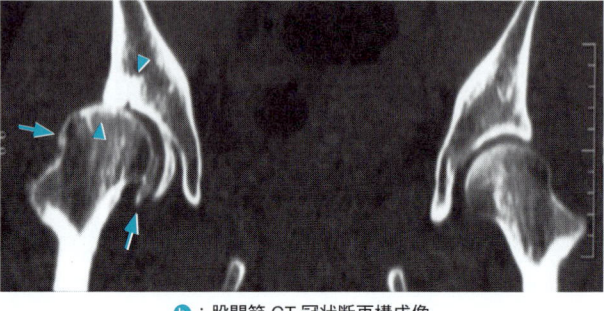

ⓐ：右股関節X線写真正面像　　**ⓑ：股関節CT冠状断再構成像**

図16-70　変形性股関節症
ⓐ：大腿骨頭は上外側に亜脱臼を来し，関節裂隙は上部で狭い．骨頭上部と臼蓋上部の骨硬化（矢頭），内側主体の骨棘を認める（矢印）．
ⓑ：これらの変化はCTでさらに明瞭である．

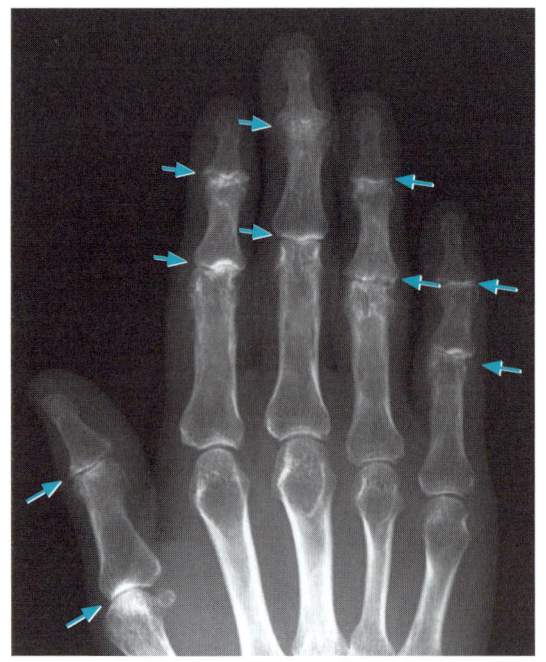

右手X線写真正面像

図16-71　手指関節の変形性関節症
母指のIPおよびMP関節，示指〜小指のPIPおよびDIP関節の関節隙狭小化，骨棘，骨硬化を認める（矢印）．

最近はMRIで関節軟骨の描出が可能となり，MRIによる変形性関節症の早期診断や治療効果判定が研究されている．

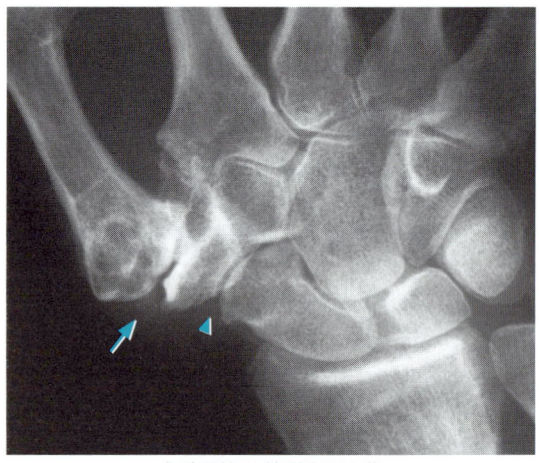

右手関節X線写真正面像

図16-72　母指CM関節の変形性関節症
母指中節骨は外側に亜脱臼を来し，CM関節の骨棘，骨硬化および囊胞性変化を認める（矢印）．大菱形骨・舟状骨間の関節にも軽度の関節裂隙狭小化と骨棘を認める（矢頭）．

3　化膿性関節炎 pyogenic (septic) arthritis

病理・病態

　化膿性関節炎は細菌感染による関節炎で，通常は単関節に発生する．起因菌としては黄色ブドウ球菌感染が最も多く，淋菌やサルモネラなどがそれに次ぐ．5歳以下の小児では *Haemophilus influenzae* 菌による感染がみられる．感染経路としては，血行性，骨髄炎

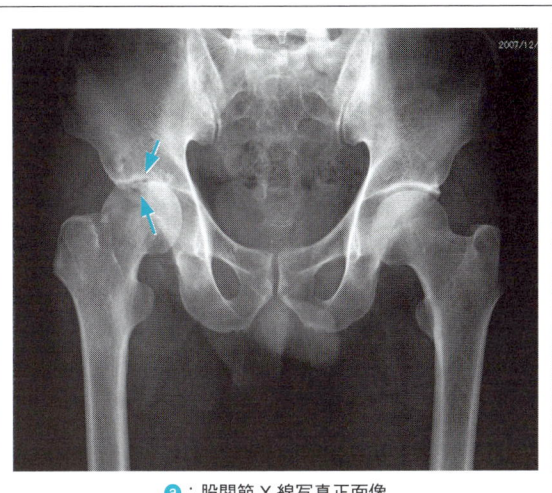

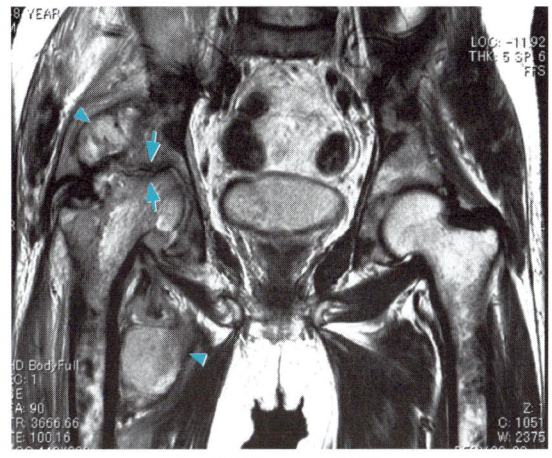

ⓐ：股関節X線写真正面像　　　　ⓑ：股関節MRI T$_2$強調像

図16-73　右股関節の化膿性関節炎
ⓐ：右股関節の関節裂隙は上部で狭く，骨頭上部および臼蓋の軟骨下骨の破壊性変化を認める(矢印).
ⓑ：MRIでは骨頭と臼蓋の軟骨下骨の破壊(矢印)に加えて，骨髄および周囲軟部組織への炎症波及と膿瘍を認める(矢頭).

からの波及，外傷や手術になどによる直達感染があり，このうち血行性感染が最も多い．臨床所見は関節の痛み，腫脹・発赤，発熱や白血球増多など一般的な炎症所見を認める．炎症を来した滑膜から放出される蛋白分解酵素により急速な関節破壊を来すことが特徴である．臨床的に化膿性関節炎が疑われる場合は，関節液の穿刺・培養による診断を行い，速やかに治療を開始することが予後の改善に重要である．

画像所見
X線所見としては，関節周囲の軟部組織腫脹，関節周囲の骨粗鬆化，骨破壊，関節裂隙の狭小化がみられ，これらが急速に進行することが特徴である(図16-73，74)．関節液貯留および軟骨下骨の破壊のために関節裂隙が拡大しているようにみえることもある．末期には線維性あるいは骨性強直を来す．

MRIは関節の破壊とともに，骨髄や軟部組織の病変(骨髄炎や膿瘍など)を描出するのに適している(図16-73，74)．

4 結核性関節炎 tuberculous arthritis

病理・病態
結核性関節炎は血行性感染あるいは隣接した結核性骨髄炎からの続発感染による関節炎である．大部分は単関節炎で，股，膝，肩関節などの大関節に多い．関節内には滑膜肥厚と厚いフィブリン沈着が生じ，結核性肉芽による軟骨および軟骨下骨の破壊を来す．

画像所見
X線所見としては，関節周囲の骨粗鬆化，関節辺縁の骨侵食，関節裂隙の緩徐な狭小化がみられる(図16-75)．化膿性関節炎と比較して，骨関節の破壊が緩徐であることが特徴である．関節リウマチのX線所見と類似しているが，臨床所見に加え，病変が単関節性で大関節に起こりやすいことから区別できる．

5 強直性脊椎炎 ankylosing spondylitis

病理・病態
強直性脊椎炎は血清反応陰性脊椎関節症のひとつで，仙腸関節および脊椎を病変の首座とし，靱帯や腱の付着部炎 enthesitis，靱帯骨化 syndesmophyte，関節の強直を特徴とする．発症年齢は15～35歳で，男性に多い．HLA-B27が96%で陽性になる．症状は腰背部の痛みと運動制限で，緩徐に進行することが多い．

画像所見
X線所見としては以下のような所見が認められる．
1) 仙腸関節：仙腸関節の異常は強直性脊椎炎で最も早期にみられ，特徴的である．初期には片側性のことがあるが，進行するとほとんどが両側性となる．関節周囲の骨粗鬆化，関節面の骨侵食，軟骨下骨の骨硬化がみられ，骨侵食が進行すると関節裂隙が拡大したようにみえることがある．最終的には骨性癒合(強直)が認められる(図16-76).
2) 脊椎：椎間板線維輪の外層に薄い骨化が生じ，椎体同士が連結したようにみえることから竹様脊柱 bamboo spine とよばれる(図16-76)．側面像では椎体前面の直線化(squaring)，椎体前下部または前上部の角の骨侵食像，骨硬化(shiny corner sign)などがみられる．椎間関節に骨性強直がみられることも多い(図16-76)．

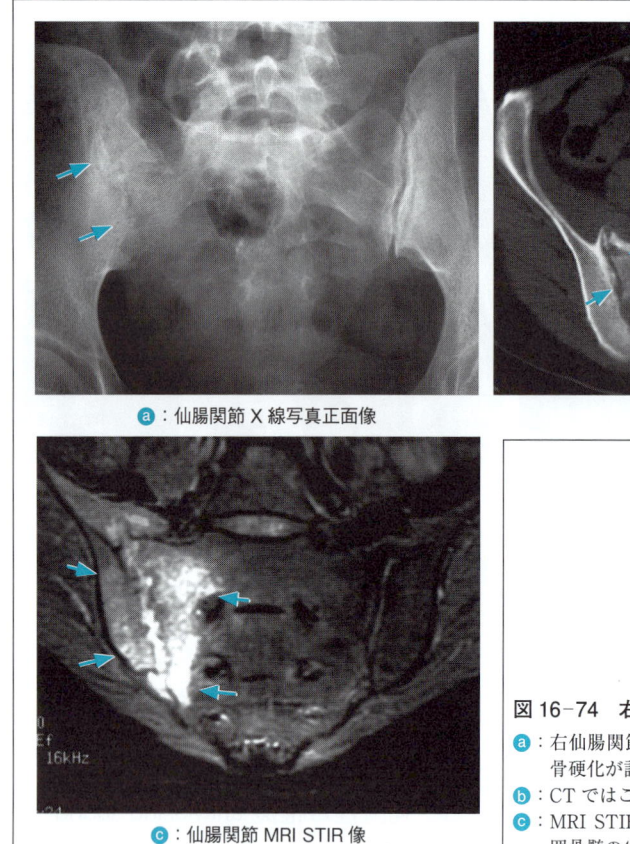

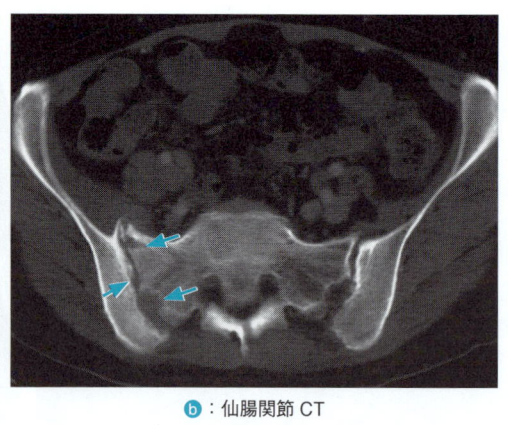

図 16-74 右仙腸関節の化膿性関節炎
ⓐ：右仙腸関節の軟骨下骨の破壊があり，周囲には軽度の骨硬化が認められる（矢印）．
ⓑ：CT ではこの変化がさらに明瞭である（矢印）．
ⓒ：MRI STIR 像では，軟骨下骨の破壊，関節内および周囲骨髄の炎症を示す信号上昇が認められる（矢印）．

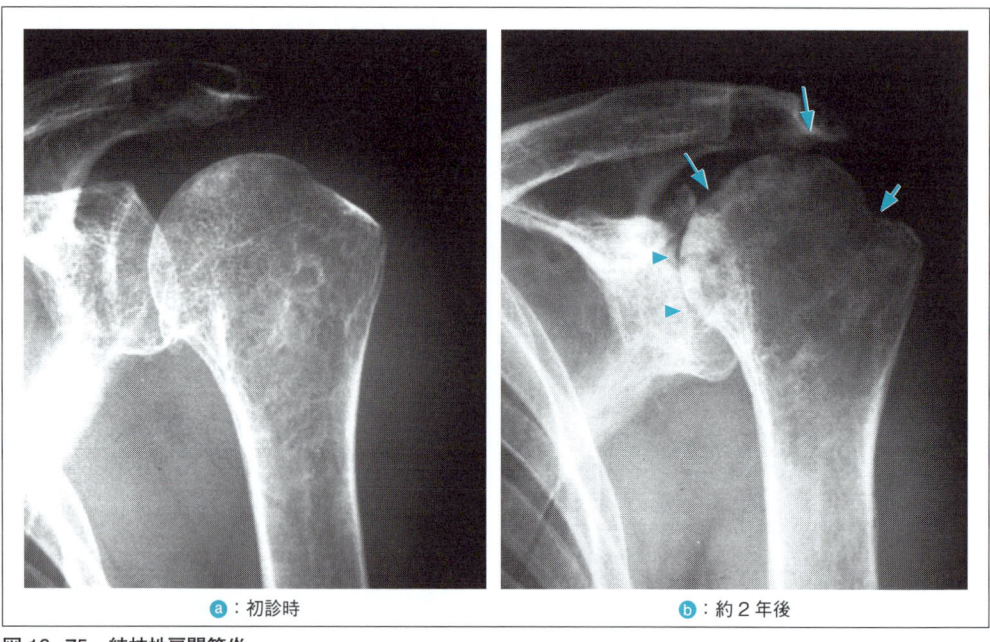

図 16-75 結核性肩関節炎
ⓐ：初診時には骨粗鬆症と軟部腫脹を認める．
ⓑ：2年後には多数の骨侵食像（矢印）と関節裂隙の狭小化が出現している（矢頭）．

16 骨・関節・軟部組織・脊椎　559

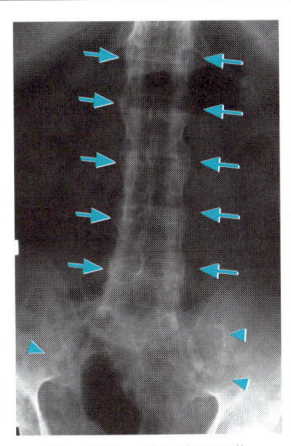

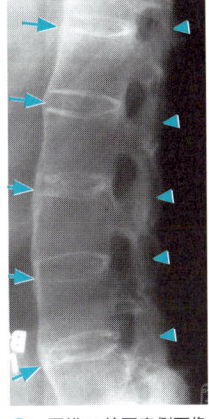

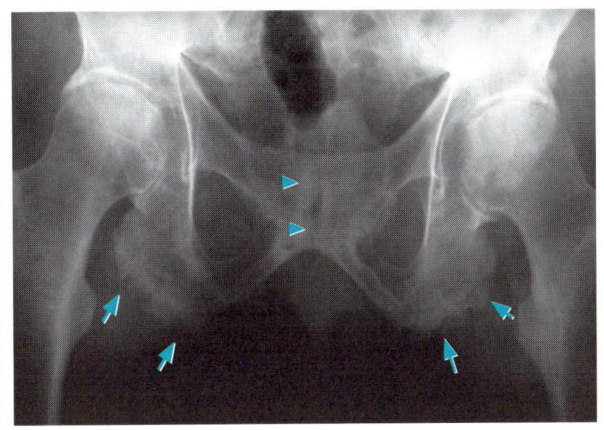

| ⓐ：腰椎X線写真正面像 | ⓑ：腰椎X線写真側面像 | ⓒ：股関節X線写真正面像 |

図16-76　強直性脊椎炎
ⓐ：椎間板線維輪の外層に薄い骨化がみられ，椎体が連結したようにみえる（bamboo spine）（矢印）．両側の仙腸関節の骨性強直も明らかである（矢頭）．
ⓑ：側面像では椎間関節の強直も認められる（矢頭）．
ⓒ：両側の股関節は全体に軽度の関節裂隙狭小化がみられる．恥骨にも骨性強直がある（矢頭）．坐骨下部（ハムストリング付着部）に頬ひげ様の骨化（whiskering）が認められる（矢印）．

3）靱帯・腱付着部の炎症と骨化：骨盤骨の靱帯・腱付着部（坐骨結節や恥骨外側）に頬ひげ様の不整な骨化（whiskering）がしばしば認められる（図16-76）．この他，踵骨のアキレス腱付着部や足底筋膜付着部にも骨侵食や骨棘様の骨化がみられる．

4）股関節：強直性脊椎炎における股関節の異常は特徴的で，両側対称性に起こることが多く，びまん性の関節裂隙の狭小化，骨頭を縁取るような骨棘形成を認める（図16-76）．

血清反応陰性脊椎関節症　　　　　　　　　　Memo
強直性脊椎炎，反応性関節炎（ライター症候群など），乾癬性関節炎，炎症性腸炎に伴う関節炎の4疾患を含む．リウマトイド因子陰性，HLA-B27陽性，末梢関節炎とともに仙腸関節炎・脊椎炎を来す，腱・靱帯付着部の炎症を来しやすい，などの特徴がある．

6　痛風（gout）

病理・病態

痛風は高尿酸血症に伴う関節炎，尿路結石，腎障害などを含む症候群である．40歳以上の男性に多い．痛風による関節炎は痛風発作とよばれる急性単関節炎 acute gouty arthritis を来すことが特徴で，母趾のMP関節に好発することが知られている．慢性化したものでは，痛風結節 tophus――尿酸塩を含む肉芽組織――が関節内や関節近傍に出現し，慢性結節性痛風 chronic tophaceous gout とよばれる．診断は，特徴的な急性単関節炎の症状，高尿酸血症，関節液中の好中球に貪食された尿酸ナトリウム結晶の確認によって行われる．

画像所見

痛風による急性関節炎のX線所見は軟部組織の腫脹のみで，特異的な所見に乏しい．慢性結節性痛風では，痛風結節による軟部組織の結節状腫脹および骨侵食が認められる．関節リウマチにおける骨侵食と異なり，骨侵食の辺縁は明瞭で骨硬化縁を伴うこと，骨侵食部の辺縁にひさしのように骨が張り出した像（overhanging margin）を認めることが特徴である（図16-77）．関節周囲の骨粗鬆化や関節裂隙狭小化を認めることは少ない．

7　ピロリン酸カルシウム沈着症 calcium pyrophosphate deposition disease（CPPD）

病理・病態

関節とその周囲にピロリン酸カルシウム結晶が沈着した病態をピロリン酸カルシウム沈着症とよぶ．臨床所見は様々で，偽痛風 pseudogout とよばれる急性関節炎症状を来すものの他，変形性関節症や関節リウマチなどに類似した症状を呈するもの，高度の関節破壊を来すものがある．診断にはX線所見における軟骨石灰化 chondrocalcinosis および関節液中の好中球に貪食されたピロリン酸カルシウムの同定が重要である．ただし，軟骨石灰化やCPPD結晶沈着がありながら無症状のことがかなりの頻度であることも知っておく必要がある．

画像所見

X線所見として特徴的なのは，関節内またはその周囲の石灰化である（図16-78）．石灰化は軟骨（線維軟骨と硝子軟骨），滑膜，関節包，腱，靱帯などにみられ，特に膝，恥骨結合，手首，肘，股関節に頻度が高い．石灰化以外のX線所見は変形性関節症と重なる点が多く，関節裂隙の狭小化，骨硬化，軟骨下囊胞を呈する．変形性関節症と異なるのは病変の分布で，膝蓋大腿関節，中手指節関節，橈手根関節，肘関節，肩甲上腕関節に頻度が高いことが知られている．また，大きな軟骨下囊胞を形成する傾向が高いのもこの疾患の特徴である．

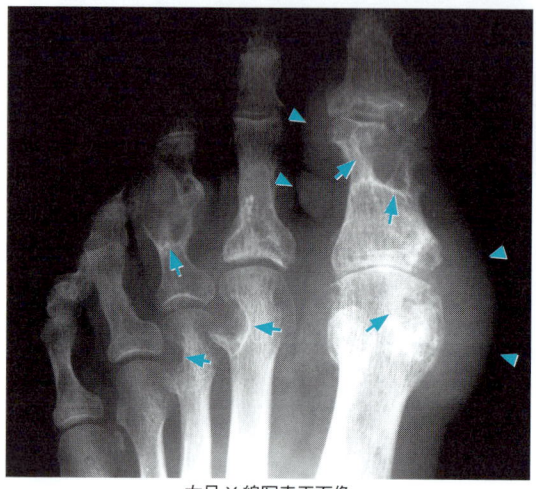

8 神経病性関節症 neuropathic arthropathy

病理・病態

神経病性関節症は，種々の中枢性または末梢性神経疾患に伴う破壊性の関節疾患である．1868年にCharcotが神経梅毒（脊髄癆）に伴う関節疾患として最初に報告したため，Charcot関節ともよばれる．中枢神経疾患としては，神経梅毒，脊髄空洞症，脊髄髄膜瘤など，末梢神経疾患としては，糖尿病，アルコール中毒，アミロイドーシスなどで認められ，それぞれ好発部位がある（表16-4）．その発生機序についてはいまだに統一したものはないが，関節の深部知覚あるいは固有知覚の消失，繰り返す外傷，血流異常などが要

図16-77 痛風性関節炎
軟部組織の結節（矢頭）および多発性の骨侵食像を認める（矢印）．骨侵食像の辺縁は明瞭で骨硬化縁を有し，ひさし状の骨突出（overhanging margin）を伴っている．

表16-4 神経病性関節症の好発部位

神経疾患	好発部位
神経梅毒（脊髄癆）	膝，股，足首，脊椎
脊髄空洞症	肩，肘，手，脊椎
糖尿病	足（中足基節関節，足根中足関節）
脊髄髄膜瘤	足首，足根関節

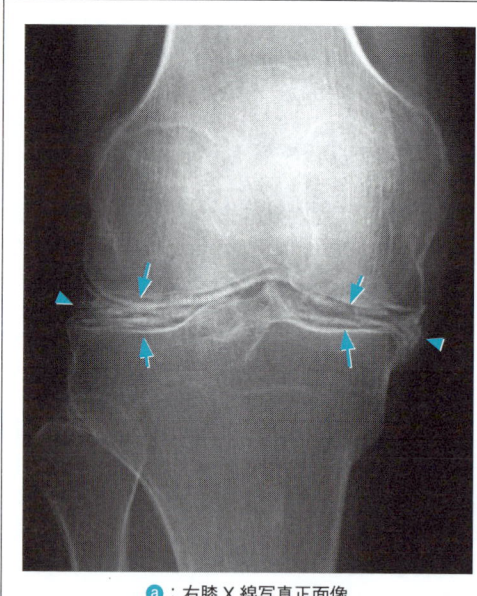

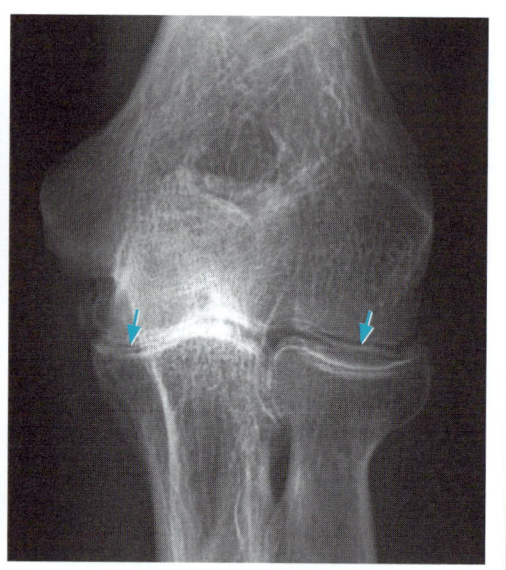

ⓐ：右膝X線写真正面像　　ⓑ：右肘X線写真正面像

図16-78 ピロリン酸カルシウム沈着症による軟骨石灰化
ⓐ：膝関節の関節軟骨（矢印）および半月板（矢頭）．ⓑ：肘の関節軟骨の石灰化を認める（矢印）．

ⓐ：右肩X線写真正面像 ⓑ：右肩CT

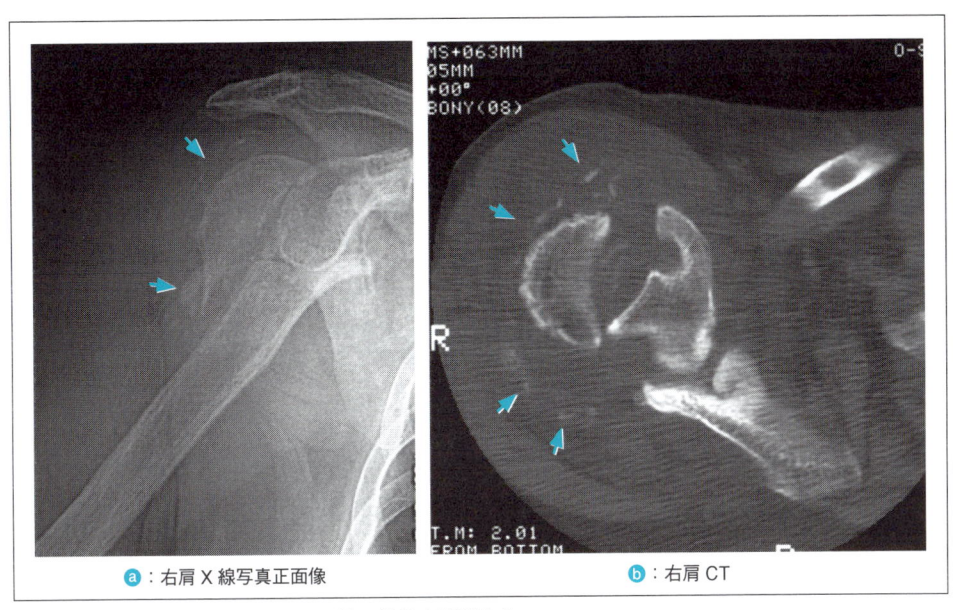

図16-79 脊髄空洞症に伴う右肩関節の神経病性関節症
右上腕骨頭の骨折と脱臼，著明な破壊性変化，関節内とその周囲の多数の骨片（矢印）を認める．

因として挙げられている．

画像所見

X線所見の典型所見としては，関節面の破壊や骨折，関節内の骨片，亜脱臼，骨硬化や骨過形成，石灰化や骨化を伴う軟部腫脹などが認められる（図16-79, 80）．骨破壊の程度に比して，骨粗鬆化の程度が少ないことは特徴のひとつである．進行はしばしば急速で，化膿性関節炎や腫瘍性病変との区別が問題になることがある．

D 代謝・内分泌疾患

代謝・内分泌疾患の診断は臨床所見や血液生化学所見が重要で，画像診断の目的は診断そのものよりも，これに伴う合併症（骨折，軟部組織の異所性石灰化など）の有無を見ることが主体となる．骨密度は骨強度と相関があり，骨折リスク推定における指標となるが，X線写真は25〜30％を超える骨密度減少でなければ診断が難しい．正確にはX線またはγ線の吸収度に基づく骨密度測定が行われる．種々の方法があるが，このうち二重エネルギーX線吸収測定 dual energy X-ray absorptiometry（DEXA）が最も普及しており，腰椎，大腿骨頸部，全身骨，前腕骨で測定が行われる．

小児の代謝・内分泌疾患では，骨年齢（骨成熟度）の判定が治療方針および予後の推測に必要である．骨年齢の促進また遅れは，手のX線写真で手根骨および手指

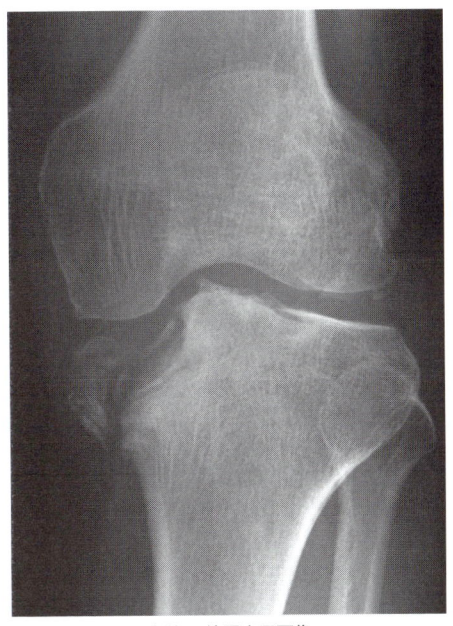

右膝X線写真正面像

図16-80 神経梅毒に伴う左膝関節の神経障害性骨関節症
脛骨内顆の骨破壊性変化と複数の骨片があり，周囲の骨に骨硬化像を認める．骨破壊が著明なわりに骨粗鬆症はほとんど認めない．

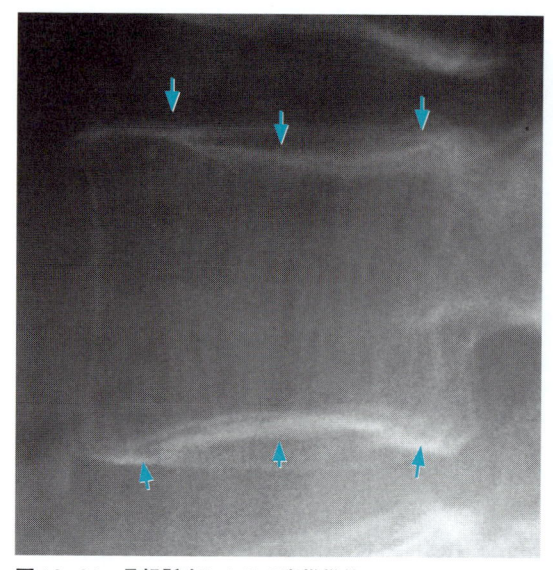

図16-81 骨粗鬆症における脊椎椎体
椎体の骨梁は減少し，縦方向の骨梁が残存している．椎体上下の終板はやや陥凹を来し，骨皮質は相対的に骨濃度が上昇してみえる（矢印）．

骨端の骨化・骨端線閉鎖の程度に基づいて判定される．

1 骨粗鬆症 osteoporosis

病理・病態

骨粗鬆症は，骨量減少および骨微細構造の変化により骨折を来しやすくなった状態である．骨粗鬆症の発生には種々の要因が関与しているが，閉経後女性に最も多い．単純X線写真では骨粗鬆症の正確な診断は難しく，骨密度測定が骨折リスクの評価や薬物効果の判定を含めた骨粗鬆症の診断に広く用いられている．WHOの骨粗鬆症診断基準では若年成人の平均骨密度を基準に，標準偏差（1SD）を超える減少を骨量減少 osteopenia[注]，2.5 SDを超える減少を骨粗鬆症と定義している．

画像所見

骨粗鬆症では以下のようなX線所見が認められるが，いずれも進行した段階でみられる変化であり，X線診断の役割は骨粗鬆症の診断そのものよりも，骨折や脊椎変形などの合併症の診断が主体となる．

1) 海綿骨の減少と海綿骨の菲薄化（図16-81～83）：骨梁が乏しく粗造となり，加重が加わる縦方向の骨梁が目立つようになる．
2) 骨皮質の菲薄化（図16-81～83）：骨皮質は薄くなるが，海綿骨とのコントラストは明瞭となる．
3) 椎体変形，圧迫骨折（図16-81, 82）：椎体前部の高さの減少，椎体の上下面の陥凹，胸椎の後彎がみ

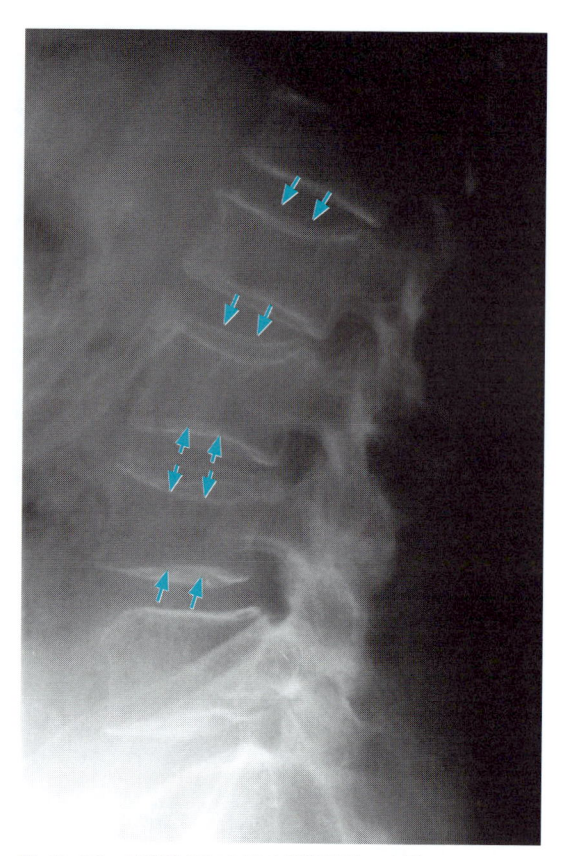

図16-82 骨粗鬆症における脊椎椎体の変形
椎体の高さの減少，椎体上下の終板の陥凹（矢印）を認める．

られる．軽度の転倒で椎体の圧迫骨折を来す．MRIでは骨折が骨髄の異常信号として捉えられ，圧迫変形が少ないものでも診断できる．また，骨折の時期の推定，腫瘍性骨折との鑑別にも有用である（図16-84）．

4) 四肢骨や骨盤骨の骨折：軽度の外傷で起こり，特に大腿骨頸部（図16-85），上腕骨近位部，橈骨遠位部（図16-83）に多い．明らかな外傷の既往がなく発生することもあり，脆弱性骨折 insufficiency fracture とよばれる（外傷・骨壊死の項，図16-16, 17参照）．特に仙骨，恥骨，坐骨に多発しやすい．これらの骨折は転位が少ないために単純X線だけで見逃しやすく，骨シンチグラムやMRIが骨折の発見に有用である．

[注] X線所見としての骨減少 osteopenia は，骨粗鬆症だけでなく骨軟化症や副甲状腺機能亢進症を含めた種々の病態に伴う骨濃度低下を表す非特異的所見であり，その程度は問わない．WHOの骨量測定に基づく定義とは区別する必要がある．

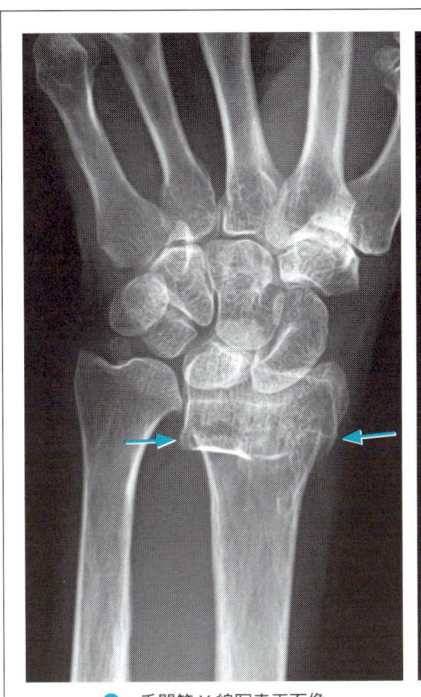

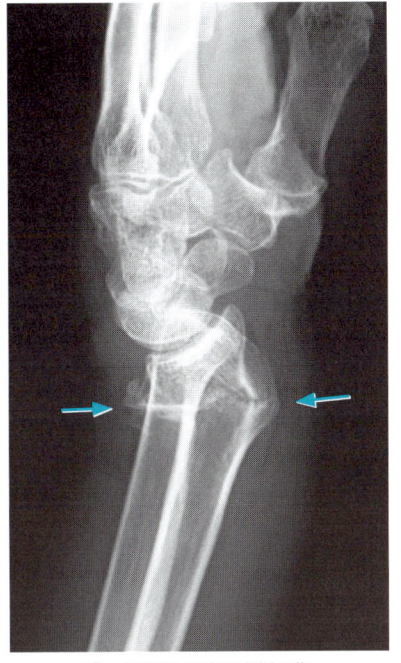

図 16-83 橈骨遠位骨折（Colles 骨折）

橈骨遠位端に背側に屈曲変形を伴う骨折を認める（矢印）．骨皮質の菲薄化と海綿骨の減少がみられ，骨粗鬆症の所見である．

ⓐ：手関節 X 線写真正面像
ⓑ：手関節 X 線写真側面像

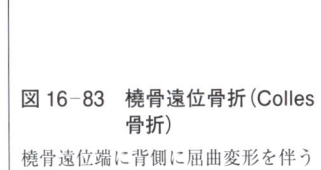

図 16-84 骨粗鬆症における脊椎の多発性圧迫骨折

第 12 胸椎椎体の圧迫骨折があり，椎体に帯状の異常信号を認める（矢印）．骨梁の圧縮や骨髄浮腫を反映していると考えられる．第 6 胸椎と第 3 腰椎にも圧迫骨折がみられるが，椎体骨髄の信号は正常の骨髄と同等で，陳旧性骨折と考えられる（矢頭）．

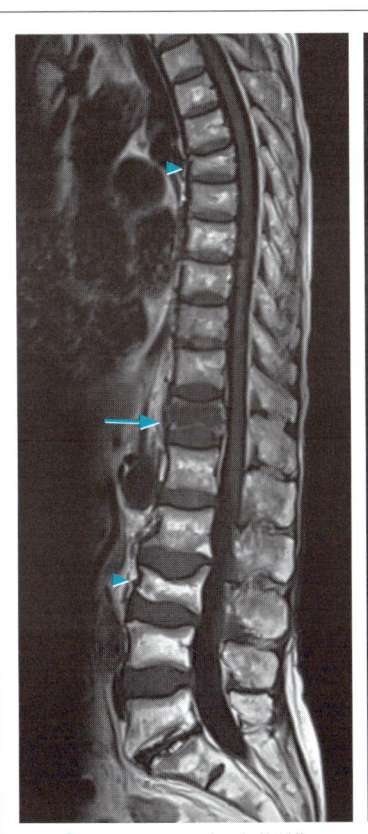

ⓐ：腰椎 MRI T_1 強調矢状断像
ⓑ：腰椎 MRI T_2 強調矢状断像

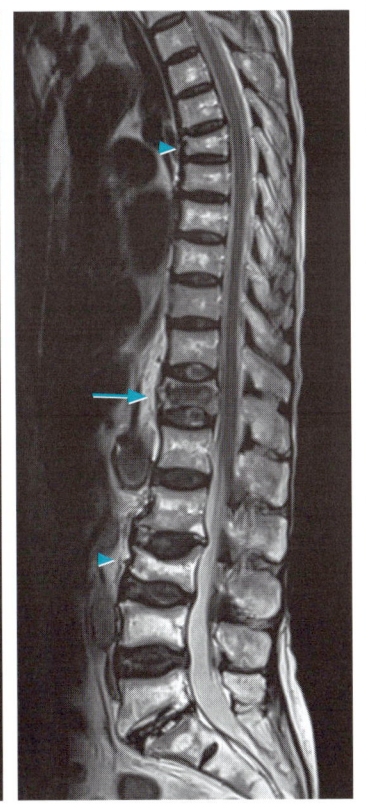

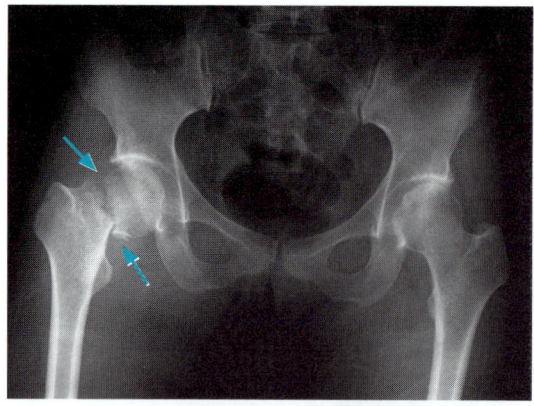

股関節X線写真正面像

図16-85 右大腿骨頸部骨折
転倒した後から右大腿の腫脹と痛みが出現し,動けなくなった.右大腿骨頸部に転位を伴う骨折が明らかである(矢印).

限局性骨粗鬆症または骨減少 regional osteoporosis or osteopenia .... *Memo*

通常の骨粗鬆症が全身性にみられるのに対し,骨減少が限局性に起こった状態である.しばしば斑状あるいは浸透状の骨吸収を来し,腫瘍や骨髄炎との鑑別が問題になることがある.以下のようなものが挙げられる.

1) **廃用性骨粗鬆症 disuse osteoporosis**:種々の原因により体の一部が動かせなくなり,その部位の骨減少が起きた状態.骨折後あるいは四肢麻痺(脳卒中,ポリオ,脊髄損傷など)でみられることが多い.
2) **反射性交感神経性萎縮症 reflex sympathetic dystrophy**:ズデック萎縮 Sudeck atrophy,複合性局所疼痛症候群 complex regional pain syndrome ともよばれる.骨折や捻挫などの外傷後に,創傷が治癒したにもかかわらず四肢(手,足,肩)の疼痛,限局性骨減少,浮腫,皮膚の色の変化,発汗異常などを来す症候群で,慢性期には皮膚の萎縮や関節拘縮などを来す.その機序はよくわかっていないが,交感神経緊張による局所の循環不全が関わっていることが推測されている.X線写真で関節周囲主体に高度の骨減少を来すこと,骨シンチグラフィで強い集積を示すことが特徴である.
3) **一過性骨粗鬆症 transient osteoporosis あるいは限局性移動性骨粗鬆症 regional migratory osteoporosis**(図16-86):一過性骨粗鬆症は,急性の関節痛と限局性骨粗鬆化を来す原因不明の疾患で,ほとんどは大腿骨頭に起こるため,一過性大腿骨頭萎縮症 transient osteoporosis of the hip ともよばれる.妊娠後期の女性あるいは中年男性に多く,経過は良好で症状は2〜6か月で軽快する.他の関節に移動性に起こることがあり,このようなものは限局性移動性骨粗鬆症とよばれる.

単純写真上は関節裂隙の狭小化を伴わない一側大腿骨頭の骨粗鬆化がみられる.骨シンチグラフィでは大腿骨頭から頸部に集積がみられる.MRIでは大腿骨頭から頸部にかけてT₁強調像で低信号,T₂強調像で等〜高信号を示す異常信号がみられ,STIR像や脂肪抑制併用T₂強調像でさらに明瞭となる.これらは骨髄浮腫を反映していると考えられ,臨床症状の軽快につれて消失する

4) **関節周囲骨粗鬆症 periarticular osteoporosis**:関節リウマチや感染性関節炎などに伴うもので,炎症に伴う血流増加やサイトカインによる破骨細胞の活性化によると考えられている.

2 骨軟化症 osteomalacia およびくる病 rickets

病理・病態

骨基質の骨塩沈着 mineralization の障害により,類骨 osteoid とよばれる骨塩沈着のない骨基質が増加した状態で,成人発症のものを骨軟化症,成長期に発症したものをくる病とよぶ.血液生化学検査ではアルカリフォスファターゼ(ALP)上昇,血清CaあるいはPの低下を来す.臨床症状としては,骨痛や筋力低下,易骨折性がみられる.発生要因としてはビタミンD欠乏や代謝障害,カルシウムおよびリン酸の代謝・吸収障害,腎におけるリン酸の再吸収障害などが挙げられ,これらに関与する栄養障害,紫外線不足,腸疾患,肝疾患,腎疾患,薬剤(特に抗痙攣剤)などで認められる.この他,遺伝性,腫瘍に関連して発生するものがある.このうち臨床的に最もよく遭遇するのは腎不全(腎性骨異栄養症)である.

くる病の病態は骨軟化症と同様であるが,成長期に起こるために,成長障害,骨の変形,成長板の異常を来しやすい.成長板における病理学的変化としては,成長軟骨の肥大,軟骨細胞の不規則な増殖と配列の乱れ,軟骨の骨幹端への不規則な侵入が認められる.

画像所見

骨軟化症のX線所見としては,骨軟化症では以下のようなX線所見がみられる.

1) **骨梁の粗造化と不明瞭化**:骨減少に加え,骨梁の粗造化,骨梁がぼんやりしたようにみえることが特徴とされるが,これだけで骨軟化症を診断することはできない.
2) **骨の変形**:進行例では長管骨の弓状変形や骨盤骨の変形がみられる.
3) **偽骨折 pseudofracture, Looser's zone**:骨軟化症に特徴的である.骨皮質と直行する線状の透亮像で,周囲に骨硬化像を伴う(図16-87).偽骨折は脆弱性骨折によるものと考えられており,完全骨折を来すこともある.典型的には両側にみられ,特に大腿骨近位内側,恥骨,肩甲骨の腋窩縁,尺骨の近位後面に好発する.

くる病のX線所見としては以下のような所見がみ

ⓐ：股関節 X 線写真正面像

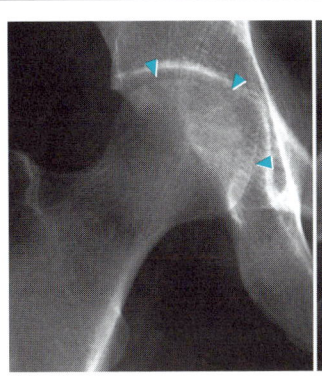

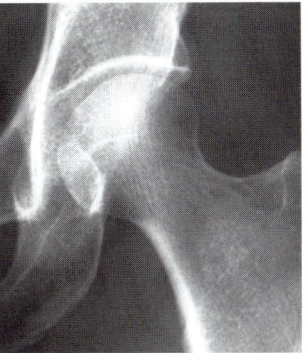

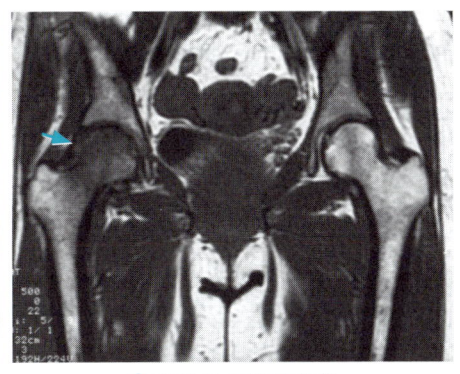

ⓑ：MRI T₁ 強調冠状断像

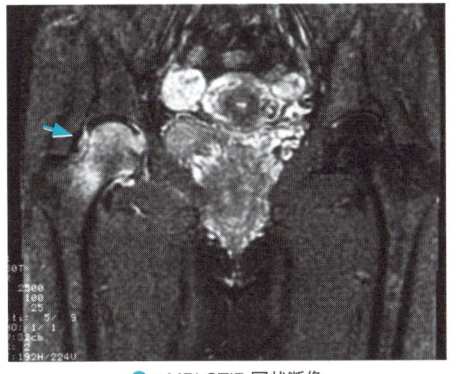

ⓒ：MRI STIR 冠状断像

図 16-86　一過性大腿骨頭萎縮症

40 歳代，女性．2 週間前から特に誘因なく右股関節痛が出現した．

ⓐ：右大腿骨頭の骨皮質は不明瞭（矢頭）で，大腿骨頭～頸部の骨梁の減少がみられる．

ⓑⓒ：MRI では右大腿骨頭～大腿骨頸部にかけて T₁ 強調像で低信号，STIR 像で高信号を示す境界不明瞭な異常信号域がみられ（矢印），骨髄浮腫の所見である．

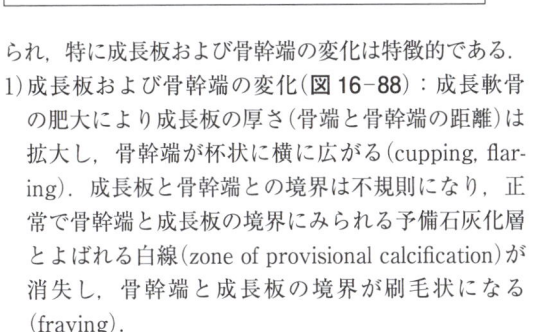

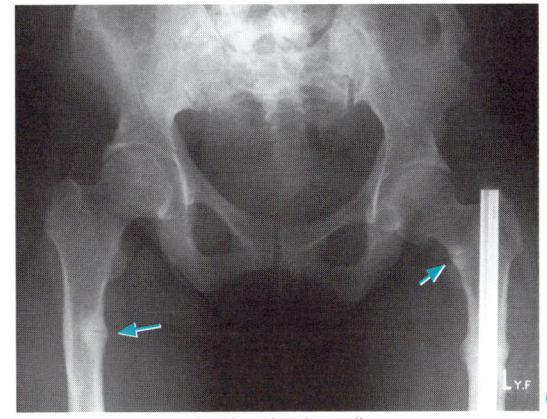

られ，特に成長板および骨幹端の変化は特徴的である．
1）成長板および骨幹端の変化（図 16-88）：成長軟骨の肥大により成長板の厚さ（骨端と骨幹端の距離）は拡大し，骨幹端が杯状に横に広がる（cupping, flaring）．成長板と骨幹端との境界は不規則になり，正常で骨幹端と成長板の境界にみられる予備石灰化層とよばれる白線（zone of provisional calcification）が消失し，骨幹端と成長板の境界が刷毛状になる（fraying）．
2）長管骨，頭蓋骨，骨盤骨，脊椎などの変形，骨折：長管骨の弓状変形，下肢の O 脚，前頭骨の突出と後頭骨の扁平化，脊椎側彎などがみられる．

3　副甲状腺機能亢進症 hyperparathyroidism

病理・病態

　副甲状腺機能亢進症は副甲状腺ホルモンの過剰分泌と高カルシウム血症に特徴づけられる疾患で，原発性と続発性に分けられる．原発性は副甲状腺の単発腺腫（85％），びまん性過形成（10～15％），多発腺腫（3～5％）によるもので，高カルシウム血症を来すが，症状に乏しいことが多い．続発性はほとんどが腎不全によるもの（次項参照）で，低カルシウムに対して副甲状腺の機能亢進と過形成を来した状態である．血清カルシ

股関節 X 線写真正面像

図 16-87　骨軟化症（低リン血症性くる病）

30 歳代，女性．小児期から低リン血症性くる病（ビタミン D 抵抗性くる病）で治療を受けていた．左大腿骨の骨折に対して髄内釘による固定が行われている．左腸骨の欠損は採骨後の変化である．右大腿骨近位骨幹内側および左大腿骨頸部内側の骨皮質に直交する線状の透亮像があり，周囲の骨皮質肥厚と骨硬化を認める（矢印）．偽骨折の所見である．

ウム値は低下または正常，リン酸値の上昇を認める．

画像所見

　副甲状腺の病変を描出するには，Tc-99m sestamibi シンチグラムおよび MRI が有用である．
　骨の異常としては以下のような X 線所見がみられる．
1）骨膜下骨吸収 subperiosteal bone resorption：骨膜化骨吸収は副甲状腺機能亢進症に特異的な所見である．最も早期に認められるのは，指の骨，特に示指

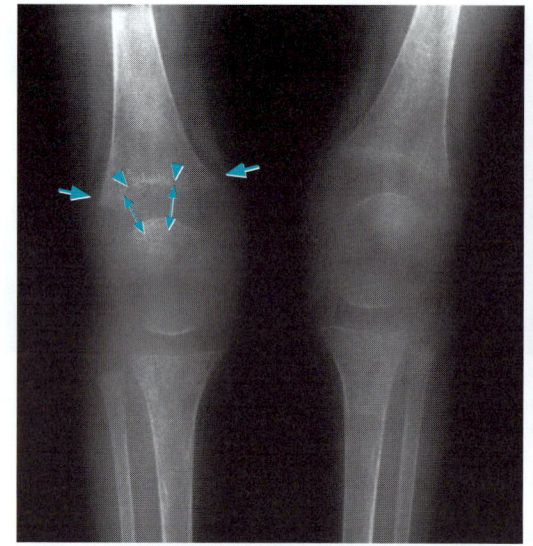

ⓐ：両膝X線写真正面像(初診時)

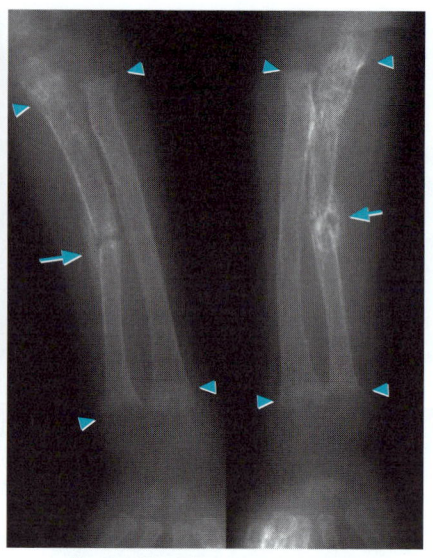

ⓑ：両前腕X線写真正面像(初診時)

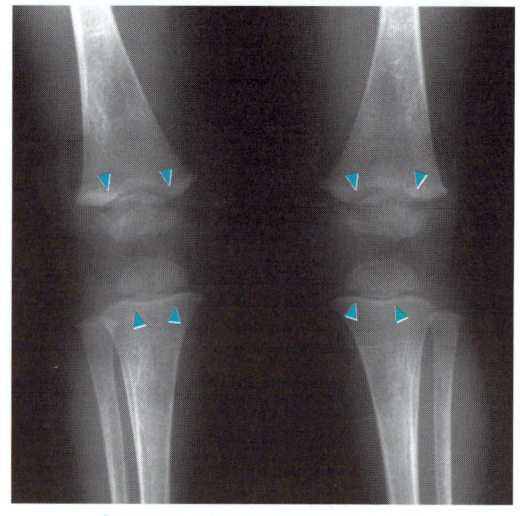

ⓒ：両膝X線写真正面像(治療後約1年)

図16-88　くる病
3歳男児．アトピー性皮膚炎のために過度の食事制限を行っていた．四肢の痛みのため動作困難となった．
ⓐ：成長板の厚さ(骨端と骨幹端の距離)の拡大(↔),骨幹端の杯状の広がり(矢印),予備石灰化層の消失を伴う骨幹端と成長板の境界の刷毛状変化(矢頭)を認める．
ⓑ：尺骨と橈骨の骨端にも同様の変化があり,両側尺骨の骨幹中央部には骨折を認める(矢印).
ⓒ：治療後1年の膝のX線所見はほぼ正常である．矢頭は正常の予備石灰化層を示す．

と中指の中節骨橈側で,骨表面の陥凹と棘状のざらつきを来す(図16-89).この他,末節骨の先端acro-osteolysis,歯根周囲の歯槽硬線lamina dura,長管骨の内側の骨皮質にも認められる．
2) 軟骨下骨吸収 subchondral bone resorption：関節近傍の軟骨下骨に認められる骨吸収で,関節面の不整,関節裂隙の拡大を来す．特に仙腸関節,恥骨結合,胸鎖関節,肩鎖関節に多い(図16-90,91).鎖骨遠位端の骨吸収はしばしば認められる所見である．
3) 褐色腫 brown tumor：限局性の溶骨性病変で,組織学的には巨細胞および血管に富む線維性組織からなり,しばしば出血を含む．繰り返す出血のためにヘモジデリン沈着を来し,茶褐色の色調を有するこ

とから褐色腫とよばれている．X線上は単発または多発する境界明瞭な溶骨性変化で,しばしば膨張性である(図16-92, 93).いずれの骨にもみられるが,特に顔面骨,骨盤,肋骨,大腿骨に多い．
4) 頭蓋骨の salt and pepper appearance：頭蓋骨板間層の骨梁吸収によるもので,残存した骨梁が点状あるいは顆粒状にみえる．
5) 骨硬化像：二次性副甲状腺機能亢進症にみられることが多いが,その機序は解明されていない．特に長管骨の骨端あるいは椎体終板近傍に認められる．椎体終板近傍に認められる帯状骨硬化はラグビーシャツの縞模様に似ていることから,rugger jersey spineとよばれる(図16-94, 97).

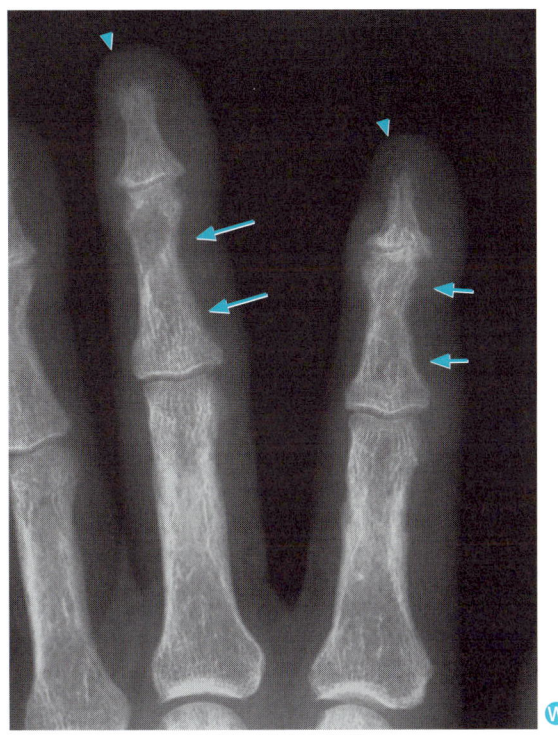

右手指X線写真正面像

図16-89 副甲状腺機能亢進症による骨膜下骨吸収
腎不全に伴う二次性副甲状腺亢進症．示指および中指中節骨の橈側に骨表面の陥凹と棘状のざらつきを認める（矢印）．末節骨の先端にも骨吸収がみられる（矢頭）．

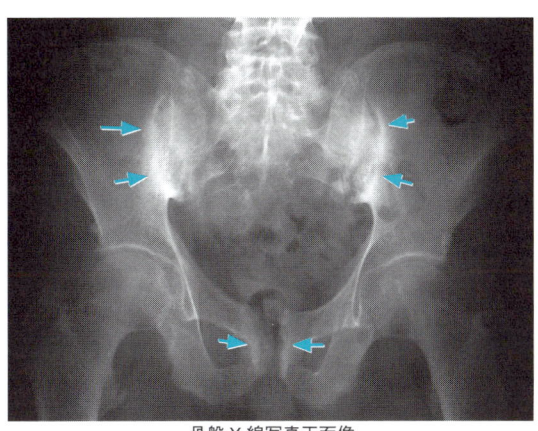

骨盤X線写真正面像

図16-90 副甲状腺機能亢進症による軟骨下骨吸収
腎不全に伴う二次性副甲状腺亢進症．仙腸関節および恥骨結合には，軟骨下骨吸収による関節面の不整とその周囲の骨硬化がみられ，関節裂隙は拡大している（矢印）．

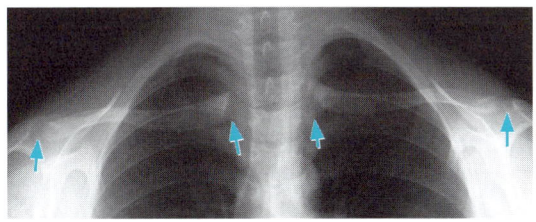

鎖骨X線写真正面像

図16-91 副甲状腺機能亢進症による軟骨下骨吸収
腎不全に伴う二次性副甲状腺亢進症．鎖骨近位および遠位端の骨吸収を認める（矢印）．

ⓐ：右肩関節X線写真正面像　　ⓑ：右肩関節MRI T$_2$強調像

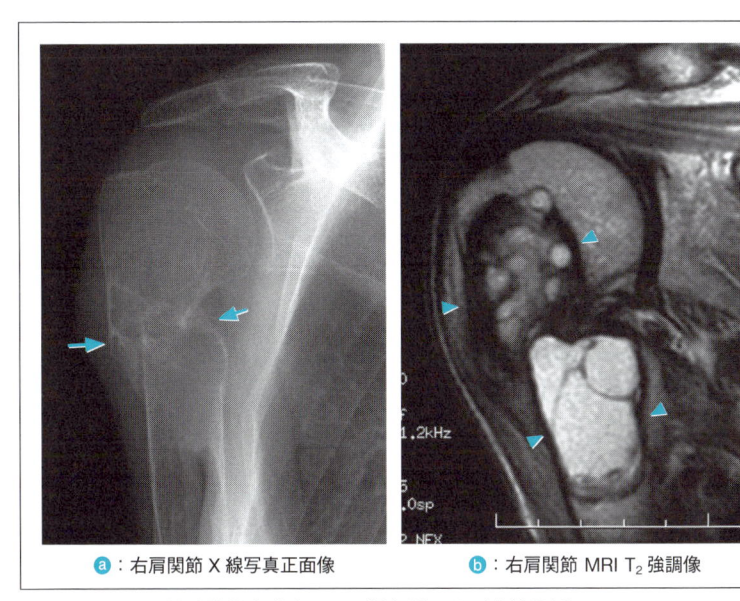

図16-92 副甲状腺機能亢進症による褐色腫および病的骨折
副甲状腺腺腫による副甲状腺亢進症．
ⓐ：右上腕骨に骨折が認められる（矢印）．
ⓑ：単純X線写真だけでは病変が明確でないが，MRI T$_2$強調像では上腕骨近位部に腫瘤性病変が認められる（矢頭）．T$_2$強調像で低信号の部位はヘモジデリン沈着を示すと考えられる．

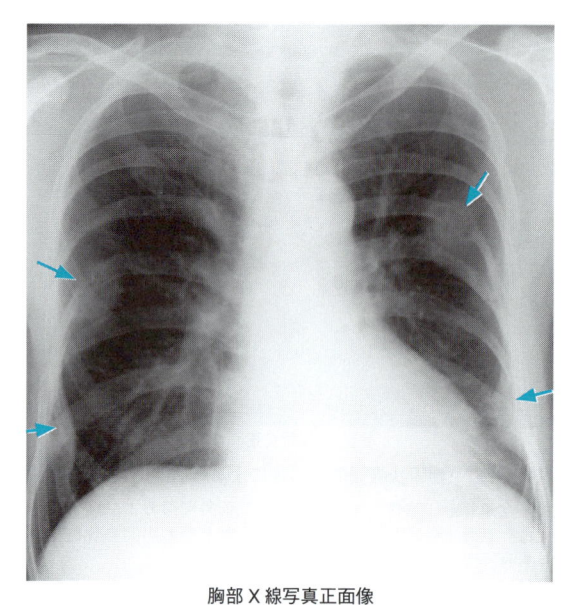

胸部X線写真正面像

図16-93　副甲状腺機能亢進症による褐色腫
腎不全に伴う二次性副甲状腺亢進症の症例．肋骨に膨張性溶骨性変化が多発している（矢印）．

表16-5　腎不全（血液透析）患者に認められる骨，関節，軟部組織の異常

病態	X線所見およびMRI所見
二次性副甲状腺機能亢進症	骨膜下骨吸収，軟骨下骨吸収，褐色腫，骨硬化(rugger jersey spine)，頭蓋骨のsalt and pepper appearance，関節軟骨の石灰化
骨軟化症・くる病	骨の変形・彎曲，偽骨折，骨折
転移性石灰化	関節周囲の軟部組織や動脈壁の石灰化
アミロイド関節症	関節の腫脹，関節周囲の骨の囊胞状骨吸収　T_1強調像およびT_2強調像で低信号を示す滑膜肥厚(MRI)
破壊性脊椎症	椎体終板の破壊，亜脱臼
脆弱性骨折	「外傷・骨壊死」の6参照(p.524)
骨壊死	「外傷・骨壊死」の8参照(p.529)
腱断裂	腱の不連続(MRI)

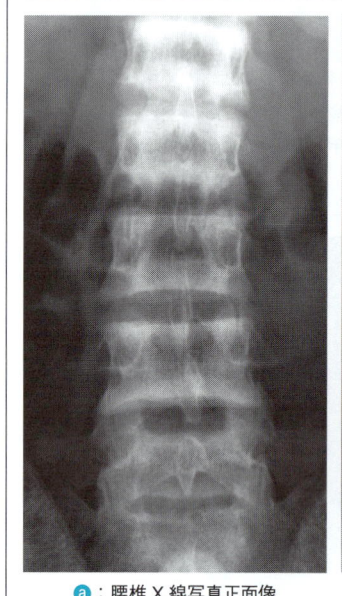

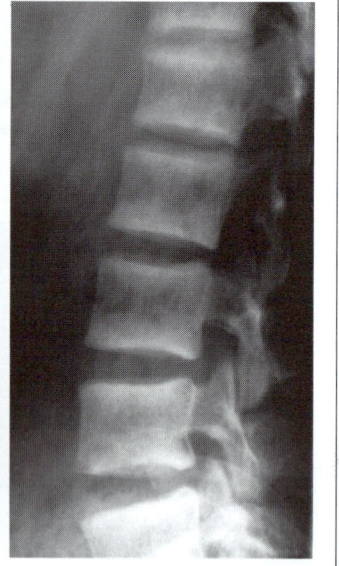

ⓐ：腰椎X線写真正面像　ⓑ：腰椎X線写真側面像

図16-94　副甲状腺機能亢進症による椎体の骨硬化像（rugger jersey spine）
椎体上下の終板近傍に帯状の骨硬化像を認める．

6) 関節軟骨の石灰化：ピロリン酸カルシウム結晶沈着による（ⓒ関節疾患の⑦参照）．

4　腎不全（長期血液透析）renal failure

　腎不全の患者では，二次性副甲状腺機能亢進症に加え，骨軟化症あるいはくる病による骨変化，軟部組織の石灰化がみられ，これらの変化は腎性骨異栄養症 renal osteodystrophy とよばれる．この他，表16-5に示すような骨関節および軟部組織の変化がみられる．副甲状腺機能亢進症および骨軟化症・くる病については上述，脆弱性骨折および骨壊死については「外傷・骨壊死」の項で述べた．この他の画像所見は以下の通りである．
1) 軟部組織および血管の石灰化：血清CaおよびPの

上昇に伴うもので,転移性石灰化 metastatic calcification とよばれる.特に関節周囲の軟部組織に腫瘤状の石灰化を来すことが多い(図 16-95).動脈壁にはしばしば著明な石灰化がみられる(図 16-96, 97).

2) アミロイド関節症:長期の血液透析歴のある患者にみられるものは,β_2-microglobulin を主成分とするアミロイドの沈着で,特に滑膜に沈着しやすい.発生頻度は透析歴が長いほど高く,特に 10 年以上の透析歴のある症例では 80% 以上に認められる.好発部位は手根関節,股関節,肩関節,膝関節などで,しばしば両側性である.

単純 X 線写真では結節状の軟部腫脹,関節周囲の骨粗鬆症,軟骨下骨の多発性嚢胞様変化がみられる(図 16-96).関節裂隙の狭小化は伴わないことが多い.関節変化は進行性で高度の関節破壊を来すことがある.MRI では,アミロイド沈着部は T_1,T_2 強調像とも中等度〜低信号を呈する.

3) 破壊性脊椎関節症 destructive spondyloarthropathy:進行性の脊椎破壊性病変がしばしば認めら

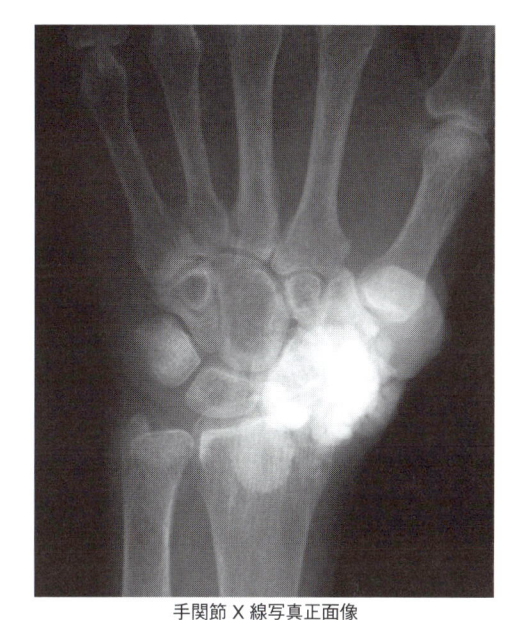

図 16-95 腎不全に伴う軟部組織の石灰化
軟部組織に多結節腫瘤状の石灰化を認める.

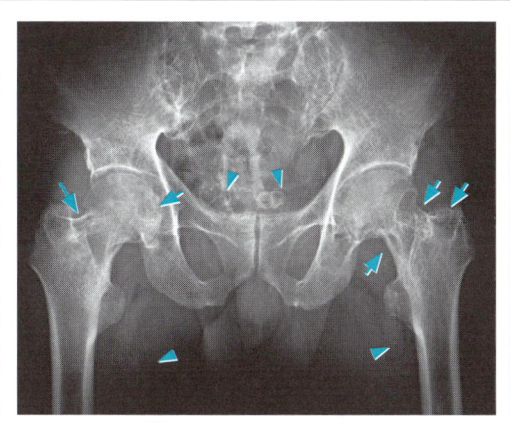

手関節 X 線写真正面像

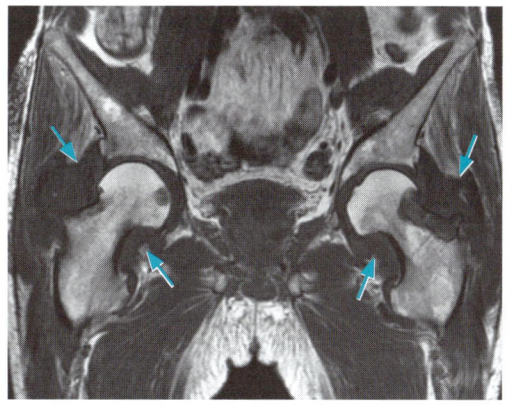

ⓐ:股関節 X 線写真正面像
ⓑ:MRI T_1 強調冠状断像
ⓒ:MRI T_2 強調冠状断像

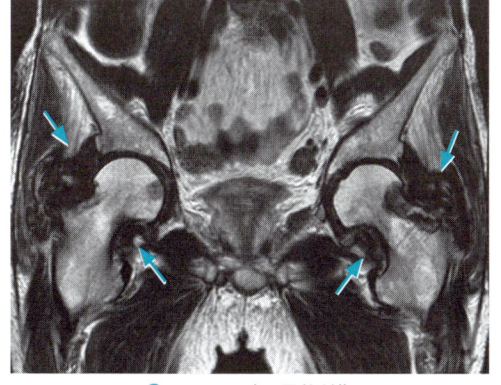

図 16-96 腎不全に伴うアミロイド関節症
ⓐ:両側の大腿骨頭〜頸部に境界明瞭な骨侵食像が多発している(矢印)動脈に石灰化が認められる(矢頭).
ⓑⓒ:MRI では両股関節に T_1 および T_2 強調像で低信号を示す滑膜肥厚がみられ,骨頭〜頸部に骨侵食を来していることがわかる(矢印).

図16-97　腎不全に伴う破壊性脊椎関節症
ⓐⓑ：L5/S1椎間の椎体終板を主体に骨破壊，骨硬化像を認める（矢印）．他の椎体には終板近傍の帯状骨硬化（rugger jersey spine）を認める．大動脈および上腸間膜動脈に著明な石灰化を認める．
ⓒⓓ：MRIでは椎体の破壊部の大部分はT_1・T_2強調像ともに低信号を呈している（矢印）．

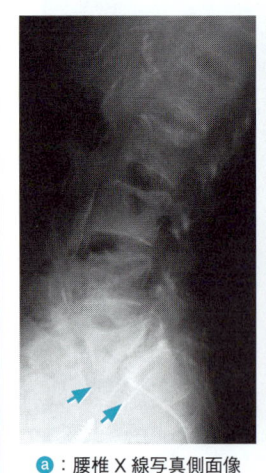

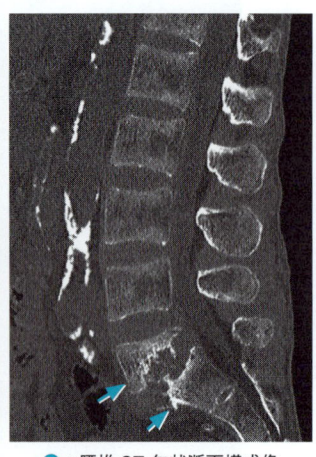

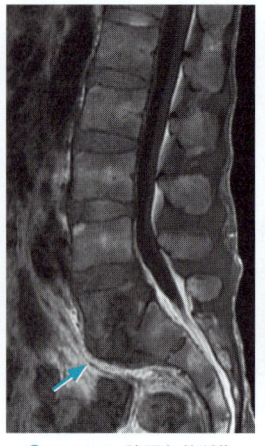

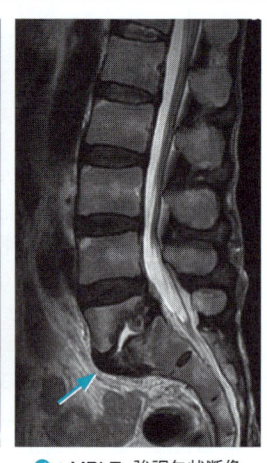

ⓐ：腰椎X線写真側面像　　ⓑ：腰椎CT矢状断再構成像　　ⓒ：MRI T_1強調矢状断像　　ⓓ：MRI T_2強調矢状断像

れる．原因としてアミロイド沈着，副甲状腺機能亢進症などが関与していると考えられている．脊椎のどのレベルにも生じうるが，頸椎や腰椎に多く，多発することもまれではない．

単純X線像では，椎体終板の骨侵食，もしくは骨破壊と骨硬化像の混在を示し，椎間腔の狭小化または拡大がみられる（図16-97）．画像上は感染性脊椎炎との鑑別がしばしば問題となるが，MRIで病変の大部分がT_2強調像で低信号を示し，椎体周囲の腫瘤形成が感染性脊椎炎に比べて少ないことが特徴である．

E　骨系統疾患

骨系統疾患には極めて多くの種類があるが，ここでは骨形成異常，軟骨形成異常，硬化性骨形成症に分けて，それぞれの代表疾患（骨形成不全症，軟骨無形成症，大理石病）を解説する．

1　骨形成不全症 osteogenesis imperfecta

病理・病態

骨形成不全症は結合組織異常に特徴づけられる遺伝性疾患で，骨粗鬆症を来す遺伝性疾患として最も頻度が高い．ほとんどの例は，1型コラーゲン形成に関わる遺伝子（COLIA 1およびCOLIA 2）変異によるものであることが明らかになっている．臨床症状としては，易骨折性，青色強膜，歯の発育不全（dentinogenesis imperfecta），難聴などが認められる．重症度は様々で，次に示すSillenceの分類がよく知られている．常染色体優性遺伝が多いが，新突然変異や常染色体劣性遺伝を示すものもある．
Ⅰ型：青色強膜と比較的軽い骨変化を示す．最も頻度が高い（約60％）．
Ⅱ型：最も重症で，周産期致死性であることが特徴である．多発子宮内骨折による四肢変形と短縮，膜様頭蓋，顔面骨低形成を認める．
Ⅲ型：多発子宮内骨折と膜様頭蓋を示すが，Ⅱ型よりも軽い．
Ⅳ型：白色強膜を呈する軽症型．

画像所見

X線所見としては以下のような所見が特徴である（図16-98, 99）．
1）骨濃度のびまん性減少
2）細く彎曲した長管骨
3）多発骨折およびこれに伴う変形，過剰化骨
4）脊椎椎体の扁平化
5）頭蓋冠の菲薄化，縫合内のモザイク状の骨（Wormian bone）
6）骨幹端～骨端のポップコーン様石灰化

2　軟骨無形成症 achondroplasia

病理・病態

軟骨内骨化の障害による四肢短縮型小人症のうち最も頻度が高い．常染色体優性遺伝であるが，80％は新突然変異である．特有な顔貌（大きな頭蓋と前頭部の突出，鼻根部の陥凹），四肢短縮などの臨床的特徴に

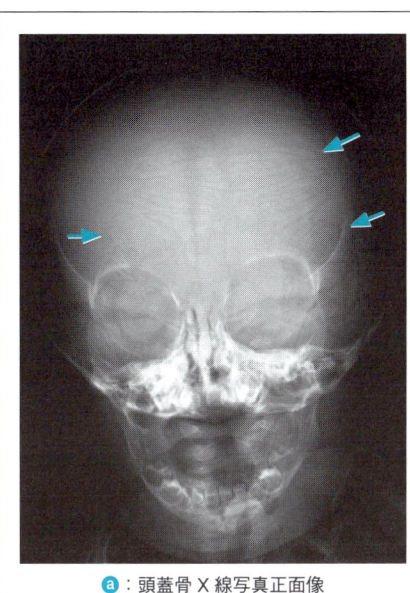

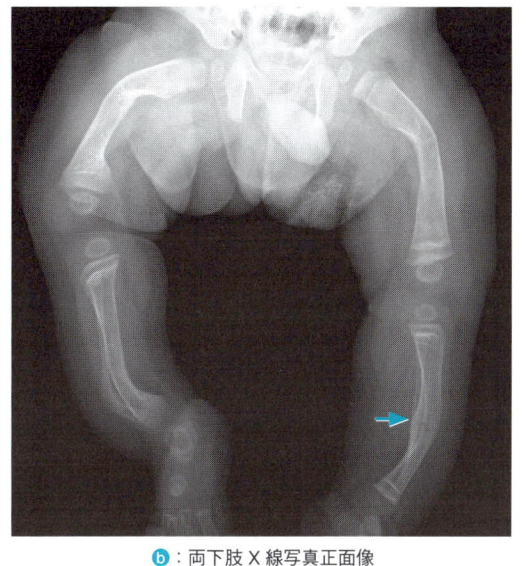

図16-98 骨形成不全症(I型)(8か月，男児)
ⓐ：頭蓋骨X線写真正面像
ⓑ：両下肢X線写真正面像
ⓐ：頭蓋骨は薄く，縫合内に多数のモザイク状の骨(Wormian bone)がみられる(矢印).
ⓑ：両下肢の骨は骨皮質の菲薄化と彎曲がみられ，左脛骨には骨折が認められる(矢印).

より生下時から診断は容易である．

画像所見

X線所見としては以下のような特徴がみられる(図16-100).

1) 頭蓋骨：前頭部の突出，頭蓋底の短縮，大後頭孔の狭窄
2) 脊椎：椎体前面は丸く突出し，椎体後面の陥凹，椎弓根間距離の狭小化(特に下部腰椎)がみられる．
3) 骨盤：腸骨遠位の低形成のため，坐骨切痕が短縮し，小骨盤腔の形がシャンペングラス様になる．臼蓋は水平になる．
4) 四肢：長管骨および手指の短管骨は太く，短い．長管骨の短縮は近位側(大腿骨と上腕骨)に目立つ．骨幹端はトランペットの先端のように広がる(cupping)．大腿骨遠位端では骨端の化骨核が骨幹端のなかに入り込んだような形態(ball-in-socket epiphysis)を示す．

3 大理石病 osteopetrosis

病理・病態

破骨細胞の機能不全のために正常の骨吸収が障害される．骨はびまん性に骨硬化像を示し，骨幹端のモデリング障害(undermodeling)を来す．臨床症状としては，易骨折性，骨髄減少による貧血や出血傾向，易感染性などがみられる．いくつかの病型があり，重症度は様々である．一部の症例では骨髄移植による治療が

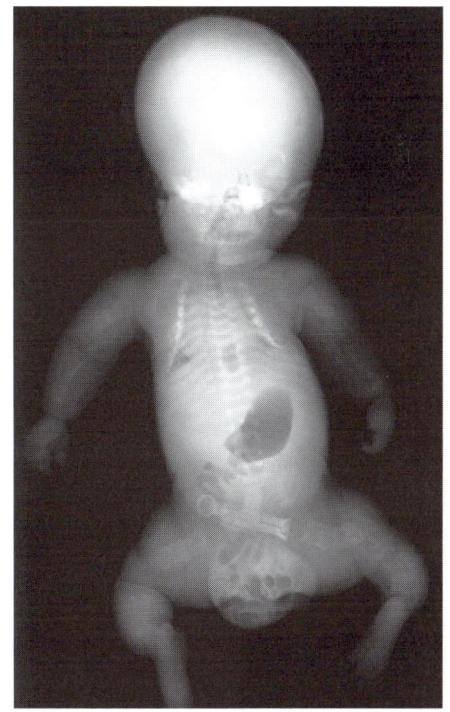

図16-99 骨形成不全症(II型)．全身骨X線写真正面像

周産期死亡例．四肢の長管骨は変形が強く，アコーディオン状に短縮している．多発骨折によるものである．胸郭は狭く，肋骨にも多発骨折を認める．頭蓋骨は薄く，拡大している．鼠径ヘルニアあり．

ⓐ：骨盤～膝のX線写真正面像　　ⓑ：腰椎X線写真正面像　　ⓒ：腰椎X線写真側面像

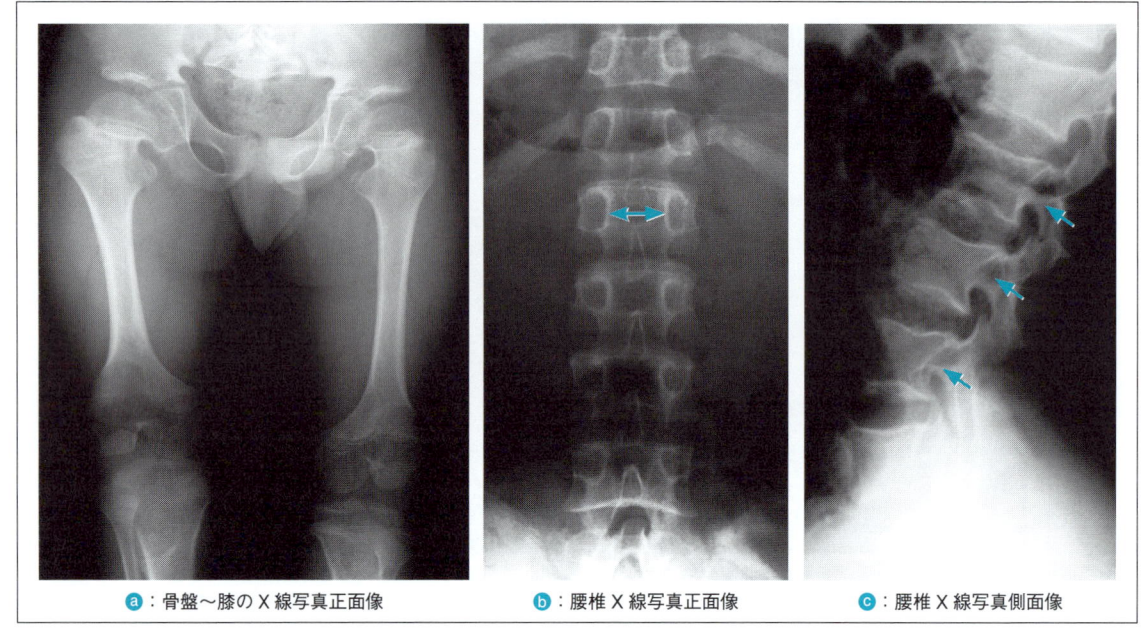

図16-100　軟骨無形成症
ⓐ：坐骨切痕が短縮し，小骨盤腔の形がシャンペングラス様にみえる．大腿骨は太く，短く，骨幹端はトランペットの先端のように広がっている(cupping)．骨端は骨幹端のなかに入り込んだような形態(ball-in-socket epiphysis)を示す．
ⓑ：腰椎は椎弓根間距離が下部腰椎で狭い（正常では下部ほど広くなる）(↔)．
ⓒ：側面像では椎体後面の陥凹が認められる（矢印）．

ⓐ：胸部X線写真正面像　　ⓑ：下腿X線写真正面像

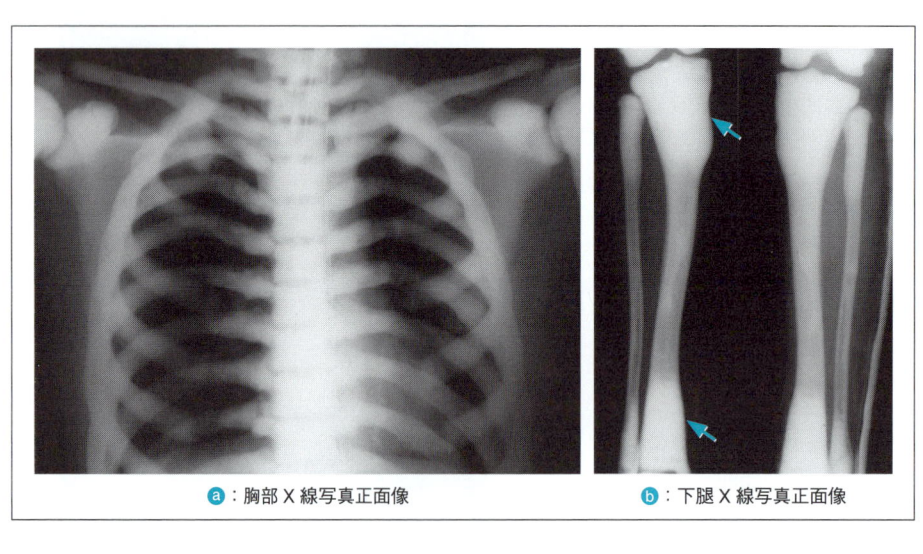

図16-101　大理石病
びまん性の骨硬化像があり，骨皮質と海綿骨の区別がつかない．脛骨の骨幹端は幅広く（矢印），棍棒様の形態である(Erlenmeyer flask deformity)．

有効であることが報告されている．

画像所見
　X線所見としては以下のような所見が認められる（図16-101）．
1) びまん性の骨硬化像：骨皮質と海綿骨の区別ができなくなる．
2) 不均一な骨硬化像：骨幹端の縞状の骨硬化，椎体の上下の骨硬化(sandwich vertebra)，骨の中に骨が含まれるようにみえる所見(bone-within-bone appearance)がみられる．
3) 骨折：骨は脆弱化を来し，病的骨折を来しやすい．
4) 骨幹端の undermodeling：正常の漏斗状の形態が失われ，幅広い棍棒様の形態となる．三角フラスコの形態に似ているため，Erlenmeyer flask deformity とよばれる．

F 脊椎

1 脊椎の解剖

❶ 椎体と椎間板（図16-102〜104）

頸椎 cervical vertebra は C1〜C7 の7椎体，胸椎 thoracic vertebra は T1〜T12 の12椎体，腰椎 lumbar vertebra は L1〜L5 の5椎体そして5椎体が癒合した仙椎 sacral vertebra からなる．頸椎と腰椎は前面に凸の彎曲（前彎），胸椎は後方に凸の彎曲（後彎）を示す．

椎体終板は椎間板と結合している部位で，骨皮質および軟骨を含む．椎体終板の辺縁部は輪状に隆起し，中央の陥凹部は軟骨終板 cartilaginous endplate に被われる．

椎間板（intervertebral disc）は，髄核とそれを同心円状に取り囲む線維輪より構成される．髄核は膠原線維と proteoglycan を豊富に含む粘液様物質からなり，椎間板の中心よりやや背側に位置する．線維輪は外層が膠原線維で内層が線維軟骨を主成分としている．椎間板前面の線維輪最外層は Sharpey 線維と呼ばれ，椎体全面の骨膜に強く結合している．

❷ 椎間関節 facet joint（図16-103〜105）

椎間関節は上・下関節突起が滑膜関節を形成したものである．関節面が斜めに切り取った平面（切り子 facet）になっていることから facet joint の名称がある．頸胸椎では前後方向，内外側方向に傾斜してい る．椎間関節の前面には黄色靭帯があり，この関節を支持している．

❸ 椎間孔 intervertebral foramen（図16-103〜105）

前面は椎体と椎間板，後面は椎間関節と黄色靭帯，頭側および尾側は椎弓根に囲まれる．椎間孔には神経根および背側神経節，脊柱管に出入りする血管が通過している．C1〜C7 の神経根はそれぞれの番号の椎体上方の椎間孔から，C8 の神経根は C7/T1 椎間孔から，これより下方の神経根はそれぞれの番号の椎体下方の椎間孔から出る．

❹ 脊柱管 spinal canal

脊柱管は前面の椎体，椎間板および後縦靭帯，側面の椎間孔，後面の椎弓，椎間関節および黄色靭帯に囲

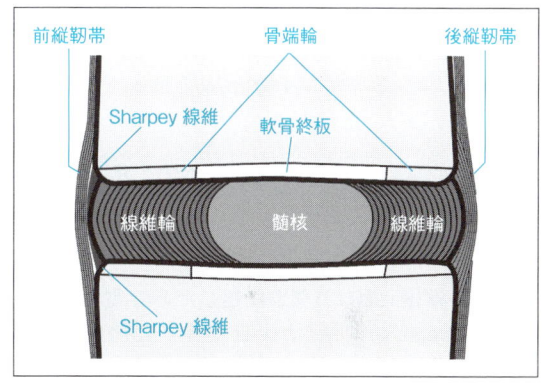

図16-102　椎間板と椎体終板

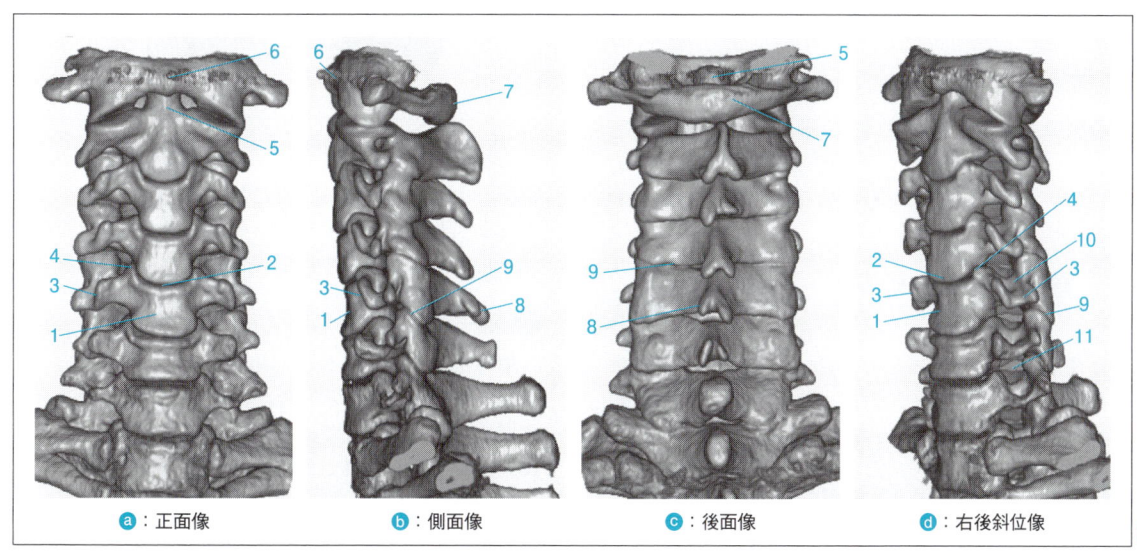

図16-103　頸椎 3D-CT 像　（Web カラー）
ⓐ：正面像　ⓑ：側面像　ⓒ：後面像　ⓓ：右後斜位像

1 椎体，2 椎間腔，3 横突起，4 Luschka 関節，5 歯突起，6 環椎前弓，7 環椎後弓，8 棘突起，9 椎間関節，10 椎弓根，11 椎間孔

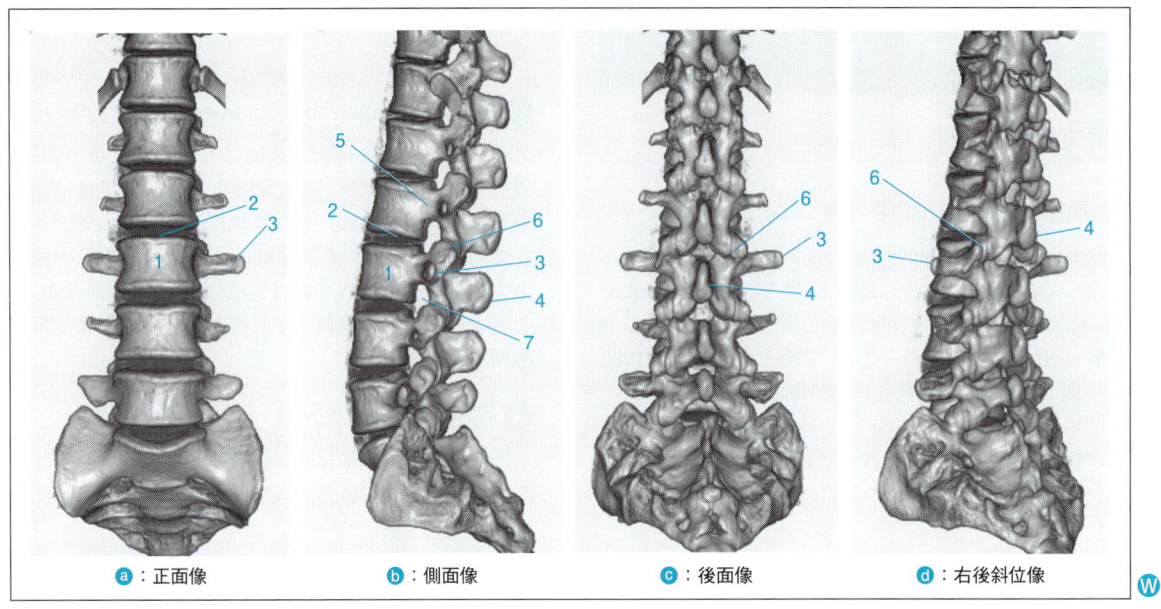

図 16-104　腰椎 3D-CT 像　（Web カラー）
1 椎体，2 椎間腔，3 横突起，4 棘突起，5 椎弓根，6 椎間関節，7 椎間孔

ⓐ：正面像　ⓑ：側面像　ⓒ：後面像　ⓓ：右後斜位像

まれ，脊髄，脊髄神経および脳脊髄液を含む硬膜嚢，その周囲の硬膜外組織を含んでいる．

❺ Luschka 関節（図 16-103）

頸椎の椎体上面は外側が隆起した U 字型で，この隆起（uncinate process）と上位椎体との間の関節は Luschka 関節（あるいは uncovertebral joint）とよばれる．この関節は椎間板が変性し椎間腔が狭小化してくると，骨棘を形成し神経根の圧迫の原因となる（「頸椎症」の項参照）．

❻ 環軸関節 atlantoaxial joint（図 16-103）

環軸関節は第 2 頸椎（軸椎）の歯状突起を軸にして，リング状の環椎が回転する可動域の大きな関節である．軸椎の歯状突起は環椎の前弓と横靱帯 transverse ligament との間に挟まれている．

2　脊椎の正常 X 線像

単純 X 線写真では C3〜L5 の椎体は長方形で，前方は後方に比べてやや高いかほぼ同じ高さである．椎体前面は後方に凸にやや彎曲しているが，後面は直線的である．特に以下のような所見に注意する．

❶ 椎間腔 intervertebral disc space

X 線上は椎間板は同定できず，椎体終板によって挟まれた椎間腔として認識される．椎間腔の高さは，頸椎と胸椎ではほぼ同じであるが，腰椎では下位にな

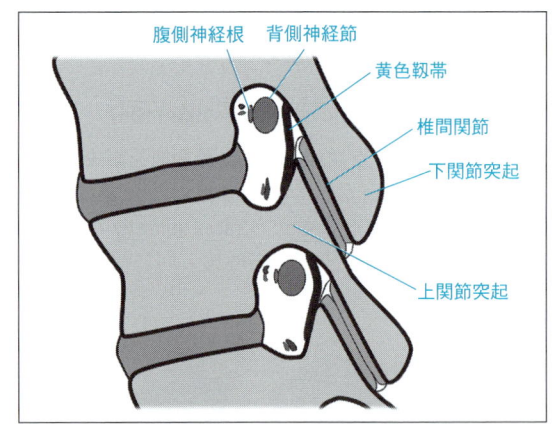

図 16-105　腰椎の椎間関節および椎間孔

るほど次第に増大する．ただし，C7/T1，L5/S1 では上位よりも高さが減少していることが多い．椎間腔の狭小化は椎間板変性やヘルニアを示す所見である．

❷ 椎弓根 pedicle

椎弓根は椎弓が椎体に接続する円柱状構造である．前後像でとらえられると骨皮質がリング状の構造として認められる．頸椎では椎弓根が斜めに走行するために斜位でリング状構造が認められる（図 16-106）．胸腰椎では椎弓根が前後に走行するため，正面像でリング状構造が認められる（図 16-107，108）．椎弓根の消失は骨転移でしばしば認められる所見である（腫瘍または腫瘍類似病変，図 16-57 参照）．

ⓐ：頸椎 X 線写真正面像　　ⓑ：頸椎 X 線写真側面像　　ⓒ：頸椎 X 線写真右後斜位像

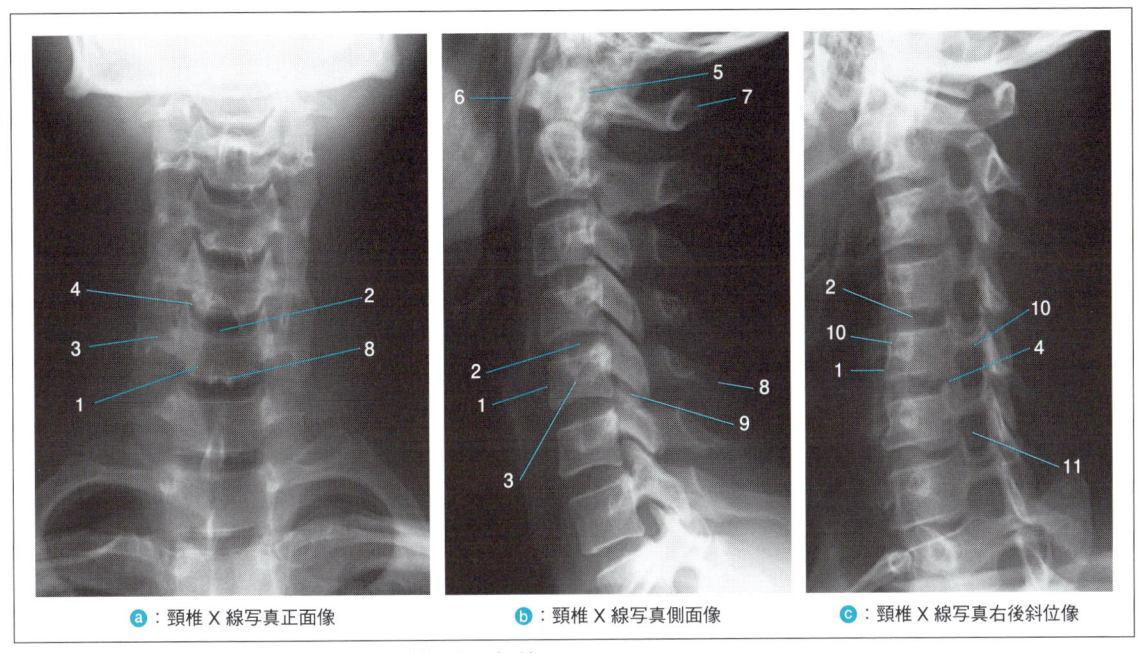

図 16-106　正常の頸椎 X 線 4 方向像（左後斜位像は省略）
1 椎体，2 椎間腔，3 横突起，4 Luschka 関節，5 歯突起，6 環椎前弓，7 環椎後弓，8 棘突起，9 椎間関節，10 椎弓根，11 椎間孔

ⓐ：腰椎 X 線写真正面像　　ⓑ：腰椎 X 線写真側面像　　ⓒ：腰椎 X 線写真右後斜位像

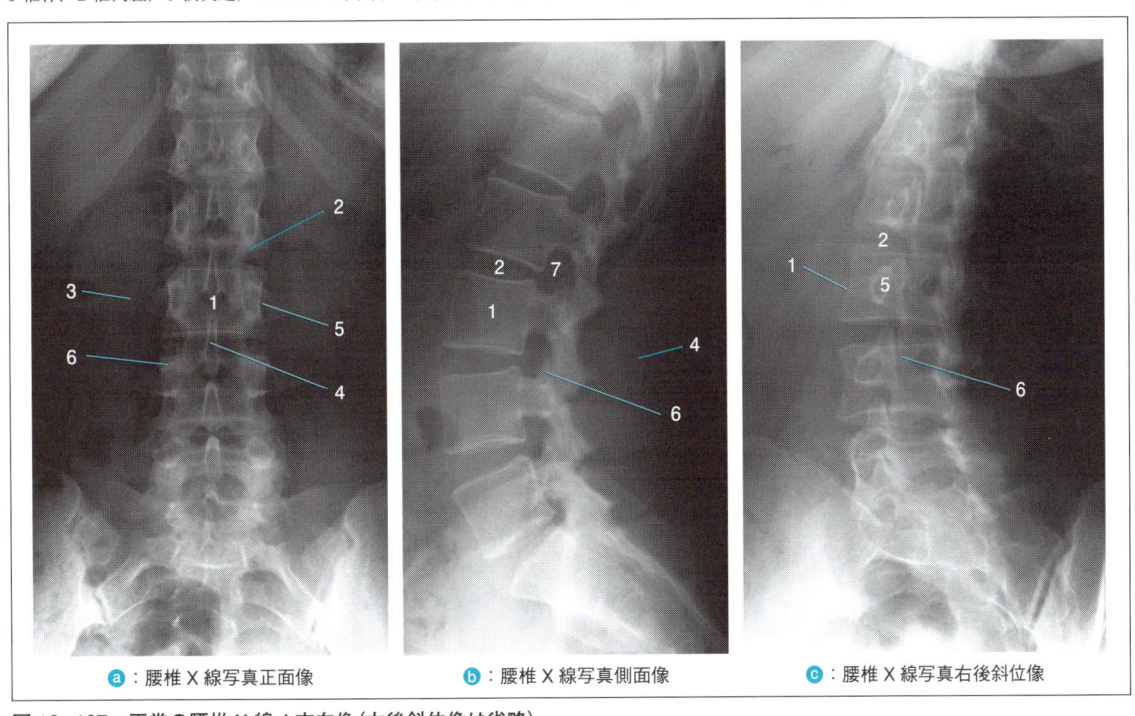

図 16-107　正常の腰椎 X 線 4 方向像（左後斜位像は省略）
1 椎体，2 椎間腔，3 横突起，4 棘突起，5 椎弓根，6 椎間関節，7 椎間孔

❸ スコッチテリアサイン

　腰椎の正面または斜位像では，その後方要素がスコッチテリアの上半身のような形態を示す（図16-109，110）．スコッチテリアの鼻が横突起，眼が椎弓根，首が関節突起間部，胴体が椎弓，上関節突起が耳，下関節突起が前足になる．スコッチテリアの首に骨折が生じたものが，脊椎分離症である．

576 Ⅰ．画像診断

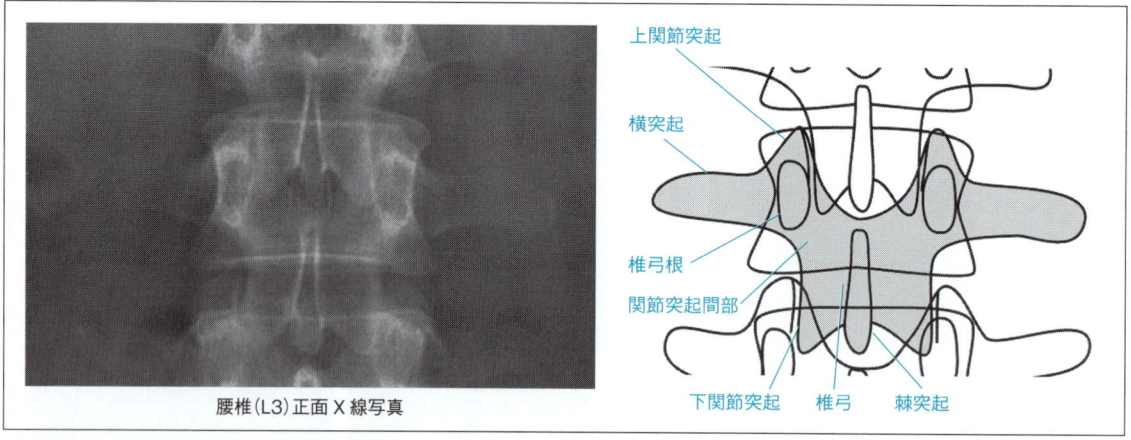

図 16-108　腰椎 X 線写真正面像と模式図
後方要素をアミカケで示す．二匹の鼻の長いスコッチテリアが背中合わせに繋がっているようにみえる．スコッチテリアの鼻が横突起，眼が椎弓根，首が関節突起間部，胴体が椎弓，上関節突起が耳，下関節突起が前足である．

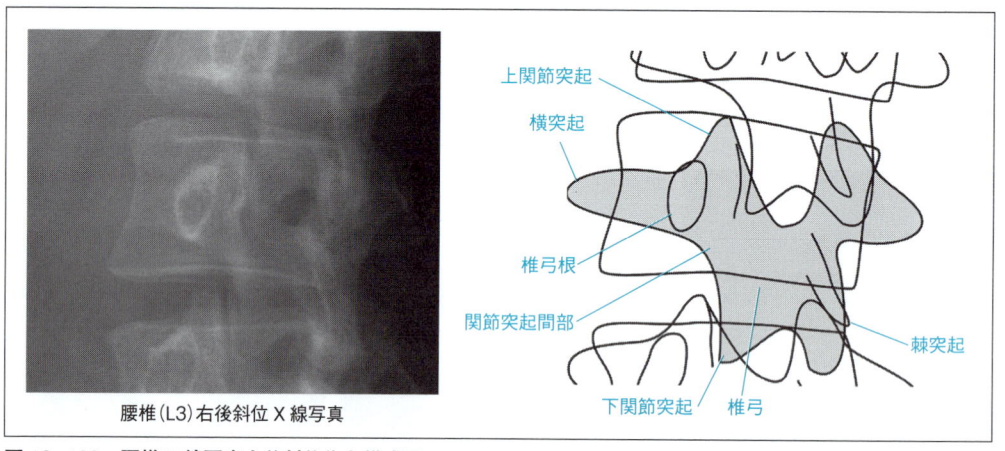

図 16-109　腰椎 X 線写真右後斜位像と模式図
後方要素をアミカケで示す．右後斜位像では右側の後方要素の形態がより明瞭に描出される．

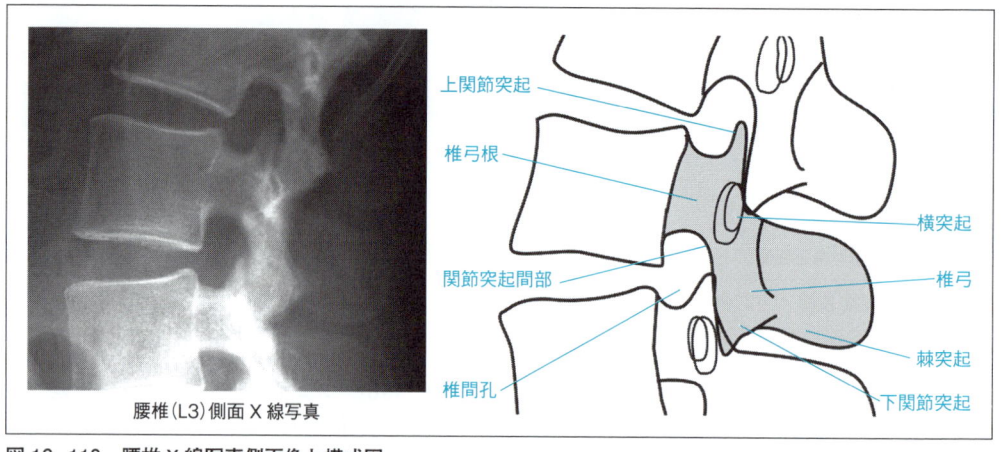

図 16-110　腰椎 X 線写真側面像と模式図
側面像は椎間腔および椎間孔の評価に有用である．

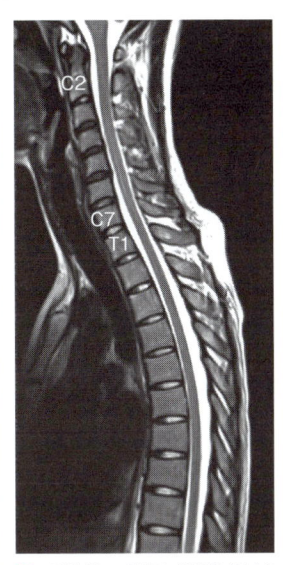

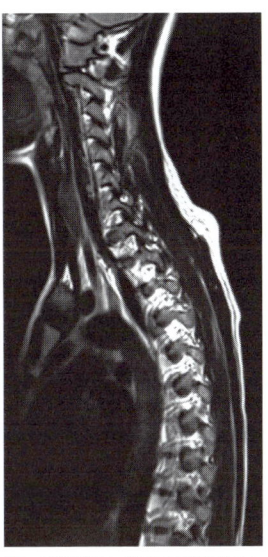

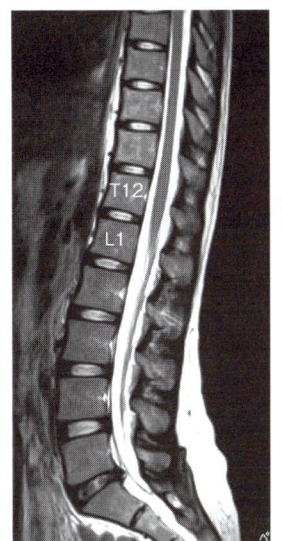

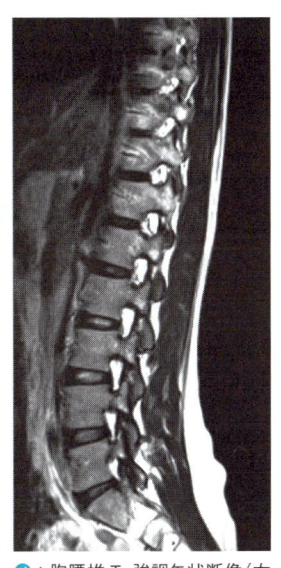

ⓐ：頸胸椎 T₂ 強調矢状断像（正中）　ⓑ：頸胸椎 T₂ 強調矢状断像（左椎間関節，椎間孔，椎弓根のレベル）　ⓒ：胸腰椎 T₂ 強調矢状断像（正中）　ⓓ：胸腰椎 T₂ 強調矢状断像（左椎間関節，椎間孔，椎弓根のレベル）

図 16−111　脊椎正常 MRI 矢状断像
椎体，椎間板，椎間孔や椎間関節，脊髄の全体像がよく描出されている．脊髄下端は L1/2 レベルで，これよりも下方では馬尾神経になる．

❹ 環軸椎関節

頸椎側面像で最もよく同定できる．歯突起と環椎前弓の間隔は小児で 4.5 mm 以内，成人で 2.5 mm 以内であり，これを超えると環軸椎亜脱臼と診断される．特に前屈位で増強する．関節リウマチでしばしば認められる異常である（関節疾患，図 16−68 参照）．

3　脊椎の正常 MRI 像

MRI は骨だけでなく，脊髄や神経根，靱帯などの支持組織，周囲の軟部組織の描出が可能（図 16−111, 112）で，脊椎疾患の診断に極めて有用性が高い．以下のような構造は年齢によって信号パターンが変化することを知っておく必要がある．

❶ 椎体の骨髄

脊椎椎体の骨髄は生下時ほとんどが赤色髄であるため，T₁ 強調像で低信号を示す．年齢が進み黄色髄への転換が生じるにつれ，高信号域が拡大してくる．高齢者では赤色髄と黄色髄が混在して，まだら状にみえることがあるが，病的なものではない．

❷ 椎間板

椎間板の髄核は T₂ 強調像で高信号を示し，線維輪は比較的低信号を示す（図 16−112）．T₂ 強調像における髄核の信号は水分および proteoglycan の含有量を反映していると考えられている．髄核は加齢とともに信号低下を来し，髄核と線維輪の境界は不明瞭になる．

4　脊椎外傷

❶ 画像診断の種類と目的

脊椎外傷の画像診断は，症状や臨床症状に応じて選択され，速やかに治療方針に結びつくものでなければならない．また，骨折や脱臼が疑われる場合は，患者の移動や体位変換は最小限にとどめ，症状を悪化させないように注意する必要がある．

a．単純 X 線撮影

基本的には前後像と側面像の 2 方向が撮影され，頸椎の場合はこれに加えて開口位の正面像（open mouth view）が撮影される．脊椎損傷を示唆する症状がある場合，あるいは意識がないために十分な理学所見が得られない場合は，まず脊椎の側面像を背臥位のままで撮像することが望ましい．斜位像は 2 方向撮影だけでは描出が難しい損傷（椎弓骨折や椎間関節の脱臼など），あるいは頸胸椎移行部の描出に役に立つことがあるが，最近は CT が用いられるため有用性は少ない．屈曲/伸展位の撮影はストレス負荷における脊椎の配列をみるために行われ，靱帯損傷の診断に有用で

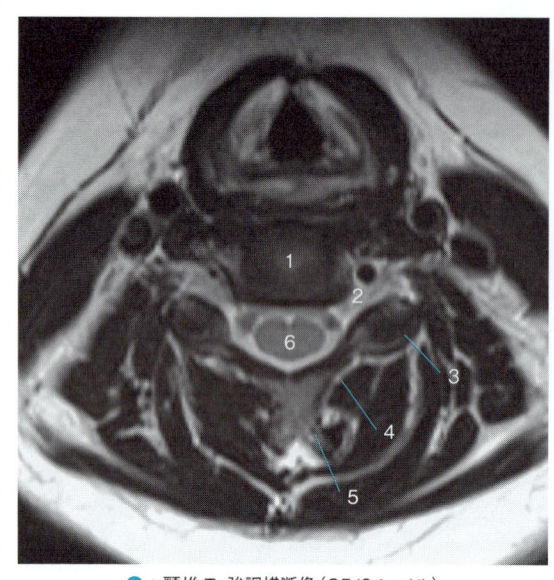

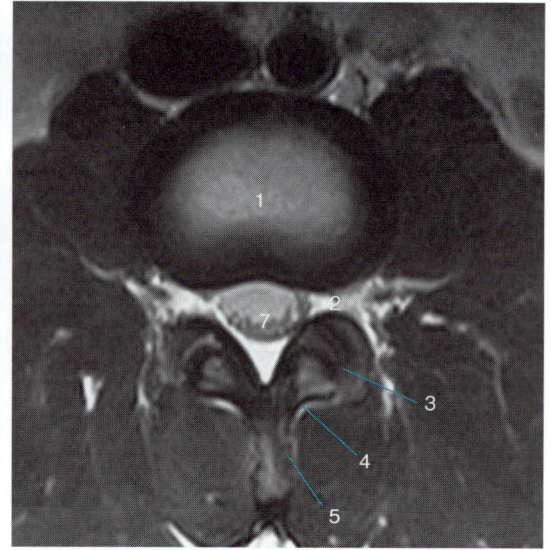

ⓐ：頸椎 T₂ 強調横断像（C5/6 レベル）　　　　　ⓑ：腰椎 T₂ 強調横断像（L4/5 レベル）

図 16-112　脊椎正常 MRI 横断像
1 椎間板, 2 椎間孔, 3 椎間関節, 4 椎弓, 5 棘突起, 6 脊髄, 7 馬尾神経
脊柱管内の構造および脊椎周囲の軟部組織の評価に有用である．
腰椎椎間板は辺縁の線維輪が低信号，中心の髄核が比較的高信号を示す．椎間関節は頸椎では水平に近い面，腰椎では前後にハの字型に開いている．

ある．単純写真は脊椎損傷の画像診断の基本であるが，救急の場ではかなりの見落としや誤診の可能性がある．

b．CT

CT は単純写真で捉えにくい骨折や脱臼を描出するのに適している．特にヘリカル CT は短時間で撮像が可能で，3D 画像あるいは画像劣化の少ない縦方向の再構成画像を得ることができる．頸椎損傷の可能性が高い症例（神経脱落症状あるいは重篤な頭部外傷あり，50 歳以上，高速交通事故など）に対しては，頭部 CT に引き続いて頸椎のヘリカル CT 撮像が望ましい．

c．MRI

MRI は検査時間が長く，人工呼吸器やモニターが使用できないことから重症の外傷患者では検査が困難であったが，最近は高速撮像法や MRI 装置の中で使用可能な生命維持装置の開発によって重症の脊椎損傷例でも検査が可能となっている．

MRI は脊椎周囲の血腫や浮腫，靱帯損傷，椎間板ヘルニア，脊髄損傷の評価に適している．特に脊髄損傷では，脊髄の浮腫や出血が描出され，これらの所見は神経障害の予後と関連することが報告されている．しかし，小さな骨片の描出や骨折線の把握については単純写真や CT のほうが優れている．

❷ 頸椎損傷

頸椎損傷には多くの分類があるが，ここでは損傷部位を頭蓋頸椎移行部（C1-2）と頸椎下部（C5-7）に分け，それぞれについて比較的よくみられる損傷を取り上げる．

a．頭蓋頸椎移行部

1) Jefferson 骨折

病理・病態

環椎はリング状の形態をしているため，必ず 2 か所以上で骨折がみられる．Jefferson 骨折は，後弓の 2 か所の骨折に加えて，前弓に 1 か所または 2 か所の骨折を伴うものである．

画像所見

開口位の撮影で C1 外側塊の外方への偏位がみられるが，単純 X 線写真だけでは骨折の同定は困難で，骨折の正確な同定や骨片変位の程度を把握するには CT が有用である（図 16-113）．

2) 歯突起骨折 fracture of dens

病理・病態

歯突起の骨折は軸椎骨折の半数以上を占め，過屈曲または過伸展いずれでも発生しうる．

画像所見

単純 X 線写真で歯突起の基部を横走または斜走す

る骨折線に加え，種々の程度の歯突起の変位を認める．骨折線が同定しにくいことが多く，歯突起の変位や咽頭後部の軟部組織の腫脹に注意する必要がある．

3) ハングマン骨折 hangman fracture

病理・病態

ハングマン骨折は頸椎の過伸展によるもので，絞首刑によって起こる骨折のパターンに類似しているためにこのようによばれる．

画像所見

C2の椎弓（下関節突起の前方）を斜走する骨折がみられ，C2はC3に対して種々の程度の前方偏位と屈曲を示す（図16-114）．

4) 伸展涙痕骨折 extension teardrop fracture

病理・病態

軸椎前下部の前縦靱帯付着部に起こる剝離骨折である．骨粗鬆症を有する高齢者に発生することが多い．

画像所見

単純X線写真側面像で軸椎前下部に三角形の骨片を認める（図16-115）．神経損傷を来すことは少なく，予後は良好である．

b．頸椎下部

1) 屈曲涙痕骨折 flexion teardrop fracture

病理・病態

椎体前下部（まれには前上部）を斜走する骨折で，高度の脊髄損傷を伴うことが多い．

画像所見

椎体は前方の三角形の小骨片と後方の大骨片に分離するが，前方の骨片は正常の位置にあり，後方の骨片が後方へ偏位することが特徴である（図16-116）．

2) 両側性椎間関節嵌頓 bilateral facet lock

病理・病態

両側の椎間関節が脱臼を来したもので，高度の脊髄損傷を来しやすい．

画像所見

椎体は前方へ脱臼を来し，上下の椎間関節が前後にかみ合うために容易に整復できない状態（locking）に

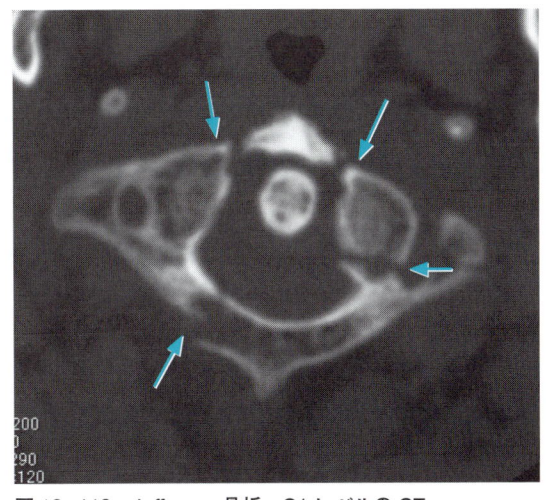

図16-113 Jefferson骨折．C1レベルのCT
CTで環椎前弓に2か所，後弓に2か所の骨折が認められる（矢印）．

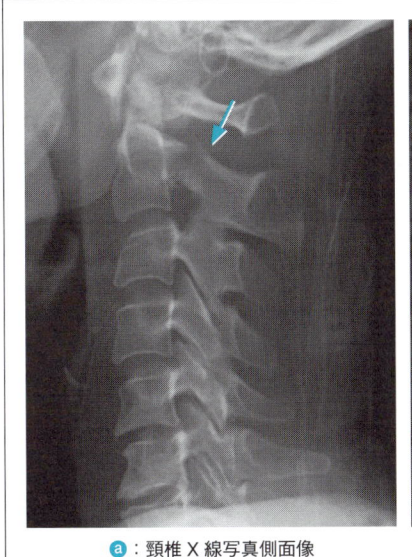

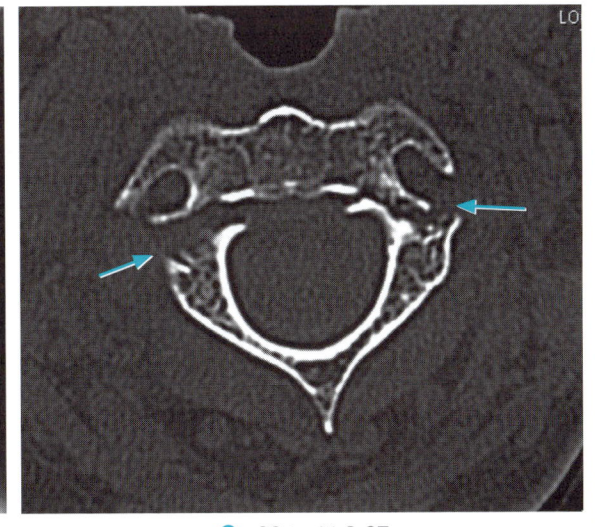

図16-114 ハングマン骨折
ⓐ：頸椎単純X線側面像．軸椎の軸椎の椎弓を斜走する骨折がみられ（矢印），軸椎はC3に対して前方へ変位している．
ⓑ：CTではC2両側椎弓の骨折が認められる（矢印）．

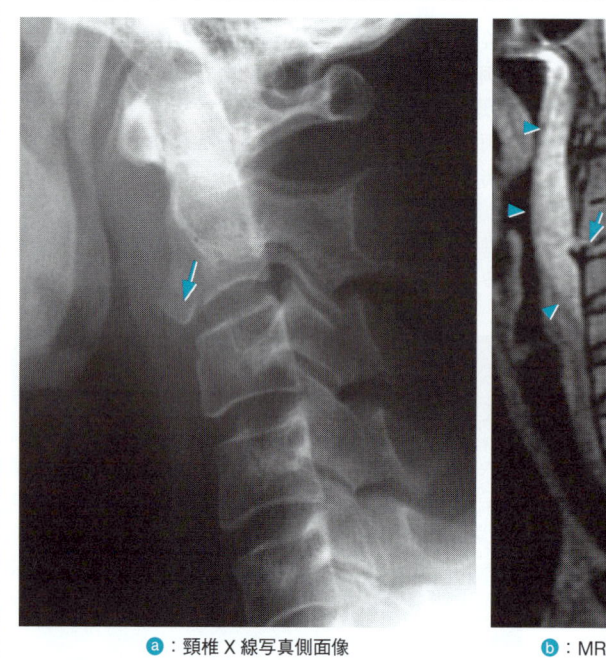

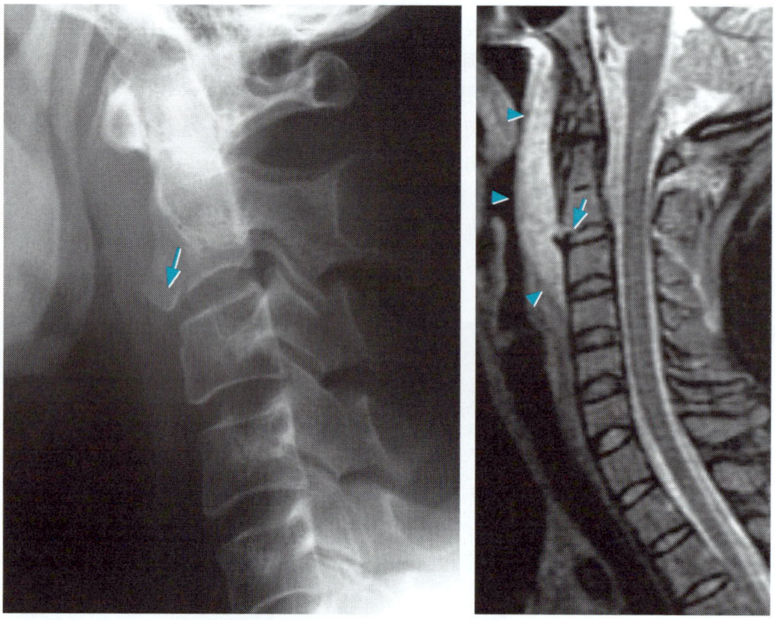

図16-115 伸展涙痕骨折
C2前下部に三角形の骨片が認められる(矢印).前縦靱帯の付着部に発生した剝離骨折である.MRIでは骨折(矢印)に加え,椎体前面(後咽頭腔)の血腫を認める(矢頭).

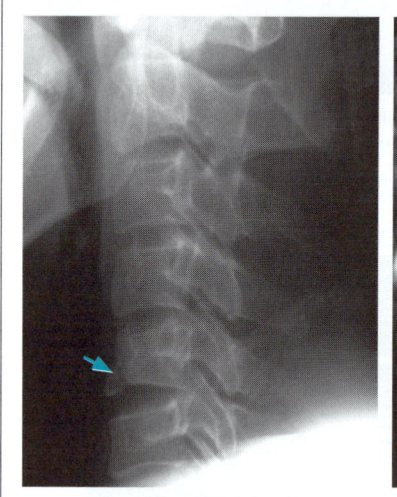

ⓐ:頸椎X線写真側面像　　ⓑ:MRI STIR 矢状断像

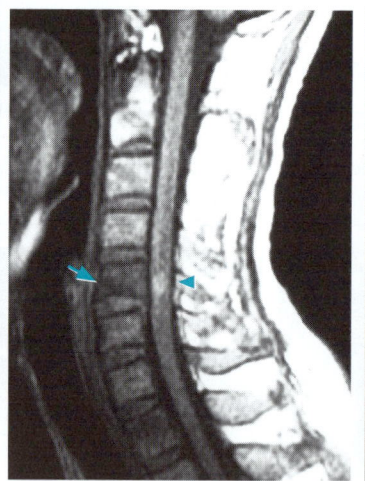

ⓐ:頸椎X線写真側面像　　ⓑ:T₁強調矢状断像　　ⓒ:T₂強調矢状断像

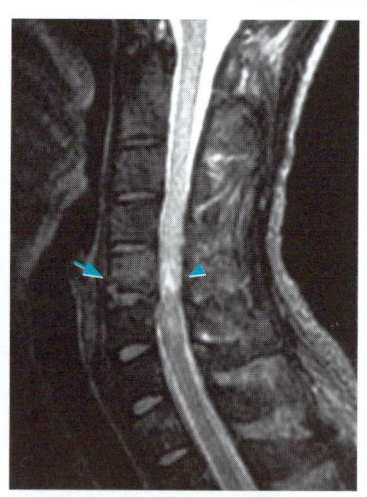

図16-116 屈曲涙痕骨折(C5)
ⓐ:C5椎体前下部に三角形の骨片がみられ(矢印),C5椎体は軽度後方へ変位している.屈曲涙痕骨折の所見である.
ⓑⓒ:MRIではC5椎体はT₁強調およびT₂強調像で骨折を反映して骨髄の信号異常が認められる(矢印)が,骨片はよく同定できない.このレベルの脊髄はT₁強調像でやや高信号,T₂強調像で不均一な高信号を示し,出血が疑われる(矢頭).

なる.脱臼の程度は椎体幅の1/2を越える.椎間関節の状態を把握するにはCTが有用である.

3)片側性椎間関節嵌頓 unilateral facet lock

病理・病態

過屈曲に回旋が加わり,片側のみの椎間関節が脱臼を来した状態である.C4/5またはC5/6のレベルで起こることが多い.急性の神経障害を来すことは比較的少ないが,脊髄や神経根の圧迫症状が進行してくる可能性があるので,早期に診断する必要がある.

画像所見

X線所見としては,脊椎の回旋を伴う椎体幅1/4程度の前方脱臼がみられることが特徴であるが,椎間

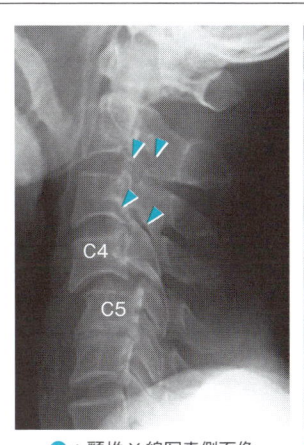

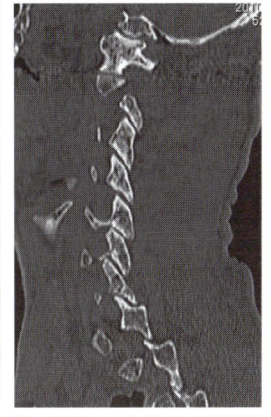

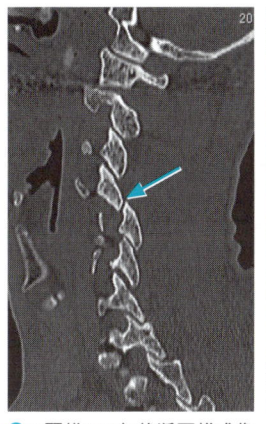

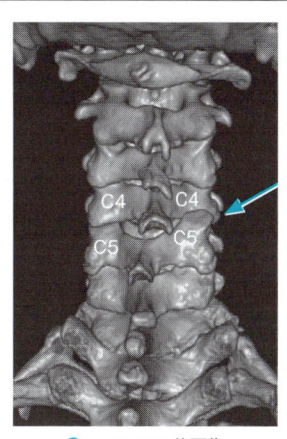

ⓐ：頸椎 X 線写真側面像　　ⓑ：頸椎 CT 矢状断再構成像　　ⓒ：頸椎 CT 矢状断再構成像　　ⓓ：3D-CT 後面像
　　　　　　　　　　　　　　　（左椎間関節のレベル）　　　　（右椎間関節のレベル）

図 16-117　片側性椎間関節嵌頓　（Web カラー）
ⓐ：C5 の前方への脱臼あり．C4 よりも上方のレベルでは左右の椎間関節が前後にずれてみえており（矢頭），脊椎の回転が示唆される．
ⓑ〜ⓓ：CT では C4 の左椎間関節は正常であるが，右椎間関節が前方に脱臼していることがわかる（矢印）．

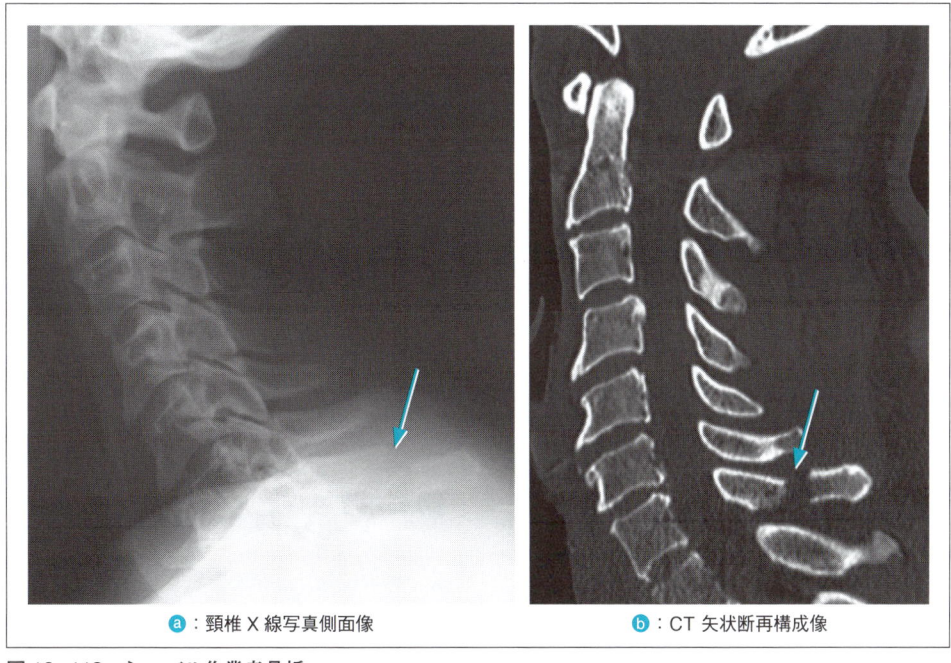

ⓐ：頸椎 X 線写真側面像　　ⓑ：CT 矢状断再構成像

図 16-118　シャベル作業者骨折
C7 棘突起の骨折を認める（矢印）．

関節の評価は困難なことが多い．CT は椎間関節の脱臼を明瞭に描出することが可能で，合併した骨折の描出にも適している（図 16-117）．

4）シャベル作業者骨折 clay shoveler's fracture
病理・病態　画像所見

C6〜T1（C7 に最も多い）の棘突起にみられる斜骨折である（図 16-118）．ドイツのアウトバーン工事の作業者にみられたことから，この名称が使われている．過屈曲，過伸展または筋肉による牽引による．

❸ 上〜中部胸椎損傷
病理・病態

上〜中部胸椎損傷の頻度は少ないが，骨折に加えて脱臼を伴うような重度損傷が多く，脊髄損傷を来しや

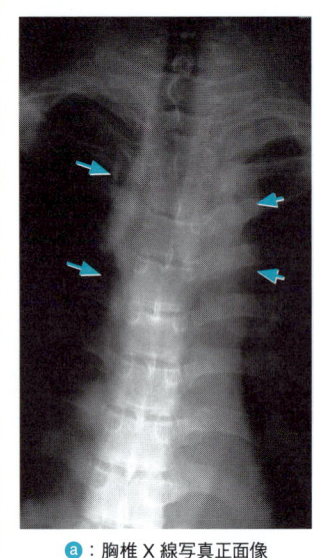

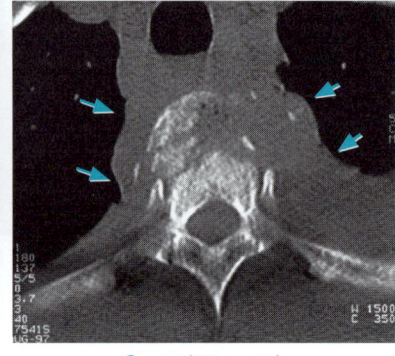

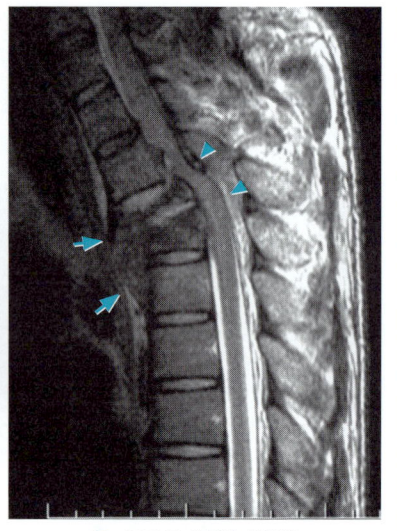

ⓐ：胸椎X線写真正面像　　**ⓑ**：CT(T3レベル)　　**ⓒ**：MRI T₂強調矢状断像

図16-119　T3/4の脱臼骨折
ⓐ：単純X線写真では上縦隔の拡大があり(矢印), T3, 4の椎体と椎弓根に骨折が疑われるが明確でない.
ⓑ：CTでは椎体の骨折とその周囲の血腫を認める(矢印).
ⓒ：MRIではT3/4レベルの脱臼骨折が明らかで, 前方に血腫もみられる(矢印). 後方の脊髄は圧迫を受け, 脊髄損傷を示す高信号が認められる(矢頭).

すい.

画像所見

X線上は血腫による縦隔拡大や血胸をしばしば認めるが, 脊椎損傷自体はよく描出できないことが多く, 胸部大動脈損傷との鑑別が問題になる(図16-119). 脊椎損傷を明確にするにはCTが必要である.

❹ 胸腰椎移行部

胸腰椎移行部は骨折や脱臼の頻度が最も高い部位である. 以下のような損傷が認められる.

1) 圧迫骨折 compression fracture
病理・病態
椎体の圧迫骨折は椎体前部を支点にして屈曲力が加わるために起こるもので, 典型的には椎体前部が潰れる(「代謝内分泌疾患」の図16-84参照). 神経損傷を伴うことは少なく保存的治療で治癒するが, 圧迫変形が強く後彎が進行するものでは後方固定が必要となることがある.

2) 粉砕骨折 burst fracture
病理・病態
粉砕骨折は脊椎の長軸方向へ加わる力あるいは屈曲によって起こる骨折である. 骨折を来した椎体が前後方向に広がることが特徴で, 後縦靱帯の断裂を伴い, 脊柱管内に突出した骨片によって神経損傷を来しやすい. この骨折の多くは椎弓骨折を伴う.

画像所見

X線側面像では椎体後部の高さの減少, 椎体後面の不明瞭化, 椎体後方へ突出する骨片が認められる(図16-120). 正面像では椎弓根間の距離の開大が重要であり, 粉砕骨折の約半数でこの所見が認められる(図16-120). しかし, 単純写真のみでは椎体後面の骨折や骨片が同定できないことも多く, 手術適応の決定のためにはCTやMRIが有用である.

5　脊椎変性疾患・椎間板ヘルニア・脊椎分離症・感染性脊椎炎

❶ 脊椎変性疾患

脊椎では加齢に伴う脊椎変化として, 椎間板, 椎体, 椎間関節, 靱帯などに変性がみられる. 単純写真では椎間腔の狭小化, 椎体辺縁の骨棘, 椎体のアライメントの異常, 椎体終板付近の骨硬化像などが認められる(図16-124参照). 椎間板変性が高度になると, 椎間腔にガスが認められるようになる(図16-124参照). このガスが周囲組織から放出された窒素ガスが主体と考えられており, 真空現象 vacuum phenomenonとよばれる. MRIでは椎間板変性による椎間板の信号低下(T₂強調像), 椎体の骨棘, 椎体終板近傍の異常信号, 椎間板の膨隆やヘルニア, 椎間関節の変形性関節症などを認める. 以下のような疾患があるが, これらは加齢により多少は認められる変化であ

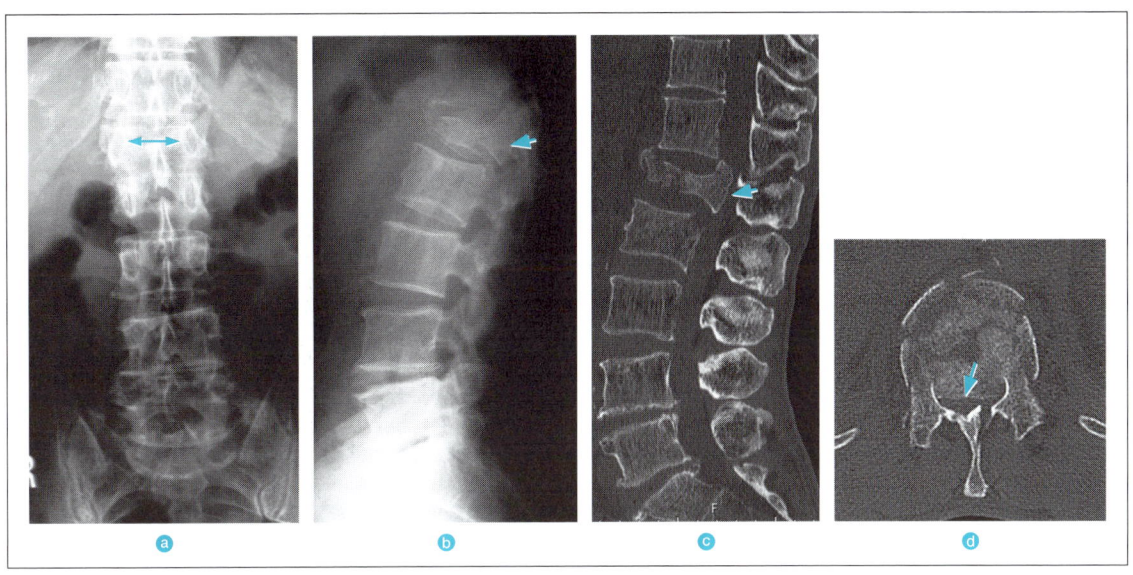

図 16-120　L1 の粉砕骨折
ⓐⓑⓒ：L1 椎体の楔状変形を伴う骨折があり，椎体後面の後方突出（矢印），左右の椎弓根間距離の拡大を認める（↔）．
ⓓ：CT では椎体および椎弓骨折と脊柱管内に突出する骨片（矢印）がみられる．

り，症状との関連があるとは限らない．

1）変形性頸椎症 cervical spondylosis

病理・病態

椎間板変性に伴う骨棘や椎間関節の変形性関節症により神経根症状や脊髄圧迫症状を来す疾患である．

画像所見

単純 X 線像では，椎間腔狭小化，椎体辺縁部や Luschka 関節の骨棘形成，椎体終板骨硬化などが認められる．斜位像では Luschka 関節の骨棘が神経孔内に突出していることがよくわかる（図 16-121）．MRI では，骨棘や椎間板の突出による脊髄の圧迫，脊髄圧迫に伴う変性や虚血などの二次性変化（myelomalacia）が T₂ 強調像における高信号として描出される．椎間孔の狭小化も認められるが，神経根の状態を評価するのは困難なことが多い．

2）後縦靱帯骨化症 ossification of posterior longitudinal ligament (OPLL)

病理・病態

後縦靱帯骨化症は東洋人に多くみられる疾患で，原因はよくわかっていない．下位頸椎に好発するが，胸椎に生じることもある．肥厚し骨化した靱帯により脊柱管狭窄，脊髄圧迫を来す．

画像所見

単純 X 線側面像では，椎体背面に沿って縦走する骨化がみられ（図 16-122），そのパターンから連続型，分節型，混合型に分類される．CT は骨化描出に優れ，病変の範囲を正確に把握するのに最も適している．MRI では，肥厚した後縦靱帯が T₁・T₂ 強調像ともに低信号を示す構造物として認められ，脊髄との関係がよくわかる．骨化した靱帯内に脂肪髄がみられることがあり，このような場合には肥厚靱帯内に高信号域が認められる．

3）脊椎すべり症 spondylolisthesis

病理・病態　画像所見

脊椎すべり症はある椎体がその下の椎体に対して，前方または後方に変位した状態である．その方向によって前方すべりと後方すべりに分けられる．すべりの程度の原因には大きく分けて次の2つがある．

分離すべり：関節突起間部の分離（「脊椎分離症」の項参照）を伴うもの．

変性すべり：椎間関節の変形性関節症に伴う不安定性によるもの．

分離すべりでは脊柱管狭窄を来すことは少ないが，変性すべりでは脊柱管狭窄を来す（図 16-123）．すべりの程度は下位椎体の前後径を4分割し，grade I～IV に分ける．

4）腰部脊柱管狭窄 lumbar spinal canal stenosis

病理・病態

脊柱管狭窄は軟骨無形成症などによる先天性のものと，変形性脊椎症や脊椎すべりなどによる後天性のものに大別される．変形性脊椎症による脊柱管狭窄は，椎間板や椎体終板の変性に加え，椎間関節の変形性関節症や黄色靱帯肥厚による後方成分の増殖性変化が関与している（図 16-124）．臨床症状は間欠性跛行ある

584　I．画像診断

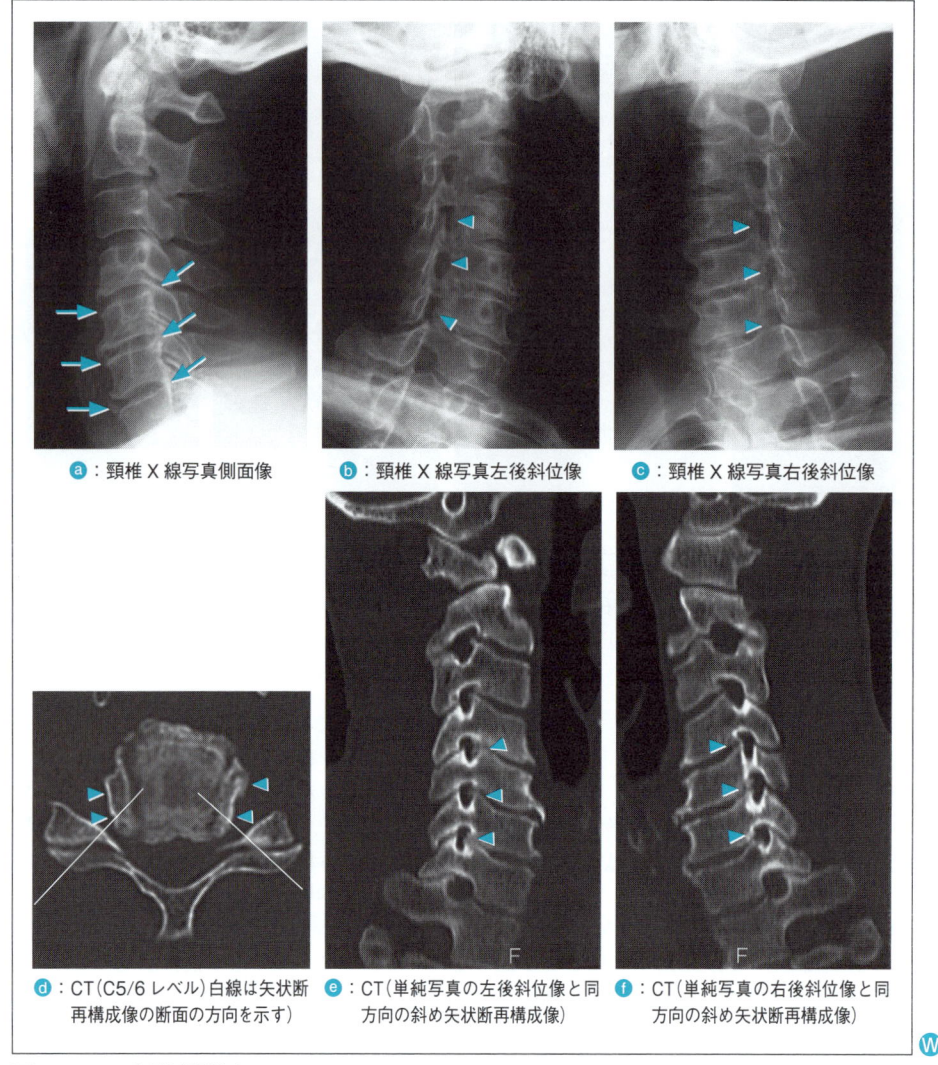

ⓐ：頸椎X線写真側面像　　**ⓑ**：頸椎X線写真左後斜位像　　**ⓒ**：頸椎X線写真右後斜位像

ⓓ：CT（C5/6レベル）白線は矢状断再構成像の断面の方向を示す）　　**ⓔ**：CT（単純写真の左後斜位像と同方向の斜め矢状断再構成像）　　**ⓕ**：CT（単純写真の右後斜位像と同方向の斜め矢状断再構成像）

図16-121　変形性頸椎症
ⓐ～ⓒ：C4/5～6/7の椎間腔は狭く，前後に突出する骨棘を認める（矢印）．斜位ではLuschka関節の骨棘（矢頭）による両側椎間孔狭窄を認める．ⓓ～ⓕ：CTでは椎体の外側上縁に突出するLuschka関節の骨棘（矢頭）がみられ，椎間孔との関係がよくわかる．

いは立位や伸展位で増強する腰痛が特徴である．

画像所見

　単純X線写真では椎間板変性による椎体の変化，椎間関節の変形性関節症，椎体すべりなどが認められるが，狭窄の程度を判定するのは困難である．MRIでは，椎間板や骨棘突出，黄色靱帯肥厚，椎間関節の変形性関節症が描出され，脊柱管狭窄の程度を評価できる．しかし，MR所見だけで臨床症状との関連まで言及することは難しく，障害のレベルや重症度の判定は最終的には神経学的所見からなされるべきである．

❷ 椎間板ヘルニア intervertebral disc hernia

病理・病態

　椎間板ヘルニアは，狭義には椎間板の線維輪破綻により髄核が脱出したもの（髄核脱出）であるが，画像上は線維輪と髄核を区別できないことが多く，椎間板の限局性突出を全てヘルニアとよぶことが多い．MRIが行われるようになり，椎間板ヘルニアという診断が安易に使われるようになっているが，無症状のヘルニアが多数あることを知っておく必要がある．椎間板突出の形態は以下のように分けられる．このうち，脱出

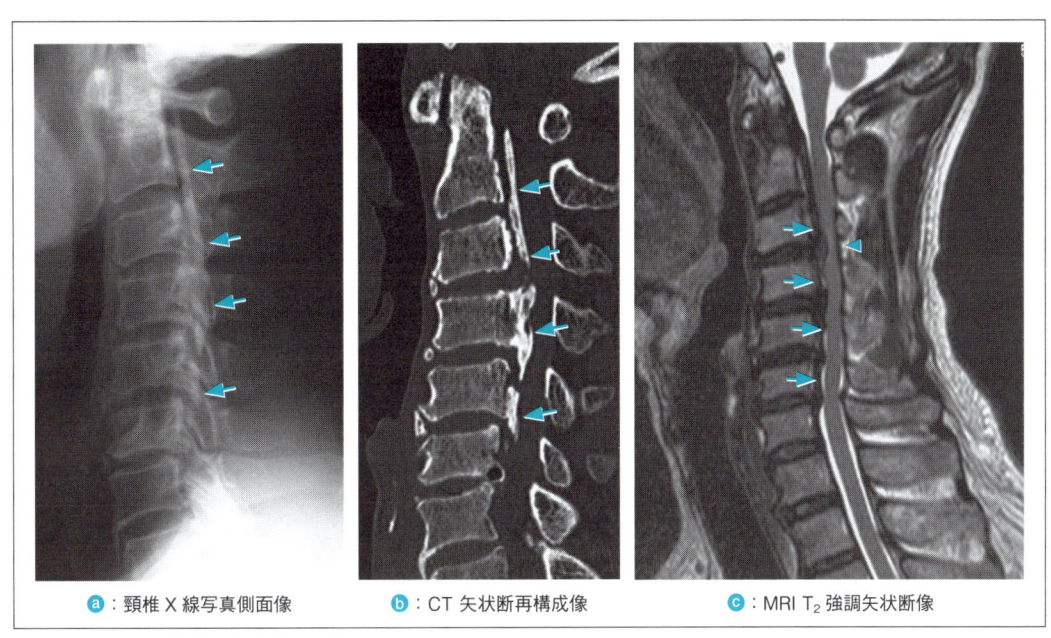

ⓐ：頸椎 X 線写真側面像　　ⓑ：CT 矢状断再構成像　　ⓒ：MRI T$_2$ 強調矢状断像

図 16-123　後縦靱帯骨化症（OPLL）
ⓐ：単純 X 線側面像では，第 2～5 頸椎背側に縦走する帯状の骨化を認める（矢印）．
ⓑ：CT では，骨化がさらに明瞭である（矢印）．
ⓒ：MRI T$_2$ 強調像では肥厚した後縦靱帯による脊柱管狭窄と脊髄の圧迫がみられ（矢印），C2/3 レベルでは圧迫による脊髄変性（myelomalacia）を示す信号上昇域が認められる（矢頭）．

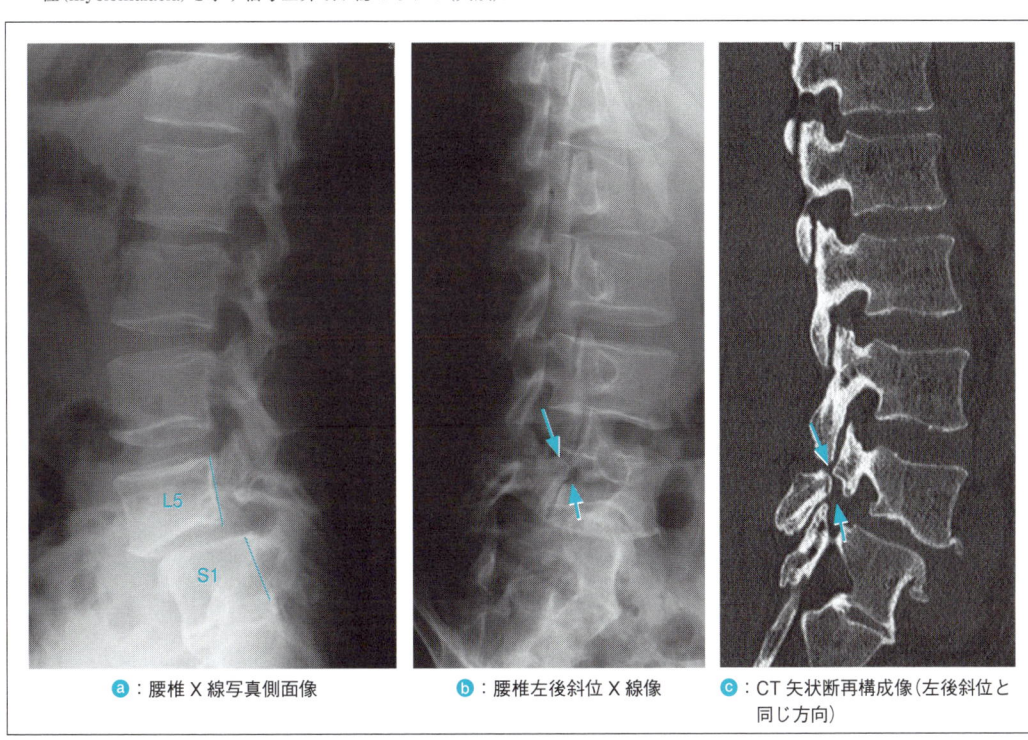

ⓐ：腰椎 X 線写真側面像　　ⓑ：腰椎左後斜位 X 線像　　ⓒ：CT 矢状断再構成像（左後斜位と同じ方向）

図 16-123　L5 の分離すべり症
ⓐ：椎体のアライメントは椎体後面の並び（線）で判定する．L5 は S1 に対して椎体の幅の 1/4 程度（grade I），前方にすべりを来している．
ⓑ：斜位撮影で関節突起間の分離（矢印）が認められる．分離部には骨硬化縁がみられ，陳旧性変化と考えられる．
ⓒ：CT では分離（矢印）の状態が明瞭である．

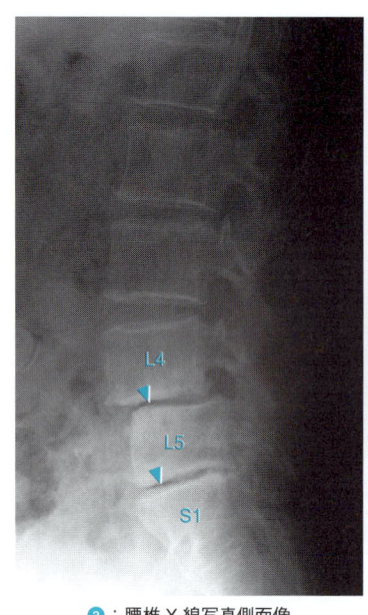

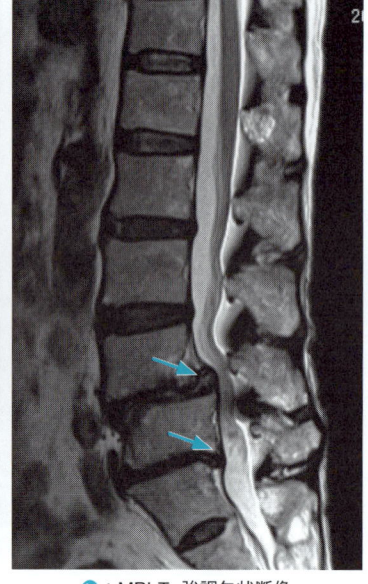

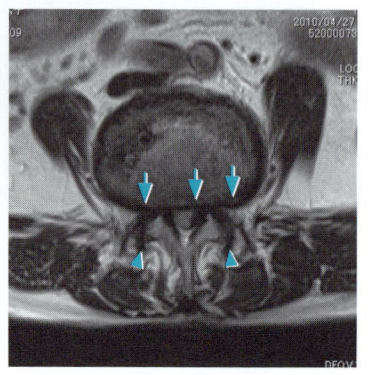

ⓐ：腰椎X線写真側面像　　ⓑ：MRI T$_2$強調矢状断像　　ⓒ：MRI T$_2$強調横断像

図 16-124　腰椎脊柱管狭窄

ⓐ：L4 は L5 に対して前方すべり，L5 は S1 に対して後方すべりを来している．L4/5，L5/S1 椎間は狭く，骨棘形成，椎体の骨硬化を認める．椎間にはガスを含んでいる（vacuum phenomenon，矢頭）．
ⓑ：MRIでは椎体すべりと椎間板の突出（矢印），椎間関節の変形性関節症（矢頭）がみられ，これらにより高度の脊柱管狭窄を来していることがわかる．

型のヘルニアでは比較的有症状の頻度が高い．
①膨隆 bulging：椎間板の突出が椎間板全周の 50％を超えるもの．
②突出 protrusion：いずれの断面でもヘルニアの最大径がヘルニア基部の径を超えない広基性の突出．
③脱出 extrusion：少なくともひとつの断面でヘルニアの最大径が基部の径を超えるもの．
④分離 sequestration：ヘルニア片が移動して，元の椎間板との連続性を失った状態．

画像所見

単純X線写真では椎間板ヘルニアを来した椎間腔の狭小化が認められるが，特異的所見ではない．MRIでは椎間板ヘルニアの形態，神経根の圧迫の評価が可能である（図 16-125）．

❸ 脊椎分離症 spondylolysis

病理・病態

脊椎分離症は関節突起間部 pars interarticularis の分離で，下位腰椎，特に第 5 腰椎に多く，約 3/4 の症例で両側に発生する．幼児にはまれで，10 代ではほぼ成人と同じ頻度になることから，この時期に出現するのが大半と考えられている．男性やスポーツをする人に多く，疲労骨折によるとされている．脊椎すべりを伴うものとそうでないものがある．

画像所見

単純X線像では，"スコッチテリアの首"といわれる関節突起間部の骨折や欠損が認められ，特に斜位で明瞭に描出される（図 16-123）．しかし，骨折が明確でなく，椎弓根の肥厚や骨硬化（しばしば片側性）を認めることも多い（図 16-126）．これらは，ストレスに関連した反応性変化と考えられる．
CTでは，関節突起間部の骨折を最も明瞭に描出できる（図 16-123，126）．急性期では骨折線は細く不整であるが，慢性期では骨折線が広がり，平滑な骨硬化縁を認める．骨折周囲の骨硬化像もしばしば認められる．MRIでは，骨折そのものの指摘は難しく，椎弓根〜関節突起間部の骨髄浮腫あるいは骨硬化像を示す異常信号が主体となる．

❹ 感染性脊椎炎 infectious spondylitis

病理・病態

日常診療でよくみられる感染性脊椎炎は化膿性脊椎炎と結核性脊椎炎（脊椎カリエス）である．化膿性脊椎炎では黄色ブドウ球菌による感染が多いが，最近では弱毒菌（日和見感染）によるものも増加してきている．感染経路はほとんどが血行性で，椎体終板付近が初感染巣であることが多く，次第に肉芽組織や膿瘍を形成し，骨や椎間板を壊死に陥らせる．病変の分布は椎間

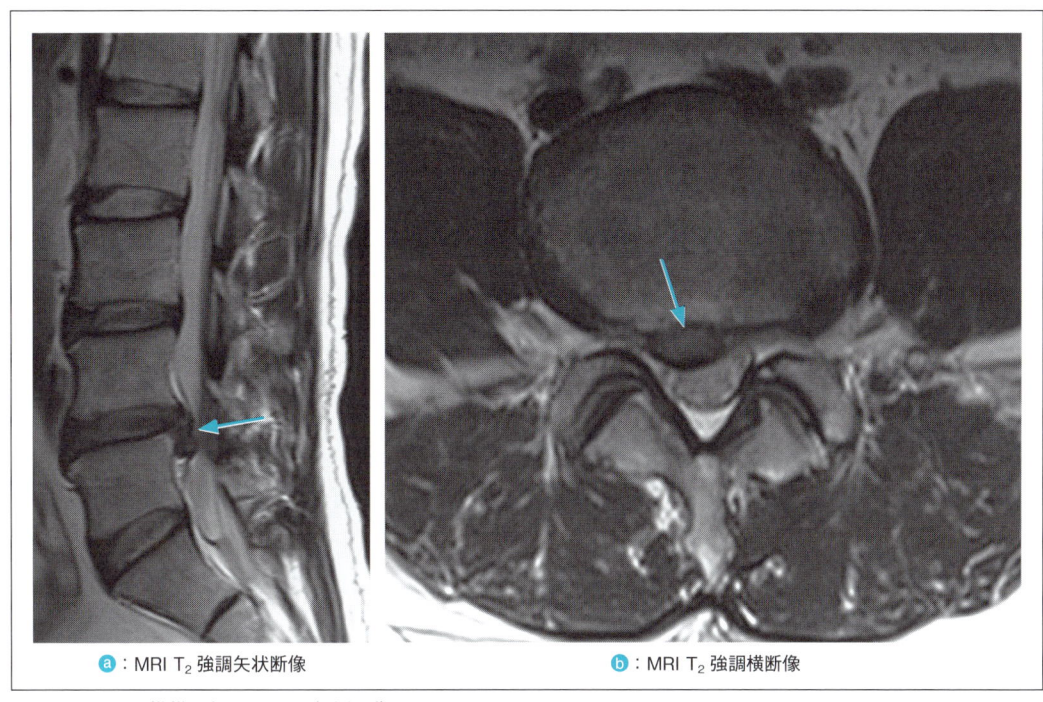

ⓐ：MRI T$_2$強調矢状断像　　　ⓑ：MRI T$_2$強調横断像

図 16-125　腰椎椎間板ヘルニア（脱出型）
L4/5 椎間板の右後方から下方に突出するヘルニアを認める（矢印）．

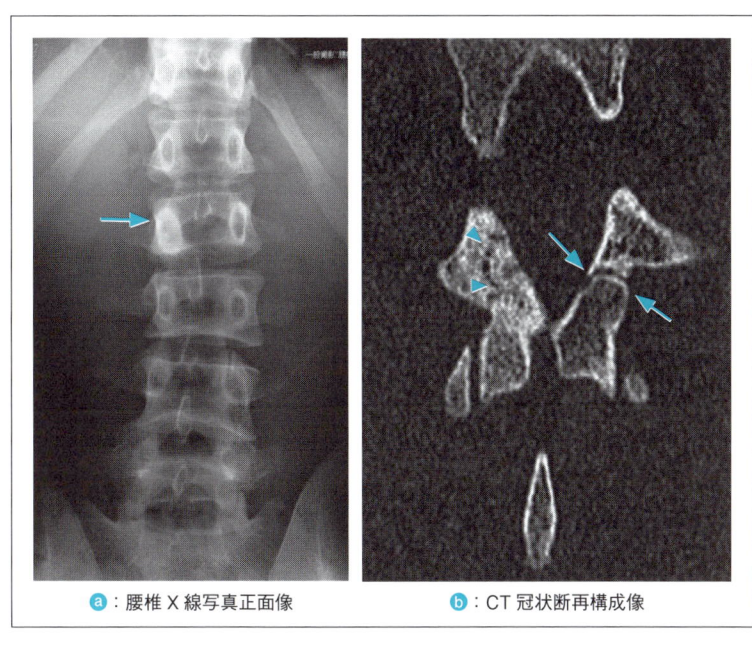

ⓐ：腰椎X線写真正面像　　　ⓑ：CT 冠状断再構成像

図 16-126　L2 脊椎分離症
ⓐ：右椎弓根が大きく，骨皮質肥厚を伴う骨硬化像を認める（矢印）．ⓑ：単純写真では明らかでないが，CT ではスコッチテリアの首に相当する部分に骨折を認める．左側の骨折線は平滑で骨硬化縁を伴っており，陳旧性変化と考えられる（矢印）．これに対して，右側は骨折線が不整で新しい骨折と考えられる（矢頭）．
右椎弓根の肥大や骨硬化はストレスによる反応性変化であり，腫瘍などと誤らないように注意が必要である．

板を挟んで 2 椎体に及ぶことが最も多く，3 椎体以上に及ぶことは比較的少ない（図 16-127）．結核性脊椎炎も化膿性脊椎炎と類似しているが，複数の椎体（しばしば 3 椎体以上）を侵すこと，椎体前部の破壊が強く高度の亀背を生じること，しばしば椎体癒合を来すこと，石灰化を伴う腸腰筋膿瘍を合併するなどが特徴である（図 12-128）．しかし，両者の厳密な区別は臨床所見および画像所見だけでは困難で，細菌学的検査を必要とすることも多い．

画像所見
単純X線像では，椎間腔狭小化，椎体終板骨破壊，軟骨下骨硬化などがみられる．MRI は早期に病変を

588   Ⅰ．画像診断

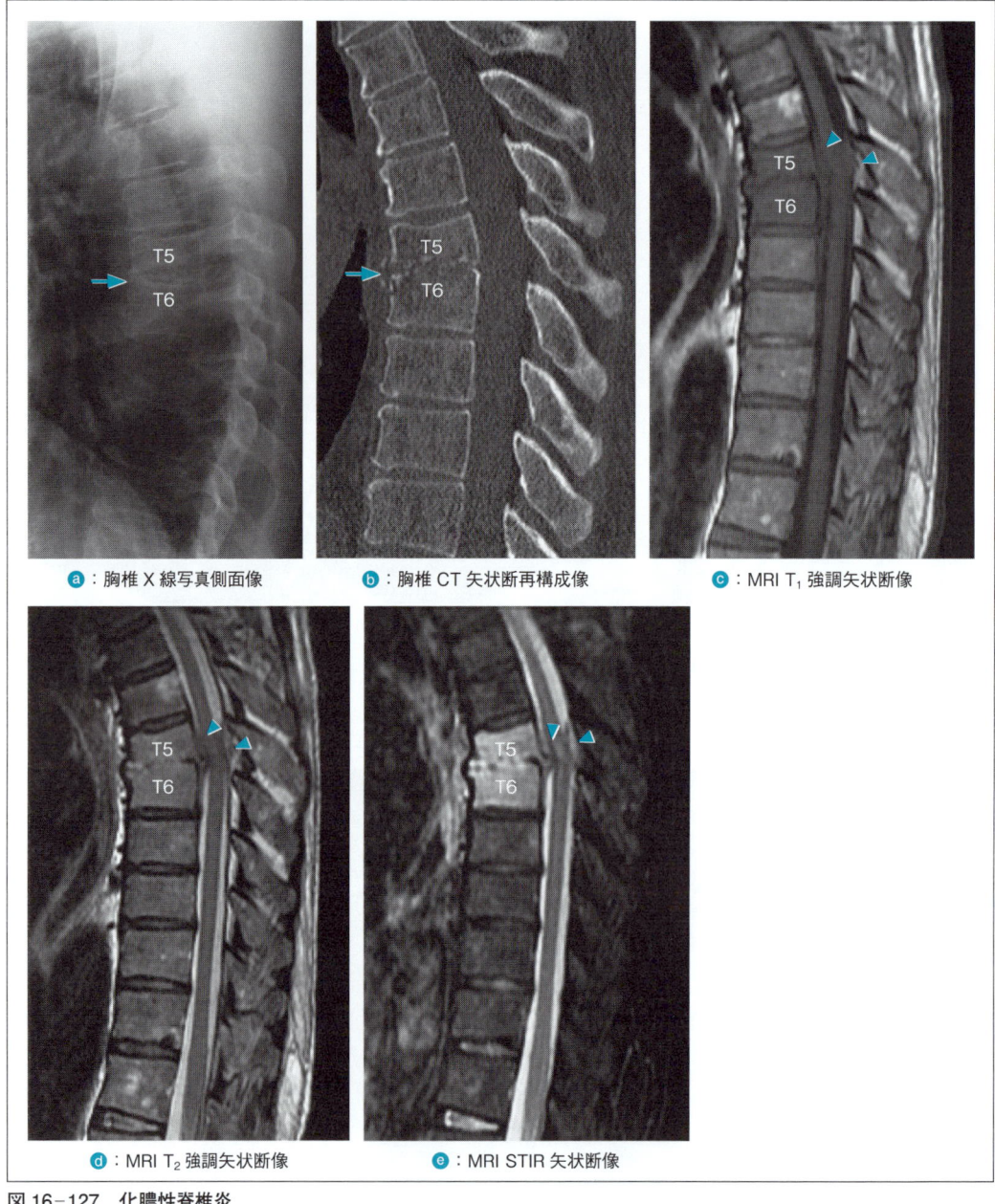

ⓐ：胸椎 X 線写真側面像
ⓑ：胸椎 CT 矢状断再構成像
ⓒ：MRI T₁ 強調矢状断像
ⓓ：MRI T₂ 強調矢状断像
ⓔ：MRI STIR 矢状断像

図 16-127　化膿性脊椎炎
ⓐ：T5/6 椎間は狭く椎体終板は不明瞭である（矢印）．
ⓑ：CT では椎体終板の破壊が明らかである（矢印）．
ⓒⓓⓔ：MRI では T5，6 椎体は T₁ 強調像で低信号，T₂ 強調像で等信号，STIR で高信号を示し，椎体終板の破壊を認める．脊柱管内に硬膜外膿瘍と思われる病変があり（矢頭），脊髄に圧迫を認める．

描出可能で，椎体終板の骨破壊，椎間および椎体終板近傍の異常信号（T₁ 強調像で低信号，T₂ 強調像で等～高信号）を認める．特に STIR 像や脂肪抑制併用 T₂ 強調像では，病変部が明瞭な高信号を示し，感度が高い．

図 16-128　結核性脊椎炎

粟粒結核の患者．

ⓐ：T12 および L2 椎体の椎体高の減少を認める．椎体終板の破壊は少なく，椎間腔はほぼ保たれている．
ⓑ：腰椎 MRI では，T12 および L1 椎体のびまん性の異常信号，L2 椎体の前上部にも異常信号を認める．T12〜L2 レベルの椎体前面および後面の硬膜外腔に紡錘状に広がる腫瘤性病変(肉芽腫性炎症)を認める(矢印)．
ⓒ：造影 MRI ではこれらの病変に増強効果を認める．
ⓓ：T_2 強調横断像では両側大腰筋および椎体後面の硬膜外腔に平滑な壁に囲まれた膿瘍と思われる病変が認められる(矢頭)．

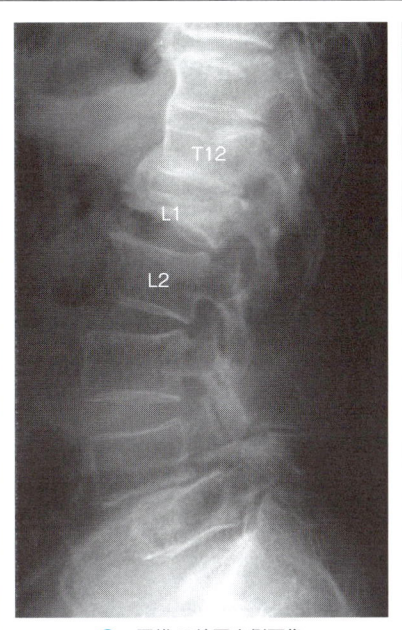

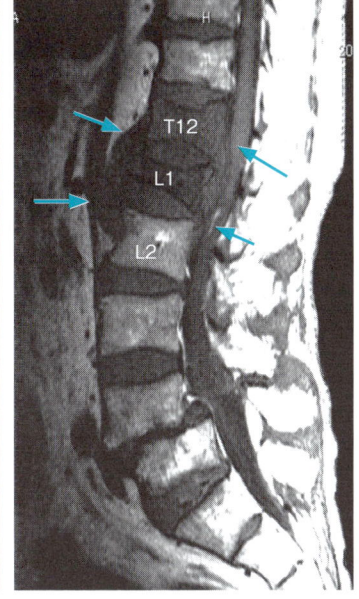

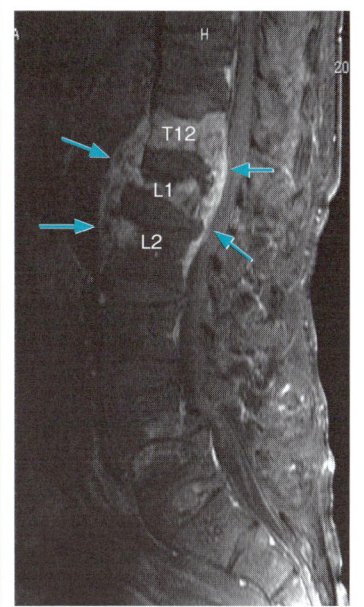

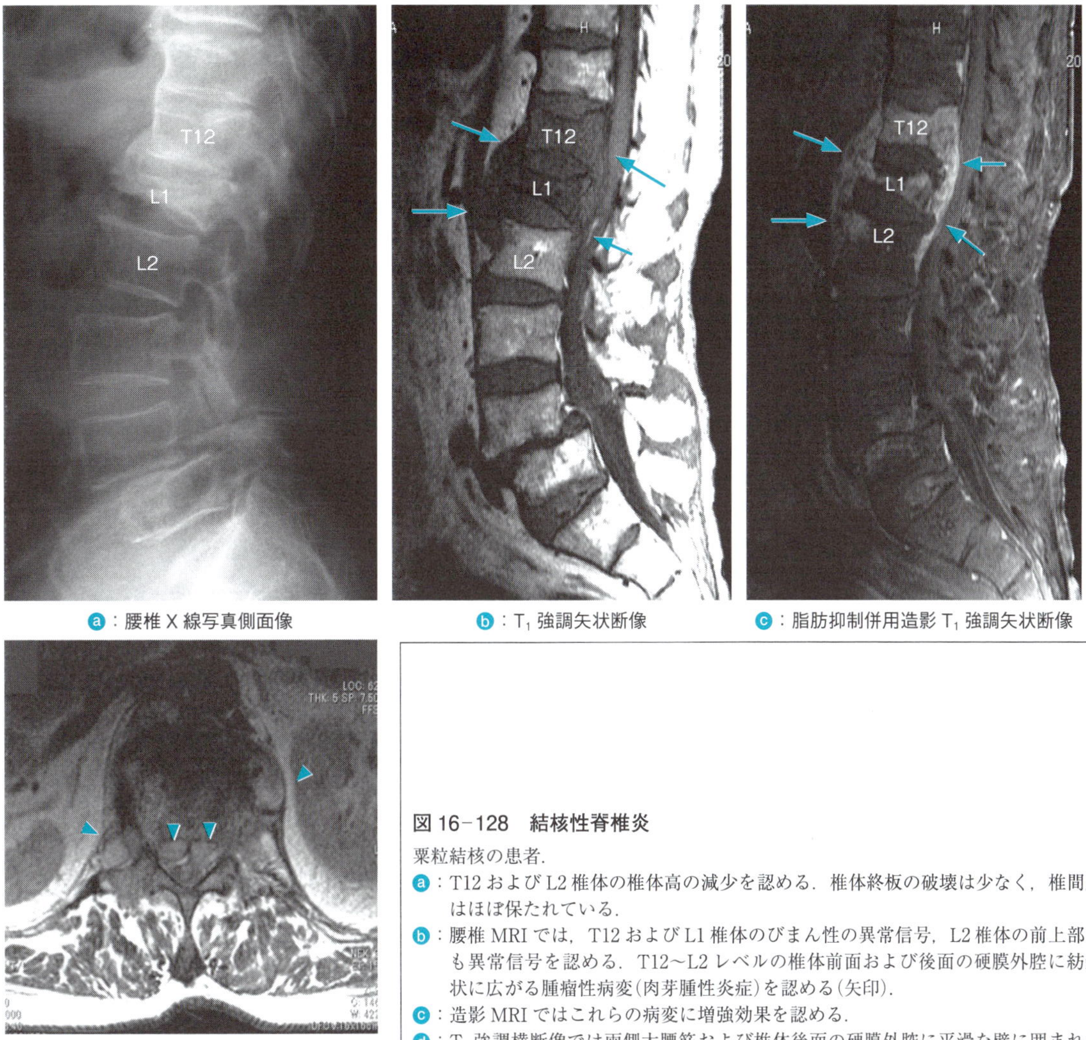

ⓐ：腰椎 X 線写真側面像
ⓑ：T_1 強調矢状断像
ⓒ：脂肪抑制併用造影 T_1 強調矢状断像
ⓓ：T_2 強調横断像(L1 レベル)

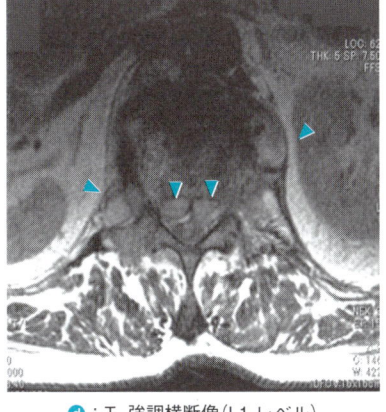

付表 16-1 骨・関節・軟部組織・脊椎の画像所見別疾患のまとめ

所見			疾患名	参照ページ	コメント
溶骨性変化	骨透亮像（溶骨性変化，囊胞性変化）	海綿骨領域 辺縁明瞭	関節疾患に伴う軟骨下囊胞	555	関節疾患を示す他の所見（関節裂隙狭小化など），骨硬化縁あり
			単純性骨囊腫	537	上腕骨近位・大腿骨近位骨幹端に好発，しばしば病的骨折，骨硬化縁あり
			内軟骨腫	542	骨硬化縁あり，内部に石灰化，指の骨に好発
			軟骨芽細胞腫	543	骨硬化縁あり，骨端に好発，内部に石灰化
			線維性異形成	542	しばしば膨張性，すりガラス様濃度
			Brodie 膿瘍	—	骨端〜骨幹端に好発
			巨細胞腫	539	骨端〜骨幹端，偏心性，時に骨皮質の破壊や軟部組織へ進展
			動脈瘤様骨囊腫	538	膨張性，内部に隔壁
			非骨化性線維腫	538	骨皮質に及ぶ偏心性病変，分葉状の骨硬化縁
			骨転移	547	40 歳以上では必ず考慮
			多発性骨髄腫	551	しばしば多発，骨粗鬆症を伴いやすい
			副甲状腺機能亢進症による褐色腫	566, 567	副甲状腺機能亢進症を示す他の所見に注意
			ランゲルハンス細胞組織球腫	543	小児に好発（長管骨では辺縁不明瞭）
		辺縁不明瞭	骨転移	547	40 歳以上では必ず考慮
			多発性骨髄腫	551	しばしば多発，骨粗鬆症を伴いやすい
			骨髄炎	533, 534	骨膜反応や骨硬化像を伴う
			悪性リンパ腫	—	骨転移に類似
			骨原発肉腫（骨肉腫，Ewing 肉腫，軟骨肉腫など）	—	—
		骨皮質領域	類骨骨腫	540	内部にしばしば石灰化を伴う nidus，著明な骨膜反応（骨皮質肥厚）や骨硬化を伴う
			非骨化性線維腫（線維性骨皮質欠損）	547	小さな病変では骨皮質に限局
			ストレス骨折	—	線状の骨透亮像，骨膜反応や骨硬化を伴う
	内部に石灰化・骨化		内軟骨腫	542	点状，円弧状，斑状の石灰化，骨硬化縁あり，指の骨に好発
			軟骨肉腫	550	点状，円弧状，斑状の石灰化，骨皮質肥厚や骨破壊
			類骨骨腫	540	著明な骨膜反応（骨皮質肥厚）や骨硬化を伴う
			骨肉腫	548	膝周囲に好発，雲状の石灰化・骨化，骨破壊，骨膜反応
			骨梗塞，骨壊死	—	地図状の辺縁骨硬化
骨減少	限局性		廃用性骨粗鬆症	—	骨折後の固定などによる
			反射性交感神経性萎縮症	—	肩，手に好発，痛みと軟部腫脹
			一過性骨粗鬆症	563	大腿骨頭に好発，MRI で骨髄浮腫，6 か月以内に自然軽快
			限局性移動性骨粗鬆症	—	下肢に好発，移動性，MRI で骨髄浮腫
			関節周囲骨粗鬆症（関節炎）	557	関節リウマチ，感染性関節炎など

（次頁に続く）

付表 16-1 （続き）

所見			疾患名	参照ページ	コメント
骨減少	びまん性		骨粗鬆症	561	海綿骨骨梁の減少，縦方向の骨梁強調，骨皮質の菲薄化，椎体圧迫骨折，脆弱性骨折
			骨軟化症	564	骨梁の不明瞭化，偽骨折(Looser's zone)，骨変形，脆弱性骨折
			副甲状腺機能亢進症	566	骨膜下骨吸収，褐色腫，椎体の ragger jersey 様変化など
			びまん性骨髄病変	551	多発性骨髄腫，悪性リンパ腫など
骨硬化性変化	骨濃度上昇（造骨性変化，骨硬化像）	単発または多発	骨島	546	もっとも頻度が高い，辺縁に毛羽立ち
			線維性異形成	542	しばしば膨張性，すりガラス様
			Paget 病	545	骨皮質肥厚，骨梁粗造化，骨肥大
			骨折後の化骨	—	骨変形や骨膜反応を伴う
			骨梗塞，骨壊死	531	地図状の辺縁骨硬化
			骨転移	548	40 歳以上では必ず考慮
			悪性リンパ腫	—	骨転移に類似
			類骨骨腫	540	nidus を含む
		びまん性	造骨性骨転移	548	40 歳以上では必ず考慮
			悪性リンパ腫	—	骨転移に類似
			腎性骨異栄養症	567	腎不全，副甲状腺機能亢進症 X 線所見
			骨髄硬化症	—	臨床所見(骨髄線維症，汎血球減少，肝脾腫)が重要
			大理石病	571	骨幹端の棍棒様肥大(Erlenmeyer flask 変形)，bone-within-bone
			フッ素中毒	—	骨膜反応，腱・靱帯付着部の石灰化
			鉛中毒	—	骨幹端の帯状骨硬化
骨膜反応	限局性	連続性	良性骨腫瘍	540	類骨骨腫，軟骨芽細胞腫，病的骨折を伴う良性骨腫瘍
			骨折	—	初期には種々のパターン
			骨髄炎	533, 534	初期には種々のパターン
		多層性	Ewing 肉腫	549	浸透状骨吸収，軟部腫瘤
			骨髄炎	533, 534	—
		スピクラ	骨肉腫	548	膝周囲に好発，雲状の石灰化・骨化，骨破壊
			Ewing 肉腫	549	浸透状骨吸収，軟部腫瘤
			骨転移	—	40 歳以上では必ず考慮
			血管腫	—	頭蓋骨の血管腫に認められることが多い
		Codman三角	骨外に進展する悪性腫瘍(時に良性腫瘍)	548, 549	—
			骨髄炎	—	—
	多発・左右対称		肥厚性骨関節症 (hypertrophic osteoarthropathy)	—	ばち状指，関節痛，四肢骨の骨膜反応
			血流あるいはリンパうっ滞	—	下腿～足の骨
			甲状腺機能亢進症後に対する甲状腺切除後(thyroid acropachy)	—	手の骨

（次頁に続く）

付表 16-1 （続き）

所見			疾患名		参照ページ	コメント
骨膜反応	多発・左右対称		フッ素中毒		—	びまん性骨硬化，腱・靱帯付着部の石灰化
			白血病		—	特に小児
			プロスタグランジン E1 治療		—	新生児の動脈管開存症の治療
			先天性梅毒		—	—
			正常新生児		—	骨幹部に一層の対称性骨膜反応
	多発・左右非対称		骨転移		—	40 歳以上では必ず考慮
			骨髄炎		—	—
			多発関節炎		—	特に Reiter 症候群，乾癬性関節炎の指の骨
			虐待児症候群		529	多発骨折（新旧混在），骨幹端の異常
			骨粗鬆症・骨軟化症		—	多発脆弱性骨折による
骨年齢の異常	骨年齢の遅延	慢性疾患	先天性心疾患		—	—
			腎不全		—	—
			炎症性腸疾患		—	—
			低栄養		—	—
			くる病		—	—
		内分泌疾患	甲状腺機能低下症（クレチン病）		—	—
			ステロイド治療，Cushing 病		—	—
			性腺機能低下		—	—
			下垂体機能低下		—	—
		染色体異常	Down 症候群など		—	—
	骨年齢の促進	内分泌疾患	特発性思春期早発		—	—
			視床下部の腫瘍		—	—
			副腎，性腺腫瘍		—	—
			甲状腺機能亢進症		—	—
		先天性疾患	McCune-Albright 症候群		544	多骨性線維性異形成，皮膚の色素沈着（café au lait spot）
成長板・骨幹端の異常	狭小化		外傷		—	Salter-Harris type 5
			骨髄炎後		—	成長軟骨の破壊
			放射線障害		—	成長軟骨の破壊
			熱傷，凍傷		—	成長軟骨の破壊
	拡大		外傷		527	Salter-Harris type 1〜3
			くる病		—	成長軟骨の肥大
			大腿骨頭すべり症		529	—
	骨幹端の杯状変形（cupping）		くる病		565	成長軟骨の肥大
			軟骨無形成症などの先天性疾患		571	—
			外傷後		—	—
脊椎	椎体の圧迫変形	悪性腫瘍	骨転移		—	40 歳以上では必ず考慮，椎間は保たれる，単発または多発
			多発性骨髄腫／形質細胞腫		551	骨転移に類似
			悪性リンパ腫		—	骨転移に類似

（次頁に続く）

付表 16-1 （続き）

	所見		疾患名	参照ページ	コメント
脊椎	椎体の圧迫変形	良性腫瘍	血管腫	—	骨梁の粗造化
			巨細胞腫	—	単発
			動脈瘤様骨嚢腫	—	単発
		骨粗鬆症		561, 562	単発または多発
		外傷		581, 582	単発または多発
		感染性脊椎炎		587	椎体終板の破壊，隣接した椎体終板の破壊
		Paget 病		545	骨皮質肥厚，骨梁粗造化，骨肥大
		Langerhans 細胞組織球腫		—	若年者に多い，単発または多発
		Scheuermann 病		—	多発，椎体終板の不整，多発 Schmorl 結節，若年性脊椎後彎，椎間狭小化
	椎弓根の破壊，欠損，侵食	骨転移		547	40 歳以上では必ず考慮
		多発性骨髄腫		—	骨転移に類似
		神経原性腫瘍，脊髄腫瘍		—	腫瘍による圧迫性侵食
		巨細胞腫		—	—
		動脈瘤様骨嚢腫		—	—
	椎弓根の骨硬化	造骨性骨転移		548	40 歳以上では必ず考慮
		類骨骨腫		—	椎弓根の骨硬化と肥大，nidus
		脊椎分離症		586	脊椎分離の同側または対側
	環軸椎亜脱臼	関節リウマチ		554	—
		乾癬性関節炎		—	—
		若年性特発性関節炎		—	—
		外傷		—	—
		Down 症候群		—	—
		後咽頭膿瘍（小児）		—	—
関節	関節軟骨の石灰化	ピロリン酸カルシウム沈着症		559	—
		副甲状腺機能亢進症		—	—
		ヘモクロマトーシス		—	—
		先端巨大症		—	—
		痛風		—	—
		Wilson 病		—	—
	仙腸関節炎	強直性脊椎炎		558	両側性，初期には片側のことも，末期には骨強直
		慢性腸疾患（潰瘍性大腸炎，Crohn 病など）		—	両側性，初期には片側のことも，末期には骨強直
		乾癬性関節炎		—	片側性，または非対称，骨強直の頻度は強直性脊椎炎よりも少ない
		副甲状腺機能亢進症		—	両側性，軟骨下骨吸収による
軟部組織	軟部組織石灰化，骨化	動脈	動脈硬化	—	—
			動脈瘤	—	—
			副甲状腺機能亢進症	566	原発性より続発性に多い

（次頁に続く）

付表 16-1（続き）

所見			疾患名	参照ページ	コメント
軟部組織	軟部組織石灰化. 骨化	靱帯, 腱付着部	強直性脊椎炎	558	靱帯付着部炎による
			フッ素中毒	—	—
		皮下組織. 筋肉	強皮症	—	—
			皮膚筋炎	—	—
			Ehlers-Danlos症候群	—	—
			副甲状腺機能亢進症	568	原発性より続発性に多い
			化骨性筋炎	—	辺縁に強い骨化
		腫瘍	血管腫	—	静脈石(円形, リング状)
			傍骨性骨肉腫	—	骨幹端に接する, 中心部に強い分葉状石灰化
			傍骨性軟骨肉腫	—	斑点状・曲線状石灰化

17 血液疾患・悪性リンパ腫

学習の目標

疾患と病巣部位により，適切な画像診断法を選択する必要がある．合併する日和見感染症も見逃せない．

血液疾患は造血幹細胞の異常に起因することが多く，全身の臓器を侵す疾患である．骨髄病変の画像診断に関してはMRIが優れている．悪性リンパ腫はリンパ節発生とリンパ節外領域発生がある．悪性リンパ腫の病期診断には，^{18}F-FDG PET/CTが優れている．病期（Stage Ⅰ～Ⅳ）により，治療法，予後が異なるため，病期診断は必須である．

キーワード

■ 血液疾患

- 再生不良性貧血 596
- 鉄欠乏性貧血 597
- 骨髄異形成症候群（myelodysplastic syndrome；MDS） 598
- 急性骨髄性白血病 598
- 慢性骨髄性白血病 599
- 急性リンパ性白血病 598
- 慢性リンパ性白血病 599
- 骨髄線維症 599
- 成人T細胞白血病/リンパ腫 598
- 血友病 597
- ヘモジデローシス 597
- 日和見感染症 595

■ 悪性リンパ腫，その他

- Hodgkinリンパ腫 599
- 非Hodgkinリンパ腫 599
- 粘膜関連リンパ組織リンパ腫 599
- mucosa-associated lymphoid tissue（MALTリンパ腫） 600
- 多発性骨髄腫 601
- アミロイドーシス 601

各種画像診断法の特徴と適応・選択

A X線検査

単純X線撮影は疾患を簡便，容易に把握でき，経過観察が行いやすい．骨髄は海綿骨に接するため，骨単純X線撮影により骨髄疾患を捉えることができる．多発性骨髄腫では骨融解像が特徴である．骨髄内病巣を正確に把握するためにはMRIを行う．胸部X線撮影は縦隔，肺門リンパ節腫大，白血病細胞肺浸潤，胸水貯留，呼吸器日和見感染症などの把握に有用である．病巣の正確な進展範囲把握，鑑別診断には胸部CTを行う．

B 消化管造影撮影

消化管原発の悪性リンパ腫の診断，病巣の広がりの把握には，内視鏡検査とともに硫酸バリウムを用いた上部消化管造影撮影，注腸造影撮影を行う．

C 超音波検査（US）

USは頸部，腋窩，鼠径部のリンパ節腫大の把握，表在臓器（甲状腺，乳房）原発の悪性リンパ腫診断に有用である．肝脾腫を把握できるほか，胆囊，腎，膵，骨盤内臓器の形態，病巣を簡便に把握できる．また，治療効果判定にも用いられる．しかし，縦隔など，空気，骨が存在する部位では検査が困難である．このような場合はCT，MRIを選択する．USの簡便性を考慮して，CT，MRIと相補的に用いるとよい．

D CT

CTは悪性リンパ腫の病期診断に必須の検査である．短時間に頸部〜鼠径部の撮影可能な多列検出器型CT（MDCT）が用いられる．造影CTはリンパ節と血管の鑑別を容易にする．CTでは，腫瘍性と炎症性リンパ節腫大の鑑別は一般に困難であるが，^{18}F-FDG PET/CT検査が鑑別の一助となる．治療効果判定，再発の診断にも用いられる．

E 磁気共鳴診断法（MRI）

　MRIは骨髄疾患を異常信号として検出する優れた診断法であり，局在診断，鑑別診断に有用である．多発性骨髄腫，再生不良性貧血，鉄欠乏性貧血，骨髄異形成症候群（MDS），急性白血病，慢性白血病，骨髄線維症などが骨髄MRIの適応疾患である．治療効果判定にも用いられる．一般に，血液疾患のMRI検査では両側大腿部冠状断像もしくは腰椎矢状断像が撮影される．
　リンパ節外領域原発の悪性リンパ腫および白血病細胞の臓器浸潤の局在診断，進展範囲把握には造影MRIが有用である．悪性リンパ腫，悪性腫瘍の骨髄転移，骨転移の検出において，MRIは骨シンチグラフィよりも優れた検査法である．

F 核医学検査

　悪性リンパ腫の病期診断には^{67}Gaによる全身シンチグラフィおよび^{67}Ga SPECTが用いられてきた．優れた病巣検出能を有する^{18}F-FDG PET/CTが施行されるようになり，悪性リンパ腫の病期診断に欠かせない検査となりつつある．悪性リンパ腫における^{18}F-FDG PET/CTの診断精度は感度・特異度ともに良好な成績である．治療効果の判定にも有用である．
　悪性リンパ腫，成人T細胞白血病／リンパ腫などによる骨転移が疑われる場合はスクリーニング検査として全身骨シンチグラフィが行われる．骨シンチグラフィでは骨髄病変の情報は得られないが，^{18}F-FDG PET/CTは骨髄病変の情報も得ることができる．^{18}F-FDG PET/CTは腫瘍細胞のブドウ糖代謝を，骨シンチグラフィは病巣部の骨代謝を反映した画像であり，異なる代謝画像である．

画像診断の進め方

　病巣部の単純X線撮影で病変の検出（スクリーニング）がなされるが，CTが最初に施行されることも多い．骨髄病変の精査ではMRIを施行する．臓器への白血病細胞浸潤，合併症，日和見感染症の検索にはCTもしくはMRIが必要となる．
　局在診断には頸部から鼠径部までを含む造影CTを行う．病期診断には^{18}F-FDG PET/CTを施行する．PETが施行できない場合は全身^{67}Gaシンチグラフィを施行する．消化管に原発巣がある場合は消化管造影撮影を施行する．

骨髄・リンパ節の正常像とその画像解剖

A 骨髄

　骨髄の正常解剖は部位と年齢に応じた骨髄の脂肪髄化により決定される．造血機能を有する造血髄（赤色髄）と造血能に乏しい脂肪髄（黄色髄）に二分される（図17-1）．乳幼児の骨髄はほとんど赤色髄であるが，徐々に脂肪化が四肢長管骨の遠位側から進展し，25歳頃に成人型の赤色髄と黄色髄の分布が完成する．この過程をbone marrow conversionという．成人の赤色髄では脂肪組織が混在するため，T_1強調像で高信号を，T_2強調像で低信号を示す（図17-2）．

B リンパ節

　リンパ節は腎形をした小器官で，輸入・輸出リンパ管を介してリンパ還流を接続している．基本構造はリンパ洞，リンパ基質，肉柱からなる．リンパ基質は皮質，副皮質，髄質を内包する．皮質はB細胞領域としてリンパ濾胞が存在し，副皮質はT細胞領域，髄質は形質細胞領域である．

正常リンパ節　　　　　　　　　　　　　　　*Memo*

　正常リンパ節は腎形，そらまめ状形態でCT，MRIでは均一な濃度，信号を示し，大きさは1cm以下である．悪性リンパ腫，リンパ節転移では，大きさ1.0〜1.5cm以上，球形で融合を示すようになる．リンパ節転移では中心壊死，節外進展，造影剤により不均一増強効果を示すが，悪性リンパ腫では均一増強効果を示す．

血液疾患・悪性リンパ腫の画像所見

A 血液疾患の画像所見

1 再生不良性貧血 aplastic anemia

病理・病態
　骨髄低形成を示し，骨髄の細胞密度が減少して骨髄内は高度に脂肪組織に置換される．

画像所見
　MRI T_1強調像で均等なびまん性高信号，STIRで

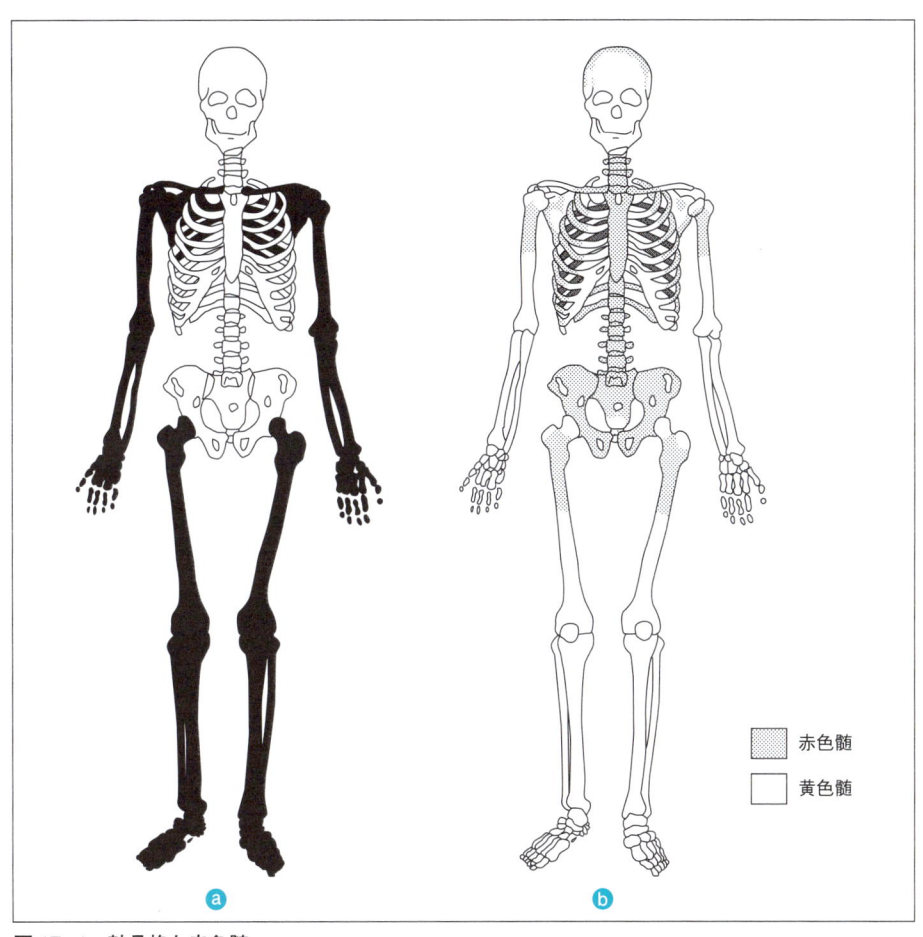

図 17-1 軸骨格と赤色髄
ⓐ：白の骨が軸骨格（axial skeleton），黒の骨が付属肢骨格（appendicular skeleton）．
ⓑ：赤色髄と黄色髄．成人では，赤色髄は axial skeleton（頭蓋骨，顔面骨，肋骨，脊椎骨，胸骨，骨盤骨）に，黄色髄は appendicular skeleton（四肢骨，鎖骨，肩甲骨）にほぼ一致して分布する．

低信号となるが年齢と治療効果によって種々の信号パターンを示す．

> **MRI 脂肪抑制法** .... *Memo*
> 脂肪抑制法（例えば short T_1 inversion recovery；STIR，など）を用いると，再生不良性貧血では，骨髄は著明な低信号として描出される．

2 鉄欠乏性貧血・ヘモジデローシス
iron-deficiency anemia・hemosiderosis

病理・病態
未治療例では，骨髄低形成の所見である．重症貧血例，造血因子投与後では造血が促進され黄色髄から赤色髄への再転換がもたらされる．ヘモジデローシス（ヘモジデリン沈着症）とは，鉄過剰症の一病態でヘモジデリンが過剰に沈着した状態をいう．

画像所見
重症鉄欠乏症貧血では MRI T_1 強調像で低信号，STIR で高信号を示す．ヘモジデリン沈着があると局所的な磁場の乱れが生じ，すべての撮影法で低信号を示す．T_2^* 強調像では著明な低信号を示す．

3 血友病 hemophilia

病理・病態
血友病関節症は膝，肘，足関節に好発する．繰り返しの関節腔内出血によって滑膜炎が生じ，軟骨下囊胞，関節面の変形・拡大し大骨端を示すようになる．

画像所見
MRI では関節腔内の低信号，液面形成，滑膜肥厚，軟骨下囊胞などがみられる．ヘモジデリン沈着を反映して T_2 強調像，T_2^* 強調像で低信号となるのが特徴である．

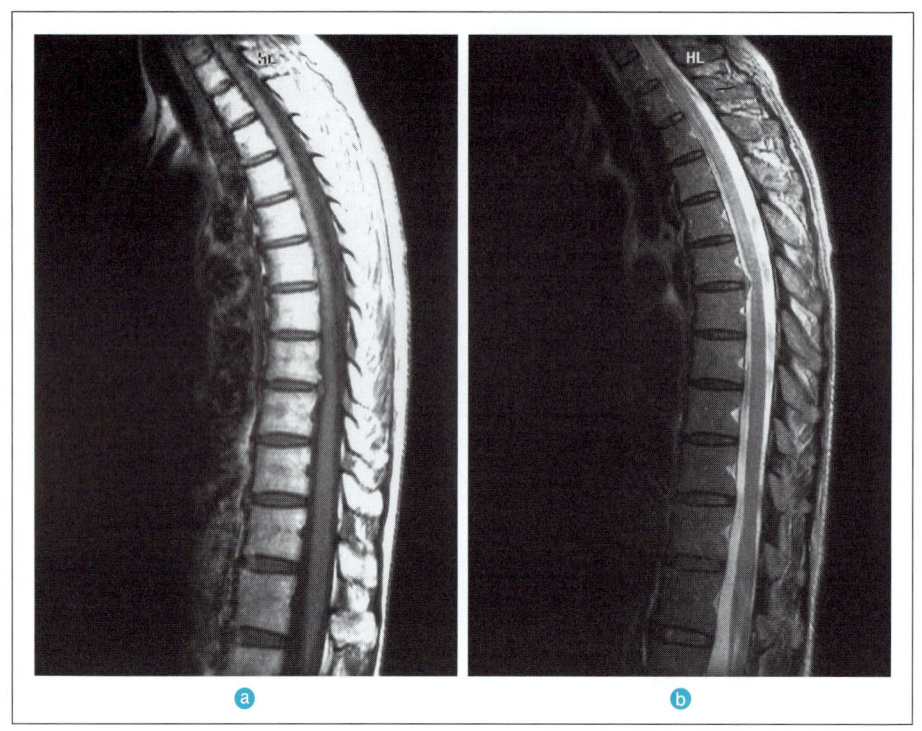

図 17-2 正常胸髄 MRI 矢状断像（50 歳代，女性）
ⓐ：T₁ 強調像．
ⓑ：T₂ 強調像．成人骨髄は脂肪を多く含むため T₁ 強調像では高信号，T₂ 強調像では低信号である．

4 急性白血病・骨髄異形成症候群
acute leukemia・myelodysplastic syndrome

病理・病態
　小児の急性リンパ性白血病では，骨単純 X 線撮影で異常を認めることが多い．骨病変はしばしば臨床症状に先行する．急性骨髄性白血病による骨病変の頻度は高くない．骨髄異形成症候群 myelodysplastic syndrome（MDS）とは，無効造血を伴う血球減少，血球形態異常，治療不反応，白血病への移行を特徴とする造血幹細胞の異常疾患群をいう．

画像所見
　骨幹端に横走する帯状透亮帯がみられるが，進行すると骨膜反応，著明な骨破壊像をみる．骨折を来すこともある．脂肪組織が腫瘍細胞に置換されるため，MRI T₁ 強調像で低信号を，STIR で高信号を示す．MDS では，正常骨髄と同一信号強度か STIR で軽度高信号を示す．

表 17-1 悪性リンパ腫の臨床病期分類（Ann Arbor 分類）

Ⅰ	1 つのリンパ節領域あるいは 1 つのリンパ節外領域の病巣（Ⅰ E）
Ⅱ	横隔膜の上下いずれか一方の，2 つ以上のリンパ節領域の病巣（Ⅱ），あるいは 1 つのリンパ節領域と 1 つ以上の同側のリンパ節外領域の病巣（Ⅱ E）
Ⅲ	横隔膜の上下両方の病巣（Ⅲ またはⅢ E）
Ⅳ	広範なリンパ節外領域の病巣（リンパ病巣は問わない）

【付帯事項】
B：38℃ 以上の原因不明熱，盗汗，6 か月以内の 10% 以上の体重減少
X：最大径 10 cm 以上ないし Th5/6 レベルの胸郭の横径の 1/3 以上の巨大腫瘤
E：限局した 1 つのリンパ節外病巣
　リンパ節外病巣：リンパ節，脾，胸腺，Waldeyer 輪，虫垂，パイエル板（Peyer patch）を除く臓器

白血病の X 線所見 ………… Memo
　骨幹端の帯状透亮帯は白血病線ともいわれるが，神経芽腫の骨転移，被虐待児症候群，ストレス，栄養障害，ビタミン C 欠乏症，経胎盤感染でもみられる．

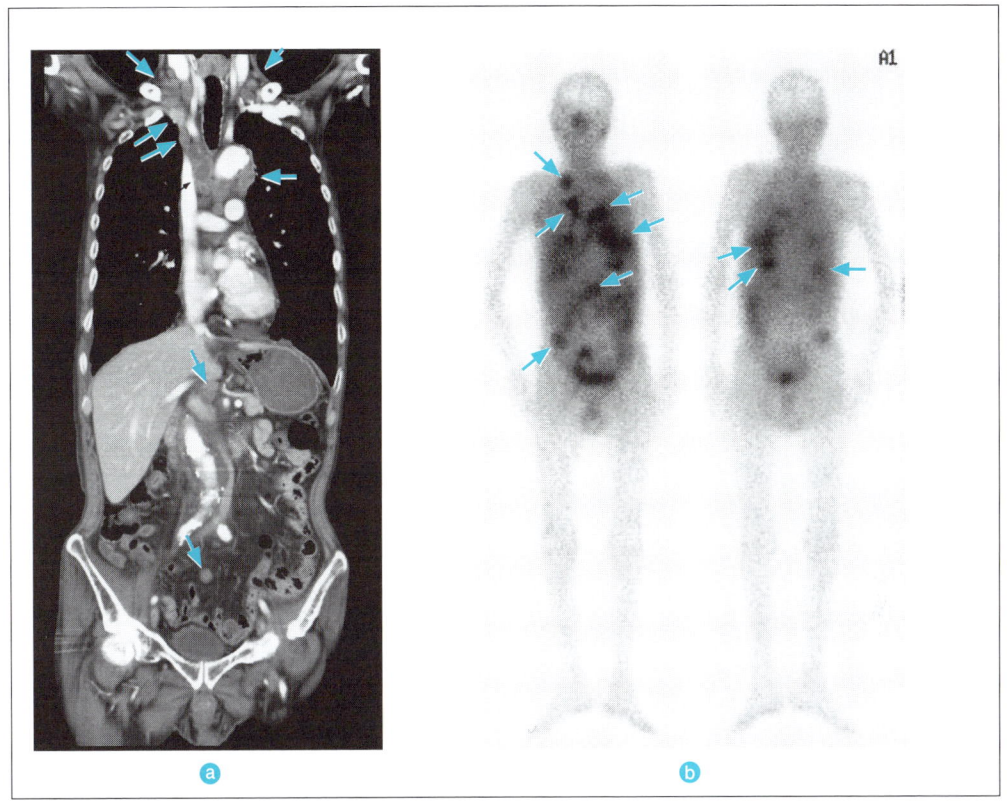

図 17-3　非 Hodgkin リンパ腫，病期Ⅲ
ⓐ：造影 CT 前額断像．
ⓑ：^{67}Ga 全身シンチグラム前面，後面像．造影 CT で鎖骨窩，縦隔，腹部に多数のリンパ節腫大を認める（矢印）．MPR 像は頸部から鼠径部までを一画面に含み，全身のリンパ節腫大を容易に把握することができる．^{67}Ga 全身シンチグラムでは頸部から腹部に多数の集積増加を認める（ⓑ）．鼻腔，骨盤腔下部の集積は非特異的集積による．

5 慢性白血病（慢性骨髄性白血病，慢性リンパ性白血病），骨髄線維症

病理・病態

慢性骨髄性白血病はフィラデルフィア染色体という核型異常を示す骨髄増殖性症候群の代表疾患である．慢性期，移行期，急性転化の 3 病期に分けられる．慢性リンパ性白血病は腫瘍化したリンパ球が骨髄，末梢血液，リンパ節，脾にクローン性に慢性増殖する疾患である．骨髄線維症は造血幹細胞の腫瘍性増殖で反応性に骨髄は線維化する．髄外造血，末梢血幼若細胞，貧血，涙滴赤血球を示す．

画像所見

慢性白血病ではびまん性骨減少症を来す．時に，骨硬化像が骨髄線維症，慢性白血病で認められる．骨髄線維症では全身骨が硬化像となり，長管骨では斑状，索状の硬化像を示す．

B 悪性リンパ腫（Hodgkin・非 Hodgkin リンパ腫）の画像所見

1 リンパ節原発の悪性リンパ腫

病理・病態

リンパ細網組織に原発する非上皮性腫瘍で Hodgkin リンパ腫と Hodgkin リンパ腫以外（非 Hodgkin リンパ腫）に二分される．免疫学的性状により，70％を占める B 細胞リンパ腫と NK/T 細胞リンパ腫に分類される．びまん性大細胞型 B 細胞リンパ腫が最も多く，悪性リンパ腫の 50％近くを占める．次いで，節外性粘膜関連リンパ組織（MALT）リンパ腫が多い．Hodgkin リンパ腫はわが国では少なく，5％である．

画像所見

胸部 X 線撮影では縦隔，肺門リンパ節腫大を検索する．^{18}F-FDG PET/CT または造影 CT と全身 ^{67}Ga

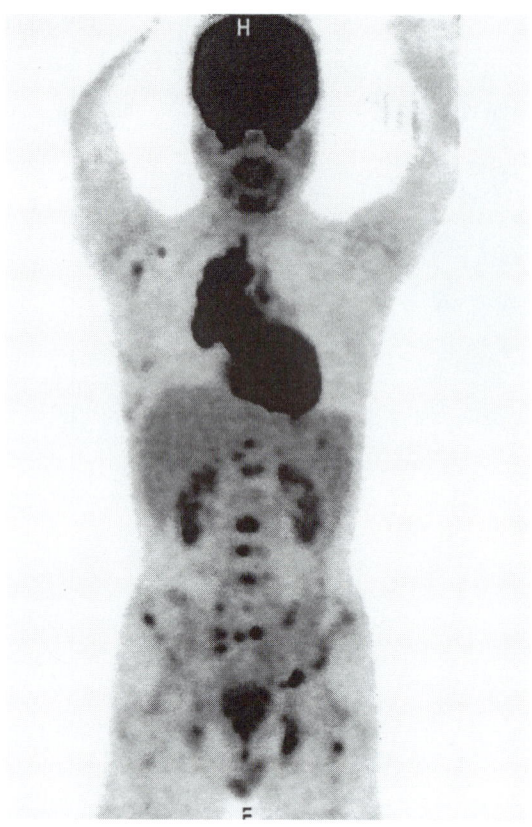

図 17-4　Hodgkin リンパ腫，病期Ⅳ

^{18}F-FDG PET 全身像．縦隔の大きな集積増加病巣のほか，右腋窩，上腹部，鼠径部リンパ節，腰椎，骨盤骨，大腿骨に多発性の集積増加を認める．脳，鼻咽腔，唾液腺，心臓，腎，膀胱の描出は非特異的集積による．

シンチグラフィ(SPECT を含む)により病期診断を行う(表 17-1)．病巣部位は ^{18}F-FDG あるいは ^{67}Ga の集積増加として検出される(図 17-3，4)．腹部大動脈が腫大した後腹膜リンパ節により腹側に偏位した所見を floating aorta sign (図 17-5)，腸間膜血管を腫大したリンパ節が取り囲み腫瘤を形成した所見を sandwich sign という．

> **PET，^{67}Ga 読影上の注意点**　　　　　　　　　　　Memo
>
> ① ^{18}F-FDG PET，^{67}Ga SPECT では非特異的集積(図 17-3，4)があり，炎症性病巣にも集積する．MALT リンパ腫，low-grade lymphoma では集積が低いことが多い．② ^{18}F-FDG PET では肉眼的診断では鑑別しがたい良性・悪性の鑑別および治療効果判定に SUV (standardized uptake ratio) という半定量値が用いられる．SUV=(腫瘍 1 g あたりの放射能)/投与放射能/患者体重(g)．SUV 2.5 以上を悪性とすることが多い．

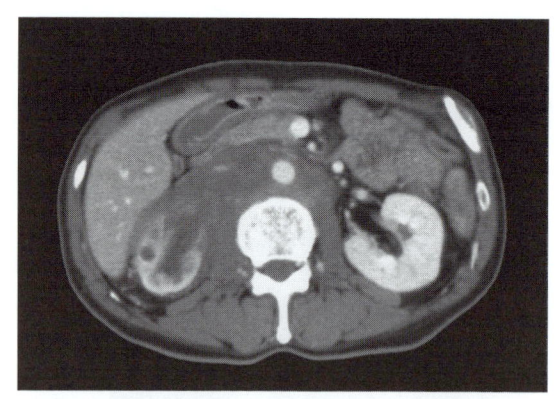

図 17-5　非 Hodgkin リンパ腫．腹部造影 CT 横断像

悪性リンパ腫による floating aorta sign．腹部大動脈が腫大したリンパ節により腹側に挙上している．右腎は，リンパ腫浸潤により機能低下を来し，造影剤増強効果が乏しい．

2　リンパ節外領域原発の悪性リンパ腫

❶ 中枢神経系

病理・病態

原発性中枢神経系リンパ腫 primary central nervous system lymphoma (PCNSL) は B 細胞由来非 Hodgkin リンパ腫で 1/3 が多発性に発症する．HIV/AIDS 患者に合併率が高い．

画像所見

大脳正中部，上衣に接して発生し，造影剤投与により均一に濃染される．HIV/AIDS 患者合併 PCNSL は空洞形成を来す．

❷ 甲状腺

病理・病態

慢性甲状腺炎から発生する．MALT リンパ腫 mucosa-associated lymphoid tissue lymphoma が多い．

画像所見

US 上，限局した低エコー腫瘤あるいはびまん性の低エコーを示す．

❸ 肺

病理・病態

BALT (bronchus-associated lymphoid tissue) リンパ腫が多く，経過が緩慢なことが多い．

画像所見

結節を示すことは少なく，肺炎様陰影，コンソリデーション，気管支血管周囲病変を示す．胸部 CT で腫瘍の浸潤範囲，リンパ節腫大を診断する．

❹ 胃

病理・病態

Helicobacter pylori 感染関連 MALT リンパ腫が多い．腫瘤形成型，潰瘍形成型，表層進展型，巨大皺襞型の 4 型に分類される．

画像所見

多発病巣は胃全体に病変が及ぶことがある．

❺ 大腸

回盲部に好発し，まれに直腸に生じる．大きさの割に伸展性が保たれているのが特徴である．時に，広範な消化管に多発小隆起として発生する．

❻ その他

脾，腎，肝，皮膚，乳房，子宮，精巣，胸腺などにも発生する．

3　多発性骨髄腫・アミロイドーシス
multiple myeloma・amyloidosis

病理・病態

形質細胞系の腫瘍細胞の骨髄内増殖で，単純 X 線撮影上，多発性の骨融解，膨隆像を示す．アミロイドーシスは線維状異常蛋白であるアミロイドが臓器に沈着する代謝性疾患である．長期透析患者にはアミロイド関節症が合併しやすい．

画像所見

頭蓋骨の '打抜き' punched-out 像が特徴である．胸腰椎圧迫骨折，肋骨骨折を合併することが多い．MRI T_1 強調像で低信号，STIR で高信号を示すが，種々のパターンがある．アミロイドは MRI では T_1 強調像，T_2 強調で低信号を示す．

> **高齢者の骨融解像** *Memo*
>
> 45 歳以上の骨融解所見は骨転移，多発性骨髄腫をまず疑う．多発性骨髄腫は骨シンチグラフィで異常所見を示さないことが多い．

付表17-1 血液疾患・悪性リンパ腫の画像所見別疾患のまとめ

臓器	所見		疾患名	参照ページ	コメント
骨・骨髄	単純X線写真,CTの所見	骨融解・破壊像を来す病態	多発性骨髄腫，骨・骨髄転移，急性骨髄性白血病，急性リンパ性白血病，成人T細胞白血病/リンパ腫	601	—
		膨隆像	多発性骨髄腫，腎細胞癌・甲状腺癌・肝細胞癌の骨転移	601	—
		打ち抜き(punched out)像	多発性骨髄腫，骨・骨髄転移	601	—
		びまん性骨硬化所見	慢性骨髄性白血病，慢性リンパ性白血病，骨髄線維症，びまん性造骨性骨転移(前立腺癌など)	599	—
	MRIの信号強度の変化	T_1強調像：びまん性高信号	再生不良性貧血	596	—
		STIR：びまん性高信号	骨髄線維症，急性骨髄性白血病，急性リンパ性白血病，成人T細胞白血病/リンパ腫，慢性骨髄性白血病，慢性リンパ性白血病，多発性骨髄腫，骨髄異形成症候群	598	—
	病変部MRI信号強度の変化	T_1強調像：低信号	骨・骨髄転移，多発性骨髄腫	598	—
		すべてのMRI撮影法で低・無信号	ヘモジデローシス，造骨性骨転移(前立腺癌など)，アミロイド関節症	597	—
	骨シンチグラフィ：集積増加	びまん性集積増加	びまん性骨転移(骨髄線維症)	599	—
		多発性・単発性	骨・骨髄転移，多発性骨髄腫	601	—
	^{18}F-FDG PET：集積増加	びまん性集積増加	未治療悪性リンパ腫，びまん性骨・骨髄転移，顆粒球コロニー刺激因子投与	600	—
		多発性・単発性	骨・骨髄転移，多発性骨髄腫	600	—
リンパ節	サイズ，形の変化異常所見：大きさ1.0～1.5 cm以上，球形	造影CT，MRI：濃染像	悪性リンパ腫，リンパ節転移，成人T細胞白血病/リンパ腫，サルコイドージス，活動性リンパ節炎，など	599	—
		^{18}F-FDG，^{67}Ga：高集積	悪性リンパ腫，サルコイドーシス，リンパ節転移，活動性リンパ節炎	599	—

18 小児放射線医学

各種画像診断法の特徴と適応・選択

A 単純X線検査

呼吸器疾患に欠かせない．特に未熟児では腹部も含め単純写真で診断，治療を決定することが多い．

骨に関する情報は多く，骨系統疾患や骨病変の最初の画像診断法となる．

B 超音波検査（US）

被曝がないことと，催眠の必要がないことから非侵襲性の検査法として行われる．腹部，骨盤部疾患や頸部腫瘤，新生児の脊髄，体表病変に有用である．

C X線CT検査

現在の機種では数秒で全肺野が撮影でき適応範囲が広がった．撮影後に再構成画像を作成することにより血管病変や腫瘤性病変，気管支異常に有用である．

D MRI検査

中枢神経疾患に対して最も優れた画像診断法である．造影剤を使用することなく血管や，膵胆管系，腎尿管系が描出できる．

画像診断の進め方

小児の画像診断は大きく2つの特徴がある．1つは，小児は日々成長を続けていることにより，正常所見が年齢により異なることである．正常所見を異常と誤らないことが重要である．もう1つは，先天奇形など小児特有の疾患があり，発生過程と深い関わりがあるため，発生学の知識が必要となる．いずれも画像の知識は臨床に非常に役立ち，診断の大きなウエイトを占めている．

頸部

A 感染

1 クループ croup

病理・病態

喉頭および周囲の炎症性浮腫により上気道閉塞を来す急性喉頭気管気管支炎である．好発年齢は6か月〜3歳で犬吠様咳嗽が特徴的である．

画像所見

上気道X線撮影正面像で声門下粘膜の浮腫により気管が声門下レベルで左右対称性に，頭側に向かった先細り状を示す（wine bottle appearance，pencil sign）（図18-1）．

2 喉頭蓋炎 epiglotitis

病理・病態

主に *Haemophilus influenzae* によって生じる細菌感染で急性の上気道閉塞を来す救急疾患である．好発年齢は3〜6歳である．進行性の呼吸障害，高熱，嚥下障害がみられる．

画像所見

頸部X線撮影側面像で喉頭蓋の腫大と披裂喉頭蓋ひだの肥厚が認められる（thumb sign）（図18-2）．

B 腫瘤

頸部の腫瘤の診断は，腫瘤の位置がポイントとなる．

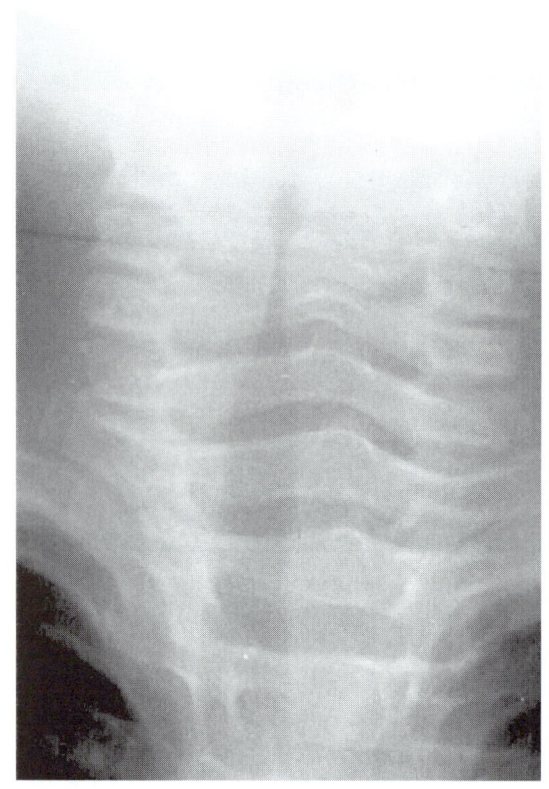

図 18-1 クループ，上気道 X 線写真正面像
声門下粘膜浮腫による気管の狭窄が先細り様を呈し，wine bottle appearance, pencil sign といわれる．

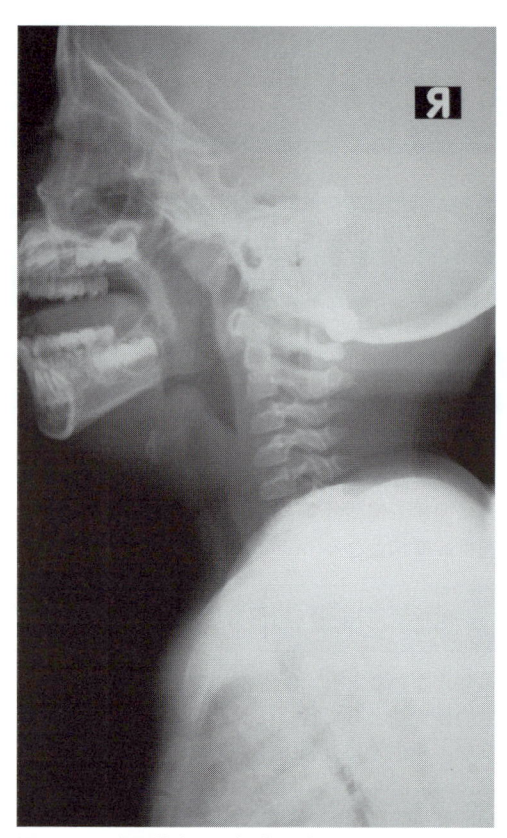

図 18-2 喉頭蓋炎，上気道 X 線写真側面像
喉頭蓋と披裂喉頭蓋ひだの肥厚が親指に似ることから thumb sign といわれる．

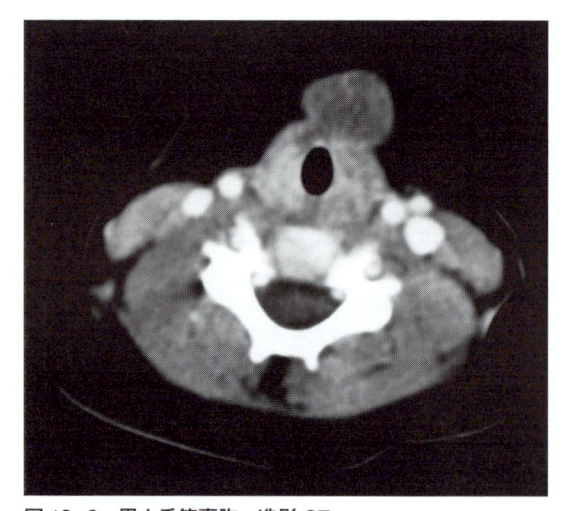

図 18-3 甲上舌管嚢胞，造影 CT
頸部正中，舌骨レベルの嚢胞性腫瘤．

1 リンパ管腫 lymphangioma, cystic hygroma

病理・病態
胎性期の未熟リンパ組織が中枢のリンパ管に接合できず囊腫状に発育した奇形でほとんどが生下時に認められる．後頸三角に発生することが多い．

画像所見
超音波検査(US)で多房性嚢胞性腫瘤を示す．CT や MRI で液面形成を認めることがある．

2 甲状舌管嚢胞 thyroglossal duct cyst

病理・病態
前頸部正中，舌骨付近が多い．甲状腺原基が移動する舌根部の舌盲孔から正常の甲状腺の位置にいたる経路に発生する．

画像所見
US で舌骨近傍の単房性の嚢胞性病変として認められる．CT，MRI で嚢胞性腫瘤として描出される(図 18-3)．

3 先天性梨状窩瘻 piriform sinus fistula

病理・病態
小児の反復性化膿性甲状腺炎の原因となる．左葉が圧倒的に多い．鰓原性嚢の遺残による下咽頭梨状窩から甲状腺あるいは甲状腺周囲に達する内瘻と考えられている．

画像所見
咽頭造影で左梨状窩から尾側に向かう瘻孔を認める（図18-4）．

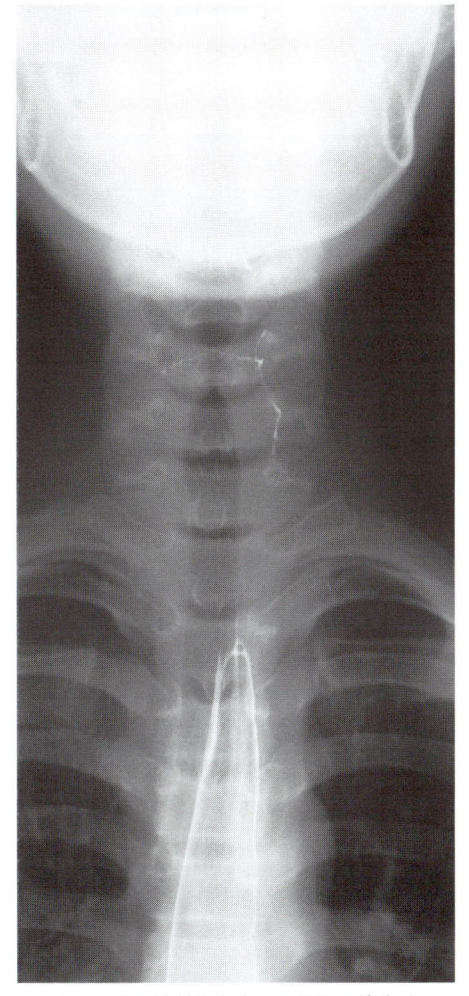

図18-4 先天性梨状窩瘻，下咽頭X線造影
飲み込んだバリウムが左の梨状窩から甲状腺に向かって，線状に認められる．

胸部

A 新生児呼吸器疾患

1 呼吸窮迫症候群 respiratory distress syndrome(RDS)

病理・病態

RDSの本態は肺胞の膨らみに必要なサーファクタントの不足である．呼吸窮迫（多呼吸，陥没呼吸，呻吟，チアノーゼ）が出生後より出現し，数時間で増強するのが古典的である．

画像所見

胸部単純X線写真で，肺の容積減少や，横隔膜高位，びまん性の細網顆粒状陰影，肺野全体のすりガラス陰影を認める．すりガラス陰影に樹枝状の気管支腔内の空気がエアーブロンコグラムとして認められる（図18-5）．

2 新生児一過性多呼吸 transient tachypnea of the newborn(TTN)

病理・病態

出生後の肺液の吸収遅延に起因する．出生後数時間より多呼吸や鼻翼呼吸がみられ，自然軽快あるいは30〜40％酸素投与で数日以内に改善する例がほとんどである．

画像所見

出生直後の胸部単純X線写真ではRDSとの鑑別が困難な症例もあるが，肺容積の減少がなく，胸腺の狭小化がない（図18-6）．

3 胎便吸引症候群 meconium aspiration syndrome(MAS)

病理・病態

羊水や羊水中に排泄された胎便で混濁した羊水を吸引することによって生じる呼吸障害である．胎便により気道が完全に閉塞すると無気肺となり，部分的に閉塞するとair trappingを生じる．

画像所見

胸部単純X線写真では，肺の容積の増加がみられ，無気肺と気腫が混在した粒状や斑状の不均一な濃度を認める（図18-7）．気胸や気縦隔の合併が多い．

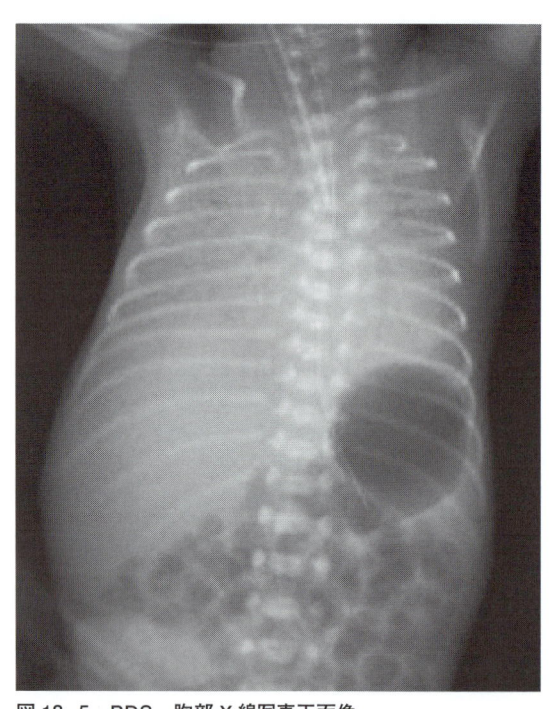

図18-5 RDS，胸部X線写真正面像
肺野全体がすりガラス陰影を示し，内部に気管支内腔の空気がair bronchogramとして認められる．

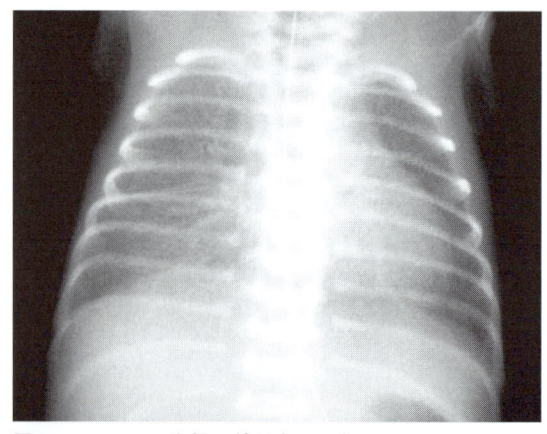

図18-6 TTN，胸部X線写真正面像
肺野全体はすりガラス陰影を示しているが，容積の減少はない．

4 Wilson-Mikity 症候群

病理・病態
低出生体重児に起こりやすい．病因は不明であるが，血清 IgM が高値を示す例が多く，出生前の絨毛羊膜炎が発症に関与していると考えられる．生後数日から数週で進行性に呼吸障害を来す．

画像所見
胸部単純 X 線写真では泡沫状陰影を認める（図 18-8）．

5 横隔膜ヘルニア diaphragmatic hernia

病理・病態
横隔膜の欠損部から腹腔内臓器が胸腔内に脱出する疾患である．

画像所見
腸管にいまだ空気が入っていない出生後，間もない時期の胸部単純 X 線写真では，片側肺の透過性の低下と中央陰影の健側への偏位がみられる．腸管に空気が入ると，患側胸腔に腸管ガスを認める（図 18-9）．

B 炎症性肺疾患

1 細菌性肺炎 bacterial pneumonia

病理・病態
一般に単純 X 線写真から病原微生物の特異的診断はできない．実際，細菌性とウイルス性の鑑別さえ困難である．細菌性肺炎は，通常経気管支的に発症し，微生物の誤嚥あるいは吸入によるものが多いが，肺血管系を経て起こることもある．

画像所見
一般に肺区域や肺葉に一致した浸潤影を認める．小児では，肺炎が胸部 X 線単純写真で腫瘤状陰影として描出されることがあり，その形から円形肺炎 round pneumonia とよばれる（図 18-10）．中下葉が好発部位で

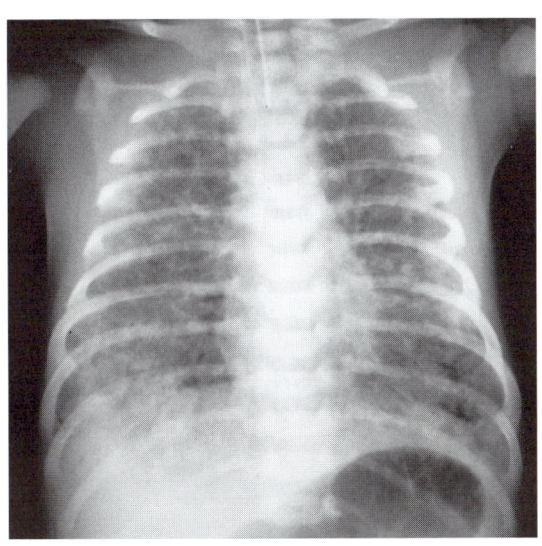

図 18-7　MAS，胸部 X 線写真正面像
肺の容積の増加がみられ，無気肺と気腫が混在している．

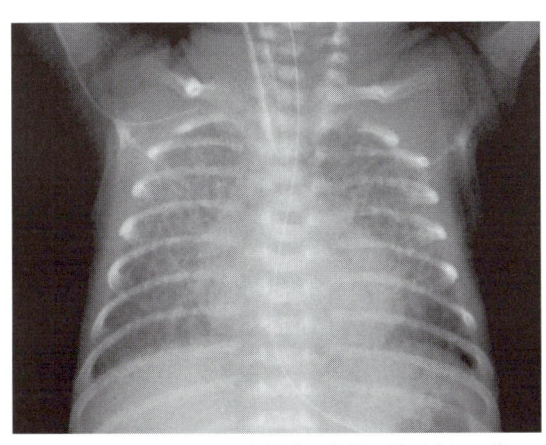

図 18-8　Wilson-Mikity 症候群，胸部 X 線写真正面像
肺野全体に泡沫状陰影を認める．

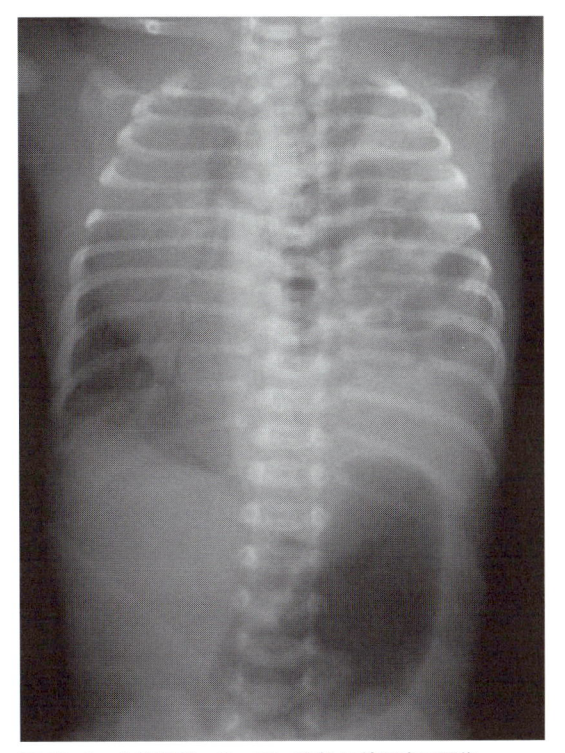

図 18-9　左横隔膜ヘルニア，胸部 X 線写真正面像
左胸腔内に腸管ガスを認める．心陰影や気管は右に偏位している．

ある．起炎菌として肺炎球菌が多い．抗菌剤投与で陰影は数日から数週で消失する．

2 ウイルス性肺炎 viral pneumonia

病理・病態

小児の下気道感染の原因は圧倒的にウイルスが多い．ウイルスは気管支粘膜に感染，増殖するため，気管支粘膜の浮腫や気管支壁の肥厚を生じ，周囲に炎症が波及する．

画像所見

胸部単純X線写真で気管支壁の肥厚がperibronchial cuffingやtram lineとして認められる．1歳未満ではRSウイルスが原因で細気管支炎を発症する．胸部単純X線写真では肺の過膨張が特徴的で，その所見だけが認められることも多い（図18-11）．

C 気道異物

病理・病態

異物がX線非透過性であれば視認ができる．しかし，大部分の異物はX線透過性のため，異物の存在を間接的な所見で診断することになる．

画像所見

胸部単純X線写真呼気撮影で片側あるいは局所的なair trappingを認める（図18-12）．患側を下にしたデクビタス撮影では，air trappingがあると下になっても容積は大きいままである．ピーナッツ異物では，ピーナッツ油により異物が胸部MRI T₁強調像で高信号を示す（図18-13）．

D 正常胸腺

胸腺は胸部単純X線写真正面像で前縦隔の軟部組

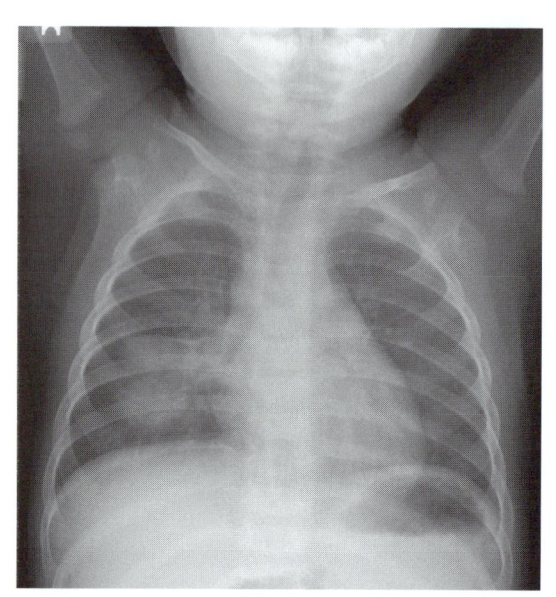

図18-10　円形肺炎，胸部X線写真正面像
右中下肺野に腫瘤状陰影を認める．

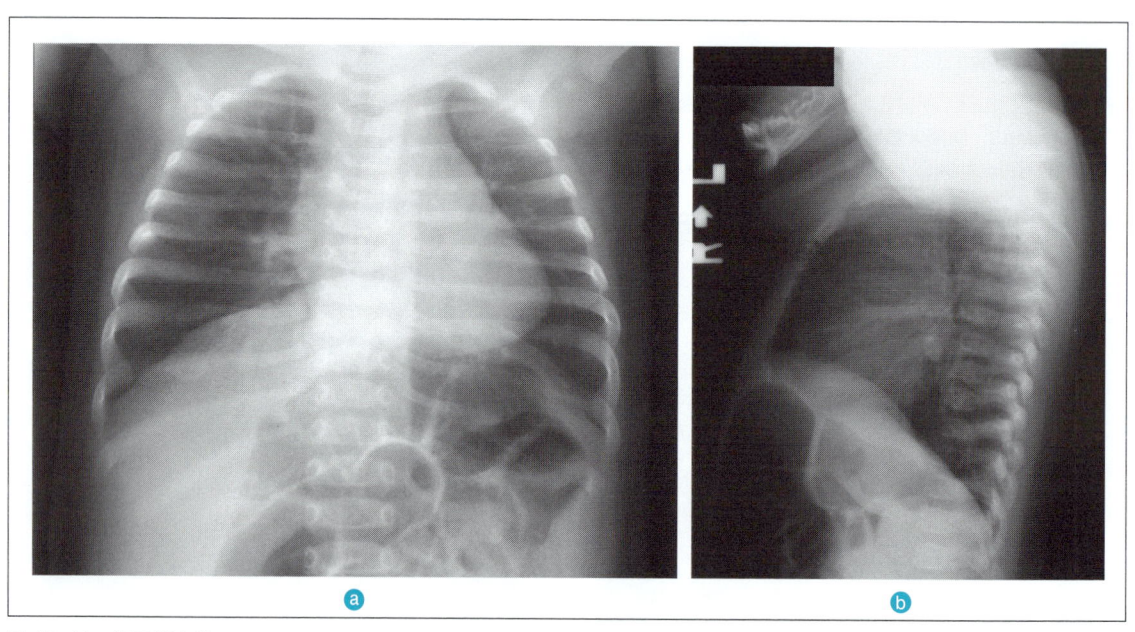

図18-11　細気管支炎
胸部X線写真正面（ⓐ），側面像（ⓑ），両側横隔膜は直線化し，肺の過膨脹を認める．

織陰影として描出される（**図18-14**）．胸腺の辺縁がヨットの帆のように突出してみえたり（sail sign），心陰影との境界にくびれがみえたり（notch sign），肋骨の圧迫により辺縁が波状を示す（wavy sign）．呼気で大きくなる．

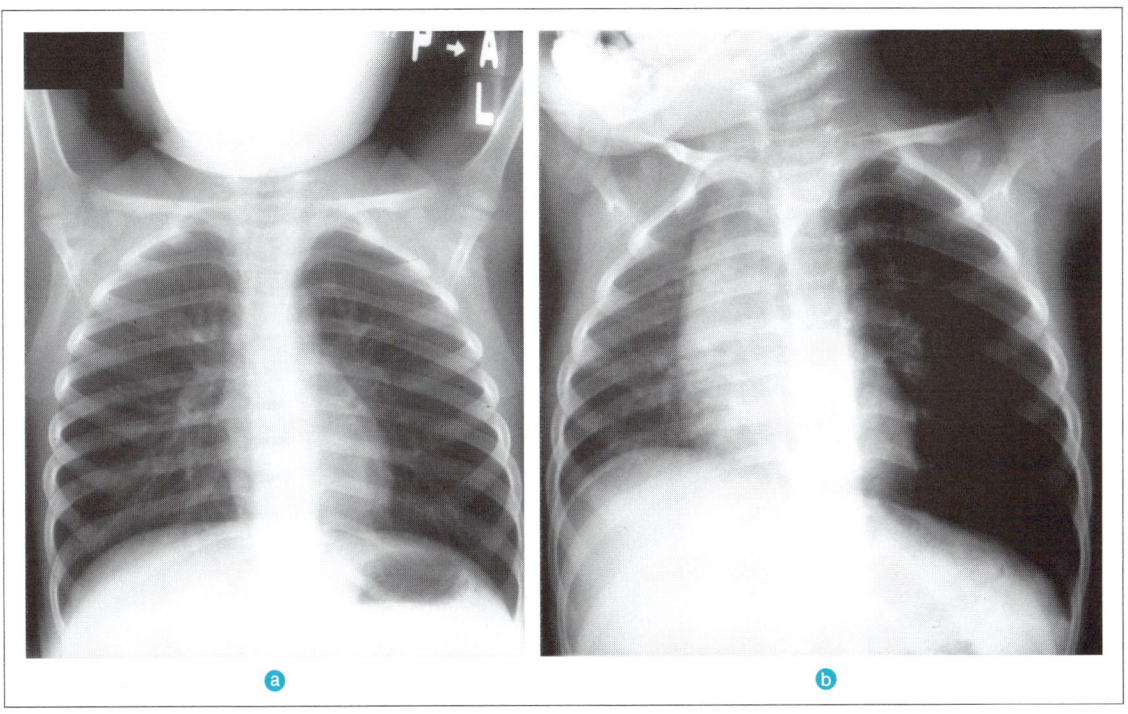

図18-12 左気管支異物の吸気・呼気，胸部X線写真
吸気（ⓐ）でははっきりしないが，呼気（ⓑ）で左の横隔膜の低位，縦隔に右への偏位が明らかである．

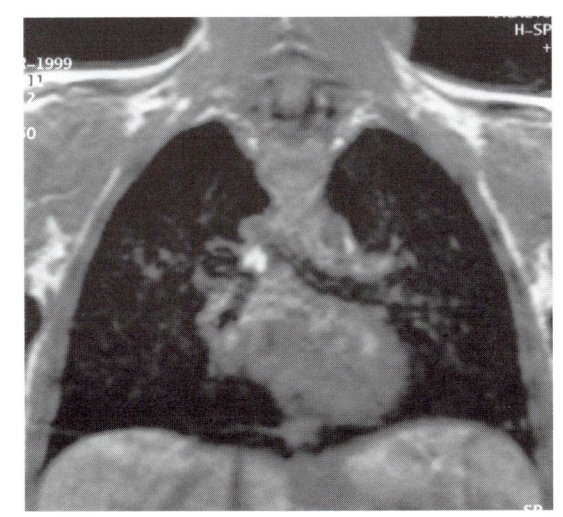

図18-13 右気管支ピーナツ異物のMRI T₁強調像
右主気管支にピーナツ油が高信号として描出されている．

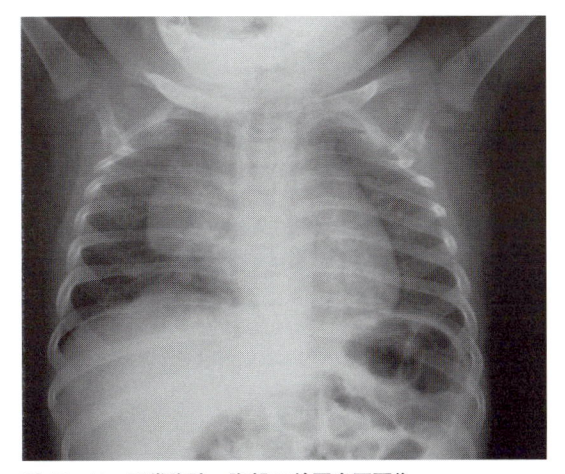

図18-14 正常胸腺，胸部X線写真正面像
中央陰影の胸腺がヨットの帆のように張り出してみえる（sail sign）．心陰影との境界にくびれがある（notch sign）．辺縁は波状である（wavy sign）．

消化管

A 新生児疾患

1 食道閉鎖 esophageal atresia

病理・病態

食道と気管は前腸由来の器官であり、胎性期における食道と気管が分離する過程の形成不全により生じる。盲端に終わる上下食道の距離や気管との瘻孔の有無および位置により分類分けがされている。

画像所見

胸部単純X線写真で拡張した空気で満たされた食道盲端が認められ、経鼻的に挿入されたカテーテルが上部食道盲端でつかえ、先に行かない（図18-15）。反転する（coil up）こともある。

2 十二指腸閉鎖 duodenal atresia

病理・病態

閉鎖には膜様、索状、離断型、多発型がある。生後数時間から胆汁性嘔吐が認められる。ただし、閉鎖部位が乳頭開口部より口側にある場合は胆汁を含まない。

画像所見

腹部単純X線写真で、拡張した胃と閉鎖部より口側の十二指腸による2つのairが"double bubble sign"として認められる（図18-16）。

3 先天性小腸閉鎖 small bowel atresia

病理・病態

胎性中期以降の腸管の血行障害が原因と考えられて

図18-15 食道閉鎖、胸腹部X線正面像
食道盲端が空気で拡張し、その先にカテーテルが進まない。

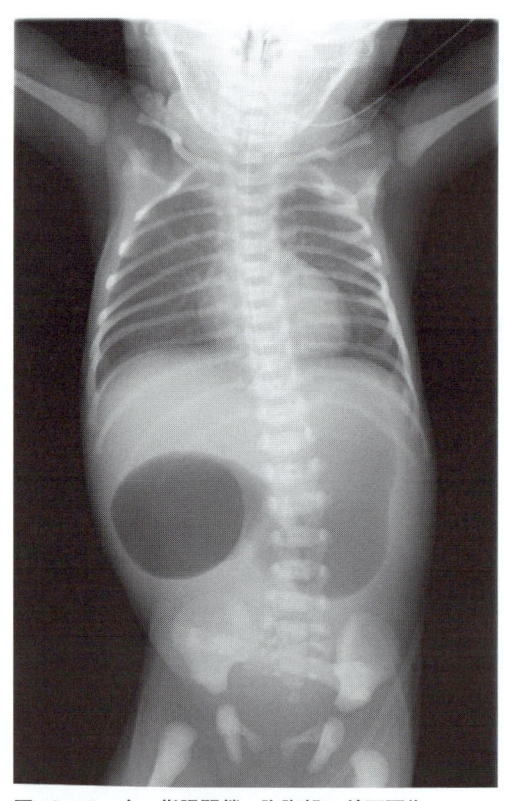

図18-16 十二指腸閉鎖、胸腹部X線正面像
胃と閉鎖部より口側の十二指腸の空気がdouble bubble signとして認められる。

18 小児放射線医学　611

ⓐ：腹部単純 X 線写真　　　　　　　　　　　　　ⓑ：腹部単純 X 線写真

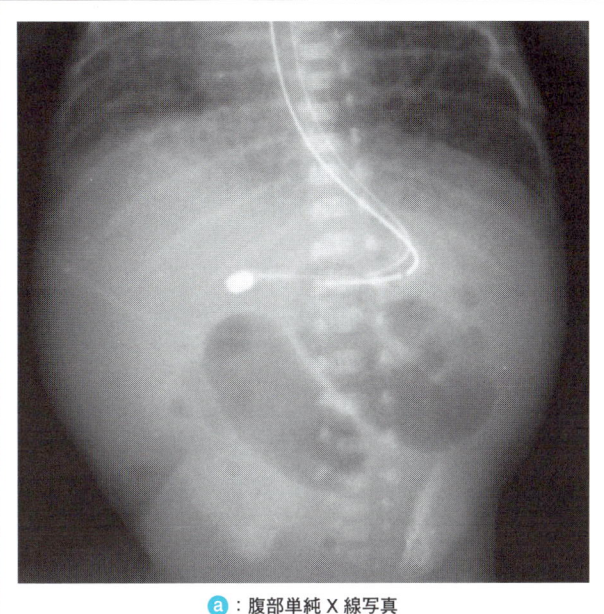

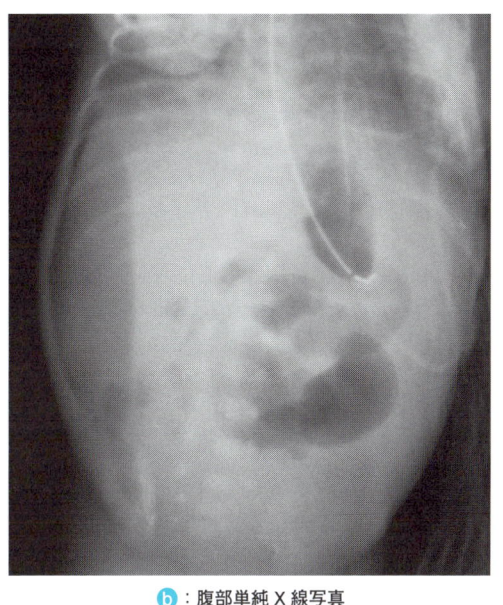

図 18-17　壊死性腸炎
ⓐ：椎体の右側に局所的に拡張した腸管がある．
ⓑ：左下デクビタスで遊離ガスが肝の上縁に沿って認められる．

いる．生後 1 日以内に胆汁性嘔吐が出現し，腹部膨満が増強する．

画像所見
腹部単純 X 線写真で閉塞部より口側の腸管の拡張を認める．注腸検査で，使われていない結腸は細く，micro colon を呈する．

4　壊死性腸炎 necrotizing enteritis

病理・病態
病因として，低酸素血症，消化管免疫能の低下，感染が重要な要因と考えられている．

画像所見
腹部単純 X 線写真で局所的に拡張した腸管ガスが認められ（図 18-17 ⓐ），数時間経過しても動きがなく，拡張が増強する．穿孔すると腹腔内に遊離ガスを認める（図 18-17 ⓑ）．

5　中腸軸捻（腸回転異常症）midgut volvulus（malrotation）

病理・病態
発生学的に十二指腸から横行結腸中部までの消化管を中腸とよぶ．胎生期，中腸は上腸間膜動脈を軸として反時計回りに 270° 回転し固定される．中腸の回転が不足し Ladd 靱帯で十二指腸が固定されると中腸は上腸間膜動脈を軸に腹腔内にぶら下がり捻転を起こしやすくなる．生後数日から数か月に，胆汁性嘔吐を認める．

画像所見
上部消化管 X 線造影検査では，十二指腸水平脚から頭側に上がることなく，そのまま尾側に螺旋状に下降するループが観察される（corkscrew sign）．中腸軸捻があると，US で SMA を中心に腸管が取り巻いている所見（whirl pool sign）を認める．

B　胃，十二指腸，小腸，大腸

1　肥厚性幽門狭窄症 hypertrophic pyloric stenosis（HPS）

病理・病態
幽門輪状筋の肥厚により幽門管が延長，狭小化し，幽門部の通過障害を来す．

画像所見
US の短軸像で肥厚した筋肉が粘膜を囲むためドーナツ状にみえる（doughnut sign）．長軸像では，肥厚した幽門筋が高エコーを示す粘膜を挟んで両側に平行して認められる（double track sign）（図 18-18）．上部消化管 X 線造影では幽門管の延長と狭小化

(umbrella sign)や前庭から幽門にかけての移行に肩ができる(shoulder sign).

2 腸重積症 intussusception

病理・病態
　腸重積は近位腸管が遠位腸管に嵌入した状態で，嵌入した腸管の腸間膜は血行障害により腸管壊死を来す．好発年齢は2か月～3歳である．好発年齢以外の発症に関しては先進部病変としてリンパ腫，Meckel憩室，重複腸管，Henoch-Schönlein紫斑病などを考える．

画像所見
　USの短軸像で外筒腸管内に内筒腸管が入り込み，リング状の構造を認める(target sign, doughnut sign)(図18-19 ⓐ).注腸検査所見では造影剤の先進部がカニ爪状に描出される(図18-19 ⓑ).

3 Hirschsprung病

病理・病態
　腸管の壁内神経節細胞の欠如によって生じる腸閉塞である．無神経区域は肛門からS状結腸が多いが，下部直腸から全結腸に至るものまである．

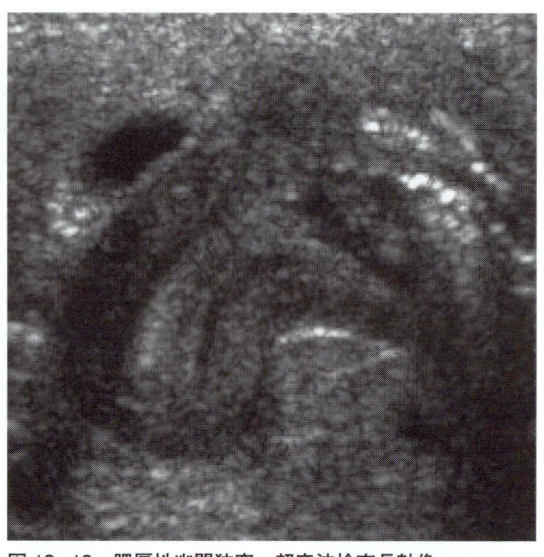

図18-18　肥厚性幽門狭窄，超音波検査長軸像
長軸像で肥厚した筋肉が低エコーとして認められる.

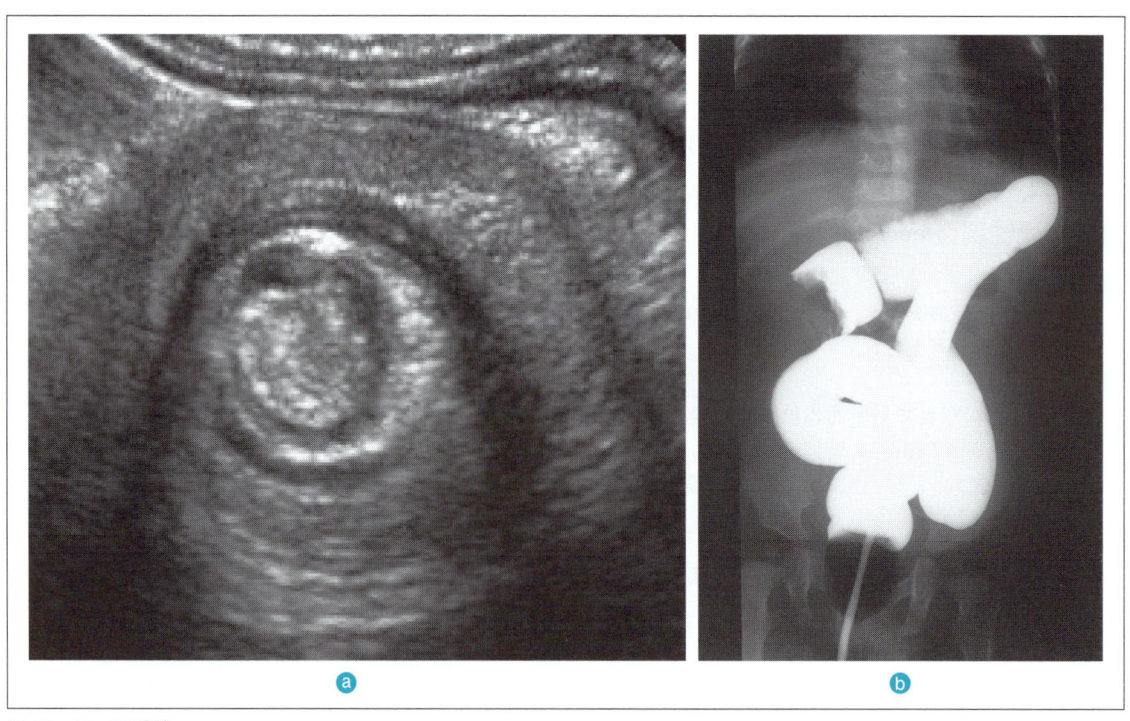

図18-19　腸重積
ⓐ：超音波検査の短軸像で重積腸管が target sign を示す.
ⓑ：注腸検査で先端がカニ爪状を示す.

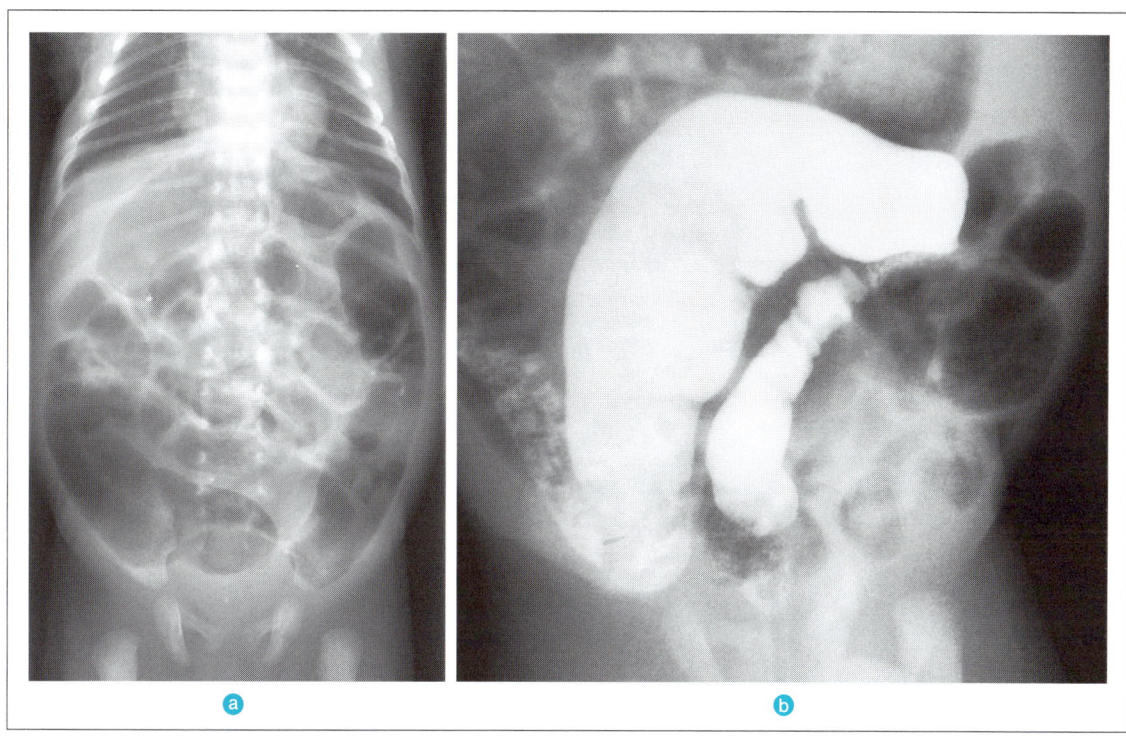

図 18-20　Hirschsprung 病
ⓐ：腹部全体に拡張した腸管を認める．
ⓑ：注腸検査で caliber change を認める．

画像所見
腹部単純 X 線写真で下部消化管閉塞所見を認める（図 18-20 ⓐ）．注腸検査で神経節の欠如した肛門側の腸管が細く描出され（narrow segment），正常の口側の腸管との口径の変化が caliber change として認められる（図 18-20 ⓑ）．

C　腫瘍

1　肝芽腫 hepatoblastoma

病理・病態
3 歳以下に多い．腫瘍がかなり大きくなっても症状を示さないこともある．血清 α-フェトプロテインが高値を示す．

画像所見
腹部単純 X 線写真で肝腫大が認められる．US では肝の充実性腫瘍として描出され，出血や壊死により腫瘍内部のエコー輝度は不均一である．腹部 CT では，境界明瞭な低吸収の腫瘍として描出される．造影後は周囲肝実質より造影効果が弱い．MRI T_1 強調で低信号を示し，T_2 強調で高信号を示す．

2　神経芽腫 neuroblastoma

病理・病態
神経芽腫は，約 2/3 が腹部原発でその 2/3 は副腎原発である．

画像所見
腹部 X 線単純写真では，腫瘍に石灰化を認めることがある．US では境界明瞭な腫瘍として描出される．CT で腫瘍は周囲筋肉と等～低濃度を示す．石灰化が 80％ 以上に認められる（図 18-21 ⓐ）．造影後は不均一な造影効果を示す．MRI T_2 強調像で腫瘍は高信号を示す（図 18-21 ⓑ）．^{123}I-MIBG シンチグラフィや ^{99m}Tc-骨シンチグラフィで原発部位や転移巣に RI の集積を認める（図 18-21 ⓒⓓ）．

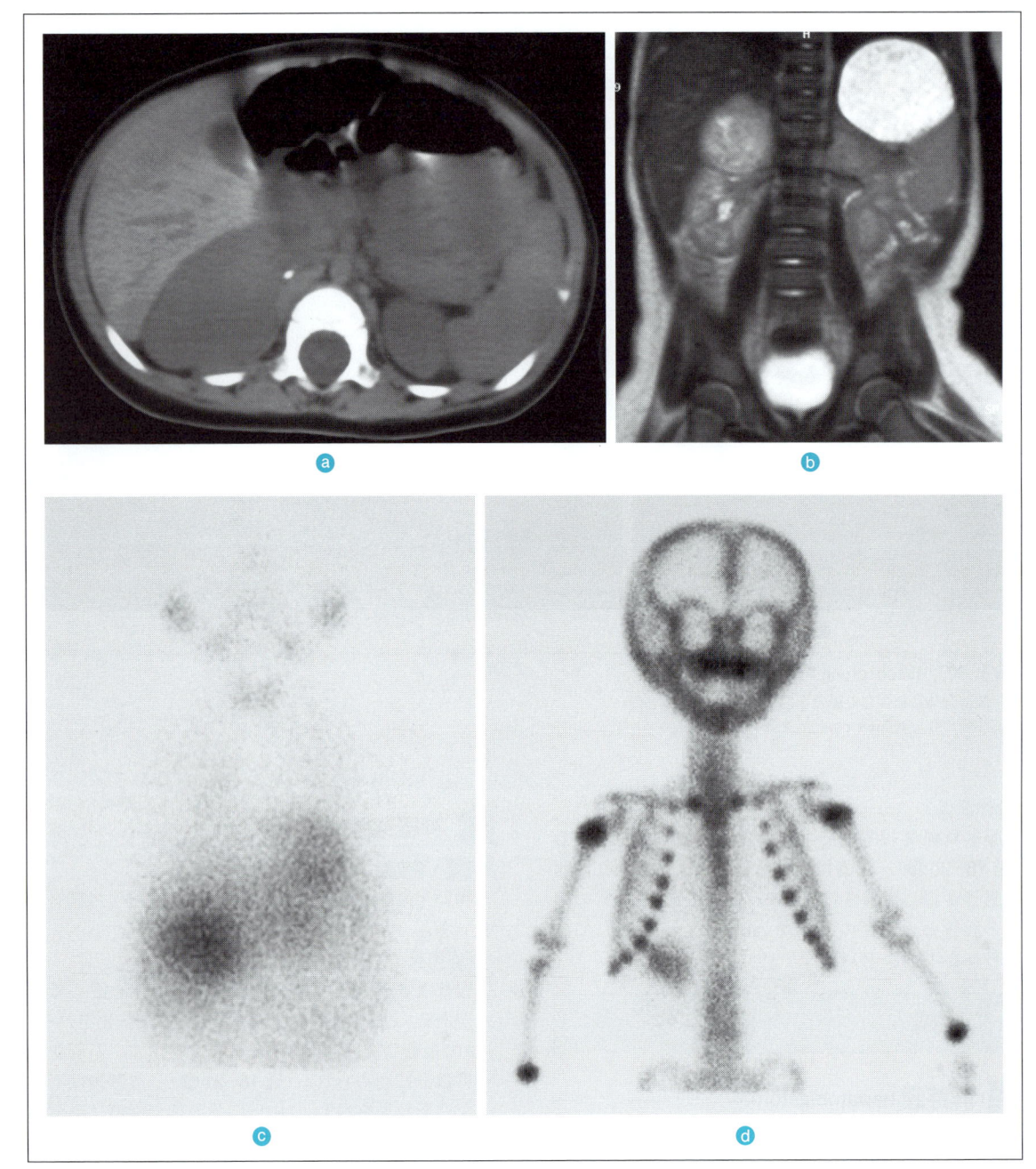

図 18-21 神経芽腫

ⓐ：腹部単純 CT で，腫瘍に一部石灰化を認める．
ⓑ：MRI T$_2$ 強調像で右副腎に高信号を示す腫瘍を認める．左上腹部の高信号は正常の胃である．
ⓒ：^{123}I-MIBG シンチグラフィで原発部位の右上腹部に RI の集積を認める．
ⓓ：^{99m}Tc-骨シンチグラフィで原発部位の右上腹部に RI の集積を認める．

泌尿生殖器系

A 先天性嚢胞腎

1 多嚢胞性異形成腎 multicystic dysplastic kidney(MCDK)

病理・病態

新生児では，水腎症に次いで2番目に多い腹部嚢胞性腫瘤である．胎生期の腎盂ないしは尿管の閉塞により，正常なネフロン，集合管，腎盂が形成されず，ブドウの房状の大小多数の嚢胞が集簇する．

画像所見

US，CT，MRIでは，互いに交通を持たない様々な大きさの嚢胞がブドウの房状に認められる（図18-22）．後に縮小，消失する場合もありUSで経過を追う．

2 常染色体劣性多嚢胞腎 autosomal recessive polycystic kidney disease(ARPKD)

病理・病態

両側腎の集合管の拡張で無数の小嚢胞が存在する．腎病変，肝病変により重症度は様々である．

画像所見

USで腎は腫大し，無数の微小な嚢胞のため1つ1つの嚢胞として区別できず，腎実質は全体に高エコーを示す．

B 尿路感染症

1 膀胱尿管逆流 vesicoureteral reflux(VUR)

病理・病態

膀胱内の尿が尿管，腎盂，腎実質に逆流する現象をいう．VURにより腎の成長障害や，感染により腎瘢痕や機能障害を来す．

画像所見

診断には，排尿時膀胱尿道造影voiding cystourethrography(VCUG)により逆流の有無と程度を診断する（図18-23）．腎瘢痕については99mTc-DMSAシンチグラフィを行う．

C 腫瘍

1 Wilms 腫瘍

病理・病態

ほとんどが5歳以下である．患児には，泌尿生殖器奇形や半身肥大，無虹彩症など様々な奇形病変の合併が知られている．下大静脈や腎静脈に腫瘍塞栓を認めることがある．

画像所見

USでエコー輝度の低い充実性腫瘤として描出される．CTでは境界明瞭な腫瘤として認められ，腫瘍内部は出血や壊死により不均一な濃度を示す．造影CTでは，腫瘍は周囲の正常腎実質より造影効果が弱い（図18-24）．MRI T₁強調像では低信号を示し，T₂強調像で高信号を示す．

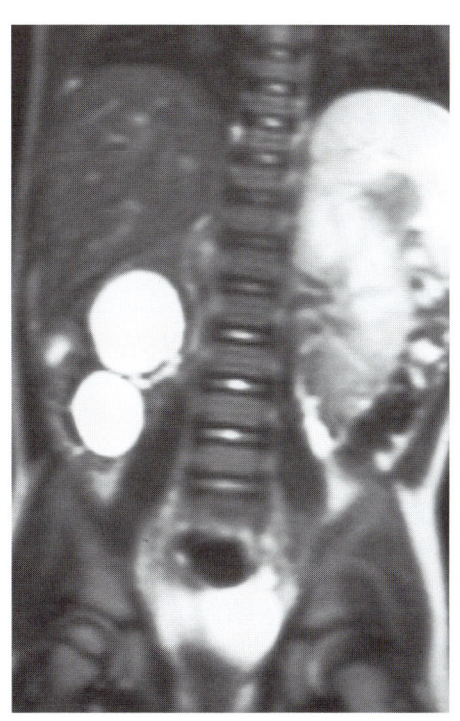

図18-22　多嚢胞性異形成腎
MRI T₂強調像で右腎は2つの嚢胞を認めるのみである．

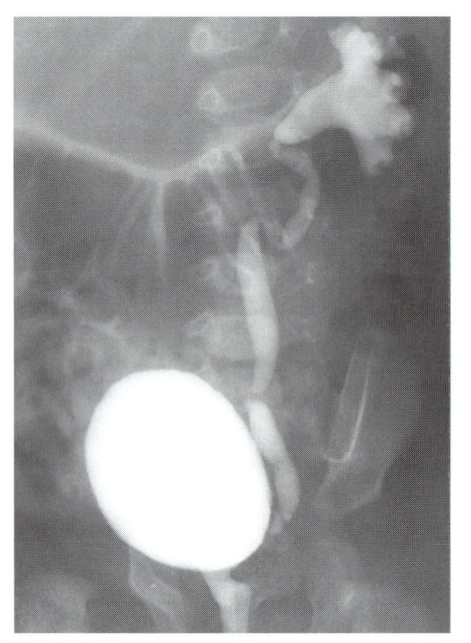

図18-23　膀胱尿管逆流，排尿時膀胱尿道造影
VCUGで左に尿管，腎盂・腎杯に逆流を認める．

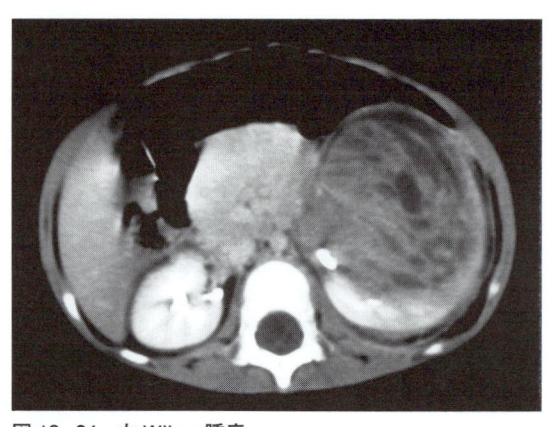

図18-24　左Wilms腫瘍
造影CTで左腎に正常腎実質より造影効果が弱い，不均一に造影される腫瘍を認める．

神経

A　先天異常

1　Chiari II型奇形

病理・病態
ほとんどに脊髄髄膜瘤（図18-25 ⓐ）や水頭症の合併を認める．

画像所見
頭部単純MRI矢状断像で，後頭蓋窩の容積が小さく，小脳虫部の大後頭孔からの下垂が認められる．橋や第4脳室は下方へ引き延ばされて前後径が細くなる．延髄も引っ張られて大後頭孔より下垂し，中脳被蓋は後方へ引き延ばされたような変形を認める（beaking）（図18-25 ⓑ）．

2　脳梁欠損 agenesis of corpus callosum

病理・病態
脳梁原基の形成が何らかの原因で障害された場合に発生する．発生早期の障害では完全欠損となり，障害がやや遅れた場合は部分欠損となる．

画像所見
頭部単純MRI矢状断像で完全欠損では脳梁が認められない（図18-26）．また，帯状回も認められない．横断像で側脳室前角は直線的で前を向いている（trident shaped）．側脳室体部は平行に走行する．側脳室三角部から後角は拡大する（colpocephaly）．

3　全前脳胞症 holoprosencephaly

病理・病態
神経管が閉鎖した直後の左右半球の分離が障害された奇形である．軽症から重症まである．

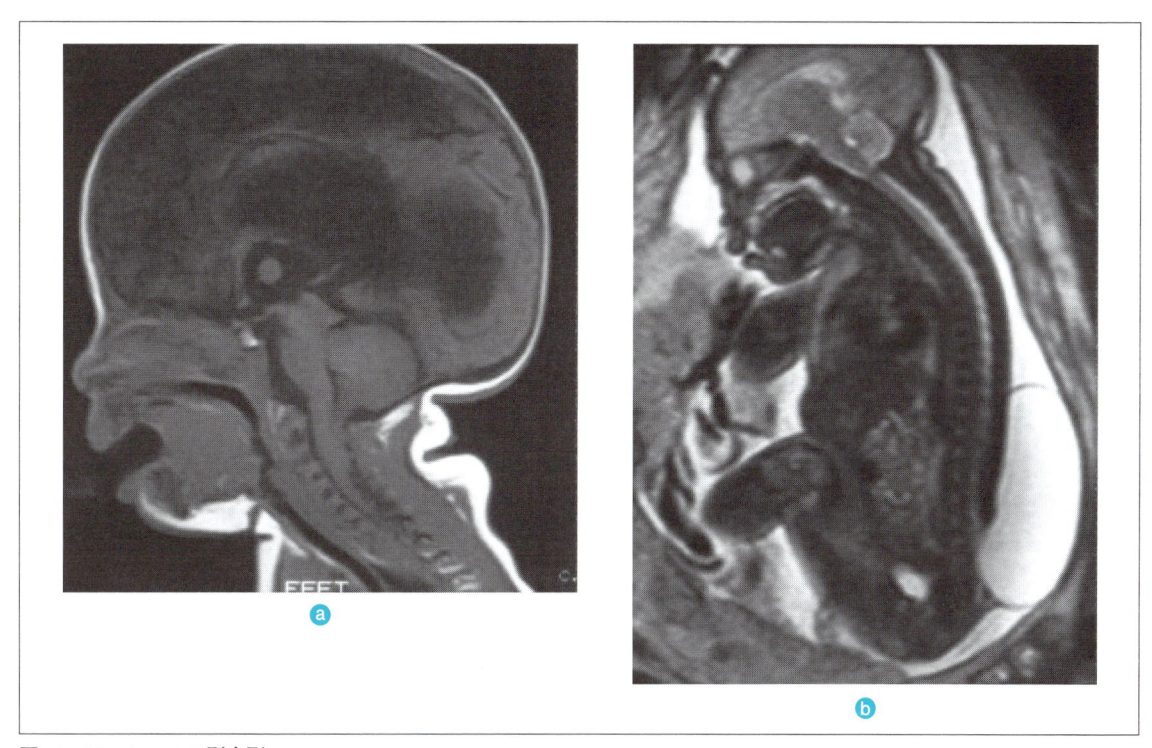

図18-25 Chiari II 型奇形
ⓐ：頭部 MRI T₁強調矢状断像で後頭蓋窩の容積は小さく，小脳の大後頭孔からの下垂がみられる．
ⓑ：胎児 MRI で脊髄髄膜瘤が脊椎の背側の大きな囊胞性腫瘤として描出されている．

画像所見

最も重症な alobar 型では，頭部 CT や頭部単純 MRI で，大脳半球の分離がなく，単脳室が背側の dorsal cyst に連続する．半球間裂，大脳鎌，脳梁，透明中隔腔は欠損する（図 18-27）．視床は正中で癒合する．軽症の lobar 型でも前頭葉の皮質正中に分離が認められない．

B 感染

1 TORCH

toxoplasmosis, rubella virus, cytomegalovirus, herpes simplex virus の病原微生物の頭文字をとった呼び方である．いずれの画像所見も類似しており，妊娠初期であるほど画像所見も症状も重症である．サイトメガロウイルス感染症では，頭部単純 MRI で小頭症，脳室周囲の囊胞形成や滑脳症，厚い脳回，石灰化などが認められる（図 18-28）．

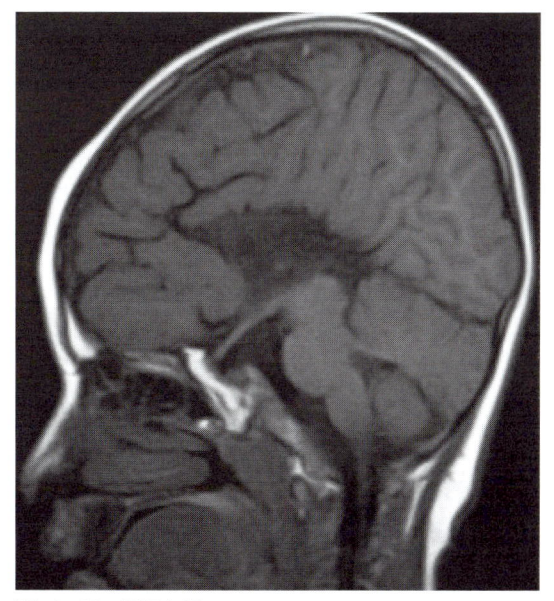

図 18-26 脳梁欠損
頭部 MRI T₁強調矢状断像で脳梁が認められない．

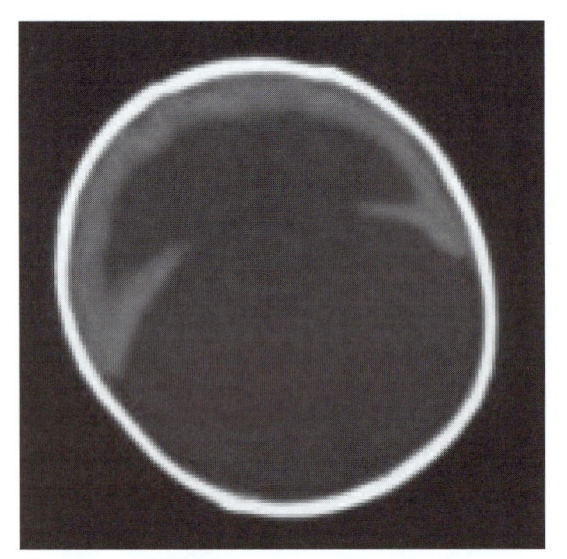

図 18-27　全前脳胞症
頭部 CT で大脳半球に分離がなく，前頭葉の皮質が左右で連続している．単脳室が背側の dorsal cyst に連続している．

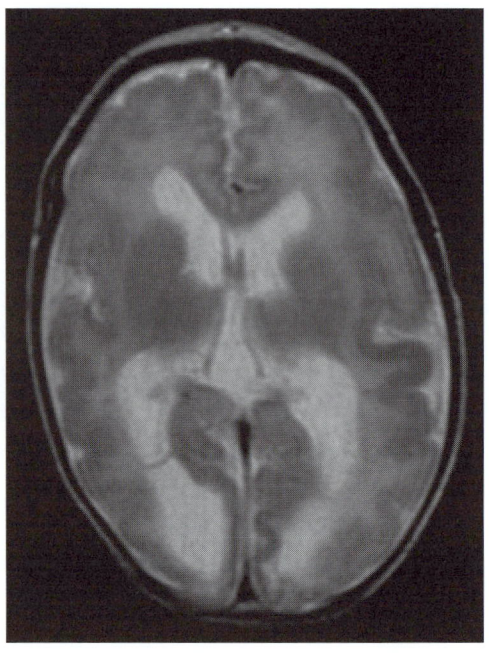

図 18-28　先天性サイトメガロウイルス感染症
頭部 MRI T_2 強調像横断像で水頭症を認める．両側後角周囲に囊胞がある．脳溝は浅く，皮質が厚い．白質に異常高信号域がある．

2 急性壊死性脳症 acute necrotizing encephalopathy(ANE)

病理・病態

6～18 か月が好発である．先行する発熱や上気道感染が 90％ に認められ，痙攣や意識障害を来す．

画像所見

頭部 CT や MRI で左右対称性に視床，基底核，脳幹，深部小脳核に病変を認める．病変は単純 CT で低吸収を示し(図 18-29)，MRI T_1 強調像で低信号を示す．T_2 強調像で，視床病変の中心部は出血壊死により高信号域内に低信号域を認める．

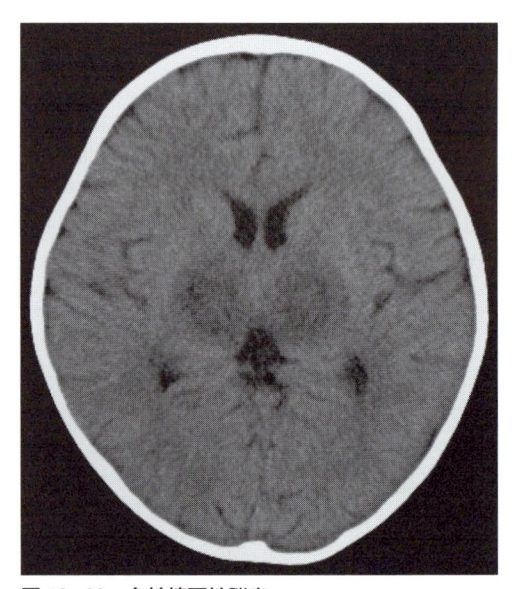

図 18-29　急性壊死性脳症
頭部単純 CT で両側視床に低吸収域を認める．

被虐待児症候群 non-accidental trauma, child abuse

　加害者が虚偽の説明をしたり，患者から問診を聴取できないため虐待の事実を把握することが難しい．頭部の叩打や頸部を支点とした前後方向への揺さぶりにより架橋静脈が損傷され，硬膜下血腫，脳挫傷，脳腫脹，頭蓋骨骨折，眼底出血を来す．頭部単純 MRI は，時期の異なる硬膜下血腫の診断や低酸素性虚血性脳症の有無，後頭蓋窩のテントに沿った出血の描出に有用である（図 18-30 ⓐⓑ）．骨単純 X 線写真で，新旧様々な骨折を認める．通常の受傷機転では生じにくい骨折がみられるのも疾患を疑う根拠となる．大腿骨，脛骨，上腕骨，肋骨背側部の骨折が多い（図 18-30 ⓒ）．長管骨骨幹端の corner fracture は，振り回されたため四肢が鞭のようにしなるために生じる特異的な所見である．腹部 CT は，十二指腸の血腫や膵炎の評価に適している．

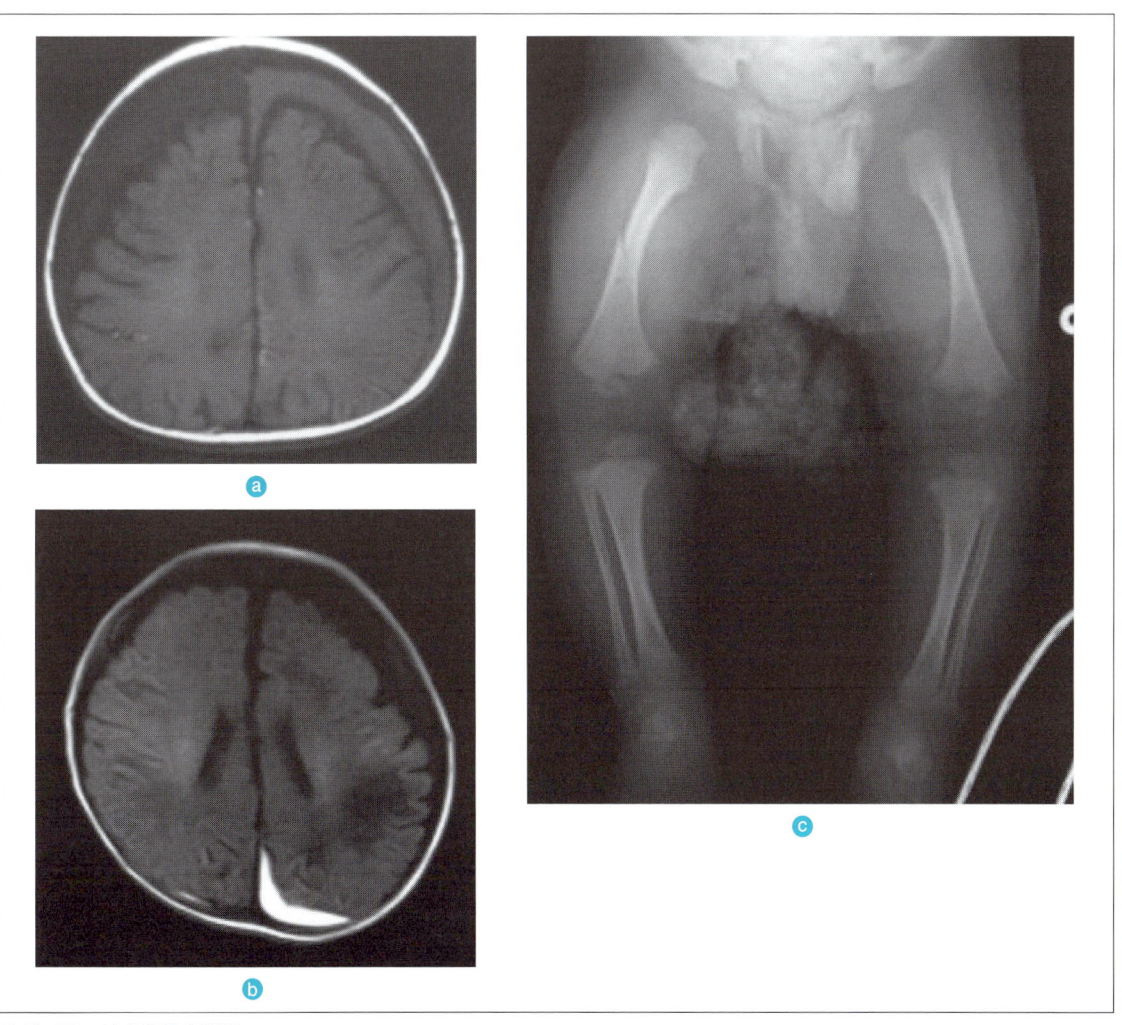

図 18-30　被虐待児症候群
ⓐ：頭部 MRI T₁ 強調像で時期の異なる出血により，左右硬膜下血腫の信号強度が異なる．
ⓑ：頭部 MRI T₁ 強調像で後頭蓋窩，テントに沿った出血が高信号を示す．両側白質に低酸素性虚血性病変が低信号域として認められる．
ⓒ：骨盤単純 X 線写真正面像で，右大腿骨骨幹部に骨折を認める．

19 救急疾患の画像診断

学習の目標

　救急患者の診断は迅速かつ治療に直結するものでなければならない．近年の画像診断の進歩により外科，内科を問わず，ほとんどの症例の臨床診断が画像に依存していると言っても過言ではない．救急医学の領域では救命処置が何より優先し，その点では画像を撮ることは少ない．しかし，いったん循環動態が安定化した患者では迅速で正確かつ客観性のある情報が求められ，画像診断はその中心的役割を担っている．放射線診断学の中でこの領域は，特に画像診断の優先順位と治療との連携にこだわって検査法を選択していくため常に治療を念頭に置いて画像診断を行う必要がある．実際の検査法や異常所見の捉え方は他の項で勉強したことの繰り返しとなるためここでは各々の検査法の救急時における進め方を中心に学習する．

キーワード

■ 外傷
- primary survey ……………… 622
- secondary survey ……………… 622
- 緊張性気胸 ……………………… 622
- 心タンポナーデ ………………… 622
- 縦隔血腫 ………………………… 622
- 不安定性骨折 …………………… 623
- FAST (focused assessment with sonography for trauma) ……… 623
- 胸部大動脈損傷 ………………… 623
- 横隔膜損傷，ヘルニア ………… 627
- 脾損傷 …………………………… 628
- 腹腔内出血 ……………………… 623
- 骨盤骨折 ………………………… 625
- 後腹膜血腫 ……………………… 623
- 動脈塞栓術 ……………………… 623

■ 非外傷（内因性救急疾患）
- くも膜下出血 …………………… 630
- 急性脳虚血 ……………………… 629
- 脊髄麻痺 ………………………… 630
- 大動脈解離 ……………………… 630
- 急性冠動脈虚血 ………………… 631
- 肺動脈血栓塞栓症 ……………… 631
- 深部静脈血栓症 ………………… 631
- 消化管穿孔 ……………………… 631
- 絞扼性イレウス ………………… 631
- 上腸間膜動脈血栓症 …………… 631
- 閉塞性イレウス ………………… 631
- 閉鎖孔ヘルニア ………………… 632
- 尿路結石 ………………………… 629

外傷（生命の危険性を伴う外傷について記載する）

各種画像診断法の特徴と適応・選択

外傷診療の基本として患者が搬送されたら循環動態の安定を最優先にまず治療から入る．画像診断は必要最小限とされる．**表 19-1** は JATEC の推奨する循環動態と画像診断の選択を示す．一般に primary survey では簡便でベッドサイドで行える単純 X 線検査と超音波検査，secondary survey では患者を移動しても，CT を中心としたより精度の高い診断方法が推奨されている（**図 19-1**）．**表 19-2** に救急疾患における各種画像診断法の特徴を示す．

primary survey と secondary survey ···· Memo

primary survey
　生命危機を示唆する生理学的徴候（バイタルサイン）の迅速評価と緊急蘇生治療までの段階

secondary survey
　生命危機の状態を脱した状態で各臓器損傷の診断と治療方針の決定プロセス段階

A 単純 X 線検査

患者搬送後第一選択として胸部，骨盤を含む腹部単純写真を撮影する．ここでは緊張性気胸・血胸，心タンポナーデ，高度の肺損傷，大量の縦隔血腫，呼吸に影響を及ぼす胸郭骨折などの診断に用いる．特に緊張性気胸や心タンポナーデを疑えば，すぐに緊急治療が必要となる．外傷患者の胸部写真は仰臥位で撮影することが多く，その診断能には限界がある．特に縦隔陰影は拡大することが多く，縦隔血腫の診断は CT で診断することが望ましい．

一方，四肢，骨盤骨折の診断には単純写真は有効で疑わしい部位の撮影を省いてはいけない．頸椎の不安定性骨折の診断は，その後の治療に大きく影響するためその診断は重要であるが，単純撮影の診断精度は明らかに CT より低いため必要な症例は CT を撮るべきである．また頭部外傷においても緊急検査としての単純撮影の意義はほとんどなく，頭蓋内病変の診断ができる CT が第一選択である．

表 19-1　外傷初期診療における画像診断の基本

primary survey
　A．気道確保
　B．呼吸状態：
　　・胸部単純写真で緊張性気胸チェック
　C．循環動態（ショック，大量出血）：
　　・胸部単純写真で大量血胸，緊張性気胸，心拡大のチェック
　　・超音波検査で心タンポナーデ，腹腔内出血などのチェック
　　・骨盤を含む腹部単純写真で骨盤骨折のチェック
　D．意識レベル
　　・必要に応じて頭部 CT で脳ヘルニアなどのチェック
　E．体温

secondary survey
　系統的な臓器損傷の評価：
　　・CT などによる全身の検索
　　・頸椎損傷があれば MRI
　　・動脈性出血があれば血管撮影を考慮する

表 19-2　緊急検査に求められる要素と検査法

・迅速性・簡便性・反復性	超音波検査
・非侵襲性	超音波検査，(CT)，MRI
・汎用性	超音波検査，CT
・客観性・再現性	CT，MRI
・治療方針に直結	CT，(MRI)，血管造影＝治療そのもの

B 超音波検査（US）

超音波検査は，ベッドサイドで施行可能で初期診療の救命処置を行いながら検査できることが最大の利点である．この外傷初期診療における超音波検査を FAST（focused assessment with sonography for trauma）とよび，胸腔内，心腔内，腹腔内出血の診断を目的に行われる．診断と同時に大量であれば，その場で穿刺して治療に利用する．また超音波検査は繰り返し行えることも利点で，出血量の経過を見て手術や血管塞栓術などの IVR 治療の適応判断も行うことができる．実際には FAST だけで治療のアクションに移ることは少なく，CT を行い，より詳細な損傷形態を把握してから治療に入るのが通常である．

C X 線 CT 検査

頭部外傷や頸椎損傷が疑われるときは CT が第一選

択となる．胸腹部外傷において，CT は循環動態が安定してから行われるよう推奨されてきた．しかし，短時間に広範囲を高精度に撮影できる多列 CT の普及により，CT 診断の精度が向上し治療戦略を決める上で最も重要なツールとなっている．多発外傷や高エネルギー外傷などの重症例で循環動態が不安定な症例においても CT を撮影する傾向にあり，胸部，腹部単純撮影は省いて CT を行うことも少なくないのが現状である．特に外傷急性期で治療対象となる出血の診断において造影 CT は必須の検査で，高速 CT の造影早期相（動脈相）の撮影により動脈性出血の有無を確認できる．動脈性出血が確認されれば，止血手段として動脈塞栓術が選択肢として浮かび上がる．CT は出血の程度と原因検索だけでなく損傷臓器の詳細な形態も描出する．脳損傷の程度の把握はもとより各種臓器損傷，骨折の程度の把握，消化管穿孔の診断，少量の縦隔血腫，気胸や心タンポナーデなども診断できる．以上のように，CT は外傷診療において最も重要な画像診断法である．

D MRI 検査

MRI は，検査に時間を要すること，検査中患者観察が不十分であること，種々の生体補助具が装着されている症例に不向きであること，また砂などに含まれる金属異物の付着のリスクなどから緊急時に行われることは少ない．適応があるのは脊髄損傷で緊急手術が必要な場合，膵損傷で膵管断裂や胆管の損傷を非侵襲的に診断したいときの MRCP などが挙げられる．

E 各種造影検査

❶ 血管造影

外傷において診断目的で血管撮影を行うことはないと言っても過言ではない．動脈性出血が疑われるときには治療として血管撮影が行われる．

❷ 逆行性尿道膀胱造影

尿道損傷の確定診断法として用いられる．また膀胱損傷の診断のために行われることあるが，現在では造影 CT の遅延相の撮影で診断されることが多い．

画像診断の進め方

A 外傷初期治療

外傷初期治療で循環動態に影響を与える病態は脳損傷，緊張性血気胸，大量出血であり，画像診断では最初にこれらを診断することが求められる．脳損傷は CT に頼らざるをえないが緊張性気胸は胸部単純撮影で，大量出血による心タンポナーデ，大量血胸は FAST で診断するべき疾患である（図 19-1）．

B 緊急例

次に FAST で大量腹腔内出血がある場合，循環動態に応じて緊急開腹手術あるいは緊急血管撮影，それに引き続く動脈塞栓術を考える．この判断はよほどの緊急例を除いて造影 CT を行い，損傷臓器と損傷血管，損傷程度を同定した上で行われるため，やはり CT 診断が最も重要視される．骨盤骨折による大量後腹膜出血に対しては開腹手術では止血困難で循環動態の如何にかかわらず緊急動脈塞栓術の適応となる（図 19-2）．

C 胸部大動脈損傷

胸部大動脈損傷も緊急手術の適応の 1 つであるが，近年大動脈ステントグラフト内挿術も選択肢の 1 つとなりつつある．これらの IVR 治療は損傷血管周囲に生体の防御反応として生じた血腫による止血機転（仮性動脈瘤形成）を壊すことなく血管内から治療できることから損傷血管を外から治療する手術治療よりも理論的には優れている（図 19-3）．

D 胸部外傷（図 19-4）

胸腹部外傷による大量出血に対する治療方法として手術あるいは動脈塞栓術を判断するためには，造影剤を血管内に急速注入して動脈が良く描出される動脈相の CT 画像が重要となる．この相で造影剤の血管外漏出像が認められれば動脈からの出血と診断できるため動脈塞栓術の良い適応と判断できる．しかし，静脈や門脈の損傷が明かであれば動脈塞栓術よりも手術治療が優先される．

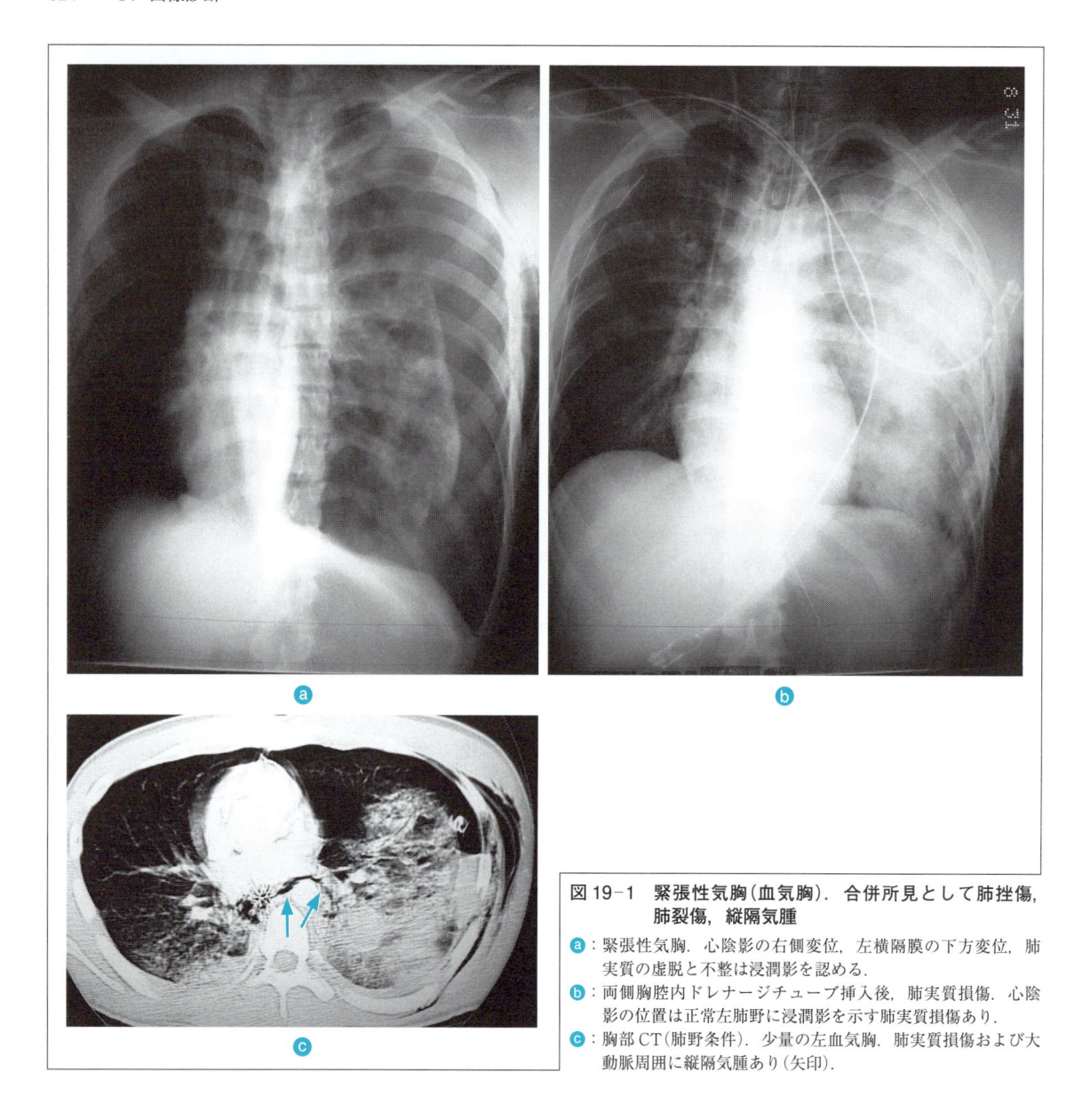

図 19-1 緊張性気胸（血気胸）．合併所見として肺挫傷，肺裂傷，縦隔気腫

ⓐ：緊張性気胸．心陰影の右側変位，左横隔膜の下方変位，肺実質の虚脱と不整は浸潤影を認める．
ⓑ：両側胸腔内ドレナージチューブ挿入後．肺実質損傷．心陰影の位置は正常左肺野に浸潤影を示す肺実質損傷あり．
ⓒ：胸部 CT（肺野条件）．少量の左血気胸．肺実質損傷および大動脈周囲に縦隔気腫あり（矢印）．

E 腹部外傷（図 19-5）

　腹部外傷の中で出血以外に緊急手術の適応となるのは腹膜炎を生じうる消化管穿孔と大量の尿瘻を伴う膀胱損傷である．一般に現状では，外傷治療の基本は非手術的な保存的治療である．画像診断は血管塞栓術などを含む非手術治療の経過を客観的に評価できるツールである．この場合も多くの場合 CT が用いられるが，短期間の変化を評価する場合には腹部では超音波検査，胸部では単純撮影が用いられる．

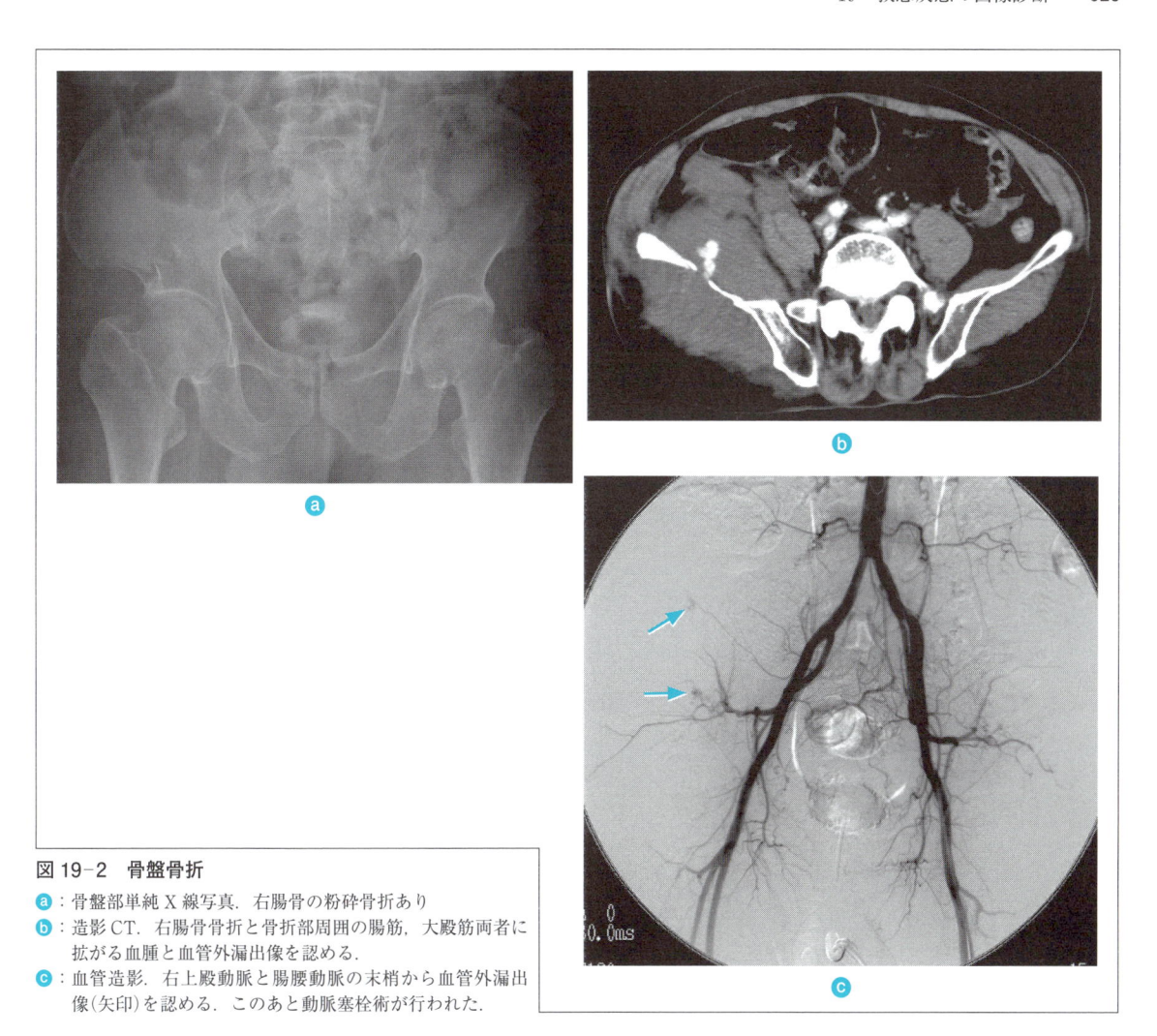

図 19-2 骨盤骨折
ⓐ：骨盤部単純 X 線写真．右腸骨の粉砕骨折あり
ⓑ：造影 CT．右腸骨骨折と骨折部周囲の腸筋，大殿筋両者に拡がる血腫と血管外漏出像を認める．
ⓒ：血管造影．右上殿動脈と腸腰動脈の末梢から血管外漏出像(矢印)を認める．このあと動脈塞栓術が行われた．

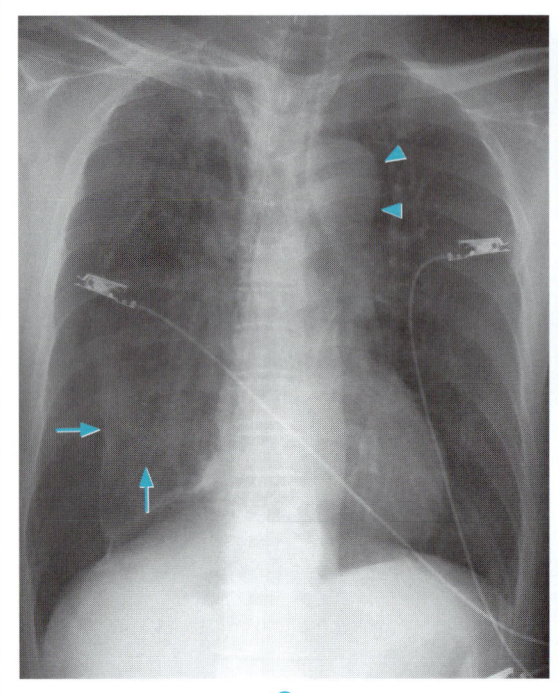

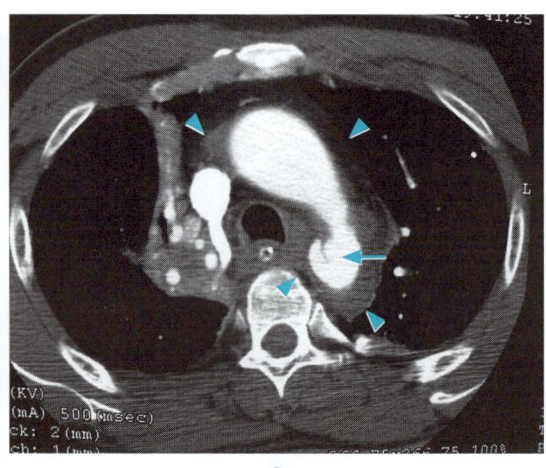

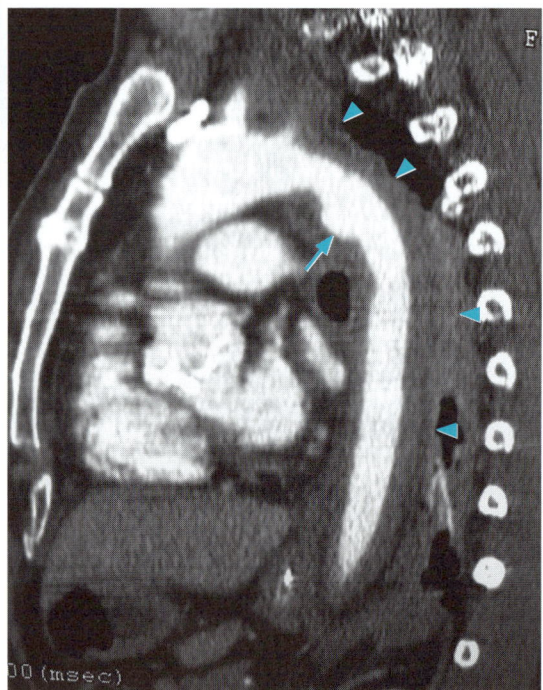

図 19-3 胸部大動脈損傷

- ⓐ：単純 X 線写真．右側気胸と右肺の浸潤影があり肺挫傷が示唆される（矢印）．大動脈陰影に異常は認めない（矢頭）．
- ⓑ：胸部造影 CT．大動脈周囲血腫（矢頭）と下行大動脈内側に内膜剝離（矢印）を認める．
- ⓒ：胸部 CT，矢状断 MPR 画像．大動脈は弓部から下方に突出する形態を示し（矢印），仮性動脈瘤と診断できる．大動脈弓から下行大動脈周囲に血腫を認める（矢頭）．

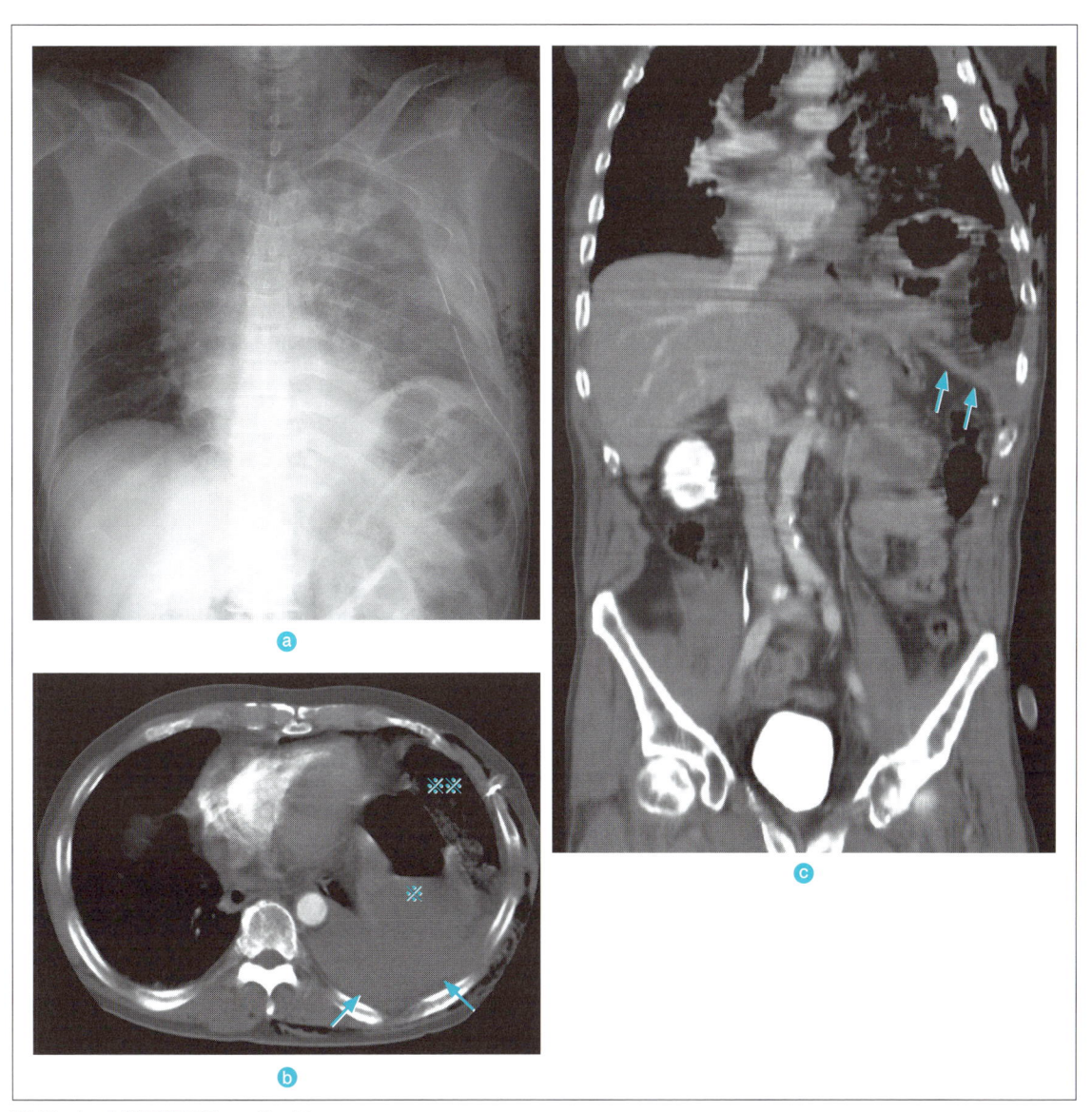

図 19-4 左横隔膜損傷，ヘルニア

ⓐ：胸部単純X線写真．左肺野の浸潤影と左横隔膜陰影の挙上を認め消化管も挙上している．
ⓑ：造影CT．左胸水（矢印）とともに挙上した胃（※）と大腸（※※）が胸腔内に認められ心陰影を対側に圧排している．
ⓒ：腹部造影CT，冠状断MPR画像．帯状の横隔膜（矢印）の内側側が断裂し断裂部がヘルニア門となり胃と大腸が脱出している．

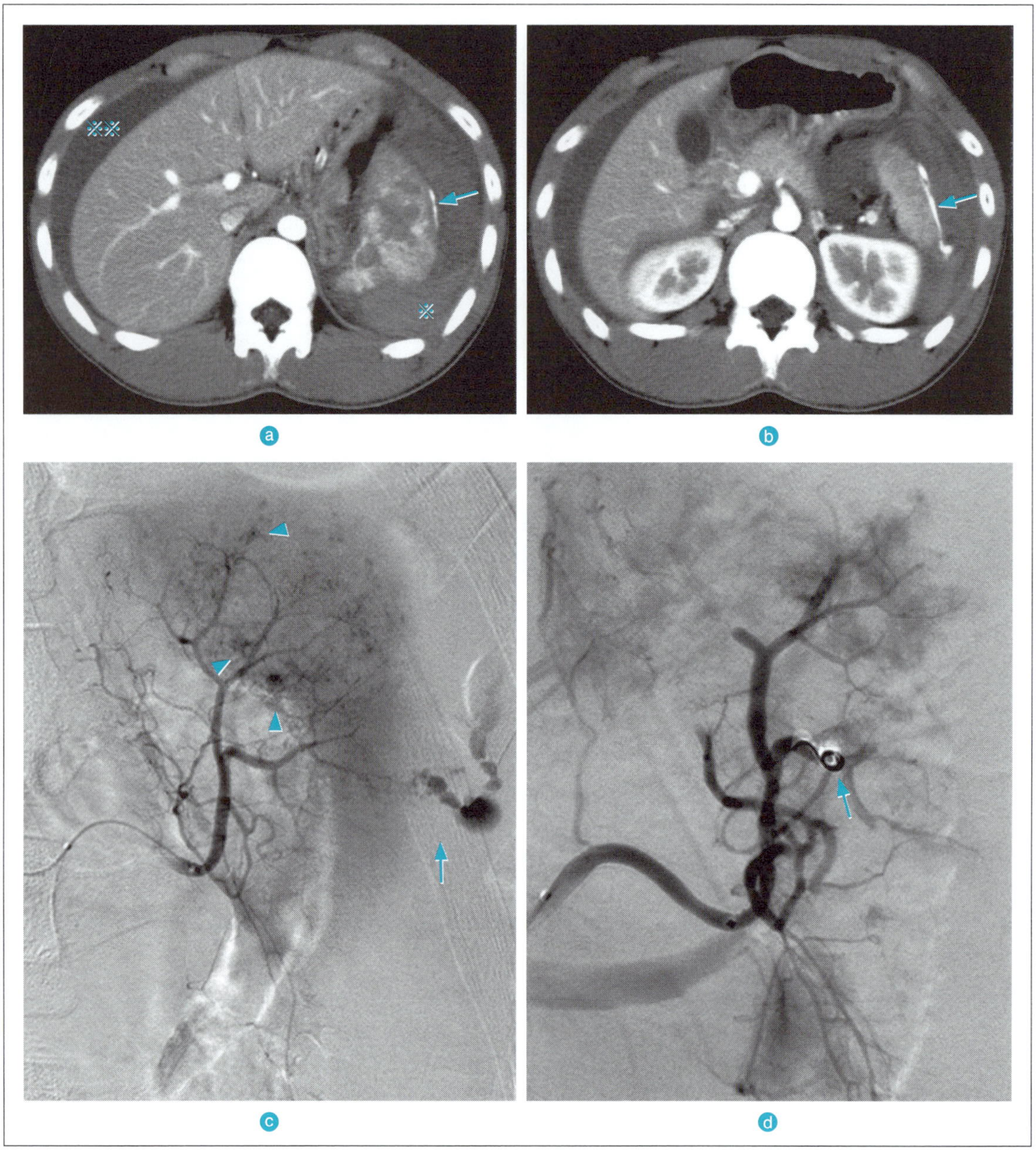

図 19-5 脾損傷

ⓐⓑ：腹部造影 CT 動脈相．腹腔内液体貯溜（出血）と脾実質は不均一に染まり被膜から外側に造影剤の血管外漏出（矢印）を認める．脾の周りの液体濃度（※）は肝周囲の液体（※※）に比べて不均一で濃度が高い．出血部位では血栓形成が起こるため血腫の濃度は高い．
ⓒ：脾動脈造影．動脈性出血に対する治療として動脈塞栓術が選択され脾動脈造影が施行された．造影剤の腹腔内への漏出（矢印）および脾内の血管損傷（矢頭）が認められる．
ⓓ：動脈塞栓術後の脾動脈造影．直ちにゼラチンスポンジと金属コイル（矢印）による動脈塞栓術を施行した．その後の動脈造影でも末梢脾動脈の塞栓が確認され造影剤の血管外漏出は消失した．

非外傷性（内因性）救急疾患

各種画像診断法の特徴と適応・選択

A 単純 X 線検査

　脳神経疾患において有用性はない．胸痛，呼吸不全などの胸部救急疾患においては第一選択である．胸部単純が正常であっても胸部の症状があれば，CT の適応となる．腹部疾患においては消化管外のガス像の診断，特に腹腔内遊離ガスや消化管の拡張状態の把握も診断できるため有用性は高いが，一般に単純撮影のほうが CT よりも診断精度の高い疾患がほとんどない現状を考えると，単純撮影を省いて超音波検査や CT が撮られることも少なくない．腰痛など脊椎疾患の可能性がある場合には，単純撮影だけで診断できる可能性があり第一選択となる．

B 超音波検査

　心疾患が疑われるときには心電図に引き続いて超音波検査が行われる．心膜炎による心嚢水貯留，心筋虚血など心機能障害を診断する上で超音波検査は欠かせない．急性脳虚血の塞栓子の源を診断する上でも心臓超音波検査とともに経動脈エコー検査も有用である．腹痛など多くの腹部救急疾患において，超音波検査は腹部単純撮影と同様に第一選択とされる．
　特に上腹部背で肝胆の疾患の検索や消化管の炎症性疾患，小児の急性虫垂炎や腸重積などの診断には有用である．婦人科疾患の疑いのあるときには経腹的な超音波検査だけでなく経腟超音波検査も婦人科医によって行われるのが通例である．しかし，消化管ガスや肥満者では精度が落ちるので，超音波検査で診断が困難な症例においては積極的に CT を行うことが大切である．

C X 線 CT 検査

　CT は臓器特異性のない検査法であり，どの領域の病変に関しても高い空間分解能で客観的な情報を得ることができる．まず中枢神経症状のある時には第 1 選択となる．特に最近の多列 CT では，短時間に広範囲を高精度に検査が施行できるため，経静脈的な造影を加えることによってほとんどすべての血管病変の検出や臓器の虚血の程度に至るまで評価が可能となる．また従来の横断像だけでなく任意の断面の画像が後処理で可能となるので大血管病変，消化管病変，脊椎病変など多くの疾患で有用性が高く手術を行う上でのシミュレーションにも用いられている．

D MRI 検査

　急性脳虚血の診断においては，CT に比べて早期に病変を描出することができる．また，脳循環を評価できるため血栓溶解剤の適応となる Penumbra の評価も可能で治療効果を予測できる利点がある．後頭蓋窩や脊髄病変の診断においては CT より優れている．大血管病変の診断においては分解能の点で CT より劣るが，造影剤を使えない場合には有効である．しかし，外傷で用いる場合と同様の不便さがあるとともにペースメーカー装着患者など絶対的な禁忌があることも忘れてはならない．

E 各種造影検査

❶ 消化管造影

　緊急時に上部消化管造影を行うことはまれで，腸重積の診断と治療，下部消化管閉塞性疾患に注腸検査が行われることがある．最近の CT の精度向上のため診断目的だけで行われることは少ない．

❷ 経静脈的尿路造影

　従来は尿路結石の診断に必須の検査として用いられてきたが，最近では，単純 CT で石灰化を診断し，必要に応じて造影 CT 検査や MR hydrography（urography）を行う傾向にある．

❸ 胆道造影

　経口胆嚢造影や経静脈性の胆管造影が行われてきたが，診断精度が低く造影剤の副作用も比較的多いことから最近では行われなくなっている．閉塞性黄疸に対して診断よりも主として治療目的に経皮経肝胆管造影が行われるが，主たる目的はドレナージによる減黄である．内視鏡的逆行性胆管膵管造影は，救急時におい

画像診断の進め方

A 脳神経

脳神経の救急疾患で重要なのは，脳卒中とくも膜下出血である．脳卒中では最初に単純X線CTが行われ，脳出血の有無をみる．出血がなく麻痺などの症状が明らかなら急性脳虚血と考える．この際，脳に可逆的な病変が多く存在することがわかれば，積極的な血栓溶解療法の適応となる（急性脳虚血の項目参照）．したがって，救急時に必要な知識はearly CT signとよばれる早期の脳虚血の所見に対する知識である．発症後24時間経つとCTでも脳梗塞は低吸収域としては描出される．MRIの急性の虚血による所見に関しては急性脳虚血の項目を参照のこと．また24時間後でも症状から脳幹部病変が疑われるときは，MRIがX線CTより優れている．

一方，くも膜下出血の診断は単純X線CTで脳溝や脳槽に高吸収域を示す．くも膜下出血の所見があれば造影CTによるCT血管造影を行い，動脈瘤や他の血管病変を診断し緊急手術あるいはコイル塞栓術を考慮する．

B 脊髄麻痺

急性の脊髄麻痺では麻痺の部位から考えられるレベルを含めてCTを行い，脊椎病変および軟部腫瘍の有無を調べる．この際，矢状断面など必要な断面で診断することが重要である．脊椎病変の有無にかかわらず脊髄や脊髄神経の変化を見るためにMRIの適応となる．脊柱管狭窄症があれば，減圧のため緊急の椎弓切除術や放射線照射が行われる．

C 心大血管病変

心大血管病変は突然死の原因であり，心筋虚血，大動脈瘤破裂，急性大動脈解離，急性肺動脈血栓塞栓症は迅速な診断と治療が生命予後を左右する．心筋虚血と肺動脈血栓塞栓症では心エコーが重要で，それに引き続き，それぞれ冠動脈撮影，胸部造影X線CTが行われてきた（図19-6）．しかし最近の高速CTでは，冠動脈病変の診断も可能となりつつあり胸痛の3大重要疾患である急性冠動脈虚血，急性大動脈解離，肺血栓塞栓症を1つの検査で診断が可能となりつつある．急性肺動脈血栓塞栓症の画像診断は従来核医学検査が行われていたが，最近のX線CTの高速化により少なくとも救急時には行われなくなった．X線CTの最大の利点は血栓そのものを描出できること，同時に肺塞栓症の原因である深部静脈血栓症の診断も同時に可能である点，さらに緊急にすぐ対応できる体制が多くの施設で整っている点にある．このように，血管病変の診断の多くは造影CTによって行われる．CT撮像は造影剤を急速に静注し目的とする部位にその造影剤が流れているタイミングで撮像することが必要になる．最近の高速CTは，数秒間で目的範囲を撮像できるため造影タイミングを事前に十分評価して検査に当たることが必要になる．

D 呼吸器疾患（図19-6）

呼吸器疾患では急性の呼吸困難の診断が重要である．まず胸部単純撮影を行い，肺が過膨張していれば喘息発作や閉塞性細気管支炎，ほとんど所見がなければ肺血栓塞栓症，びまん性陰影があれば典型的な肺水腫を除いてさらなる精査のためX線CTの適応となる．注意すべき点は，既存に肺気腫や肺線維症などの慢性肺疾患のある患者においては呼吸予備能が低いため限局性に起こった肺炎でも，容易に重篤な症状を呈することである．一方，上記の慢性肺疾患では，肺水腫や肺炎などの浸潤影所見がマスクされたり非典型的となることがあり注意が必要である．CTは呼吸器救急疾患を鑑別する上で中心的な役割を担う．心大血管疾患を疑う以外では造影は必要ではないが，高分解能CTが基本となる．高分解能CTでは，小葉構造を頭に入れて鑑別診断を行う．

E 腹部疾患（図19-7～10）

一般に腹部救急疾患の画像診断の第一選択は超音波検査である．特に消化管疾患よりも肝胆道系，膵疾患，婦人科疾患などを疑うとき，あるいは小児では超音波検査を行う．しかし，病変が広範に存在するとき，特に体格のよい成人では腹部X線CTが行われる．腹膜炎，重症膵炎，絞扼性イレウス，閉塞性イレウスの原因診断などはX線CTのよい適応である．

a．急性腹症とイレウス

急性腹症の画像診断は臥位の単純撮影で腹部全体を概観し，腹部のガス像の観察を行うとともに石灰化や骨病変の有無を確認する．特に腹部単純撮影では消化管ガスの分布を確認することは大切である．読影では拡張した腸管ガス像だけでなく，ガスのない領域にも

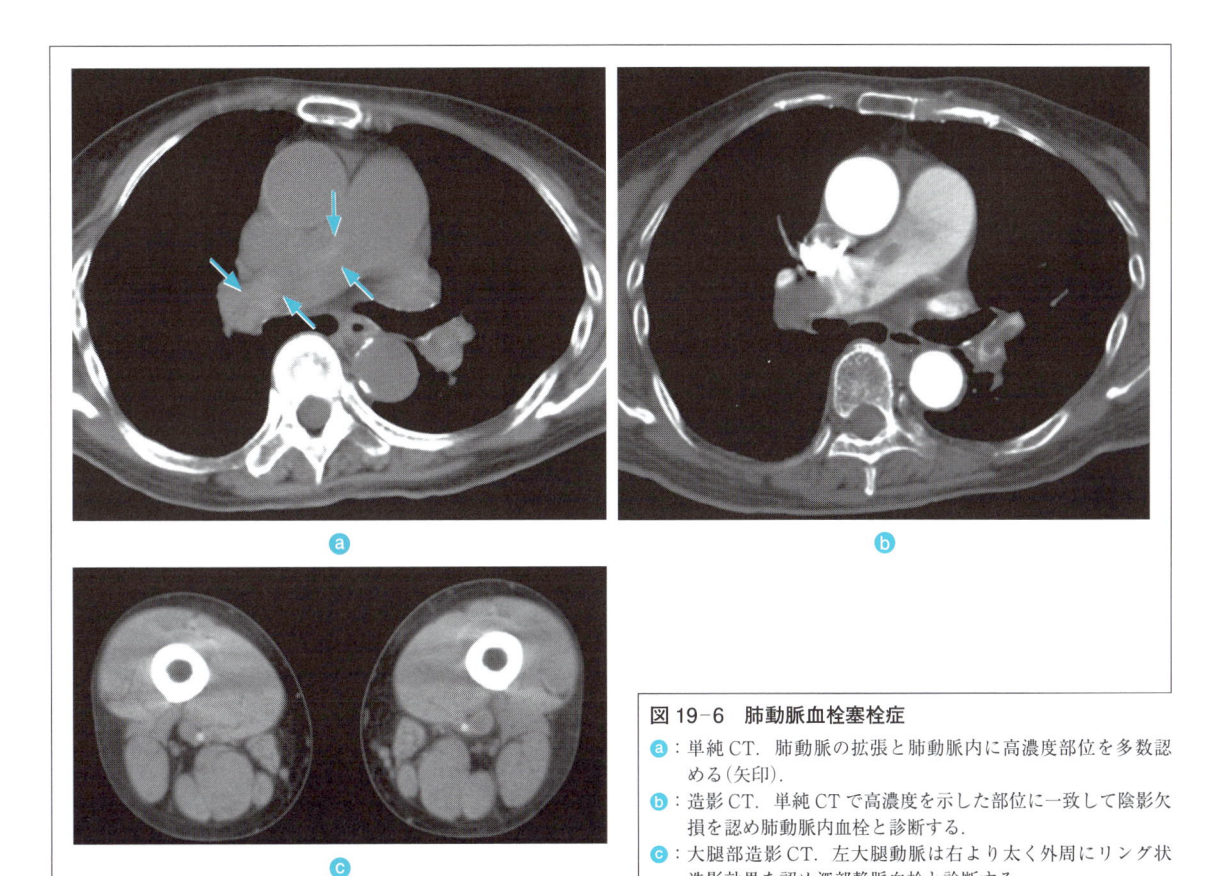

図19-6 肺動脈血栓塞栓症
- ⓐ：単純CT．肺動脈の拡張と肺動脈内に高濃度部位を多数認める（矢印）．
- ⓑ：造影CT．単純CTで高濃度を示した部位に一致して陰影欠損を認め肺動脈内血栓と診断する．
- ⓒ：大腿部造影CT．左大腿動脈は右より太く外周にリング状造影効果を認め深部静脈血栓と診断する．

注意を払い，そこにはガス像を圧排する何らかの腫瘤，特に液体の充満した腸管を考える．このようなときには超音波検査やX線CTを撮り，その原因を調べる．腸液の充満した腸管は絞扼性イレウスなどより重篤な疾患の可能性がある．特に高齢者や手術後にみられた腹痛では，X線CTで腸管壁の限局性の肥厚があったとき，あるいは造影X線CTで腸管壁の造影不良がみられたとき，腸管虚血の可能性を示唆する．臨床所見と合えばすぐ手術が行われる．造影CTでは腹部動脈の造影状態を評価することも重要で，上腸間膜動脈塞栓症は造影CTで診断できる疾患である．

消化管閉塞性疾患，特に大腸閉塞が疑われる症例では希釈したバリウムによる注腸検査が一般に行われるが，緊急時の検査の順序としてバリウム検査後のX線CTはアーチファクトにより正確な診断ができなくなるのでX線CTを先行させる．

b．腹腔内遊離ガス

腹腔内遊離ガスは臥位の腹部撮影では検出が困難であるため，立位あるいは左下側臥位にて横隔膜を含んだ領域を撮影し診断する．X線CTは遊離ガスのほか消化管外の異常ガス像の検出に対し最も感度が高い（図19-8）．したがって臨床的に疑えば単純撮影で見つけられなくてもX線CTを撮り，wide windowで観察し，その検出に努める．腹腔内遊離ガスを腸間膜など腹腔内の脂肪と区別するためにはwindow幅を500以上にする必要がある．

c．消化管出血

消化管出血の診断は上部・下部とも内視鏡が第一選択であるが，病変の局在が同定できないとき画像診断を行う．出血の描出に関して最も感度の高い検査法は核医学検査である．しかし，核医学検査では原因診断に至らないため造影CTを行う．CTで造影剤の血管外漏出や血管病変が認められたら，血管撮影を行い，病変を確認し，手術あるいは塞栓術などの治療を行う．

d．尿路結石

尿路結石は従来経静脈性尿路造影が行われてきたが，最近は単純CTが用いられる．CTは水腎症の有無も評価でき，確実に石灰化を検出できる造影CTを行うことにより他の疾患の否定にも役立つことから尿路系疾患の診断の第一選択になってきた（図19-11）．

e. 婦人科疾患

婦人科疾患，特に妊娠の可能性のある若年者には超音波検査が第一選択で，さらなる精査には CT よりも MRI を用いる．子宮卵巣疾患には組織コントラストの高い MRI は CT よりも診断精度は高いと考えられる．

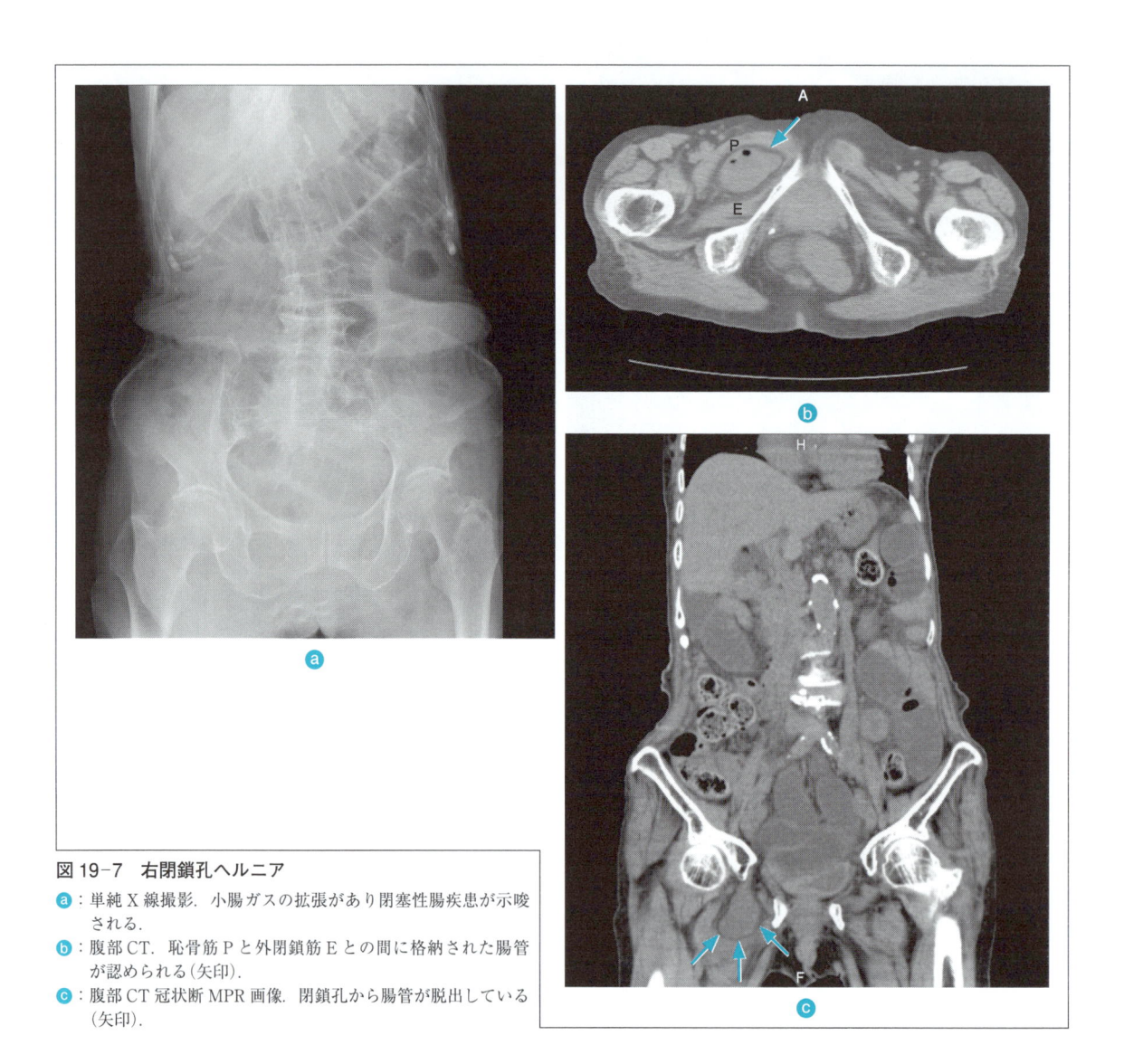

図 19-7　右閉鎖孔ヘルニア
- ⓐ：単純 X 線撮影．小腸ガスの拡張があり閉塞性腸疾患が示唆される．
- ⓑ：腹部 CT．恥骨筋 P と外閉鎖筋 E との間に格納された腸管が認められる(矢印)．
- ⓒ：腹部 CT 冠状断 MPR 画像．閉鎖孔から腸管が脱出している(矢印)．

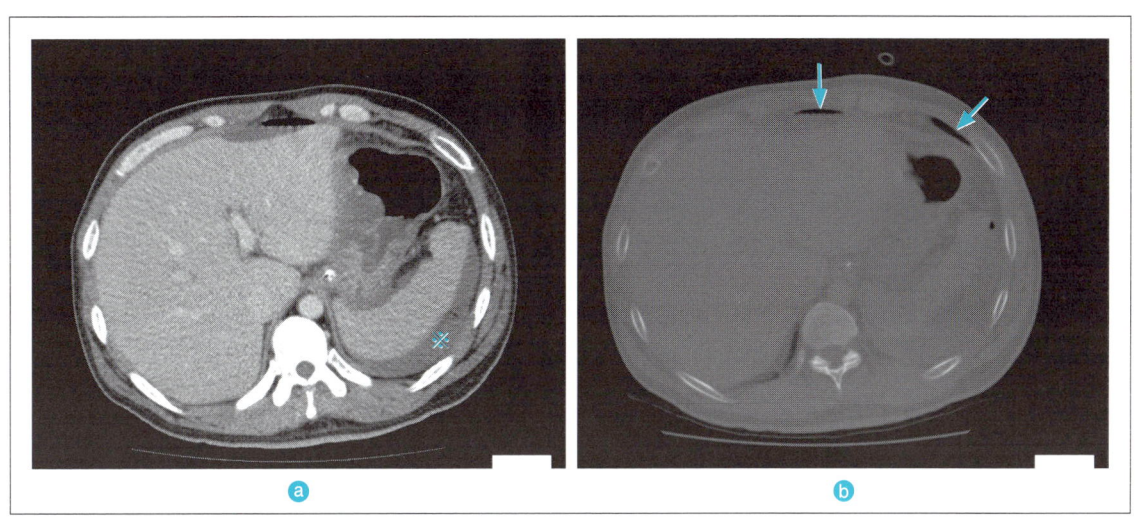

図19-8 X線CTによる腹腔内遊離ガスの描出
ⓐ：腹部造影CT，通常のwindow．
ⓑ：腹部造影CT，wide window．遊離ガス（矢印）が腹腔内の脂肪濃度と区別できその診断は容易になる．
　症例は胃穿孔で腹腔内に中等量の腹水（※）も認める．

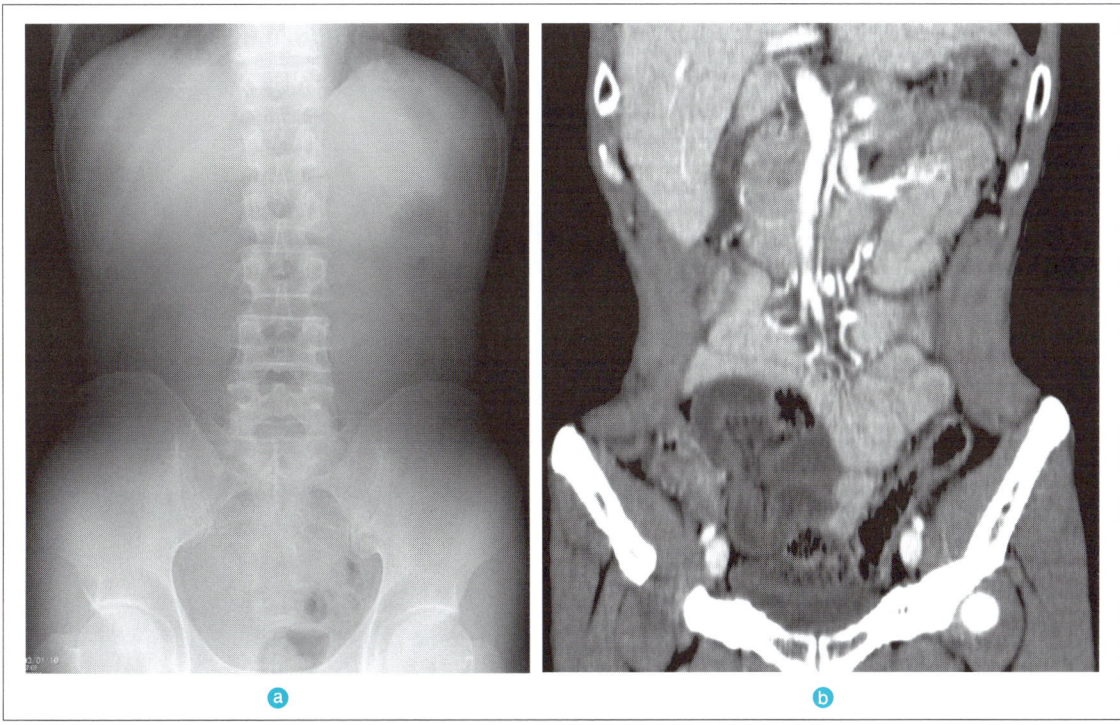

図19-9 絞扼性イレウス，腸管壊死
ⓐ：腹部単純X線．異常な拡張腸管は認めないが腹部全体にガス像が消失している．
ⓑ：腹部造影CT，冠状断MPR画像．腹部全体に液体で充満した腸管が認められる．右下腹部の腸管は壁の造影不良がほとんど認められず腸管壊死を示唆する．

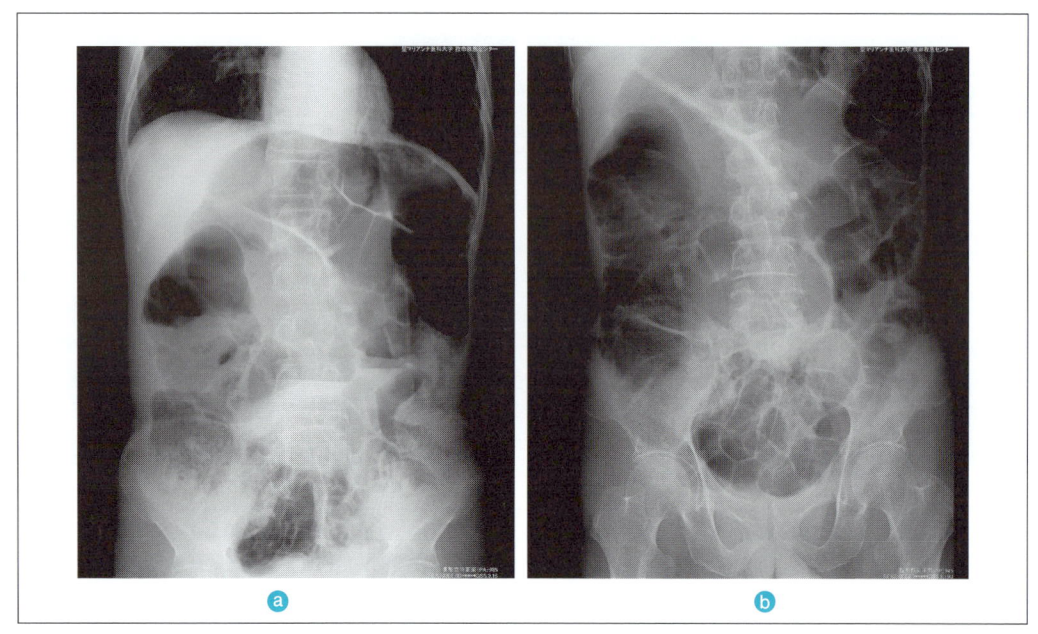

図19-10 S状結腸捻転症
腹部単純X線立位および臥位撮影．著明に拡張した腸管が認められ，腸管内にはニボー形成が認められるが腹腔内遊離ガスは認めない．拡張腸管はハウストラが認められ大腸と考えられる．拡張腸管の coffee bean sign が認められ，S状結腸捻転症と考えられる．

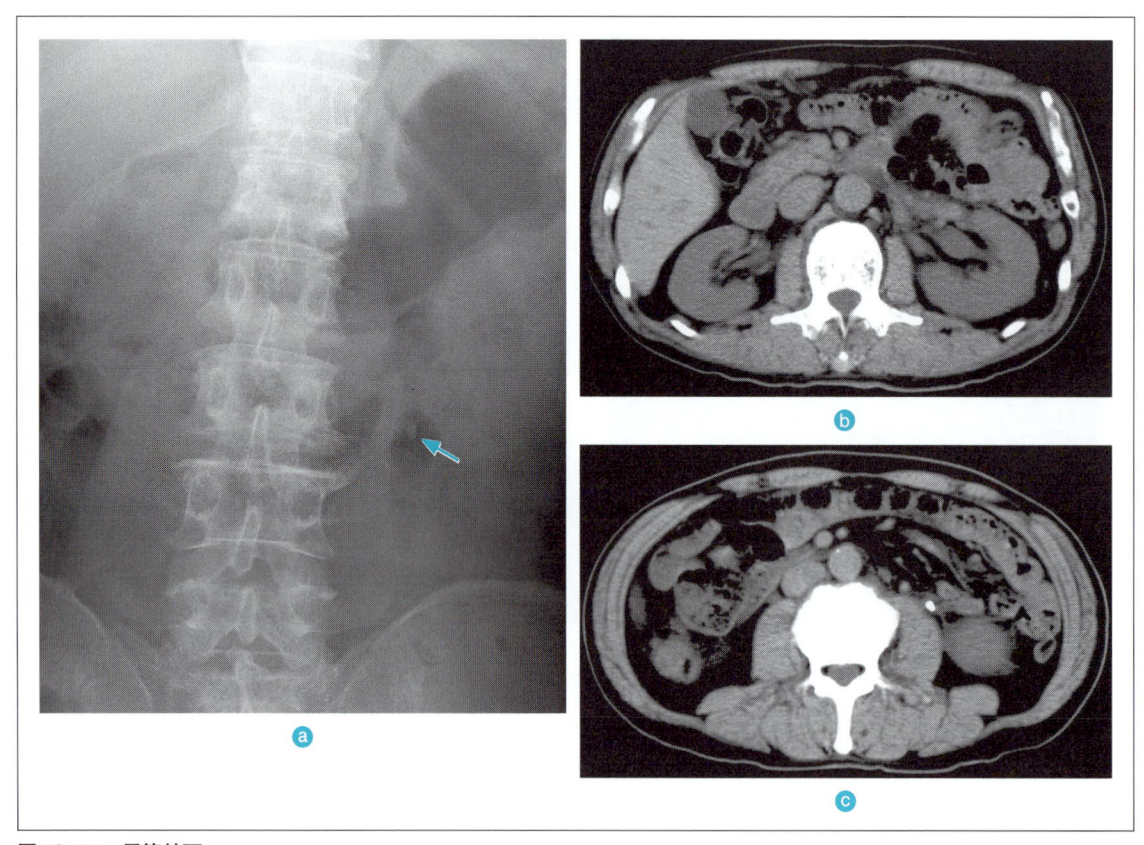

図19-11 尿管結石
ⓐ：腹部単純X線．明らかな結石の所見は認めない．
ⓑ：腹部単純CT 腎門部．左腎盂の軽度拡張を認める．
ⓒ：腹部単純CT 腎下極部．左尿管に一致する部位に明らかな石灰化を認め，尿管結石と診断する．ⓐを振り返ってみるとわずかな高濃度が左腸腰筋陰影に重なって認められている（矢印）が，単純撮影のみで診断は困難．

II

核医学

1 脳

学習の目標

本章では，脳に関する核医学的検査法およびこれらの検査法による脳疾患の診断について学ぶ．脳に関する画像診断は CT，MRI から始めることが多い．これらの方法は主に脳の解剖学的な情報の提供であるが，核医学検査は，脳の機能である血流，代謝，神経伝達機構，などの情報を含む画像を提供してくれる．この情報を正確に解釈して脳疾患の診断に活用するためには，生理学，生化学，薬理学，病理学の知識が重要となってくる．さらに，脳は機能の局在が明確であることから，解剖学的な知識も要求されるので，CT，MRI 読影の知識も合わせて学習する必要がある．

SPECT と PET，脳槽シンチグラフィ，脳血流シンチグラフィ（脳血流 SPECT）の測定法と解釈に必要な知識，脳血管障害，認知症，てんかん，脳変性疾患の診断と検査の適応および有用性，脳代謝測定，脳神経伝達機構，などの概略について学習する．

キーワード

PET ……………………………… 638	脳虚血 …………………………… 642	晩発性小脳変性症 ……………… 642
SPECT …………………………… 638	血管障害 ………………………… 642	Machado-Joseph 病 …………… 642
脳槽シンチグラフィ …………… 638	くも膜下出血 …………………… 642	脳血流シンチグラフィ ………… 643
^{111}In-DTPA ……………………… 639	認知症 …………………………… 642	^{123}I-IMP ………………………… 643
正常圧水頭症 …………………… 639	アルツハイマー病 ……………… 642	^{99m}Tc-HMPAO ………………… 643
脳脊髄液漏 ……………………… 639	前頭側頭葉変性症 ……………… 642	^{99m}Tc-ECD …………………… 644
くも膜嚢胞 ……………………… 639	レヴィ小体型認知症 …………… 642	酸素消費量 ……………………… 644
脳血流量 ………………………… 641	脳血管性認知症 ………………… 642	^{15}O-O$_2$ ………………………… 644
^{15}O-CO$_2$ ………………………… 641	てんかん ………………………… 642	ブドウ糖消費量 ………………… 644
^{15}O-H$_2$O ………………………… 641	脳変性疾患 ……………………… 642	^{18}F-FDG ………………………… 644
炭酸ガス負荷試験 ……………… 641	パーキンソン病 ………………… 642	神経伝達物質 …………………… 644
主幹動脈閉塞 …………………… 641	多系統萎縮症 …………………… 642	受容体 …………………………… 644
アセトゾラミド（Diamox）負荷試験 …………………………… 642	皮質基底核変性症 ……………… 642	
	進行性核上麻痺 ………………… 642	

A 核医学検査

1 概説

❶ PET と SPECT

脳神経系の核医学診断では，X線CTやMRIが示すように，断層画像を得ることが重要である．核医学診断における断層撮影にはPETとSPECTがある．γ線放出核種で標識した放射性薬剤を用いるのがSPECT，ポジトロン放出核種で標識した薬剤を用いるのがPETである（詳細は核医学総論を参照のこと）．

PETの利点は，炭素(C)，窒素(N)，酸素(O)，フッ素(F)といった生体内の生理的物質のトレーサを作りやすい核種が利用可能であること，同時計測法を用いることにより，存在する核種の量を正確に測定することが可能なこと，の2つの点にある．この特性を生かして脳組織の血流量・酸素消費量・ブドウ糖消費量を定量的に測定する核医学検査法として確立されている．さらに，脳内の神経伝達物質とその受容体やアミノ酸代謝などが測定されるようになってきている．しかし，放射性核種の製造から放射性薬剤の合成までを病院内で行う必要があり，それに伴う設備と専門家を必要とするため，脳研究にPETを利用できる施設は限られている．

SPECTでは，生体内の核種存在量を正確に測定することが原理的に困難であること，生理的なトレーサの合成がしにくいこと，などが問題点とされている．しかし，最近ではSPECT装置の測定精度も向上してきていること，脳血流分布を測定する放射性医薬品が市販されるようになったこと，などから，臨床例に日常的に利用できるようになり，脳神経疾患の核医学的画像診断法として常用されるようになっている．

核医学診断では脳機能を画像として表示することに意義がある．一方，脳の機能はその解剖学的位置により異なることから，位置情報も重要である．解剖学的位置判定の誤りが誤診につながることもある．したがって，PET，SPECTを利用する場合は，同一スライスのX線CT・MRIを準備して，形態情報の不足を補いながら診断することが重要である．

❷ 放射性薬剤

保険診療が認められている脳SPECTには，脳シンチグラフィ，脳血流量測定，脳血流分布シンチグラフィ，脳槽シンチグラフィ，脳血液量測定，脳腫瘍シンチグラフィがあり，表1-1に記載された放射性医薬品が市販されている．

PETに用いる放射性薬剤として^{18}F-FDGのみが市販されている．主な薬剤をSPECT製剤と対比して目的ごとに表1-2にまとめた．

表1-1 保険診療が認められている脳神経系核医学診断に用いる放射性医薬品の効能・効果および用法・用量

放射性医薬品基準名：	塩化タリウム(^{201}Tl)注射液
略号：	^{201}Tl
用法：	腫瘍シンチグラフィ
効能・効果：	脳腫瘍の診断
用量：	55.5〜74 MBq 静注
放射性医薬品基準名：	塩化 N-イソプロピル-p-ヨードアンフェタミン(^{123}I)注射液
略号：	^{123}I-IMP
用法：	脳血流シンチグラフィ
効能・効果：	脳の局所血流分布
用量：	37〜222 MBq 静注
放射性医薬品基準名：	エキサメタジウムテクネチウム(^{99m}Tc)注射液
略号：	^{99m}Tc-HM-PAO
用法：	脳血流シンチグラフィ
効能・効果：	脳の局所血流分布
用量：	370〜740 MBq 静注
放射性医薬品基準名：	N,N'-エチレンジ-L-システィネート(3-)オキソテクネチウム(^{99m}Tc)注射液
略号：	^{99m}Tc-ECD
用法：	脳血流シンチグラフィ
効能・効果：	脳の局所血流分布
用量：	400〜800 MBq 静注
放射性医薬品基準名：	ジエチレントリアミン五酢酸インジウム(^{111}In)注射液
略号：	^{111}In-DTPA
用法：	脳脊髄液腔（脳槽）シンチグラフィ
効能・効果：	脳脊髄液腔病変の診断
用量：	18.5〜37 MBq 脊髄液腔内投与

2 脳槽シンチグラフィ cerebrospinal fluid imaging ; radionuclide cisternography

a．描出の原理と問題点

脳槽の脳脊髄液 cerebrospinal fluid(CSF)の動きをみる．脳脊髄液は側脳室の脈絡叢で産生され，側脳室→モンロー孔→第3脳室→中脳水道→第4脳室を流れ，ルシュカ孔またはマジャンディ孔を通過して脳底部槽に入り大脳半球のくも膜下腔を上行して傍正中部のくも膜顆粒から吸収され，静脈系に移行する．一部のCSFは脊髄腔を灌流してから，大脳半球のくも膜下腔を上行する．

最近では同様な手技で，水溶性ヨード造影剤とX線CTを用いるX線CT cisternographyが可能に

表 1-2 脳神経系核医学診断に用いる主な SPECT と PET の放射性薬剤

目的	SPECT 用薬剤	PET 用薬剤
脳血流量	^{133}Xe ^{123}IMP ^{99m}Tc-HMPAO ^{99m}Tc-ECD	C^{15}O$_2$ H$_2$^{15}O
脳エネルギー代謝(酸素)		^{15}O$_2$
脳エネルギー代謝(ブドウ糖)		^{18}F-fluorodeoxyglucose(FDG)
アミノ酸代謝	^{123}I-iodo-methyl-tyrosine	^{11}C-methionine ^{11}C-tyrosine ^{18}F-fluorophenylalanine
核酸代謝		^{11}C-thymidine ^{18}F-dUr
酵素活性(monoamine oxidase)		^{11}C-deprenyl ^{11}C-clorgyline
神経伝達物質(ドパミン)		^{18}F-fluorodopa
受容体(ドパミン) 　　D1 　　D2	^{123}I-SCH 23982 ^{123}I-IBZM ^{123}I-IBF	^{11}C-SCH 23390 ^{11}C-raclopride ^{11}C-spiperone(NMSP) ^{11}C-YM 09151-2 ^{11}C-IBZM ^{76}Br-spiperone
受容体(オピエート)		^{11}C-diprenorphine ^{11}C-cyclofoxy ^{11}C-carfentanil
受容体(ベンゾジアゼピン)	^{123}I-iomazenil	^{11}C-flumazenil ^{11}C-PK 11195
受容体(セロトニン)	^{123}I-2-ketanserin	^{18}F-setoperone ^{76}Br-2-ketanserin
受容体(アセチルコリン)	^{123}I-QNB	^{11}C-N-methyl-4-piperidylbenzilate ^{11}C-MQNB
受容体(ヒスタミン)	^{123}I-dexetimide	^{11}C-pyrilamine ^{11}C-doxepine

なっている．解剖学的情報を得る場合には X 線 CT cisternography が適応となる．しかし，水溶性ヨード造影剤は比重が CSF より大きいため，生理的な CSF 循環をみたい場合には RI cisternography が適応である(図 1-1)．

b．使用する放射性医薬品　^{111}In-DTPA

c．撮影法

18.5 MBq〜37 MBq の ^{111}In-DTPA を腰椎穿刺によりくも膜下腔に注入する．注入後 2，4〜6，24〜48 時間後にガンマカメラにて撮影する．SPECT を併用すると，より診断能が向上する．

d．適応

①水頭症の鑑別診断：過剰生産，吸収低下，CSF 循環路の閉塞，脳萎縮などの原因がある．

②水頭症におけるシャント手術の適応判定：くも膜下出血術後の水頭症の判定

③脳脊髄液漏の部位診断：鼻漏・耳漏

④くも膜嚢胞の診断

e．正常パターン

3 時間で脳底槽が描出され，その後シルビウス裂の形状が明らかになり，24 時間後のイメージでは傍矢状洞付近のくも膜下腔にトレーサが集まる．48 時間後ではほとんどが静脈系に移行する．持続的な脳室へのトレーサの逆流はみられないのが，正常である．

f．主な異常所見

①トレーサ移行の全体的遅延：CSF 産生の低下か吸収の低下(脳萎縮)

②傍矢状洞付近へのトレーサ移行不良：吸収低下(く

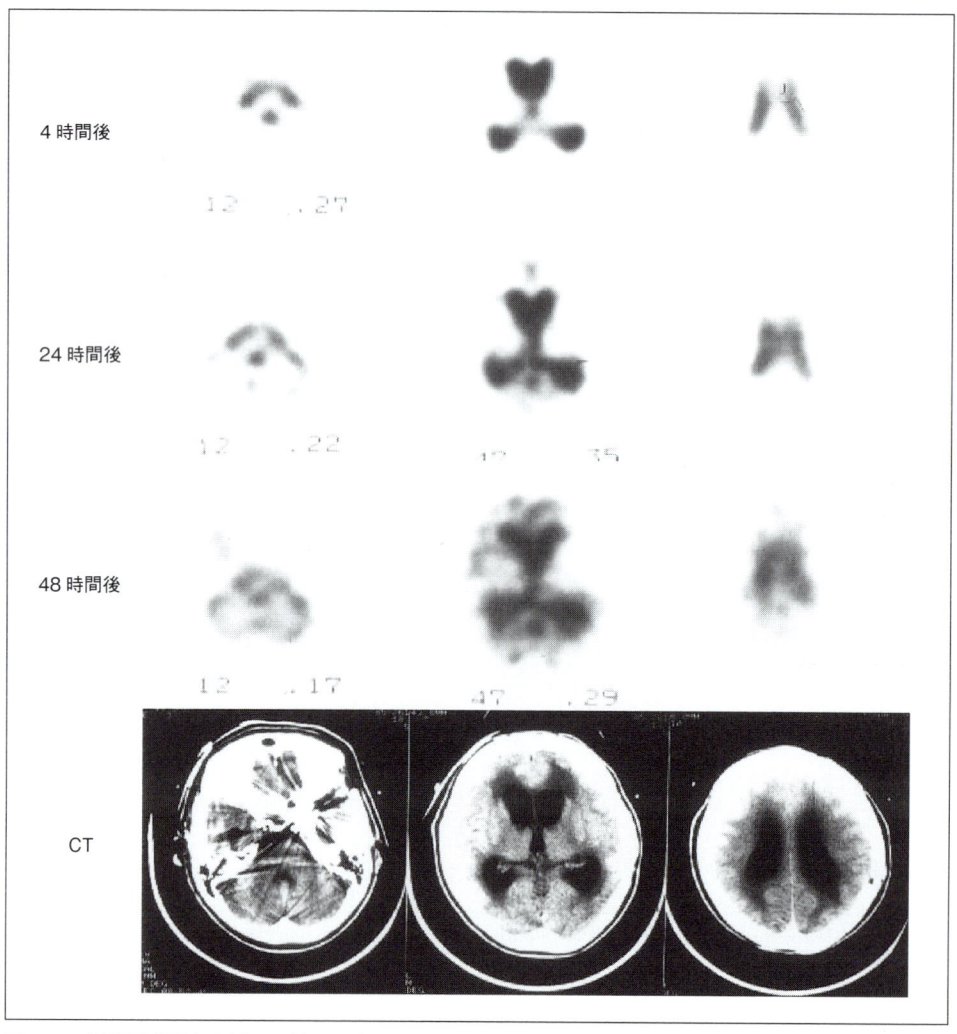

図 1-1 正常圧水頭症症例の X 線 CT 像と経時的脳槽シンチグラフィ（4 時間後，24 時間後，48 時間後）

X 線 CT（最下段）では脳室系の拡大，脳室周囲深部白質の density 低下を示す．脳槽シンチグラフィでは，投与 4 時間後（最上段）から側脳室にトレーサの分布（脳室逆流）がみられる．脳室内のトレーサは 24 時間後（2 段目），48 時間後（3 段目）でもみられ，一過性でない．48 時間後の画像では少ないが，トレーサは脳組織および血液中にも存在するのが確認できる．くも膜下腔と脳室との交通があり，くも膜下腔の圧が相対的に脳室よりも高いことを示す．正常圧水頭症，脳萎縮による CSF 吸収の低下などで起こる．シャント術を考慮するのに必要な所見である．

も膜顆粒機能の低下，脳萎縮）
③持続的脳室内逆流(reflux)：CSF 産生の低下（水頭症）
④トレーサの移行のブロック：CSF 循環路の閉塞あるいは高度強度狭窄
⑤異常部位への集積：くも膜嚢胞，脳孔症
⑥異常部位への流出：髄液漏（鼻漏，耳漏）

> **血液量測定の意義** *Memo*
>
> 灌流圧の低下域の検出を目的に使用されるが，測定精度が低く，血流量との比率を求めて灌流圧低下域を推定することが多い．血管閉塞などにより，脳組織灌流圧 cerebral perfusion pressure(CPP) が低下すると，細動脈の拡張により脳血流量を一定に保とうとする代償機構を自動調節 autoregulation という．血液量と血流量の増加を示す．しかし，現在の測定精度では血液量のみでは検出精度が低いので，脳血液量そのままでの利用は少ない．血管内の平均通過時間(MTT)との関係から，血流量との比率を求めて，灌流圧の低下域（血管拡張の領域）の検出に使われることがある．

3 脳循環測定

❶ 脳血流量 cerebral blood flow (CBF)

脳血流の情報を明らかにする検査法はいくつかあるが，トレーサ集積を基にして局所血流量を算出して機能画像を作成する方法と，トレーサ集積を血流分布を反映した画像として表現して利用する方法とに分けられる．

前者の局所脳血流量測定法には，①キセノン(^{133}Xe)注射液を頸動脈から注入する方法，②キセノン(^{133}Xe)吸入用ガスを吸入する方法，③(^{123}I-IMP)注射液の静注と動脈血採血を行う方法，がある．現在では，①の方法は侵襲が大きく利用されなくなってきている．血流量の精度の点で②がよいとされている．

後者は一般に，脳血流シンチグラフィとよばれ，① ^{123}I-IMP注射液の静注後に画像のみを撮影する方法，② ^{99m}Tc-HM-PAO静注によるシンチグラフィ，③ ^{99m}Tc-ECD静注によるシンチグラフィ，がよく用いられる．

PETを利用する方法としては，^{15}O-CO$_2$吸入法，^{15}O-H$_2$O静注法などがある．

a．原理と方法

^{123}I-IMP静注法 IMPによる脳血流量測定法には，マイクロスフェアーモデルによる定量法が行われる．

> **局所脳血流量** .... *Memo*
>
> 静注から5分後までの動脈血（オクタノール抽出）のカウントの積算値と，5分後の分布画像から以下の計算式で局所脳血流量〔f(mL/100 g/min)〕を求める．
>
> $$f = \frac{C_i}{\int Ca(t)dt} = R \cdot \frac{C_i}{N \cdot A}$$
>
> $Ca(t)$：時刻tにおける動脈血中の^{123}IMP濃度（μCi/mL）
> C_i：SPECTで測定される脳内の放射線濃度（μCi/mL）
> A：持続動脈血採血により得られた動脈血中の放射能濃度（mL/min）
> R：持続採血の採血速度（mL/min）
> N：オクタノール抽出率

理論的にはマイクロスフェアーモデル法に基づいているが，いくつかの仮定を設けて手技を簡略化しようとする試みもある．特に，接続的（あるいは経時的）動脈血採血をしないようにすることが重要視されている．経験則からある一定の標準入力関数を仮定して，8分あるいは10分の時点での1点での採血カウントで，入力関数を近似して，35分時点での1回のイメージングでコンパートメント解析する方法，40分と180分の2回のイメージングを行うものなどが行われている．

b．脳血流量に影響する因子

脳血流量に影響を及ぼす因子として，化学因子，神経性因子，血液因子などがある．これらの中で，測定時に特に注意する必要があるのは，動脈血炭酸ガス分圧（PaCO$_2$）である．動脈血中の炭酸ガス分圧が上昇すると，脳血管が拡張し，血流量が増加する．動脈血炭酸ガス分圧が25〜60 mmHgの範囲では，1 mmHgあたり4%の血流変化がみられるので，脳血流量測定時にはPaCO$_2$のモニターが必要であり，時には補正が必要になることもある．また，血圧，血液ヘマトクリットなどの値も結果の判定に必要になることがあるので，脳血流量測定時にこれらの値も求めておいたほうがよい．

c．各種負荷による血流量の変化

上述の因子の負荷により，脳血流量の変動を測定して，疾病の診断を行う．具体的には以下の方法が行われている．

1）炭酸ガス負荷試験

炭酸ガスを吸入し，PaCO$_2$を上昇させて，脳血流量を測定する．正常であれば，脳血管の拡張により，血液量と血流量の増加がみられる．主幹動脈閉塞などにより灌流圧の低下があり，循環予備能が利用されている状態であれば，血流量の増加は少ない．X線CT・MRIで異常所見のない主幹動脈閉塞，高度狭窄の診断に役立つ．

2）アセタゾラミド（DIAMOX）負荷試験

アセタゾラミドは脳組織の炭酸脱水酵素を抑制し，H$^+$の増加を引き起こし，pHを低下させる．この変化は脳組織にとってはPaCO$_2$を上昇させるのと同様な反応を示す．アセタゾラミド1.0 gを静注5〜15分後に脳血流量，あるいは脳血流分布画像を撮影し，負荷前の血流量あるいは血流分布画像と比較検討する．炭酸ガスと同様な意味合いで使用するが，負荷の程度をモニターする方法がない．負荷量に定量性がないこと（一定量のアセタゾラミドを注射するが，どのくらいのpH上昇があるかは個人差がある）が問題点であるが，血流分布SPECTの場合には定性的な左右差で判断するので，臨床的には利用可能である．

3）その他の負荷試験

起立性めまいなどの診断に，起立負荷試験を行うことがある．また，一側の内頸動脈に対して手術的な操作を行う場合の危険性を予測するために，balloonにより一側内頸動脈を閉塞して血流を測定するballoon occlusion test（Matas test）を行うことがある．

❷ 脳血流測定の臨床的有用性

a．臨床的意義

脳血流シンチグラフィにより局所脳血流の評価が可能であり，脳血流の分布異常や集積程度の異常などから，脳血管障害の病態評価，認知症の鑑別診断，てんかん焦点の検出，などを行う．

1) 脳血管障害

超急性期脳虚血において脳血流シンチグラフィは発症早期より血流低下部位の検出が可能であり，梗塞サイズの予測や機能予後判定，血栓溶解療法後の出血の予測に利用される．

閉塞性脳血管障害の慢性期では，重症度評価や血行再建術の適応決定に用いる．この場合，定量的脳血流SPECTによる安静時脳血流量およびアセタゾラミド反応性の両者の低下を示した場合に有意に脳虚血症状再発を来しやすく，血行再建術の適応になる．

くも膜下出血では発作後1〜2週目に血管攣縮を起こし，脳梗塞などの虚血性障害を併発して機能予後が低下する例がみられるので，血管攣縮の診断や予後の推定に脳血流シンチグラフィを利用する．

2) 認知症

認知症にはアルツハイマー病，前頭側頭葉変性症frontotemporal lobar degeneration(FTLD)，レヴィ小体型認知症，脳血管性認知症などがあるが，疾患により特徴的な血流低下を示すことから鑑別診断に用いる．

アルツハイマー病では，側頭葉から頭頂葉と後部帯状回から楔前部の血流低下が特徴的であり，これらの領域の血流低下はアルツハイマー病を強く示唆する．図1-2にアルツハイマー型認知症のIMP-SPECTの画像を示す．全般的な血流低下を示すほかに，側頭葉から頭頂葉の血流低下がみられる．

前頭側頭葉変性症はピック型を中核とする前頭・側頭型認知症 frontotemporal dementia(FTD)や意味性認知症 semantic dementia(SD)，非流暢性進行性失語症があり，前頭・側頭型認知症では前頭葉から側頭葉前部，意味認知症では側頭葉を首座とする血流低下がみられる．アルツハイマー病の進行例でも前頭葉に著明な血流低下を認めることがあるが，側頭頭頂葉の低下が顕著な場合にはアルツハイマー病と考えてよい．

レヴィ小体型認知症では頭頂葉から後頭葉，後部帯状回から楔前部，および後頭葉に血流低下がみられる．後頭葉の低下がアルツハイマー病との鑑別に有用である．

脳血管性認知症の画像診断ではMRIが主となるが，アルツハイマー病に血管障害を合併することが少なくないため，MRIにおける血管病変の存在のみでは血管性認知症の診断は困難で，MRIと脳血流SPECTを組み合わせて診断することが望ましい．皮質下性脳梗塞による認知症では前頭葉皮質に血流低下がみられる．

3) てんかん

てんかんの発作間欠期では発作焦点で血流が低下し，発作期には焦点を含む広い範囲で血流増加がみられる．発作時に ^{99m}Tc-HMPAOや^{99m}Tc-ECDのように脳組織集積後，相対的分布がほとんど変化しない薬剤を投与し，鎮静後に撮像すると，発作時の脳血流画像が得られる．

4) 脳変性疾患

アルツハイマー病や前頭側頭葉変性症以外の脳変性疾患にはパーキンソン病，多系統萎縮症(線条体黒質変性症，オリーブ・橋・小脳変性症，Shy-Drager syndrome)，皮質基底核変性症，進行性核上麻痺，晩発性小脳変性症，Machado-Joseph病などがあるが，疾患により，神経細胞の変性部位や血流低下部位にある程度特徴があるため，脳血流シンチグラフィは，これら疾患の補助診断法として用いられる．パーキンソン病では前頭葉内側部と後頭葉，多系統萎縮症・晩発性小脳変性症およびMachado-Joseph病では小脳，皮質基底核変性症では中心溝付近の皮質や線条体，進行性核上麻痺では中脳，前頭葉，線条体に低下を認めることが多く，臨床的にはパーキンソニズムを呈する疾患鑑別のための補助診断法として用いられる．

5) その他の疾患

脳外傷後の機能評価や脳死の判定にも利用できる．脳死では脳が描出されない．

4 脳血流シンチグラフィ

現在，臨床的に汎用されている3つの放射性医薬品について簡単にその特徴についてふれる．3つとも局所脳血流測定に関しては理想的薬剤とはいいがたいので，よくその特性を把握して利用していかなければならない．

❶ ^{123}I-IMP

a．脳組織集積の機序

^{123}I-IMPは，アミンの非特異的プール内をゆっくり移動するという考え方，あるいはアミン受容体に結合する，pHシフトにより水溶性の物質に変化する，などの考えがあるが，アミンプール説が2コンパートメント解析によく一致することが明らかとなっている．アミンプール説は，「高い脂溶性により血流に比例して脳組織に取り込まれ，すぐに大容量の非特異的結合部位に結合するが，以後血流に従ってゆっくりと洗い出される」と考えられる．

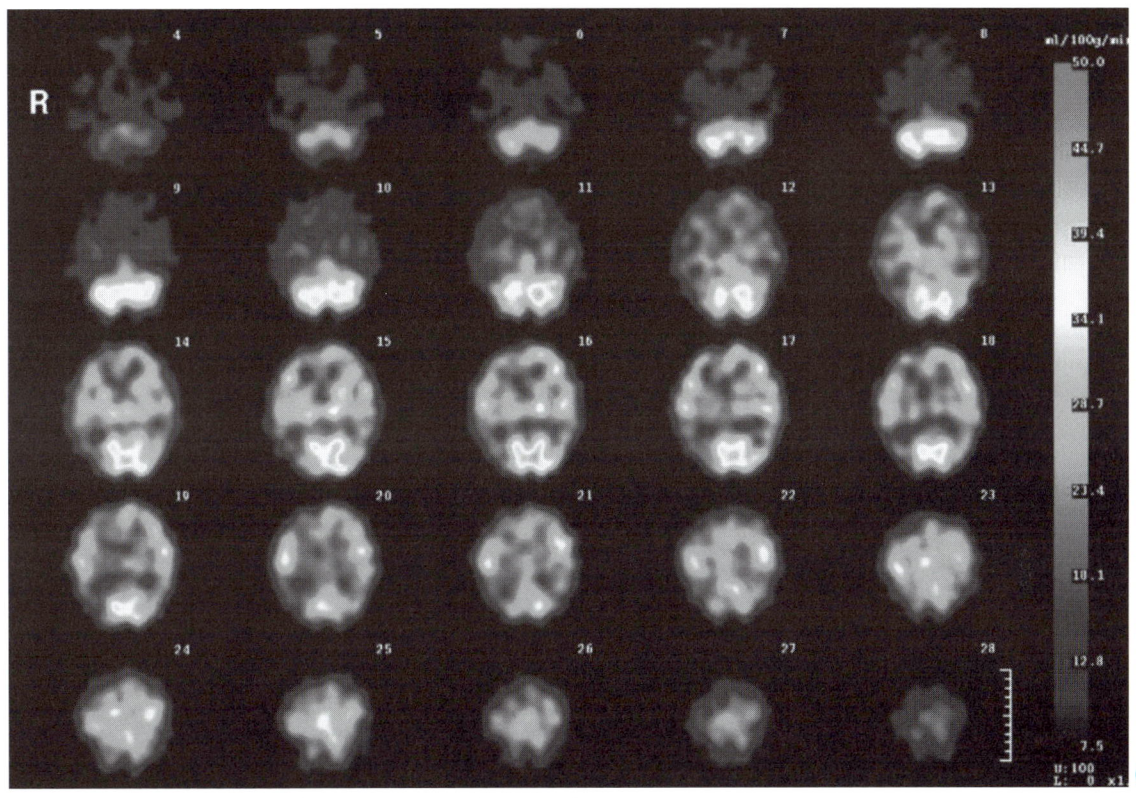

図1-2 アルツハイマー型認知症．IMP-SPECT像（Webカラー）

b．薬剤の特徴

^{123}I-IMPの集積は高血流域でも脳血流量と比較的直線に近い関係をもつが，早期の^{123}I-IMP集積（5～30分）と後期の集積（1～3時間）とでは，早期の方がより血流量との直接関係がよい．したがって，^{123}I-IMPを利用して血流分布を知る場合には，血流量と集積が直線的相関を示す早期（投与後5～15分）の画像を得ることが重要である．

動脈血採血を行うと定量可能である．早期像（静注5～15分後）では脳血流量と脳集積との直線性が良好であることが特長である．しかし，実際の利用にあたっては111 MBq（3 mCi）の使用では，画質が十分ではない場合がある．

c．使用法

111～222 MBqの^{123}I-IMPを静注し，投与5～10分後からSPECT専用装置で撮影を行う．兼用型の装置では，5～10分後ではアーチファクトが出やすいので，20～30分後から撮影開始する．必要があれば，1～3時間後に後期像を撮影することもある．^{123}I製剤なので，甲状腺ブロックを行うことが望ましいとされている．

2 ^{99m}Tc-HMPAO

a．脳組織集積の機序

^{99m}Tc-HMPAOは，血流により脳に運ばれ，脂溶性物質としてBBBを通過し，脳組織に入り，細胞内にあるグルタチオンにより，水溶性物質に分解され，脳組織に保持されるという挙動が想定されている．

b．薬剤の特徴

^{99m}Tc-HMPAOは高血流域でのトレーサ集積が直線的に増加せず，高血流域の直線性が良くない．

直線化補正 ································· Advanced study

これは，このトレーサの初回循環摂取率が低いこと，コンパートメント解析で考える脳組織から血液に戻っていくパラメータであるk_2；いわゆる"逆拡散"の移行率が高いこと，などが原因と考えられている．このような関係を，直線化しようとする試みが提案され，直線化補正が行われているが，この補正を行うと高血流域での誤差が拡大することを念頭に置いて利用する必要がある．

血液中に残った^{99m}Tc-HMPAOは一部は血球に取り込まれる．放射能が血液中に残ることから，軟部組

織などのバックグラウンドがやや高い画像となる．脳に取り込まれたトレーサはその後はほとんど変化せず，脳内に保持されるので，得られる画像は投与後数分間の血流の情報が固定された状態となる．投与数時間後に測定を行っても，得られるのは投与直後の情報である．したがって，投与10分後以降に鎮静剤などの血流量を変動させるような薬剤を投与してSPECT撮影を行っても，鎮静剤などの薬剤によるトレーサ集積への影響は無視しうると考えられている．

本剤は，^{99m}Tc製剤であり，画質が良好で，緊急検査に対応できるという利点をもつ．しかし，高血流域での直線性が不良で，補正の必要があるのが問題点である．

c．使用法

370～740 MBq（10～20 mCi）の^{99m}Tc-HMPAOを静注し，投与5分以降にSPECT測定を行う．軟部組織や血中のバックグラウンドの少ない画像を得るためには，投与後30分程度から撮影を開始するのが実際的である．

❸ ^{99m}Tc-ECD

a．脳組織集積の機序

^{99m}Tc-ECDは，細胞内への移行は前述の2つの薬剤と同様，脂溶性物質として，BBBを通過し脳組織に入り，細胞内にあるエステラーゼにより，エステル基が加水分解を受け，水溶性の代謝物であるモノアシド-モノエステル体に分解される．この物質が水溶性であるために，脳組織に保持されるという挙動が想定されている．

b．薬剤の特徴

^{99m}Tc-ECDの動脈血中脂溶性分画は5分以内にほぼ消失してしまう．トレーサの分布は投与3分程度，少なくとも5分以内には脳の入力となり得る脂溶性分画によって決まる．脳に集積した後は，全体に均一な（血流に関連しない）洗い出しがみられるが，均一な洗い出しであり，分布は時間が経過しても変化しない（^{123}I-IMPは，血流量の大きいところで，洗い出しも大きいという点で異なる）．

脳集積と血流量の関係をみると，^{99m}Tc-HMPAOと同様に，集積と血流量との関係は，高血流域で^{99m}Tc-ECD摂取率が低下し，高血流領域が過小評価されるような関係にある．^{99m}Tc-HMPAOと同様に，直線的関係に集積を補正することが可能である．

^{99m}Tc製剤であり，画質が良好で，緊急検査に対応できるという，^{99m}Tc-HMPAOと同様な利点を持つ．高血流域での直線性が不良で，補正の必要がある点も^{99m}Tc-HMPAOと同様である．

血流トレーサとして考えると，酵素が失活するような条件では血流を表現しないことが問題となる．脳梗塞の亜急性期（発症1～2週後），ヘルペス脳炎の急性期などでは，血流増加があっても組織障害があり，集積は低下するので，画像の解釈には注意を要する．この現象は，組織のviabilityを表現すると解釈すれば，臨床的には重要な意義をもつ．また代謝と血流が解離することが予想される血栓溶解療法後の治療効果の評価に適している．

c．使用法

400～800 MBqの^{99m}Tc-ECDを静注し，約5分以降からSPECT撮影を行う．

5 脳代謝測定

エネルギー代謝　脳エネルギー産生の主要基質であるブドウ糖と酸素の消費量を測定する方法がPETにより可能となっている．酸素消費量は^{15}O-O$_2$吸入により，ブドウ糖消費量は^{18}F-FDG PETにより，測定される．

6 脳神経伝達機構

a．神経伝達物質の代謝

ドパミンの代謝系を評価する目的で，^{18}F-fluorodopaがPETで利用されている．

b．受容体

ドパミン系，オピエート系，ベンゾジアゼピン系，セロトニン系，アセチルコリン系，ヒスタミン系などの受容体イメージングがPETで可能となっている．また，ドパミン系，セロトニン系，ベンゾジアゼピン系などはSPECTでも評価可能となり，臨床試験の最中あるいはその準備が行われている段階である．

c．セカンドメッセンジャーの機能

PETによりセカンドメッセンジャー機能が評価できるとされる放射性薬剤が開発され，研究されている．^{11}C-ジアシルグリセロールはphosphoinositide（PI）turnoverに関連しているトレーサとして開発された薬剤である．

3 胸部（呼吸器・縦隔）

胸部領域の核医学検査は，肺機能を対象とした検査と腫瘍や炎症を対象とした検査とに大別でき，主要な検査として各々次のようなものがある．

A. 肺機能を対象とした主な核医学検査
 1. 肺血流シンチグラフィ
 2. 肺換気シンチグラフィ
B. 腫瘍・炎症を対象とした主な核医学検査
 1. ^{18}F-FDG PET 検査
 2. ^{67}Ga シンチグラフィ

肺機能を対象とする核医学検査は，放射性医薬品を用いることにより肺や気道の機能を画像化し評価することができる．胸部の画像診断の領域ではすでに確立された診断ツールとして胸部X線写真やCTが用いられている．特に多列検出器型CT（MDCT）が普及した現在では，CTが第一選択となっている．しかしながら，CTによる形態学的画像情報に，肺機能を画像化した核医学検査の情報を加え総合的な評価をすることは，診断精度の向上，治療方針の決定，治療の効果判定などに有用である．

腫瘍・炎症を対象とする核医学検査は，胸部単純X線，CT，MRIなどの形態画像にて見落とされがちな小さな病変の検出率の向上に役立ち，また，病変のviability（増大する可能性）や悪性度を推測することが可能であり，病変の経過を推測し治療方針に影響を与える情報を提供する．

A 肺機能を対象とした主な核医学検査

1 肺血流シンチグラフィ

肺血流シンチグラフィは肺毛細血管の径よりもやや大きなサイズのRI標識微粒子を静注し，肺末梢の毛細血管レベルにて一過性の微小塞栓を生じさせ，これを画像化したものである．

❶ 適応

a．肺動脈疾患
 ①閉塞：急性肺血栓塞栓症（またはその他の塞栓子による塞栓症）
 ②狭窄：慢性肺血栓症，大動脈炎症候群
 ②短絡形成：動静脈奇形，心奇形（右-左シャント）

 ③その他：肺高血圧症
b．肺換気障害
 慢性閉塞性肺疾患，Swyer-James 症候群

❷ 検査法

使用する放射性医薬品は^{99m}Tc-MAA（macro-aggregated albumin；大凝集アルブミン）で，ヒト血清アルブミンを加熱処理により直径10〜50μmの粒子に凝集させたものである．本検査で起こる微小塞栓は肺前毛細血管床の0.1％程度であり副作用は生じない．また，肺血管に捕捉された^{99m}Tc-MAAはその後細片となり，体循環の中で網内系にて処理されたのち大部分が尿中に排泄される．

a．投与法と撮像

通常，成人で40〜150 MBqを安静仰臥位で静注する．肺高血圧症を疑う場合は坐位で静注する．静注2分後より胸部前面，後面，左右側面，左右後斜位像の6方向で撮像する．SPECTを加えるとより病変の局在を正確に認識することが可能となる．下肢深部静脈血栓症のスクリーニングを兼ね，両側足背から^{99m}Tc-MAAを静注するRI venographyを先行して行うこともある．

> **^{99m}Tc-MAA の静注時の注意点** ………… Memo
>
> ^{99m}Tc-MAA粒子が塊状に凝集した状態で投与されると，人工的な hot spot が多発したアーチファクトにより診断に不適切な画像となる危険がある．これを防ぐため以下の点に注意する．
> ①静注直前に^{99m}Tc-MAAの入ったシリンジを（静かに）振盪させてから投与する．
> ②^{99m}Tc-MAAの入ったシリンジ内に血液を混入させない．

❸ 正常像とその解剖

肺血流分布は体位，呼吸状態などによって変化し，^{99m}Tc-MAAの肺内分布も静注時の体位，呼吸状態などに影響を受ける．血液は重力の影響を受けるため坐位での静注では^{99m}Tc-MAAは下肺野優位に分布する．そのため，通常は仰臥位，安静呼吸下にて静注し，この場合^{99m}Tc-MAAは全肺野にほぼ均等に分布する（図3-1）．

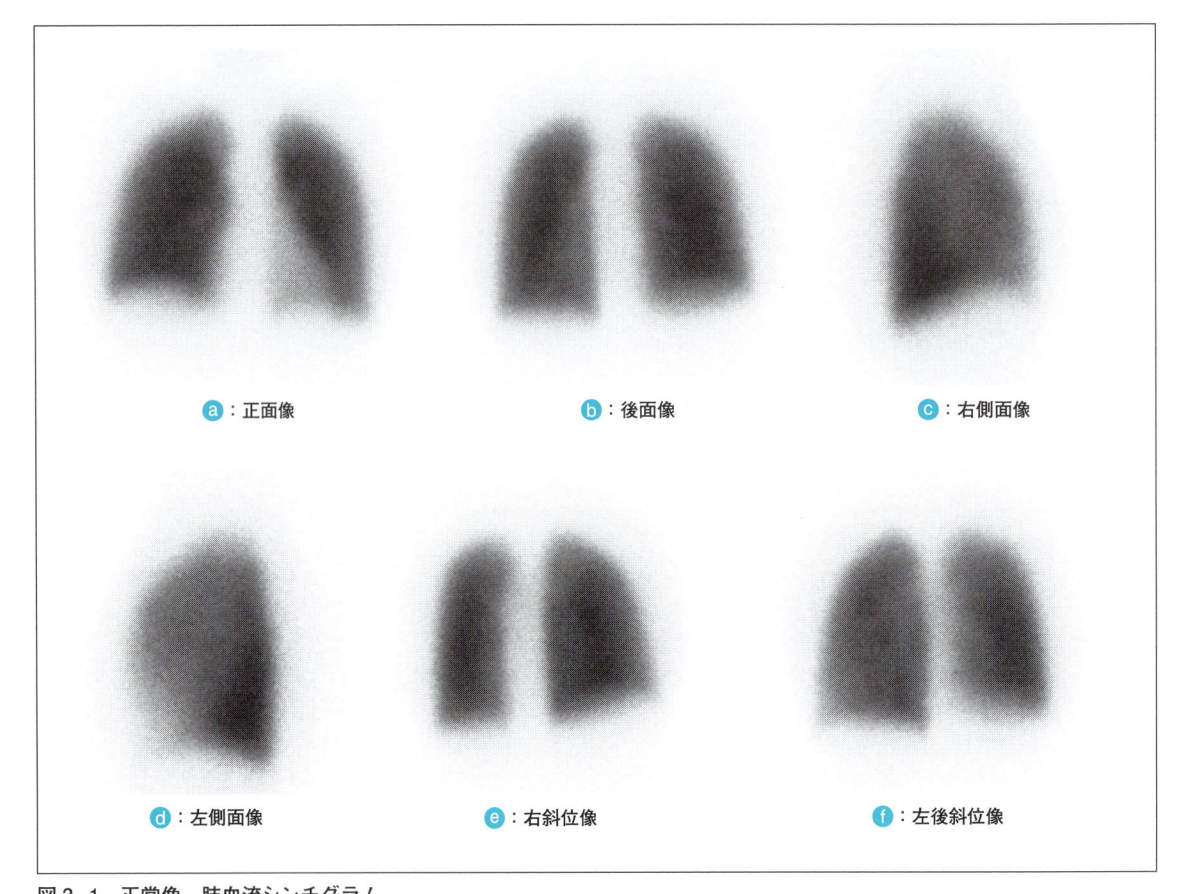

図 3-1　正常像．肺血流シンチグラム
肺野への均等な集積を認め，心臓，肺動脈，大動脈弓部が集積低下または欠損域として描出される．

❹ 異常像の分析とその解釈

　肺血流シンチグラフィでは，肺血流低下部位が欠損域として描出される．血流障害の原因には大きく2つあり，肺血栓塞栓症のように肺動脈に原因があり肺血流が低下する場合と，肺換気障害による低酸素状態が原因となり二次的に肺血流が低下する場合がある．肺血流シンチグラフィでの異常像は疾患特異性に乏しいため，同時期に撮像された胸部X線写真，X線CT，肺換気シンチグラフィの所見との対比が必須といえる．

　肺血流シンチグラフィが最も多く使用される目的は肺塞栓症の検索である．肺塞栓症では塞栓を起こした肺区域，肺葉に一致した欠損像を示す（図3-2）．一方，肺換気シンチグラフィでは正常な換気分布を示す．この両者の所見の乖離を換気・血流ミスマッチとよぶ．肺塞栓症にて認められる所見であるが，他に大動脈炎症候群や肺動静脈瘻，肺線維症などでもみられる．

　急性期の緊急検査として肺換気シンチグラフィを施行することはほとんどの施設では不可能であり，また，MDCTを用いた胸部造影X線CTが第一選択であり，その結果血栓が同定されない場合や治療後の経過観察として肺血流シンチグラフィが施行されることが多い．また，まれであるが，担癌患者においてはリンパ管侵襲を来した腫瘍が微小な塞栓子として肺動脈塞栓を惹き起こすことがある．この場合，両側全肺野に小さな楔状の欠損域 subsegmental defects が多発する特徴的な画像所見を呈する．

　心臓に短絡形成（右-左シャント）があると，^{99m}Tc-MAAは肺末梢の毛細血管にトラップされず，シャントを経由し大循環系へ流れる．シャント率が15%以上の場合，正常では描出されない脳，脾臓，腎臓などが描出される（図3-C1）．

　肺高血圧症の場合は，上肺野への血流分布が増加するため，坐位で注射しても上肺野へ^{99m}Tc-MAA分布が下肺野に比べて多くなる．

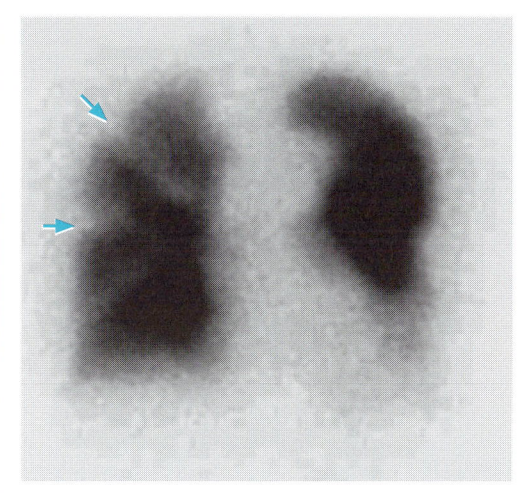

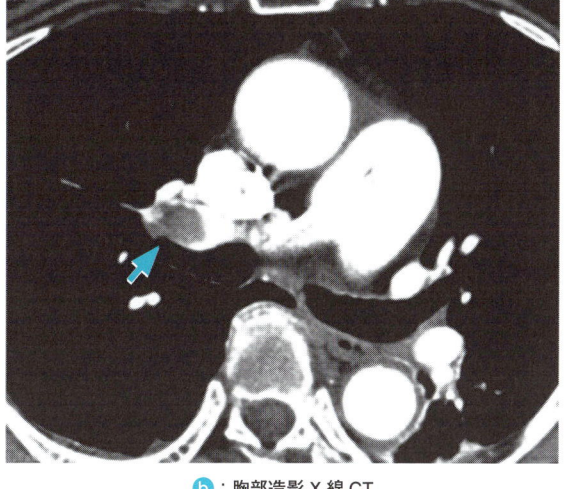

ⓐ：肺血流シンチグラム（正面像）　　ⓑ：胸部造影 X 線 CT

図 3-2　肺血栓塞栓症（73 歳，男性）
肺血流シンチグラフィにて右上中肺野に区域性欠損域を認める（矢印）．胸部造影 X 線 CT では，右肺動脈に塞栓子（血栓）を認める（矢印）．

2　肺換気シンチグラフィ

肺換気シンチグラフィは，気管支・肺胞系で行われる肺換気を評価するために，被検者に吸入させた放射性気体の肺内分布の動態を画像化したものである．

❶ 適応

①肺循環障害：肺塞栓症
②慢性閉塞性肺疾患：慢性気管支炎，気管支喘息，肺気腫
③拘束障害性肺疾患：肺線維症
④その他：肺高血圧症

❷ 検査法

主に使用される放射性医薬品は 3 種類あり，各々特性がある．

^{133}Xe（キセノン）ガス：半減期 5.3 日，^{81m}Kr（クリプトン）ガス：半減期 13 秒，^{99m}Tc（テクネチウム）ガス：半減期 6 時間．

a．投与法と撮像

^{133}Xe ガス　^{133}Xe ガスのシンチグラフィには吸入相，平衡相，洗い出し相がある．吸入相は被検者を坐位として背面にシンチカメラを設置し，閉鎖回路内で ^{133}Xe ガス（185〜370 MBq）を最大呼気位にて 1 回吸入させ最大吸気位で呼吸を止めて撮像する．この初回吸入分布は換気分布を表す．次に閉鎖回路内で ^{133}Xe ガスを 5 分間反復呼吸させ平衡状態とする．このとき平衡相の ^{133}Xe の分布は肺容量分布を示す．その後，^{133}Xe ガスを含まない大気系に切り替え，反復呼吸させ洗い出し相を得る．これにより空気のとらえこみ（air trapping）の状態や換気率などの評価ができる．

^{81m}Kr ガス　^{81m}Kr ガスは半減期が 13 秒と極めて短いので持続吸入が必要である．吸入相や洗い出し相の評価はできないが，平衡相における撮像で換気分布を評価する．また反復検査が可能であるため背面のみでなく多方向からの撮像ができる．

^{99m}Tc ガス　^{99m}Tc ガスは ^{99m}Tc とカーボンを専用発生装置内で高温下に結合させた超微粒子であり正確には気体ではない．^{99m}Tc ガスを最大呼気位より最大吸気位まで数回，マウスピースを通して吸入させて撮像する．吸入された ^{99m}Tc ガスは肺へ沈着した後，移動することがないため安定しており，多方向からの撮像や SPECT 撮像に適している．

❸ 正常像とその解剖

^{133}Xe，^{81m}Kr，^{99m}Tc は正常では肺内にほぼ均等に分布する．通常，検査は坐位で行われるため，RI 分布は下肺野優位となるが，その程度はわずかである．また洗い出しは換気量に影響をうけ，換気量の多い下肺野の洗い出しが速い傾向にある（**図 3-3**）．

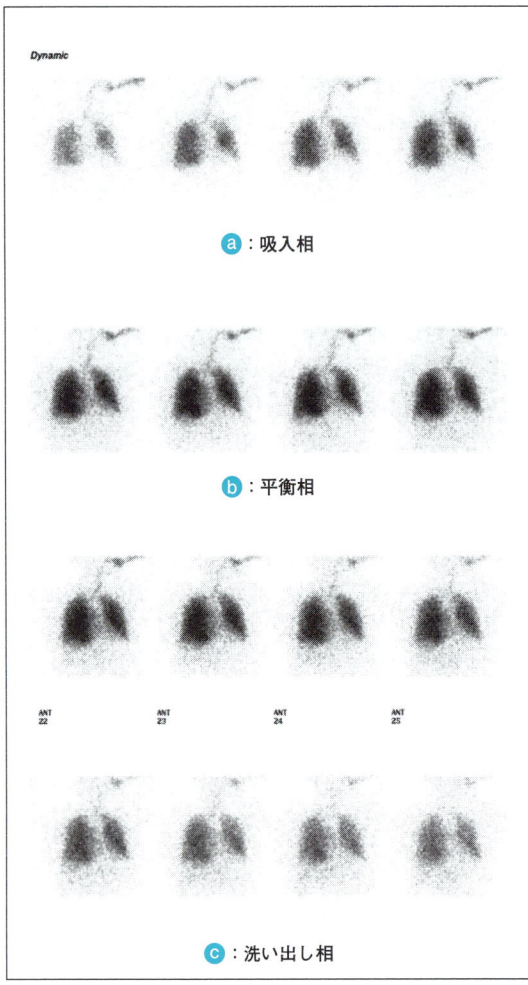

図 3-3　正常像．肺換気シンチグラム(^{133}Xe ガス)
両側肺野に均等な放射能分布が認められる(ⓐ, ⓑ)．洗い出し相では，肺野内の放射能の速やかな低下が認められる(ⓒ).

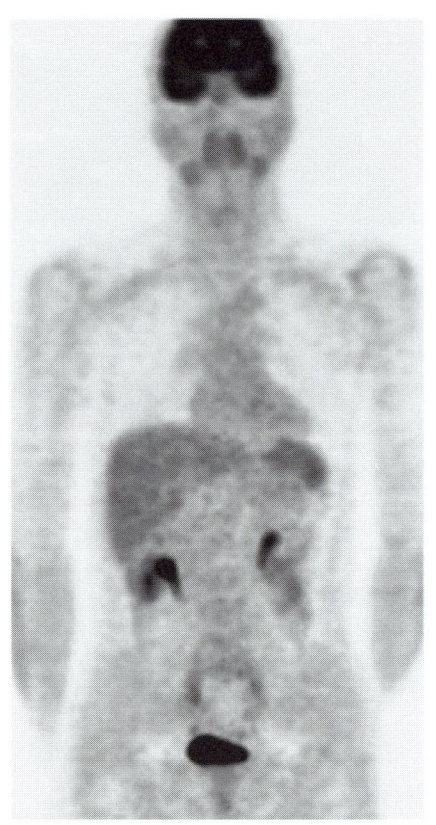

図 3-4　正常像（冠状断像）．^{18}F-FDG PET
脳，口蓋扁桃，耳下腺，顎下腺，心臓，肝臓，腎臓，膀胱への生理的な集積を認める.

❹ 異常像の分析とその解釈

気管支狭窄や閉塞の病態の重症度の評価に有用である．気管支が完全に閉塞し無気肺を呈している場合は，その部より末梢は RI が入らないので欠損像になる．慢性閉塞性肺疾患の場合は，吸入相では欠損像になるが，反復呼吸により集積がみられる．洗い出し相では遅延し放射能が残る(air trapping)．肺気腫では，肺容量の増加に加えて換気量が減少するため洗い出しは著しく遅延する．

肺線維症などの拘束性肺疾患では換気量の減少があるものの，肺容量も減少するため air trapping はなく，洗い出し遅延もほとんど認めない．

B　腫瘍・炎症を対象とした主な核医学検査

1　^{18}F-FDG PET 検査

PET はポジトロン(陽電子)を放出する放射性同位元素で標識された放射性薬剤を患者に投与し，放射能の体内分布を断層画像にする検査である(詳細は「Ⅰ. 画像診断　3. 核医学検査総論」を参照).

❶ 正常像とその解剖

^{18}F-FDG を用いた PET では，グルコース代謝の行われる脳や心臓といった臓器に集積を来す．また，排泄系路である腎臓(腎盂，腎杯)，尿管，膀胱に強い集積を認める．その他にも生理的な集積部位として，口蓋扁桃，喉頭，肺門リンパ節，胃，腸管，筋肉への集積などが挙げられる(図 3-4).

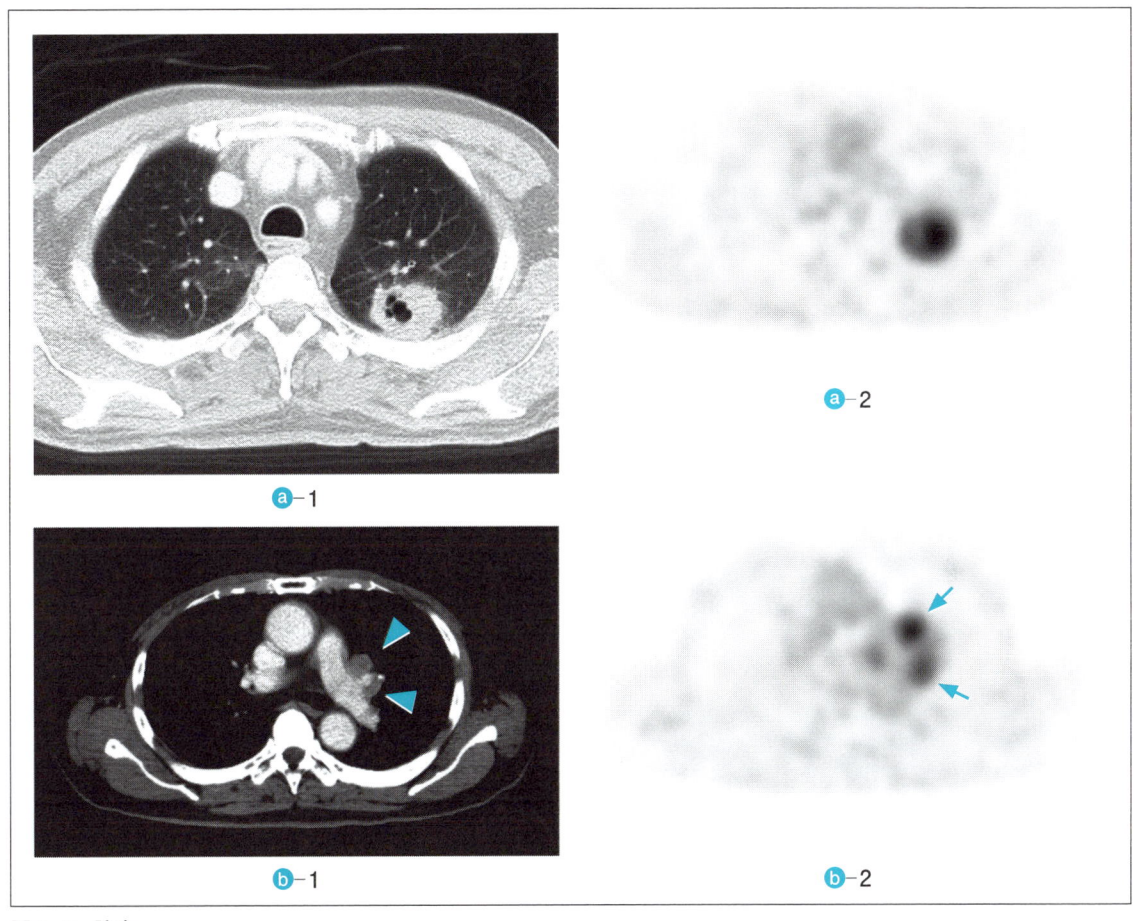

図3-5 肺癌

- ⓐ-1：肺上葉レベルの胸部CT(肺野条件)
- ⓐ-2：肺上葉レベルの ^{18}F-FDG PET(横断像)
- ⓑ-1：肺門部レベルの胸部造影X線CT(縦隔条件)
- ⓑ-2：肺上葉レベルの ^{18}F-FDG PET(横断像)
- ⓐ-1, 2：左肺上葉に空洞形成を伴った腫瘍(原発性肺癌)を認める．左側壁の肥厚が目立ち，^{18}F-FDGの集積も同部に最も強い集積を認める．
- ⓑ-1, 2：左肺動脈に接し腫大した縦隔リンパ節を2個認め(矢頭)，これらに一致し ^{18}F-FDGの集積が確認されリンパ節転移であることが示唆される(矢印)．

❷ 異常像の分析とその解釈

a．病期診断，原発巣検索

T因子，M因子の病期診断に関しては，PETによる病変の検出率は高く有用である．また，重複癌の発見にも役立つことがある．ただし，原発巣について詳細な判定が必要となる深達度や進展度の診断ではX線CT，MRIが優先される．N因子については形態診断であるX線CT，MRIの場合，非特異的なリンパ節腫大の除外は極めて困難であり偽陽性を含む可能性が高い．直径1cm以上のリンパ節転移についてのPETの正診率は，X線CTに比べ優れているとの報告がある．

b．治療後の効果，残存腫瘍診断

治療後の評価については残存腫瘍の有無とそのviabilityの評価の際に有用である．X線CTやMRIでは残存腫瘍か瘢痕や線維化などの治療後変化であるかの判定が困難となることが多い．PETでは，治療前後の ^{18}F-FDGの集積程度(SUV)の比較やdelayed imageなどを用い，残存腫瘍の有無や病変のviabilityを推測することができる．

胸部では肺癌，食道癌，乳癌の病期診断，再発診断においてPETの有用性が確立されている(図3-5)．特に，X線CTやMRIのみでは見逃しがちな小さな

病変を明瞭に描出し検出率を向上させる効果や，曖昧であった所見の確診度を上げるといった効果がある（図3-6, 7）．しかしながら，所属リンパ節への微小転移の検出は困難である．また，肺癌ではX線CTにてすりガラス状濃度上昇として描出される高分化型腺癌や細気管支肺胞上皮癌への集積は軽微もしくはほとんどないことが知られており，PETのみでの診断には限界があり，X線CTやMRIと併用することが重要である．

腫瘍以外では，これまで画像による診断が困難であった炎症性疾患にもPETの有用性が報告されている．大動脈炎症候群はX線CTやMRIでの検出に難があったが，PETを行うことで明瞭な動脈壁への異常集積で指摘することができる（図3-C2）．また，治療後評価にも有用であり，治療が奏効した症例ではPETの異常集積の消失が確認される．

2 ^{67}Gaシンチグラフィ

PETが普及する以前の腫瘍・炎症の核医学検査の代表といえるのが^{67}Gaシンチグラフィである．腫瘍の他にサルコイドーシスの診断や間質性肺炎の活動性評価にも役立つ．

❶ 適応

悪性腫瘍：肺癌，悪性リンパ腫，悪性黒色腫
炎症性疾患：サルコイドーシス，間質性肺炎，膿瘍など

❷ 検査法

クエン酸ガリウム（^{67}Ga citrate：半減期78時間）を使用するが，静注された^{67}Gaは血中のトランスフェリンと結合し，透過性の亢進した血管から腫瘍や炎症細胞のトランスフェリン受容体に結合する．

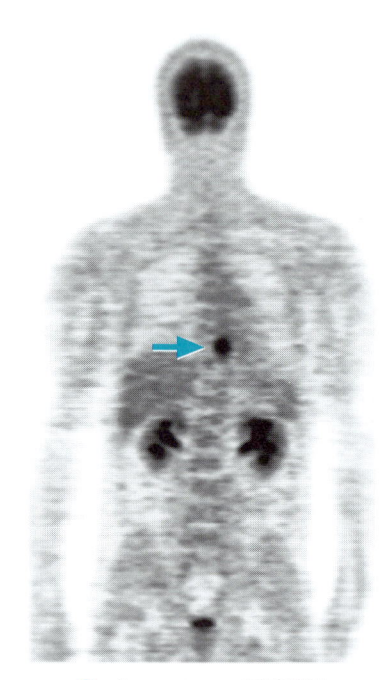

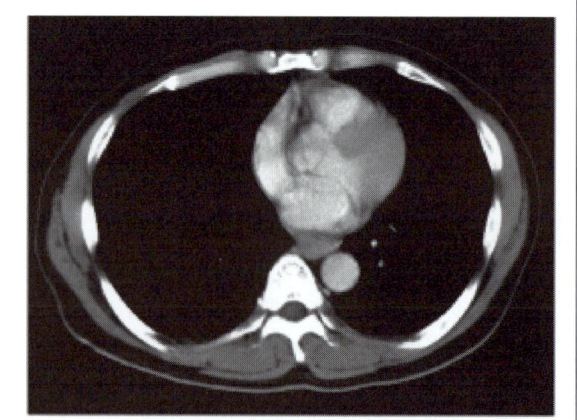

ⓐ：^{18}F-FDG PET（冠状断像）

ⓑ：^{18}F-FDG PET（横断像）

ⓒ：胸部造影X線CT（縦隔条件）

図3-6 食道癌
PETにて胸部下部食道に一致し，^{18}F-FDGの異常集積を認める（ⓐ，ⓑ）．X線CTにて胸部下部食道後壁に軽度の肥厚を認める（ⓒ）．

a．投与法と撮像

^{67}Ga を 74〜185 MBq 静注し，48 時間後に全身の前面像，後面像を撮像する．深部の病巣の把握には SPECT の撮像が有用である．^{67}Ga は静注後 24 時間以内では主として腎臓から，それ以降は大腸より排出されるので，腹部領域の診断を行うためには撮像前の前処置として下剤の投与などにより排便を促す必要がある．

❸ 正常像とその解剖

鼻咽腔や唾液腺，涙腺，縦隔，肺門，肝臓，脾臓，結腸，骨，関節部に生理的集積が認められる（図 3-8）．

また，女性の場合，乳腺への両側性の集積を認め，小児の場合，胸腺や骨の成長線に一致した集積が認められることがある．

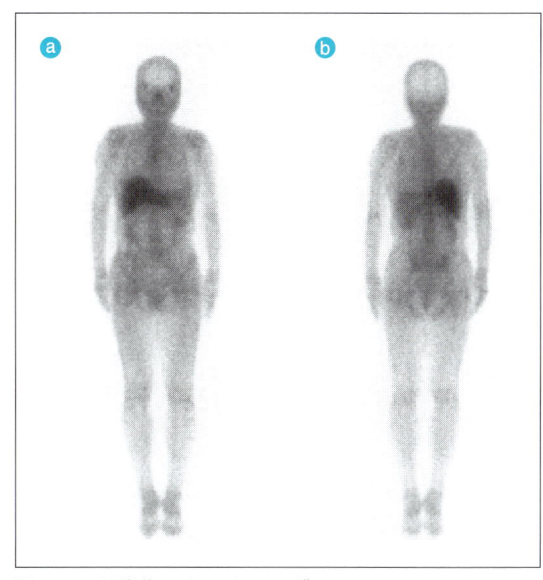

図 3-8　正常像．^{67}Ga シンチグラム
ⓐ：正面像　ⓑ：後面像
鼻咽腔や唾液腺，涙腺，縦隔，肺門，肝臓，脾臓，結腸，骨，関節部に生理的集積を認める．

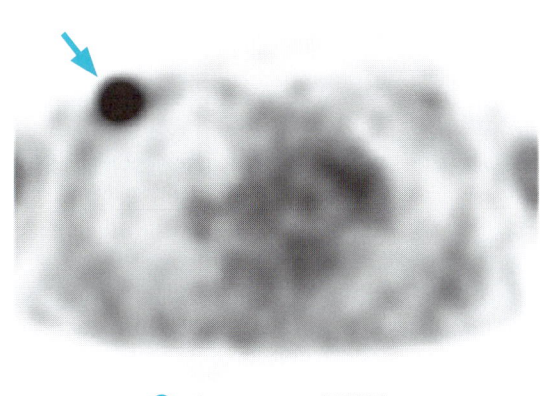

ⓐ：^{18}F-FDG PET（MIP 左前斜位）
ⓑ：^{18}F-FDG PET（横断像）
ⓒ：胸部 X 線 CT（縦隔条件）

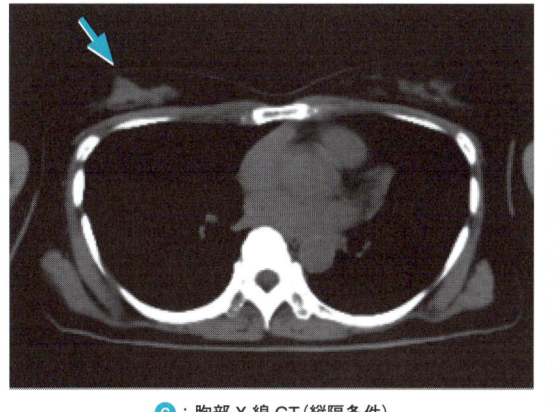

図 3-7　乳癌
PET にて右乳房に異常集積を認める．胸部 X 線 CT にて ^{18}F-FDG の異常集積部に一致し，結節（矢印）を認めるものの，CT だけでは腫瘍の指摘は困難である．

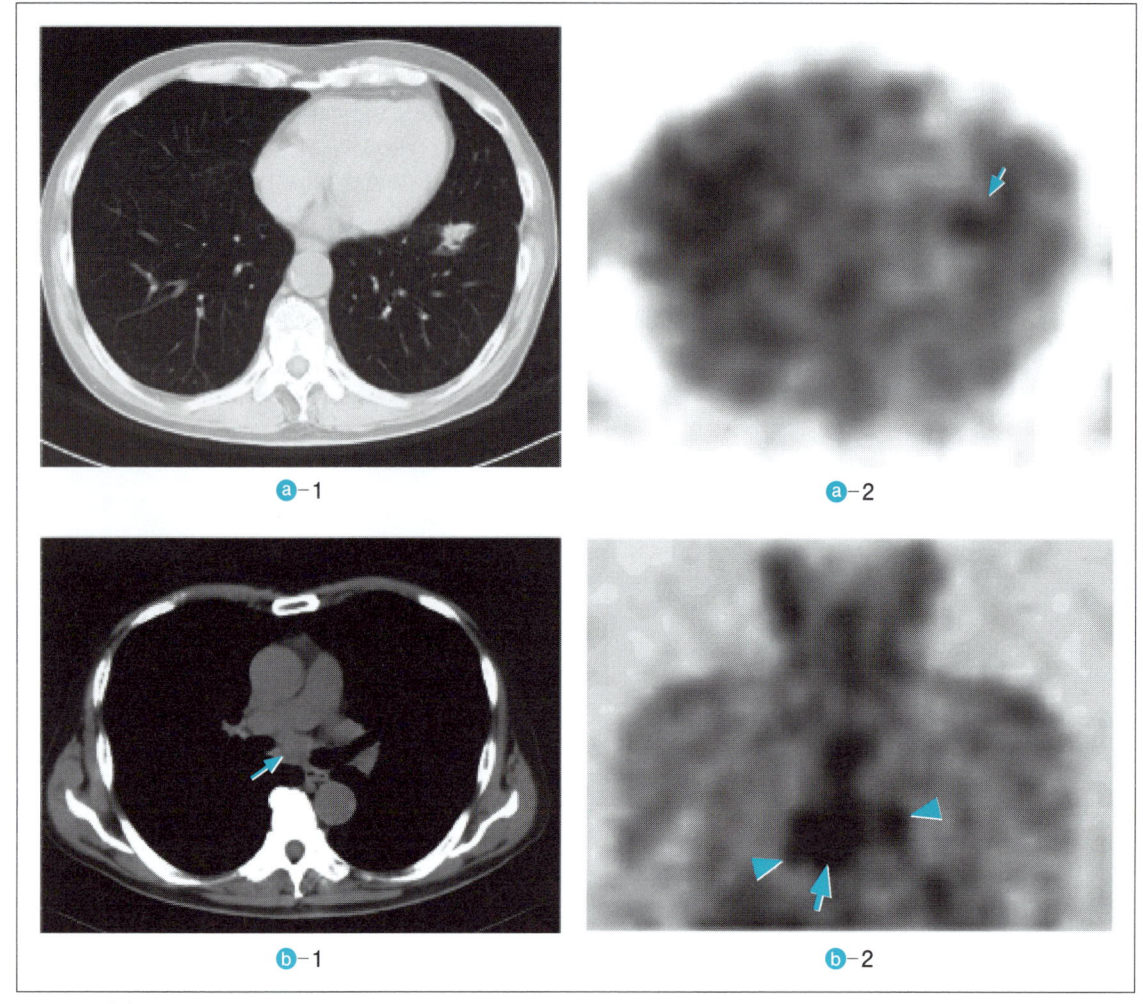

図 3-9 肺癌
ⓐ-1：肺下葉レベルの胸部 X 線 CT（肺野条件）
ⓐ-2：肺下葉レベルの ^{67}Ga SPECT（横断像）
ⓑ-1：気管分岐部レベルの胸部 X 線 CT（縦隔条件）
ⓑ-2：気管分岐部レベルの ^{67}Ga SPECT（冠状断像）
左肺下葉 S8 に径 2 cm の腫瘤を認める（ⓐ-1）．同部に ^{67}Ga の集積を認める（矢印，ⓐ-2）．
縦隔（気管分岐下）に腫大リンパ節を認め（ⓑ-1），同部にも ^{67}Ga の集積を認める（矢印）（ⓑ-2）．ただし，両側肺門部にも生理的な集積亢進が認められる（矢頭）．このように肺門部には生理的な集積を来す場合があり，^{67}Ga シンチグラフィによる肺癌症例の N 因子の判定は困難である．

4 異常像の分析とその解釈

^{67}Ga は肺癌などの充実性悪性腫瘍へ取り込まれ，異常集積として描出される．腫瘍が中心壊死を伴う場合や囊胞性である場合は，腫瘍内部の集積が低下もしくは欠損として描出される．ただし，肺門や縦隔リンパ節への非特異的な生理的集積を認めることが多いため，肺癌症例の N 因子の判定に関しては，^{67}Ga シンチグラフィの所見から判定することは困難である（図 3-9）．

サルコイドーシスでは縦隔，肺門リンパ節腫大に一致した異常集積が描出される（図 3-10）．また，肺野病変を伴う場合には SPECT にて，病変に一致した異常集積がみられることがある．サルコイドーシスの初期診断や X 線 CT にて腫大リンパ節の大きさに変化がない場合の活動性を評価する場合に ^{67}Ga シンチグラフィは有用である．鑑別疾患として悪性リンパ腫や結核性リンパ節炎がある．

間質性肺炎は時として，臨床症状や血液ガス分析の結果と X 線 CT の所見に乖離がみられることがある．

ⓐ：胸部単純 X 線写真（正面像）　　ⓑ：^{67}Ga SPECT（冠状断像）

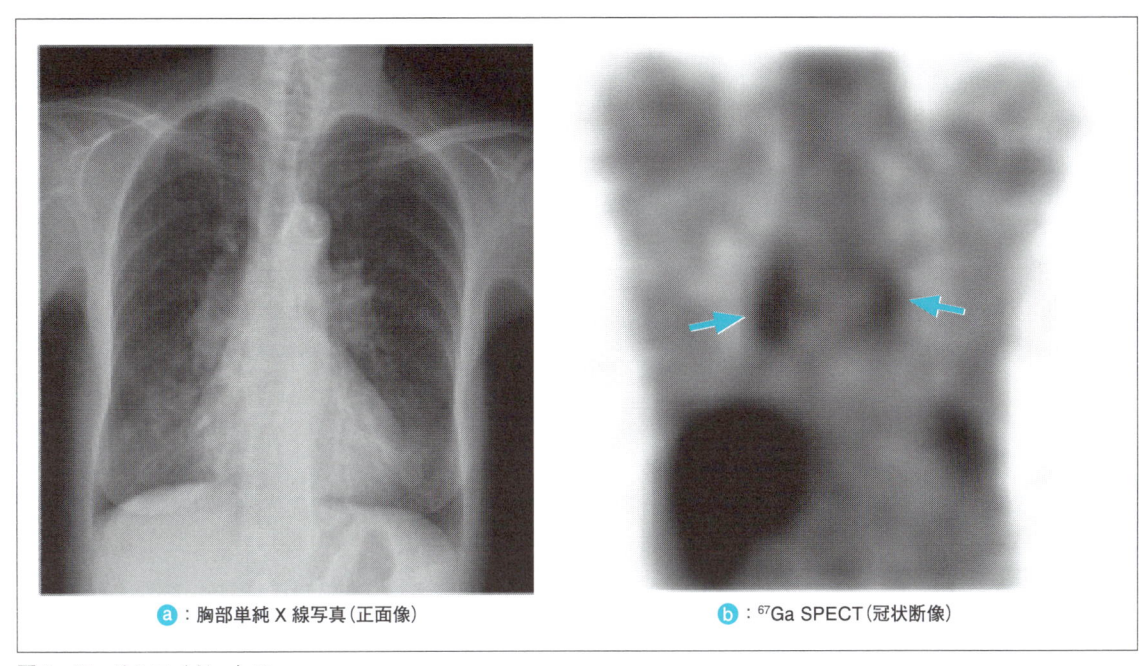

図 3-10　サルコイドーシス
両側肺門陰影の拡大があり（ⓐ），同部に異常集積を認める（矢印）（ⓑ）．

X 線 CT の所見に経時的な変化が乏しいにもかかわらず，症状の悪化などがみられた場合，^{67}Ga シンチグラフィによる間質性肺炎の活動性評価が有用である．特に肺底部背側胸膜下に所見がみられることが多いため，SPECT を追加するとよい（**図 3-C3**）．

（執筆協力：雫石一也）

4A 心臓・脈管：心臓・大血管

A 核医学検査

心臓の核医学検査は心臓核医学ともよばれ，循環器疾患の中でも虚血性心疾患の診断には不可欠な手法である．また，その重症度や治療戦略に有効な情報も得られる．

心臓核医学検査の特徴を**表4A-1**にまとめる．まず最適な放射性医薬品を用いて心臓の様々な機能診断を行う点である．主要な検査法には心筋血流シンチグラフィによる血流評価，心RIアンギオグラフィによる心機能測定などがある．また近年の分子医学の進歩とともに，新しい放射性医薬品が続々登場し，心筋内のエネルギー代謝や神経機能などの生化学的情報がインビボ画像として入手できるようになってきている．したがって適切な薬剤を利用することによって目的とする様々な心機能および心筋局所の情報を画像化できる（**表4A-2**）．また心筋血流分布を画像で表示し，かつ負荷血流分布も評価できるため，虚血性心疾患の診断には不可欠な検査法である．また診断の確定した例でも病変が虚血心筋か梗塞心筋かを鑑別することは，その後の治療方針を決定する上で極めて重要である．この心筋生存能（viability）を判定する方法としても，この核医学検査は役立つ．ただし解像力が悪く，詳細な形態の評価には向かないこと，検査は管理区域内に限られているためベッドサイドやCCUなどでの利用には制限があること，コストがやや高いことなどの欠点も考慮しておく必要がある．

表4A-1 心臓核医学検査の特徴

利点	最適な放射性医薬品を用いた様々な機能診断が可能
	負荷血流分布評価が可能
	心筋生存能（viability）の判定が可能
	客観的・定量的評価が可能
欠点	空間解像力が悪い
	管理区域での検査が必要
	コストがやや高い

表4A-2 心臓核医学検査法と用いられる放射性医薬品

1. 心RIアンギオグラフィ（心電図同期心プールイメージング）	^{99m}Tc-ヒト血清アルブミン ^{99m}Tc-赤血球
2. 心筋血流イメージング	^{201}Tl-chloride（タリウム） ^{99m}Tc-MIBI ^{99m}Tc-Tetrofosmin
3. 急性心筋梗塞イメージング	^{99m}Tc-ピロリン酸
4. 分子イメージング	
1) ブドウ糖代謝イメージング	^{18}F-FDG
2) 脂肪酸代謝イメージング	^{123}I-BMIPP
3) 交感神経機能イメージング	^{123}I-MIBG

> **心筋生存能（viability）の判定** ……Memo
>
> 障害心筋が治療で回復可能な虚血心筋か不可逆的な梗塞心筋かを鑑別する方法．この目的に心筋血流イメージングが利用されている．他にもFDG-PETを利用する方法やドブタミン負荷心エコー，造影MRIを利用する方法もある．いずれにせよ，この判定は虚血性心疾患の血行再建術の適応とその効果を予測する上で重要である．

1 心血管内腔のイメージング（心血管RIアンギオグラフィ，心電図同期心プールイメージング）

心血管内腔を映像化するにはトレーサの初回循環時に撮像する心血管RIアンギオグラフィと，全身の血管に平衡に達した後に撮像する心電図同期心プールイメージングとがある．前者は一般の造影検査に類似するが，後者は感度の高い核医学検査独特の手法である．

❶ 検査法

心内腔にとどまる標識物質を投与する．一般には^{99m}Tc標識ヒト血清アルブミン（HSA）や^{99m}Tc標識赤血球が用いられる．トレーサを急速静注（ボーラス投与）した直後より心血管の血行動態を観察する．初回循環時の検査法が心血管RIアンギオグラフィであり，ファーストパス法（第1循環時法）ともよばれる．またトレーサが全身の血管に平衡に達した数分後に時間をかけて撮像する．この場合，心電図の信号に同期をかけて撮像することが多く，心電図同期心プールイメージング（MUGA）法とよばれる．いずれの検査法でも心血管の形態評価だけでなく，機能解析を行う．前者で心内腔の通過時間の解析ができ，また右心系と左心系を分離して解析できるなどの利点がある．後者では繰り返し検査を行うことが可能で，多方向からの観察や種々の負荷時の心機能の解析に適している．また両心室を分離できる左前斜位（LAO）からのデータを用いて左室内の放射能のカウントの変化より左室容量変化を推定できる．これより左室駆出率

(LVEF)を簡便にかつ高い精度で算出することができる(図4A-1).

> **心電図同期心プールイメージング(MUGA)法** …… *Memo*
>
> 心電図の信号を同時に収集し，心電図のR波を起点として一心拍を16～32フレームに等分して心プール画像を収集していく．通常は300～500心拍を重ね合わせる．これによってR波(拡張末期)より16～32フレームの心プール画像ができあがる．これを動画表示することもできる．核医学画像に限らずCTやMRIでも同様の手法が採り入れられている．マルチゲート法(multigated acquisition：MUGA)ともよばれている．

❷ 適応

一連の心内腔の血行動態の状況が簡便に観察できる．心血管RIアンギオグラフィでは右心機能や右-左シャントの評価も可能である．また心血管RIアンギオグラフィでも心電図同期心プールイメージングでもLVEFなどの左室機能の評価ができる．特に種々の心疾患においてLVEFは患者の予後を示す重要な指標であり，この指標が客観的，定量的に解析できる本法の意義は大きい．また経過観察にも応用できる．心疾患に応用される種々の治療において心機能の改善の有無や，その程度を評価するのに有効である．また悪性腫瘍の治療で心毒性のある薬剤を長期投与した際の心機能の低下の程度を観察する上でも有効である．

2 心筋血流イメージング

心筋血流製剤は投与すると心筋血流に沿って組織に運ばれ，心筋細胞内に留まる．この特徴を利用して，トレーサを投与後，その分布をガンマカメラで撮像することによって心筋血流分布像が得られる．特に虚血性心疾患の診断・評価には不可欠の検査法である．

❶ 検査法

この検査に最もよく用いられているのが^{201}Tl(タリウム)である．この製剤は一価の陽イオンでKと同様の挙動を示し，静注後血流に乗って心筋に運ばれ，Na-Kポンプにより心筋細胞に能動的に摂取される．したがって静注後の早期には投与時の血流分布を示す．また，その後心筋細胞から洗い出されるが，その速度が病変によって異なる(図4A-2)．特に虚血病変では洗い出しが遅れるため，時間と共に正常心筋と集積が類似してくる．この心筋内の分布の改善を再分布とよび，虚血心筋の同定に役立つ．

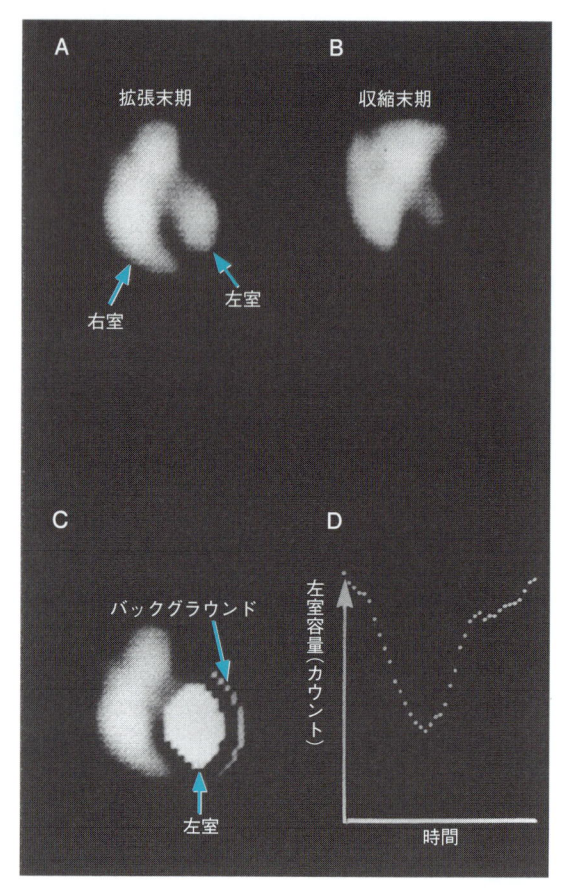

図4A-1 左前斜位から得られた拡張末期(A)と収縮末期(B)心プール像

左室領域とバックグラウンドの放射能カウントの変化より算出された左室容量曲線(C)．これより左室駆出率(LVEF)を算出することができる．(玉木長良：I．総論，小西淳二編：臨床医のための核医学検査　心臓，金芳堂，1991より引用)

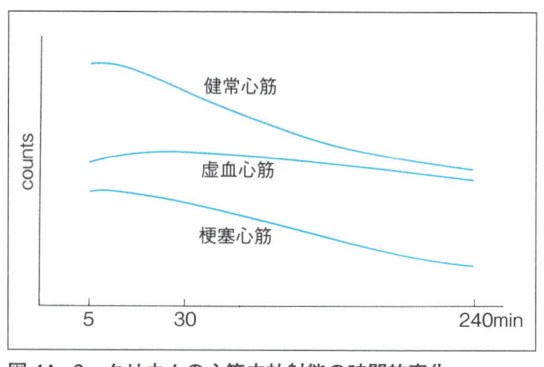

図4A-2 タリウムの心筋内放射能の時間的変化

心筋細胞からの洗い出し速度が病変によって異なる．(玉木長良：I．総論，小西淳二編：臨床医のための核医学検査　心臓，金芳堂，1991より引用)

> **タリウムの再分布** ... Memo
>
> 虚血心筋ではタリウムの心筋からの洗い出しが正常心筋よりも遅れるため，初期像で集積低下していても時間と共に見かけ上改善してみえる．この現象を再分布とよび，虚血心筋を同定する重要な判定基準とされている．

検査では安静時に投与される場合もあるが，多くは運動負荷時や薬剤負荷で冠血流が増大した際に投与される．運動負荷にはトレッドミルや自転車エルゴメータが使用され，多段階負荷が行われる．最大負荷時に ^{201}Tl を静注し，1分間負荷を継続させる．また薬剤負荷にはジピリダモールやアデノシン（または ATP）が用いられる．いずれも冠血流を増大させる作用がある．一般には静注10分程度の早期像と3～4時間後の後期像を撮像する．また再分布をよりみやすくする種々の改良法も一部で行われている．

> **タリウムの再分布現象を見やすくする新しい試み** ... Memo
>
> 高度の虚血病変では通常の3～4時間の後期像で再分布がみえない場合がある．そこで再分布現象をより明瞭にするため，少量の ^{201}Tl を追加静注する再静注法や24時間後に撮像する変法も一部の施設で試みられている．

同様の性質をもつものに ^{82}Rb（ルビジウム）や ^{13}N-NH$_3$（アンモニア）などのポジトロン標識トレーサがある．鮮明な血流分布像が得られるが，短半減期のため，後期像は撮られない．

他方タリウムは物理的半減期が長く（73時間）投与量が制限されること，放出エネルギーが低く，体内での吸収や散乱の影響を強く受けるなどの問題点も指摘されている．これらの問題点を克服するために，最近では ^{99m}Tc 標識心筋血流製剤が開発され臨床応用されている．これには ^{99m}Tc-Sestamibi（MIBI）と ^{99m}Tc-Tetrofosmin がある．共に投与後心筋に高い集積性があり，photon 数が多いため，鮮明な画像が得られる．また，心電図同期収集を行うことによって，局所心筋血流とともに局所心機能の解析が可能である．ただ投与直後は肝臓への集積が高いため，通常は投与30～60分後に撮像する．

これらの製剤の集積は主に受動性拡散と考えられている．またいったん集積した後は，ほとんど再分布がみられない．したがって虚血の判定には安静時と負荷時の2回投与される．なお，どの製剤でもほとんどの場合，撮像には SPECT による断層撮影が利用される．

❷ 適応

虚血性心疾患の診断や重症度評価に負荷心筋血流イメージング法が広く利用されている．特に虚血性心疾患の疑われた症例で，冠動脈造影検査を行う必要性を検討する上での gatekeeper としての役割は大きい．すなわち検査が比較的非侵襲的であり，かつ診断精度が高い．また，この検査で正常所見を呈した症例は予後が極めてよいことも報告されている．したがって虚血性心疾患を疑われて血流検査が正常であった症例は安心して経過観察できる．逆に大きな虚血病変のある症例は，このままでは予後不良であるため，冠動脈造影検査や血行再建術の適応となる．

既に虚血性心疾患と診断された例でも，その後の治療方針の決定のために本検査は利用価値が高い．すなわち病変部に虚血病変があれば，血行再建術などの積極的治療により機能回復や予後の改善が期待できる．逆に梗塞病変であれば，治療での機能回復はあまり期待できない．この目的で ^{201}Tl の再分布の判定は極めて重要である．通常は運動負荷や薬剤負荷の心筋血流イメージング法が利用されるが，安静時の検査法でも十分役立つ．また ^{99m}Tc 標識心筋血流製剤の集積低下の程度もその判定に有効とされている．

^{99m}Tc 標識心筋血流製剤では緊急時に薬剤を準備しやすいこと，また再分布がなく投与時の血流分布をフリーズすることができる利点を活かして，治療前後の血流の変化の解析などにも応用できる．急性期心筋梗塞例では再灌流療法の治療前に投与しておき，投与時の血流分布像を治療後に撮像できる．この画像と治療後に再投与して得た血流分布像を比較することで，治療によってどの程度救済されたかを客観的かつ定量的に解析できる．さらには胸痛で来院した例に利用することで，虚血の有無の確認を行うことも可能である．

血流イメージングは虚血性心疾患以外の心疾患にも広く利用されている．心筋症では両心室の拡大の有無とともに心筋内の線維化の程度も解析できるため，その診断や重症度判定に有効である．また弁膜疾患や先天性心疾患では右室負荷の有無や程度の把握にも利用できる．

> **分子イメージング** ... Advanced study
>
> 最近新しい放射性医薬品が次々登場し，機能や血流を越えた新しい分子情報の映像化が可能となった．その火付け役となったのが，生化学的イメージングに適した PET である．これに刺激され，より多くの施設で検査ができるように，SPECT 用製剤も開発された．665頁では PET，SPECT を用いた代謝イメージング法と交感神経イメージング法を紹介する．

■ PET

ポジトロン放出核種を体内に投与してその分布を映像化する方法をさす．その特徴は定量性に優れていること，また ^{11}C, ^{13}N, ^{15}O などの生体構成元素の同位体を利用するので，生理的，生化学的情報が映像化できる点が挙げられる．心臓 PET では心筋血流量の定量解析やエネルギー代謝の解析が行われている．

■ ^{18}F-FDG

ブドウ糖の誘導体で投与されるとブドウ糖と同様に組織に摂取されるが，ブドウ糖が燐酸化されたあと代謝を受けるのに対し，FDG は燐酸化された後，組織にとどまる．したがって FDG 投与後の集積よりブドウ糖代謝を定量的に解析できる．

B 各種画像の分析と解釈

1 単純 X 線像・心血管造影像

● 正常像とその解剖

① 胸部正面像(図 4A-3 ⓐ)

心大血管陰影は胸郭のほぼ中央，やや左寄りにある．心右縁は右房によるものであり上方の上大静脈によるほぼ直線状の陰影に連なる．高齢者では上大静脈の下部に上行大動脈が重なって右方へ軽度の膨隆を生じることがある．心大血管陰影の左縁には二つの明瞭な膨隆がある．上方は大動脈弓，下方は左室によるものである．大動脈弓と左室の間はやや陥凹し心彎入または心腰 cardiac waist とよばれ，その辺縁の上部は肺動脈幹〜左肺動脈，下部は左心耳によって形成される．

従来，わが国では心右縁を 2 弓(上大静脈，右房)，心左縁を 4 弓(大動脈弓，肺動脈，左心耳，左室)に分かつ方法がとられてきたが，上述のように"弓"とよべるような明瞭な膨隆を常に示すのは右房，大動脈弓，左室だけである．例えば，"左第 3 弓"が明瞭に認められれば左心房の拡大があるといってよい．"第○弓"という言い方をできるだけ避けて，単に心右縁，心左縁上部・下部などとよぶのがよい．

心大血管陰影上部の陰影は上大静脈と胸部大動脈から成り，血管柄 vascular pedicle とよばれる．心右縁と横隔膜のつくる心横隔膜角は下大静脈または肝静脈による陰影によってしばしば鈍化する．また，左側の心横隔膜角は心尖部の脂肪塊 apical fat pad のため不鮮明となることがある．

左右肺動脈は肺門を出て放射状に広がり両肺に分布する．通常左肺動脈は右に比べてやや高位にある．肺静脈は肺動脈に比し陰影が淡く，肺門よりかなり低い位置で左房へ注ぐ．成人の右肺動脈下行枝の最大径は男性 16 mm，女性 15 mm とされる．また年齢を問わず右肺動脈下行枝の径はその部位での肋骨幅にほぼ等しい．肺門付近でみられる肺血管の輪切り像は 2〜3 個であり，並走する気管支の輪切り像とほぼ同じ大きさである．また肺血管は末梢に向かって分岐しながら徐々に細くなる．

② 胸部側面像(図 4A-3 ⓑ)

前縁は下方から右室体部，右室流出路，肺動脈幹，さらに上方に上行大動脈がある．ただし，肺動脈幹から上行大動脈にかける部分は，はっきり認められないことが多い．後上縁は左房であり，これは気管分岐部直下に当たる．後下縁は左室であり，また下大静脈の淡い陰影も認められる．

③ 右前斜位像(図 4A-3 ⓒ)

前縁は上方から上行大動脈，肺動脈幹，右室流出路と続き，前下縁は通常右室体部で形成されるが，左室によって形成されることもある．心後縁を形成するのは左房，右房であり，下端に下大静脈がみられる．なお，心陰影と胸椎との間は，Holzknecht 腔とよばれる．

④ 左前斜位像(図 4A-3 ⓓ)

前縁は上方から上行大動脈，肺動脈幹，右心耳と続き，前下縁は右室からなる．後縁は下行大動脈の下方に左房，左室がある．なお，大動脈弓による陰影の下方の明るい部分は大動脈窓 aortic window とよばれる．

C 核医学画像

1 心血管 RI アンギオグラフィ

● 正常像とその解剖

図 4A-4 に健常人の心血管 RI アンギオグラフィの画像を示す．それぞれの心房，心室および大血管が時間経過とともに描出されている．なお成人では右室から左室の通過時間は 5〜8 秒以内である．また左心系が描出される頃には右心系の放射能はほぼ消失している．ただし，これらの判定にはトレーサが急速静注されているのを確認することが必要である．本法のもう一つの特徴に右心系と左心系とを独立して，その機能を解析することができる利点がある．

● 異常像の分析と解釈

心疾患におけるトレーサの心臓の通過状態を判定す

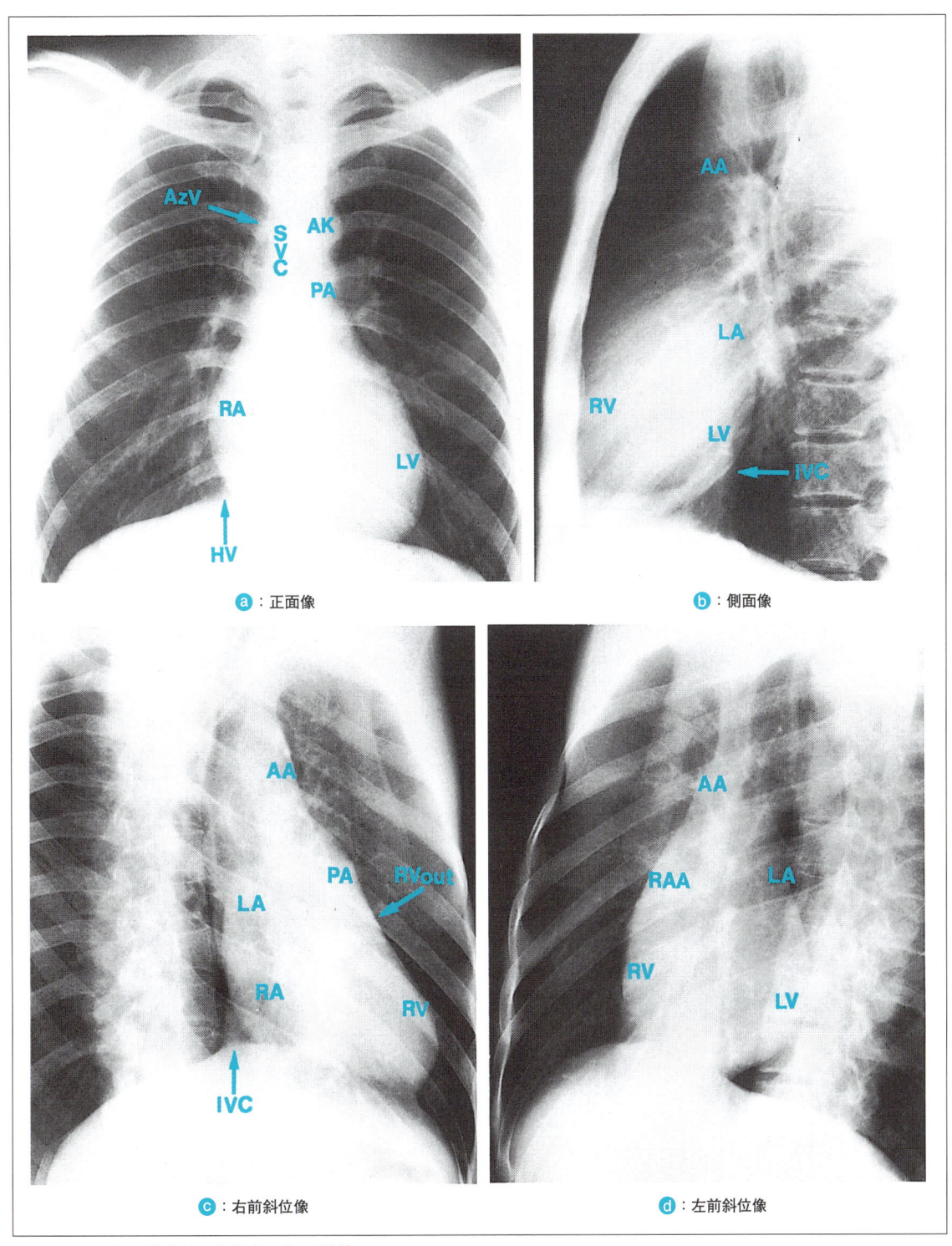

図 4A-3 胸部 X 線単純正常像（31 歳，男性）

AA：上行大動脈，AK：大動脈弓部，AzV：奇静脈，HV：肝静脈，IVC：下大静脈，LA：左房，LV：左室，PA：肺動脈幹，RA：右房，RAA 右心耳，RV：右室，RVout：右室流出路，SVC：上大静脈

ⓐ：正面像
ⓑ：側面像
ⓒ：右前斜位像
ⓓ：左前斜位像

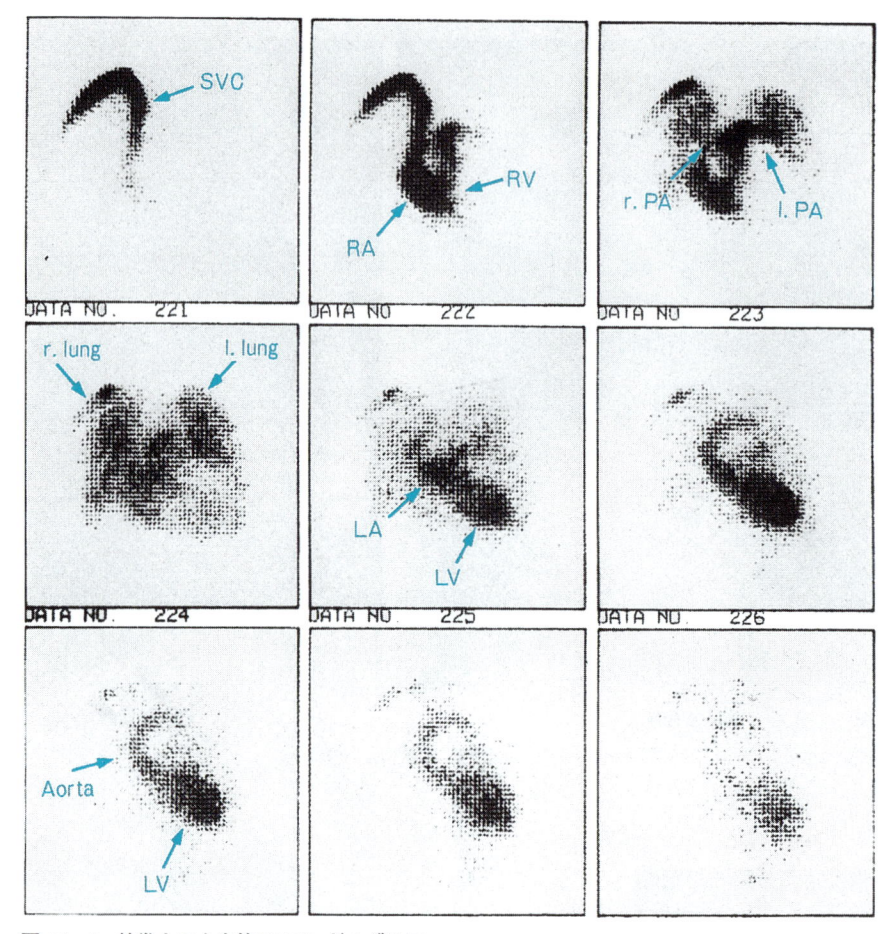

図4A-4 健常人の心血管RIアンギオグラフィ
正面からトレーサ投与直後より2秒毎の動態画像を示す．SVC：上大静脈，RA：右房，RV：右室，r. PA：右肺動脈，l. PA：左肺動脈，r. lung：右肺，l. lung：左肺，LA：左房，LV：左室，aorta：大動脈

る．右心系の機能低下であれば右心系からトレーサの停留があり，左心系の機能低下があれば左心系でのトレーサの停留が確認できる．また先天性心疾患などではシャントなどの有無やその程度も客観的に評価できる．左-右シャントでは左心から右心へのトレーサの再循環を繰り返すため，左心系が描出された時期にも右心系でのトレーサの停留を残存する所見(smudge pattern)を認める(図4A-5)．これを定量的に解析することでシャント率の計測も可能である．

2 心電図同期心プールイメージング

● 正常像とその解剖

図4A-6に健常人の3方向から撮像した心電図同期心プールイメージを示す．心房・心室や大血管が全て描出されるため，各々の重なり合いを避けながら，その機能を解析する必要がある．この例では両心室の収縮状態が良好であることが示される．心電図同期心プールイメージの読影には，拡張末期や収縮末期の2枚の画像をみるだけでなく，動画像をみて壁運動や両心機能の評価を行うことが大切である．定量的な機能解析には両心室を分離できる左前斜位(LAO)からの観察が大切である．この位置から左室容量曲線を作成し，LVEFを算出する．通常LVEFの正常値は60％以上である．ただし，このLVEFの算出はコンピュータによって若干異なるため，装置ごとの正常値を知っておくことが大切である．

● 異常像の分析と解釈

図4A-7に前壁心筋梗塞例の2方向から撮像した心電図同期心プールイメージを示す．右室の収縮は良好であるが，左室は著明に拡大し，びまん性に収縮低

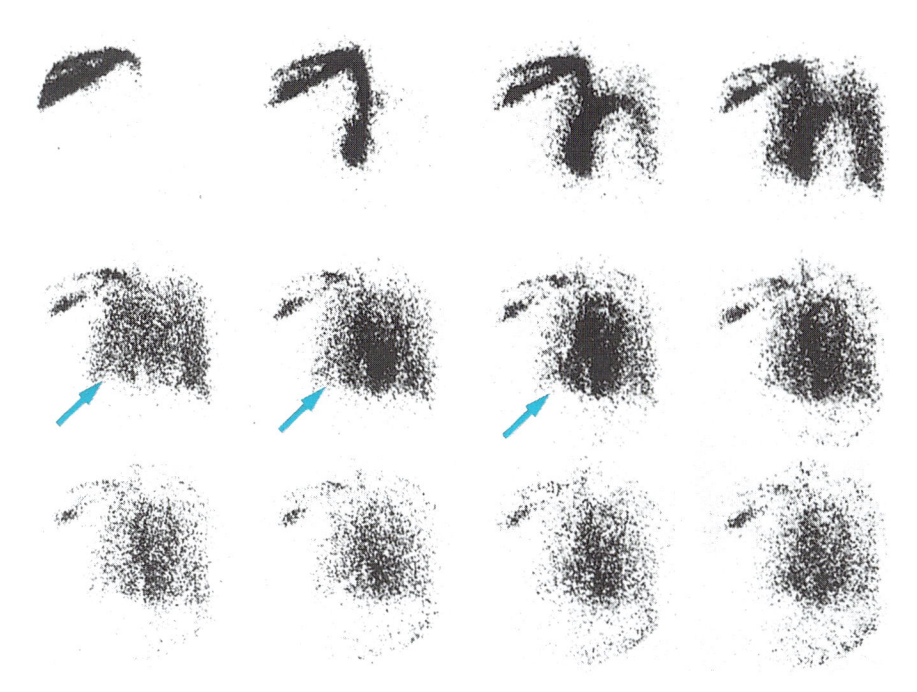

図 4A-5 心室中隔欠損症（ASD）の心血管 RI アンギオグラフィ
左前斜位より 2 秒毎の動態画像を示す．矢印に右室の再描出があり，洗い出しが遅れている（smudge pattern）．

下がみられる．算出された LVEF は 28％と著明に低下している．このように LVEF から心機能低下の重症度判定ができる．特に LVEF の著明に低下する例の予後は不良である．

図 4A-8 に下壁梗塞例の 3 方向から撮像した心電図同期心プールイメージを示す．前面像と左後方斜位（LPO）にて下壁の収縮低下が認められる．ただ LVEF は 45％と左心機能は軽度低下していることが確認できた．このように本法は多方向から撮像することができ，特に壁運動の異常を判定する上で有用である．

3 心筋血流イメージング

● 正常像とその解剖

回転型ガンマカメラを用いた断層像（SPECT）を得るのが一般的であり，その読影を習得する必要がある．得られる画像は心臓の軸にそった斜めの断層像が表示されている（図 4A-9）．短軸断層像（short-axis）は輪切りの断層像で心尖部よりみたもの，長軸面垂直断層像（vertical long-axis）は垂直に切って右横からみたもの，長軸面水平断層像（horizontal long-axis）は水平に切って下から見上げたものである．それぞれどの部位がどこに相当するかを認識する必要がある．

図 4A-10 に健常例の ^{201}Tl 断層像を示す．左室内の ^{201}Tl の取り込みはほぼ均一であり，心筋血流異常はみられない．ただし中隔や下壁では体内の吸収の影響を受けて若干低下してみえる点に注意する必要がある．女性の場合，乳房によるガンマ線の吸収の影響で前壁がやや集積低下してみえる場合もある．

このような吸収などの問題点は ^{99m}Tc 標識血流製剤を用いることでかなり改善し，読影は容易となる．また最近では本剤を用いて心電図同期 SPECT も利用されるようになり，心筋血流分布とともに心機能の解析も可能となってきた．

● 異常像の分析と解釈

この検査法ではまず運動負荷虚血や梗塞領域の大きさを推定する．これによって障害心筋の拡がりを定量的に測定できる．また病変が虚血病変か梗塞壊死病変かの鑑別を行う，いわゆる心筋生存能（viability）の判定も重要な役割である．

SPECT での読影では，まず左室肥大・拡大の有無や右室の描出の有無（右室負荷を示す）について判定する．また左室心筋局所に血流低下の有無，およびその位置や拡がりについて判定する．もし病変がある場合には後期像（または安静時像）にて分布の変化があるか否か（再分布の有無）を判定する（表 4A-3）．再分布を

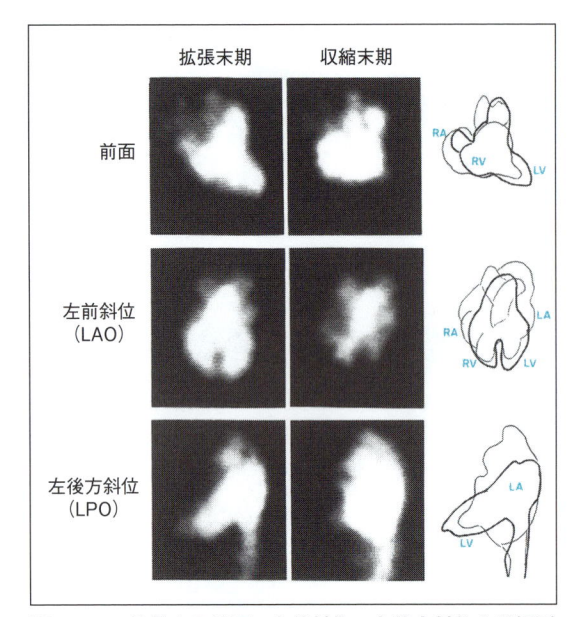

図 4A-6 健常人の前面, 左前斜位, 左後方斜位より撮影された心電図同期心プールイメージの拡張末期像(左)と収縮末期像(右)(RA:右心房, RV:右室, LA:左心房, LV:左室)(玉木長良著:心臓シンチグラムの読み方. 第2版, 文光堂, 1991より改変引用)

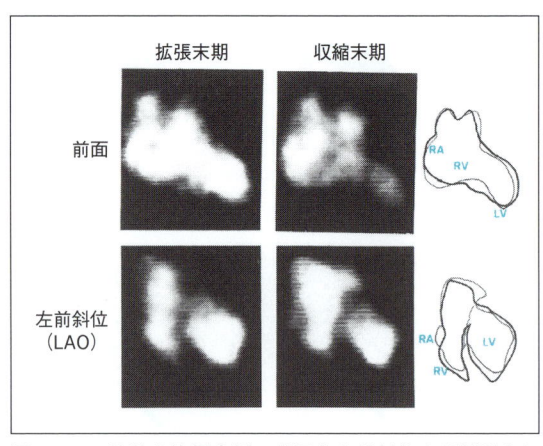

図 4A-7 前壁心筋梗塞例の前面と左前斜位より撮影された心電図同期心プールイメージの拡張末期像(左)と収縮末期像(右)

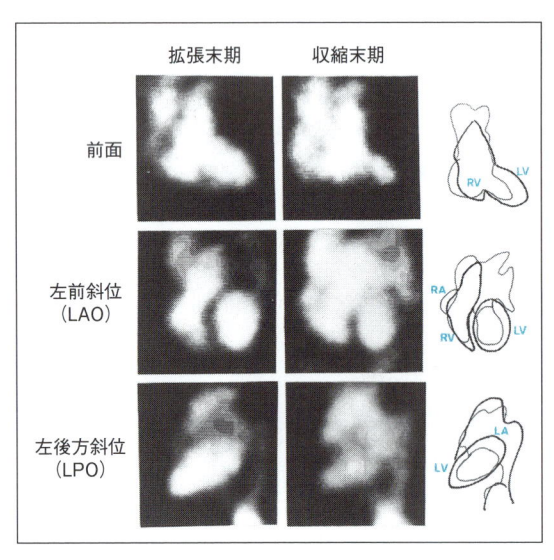

図 4A-8 下壁心筋梗塞例の前面, 左前斜位, 左後方斜位より撮影された心電図同期心プールイメージの拡張末期像(左)と収縮末期像(右)

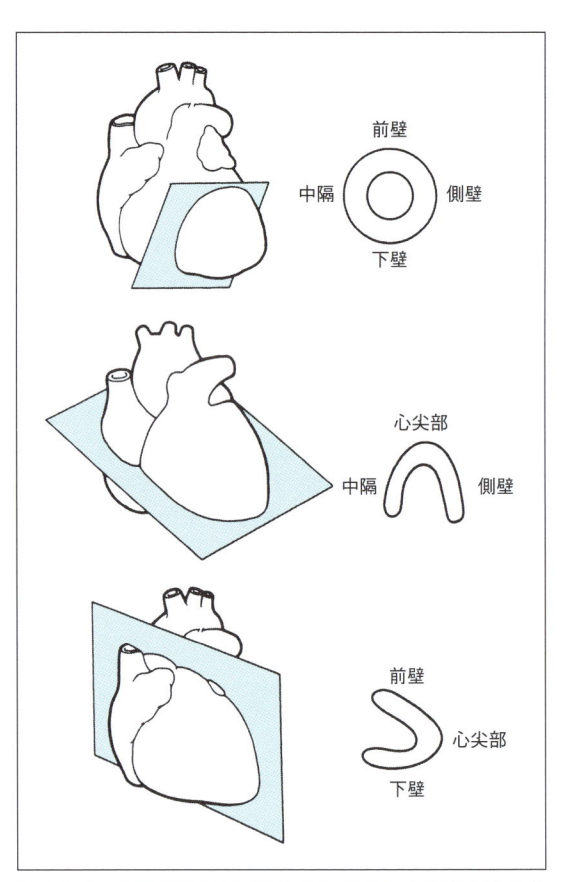

図 4A-9 心筋血流 SPECT 像より得られる左室心筋の各区域(玉木長良:I. 総論, 小西淳二編:臨床医のための核医学検査 心臓, 金芳堂, 1991より改変引用)

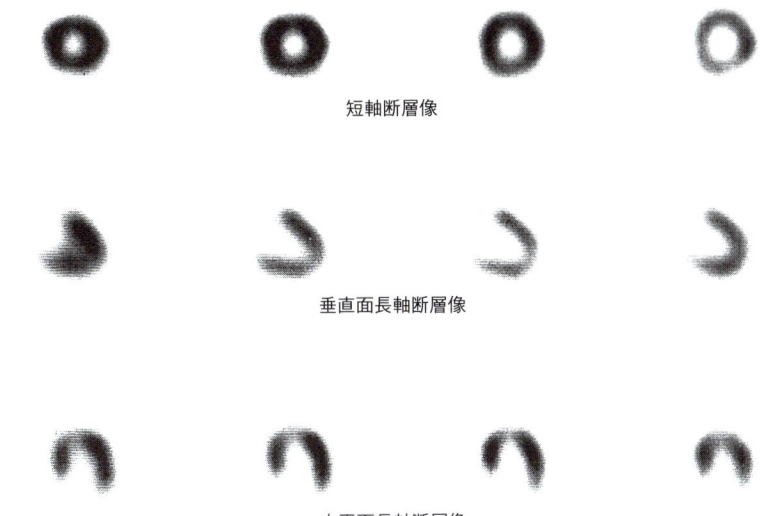

図 4A-10 健常例のタリウム心筋 SPECT 像
左室内のタリウムの取り込みはほぼ均一であり，心筋血流異常はみられない．（玉木長良：循環器系，小西淳二編著：核医学ハンドブック，p.197-239, 金芳堂，1996 より改変引用）

表 4A-3 心筋血流イメージングの判定法

負荷時像	後期像（または安静時像）	所見	判定
正常	正常	正常	正常心筋
低下	改善	再分布	虚血心筋
低下	改善なし	再分布なし（一部高度虚血病変を含む）	梗塞心筋
正常／低下	悪化	逆再分布	再灌流療法後の障害心筋

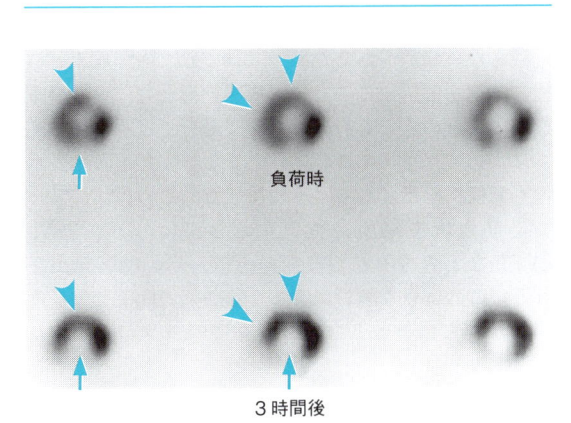

図 4A-12 下壁心筋梗塞例の運動負荷時と後期像の ^{201}Tl の短軸断層像
下壁（矢印）には再分布がみられないが，前壁と中隔（矢頭）に再分布がみられる．

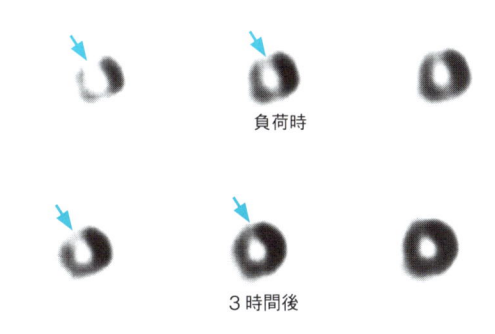

図 4A-11 狭心症の運動負荷時と3時間後の ^{201}Tl の短軸断層像
中隔（矢印）の再分布がみられる．

伴う領域は虚血心筋であり，再分布のない領域は梗塞心筋（一部高度虚血病変も含む）である．また血行再建術などの再灌流療法後には，後期像で集積低下する逆再分布を呈する場合もある．

図 4A-11 に狭心症の運動負荷時と3時間後（安静時）の ^{201}Tl の短軸断層像を示す．中隔に血流低下領域があり，後期像では明らかな分布の改善（再分布）があり，同部位の虚血心筋の存在が示唆される．この症例は左前下行枝（LAD）に狭窄のある一枝病変例であった．図 4A-12 に下壁心筋梗塞例の運動負荷時と後期像の ^{201}Tl の短軸断層像を示す．負荷時に前壁，中隔，下壁に広範囲の血流低下があり，下壁には分布の改善

拡張末期

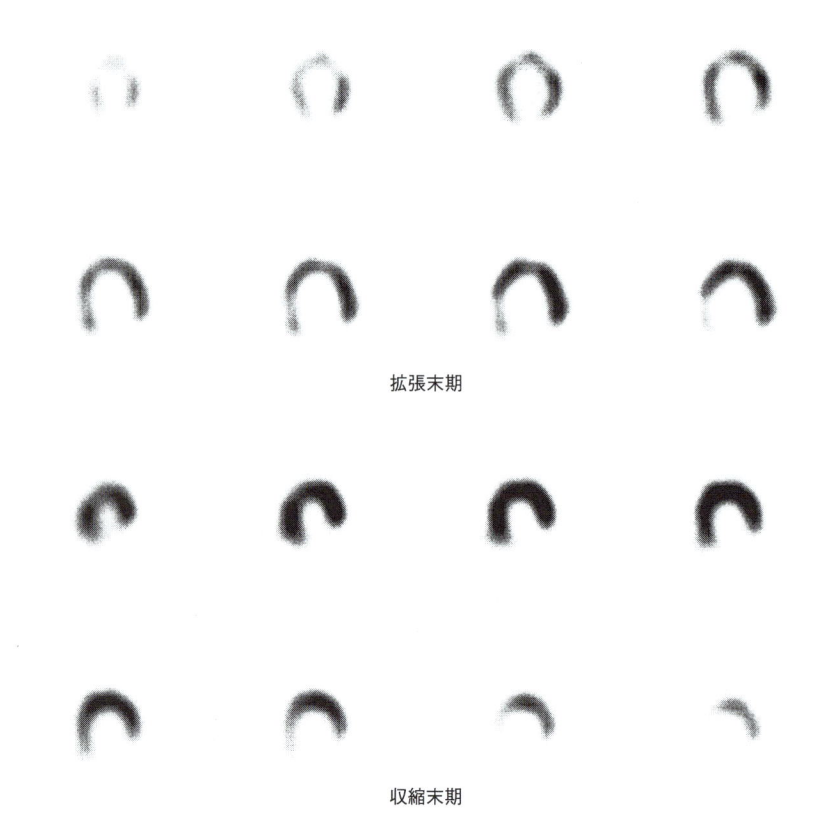

収縮末期

図 4A-13 下壁梗塞例の ^{99m}Tc-MIBI 心電図同期収集によって得られた拡張末期（上段）および収縮末期（下段）の短軸断層像(Tamaki N, et al：Annals Nucl Med 11：55-66, 1997 より引用)

（再分布）はみられないが，前壁と中隔に分布の改善（再分布）が明瞭であり，下壁の梗塞病変と前壁と中隔の虚血病変の存在が示唆される．

このように心筋血流イメージングでは負荷初期像で血流低下している領域で後期像（または安静時像）で分布の改善（再分布）する場合には虚血心筋と考えられ，改善のない梗塞心筋と区別できる．この原理に基づいて心機能の低下した領域が血行再建術で回復可能な虚血心筋か不可逆的梗塞心筋かを判別できるため，心筋血流イメージングは治療の選択を判断する上で有効である．血行再建術前の ^{201}Tl の所見と術後の機能回復との関係を見たところ，術前の ^{201}Tl で再分布を伴う虚血領域では術後大部分が壁運動の改善が得られたが，再分布のない領域での改善はあまり期待できなかった．このように治療後の機能回復の有無を予測でき，心機能の低下している例の治療方針を決定する上で本法は極めて有用である．

図 4A-13 に下壁梗塞例に ^{99m}Tc 標識血流製剤を利用し心電図同期収集によって得られた拡張末期および収縮末期の短軸断層像を示す．下壁の血流は低下しており，その収縮はほとんど認められないが，その他の心筋の収縮は良好であり，心機能は全体でよく保持されている．一般に局所心機能と血流とはよい相関を示す．しかし，スタン心筋や左脚ブロックなど両所見が一致しない病態もあるため，本検査によって血流と機能の関連を解析することは，病態把握と共に虚血の重症度の判定の点でも有効である．最近では解析法の進歩によって，図 4A-14 に示すような 3 次元立体表示像も簡便に算出されるようになった．この方法によって心筋血流や局所心機能，さらには EDV, ESV, LVEF などの様々な心機能の指標が自動的に算出される．このような解析によって診断能の向上と重症度判定が図られるとともに，検査法の普及が期待される．

> **スタン心筋 stunned myocardium** ……… *Memo*
> 虚血後血流の回復した後に心機能の低下が持続している状態．血流分布は正常でも局所機能の低下した状態として描出される．その後，心機能は徐々に回復する．

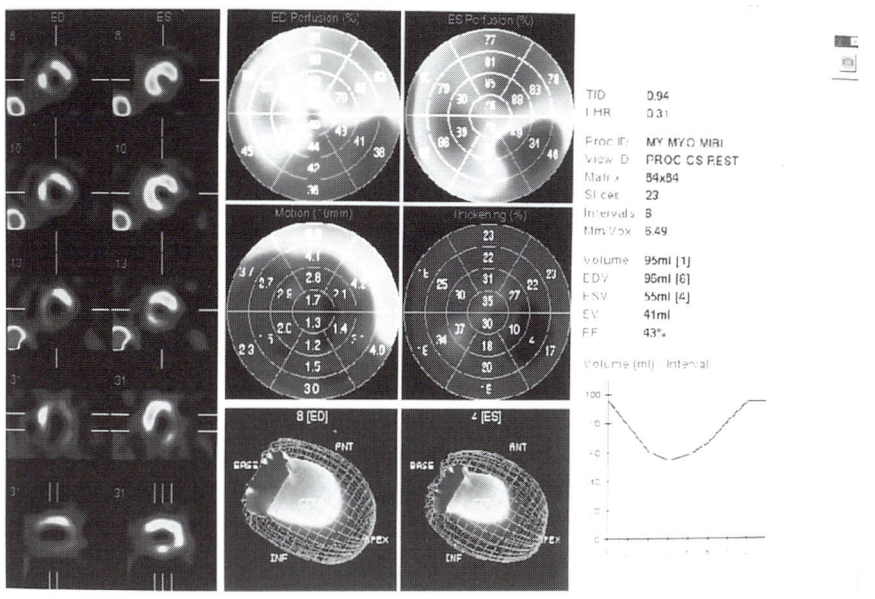

図 4A-14　下壁梗塞例の ^{99m}Tc-Tetrofosmin 心電図同期収集で得られた解析結果
左より拡張末期と収縮末期(右)の SPECT 像, 種々の心筋局所血流や収縮の機能マップ, および左室機能を示す各指標と左室容量曲線. (玉木長良:心臓核医学の進歩, 血流と機能を越えた情報の映像化, 日本医学放射線学会雑誌 59:656-662, 1999 より引用)

新しい生化学イメージング　　　　　　　　　　　　　　　　　　　　　　　　　　Advanced study

■心筋ブドウ糖代謝イメージング

ブドウ糖代謝の解析には PET 製剤の一つ ^{18}F-fluoro-2-deoxyglucose(FDG)が用いられる. 通常は FDG を投与して 1 時間後にブドウ糖分布像を得る. 虚血心筋では集積が亢進するのに対し, 梗塞心筋では集積が低下する. ただし正常心筋のブドウ糖代謝は血漿内のエネルギー基質の影響を強く受ける. すなわち食後にはブドウ糖がエネルギー源として使用されるため FDG の集積が高いのに対し, 絶食時には脂肪酸が利用されるため FDG の集積は抑制される. したがってどのような状態で検査されたかを知ることが必要である.

図 4A-15 に 2 例の前壁梗塞例の ^{13}N-アンモニア血流分布像と FDG によるブドウ糖代謝像を示す. 1 例目は血流低下した領域に一致して FDG の強い集積があり, 虚血心筋の存在が示唆される. 2 例目は同様の部位に血流低下がみられるが, FDG の集積増加はみられず, 血流も代謝も低下した梗塞心筋の存在が示唆される. このように糖代謝の残存によって虚血心筋と梗塞心筋とを鑑別することが可能である. このような所見はタリウムの再分布の所見と比較的よく一致するが, FDG 検査の方がより正確であることが指摘されている.

■心筋脂肪酸代謝イメージング

用いられる BMIPP は投与後すみやかに心筋に摂取されるため, 通常は投与 15 分後より撮像を行う. またその分布は血流の影響を強く受けるため, 血流分布との差をもって代謝異常を判定することが多い. 虚血などの心筋障害では代謝されずに逆拡散される量が増大するため, 血流低下に比べて BMIPP の集積が低下する. このような虚血病変を安静時の検査で描出することができる. また肥大型心筋症では肥大部での集積異常が早期よりみられ, その早期診断や重症度判定に役立つことが報告されている(図 4A-16).

■心筋交感神経機能イメージング

用いる MIBG は心筋に特異的に摂取され, その後, 放出や再吸収を受ける. したがって交感神経機能の解析には投与 15 分後の早期像と 4 時間後の後期像での心筋集積程度と, その間の洗い出し率を解析する. 心筋集積程度をみるのに, 前面像での心筋と上縦隔の平均カウントの比(心筋・縦隔比:H/M 比)を算出する. 障害心筋では心筋局所での集積は低下し, 洗い出しは亢進することが多い. この検査は特に高度虚血後の除神経領域の有無や心不全の重症度判定などに応用されている.

図 4A-17 に不安定狭心症のタリウムと BMIPP, MIBG の各々の短軸断層像を示す. タリウム負荷では前壁に再分布を伴う虚血病変の存在が示唆されるが, 安静時の BMIPP 検査では同部に集積低下があり, 虚血病変を安静時に脂肪酸代謝異常として把握できた. また, このような重症の虚血病変では除神経されるため, MIBG の集積も低下している.

図 4A-18 に健常例と心不全例の MIBG 投与 4 時間後の正面像を示す. 健常例では心筋への集積が認められるが, 心不全例では心筋への集積がほとんどみられず, 高度の交感神経障害が示唆される. このような症例では予後不良とされる. このように心筋交感神経機能イメージングは神経伝達機能の観点から心不全の予後評価が可能とされる.

このような ^{123}I 標識製剤を用いた分子イメージングは本邦で積極的に推進された新しい手法であり, これらの臨床的意義が最近次々に報告され始めている.

666　Ⅱ．核医学

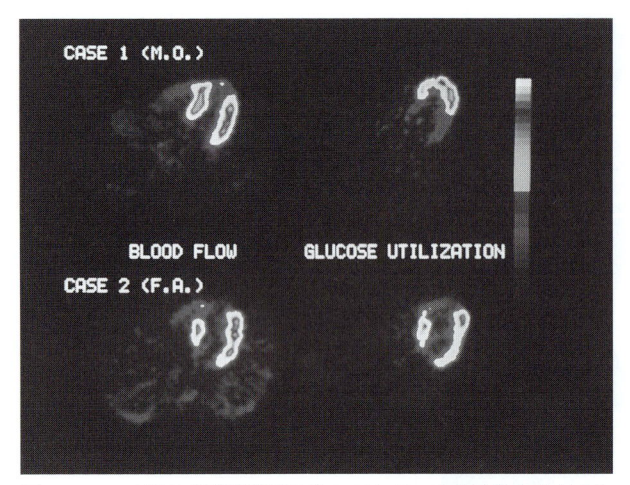

図 4A-15　2 例の前壁梗塞例の ^{13}N-アンモニア血流分布像（左）と ^{18}F-FDG によるブドウ糖代謝像（右）

（玉木長良：心疾患の核医学検査の実際，臨床画像 14：70-79，メジカルビュー社，1998 より引用）

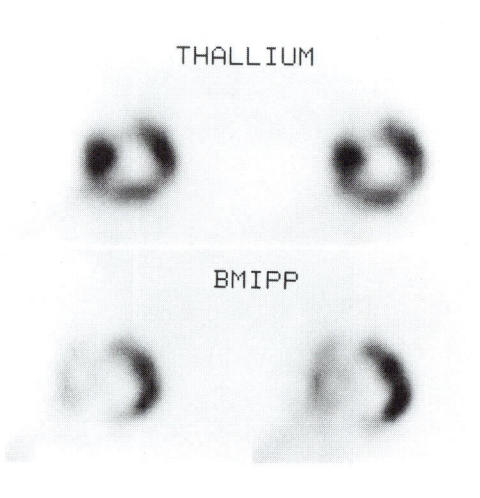

図 4A-16　肥大型心筋症の ^{201}Tl 血流分布と BMIPP の短軸断層像中隔の血流は不均一であるが，BMIPP は著明に低下している．

（玉木長良：心臓核医学の進歩，血流と機能を越えた情報の映像化，日本医学放射線学会雑誌 59：656-662，1999 より引用）

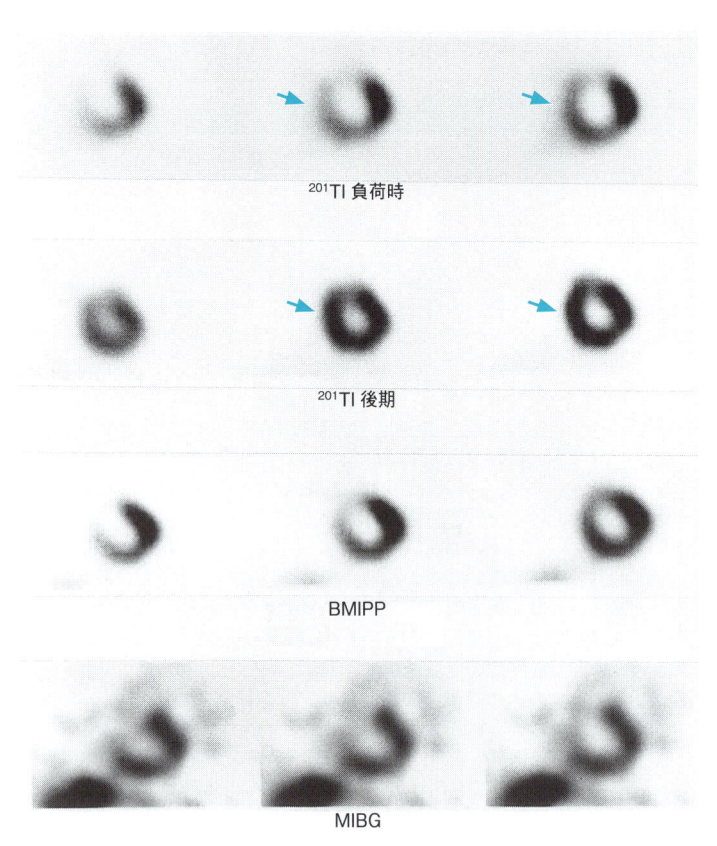

図 4A-17　不安定狭心症 ^{201}Tl 負荷時像と後期像，安静時の BMIPP と MIBG の各々の短軸断層像

^{201}Tl では再分布を伴う虚血病変が前壁・中隔（矢印）にあるが，BMIPP や MIBG でも同部位に集積低下がみられる．

(Tamaki N, et al：Annals Nucl Med 11：55-66，1997 より引用)

図 4A-18　健常例（上）と心不全例（下）の MIBG 投与 4 時間後の正面像

健常例では心筋への良好な集積を示すのに対し，心不全例では心筋への集積がみられず，高度の交感神経障害が示唆される．

（玉木長良：心筋イメージング．綜合臨牀 58：612-616，2009 より引用）

4B 心臓・脈管：末梢血管・リンパ管

A 検査法とその選択

　四肢末梢領域の検査のひとつに核医学検査が挙げられる．特に四肢の虚血の診断や重症度判定，リンパ浮腫の診断評価，さらにはセンチネルリンパ節の診断などに利用される機能画像診断法である．さらにはRIによる血球標識を行うことも可能であり，活動性血栓の描出にも利用されている．最近ではMDCTやMRIなどの発達により末梢血管の描出が容易にできるようになってきている．他方血流やリンパの流れなどの機能情報の価値も高い．さらには分子機能情報を利用した活動性血栓の描出，さらには悪性腫瘍の治療の際に求められるセンチネルリンパ節の同定などは核医学検査の最も得意とするところである．これらの検査はごく微量の放射性薬剤を用いて映像化できるため，副作用がなく，極めて安全に施行できる．

1 RIアンギオグラフィ

a．適用

　四肢の感覚異常，冷感，間欠性跛行などの愁訴のある症例で，末梢動脈の閉塞，大動脈瘤などによる血流障害が疑われた場合の診断評価や，治療後の効果判定，経過観察の目的などで施行される．末梢動脈の血流状態はもちろん，その支配領域の組織灌流の状態まで把握できるのが特徴である．

b．検査法

　^{99m}Tcで標識された標識赤血球やヒト血清アルブミン（HSA）などを，静脈から急速静注して，目的とする部位の血流状態を秒単位で約1分間観察する．さらには5〜10分後の当該部位の血液プール像も得る．

2 RIベノグラフィ

a．適用

　肺塞栓症の際に問題となる最深部静脈血栓症や，下大静脈閉塞，上大静脈症候群などの静脈閉塞の診断，さらには治療後の効果判定，経過観察の目的で施行される．

b．検査法

　下肢静脈血栓症の評価では，深部静脈を撮像するために，下腿部を駆血し，表在静脈をブロックした状態で，^{99m}Tc標識大凝集アルブミン（MAA）を両側足背静脈より急速静注し，下腿部，大腿部，骨盤部，腹部のそれぞれの領域の静脈通過状態を秒単位で観察する．上大静脈症候群では，患側肘静脈より急速注入し，同様に観察する．多くの場合肺塞栓症の診断目的にて最後に肺の撮像もあわせて行う．

3 血栓シンチグラフィ

a．適用

　血栓形成部位では血小板やフィブリノーゲンが消費されるため，RIで標識したこれらの成分を投与することで，新鮮な血栓病巣を体外計測で映像化することができる．深部静脈血栓症の診断，心内腔血栓の有無，血管内の不安定プラークの描出などに用いられる．

b．検査法

　患者血液より遠心分離した血小板を，体外で^{111}In-oxineを用いて標識する．このようにして得られた^{111}In-血小板を静注，48〜96時間後に全身のシンチグラフィを施行して，血栓の検索が行われる．

4 RIリンフォシンチグラフィ

a．適用

　悪性腫瘍におけるセンチネルリンパ節の検出，およびリンパ浮腫の診断などの目的で施行される．センチネルリンパ節とは，悪性腫瘍が最初に転移するリンパ節であり，見張りリンパ節ともよばれる．その局在を明らかにし転移の有無を確認することで，その末梢のリンパ節郭清の行うか否かを決定している．したがってセンチネルリンパ節の同定は治療方針決定の上で極めて重要である．この目的に色素法とともに，シンチグラフィが利用されている．

b．検査法

　下肢のリンパ流や鼠径部，骨盤部のリンパ節の評価には両側足第II-III指間の皮下への注入が行われる．また胸骨領域リンパ節の評価には腹直筋，頸部領域リンパ節の評価には両側乳様突起部皮下，内腸骨領域リンパ節には直腸粘膜下肛門周囲への注入がそれぞれ行われる．

　センチネルリンパ節の検出では，腫瘍に近接した周囲の組織に注入される．用いる放射性薬剤は^{99m}Tc-HSAなどのアルブミン製剤や，^{99m}Tc-スズコロイドや^{99m}Tc-フィチン酸などのコロイド製剤が用いられる．前者の場合，流れが比較的早いため，注入1〜2時間後のシンチグラフィを施行するが，目的に応じて

注入直後より 20〜30 分間の動態計測を行うこともある．またセンチネルリンパ節の検出では，シンチグラフィだけでなく，外科医の協力のもと，術中プローブを用いて，術場でその局在を明らかにすることもある．

B 核医学画像

1 RI アンギオグラフィ

閉塞性末梢動脈疾患では，当該動脈の途絶（完全閉塞）や出現の遅れ（不完全閉塞），側副血行路の出現などの異常所見が得られる．他方，病巣部に反応性充血を伴ったり，動静脈奇形などの病変では，逆に支配領域の血流や血液プール放射能の増加がみられる（図 4B-1）．なおレイノー（Raynaud）病では，冷却時と加温時の両方の検査が望ましく，冷却時に著明な血流低下を示唆する放射能の低下がみられる．

2 RI ベノグラフィ

静脈閉塞では，深部静脈の途絶（完全閉塞）や淡い描出（不完全閉塞），およびそれに伴う側副静脈の描出がみられる（図 4B-2）．また通常の検査に引き続いて肺血流評価が可能であり，深部静脈血栓症に伴う肺塞栓症の診断を一連の検査として行うことができる．

3 血栓シンチグラフィ

新鮮な血栓部位では，^{111}In-血小板の限局性集積増が認められる（図 4B-3）．逆に陳旧性（安定型）血栓では集積がみられない．したがって血栓の活動性，不安定性の判断に応用される場合もある．ただ抗凝固薬投与中では集積を示さないことも多く，注意を要する．

4 RI リンフォシンチグラフィ，センチネルリンパ節

悪性腫瘍におけるセンチネルリンパ節の検出に役立てられている．特に手術前でのセンチネルリンパ節の同定は，リンパ節郭清の範囲を決定する上で極めて重要である．この目的に色素法とともに，シンチグラフィが利用されている．腫瘍の周囲に投与された放射性薬剤の集積からセンチネルリンパ節を同定する（図 4B-4）．またリンパ浮腫の場合には，患側のリンパ流の遅延と，それに伴う間質内の著しい放射能の停滞を求める．

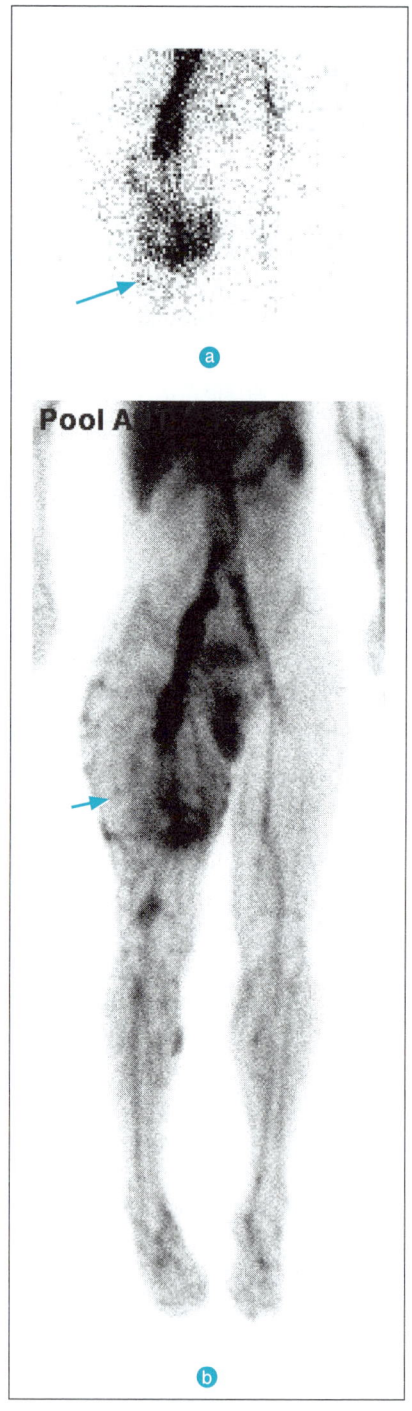

図 4B-1　右下肢巨大動静脈奇形（AVM）．^{99m}Tc 標識赤血球による RI アンギオグラフィの動脈相（ⓐ）とプール相（ⓑ）

大腿中心の血流相正面像で，右大腿の血流亢進（矢印）と nidus を形成し拡張発達した drainage vein への早期還流により流入した大腿，外腸骨静脈の早期描出を認める．プール相にて右腰部から下肢（特に大腿）に広範な病巣（矢印）が広がっている．

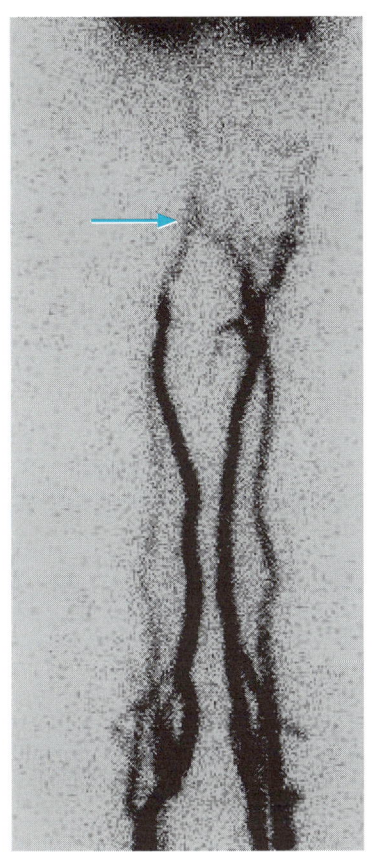

図 4B-2　子宮癌術後の深部静脈血栓の疑い．両足背より施行したRIベノグラフィ

駆血開放画像正面像にて，骨盤内左側リンパ嚢胞の圧排(矢印)による左外腸骨静脈の通過障害のため，大腿静脈レベルからの側副血行路の発達が認められる．下肢に静脈血栓による閉塞は明らかでない．

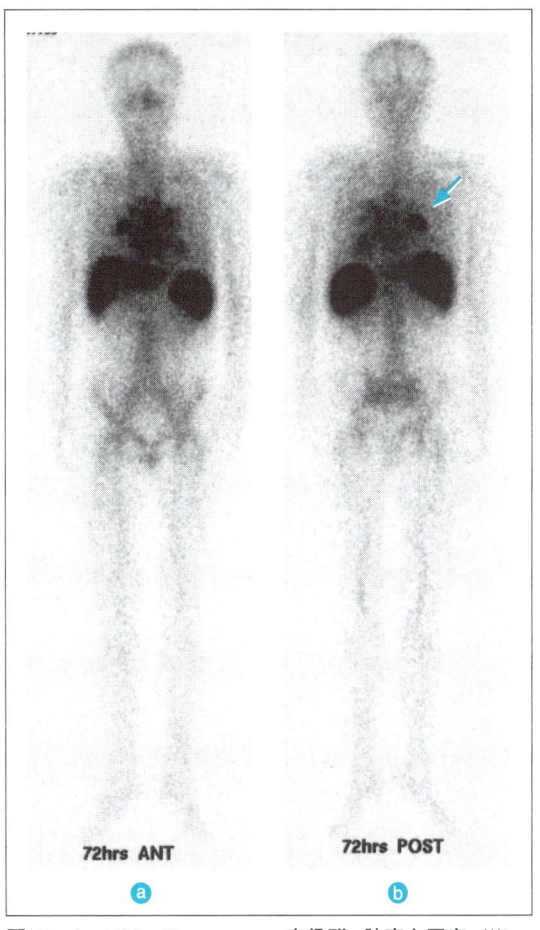

図 4B-3　VSD, Eisenmenger 症候群，肺高血圧症．^{111}In-血小板シンチグラフィ前面像(ⓐ)，後面像(ⓑ)

胸部CTで右肺動脈内に壁在血栓があり，全身の血栓検索目的で行われたシンチグラフィでは，投与後72時間背面全身像にて右肺動脈幹に集積増加(矢印)があり，血栓形成が示唆される．

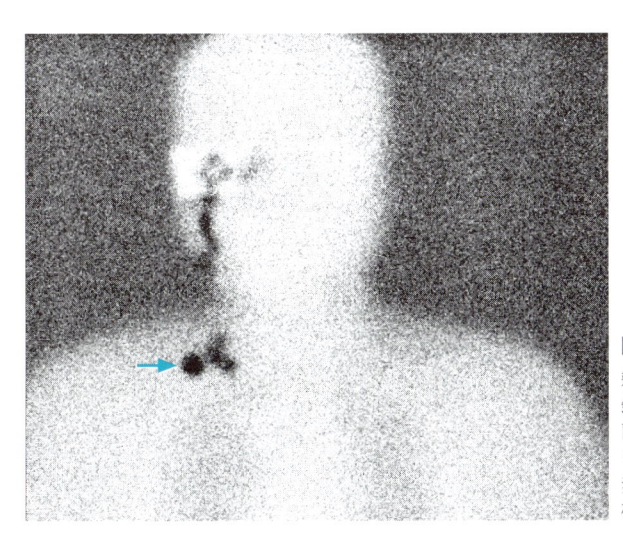

図 4B-4　右頬部悪性黒色腫センチネルリンパ節

頬部腫瘍周囲4か所に^{99m}Tcフィチン酸を皮内注し，鉛で遮蔽してSPOT像を撮像した．1時間像の正面像画像にて，右鎖骨上窩，右耳下腺下極内にセンチネルリンパ節の描出(矢印)を認める．リンパ節生検時は色素法と併用して検索し，同部にセンチネルリンパ節を確認した(線状分布はリンパ流)．

5 腹壁・腹膜・消化管

A 核医学検査

核医学検査は，X線CTや超音波検査などと比較して空間分解能が悪く，しかも撮像に時間がかかるため消化管診断にはやや不向きな点がある．核医学で比較的広く用いられている消化管検査には，唾液腺シンチグラフィ，消化管出血シンチグラフィ，食物シンチグラフィおよび胃粘膜シンチグラフィがある．

1 唾液腺シンチグラフィ

正常の大唾液腺は，1価陰イオンである $^{99m}TcO_4^-$（パーテクネテート）を摂取し唾液とともに排泄される機能を有する．したがって，$^{99m}TcO_4^-$ の摂取状態を画像化・計測することにより腫瘍の存在や機能低下を診断することが可能である．唾液腺シンチグラフィには，主に唾液腺腫瘍の性状を診断する検査（唾液腺腫瘍検査）と，Sjögren症候群などの唾液腺機能障害を診断する検査（唾液腺機能検査）とに分類される．

腫瘍検査では $^{99m}TcO_4^-$ を約370 MBq静注し，5分後より正面・側面を撮像する．その後，レモン水ないしクエン酸を投与して唾液分泌刺激を誘発し，正面像ならびに病巣側の側面像を追加することにより腫瘍部のRI（アイソトープ）集積の変化をみることが可能である．唾液腺分泌刺激後においても腫瘍内部に $^{99m}TcO_4^-$ が残存する所見は，ワルチン腫瘍に特異的である．なお，目的の病巣に一致して鉛を置いた画像を追加しておくと病巣の位置が把握しやすくなる．

機能検査では，唾液腺のRI摂取率を測定するために投与量を少なめにする（185〜296 MBq）．それはガンマカメラ特有の現象（数え落とし）を防ぐためである．RI投与直後から唾液腺への集積量を経時的に（約15分間）計測し，引き続きレモン水ないしクエン酸を投与して集積量の変化を見る（約15分間）．唾液腺集積量およびその変化に基づいて唾液腺機能を診断することが可能である．

2 消化管出血シンチグラフィ

^{99m}Tc-標識赤血球，^{99m}Tc-ヒト血清アルブミン（あるいはアルブミン-DTPA），^{99m}Tc-スズコロイドは，静注しても尿排泄以外は血管内から血管外へと漏出することはない．したがって，消化管出血があるとこれらのRIは消化管内へ漏出し，これを画像化することにより消化管出血の存在診断が可能である．

本検査の特徴は，極めて高い感度・非侵襲性の2点である．シンチグラフィでは0.05 cc/min以上の出血であれば検出可能であり，これは血管造影で検出可能な出血量の1/10である．検査薬剤を約740 MBq静注した直後より1時間かけて撮像を行い，さらに遅延像（投与約6時間後以降あるいは24時間後）を収集することでほぼ診断がつくのが特徴である．

3 食物シンチグラフィ（胃排出機能検査）

胃内容物がどのくらいの時間で胃から排出されるかは，胃の生理的な機能を最も反映しているといえる．食物シンチグラフィは定量的に排出量を測定し客観的な評価が得られる点で，バリウム透視法などの検査よりも優れている．

^{99m}Tc-DTPAや ^{99m}Tc-スズコロイドは経口投与しても消化管内で吸収されないため食物シンチグラフィに用いられる．RI（37〜185 MBq）を流動食などに混ぜ絶食下にて投与し，経時的に撮像する．この場合，胃管が留置してあればそこからの投与も可能である．胃および胃以外全体に関心領域を設定し，胃からどのくらい排出されるかを定量的に測定する．

4 胃粘膜シンチグラフィ

陰イオンである $^{99m}TcO_4^-$（パーテクネテート）を投与すると，正常胃粘膜に集積し胃酸と同様に分泌される．この原理を利用して，$^{99m}TcO_4^-$ 投与下シンチグラフィにより異所性胃粘膜の存在を診断することが可能である．

基本的には絶食下にて $^{99m}TcO_4^-$ を185〜370 MBq（小児では37〜111 MBq）静注し，経時的（投与〜投与後1時間）に腹部の撮像を行う．

B 各種画像の分析と解釈

1 唾液腺シンチグラフィ

ワルチン腫瘍は，CTやMRIにおいて多形腺腫などの耳下腺腫瘍と鑑別が困難なことが多いが，その場合には本検査のよい適応となる．唾液腺の排泄管上皮は $^{99m}TcO_4^-$（パーテクネテート）などの陰イオンを摂取し濃縮する作用があり，唾液分泌刺激が加わると陰イオンは排泄管へ排泄される．ワルチン腫瘍は排泄管

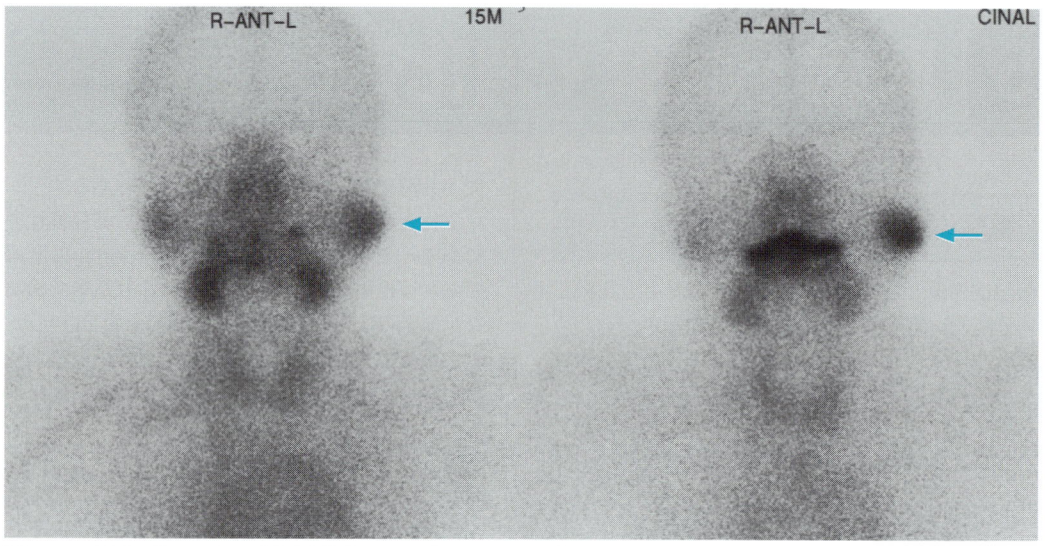

図5-1 左耳下腺ワルチン腫瘍（唾液腺シンチグラフィ正面像）
唾液分泌刺激前（左図）では唾液腺に $^{99m}TcO_4^-$（パーテクネテート）が集積し，左耳下腺への集積は対側より亢進している．唾液分泌刺激後（右図）では左耳下腺腫瘍（矢印）に一致して $^{99m}TcO_4^-$ の集積残存が明瞭であり，ワルチン腫瘍と診断できる．

上皮由来の腫瘍であるため投与された $^{99m}TcO_4^-$ を積極的に摂取するが，排泄管との交通がないために排泄はされない．多くの唾液腺腫瘍はシンチグラフィにて集積欠損像として認められる一方，ワルチン腫瘍は上記理由により集積亢進像として認められる（図5-1）．

Sjögren 症候群を疑う場合には機能検査のよい適応である．典型的には唾液腺への $^{99m}TcO_4^-$ の集積が著しく低下し，唾液分泌刺激による反応も乏しい（図5-2）．

2 消化管出血シンチグラフィ

投与された RI は消化管出血に伴い管内に漏出する．単位時間あたりの RI 漏出がたとえ少量であっても，それが時間経過とともに蓄積された場合には画像化することが可能である．したがって，投与後6時間後以降あるいは24時間後における遅延像が診断に極めて有用である（図5-3）．小腸からの出血であれば遅延像で蓄積された RI は大腸に存在することがほとんどである．残念ながら本検査では出血源が同定できないため，出血源の検索には上部・下部内視鏡との併用が行われる．

3 食物シンチグラフィ

術後胃の機能評価やダンピング症候群の予測などに用いられることがある．検査時の姿勢（仰臥位・座位など）や検査に用いる食事内容により排出時間は異なるため，各施設での正常値設定が必要となることが難点である．概ね投与1時間後にて胃内容物の半分量が

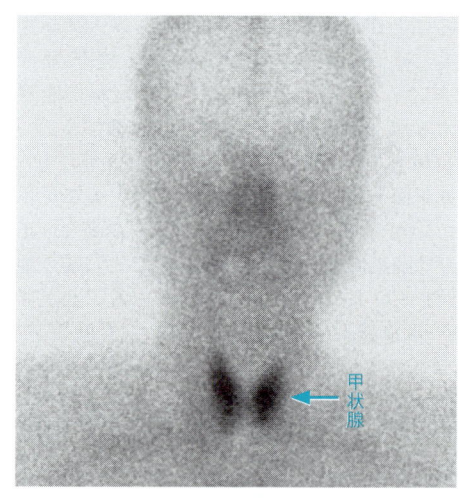

図5-2 Sjögren 症候群（唾液腺シンチグラフィ正面像）
耳下腺・顎下腺ともに $^{99m}TcO_4^-$（パーテクネテート）の集積が全くみられない．正常甲状腺への集積が認められるのみである．高度の唾液腺機能障害であり，Sjögren 症候群と診断できる．

排泄されていれば，正常である可能性が高い（図5-4）．

4 胃粘膜シンチグラフィ

腹部正中〜下腹部には $^{99m}TcO_4^-$（パーテクネテート）が集積するような臓器が存在しないため，わずかな異常集積も容易に検出することが可能であることか

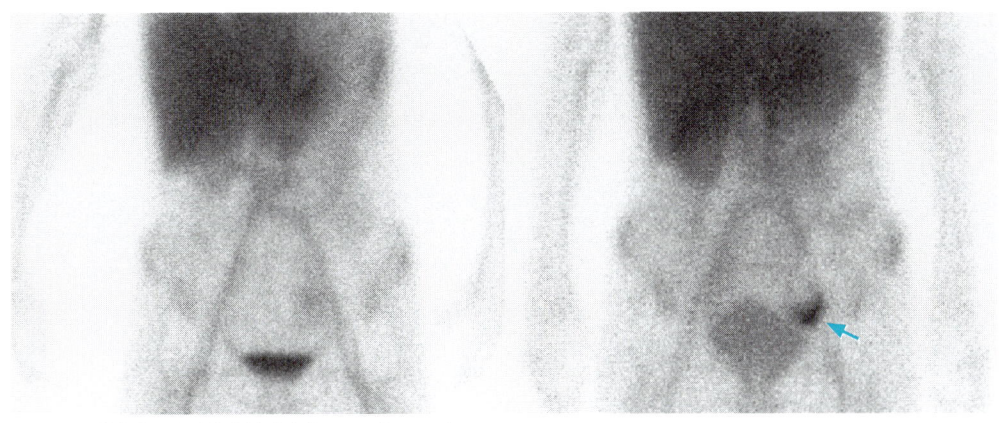

図 5-3　消化管出血（消化管出血シンチグラフィ）

^{99m}Tc-HAS-D 投与 60 分後像（左図）では，左下腹部に淡い集積が認められる．投与 7 時間後の遅延像（右図）では同部に高度の集積（矢印）がみられ，局在から S 状結腸付近からの消化管出血と診断できる．

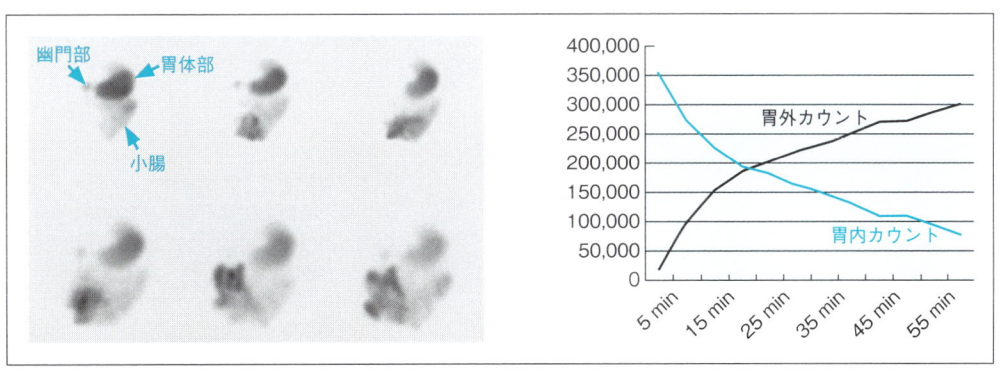

図 5-4　胃排出能正常例（食物シンチグラフィ）

^{99m}Tc-DTPA を経口投与後の経時的変化を左図に示す．投与後 10 分（左図の左上）ですでに小腸が描出されている．投与後 60 分（左図の右下）では胃内容物の多くが小腸に移行しているのがわかる．右図は胃内および胃外カウントを経時的に測定したグラフであるが，60 分後には胃内容物の 8 割が小腸に移行しており，胃排出能は正常であると診断できる．

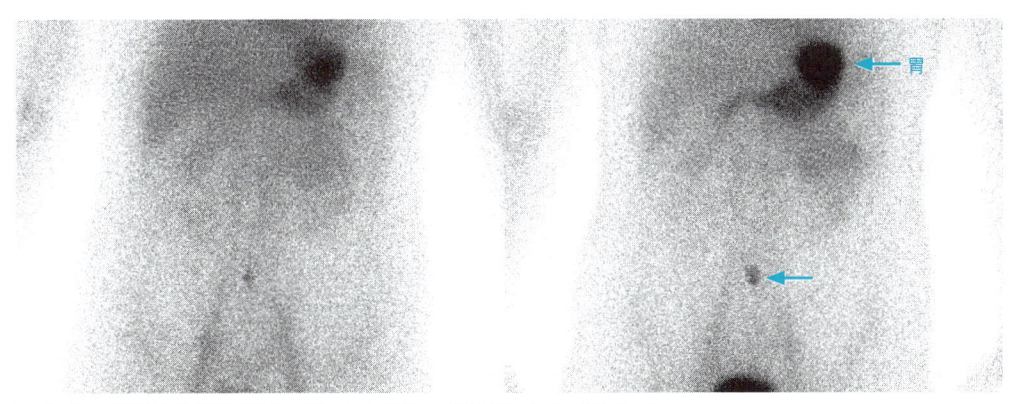

図 5-5　異所性胃粘膜を有する Meckel 憩室　（胃粘膜シンチグラフィ）

^{99m}TcO$_4^-$（パーテクネテート）投与 10 分後（左図）では下腹部正中に非常に淡い点状集積がみられる．経時的な撮像でも集積が認められ，60 分後（右図）では集積が明瞭化している（矢印）．なお，上腹部にみられる集積は正常胃粘膜の集積である．

ら，異所性胃粘膜を伴う Meckel 憩室は胃粘膜シンチグラフィの最もよい適応である．

異所性胃粘膜を伴う Meckel 憩室では，投与直後より 1 時間以内に腹部正中付近に点状集積が出現する（図 5-5）．

（執筆協力：中原理紀）

6 肝・胆・膵・脾

A 核医学検査

　肝・胆・膵・脾を画像評価するにあたって，形態診断もさることながら機能診断が重要である．核医学検査は形態診断には不向きであるが，放射性薬剤の性質を利用して機能診断を行うことが可能である．肝機能の評価にはコロイド状放射性薬剤を用いた肝シンチグラフィ，またはアシアロ糖蛋白結合放射性薬剤を用いた肝受容体シンチグラフィがある．肝胆道系・脾の機能評価にはそれぞれ肝胆道シンチグラフィ・脾シンチグラフィがある．

1 肝シンチグラフィ

　コロイド（＝直径 $1〜5,000×10^{-9}$ m の粒子）が体内に投与されると，網内系内皮細胞に取り込まれる．肝・脾・骨髄に存在する網内系内皮細胞に貪食されるコロイド量は，コロイド粒子径によって多少異なるものの正常では肝＞脾＞骨髄の順である．一方，血流・貪食機能が障害された（あるいは亢進した）場合には，これらの臓器へのコロイド集積分布が変化する．したがって，コロイド性放射性薬剤を投与し，肝・脾・骨髄の分布を測定することにより肝機能障害を評価することができる．また，まれに肝に限局性結節性過形成（focal nodular hyperplasia；FNH）を生じることがあるが，FNH では肝網内系内皮細胞であるクッパー細胞が存在するため，コロイド製剤が FNH の存在診断に用いられることもある．

　^{99m}Tc-フィチン酸あるいは ^{99m}Tc-スズコロイドを約 300 MBq 静注し，10〜15 分後以降に上腹部の前後面を撮像する．必要に応じて断層撮像（SPECT）を行う．視覚的に肝・脾・骨髄の集積を評価することが一般的だが，より詳しく機能を評価するために定量的に解析を行うこともある．

2 肝受容体シンチグラフィ

　アシアロ糖蛋白受容体は体内で肝細胞表面にのみ発現している．この受容体は種々の肝疾患において減少することが知られており，受容体の発現量がまさに機能肝細胞量を反映する指標となることがわかっている．アシアロ糖蛋白受容体はガラクトースに高い親和性があることを利用して，ヒト血清アルブミンにガラクトースを数多く結合させた構造を有する放射性薬剤（^{99m}Tc-GSA）が開発されている．したがって，^{99m}Tc-GSA を用いて定量的に肝アシアロ糖蛋白受容体の肝内分布と量を測定することができ，結果的に肝細胞機能が把握できる．

　^{99m}Tc-GSA を約 185 MBq 静注し，3 分後および 15 分後の心・肝を撮像する．心のカウントは血中濃度を反映するため，各測定時間の心カウントの比（HH15＝H15/H3）は血中からの消失速度をおおよそ反映する．また，15 分後における心と肝の総合カウントに対する肝カウントの比（LHL15＝L15/L15＋H15）は肝への集積速度をおおよそ反映する．より詳しく機能を評価するために，詳細な定量解析や局所評価のためのSPECT が行われることもある．

3 肝胆道シンチグラフィ

　ビリルビンは肝臓に取り込まれグルクロン酸抱合を受け，胆汁として胆管を通り便の中へ排泄される．このような肝胆道系の流れを画像化することができれば，肝胆道疾患の診断に有用である．放射性薬剤である ^{99m}Tc-PMT あるいは ^{99m}Tc-HIDA は，肝に非常によく取り込まれ速やかに胆汁へ移行する点で，肝胆道シンチグラフィに用いられている．また，^{99m}Tc-PMT は尿中排泄率が低く画質が良好であることと，血中ビリルビンの影響を受けにくい点で検査薬剤として優れている．特に，新生児黄疸における先天性胆道閉鎖症と乳児肝炎の鑑別に威力を発揮する．

　検査前は絶食とし，^{99m}Tc-PMT あるいは ^{99m}Tc-HIDA を約 185 MBq 静注する．投与直後より 1 時間かけて経時的に撮像し，検査薬剤の肝胆道系への移行状態を画像化する．移行状態が悪い場合には，6 時間後以降あるいは 24 時間後像を追加する．

4 脾シンチグラフィ

　肝シンチグラフィの項ですでに述べたが，脾には網内系内皮細胞が存在するためコロイド性放射性薬剤を投与することにより脾を描出することができる．したがって，脾や副脾の存在・位置診断に専ら用いられる．

　コロイド性放射性薬剤としては，比較的粒子径の大きいものが脾に取り込まれやすいことを考慮して ^{99m}Tc-スズコロイドが用いられる．約 111 MBq を静注し 10 分以上経ってから上腹部の撮像を行う．

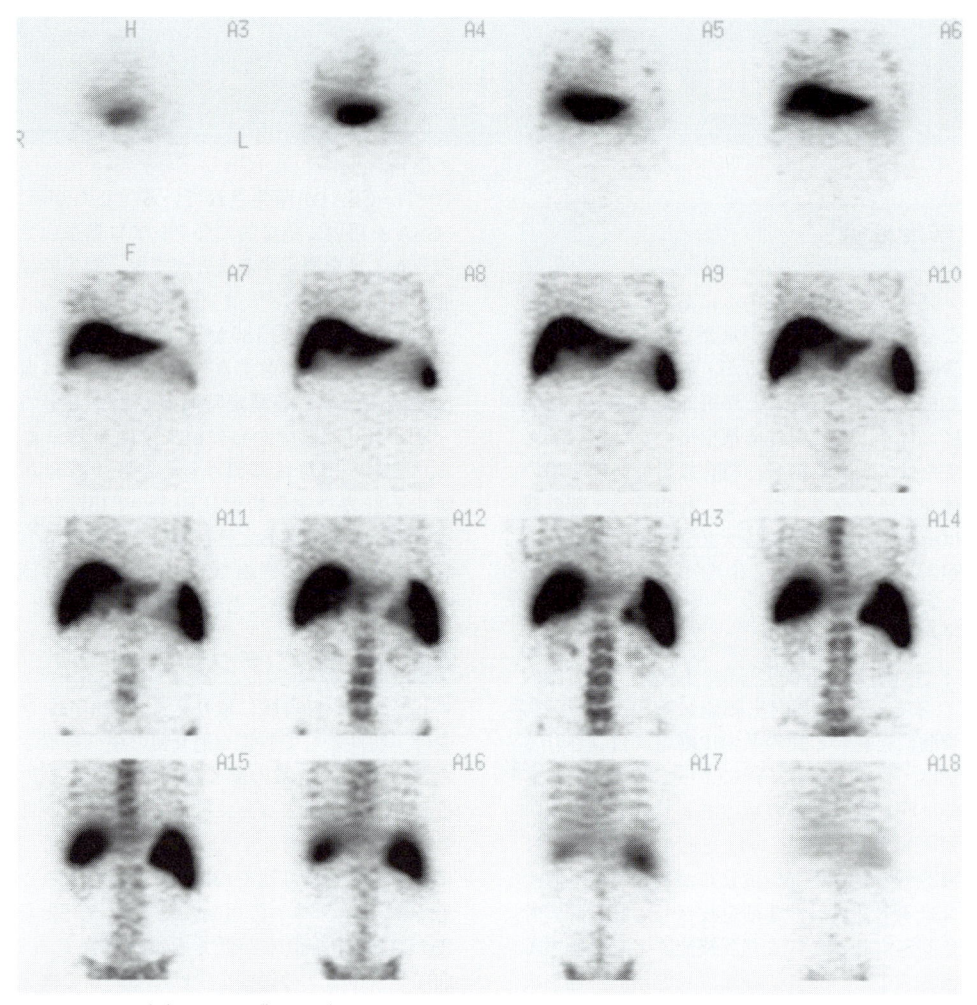

図 6-1　肝硬変（肝シンチグラフィ）
コロイド性放射性薬剤である^{99m}Tc-フィチン酸を投与し，断層撮像（SPECT）を行った．右葉萎縮・左葉腫大・脾腫を認め，骨髄の描出も明瞭である．

B　各種画像の分析と解釈

1　肝シンチグラフィ

現在では超音波検査や CT などの画像診断の発達により，肝の機能評価に肝シンチグラフィが用いられることは少なくなった．しかし本検査は，肝のクッパー細胞機能を評価する上で最も適した検査法であり，NASH（non-alcoholic steatohepatitis）の評価などに注目されている．

正常ではコロイド性放射性薬剤は肝全体に均一に分布する．脾は前面ではほとんど集積してみられないことが多いが，正常脾であっても腹側に移動している場合はその限りではない．骨髄には通常ほとんど集積しない．肝障害の程度に応じて肝形態に変化が生じ，肝内の RI 集積は不均一になる．さらに進行すると，脾の集積亢進および骨髄の描出がみられるようになる．典型的な肝硬変像では，肝の右葉萎縮・左葉腫大ならびに脾腫による集積像を認め，flying bat pattern（コウモリ状パターン）を呈する（図 6-1）．

2　肝受容体シンチグラフィ

^{99m}Tc-GSA 静注 3 分後および 15 分後の心・肝の集積より求めた HH15・LHL15 により肝障害の程度を判断する．ガンマカメラの性能や周辺機器（コリメータなど）により正常値が若干異なるが，概ね HH15 は 0.5〜0.6 程度，LHL15 は 0.9 以上である．これらの計測値は客観性に優れており，同一施設内で肝の障害程度を経過観察する場合や治療効果判定をする上で適した

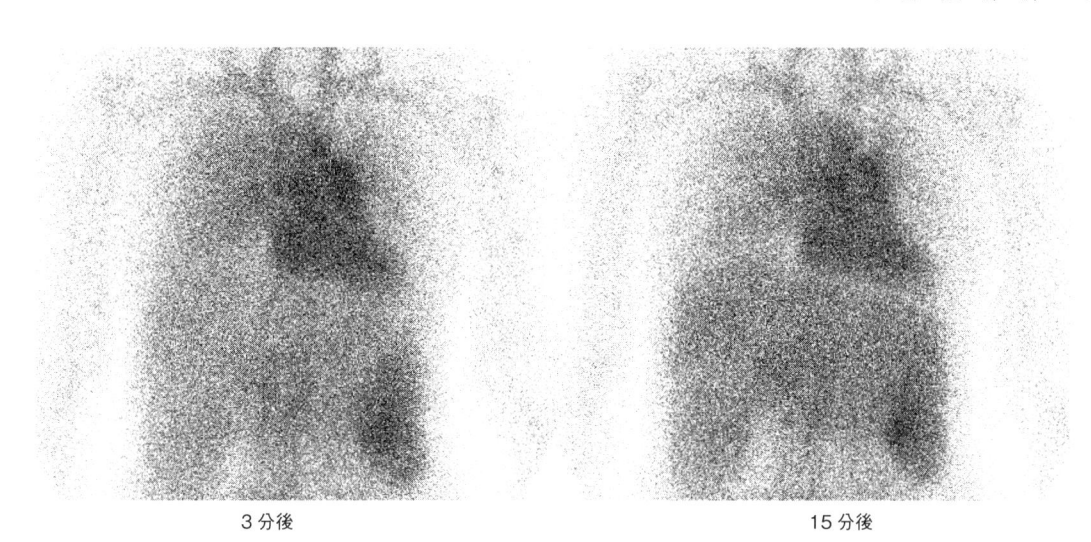

図 6-2　肝硬変　(肝受容体シンチグラフィ)
^{99m}Tc-GSA 投与 3 分後(左図)では心集積が明瞭で，肝集積はわずかである．15 分後(右図)においても心集積が明らかに残存し，肝への集積も著明に低下している．LHL15＝0.55　HH15＝0.92 であった．

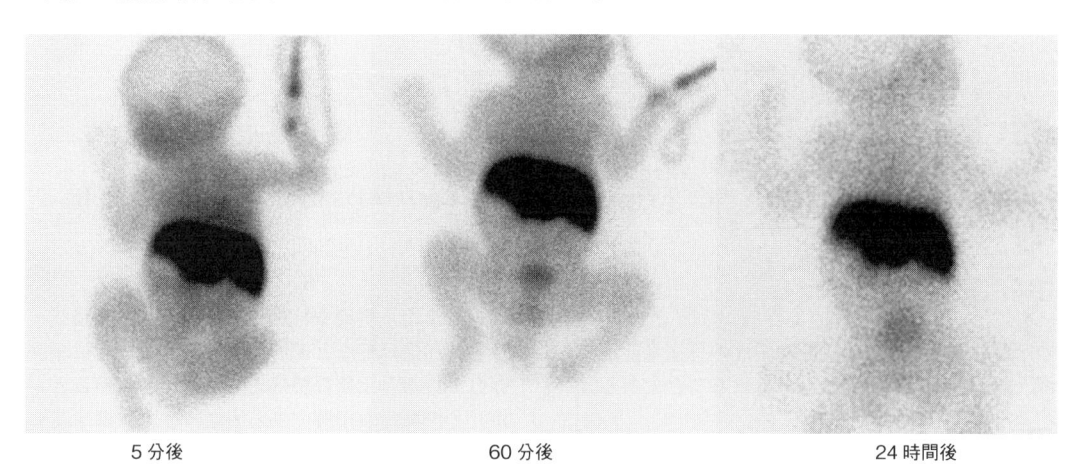

図 6-3　先天性胆道閉鎖症(肝胆道シンチグラフィ)
^{99m}Tc-PMT 投与 5 分後(左図)にて肝集積が認められるものの心集積やバックグラウンド集積が認められるため，肝への摂取は障害されていると考えられる．60 分後(中図)においても肝集積は明瞭に描出され，腸管への排泄はみられない．24 時間後(右図)でも同様である．60 分後・24 時間後にて膀胱の集積が軽度であるが認められる．

検査法である．特に小児では，超音波検査や CT などを用いて肝障害を評価することが難しいこともあるため，シンチグラフィによる肝移植後小児患者の肝機能評価にも有用性が期待されている．

正常例では，視覚的評価において 15 分後には心集積はほとんどみられず肝集積は良好である．一方，心集積が明瞭で肝集積に乏しい場合は，高度肝機能障害が強く疑われる(図 6-2)．

3　肝胆道シンチグラフィ

^{99m}Tc-PMT 静注直後より経時的に 1 時間撮像を行う．正常では静注 5 分以内にアイソトープが肝に摂取され，血中を反映する心集積はほとんど認められない．5〜20 分で肝内胆管および総胆管へと RI が移行するが，胆管像が明瞭に描出されることは少ない．通常は 30 分以内に腸管が描出され，胆嚢像も明瞭化する．60 分後像では肝の集積はわずかしか認められない．

胆道系の障害程度に応じて RI の排泄遅延が認められ，特に先天性胆道閉鎖症では，24 時間後においても腸管への排泄を認めないことが特徴である(図 6-3)．先天性胆道閉鎖症との鑑別で重要な乳児肝炎では，24 時間後においてわずかながら腸管集積が認められるため，本検査は両者の鑑別に極めて有用で

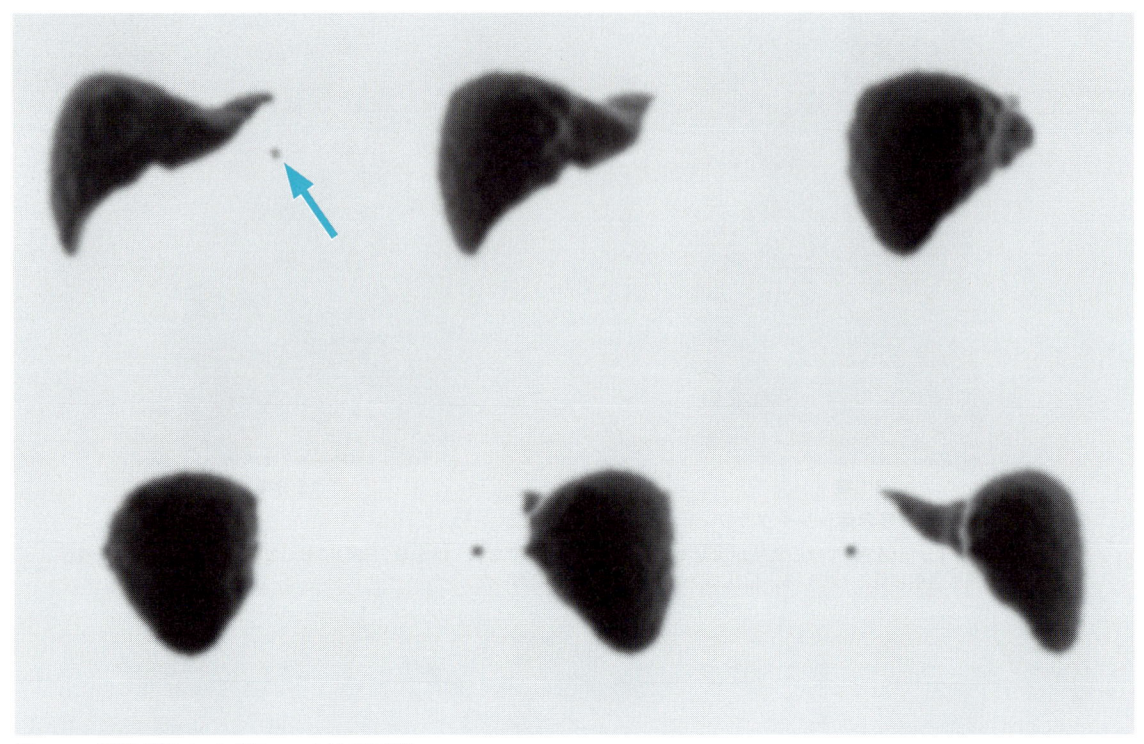

図6-4 副脾（脾シンチグラフィ3次元画像）
特発性血小板減少性紫斑病で脾摘後の症例．^{99m}Tc-スズコロイド投与後に断層撮像（SPECT）を行い，3次元立体画像処理を行った．副脾（矢印）の存在が明らかである．

ある．
　そのほか，急性胆嚢炎の診断や胆汁の胃・食道逆流の評価，総胆管嚢腫の診断に用いられることもある．

4　脾シンチグラフィ

　^{99m}Tc-スズコロイドは機能している脾組織に集積するため，機能的無脾症の診断や無脾症の診断に用いられる．また，胃癌や特発性血小板減少性紫斑病・遺伝性球状赤血球症などで脾摘が行われた場合，副脾が残存していると上腹部腫瘤として認められることがあるが，その腫瘤が副脾であるかどうかを診断するには本検査が最も有用である（図6-4）．

（執筆協力：中原理紀）

7 腎・尿路・男性器

腎・尿路系の核医学検査

A 適応，選択の仕方

核医学検査の特徴は機能的な情報が得られる点であり，腎・尿路系の適応としては腎血管性高血圧症の診断，水腎症の評価，腎移植後の合併症の診断などが挙げられる．左右の腎機能を別々に評価することができるのも核医学検査の利点であり，腎手術前の分腎機能の評価には必須である．

腎血管性高血圧症においては，腎動脈の狭窄の有無や狭窄の程度は他の画像検査で診断される．腎シンチグラフィの意義は診断の確定，治療効果の予測，治療後の効果判定などである．水腎症自体の診断も他の画像検査で容易にできるが，利尿薬（フロセミド）負荷シンチグラフィにより閉塞性か非閉塞性かを知ることができる．移植腎に対しては急性拒絶反応や急性尿細管壊死の診断に有用である．

B 検査の方法

腎に集積して腎から排泄される過程を画像化する放射性薬剤として，わが国では $^{99m}Tc-MAG_3$（メルカプトアセチルトリグリシン）と $^{99m}Tc-DTPA$（ジエチレントリアミン5酢酸）が用いられる． $^{99m}Tc-DMSA$（ジメルカプトコハク酸）は腎に集積するが排泄されず，腎盂腎炎の瘢痕の評価に用いられることがあるが，その使用頻度は少ない．したがって，腎の核医学検査といえば $^{99m}Tc-MAG_3$ か $^{99m}Tc-DTPA$ を用いる腎動態検査が一般的である．

$^{99m}Tc-MAG_3$ と $^{99m}Tc-DTPA$ は排泄過程に違いがある． $^{99m}Tc-DTPA$ は糸球体で濾過され，尿細管で分泌も再吸収もされない糸球体濾過物質である．したがって， $^{99m}Tc-DTPA$ のクリアランスは糸球体濾過流量を示す．一方， $^{99m}Tc-MAG_3$ は選択的に近位尿細管より分泌され，再吸収を受けることなく尿中に排泄される近位尿細管分泌物質である． $^{99m}Tc-MAG_3$ のクリアランスは有効腎血漿流量と良い相関を示し， $^{99m}Tc-MAG_3$ のクリアランスから有効腎血漿流量が換算できる． $^{99m}Tc-DTPA$ のクリアランスも $^{99m}Tc-MAG_3$ クリアランスも左右の腎に対して別々に測定でき，分腎機能の評価に利用される．

撮影方法は $^{99m}Tc-MAG_3$ でも $^{99m}Tc-DTPA$ でも同じである．座位または背臥位でシンチレーションカメラを背面において薬剤を静脈内に投与し，連続的に腎への集積，腎からの排泄を画像化する．腎臓に関心領域をおいて腎の放射能の時間的変化を表したのがレノグラムである． $^{99m}Tc-DTPA$ や $^{99m}Tc-MAG_3$ のクリアランスは採血して計算する場合もあるが，画像データをもとに計算することも可能である．腎血管性高血圧の診断にはアンジオテンシン転換酵素阻害薬であるカプトプリルを投与するカプトプリル負荷シンチグラフィが，水腎症の評価には利尿薬であるフロセミドを負荷する利尿シンチグラフィが行われる．

C 正常像

$^{99m}Tc-MAG_3$ 投与直後に大動脈に引き続き両側の腎臓が描出される．腎実質の放射能は徐々に増加し，次いで実質の放射能の減少とともに腎盂の放射能が増加する．腎盂にたまった放射能は尿管から膀胱に移行する（図7-1 ⓐⓑ）．腎盂に放射能の貯留が目立つことがあるが，拡張していない腎盂への放射能の軽度の貯留は多くが生理的なものである．レノグラムでは投与直後に急峻な立ち上がりがみられ，次いで傾きがやや鈍化して，ピークに達する．その後は徐々に放射能が減少していく（図7-1 ⓒ，図7-2）．最初の急峻な立ち上がりを血流相，次のややなだらかな増加を分泌相，放射能が徐々に減少していく部分を排泄相という．レノグラムカーブの指標として，放射能がピークに達するまでの時間 Tmax と，ピークの時間から放射能がピークの半分になるまでの時間 T1/2 がよく使われる．Tmax，T1/2 の正常値は $^{99m}Tc-MAG_3$ でそれぞれ5分以内，10分以内である． $^{99m}Tc-DTPA$ では T1/2 の正常値が $^{99m}Tc-MAG_3$ より長い．

糸球体濾過流量，有効腎血漿流量は体表面積に比例する．成人ではそれぞれ 120 ml/分/1.73 m²，500〜600 ml/分/1.73 m² で，加齢によって低下する． $^{99m}Tc-DTPA$ クリアランスは糸球体濾過流量を示すので 120 ml/分/1.73 m² が正常値の目安となる． $^{99m}Tc-MAG_3$ クリアランスは有効腎血漿流量と極めてよい相関を示すが，有効腎血漿流量より低く，300〜400 ml/分/1.73 m² が正常値の目安である．

680　Ⅱ．核医学

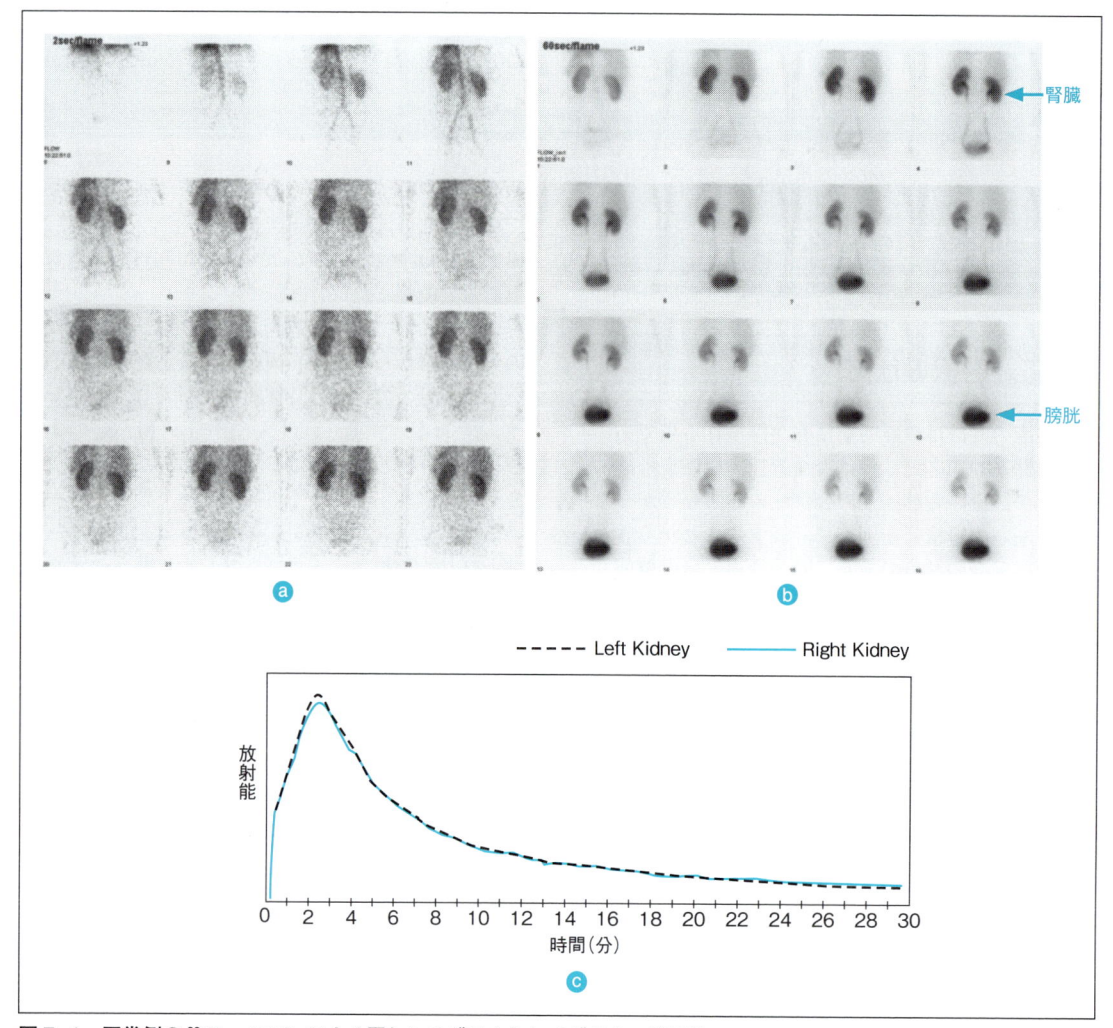

図7-1　正常例の ^{99m}Tc-MAG$_3$ による腎シンチグラムとレノグラム．後面像
ⓐ：投与直後から2秒毎の連続画像．
ⓑ：投与直後から1分毎の連続画像．
ⓒ：レノグラム．

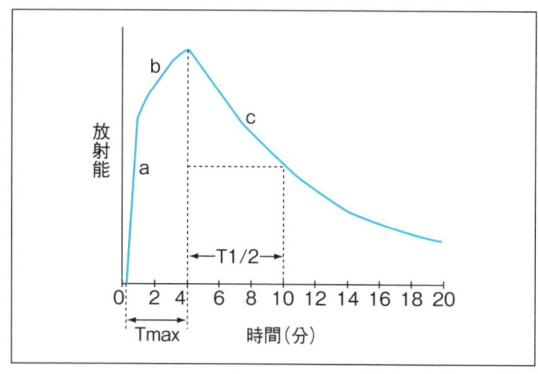

図7-2　正常のレノグラム．
a：血流相，b：分泌相，c：排泄相．aの立ち上がりからbのピークまでの時間をTmax，bのピークの高さが半分になるまでの時間をT1/2という．

D　疾患とシンチグラフィ所見

1　腎血管性高血圧症

　腎動脈の一側あるいは両側狭窄による二次性高血圧症である．腎動脈に狭窄があると，レニン分泌が刺激されアンジオテンシンⅡの産生亢進を起こし，全身の末梢抵抗血管抵抗の上昇を来す．腎動脈の狭窄の原因は若年者では線維筋性異形成，中高年者では動脈硬化が多い．
　血流相イメージで血流の低下，Tmax，T1/2の延長が認められる．腎動脈が狭窄していても自己調節機序により糸球体濾過機能が保たれていると正常ないし

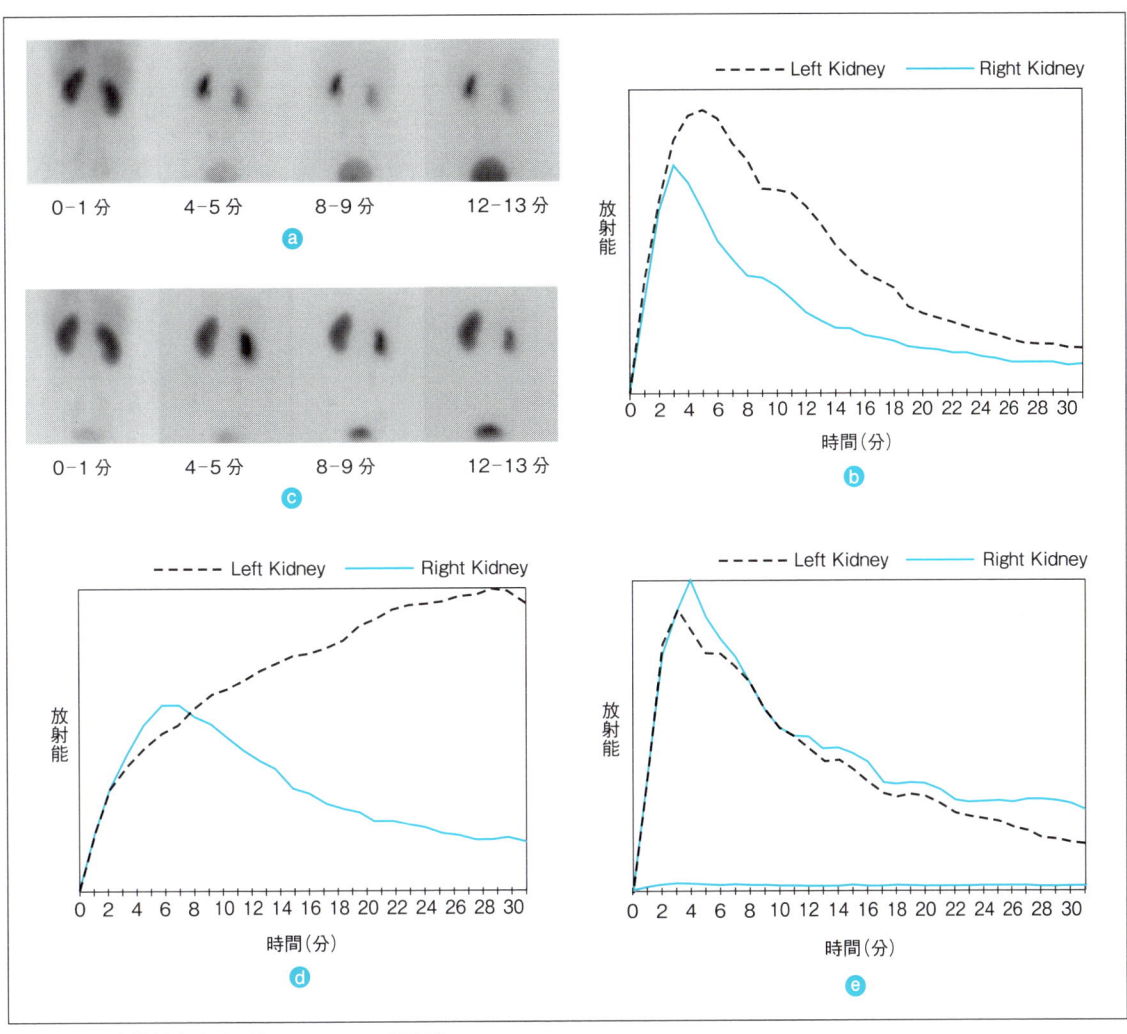

図7-3 腎血管性高血圧. ^{99m}Tc-MAG$_3$. 後面像
ⓐ：カプトプリルを負荷していないときの ^{99m}Tc-MAG$_3$ 腎シンチグラム．左腎盂の集積は生理的なもので，異常でない．
ⓑ：レノグラム．左腎のTmaxが軽度延長している．
ⓒ：カプトプリルを負荷したときの ^{99m}Tc-MAG$_3$ 腎シンチグラム．左腎実質の放射能が遅くまで残っている．
ⓓ：レノグラム．左腎からの排泄が著しく遅延している．右腎のTmaxもカプトプリル負荷のないときに比較して延長している．
ⓔ：両側の腎動脈狭窄に対する血管拡張術施行後のカプトプリル負荷 ^{99m}Tc-MAG$_3$ レノグラム．治療により血圧は低下し，両腎とも正常のレノグラムになっている．

正常に近いレノグラムを示す．このような状態に対して，カプトプリルを負荷するとアンジオテンシンⅡによる輸出細動脈の収縮が解除され，糸球体濾過機能が低下するため，レノグラムでは排泄遅延が明らかになる（図7-3 ⓐ～ⓓ）．血管拡張術後は正常のレノグラムに回復する（図7-3 ⓔ）．

2 水腎症

腫瘍や結石による尿路の閉塞や狭窄，先天性の腎盂尿管移行部狭窄などさまざまな原因で腎盂・腎杯が拡張した状態をいう．

腎シンチグラフィでは，拡張した腎盂に放射能が集積し，膀胱への移行が遅延する．レノグラムではTmax，T1/2の延長がみられる．高度の狭窄では放射能が徐々に増加するのみでピークが認められない（図7-4）．腎盂・腎杯の拡張に尿路の閉塞がどの程度関与しているか，フロセミドを負荷する利尿レノグラムが有用である．器質的病変による尿路狭窄を来した閉塞性疾患の場合，フロセミド投与後もレノグラムカーブに変化は認めないが，尿路の拡張に伴う単なる尿の貯留である非閉塞性疾患の場合，フロセミドに反応して腎盂の放射能が減少する（図7-5）．

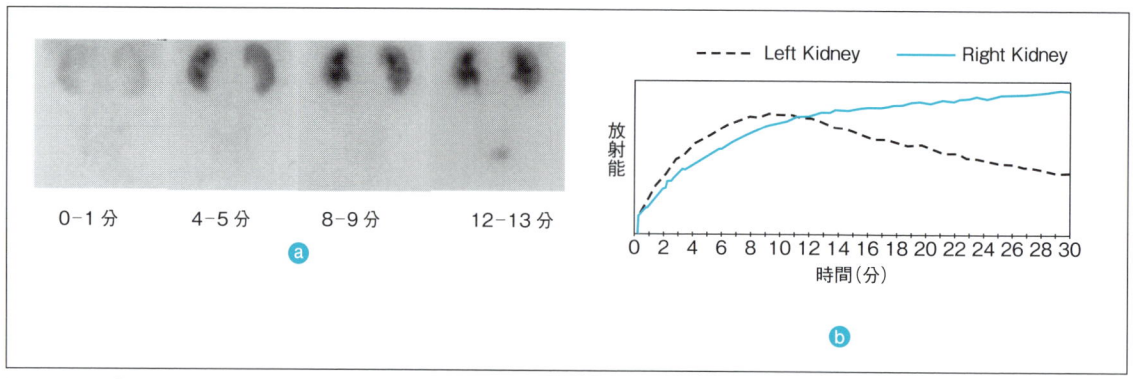

図7-4 子宮頸癌による両側水腎症. ^{99m}Tc-MAG$_3$を用いた腎シンチグラム
ⓐ：左側には，尿管カテーテルが留置されている．
ⓑ：尿管カテーテルが機能しているため，左腎からは徐々に放射能の減少が認められる．^{99m}Tc-MAG$_3$クリアランスは左腎が175.3 ml/分，右腎が143.0 ml/分であった．

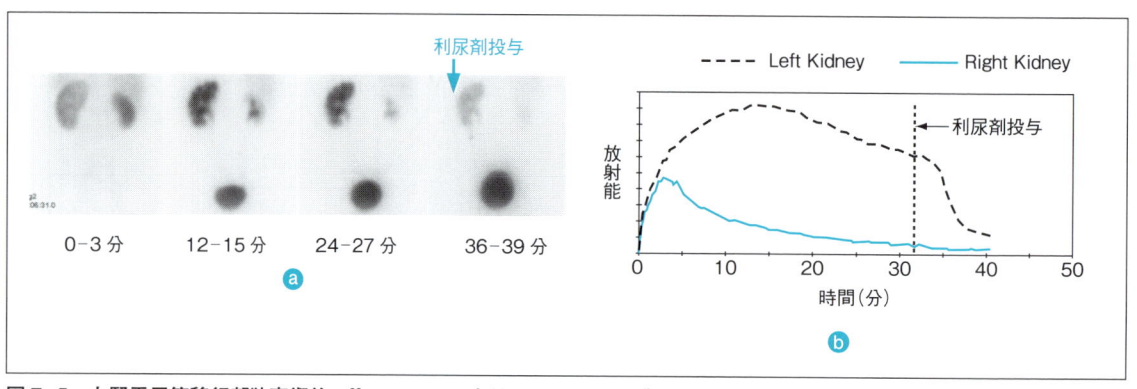

図7-5 左腎盂尿管移行部狭窄術後. ^{99m}Tc-MAG$_3$を用いた腎シンチグラム
ⓐ：32分後に利尿薬（フロセミド）が投与されている．36～39分のイメージでは，左腎盂に貯留した放射能が速やかに減少している．
ⓑ：レノグラム．左腎の放射能が利尿薬投与に反応して著明に減少していることから，手術により器質的な狭窄が解除されたことがわかる．

3 移植腎

腎移植後には血管性病変や拒絶，急性尿細管壊死など様々な合併症を来しうる．
急性拒絶では血流の低下，放射性薬剤の集積低下がみられる．急性尿細管壊死の典型例では血流が良好であるにもかかわらず，腎実質からの放射性薬剤の排泄がみられない．

捻転症と急性精巣上体炎の鑑別に有用である．^{99m}TcO$_4^-$あるいは^{99m}Tc標識アルブミンなどを静脈内投与する．

B 疾患とシンチグラフィ所見

急性精巣上体炎では血流が増加し，精巣捻転症では血流の途絶，集積欠損がみられる．

男性器の核医学検査

A 適応と検査の方法

核医学検査では精巣の血流の変化を評価する．精巣

9 骨・関節・軟部組織・脊椎

核医学検査

A 骨シンチグラフィ

核医学では最も検査件数が多い．^{99m}Tc 標識リン酸化合物を用いる．

1 正常像とその解剖

正常者の骨イメージは，年齢によって異なる．つまり，骨成長期の小児から 20 歳頃までは，骨形成を反映して骨幹端部の集積が強い．一方，加齢とともに骨への集積は相対的に低下する．

一般に，胸骨，胸鎖関節，肩甲骨下縁，腸骨稜などが明瞭に描出される（図 9-1）．閉経後の女性で頭蓋骨が強く描出されることがある．また，骨以外に腎と膀胱の描出がみられる．

2 異常像の分析と解釈

骨シンチグラフィ上の異常は，①単発性または多発性の集積増加，②びまん性の集積増加，③集積欠損または低下，④これらの混在として認識される．

骨形成を伴う骨疾患では，集積増加を示す．一方，集積の欠損や低下は，①骨形成を伴わない病態，②骨への血流が途絶した状態や，③放射線治療後にみられる．

① 悪性腫瘍の骨転移

骨シンチグラフィは悪性腫瘍の骨転移の検出に威力を発揮する（表 9-1）．すべての悪性腫瘍の進行例や末期例は骨転移を生じうるが，特に前立腺癌と乳癌の頻度が高い．そのため，これらの悪性腫瘍患者では骨シンチグラフィによる骨転移の検索がしばしば行われる（図 9-2）．

びまん性の集積増加は，前立腺癌と胃癌の全身性の骨・骨髄転移で観察される（図 9-3）．これらの症例での骨シンチグラフィでは，腎の集積は低下し，骨特に肋骨や脊椎骨への放射性医薬品の集積がびまん性に強く，いわゆる "super bone scan" あるいは "beautiful bone scan" とよばれる所見を示す．

前立腺癌や乳癌などの骨転移が，治療に対して反応

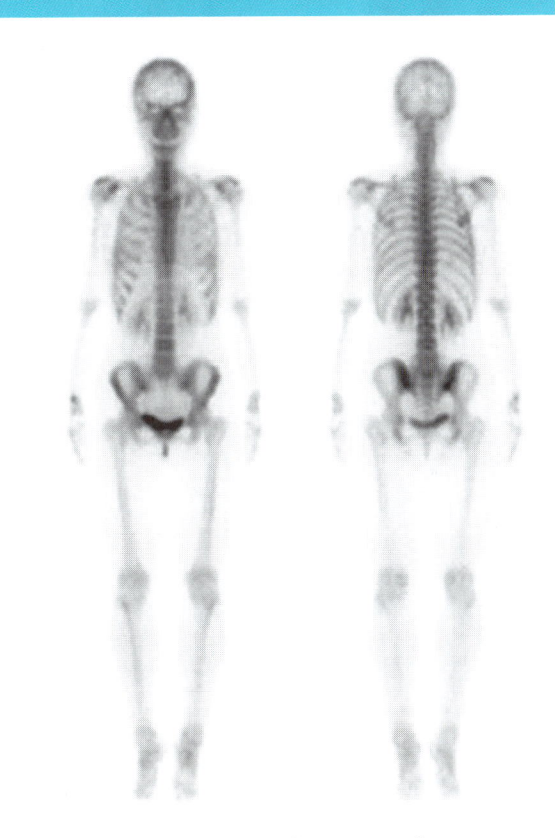

図 9-1 正常者（39 歳，女性）の骨シンチグラム

表 9-1 悪性腫瘍の骨転移と骨シンチグラフィ

1. 骨転移の早期検出
2. 骨転移の正確な範囲の同定
3. 病期の決定
4. 治療効果の判定
5. X 線で検出が困難な部位の病変の検索
6. 骨折や骨痛を訴える症例のスクリーニング
7. 放射線治療の適応例の照射野の決定
8. 骨生検部位の位置決め

する場合，flare 現象といわれる一過性の集積増加を認めることがあり，注意が必要である．

骨転移は X 線像上，①溶骨性（腎癌，甲状腺分化癌，肝癌，子宮頸癌，頭頸部扁平上皮癌など），②造骨性（前立腺癌など）と③混合性（乳癌，肺癌，胃癌，大腸癌，膀胱癌など）に分類される．骨シンチグラフィ上，骨形成を伴わない多発性骨髄腫や，甲状腺分化癌，肝癌，腎癌の骨転移では集積の欠損（cold）また

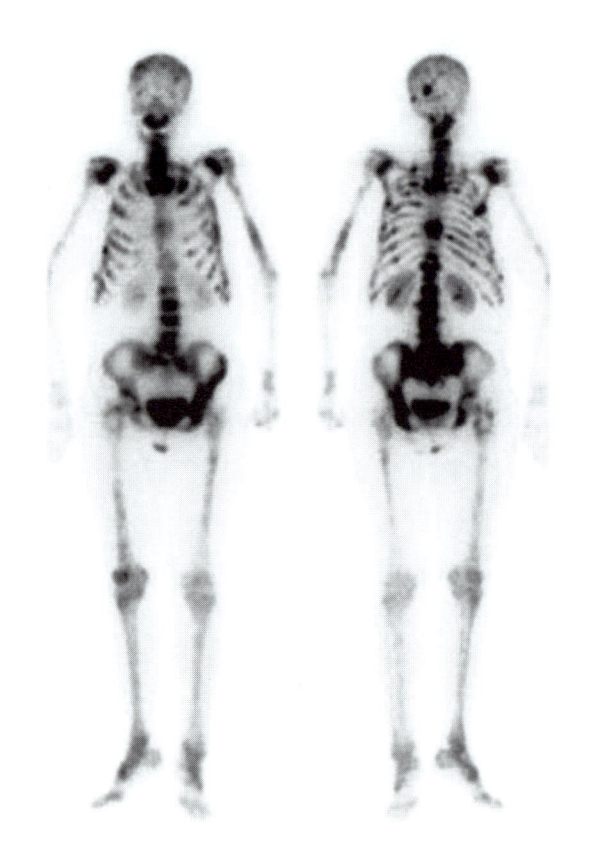

図9-2 多発性骨転移を合併した乳癌の骨シンチグラム

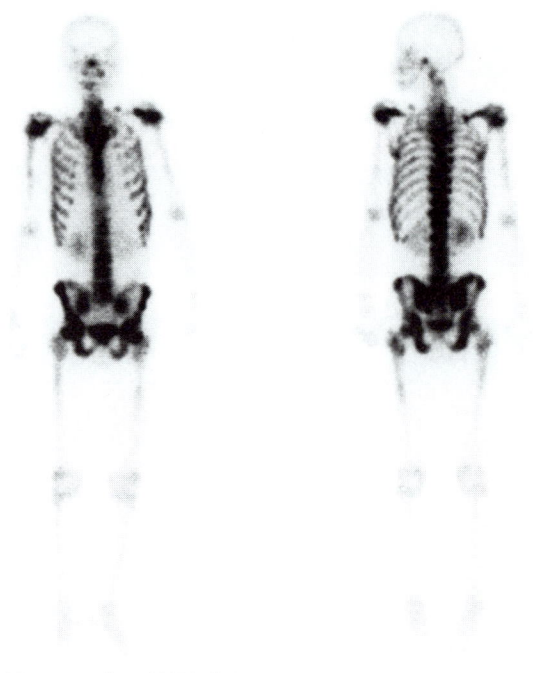

図9-3 びまん性骨転移を呈した前立腺癌の骨シンチグラム

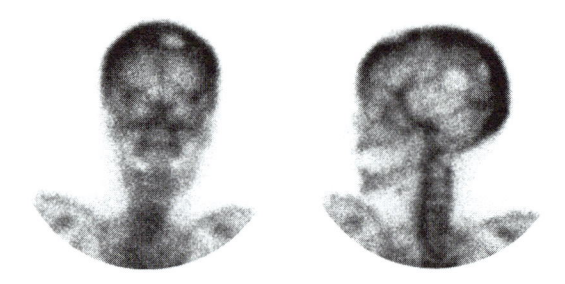

図9-4 頭蓋骨に cold lesion を示す多発性骨髄腫の骨シンチグラム
頭蓋骨の溶骨性骨病変(punched-out lesion)は多発性骨髄腫では，しばしばみられる所見である．骨形成を伴わない骨吸収のみの病変である．

は低下を示すことが多い(図9-4)．

骨転移巣への集積が低下ないし軽度である症例では，その局在診断や確定診断に苦慮することがある．そこで，原発巣に生理的集積を示し，しかも転移巣でも同様に集積する放射性医薬品がその同定に用いられることがある．例えば，^{131}I-Na が甲状腺分化癌の骨などの転移巣の検出に用いられる．また，^{201}Tl-Cl や ^{99m}Tc-MIBI などの腫瘍親和性放射性医薬品も使用される．

肺癌の合併症の一つである hypertrophic osteoarthropathy(肥大性骨関節症)では，骨シンチグラフィ上，両下肢の長軸に平行な線状の集積増加がみられる(図9-C1)．

❷ 原発性骨腫瘍

良性腫瘍では集積が弱く，悪性腫瘍では集積が強い傾向がある(図9-5)．ただし，例外があり，線維性骨異形成や類骨骨腫などの良性腫瘍は集積が強い．そのため，骨シンチグラフィは良性と悪性の鑑別には不適であり，病変範囲の把握や多発性病巣の検出に用いられる．

❸ 骨髄炎

早期発見と病変の拡がりの判定に使用する．病変の活動性の評価には ^{67}Ga-citrate による炎症シンチグラフィが有用である．

❹ 骨壊死

特に大腿骨頭壊死が対象となり，壊死部は集積の低下を示し，周辺部は逆に集積が増加する(図9-6)．また，SPECT が有用である．

❺ 代謝性骨疾患

副甲状腺機能亢進症では頭蓋骨と下顎骨の集積増加

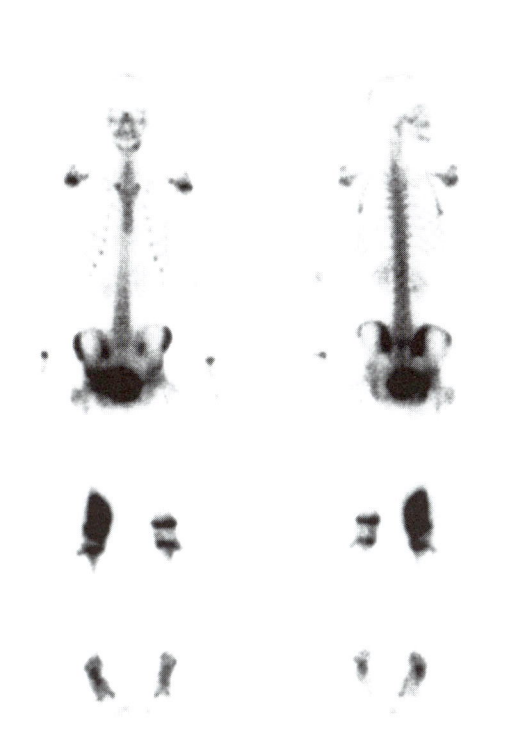

図9-5 右大腿骨遠位骨幹端部に発生した骨肉腫の骨シンチグラム

骨肉腫は骨成長期に膝関節の上下の骨部位にしばしばみられる.

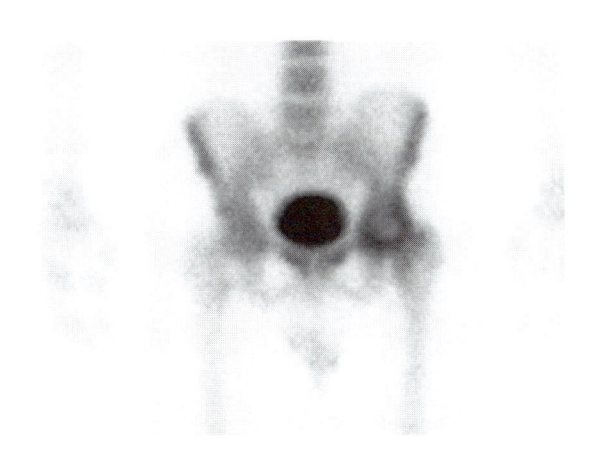

図9-6 右大腿骨頭壊死の骨シンチグラム

壊死部が cold で,その周囲に集積増加を示す.

が特徴的である(図9-7).

骨軟化症では偽骨折や微小骨折の部位の集積増加を示す.

骨 Paget 病では病変骨が極めて強い集積を示す(図9-C2).

骨折を合併する骨粗鬆症では骨折部位が集積を示す.

❻ 骨折,外傷

骨折部位は局所的に骨代謝が亢進している(図9-8).新鮮例は集積が強く,陳旧例は集積が弱い.

❼ 骨移植

移植骨の生着の可否,骨髄炎の合併や non-union の存在を判定するのに利用する.

❽ 関節炎

関節周囲の骨に病変が生じると集積の増加を示す.

❾ 反射性交感神経性ジストロフィ症候群

3相骨シンチグラフィが有用で,血管相で血流の増加,血液プール相と後期相ではともにびまん性の集積増加が特徴的である.

図9-7 人工透析中の慢性腎不全に合併した二次性副甲状腺機能亢進症の骨シンチグラム

腎不全のため,腎〜膀胱の描出がみられない.頭蓋骨と下顎骨のびまん性の集積増加は副甲状腺機能亢進症の特徴的な所見である.

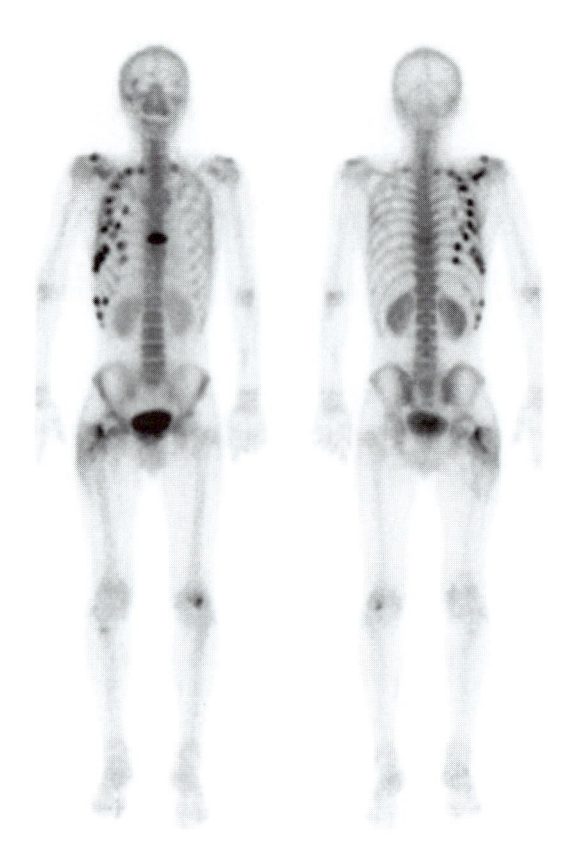

図9-8 多発性骨折の骨シンチグラム
右肋骨，胸骨，右大腿骨頸部などに hot spot または hot lesion を認める．骨折後の骨形成を表す．

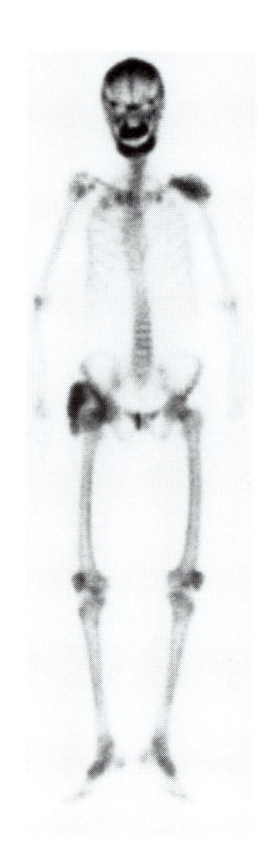

図9-9 人工透析中の慢性腎不全にみられた異所性石灰沈着の骨シンチグラム
左肩，右股部に異所性石灰沈着を認める．なお，同時に二次性副甲状腺機能亢進症も呈している．

⑩ 異所性石灰沈着

高カルシウム血症や腎性骨異栄養症など血中[Ca×P]イオン積が上昇する場合，肺，心臓，腎，胃，関節近傍などに異所性石灰沈着が生じるが，骨シンチグラフィで容易に認識できる(図9-9)．

B 骨髄シンチグラフィ

1 正常像とその解剖

成人では，^{111}In-Cl$_3$ は頭蓋骨，脊椎骨，肋骨，胸骨や骨盤骨など軀幹骨と，上腕骨，大腿骨の近位部の骨髄に集積を示す．骨髄以外では，肝と脾に集積する(図9-10)．

2 異常像の分析と解釈

^{111}In-Cl$_3$ シンチグラフィでは，集積範囲の減少は造血能の低下を表わす．特に骨盤部の集積が低下すると島状の分布を示し，さらに進行すると集積は認められなくなる(図9-10)．

再生不良性貧血では，^{111}In-Cl$_3$ の集積の低下や欠損を示し，活性骨髄の分布と造血能の程度を知るのに診断的価値が高い．また，^{111}In-Cl$_3$ 集積の末梢進展の有無は，再生不良性貧血と骨髄増殖症候群との鑑別に役立つ．骨髄増殖症候群では末梢進展がみられる．

C 関節シンチグラフィ

❶ 正常像とその解剖

関節シンチグラフィ上，対称性の正常関節は集積も対称性である．ただし，利き腕側の肩関節は他側よりやや集積が強い．

❷ 異常像の分析と解釈

^{99m}TcO$_4^-$ の集積増加は，①滑膜の炎症による血流の増加や，②関節に浸出液が存在する場合，炎症滑膜の透過性の亢進を反映している．

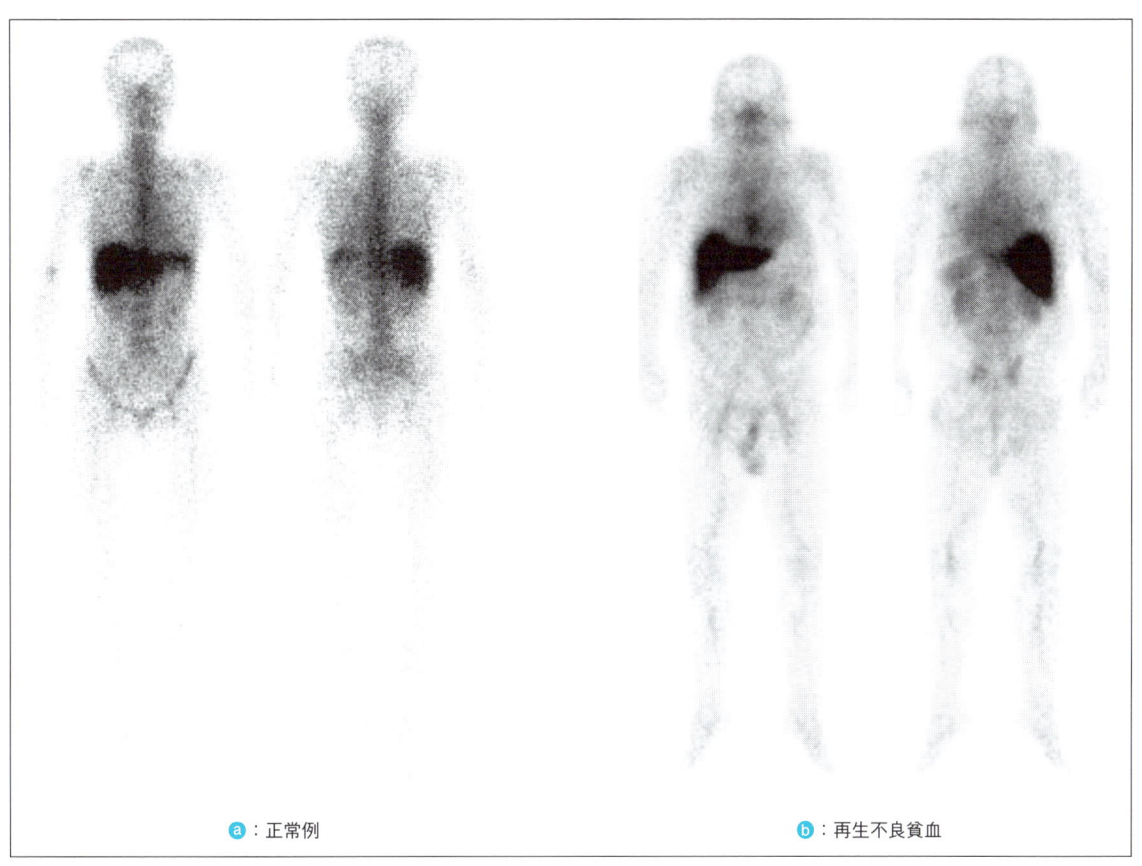

図 9-10　^{111}In-Cl$_3$ による骨髄シンチグラム
ⓐ：正常例．骨盤や脊椎の骨髄が描出されている．ⓑ：再生不良性貧血．骨盤骨髄の描出がほとんどみられない．

　^{99m}Tc 標識リン酸化合物は，後期像において関節疾患による関節周囲の骨病変に集積する．
　関節シンチグラフィは，炎症性関節疾患の範囲と程度や，治療効果の評価に用いられる．
　関節リウマチ，Reiter 症候群，乾癬性関節炎，強直性脊椎炎，痛風や骨関節炎などが対象であり，病変関節の検出に利用される(図 9-11)．

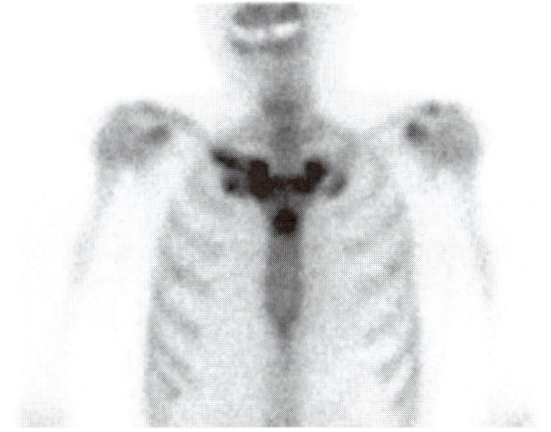

図 9-11　掌蹠膿疱症性骨関節炎の骨シンチグラム
両側胸肋鎖骨関節の集積が強い．

11 RI 内用療法

A RI 内用療法とは

　RIからはα線，β線，γ線などの放射線が放出されるが，これらの放射線を利用する癌などの治療法の中で，RIないしその標識化合物を経口，経静脈その他の経路から体内に投与して，病巣を主にRIから放出されるβ線で治療する方法である．1940年代に原子炉で[131]Iが製造されるようになったが，この[131]Iによるバセドウ病の治療が，RI内用療法の始まりとされる．

　現在，日本の臨床で日常的に行われている内用療法は，[131]Iによるバセドウ病と術後分化型甲状腺癌の転移巣の治療である．その他，現在保険適応ではないが，患者の希望があれば諸手続きの後[131]I-MIBGによる悪性褐色細胞腫や神経芽細胞腫の治療も可能である．最近では，この他に日本でも保険適応下で[89]Srによる除痛目的の転移性骨腫瘍の治療やRI標識抗体による化学療法抵抗性の悪性リンパ腫の治療が行われている．

B バセドウ病の[131]I治療

　甲状腺の腫大を来し，頻脈，手指振戦，発汗過多，体重減少を主訴とするバセドウ病の治療法には主に抗甲状腺薬による薬物療法，甲状腺の部分摘出を行う手術療法とRI内用療法がある．それぞれの治療法には一長一短あり，医師と患者により最も適切な治療法が選択される．米国では，約7割の患者に[131]I治療が第一選択として行われている．日本では，抗甲状腺剤による薬物療法が約9割の患者にまず行われているようである．しかし，外来で治療できる[131]Iの投与量の基準が明確になったことから，今後日本でもRI内用療法が第一選択の治療として行われるケースが増加すると思われる．

　バセドウ病の[131]I治療は，[131]Iが甲状腺に選択的に集積することと，それから放出されるγ線とβ線のうち主に生体内での飛程が1〜2mmで電離作用の大きいβ線による濾胞細胞破壊によりなされる．

　実際の治療は，[131]Iカプセルを内服するのみで簡便である．急性の副作用はほとんどない．しかし，晩発性の副作用としては甲状腺機能低下症があり，当初から甲状腺機能低下症をめざして[131]Iを大量投与する場合は別として，現時点では甲状腺機能低下症がいつ生じるか，正確には予測が困難であることは患者に説明しておく必要がある．絶対的禁忌は妊婦である．これは[131]Iが胎盤を通過して胎児の甲状腺に集積し，甲状腺機能低下症を誘発するからである．子供や将来妊娠を希望する女性を含め，それぞれの治療法について十分説明して，インフォームド・コンセントを取得する必要がある．現在日本で[131]Iによる治療が行われる患者は，抗甲状腺薬により白血球減少や肝機能障害，発疹などの副作用を生じた症例や抗甲状腺薬で長期間治療してもあるいはその内服がうまくいかず治癒しない症例，甲状腺腫が大きく抗甲状腺薬の通常量では効果がない症例が多い．[131]Iの投与量の決め方にはいろいろな方法があるが，そのなかで基本的なものは，①どの患者にも決まった一定量を投与する方法，②甲状腺1g当たりの放射能濃度（MBq/gないしμCi/g）を求めて決める方法，③吸収線量を求めて決める方法がある．①の方法にも少量74〜111 MBq（2〜3 mCi）と大量370〜555 MBq（10〜15 mCi）がある．②の方法は甲状腺重量と甲状腺摂取率が，③ではさらに有効半減期を求める必要がある．どの方法で行うかは各施設で異なるが，通常は②または③で[131]Iの投与量を決定する．

　[131]Iで治療する場合，患者の希望すなわち，甲状腺機能低下症にはなりたくないので少量で複数回治療してもかまわないか，甲状腺機能低下をできるだけ避け1回の治療で機能正常になりたいか，速やかに甲状腺機能亢進症状をとり，機能低下になった場合，一生甲状腺ホルモンを飲み続けてもかまわないか，あらかじめ確認しておく必要がある．これにより投与量も異なってくる．標準的な投与量は80〜100 Gy，2.96〜3.7 MBq/g（80〜100μCi/g）である．

　マイクロからナノグラムレベルの極微量の重さの[131]Iを十分に甲状腺に取り込ませ治療効果を発揮させるためには，[131]Iの投与前に昆布，ワカメ，ノリなどのヨード含有食物を少なくとも1週間は制限する必要がある．またヨードを含むイソジンなどの消毒剤は2週間，水溶性ヨード造影剤は2か月以上それらの使用を制限する必要がある．

　甲状腺機能亢進症状の改善やホルモン値の正常化は，通常[131]I内服後2〜3か月後から認められる．6か月を経過しても改善がみられないときは，治療を繰り返す．[131]I治療により甲状腺は縮小する（図11-1）が，眼球突出の改善は期待できない．バセドウ病の[131]I治

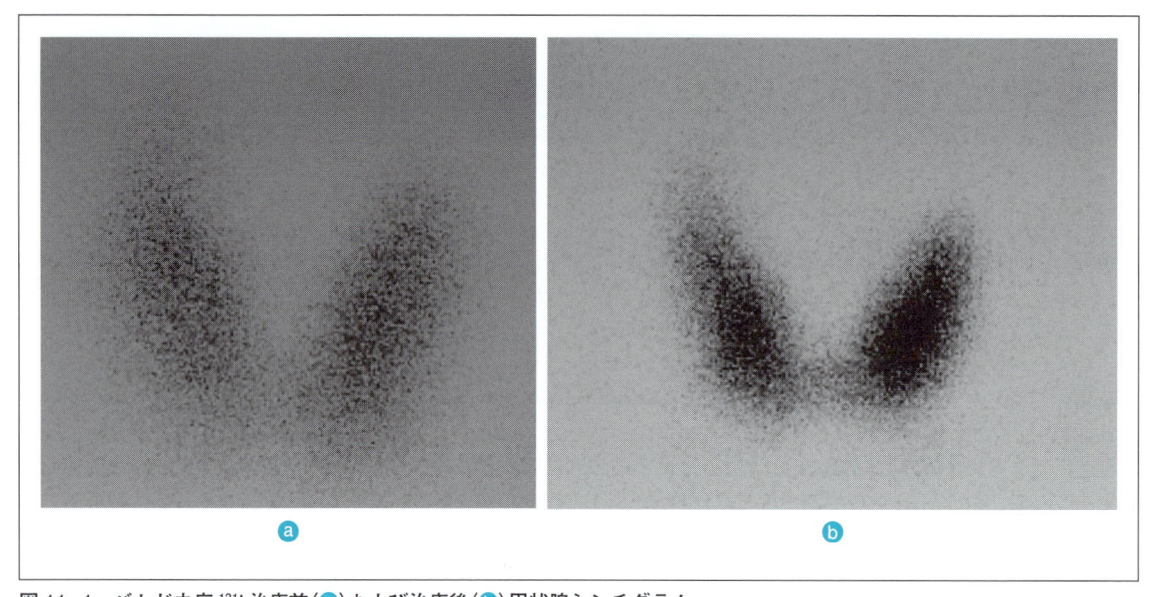

図 11-1 バセドウ病 ¹³¹I 治療前（a）および治療後（b）甲状腺シンチグラム
治療前の ¹³¹I シンチグラム（a）では甲状腺は全体的に腫大し，甲状腺摂取率も 83％と高く，治療 6 か月後の ¹²³I シンチグラム（b）では甲状腺は縮小し，甲状腺摂取率も 40％と低下している．

療による放射線障害や副作用に関しては詳しく研究されているが，白血病などの発生増加は報告されていない．ただ永久的な甲状腺機能低下症の発生率は，治療後 1 年までは ¹³¹I の投与量に依存するが，その後は投与量にかかわらず年に 2～3％といわれている．このことは前述したように患者に十分説明して，同意を得なければならない．ただ一過性の甲状腺機能低下症が内服後 2～3 か月目に生じることがあり，甲状腺機能低下の症状がひどくなければ，2～3 か月甲状腺ホルモンの投与を控えると一過性の場合は甲状腺機能は正常化する．

C 分化型甲状腺癌の遠隔転移に対する ¹³¹I 治療

甲状腺癌の大部分を占める乳頭癌と濾胞癌の治療はその局所の進展範囲によって，甲状腺片摘，亜全摘から全摘，頸部リンパ節郭清が行われ，予後はよい．しかし非治癒切除や肺，骨などへの遠隔転移がある場合，分化型甲状腺癌は外照射や抗癌剤は無効の場合が多く，¹³¹I 治療の適応となる．分化型癌の転移巣のなかには，その分化度に応じて正常甲状腺と同様 ¹³¹I を取り込むものがあるが，この場合はバセドウ病と同様，¹³¹I の β 線で腫瘍細胞を破壊できることになる．¹³¹I で転移巣の治療を行う場合，甲状腺を全摘する必要がある．これにより残存甲状腺への ¹³¹I の集積を防ぎ，転移巣への ¹³¹I の増加をはかり，さらに全摘によ

る甲状腺機能低下症で TSH を上昇させ ¹³¹I の転移巣への取り込みを促進できる．74～185 MBq（2～5 mCi）の診断量の ¹³¹I で全身シンチグラフィを行い，局所残存癌や再発，転移巣に ¹³¹I が集積した場合は 3.7～7.4 GBq（100～200 mCi）の ¹³¹I で治療する．甲状腺全摘後サイログロブリンが高値を示し，他の画像診断で再発，転移が疑われる場合は診断量での全身シンチグラフィを省略する場合もある．再治療が必要な場合は 6～12 か月の間隔で行う．治療効果は一般に若年者のリンパ節転移，肺転移（図 11-2），肺転移の中でも微小転移で良好で，骨転移では不良である．また高齢者は若年者よりも予後が悪い．

> **¹²³I と ¹³¹I の診断における使い分け** ………… Memo
> 臨床で使用される放射性ヨードには半減期 13 時間で，159 KeV の γ 線のみを放出する ¹²³I と半減期 8 日で，364 KeV の γ 線と β 線を放出する ¹³¹I がある．一般に診断目的の場合は被曝線量の少ない ¹²³I を用いるが，バセドウ病で診断を兼ね有効半減期を求める場合や甲状腺転移巣の検出を目的とする場合は ¹³¹I が使用される．

D その他の RI 内用療法

手術不能の悪性（転移性）褐色細胞腫や神経芽細胞腫などの神経堤関連腫瘍でノルアドレナリンのアナロー

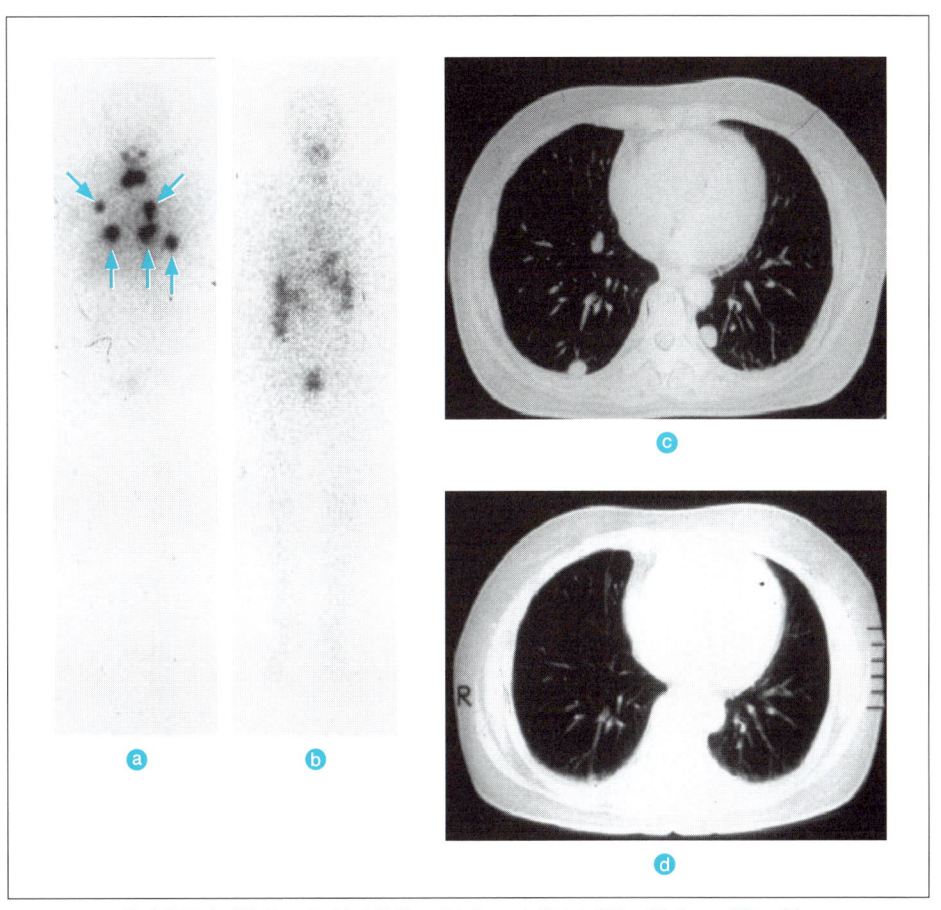

図11-2 甲状腺乳頭癌手術後．^{131}I 治療前後の ^{131}I シンチグラム（ⓐ，ⓑ）と CT（ⓒ，ⓓ）
^{131}I シンチグラムでは治療前（ⓐ）に多発性肺転移（矢印）を認めるが，治療後（ⓑ）ではこれらの異常集積は消失している．CT でも治療前（ⓒ）の肺結節影は治療後（ⓓ）ほぼ消失している．

グである ^{131}I-MIBG が特異的に集積した場合は，大量（3.7〜7.4 GBq）の ^{131}I-MIBG の静脈投与で治療可能である．治療効果はバセドウ病や甲状腺癌の転移巣と同様，^{131}I の β 線により発揮される．海外ではこの他に，前立腺癌や乳癌などの骨転移巣に対し，除痛目的で ^{89}Sr（ストロンチウム），^{153}Sm（サマリウム）などの β 線放出核種やその標識化合物で治療が行われている．また難治性の悪性リンパ腫に対し，リンパ球表面抗原 CD20 に対する抗体を ^{90}Y（イットリウム）などの β 線放出核種で標識した薬剤で治療し，優れた治療成績を上げている．本邦でも最近 ^{89}SrCl（塩化ストロンチウム）や ^{90}Y 標識抗体による治療が可能になった．

E RI 内用療法の患者の放射線管理

核医学診断の RI 量に比べ，内用療法では大量の RI を投与する．^{131}I ないしその標識化合物で治療する場合，^{131}I の体内残存量が 500 MBq（13.5 mCi）ないし 1 m 離れたところで線量率が 30 μSv/時間を超える場合は放射線治療室に収容しなければならない．したがって，バセドウ病の治療の場合は，大部分の患者が 500 MBq 以下の ^{131}I 投与量であるので，外来での治療が可能であるが，術後甲状腺癌の場合は 3.7〜7.4 GBq の投与であるので，3〜7 日程度放射線治療病室に収容することになり，病室からの退出は線量測定を行って決める．

内用療法を行うに当たっては大量の RI を取り扱うため，医師や放射線技師，看護師などの放射線診療従事者は放射線管理に十分習熟しなければならない．また患者やその家族に十分説明し，協力を得ることが必要である．わずかの注意で，周囲の放射線被曝や放射線汚染を防ぐことができる．

III

IVR

学習の目標

画像診断技術を治療に応用した interventional radiology（IVR）は，画像診断機器の発達ならびに治療器具の工夫・開発により，著しく発展・普及しており，医療現場での需要は増加の一途をたどっている．IVR は周囲組織への影響が少なく低侵襲的であり，治療時間が短く，治療効果の発現が迅速かつ，確実であり，高齢者や高度進行悪性腫瘍，あるいは全身状態が不良な場合においても有効であるなどの特徴を有している．大別すると血管系 IVR と非血管系 IVR があり，前者には動脈塞栓術，動注，血管拡張術，ステント・ステントグラフト留置術などがあり，後者には生検，膿瘍ドレナージ，胆道ドレナージ，胆道・食道・気道閉塞に対するステント留置術，ラジオ波熱凝固療法などがある．これらの IVR の特徴をよく理解し，適切に選択・施行することが重要である．

キーワード

動脈塞栓術（TAE）	695
化学塞栓療法（TACE）	695
リピオドール（Lip）	695
肝細胞癌	695
転移性肝癌	695
動脈瘤	696
コイル塞栓術	696
子宮筋腫	698
子宮動脈塞栓術	698
動静脈奇形	696
肺動静脈瘻	700
消化管出血	700
気管支動脈塞栓術	703
部分的脾動脈塞栓術（PSE）	703
外傷性肝損傷	703
リザーバー	703
食道胃静脈瘤	700
バルーン閉塞下逆行性静脈塞栓術（B-RTO）	700
気管支拡張症	700
脾機能亢進症	703
血栓溶解療法	703
経皮的血管形成術（PTA）	704
腎血管性高血圧症	704
線維筋性異形成	710
頸動脈狭窄	708
ステント留置術	713
上大静脈症候群	710
Budd-Chiari 症候群	705
大動脈瘤	706
ステントグラフト	705
下大静脈フィルター	711
生検	713
膿瘍ドレナージ	714
囊胞ドレナージ	714
経皮経肝胆管ドレナージ（PTCD）	714
経皮的胆囊ドレナージ（PTGBD）	714
経皮的腎瘻造設術（PNS）	715
経皮的胃瘻造設術	715
ラジオ波熱凝固療法（RFA）	717
経皮的椎体形成術	717

A　IVR とは

放射線医学において，超音波，CT，MRI などの各種画像診断法の進歩はめざましく，これらの画像診断技術を治療に応用した interventional radiology（IVR）の発展・普及は飛躍的である．医療現場においては，低侵襲・低コストで良好な治療成績が得られる IVR に対する需要がますます高まっている．

IVR は大別すると血管造影の技術を応用した vascular（血管系）IVR と経皮的手技を用いた non-vascular（非血管系）IVR に大別される．前者には各種動脈塞栓術，動注，血管拡張術，ステント・ステントグラフト留置術などがあり，後者には，生検，囊胞や膿瘍ドレナージ，胆道ドレナージ，胆道・食道・気管閉塞に対するステント留置術などがある（**表Ⅲ-1**）．

IVR の特徴は，(1) 通常，少量の局所麻酔のみで施行でき，病巣部の近傍まで穿刺針やカテーテルを挿入

表Ⅲ-1　IVR の種類

- vascular IVR
  - 動脈塞栓術（TAE）
  - 動注療法（AI）
  - 血管拡張術（PTA）
  - ステント留置術
  - ステントグラフト留置術
  - 血管内異物除去術
  - 下大静脈フィルター
  - TIPS/B-RTO
- non-vascular IVR
  - 生検・穿刺
  - 膿瘍穿刺・ドレナージ
  - 囊胞ドレナージ・硬化療法
  - 胆管ドレナージ
  - 経皮的腎瘻造設術
  - 結石除去術
  - ステント留置術
  - 胃瘻・腸瘻造設術
  - ラジオ波熱凝固療法（RFA）
  - 椎体形成術　など

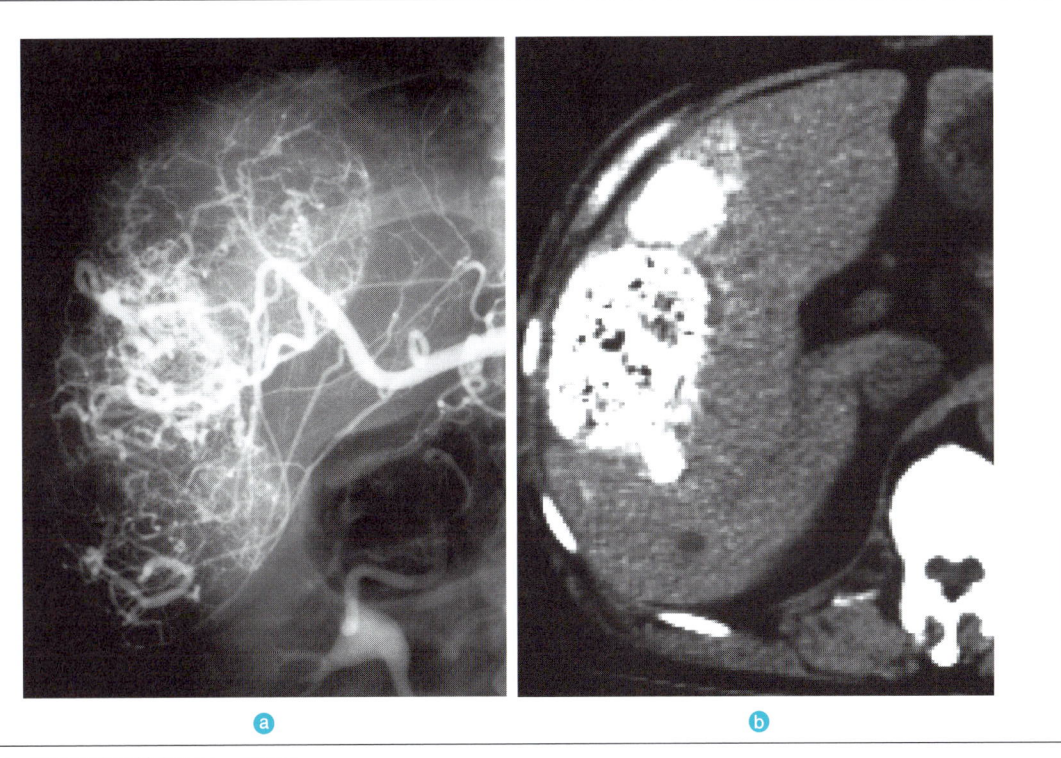

図Ⅲ-1 肝細胞癌に対するLip-TACE
ⓐ：肝動脈造影．右肝動脈末梢に屈曲蛇行する豊富な腫瘍血管がみられる．
ⓑ：TACE 16年後の単純CT．腫瘍にリピオドールが集積しており，明らかな再発はみられない．

するため周囲組織への影響が少なく低侵襲的であること，(2)画像診断から治療までを連続して行うため，治療までの時間が短いこと，(3)出血に対する血管塞栓術，狭窄病変に対する拡張術やステント留置術など治療効果の発現が迅速かつ確実であり，さらに治療効果発現を直後の画像診断により即座に判定できることである．これらの特徴は，高齢者や高度進行悪性腫瘍患者，緊急事態にある患者など全身状態が不良な場合において特に有効である．IVRは放射線医学の中で画像診断と放射線治療とともに三大柱の1つであり，低侵襲的医療が叫ばれる今日，IVRは必要不可欠な治療法として，目覚ましい発展・普及を遂げており，先端医療の一翼を担う重要な位置を占めている．本章ではIVRの概念および各手技とその適応について学ぶ．

B vascular IVR

1 血管塞栓術

血管内にカテーテルを挿入し，目的血管まで誘導した後，各種塞栓物質を用いて塞栓する治療法であり，動脈を塞栓する場合を経カテーテル的動脈塞栓術 transcatheter arterial embolization(TAE)という．適応は肝，腎などの悪性腫瘍に対する抗腫瘍効果，腫瘍摘出時の出血量軽減，外傷，腫瘍出血，消化管出血，喀血などの出血の止血，動静脈奇形や動脈瘤などの血管性病変の治療，臓器機能亢進症の治療など多岐にわたる．

❶ 悪性腫瘍

肝細胞癌，多血性転移性肝癌に対する化学塞栓療法 transcatheter arterial chemo-embolization(TACE)がその代表である．肝癌に対して油性造影剤であるリピオドール(Lip)と抗癌剤のエマルジョンを肝動脈に注入し，その後，ゼラチンスポンジ(gelatine sponge；GS)で塞栓するLip-TACEは肝細胞癌に対する標準的化学塞栓療法として知られている(図Ⅲ-1)．また，マイクロカテーテルを用いて担癌区域だけを選択的に化学塞栓するsegmental TAEは良好な局所治療効果が得られ，また，非癌部への影響が少ないため，肝機能不良例にも施行でき，TAEの適応は拡大している

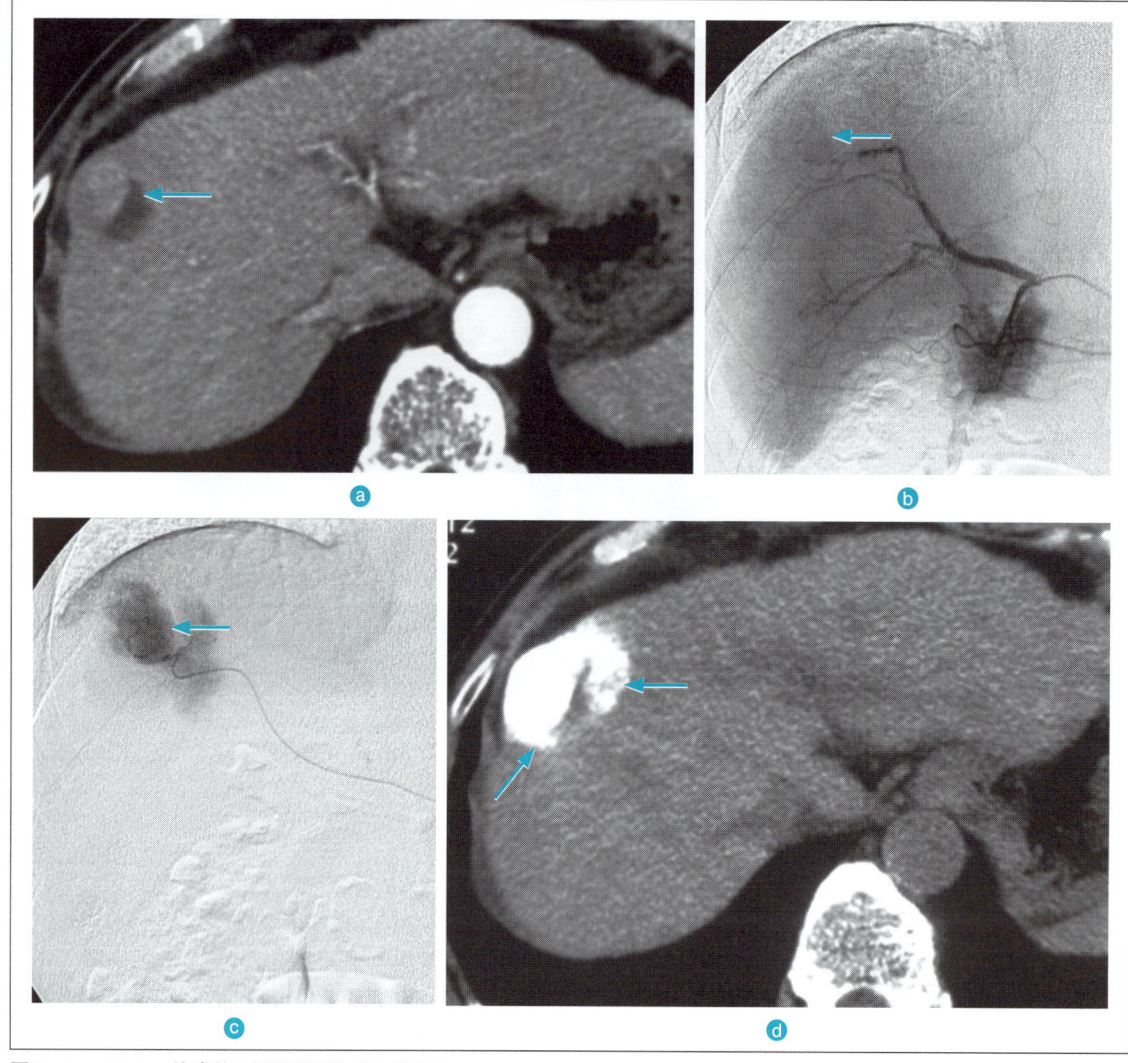

図Ⅲ-2 ablation 治療後の再発肝細胞癌に対する segmental Lip-TACE
ⓐ：治療前 CT. S8 に濃染像を認める.
ⓑ：血管造影. S8 に腫瘍を認める(矢印).
ⓒ：A8b からの超選択的血管造影. 腫瘍濃染が明瞭である(矢印). ここより subsegmental Lip-TACE を行った.
ⓓ：TACE 1 週後の CT. 腫瘍部に限局した Lip の停滞を認める(矢印).

(図Ⅲ-2). 巨大な肝細胞癌ではまずゼラチンスポンジ単独で塞栓し, 腫瘍の血管床を減少させた後, Lip-TACE を行うこともある(図Ⅲ-3).

❷ 良性腫瘍

腫瘍摘出時の出血量軽減や腫瘍の縮小あるいは腫瘍破裂に伴う止血を目的として塞栓術を行う. 適応疾患として髄膜腫, 血管腫, 腎血管筋脂肪腫, 子宮筋腫などがある. 特に子宮筋腫に対する塞栓術は, 腫瘍の縮小効果や月経困難症などの臨床症状の改善が得られるため, 優れた治療法として注目されている(図Ⅲ-4).

❸ 血管病変

動脈瘤, 動静脈奇形, 動静脈瘻などが対象となる(図Ⅲ-5～7). IVR では責任血管のみを塞栓し, できるだけ臓器の機能を温存することが可能である. 動脈瘤では原則として親血管を温存して, コイルで瘤のみの塞栓術が行われるが, 炎症や外傷に伴う仮性動脈瘤では側副血行路を介する末梢側への血流を確認した後, 瘤の近位および遠位の親血管を塞栓することもある. 動静脈奇形, 動静脈瘻の塞栓では, できるだけ病変部の近くまでカテーテルを挿入し, nidus や瘻孔の

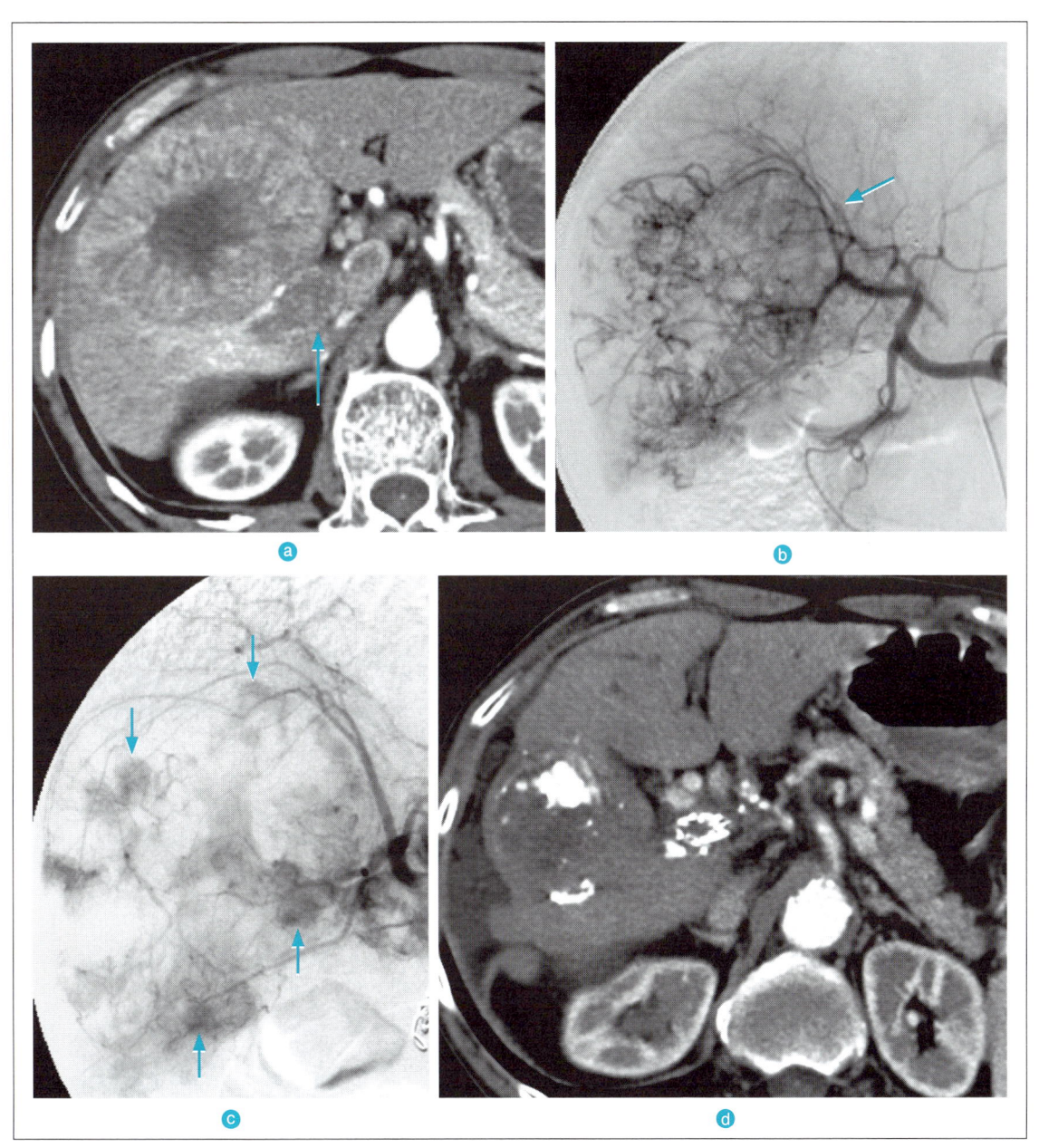

図Ⅲ-3 門脈腫瘍栓を合併した巨大結節型肝細胞癌(HCC)に対する GS-TAE と Lip-TACE の併用

ⓐ：治療前 CT．右葉に巨大な肝細胞癌を認め，門脈右枝〜本幹に腫瘍栓を伴う(矢印)．門脈にカバーステントを留置した後に TAE を計画した．
ⓑ：初回 GS-TAE 時の血管造影．右葉に，拡張・蛇行した腫瘍血管の増生と腫瘍濃染を認める(矢印)．腫瘍体積の減量を目的に，抗癌剤なしのゼラチンスポンジのみでの GS-TAE を右肝動脈より施行した．
ⓒ：GS-TAE 2 週後の血管造影．腫瘍濃染は著明に減少している．残存腫瘍(矢印)に対し，抗癌剤を併用した Lip-TACE を追加した．
ⓓ：2 年後の CT．腫瘍の著明な縮小をみる．3 年 4 か月経過し，生存中である．

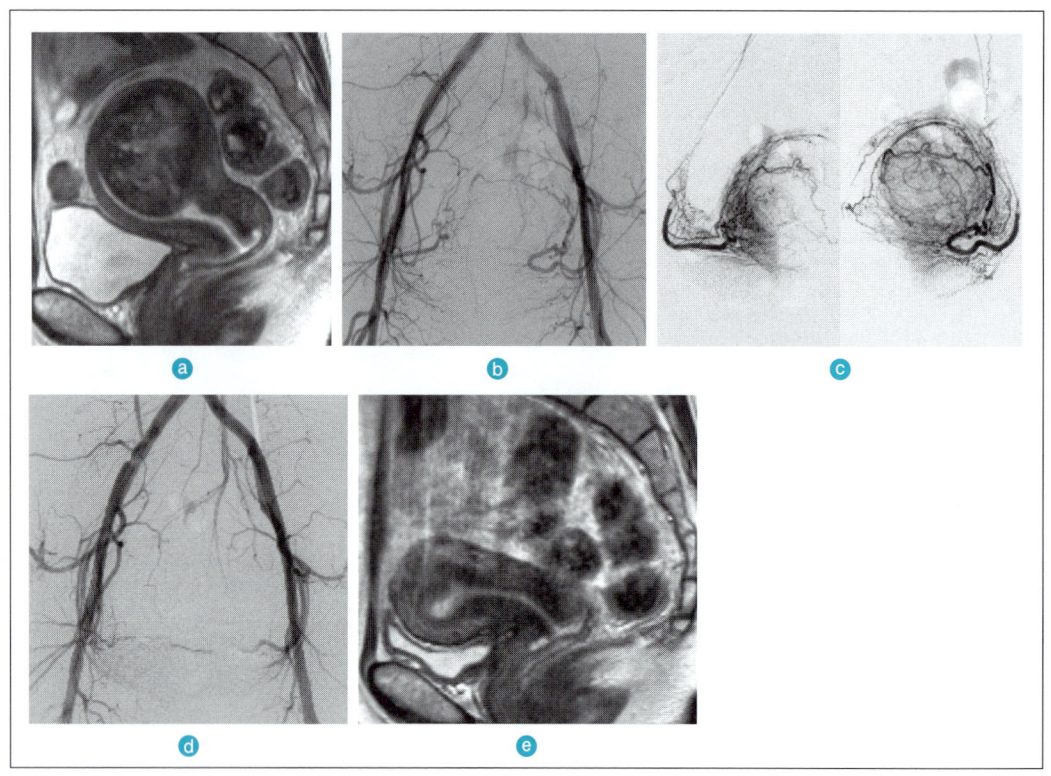

図Ⅲ-4 子宮筋腫に対する子宮動脈塞栓術
- ⓐ：治療前の MRI．T_2 強調像で子宮底部後壁から内腔に突出する 6 cm 大の筋腫を認める．
- ⓑ：骨盤動脈造影．子宮動脈の拡張を認める．
- ⓒ：両側の子宮動脈造影．腫瘍濃染と corkscrew 様の異常血管の増生を認める．それぞれの子宮動脈よりゼラチンスポンジ細片を用いて TAE を施行．
- ⓓ：TAE 後の骨盤動脈造影．子宮動脈の塞栓を確認した．
- ⓔ：治療 1 年後の MRI．T_2 強調像で腫瘤は 2 cm に縮小している．

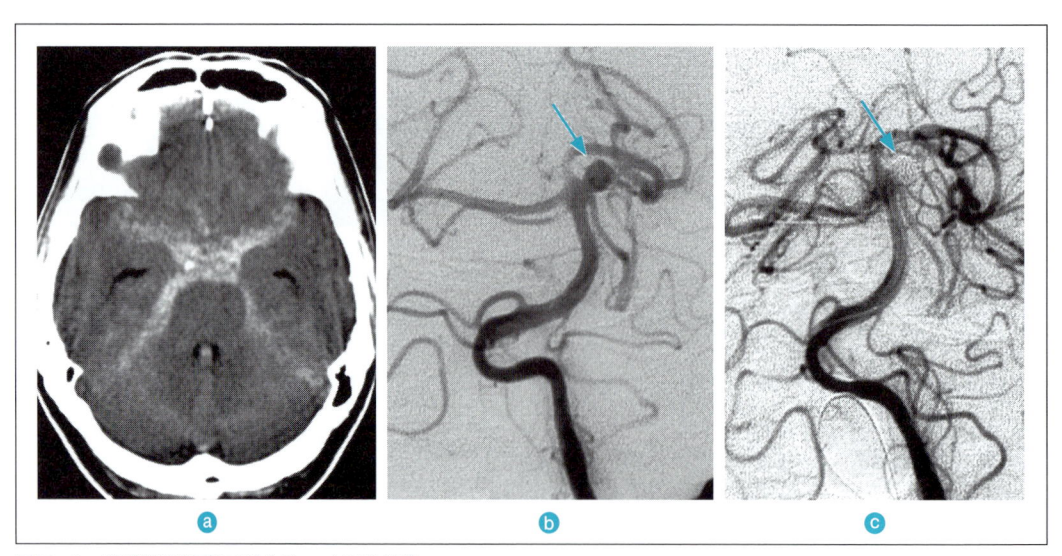

図Ⅲ-5 破裂脳動脈瘤に対するコイル塞栓術
- ⓐ：頭部単純 CT．くも膜下出血がみられる．
- ⓑ：椎骨動脈造影．脳底動脈に動脈瘤がみられる．
- ⓒ：コイル塞栓後の椎骨動脈造影．動脈瘤は塞栓されている．

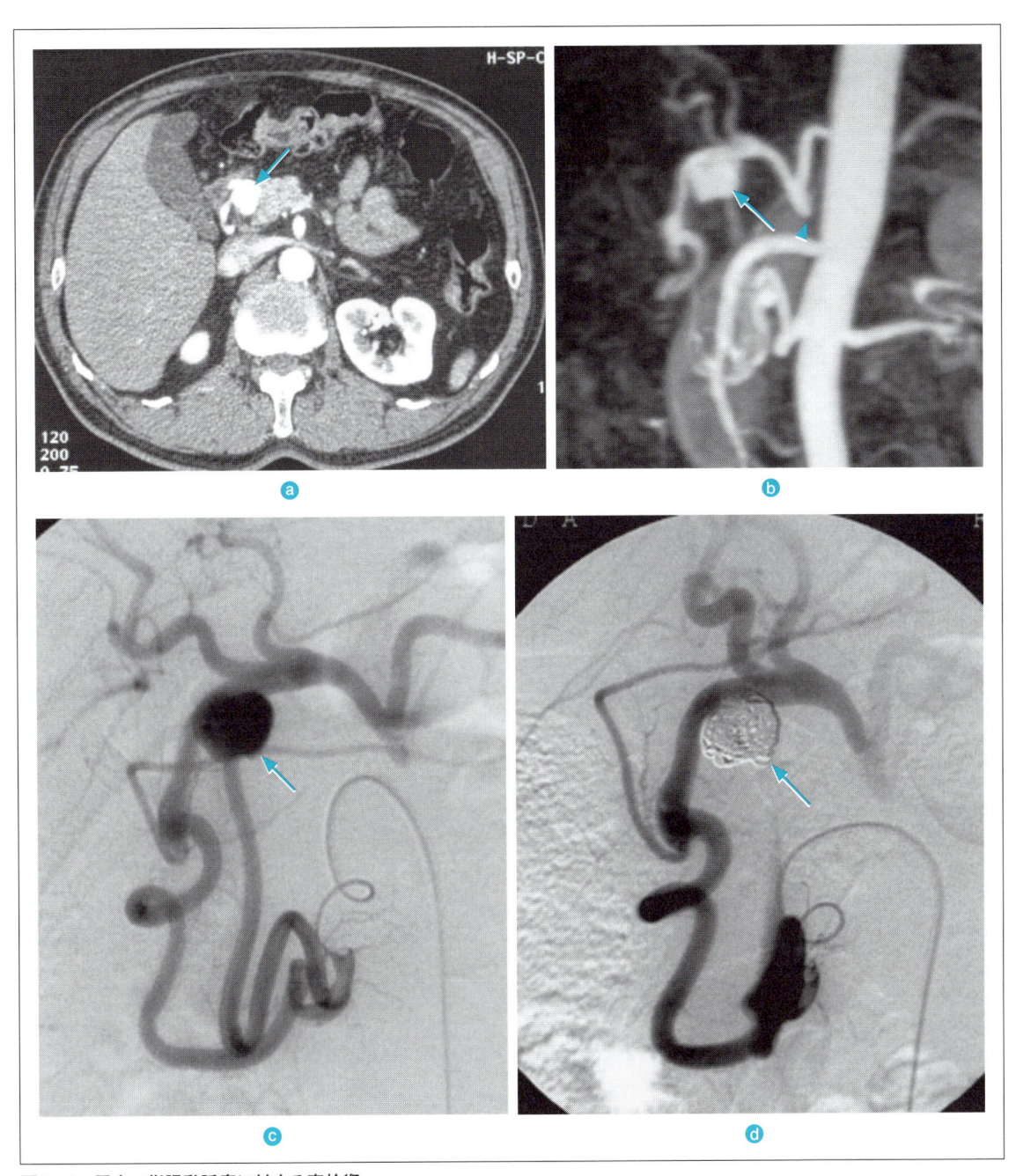

図Ⅲ-6 胃十二指腸動脈瘤に対する塞栓術
ⓐ：造影 CT 早期相．膵頭部腹側に大動脈と同程度の高吸収を示す 2.5 cm 大の結節を認める（矢印）．
ⓑ：3D-CT．腫瘤は胃十二指腸動脈と連続していた（矢印）．また腹腔動脈起始部に高度の狭窄が認められた（矢頭）．以上より，腹腔動脈狭窄による側副血行路としての膵頭部動脈の発達とこれに伴う胃十二指腸動脈由来の真性動脈瘤と診断された．
ⓒ：腹腔動脈造影．著明に発達した膵アーケードと動脈瘤（矢印）が描出されている．
ⓓ：コイル塞栓術後の腹腔動脈造影．動脈瘤を金属コイルで塞栓した（矢印）．明らかな瘤の残存は認めない．

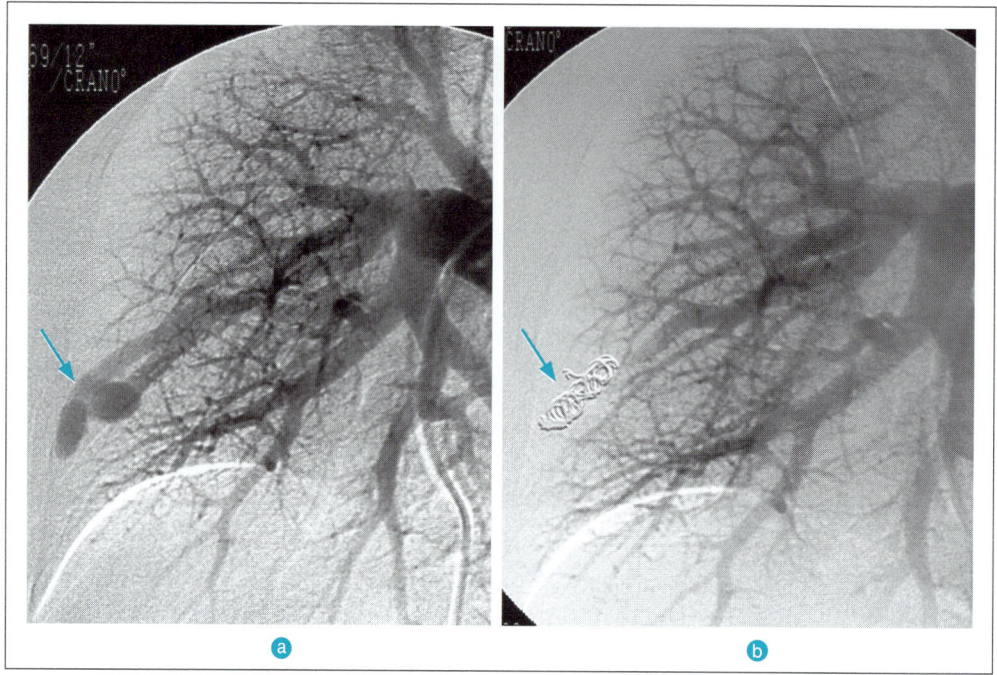

図Ⅲ-7 肺動静脈瘻に対する塞栓術
ⓐ:肺動脈造影.右肺動脈末梢に肺動静脈瘻がみられる(矢印).
ⓑ:金属コイルによる塞栓後の肺動脈造影.肺動静脈瘻は完全に消失している(矢印).

塞栓を行うことが重要である.動静脈瘻では静脈側からアプローチして,コイルを用いて塞栓を行うこともある.

❹ 出血性病変

消化管出血,喀血,外傷による臓器損傷や骨盤骨折,腫瘍破裂などの止血にIVRは威力を発揮する.一般に0.5 ml/分以上の動脈性出血の場合は,動脈造影で造影剤の漏出がみられるとされており,出血部位を同定し,選択的に塞栓できれば臓器の機能を温存しながら効果的な止血が可能である.

a.消化管出血

上部では食道,胃,十二指腸からの出血であり,全消化管出血の80〜90%を占める.対象は内視鏡的治療では止血が難しい胃・十二指腸潰瘍,急性胃粘膜病変,静脈瘤からの出血が挙げられる.胃・十二指腸領域は腹腔動脈と上腸間膜動脈間の吻合が豊富であり,出血に関与する血管すべてを同定することが大事である.

下部では小腸,大腸からの出血であり,全消化管出血の10〜20%を占める(図Ⅲ-8).対象疾患は出血性腸炎,潰瘍,腫瘍,動静脈奇形,Meckel憩室炎,血管形成異常症 angiodysplasia などがある.

b.食道胃静脈瘤

門脈圧亢進症に伴う食道・胃静脈瘤に対しては,一般的には内視鏡的硬化療法(endoscopic sclerotherapy;EIS)が行われる.しかしEISで十分な止血効果が得られない血流量の多い静脈瘤や孤立性胃静脈瘤に対してはIVRが有効である.経皮経肝的に門脈からアプローチして塞栓するpercutaneous transhepatic obliteration of gastroesophageal varices(PTO),胃腎シャントを介して静脈瘤からの流出路より逆行性に静脈瘤に硬化剤を注入し塞栓するballoon-occluded retrograde transvenous obliteration of gastric varices(B-RTO)(図Ⅲ-9),門脈圧亢進症に対して肝内で門脈-肝静脈間に短絡路を作成し,門脈圧を下げるtransjugular intrahepatic portosystemic shunt(TIPS)などが挙げられる.

c.喀血

気管支拡張症(図Ⅲ-10)や肺結核,アスペルギルス症,肺癌による喀血が塞栓術の適応となる.気管支動脈が責任血管となることが多いが,その他に肋間動脈,内胸動脈,外側胸動脈が関与することがある.出血源となる責任動脈から脊髄を栄養する動脈が分岐することがあり,注意を要する.脊髄損傷を避けるため,できるだけ選択的にカテーテルを挿入し,また液

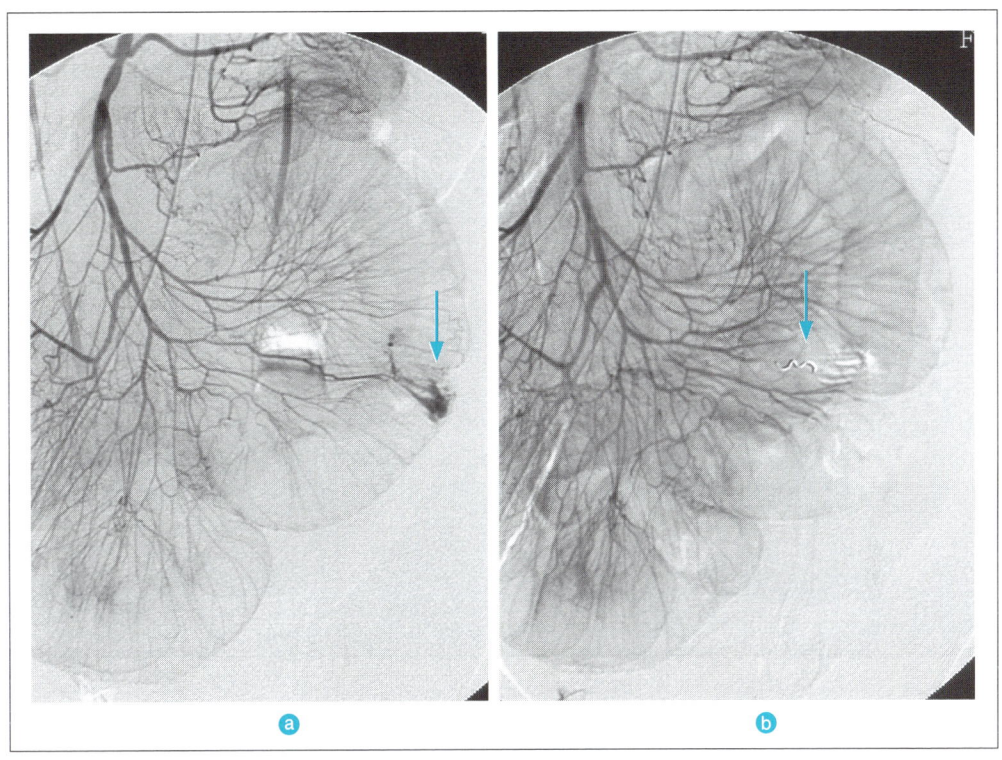

図Ⅲ-8 特発性小腸出血に対する塞栓術
ⓐ：上腸間膜動脈造影．空腸にジェット状の血管外漏出像を認める（矢印）．
ⓑ：TAE 後．破綻血管の近傍より金属コイルによる TAE を行い（矢印），止血に成功した．

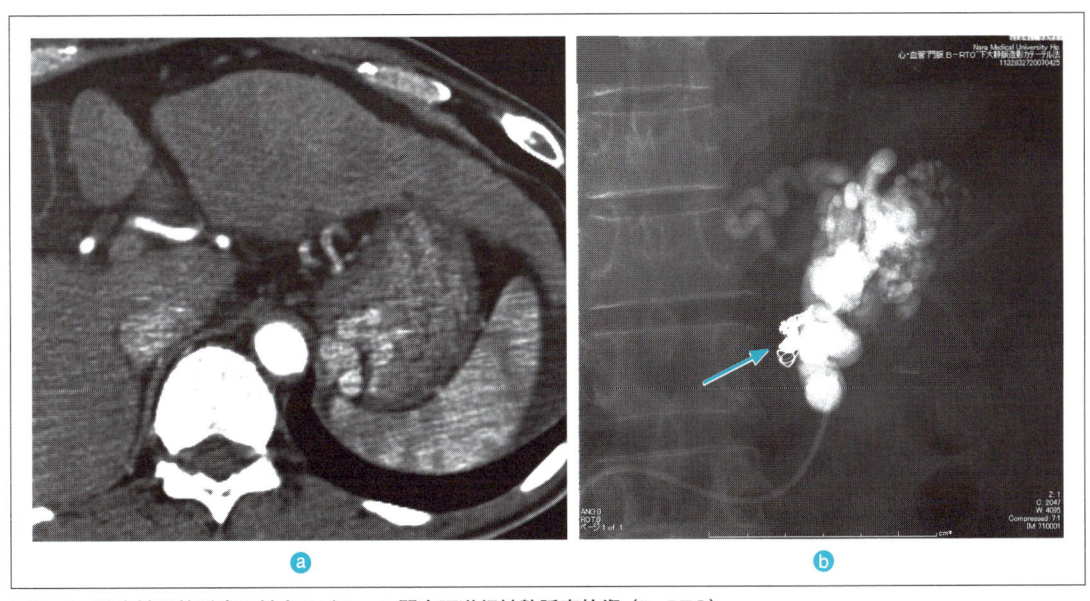

図Ⅲ-9 孤立性胃静脈瘤に対するバルーン閉塞下逆行性静脈塞栓術（B-RTO）
ⓐ：治療前造影 CT．胃穹窿部に静脈瘤が描出されている．
ⓑ：バルーンカテーテルで胃腎シャントを閉塞させ，副排血路を金属コイルで塞栓した後（矢印），逆行性に 5% EOI を静脈瘤内に注入した．

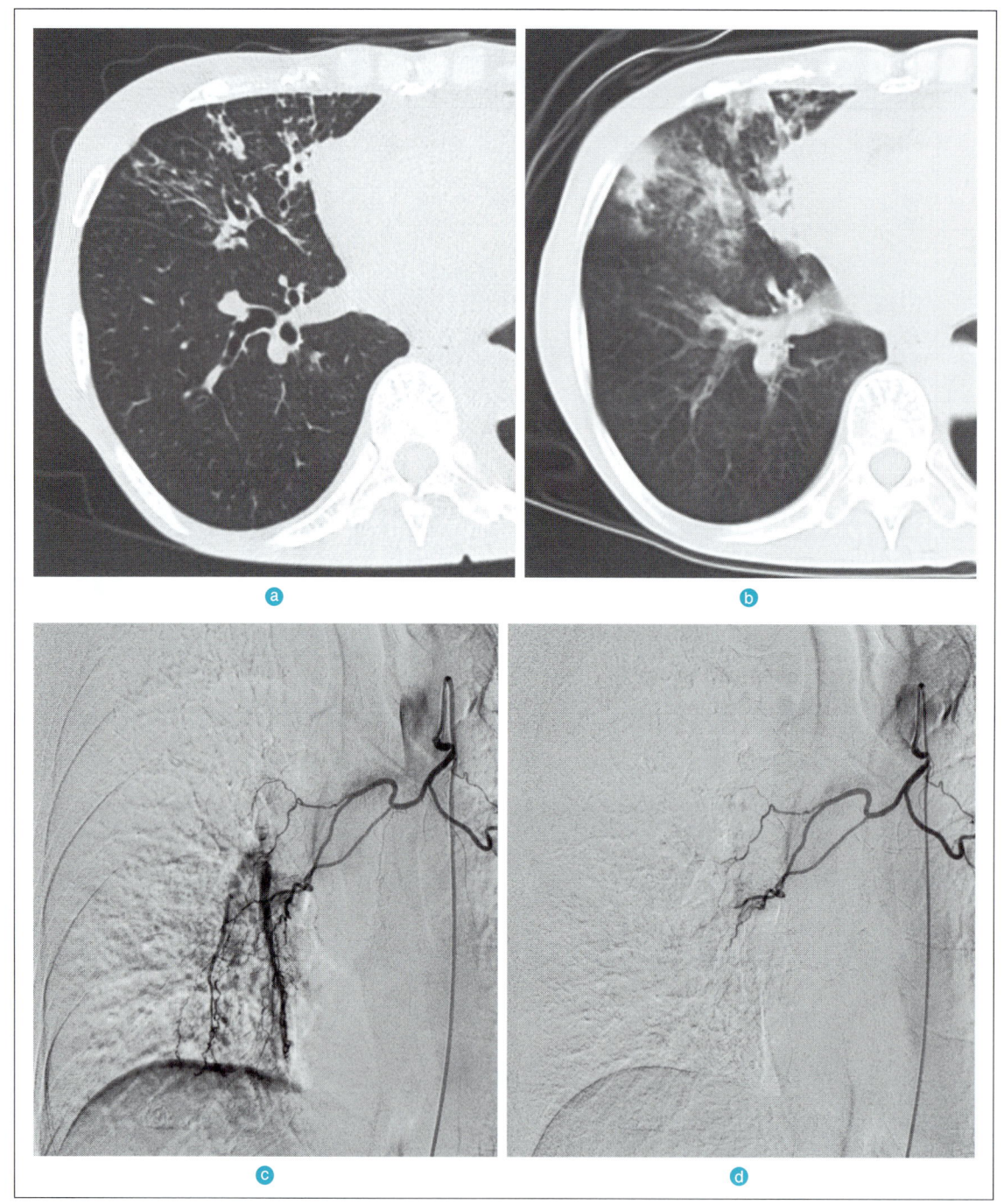

図Ⅲ-10 喀血に対する気管支動脈塞栓術

ⓐ：慢性の気管支拡張症で経過観察中のCT．気管支中葉枝，下葉枝の拡張を認める．
ⓑ：突然の喀血を認め，CTで血液の吸引によると考えられる濃度上昇と気管支内の血栓を認める．
ⓒ：気管支動脈造影．中葉に一致して血管の増生とシャントを介しての肺動脈の描出を認める．
ⓓ：塞栓術後の気管支動脈．選択的にカテーテルを挿入し，ゼラチンスポンジによる塞栓で異常血管は消失した．

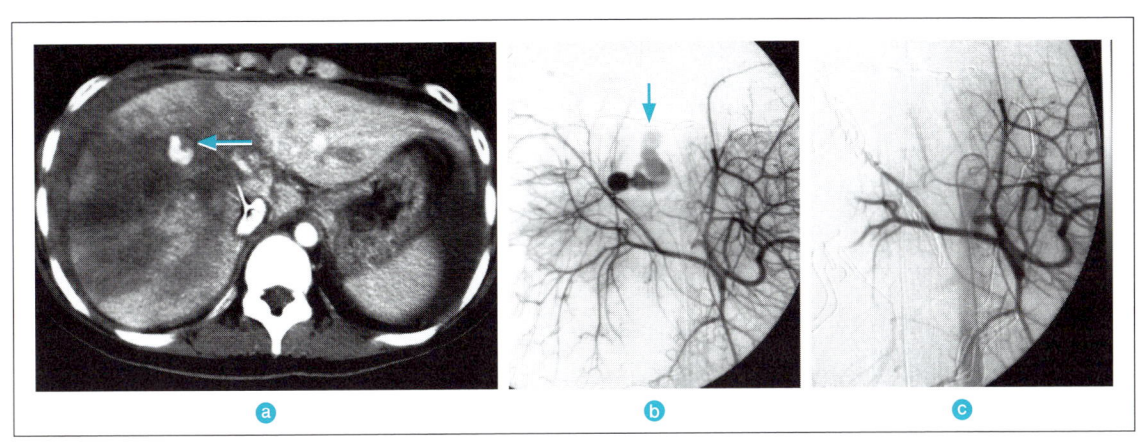

図Ⅲ-11　交通外傷性肝損傷に対する塞栓術
ⓐ：造影 CT．肝挫傷と仮性動脈瘤（矢印）を認め，腹腔内出血もみられる．
ⓑ：腹腔動脈造影．右肝動脈に仮性動脈瘤と造影剤の血管外漏出（矢印）を認める．
ⓒ：TAE 後の腹腔動脈造影．ゼラチンスポンジと金属コイルを用いて塞栓術を行い，止血に成功した．

状塞栓物質の使用は避けるべきである．

d．外傷

腹部実質臓器：肝臓，脾臓，腎臓などの臓器損傷に伴う出血や外傷性仮性動脈瘤，動静脈瘻，動脈胆管瘻などが適応となる（図Ⅲ-11）．生検や PTCD などの穿刺に伴う血管損傷による出血も TAE の適応となる（図Ⅲ-12）．

骨盤：後腹膜に血腫を認め，出血性ショック状態で，輸液・輸血などの保存的治療でも状態が改善しない重症骨盤外傷が適応となる．内腸骨動脈の枝が責任動脈であることが多いが，腰動脈，正中仙骨動脈，下腹壁動脈，深腸骨回旋動脈などが出血源となることもある．

❺ 臓器機能亢進症

臓器亢進症に対する IVR の代表として，脾機能亢進症，門脈圧亢進症・食道静脈瘤の治療を目的に，脾動脈から塞栓物質を流して脾臓の一部を塞栓する脾動脈塞栓術 partial splenic embolization（PSE）がある（図Ⅲ-13）．従来行われてきた外科的脾臓摘出術に代わる手技として広く行われている．塞栓術による梗塞範囲が広いと膿瘍の発生率が高いので，抗生物質を併用する．

2　動注療法

カテーテルを動脈内に挿入し，薬剤を注入する方法であり，全身投与に比べて局所の薬剤濃度を高めることができ，治療効果の向上と副作用の軽減が可能である．1回の手技で終わる one shot 動注と持続的に行う持続動注とに分けられる．各領域の悪性腫瘍に対する動注化学療法と動脈閉塞に対する血栓溶解療法が最も普及しており，また重症急性膵炎に対する蛋白分解阻害剤動注療法も効果的な治療法である（図Ⅲ-14）．TAE による止血が困難な消化管出血に対するバソプレッシン動注や潰瘍性大腸炎に対するステロイド動注もまれに行われている．

❶ 抗癌剤動注療法

血管造影で栄養血管を同定したのち，カテーテルから抗癌剤を注入する．血管造影に引き続いて抗血栓性のカテーテルを対象臓器の栄養血管に挿入し，リザーバーとよばれる皮下に埋め込んだポートに接続することによって，抗癌剤の動注 transcatheter arterial infusion therapy（AI）を繰り返して長期間行うことができ，転移性肝癌[2]や膵癌[3]，婦人科領域の悪性腫瘍の治療に用いられている（図Ⅲ-15）．抗癌剤を安全・効率的に注入するために，栄養血管以外の血管を塞栓する血流改変術を行うことがある．

❷ 血栓溶解療法

動脈や静脈の血栓性閉塞症に対して，カテーテルを閉塞部近傍まで挿入し，ウロキナーゼや組織プラスミノーゲンアクチベーター（t-PA）を注入する．腸管虚血や四肢動脈の血栓症，急性心筋梗塞，肺血栓症の治療に用いられている．急性腸間膜動脈閉塞症では，腹痛の出現から6～8時間以内で，腸管壊死の徴候を認めない症例が適応となる．最近の手術，脳出血既往や出血の可能性のある胃潰瘍などを合併している例では経カテーテル的血栓溶解療法は禁忌である．

3　経皮的血管形成術

経皮的に血管内にカテーテルを挿入し，バルーンカ

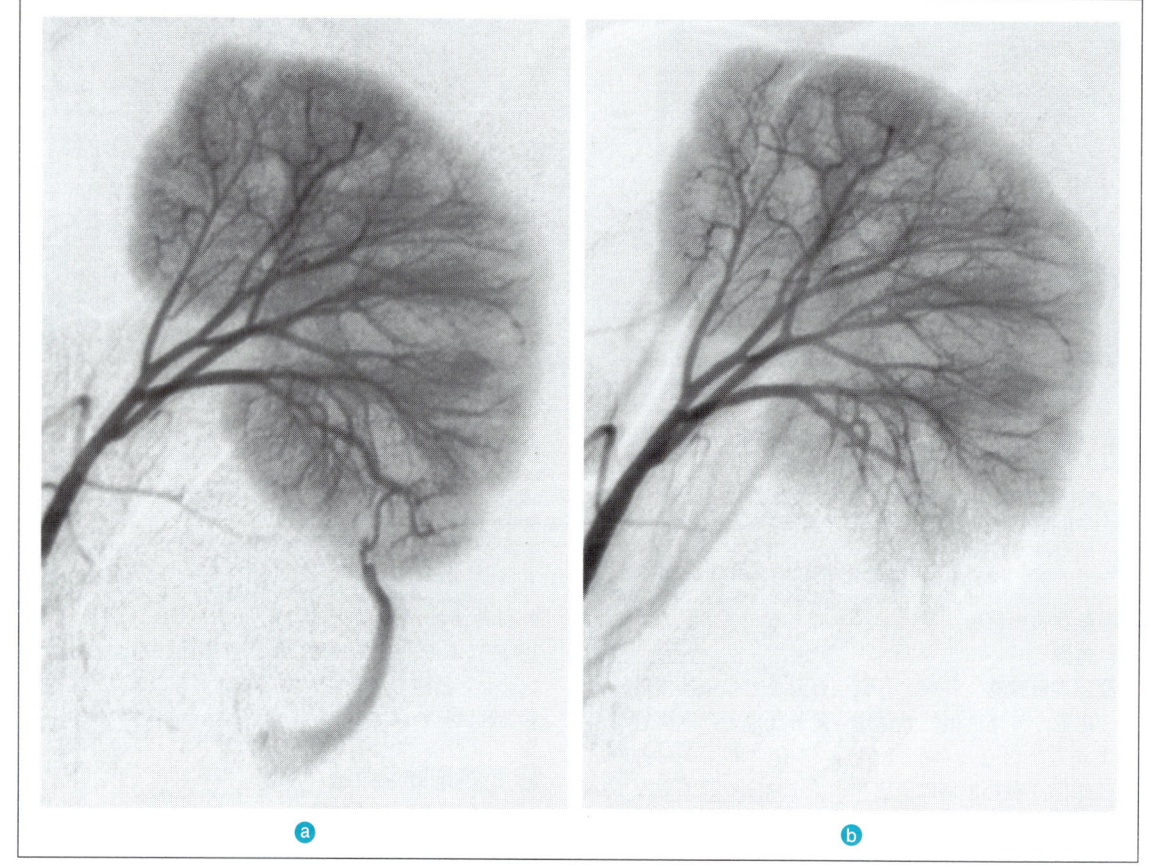

図Ⅲ-12 腎生検後の後腹膜出血に対するコイル塞栓術
ⓐ：左腎動脈造影．腎動脈背側枝末梢より著明な造影剤の漏出がみられる．
ⓑ：コイルによるTAE後．超選択的塞栓術により，漏出は完全に消失している．

テーテルや金属ステントを用いて狭窄あるいは閉塞病変を拡張させ，血流を改善させるIVRを経皮的血管形成術 percutaneous transluminal angioplasty（PTA）という．各種ステント（**図Ⅲ-16**）の登場によりPTAの治療成績は飛躍的に向上し，ステント治療が第一選択となる例が多い．

❶ 動脈

適応疾患は閉塞性動脈硬化症（以下ASO），高安動脈炎（大動脈炎症候群），線維筋性異形成 fibromuscular dysplasia（FMD）などがあり，部位は頸動脈，鎖骨下動脈，冠状動脈，大動脈，腎動脈，腸骨動脈，四肢末梢動脈が挙げられる（**図Ⅲ-17, 18**）．

ステントは特に完全閉塞例（**図Ⅲ-19**）や石灰化を伴う例，PTA後の再発例で有用性が報告されており，PTA単独に比較して適応の拡大と治療成績の向上が得られ，腸骨動脈では外科的バイパス術と同等の良好な長期成績を得ている．

冠状動脈に対するPTAは，経皮的冠状動脈形成術 percutaneous transluminal coronary angioplasty（PTCA）とよばれ，虚血性心疾患に対する重要な治療法の1つとなっている．

腸骨動脈ではステント留置後，約10％の例で再狭窄がみられるが，ほとんどの症例で，バルーンによる拡張術やステントの追加留置により再治療が可能である．大腿・膝窩動脈では短区域の病変ではバルーンPTAやステントにより，良好な治療成績が得られているが，長区域病変ではステントを用いても早期の血栓形成による閉塞や，内膜肥厚による再狭窄が多い．

腎血管性高血圧症では，腎動脈狭窄によって，レニン-アンギオテンシン-アルドステロン系が賦活され，血圧が上昇するが，腎動脈狭窄に対してステント留置を行うことにより，血圧のコントロールが可能になる（**図Ⅲ-20**）．

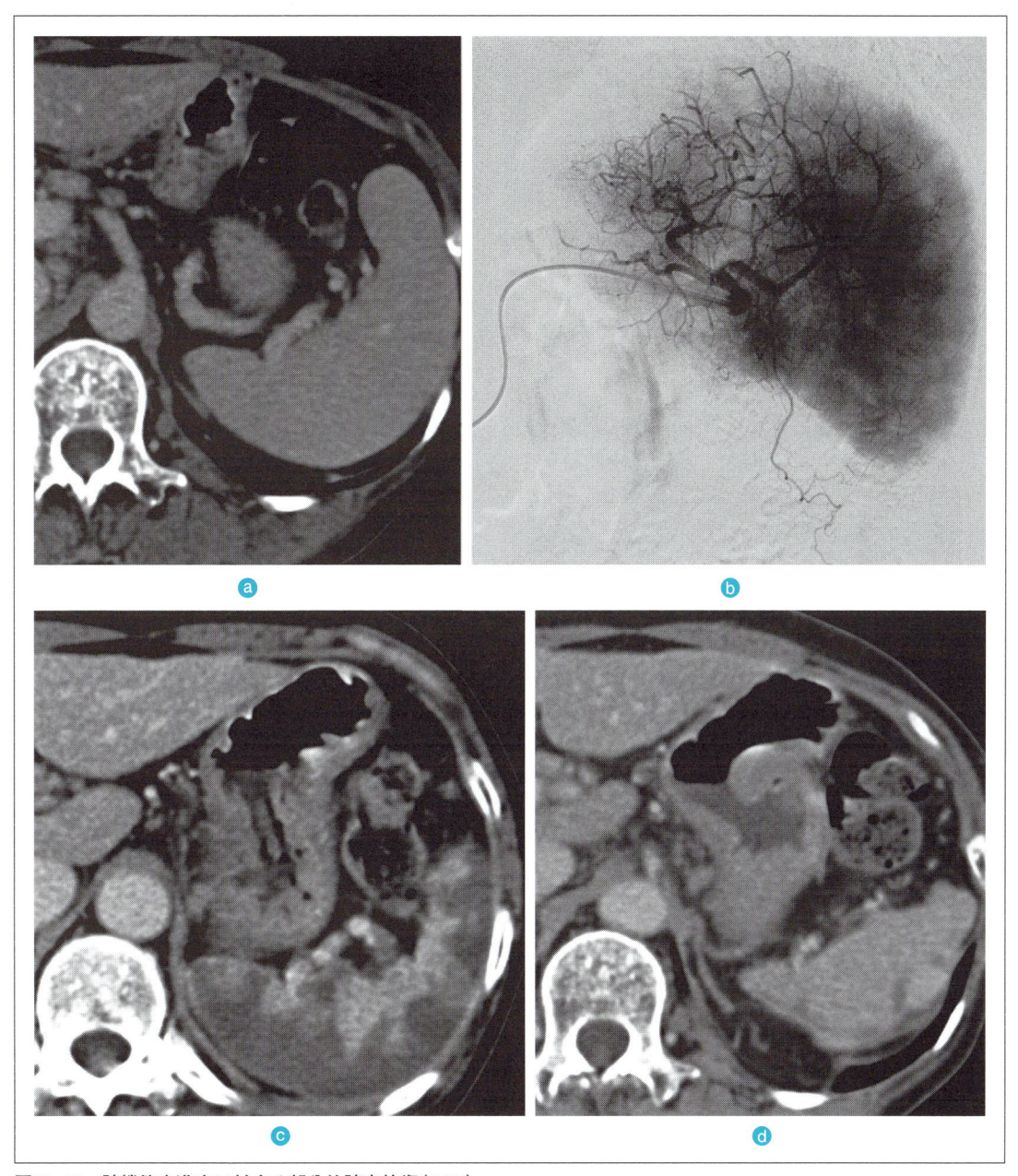

図Ⅲ-13 脾機能亢進症に対する部分的脾塞栓術(PSE)

ⓐ：治療前造影 CT. 脾腫を認め，血小板は 3 万 /mm³ であった．
ⓑ：PSE 時の脾動脈造影．脾門部までカテーテルを誘導し，抗生剤を混和したゼラチンスポンジ(粉末と細片)を用いて PSE を施行した．
ⓒ：4 日後造影 CT. 脾門部側を除き，広範囲に梗塞を認める．血小板は 16 万 /mm³ に上昇した．
ⓓ：6 か月後造影 CT. 脾梗塞部分は縮小し，血小板は 15 万 /mm³ 程度を維持している．

❷ 静脈

　悪性腫瘍やリンパ節の圧迫による上大静脈症候群(図Ⅲ-21)や，Budd-Chiari 症候群による下大静脈閉塞が適応となり，ステントにより良好な治療効果が得られる(図Ⅲ-22)．

4 動脈瘤に対するステントグラフト留置術

　ステントグラフト留置術とは開胸・開腹手術の代わりに，ステントを人工血管で被覆したステントグラフト(図Ⅲ-23)を小さく折り畳み，小切開を加えた大腿

706　Ⅲ. IVR

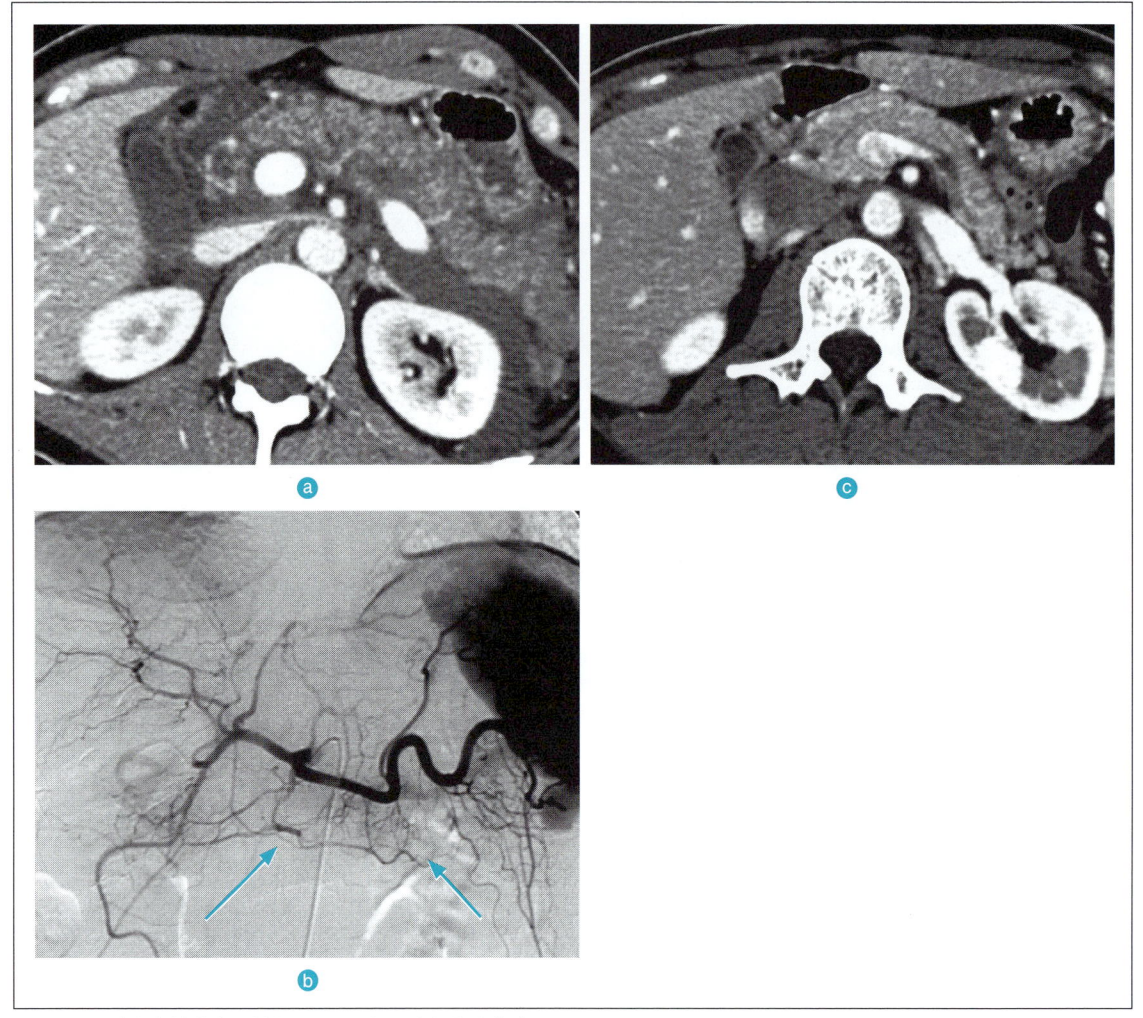

図Ⅲ-14　重症急性膵炎に対する蛋白分解阻害剤動注療法
ⓐ：治療前造影CT．膵体尾部の腫大と左前腎傍腔の液体貯留を認める．
ⓑ：腹腔動脈に留置したカテーテルからの造影．背膵動脈や大膵動脈から膵実質の濃染が確認され，薬剤が膵実質に良好に分布する．
ⓒ：治療後の造影CT．膵の腫大は改善している．

動脈から大動脈内に留置する治療である（図Ⅲ-24）．高齢者や虚血性心疾患，開腹手術の既往例などハイリスク患者の治療に威力を発揮しており，本邦では腹部大動脈瘤に対して3種類，胸部大動脈瘤に対して2種類のステントグラフトが正式に認可されている．腎動脈から瘤頭側端までの正常部分（proximal neck）の長さが15mm以下の例や血栓やアテロームの沈着が高度な例では，瘤内への血流（エンドリーク）が残存する危険性があり，適応外となる．ステントグラフト留置術は外科手術に比べて周術期の合併症が少なく，入院期間も短いため，低侵襲治療として，広く普及することが予想されるが，長期成績については，さらなる検討が必要である．胸部大動脈瘤に対しても2種類のステントグラフトが認可されている．

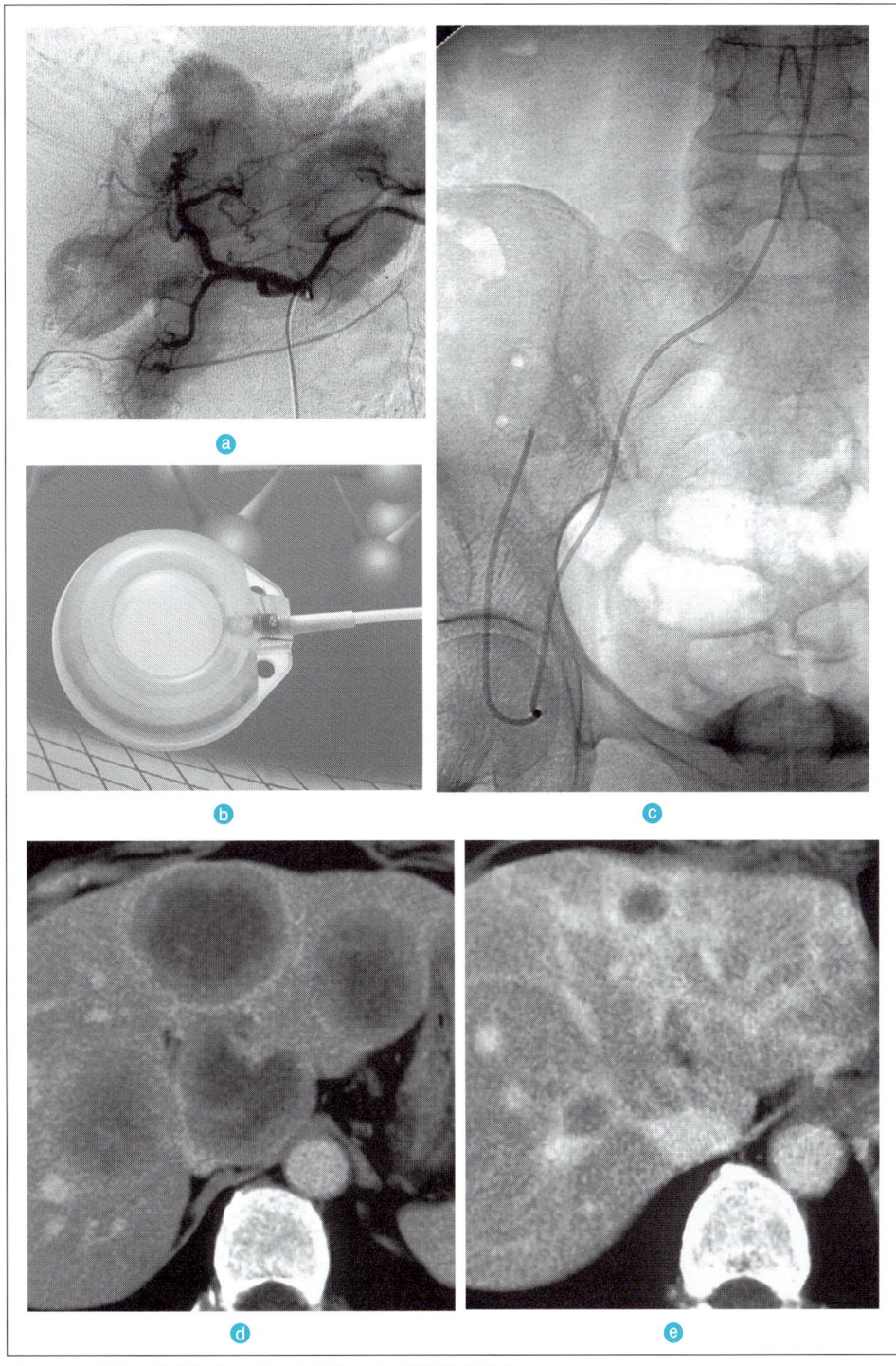

図Ⅲ-15 胃癌多発肝転移に対するリザーバー動注化学療法

ⓐ：腹腔動脈造影．肝に多発する腫瘍濃染がみられる．
ⓑ：リザーバーポートを皮下に留置．
ⓒ：大腿動脈経由で肝動脈にリザーバーカテーテルを留置し，動注化学療法を施行．
ⓓ：治療前造影CT．肝内に多発するリング状濃染を示す多発転移巣を認める．
ⓔ：3か月後の造影CT．週1回の外来での動注化学療法を施行した．腫瘍はいずれも著明に縮小している．

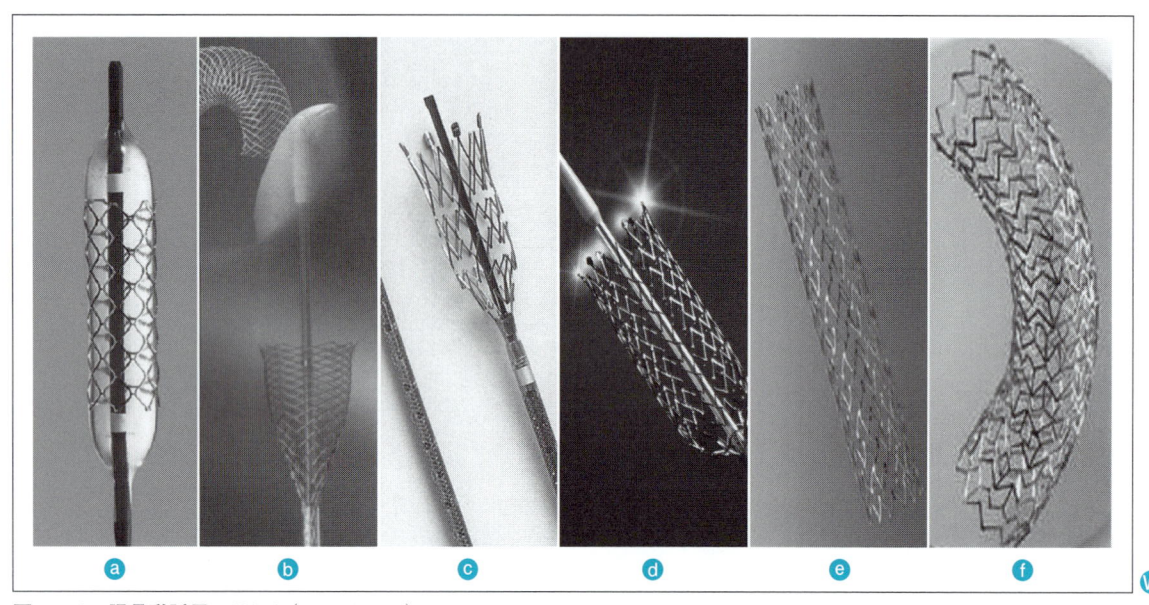

図Ⅲ-16 腸骨動脈用ステント（Web カラー）
ⓐ：Palmaz stent, ⓑ：Wallstent, ⓒ：Luminexx, ⓓ：S.M.A.R.T., ⓔ：SelfX, ⓕ：Express

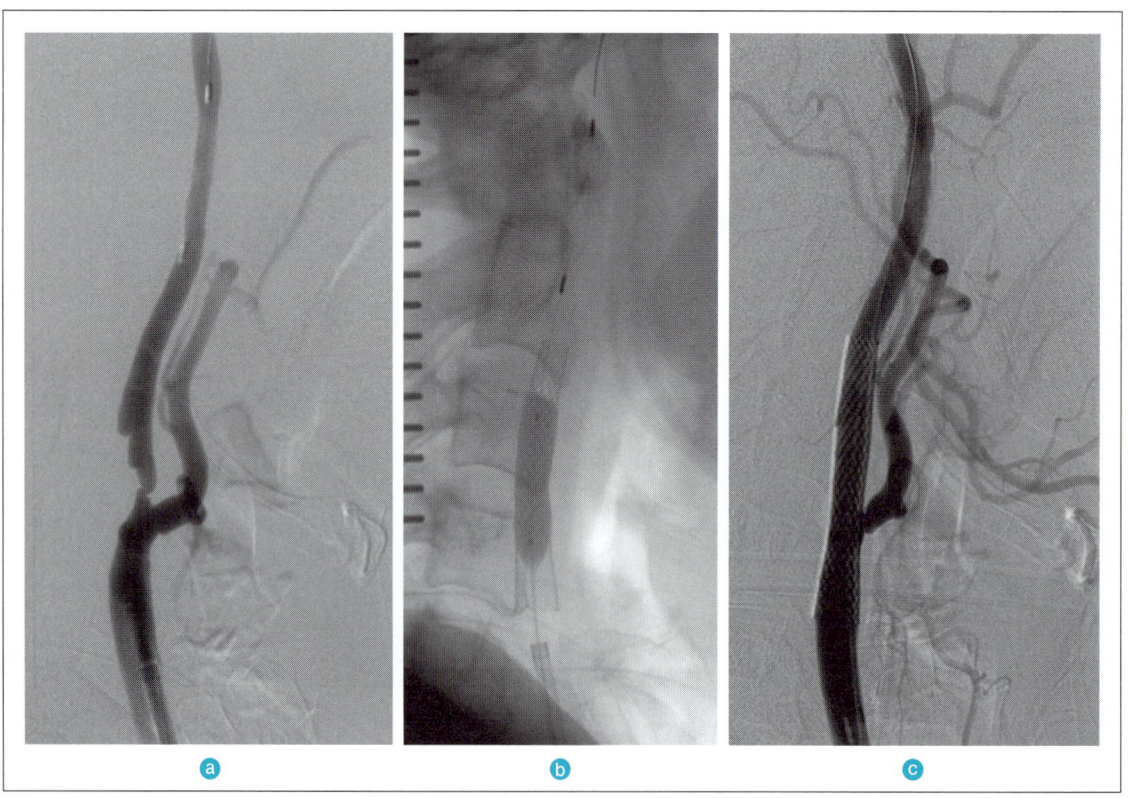

図Ⅲ-17 頸動脈狭窄に対するステント留置
ⓐ：頸動脈起始部に内腔不整な高度の狭窄がみられる．
ⓑ：フィルターで末梢塞栓を予防しながらステントを留置し，バルーンカテーテルで後拡張施行．
ⓒ：術直後の造影で狭窄部は良好に拡張している．

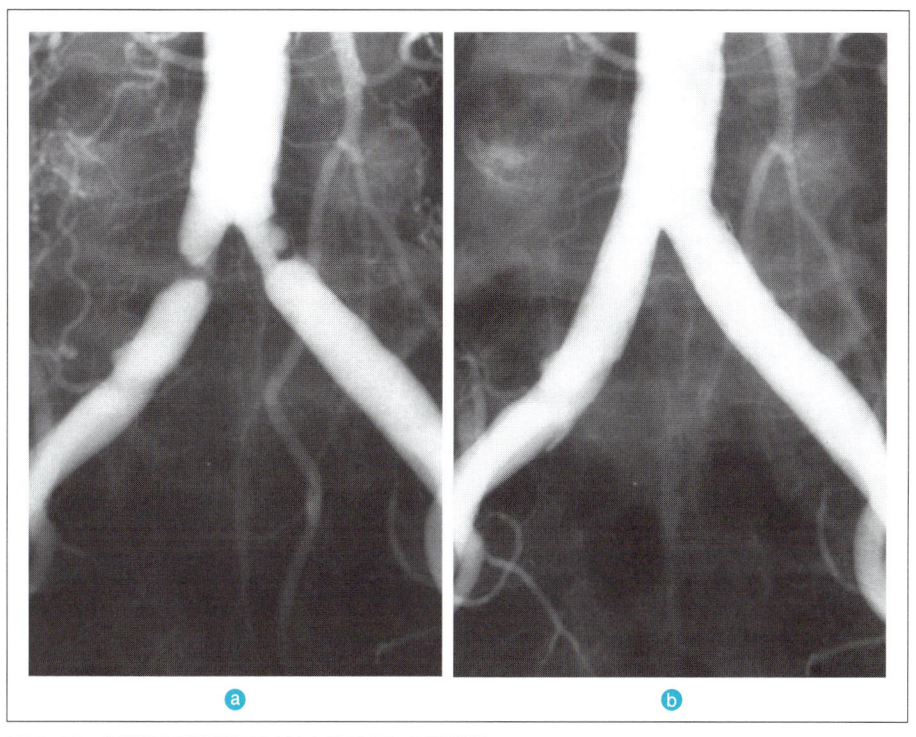

図Ⅲ-18 両側腸骨動脈狭窄に対するステント留置術
ⓐ：治療前の骨盤動脈造影．両側総腸骨動脈起始部に限局した狭窄がみられる．
ⓑ：ステント留置後．狭窄部は良好に拡張している．

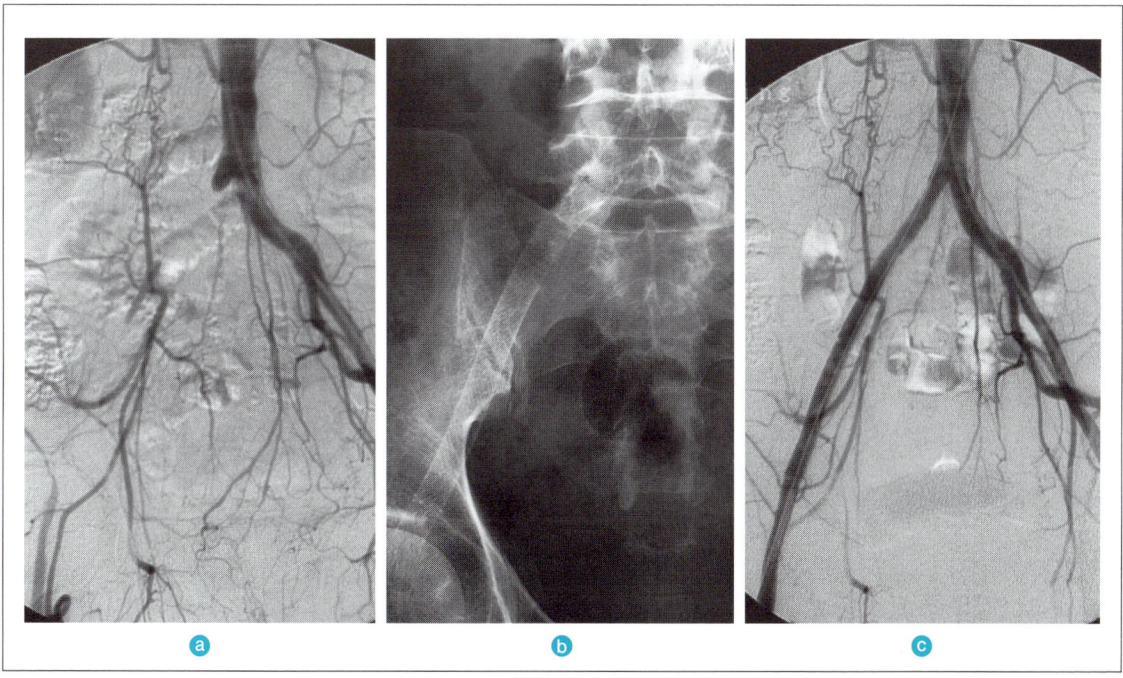

図Ⅲ-19 右腸骨動脈完全閉塞に対するステント留置術
ⓐ：骨盤動脈造影．右総および外腸骨動脈が完全に閉塞している．
ⓑ：ステント留置術を施行．
ⓒ：ステント留置後．閉塞部は良好に開存している．

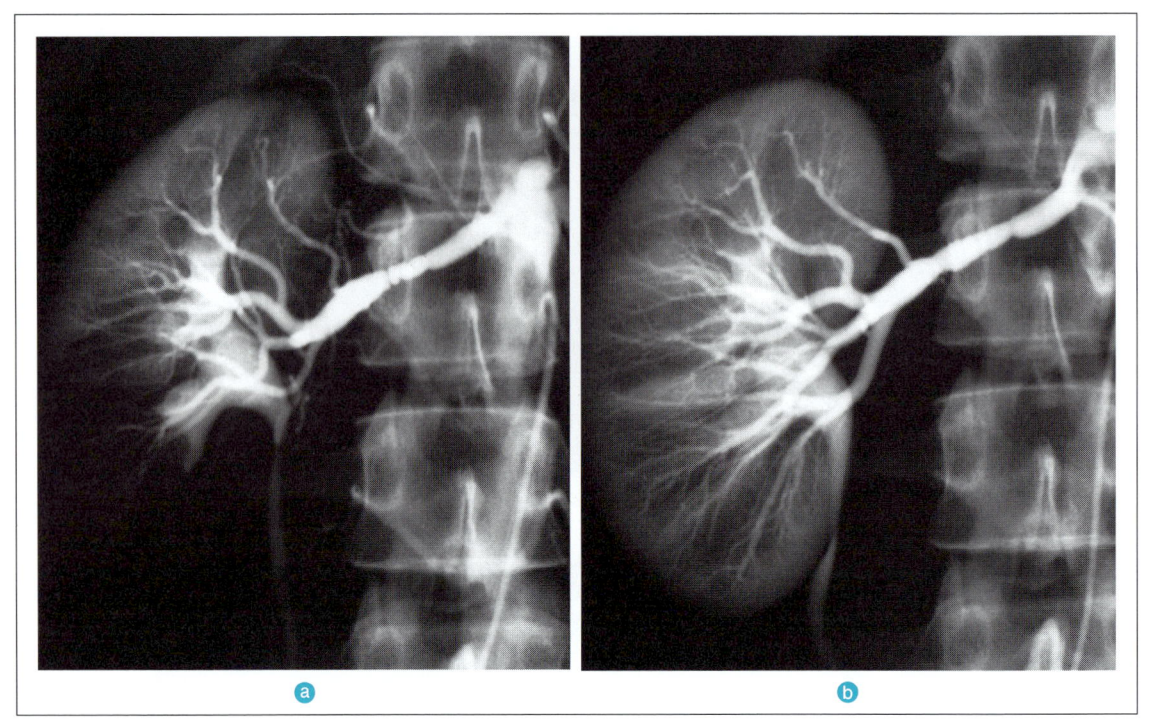

図Ⅲ-20　線維筋性異形成による腎血管性高血圧症
ⓐ：右腎動脈造影．腎動脈の本幹に数珠状の狭窄がみられる．
ⓑ：バルーンPTA後．狭窄部は拡張し，腎内分枝の造影も良好である．

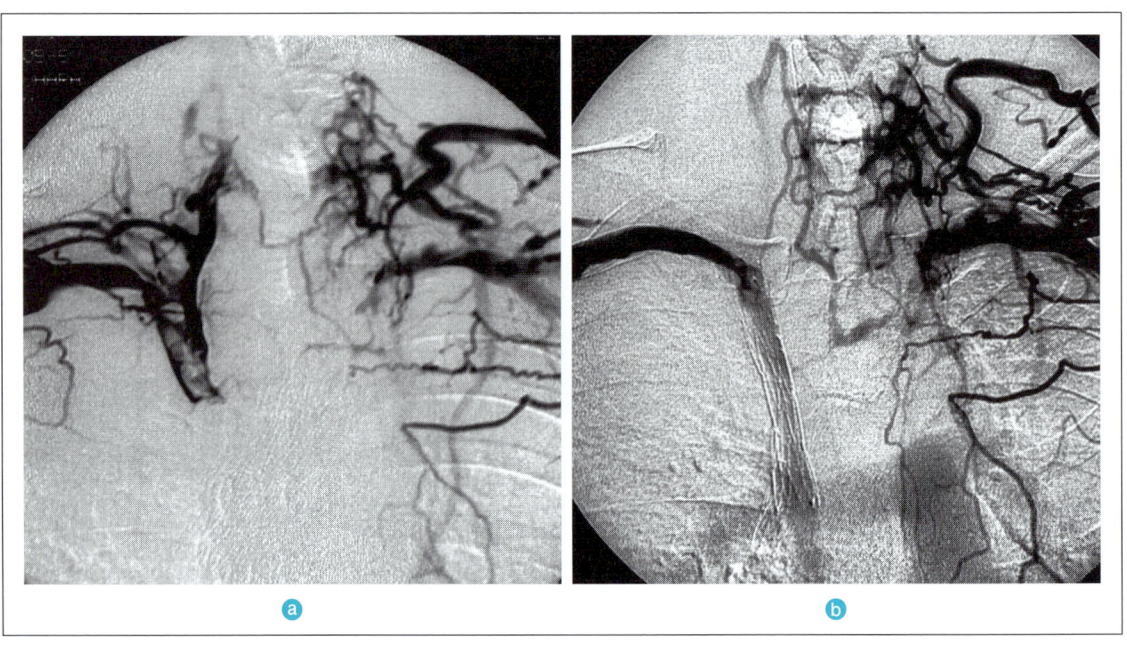

図Ⅲ-21　上大静脈症候群に対するステント留置術
ⓐ：上肢静脈造影．左腕頭静脈から上大静脈が閉塞し，右腕頭静脈に血栓がみられる．
ⓑ：血栓吸引後ステントを留置．右鎖骨下静脈から上大静脈の再開通がみられる．

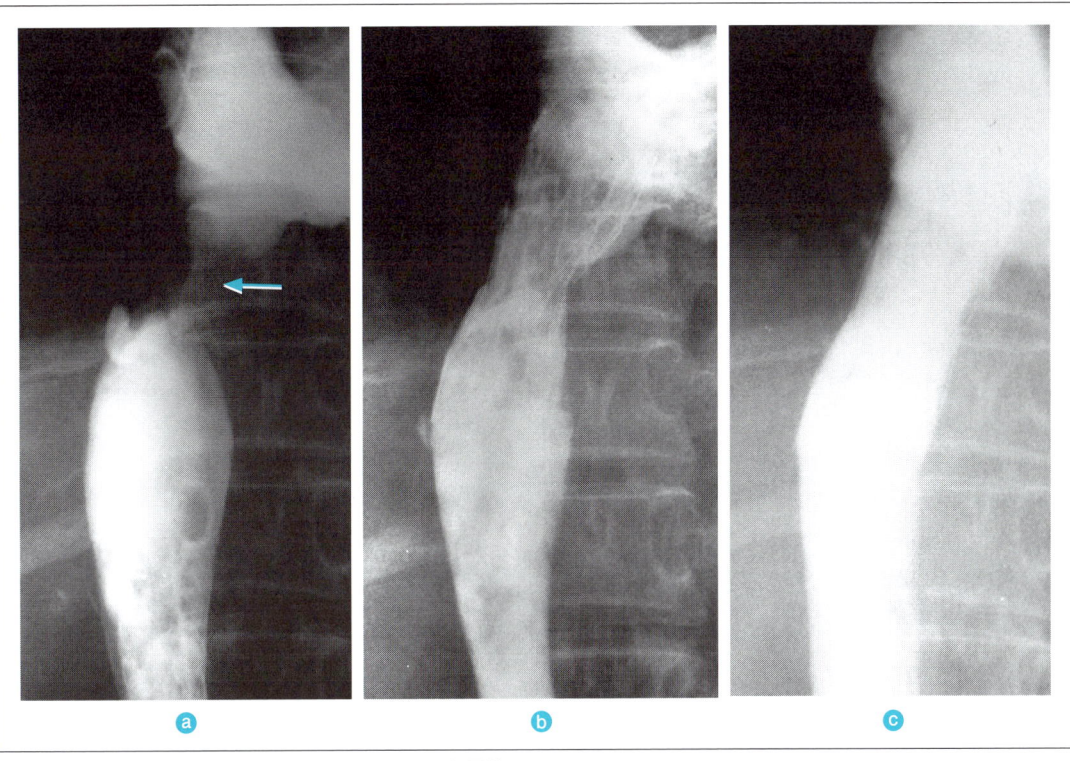

図Ⅲ-22 Budd-Chiari症候群に対するステント留置術
ⓐ：肝部下大静脈に高度の狭窄がみられる．
ⓑ：ステント留置直後，病変部は拡張している．
ⓒ：17か月後の造影で下大静脈は良好に開存している．

5 血管内異物除去術

離断した中心静脈栄養（IVH）用カテーテルや移動した金属コイル，下大静脈フィルター，金属ステントなどの血管内異物を経皮的に除去するIVRである．最も標準的な方法は，ループワイヤーで異物の端を把持し外側のカテーテルを進め，ループを引き絞り除去する方法であるが，他にバスケットカテーテル，生検鉗子，ピッグテールカテーテルを用いる方法もある．

6 下大静脈フィルター

下肢あるいは骨盤静脈血栓症による肺塞栓症例で抗凝固療法が禁忌な例や抗凝固療法を行っても再発を繰り返す例に対して，経皮的に下大静脈にフィルターを留置する（図Ⅲ-25）．骨盤内腫瘍や大腿骨頭手術の周術期に，致死的肺塞栓症の予防目的で一時的に下大静脈フィルターを留置することもある．フィルターの留置は簡便かつ容易であり，留置後の肺塞栓症の再発率は2～4％と低い．フィルターの移動が5～6％，下大静脈の閉塞が1～20％にみられる．下肢や骨盤部の静脈血栓症に対しては，下大静脈フィルターを留置した

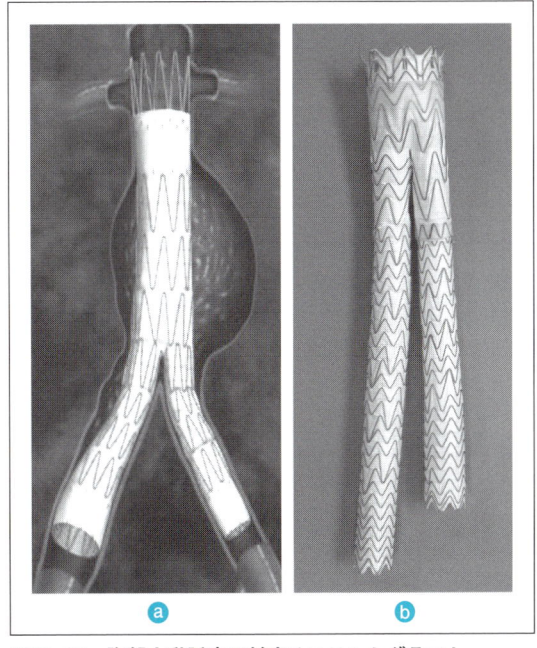

図Ⅲ-23 腹部大動脈瘤に対するステントグラフト
ⓐ：Zenith AAA stent graft
ⓑ：Excluder
（Web カラー）

712　Ⅲ. IVR

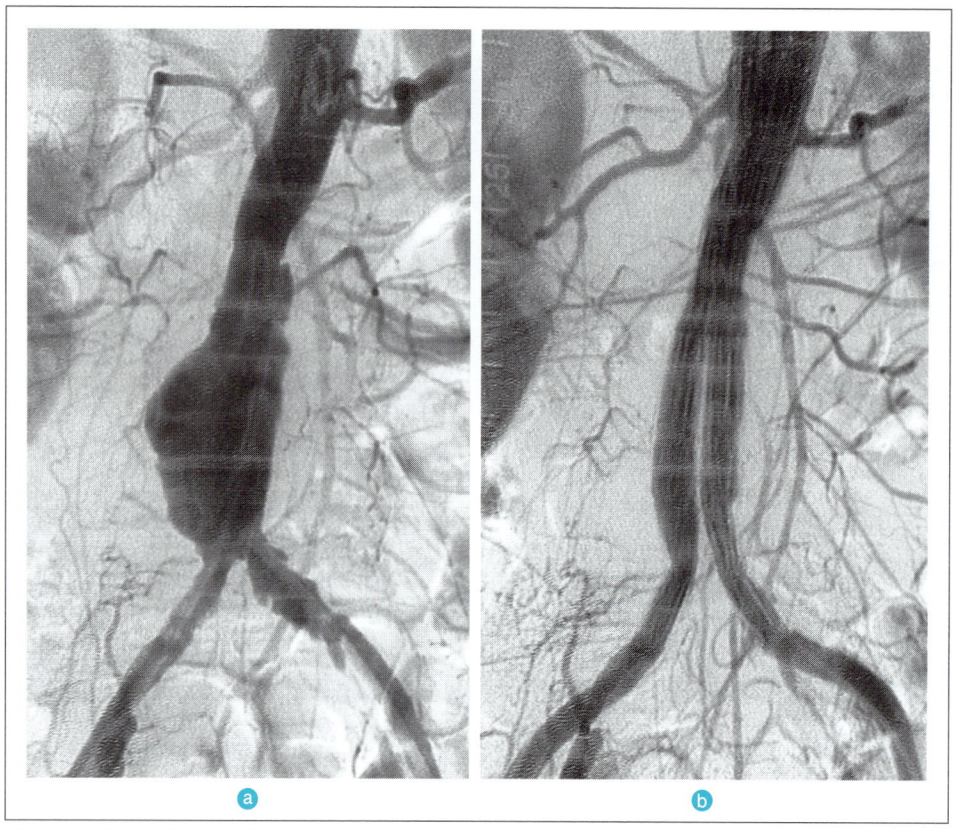

図Ⅲ-24　腹部大動脈瘤に対するステントグラフト留置術
ⓐ：腎動脈下腹部大動脈に動脈瘤がみられる．
ⓑ：ステントグラフト留置直後の造影で大動脈瘤は造影されない．

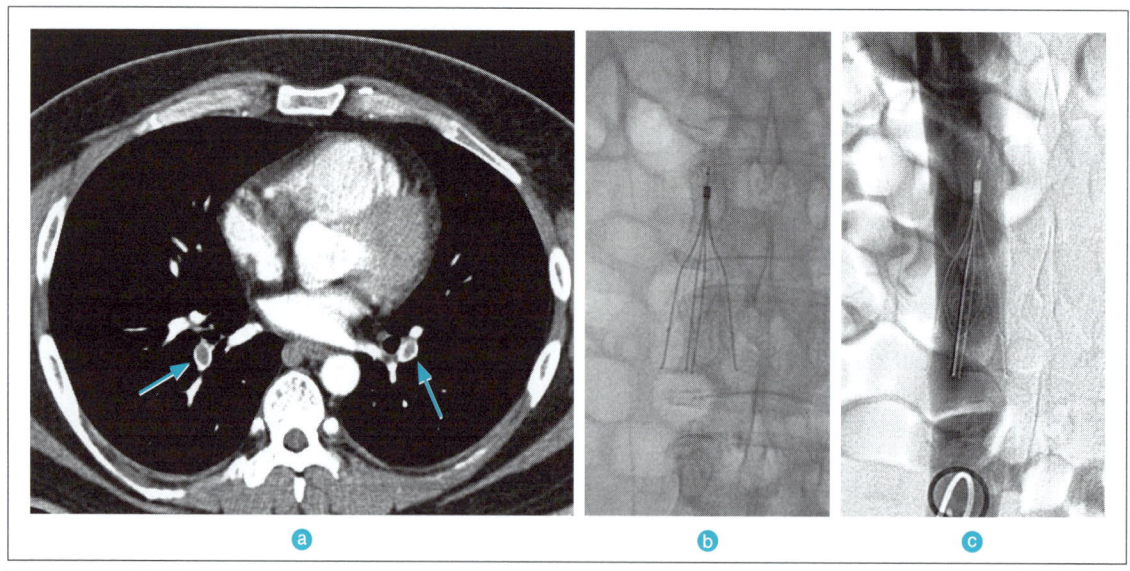

図Ⅲ-25　下大静脈フィルター
ⓐ：胸部造影CT．両側肺動脈内に血栓がみられる．
ⓑ，ⓒ：肺塞栓症の再発防止のため，下大静脈フィルターを留置した．

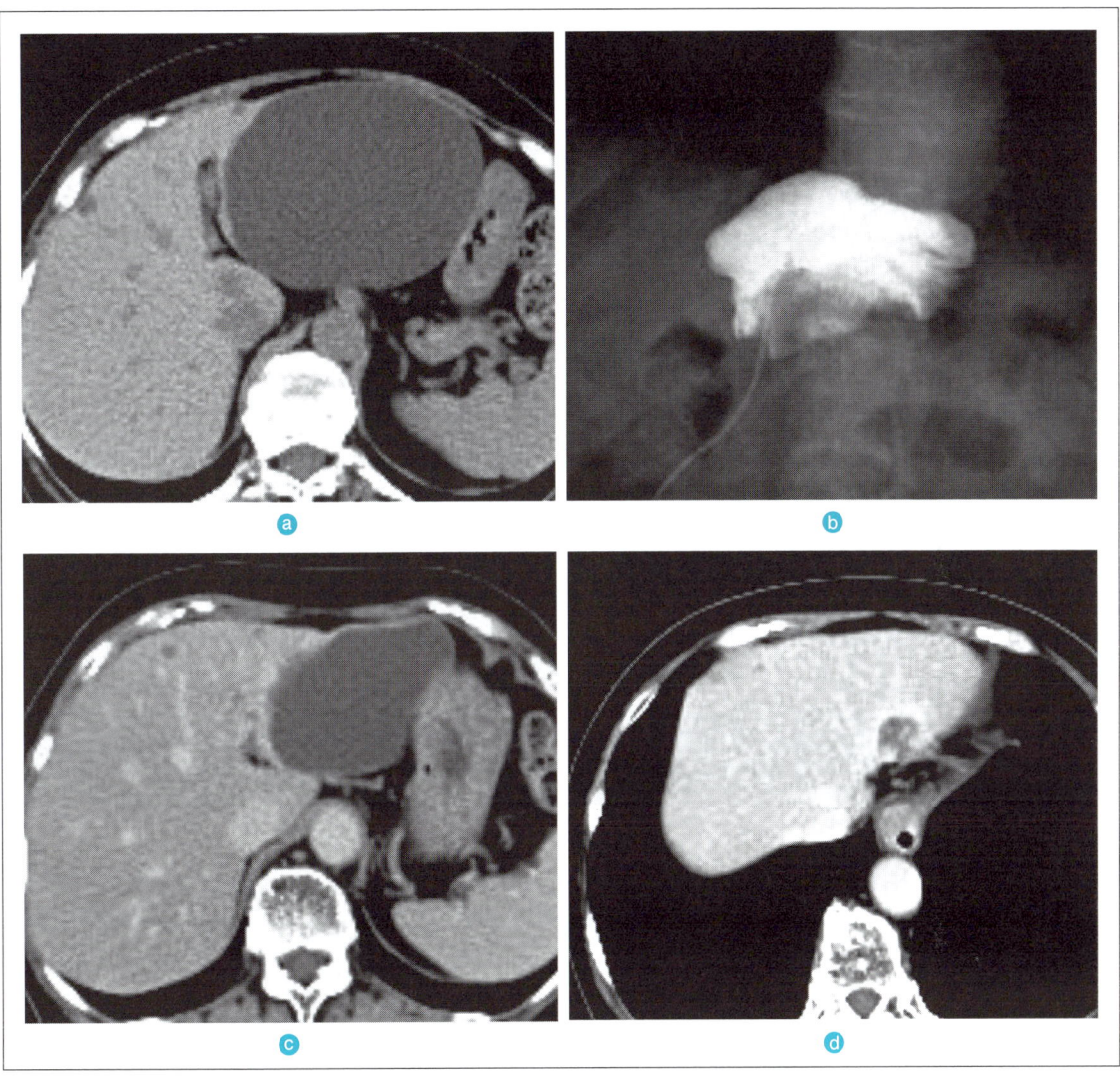

図Ⅲ-26　肝囊胞に対する硬化療法
ⓐ：肝左葉に長径 10 cm 大の囊胞を認め胃を圧排している．
ⓑ：超音波ガイド下に囊胞を穿刺し内容液を 600 ml 吸引．造影剤を用いて囊胞造影を行い，胆管や血管の描出がないことを確認後 5% EOI を 60 ml 注入し，ablation を施行した．
ⓒ：1 か月後の CT．囊胞内に液体の再貯留が認められるが囊胞は縮小．
ⓓ：12 か月後の CT．囊胞は著明に縮小し，縮小率は 97%であった．

後，鼠径部あるいは膝窩部よりカテーテルを挿入し，血栓溶解療法や血栓吸引術が行われることがある．

C nonvascular IVR

　肝，胆道，膵，リンパ節などの生検術，膿瘍や囊胞の穿刺術とこれに引き続いて行う囊胞硬化術，胆管閉塞性病変に対する経皮経肝胆管ドレナージ術を端緒とする外・内瘻術，ステント留置術など一連の胆道 IVR，尿管閉塞性病変に対する経皮的腎瘻造設術，食道を主とした消化管閉塞に対するステント留置術，経皮的胃瘻・腸瘻造設術など多岐にわたる．また，悪性腫瘍に対する経皮的穿刺治療は，エタノールやマイクロウェーブ焼灼術，さらに最近はラジオ波焼灼術へと変遷し，根治も期待できる治療効果が得られるようになった．

❶ 経皮的生検および穿刺

　X 線透視，US，CT 画像などをガイドに経皮的に病変部を穿刺し，細胞診あるいは組織診を行う．腫瘍の良性・悪性の診断，炎症性・感染性病変の診断が適応

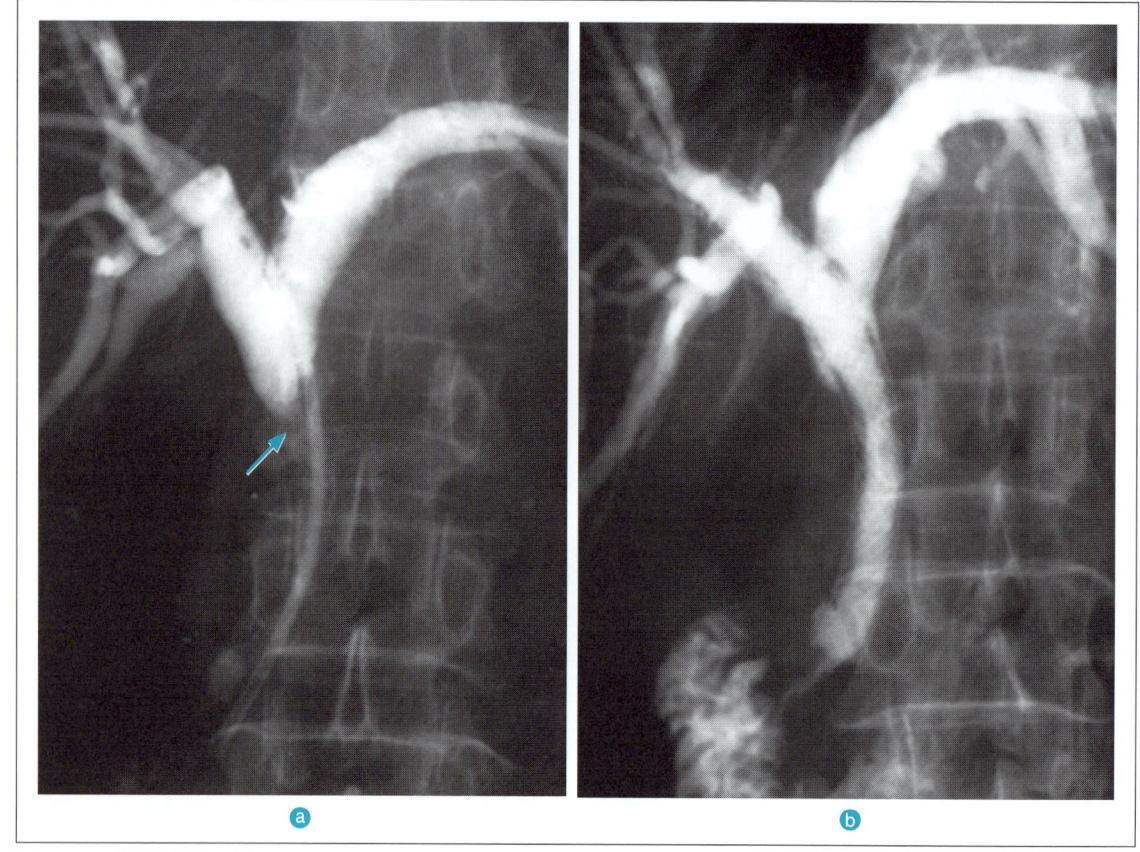

図Ⅲ-27 総胆管閉塞に対するステント留置術
ⓐ：胆嚢癌により，総胆管は完全に閉塞している．
ⓑ：ステント留置後の造影：病変部は拡張し，十二指腸への造影剤の通過も良好である．

となる．用いる針として吸引針，切削針，骨生検針などがある．生検時に呼吸を止めれない患者や出血傾向を有する例，あるいは血流が豊富な動静脈奇形では生検は禁忌である．

❷ 膿瘍・嚢胞ドレナージ

吸引可能な径3cm以上の内腔を有する膿瘍・嚢胞に対して，CT，US，MRIなどで存在部位やサイズを診断した後，主としてUSガイド下に穿刺し，内容物を吸引・確認する．通常，穿刺針からガイドワイヤーを挿入し，ドレナージカテーテルに交換をして持続的なドレナージを行う．肝嚢胞や腎嚢胞では穿刺に引き続き，エタノールやEOI(ethanolamine oleate mixed with iodinated contrast media)などの硬化剤を用いて硬化療法が行われる(図Ⅲ-26)．

❸ 経皮経肝胆管ドレナージ percutaneous transhepatic biliary drainage(PTCD)

超音波ガイド下に経皮的に拡張した肝内胆管を穿刺し，ドレナージチューブを挿入し，胆汁を体外に排出させる方法であり，胆肝炎の沈静化や胆管癌や膵癌あるいは胆管結石による閉塞性黄疸が適応となる．閉塞部を通過してチューブを挿入し，胆汁を十二指腸へ流す方法を内瘻化とよぶ．PTCDのルートを用いて，悪性胆道狭窄に対する胆管ステント留置術(図Ⅲ-27，28)や経皮的結石破砕術が行われる．

❹ 経皮的胆嚢ドレナージ percutaneous transhepatic gallbladder drainage(PTGBD)

超音波ガイド下に経皮経肝的に胆嚢を穿刺し，胆汁を体外に排出させるIVRであり，急性胆嚢炎(図Ⅲ-29)，下部胆管閉塞による閉塞性黄疸などが適応となる．

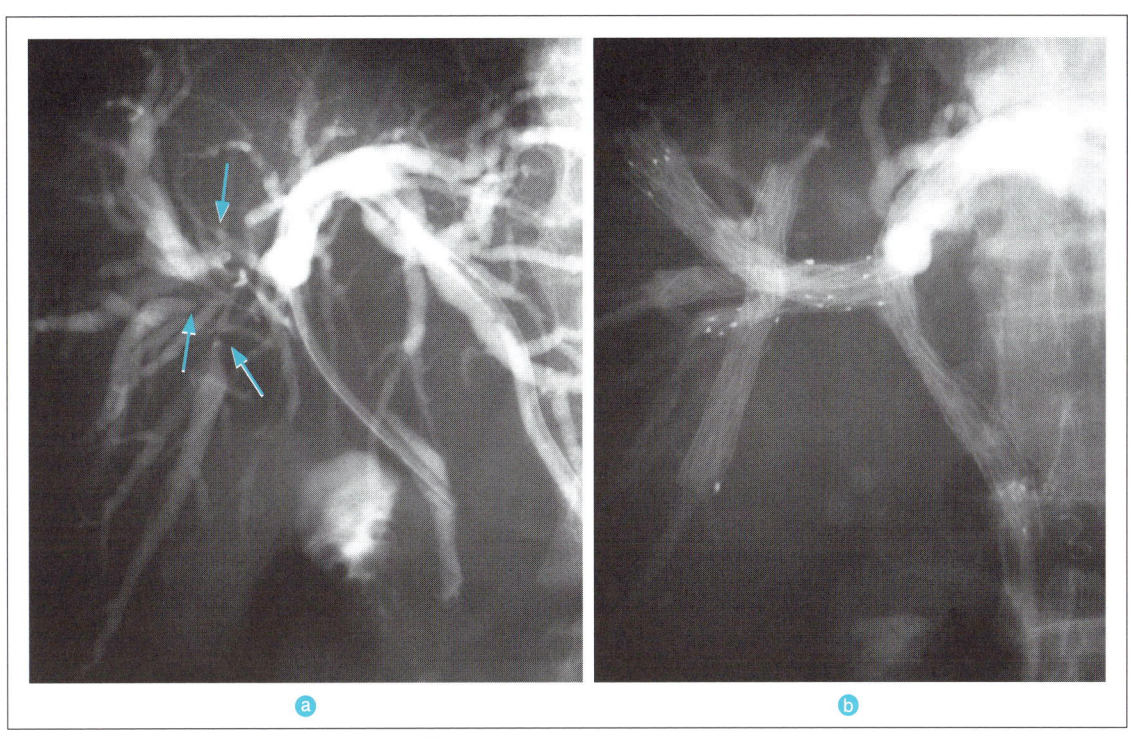

図Ⅲ-28 肝門部胆管癌に対するステント留置術
ⓐ：PTCD造影．肝門部から肝内に多発性の狭窄がみられる．
ⓑ：総胆管および肝門部から肝内胆管にステントを留置．肝内胆管から総胆管にかけて狭窄部は拡張し，造影剤の通過も良好である．

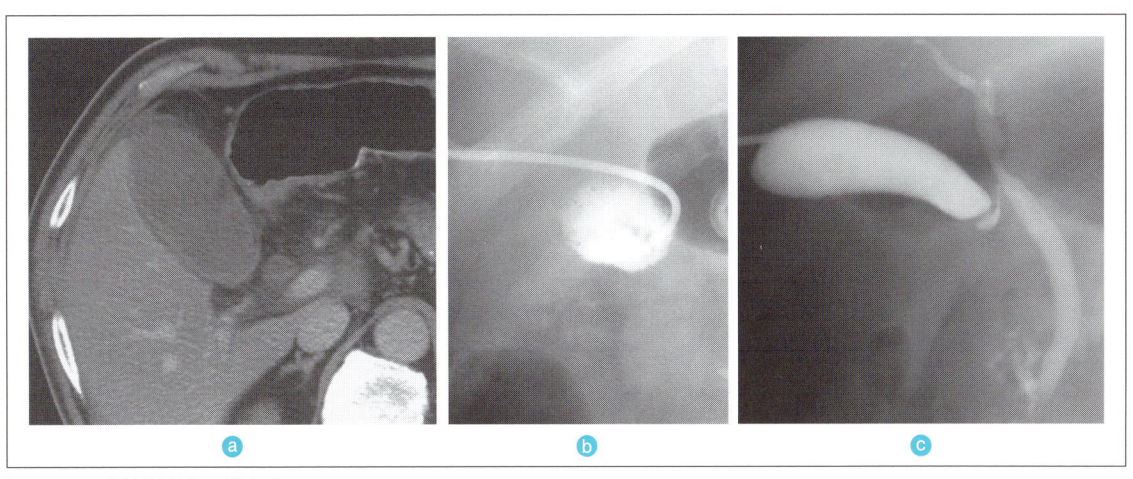

図Ⅲ-29 急性胆囊炎に対するPTGBD
ⓐ：造影CT．胆囊の腫大と壁肥厚がみられる．
ⓑ：PTGBD施行．胆囊内の壁は不整である．
ⓒ：9日後．胆囊の腫大はなく，胆囊内腔も平滑であり，総胆管も良好に描出されている．

⑤ 経皮的腎瘻造設術 percutaneous nephrostomy(PNS)

上部尿路閉塞による水腎症例に対して，経皮的に背中から腎臓を穿刺し，腎杯経由でドレナージチューブを腎盂内に留置する方法である．長期留置が予想される場合はバルーンチューブを挿入する（図Ⅲ-30）．手術不能悪性尿管狭窄や良性狭窄に対して，閉塞部を貫通し，チューブを腎盂から膀胱まで留置する方法を尿路内瘻術という．

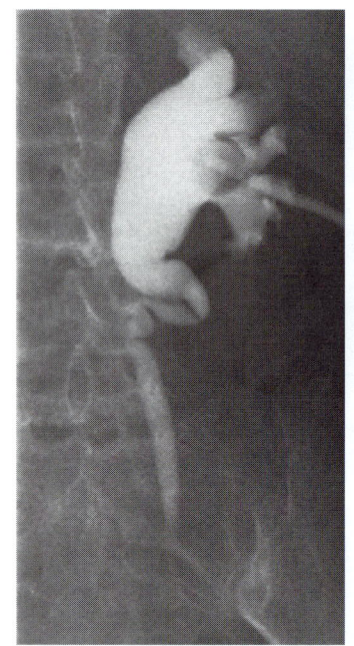

図Ⅲ-30　右水腎症に対するPNS
右水腎症に対して，バルーンチューブが挿入されている．

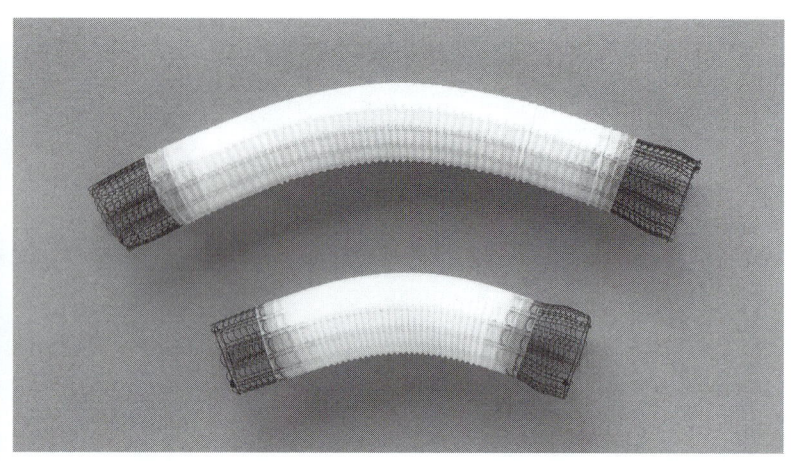

図Ⅲ-31　食道用カバードステント

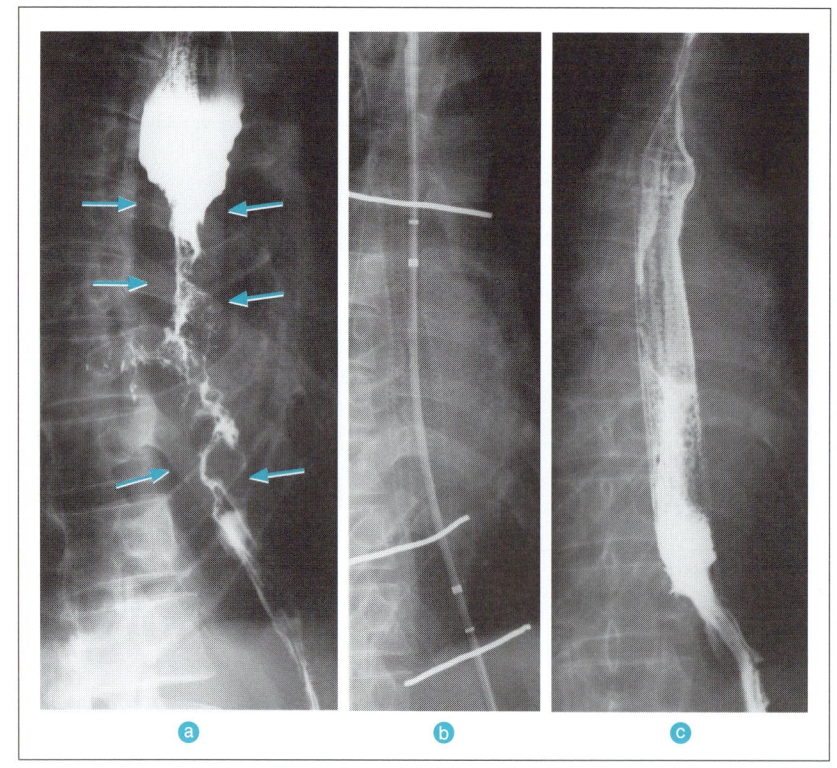

図Ⅲ-32　瘻孔を伴う食道癌に対するカバードステント留置術
ⓐ：食道に気管支との瘻孔を伴う不整狭窄がみられる．
ⓑ：病変部をカバーするように食道用カバードステントを留置．
ⓒ：留置後の造影で狭窄部は拡張し，瘻孔は消失している．

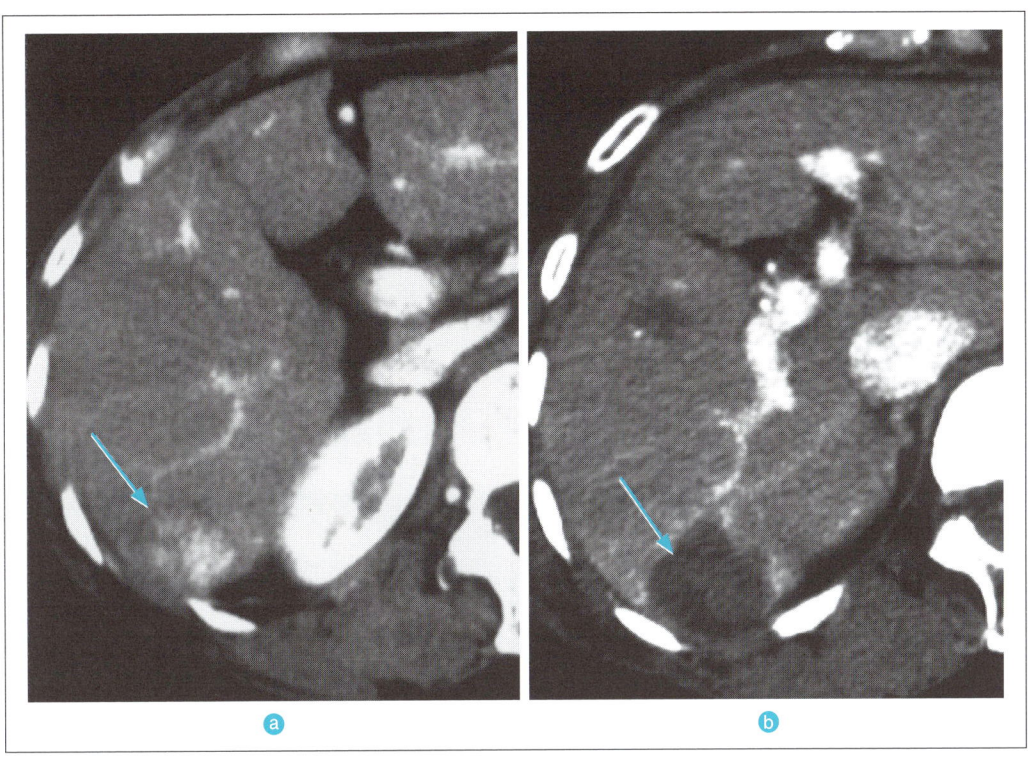

図Ⅲ-33 肝細胞癌に対するRFA
ⓐ：造影CT．肝S6に早期濃染像がみられる．
ⓑ：RFA後造影CT．濃染部はRFAにより完全に低吸収域となっている．

❻ 食道バルーン拡張術・ステント留置術

　食道の術後狭窄，腐食性物質の飲用あるいはアカラシアなどの良性狭窄に対しては，バルーンカテーテルによる拡張術が行われる．成功率は高いが，合併症として穿孔が2〜20％にみられるので，拡張には注意を要する．

　食道癌のうち，手術不能例や放射線治療後の再発例では，ステント留置の適応となる（図Ⅲ-31，32）．症状改善率は96〜100％と高いが，出血や穿孔，疼痛，逆流性食道炎やステントの逸脱などの合併症が報告されている．

❼ 経皮的胃瘻・空腸瘻造設術

　経口摂取が不可能な栄養状態の悪い患者や慢性的な小腸閉塞例に対して，経皮的に胃あるいは小腸を穿刺し，チューブを挿入し，栄養補給を行う．

❽ ラジオ波熱凝固療法 radiofrequency ablation (RFA)

　ラジオ波発生装置と誘導針を用いて，経皮的に病変部を熱凝固させる新しいIVRの1つであり，肝腫瘍，腎腫瘍，肺腫瘍，転移性骨腫瘍などが適応となる（図Ⅲ-33）．合併症として，出血，胆管狭窄，腹腔内膿瘍，消化管穿孔などがある．

❾ 気管・気管支ステント留置術

　悪性気管・気管支狭窄やバルーン拡張術が無効な良性狭窄，気管・気管支軟化症，多発性軟骨炎などが適応となり，ステント留置により，狭窄部の拡張と症状の改善が得られる（図Ⅲ-34）．合併症として，痰の喀出困難や嚥下困難，穿孔などが報告されている．

❿ 経皮的椎体形成術

　腰椎あるいは胸椎の骨粗鬆症による圧迫骨折や転移性骨腫瘍による疼痛に対して経皮的に骨セメントを注入する新しいIVRの1つであり，CT・X線透視ガイド下に安全に施行でき，疼痛緩和に有効である（図Ⅲ-35）．

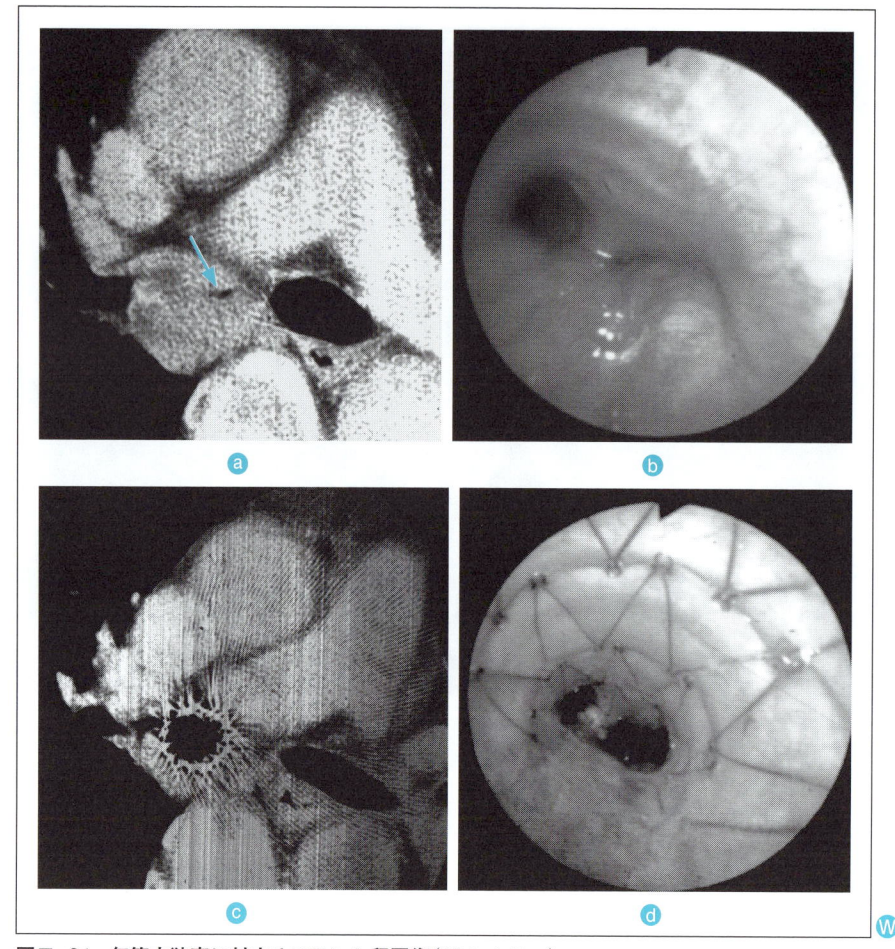

図Ⅲ-34 気管支狭窄に対するステント留置術(Webカラー)
　ⓐ：治療前CT，ⓑ：気管支鏡．右主気管支に肺癌による高度な狭窄がみられる．
　ⓒ：治療後CT，ⓓ：気管支鏡．ステント留置後，右主気管支の拡張がみられる．

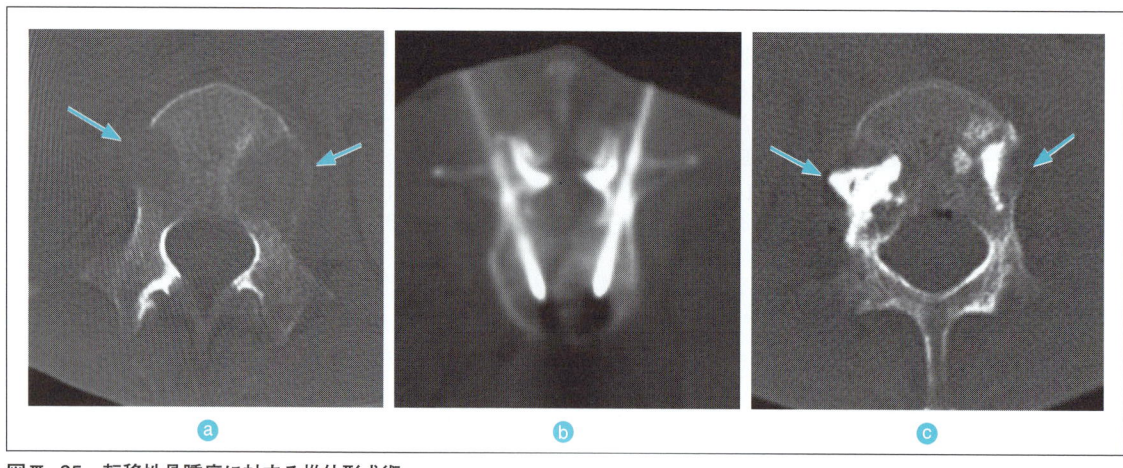

図Ⅲ-35 転移性骨腫瘍に対する椎体形成術
　ⓐ：術前CT．腰椎椎体に一致して，骨破壊像がみられる(矢印)．
　ⓑ：CTガイド下で針を挿入し，骨セメントを注入．
　ⓒ：術後CT．腫瘍部に一致して，骨セメントの集積(矢印)が認められる．

IV

放射線治療

1 放射線治療学　総論

学習の目標

　現在，単独で悪性腫瘍を根治できる治療法は，手術，化学療法と放射線療法のみである．放射線療法の基礎から臨床の学問はもちろんであるが，放射線治療に必要な基礎医学，癌に関する基礎から臨床の学問，化学療法に関する学問，などを包括した分野を放射線腫瘍学という．総論ではこれらの概略を学ぶ．各論では部位ごとに比較的頻度の高い疾患，あるいは放射線治療が特有の効果を示す疾患を取り上げ，治療法や効果，予後，副作用について学習する．また，いくつかの良性疾患では，現在も他に代わる治療法がないため，その適応と治療法を学ぶ．本書は簡単な入門書として書かれているため，より理解を深めるため，医学書院ホームページ内の専用サイトに多少高度な内容の図や説明を補足した．これらを参照し，興味ある項目については，さらに専門書や文献を調べて知識を深めることを勧める．

キーワード

■ 放射線感受性
- 正常組織の放射線感受性 ········ 724
- 腫瘍の放射線感受性 ············· 724
- 放射線治療可能比 ················ 726

■ 放射線効果の修飾
- 酸素効果 ························· 725
- 放射線増感剤 ···················· 726
- 細胞周期 ························· 726
- 線エネルギー付与（LET） ······ 722
- 線量率 ··························· 724

■ 空間的線量分布
- 深部線量百分率 ·················· 722

（次列）
- 等線量曲線 ······················ 723
- 線量計算 ························ 727

■ 時間的線量分布
- 通常分割照射 ···················· 727
- 多分割照射 ······················ 727
- 回復・再増殖・再酸素化・再分布（4R） ··························· 727

■ 装置と治療技術
- 外照射装置 ······················ 728
- 固定・運動照射 ·················· 728
- 密封小線源治療放射性同位元素（RI）内用療法 ··················· 723

■ 放射線治療の適応
- 根治的照射 ······················ 730
- 準根治的照射 ···················· 731
- 対症的照射 ······················ 731

■ 集学的治療
- 術前・術中・術後照射 ··········· 731
- 化学療法との併用 ················ 731

■ 照射の副作用と障害
- 全身に対する影響 ················ 732
- 局所に対する影響 ················ 732

A はじめに

　放射線腫瘍学は，良性・悪性疾患を電離放射線を用いて治療する分野である．1895年にRöntgen, WCがX線を発見して間もなく，放射線は悪性腫瘍の治療に利用されるようになった．しかし，当時の機器は放射線治療部位の皮膚にひどい炎症を発生したため，十分な治療ができなかった．1950年代になり，高エネルギー放射線治療機器が普及し，本格的放射線治療が開始された．1980年以後は画像診断や治療技術の進歩により，腫瘍部位に正確に限局して放射線を照射し，正常組織への照射を避けることが可能になってきた．現在，放射線治療は全身の悪性腫瘍の治療で，重要な治療法となっている．

　放射線腫瘍学は，①がんの生物学，②放射線物理学，放射線生物学，放射線の作用機序，③化学療法の基礎(放射線との併用作用)，外科療法，④各悪性腫瘍の放射線治療に関連する基礎知識(悪性腫瘍の進展形式・放射線感受性・副作用)，⑤放射線治療機器・治療技術，などの関連領域を含めた学問体系である．

B 放射線物理

1 放射線の種類

　放射線治療には2種類の放射線が使用される．すなわち，**電磁放射線**(X線，γ線)と**粒子線**(電子線，陽子線，中性子線，重イオン線)である(**表1-C1**)．電磁放射線は一般的に広く治療に使用され，概念的には小さなエネルギーの塊(粒子 photon)と考えることもできる．粒子線治療は極めて限定された施設のみで行われる特殊な治療と考えてよい(**図1-1**)．放射線治療に用いられる放射線は，低LET放射線と高LET放射線に分類されることもある．**LET**(線エネルギー付与 linear energy transfer)とは，荷電粒子の飛程に沿って，単位長さ当たりに局所的に与えられるエネルギー量をいう．重粒子線は飛程に沿って高密度の電離を起こすため，高LET放射線に分類される(**図1-C1**)．

　放射線は，そのエネルギーと身体内への進達度に非常に大きな幅がある．X線のエネルギーはeV(電子ボルト)で表現され，通常，放射線治療で用いられるのはMeV(メガ電子ボルト)の放射線である．10〜125 keV(表在性)のエネルギーのX線は皮膚表面，125〜400 keV(慣用電圧)の放射線は皮下組織に大部分のエネルギーが吸収され，身体の深部にはあまり到達しない．4〜24 MeV(超高圧：MeV以上のエネ

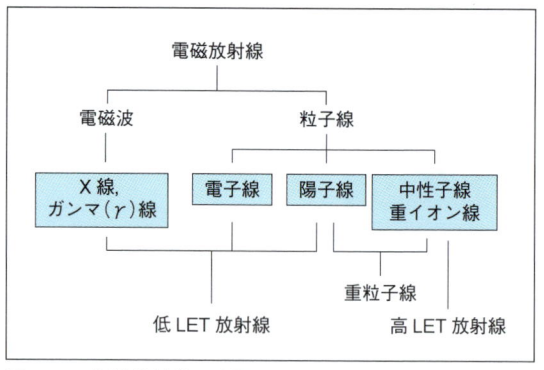

図1-1　各種放射線の分類
陽子線は重粒子線であるが，高LET放射線と低LET放射線のいずれに分類するかは，難しい問題がある．放射線治療では陽子線はX線と同様な生物学的効果を示す．そのため，放射線治療上は低LET放射線に分類するほうが考えやすい．

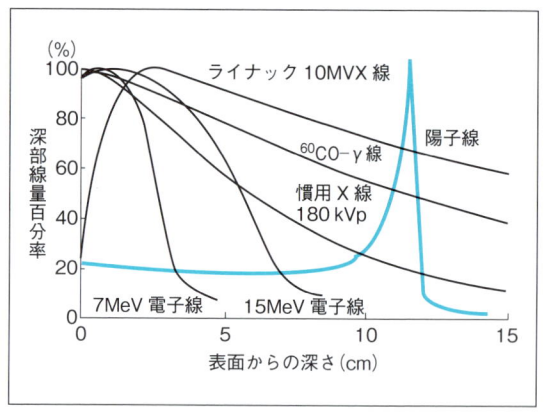

図1-2　深部線量百分率曲線
通常の放射線治療に用いられるライナックX線は，慣用X線と異なり，皮膚表面の線量は少なく，皮膚表面から数cmの深さの点で最大となる．この現象をビルトアップという．この性質のため，身体深部の腫瘍の治療に適している．一方，電子線は皮膚表面から数cmの深さで消滅して，身体深部には到達しない．この性質は皮膚表面に近い腫瘍の治療に適している．重粒子線はエネルギーに応じて，身体のある深さで大きなエネルギーを放出して消滅する．この点をブラッグ(Bragg)ピークという(**図1-C3**)．この大きなエネルギーの点を腫瘍部位に合わせると，周囲の正常組織の被ばくを少なくして，腫瘍に大量の線量を照射できる．これが重粒子線(中性子線を除く)の特徴である．(増田康司：標準放射線医学第5版，医学書院，1998, pp692-693より改変)

ギー)のX線は，皮膚や皮下などの表在部位にはあまりエネルギーが吸収されない．そのため，超高圧放射線は皮膚の障害を避けて，体内の深部に多くのエネルギーを照射でき，深部腫瘍の治療が可能となった(**図1-2**)．実際の治療に放射線を利用するためには，線束を適当に形成して均一にする必要がある．この目的を達成するため，放射線治療では平坦化フィルター，コリメータ，楔状フィルター，マルチリーフコリメー

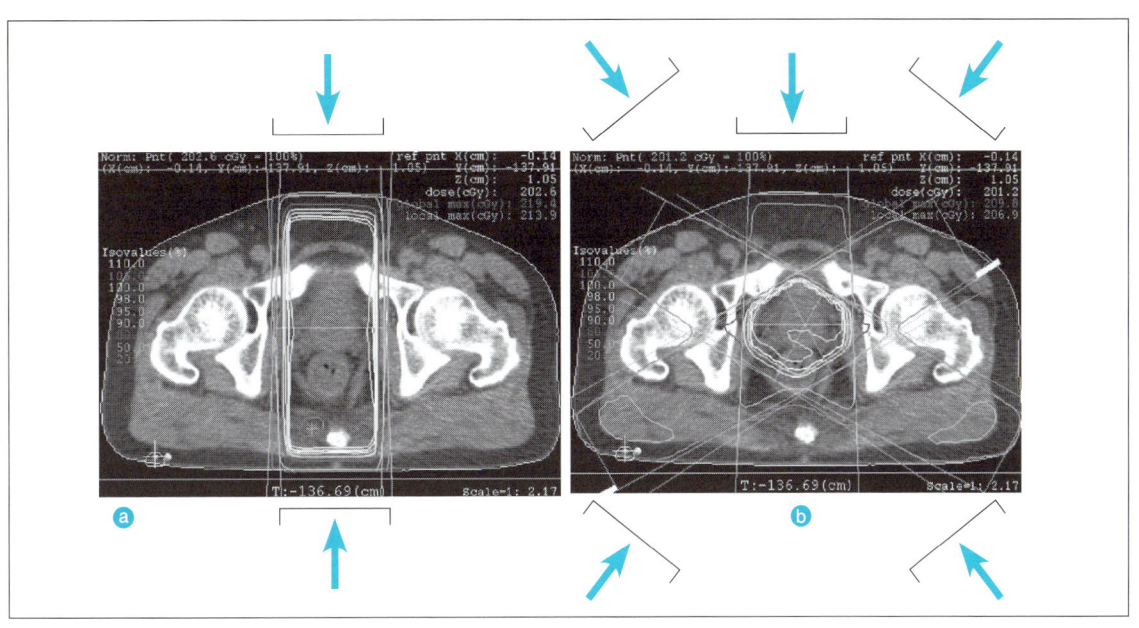

図1-3 各種照射法による等線量曲線
ⓐ：前立腺癌に対する前後対向2門照射．最も簡単な照射法であるが，前立腺の後方にある直腸が，腫瘍と同様の線量を照射されてしまう．
ⓑ：前方，斜め前方の左右，斜め後方の左右の5門照射．腫瘍部位に割合限局した照射ができ，直腸の後方への照射を軽減できるが，側方では正常組織への照射が多くなってしまう．さまざまな照射法を検討して，腫瘍部位に大線量を集中し，周囲の正常組織への被ばくを少なくできる照射法を選択する．

タ(MLC：multi-leaf collimator)，個々の患者に合わせたブロック，などが使用される(図1-C11参照)．

電磁放射線と物質の相互作用には，光電効果，コンプトン散乱，電子対創生の3種類がある．放射線治療で用いるエネルギーのX線は，コンプトン散乱が主な相互作用となる(図1-C2)．

電子線は負の電荷を持った粒子で，X線と違い，身体の深部にまで浸透することはできない．すなわち，皮膚の過線量を避けられないが，深部臓器の被ばくは避けられる．この特徴は表在性の腫瘍の治療には理想的な手段となる(図1-2)．電子より重い粒子の放射線を**重粒子線**という．陽子線は陽の電荷を持った粒子線で，陽子線のエネルギーに応じて身体の深部まで到達し，非常に狭い範囲に大量のエネルギーを照射できる．重イオン線は原子をイオンにして加速したもので，陽子線と同様な性質を示す．照射野の中心軸上の吸収線量を入射面からの深さに対してプロットし，そのピークの値を100%として表示した値を**深部線量百分率**といい，各点を結んだ曲線を深部線量百分率曲線という(図1-2)．

放射線照射の線量中心を含め平面内の等線量の点を結んだ曲線を**等線量曲線**とよぶ．地図に示された等高線と同様な考え方である(図1-3，図1-C4)．これは深部線量百分率曲線と同様に電磁放射線，電子線，重粒子線で特徴的な形を示す．

2　放射線の単位

照射された部位の線量は，想定した組織部位の単位体積に与えられるエネルギー量で表される(吸収線量)．使用される単位は**Gy**(グレイ)で，1Gyは1J/kgのエネルギーと定義されている．放射線治療では従来からの慣習で，cGy(センチグレイ)という単位が頻用されている．放射線に関する単位は多数あるが，通常，臨床放射線医学では上記のGy，放射性同位元素の放射能を表す単位**Bq**(ベクレル)(核医学診断参照)，放射線防護・管理で用いられる単位**Sv**(シーベルト)(放射線防護管理参照)の3つが主に使用される．

3　照射法

放射線治療で用いられる照射法(治療法)は，身体の外から大きな線源を用いて照射する外(部)照射 external beam therapy と，小さな線源を腫瘍に密着させて照射する(密封)小線源治療 brachytherapy がある．brachytherapy とは"密着した治療"という意味で，放射性同位元素を金属容器内に封入した(密封)線源を，腫瘍内あるいは身体内に挿入する治療である(図1-4)．小線源とは体外より照射する場合の大きな線源に対して，数mmから数cm大の小さな線源をさす．小線源治療の利点は，腫瘍に限局して大量の

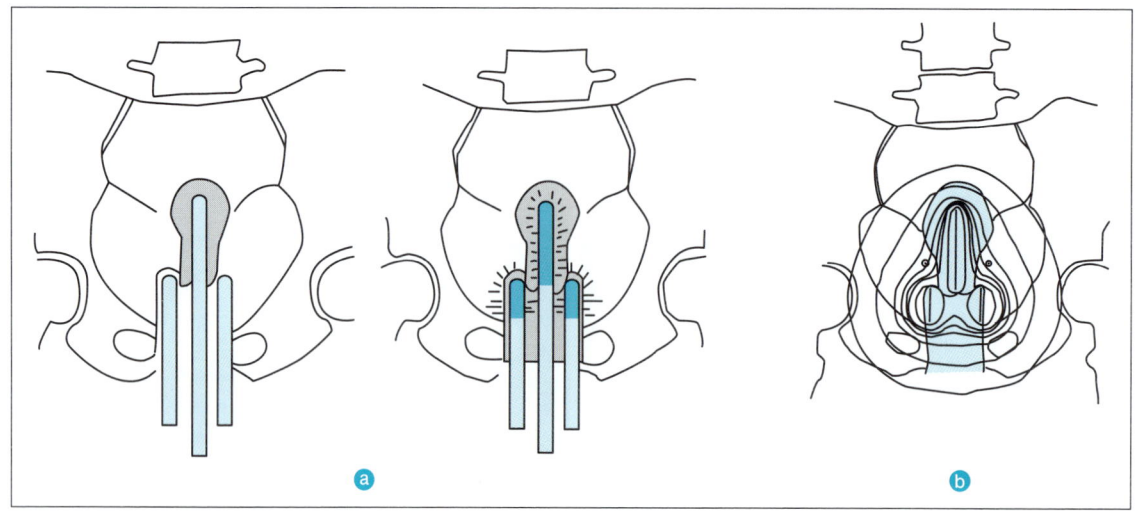

図1-4　小線源治療(腔内照射)のアプリケータ(ⓐ)と等線量曲線(ⓑ)
ⓐ：子宮頸癌の小線源治療(腔内照射)は，まず，腟に2本と子宮腔内に1本のアプリケータを挿入する(ⓐ左)．アプリケータの位置が適切であることが確認できれば，放射性同位元素の線源をこのアプリケータの中に挿入して，治療を開始する(ⓐ右)．
ⓑ：小線源治療の利点は子宮部位の腫瘍に多くの線量を集中でき，周囲の正常組織への線量を少なくできることである．

放射線を照射することができ，周囲の正常組織にはあまり放射線が照射されないことである．小線源治療法には3通りの手技がある(D-3 小線源治療参照)．その他の照射法として，経口あるいは注射により，放射性同位元素で標識した抗体あるいは放射性同位元素自体を，体内に投与する方法がある(内用療法：核医学の項参照)．

C 放射線生物

1 放射線に対する細胞の反応

　放射線の主な標的は核内のDNAである．核膜への損傷も重要とされている．放射線によるDNA損傷には，DNAの1重鎖切断，2重鎖切断あるいは環形成がある．DNA切断の機序は，放射線の種類により異なる．すなわち，電磁放射線(X線)は間接作用といわれる機序が主に作用する．電磁放射線は主に細胞内のH_2Oをイオン化して，短寿命のフリーラジカルを発生する．このフリーラジカルがDNAに作用してDNA損傷を起こす(間接作用)．一方，陽子線や重イオン線は直接的に電離を起こす．すなわち，これらの粒子線は核内のDNAに直接作用して，DNA損傷を発生する(直接作用)(図1-C5)．
　放射線による細胞傷害は主に"細胞増殖能の喪失"として発現する．そのため，放射線照射を受けた細胞は**増殖死** reproductive death といわれる．通常，致死的損傷を受けた細胞は，1~2回細胞分裂を繰り返してから死滅する．一部の細胞は**アポトーシス**により死滅することもある．しかし，DNA損傷を受けたすべての細胞が死滅するわけではない．損傷を受けたDNAは細胞自体が持っている修復酵素により修復され，細胞が生存し続けることも可能である．DNA損傷修復の分子機序はいまだに不明な部分が多いが，2つの現象が確認されている．すなわち，**亜致死損傷回復**(SLDR；sublethal damage repair)と**潜在的致死損傷回復**(PLDR；potentially lethal damage repair)である(図1-5)．DNA修復が行われる期間は，細胞の分裂遅延として観察され，p53遺伝子の関与が重要である．DNA損傷の回復程度の違いが，多くの腫瘍や正常組織の"**放射線感受性の違い**"になると推測されている．
　高LET放射線と低LET放射線では，同一吸収線量あたりの生物学的効果が異なる．違う種類の放射線の作用を比較する場合，**生物学的効果比**(RBE；relative biological effectiveness)という指標が使用される．RBEは同一生物学的効果を生じるのに必要な異なる平均LET beamの線量比である．高い生存率で比較すると，生存曲線の肩の違いからRBEは大きくなり，生存率を低い値にすると，RBEは小さくなる(図1-6)．酸素効果はLETが大きくなると，小さくなる．高LET放射線が治療に有用か否かは，治療効果比が問題になる(「C-3 腫瘍生物学」参照)．

2 放射線効果の修飾

　照射により発生したDNA損傷は，各種の因子によ

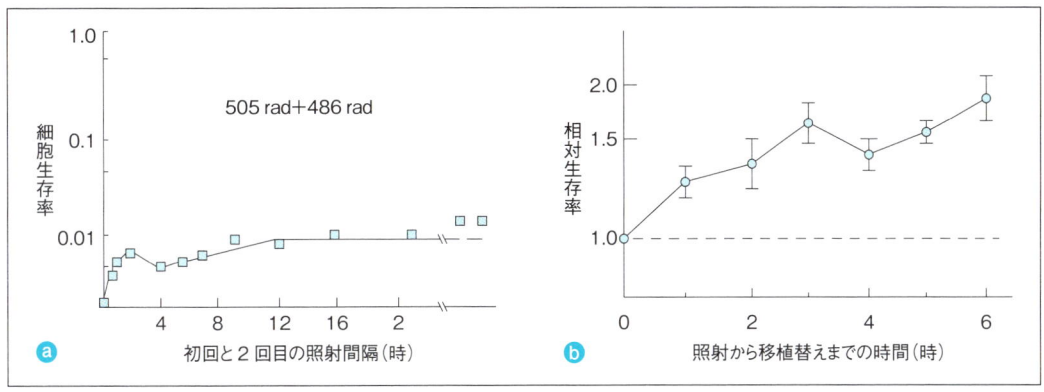

図1-5 亜致死損傷回復(ⓐ)と潜在的致死損傷回復(ⓑ)

ⓐ：培養細胞に505 rad(5.05 Gy)照射後，横軸に示した時間の間隔をあけて，2回目の照射486 rad(48.6 Gy)を行った．間隔時間0(すなわち1度に931 rad照射)と比べて，生存率の変化を示している．間隔時間約2時間までは生存率に大きな上昇があり，6～8時間で最大に達する．この現象は，1回目と2回目の照射の間に，DNA損傷が修復され，細胞が生存できるようになったためである．これを亜致死損傷の回復という．

ⓑ：培養細胞に1回の照射を行っている．この実験では照射後直ちに培養細胞を浮遊細胞にして生存率を検討した場合と，照射後細胞を培養器に戻して，一定時間を培養後に浮遊細胞にして生存率を検討した場合を比較している．培養器に保存しておくと生存率が上昇するが，それはDNA損傷が修復され，細胞が生存できるようになったためである．これを潜在的致死損傷回復という．（ⓐ：Elkind MM, et al：Radiation Research 13：558, 1960. ⓑ：Little JB, et al：Radiology, 106：689, 1973）

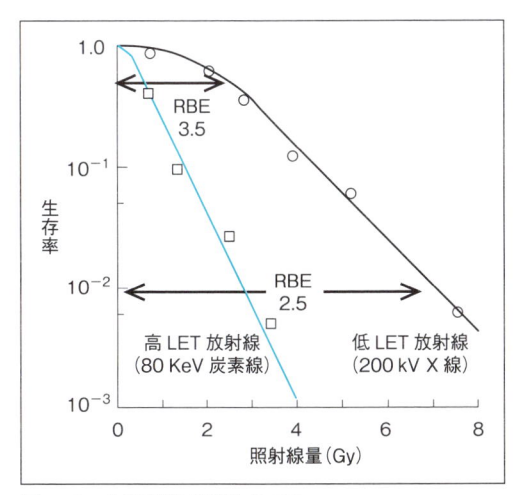

図1-6 生物学的効果比(RBE)

異なる種類の放射線の生物学的効果を比較する場合，RBEが用いられる．RBEは用いる指標により変化するため注意が必要である．

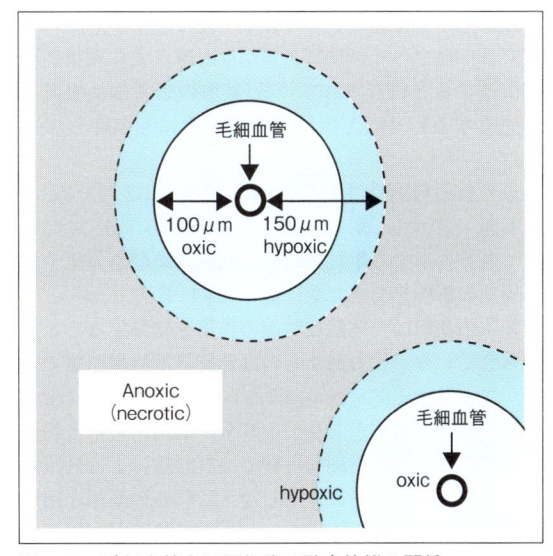

図1-7 毛細血管と周囲細胞の酸素状態の関係

毛細血管から周囲の細胞に供給される酸素は，半径100 μm までに限定される．そのため，それ以上離れた細胞には，十分な酸素が供給されず，低酸素細胞 hypoxic cell となる．150 μm 以上離れると，酸素は全く供給されず，無酸素 anoxic となり，死滅する(necrosisを起こす)．低酸素細胞は酸素を十分受けた細胞 oxic cell に比べて放射線抵抗性で，放射線治療が不成功になる最大の原因と考えられている．

り修飾を受ける．最も重要なのは，細胞の酸素分圧である．組織中で毛細血管からの距離が100 μm 以内は oxic(酸素化)，100～150 μm が hypoxic(低酸素状態)，それ以上離れると anoxic(無酸素状態)となる(図1-7)．腫瘍中では腫瘍細胞が急速に増殖するため，毛細血管形成が腫瘍細胞の増殖に追いつかず，hypoxic や anoxic の細胞が生じる．通常の腫瘍には10～20%の低酸素細胞が存在する．

低酸素細胞 hypoxic cell は通常の酸素分圧の細胞 oxic cell より放射線感受性が低いと考えられる．両細胞の放射線感受性の違いは，**酸素増感率**(OER；oxygen enhancement ratio)として表現される(図1-8)．電磁放射線と細胞内 H_2O の相互作用で生じた短

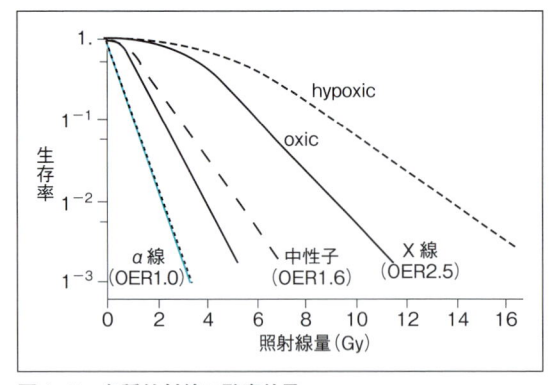

図1-8 各種放射線の酸素効果
酸素を十分供給された細胞（実線）と低酸素細胞（点線）の放射線感受性を示した．両者で同一の生存率とするのに必要な放射線量を比較したのがOERである．X線はOERが2.5～3となる．X線に比べて，重粒子線ではOERは小さくなる．これが重粒子線治療の利点の1つと考えられている．

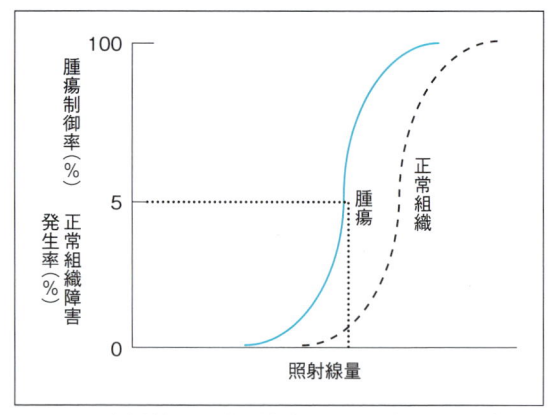

図1-9 腫瘍制御と正常組織障害発生の線量頻度曲線
放射線治療における腫瘍制御と線量の関係は，図のようなS字カーブとなる．ある線量まで照射しないと，腫瘍制御を得ることは難しいが，その線量を超えると，制御率が急速に上昇する．周囲正常組織の障害発生と線量の関係も同様のS字カーブになる．ある線量までは障害の発症はないが，それを越えると，障害発生が急速に増加する．放射線治療が成立するためには，腫瘍のカーブに対して，正常組織障害発生のカーブが右側にくる必要がある．一般に両者の差は小さい．上図の例では50%の患者の腫瘍制御を得るためには，5%程度の患者に障害が発生することになる．

寿命のフリーラジカルの寿命を，酸素は延長させる効果があると信じられている．そのため，腫瘍の低酸素領域あるいは無酸素領域では，X線の間接電離作用が十分に効果を発揮できなくなる．また，いくつかの腫瘍では，血中ヘモグロビン量が放射線による腫瘍制御に関連すると報告されている（貧血の患者は治療成績が悪くなる）．DNA損傷は**細胞周期**にも依存している．

最も放射線感受性が高いのはM期とG2期であり，最も低いのはG1期とS期である．一方，DNAに対して直接作用する重粒子線は，細胞内の酸素分圧や細胞周期の影響をあまり受けない（**図1-8**）．

多くの薬剤は，電離放射線の作用を修飾することが知られている．代表的なものは**低酸素細胞増感薬**であり，メトロイミダゾール，ミソニダゾール，エタミダゾールなどの薬剤がある．これらの薬剤は酸素と類似の作用を示し，培養細胞実験では放射線による低酸素細胞の細胞死に有効に作用した．これらの薬剤を用いた臨床試験が行われたが，2つの臨床試験が有用性を示したのみで，期待した結果は得られなかった．実験では知られていなかった末梢神経毒性が，ヒトに投与して明らかになり，十分な量の薬剤をヒトには投与できなかったため，期待した効果が得られなかった．

多くの**抗癌剤**も**増感作用**を持っている．代表的なものに，5-FU，アクチノマイシンD，シスプラチン，デキソルビシン，ゲミシタビン，パクリタキセル，マイトマイシンC，トポテカンなどがある．放射線増感を示す機序は薬剤ごとに異なっている．例えば，シスプラチンはSLDRとPLDRを抑制するとされている．トポテカンもDNA損傷回復を抑制する薬剤として有名である．デキソルビシンはミトコンドリアや腫瘍細胞の呼吸を抑制して，細胞の酸素分圧を上昇させるといわれている．マイトマイシンCは，低酸素細胞に割合特異的に作用するとされている．パクリタキセルは，細胞をG_1/M期に同調するとされている．

放射線防護薬は正常組織を放射線障害から防護し，他方，腫瘍の放射線感受性には影響しないように作用するものである．放射線防護薬の代表的なものはアミホスチンで，フリーラジカルを取り除く作用のあるシステアミンの誘導体である．アミホスチンは注射すると直ちに正常組織に分布するが，腫瘍への分布には時間がかかるため，正常組織の選択的防護が可能となる．この薬剤は抗癌剤の副作用軽減にも有用とされている．ただ，増感剤と同様に薬剤の副作用のため，ヒトに高濃度で投与することができず，十分な効果を示すには至っていない．

3 腫瘍生物学

多くの研究は，動物への移植腫瘍を用いて行われる．これらは比較的均一な腫瘍で，ヒトの腫瘍が不均一なのとは異なる．実験腫瘍を用いた結果は有用な情報をもたらすが，そのままヒトに当てはめることはできない．**腫瘍制御**はある線量を超えると急速に高くなり，S字カーブとなる（**図1-9，C6**）．正常組織の障害発生も同様にS字カーブとなる．

腫瘍の治療線量と正常組織の耐容線量の比は，**治療可能比** therapeutic ratio で表現される．耐容線量は

図1-10 各種分割照射法の照射線量と照射スケジュール
従来から一般的に行われてきた分割法（1回に1.8～2.0 Gy，1日1回，週5回）を通常分割照射という．それに対して，1日2回以上の照射を行う治療法が開発された．多分割照射は一般に1回線量を1.2 Gy程度にし，1日2回（4～6時間の間隔をあけて）治療する方法である．この方法を用いると，通常分割照射と比べて総線量を約2割程度多くしても，晩期の障害は同程度になる．総全量を多くすることで，治療効果の改善が期待できる．加速分割照射は1回線量を1.8～2.0 Gy程度のまま，1日2回以上照射して，短期間で治療を終了する方法である．これは急速に増大する腫瘍に対して有用である．

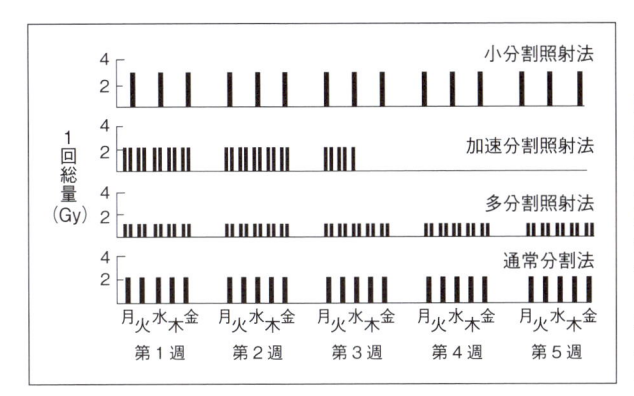

治療線量より常に大きいことが治療の前提で（図1-9で正常組織のカーブが腫瘍の右側になる），治療可能比は1以上となる必要がある．放射線の治療法変更で最も重要なのは，治療法を変更することにより患者が得をすることである．治療法を変更すると，腫瘍の反応と正常組織の反応の両者が変化する．その変化の程度が両者とも同様であれば，変更する意義はない．両者の修飾係数の比を**治療効果比** therapeutic gain factor といい，この値が1以上の場合に新しい治療法を試す価値がある．放射線治療における主な研究課題は，この両カーブの間隔を大きくする治療法の開発である．

腫瘍の放射線感受性は組織型からある程度は推測できる．各種の悪性腫瘍で一般に最も放射線感受性が高いのは，リンパ腫と胚細胞腫である．逆に，極めて放射線感受性の低い腫瘍は，悪性黒色腫と膠芽腫とされている．また，癌では腺癌より扁平上皮癌のほうが一般に放射線感受性が高い．しかし，腺癌でも乳癌のように扁平上皮癌と同様の感受性のものもある．癌と肉腫を比較すると，癌のほうが放射線感受性は高い．

腫瘍の特徴は，持続する増殖と周囲組織への浸潤，そして転移である．腫瘍は増殖する際に自身の代謝をまかなうため，血管増殖因子を分泌している．これを抑制すると，腫瘍の増殖を抑えることができる．放射線生物学では，腫瘍細胞の生物学と血管内皮細胞の生物学が重要である（表1-C2）．

4 分割照射

20世紀初頭，放射線治療は時間をあけて何回かに分けて照射すると，1回の照射と同様な治療効果が得られ，他方，副作用が少ないことが経験的に発見された（表1-C3）．この方法を"**分割照射** fractionation"といい，現在でも放射線治療の基本的概念となっている．分割して照射すると，照射間隔の間に正常組織の細胞は**放射線障害から回復** repair, recovery するとともに，**細胞増殖** repopulation も可能となり，正常組織の障害が軽減する．しかし，治療期間が著しく長期になると，その間に腫瘍細胞も増殖するため，治療効果の低下が起こってくる．細胞増殖は正常組織と腫瘍の両面から考える必要がある．一方，腫瘍細胞は照射間隔の間に，低酸素細胞が酸素化される**再酸素化** reoxygenation と，細胞周期の放射線感受性が高い時期への移行（**再分布** redistribution）が起こり，腫瘍細胞の放射線による殺細胞効果が改善する．分割照射の効果はこれらの現象を総合して考える必要があり，それぞれの頭文字をとって，**4Rの法則**という．

通常の放射線治療における分割法は，毎日1回1.8～2.0 Gyを週5日照射する方法である．全治療期間は総照射線量により異なるが，通常は3～7週間となる（**通常分割照射法**）．**多分割照射** hyperfractionation は1回線量を通常分割照射より小さく（通常1.2～1.4 Gy）して，1日に2回以上照射し，全治療期間は通常分割照射と同様にする方法である（図1-10）．その結果，通常分割照射より多くの線量を照射することになり，治療成績の改善が期待される．**加速分割照射** accelerated fractionation は1回線量を通常分割照射と同様（1.8～2.0 Gy）にして，1日に2回以上照射し，総照射線量は通常分割照射とほぼ同様とする．その結果，全治療期間が通常分割照射の約半分程度に短縮される．進行癌には多分割照射，急速に発育する腫瘍には加速分割照射がよいとされている．しかし，多分割照射と加速分割照射ともに，急性の副作用が強く出現し，加速分割照射法は晩期の副作用も強くなる可能性がある．**小分割照射** hypofractionation は1回線量を通常分割より大きくし，1週間に5回より少ない回数を照射する方法である．この方法も晩期の副作用が強くなるため，適応が限定される．分割照射の効果が一定にならない原因として，腫瘍と正常細胞の増殖速度や損傷回復が関与していると考えられる．

5 正常組織の生物学

急性放射線障害は，**再生臓器・組織**（造血臓器，皮

728　Ⅳ．放射線治療

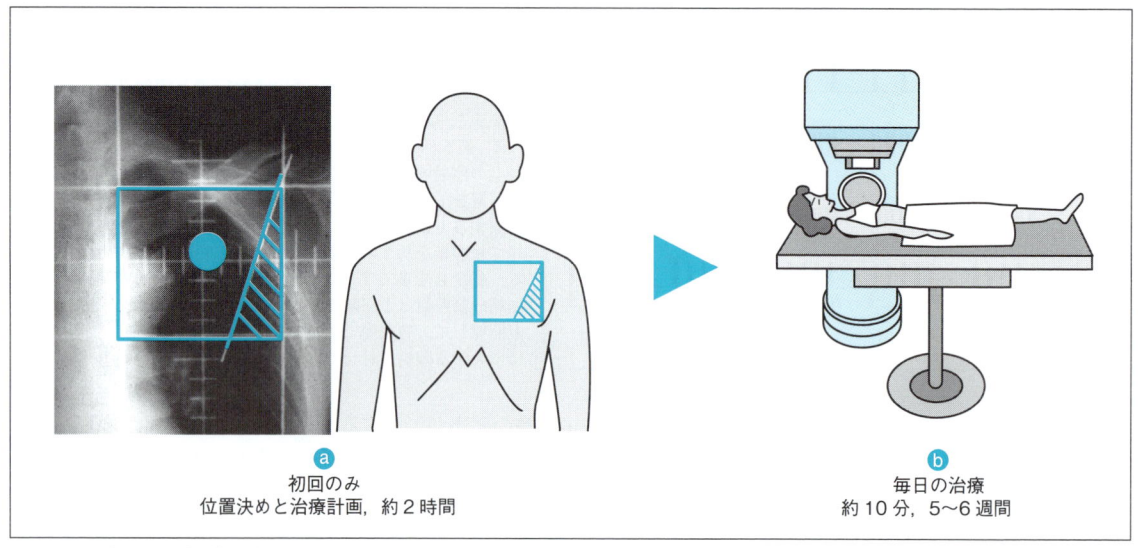

図1-11　実際の放射線治療の手順

放射線治療を行う場合，視診，触診，画像診断などのすべての臨床情報をまとめて，腫瘍の性状，進展範囲，他の併用療法について検討する．その後，放射線治療を行うべき範囲を決定するため，位置決めを行い，皮膚面に照射範囲を描く（ⓐ）．それと平行して，放射線照射の方向や線量，分割法などを決定する治療計画を立てる．これらの情報をコンピュータに登録して，準備が整った後，実際の治療が開始される（ⓑ）．実際の治療では，患者は寝台に約10分程度寝ているだけである．実際の治療で重要なことは，毎日同一部位に目的の線量が照射されることである．そのため，患者が治療中同一体位を保持できることである．それを助けるため，各種の患者の固定具が開発されている．頭頸部の固定具はWebの**図1-C7**に示した．

膚上皮，粘膜上皮など）における細胞再生能に依存する．再生しない臓器・組織（神経，筋肉等）は放射線に抵抗性となる．しかし，再生しない組織においても，血管を含む結合織で栄養され，これらの組織は分裂を必要とする組織のため，これらの再生能が最終的に副作用に関連する．再生組織とは，皮膚とその付属器，消化管粘膜，骨髄，性腺である．

肝臓や骨は再生臓器ではないが，障害を受けると急速に再生する．これらの臓器に大量の照射をすると，再生能が失われてしまう．再生能とは異なる副作用として，細胞膜の障害から浮腫が生じる．この機序はいまだよくわかっていないが，重要なものである．

急性放射線照射の影響は局所照射と全身照射では全く異なる．同一線量の照射でも，全身照射と局所照射では，抗腫瘍効果が全く異なることがある．0.1〜0.15 Gy，週2回，全体で10〜15回程度（1〜2 Gy）の少量の照射が，リンパ腫などで有効なことがある．作用機序は不明であるが，放射線とTNF-αの相互作用が推測されている．

D　放射線治療の実際

実際に放射線治療を行う場合，最初に治療部位を設定する**位置決め**と，照射法や線量分割法などを決める**治療計画**が行われる．通常，それらの情報をコンピュータに登録して，コンピュータ制御を利用しながら，リニアック（直線加速器）から発生するX線を用いて治療を行う（**図1-11**）．簡単な治療の場合は，位置決めに約30分，治療計画に約1時間を要する．複雑な治療の場合は，治療計画に要する時間は数倍から数十倍になる．患者が治療に要する時間は，毎日約10〜15分程度であるが，複雑な治療になると，その数倍を要することもある．

1　位置決め simulation

治療計画は治療のための照射野設定，患者の治療体位決定，患者固定具を含めて各種の治療に必要な器具の準備，から開始する．これらの一連の過程を位置決めという．通常，多くの患者は仰臥位で治療を受けるが，隣接する重要臓器の被ばくを最小限にするため，特殊な体位を用いることもある．例えば乳癌や肺癌患者では，斜め方向からの照射が行われるため，両腕を頭の上に挙げて，腕に放射線が照射されないようにする．また，外陰癌の場合は，両脚を大きく開いて蛙の足のような体位をとることもある．患者が治療中に動かないように，各種の固定具を用いる場合もある．固定具を用いる利点は，毎日の治療において，位置決めの誤差を少なくすることができる．また，皮膚面に照射部位を示すマークを直接書かなくてすむ．照射野の辺縁は，患者の解剖学的指標と腫瘍の広がりに関する

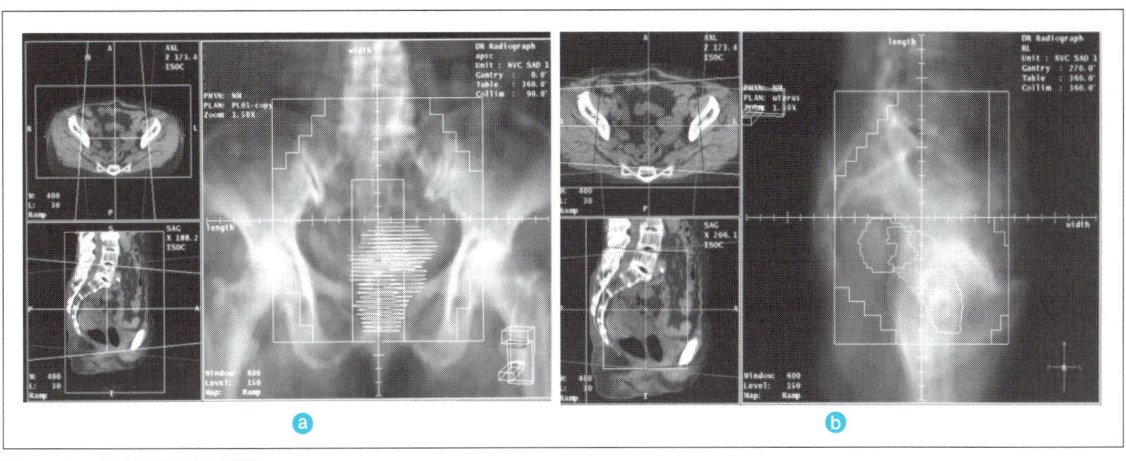

図 1-12 子宮頸癌の照射野
照射野の設定は CT か X 線位置決め装置を用いて行う．CT の場合は断面像から図のような 3 次元画像を作成する．CT 断面像上で腫瘍をマークすると，3 次元画像でも腫瘍が表示される．この例は子宮頸癌の照射野であるが，骨盤部の照射は前後(b)左右(a)の 4 方向(4門)から照射するのが基本となる．

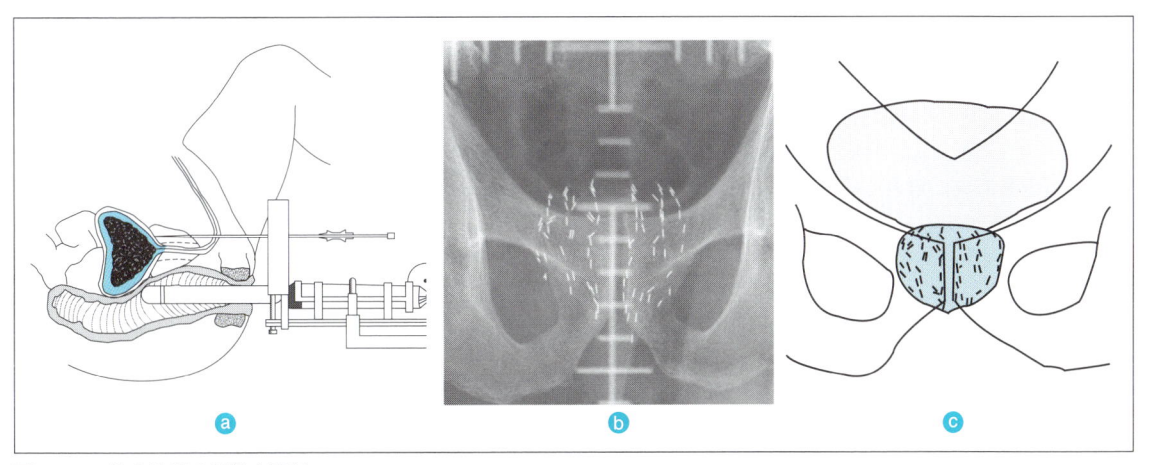

図 1-13 前立腺癌の組織内照射
a：超音波装置のガイド下に会陰から針を刺入する装置の模式図．前立腺に現況する癌に対して行われる．
b：針の中にヨード 125 を封入した小さな線源を，前立腺の中に配置した実際の X 線写真．
c：前立腺内の線源配置の模式図．

情報から，X 線透視装置を用いて決めるか(X 線位置決め装置)，CT を撮影して腫瘍部位にマークを付けて 3 次元画像に再構成して決める(**図 1-12**)．

2 治療計画

治療計画の最終目的は標的体積に対して十分な線量を均一に照射し，周囲の正常組織への照射線量を最少にすることである．この目的を達成するため，各種の因子(多方向からの照射，照射する方向の角度，使用する放射線の種類)を考慮する(**図 1-C8**)．さらに，治療に用いる各種の補助器具(遮蔽する鉛ブロック，補償フィルター)について考慮する．この一連の過程には，放射線技師との綿密な連携が必要である．通常，多くの腫瘍に多方向からの照射が行われる．例えば，前立腺癌は典型的な場合は 4 方向から治療する．しかし，周囲正常組織の被ばく線量を少なくするため，多くの施設で 6 方向からの治療が一般的になってきた．X 線のエネルギーは腫瘍の部位によって異なる．一般に低エネルギーの X 線は表在性の腫瘍(例えば皮膚癌)に用いられる．胸部，腹部，骨盤部位の多くの腫瘍は，超高圧 X 線(MeV)を必要とする．照射野は正常組織への被ばくを少なくするため，鉛のブロックを用いて形成される．**図 1-3** に前立腺癌に対する各種治療法と腫瘍・正常組織に対する線量分布を示した(**図 1-C9，C10**)．

3 小線源治療

小線源治療は手術室で全身麻酔下に行うのが望ましい．しかし，遮蔽病室で鎮痛薬や局所麻酔で行うことも多い．いずれにしても，十分な治療前の計画と画像検査による正確な腫瘍体積の把握に必要である．放射性同位元素の線源を管腔臓器の腔内（腟，子宮，食道など）に挿入して，腫瘍に可能な限り近づけて照射する（**腔内照射**）か，腫瘍内に直接小線源を刺入する（**組織内照射**）．腔内照射では各臓器に合わせて作成したアプリケータを，最初に腔内に挿入する（図1-4）．組織内照射では外套となる針を組織内に刺入する（図1-13）．アプリケータや針の配置をX線撮影などで確認して，良好な線量分布が得られることを確認する．期待通りの線量分布にならない場合は挿入し直す．その後，放射性同位元素の線源を一時的あるいは永久的に挿入する．最初にアプリケータや外套を目的部位に挿入し，配置などを確認後，実際の線源を手早く挿入する方法は，アフターローディング法 after loading とよばれ，医療従事者の被ばく低減に極めて有用である．現在，小線源治療で頻用される放射性同位元素は，Cs-137，Au-198，I-125，Ir-192などである．小線源治療に用いる線源として，以前はRa-226，Co-60などの高エネルギーのものが用いられたが，最近は管理が容易な低エネルギーのものに変遷している．

小線源治療には**低線量率照射**（1時間に0.6 Gy程度の線量を2～7日間照射し続ける）と**高線量率照射**（1分間1 Gy程度の線量を数分間照射し，これを週1～2回繰り返す）がある．わが国では腔内照射に高線量率照射が頻用されている．従来，低線量率照射のほうが治療効果は良好とされてきたが，わが国での治療成績などが認められ，最近は欧米でも高線量率照射が普及してきた．この治療は外来での治療が可能で，合併症を持った高齢の患者には最適である．また，低線量率照射では避けることが困難であった医療従事者の被ばくも，高線量率照射では回避することができる．組織内照射は通常低線量率で行う．

4 新しい治療法

最近15年位の間に，治療計画と線量分布には多くの新しい手技が導入されている．従来用いられてきたX線位置決め装置は，CT位置決め装置に替わりつつある．CT位置決め装置を用いると，腫瘍の輪郭，周囲の浸潤が疑われる部位，周囲の重要な正常組織，を正確に描出できる．これらの情報を治療計画用コンピュータに入力して，3次元の治療計画を作成できる．この方法では標的となる3次元の腫瘍体積部位に，高い線量を集中する治療計画が可能である．しかし，このためには患者の体位，体動の抑制，内臓の運動について，高度な知識と精度が必要になる．**3次元放射線治療**（3DCRT；3D conformal radiotherapy）は**強度変調放射線治療**（IMRT；intensity modulated radiation therapy）や**逆方向治療計画** inverse treatment planning を用いて，さらに有用な治療法となっている．これらの治療計画は，標的腫瘍が不整形の場合には極めて有用である．3DCRTとIMRTの使用により優れた結果が得られる例は，頭頸部癌で対側の耳下腺を防護する場合で，患者は口腔内乾燥症の危険が低下する（図1-C11）．

がん治療を専門とするような施設では，各種の特殊な治療が可能となっている．**ラジオサージャリー**（SRS；stereotactic radiosurgery）は頭蓋内の小さな病巣に対して，高精度に1回の照射で大量の照射を行う方法である．患者の固定は頭蓋骨に打ち込んだ外科的ピンにより確実になる．この方法は手術不能な頭蓋内動静脈奇形，原発性脳腫瘍，単発性脳転移などに対して，優れた成績が報告されている（図1-C12）．いくつかの施設では1回の照射ではなく，何回かに分割する照射法（STR；stereotactic radiotherapy）が試みられている（図1-C13）．この場合には，頭蓋骨に外科的ピンは刺入せず，非観血的方法で頭部の固定を行う．

放射性同位元素を腹腔内に撒布する治療が，卵巣癌や子宮体内膜腺癌で試みられている．しかし，治療成績は満足すべきものではなく，最近は行われない傾向になっている．

わが国では欧米に比べて，重粒子線治療が専用の機器を装備した施設で割合広く行われている．陽子線と重イオン線が主に用いられるが，従来のX線による治療との違いはいまだ不明瞭である．重粒子線治療の最大の問題は，設備投資が極めて高価で，日常の運転資金も高価になり，一般的に治療としては行いにくいことである．

E 放射線治療の役割

1 根治的放射線治療

各種の腫瘍に対して，放射線治療のみが根治的治療法として行われる．例えば，早期の頭頸部癌，ホジキン病，子宮頸癌などである．治療は通常，外部照射単独（ホジキン病）あるいは外部照射と小線源治療の組合せ（頭頸部癌，子宮頸癌）により行われる．本来は手術が第一選択となる場合でも，患者が手術に耐えられない，あるいは手術を拒否した場合，根治的放射線治療

が行われることもある．代表的なものとして，早期の肺癌，子宮内膜腺癌がある．

2 補助療法

放射線治療は，通常手術あるいは抗癌剤と併用して投与される．手術と併用する場合は，術前，術中，術後の併用法がある．

術前照射は以前にはよく行われたが，最近は一般的でなくなった．手術で切除可能か否かの境界にある大きな直腸癌や軟部肉腫に適用された．

術後照射は中枢神経系腫瘍，頭頸部腫瘍，乳癌，肺癌，消化器および泌尿生殖器腫瘍などに広く行われている．切除可能な腫瘍に対して術後照射が好まれる理由は，術後の組織学的所見を利用して患者に適した治療が可能であり，大量の放射線を病巣のみに集中できることである．さらに，術後の場合は正常な創傷治癒を妨げない．一般的な術後照射の適応は，①術後断端陽性あるいはほとんど余裕がない（臨床的に陽性），②腫瘍残存，③リンパ節転移陽性，である．術後照射の欠点は，①手術創が完治するまで治療を開始できないため治療開始が遅れる，②術後で病巣部位の血流が低下している，ことである．

術中照射（IORT；intraoperative radiotherapy）は手術中に大量の放射線を病巣部位に1回で照射する方法で，電子線あるいは低エネルギーX線が使用される．この治療を行うためには，手術室に専用の放射線治療装置を設置するか，手術中に患者を放射線治療室に移送する必要がある．この治療法の最大の利点は，肉眼で確かめながら，重要な正常組織（小腸）を照射野外に置くことができることである．しかし欠点として，照射は1回のみであり，分割照射の利点を活かすことができない．後腹膜の軟部肉腫には良好な成績が報告されている．術中照射に替わる方法として，手術中に腫瘍部位にカテーテルを留置しておき，術後小線源治療を行う方法もある．

放射線と薬剤を併用する目的は3つに分類される．第1は放射線による生存曲線を直接修飾する薬剤を使用する方法である．使用する薬剤は作用機序や副作用を起こす臓器が，放射線と異なるものを選択する．第2は放射線に対する腫瘍の感受性を変化させる薬剤や低酸素増感剤を使用する方法である．第3は両者が相加的に作用する場合で，作用部位が異なるものを使用する方法である．

放射線と化学療法を併用する場合，化学療法の使用時期は**照射前 neoadjuvant**，**照射中（同時：concomitant）**，**照射後 adjuvant** に分類される．**化学放射線療法 chemoradiotherapy（CRT）**は腫瘍の局所制御を改善し，微少遠隔転移を根治することを目的としている．**術前補助化学療法 neoadjuvant chemotherapy** は初期肺癌，非ホジキン病，小細胞肺癌などに行われた．この治療法の利点は，大きな腫瘍がある場合，腫瘍の縮小後に放射線治療が行われるため，照射する範囲を縮小できる．多くの腫瘍で化学放射線同時併用療法により良好な成績が得られる，という多くのエビデンスが集まりつつある．そのため肺癌，頭頸部癌，食道癌，膀胱癌，子宮頸癌などの局所進行腫瘍には，化学放射線同時併用療法が一般的治療法となってきた．維持化学療法は Wilms 腫瘍や横紋筋肉腫には適応があるとされている．

いくつかの部位では手術，化学療法，放射線療法の3つが併用され，各種の併用法が試みられている．例えば，進行乳癌には新化学療法，手術，術後照射が行われ，膵臓癌や直腸癌では手術後化学放射線同時併用療法が行われる．

3 対症療法

局所あるいは転移性腫瘍に対して，放射線治療は速効性で有効な対症的治療効果を得られる重要な手段である．乳癌や前立腺癌などからの**骨転移**は，限局した照射野で30 Gyを10回で照射する．**疼痛緩和効果**は約70％の患者に得られる．しかし，これらの患者に対して，最適の線量と分割法はわかっていない．おそらく，もっと短期間に照射することが可能と思われる．RTOG（米国放射線治療研究グループ）は8 Gy 1回（総線量8 Gy）と3 Gy10回（総線量30 Gy）の照射を比較する臨床試験を行っている．広範な骨転移には，半身照射という方法が試みられている．また，ストロンチウム-89 の内用療法は有効性が報告されているが，本邦では認可されていない．

脳転移には**全脳照射**が行われてきた．通常3 Gy 10回で30 Gy照射する方法が行われてきたが，骨転移と同様に，最適な治療法が問題となっている．4 Gy 5回で20 Gyと2 Gy 20回で40 Gyを比較した試験がある．有効率や効果持続期間では，両者に差を認めなかった．すなわち，両群ともに50％の患者に神経症状の著明な改善がみられ，短期間照射法のほうが効果を早く得られた．このことから，原発巣が制御された単一の脳転移には，多分割で時間をかけた照射が適しているが，その他は短期間の照射が適していると考えられた．

対症療法のその他の適応として，脊椎転移による**脊髄圧迫**，肝転移，眼窩転移，癌性髄膜炎などがある．対症療法は症状を伴う局所進行肺癌や卵巣癌にも適応がある．小線源治療による対症療法は，気管支，胆道，食道の閉塞に適応がある．

4 良性疾患

放射線治療は各種の良性疾患にも行われる．代表的なものとして，ケロイド，血管腫，デスモイド，翼状片などである．その他では，腎，心臓移植後の拒絶反応，黄斑変性症などにも適用させる．最近は，冠動脈形成術後の再狭窄予防に有用性が示されている．

F 放射線治療の副作用

1 急性副作用

急性放射線副作用は皮膚発赤・落屑，粘膜炎，下痢，などで，治療中あるいは治療終了直後に発生する．このような合併症は急速に新陳代謝が起こっている組織（再生組織）で，回復や再生が障害されたために起こると考えられている．発生する副作用は，照射された部位に依存している．唯一の例外は，全身症状として発現する倦怠感や食欲不振・嘔気など（放射線宿酔という）である．

ほとんどの急性合併症は自己限定性で，薬剤による治療に反応して症状は改善する．症状が強い場合は，短期間治療を中断して早期の改善をはかり，長期の治療中断を避けることが重要である．長期の治療期間の延長は，腫瘍制御の低下と関連するためである．

急性副作用の重症度に関連する主な因子は，**1回線量と治療体積**である．治療体積が大きい場合は毎日の1回線量を小さくして，急性副作用を最小とすることが必須である．

2 晩期副作用

線維化，瘻孔，壊死のような晩期副作用は治療後数か月から数年後に発生し，その原因の一端に遅発性増殖組織への損傷が関与している．血管損傷のような他の因子もこれらの発生に関与している．急性反応と同様に，晩期反応も照射部位により異なる．晩期副作用は一度発症すると，しばしば生涯治癒しない．慢性副作用の危険性を減少させるために最も重要なことは，適切な治療を厳格に行うことである．例えば，軟部肉腫患者の慢性浮腫の危険性を下げるには，四肢の全周を決して照射しないことである．晩期副作用の発生には**総線量と1回線量**が大きく関与する．大きな1回線量を避ければ，晩期副作用の危険を減少できる．治療期間は関与しない．先に述べた3DCRT，IMRT，inverse treatment planningを含む新しい治療法は，将来，晩期副作用の発生減少に役立つと推測される．

副作用の程度も軽度の線維化から小腸の閉塞，瘻孔，脊髄横断麻痺，盲目，二次発癌まで，その重症度がいろいろである．放射線治療後の二次発癌は頻度が低く，正確な発生率は不明である．例外として，網膜細胞腫で治療を受けた子供に，照射された骨から骨肉腫が発生することである．

ある種の晩期副作用は薬物治療に反応する．例えば，肺炎は気管支拡張剤で治療でき，必要な場合は副腎皮質ホルモンを使用する．一方，予防的投薬はある種の晩期副作用を減少させる可能性がある．頭頸部癌患者にピロカルピン塩酸塩を投与すると，口腔乾燥症の頻度が減少するとされている．また，最近，亜鉛チンキを投与すると，頭頸部癌患者の味覚障害の発生が減少したとされている．

G 放射線治療の将来

100年以上前に放射線治療が開始されて以来，がん治療における放射線治療の重要性はどんどん増してきた．今後もますます重要性が増していくものと考えられる．従来の大きな照射野を用いた根治治療は，化学療法を併用した小さな照射野の治療に代わりつつある．すべての腫瘍の治療において，併用療法が現在より一般的治療法となり，特に臓器温存治療が一般に行われるようになる．放射線治療は，大量化学療法と幹細胞治療の中にますます組み込まれ，大きな腫瘍や抵抗性の腫瘍の制御率が改善するであろう．

将来は臨床放射線腫瘍学でも放射線生物学の理解が進み，治療に取り入れられるようになるであろう．可能性のある手法として，アポトーシスの誘導，細胞抵抗性の修飾，細胞周期の調節，腫瘍制御に関する予測法の確立，がある．大変興味深い研究領域は放射線遺伝子治療である．

2 中枢神経系腫瘍

A 原発性脳腫瘍

1 疫学

わが国における原発性脳腫瘍の発生頻度は，人口10万人あたり3人弱であり，男女比は1.2：1程度である．欧米でも10万人に年間3～5人程度と考えられる．年次的にみると過去30年間ではほぼ横ばいである．

2 病理・病期分類

原発性脳腫瘍には様々な組織型のものが存在する．表2-1にわが国の脳腫瘍全国統計データを示す．髄膜腫が最も多く，次いで神経鞘腫，下垂体腺腫，膠芽腫，星細胞腫となる．欧米に比べて胚腫や奇形腫などの胚細胞性腫瘍の頻度が高い．近年脳原発リンパ腫の頻度が増加している．病期分類には各腫瘍に特異的ないくつかの分類が存在するが，他疾患ほど用いられていないので省略する．

表2-1 本邦における原発性脳腫瘍の種類と頻度
(脳腫瘍全国集計調査報告 VOL.12，2009年刊行，1984～2000年の統計より)

腫瘍の種類	症例数	頻度(%)
髄膜腫	17,575	26.4
下垂体腺腫	12,056	18.1
神経鞘腫	6,887	10.4
膠芽腫	6,075	9.1
星細胞腫	4,693	7.1
退形成性星細胞腫	3,107	4.7
頭蓋咽頭腫	2,353	3.5
悪性リンパ腫	2,045	3.1
胚腫	1,258	1.9
血管芽腫	1,131	1.7
類上皮腫	838	1.3
髄芽腫	719	1.1
乏突起膠腫	610	0.9
上衣腫	545	0.8
神経膠腫(細分類不明)	484	0.7
悪性髄膜腫	370	0.6
混合型神経膠腫	335	0.5
脊索腫	302	0.5

3 放射線治療法

中枢神経系腫瘍においては，手術による神経脱落症状を考慮すると全摘出は困難な場合がほとんどであるため，放射線治療の果たす役割は大きい．大部分は直線加速器(リニアック)の高エネルギーX線を用いた外部照射によって行われる．照射野は，腫瘍の進展形式や周囲への浸潤傾向の有無によって大きく異なるが，腫瘍部中心の局所照射，数cmの腫瘍周辺部を含めた拡大局所照射(図2-1)，全脳室系照射，全脳照射，全脳脊髄照射に分けられる．局所または拡大局所照射には，正常脳への照射を分散させるために，直交2門，多門あるいは原体照射(装置を回転させながら腫瘍の形状に近いように照射する方法)が勧められる．全脳脊髄照射は，脳脊髄液が存在するS2のレベルまで，通常3か所に分けて照射する．

1日1回1.8～2 Gy，週5回の通常分割照射が一般的に用いられる．1回1～1.2 Gyあるいは1.5～1.8 Gyで1日2回の多分割照射，加速照射は主に神経膠腫に対して試みられたが，顕著な効果は得られなかった．全脳脊髄照射や小児においては，一回線量は10～25%減量する．総線量は50 Gy/5週間が正常脳に対してほぼ安全であることから，低悪性度の腫瘍に対しては50～55 Gyが一般的である．高悪性度のものに対しては，脳壊死の確率はやや増加するが，60 Gy以上照射することが多い．

外部照射の他には，術中照射や組織内照射もあるが，近年定位照射(stereotactic radiotherapyまたはradiosurgery)が急速に普及した．これらの照射法はいずれも，周辺の正常部分への照射を少なくして，腫瘍部を中心に大線量を照射するものであり，外部照射よりも高線量を与えることができる．また，外部照射と併用すれば，より高い腫瘍制御効果が期待できる．

> **定位照射** .... *Memo*
>
> 通常3 cm以下の小病巣に対して，コンピュータ制御下に多方向から3次元的に線束を集中し，照射する方法．正常組織への照射は最小限となり，病巣に限局した線量分布が得られるため，ピンポイント照射とよばれる．1回で15～20 Gy程度照射する方法は定位手術的照射(ラジオサージャリー)，数回以上に分割して照射する方法は定位放射線治療とよばれる．通常の直線加速器を用いて行う方法のほかに，専用機のガンマナイフ，サイバーナイフやトモセラピーも用いられる(図2-2)．転移性脳腫瘍，良性腫瘍のほか，脳動静脈奇形などに対しても行われる．

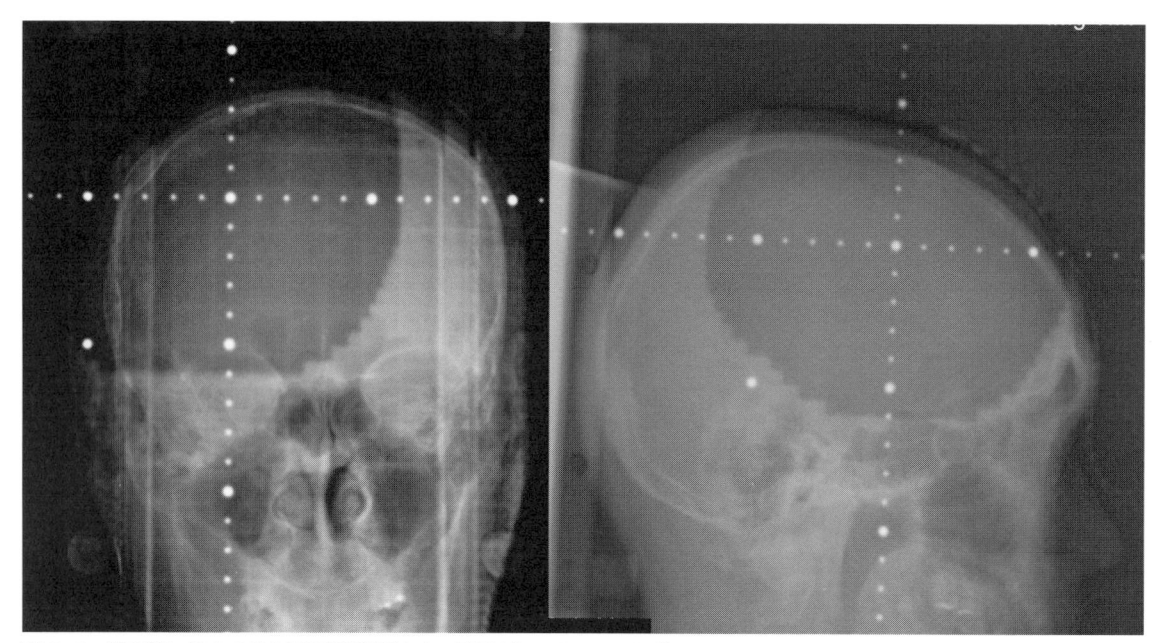

図2-1　膠芽腫に対する拡大局所照射野(直交2門照射)のリニアックグラフィ

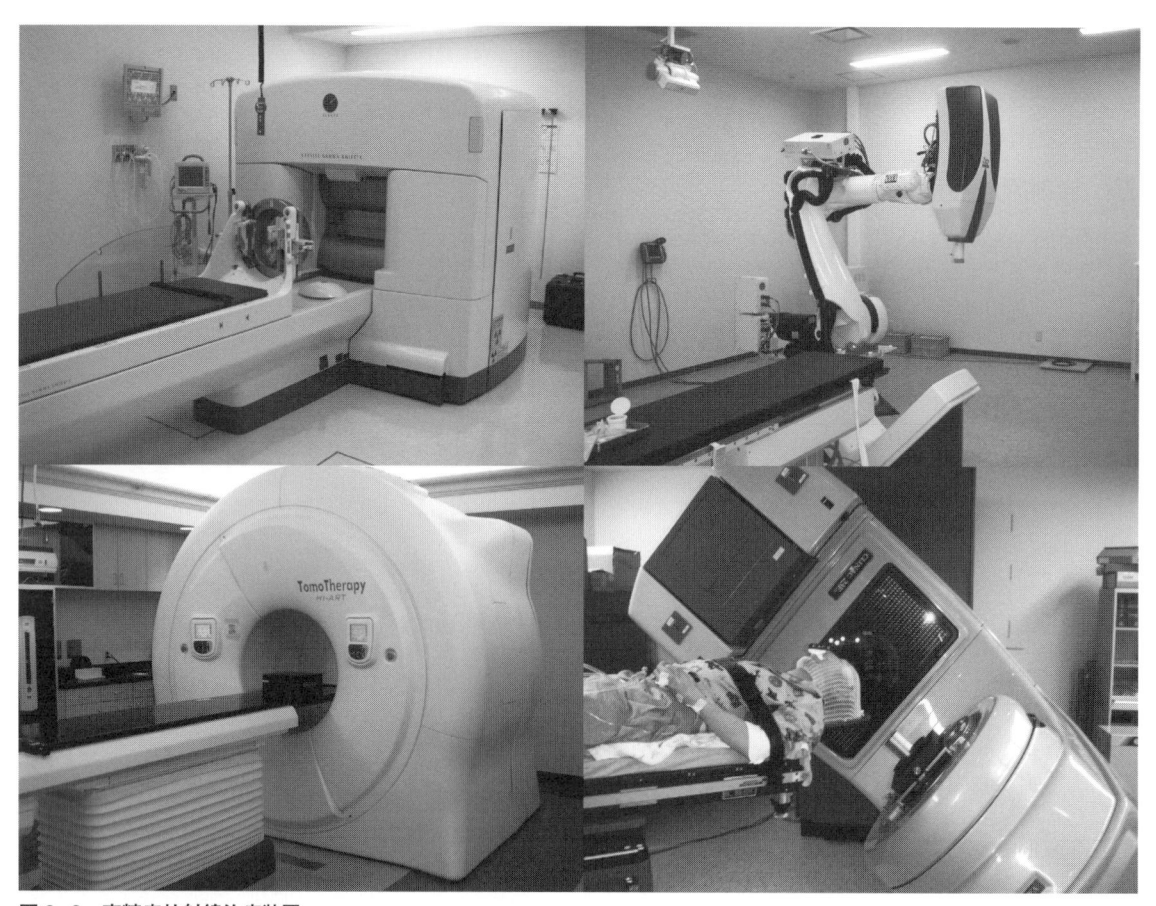

図2-2　高精度放射線治療装置
左上：ガンマナイフ，右上：サイバーナイフ，左下：トモセラピー，右下：リニアックサージャリー

4 放射線治療の有害事象

❶ 脳壊死

正常脳組織の壊死で，発生頻度は線量，照射野の増大とともに増加する．50 Gy/5 週間の局所照射では，0.5％以下の頻度である．治療後半年から 2 年以内に起こる場合が多い．無症状の場合も多いが，有症状の場合ステロイドがある程度有効である．病変部の切除によって症状の軽減が得られることも多い．

❷ 内分泌障害

視床下部-下垂体系に照射された場合に起こりうる．成長ホルモンが最も障害されやすく，24 Gy くらいに発生の閾値がある．他のホルモンについては臨床症状を呈するような障害は比較的少ないが，刺激試験では異常が発見される場合は少なくない．

❸ 知能障害

特に高齢者では認知症様症状が起こることがあり，画像上，脳萎縮がしばしば認められる．若年者ではほとんど起こらないが，記銘力障害は時に認められる．他のまれな晩発性有害事象としては，頸動脈の閉塞による脳梗塞や二次性腫瘍がある．

❹ 放射線脊髄炎

脊髄照射の副作用としては，放射線脊髄炎（脊髄症）が最も重要である．発生頻度は 50 Gy/5 週間の部分的照射では 5％程度と推定されるが，起こった場合は脊髄横断症状を呈することが多いので，脳壊死よりも注意を要する．

5 脳腫瘍各論

❶ 膠芽腫（グレードⅣ）glioblastoma, 退形成性星細胞腫（グレードⅢ）anaplastic astrocytoma

それぞれ 40～60 歳代，30～50 歳代に好発する．ともに大脳半球に多いが，小児では脳幹部に多い．放射線感受性は高くないが，延命効果は得られる．可及的切除の後，標準的には腫瘍周辺部を 3～4 cm 含めた拡大局所照射野で，1 日 1.8～2 Gy で計 60 Gy の照射を行う．化学療法剤ではニトロソウレア系薬剤（ACNU や MCNU）に延命効果があると考えられる．インターフェロンβもよく併用されるが，効果はまだ不明瞭である．近年，経口アルキル化剤のテモゾロミドの有効性が報告され，放射線治療とも併用されることが多くなった．

膠芽腫の手術単独治療後の生存期間は 4～5 か月程度であるが，放射線治療によって生存期間中央値は 10～13 か月となる．ただし 5 年生存率は 5％程度であり，再発はほとんど不可避である．一方，退形成性星細胞腫は 5 年生存率 20～30％前後である．低年齢，高 performance status などが予後に好影響を与える．

❷ 星細胞腫 astrocytoma

組織学的にグレードⅠかⅡであるが，なかでも毛様細胞性 pilocytic などの亜型は特に予後がよいので，通常型と区別する．通常型は比較的若い 20～30 歳代の成人の大脳半球に好発する．毛様細胞性星細胞腫のなかで，小児の小脳星細胞腫は，通常は放射線治療の適応ではなく，外科的摘出が第一選択であるが，視神経膠腫は全摘困難であるので放射線治療の適応となる．放射線治療は通常外部照射のみ用いられる．MRI 上の腫瘍部に 2 cm 周辺部を含めて，1 日 1 回 1.8～2 Gy の通常分割法で，50～55 Gy（成人の場合）の照射を行う．緩徐に放射線に反応し，治療終了後数か月ないし 1 年以上の経過で，徐々に画像上の所見が改善されていく（図 2-3）．化学療法はほとんど行われない．放射線治療後の 5 年および 10 年生存率は 50～60％，30～40％前後である．視神経膠腫の 10 年生存率は 80～90％である．

❸ 乏突起膠腫 oligodendroglioma

30～40 歳代の大脳半球，特に前頭側頭葉に好発する．低悪性度のものが多いが，高悪性度のものもあり，治療はそれぞれの星細胞腫に準じて行う．星細胞腫の成分がしばしば混在する．PCV（プロカルバジン，CCNU，ビンクリスチン）化学療法が有効である．緩徐な経過を辿る腫瘍であり，放射線治療の意義はやや不明確であるが，照射によって予後が改善されると考えられる．放射線治療法は星細胞腫に対するのと同様で，5 年生存率 70～80％，10 年生存率 40～50％程度が標準である．

❹ 脳室上衣腫 ependymoma

脳室上衣とその下の膠組織から発生する腫瘍で，グレードⅠからⅣまで存在する．テント上下に脳実質からも発生するが，脳室型では第四脳室に最も多い．5～15 歳に好発するが，成人における発生も少なくない．放射線感受性は比較的高いが，小児で低悪性度の腫瘍が全摘できた場合は，まず経過観察することもある．脳室上衣芽腫（グレードⅣ）には全脳脊髄照射＋局所追加照射を行う．それ以外では拡大局所ないし局所照射を行う場合が多い．線量は，成人，高悪性度，部分摘出の場合，局所に 60 Gy，全脳脊髄に 30 Gy が標準で

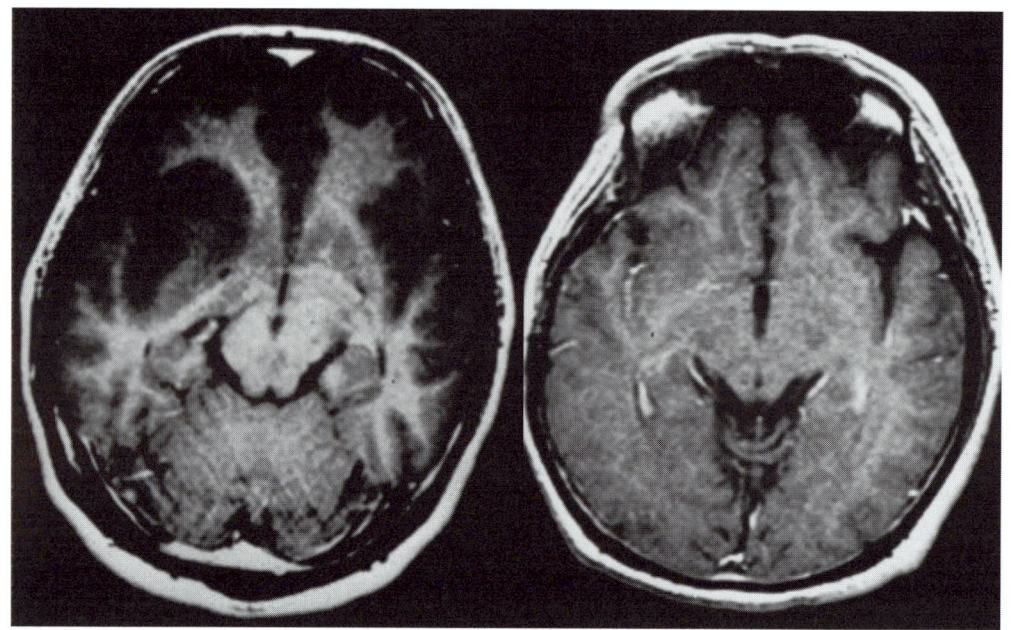

図2-3 グレードⅡ星細胞腫症例の放射線治療前後のMRI像
左：生検後，放射線治療前，右：60 Gy 照射終了後2年．

あり，成人，低悪性度，全摘の場合は局所に50 Gy が目安となる．その他の場合は，年齢と残存腫瘍の大きさによって加減する．5年生存率は低悪性度のもので60〜80％，高悪性度のもので20〜40％である．

⑤ 脳幹部腫瘍 brain stem tumor

部位的に切除不能であり，放射線治療が主役である．大半が星細胞腫系神経膠腫であるので，生検を行う意義は高くなく，組織診なしに治療されることも多い．低から高悪性度のものが混在する．成人より小児に多い．中脳のものは橋，延髄のものに比べて予後がよい．1日1.8〜2 Gyの分割で拡大局所照射を行う．想定される悪性度に応じて，成人では50〜60 Gyを照射する．治療成績は低と高悪性度の比率によってかなり異なるが，通常5年生存率は10〜20％程度である．高悪性度のものの予後は不良で，生存期間中央値は8か月程度である．化学療法の併用効果は認められていない．

⑥ 髄芽腫 medulloblastoma

小児の小脳虫部に好発するグレードⅣの腫瘍である．男児に多い．かつては不治の病であったが，放射線治療により治癒例が認められるようになり，さらに近年では過半数が治癒するようになった．なお髄芽腫と類似の組織型でテント上に発生するものは，primitive neuroectodermal tumor (PNET) とよばれる．近年，両者は異なる疾患であることが判明したが，治療方針は同様である．放射線感受性はかなり高いが，大きな腫瘍は放射線単独では治癒し難いので，可及的切除後に放射線治療を行う．髄膜播種の頻度が高いので，全例に全脳脊髄照射を行う．標準的には全脳脊髄に30〜35 Gyのあと，腫瘍部に計55 Gy程度まで照射する．切除の程度や年齢により線量を加減する．最近低リスク群に対して，全脳脊髄線量を24 Gy前後に減らす試みが行われている．近年は5年生存率55〜70％が標準である．高年齢，低病期，desmoplastic type亜型，広範切除などが予後に好影響を及ぼす．ビンクリスチン，CCNUなどの化学療法は，特に高リスク群に対して予後を改善しうる．

⑦ 胚腫 germinoma

精上皮腫 seminoma と同じ病理組織所見で，最も放射線感受性が高い原発性脳腫瘍である．6〜27歳に多く，松果体部，傍鞍部，基底核部の順に好発する．しばしば松果体部と傍鞍部の両方に腫瘍が存在する．傍鞍部には男女ほぼ同頻度で発生するが，他部位のものは男性のほうがはるかに多い．血中，髄液中のヒト絨毛性ゴナドトロピン (HCG) 値の軽度ないし中等度の上昇がしばしば認められる．10％ほど髄膜播種の危険があるので，脳室系の腫瘍部分を含んだ局所の照射か全脳脊髄照射かは，検査所見に応じて選択する．髄膜播種があるか髄液細胞診が陽性の症例では全脳脊

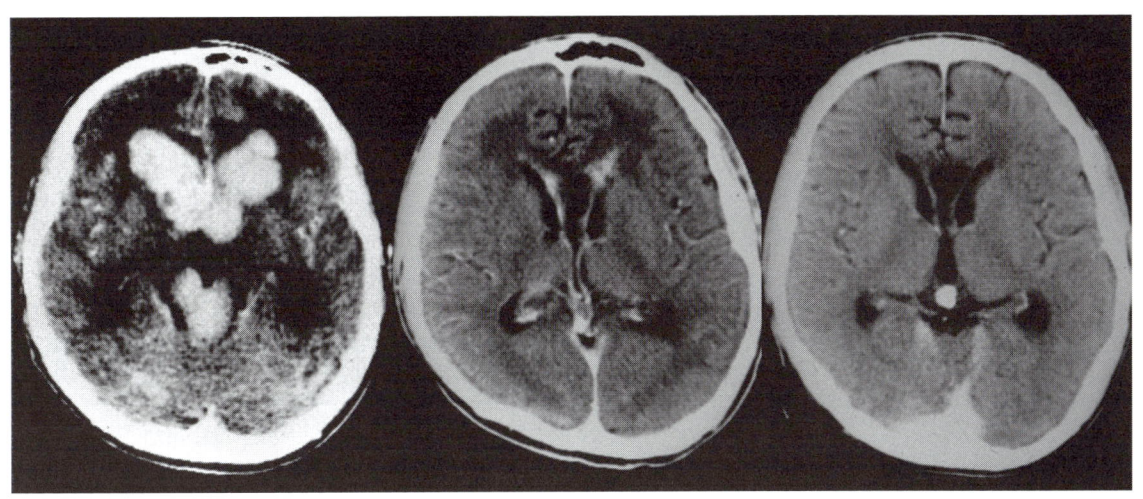

図 2-4 胚腫症例の CT 像
左：生検後，放射線治療前，松果体部の腫瘍と側脳室前角への播種巣が認められる．中央：20 Gy 照射時．右：60 Gy 照射終了時，松果体部の高吸収域は石灰化である．この症例においては，播種巣が非常に大きいため 60 Gy 照射した．

髄照射を施行し，それ以外では拡大局所照射を行う場合が多い．局所への線量は 50 Gy が標準であったが，放射線感受性が高いため，近年は 40～45 Gy に減らす方向にある．全脳脊髄に対する線量は 20～24 Gy 程度でよい(図 2-4)．治癒率は 95% 程度期待できる．髄膜播種が認められても，全脳脊髄照射により治癒可能である．なお近年，シスプラチン，エトポシドを中心とする化学療法が試みられているが，化学療法単独では再発率が非常に高いことが判明した．化学療法＋24 Gy 程度の拡大局所照射は，化学療法単独に比べて良好であるが，今後長期成績が評価されなければならない．

⑧ 中枢神経原発悪性リンパ腫 primary CNS lymphoma

エイズや腎移植患者など免疫能の低下した患者に起こりやすいが，それ以外でも増加しつつある．50 歳以上に多いが若年者にも発生する．脳室周辺の大脳白質に好発する．B 細胞由来がほとんどである．画像上，腫瘍の多発は 30～40% に認められる．中枢神経系以外の転移や髄膜播種の頻度はそれぞれ 10% 以下である．眼球内にもリンパ腫を合併しやすい(10～40%)．放射線治療の一次効果は概して良好であるが，再発する場合が多く，予後は他部位のリンパ腫より悪い．周辺への浸潤傾向が強いので，全脳照射が広く用いられてきたが，十分なマージンをもった拡大局所照射も試みられている．線量は通常分割法で，段階的に照射野を縮小して，計 50～55 Gy が妥当と考えられる．全脳脊髄照射は髄膜播種例や細胞診陽性例に対して行う．近年は，化学療法の併用が盛んに行われている．大量に投与すると，血液脳関門を通過するメトトレキサートが他剤と併用で放射線治療前に使われているが，放射線単独との比較試験はなく，併用効果については確定的ではない．以前は 10% 未満の 5 年生存率であったが，最近は 20～30% の報告が多い．局所や原発腫瘍から離れた部位にしばしば再発する．60 歳以上は著しく予後が悪い．

⑨ 頭蓋咽頭腫 craniopharyngioma

胎生期の頭蓋咽頭管の遺残から発生する腫瘍なので，5～15 歳の小児に多いが，成人においてもしばしば認められる．良性であり外科的摘出を試みるが，手術単独では，全摘後で 20～40%，部分摘出後で 70～100% 再発する．放射線治療は再発抑制に有効であるが，年齢と残存腫瘍の大きさを考慮して放射線治療を行う時期を決定する．小児では，初回治療としては可及的切除で，再発時に放射線治療を行う方針でよい．成人に対しては 50～55 Gy の局所照射が行われてきたが，近年は定位照射もよく用いられる．放射線治療後の 10 年生存率は 80～90% である．再発遅延効果はほぼ全例に認められ，半永久的にコントロール可能な場合も多い．腫瘍の圧迫によって視野・視力障害を来している場合は改善が期待できる．

⑩ 下垂体腺腫 pituitary adenoma

30～40 歳代，女性に多い．ACTH 産生腺腫(クッシング病)，ネルソン症候群(副腎摘出後の ACTH 産生腺腫)，GH 産生腺腫(末端肥大症 acromegaly)，プロラクチン産生腺腫 prolactinoma(無月経乳汁分泌症候群)，ホルモン非分泌性腫瘍に分類できる．まず手術

を施行し，再発時，残存腫瘍が大きい場合，ホルモン値が高い場合などに放射線治療を検討する．通常分割法で50〜55 Gyの局所照射が行われてきたが，最近は定位照射が多くなっている．残存腫瘍の縮小は著しくない場合もあるが，再発抑制効果はあり，10年非再発率は60〜90%程度である．腫瘍のタイプ別では，大きな差は認められていない．視野障害は手術によって起こったものでなければ，60〜80%程度に改善が期待できる．また高値を示すホルモン値についても，約90%の症例において降下が期待できる．なお放射線治療によって下垂体機能障害が発生する危険率は，放射線治療単独では1/3程度である．

⓫ 聴神経腫瘍 acoustic neuroma, vestibular schwannoma

中年以降の女性に多い良性腫瘍である．聴力障害やめまいなどの症状を伴うことが多い．手術は比較的難しく，近年は定位照射の比重が高くなっている．ガンマナイフなどで1回照射する場合，12 Gyを超えて照射すると聴力温存できない可能性が高くなるため，近年はサイバーナイフやリニアックを用いての5〜10分割以上で25〜40 Gy照射する定位放射線治療もよく行われている．10年局所制御率は80〜90%期待できる．

⓬ 奇形腫 teratoma

胚細胞性腫瘍のひとつであり，発生部位，好発年齢は胚腫に類似している．成熟型奇形腫と悪性奇形腫に分けられ，後者の特異型として絨毛癌 choriocarcinoma，胎児性癌 embryonal carcinoma，卵黄嚢腫瘍 yolk sac tumor, endodermal sinus tumor がある．いずれも放射線感受性はあまり高くない．成熟型奇形腫は外科的摘出が第一選択で，放射線治療の対象とはならない．悪性奇形腫は，手術のみでは根治性は期待しにくいので術後照射を行う．髄膜播種の有無や髄液細診を参考にして，局所照射（60 Gy）あるいは全脳脊髄照射（30〜35 Gy）を行う．5年生存率は従来20%程度であったが，近年集学的治療により30〜50%に向上している．

⓭ 髄膜腫 meningioma

40〜60歳代の女性に好発する．外科的摘出が第一選択であるが，再発時や悪性の場合は放射線治療の適応となる．可及的切除後に50〜60 Gyの通常分割照射を行うが，可能であれば定位照射もよい．放射線治療後，腫瘍の縮小は顕著ではないが，再発期間の延長は多くの場合認められ，残存腫瘍が認められたまま半永久的に制御できる場合もある．10年無病生存率は60%前後である．悪性のものは全摘後，放射線治療を行っても予後不良であり，5年生存率30%未満である．

⓮ 脊索腫 chordoma

緩徐に発育する骨腫瘍で，頭蓋内ではトルコ鞍後部，斜台に発生する．手術困難のため，50〜60 Gyの局所照射が行われる．再発は多くみられ，10年生存率は20〜30%程度である．時に長期制御が認められる．陽子線治療では良好な成績が報告されている．

B 転移性脳腫瘍 metastatic brain tumor

画像診断の発達による検出頻度の増加と各種悪性腫瘍の原発巣に対する治療法の進歩に伴って頻度が増加し，原発性脳腫瘍よりはるかに多くなっている．肺癌からの転移が最も多く，次いで乳癌，消化器癌となる．定位照射の出現により，手術の適応は激減した．

大きさが3 cm以内で単発ないし3個までの場合は，QOLを考慮して定位照射が広く行われている．しかし定位照射単独では脳内の他部位への再発率が高い．全脳照射との併用で最も好成績を期待できるが，QOLの観点からは定位照射を単独で行って，経過をみる場合も多い．4個以上の場合は全脳照射の適応である．ある程度長期生存が期待できる場合は，1日2 Gyで40 Gyの全脳照射のあと，局所へ50〜60 Gyまで追加する．姑息的治療の意味が強い場合においては，3 Gy×10〜13回，計30〜39 Gyの照射も行われる．

放射線治療の効果は組織型によって異なる．肺小細胞癌からの転移では極めて高い効果を示し，症状の軽減または消失はほぼ全例に，また腫瘍の消失は90%以上において期待できる．一方，肺腺癌，胃癌や直腸癌では症状の軽快は半数以上に得られるものの，外部照射のみで腫瘍の長期制御が得られるのは半数以下である．

C 脊髄腫瘍

髄内腫瘍，硬膜内髄外腫瘍，硬膜外腫瘍に分けられるが，放射線治療の適応となるのは，髄内腫瘍の上衣腫，星細胞腫が主である．両者とも低悪性度のほうが多いが，高悪性度のものもあり，いずれも放射線治療の対象である．まれではあるが，硬膜外腫瘍の悪性リンパ腫，転移性髄内腫瘍，胚腫なども放射線治療の適応である．髄内腫瘍は機能的予後の見地から全摘を行うことはできないので，放射線治療が主な治療である．硬膜外腫瘍は可及的切除後に放射線治療を行う．低悪性度の腫瘍には上下に2〜3 cmの安全域をとり，40〜45 Gy以降に縮小する．線量は，1日1.8〜2 Gy

で計 50 Gy（脊髄に対して比較的安全な線量の上限）が目安となる．高悪性度の場合は 55～60 Gy 照射せざるを得ない場合もある．上衣腫は全体として，星細胞腫も低悪性度の場合は 60～90％ の 5 年生存率であるが，膠芽腫の場合は長期生存が期待できない．

眼科領域の腫瘍・疾患

A 眼科領域の腫瘍に対する放射線治療の特徴

まれな腫瘍が多いが，眼の機能上および美容上，放射線治療の果たす役割は大きい．一方では，水晶体の放射線感受性が高く，分割照射でも 12 Gy を超えると白内障を来す可能性が高くなる．また涙腺に対しても，一定線量以上の照射がなされると，涙液分泌障害が生じる．したがって照射には工夫が必要である．

B 眼球内腫瘍

1 網膜芽細胞腫 retinoblastoma

放射線治療が重要な役割を果たすが，詳細は小児悪性腫瘍の項に譲る．

2 悪性黒色腫 malignant melanoma

ぶどう膜に発生する悪性黒色腫は日本人にはまれであるが，白人に多い．細いビームで 60～70 Gy の X 線照射を行うが，欧米では治療効果が確実な陽子線治療がよく行われている．わが国では炭素イオン線治療も行われ，90％ 以上の高い局所制御率が得られている．

3 その他の腫瘍

時に眼球内に悪性リンパ腫が発生する．B 細胞型がほとんどであり，次項の眼窩内リンパ腫と違って，MALT リンパ腫は少ない．水晶体に留意しながら，40 Gy 程度の放射線治療を行う．局所制御は良好である．他に脈絡膜への転移性腫瘍に対して，側方から放射線治療を行うこともある．

C 眼窩腫瘍

MALT リンパ腫とびまん性 B 大細胞型リンパ腫が多い．可能な限り水晶体を防護しながら，前者では 30 Gy，後者では 40 Gy 程度の照射を行う．局所制御は良好である．他に，視神経膠腫，視神経鞘髄膜腫，横紋筋肉腫などもあり，前二者では定位放射線治療を行う場合もあり，局所制御に貢献する．

D 涙腺腫瘍

多形性腺癌 pleomorphic adenocarcinoma や腺様嚢胞癌 adenoid cystic carcinoma がある．放射線感受性はあまり高くないが，術後や進行例に対して放射線治療を行う場合がある．

E バセドウ病眼症

甲状腺機能亢進症に合併した眼球突出，眼球運動障害の治療として，外眼筋に対して放射線治療を行う．2 Gy，10 回が標準であり，単独の場合，速効性は乏しいが，ステロイドパルス療法と併用すれば，ステロイドによる改善をある程度保つことができる場合が多い．

3 頭頸部腫瘍

頭頸部には容貌や生命維持に不可欠な器官の多くがあり，癌治療後にも高いQOLを希求する患者とその家族から，放射線治療に大きな期待が寄せられている．またわが国では，急激な高齢化の時代を迎えており，増え続ける心身合併症を持つ頭頸部癌患者にも，侵襲や合併症が少なく，根治治療を完遂できる放射線治療への関心が高まってきている．

A 頭頸部癌

1 疫学

日本では甲状腺癌7,000例と頭頸部悪性リンパ腫1,500例を除く頭頸部癌の年発生数は，約15,000例とされている．15,000例の内訳は，舌・口腔癌は6,000例，喉頭癌は4,000例，咽頭癌は4,000例（上咽頭：500例；中咽頭1,000例；下咽頭：2,000例），上顎洞癌が1,000例，その他200例となっている．この数は年に40,000〜80,000例新しく診断される乳癌，前立腺癌，肺癌などと比較すると全体でも数分の一であり，頭頸部癌が決して発生頻度の高い癌ではないことを示している．

頭頸部癌には地域や民族，性によっていくつかの特徴がある．上咽頭癌は中国東南部の塩蔵魚をよく食べる地域，頬粘膜癌は東南アジアや台湾のビンロウ（ヤシ科）の種子を咀嚼する人々，喉頭癌は地中海からカリブ海沿岸の喫煙男性，そして口唇癌は皮膚にメラニン色素の少ない白人に多発する．日本では喉頭癌（男：女＝10：1），中・下咽頭癌（男：女＝10〜5：1）や口腔底癌（男：女＝10：1）が，喫煙やアルコール多飲歴を持つ男性に高い頻度を示す．上顎洞癌は小児時の副鼻腔炎歴を持つ第二次大戦前後に生まれた日本人に多かったが，衛生環境の改善によって現在は欧米の頻度と変わらなくなっている．

ところで，粘膜扁平上皮が連続する口腔から食道までの上部消化管や，喉頭から肺までの気道には，同時・異時性に扁平上皮癌が多発する現象が認められる．この現象は喫煙や食事・飲酒による発癌刺激が，連続する臓器の扁平上皮細胞に同時・異時に発癌を起こしたためと理解されている．その結果，頭頸部扁平上皮癌Ⅰ・Ⅱ期では初診時に2〜3％に頭頸部同時癌があり，治癒患者では毎年3％の頻度で気道・上部消化管癌が発生している．上部消化管・気道への重複癌の発生頻度も臓器によって異なり，続発癌の頻度は中・下咽頭癌では最も高く（30％超），上咽頭／上顎癌では低く（5％以下），口腔／喉頭癌では10％前後となっている．

2 頸部リンパ節転移

頭頸部腫瘍の治療で注意が必要なことに頸部リンパ節転移の頻度と転移部位が原発巣によって異なる点がある．

初診時の頸部リンパ節転移頻度は上咽頭癌で最も高く（80％），喉頭癌や上顎洞癌で低くなっている（10％）．口腔癌（40％）や中・下咽頭癌（50〜60％）では，初診時ほぼ半数の例で頸部転移を認める．また，上咽頭癌では両側の上内深頸リンパ節，舌癌では患側の上内深頸と顎下リンパ節，口腔底癌では頤下と顎下リンパ節，中・下頸部咽頭癌では中深頸リンパ節転移が多くなる．

3 治療方針

❶ 原発巣

頭頸部癌の根治治療は手術か放射線が基準となり，この2つに化学療法が適応に応じて併用されている．根治放射線治療は外部照射と小線源治療に大別される．

a．外部照射

根治治療でX線外部照射が選択される疾患には上咽頭癌と上顎癌，早期の喉頭癌や中・下咽頭癌などがある．ともに早期で転移のない例では治癒率が50％を超えるが，早期喉頭癌を除けば，化学療法や手術などが併用されて治療成績の向上が図られている．進行頭頸部癌では放射線治療と化学療法との併用治療が実施されている．

頭頸部癌の特殊な治療法として，X線を利用したIMRT（強度変調放射線治療）や，放射線抵抗性の悪性黒色腫や腺様嚢胞癌に利用される陽子線治療や重イオン線治療がある．

b．小線源治療

Ⅰ・Ⅱ期の舌癌を含む口腔癌，中咽頭癌では機能温存，障害低減の目的で小線源治療が選択される．小線源治療による治療成績は手術と変わらない．

小線源治療にはセシウム針，イリジウムピン，放射性金粒子（図3-1）を利用して，連続7日で70Gy投

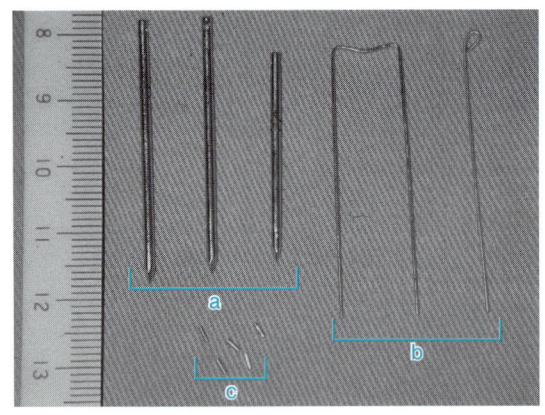

図3-1 放射線治療用小線源
a：セシウム針　b：イリジウムピン　c：放射線金粒子

与する低線量率治療と，間欠的に1日に1～2回の治療を5日前後くり返すイリジウム高線量率治療がある．

❷ 頸部リンパ節転移（図3-2）

a．N分類（表3-1）

表3-1　上咽頭癌を除く口唇癌，口腔癌，中咽頭癌，下咽頭癌，喉頭癌に共通の所属リンパ節転移(N)分類
［UICC(2010)のTNM分類］

N_X	：判定不能
N_0	：転移なし
N_1	：同側，3 cm以下，孤立性
N_{2a}	：同側，3 cm超，6 cm以下，孤立性
N_{2b}	：同側，6 cm以下，多発性
N_{2c}	：両側または対側，6 cm以下
N_3	：6 cm

注）正中リンパ節は同側とする．

b．リンパ節転移への治療

　頭頸部癌からのリンパ節転移は原発巣より放射線感受性が低いため原則手術が第一選択となる．頸部リンパ節転移への放射線単独での治療成績は，手術の半分の30％前後である．郭清手術でリンパ節外癌浸潤や3個以上のリンパ節に転移が診断された際には，頸部再発頻度が高くなるため，頸部への術後照射が行なわれる．上咽頭癌のリンパ節転移は頭頸部癌のなかでも，例外的に放射線感受性が高く放射線治療が第一選択となっている．

❸ 放射線誘発癌（図3-3）

　頭頸部良性疾患の放射線治療例の追跡調査では，治療後10年前後経過して，3％前後の頻度で放射線誘発癌が報告され，その多くは扁平上皮癌とのことであった．また舌癌放射線治療の長期生存例では，10年で1～2％の患者に照射野内発癌が認められている．

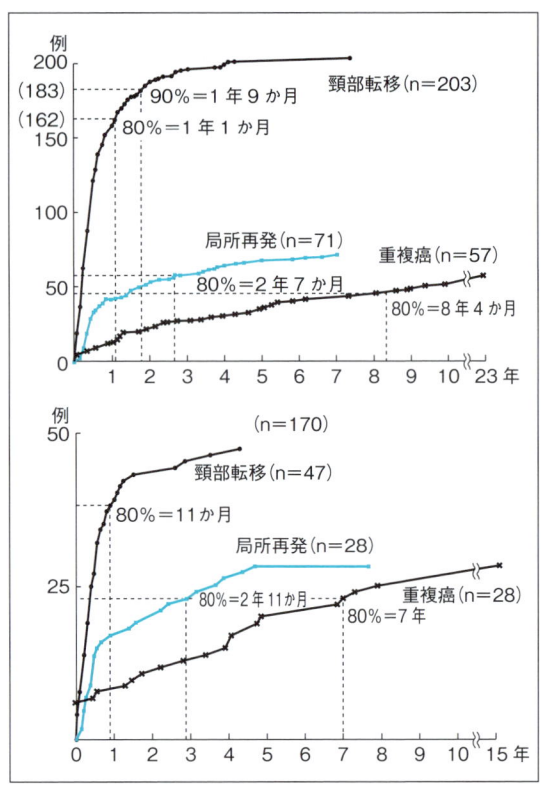

図3-2　舌癌Ⅰ・Ⅱ期（500例）（上図），舌以外の口腔癌Ⅰ・Ⅱ期（170例）（下図）における治療後の頸部リンパ節転移，局所再発と上部消化管・気道重複癌の発生累積

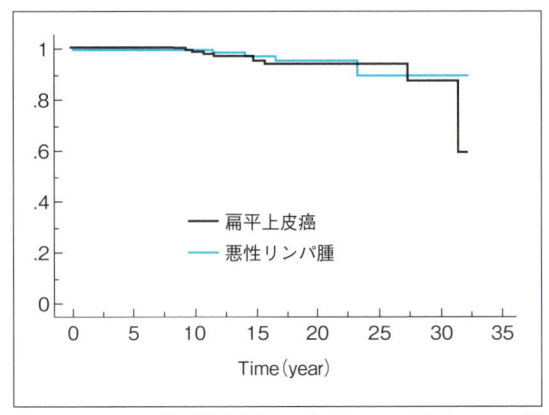

図3-3　Ⅰ・Ⅱ期頭頸部扁平上皮癌（1,358例）とⅠ・Ⅱ期頭頸部悪性リンパ腫（355例）での放射線誘発癌の非発生頻度

B 口唇・口腔癌

1 TNM分類(表3-2)

表3-2 口唇・口腔癌の原発巣(T)分類[UICC(2010年)のTNM分類]

1) 原発巣(T)分類
 - T_1：2 cm 以下
 - T_2：2 cm 超，4 cm 以下
 - T_3：4 cm 超
 - T_4：隣接臓器(口唇癌では骨皮質，下歯槽神経，口腔底，顔面皮膚とそれ以遠，口腔癌では骨皮質，深/外舌筋，上顎洞，顔面皮膚とそれ以遠)

 注：歯肉癌では顎骨表面/歯槽のわずかな圧迫浸蝕型(superficial erosion type)は T_4 に入れない．

2) リンパ節転移(N)分類
 - N_X：判定不能
 - N_0：転移なし
 - N_1：同側，3 cm 以下，孤立性
 - N_2：N_1 以上 N_3 以下
 - N_3：6 cm 以上

3) 病期分類
 - 0期：$TisN_0M_0$
 - I期：$T_1N_0M_0$
 - II期：$T_2N_0M_0$
 - III期：$T_{1-2}N_1M_0, T_3N_{0-1}M_0$
 - IV期：III期以上

2 口唇癌

1 疫学

白人の多い米国では口唇・口腔癌の30%を口唇癌が占め，舌癌よりも頻度が高い．皮膚や口唇にメラニン色素の多い日本人では，口唇癌は頭頸部癌の2〜3%と白人より著しく頻度が低くなっている．口唇癌の発生は皮膚癌と同様に紫外線の関与が指摘されており，より紫外線に曝露される下口唇に90%が発生する．リンパ節転移頻度は頭頸部癌中最も少なく10%以下である．

2 治療

口唇癌はリンパ節転移が少なく，原発巣の局所治療が主に行われる．I・II期は手術，放射線のいずれによっても治療成績がよい．組織型は扁平上皮癌であり，放射線外部照射治療では電子線治療が主に行われる．組織内照射やモールドによる小線源治療では7日間で70 Gyの放射線量が基準となる．放射線治療ではスペーサや鉛ブロックによって正常部位の障害を避ける．III・IV期では集学的治療が行われる．

3 予後と副作用

I・II期では後発リンパ節転移の頻度が少ないこともあり，5年と10年の累積生存率がともに90%前後となっている．口腔癌とは発癌因子が異なるために，口唇癌での上部消化管・気道への続発重複癌は少ない．放射線治療による副作用には局所の萎縮や皮膚色素脱落がある．

3 舌癌

1 疫学

日本で口唇・口腔癌のほぼ半分を舌癌が占め，年発生数は約3,000例となっている．罹患平均年齢は65歳であり，90%は歯に接する舌側縁に発生し，男女比は2：1となっている．齲歯や義歯の存在と舌癌の発生との関連が疑われているがエビデンスはない．舌癌の60%を占めるI・II期1,800例が根治放射線治療の適応となる．良性疾患である舌白板症は舌癌の前駆病変となり，年に1%程度の頻度で悪性化する．舌癌は肉眼的に表在型，隆起型，浸潤潰瘍型に分類されるが，浸潤潰瘍型ではリンパ節転移頻度が高く局所再発頻度も高い．

2 治療

I・II期舌癌の根治放射線治療は主に小線源によって行われる．小線源治療には低線量率(low dose rate＝LDR)治療と，高線量率(high dose rate＝HDR)でのRALS(remote after-loading system＝遠隔操作式後装填方式)治療の2者がある．LDR治療ではセシウム針，イリジウム線源(図3-4)や放射性金粒子(図3-5)が利用され，連続した1週間で70 Gy照射して治療が終了する．これに対しLDR線源の約千倍の放射能の高線量率イリジウム線源を利用し，数分から十数分の線源挿入で1回の治療が終了するのがHDR・RALS治療である．両者の治療成績に差はないとされている．HDR・RALSでは正常組織の線維化や血管障害などの晩期合併症を減らすために，複数回での分割照射が推奨されている．舌癌小線源治療では下顎骨防護のためのスペーサが必須である(図3-6)．

III・IV期の舌癌では手術治療が第一選択となるが，術前や術後に放射線治療が行われることがある．また，手術不能進行癌ではplatinum系やdocetaxel，5Fu系のTS-1などとの併用外部照射が行われる．

3 予後と副作用

I・II期舌癌の小線源治療では原発巣の局所制御率が90%を超え，最大の予後決定因子が頸部リンパ節

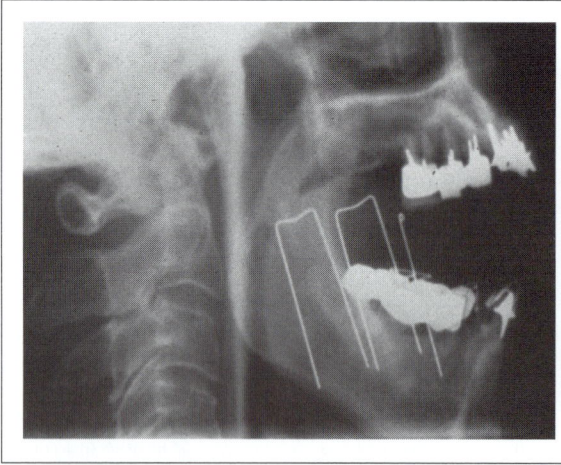

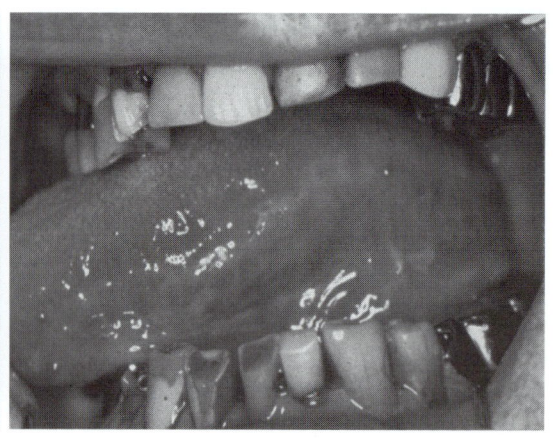

図 3-4　舌癌のイリジウムピン治療（Web カラー）

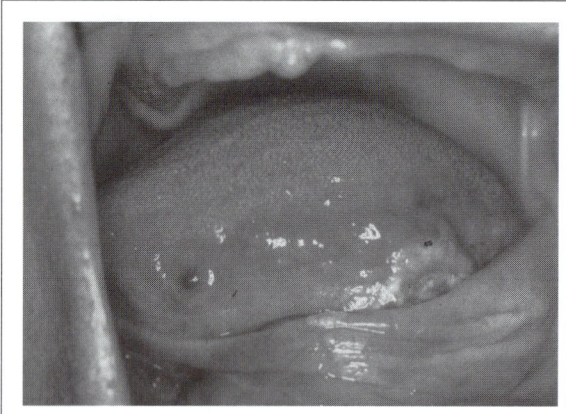

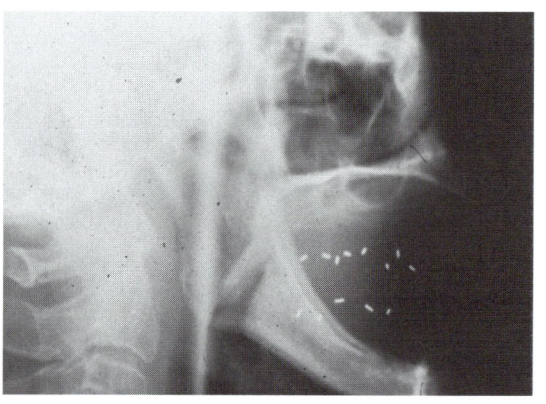

図 3-5　舌癌の放射性金粒子治療（Web カラー）

転移となっている．このため早期舌癌では，後発頸部リンパ節転移の早期診断・早期治療が，予後向上に極めて大きな意味を持つ．初診時にリンパ節転移のないⅠ・Ⅱ期舌癌では，原発巣治療後のほぼ1年間に30％強の患者に後発頸部リンパ節転移が診断される．後発頸部リンパ節転移は，原発巣の治療時にすでにミクロレベルに存在した転移癌細胞が次第に成長し，臨床診断レベルに達したものとされている．

舌癌の治療では，患部が接する下顎舌側部は軟部組織が薄く，舌粘膜より放射線耐容が低い．このため放射線治療時にスペーサを利用しないと下顎内側は舌表面とほぼ同じ放射線量となり，治療終了後数年以内に60％を超える患者に下顎骨露出や放射線骨髄炎による骨壊死が発生し，治癒患者を苦しめることとなる．舌癌の小線源治療では，外部照射単独治療における唾液減少による口腔乾燥，味覚異常，齲歯などの早期や晩期の障害もほとんど発生しない．

舌癌は放射線治療での予後がよいこともあり，長期生存患者の中に放射線誘発癌が診断されることがある．舌癌の小線源治療後の8年以上の無再発治癒例では，10年後に治療例の1～2％に誘発癌が疑われる照射野内の発癌があり，その組織型の約90％は扁平上皮癌となっている．しかし，これらの誘発癌の多くは，早期診断が可能であることもあり，ほとんどが小さな手術で救済可能である．

4　舌以外の口腔癌

1　疫学

年間3,000例診断される舌以外の口腔癌の中で口蓋癌を含む上・下顎歯肉癌，頰粘膜癌，口腔底癌の症例構成比は2：1：1（1,500例：750例：750例）となっている．歯肉・口蓋癌と頰粘膜癌での男女比は舌癌に近似しているが，口腔底癌では喉頭癌と同様に男性が

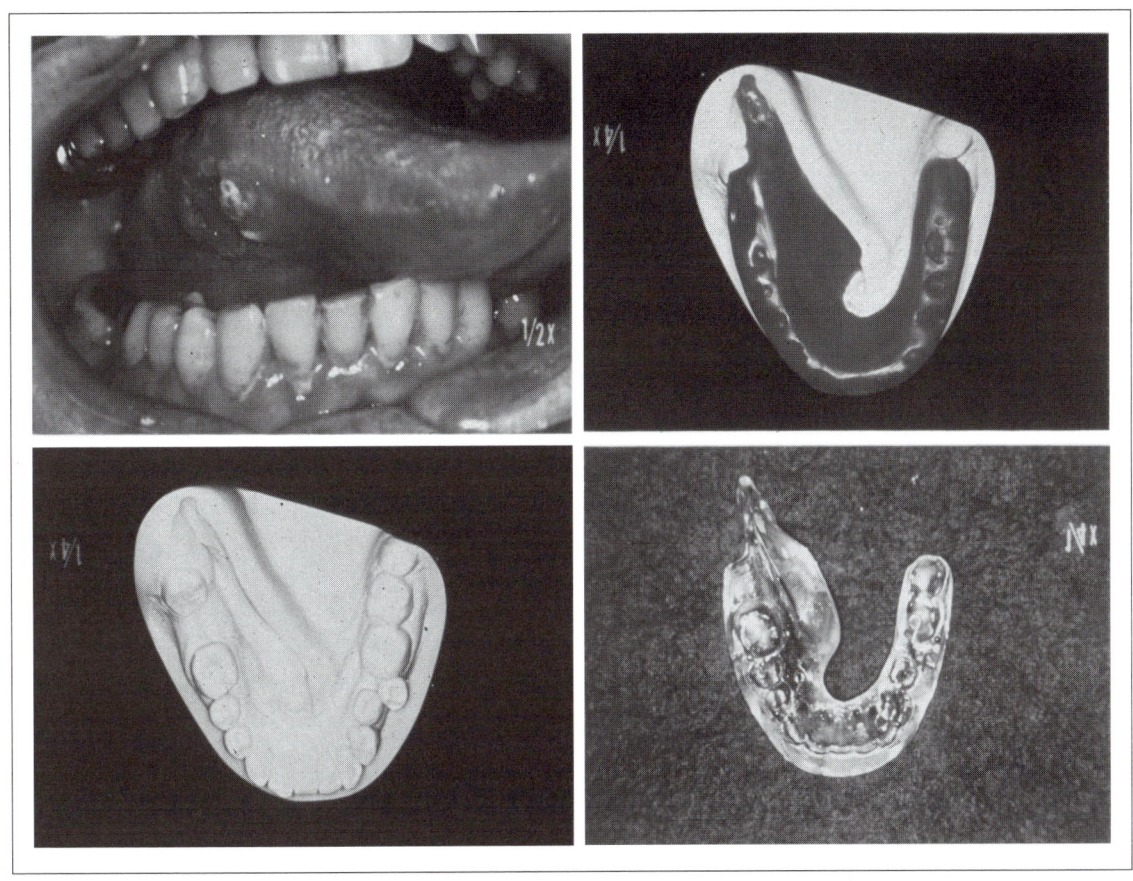

図3-6　舌癌小線源治療時のスペーサの作成と完成図（Web カラー）

90％を占めている．頬粘膜癌は噛みタバコやパイプの嗜好との関連，口腔底癌では喫煙と飲酒の関与が指摘されている．

❷ 治療

口腔底癌と頬粘膜癌ではⅠ・Ⅱ期が放射線根治治療の対象となる．根治放射線治療は小線源治療か外部照射が行われる．小線源治療では顎骨があり軟部が舌に比較して少ないため，長い線源は不向きで，放射性金粒子での治療が主に行われる．小線源治療での標的線量は1週で70 Gy が基準となる．口腔底と頬粘膜の放射線耐容は舌粘膜より弱い．根治外部照射治療では治療に伴う下顎骨露出や骨壊死の頻度が高く，プロテクターの利用が勧められる．

上・下顎や口蓋は口腔底や頬よりさらに軟部が少なく，早期に骨を破壊し，骨に浸潤した癌は放射線抵抗性となるために，根治放射線治療の適応となりにくい．表在性や圧迫浸蝕骨破壊型の癌では，顎・口蓋の患部に密着する補綴装置を作製し，そのなかに線源を装填した後に患者に装着して治療を行なうモールド治療が行われる（図3-7）．

Ⅲ・Ⅳ期の口腔癌では舌癌と同様に，手術治療が第一選択となるが，術前に放射線治療が行われることがある．また，手術不能進行癌では platinum 系や docetaxel，5Fu 系の TS-1 などとの併用外部照射が行われる．

❸ 予後と副作用

舌以外の口腔癌のⅠ・Ⅱ期では，適切な放射線治療法が選択された場合には手術と変わらない治療成績が期待される（図3-8）．放射性金粒子治療で口腔底癌における下顎の骨露出頻度は10％前後で，そのほとんどは保存的治療で再上皮化され，外部照射併用例を除くと骨壊死をみることはない．口腔底癌では上部消化管・気道の重複癌の頻度が口腔癌のなかで最も高い（図3-9）．

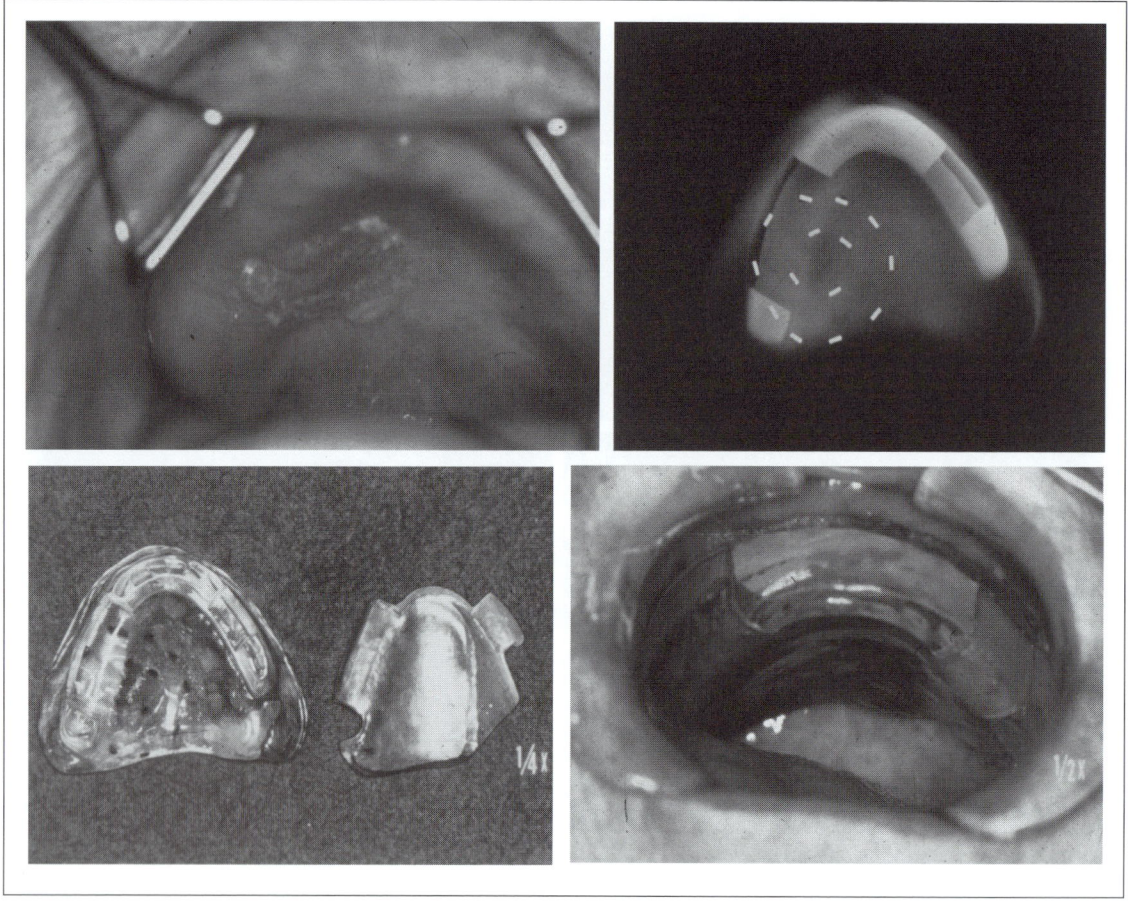

図3-7 硬口蓋癌のモールド治療図(Web カラー)

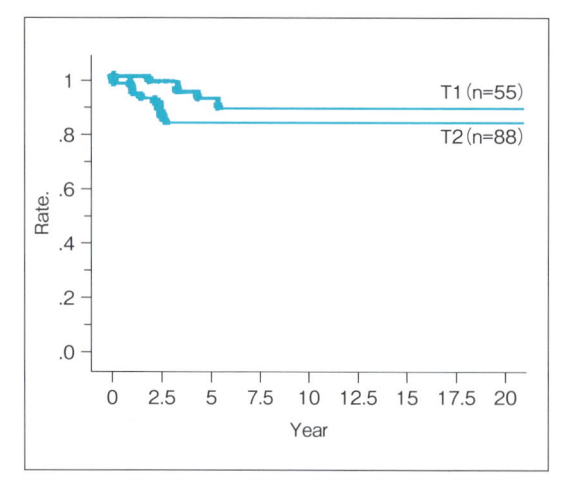

図3-8 口腔底癌Ⅰ・Ⅱ期の小線源治療による原病生存率

C 咽頭癌

1 上咽頭癌

❶ 疫学

　わが国での年罹患数は500例とまれで，男女比は2：1である．香港や上海などの中国東南沿海部やアラスカに多発し，塩蔵魚の過剰摂取と炊事などの生活の煙吸入が原因とされている．Epstein-Barr Virus (EBV)のカプシド抗原への抗体価が，病勢に伴って高くなる．

　上咽頭癌は発見時に頸部転移があることが多い上に，頭蓋底近くに発生するため根治手術が難しく，手術適応となることは少ない．一方，病理診断では上皮性癌が90％を占め，そのうちの85％は未分化扁平上皮癌であるために放射線感受性が高い．頭蓋底に浸潤すると多彩な脳神経症状を示し，予後が悪くなる．

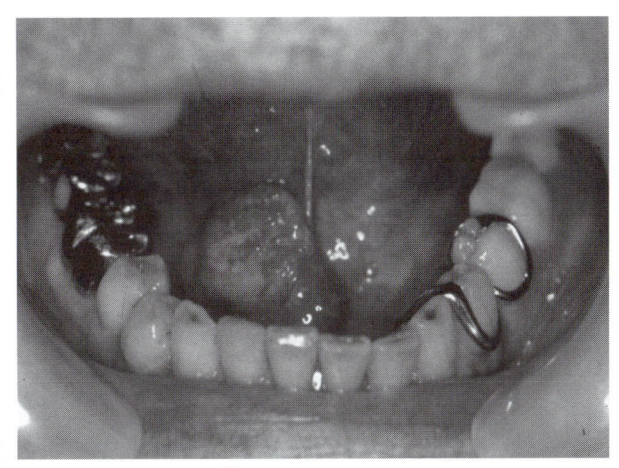

図 3-9　口腔底癌と二次肺癌（Web カラー）
ⓐ：1999 年 11 月 5 日
ⓑ：2001 年 2 月 2 日

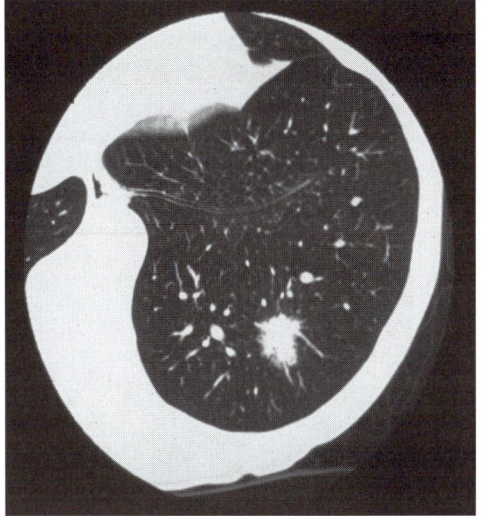

❷ TNM 分類（表 3-3）

表 3-3　上咽頭癌の TNM 分類 [UICC（2010 年）]

a）原発巣（T）分類
　T_1：上咽頭に限局
　T_2：中咽頭，鼻腔，側咽頭の軟部へ進展
　T_3：骨破壊あり，または副鼻腔へ進展
　T_4：頭蓋内，脳神経，側頭下窩，下咽頭，眼窩，咀嚼筋腔へ進展
b）所属リンパ節転移（N）分類
　N_X：判定不能
　N_0：所属リンパ節転移なし
　N_1：鎖骨上窩より上，片側性，最大径 6 cm 以下
　N_2：鎖骨上窩より上，両側性，最大径 6 cm 以下
　N_3：最大径 6 cm 以上または鎖骨上窩に転移あり
c）病期分類
　Ⅰ期：$T_1N_0M_0$
　Ⅱ期：$T_2N_0M_0$，$T_{1-2}N_1M_0$
　Ⅲ期：$T_{1-2}N_2M_0$，$T_3N_{0-2}M_0$
　Ⅳ期：$T_4N_{0-2}M_0$，AnyTN_3M_0，AnyTAnyNM_1

❸ 治療

　上咽頭癌は放射線高感受性であり手術が困難なため，放射線外部照射が標準治療となる．放射線治療では，原発巣と患側を含む全頸部を根治および予防照射する．治療計画では原発巣と上頸部を左右対向 2 門で，下頸部は前方 1 門ないしは前後対向 2 門で照射し，両者のつなぎ目が重ならないようにする．総線量 40 Gy 前後で病巣部のみに照射野を縮小して，65～70 Gy まで照射する．脊髄線量は 45 Gy 以下とする．

照射野によってビームの強度を変えて線量分布を適正化する IMRT（強度変調放射線治療）は上咽頭癌の治療に最適とされ，その有用性が期待されている．
　上咽頭癌の治療では局所進行癌を中心に，放射線と platinum 系の CDDP や taxanes 系の docetaxel を同時併用すると，生存率が向上したとの報告が増えている．

❹ 予後と副作用

　放射線治療による上咽頭癌の 5 年生存率は 40～60％とされてきたが，放射線化学療法の報告では，70％の 5 無病年生存とする報告も増えてきている．
　上咽頭癌の放射線治療では耳下腺の大部分が照射野に入るため，唾液分泌障害はほぼ避けられないが，この他にも大脳側頭葉（図 3-10）や下垂体の機能低下，甲状腺機能低下，顎関節障害などの多彩な晩期合併症の可能性がある．

2　中咽頭癌

　中咽頭は軟口蓋下面（上壁），口蓋扁桃（側壁），舌根（前壁），後壁からなり，年 1,000 例の発生亜部位別頻度は側壁に 50％，前壁 25％，上壁に 15％，後壁 10％弱となっている．男女比は 5：1，組織型は扁平上皮癌が 90％となっているが，口蓋扁桃には非 Hodgkin リンパ腫が好発するので，病理診断が確定してから治療方針を決定する．

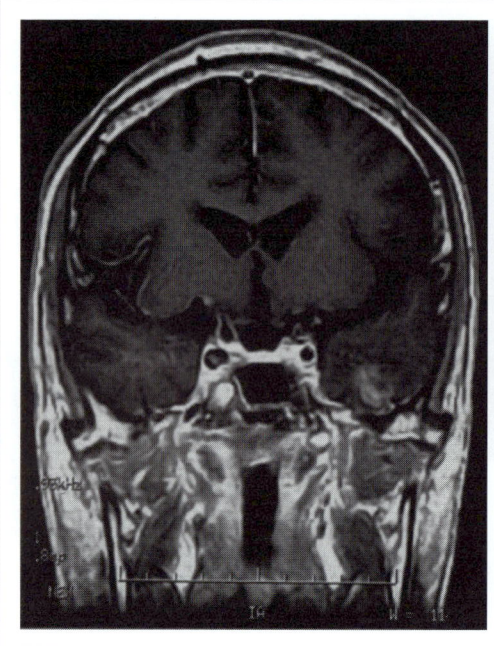

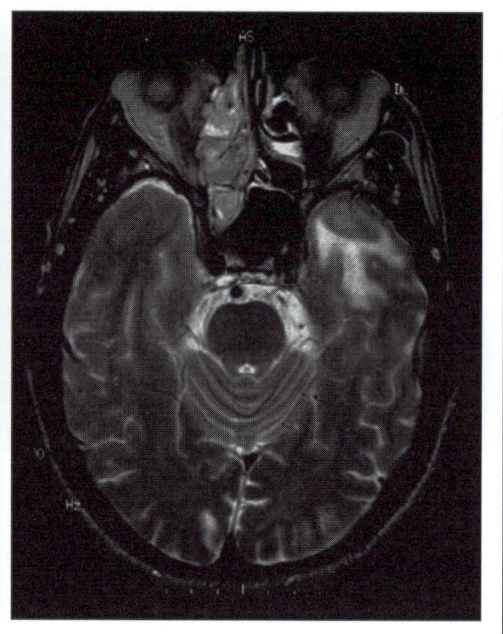

図3-10　上咽頭放射線治療後の無症状放射線脳症のMR像

❶ 疫学

喫煙とアルコール多飲との関連が病因として指摘されている．頭頸部内重複癌の頻度が高く，Ⅰ・Ⅱ期中咽頭癌の治癒例では年に3％を超える患者に気道・上部消化管への続発重複癌が発生し，その傾向は中咽頭癌の治癒後も終生継続する．

❷ TNM分類

UICC（2010年）のTNM分類による中咽頭癌のTNM分類は口腔癌と同じである．

❸ 治療

早期中咽頭癌の根治放射線治療は外部照射と小線源治療からなる．Ⅰ・Ⅱ期における外部照射治療では，原発巣と上頸部を左右対向2門にて43〜45Gyまで脊髄を含む大照射野にて，以後は原発巣のみに65〜70Gy照射する．IMRTは脊髄や下顎の過照射を避けることに有用である．

側壁，上壁，後壁の中咽頭癌では，放射性金粒子を利用して7日で70Gyを照射した場合，唾液腺や下顎などの晩期障害がないままに90％を超える局所制御が得られる．前壁の癌ではイリジウムRALSが有用とされている．

Ⅲ・Ⅳ期の進行中咽頭癌では，手術と放射線治療，放射線化学療法が行われている．治療後のQOLに配慮して原発巣には小線源治療を行い，その後に頸部リンパ節転移の郭清手術をする集学的治療が選択されることもある．

❹ 予後と副作用

Ⅰ・Ⅱ期の早期中咽頭癌では，90％以上の局所制御率と80％を超える手術に劣らない原病生存率が得られている．外部照射を中心とする根治治療では，晩期合併症としての照射後の齲歯，唾液分泌減少による口腔乾燥，下顎骨壊死などで治療後のQOLを低下させるため，できれば小線源治療を選択したい．

早期中咽頭癌では原病生存率は良いものの，続発する肺や食道など気道・上部消化管に続発癌が発生し，実際の治療後10年生存率は40％以下になっている（図3-11）．

3　下咽頭癌

早期発見が困難で，初診時には大部分が頸部リンパ節を伴うⅢ・Ⅳ期であることもあり，下咽頭癌は頭頸部癌のなかで最も予後の悪い癌である．

❶ 疫学

発癌要因として喫煙，飲酒歴との強い関連が指摘されており，発生亜部位では梨状陥凹が70％，次いで輪状軟骨後部，後壁となっている．梨状陥凹部癌では男女比が5：1であるが，輪状軟骨後部は逆に男女比

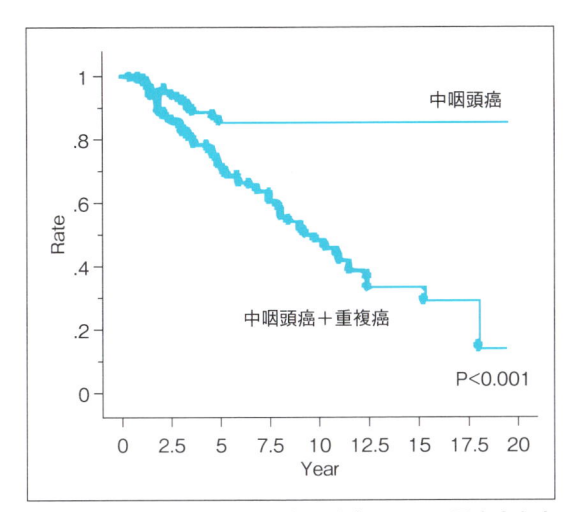

図3-11 中咽頭癌 I・II 期 (125例) における原病生存率と中咽頭癌と二次上部消化管・気道癌を合わせたときの生存率

1：5となっている．女性に多い輪状軟骨後部癌では，慢性鉄欠乏性貧血を基盤とする Plummer-Vinson 症候群が前駆することがある．

❷ TNM 分類（表3-4）

表3-4 下咽頭癌の TNM 分類［UICC（2010年）］

a）原発巣（T）分類
 T₁：亜部位に限局し，2 cm まで
 T₂：2つ以上の亜部位か最大径2 cm 以上4 cm 未満，喉頭固定なし
 T₃：最大径4 cm 以上か喉頭一側固定
 T₄：軟骨，頸部軟部組織に進展
b）所属リンパ節転移（N）分類
 口腔癌と同じである．
c）病期分類
 口腔癌と同じ

❸ 治療

下咽頭癌の表在型や隆起型 I・II 期では，喉頭温存を目指した根治放射線外部照射が行われる．外部照射では原発巣と所属リンパ節領域を含めた大照射野で43～45 Gy を治療し，以後は脊髄を外した原発巣限局の照射野で60～70 Gy まで照射する．

進行癌では喉頭全摘を含む手術の後，50 Gy の術後照射が標準治療となっている．潰瘍型の II 期や III 期癌でも，大照射野の放射線化学療法で40 Gy を照射して CR（完全寛解）に近い効果が得られた場合，喉頭温存を目指して根治放射線治療が選択されることがある．また，原発巣が早期の場合，原発巣は放射線，頸部転移には郭清手術を行い，治療後 QOL の改善を図る試みも行われている．III・IV 期の進行下咽頭癌の多

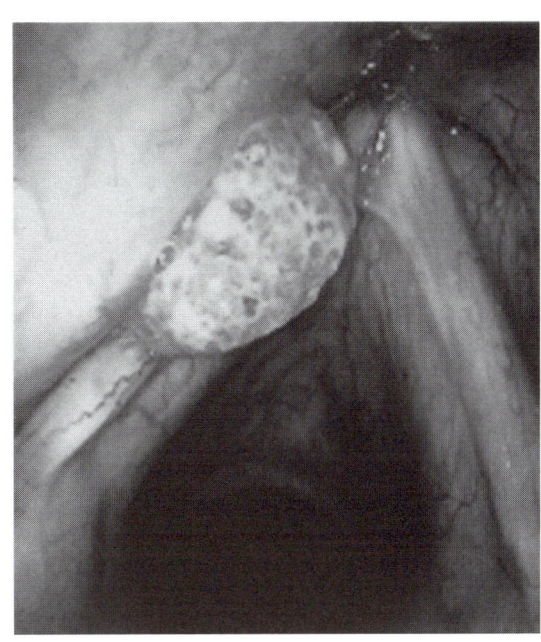

図3-12 喉頭声門部癌 I 期

くでは，抗癌剤を同時併用した放射線化学療法が行われる．

❹ 予後と副作用

下咽頭癌の I・II 期では，中咽頭癌に変わらない80％以上の局所制御が得られる．しかし，進行症例が多く，全体での放射線単独による局所制御率は25～50％と不良である．手術と化学療法，放射線の併用で30～80％になるとの報告もある．

下咽頭癌では急性の合併症として嗄声や咽頭痛が，晩発合併症としては甲状腺機能低下などがある．治癒例では中咽頭癌を上回る50％以上の症例で，続発の気道・上部消化管重複癌が発生し，長期予後は極めて悪い．

D 喉頭癌

喉頭は声門上部，声門，声門下部に分けられ，年に全4,000例発生するが，亜部位別の頻度では声門癌（図3-12）が60％，声門上部癌が40％，声門下癌が1％弱となっている．

❶ 疫学

喉頭癌は50～70歳に好発し，60歳台にピークがある．男女比は10：1である．発癌と喫煙との深い関係が示唆され，Brinkman 指数（1日当りの喫煙本数×喫煙年数）は600以上で高危険群となる．わが国は喉頭

癌の低発生国であり，喫煙率が高く喫煙本数が多いフランス，イタリア，ポルトガル，カリブ海諸国では，わが国の10倍近い発生率となっている．

初診時の頸部リンパ節転移は声門癌で約5％，声門上部癌で約40％と十倍の差がある．

❷ TNM分類（表3-5）

表3-5　喉頭癌のTNM分類［UICC（2010年）］

a）原発巣（T）分類
　声門上部癌
　　T₁：亜部位に限局し，声帯運動正常
　　T₂：亜部位外へ進展するが声帯運動正常
　　T₃：喉頭に限局するが声帯固定あり，軟骨浸潤はあっても軟骨皮質まで
　　T₄：喉頭軟骨，気管，頸部筋肉，頸動脈など喉頭外へ進展
　声門癌
　　T₁：声帯に限局し，声帯運動正常
　　T₂：声門上部または下部に進展，および／または，声帯運動障害あり
　　T₃：声帯運動固定して喉頭内に限局
　　T₄：甲状軟骨など喉頭外へ進展
b）所属リンパ節転移（N）分類
　口腔癌と同じである．
c）病期分類
　口腔癌と同じである．

❸ 治療

声門癌はリンパ節転移がまれであることもあり，Ⅰ・Ⅱ期では声門を中心とする5×5 cmか6×6 cmの左右対向2門の照射野で，局所のみへの外部照射単独放射線治療が行われる．総線量は70 Gyが標準となっている．Ⅲ期声門部癌でも腫瘍径の比較的小さい例では，根治照射が可能なことも多く，40 Gy前後まで照射して治療効果を判定後，手術か放射線継続かの最終方針が決めてもよい．

これに対し，声門上部癌では上内深頸リンパ節への転移頻度が高いため，Ⅰ・Ⅱ期でも上内深頸リンパ節領域を照射野に入れる．

Ⅲ・Ⅳ期進行喉頭癌では手術が第一選択となるが，発声機能温存の要望者や手術不能例では，1日2回照射する多分割照射や術前放射線治療，化学放射線治療が行われる．

❹ 予後と副作用

声門癌の放射線治療による5年局所制御率はⅠ期85～95％，Ⅱ期70～85％とされる．再発への救済手術成功例を入れると，90～95％の生存率となっている．これに対し，声門上部癌はⅠ期70～90％，Ⅱ期で65～85％の5年局所制御率となっている．

声門癌を中心とする喉頭癌では，放射線治療での予後がよく長期生存例が多いこともあり，詳細な晩期合併症の報告がある．甲状腺が照射されることによる機能低下は治療終了後6か月以上経過して発症，下咽頭や頸部食道への放射線誘発癌は10年前後経過してから発生する．また，治療後に継続して発生する続発気道・上部消化管への二次重複癌も少なくない．

E　鼻・副鼻腔癌

副鼻腔は上顎洞，蝶形骨洞，篩骨洞，前頭洞からなるが，年発生1,000例のうち上顎洞癌が全体の80％を占め，次いで篩骨洞癌となっている．

❶ 疫学

衛生環境の改善により小児期の副鼻腔炎罹患率が激減したため，わが国では上顎洞癌発生は過去10年余りでは半減している．最も頻度の高い上顎洞癌の男女比はほぼ2：1，リンパ節転移頻度は低く10％となっている．

❷ TNM分類（表3-6）

表3-6　上顎洞癌のTNM分類［UICC（2010年）］

a）原発巣（T）分類
　　T₁：上顎洞に限局し，骨変化なし
　　T₂：骨浸潤はあっても上顎洞後壁や翼突板は無事
　　T₃：上顎洞後壁，皮下組織，眼窩内側壁，翼突板，篩骨洞へ浸潤
　　T₄：眼窩先端部，硬膜，脳，中頭蓋底，三叉神経Ⅱ枝以外の頭蓋神経，上咽頭，斜台に進展
b）所属リンパ節転移（N）分類
　口腔癌と同じである．
c）病期分類
　口腔癌と同じである．

❸ 治療

上顎洞癌では手術と放射線外部照射，化学療法の三者併用療法が標準治療となっている．手術は上顎部分切除，化学療法は浅側頭動脈からの5-フルオロウラシル（5-FU）やシスプラチン（CDDP）の持続ないし間欠動注によって行なわれる．

放射線治療は45°楔状フィルターを利用して，患部に対して直交2門照射で50 Gy前後の外部照射が行われている．

❹ 予後と副作用

内眼角と下顎角を結んだÖhngren（エーングレン）線の上後方と下前方で，予後が異なることが国際分類に反映されている．Öhngren線の下に腫瘍中心があると治療予後がよい．リンパ節転移は10％前後と少

なく，予後は原発巣の制御率によって左右され，5年生存率は60％前後である．

急性合併症には口内炎が最も多く，晩期合併症には照射野に含まれる患側眼の白内障や全眼球炎，脳壊死などがあるが，三者併用療法の導入以降放射線量が減っているため，これらの放射線障害の頻度は減少している．併用療法による照射線量の逓減によって，手術で視力回復可能な放射線白内障患者が増えてきている．

F 唾液腺癌

❶ 疫学

唾液腺は耳下腺，顎下腺，舌下腺の大唾液腺と口腔・咽頭・喉頭などに広く分布する小唾液腺がある．大唾液腺腫瘍のなかでは耳下腺腫瘍が80％を占めている．耳下腺腫瘍の25％，顎下腺腫瘍の40％が多形性腺腫内癌や腺様嚢胞癌，粘表皮癌などの腺組織由来の悪性腫瘍とされている．耳下腺に発生するリンパ腫はMALTリンパ腫（粘膜関連リンパ組織リンパ腫）が主であり，放射線単独治療で予後がよい．

❷ 治療

耳下腺癌は腺癌系が主で治療の第一選択は手術となる．切除断端陽性例や手術不能例に放射線治療が行われる．耳下腺癌の術後照射では患側1門照射，楔状フィルターを使用した斜入照射，原対照射などが行われる．術後照射線量は50 Gyを基準とする．

❸ 予後と副作用

耳下腺腫瘍の術後照射では，中耳が照射野から避けられないことが多い．放射線治療終了後に難聴，咬筋の萎縮による開口障害が起きる可能性がある．

G 甲状腺癌

❶ 疫学と治療

甲状腺癌のわが国での新患は年7,000人とされている．甲状腺癌の80％を占める乳頭癌が放射線治療の適応となることはまれである．全体の1％とされる未分化癌には手術，化学療法と放射線外部照射が併用された集学的治療が行われる．照射線量は50 Gyが標準とされている．甲状腺原発の非Hodgkinリンパ腫はMALTリンパ腫が多く，放射線単独治療で予後がよい．

甲状腺癌のうち，分化型の乳頭状腺癌や濾胞状腺癌ではヨウ素をよく取り込むので，甲状腺機能亢進症治療の際の10〜20倍量の放射性ヨード（^{131}I）の内服で手術後の原発残存病巣や転移巣の治療が行われる．

❷ 予後と副作用

甲状腺癌は，組織型によって予後が異なるのが特徴である．手術治療が主体となる分化型乳頭腺癌，濾胞腺癌の予後は極めてよいが，放射線治療が行われる未分化癌は急速に発育し，広範な浸潤・転移を来すために長期生存例がほとんどない．

H その他の頭頸部癌

頭頸部には，上記以外の悪性腫瘍として悪性リンパ腫や悪性黒色腫，耳癌や骨肉腫，軟組織肉腫，転移性腫瘍などがある．

耳癌は外耳道癌と耳介癌からなるまれな疾患で，組織型はともに扁平上皮癌である．限局していると根治手術や放射線治療が行われるが，骨破壊や脳神経浸潤を示す外耳道進行癌では，術前照射後に手術が行われる．進行癌では予後は不良である．

頭頸部領域悪性リンパ腫はリンパ系腫瘍の章で詳述されるが，頭頸部には非Hodgkinリンパ腫の半数が発生し，眼窩や唾液腺，甲状腺に好発するMALTリンパ腫は放射線主体の治療が行われ，予後が非常によい．中咽頭を中心とするWaldeyer輪に発生するリンパ腫も化学療法と放射線の併用治療が行われ，予後がよい．これに対し，鼻腔や口腔に発生するNKT（natural killer T）細胞性リンパ腫は，骨髄移植を含めた集学的治療でも予後が極めて悪い．

頭頸部の悪性黒色腫，骨肉腫は手術とX線治療いずれにても予後不良であったが，炭素線などを利用した重粒子放射線治療で，局所制御率が向上している．

4 胸部腫瘍

A 肺癌 lung cancer

1 病因・疫学

　肺癌はわが国の全悪性腫瘍による死因の第1位を占め，年間の罹患数と死亡数との差が少ない難治性の疾患である．肺癌全体の治癒率が低い理由として，①診断時すでに切除不能の進行癌となっている症例が多いこと，②生物学的ならびに病理学的に腫瘍の特性や病態が多彩であることが挙げられる．また，人口の高齢化に伴い，高齢者肺癌の増加も治療を難しくしている要因となっている．

　肺癌のリスク要因には喫煙習慣，アスベストやラドン曝露，大気汚染などが挙げられている．特に喫煙量と肺癌発生率には強い相関があり，さらにアスベストやラドン曝露との間には相乗効果が認められている．

2 病理・臨床像

　肺癌の組織型は主に①扁平上皮癌，②小細胞癌，③腺癌，④大細胞癌の4型(表4-1)に分けられるが，治療戦略の違いから，小細胞肺癌と非小細胞肺癌とに大別されている．非小細胞肺癌のなかでは腺癌が最も発生頻度が高く，男性肺癌の40%，女性肺癌の70%以上を占める．また，胸部X線写真で発見されやすい肺野型とよばれる末梢型肺癌の大部分は腺癌である．腺癌は肺癌のなかでも，他の組織型に比べ臨床像が多彩である．次に多いのは扁平上皮癌で男性肺癌の40%，女性肺癌の15%を占め，中枢気管支に発生する肺門型肺癌の頻度が高い．大細胞癌は上記のいずれの組織所見も示さない除外診断的な名称であり，waste basketに位置づけられる．一般に増殖が速く，診断時には大きな腫瘍を形成していることが多い．

　一方，小細胞癌は肺癌の約15%前後を占め，増殖が速く，脳・リンパ節・肝臓・副腎・骨などに転移しやすく悪性度が高い．しかし，非小細胞肺癌と異なり，抗癌剤や放射線治療が比較的効きやすい特徴がある．また，約80%以上の腫瘍で種々のホルモン産生が認められる．ただし，ホルモン産生過剰による症状が現れることはまれである．

3 TNM分類と病期分類

　肺癌のTNM分類と病期分類(UICC，2010年)を表

表4-1 肺癌(悪性上皮性腫瘍)の基本的な組織型(『肺癌取扱い規約』，2003年から抜粋)

扁平上皮癌 Squamous cell carcinoma
　［特殊型］乳頭型，淡明細胞型，小細胞型，類基底細胞型
小 細 胞 癌 Small cell carcinoma
　［特殊型］混合型小細胞癌 Combined small cell carcinoma
腺　　　癌 Adenocarcinoma
　(1) 腺房型 Acinar
　(2) 乳頭型 Papillary
　(3) 細気管支肺胞上皮癌 Bronchioloalveolar carcinoma
　(4) 粘液産生充実型腺癌 Solid adenocarcinoma with mucin
　(5) 混合型腺癌 Adenocarcinoma with mixed subtypes
　［特殊型］高分化胎児型腺癌，膠(コロイド)様腺癌，粘液囊胞腺癌，印環細胞癌，淡明細胞腺癌
大 細 胞 癌 Large cell carcinoma
　［特殊型］大細胞神経内分泌癌 Large cell neuroendocrine carcinoma
　　　　　 類基底細胞癌，リンパ上皮腫様癌，淡明細胞癌，ラブドイド形質を伴う大細胞癌
腺扁平上皮癌 Adenosquamous carcinoma
　多形，肉腫様あるいは肉腫成分を含む癌
　(1) 多形癌，紡錘細胞癌，巨細胞癌 Giant cell carcinoma
　(2) 癌肉腫 Carcinosarcoma
　(3) 肺芽腫 Pulmonary blastoma
　(4) その他
カルチノイド腫瘍 Carcinoid tumors
　(1) 定型的カルチノイド Typical carcinoid
　(2) 非定型的カルチノイド Atypical carcinoid
唾液腺型癌 Carcinomas of salivary-gland type
　(1) 粘表皮癌 Mucoepidermoid carcinoma
　(2) 腺様囊胞癌 Adenoid cystic carcinoma
　(3) その他
分類不能癌 Unclassified

＊病態・治療戦略の違いから小細胞癌と非小細胞癌(腺，扁平上皮，大細胞，他)とに二大別される．

4-2に示す．非小細胞肺癌では，予後因子として，①臨床病期，②腫瘍の大きさ，③腫瘍の占拠部位，④腫瘍の放射線感受性や発育・進展様式などの生物学的特性，⑤全身状態(PS；performance status，体重減少の有無)などが重要である．一方，小細胞肺癌は進行例が多いため，TNM分類よりも，病巣が一側胸郭ならびに同側肺門・両側縦隔〜鎖骨上窩リンパ節まで

表 4-2　肺癌の TNM 分類と病期分類(UICC, 2010)

1)TNM 分類

T−原発腫瘍

- TX： 原発腫瘍の存在が判定できない，あるいは，喀痰または気管支洗浄液細胞診でのみ陽性で画像診断や気管支鏡では観察できない
- T0： 原発腫瘍を認めない
- Tis： 上皮内癌（carcinoma in situ）
- T1： 腫瘍最大径≦ 30 mm，肺か臓側胸膜に覆われている，葉気管支より中枢への浸潤が気管支鏡上なし（すなわち主気管支に及んでいない）
- T1a： 腫瘍最大径≦ 20 mm
- T1b： 腫瘍最大径＞ 20 mm でかつ≦ 30 mm
- T2： 腫瘍最大径＞ 30 mm でかつ≦ 70 mm，または以下のいずれかであるもの
  ・主気管支に及ぶが気管分岐部より≧ 20 mm 離れている
  ・臓側胸膜に浸潤
  ・肺門まで連続する無気肺か閉塞性肺炎があるが一側肺全体には及んでいない
- T2a： 腫瘍最大径＞ 30 mm でかつ≦ 50 mm
- T2b： 腫瘍最大径＞ 50 mm でかつ≦ 70 mm
- T3： 最大径＞ 70 mm の腫瘍；横隔膜，胸壁（superior sulcus tumor を含む），横隔膜，横隔神経，縦隔胸膜，壁側心膜のいずれかに直接浸潤；分岐部より 2 cm 未満の主気管支に及ぶが分岐部には及ばない；一側肺に及ぶ無気肺や閉塞性肺炎；同一葉内の不連続な腫瘍結節
- T4： 大きさを問わず縦隔，心，大血管，気管，反回神経，食道，椎体，気管分岐部への浸潤，あるいは同側の異なった肺葉内の腫瘍結節

N−所属リンパ節

- NX： 所属リンパ節評価不能
- N0： 所属リンパ節転移なし
- N1： 同側の気管支周囲かつ/または同側肺門，肺内リンパ節への転移で原発腫瘍の直接浸潤を含める
- N2： 同側縦隔かつ/または気管分岐部リンパ節への転移
- N3： 対側縦隔，対側肺門，同側あるいは対側の前斜角筋，鎖骨上リンパ節への転移

M−遠隔転移

- MX： 遠隔転移評価不能
- M0： 遠隔転移なし
- M1： 遠隔転移がある
- M1a： 対側肺内の腫瘍結節，胸膜結節，悪性胸水，悪性心囊水
- M1b： 他臓器への遠隔転移がある

2)病期分類

T/M 分類(1997 年)	T/M 新分類	N0	N1	N2	N3
T1(≦ 2 cm)	T1a	ⅠA	ⅡA	ⅢA	ⅢB
T1(＞ 2-3 cm)	T1b	ⅠA	ⅡA	ⅢA	ⅢB
T2(≦ 5 cm)	T2a	ⅠB	**ⅡA**	ⅢA	ⅢB
T2(＞ 5-7 cm)	T2b	**ⅡA**	ⅡB	ⅢA	ⅢB
T2(＞ 7 cm)	T3	**ⅡB**	**ⅢA**	ⅢA	ⅢB
T3 Invasion		ⅡB	**ⅢA**	ⅢA	ⅢB
T4(同一肺葉内の腫瘍結節)		**ⅡB**	**ⅢA**	**ⅢA**	ⅢB
T4(周囲臓器への直接浸潤)	T4	ⅢA	**ⅢA**	ⅢB	ⅢB
M1(同側肺内の腫瘍結節)		**ⅢA**	**ⅢA**	**ⅢB**	**ⅢB**
T4(悪性胸水)	M1a	Ⅳ	Ⅳ	Ⅳ	Ⅳ
M1(対側肺内の腫瘍結節)		Ⅳ	Ⅳ	Ⅳ	Ⅳ
M1(遠隔転移)	M1b	Ⅳ	Ⅳ	Ⅳ	Ⅳ

＊ TNM 病期分類は新分類(2010 年)に移行した直後であるため，旧分類(1997 年)との対比を掲載した．太字は旧分類からの変更病期を示す．

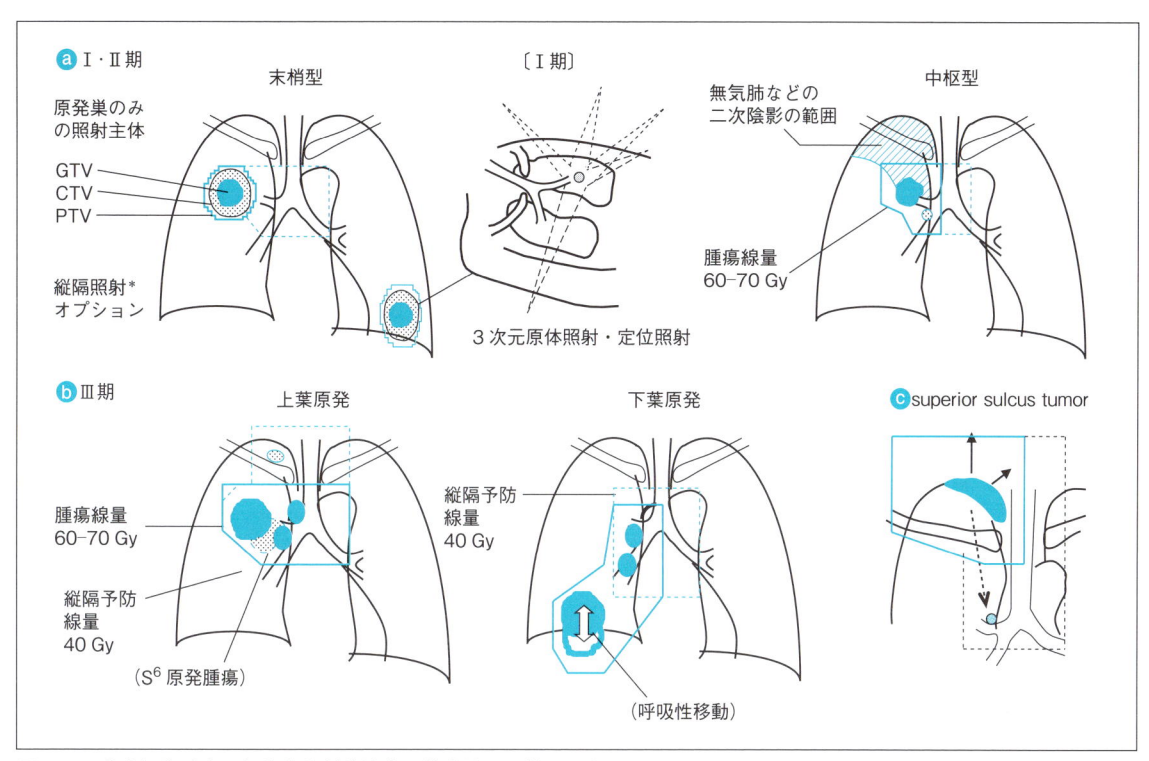

図 4-1 非小細胞肺癌の根治的放射線治療の基本的な照射野設定

ⓐ：末梢型 N0 例は低肺機能例が対象となることが多く，予防的縦隔照射は必ずしも行わなくてよい．特に T1 は定位放射線照射の適応となる．中枢型はリンパ節転移のリスクも高く，所属リンパ節を含めても照射野が大きくならないので，肺門・縦隔への予防照射（破線の範囲）を行う（*特に扁平上皮癌）．無気肺・閉塞性肺炎を伴う場合には，腫瘍の範囲を想定して照射野を設定し，二次陰影の改善に応じて治療計画を見直すことが重要である．

ⓑ：上葉あるいは下葉・上区（S6）原発例では，他部位の原発例と比べて比較的小さな照射野で縦隔の転移リンパ節を含めることができる．また，上葉原発例では，同側鎖骨上窩リンパ節まで照射野に含めても照射野（破線の範囲）は大きくならない．一方，下葉原発例では，腫瘍の呼吸性移動により，さらに照射野は大きくなる．

ⓒ：superior sulcus tumor（Pancoast 腫瘍）では鎖骨上窩，椎体方向への浸潤傾向が強く，進行例にもかかわらず肺門リンパ節転移のない症例も少なからず存在する．明らかなリンパ節腫大がみられない場合には，肺尖部と鎖骨上窩を含めた限局した照射野で高線量照射を行う．

に限局する限局型（LD；limited disease）と，それ以上に進展した進展型（ED；extensive disease）とに分けて扱われるのが一般的である（同側悪性胸水は通常 ED に含まれる）．LD 例は化学療法との併用で根治的胸部照射が可能な症例を意味する．

4 放射線治療の適応と方法（図 4-C4）

❶ 非小細胞肺癌

非小細胞肺癌 I・II 期に対する根治的治療の第一選択は手術療法であるが，高齢や合併症のために医学的に切除不能と判断される症例，あるいは手術拒否例には根治的放射線治療が標準治療となる．IIIA，IIIB 期の一部（T3N1，T1-3 単一部位の N2，T4N0 など）には手術が行われることがあるが，明らかな N2，N3 例は手術の適応はなく，悪性胸水，胸膜播種や対側肺門リンパ節転移が認められなければ，根治的放射線治療の適応となる．さらに，高齢者や全身状態不良例を除けば，化学療法との併用療法が標準治療となっている．また，高齢や PS 不良などの理由で化学療法の適応とならない症例では，無症状であっても放射線単独療法の適応がある．

a．根治的放射線治療

1）局所進行非小細胞肺癌

局所進行非小細胞肺癌の照射野設定は原発巣，同側肺門，縦隔リンパ節を照射野に含めるのが標準的である（**図 4-1**）．また，上縦隔あるいは鎖骨上窩リンパ節転移がある場合には，鎖骨上窩も照射野に含める．ただし，両側肺門部を含む照射は肺機能に大きな影響を及ぼすばかりでなく，重篤な肺臓炎のリスクも高くなるので，照射野には対側肺門を含めないのが原則である．標準的な治療法は，1 日 1 回 1.8～2 Gy の通常

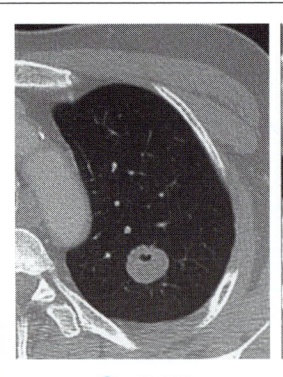

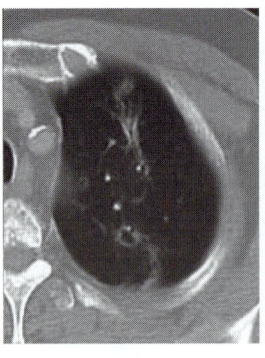

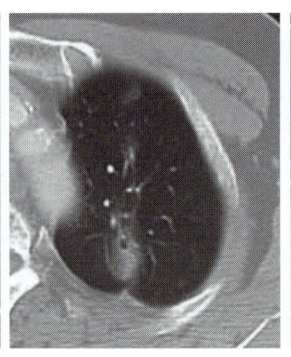

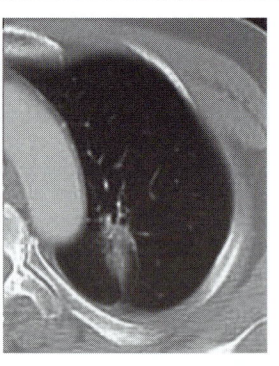

a：治療前　　**b**：治療後2か月　　**c**：治療後5か月　　**d**：2年後

図 4-2　定位照射を行った肺扁平上皮癌の治療前後のX線CT像
症例：62歳，男性．肝硬変による肝性昏睡の既往あり．治療前2cm大の腫瘍(**a**)は治療から2か月後にはほぼ消失し(**b**)，照射範囲に限局した炎症性の変化(**c**)から線維化の所見(**d**)に置き換わっている．

分割照射法を用い，上記照射野に前後対向2門で40～45Gy照射後，斜入対向2門照射に変更し脊髄を外すのが一般的である．また，変更時には腫瘍の縮小に応じて，原発巣と腫大リンパ節のみに限局して照射野を縮小する．なお，高齢者や低肺機能患者では可能な限り縦隔・肺門への照射は避けるほうが望ましい．最終的な総線量は60Gy以上が必要であるが，肺門部への80Gy以上の照射は，気道狭窄など重篤な有害事象のリスクが高く，避けなければならない．

Dose-Volume Histogram (DVH) と V_{20}　　Advanced study

肺への有害事象対策として，20Gy以上照射される正常肺の体積の割合(V_{20})が重要であるとされている．すなわち，重篤な放射線肺臓炎の発症を抑えるためには，V_{20}が，放射線単独治療では正常肺全体の体積の35%以下になるように，化学療法併用では25%を超えないように治療計画することが推奨されている．DVHで評価できない場合には，目安としてX線位置決め写真上で，照射野が片側肺の1/2(右上葉または左上区原発の場合には2/3)を超えないようにする．

組織型と所属リンパ節領域への予防照射　　Advanced study

リンパ節転移の特徴を組織型別にみると，扁平上皮癌は肺門・縦隔へと順次性に転移していくが，腺癌では非順次性に進展する傾向が認められる．また，腺癌の縦隔リンパ節転移例では遠隔転移頻度も高く，所属リンパ節への予防照射は扁平上皮癌で意義が大きいと考えられる．上縦隔，鎖骨上窩リンパ節転移例では鎖骨上窩も照射野に含めるが，上葉あるいは下葉上区(S^6)原発例では肺門・縦隔さらに鎖骨上窩までを一緒に照射しても，照射野が比較的小さくできるので有利である(図4-1)．

2) 医学的に切除不能Ⅰ・Ⅱ期非小細胞肺癌
　　(図 4-C1，C2)

Ⅰ・Ⅱ期例の照射野の設定では，高齢者や低肺機能患者を対象とするため，予防的照射範囲はできるだけ縮小する．特に末梢発生Ⅰ期例では，原発巣に限局した照射でも縦隔リンパ節のみの再発は少なく，予防的リンパ節照射の意義は明らかではない．

そこで，腫瘍径3cm以下のⅠA期例に対して，定位照射が行われるようになってきた．定位照射は，脳疾患に行われてきた照射技術で，小腫瘍に対して多方向からX線を集中させて照射する方法である．照射範囲が小さく，周囲正常組織への線量が著しく分散されるため照射回数を数回とする大線量照射が可能で(図4-2)，手術に匹敵する治療成績が示されている．また，定位照射は短期間で終了するため，小さな転移性肺腫瘍にも行われている．なお，病巣の呼吸性移動への対処法として，腹式呼吸の抑制，呼吸同期，能動的呼吸停止システムあるいは動態追跡などの照射技術が種々開発されている．

一方，中枢気管支に発生する早期扁平上皮癌では，^{192}Ir密封小線源を用いた気管支腔内照射も根治的照射技術のひとつである．

b．術前・術後照射

術前照射は，切除率の向上や術中の腫瘍細胞散布の防止を目的として，術後照射は顕微鏡的遺残腫瘍の制御を目的として行われてきたが，手術との境界領域にある局所進行癌に対する術前，あるいは術後照射の意義は明らかではない．しかし，病理病期N2例では縦隔への術後予防照射が局所再発率を低下させるとの報告があり，複数ステーション転移例には行われることが多い．この場合の照射は同側肺門・縦隔(必要に応じて鎖骨上窩)を含め40～50Gy/20～25分割(4～5

週)の照射を行う．また，術後に腫瘍遺残の明らかな症例には，安全な範囲内で根治的放射線治療に準じた照射を行う．

胸壁浸潤型肺癌で，特に肺尖部に発生するPancoast 腫瘍には術前照射が行われることがある．医学的に切除不能な症例，周囲組織への浸潤程度が高度な症例，縦隔リンパ節転移が明らかな症例は，放射線療法±化学療法の適応となる．放射線治療の最もよい適応となるのは，鎖骨上窩，椎体方向への浸潤傾向が強くても，リンパ節転移が明らかでない症例である．このような症例では，腫瘍の進展範囲と鎖骨上窩を十分に含めた限局した照射野で治療を行い，通常分割法で 70 Gy/35 回程度の高線量照射を行うのがよい．

Superior sulcus tumor (Pancoast 腫瘍)
Advanced study

superior sulcus tumor (SST) は Pancoast 腫瘍ともいわれ，肺癌の特殊病態のひとつとなっている．SSTの定義は，①肺尖部の superior sulcus に浸潤する腫瘍で，②肋骨／椎体の破壊像，③肩，上肢，胸部の疼痛，④上肢のしびれ，肩・腕の筋萎縮，⑤ホルネル症候群をすべて伴うものと定義されている．しかし，腕神経叢症状や，ホルネル症候群を伴わない肺尖部胸壁浸潤型肺癌も，広義の SST (Pancoast 腫瘍) として扱われることが多い．組織型では，腺癌・大細胞癌症例が多いが，扁平上皮癌の割合も少なくない．

c．化学療法との併用

肺癌が難治性である理由として，遠隔転移発生率が非常に高いことが挙げられる．特にリンパ節転移があると高率となり，N2 例では潜在的な遠隔転移の存在を前提として化学療法を併用する．併用薬は，プラチナ製剤を中心とした 2 剤併用化学療法が推奨されている．また，プラチナ製剤をはじめ多くの抗癌剤には，照射効果を増感する作用があり，併用時期は放射線との同時併用が最も有効である．ただし，化学放射線併用療法のよい対象は，全身状態が良好 (PS：0，1) な症例である．なお，高齢者に対する化学放射線療法は毒性の問題からいまだ研究的段階である．

❷ 小細胞肺癌

小細胞肺癌は増殖旺盛で高率に遠隔転移を生じるため，治療は化学療法が主体となる．LD (limited disease) 例では，胸郭内病巣の制御を目的に胸部照射を併用する．化学療法はシスプラチンとエトポシドの併用で 4 コース施行が標準的である．ED (extensive disease) では，シスプラチンとイリノテカンの併用療法が用いられる．

LD への胸部照射は，主病巣周囲の微視的転移巣の制御は化学療法に期待して，照射野はできるだけ主病巣に限局した照射野を設定する．非小細胞肺癌と同様，対側肺門照射は行わない．小細胞癌では照射期間中の再増殖が大きな問題となるため，推奨される照射法として，1 回 1.5 Gy で 1 日 2 回照射する加速過分割照射法がある．加速過分割照射法での推奨総線量は 45 Gy/30 分割 (3 週) で，線量 30 Gy/20 回〜36 Gy/24 回の時点で照射野から脊髄を外すように照射法を変更する．通常分割法では 54〜60 Gy を照射する．

小細胞癌は 50% 以上に脳転移再発が認められるため，初回治療で腫瘍がほぼ消失した症例には，予防的全脳照射が行われる．

予防的全脳照射 (Prophylactic cranial irradiation, PCI)
Advanced study

脳転移に対しては，脳組織内の血液・脳関門の存在により化学療法の効果が十分得られない制約があり，潜在性脳転移に対する予防的全脳照射 (prophylactic cranial irradiation；PCI) の必要性について長く議論されてきたが，近年その有効性が証明され，現在では PCI は標準治療として行われている．

❸ 姑息的・対症的放射線治療

肺癌が広範囲に進行して治癒が望めない場合でも，種々の症状緩和を目的に放射線治療が行われる機会は少なくない．姑息・対症的照射のよい適応となるのは，①胸壁浸潤や骨転移に伴う癌性疼痛，②腫瘍の臓器圧迫による症状 (上大静脈症候群や気道閉塞による呼吸困難，脳転移による運動・意識障害など)，③腫瘍からの出血 (喀血・血痰) である．これらの症状を軽快させるには，その原因となる腫瘍浸潤部位の腫瘍細胞量をわずかに減少させればよく，いずれも照射により，80〜95% の患者に症状の改善をみる．自覚的症状を軽減するだけならば，20 Gy 以下 (2 週以内) の線量で十分である．また，疼痛に対する照射は麻薬とは異なり，除痛ばかりでなく転移巣の制御も可能で，患者を社会復帰させることもできることが大きな利点である．

5 治療成績 (図 4-C3)

非小細胞肺癌の放射線治療例の 5 年生存率は，Ⅰ・Ⅱ 期は 15〜30%，ⅢA 期 10〜20%，ⅢB 期 5〜8% であるが，Ⅰ期の定位放射線照射例では 60〜70% と良好である．また，小細胞肺癌 LD で標準的な化学放射線治療を行えた症例の 5 年生存率は 20% 前後である．

6 副作用 (有害事象)

縦隔が照射される場合の治療中の副作用としては，放射線食道炎がある．症状としては，治療開始後 2 週

表 4-3 縦隔腫瘍：疾患と好発部位

①前（上）縦隔
　胸腺腫，悪性リンパ腫，奇形腫・胚細胞腫，縦隔洞甲状腺腫，神経鞘腫，副甲状腺腫，気管原性嚢腫
②中縦隔
　悪性リンパ腫，気管原性嚢腫，心嚢嚢腫，食道癌，リンパ節転移
③後縦隔
　神経原性腫瘍（神経鞘腫，神経線維腫，神経芽細胞腫）

ごろから食物を飲み込むときのつかえ感や軽度の痛みが生ずるが，多くは一過性で治療が終了すれば自然に軽快する．

治療後の副作用（遅発性有害事象）には，放射線肺臓炎，肺線維症がある．放射線肺臓炎は通常，照射野に一致してみられるもので，治癒線量以下の 50 Gy で必発である．したがって，被照射肺の範囲を小さくする配慮が重要である．化学療法との併用例では，照射野外に広がる肺臓炎の発症をみることがある．特に広範な縦隔照射と併用すると，両側肺に広がる重篤な肺臓炎発症のリスクが高くなるため，化学療法併用時の経過観察は慎重に行う必要がある．

副作用のなかで最も注意を払うのが脊髄への影響である．通常分割照射法で 40 Gy 程度では脊髄症が発症することはないが，50 Gy 以上の線量は耐容線量を超えていると考えられている．また，脊髄のような遅発性反応が問題となる臓器は 1 回線量が大きくなると，耐容線量が低下するので注意が必要である．

B 縦隔腫瘍・漿膜腫瘍

縦隔腫瘍については，リンパ腫（他項参照）を除くと，手術との併用治療が標準的な根治的治療として行われている．漿膜腫瘍は中皮腫に代表される．

1 漿膜の腫瘍 mesothelial tumors

胸膜および心膜に発生する中皮腫 mesothelioma には良性型と悪性型とがある．悪性中皮腫は，急速に胸壁に沿って連続性に進展し，リンパ節転移が速く，さらに血行性転移も起こし予後不良である．手術的に完全摘除することが困難であり，また放射線治療に抵抗性を示す．50〜60 Gy の照射で腫瘤の縮小は認められるが，治癒に結びつけるのは極めて困難である．

2 縦隔腫瘍 mediastinal tumors

縦隔に発生する腫瘍は多彩であるが，発生部位によって疾患に特徴がある．代表的な腫瘍と発生部位との関係を表 4-3 に示す．

❶ 胸腺腫 thymoma

前縦隔に好発し，40〜60 歳代に多い．組織学的には構成細胞の多寡で，①リンパ球型，②上皮型，③混合型の 3 型に分類される．上皮優位の組織所見を示すほど浸潤傾向が強く，リンパ球型が最も予後良好である．血行性に転移することはまれで，浸潤傾向が強いほど局所再発や胸膜播種再発のリスクが高い．

治療の第一選択は外科的切除であり，肺など周囲臓器浸潤や胸膜播種を伴う浸潤型胸腺腫には術後照射が推奨される．また，不完全切除あるいは医学的切除不能例には根治的放射線治療が行われる．術後照射例の 5 年生存率は 70〜90％である．

❷ 縦隔胚細胞腫 germ cell tumors

胚細胞由来の腫瘍は，放射線あるいは化学療法によく反応するが，診断に難渋することも多く，放射線化学療法と手術との併用もしばしば行われる．精上皮腫であれば 40 Gy/20 回程度の縦隔照射で消失することが多く，予後は良好である．

5 乳癌

1 疫学, 病因

　乳癌は, ほとんどの国において罹患数で女性癌の第1位に位置し, 米国では女性の8人に1人は生涯に本疾患に罹るといわれている. わが国は従来よりもっとも罹患率の低い国のひとつであるが, 近年明らかな増加を示しており, 1999年には, 胃癌を抜き大腸癌に次ぐ第2位になっている. 治療成績が良好なため, 死亡数においては女性癌の第5位である. 男性の発生頻度は極めて低く, 女性の1%前後にすぎない.

　35〜75歳が乳癌の好発年齢である. わが国における発症のピークは40歳代後半と他の癌に比べて年齢層が低いのが特徴のひとつである.

　乳癌の危険因子としては, 乳癌の家族歴・既往歴, 良性増殖性乳腺疾患の既往歴, 未産婦, 初潮年齢が低い, 閉経年齢が高いなどが挙げられる.

　乳癌と関連する遺伝子としては, BRCA1およびBRCA2がある. 欧米の先進国ではこの遺伝子に欠陥がみられるものは約5%だが, この遺伝子欠陥がある女性では, 一般集団に比べて早期に乳癌を発症するリスクが大幅に増大することが知られている. BRCA1では卵巣癌のリスクも高まる.

2 病理

　95%以上は, 上皮性悪性腫瘍の癌腫である. 癌腫の中, 90%強が間質組織へ浸潤した浸潤癌 invasive carcinoma, 浸潤のない非浸潤癌は10%弱である. また, 浸潤癌の中では浸潤性乳管癌 invasive ductal carcinoma が90%を占め, その他の特殊型は10%である. 非浸潤癌はマンモグラフィ検診の普及により近年増加の傾向にある. 非浸潤眼はリンパ節転移, 血行性転移ともまれであり予後良好である.

3 TNM分類, 病期分類

　UICCのTNM分類(2009年第7版)の概要を表5-1に示す. わが国で頻用される日本乳癌学会の「乳癌取扱い規約」との整合性がかねて問題となっていたが, このUICC・TNM分類に合わせて大幅に改訂された「乳癌取扱い規約」(2004年第15版)では, 両者の整合性がほぼ取られている.

4 臨床像, 進展形式

　「乳癌取扱い規約」では, 乳房を内上部(A), 内下部(B), 外上部(C), 外下部(D), 乳輪下部(E)の各領域に分ける. 最も発生頻度が高いのは外上部であり, 次いで乳輪下部である.

　乳癌はリンパ行性, 血行性いずれも起こしやすい. リンパ節転移では腋窩リンパ転移の頻度が最も高く, そこから鎖骨下リンパ節, 鎖骨上リンパ節転移を起こしやすい. もうひとつのルートは胸骨傍リンパ節転移であり, これは内側に生じた乳癌により起こりやすい. 血行性転移は, 肺, 骨に最も起こりやすく, 次いで肝臓, 脳, 胸膜である.

　乳癌はホルモン依存性があり, 内分泌治療にもよく反応する. また固形癌の中では抗癌剤に良く反応するもののひとつであり, 術前・術後の治療によく用いられる.

　乳癌では治療後5年目以降の再発も珍しくなく, 通常の5年生存率では不十分であり, 10年生存率での評価が必要である.

5 治療

　乳癌は腺癌の中では比較的放射線感受性が高いことから, 放射線治療は, ①乳房温存療法における根治的照射, ②進行癌に対する根治的, 姑息的照射あるいは術前照射, ③局所再発癌に対する姑息的・根治的照射, ④骨, 脳など遠隔転移巣に対する姑息的照射, ⑤進行癌に対する領域リンパ節への予防照射と, 多くの役割を担っている.

　乳癌の治療法には手術療法, 放射線療法, 化学法, 内分泌療法がある. それらのうち前2者が局所療法, 後2者が全身療法である. 従来より, 治療の第一選択は手術であり, 長い間その中心となったのが100年以上も前にHalstedらによって開発された胸筋合併乳房切除術である. この術式は, 乳癌は局所から所属リンパ節に進展し, その後全身に拡がる疾患であるから, 原発巣, 所属リンパ節をen-blocに取り除くことが治癒につながるとの考えに基づいている. 胸筋合併乳房切除術は侵襲が大きく, また治療成績の結果に差がみられなかったことにより, 大胸筋(多くの場合小胸筋も)を温存した胸筋温存乳房切除術が乳房切除術の第一選択になっている.

　近年, 乳癌を早期の段階で全身に拡がる全身疾患と捉え, 局所療法に以前ほど重きを置かない考え方が支持を受けるようになった. その中で, 乳房切除療法から乳房温存療法へと, また化学療法, ホルモン療法と

表 5-1 乳癌 TNM 分類の要約（UICC 2009，第 7 版）

TX	原発腫瘍の評価が不可能
cT0	原発腫瘍を認めない
Tis	非浸潤癌あるいは腫瘍を認めない Paget 病
T1	最大径 20 mm 以下の腫瘍
T1mi	最大径 1 mm 以下の微小浸潤癌
T1a	最大径 1 mm を超えて 5 mm 以下
T1b	最大径 5 mm を超えて 10 mm 以下
T1c	最大径 10 mm を超えて 20 mm 以下
T2	最大径 20 mm を超えて 50 mm 以下の腫瘍
T3	最大径 50 mm を超える腫瘍
T4	腫瘍の大きさに関係なく，胸壁または皮膚への直接進展を示す腫瘍
T4a	胸壁への進展
T4b	乳房皮膚の浮腫，潰瘍形成，衛星皮膚結節
T4c	T4a，T4b の両者を共有する
T4d	炎症性乳癌
NX	所属リンパ節転移の評価が不可能
N0	所属リンパ節転移なし
N1	可動性のある同側レベルⅠ，Ⅱ腋窩リンパ節転移
N1mi	0.2 mm または細胞数 200 個を超えて，2 mm 以下の微小転移
N2	
N2a	相互にあるいは周囲臓器と固定している同側腋窩リンパ節転移
N2b	臨床的に明らかな同側胸骨傍リンパ節転移のみで臨床的に腋窩リンパ節転移を認めない．
N3	
N3a	同側鎖骨下リンパ節転移
N3b	同側胸骨傍および腋窩リンパ節転移
N3c	同側鎖骨上リンパ節転移
M0	臨床上遠隔転移を認めない
M1	遠隔転移あり

Stage	T	N	M
Stage 0	Tis	0	0
Stage Ⅰ A	1	0	0
Stage Ⅰ B	0	N1mi	0
	1	N1mi	0
Stage Ⅱ A	0	1	0
	1	1	0
	2	0	0
Stage Ⅱ B	2	1	0
	3	0	0
Stage Ⅲ A	0	2	0
	1	2	0
	2	2	0
	3	1	0
	3	2	0
Stage Ⅲ B	4	0	0
	4	1	0
	4	2	0
Stage Ⅲ C	any T	3	0
Stage Ⅳ	any T	any N	1

いう全身治療重視へと治療法に大きな変革が生じている．

❶ 乳房温存療法

近年，乳癌に対する放射線治療は飛躍的に増加しているが，その主たる理由は乳房温存療法の急速な普及によるものである．1970，1980 年代にⅠ，Ⅱ期乳癌を対象に，乳房切除術と乳房温存療法を比較する大規模な第Ⅲ相臨床試験が行われ，その中で局所再発率，生存率いずれにおいても乳房温存療法は乳房切除術に劣らないことが示された．それらの成績をふまえて，1990 年 6 月米国国立癌研究所が主催した「乳癌治療に関するコンセンサスカンファレンス」で，Ⅰ，Ⅱ期乳癌の多くの症例には乳房温存療法が望ましい治療法であるとのコンセンサスが得られ，本療法は乳癌の標準治療のひとつとして国際的な認知を受けるに至っている．わが国における乳房温存手術は 1980 年代から急速に普及し，乳癌学会による癌登録データによると，2003 年には原発性乳癌に対する手術の 48％に至っている．

乳房温存療法は，基本的に乳房温存手術と術後の放射線治療からなり，前者は主として肉眼的病巣の，後者は温存乳房内に遺存する微小病巣の根治をそれぞれ担っている．乳房温存療法の目的は，従来からの乳房切除術と同等の治療成績を得ながら，治療に伴う機能的，美容的あるいは心理的な影響をできるだけ少なくして患者の QOL を保つことである．根治性と QOL とはある意味で相反する概念であり，手術，放射線治療のいずれも根治性を高めようとすれば障害の頻度・程度が増加し，結果として患者の QOL を下げることになる．外科手術と放射線治療の長所をうまく利用することにより，この問題を克服しようというのが乳癌の乳房温存療法である．

a．適応と禁忌

多くの施設では，腫瘍径が 3～4 cm 前後まで，N0 あるいは N1 症例を適応としている．

一方，乳房温存治療が適さない条件として，①妊婦，過去に乳房に放射線治療を受けた症例，活動性の膠原病を合併する症例といった放射線によるリスクが高い場合，②触診上あるいは画像診断上しこりが複数個ある症例，マンモグラフィでびまん性の微小石灰化を認める症例といった局所再発率が高い場合，が挙げられる．

乳房温存療法の絶対的な非適応は，放射線のリスクが高い場合以外は相対的なものであり，患者の希望，施設の方針によるところが少なくない．

b．放射線治療法（図 5-C1，C2）

X 線シュミレーターあるいは CT シュミレーターを

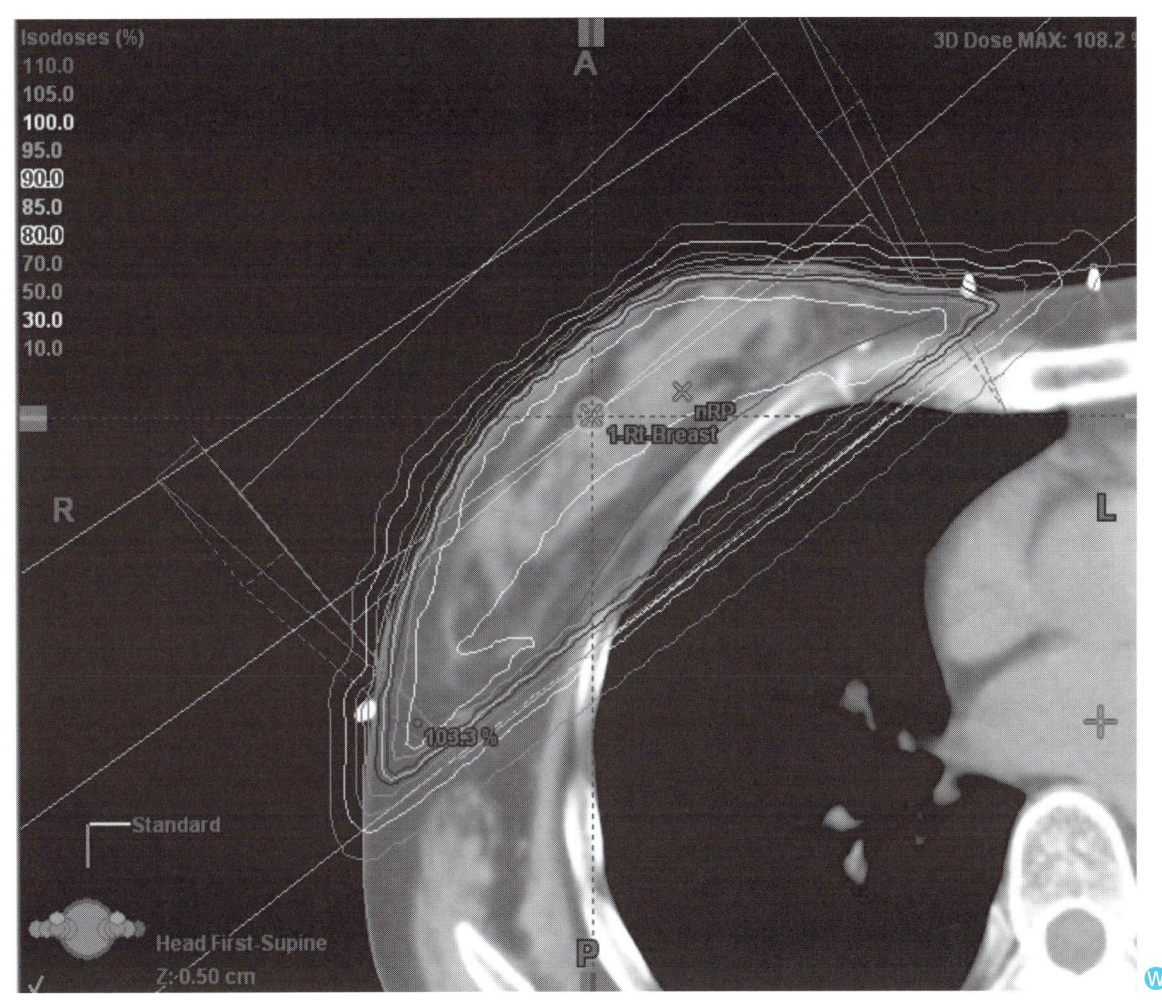

図 5-1 乳房温存療法の接線照射(Web カラー)

用いて治療計画を行う．温存乳房に対する放射線照射は，接線対向2門照射で行う．CT シミュレーターを用いる場合には乳腺が完全に照射野に含まれているかを確認し，次いで治療計画用コンピュータを用いて線量分布を計算する(図5-1)．

接線照射には ^{60}Co γ 線，4 MV・6 MV の X 線が用いられることが多い．温存乳房に対して1回，2 Gy で総線量 50 Gy 程度の照射を行う．切除断端(あるいは近傍)に癌細胞を認める症例，断端部の情報が明らかでない症例には，腫瘍床を中心にブースト照射を行う．

c．治療成績

乳房切除術と乳房温存療法を比較した第Ⅲ相臨床試験いずれの報告も乳房切除術と乳房温存療法の間に局所再発率，生存率において差を認めていない．両群とも 10 年粗生存率が 80% 前後，また 10 年局所再発率は 8〜16% である．放射線治療にて局所再発を約 1/3

表 5-2 Ⅰ，Ⅱ期乳癌に対する乳房温存療法の治療成績

報告	腫瘍径	局所再発率	累積生存率	解析(年)
NSABP B-06	≦4 cm	10%	62%	12
Swedish	≦2 cm	2%	91%	5
Ontario	≦4 cm	11%	79%	8
Milan Ⅲ	≦2.5 cm	2%	92%	5
Kyoto	≦5 cm	4%	96%	7

に減少されることが明らかになっている(表5-2)．局所再発を来した場合は，通常サルベージ手術が適応となる．局所再発例に対するサルベージ手術後の5年生存率は 50〜85% と比較的良好であり，乳房温存療法の利点のひとつとされている．

❷ 局所進行乳癌に対する放射線治療

局所進行乳癌には，大きな原発巣(T3，T4)を有す

る乳癌，固定した腋窩リンパ節転移あるいは広範囲の領域リンパ節転移に伴う乳癌，炎症性乳癌が含まれる．これらの局所進行乳癌では潜在的に遠隔転移を伴っていることが多く，局所治療と同等あるいはそれ以上に全身的治療の役割が大きい．手術不能な局所進行乳癌に対しては，放射線治療が局所治療の主役を担う．

a．放射線治療法

原発巣については，1回1.8～2 Gy，週5回の通常分割で総線量50～60 Gyを照射する．腫瘍が縮小し手術可能となった場合，手術を行うのと，病巣部にブースト照射を行う二つの選択がある．ブースト照射には光子線，あるいは電子線による外照射と，^{192}Irによる組織内照射がある．いずれも15～25 Gy追加し，外部照射と合わせて総線量66～70 Gyを照射する．

b．治療成績

T3，T4乳癌の放射線単独治療では線量の増加とともに局所制御率が増加する．60～80 Gyで50～60%の局所制御率が得られる．

❸ 乳房切除後の放射線治療

リンパ節陽性例においては，全身化学療法と術後照射を併用することにより，生存率を有意に向上させることが近年の臨床試験で明らかになり，術後照射に対する再評価が行われている．適応は，腋窩リンパ節に4個以上の転移巣を有するハイリスク症例である．胸壁と鎖骨上窩を照射野に含めることが必要である．

❹ 転移に対する放射線治療

a．骨転移

乳癌の骨転移は転移性骨腫瘍のなかで最も多く，約半数を占める．骨転移による症状として最も多くみられるのは疼痛である．疼痛に対する放射線治療の効果は，部分寛解も含めると80%以上が期待できる．一方，近年モルヒネ製剤をはじめとする強力な鎮痛剤やビスフォスフォネートによる薬物療法が頻用されている．

また一方では，骨シンチグラフィやFDG-PETなどによるスクリーニングで無症状のうちに診断されることも少なくない．多発骨転移を有する症例も多く，いつ，どこに照射するかの判断に苦慮することもしばしばである．むやみに照射を行うことは，骨髄機能を低下させ，その後施行されるべき化学療法の妨げになることもある．適応としては，全身療法に反応せず，鎮痛剤によってコントロールされない疼痛および骨折のおそれのある病変，特に荷重骨である．1回3 Gy，週5回の分割にて総線量30 Gyと2週間の短期照射が一般的である．

b．脳転移

乳癌において，臨床症状を有する脳転移は6～39%といわれている．一般に脳転移には薬物療法は効果が期待できず，また手術の適応は後頭蓋窩の腫瘍で急速な水頭症の進行による脳圧亢進を来した例など緊急を要する症例に限られている．したがって，多くの場合放射線治療が治療の主体となる．脳転移に対する治療の主たる目的は症状の緩和であるが，予後因子が良好な症例では積極的治療により予後の改善も期待される．他の癌と比較して乳癌の脳転移の予後は良好とされるが，それでもなお生存期間の中央値は1年足らずであり，効果，奏効期間と副作用のバランスのとれた治療をめざすべきである．

近年，定位手術的放射線照射（ラジオサージャリー）が急速に普及している．3 cm以内の大きさで4個未満の転移巣を有する症例が適応であり，1回20 Gy前後の線量を1回で照射する．より大きな，また数多くの病変がある場合は，1回1.8～2 Gy，週5回の通常分割にて総線量40～50 Gyを全脳に照射する．

❺ 放射線治療の有害事象

放射線治療の副作用は大きく，急性期と晩期に分けられる．前者は治療中あるいは治療後数週間でみられるものであり，主に照射部の皮膚障害が問題となる．大部分の症例で紅斑あるいは乾性皮膚炎がみられる．疼痛を伴う湿性皮膚炎が数%の頻度でみられるが，通常2週間程度で消失する．

より大きな問題となるのは，治療後数か月から数年して出現する晩期障害である．これらの障害としては，放射線肺炎，上肢浮腫，肋骨骨折，放射線心嚢炎，上腕神経麻痺，胸膜炎などが報告されている．照射線量の適正化，照射技術の進歩に伴い，近年それらの頻度は減少し，臨床的に問題となることは上肢浮腫以外まれである．急性晩期障害を問わず化学療法の併用にて副作用の頻度，程度が有意に増加することが知られている．

放射線治療による発癌の問題については，WHO，NSABP，ミラノトライアルと3つの第三相臨床試験いずれも，乳房温存治療と乳房切断術の間に対側乳癌，二次発癌の発生頻度に，現在のところ差を認めていない．

6 消化器癌

A はじめに

消化器癌には食道，胃，大腸，肛門管にできる消化管癌と，肝臓，胆囊，膵臓にできる癌が含まれ，2003年の全悪性腫瘍死亡数の半数以上(56%)を占めている．消化器癌には早期の胃癌や大腸癌のように，切除単独で良好な生存率が得られる疾患がある一方，局所進行消化管癌や膵臓癌のように難治性腫瘍も多く，これらの難治性腫瘍には術前・術後照射，あるいは術中照射など放射線療法を含む集学的治療が行われる．また，扁平上皮癌の頻度が高い食道癌と肛門管癌では，治療後のQOL(quality of life)の改善を目的とする根治的放射線療法も行われ，手術に匹敵する治療成績も示されている．

消化器癌に対する放射線療法の一般的な問題点としては，①腫瘍の周辺の正常消化管，肝臓，腎臓，脊髄などのリスク臓器の耐容線量が低く，しばしば腫瘍を制御するのに十分な線量を投与できない，②消化器癌は蠕動や呼吸による移動の影響が大きいことが多く，照射野を大きくせざるを得ない，③食道癌と肛門管癌以外は放射線感受性の低い腺癌が多いなどの点が挙げられる．

これらの問題点に対して，線量の集中性を高めた多門照射，原体照射，術中照射，あるいは食道や胆道にアプリケータを挿入し，放射性同位元素を体内に挿入する腔内照射などが行われている．また，化学療法による放射線増感効果を期待した化学放射線療法が行われ，治療成績の向上が示されている．

B 食道癌

1 疫学

男性では罹患率が増加しているが，女性ではやや減少傾向であり，最近の男女比は7：1程度．一方，食道癌死亡率は内視鏡検査の普及による早期発見と各種治療法の進歩で，近年ほぼ横ばいである．食道癌は2003年の全悪性腫瘍死亡の3.6%を占め，男性に限れば全悪性腫瘍死亡の5.0%を占め，部位別がん死亡率の第6位である．

1998年の全国食道癌登録調査報告によれば，発病年齢は60〜70歳代の高齢者に多く，原発巣の発生部位

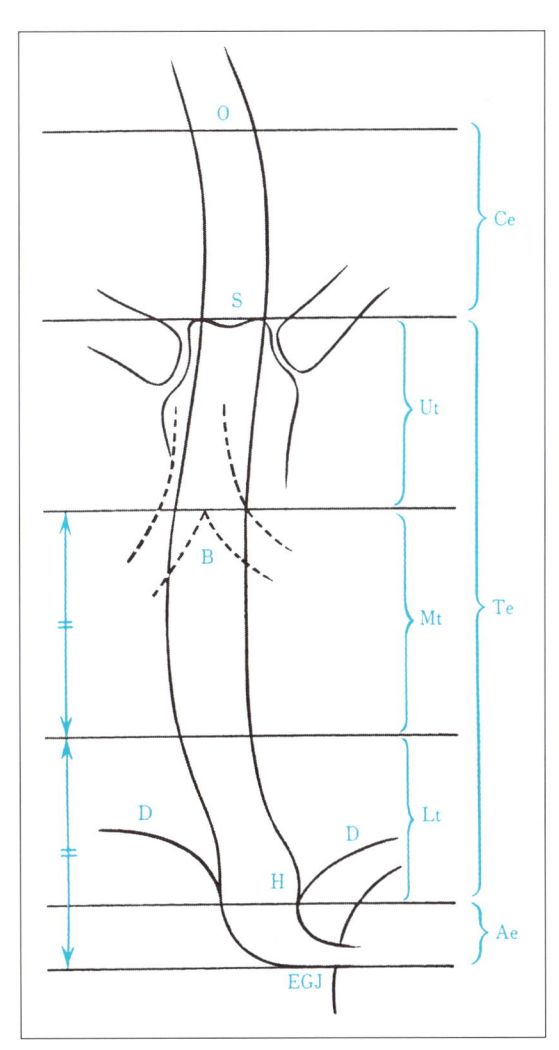

図6-1 食道癌の占拠部位
O：食道入口部 esophageal orifice
S：胸骨上縁 upper margin of the sternum
B：気管分岐部下縁 tracheal bifurcation
D：横隔膜 diaphragm
EGJ：食道胃接合部 esophagogastric junction
H：食道裂孔 esophageal hiatus
(「食道癌取扱い規約」2007年版より引用)

では胸部中部食道(Mt)が52%で最も多く，胸部下部食道(Lt)が24%，胸部上部食道(Ut)が13%，頸部食道(Ce)が5%，腹部食道(Ae)が4%であった(図6-1).

リスク要因としては，喫煙と飲酒のいずれもが重要で，1日の喫煙本数およびアルコール摂取量が増える

と，食道癌の相対リスクが増加する．世界的には中国東北地方に食道癌多発地域があり，ワインを多く飲むフランス男性に発生頻度が高いことが知られている．宿主要因としては，アカラシアやPlummer-Vinson症候群がある．

2 病理

わが国では食道腫瘍の90％以上が扁平上皮癌で，腺癌は2～5％，その他のまれな組織型として，未分化癌，癌肉腫，悪性黒色腫などがある．一方，欧米では約半数が腺癌であり，大きな相違点となっている．食道腺癌は，Barrett食道（食道上皮の円柱上皮化生）から発生すると考えられており，下部食道に多い．

3 臨床症状と進展様式

食道癌に伴う最も多い初発症状は，数か月にわたって徐々に悪化する嚥下困難である．さらに進行すると，癌が気管や肺，大動脈などに浸潤し，喀血，下血，食道気管支瘻などに伴う肺炎などの症状で初発する．遠隔転移は，肺，肝臓，骨などに多く，これらの遠隔転移に伴う症状で初発することもある．

表在食道癌の段階で症状を呈することはなく，早期の食道癌は検診あるいは偶然の上部消化管内視鏡検査で発見される．内視鏡検査時，ルゴール液を食道壁に撒布して病巣の存在，広がりを判断する色素法により，食道表在癌が多数発見されるようになった．癌病巣にはグリコーゲンがなくルゴール不染帯となり，生検により発見される．

食道癌には，多発癌や豊富な粘膜下層のリンパ網を経由する壁内転移もある．他臓器の癌を併発する重複癌も15～20％に認める．胃癌，咽頭癌，肺癌などとの重複癌が多い．病期分類(staging)に際しては重複癌に対しても十分な検査が必要である．

4 病期分類

「食道癌取扱い規約」(2007年第10版)では，原発巣の占拠部位を以下のように区分している（図6-1）．

(1) 頸部食道(Ce) cervical esophagus：食道入口部から胸骨上縁まで
(2) 胸部食道（Te）thoracic esophagus：胸腔内食道で以下の3部位に区分される
(3) 胸部上部食道(Ut) upper thoracic esophagus：胸骨上縁から気管分岐部下縁まで
(4) 胸部中部食道(Mt) middle thoracic esophagus：気管分岐部下縁から食道胃接合部までを2等分した上半分
(5) 胸部下部食道(Lt) lower thoracic esophagus：気

表6-1　食道癌のTNM分類(UICC分類2002年版)

T分類
 Tis；浸潤前癌
 T1；粘膜固有層あるいは粘膜下層まで浸潤する癌
 T2；固有筋層まで浸潤する癌
 T3；外膜まで浸潤する癌
 T4；隣接臓器に浸潤する癌
N分類
 N0；所属リンパ節転移を認めない
 N1；所属リンパ節転移を認める
M分類
 M0；遠隔転移を認めない
 M1；遠隔転移を認める

 胸部下部食道癌に対しては
  M1a；腹腔動脈幹リンパ節転移を認める
  M1b；上記以外の遠隔転移を認める
 胸部上部食道癌に対しては
  M1a；頸部リンパ節転移を認める
  M1b；上記以外の遠隔転移を認める
 胸部中部食道癌に対しては
  M1a；該当なし
  M1b；所属外リンパ節転移あるいは遠隔転移を認める

病期分類

0期	Tis	N0	M0
Ⅰ期	T1	N0	M0
ⅡA期	T2, 3	N0	M0
ⅡB期	T1, 2	N1	M0
Ⅲ期	T3	N1	M0
	T4	Any N	M0
Ⅳ期	Any T	Any N	M1
ⅣA期	Any T	Any N	M1a
ⅣB期	Any T	Any N	M1b

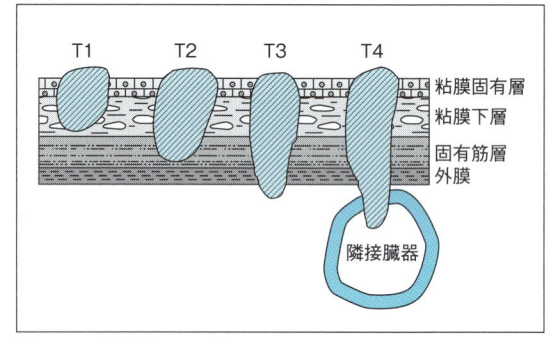

図6-2　食道癌のT分類(UICC分類2002年版)

管分岐部下縁から食道胃接合部までを2等分した下半分のうちの胸腔内食道
(6) 腹部食道(Ae) abdominal esophagus：気管分岐部下縁から食道胃接合部までを2等分した下半分のうちの腹腔内食道

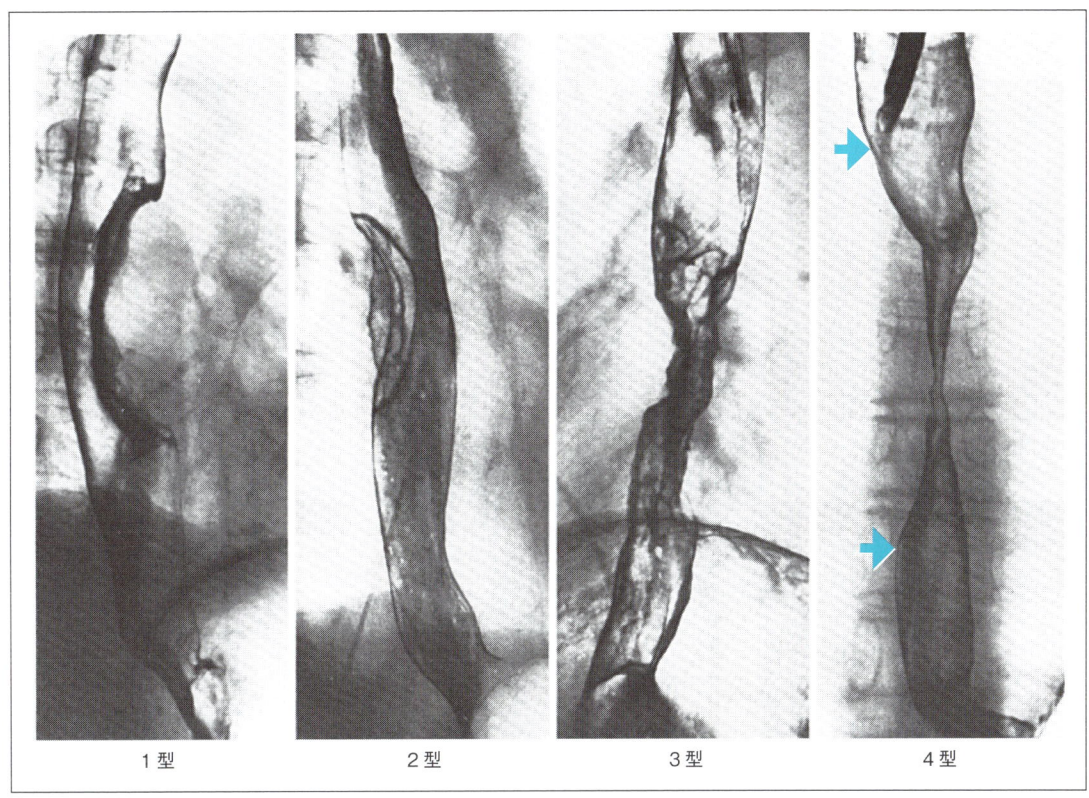

図6-3 進行食道癌のX線型分類
1型；隆起型，2型；潰瘍限局型，3型；潰瘍浸潤型，4型；びまん浸潤型，5型；その他分類不能型
〔日本食道学会（編）：食道癌取扱い規約 第10版. p.60，金原出版，2007より引用〕

食道には漿膜がなく，組織学的には粘膜（粘膜固有層および粘膜筋板），粘膜下層，固有筋層，外膜に分けられ，4層合わせても厚さは5mm以内である．TNM分類（UICC分類2002年版）を表6-1に示すが，T分類は腫瘍の大きさによらず深達度をもとにしている（図6-2）．「食道癌取扱い規約」では，癌が粘膜層にとどまる粘膜癌（M癌）を早期食道癌，粘膜下層までの癌（T1）を表在癌と定義している．

TNM分類での所属リンパ節は頸部食道癌と胸部食道癌で異なり，頸部食道癌では鎖骨上リンパ節を含む頸部リンパ節，胸部食道癌では縦隔リンパ節と胃周囲リンパ節（腹腔リンパ節は除く）となっている．このため，胸部食道癌での鎖骨上リンパ節転移，あるいは頸部食道癌での縦隔リンパ節転移は遠隔転移（M1）となる．

リンパ節転移は食道癌全体の約2/3の症例でみられ，癌の深達度がすすむほど転移頻度が高くなる．M癌ではリンパ節転移はほとんどなく，内視鏡的に食道癌を粘膜ごとはぎとる内視鏡的粘膜切除術（EMR；endoscopic mucosal resection）がM癌に対して行われる．一方，粘膜下層（SM）にはリンパ管が発達しており，SM癌では30〜50%にリンパ節転移を認める．食道癌では原発巣の発生部位によらず，頸部から腹腔内のいずれのリンパ節へも広汎に転移しうる．

「食道癌取扱い規約」では，進行食道癌のX線型を5型に分類している（図6-3）．X線分類は，放射線治療の感受性予測に有用で，表在癌（0型）と隆起型（1型）の反応は良好で，潰瘍限局型（2型），潰瘍浸潤型（3型）が続き，びまん浸潤型（4型）の反応は最も不良である．

5 放射線治療の適応と照射法

放射線療法は食道癌に対して，根治的治療法あるいは手術と併用して行われている．根治的放射線療法とは，放射線療法によりすべての病巣の制御が期待でき，治癒が望める治療である．根治的放射線療法のよい適応となるのは，T1-3N0, 1M0の切除可能例であるが，切除不能のT4N0, 1M0症例や鎖骨上窩リンパ節転移を有する進行例も適応となる．なお化学療法を併用できる全身状態の良好な症例では，化学放射線療法が標準的治療である．また，術前・術後（化学）放射線療法あるいは術後の局所再発巣への照射なども行わ

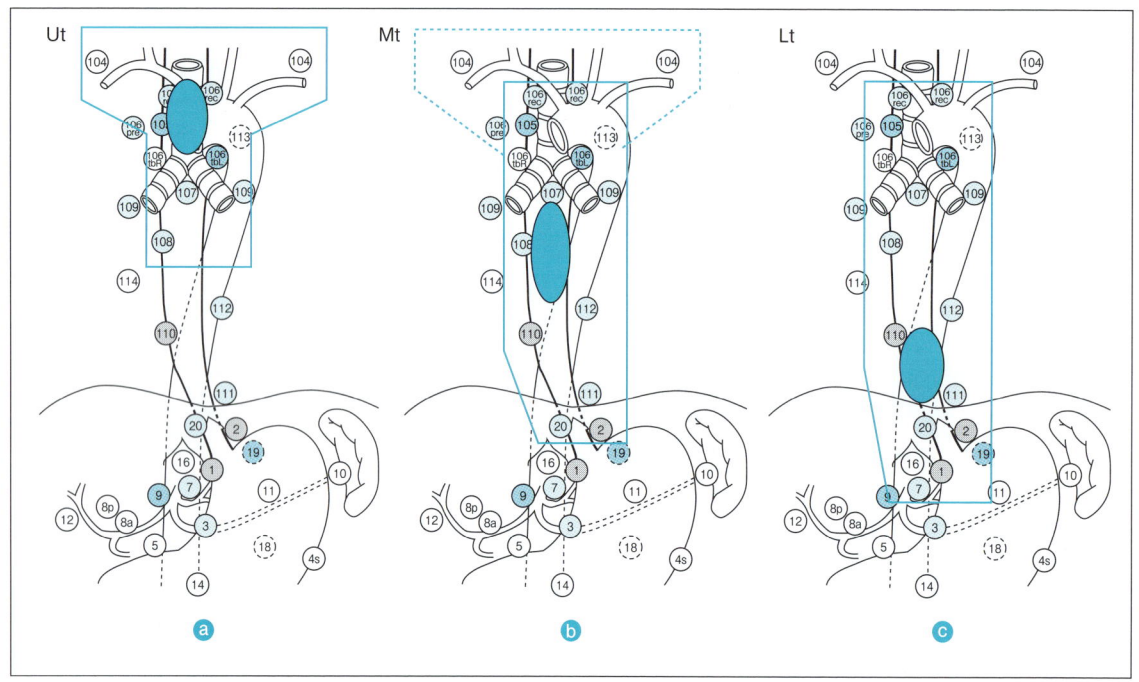

図6-4 食道癌の占拠部位別の標準的照射野
ⓐ：胸部上部食道（Ut）原発の場合，頸部と上中縦隔リンパ節を含む short T 照射野，ⓑ：胸部中部食道（Mt）原発の場合，頸部と全縦隔リンパ節を含む long T 照射野，あるいは全縦隔リンパ節への I 照射野，ⓒ：胸部下部食道（Lt）原発の場合，全縦隔および胃周囲リンパ節への I 照射野〔日本食道学会（編）：食道癌取扱い規約 第10版．p.11，2007より引用改変〕

れる．

外照射には6～15MVの高エネルギーX線を使用する．照射野は，食道原発巣および転移リンパ節と所属リンパ節領域への照射が必要である．ただし，M癌であればリンパ節転移の可能性はほとんどないので，リンパ節への照射は不要である．一方，表在癌であってもSM癌では30～50％にリンパ節転移があるので，進行食道癌同様に所属リンパ節領域への予防的照射を行う必要がある．原発巣の占拠部位別にリンパ節転移の頻度を考慮にいれて照射野を作成する．図6-4ⓐⓑⓒに占拠部位ごとの標準的と考えられる照射野を示した．この領域には前後対向2門照射あるいは固定多門照射で40～46Gy/20～23回照射し，その後原発巣と転移リンパ節にしぼって合計約60Gyまで照射する．

照射野の設定は，X線シミュレータによる2次元治療計画法，あるいはCT画像を基にする3次元治療計画法（CTシミュレーション）を用いる．CTシミュレーションでは標的体積とリスク臓器の位置関係が3次元的に把握でき，脊髄，心臓，肺などのリスク臓器への線量を低減できる高精度放射線治療が実施できる（図6-5）．前後対向2門照射で60～66Gyまで照射すると，脊髄への過線量が問題となるので，40～46Gy以降は脊髄を外した斜入対向2門照射などで照射する．

6 線量分割と併用療法

線量分割法は一般に通常分割照射が用いられる．根治照射の場合，放射線照射単独では66～70Gy/33～35回/7週が必要であるが，同時化学放射線療法では，50～60Gy/25～30回/5～7週に相当する線量が必要である．順次化学放射線療法では良好な治療成績は得られなかったが，同時化学放射線療法では放射線単独に比較して良好な生存率が示された．局所進行食道癌に対する化学放射線療法の5年生存率は，20～50％程度が示されている．術前・術後照射では通常分割法で30～50Gyまで照射する．

食道扁平上皮癌の放射線治療において，全照射期間は重要な因子で，全照射期間が延長すると腫瘍の再増殖が起こり，放射線による局所制御率が下がることが知られている．特に放射線治療単独の場合，治療期間の延長は極力避けるようにしなくてはならない．逆に1日2回照射を行い，全照射期間が1～2週間短縮できる加速過分割照射は，照射期間中の腫瘍再増殖を防ぎ，局所制御率の向上が示されている．

食道表在癌では病巣が粘膜面に限局しており，腔内照射により病巣に十分な線量を照射できるため，腔内

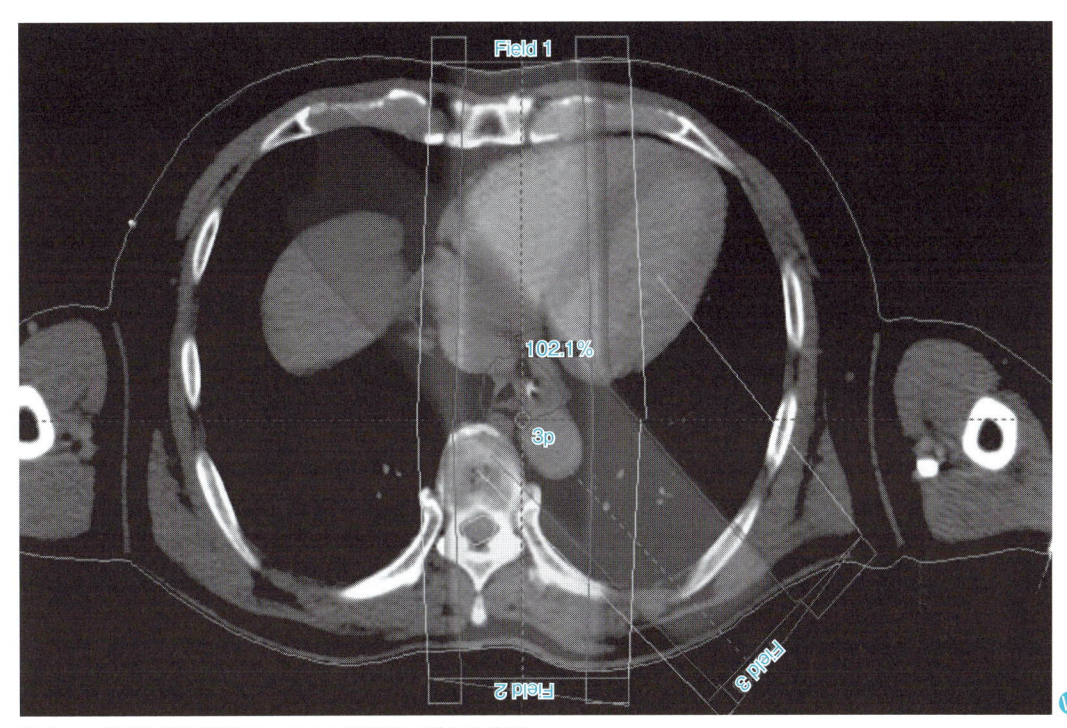

図6-5 胸部下部食道癌に対する3門照射の線量分布図
食道には95〜105％の線量が照射されるが，脊髄には70％程度の線量に抑えられている．（Webカラー）

照射のよい適応と考えられている．通常50〜60 Gyの外照射に引き続き，外径15〜20 mmのアプリケータを挿入し，粘膜下5 mmの線量評価点に1回3〜4 Gyの腔内照射を2〜4回追加する（**図6-6**）．腔内照射では距離がわずかに離れるだけで，線量は急速に減少するため食道以外への影響は少ない．

化学放射線療法　　　　　　　　　　Memo

化学療法と放射線療法を併用する理論的根拠には，①化学療法による放射線増感効果を期待する，②局所は放射線治療に，微小転移は化学療法にと両者の空間的相補性を期待する，がある．注意すべき点として，放射線増感効果は腫瘍と正常組織の両者に起きるため，同時化学放射線療法では急性障害も強く出現する．放射線増感効果を有する代表的な化学療法剤はシスプラチンと5-FUである．併用時期に関しては，化学療法後に放射線療法を行う順次化学放射線療法と同時化学放射線療法がある．順次化学放射線療法は多くの部位で治療成績の向上は得られなかったが，同時化学放射線療法では，放射線単独に比較して有意に良好な生存率が示された．食道癌以外にも，肺癌，頭頸部腫瘍，膵臓癌，直腸癌，肛門管癌，子宮頸癌などで同時化学放射線療法が標準的治療となっている（**図6-C1**）．

7　合併症

早期有害事象としては放射線皮膚炎，放射線食道炎，放射線肺炎が代表的である．放射線食道炎はほぼ必発である．晩期有害事象としては食道潰瘍，食道穿孔，食道狭窄などが生ずる．化学放射線療法では放射線心外膜炎，放射線胸膜炎の頻度が高くなる．放射線脊髄炎はまれな晩期合併症であるが，注意を要する合併症である．

C　膵癌

1　疫学，病理，予後など

わが国においても膵癌の罹患率および死亡率は年々増加している．膵癌の死亡率は年々増加し，2003年の全悪性腫瘍死亡の6.8％を占め，男女ともに第5位となっている．男女比は1.2：1でやや男性に多い．臨床症状としては，黄疸，上腹部痛，食欲不振，体重減少などが主な症状であるが，これらの身体所見があれば，すでに進行膵癌である．喫煙が膵癌の最も重要な危険因子である．

膵癌の90％以上は病理組織学的に浸潤性膵管癌であり，その他嚢胞腺癌，腺房細胞癌などがある．この

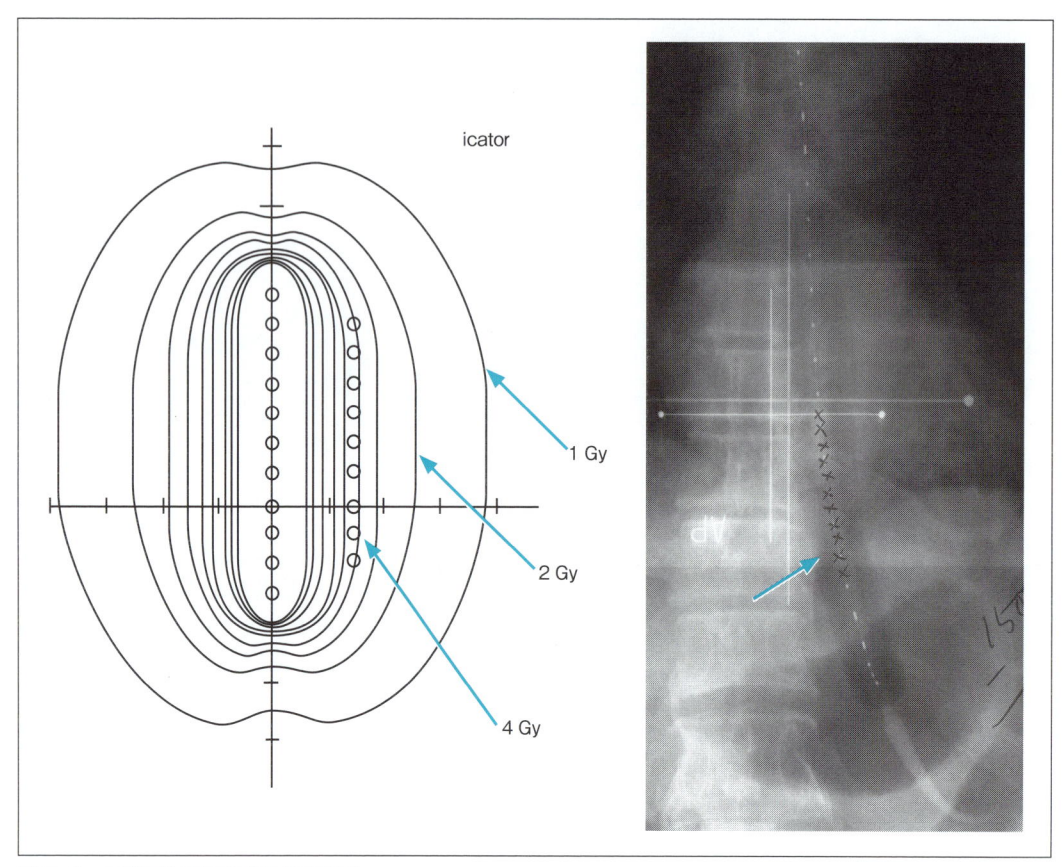

図 6-6　食道表在癌に対する腔内照射
外径 20 mm のアプリケータ（矢印）のなかに 192-Ir 線源を挿入し，食道粘膜下 5 mm の線量評価点に 1 回 4 Gy の照射を行う．腔内照射では食道粘膜に限局した照射が可能である．

うち浸潤性膵管癌が最も予後不良である．腫瘍マーカーでは CA19-9 と CEA の陽性率が高い．初診時血清 CA19-9 値が低い症例（< 1,000 U/ml）は，CA19-9 値が高い局所進行膵癌に比較して予後が良好である．また血清 CA19-9 値は治療効果の判定にも有用である．

原発巣の部位として，膵頭部，膵体部，膵尾部の 3 つの部位に分けられる．転移・進展様式としては，膵癌は容易に，腹腔動脈，肝動脈，上腸間膜動静脈に直接浸潤し，切除不能となる．また，膵周囲リンパ節網はよく発達しており，肝門部リンパ節，十二指腸周囲リンパ節，大動脈周囲リンパ節に転移する．遠隔転移としては，肝臓，腹膜播種が多い．膵癌の治療方針決定においては，①切除可能膵癌，②切除不能だが遠隔転移のない局所進行膵癌，③遠隔転移症例の 3 つに大きく分けられる．

診断法や手術法の進歩にもかかわらず膵癌の早期発見は困難で，多くの症例は局所進行膵癌あるいは遠隔転移例である．膵癌手術を積極的に行っているわが国においても 25～39％ が切除症例である．また，幸いに治癒切除が行えた症例でも，局所再発，肝転移，腹膜播種などにより，治癒切除例の 5 年生存率は 10～20％ である．生存期間中央値（median survival time ; MST）は，切除可能膵癌で 12～20 か月，局所進行膵癌で 6～16 か月，遠隔転移膵癌で 4～10 か月である．

2　放射線療法の適応

膵癌は可能な限り手術療法を優先すべき疾患であるが，上述のように切除率は低い．遠隔転移例にはゲムシタビンを中心とする化学療法の適応となるが，遠隔転移のない切除不能局所進行膵癌には，化学放射線療法が行われる．局所進行膵癌に対して無治療あるいは放射線療法単独での MST は，およそ 6 か月であるのに対し，化学放射線療法では 8～10 か月と延長している．化学放射線療法は，通常分割法で 40～60 Gy に 5-FU あるいはゲムシタビンを同時併用する．また，放射線治療は癌性疼痛に対する緩和的治療としても有効である．

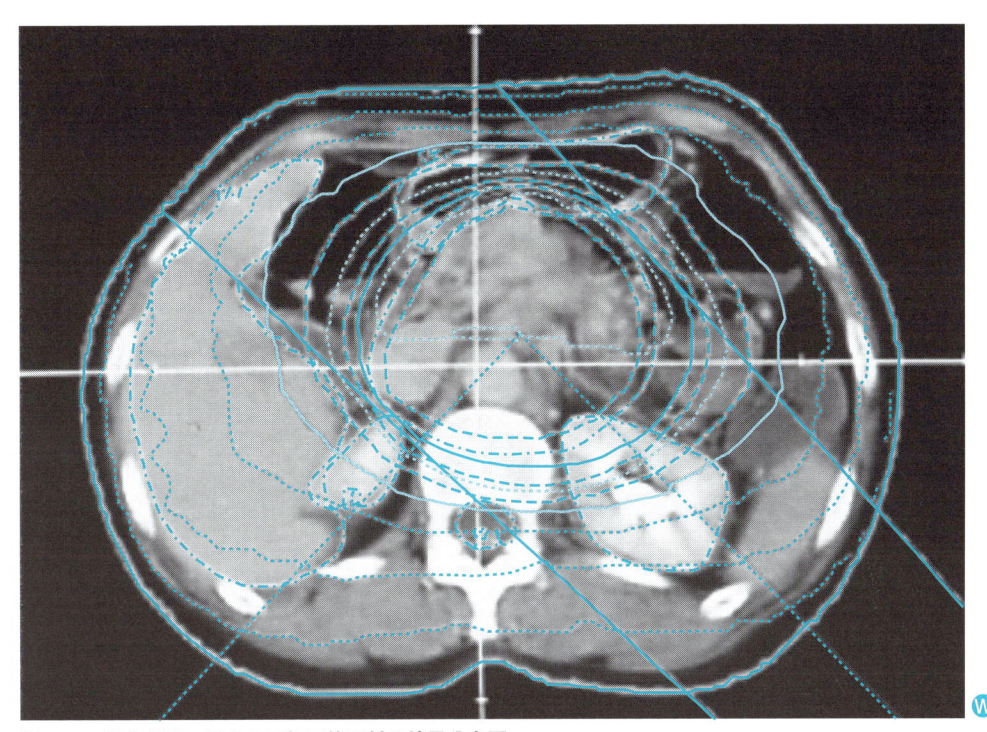

図 6-7 膵体部癌に対する回転原体照射の線量分布図
回転原体照射により膵臓に限局した照射が可能である．（Web カラー）

3 外照射法

　膵癌の照射には原則として 10 MV 以上の高エネルギー X 線を使用する．膵癌の治療計画には，CT シミュレータを用いた 3 次元治療計画が原則である．腸管などのリスク臓器を極力照射野からはずすため，前後対向 2 門照射は避け，多門照射あるいは原体照射で照射する．術前・術後照射の場合も同様にして治療計画を行う．多門照射法では通常分割法で 45〜54 Gy まで，回転原体照射法を用いて，腫瘍に限局した照射野にしぼれば合計 60 Gy までの照射が可能である（図 6-7）．

4 術中照射

　膵癌細胞の放射線感受性は低く，一方周囲に耐容線量の低いリスク臓器があるため，外照射での治療成績は不十分である．これを打開するための方法として，空間的線量分布に優れた術中照射が膵癌に対して行われている（図 6-8）．術中照射の適応は，切除可能膵癌および遠隔転移のない切除不能局所進行膵癌である．膵癌に対する術中照射は，40〜50 Gy の外照射と併用して，切除例では 20〜25 Gy，非切除例では 25〜30 Gy 程度照射される．局所進行膵癌に対して，5-FU 同時併用化学放射線療法に術中照射を併用することによって，MST が 9〜16 か月，2 年生存率で 10〜20％の成績が報告されている．

> **術中照射**　　　　　　　　　　　　　　　　Memo
>
> 　術中開腹下に照射筒を腫瘍部まで挿入し，1 回大線量（20〜30 Gy）を適切なエネルギーの電子線で照射する（図 6-8）．術中照射に電子線を用いる理由は，電子線ではそのエネルギーに依存して一定の深さまでしか到達せず，膵癌の背後に存在する脊髄への照射を避けられるためである．術中照射の利点としては，腫瘍を直視し正確に腫瘍に限局した照射が行える，電子線照射筒で腸管・肝臓などを照射野からはずせる，1 回照射のため治療期間が短い，などが挙げられる．一方，術中照射の問題点としては，1 回照射のため分割照射の利点を生かせない，密接なチーム医療が必要である，などが挙げられる．

D 大腸癌（結腸・直腸癌）

1 疫学，病理

　大腸は盲腸から S 状結腸までの結腸と直腸の 2 つに大別できる．食生活の欧米化に伴い，大腸癌の罹患率，死亡率はともに増加している．大腸癌の死亡率は年々増加し，2003 年の全悪性腫瘍死亡の 12.6％（結腸

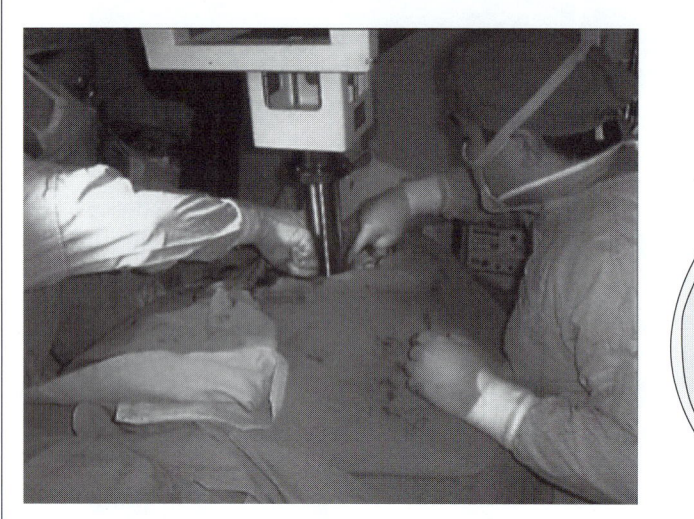

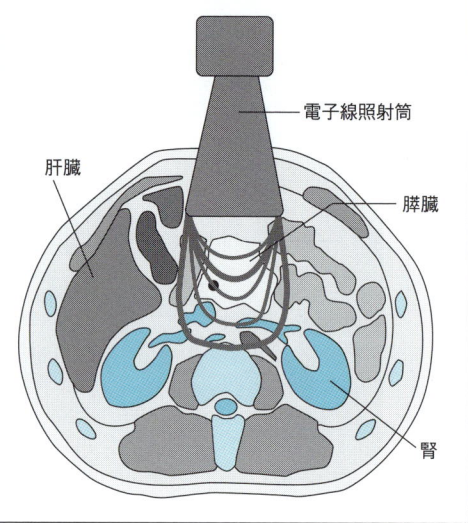

図 6-8　膵臓癌に対する術中照射の概念図
開腹下に電子線照射筒を腫瘍部まで挿入し，かつ照射筒で腸管・肝臓などを照射野外にはずし，1 回大線量(20～30 Gy)を照射する．

癌 8.4％，直腸癌 4.2％)を占め，肺癌，胃癌に次いで第 3 位となっている．男女比は，結腸癌は 1：1，直腸癌は 1.7：1 である．年齢分布は 50 歳以上で頻度が高くなり，55～65 歳が最も多い．大腸癌にかかりやすい疾患として，遺伝的大腸ポリポーシスは，放置すれば 40 歳までにほとんど癌化する．このほか，潰瘍性大腸炎，Crohn 病なども癌化しやすい．大腸悪性腫瘍のほとんどは高分化型腺癌である．

2　放射線療法の適応

大腸癌の基本的治療法は手術療法である．しかしながら，治癒切除の行えた直腸癌においても，しばしば術後局所再発がみられ，強い疼痛のため患者の苦痛となるばかりでなく，遠隔転移の原因にもなる．このため，直腸癌に関しては手術の補助療法として，放射線治療が用いられる．一方，結腸癌に対しては，積極的に放射線治療は用いられない．

直腸癌における放射線治療の役割は，①切除可能例での術前あるいは術後照射による縮小手術，局所再発率の低減，および生存率の向上，②切除不能および局所再発例において，術前照射により切除を可能にする役割，③除痛や延命を目的とする役割(姑息治療)などが挙げられる．

3　術前・術後照射

直腸癌の照射には 10 MV 以上の高エネルギー X 線を使用する．照射法は 3 門もしくは 4 門照射にて行う．図 6-9 に直腸癌に対する 3 門照射の線量分布を示す．

局所直腸癌には，合計 35～46 Gy の術前化学放射線療法が行われる．併用化学療法剤は 5-FU が基本である．手術時に腫瘍細胞の完全に消失している症例が 10～29％に認められ，局所再発率も低下し，良好な局所効果と高い生存率が示されている．

術後照射の適応は局所再発率の高い T3，4N0-3 の直腸癌である．照射線量は 45～54 Gy が基本で，腫瘍床への追加照射は術中の所見，ペッツなどを参考に行われる．術後照射によって局所再発率の低下は示されているが，生存率の有意な向上は得られない．術後照射においても 5-FU などの化学療法を併用することによって，生存率の向上が示され，化学放射線療法が基本となっている．

4　合併症

急性期の合併症として下痢が最も頻発する．特に 5-FU などの化学療法剤との併用時に重症化することがある．膀胱への急性障害として，膀胱炎による排尿時痛および頻尿が挙げられる．晩期合併症としては，瘻孔形成，腸閉塞，潰瘍形成などの腸管障害と，膀胱の線維化による頻尿が挙げられる．

E　肛門管癌

肛門管腫瘍は，扁平上皮癌が最も多く 60～70％を占める．わが国では肛門管癌の治療法は外科的切除が主体と考えられているが，欧米では放射線治療が肛門管癌の第一選択の治療法として認められている．30～57.5 Gy の放射線療法に MMC と 5-FU の化学療法を

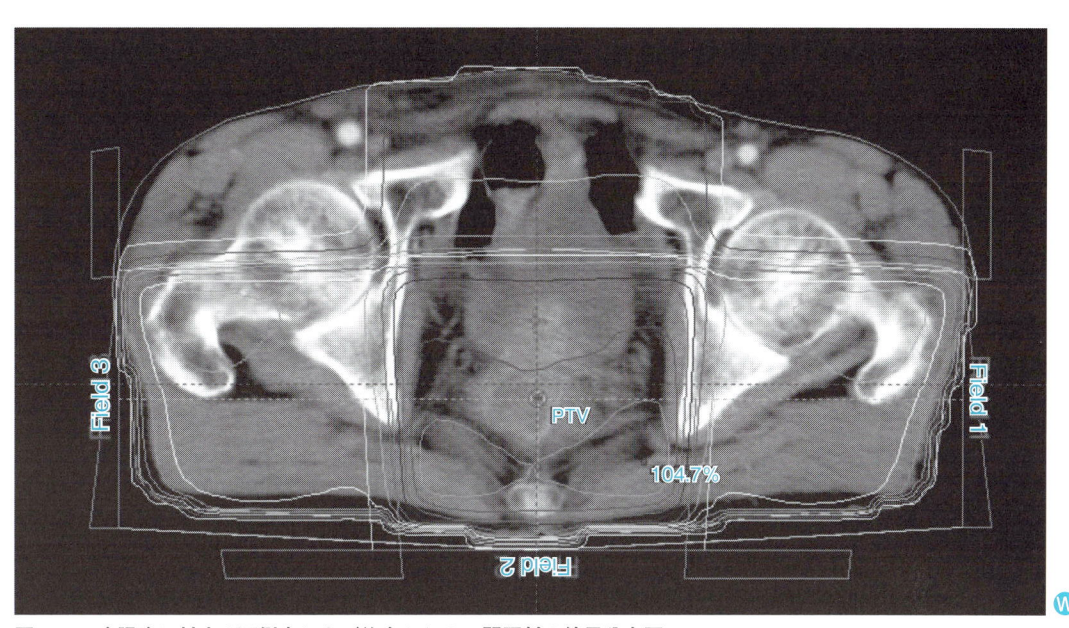

図6-9 直腸癌に対する両側方および後方からの3門照射の線量分布図
3門照射により，腹壁直下の腸管や腹側の膀胱への線量を低減できる．（Webカラー）

併用し，60〜90％の局所制御率が得られている．通常腫瘍の完全消失の得られなかった症例や，局所再発した症例に対しては，腹会陰式直腸切断術や局所切除が行われ，全体として64〜92％の5年生存率が得られている．

根治的放射線治療の適応としては，直径5cm未満のT1，T2腫瘍が望ましいが，近接臓器に浸潤のないT3腫瘍までが根治的放射線治療の対象となる．

F 肝・胆道癌

肝臓癌：全肝照射の耐容線量は通常分割法で25〜30Gyであり，原発性肝癌，転移性肝癌に対する放射線治療は一般的ではない．ただし，肝臓の末梢部の一部分に限って照射する場合は，50〜60Gyまでの照射が可能であり，陽子線照射などで照射部位を限局すれば有効な治療法となりうる．

切除不能胆道癌に対して経皮的胆管ドレナージ（PTCD）チューブを通してのイリジウム線源腔内照射も行われている．

7 婦人科腫瘍

A 子宮頸癌 carcinoma of the uterine cervix

❶ 疫学

わが国では，子宮頸癌の発生頻度と死亡率は1980年代以降，減少傾向にある．これらは，生活習慣が欧米型になり，癌の早期発見や集団検診の普及，治療方法の進歩のためと考えられている．しかし，近年，若年層で罹患率，死亡率ともに増加傾向がみられる．子宮頸癌は女性性器悪性腫瘍の中で最も多いが，近年では，年齢に関係なく子宮体癌も増加してきている．進行癌は減少し，早期癌である上皮内癌が増加し，その割合は40％に近づいている．好発年齢は40〜50歳代である．発生因子としては衛生状態の不良，多産などが知られているが，human papilloma virus（HPV16-18など）の感染が関与している．また，20歳代での発病は，低年齢での性交経験者や早婚者に多い．

❷ 症状

最も多いのは帯下の増加や不正性器出血，特に性交時の接触出血である．進行癌では出血過多による貧血，子宮留膿症に伴う発熱疼痛や骨盤壁浸潤やリンパ節転移の腫大に伴う腰痛や下肢浮腫などがある．

❸ 病理組織

子宮頸部から発生するため扁平上皮癌が85％と最も多く，腺癌は10％，その他の悪性腫瘍が5％を占める．最近，腺癌が増加傾向にある．扁平上皮癌の中では角化型 keratinizing type は約20％，非角化型 non-keratinizing type が約70％，その他が約10％である．腺癌と扁平上皮癌が混在する腺扁平上皮癌も比較的多い．子宮頸部か体部のどちらかが臨床診断で明らかでない場合は，扁平上皮癌なら子宮頸癌に腺癌なら体癌に分類する．子宮頸部と腟部の両者にまたがる腫瘍は子宮頸癌とする．

❹ 進展型式

発育型式は，子宮腟部に突出する外向型と頸部の粘膜下に浸潤する内向型に分類される．頸部外進展としては，腟壁，子宮傍組織さらに直腸や膀胱方向に浸潤する．

所属リンパ節は骨盤リンパ節であり，頸部傍リンパ節，子宮傍結合織リンパ節，下腹リンパ節（内腸骨および閉鎖リンパ節），総腸管リンパ節，外腸骨リンパ

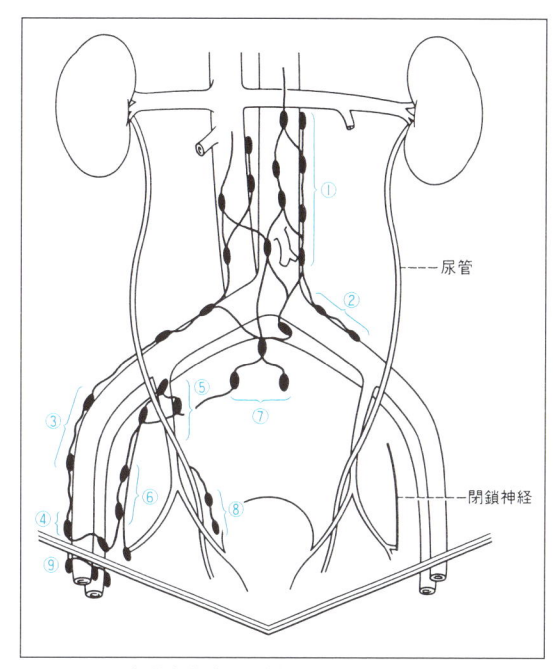

図7-1 子宮頸癌治療に関係ある骨盤リンパ節と名称

① 大動脈リンパ節 paraaortic nodes：腹大動脈および下大静脈に沿うもの．
② 総腸骨リンパ節 common iliac nodes：総腸骨動静脈に沿うもの．
③ 外腸骨リンパ節 external iliac nodes：外腸骨血管の分岐部より下方で，外腸骨血管の外側あるいは動静脈間にあるもの．
④ 鼠径上リンパ節 suprainguinal nodes：外腸骨血管が鼠径靱帯下にはいる直前にあるもの．
⑤ 内腸骨リンパ節 internal iliac nodes：内腸骨血管と外腸骨血管とによって作られるいわゆる血管三角部にあるもの．表在性のものも，深在性のものも特に区別しない．
⑥ 閉鎖リンパ節 obturator nodes：閉鎖孔に近く，外腸骨血管の背側で閉鎖神経との間で骨盤壁に密着しているもの．閉鎖孔にある小リンパ節も含まれる．
⑦ 仙骨リンパ節 sacral nodes：内腸骨血管より内側で直腸間膜との間にあるもの．
⑧ 基靱帯リンパ節 parametrial nodes：基靱帯およびその周辺に存在するもの．
⑨ 鼠径リンパ節 inguinal nodes：鼠径靱帯より下方にあるもの．
〔日本産婦人科学会 日本病理学会 日本医学放射線学会（編）：子宮頸癌取扱い規約 第2版．p.19, 金原出版，1997より引用〕

表7-1 子宮頸癌のTNM分類(UICC, 2009)とFIGOの分類

TNM分類	FIGO進行期	
TX		原発腫瘍の評価ができないもの
T0		原発腫瘍を認めない
Tis	0期	浸潤前癌(carcinoma in situ)
T1	I期	子宮に限局する頸癌(体部への進展は考慮に入れない)
T1a	IA期	顕微鏡によってのみ診断可能な浸潤癌．たとえ表在性浸潤であっても，肉眼的病変は，すべてT1b/IB期に分類する
T1a1	IA1期	深達度が3.0 mm以下，水平方向*進展が7.0 mm以下の間質性浸潤
T1a2	IA2期	深達度が3.0 mmをこえ5.0 mm以下で，水平方向*進展が7.0 mm以下の間質性浸潤 *子宮頸癌取扱い規約(1997)では「子宮縦軸方向」
T1b	IB期	子宮頸部に限局する臨床的肉眼的病変，またはT1a2/IA2より大きい顕微鏡的病変
T1b1	IB1期	最大径が4.0 cm以下の臨床的肉眼的病変
T1b2	IB2期	最大径が4.0 cmをこえる臨床的肉眼的病変
T2	II期	子宮をこえるが，骨盤壁，または腟の下1/3に浸潤しない腫瘍
T2a	IIA期	子宮傍組織浸潤なし
T2a1	IIA1期	最大径が4.0 cm以下の臨床的肉眼的病変
T2a2	IIA2期	最大径が4.0 cmをこえる臨床的肉眼的病変
T2b	IIB期	子宮傍組織浸潤
T3	III期	骨盤壁に進展，および/または腟の下1/3に浸潤，および/または水腎症または無機能腎を来す腫瘍
T3a	IIIA期	腟の下1/3に浸潤するが，骨盤壁には進展していない腫瘍
T3b	IIIB期	骨盤壁に進展，および/または水腎症または無機能腎を来す腫瘍
T4	IVA期	膀胱粘膜，または直腸粘膜に浸潤，および/または小骨盤をこえて進展する腫瘍 注：胞状浮腫はT4に分類するには十分な証拠ではない．
M1	IVB期	遠隔転移

N-所属リンパ節
NX 所属リンパ節転移の評価が不可能
N0 所属リンパ節転移なし
N1 所属リンパ節転移あり

M-遠隔転移
MX 遠隔転移の評価が不可能
M0 遠隔転移なし
M1 遠隔転移あり

表7-2 病期分類 子宮頸癌(UICC, 2009)

0期	Tis	N0	M0
IA期	T1a	N0	M0
IA1期	T1a1	N0	M0
IA2期	T1a2	N0	M0
IB期	T1b	N0	M0
IB1期	T1b1	N0	M0
IB2期	T1b2	N0	M0
IIA期	T2a	N0	M0
IIA1期	T2a1	N0	M0
IIA2期	T2a2	N0	M0
IIB期	T2b	N0	M0
IIIA期	T3a	N0	M0
IIIB期	T1	N1	M0
	T2	N1	M0
	T3a	N1	M0
	T3b	Nに関係なく	M0
IVA期	T4	Nに関係なく	M0
IVB期	T, Nに関係なく		M1

節，仙骨リンパ節である(図7-1)．閉鎖リンパ節転移の頻度が最も高く，これらの所属リンパ節転移を経て腹部大動脈リンパ節転移へと進展する．さらに遠隔リンパ節転移としてVirchowリンパ節転移を生じる．

5 臨床病期分類(表7-1, 2)

FIGO(International Federation of Gynecology and Obstetrics)やTNM分類(1997年UICC)が国際的に使用されている．臨床病期分類は，治療前に全身麻酔下で複数の医師によって触診にて決定することが推奨されている．全身麻酔下では筋肉の緊張がとれ，腫瘍や硬結などの把握が容易となる．しかし，わが国では全身麻酔下での検査はいまだ普及していない．また，治療前に決定された病期は治療以降に変更してはいけないことになっている．検査は膀胱鏡検査，腎盂撮影，リンパ管造影，単純X線検査を用いて行う．CTやMRIでの画像診断が病期分類に用いられたときには，特殊診断法として記載をしなければならない．これは各国が同じ検査法で病期分類を行い，治療成績などの国際的な比較を行うためである．

6 治療方法(表7-3)

すべての臨床病期で放射線治療が適応となる．欧米では早期癌に対しても放射線治療が積極的に用いられているが，わが国では，一般にI・II期は手術療法が行われ，手術拒否や患者に手術が困難な理由が存在すれば，放射線治療の適応となっているという相違がある．放射線治療は，多くの場合骨盤部外部照射と腔内照射の併用で治療される．一般的に放射線療法と広汎

表 7-3 子宮頸癌標準治療

病期 （癌の大きさ）		外部照射		腔内照射		
		全骨盤	中央遮蔽	高線量率 治療の場合 （A 点線量）	中線量率 治療の場合 （A 点線量）	低線量率 治療の場合 （A 点線量）
I		0	45～50 Gy	29 Gy/5 分割	50 Gy/5 分割	50 Gy/4 分割
II	（小）	0	同　上	同　上	同　上	同　上
	（大）	20 Gy	30（外部照射合計 50）	23/4	40/4	40/3
III	（小～中）	20～30	20～30（合計 50～55）	同　上	30/3～40/4	30/2～40/3
	（大）	30～40	20～25（合計 50～55）	15/3～20/4	同　上	同　上
IV	a b	30～50 対症的	10～20（合計 50～60） 対症的	15/3～20/4 対症的	20/2～40/4 対症的	20/2～40/3 対症的

〔日本産婦人科学会　日本病理学会　日本医学放射線学会（編）：子宮頸癌取扱い規約　第 2 版．p.27, 金原出版，1997 より引用〕

手術のいずれを選択しても治療成績に差がみられないといわれている．今後，癌患者の高齢化や QOL の観点から，早期癌といえども放射線治療の役割は大きくなる．

❼ 治療方針（図 7-C1）

すべての臨床病期で放射線治療が根治的治療として適応となるが，特に，手術不能な III・IV 期症例では放射線治療が威力を発揮する．わが国では I・II 期は，高齢者，肥満，重篤な合併症のために手術の適応とならない症例において根治的放射線治療が行われる傾向にある．病期が進行しているほど，また同じ病期でも腫瘍容積が大きいほど，外部照射に重みがかかり，腫瘍容積が小さい I・II 期においては腔内照射の比重が大きくなる．最近では I～IV 期で大きな腫瘍ではシスプラチンを主体とする同時化学放射線療法が積極的に行われ，局所制御の改善が得られている．

❽ 外部照射法

照射野は，子宮と大部分の腟および所属リンパ節である骨盤リンパ節を含める．照射野上縁は第 5 腰椎の上縁，下縁は恥骨結合の下 1/3，外側は鼠径部の大腿動脈を含めた腸骨の内側を照射内に入れ設定する（図 7-2）．照射野はおおよそ 16×16 cm が標準となる．10 MV 以上の高エネルギー X 線を用い，腹背からの前後対向 2 門あるいは左右対向 2 門を加えた 4 門で照射する．この照射法を全骨盤照射という．前後対向 2 門照射から前後左右 4 門照射にすることで小腸線量を減じることが可能となる（図 7-C2, C3）．また，腔内照射を併用するので直腸や膀胱の過照射を防ぐため，幅 3～4 cm の中央遮蔽ブロックを用いて子宮頸部付近の子宮内線源（タンデム）による強照射部位を照射野から外し，所属リンパ節を照射することを目的に中央遮蔽 central shielding 照射を行う（図 7-3）．病期が早ければ子宮頸部に限局する病巣は腔内照射による線量分布の範疇に入るので，外部照射では中央遮蔽照射の比重が高まる．1 回の線量は 1.8～2.0 Gy を用いる．

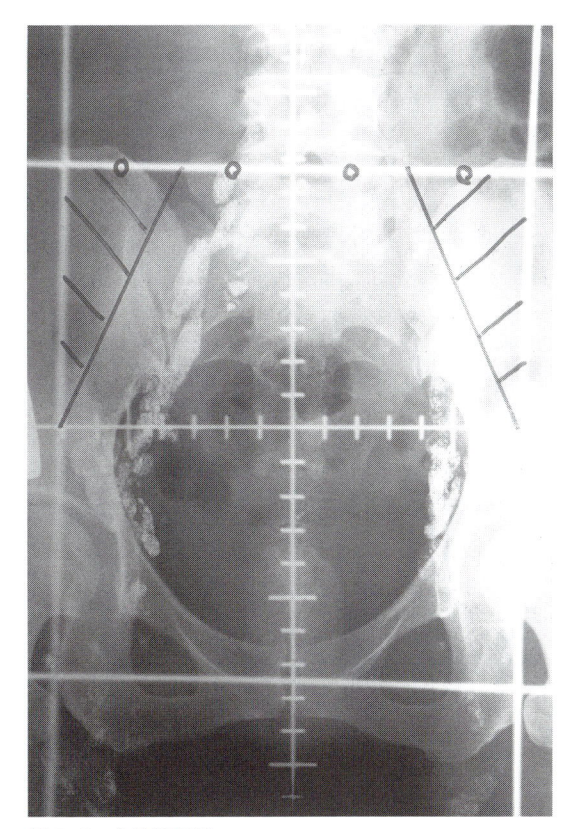

図 7-2　全骨盤照射

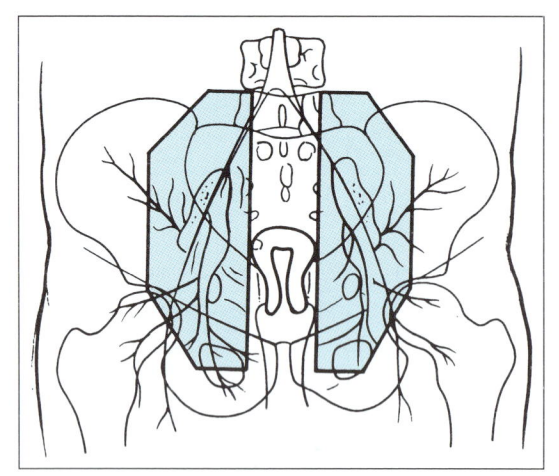

図7-3 外部照射（中央遮蔽）の照射野
〔日本産婦人科学会 日本病理学会 日本医学放射線学会（編）：子宮頸癌取扱い規約 第2版．p.24，金原出版，1997より引用〕

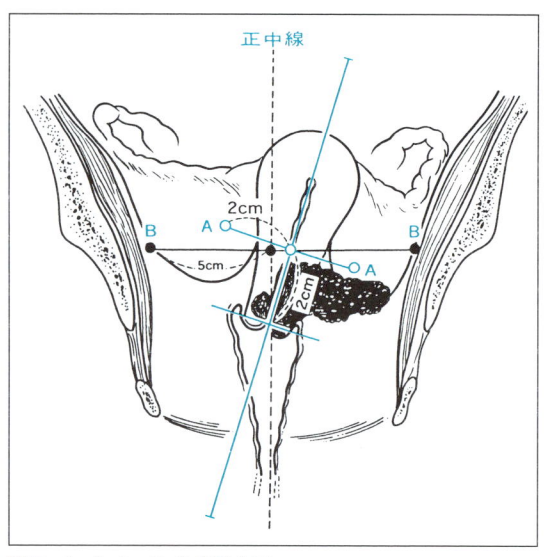

図7-4 A点，B点の概念図
〔日本産婦人科学会 日本病理学会 日本医学放射線学会（編）：子宮頸癌取扱い規約 第2版．p.26，金原出版，1997より引用〕

❾ 腔内照射法

　子宮腔と腟円蓋に線源を配置して，子宮頸部を中心とした原発巣を照射する方法である．子宮内線源（タンデム；tandem）と腟円蓋部の両側の腟内線源（オボイド；ovoid）を用いる．英国の Christie Hospital で確立された Manchester 法が世界で一般的に採用されている．腔内照射の病巣線量はA点線量を基準とする（図7-4）．A点の定義は外子宮口を中心として前額面上，子宮腔長軸に沿って上方に左右それぞれ2cmの点である．左右のA点線量に差がある場合は，少ないほうの線量を表示する．膀胱線量はバルーンカテーテルのバルーン下面，直腸線量は腟後壁粘膜下5mmの位置の線量で評価する．腔内照射ごとに線源位置確認のX線写真を撮影し，放射線治療線量計画コンピュータを用い線量を計算する．腔内照射時には模擬線源を用い線量計算を行い，治療時に初めて放射線源を使用するアフターローディング法（後充填法あるいは線源復活法）が用いられ，術者の被ばくの軽減をはかる．線源に ^{137}Cs を用いた低線量率腔内照射 low dose rate intracavitary treatment（LDR）（図7-5 ❶）の線量率は，50cGy～100cGy/分で，通常，1回約15～24時間程度，2～4回の分割照射法で総線量約50～60Gyの照射をすることになる．この治療のためには，放射線防護の遮蔽がなされた放射線治療室（遮蔽病室）が必要となり，また24時間程度ベッド上に寝た状態での入院をしなければならないために患者負担も大きい．そのためわが国においては，比放射能の高い ^{60}Co あるいは ^{192}Ir の線源を用いた高線量率腔内照射 high dose rate intracavitary treatment（HDR）（図7-5 ❷）を用いる施設が多い．高線量率照射では，生物効果が低線量率照射に比べ約1.7倍高いので，総線量は20～30Gy程度となる．A点に対して約100cGy/分前後で照射することができるので，治療時間は10数分程度と短く，外来治療も可能で患者の負担も少ない．また，遠隔操作法で照射ができるため，医療スタッフへの被ばくがなく，線量分布の調節がしやすいなどの利点がある．図7-6に線源と解剖学的位置関係を理解するために膀胱と直腸に造影剤を注入した腔内照射時の側面像を示す．

　通常の放射線治療においては，傍大動脈リンパ節を照射野から外している．しかし，近年 CT や MRI を用いた画像診断の進歩により，傍大動脈リンパ節腫大を診断し，転移を疑うことが容易となった．明らかな傍大動脈リンパ節転移がある場合には，同リンパ節を含めて照射する．35～40Gy 以後はできるだけ腫大リンパ節に線量分布を集中させて，総線量を45～60Gyとする．

　手術後，骨盤リンパ節転移陽性例や子宮傍組織浸潤例，脈管浸潤の高度な症例，リンパ節郭清不完全例などには術後照射が行われる．この場合の術後照射とは手術で macroscopic には完全摘出されたが microscopic には癌の残存が疑われる場合の予防照射を意味する．

❿ 放射線治療成績

　5年生存率はⅠ期80～95%，Ⅱ期60～75%，Ⅲ期40～60%，Ⅳ期10～20%前後である．扁平上皮癌の予後は比較的良好であるが，腺癌では前者よりも不良との報告が多い．再発は治療後2年以内に生じやす

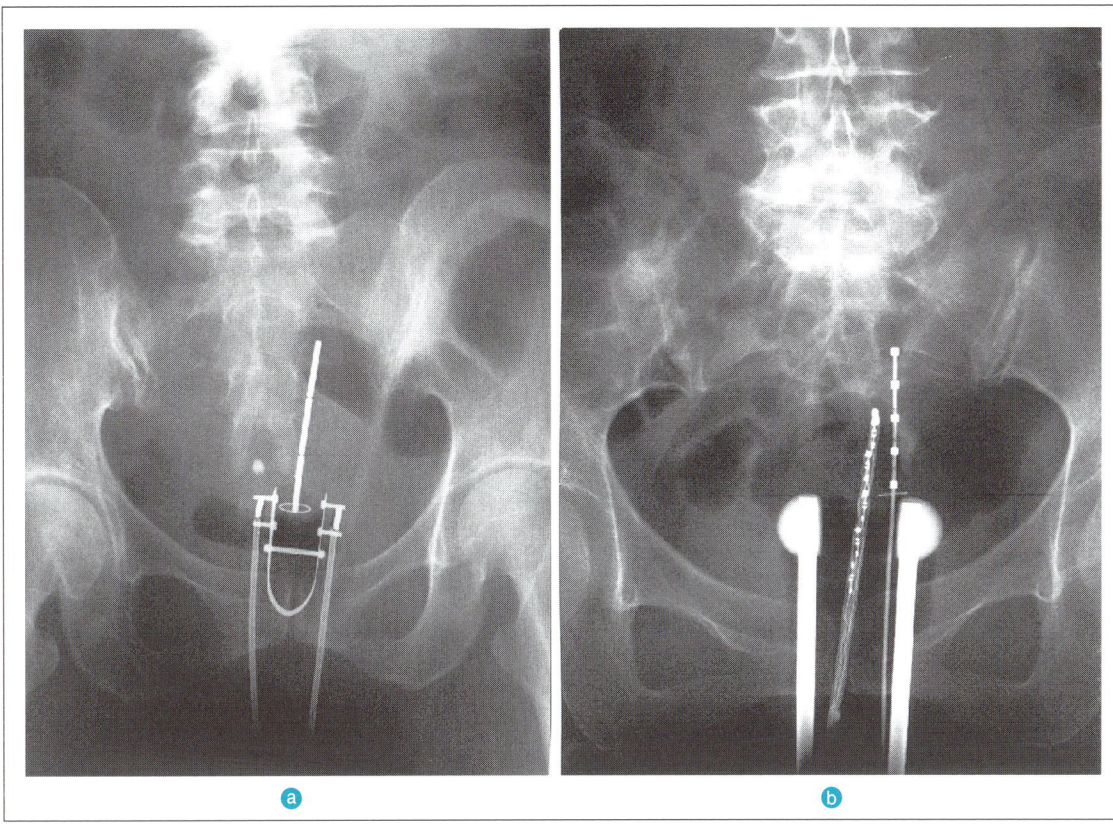

図7-5 腔内照射
ⓐ：低線量率腔内照射（LDR）．TAO アプリケータ使用
ⓑ：高線量率腔内照射（HDR）．Henschke 型アプリケータ使用，直腸線量計が挿入されている．

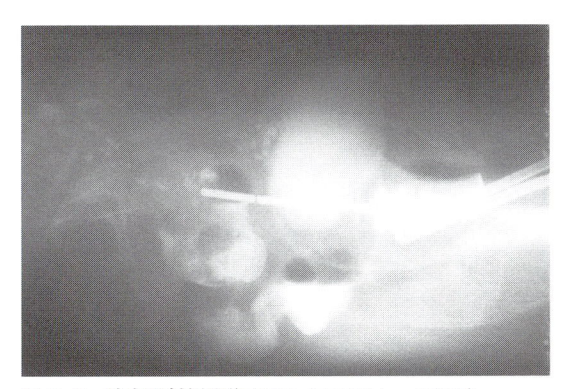

図7-6 腔内照射側面像（TAO 式アプリケータ使用）

く，症例の 10％において遠隔転移が発生する．治療前の傍大動脈リンパ節転移の頻度は Ib 期 5％，Ⅱa 期 10％，Ⅱb・Ⅲa 期 20％，Ⅲb 期 30％程度に認められる．

⓫ 有害事象

主な急性期の有害事象は，小腸の放射線被曝による下痢である．1 回線量を下げたり，治療を休止することにより改善する．強い場合には止瀉薬を服用させる．放射線宿酔による嘔気・嘔吐も時に発生する．晩発性の有害事象は治療後 3 か月以後の反応をいうが，晩発性の有害事象として照射終了 6 か月あるいは 1 年以降に腸出血や血便が生じることがある．直腸の有害事象の頻度が最も多く数％から 20％の頻度で発生するが，大多数は一過性で，内科的治療により改善する．肛門より 5〜7 cm の前壁に発赤，びらん，潰瘍を起こしやすい．この部位は解剖学的に腔内照射による過線量を受けやすい．重篤な場合は人工肛門の造設を必要とすることがある．外部照射の比重が高まったり，傍大動脈リンパ節を含めた照射野を設定した場合，小腸の副作用の頻度が高くなる．また，長期生存して高齢となると，小腸イレウスの頻度が高くなり問題となる．ただし，放射線による腸閉塞と放射線以外の原因による腸閉塞との鑑別は困難である．腸閉塞を生じると重篤となるので，外科的処置を含めた適切な治療を行わなければならない．また，膀胱に放射線によるびらんや潰瘍ができ，血尿を生じることもある．

その他，リンパ管炎，リンパ浮腫，骨折（恥骨，大腿骨頭・頸部など）などが時々発生する．

⓬ 化学療法の併用

進行した巨大な腫瘍の子宮局所の制御は容易でないことが多く，抗癌剤の動脈内注入や全身化学療法との併用の報告もある．特に，米国ではシスプラチンを放射線と同時に併用した同時化学放射線治療を行うことにより局所制御率が向上し，長期生存が約10％程度改善するとの報告が出ている．

B 子宮体癌 carcinoma of the corpus uterine

❶ 疫学

子宮体癌の発生頻度は，子宮癌全体の20％に増加してきている．米国においては子宮癌の70％以上を占めており，わが国においても生活様式の欧米化に伴い増加してきている．原因としてエストロゲンestrogenの関与が指摘されており，肥満により発生危険度が3～10倍に増加するといわれている．また，未産婦，糖尿病，高血圧，子宮内膜増殖症 endometrial hyperplasia，乳癌患者へのホルモン剤であるタモキシフェン tamoxifen の長期投与などが危険因子である．罹患年齢も頸癌よりも高齢者で，閉経後の50～70歳と高い．

❷ 病理

腺癌が大多数である．また，組織分化度が予後因子の重要なひとつである．分化度が低くなると，子宮筋層浸潤やリンパ節転移の頻度が高くなる．

❸ 臨床病理と予後因子

子宮頸癌と同様 FIGO 分類，TNM 分類の病期分類がある臨床病期分類は手術例では手術進行期分類（新分類）を，放射線治療例では臨床進行期分類（旧分類1983年）を使用する（表7-4）．

所属リンパ節は，下腹リンパ節，総腸骨リンパ節，外腸骨リンパ節，基靱帯リンパ節，仙骨リンパ節および傍大動脈リンパ節である．予後不良因子は子宮筋層浸潤，子宮頸部浸潤，脈管侵襲，付属器転移，腹腔内播種，骨盤リンパ節転移などである．

❹ 治療方針と治療成績

子宮体癌は腺癌であり，放射線感受性がやや低いこともあり，子宮頸癌のように良好な線量分布を形成することが容易でないため，手術療法が基本的治療である．Ⅰ・Ⅱ期は手術療法が第一選択であるが，高齢者や合併症などで手術が困難な症例は放射線療法が行われる．

症例によっては，骨盤リンパ節および傍大動脈リンパ節の郭清あるいはサンプリングが必要である．術前の臨床病期分類では，頸癌と異なりⅠ期が全体の80％を占める．その5年生存率は75～80％で，Ⅱ期65～75％，Ⅲ期40～50％，Ⅳ期10～20％である．手術不能なⅡ期の症例に対する放射線単独治療での5年生存率は26～60％と報告されている．残存腫瘍の疑われる症例，多数の骨盤リンパ節転移例に対して術後照射を行う．

❺ 放射線治療法

手術不能例に対しては，病巣局所に大線量を与えることができる腔内照射を優先する．原発巣がある子宮体部を小さくさせるために，子宮腔内の腫瘍や壊死を掻爬した後にラジウム線源をできるだけ多数詰め込む Heyman の packing 法が世界的に有名である．わが

表7-4 子宮体癌のT分類(UICC, 2009)とFIGO分類

TNM分類	FIGO進行期	
TX		原発腫瘍の評価が不可能
T0		原発腫瘍を認めない
Tis	0期	上皮内癌（浸潤前癌）
T1	Ⅰ期	子宮体部に限局する腫瘍
T1a	ⅠA期	子宮内膜に限局するまたは子宮筋層の1/2以内に浸潤する腫瘍
T1b	ⅠB期	子宮筋層の1/2をこえて浸潤する腫瘍
T2	Ⅱ期	子宮頸部間質に浸潤するが，子宮をこえて進展しない腫瘍
T3および/またはN1	ⅢA期	T3a, T3b, N1, ならびに下記に特定する FIGO ⅢA期，ⅢB期，ⅢC期の局所，および/または所属リンパ筋への拡がり
T3a	ⅢA期	漿膜，または付属器に浸潤する腫瘍（直接浸潤または転移）
T3b	ⅢB期	腟または子宮傍組織に浸潤（直接進展または転移）
N1	ⅢC期	骨盤リンパ節，または傍大動脈リンパ節への転移
	ⅢC1期	骨盤リンパ節への転移
	ⅢC2期	傍大動脈リンパ節（骨盤リンパ節）への転移
T4	ⅣA期	膀胱粘膜，または腸管粘膜に浸潤する腫瘍
		注：胞状浮腫は T4 に分類するには十分な証拠ではない．
M1	ⅣB期	遠隔転移（腟，骨盤漿膜，付属器への転移は除くが，鼠径リンパ節以外の傍大動脈リンパ節，または骨盤リンパ節以外の腹腔内リンパ節への転移は含む）

国では線源の量的規制などにより施行が容易でないため，腔内照射を行うことが多い．高線量率腔内照射法を用い，1～2本のタンデムを子宮腔内に挿入し，Y字型に配置あるいは子宮底部に線源の配分を高くした線源配置で子宮体部に集中した線量分布を形成する．統一した治療基準はないが，週1回法で1回5～6 Gyの線量分布曲線で腫瘍を包含する照射方法で，5回の治療でⅠ・Ⅱ期の腫瘍の局所制御が高率に得られる．全骨盤照射を30～40 Gy併用した場合では腔内照射を3～4回に減じる．腫瘍の浸潤範囲をCT画像やMRIなどで正確に特定し，腔内照射の線量分布を正確に評価することが必要である．

術後照射の場合は，子宮頸癌に準じた全骨盤照射を行い，線量は50 Gy/5週程度である．

C 卵巣悪性腫瘍　cancer of the ovary

❶ 概要

卵巣腫瘍の罹患率は，婦人10万人当たり約7人，また死亡率も5人と年々増加する傾向にあり，今後一層の増加が予測される．未婚，不妊症の更年期周辺の年齢に多い．ホルモン産生腫瘍による症状を除き，進行するまで無症状のことが多い．

❷ 病理組織

卵巣は左右の母指頭大の臓器であるが，多種多様の腫瘍が発生する．良性腫瘍も多いが，充実性腫瘍の80%は悪性である．悪性腫瘍では表層上皮性腫瘍が約90%を占め，漿液性や粘液性腺癌が70%以上を占める．漿液性嚢胞腺癌は悪性群の40%で，粘液性腺癌より予後が悪いが放射線に感受性である．ムチン性腺癌は悪性群の20%で放射線感受性はやや低い．

次いで，ホルモン産生細胞が腫瘍化した性索間質性腫瘍 sex cord stromal tumor や未分化胚細胞腫瘍 dysgerminoma が多い．

❸ 病期分類

FIGO分類とTNM分類がある（**表7-5**）．所属リンパ節は，骨盤リンパ節と傍大動脈リンパ節である．特徴的な進展様式は，原発巣と大網との癒着，浸潤が骨盤腔を越え腹腔内へ浸潤したり，腹水を生じたりすることである．

❹ 治療方針

Ⅰ期卵巣癌は両側付属器切除術，子宮全摘術，大網切除術である．進行癌に対しては，可能な限り病巣を取り除く reduction surgery が原則であり，リンパ節

表7-5　卵巣腫瘍のT分類（UICC, 2009）とFIGO分類

TNM分類	FIGO進行期	
TX		原発腫瘍の評価が不可能
T0		原発腫瘍を認めない
T1	Ⅰ期	両側卵巣に限局する腫瘍
T1a	ⅠA期	一側の卵巣に限局する腫瘍：被膜破綻なく，卵巣表面に腫瘍がない．腹水または腹腔洗浄液に悪性細胞なし
T1b	ⅠB期	両側卵巣に限局する腫瘍：被膜破綻なく，卵巣表面に腫瘍がない．腹水または腹腔洗浄液に悪性細胞なし
T1c	ⅠC期	一側または両側の卵巣に限局する腫瘍で，以下のいずれかを伴う：被膜破綻，卵巣表面の腫瘍，腹水または腹腔洗浄液の悪性細胞
T2	Ⅱ期	一側または両側の卵巣にあり，骨盤に浸潤する腫瘍
T2a	ⅡA期	子宮，および/または卵管に進展，および/または播種．腹水または腹腔洗浄液に悪性細胞なし
T2b	ⅡB期	他の骨盤組織に進展．腹水または腹腔洗浄液に悪性細胞なし
T2c	ⅡC期	骨盤内に進展（2a，または2b）し，腹水または腹腔洗浄液の悪性細胞
T3および/またはN1	Ⅲ期	一側または両側の卵巣に浸潤する腫瘍で，顕微鏡的に確認された骨盤外の腹膜転移，および/または所属リンパ節転移
T3a	ⅢA期	骨盤外の顕微鏡的腹膜転移
T3b	ⅢB期	骨盤外に肉眼的腹膜転移があり，その最大径が2 cm以下
T3Cおよび/またはN1	ⅢC期	最大径が2.0 cmをこえる骨盤外腹膜転移，および/または所属リンパ節転移
M1	Ⅳ期	遠隔転移（腹腔転移を除く）

注：肝被膜転移はT3/Ⅲ期であり，肝実質転移はM1/Ⅳ期である．胸水はM1/Ⅳ期とするには細胞診陽性でなければならない．

郭清術もなされる．手術残存に対しては，シクロホスファミドとシスプラチンを中心とした多剤化学療法が積極的になされて，さらに化学療法後に再度 second look operation が行われ，可能な限り病巣を摘出する．

❺ 放射線治療

組織型が腺癌であり，放射線感受性が低く，またリンパ節転移よりも腹膜播種で進展するので根治的な放射線治療の対象とならない．しかし，化学療法に抵抗性の場合には，腫瘍の縮小を目的に放射線治療を行った後に second look operation がなされる場合もある．縮小させるための線量は30～40 Gy/3～4週で，消失させるためには50～60 Gy/5～6週が必要である．再

三の化学療法に奏効せず，放射線治療に回ってくる場合がほとんどであり，最終治療法として放射線治療が行われる場合が多い．主体となる再発・残存腫瘍が骨盤部に限局している場合には全骨盤照射を 40～50 Gy 行い，腫瘍に絞って 10～20 Gy のブーストを行う．

腹腔転移を有する症例には，全腹腔と全骨盤に対し全腹腔照射を行う場合がある．1回にすべてを照射する open field 法は，1回線量を 1 Gy に抑え，30 Gy/30 分割/6 週にて照射する．しかし，臓器の機能を保存するために肝臓は 30 Gy，腎臓は 20 Gy 以下に抑えるために鉛でブロックしなければならない．化学療法がなされた場合にはより線量を低くするよう注意が必要である．また，照射野が大きいので 2.5 cm 幅に分け，1分節ずつ移動しながら照射する moving strip 法がある．1回線量を open field 法よりも高くすることができるので短期間に照射でき，同じ部位が毎日照射されないため，骨髄抑制の少ないことが特徴である．さらに照射野を大きな病巣部のみに限局し，総線量で 45～50 Gy 照射する．未分化胚細胞腫は卵巣腫瘍の中で放射線感受性の最も高い腫瘍である．25～30 Gy の線量で腫瘍は消失する．しかし，最近はシスプラチンやエトポシドを中心とした化学療法が行われ，放射線治療が行われることは少ない．

次々に転移が出現しても，放射線がかけられる部位はできるだけ 50～60 Gy の照射を行うと 1～2 年の延命が図られることが多い．

D 腟癌 carcinoma of the vagina

❶ 解剖学的定義と特徴

腟に限局して発生する場合のみ腟癌とする．したがって，子宮頸部に癌が存在する場合は子宮頸癌，外陰部に存在する場合は外陰癌として定義する．高齢者に多く発生するまれな癌で，発生頻度は女性生殖器癌の 1～2% である．

❷ 病理と進展形式

大多数は扁平上皮癌であるが，腺癌や悪性黒色腫などもみられる．腟上部 2/3 から発生する場合は子宮頸癌と同様に骨盤リンパ節，腟下部 1/3 からの場合は鼠径リンパ節が所属リンパ節となる．子宮頸癌より高齢の 60 歳代で経産回数が多い人に頻度が高いという．性器出血や不正帯下，頻尿を訴えることが多い．

❸ 治療方法

膀胱，直腸，尿道に近接しており，機能温存の点から手術よりも放射線治療が選択される．子宮頸癌と同様に早期例には腟内照射，進行例に外部照射の比重が高まる．外部照射で腫瘍を縮小させた後に，vaginal cylinder という筒状のアプリケータを用い腟内照射を行う．症例によっては，組織内照射で治療する場合もある．

❹ 治療成績

5 年生存率はⅠ期でほぼ 100%，Ⅱ期で 50～60%，Ⅲ期で 30% といわれる．腟下部 1/3 もしくは外陰部に進展している場合には鼠径リンパ節転移を生じやすい．

E 外陰癌

❶ 疫学的事項

女性性器癌の 2～4% を占め，60 歳以上の高齢者に多い．患者は外陰部の痛みや腫瘤で来院する．解剖学的に陰唇から 70% の割合で発するが，大陰唇のほうが小陰唇よりも発生頻度が高い．大多数は扁平上皮癌であるが，バルトリン腺より発生する腺癌や悪性黒色腫などもみられる．

❷ 発育型式

腫瘤や潰瘍を伴い，進行すると腟へ進展する．所属リンパ節は大腿および鼠径リンパ節であり，原発巣が大きくなるにつれ転移の頻度が高まる．

❸ 治療方針

外科的には広汎外陰切除術および鼠径リンパ節郭清術が推奨されている．鼠径リンパ節転移がない場合，骨盤リンパ節転移の頻度は極めて少ないという．腫瘍が大きい場合には，機能保存を重視し放射線治療を行う．放射線治療は組織内照射や電子線照射で病巣に 60～70 Gy 照射したり，鼠径リンパ節と原発巣を外部照射で 40～50 Gy 行い，組織内照射や電子線照射でブーストする場合もある．

しかし，外陰部は急性期放射線皮膚炎を生じやすい．広汎切除術で，組織学的に切除範囲が不十分な場合には，50～60 Gy の術後照射が必要となる．

❹ 治療成績

5 年生存率はⅠ期 80～90%，Ⅱ期 60～70%，Ⅲ期 50% である．

8 泌尿器系腫瘍

泌尿器系悪性腫瘍には，腎癌，腎盂・尿管・膀胱癌，前立腺癌，精巣腫瘍，陰茎癌がある．前立腺癌と膀胱癌は罹患率が高く，放射線治療の役割が大きい．精巣腫瘍のうち精上皮腫は放射線高感受性腫瘍の代表である．陰茎癌はまれな疾患であるが，機能温存に放射線治療は重要である．これら4つの疾患の病期分類（UICCのTNM分類，2009年）を表8-1にまとめた．

腎癌では，骨転移に対する除痛目的の緩和照射が主体である．

A 前立腺癌

1 疫学・病因・病理・進展様式

わが国の前立腺癌の罹患率は欧米ほど高くはないものの，食生活の欧米化や高齢社会により，年々増加の一途をたどっている．潜在癌（ラテント癌）も多い．男性10万人あたりの1年間の罹患患者は全年齢では25.5人，70歳以上の高齢者に限ると150人を超える．

組織は腺癌で，低分化，中分化，高分化に分類されるが，現在は組織悪性度としてグリソンスコア（Gleason Score）が広く用いられている．

被膜に近い辺縁域より発生するため，初期には排尿障害を来しにくく，以前は進行癌で発見されることが多かった．しかし血清PSA（前立腺特異抗原）によるスクリーニングの普及によって，最近では早期癌で診断される割合が格段に増加している．

腫瘍の進行は一般に極めて緩徐である．転移はリンパ節と骨に多い．大部分はホルモン依存性腫瘍で，ホルモン治療に著効する．

PSAは治療効果の判定や経過観察にも有用で，治療後のPSA最低値より一定以上の上昇，あるいは連続上昇は「生化学的再発」と診断される．生化学的再発は臨床的再発より数年前に認められるという．放射線治療ではPSAが最低値になるのに2〜3年かかり，経過中に一過性上昇を認めることも知られている．

前立腺癌のグリソンスコア（GS）とリスク分類　… Advanced study

前立腺癌の組織を組織構築と周囲への浸潤様式から5つのグレードに分類し，最も多くの面積を占める組織像のグレードと，次に多くの面積を占める組織像のグレードを合計したものをグリソンスコア（2〜10の9段階）とする．予後の観点からGS2〜4が高分化，5〜7が中分化，8以上が低分化と一致する．

リスク分類はいくつか提唱されているが，概ね以下の3つに分かれる．
低リスク群：T1〜2，PSA≦10，GS≦6
中リスク群：T1〜2，10<PSA≦20 あるいはGS＝7
高リスク群：T3〜4，PSA>20 あるいはGS≧8

2 治療方針と予後

治療法には手術，放射線治療，ホルモン治療の3者がある．被膜内限局例では手術（根治的前立腺摘除術）あるいは放射線治療（外部照射，小線源治療），被膜外進展例では放射線治療（外部照射，外部照射併用小線源治療），ホルモン治療，ホルモン併用放射線治療のいずれか，リンパ節転移・遠隔転移例ではホルモン治療が選択されるのが一般的である．小線源治療のよい適応は，被膜内限局例の中でもグリソンスコアが6以下，PSAが10以下のリスクの低い前立腺癌である．被膜内限局例に対する手術と放射線治療の成績は同等である．低リスク前立腺癌で75歳以上の高齢者では，治療せずに経過観察が行われることもある．

臨床病期，組織のグリソンスコア（分化度），治療前PSA値の3因子によって予後が予測できる．被膜を超えた（さらには精嚢に浸潤した）もの，グリソンスコアが高い低分化なもの，治療前PSAが高値なものは予後が不良である．

有痛性の骨転移に対しては，疼痛緩和を目的とした緩和照射が有効である．

5年生存率は被膜内限局例で70〜90％，被膜外進展例で50〜70％，転移例で20〜50％である．

3 放射線治療

外部照射

10 MV以上の高エネルギーX線を用い，前立腺全体（被膜外進展例では精嚢の一部も）を十分に含めて4門以上の多門固定照射や振子照射を行う．骨盤リンパ節を含める場合は骨盤照射を行うが，画像上リンパ節転移がない症例にリンパ節領域を予防照射すべきかどうかは，統一的見解が得られていない（図8-1）．1回線量2 Gy，週5回照射で総線量は65〜70 Gy／7週が一般的である．中リスク群では3次元原体放射線治療や強度変調放射線治療（IMRT）により，70〜80 Gyの高線量を照射することもある．線量集中性に優れた陽

表 8-1　前立腺癌，膀胱癌，精巣腫瘍，陰茎癌の TNM 分類（7 版，2009）

	前立腺癌	膀胱癌	精巣腫瘍(pT)	陰茎癌
T				
T1	触知不能 画像診断で検出不能	上皮下結合組織	精巣/精巣上体に限局 脈管侵襲（−） 精巣鞘膜浸潤（−）	上皮下結合組織に浸潤 a：脈管侵襲（−），分化型 b：脈管侵襲（+），低分化／未分化
T2	前立腺に限局 a：片葉（1/2 以下） b：片葉（1/2 を超える） c：両葉	筋層浸潤 a：内側 1/2 b：外側 1/2	精巣/精巣上体に限局 脈管侵襲（+）/ 精巣鞘膜浸潤（+）	海綿体に浸潤
T3	前立腺被膜を超えて進展 a：被膜外進展 b：精嚢浸潤	膀胱周囲脂肪組織に浸潤 a：顕微鏡的 b：肉眼的（膀胱外腫瘤）	精索に浸潤	尿道に浸潤
T4	精嚢以外の隣接臓器に 固定／浸潤	隣接臓器への浸潤 a：前立腺／子宮／膣に浸潤 b：骨盤壁／腹壁に浸潤	陰嚢に浸潤	隣接臓器への浸潤
N				
N1	領域リンパ節転移	単発 小骨盤リンパ節	径 2 cm 以下	可動単発鼠径リンパ節
N2		多発 小骨盤リンパ節	径 2 cm を超え 5 cm 以下	可動多発／両側鼠径リンパ節
N3		総腸骨リンパ節	径 5 cm を超える	固定鼠径リンパ節／骨盤リンパ節
Stage				
Ⅰ期	T1-2aN0M0	T1N0M0	pT1-4N0M0	T1aN0M0
Ⅱ期	T2b-cN0M0	T2abN0M0	N1-3	T1bN0M0, T2N0-1M0, T3N0M0
Ⅲ期	T3N0M0	T3abN0M0, T4aN0M0	M1	a：T1-3N1M0 b：T1-3N2M0
Ⅳ期	T4N0M0, N1, M1	T4bN0M0, N1-3, M1		T4, N3, M1

子線や高い細胞致死効果も併せもつ重粒子線（炭素イオン線）も，一部の施設で用いられている．

骨転移に対する緩和照射では，1 回線量 3 Gy，10 回（2 週）などの短期照射が用いられる．

小線源治療

経直腸超音波（TRUS）およびテンプレートとよばれる専用の板を用い，前立腺内にヨウ素 125 の線源（70～90 個）を経会陰的に永久刺入する（図 8-2）．2～3 日の入院で治療が完了することが最大の長所である．被膜内に限局した病変では，組織内照射による高線量域が病巣を十分にカバーする．治療後の性機能も手術や外部照射と比べて温存されやすい．

前立腺全体に線源を配置するが，前立腺中心部を貫く尿道への過線量を防ぐため，線源は前立腺の辺縁に配置する．

イリジウム 192 を用いた高線量率小線源治療（一時刺入法）もある．

副作用

放射線治療後半もしくは終了直後に頻尿，排尿痛，排尿困難，血便が出現するが，通常 1～2 か月で改善する．遅発性の副作用として，治療後 1～2 年に尿道狭窄，直腸潰瘍，勃起不全がみられることもある．

B　膀胱癌

1　疫学・病因・病理・進展様式

泌尿器癌のなかでは前立腺癌に次いで頻度が高く，10 万人あたりの 1 年間の罹患患者は男性で 15.8 人，女性で 5.0 人である（男女比 3：1）．60 歳以上の高齢者に多い．病因としては工業用化学物質の職業被ばくが歴史的に有名であるが，現在では喫煙との関連が重視されている．主訴は血尿である．大部分が移行上皮癌（尿路上皮癌ともいわれる）で，数％は扁平上皮癌，腺癌である．好発部位は三角部，側壁，後壁の尿管近傍である．腫瘍組織の分化度は細胞異型と組織異型から判定し，異型性の低い順からグレード 1，2，3 に分類される．

a：正面

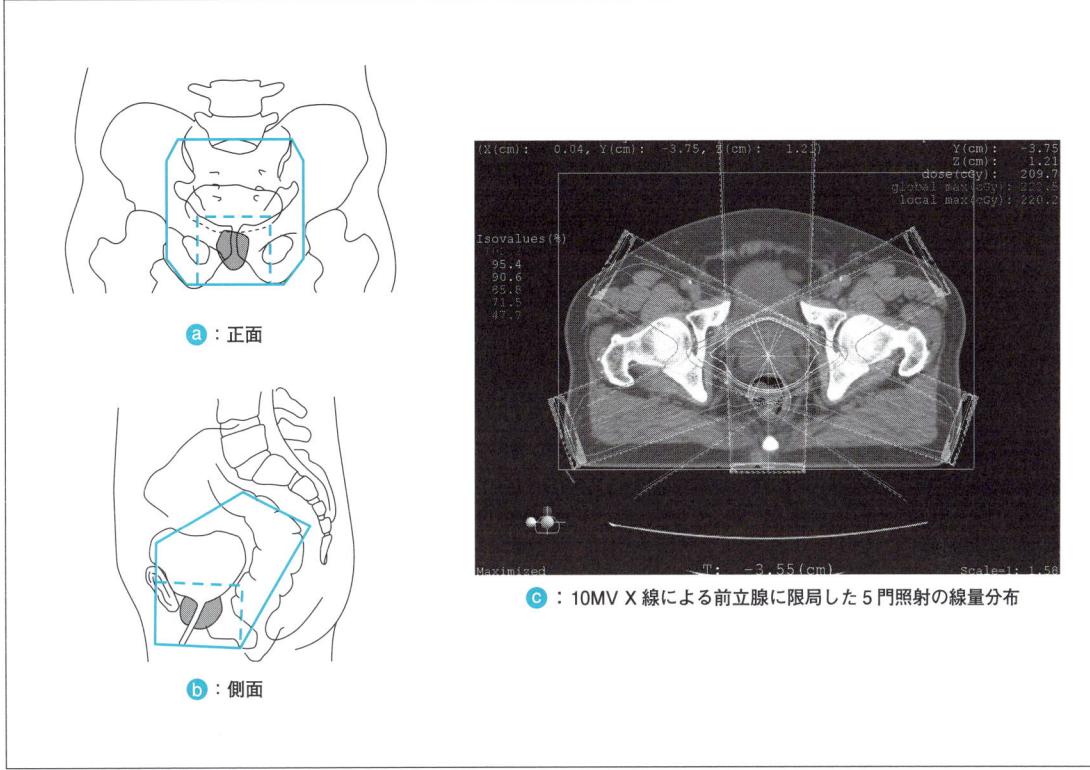

b：側面

c：10 MV X線による前立腺に限局した5門照射の線量分布

図 8-1　前立腺癌に対する照射野と線量分布図(Webカラー)
実線はリンパ節も含めた骨盤照射，破線は前立腺に限局した照射．

2　治療方針と予後

膀胱癌では腫瘍の大きさより筋層浸潤の有無・程度が，予後と治療方針に大きく影響を与える．筋層浸潤のない表在性腫瘍は，経尿道的膀胱腫瘍摘出術(TUR-BT)で完全切除が可能であり，予後は良好である．ただし他部位に新病変が出現する頻度も少なくないため，TUR-BT後に化学療法薬やBCGを膀胱に繰り返し注入する場合もある．

筋層に浸潤あるいは筋層を超えて周囲脂肪織に浸潤すると，TUR-BTでは腫瘍の完全摘出は不可能で，またリンパ節転移や遠隔転移のリスクが発生する．筋層浸潤膀胱癌に対する治療方法には，膀胱全摘術と放射線治療を主体とした膀胱温存治療がある．

膀胱全摘術では局所制御率(80～90%)は極めて優れているが，術後の遠隔転移の頻度が少なくない(5年生存率：50%前後)．

放射線治療単独では局所制御率が低く，腫瘍の可及的減量を図るTUR-BTと抗癌剤を併用した化学放射線療法が行われる．抗癌剤はプラチナ製剤を中心とした多剤を併用する．中等量の化学放射線療法で腫瘍が完全消失した症例(70～80%)にのみ，膀胱温存をめざして化学放射線療法を完遂すれば，80%に局所制御が得られる．その場合の5年生存率は膀胱全摘術に匹敵するといわれる．ただし，膀胱周囲脂肪織への肉眼的浸潤や尿管閉塞のある症例は，膀胱温存治療に不向きである．

3　放射線治療

10 MV以上の高エネルギーX線を用い，前後対向2門あるいは前後・左右対向4門で1回線量1.8～2 Gyで40～45 Gyまで骨盤照射を行う．その後は照射野を全膀胱に絞り，左右対向2門あるいは4門で60～65 Gyまで照射する(図8-3)．可能な限り健常膀胱の一部を照射野から除く．

副作用

照射中，照射直後には頻尿，排尿時痛，血尿などの膀胱炎症状がみられるが，1～2か月で改善する．遅発性の副作用として照射後1～3年で出血性膀胱炎，萎縮膀胱，直腸潰瘍がみられることもある．

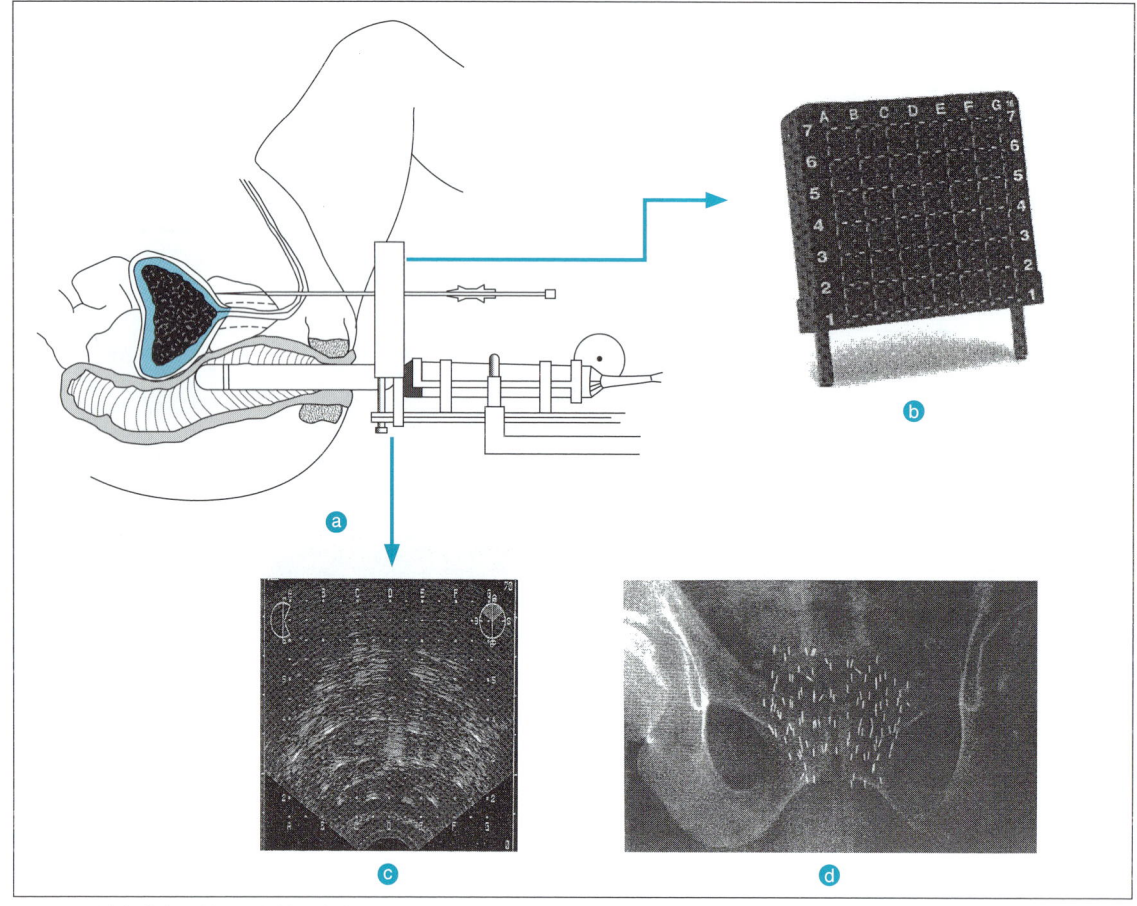

図8-2 前立腺癌に対する小線源治療

ⓐ：経会陰式線源刺入法のイメージ図．あらかじめ経直腸超音波（TRUS）によって採取した前立腺の体積と形態をもとに，コンピュータ上で3次元的な線源配置を決定する．TRUSとX線透視を用いて，リアルタイムに刺入針を確認しながら，コンピュータ上の座標に対応するテンプレートの座標（孔）を通して線源を経会陰的に刺入する．
ⓑ：テンプレート．格子状に配置された多くの孔をもつ専用の板
ⓒ：経直腸超音波像
ⓓ：線源刺入後の確認写真

C 精巣腫瘍

1 疫学・病因・病理・進展様式

30歳前後の青壮年に好発し，病因には停留精巣，精巣発育異常，精巣の外傷などがある．主訴は無痛性陰囊内腫瘤が最も多い．

大部分は胚細胞腫瘍で，精上皮腫（セミノーマ）と非精上皮腫に分かれる．後者には胎児性癌，卵黄囊腫瘍，悪性奇形腫，絨毛上皮腫，これらの複合がある．

精巣からのリンパ管は精巣動脈に沿って上行し，腎門部レベルの傍大動脈リンパ節に流入する．このため精巣腫瘍のリンパ節転移の初発部位は，この部の傍大動脈リンパ節が圧倒的に多い．遠隔転移としては肺転移が多い．

精上皮腫は放射線感受性が極めて高い一方，プラチナ製剤を中心とした多剤併用化学療法に対する感受性は精上皮腫，非精上皮腫ともに良好である．

2 治療方針と予後

プラチナ製剤を中心とした多剤併用化学療法の導入確立以来，治療成績はめざましく向上した．現在の治療方針は治療成績を落とすことなく，毒性をいかに少なくするかに主眼がおかれている．

治療の第一歩は高位精巣摘除である．その後，腫瘍の組織型や病期によって治療方針を決定する．術後治療に先だって精子を保存することもある．

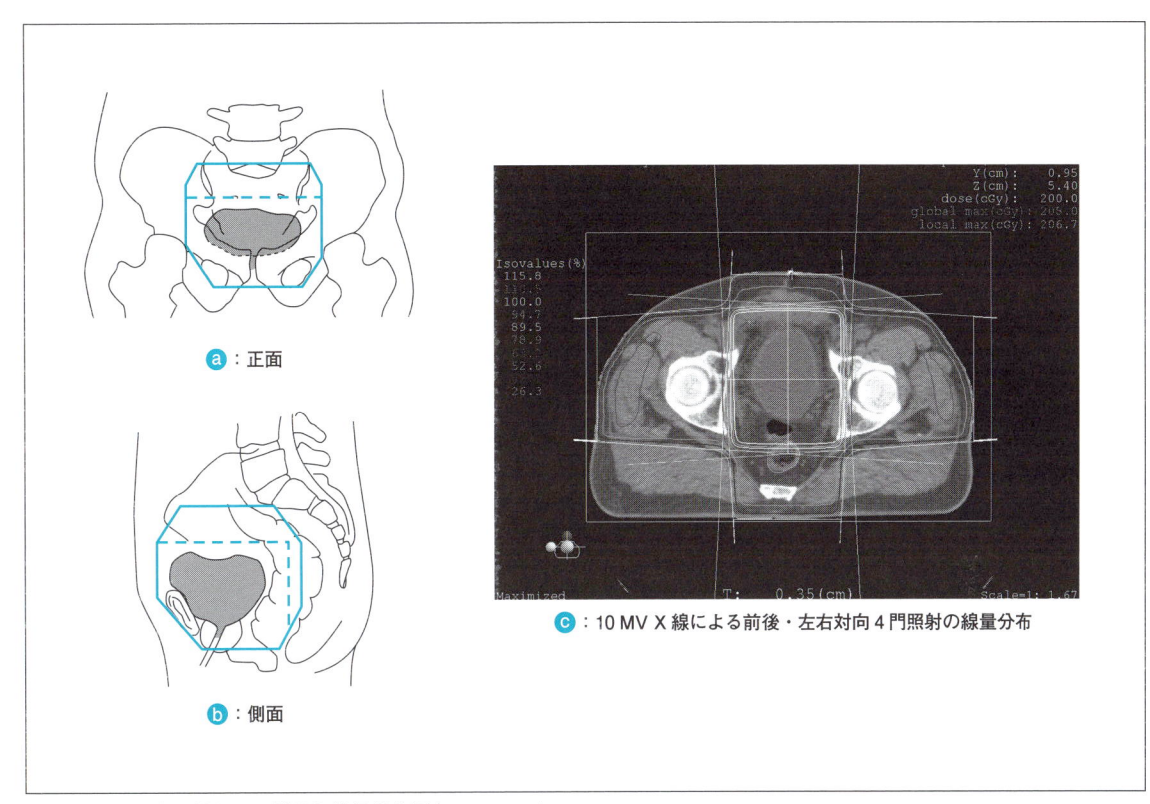

図 8-3　膀胱癌に対する照射野と線量分布図（Web カラー）
実線はリンパ節も含めた骨盤照射，破線は膀胱に限局した照射．

ⓐ：正面
ⓑ：側面
ⓒ：10 MV X 線による前後・左右対向 4 門照射の線量分布

　Ⅰ期精上皮腫に対しては，以前は，精巣摘除後に傍大動脈リンパ節ならびに患側骨盤リンパ節へ術後放射線治療を行うことが標準で，照射野内再発も数％以下と極めて優れたものであった．しかし，最近では傍大動脈リンパ節のみに照射する方法や，術後放射線治療をせずに経過観察とする「surveillance」が主流となりつつある．Surveillance は，Ⅰ期精上皮腫では大多数の症例が精巣摘出のみで治癒する（術後照射なしの再発例は 10～20％），再発例は化学療法・放射線治療で救済でき生存率は変わらない，という 2 点が理論的根拠で，無再発例では放射線治療の副作用が除ける利点をもつ．

　Ⅱ期精上皮腫に対しては，腫瘍径が 5 cm 以下では放射線治療が選択される一方，5 cm 以上では血行性播種を伴うことが多く化学療法が行われる．

　精上皮腫の 5 年生存率はⅠ期でほぼ 100％，Ⅱ期で 80～90％である．

　非精上皮腫はいずれの組織型においても精上皮腫と比べて放射線感受性が低く，血行性播種を来しやすいため，Ⅱ期以上の非精上皮腫に対しては，プラチナ製剤を中心とした多剤併用化学療法が治療の主体となっている．

3　放射線治療

　第 11 胸椎上縁より第 4 腰椎下縁まで，幅は横突起を十分に含めた腹部の照射野（傍大動脈リンパ節照射，図 8-4 ⓐ）と，正中を 1 cm 程度超えた半骨盤の照射野（同側骨盤リンパ節照射，図 8-4 ⓑ）を組み合わせるか，傍大動脈リンパ節照射のみとする（図 8-4 の破線より上方）．骨盤部を照射する場合は健常精巣を遮蔽する．

　10 MV 以上の高エネルギー X 線を用い，Ⅰ期症例では 1 回線量 1.3～1.7 Gy，週 5 回照射で総線量は 20～25 Gy が一般的である．Ⅱ期症例では腫瘤に対して 5～10 Gy を追加照射する．

副作用

　照射中の副作用としては嘔気が最も多く，時に嘔吐を伴う．遅発性の副作用としては消化性潰瘍，不妊，二次発癌がある．骨盤部を照射する場合，健常精巣が照射野外でも散乱線により病巣線量の 1～3％が精巣に入る（精巣遮蔽を行うと 1％）．この程度の線量でも精子減少を来すが，通常は 1～2 年で回復する．

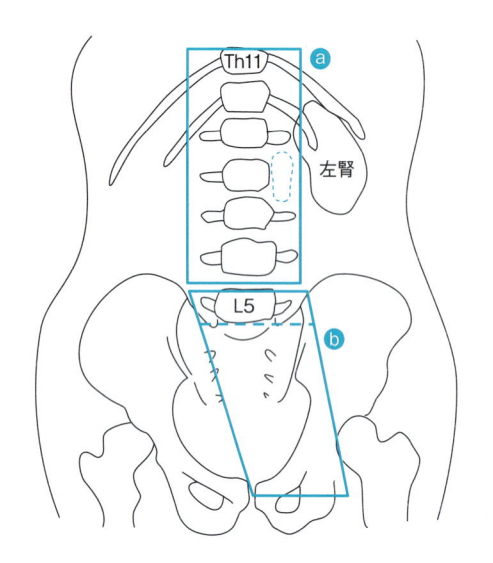

図 8-4 精上皮腫（左側）に対する高位精巣摘除後の術後照射野

ⓐは傍大動脈リンパ節照射，ⓑは同側骨盤リンパ節照射，傍大動脈リンパ節のみを照射する場合は破線より上方。
で囲まれた部分はリンパ節転移の好発部位．

D 陰茎癌

1 疫学・病因・病理・進展様式

まれな疾患で，わが国の男性悪性腫瘍に占める割合は1％に満たない．包茎の人に多く，ウイルスの関与も指摘されている．60歳代に多い．大部分は扁平上皮癌で，亀頭や包皮より発生する．進行すると海綿体や尿道に浸潤し，排尿障害を来す．鼠径部リンパ節の腫大がしばしば認められるが，転移性のものは半数以下で，残りは炎症性である．

2 治療方針と予後

T1〜2の早期症例には手術か放射線治療のいずれかが行われるが，機能の温存を希望する場合には放射線治療が選択される．T1に対しては放射線治療でも手術と同等な成績が得られる（局所制御率：80〜90％）．T3以上の症例には手術が行われ，またリンパ節転移に対しては郭清が原則である．

5年生存率は，リンパ節転移のない症例で80％程度，ある症例で20〜40％である．

3 放射線治療

小さい病変には局所に電子線照射あるいは小線源治療を行う．ある程度進行した病変には，4〜6 MVの高エネルギーX線を用いて陰茎全体を照射する．外部照射では表面線量を高く保つために，組織等価の数cm厚のボーラスを表面におく．1回2 Gy，週5回照射で総線量は60〜70 Gyが標準である．

副作用

皮膚炎，尿道粘膜炎が照射中あるいは照射直後にみられる．遅発性の副作用には皮膚潰瘍，尿道狭窄，陰茎萎縮がある．

9 小児悪性腫瘍

A 小児悪性腫瘍

　小児腫瘍は，成人と比べて病因，腫瘍の種類，発生臓器，病態，臨床像，治療方針など多くの点で異なっている．集学的治療法の進歩により生存率は向上し，全体では約70％の小児癌が治癒する時代になっている．その中で，個々の患者に合った治療の最適化が求められている．

❶ 発生頻度

　頻度としては年間小児10万人に10人前後が罹患する比較的まれな疾患であるが，死亡原因としては，事故死に次ぐ小児の死因の第2位を占めている．

❷ 腫瘍の種類

　白血病が最も多く，悪性リンパ腫を加えると半数を占める．その他，固形腫瘍の中では，脳腫瘍，神経芽細胞腫，Wilms腫瘍が多い（**表9-1**）．

❸ 発症年齢

　腫瘍により好発年齢がある．満1歳以下では神経芽細胞腫，網膜芽細胞腫，肝芽腫が，満2歳以下ではWilms腫瘍，2〜4歳では白血病，5〜6歳では脳腫瘍，悪性リンパ腫，10歳前後では骨肉腫が多い．

❹ 遺伝的要因，病因

　小児悪性腫瘍の病因に関して各種遺伝子の変異あるいは染色体異常が数多く見つかっている．また，遺伝的な要因が網膜芽細胞腫，Wilms腫瘍では示されている．

❺ 進展様式

　多くの腫瘍は増殖が急速である．また血行性転移を中心に遠隔転移を来しやすい．

❻ 治療方針

　まず組織型，進展範囲を診断する必要がある．画像診断の進歩により進展範囲の必要な把握が容易になり，放射線治療技術の向上と合わせて放射線治療は以前に比較して安全に行えるようになった．

　小児においては，晩期の副作用を生じさせないことが重要であり，予後良好群では最低限必要な治療にと

表9-1　主要な小児悪性腫瘍の頻度

悪性腫瘍	率（％）
白血病	46
悪性リンパ腫	7
神経芽腫	10
Wilms腫瘍	5
肝の悪性新生物	2.5
網膜芽腫	4
睾丸の悪性新生物	2
卵巣の悪性新生物	0.5
脳および脊髄腫瘍	11
骨原発性悪性新生物	1.5
軟部組織の悪性新生物	1.5
悪性奇形腫（除生殖腺）	0.5
その他	8.5
計	100

どめるのが原則である．しかしながら，多くは進行例であり，手術，化学療法，放射線療法を組み合わせた集学的治療が中心的な治療法になる．

❼ 放射線治療の方針

　放射線治療の適応は，すべての悪性腫瘍とごく限られた良性疾患ないしは良性腫瘍である．

　根治手術例では，通常放射線治療は行われない．

　腫瘍，正常組織の放射線感受性は，年齢が低いほど高い．そのため，1回線量，総線量は成人よりも少なくする．また，照射野についても可能な限り小さくする．原体照射などの高度な照射技術を駆使して周囲の正常組織への線量を軽減する．

　晩期障害を考慮すべきである．例えば，脊椎の一部を照射すると将来側彎になる可能性があり，対象となる脊椎全体を照射する．

　放射線治療と化学療法を併用すると障害が増強する．特にActinomycin Dでは注意が必要である．二次発癌についても同様である．

B 小児白血病

　小児白血病の約70％が急性リンパ性白血病，20％が急性骨髄性白血病である．治療の中心は多剤化学療法であるが，抗癌剤の到達しにくい部位への予防照射あるいは化学療法抵抗性となった症例での姑息的な治療あるいは骨髄移植の前処置としての全身照射が，放

❶ 全脳予防照射

a．目的
化学療法にて完全寛解となっても，中枢神経再発が高率に認められた．血液脳関門 blood-brain barrier のため，多くの抗癌剤は中枢神経に到達しないことが原因と考えられた．中枢神経への再発予防として全脳照射が行われる．以前は全脊髄照射も行われたが，メトトレキサート（MTX）の髄注に代わっている．最近では，より強力な化学療法の導入によって全脳予防照射も適応例が少なくなっている．

b．照射技術
放射線総線量は 18 Gy 前後である．全脳照射の照射野を図 9-1 に示す．前頭蓋窩の篩板，視神経根部，後頭蓋窩を含んで左右対向 2 門照射を行う．

c．副作用
白質脳症，成長障害，性的成熟障害がある．前者はMTX との相乗作用が，また下垂体障害が原因とされる後 2 者についても化学療法あるいはステロイドの関与が言われている．

❷ 全身照射
白血病の骨髄移植は有効な治療方法であるが，前処置としての全身照射が行われる場合が多い．

❸ 再発時の放射線治療

a．中枢神経再発
全脳照射や全脊髄照射が行われることがある．

b．睾丸再発
睾丸も抗癌剤の到達が悪く，再発の多い場所である．病理検査での再発確認後，24 Gy 程度の照射を行う．

C　脳腫瘍（頭頸部腫瘍の項，741 頁参照）

D　Wilms（ウイルムス）腫瘍

腎芽腫ともいわれ，胎生期腎組織より発生する．5％は両側に発生する．遺伝的な要因との関連が高い腫瘍である．Wilms 腫瘍の症例で癌抑制遺伝子 *WT-1* の異常が見つかっている．また，奇形との合併率が高く，尿路系，眼，半身肥大の 3 奇形の頻度が高い．大部分の腫瘍は favorable histology であるが，肉腫型腫瘍および退形成を示す anaplastic neuroblastoma は予後不良であり，unfavorable histology とされる．

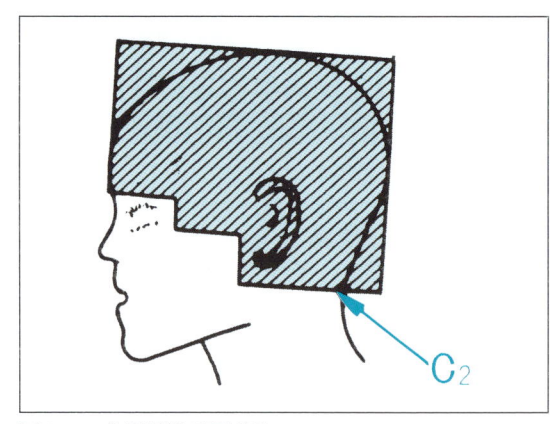

図 9-1　全脳照射の照射野

❶ 病期分類
NWTS（National Wilms' Tumor Study）の分類（表9-2）が用いられる．

❷ 治療方針
治療の基本は集学的治療である．NWTS では早期に手術を行い，術後に放射線治療あるいは化学療法を行うが，放射線治療は術後 9 日以内に行うようにする．ヨーロッパの SIOPS（International Society of Pediatric Oncology）では化学療法を先行させ，腫瘍縮小後に手術を行う．この長所は術中の腫瘍破裂が減少することである．NWTS でも SIOP の方針を採用し巨大な Ⅲ 期症例には術前化学療法を認めている．

放射線治療が適応となるのは，Ⅲ-Ⅳ 期の favorable histology，Ⅱ-Ⅳ 期の unfavorable histology である．局所再発の予防目的で腫瘍切除後の腫瘍床に照射する．また，Ⅳ 期であっても肺転移例には全肺照射 12 Gy が行われる．SIOP では肺照射は原則として行わない．

放射線の総線量については，腫瘍床に 10 Gy とされている．

❸ 治療成績と副作用
Ⅰ-Ⅱ 期の favorable histology では，4 年生存率が90％以上である．その他では，病理や病期で異なり25〜80％である．照射された椎体の成長障害，照射された肺の機能障害がみられる．

E　網膜芽細胞腫

2 歳前後，多くは 4 歳以下に胎生期性網膜から発生する腫瘍である．癌抑制遺伝子 *RB1* の異常により発生する．30〜40％の症例が遺伝的要因を持っており，

表9-2 Wilms腫瘍のNWTS病期分類

stage 1	腫瘍は腎に限局しており，完全摘除されている．腎被膜は完全に保たれ，術前もしくは術中の腫瘍破裂はない．腎洞の血管浸潤は認めない．切除断端を越えた腫瘍遺残はみられない．
stage 2	腫瘍は腎被膜を越えて進展しているが，完全に摘除されている．切除断端を越えた腫瘍遺残はみられない．以下の場合があてはまる． ・腫瘍の局所進展，すなわち腎被膜の最外側表面から腎周囲組織へ進展しているか，1〜2 mmを越えて腎洞への腫瘍浸潤がある． ・腎外の血管に腫瘍浸潤または腫瘍塞栓がある． ・腫瘍生検もしくは側腹部に限局した腫瘍汚染がみられる．
stage 3	腫瘍が腹部の範囲で遺残している．以下の項目が1つ以上あてはまる． ・生検において，腎門部のリンパ節，大動脈周囲リンパ節またはそれより遠隔のリンパ節に腫瘍がみられる（胸部ならびに腹部外のリンパ節転移が認められる場合にはstage 4と分類する）． ・術前または術中に側腹部を越えた腫瘍のspillageがある場合や，腫瘍が被膜を破って進展している場合などで，腹腔全体におよぶ腫瘍汚染が認められる． ・腹膜播種がある． ・肉眼的あるいは組織学的に腫瘍が切除断端を越えて進展している．周囲重要組織への浸潤があり，腫瘍全摘ができない．
stage 4	stage 3の領域を越えて，肺，肝，骨，脳などへの血行転移を認める．
stage 5	初診時に両側腎に腫瘍を認める．この場合，左右それぞれの腫瘍について，上記判定基準に基づいてstageを決定する．

その場合は両側性のことが多い．この場合は他の悪性腫瘍の発生頻度が高いので注意を要する．

白色瞳孔（猫眼），斜視で発見されることが多い．予後の判定と術後療法の適応を決めるために，摘出された眼球の病理組織学的検査を十分行う必要がある．

❶ 治療方針

片側性の場合は眼球摘出が原則である．腫瘍の残存がある場合は，放射線治療あるいは化学療法を術後行う．

両側性の場合は進行したほうの眼球摘出を行い，他眼には視機能温存治療が試みられる．小さい再発病変にも温存治療が行われる．

機能温存治療として光凝固療法，冷凍凝固療法，放射線治療がある．網膜芽細胞腫の放射線感受性は高いが，二次発癌や眼窩の骨の発育障害などの問題もあり，適応が限られる．通常，分割にて，総線量40 Gy前後の外部照射が行われる．その際，極力レンズを避ける必要がある．

❷ 治療成績と副作用

予後は良好であり，網膜に限局している症例では，5年生存率が90％を超える．視神経に浸潤している症例，血行性転移を来した症例では予後不良である．遺伝的素因を有する症例では，二次発癌の頻度が高いことに注意が必要である．眼球の温存率は50％前後である．

レンズに放射線が照射されると白内障が生じる．

F 神経芽細胞腫

神経芽細胞腫は小児悪性腫瘍の10％前後を占め，副腎髄質や後腹膜，後縦隔，頸部，骨盤の交感神経節が好発部位である．2/3は5歳以下で発症する．わが国ではマススクリーニングが行われていたため，生後1か月以内に発見される例が多かった．

自然退縮あるいは分化を起こすという大きな生物学的特徴を有する．この腫瘍は胎生期の神経冠細胞neural crest cellから交感神経節細胞や副腎髄質細胞に分化していく過程で腫瘍化したものであり，各分化段階の腫瘍がみられる．

病理分類は神経節芽腫 ganglioneuroblastoma と神経芽腫 neuroblastoma に分けられる．他に神経節腫 ganglioneuroma があるが，これは良性腫瘍である．

多くの患者でカテコラミン catecholamine の分泌が上昇しており，その代謝産物である VMA（vanillyl mandelic acid），HVA（homovanillic acid）の尿中測定は早期診断に有用である．しかし，米国，カナダのデータではマススクリーニングの有効性は認められず，わが国でも全国規模のスクリーニングは中止された．

予後因子として，N-myc遺伝子の増幅例では予後不良であることが知られている．

❶ 病期分類

わが国では表9-3に示した日本小児外科学会悪性腫瘍委員会による病期分類が一般的である．

❷ 治療方針

臨床病期に加えて年齢も治療方針を決める上で重要な因子である．Ⅰ-Ⅱ期では手術が優先される．腫瘍の残存がある場合は放射線治療あるいは化学療法が行われる．術後照射は局所再発の予防に有効であり，特に1歳以上のⅢ期症例がよい適応である．

表 9-3 小児神経芽腫 病期分類（日本小児外科学会悪性腫瘍委員会）

局所進展度
- C0 副腎被膜内限局
- C1 腫瘍被膜内限局
- C2 被膜を破って周囲に浸潤，正中を越えず―正中原発では一側に浸潤
- C3 広汎にまたは正中線を越えて反対側に浸潤―正中原発では両側に広汎に浸潤

リンパ節
- N0 リンパ節転移なし
- N1 原発巣と同側，正中原発では一側のリンパ節に転移
- N2 原発巣の反対側リンパ節に転移（正中原発では両側のリンパ節）
  注：胸部原発の頸部リンパ節転移は N2
- N3 他部位のリンパ節に転移―腹部原発では腹部外，胸部原発では胸部外

骨転移	B0 なし，B1 あり
眼窩転移	E0 なし，E1 あり
骨髄転移	bm0 なし，bm1 あり
肝転移	H0 なし，H1 1葉のみに転移，H2 両葉に少数転移，H3 両葉に多数転移
皮膚転移	D0 なし，D1 身体の一部に 2-3 か所転移，D2 多数転移
他臓器転移	V0 なし，V1 あり

stage	C	N1-2	N3, B, E	bm, H, D
I	0-1	0	(−)	(−)
II	0-2	0-1	(−)	(−)
III	0-3	0-2	(−)	(−)
IV A	0-3	0-2	anyone	(−)or(+)
IV B	0-3	0-2	(−)	anyone
IV S	0-2	0-1	(−)	anyone

❸ 治療成績

初診時に遠隔転移を有していることが多く，予後は不良である．年齢が重要な予後因子であり，1歳未満は予後良好である．

G 横紋筋肉腫

横紋筋肉腫は，骨格筋に分化しうる embryonal mesenchyma 由来の悪性腫瘍である．頭頸部領域が最も多く，泌尿器領域，四肢，体幹部などが好発部位である．頭頸部では眼窩原発の腫瘍は予後良好であるが，傍髄膜では予後不良である．

本腫瘍は極めて悪性度の高い腫瘍であり，診断時に既に局所進展や遠隔転移を有する例が少なくない．

組織型は embryonal type, alveolar type, pleomorphic type の3型に分類される．そのうち小児に多い embryonal type は放射線感受性が高い．

❶ 治療方針

手術，放射線，化学療法による集学的治療が原則である．放射線治療の役割は他の固形腫瘍に比べて高く，化学療法との併用による形態，機能温存治療も行われている．放射線感受性は Wilms 腫瘍ほどは高くなく，40〜50 Gy が照射される．

❷ 治療成績

予後因子としては腫瘍が病理や発生部位，筋肉あるいは臓器内に限局しているか，腫瘍径が5cm以内か，リンパ節転移の有無，遠隔転移の有無が挙げられる．

眼窩原発の腫瘍は放射線治療で 90%の局所制御が得られるが，眼窩の成長障害や視力障害が問題となる．

H 血管腫―血小板減少症候群
Kasabach-Merritt syndrome

本症は，血管腫のために血小板が減少して出血性素因を伴う一連の疾患に対してよばれており，幼児に発症する．自然治癒が望めないし，腫瘍の完全摘出が無理なことが多く，放射線治療が最も有効な手段である．照射量は1回1〜1.5 Gy，週3〜5回で計10〜12 Gy までとする．幼児が大半であるので，特に四肢ではできるだけ関節に照射することを避け，発育障害に注意しなければならない．治癒したようにみえても再燃することがあるので，よく観察をすることが必要である．また DIC との関係があるときには，その対応をする．

10 リンパ系腫瘍

悪性リンパ腫は近年日本人の高齢化とともに増えつつある疾患で，平成15年には人口10万人あたり11.5人程度（男15.5人，女8.2人）の年間発生数がある．大きくHodgkinリンパ腫（Hodgkin病）と非Hodgkinリンパ腫の2つに分かれる．いずれも化学療法にもよく反応するが，放射線の感受性が極めて高く，放射線治療が効果的である（図10-1）．また，いずれも早くから全身に広がることが多いという共通点も有する．したがって，悪性リンパ腫は化学療法を中心に治療を行い，放射線治療を併用する場合が多い．ただ，Hodgkinリンパ腫と非Hodgkinリンパ腫では発生部位や広がり方が異なるので，分けて考えるべきである．表10-1にその主な共通点と相違点を挙げた．相違点はHodgkinリンパ腫はリンパ節に初発し，さらにリンパ節を連続性に広がるのに対し，非Hodgkinリンパ腫はリンパ節からの発生の他，リンパ節以外からの発生が半数を占め，広がり方は非連続性の場合が多いことである．

A Hodgkinリンパ腫

1 疫学的事項

Hodgkinリンパ腫は，20歳前後の若い年齢層と50歳以上に発症することが多く，いわゆる二峰性を示す．欧米では比較的多い疾患であるが，わが国を含め東アジアでは極めて発生頻度が低く，悪性リンパ腫の5%程度を占めるにすぎない．Hodgkinリンパ腫のほぼ全例がリンパ節から発生するが，特に頸部リンパ節が圧倒的に多い．しかし，なかには縦隔リンパ節や腋窩リンパ節，さらには鼠径リンパ節から発生することもある．

2 病理

Hodgkinリンパ腫ではHodgkin細胞やReed-Sternberg細胞のみが腫瘍で，それ以外は反応性のリンパ球である．出現している細胞すべてが腫瘍細胞である非Hodgkinリンパ腫とはこの点で異なる．
組織型は従来はリンパ球優位型，結節硬化型，混合

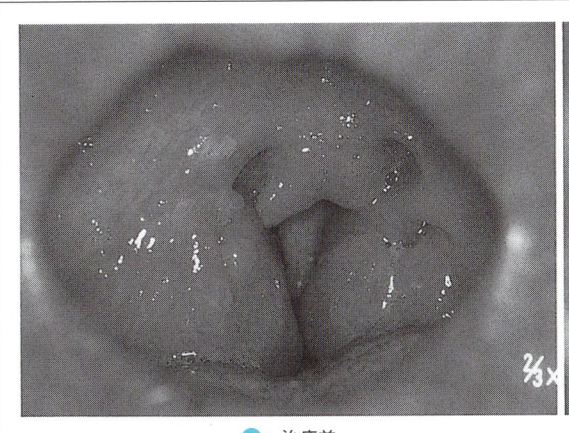

表10-1 Hodgkinリンパ腫と非Hodgkinリンパ腫の臨床的共通点と相違点

	Hodgkinリンパ腫	非Hodgkinリンパ腫
共通点	放射線感受性が高い 化学療法によく反応する 全身に広がることが多い	
異なる点		
初発部位	ほぼ全例がリンパ節（特に頸部リンパ節）	リンパ節からは約50%でリンパ節以外の種々の臓器から50%
広がり方	隣接のリンパ節に連続的，系統的に広がる．	遠隔のリンパ節に非連続性に広がることが少なくない 節外臓器への浸潤傾向が強い

ⓐ：治療前 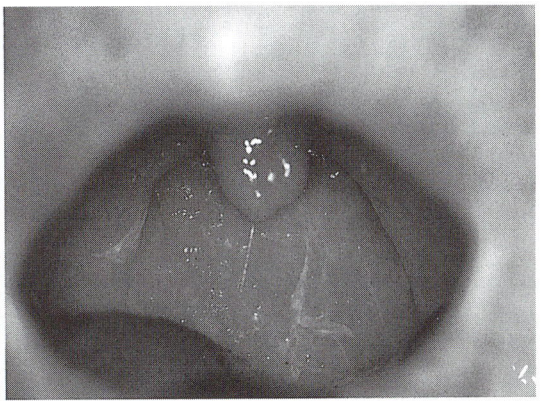　　ⓑ：放射線治療後

図10-1 口蓋扁桃の非Hodgkinリンパ腫

表 10-2 Hodgkin リンパ腫の病期分類（Ann Arbor 分類）

I 期	一つのリンパ節領域の病変（I） または一つのリンパ節外臓器または部位の限局性病変（I E）
II 期	横隔膜の上下いずれか一方における二つ以上のリンパ節領域への侵襲（II） 横隔膜の上下いずれか一方におけるリンパ節領域の病変と，同側の一つのリンパ節外臓器または部位への限局性侵襲（II E）
III 期	横隔膜の上下両側にわたるリンパ節領域への侵襲（III） 横隔膜の上下両側にわたるリンパ節領域と脾への侵襲（III S） 横隔膜の上下両側にわたるリンパ節領域と一つのリンパ節外臓器または部位への限局性侵襲（III E） 横隔膜の上下両側にわたるリンパ節領域と脾と一つのリンパ節外臓器または部位への限局性侵襲（III ES）
IV 期	リンパ節病変の有無にかかわりなく，一つ以上の節外性組織あるいは臓器へのびまん性の侵襲 注：病例をIV期と分類する根拠となった部位を記号で表示

病状 A および病状 B
　各病期は以下に定義される全身症状のないものを A，あるものを B とに区別する
1. 初診前 6 か月間に原因不明の 10% 以上の体重減少
2. 38℃以上の原因不明の発熱
3. 盗汗
注：搔痒症のみ，または原因の明らかな感染症に伴う短期間の有熱症状は B に該当しない

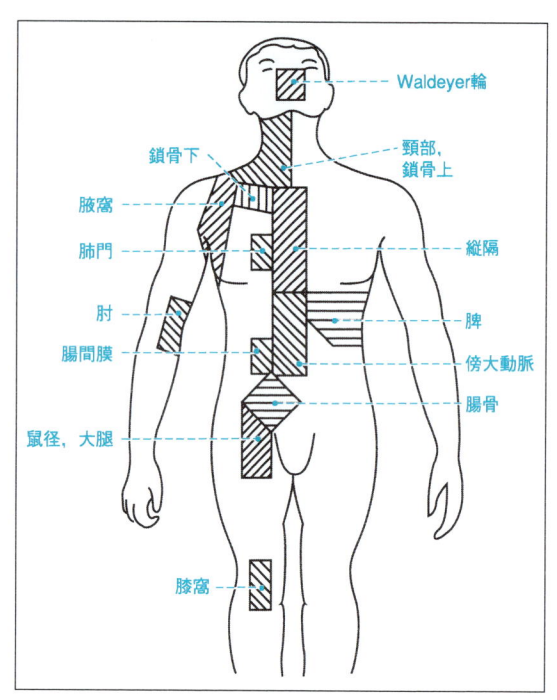

図 10-2　解剖学的リンパ節領域

細胞型，リンパ球減少型の 4 つのタイプに分けられていた．結節硬化型が最も多く，リンパ球減少型は少ない．背景のリンパ球は腫瘍に対する反応であるので，リンパ球優位型は治療によく反応し予後良好であり，リンパ球減少型は治療が難しい場合が多く予後不良である．なお，結節硬化型，混合細胞型では従来は治療成績に差があったが，現在ではこの 2 つの組織型の患者の予後はリンパ球優位型と同程度に良好である．

Hodgkin リンパ腫の最近の病理分類 … Advanced study

2001 年に発表された WHO の分類では Hodgkin 病は Hodgkin リンパ腫とされ，また従来のリンパ球優位型は lymphocyte-rich classical Hodgkin lymphoma のほかに，あらたに nodular lymphocyte-predominant Hodgkin lymphoma が加わったが，この 2 つの組織亜型に治療成績の差はないとされ，治療方針の変更も必要ないといわれる．

❸ 臨床像

若い患者で頸部に痛みのないリンパ節腫脹があれば Hodgkin リンパ腫を疑い，生検が必要である．検診で縦隔に大きな腫瘤を指摘されみつかることもある．発熱，盗汗（寝汗）と体重減少は Hodgkin リンパ腫の予後不良因子とされるが，I 期や II 期の早期ではほとんどみられない．

❹ 病期分類

Hodgkin リンパ腫では TNM 分類を用いない．これは Hodgkin リンパ腫がもともとリンパ節が初発である上に，放射線治療や化学療法によく反応し，腫瘍の大きさに関係なく制御可能だからである．広がり方から表 10-2 のような病期分類（Ann Arbor 分類），あるいはその小改正の Cotswold 改正案を使用する．なお，リンパ節領域は図 10-2 のように決められている．

1 人ひとりの患者の病期決定のためには発熱，盗汗（寝汗）や体重減少といった臨床症状や骨髄生検などの他，画像診断として X 線 CT，MRI や ^{67}Ga による腫瘍シンチグラムがよく用いられてきた．最近では ^{67}Ga による腫瘍シンチグラムに替わって ^{18}F-FDG PET が用いられることも多くなっている．

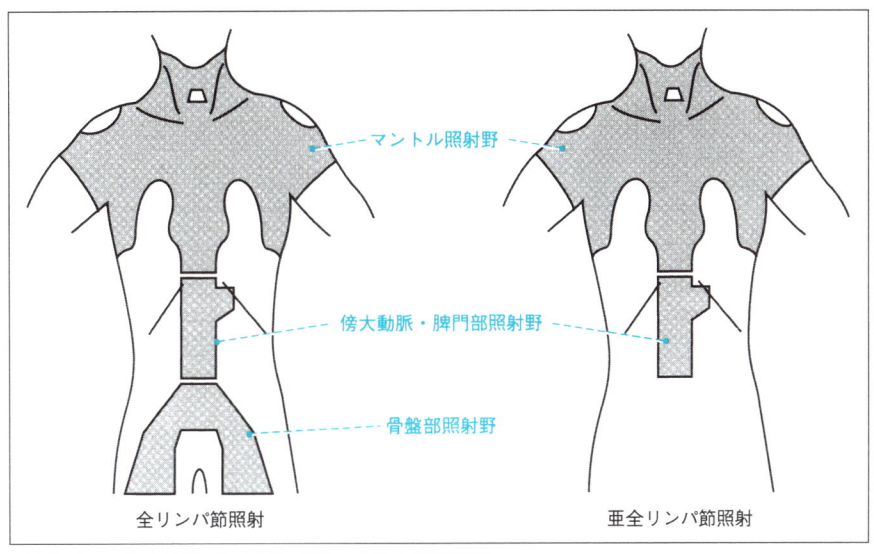

図 10-3 マントル照射, 逆 Y 照射, 全リンパ節照射
傍大動脈・脾門部照射野と骨盤部照射野を合わせて逆 Y 型照射野とよぶ.

Ann Arbor 分類と Cotswold 改正案 …… Memo

Hodgkin リンパ腫の病期分類は TNM を用いず, 病変の広がりをもとに Ann Arbor 分類を用いる. 腫瘍径は考慮されない. しかし, 放射線治療や化学療法で大きな腫瘤自体は制御可能でも, 大きな腫瘤が存在するということ自体が腫瘍の発育が速いということを意味し, 結局治療成績にも影響する. そこで, 10 cm を超えるような腫瘤がある場合は, 別に扱うように改正されたのが, Cotswold 改正案である. しかし, ごく小規模な改訂であり, 基本的には Ann Arbor 分類の考えが踏襲されている.

⑤ 治療方針

Hodgkin リンパ腫では 1960 年代から試験開腹を行い, 全リンパ節照射(マントル照射＋逆 Y 照射:図 10-3)を行うことによって治療成績が飛躍的に向上した. しかし, 最近では化学療法が発達したため, 試験開腹は行われなくなり, マントル照射＋逆 Y 照射のような大きな照射法も例外的になった. 通常は多剤を併用した化学療法である ABVD 療法を行い(I 期や II 期の早期では 3 サイクル, III 期や IV 期では 6 サイクル以上), その後に腫瘍のあった部位に限局して放射線治療を行うことが多い. マントル照射のような広い照射野をとらない理由は, ABVD 療法の効果が高いことのほか, ABVD 療法には肺毒性のある bleomycin が含まれるため, 両肺が広く照射野に含まれる放射線治療を行うと, 肺障害の危険性が高いためである.

Hodgkin リンパ腫は放射線感受性が高いので, ABVD 療法後の放射線治療は少ない線量で十分である(総線量 30 Gy を 1 回 2 Gy で 15 回, 3 週間かけて行う程度).

全リンパ節照射, マントル照射, 逆 Y 照射, 試験開腹 …… Advanced study

マントル照射とは両頸部＋縦隔＋両肺門＋両腋窩のリンパ節を一塊として照射するもので, 逆 Y 照射とは腹部傍大動脈＋脾門部＋骨盤内リンパ節を照射する. 全リンパ節照射とはマントル照射＋逆 Y 照射のことをいう(図 10-3). 基本的に試験開腹を行い, 腹腔内リンパ節の生検や脾臓の摘出が前提である. ただ, 試験開腹・脾臓摘出は治療でなく, 病期決定のためであり, それにしては合併症のリスクが高い. さらに, 有効な多剤併用化学療法が発達したこともあり, Hodgkin リンパ腫でも全リンパ節照射, マントル照射, 逆 Y 照射や試験開腹は現在ほとんど行われなくなった.

Hodgkin リンパ腫の化学療法 …… Memo

Hodgkin リンパ腫の多剤併用化学療法として長い間, 標準的な治療法とされてきたのは MOPP 療法である. しかし, MOPP 療法では二次発癌作用が強く, 最近では ABVD 療法が一次治療として用いられることが多い. ABVD 療法とは adriamycin, bleomycin, vinblastine, dacarbazine の 4 剤の抗癌剤を併用する治療法で, その薬剤の頭文字をとったものである.

⑥ 治療成績

症例が多い欧米の病院では, Hodgkin リンパ腫の 5 年生存率は 90% 程度まで向上している. 筆者らの共

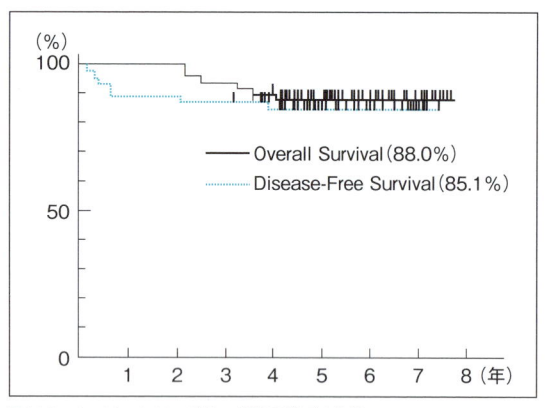

図10-4 Hodgkinリンパ腫の治療成績
1994年から1998年までに全国17施設で治療された63症例.
（悪性リンパ腫治療研究会のデータ，中村忍による）

同研究でもこれに匹敵する治療成績が上げられた（図10-4）．しかし，大阪府の地域がん登録によるHodgkinリンパ腫の5年生存率は依然50％以下である．Hodgkinリンパ腫はきちんと治療すれば大部分の患者は治癒可能であるが，適切な治療が行われない場合は再燃を繰り返し，結局不幸な転帰をとることも少なくない疾患であることをしっかり念頭に置くべきである．

B 非Hodgkinリンパ腫

❶ 疫学的事項

わが国では非Hodgkinリンパ腫が悪性リンパ腫の95％を占める．小児から青年期に発症する特殊なリンパ腫を除けば，通常は50歳以上に好発する．

病因はEBウイルスの関与がはっきりしているBurkittリンパ腫，HTLV-Ⅰ感染によるATLのリンパ腫型，*Helicobacter Pylori* 感染と深い関係を有する胃MALTリンパ腫のほか，HIV感染者に発生しやすいリンパ腫などがある．しかし，多くの非Hodgkinリンパ腫は原因不明である．

> **MALTとMALTリンパ腫** .... *Memo*
>
> MALTとはMucosa Associated Lymphoid Tissueの頭文字をとったもので，日本語に訳せば「粘膜関連リンパ組織」となる．消化管，気管支など粘膜内に存在するリンパ組織の総称．また，本来は存在しないが，胃や甲状腺などのように，種々の外来刺激によってMALT組織が発生する場合もある．さらに外来刺激が続けば，炎症性病変や自己免疫性反応に伴い，胃や甲状腺などをはじめいろいろな臓器からリンパ腫が発生する．これらをMALTリンパ腫とよぶ．

表10-3 頭頸部領域の非Hodgkinリンパ腫の病理分類
（新WHO分類による）

組織型	症例数	頻度(%)	5年生存率(%)
Bリンパ腫			
びまん性大細胞型	186	64.8	70
MALTリンパ腫	29	10.1	81
濾胞性リンパ腫	24	8.4	77
その他のBリンパ腫	10	3.5	—
T/NKリンパ腫			
NK/Tリンパ腫（鼻腔型）	17	5.9	55
その他のTリンパ腫	21	7.3	18

（久留米大病院・九大病院　1983-1999年に治療を受けたⅠ期とⅡ期287名）

❷ 病理

非Hodgkinリンパ腫という名前の通り，Hodgkinリンパ腫を除いた悪性リンパ腫すべてを含み，いろいろな疾患群をまとめた病名である．歴史的にも様々な病理分類が提唱されてきた．例えば，1970年代に用いられたRappaport分類，1980年代に提唱されたWorking Formulationなどである．これらに替わって，最近進歩した免疫組織化学や遺伝子解析などを踏まえ，臨床像を参考につくられたのが2001年に発表されたWHO分類である．非Hodgkinリンパ腫はB細胞系リンパ腫，NK/T細胞系リンパ腫に大きく分けられる．さらに正常リンパ球の分化成熟過程で細かく分類されている．しかし，放射線科領域で扱うリンパ腫はこの分類のうち，ごく限られたものが大部分である．例えば，頭頸部領域ではB細胞系のびまん性大細胞型が65％を占め，同じくB細胞系のMALTリンパ腫が10％，濾胞性リンパ腫が8％，T/NK細胞系リンパ腫全部で13％で，これらをあわせると95％以上になる（表10-3）．

❸ 臨床像

非Hodgkinリンパ腫の約半数はリンパ節以外から発生する．全身どこの臓器からでも発生するが，多いのは口蓋扁桃や咽頭扁桃などを総称したワルダイエル輪，胃と回腸終末部を中心とした消化管である．その他，鼻・副鼻腔，眼窩，甲状腺，口腔，皮膚，骨なども少なくない（表10-4）．さらに近年，中枢神経系からの発生も増えているといわれる．リンパ腫が発生した場所によって症状が異なるので，常に悪性リンパ腫の可能性を考えておかなければならない．例えば，精巣の腫大で患者が受診した場合，若い患者であれば精上皮腫などが考えられるが，高齢者では非Hodgkinリンパ腫をまず考える必要がある．

表 10-4 非 Hodgkin リンパ腫の主な節外性リンパ腫の発生部位

初発部位	人数	頻度(％)
ワルダイエル輪	78	17.7
鼻腔・副鼻腔	39	8.8
甲状腺	26	5.9
口腔	18	4.1
眼窩	22	5.0
縦隔	14	3.2
胃	69	15.6
小腸	33	7.5
その他の消化管	22	5.0
皮膚	49	11.1
骨	15	3.4
その他の節外臓器*	56	12.7
計	441	100

* 唾液腺 4, 胸壁 10, 肺 7, 乳腺 2, 肝胆膵 3, 睾丸 4, 子宮 6, 脳 4, など
（大島孝一久留米大学病理学教授のデータをもとに早渕が改変）

❹ 病期分類

非 Hodgkin リンパ腫の病期分類はないので, Hodgkin リンパ腫の Ann Arbor 分類や Cotswold 改正案を使用する．これとは別に非 Hodgkin リンパ腫の半数以上を占める B 細胞系のびまん性大細胞型では IPI（International Prognostic Index の略）がよく用いられる．臓器浸潤の数（Extranodal involvement），年齢（Age），LDH，全身状態（Performance status），病期（Stage），によって予後を予想し，治療法を考える参考にしようとするものである．頭文字をとって，E-ALPS と覚えるとよい．

❺ 治療方針

非 Hodgkin リンパ腫は早くから非連続性に全身に広がるので，多剤併用化学療法が中心となる．よく使われるのは CHOP 療法である．最近，B リンパ球表面の CD20 抗原に対する抗 CD20 抗体である rituximab もその効果が認められ，臨床の現場でよく用いられるようになってきた．

放射線治療は多剤併用化学療法の後，局所に絞って照射するのが一般的である．30～40 Gy 程度の少ない線量で十分なことが多い．例外として MALT リンパ腫では，周囲のリンパ節へ広がることはまれであるので，30 Gy 程度の少ない線量を局所に照射し，化学療法は行わない．また，鼻腔・副鼻腔から初発する NK/T 細胞リンパ腫では放射線治療の効果は高いが，化学療法の効果は低いことから，45～50 Gy の放射線治療を中心に治療する．さらに，最近増えている高齢者の非 Hodgkin リンパ腫では，化学療法が十分に行えない場合が多い．限局している場合は放射線単独治療が効果的である．

非 Hodgkin リンパ腫の化学療法 ……… Memo

非 Hodgkin リンパ腫はいろいろな種類のリンパ腫があり，病因も広がり方も，発育速度も異なる．したがって，標準的な化学療法というのは難しく，これまでにたくさんの多剤併用化学療法が提唱されてきた．しかし，もっとも多い B 細胞性のびまん性大細胞型では，CHOP 療法（cyclophosphamide, adriamycin, oncovin＝vincristine, predonisolone）と，それ以降に発表されたさまざまな多剤併用化学療法とでは寛解率や治療成績に差がなく，CHOP 療法が現在でも標準的である．また，MALT リンパ腫では外来刺激が腫瘍の発育に関係するので，その外来刺激を断ち切ることができれば MALT リンパ腫は寛解する．胃の MALT リンパ腫では，まず外来刺激となっている *Helicobacter Pylori* の除菌治療を行えば，7 割程度は完全緩解する．なお，完全寛解しなかったり，再燃した場合は放射線治療が有効である．

❻ 治療成績

放射線感受性が高く，30～40 Gy 照射した部位は 95％ 程度の局所制御率が得られる．しかし，Ⅰ期とⅡ期の限局型でも，治療成績は表 10-3 のように非常によいもの（MALT リンパ腫など）から，非常に悪いもの（ATL のリンパ腫型などの T リンパ腫）までさまざまである．症例の多くを占める B リンパ腫びまん性大細胞型はこの中間である．最近は化学療法や補助療法の進歩で治療成績が向上しつつある．しかし，初診時にすでに全身に広がっているもの（Ⅲ期，Ⅳ期）が多く，一般的には必ずしも治療成績はよくない．大阪府の地域がん登録では非 Hodgkin リンパ腫全体の 5 年生存率は 40％ 以下である．

11 皮膚・骨・軟部腫瘍

A 皮膚腫瘍 skin tumor

 皮膚癌の発生率は10万人に対して白人20〜100人，有色人種5人以下で，悪性黒色腫も白人1.7〜14人，わが国では0.5人で，皮膚腫瘍は白人に圧倒的に多い．発生には紫外線が関与し，有色人種はメラニンで保護されているためにその発生率が低い．

分類

 皮膚の原発性悪性腫瘍の分類は**表11-1**のごとくである．米国では皮膚癌の65％は基底細胞癌，30％は有棘細胞癌である．皮膚癌のTNM分類を**表11-2**に示す．

1 皮膚癌 skin cancer

 ①**基底細胞癌** basal cell carcinoma　50〜70歳に多い．露出部，特に顔面に発生することが多い．①結節潰瘍型，②表在型，③斑状硬皮型，④浸潤型，⑤色素沈着型があり，いずれも発育は緩徐である．発生母地にリンパ管と血管がないので，転移はきわめてまれである（0.1％以下）．1％に神経鞘，特に顔面神経末梢への浸潤がみられる．

 ②**有棘細胞癌** squamous cell carcinoma　好発部位は頬部，下口唇部，手甲で，発育は緩徐で，転移もまれである．分化型のリンパ節転移は1％程度，低分化型のリンパ節転移は10％程度とされている．リンパ節転移例の予後は不良で，5年生存率は25％である．2〜14％に神経鞘浸潤がみられる．

 内臓悪性腫瘍の合併の多い**Bowen病** Bowen disease は有棘細胞癌の浸潤前駆型 preinvasive type である．

治療および成績

 一般的に外科切除が行われるが，放射線治療成績も良好である．特に顔面の皮膚癌に対して放射線治療が行われる．美容上および二次発癌の問題から50歳以下の患者は放射線治療の対象とならない．

 放射線は過去には100〜250 KVpのX線が用いられたが，最近では4〜16 MeVの電子線が用いられる．電子線の特徴は表面線量が高く，飛程のために，ある深さ以上になると急激に線量が減少するので，皮膚癌の治療には最適である．

表11-1　皮膚原発悪性腫瘍の分類

 上皮性腫瘍
  基底細胞癌 basal cell carcinoma
  有棘細胞癌 squamous cell carcinoma
  Bowen病
  Paget病
  ケラトアカントーマ keratoacanthoma*
  その他
 間葉系腫瘍
  悪性リンパ腫 malignant lymphoma
  菌状息肉腫 mycosis fungoides, sézary syndrome
  Kaposi肉腫 Kaposi sarcoma
  その他
 Merkel細胞癌 Merkel cell carcinoma
 神経線維肉腫 malignant schwannoma
 メラノサイト系腫瘍
  悪性黒子 lentigo maligna*
  悪性黒色腫 malignant melanoma

*厳密には悪性腫瘍には分類されない

表11-2　皮膚癌TNM分類の要約（UICC，1997）

T1	2 cm以下のもの
T2	2 cmより大きく5 cm以下のもの
T3	5 cmより大きいもの
T4	深部皮膚外構造（軟骨，骨格筋，骨）に浸潤するもの
N0	所属リンパ節転移なし
N1	所属リンパ節転移あり

 基底細胞癌では50〜60 Gy/25〜30分割/5〜6週が照射される．有棘細胞癌では60 Gy/30分割/6週が照射される．Bowen病は40 Gy/10分割で制御可能である．

 放射線治療による局所制御率は基底細胞癌で91〜96％，有棘細胞癌では83〜94％で，有棘細胞癌1 cm以下であれば91％，1〜5 cmであれば76％，5 cm以上であれば56％と報告されている．

2 悪性黒色腫 malignant melanoma

 皮膚のメラノサイトから発生する悪性腫瘍である．皮膚，粘膜，眼，消化管などに発生し，皮膚では足底に発生することが多い．黒子との鑑別は非対称，不規則辺縁，色素まだら状分布，増大傾向などである．

 臨床形態から，①表在拡大型，②結節型，③悪性黒子型，④四肢黒子型に分類される．欧米では表在拡大型が65％を占めるが，わが国では四肢黒子型が多い．

悪性黒子型は中年の顔面に好発し，発育緩徐で10年生存率も85％と良好である．

[治療および治療成績]
腫瘍辺縁から3〜5cm外側の正常組織を含めて切除するのが第一選択である．手術不能例および術後遺残例に放射線治療が行われる．

従来から悪性黒色腫は細胞生存率曲線の肩が大きいので，放射線からの回復能力が大きく，したがって放射線抵抗性であると考えられてきた．しかし，5cm以下の悪性黒色腫に放射線治療を行ったところ31％に完全寛解を得たとの報告があり，必ずしも放射線抵抗性ではないようである．細胞生存率曲線の肩が大きいことから，1回小線量より大線量の方が有効と考えられている．実際に24〜30 Gy/4〜5分割照射が試みられ，予後を改善したとの報告がある．しかし，1回8 Gy で週4回照射した群と1回2.5 Gy で20回照射した群を比較したところ，いずれも局所制御率は24％前後で差がなかった．悪性黒色腫に対する標準的な放射線治療方法は未だ確定的でない．わが国に多い四肢黒子型の10年生存率はⅠ期で44％と報告されている．

B　骨腫瘍 bone tumor

悪性骨腫瘍による年間死亡率は人口10万人に対して0.5〜1.1で，胃癌，肺癌の40に比較してきわめて少ない．

骨腫瘍は組織由来の異なる種々の腫瘍が含まれており，その組織型も多彩である．

原発性悪性骨腫瘍中，最も多数を占める腫瘍は骨肉腫(43.6％)で，以下，多発性骨髄腫(16.3％)，軟骨肉腫(13.3％)，Ewing肉腫(6.0％)，線維肉腫(3.6％)などである．

[分類]
悪性骨腫瘍取扱い規約(1990年版)による分類の主要な内容を表11-3に示す．

1　骨肉腫 osteosarcoma

若年者に多く，35歳以下が85％を占める．大腿骨遠位端，脛骨近位端が好発部位である．初診時約17％に遠隔転移がみられる．血行性転移が主で，リンパ行性転移はまれである．転移は肺に多く，剖検時には98％に肺転移を認める．転移のない骨肉腫の5年生存率は約20％である．

切除が第一選択であるが，最近は患肢温存術が行われる傾向にあり，術後照射およびメトトレキサートmethotrexate，シクロホスファミド cyclophospha-

表11-3　骨腫瘍の分類(悪性骨腫瘍取り扱い規約，1990)

Ⅰ．原発性骨腫瘍
　①骨原性
　　1) 軟骨性
　　　　軟骨肉腫　chondrosarcoma
　　2) 骨性
　　　　骨肉腫　osteosarcoma
　　3) 線維性
　　　　線維肉腫　fibrosarcoma
　　　　悪性線維性組織球腫　malignant fibrous histiocytoma
　②脈管性
　　　　血管肉腫　angiosarcoma
　③造血性
　　　　骨髄腫　myeloma
　　　　　単発性　solitary
　　　　　多発性　multiple
　　　　悪性リンパ腫　malignant lymphoma
　④脊索性
　　　　脊索腫　chordoma
　⑤脂肪原性
　　　　脂肪肉腫　liposarcoma
　⑥神経原性
　　　　神経原性肉腫　neurogenic sarcoma
　⑦不明または不確定
　　　　巨細胞腫　giant cell tumor
　　　　Ewing肉腫　Ewing sarcoma
Ⅱ．続発性腫瘍
　転移性　metastatic
　　　　癌腫　carcinoma
　　　　肉腫　sarcoma

mide，アドリアマイシン adriamycin，アクチノマイシンD actinomycin D，ブレオマイシン bleomycin，シスプラチン cisplatin などの多剤化学療法が追加される．切除断端に腫瘍細胞がなければ，四肢切断術と患肢温存術の治療成績に差はない．術後照射は患骨全体に50 Gy/25分割/5週を入れる．

5 cm以下の上肢の骨肉腫，骨盤の骨肉腫などに放射線単独治療が行われる．70〜80 Gy/35〜40分割/7〜8週が照射される．44 Gyで照射野を縮小し，化学療法を併用する．

照射野の設定で患肢全体を含めないことが重要で，皮膚を1.5〜2 cm長軸に沿って，ひも状にブロックする．これは四肢の浮腫および拘縮性線維化の予防のためである．

2　軟骨肉腫 chondrosarcoma

30〜60歳に多く，肋骨，胸骨，腸骨などの扁平骨と四肢骨に好発する．局所進展が著しく，肺転移も多い．手術による広範全摘出が基本で，術後照射が行われる．術後照射は50 Gy/20〜25分割/4〜5週が入れられる．転移の程度で生存率に差があり，5年生存率

は転移のない例で90％，10％の転移で81％，70％の転移で43％と報告されている．

3　Ewing 肉腫 Ewing sarcoma

10〜20歳の男性に多く，四肢，特に下半身の長管骨に好発するが，全身どこにでも生じる．血行性転移が多く，リンパ行性転移は稀である．骨肉腫に比較して放射線反応性はよい．

放射線単独治療の局所制御率は65〜75％で，化学療法（ビンクリスチン vincristine, actinomycin D, cyclophosphamide, adriamycin）を併用すると90〜95％になる．

腫瘍端から5cm外側まで照射野に含めて45Gy照射，その後照射野を縮小して総線量50〜56Gyまで入れて，化学療法を併用する．5年生存率は63％と報告されている．

4　骨髄腫 myeloma

形質細胞が腫瘍性増殖をする悪性腫瘍で，単発性 solitary と多発性 multiple とがある．腫瘍は IgG，IgM などを産生し，尿中に Bence Jones 蛋白を排出する．40歳以上に多く，頭蓋骨，骨盤，脊椎，肋骨などをおかす．punched out（境界鮮明な打ち抜き像）のX線像が特徴である．骨髄腫の放射線反応性は高いが，全身性疾患のため治療はメルファラン melphalan，プレドニゾン prednisone（MP療法）などの化学療法が中心となる．化学療法で制御できない病巣に放射線治療が行われる．30〜50Gy/15〜25分割/3〜5週の照射で局所は十分制御できる．

5　巨細胞腫 giant cell tumor

20〜40歳の女性に多く，長管骨の骨端に好発する．良性と悪性とがあるが，良性のものも45〜60％局所再発し，ごくまれに肺転移を生じる．治療後5年経過してからの再発は悪性転換（malignant transformation）を考える．悪性巨細胞腫では死亡率は70％である．巨細胞腫の放射線反応性は良好である．

切除後の局所再発率は30〜50％であるので，積極的に術後照射が行われる．また切除不能例あるいは術後残存例に放射線はよい適応である．術後照射では30〜40Gy/15〜20分割/3〜4週が照射され，根治的照射では50〜60Gy/25〜30分割/5〜6週が照射される．局所制御率は85％である．

6　脊索腫 chordoma

胎生期の遺残脊索より発生する悪性腫瘍である．50％は仙骨に生じ，頭蓋底，特に斜台，脊椎などにも生じる．発育は緩徐であるが，骨破壊の傾向があり，時に転移を生じる（10〜25％）．

完全切除がなされるべきであるが，重要な神経の近くに発生することが多く，根治的切除が困難な場合が多い．不完全切除例に放射線治療が行われる（55〜60Gy）．脳や眼を保護する必要があるので，線量分布の良い陽子線治療や重粒子線治療が試みられている．

7　転移性骨腫瘍 metastatic bone tumor

肺癌，乳癌，肝癌，前立腺癌，腎癌などからの転移が多い．腰椎，胸椎に多く，骨盤，頭蓋骨，肋骨，四肢骨と続く．

有痛性の骨転移に対する治療の第一選択は一部の例外を除いて，放射線治療である．脊髄圧迫症状により麻痺が生じた例に手術が選択される．

骨転移による激しい疼痛を訴える患者をみたら，まず放射線治療を想起する．放射線治療により70〜90％に長期間の疼痛寛解が得られる．少量の放射線により早期に出現する除痛の理由は不明である．

転移性骨腫瘍に対しては8Gy/1回照射，20Gy/5分割照射，22.5Gy/5分割照射，30Gy/10分割照射，50Gy/25分割照射など種々の線量分割法が試みられており，除痛効果はいずれも差がないとされている．QOLの点からは短期間に少量の放射線治療で除痛が得られれば，それに越したことはないが，腫瘍が制御されているわけではないので長期生存例に疼痛再燃がある．長期生存が予想される例，あるいは再燃により著しくQOLを損なう部位，例えば脊椎，大腿骨などに対しては，腫瘍を制御しうる線量（50〜60Gy/25〜30分割）の投与が必要である．その他の例では15Gy/2分割，20Gy/5分割などの短期間照射で症状をとる方法が選択される．

完全除痛のためには鎮痛薬の投与，麻酔による神経ブロック，化学療法などが組み合わされる．

骨転移の石灰化・骨折予防 ………… Advanced study

　放射線治療は，転移性骨腫瘍の疼痛緩和作用だけでなく，破壊された骨の石灰化を促す作用も有しており，骨合併症を予防する上でも優れた姑息治療である．完全に溶けて腫瘍に置換された骨組織が，照射後に再石灰化し，骨の再形成が得られる症例も少なからず経験する．疼痛緩和を指標とした場合，照射線量や照射法，癌の種類によらず，比較的早期に症状改善が得られることが多く，臨床試験，系統的レビューでも，線量反応関係は認められない．疼痛緩和作用は，腫瘍制御とは異なる機序，おそらく破骨細胞を中心とした骨微小環境の変化が主なメカニズムと考えられている．一方，再石灰化・骨折予防を評価項目とした研究では，分割照射を用いてより高線量を照射した方が優れており，放射線の抗腫瘍効果による腫瘍組織量の減少がより大きく関与していると考えられる．

　ただ，骨転移を有する患者の予後は一般に短いため，病的骨折の発生率は低く，前向き研究でも2〜4%程度である．多くの症例は疼痛緩和を目的とした放射線治療の適応であり，線量増加による無用な患者負担は避けるべきである．乳癌，前立腺癌などの長期生存が見込まれる疾患，転移巣の制御で治癒が期待される"オリゴ・メタスターシス"患者では，症例を選んで，石灰化・骨折予防，さらには局所腫瘍制御を目的とした，より高線量の放射線治療を検討する意義がある．骨転移の石灰化・骨折予防を目的とする他の治療として，ビスホスホネート剤があり，近年急速に使用が増加している．骨転移症例に対しビスホスホネート剤単独で治療しても，30〜40%の症例は放射線治療の追加が必要といわれるが，一方，放射線治療単独と放射線治療＋ビスホスホネートとの比較試験では，併用療法群で骨の再石灰化率，新たな骨転移の発生抑制に優れていた．今後さらなる検討が必要だが，全身療法と局所療法とを併用する方向性は骨転移治療においても妥当と思われる．

　放射線による骨転移巣の石灰化・骨折予防作用は，疼痛緩和とは異なるメカニズムが想定される．骨転移に対する治療は患者の生命予後に応じた対応が重要であり，長期予後が期待されれば，総線量の増加，ビスホスホネートとの併用など，より治癒的治療の適応も考慮すべきである．

表11-4　悪性軟部組織腫瘍のTNM分類と病期の要約（UICC，1997）

T1	5 cm 以下のもの
T1a	表在
T1b	深部浸潤
T2	5 cm より大きいもの
T2a	表在
T2b	深部浸潤
N1	所属リンパ節転移陽性
G1	高分化型
G2	中分化型
G3	低分化型
G4	未分化型

Stage IA	G1, 2	T1a, b	N0	M0
Stage IB	G1, 2	T2a	N0	M0
Stage IIA	G1, 2	T2b	N0	M0
Stage IIB	G3, 4	T1a, b	N0	M0
Stage IIC	G3, 4	T2a	N0	M0
Stage III	G3, 4	T2b	N0	M0
Stage IV	Any G	Any T	N1	M0
	Any G	Any T	Any N	M1

いる．

　血行性転移，特に肺転移が主で，リンパ行性転移は4〜10%と少ない．リンパ節郭清は一般に行われない．血管肉腫はリンパ節転移率が高い．

　多くの腫瘍は発育が緩徐で，無痛性腫瘍として発育し，筋肉，神経，血管，筋膜などに浸潤する．

分類

種々の組織型があるが，多いものから挙げると以下のごとくなる．

悪性線維性組織球腫	26%
脂肪肉腫	11%
横紋筋肉腫	10%
平滑筋肉腫	8%
線維肉腫	6%

　ある程度組織学的に分化したものでないと正確な組織診断をつけることが困難なこと，また組織型に関係なく，腫瘍の分化度gradeによって同じ経過をたどるので，組織型よりむしろgradeの方が臨床では重要である．分裂期細胞の比率，壊死巣の程度から腫瘍のgradeが決定される．ちなみに5年生存率でみると，grade 1で100%，grade 2で67〜73%，grade 3で20〜46%で，gradeと予後はよく相関する．腫瘍の大きさも重要な予後因子であり，腫瘍の大きさと組織のgradeから病期が決定される（表11-4）．

C　軟部組織腫瘍 soft tissue tumor

　軟部組織から発生する腫瘍の総称で，良性から悪性まで含む．発生母地は筋組織，線維組織，脂肪組織，末梢神経，血管，リンパ管などである．ここでは放射線治療の対象となる悪性腫瘍について述べる．

　わが国では年間2,000〜3,000人が発症する．20〜60歳に多く，発生部位は大腿部32%，軀幹部18%，頭頸部15%と続く．除草剤，ダイオキシン，放射線，癌抑制遺伝子 *p53* の不活化が発生の一因とされて

[治療および成績]

手術が行われる．手術の内容で患肢切断術と患肢温存＋術後照射の治療成績に差がなかったため，最近は患肢温存手術が選択される．

5 cm 以下の low grade の腫瘍に対しては術後照射は不要である．切除断端あるいは断端のごく近くに癌細胞浸潤がある場合，または再発した場合に患肢切断を免れない例が，術後照射の絶対適応となる．明らかな腫瘍残存のある例は再手術を行い，その後放射線治療を行う．手術の際，術後照射のために腫瘍床にクリップを置く．放射線治療は術後 10～20 日後で手術創が十分治癒してから開始する．

術後照射の照射野は grade 1 では腫瘍の 5 cm 外側まで，grade 2 と 3 では腫瘍の外側 7 cm を含める．この際，四肢を全て含めると激痛を伴う拘縮性線維化および浮腫を生じる恐れがあるので，皮膚の 1.5～2 cm を長軸にひも状にブロックする．関節の運動制限予防のために関節の一部もブロックする．この照射野で 50 Gy/25 分割/5 週照射する．その後，照射野を縮小して 10～20 Gy 追加する．

ドキソルビシン doxorubicin，シクロホスファミド cyclophosphamide，メトトレキサート methotrexate などの多剤化学療法が併用される．

5 年生存率は Stage Ⅰ で 81％，Stage Ⅱ で 68％，Stage Ⅲ で 48％と報告されている．

全摘出が困難な場合，四肢切断を避ける目的で術前照射が行われる．その際には 45～55 Gy 照射する．また手術不能例には根治的放射線治療が行われる．腫瘍に 75 Gy 前後を入れる．根治的照射による 5 年生存率は 25％と報告されている．

（執筆協力：有賀久哲）

軟部肉腫に対する放射線治療　　Advanced study

軟部肉腫に対する治療的治療において，放射線治療は術前照射，術後照射として用いられることが多い．従来，放射線治療には肉眼的腫瘍体積(GTV)に 5～10 cm のマージンをとった大照射が用いられてきたが，MRI など画像診断の進歩に基づいてより縮小したマージンを用いた臨床試験もあり，コンセンサスは得られていない．O'Sullivan らは，下肢軟部肉腫に対する術前照射と術後照射とを比較する第Ⅲ相試験において，長軸方向 5 cm，軸位方向 2 cm のマージンをとった初回照射野を用いて良好な局所制御を得ている．術後照射においては，さらに，腫瘍床，手術創，ドレナージ創など，手術操作が加わった部位を全て初回照射野に含める必要がある．

(O'Sullivan B, et al. Preoperative versus postoperative radiotherapy in soft-tissue sarcoma of the limbs: a randomized trial. Lancet 2002；359：2235-2241)

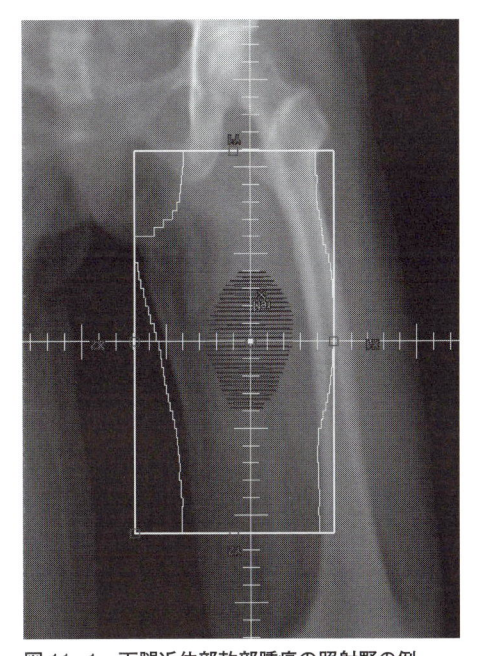

図 11-1　下腿近位部軟部腫瘍の照射野の例
筋コンパートメントを考慮して，少なくとも長軸方向 5 cm，軸位方向 2 cm のマージンを取るとともに，皮膚の片側は除外している．（Web カラー）

放射線治療適応の特殊な腫瘍 ……… Advanced study

①後腹膜肉腫 retroperitoneal sarcoma

症状が出現しにくいために，多くは10 cm以上の腫瘍として発見される．完全切除が困難で，術後照射が行われる．術中照射20 Gy後に，外部照射30～40 Gy/15～20分割/3～4週が追加される．完全切除例では5年生存率40%，不完全切除例では5年生存率3%である．

②類腱腫 desmoid tumor

放射線治療の適応となる特殊な腫瘍のひとつで，aggressive fibromatosisともいわれる．発育緩徐な良性腫瘍で，顔面や筋腱部に発症する．転移はきわめてまれであるが，局所再発が多い．切除が行われるが，切除不能例や再発例に放射線はよい適応である．1回1.6～1.8 Gyで総線量50～55 Gyを照射する．腫瘍の反応は遅く，6か月以上経過してから反応が現れる．

③ Kaposi肉腫

1872年Kaposiによって記載されたKaposi肉腫は1981年米国の男性同性愛者の間で爆発的に発症し，同年，後天性免疫不全症候群AIDSとして世界に知られるようになる．

AIDS非関連Kaposi肉腫はアフリカに多く，アフリカでは全腫瘍の5%以上を占める．下肢に発生することが多く，多中心性に発生し，一般に10～15年の慢性経過をたどる．局所療法として電子線を用いた放射線治療が行われる．8 Gy 1回あるいは30 Gy/10分割照射が行われる．

AIDS関連Kaposi肉腫は米国，アフリカに多い．HIV感染により，急激な経過をとる．30～40歳に多い．下肢にも発生するが，顔面，特に鼻の頭，目，耳の周囲，口蓋などに多い．抗ウイルス剤，ビンブラスチンVinblastine，メトトレキサートMethotrexate，ロイコボリンLeucovorinなどの化学療法剤が使用される．放射線は局所療法として使用される．30 Gy/15分割あるいは40 Gy/20分割の照射が行われる．局所制御は66～94%である．全身疾患のため，予後はきわめて不良である．

V

放射線障害・防護・安全管理

学習の目標

1. 放射線被曝の原因と被曝の分類を理解する．
   1) 被曝，被爆，被ばくの用語の使い分けの違いを説明できる．
   2) 自然放射線被曝と人工放射線被曝を説明できる．
   3) 人工放射線被曝を三大別し，それぞれを説明できる．
   4) 人体に放射線を照射することができる職種を説明できる．
2. 放射線障害の分類法を理解する．
   1) 確定的影響と確率的影響の違いを説明できる．
   2) 全身被曝について説明できる．
   3) 局所被曝について説明できる．
   4) 胎児被曝について説明でき，併せて胎児奇形の発生に閾値があることを理解する．
   5) 遺伝的影響について説明できる．
   6) 放射線発癌について説明できる．
3. 放射線防護を理解する．
   1) 放射線防護の三原則を説明できる．
   2) 公衆被曝と職業被曝における線量限度による防護を説明できる．
   3) 医療被曝における正当化と最適化による防護を説明できる．
   4) 医療被曝における放射線障害発生の可能性を説明できる．
   5) 長時間透視による放射線障害発生の可能性を説明できる．
4. 放射線管理における法的規制を説明できる．

キーワード

被曝，被爆，被ばく……804	早期影響……805	放射線防護……806
自然放射線被曝……804	晩発影響……805	放射線防護の三原則……806
人工放射線被曝……804	確定的影響……805	線量限度……806
医療被曝……804	確率的影響……805	正当化……806
公衆被曝……804	全身被曝……805	最適化……806
職業被曝……804	局所被曝……805	医療法……808
身体的影響……805	胎児被曝……806	労働安全衛生法……808
遺伝的影響……805	放射線発癌……806	放射線障害防止法……808

A 放射線被曝

1 被曝，被爆，被ばく

放射線・放射能に曝された場合に受ける影響が「被曝」であり，「被爆」は原爆や水爆などによる労災，つまり爆弾による影響を指す．すなわち，「被曝」と「被爆」は，本質的にその意味合いが異なる．放射線関連の法律では，これらを含めて，「被ばく」と記載される．

2 自然放射線被曝と人工放射線被曝

放射線被曝は，自然界に存在する放射線によって受ける被曝（自然放射線被曝）と，病院，原子力発電所，研究所など，人工的に作り出された放射線による被曝（人工放射線被曝）とに大別される．

自然界から受ける放射線被曝は，ウラン，トリウム，カリウムなどの自然界に存在する放射性物質による被曝，宇宙から降り注ぐ放射線（宇宙線）による被曝，食物中に含まれる ^{40}K，^{14}C などの放射性物質の経口摂取による被曝，および呼吸によって空気中に含まれるウランやトリウムを肺に取り込むことで生じる被曝がある．これらによって，世界平均で年間約 2.4 mSv の線量を受けている．なお，ブラジルのガラパリ地方は自然放射線量の多い地域であり，年間約 10 mSv にも達する．また，飛行機に乗ると宇宙線による被曝が増加し，10,000 m の上空に 30 時間滞在すると約 0.5 mSv の線量に達することが知られている．

これらの自然放射線被曝では，われわれの身体は何ら障害を受けることはない．

3 人工放射線被曝の種類

人工放射線による被曝は，被曝を受ける対象により，①医療被曝，②職業被曝および③公衆被曝に三大別される．

①医療被曝とは，患者が放射線による診断および治療で受ける被曝である．医療被曝では，線量限度で管理される職業被曝や公衆被曝と異なり，線量限度が決められていない．医療によって患者が受ける利益は，

被曝によって被る不利益よりもはるかに大きく，一定の線量限度を決めることにより，必要な診断および治療が受けられなくなるのを防ぐためである．したがって，放射線診療に従事する者は，患者が受ける利益を最大にしつつ最小の被曝となるような工夫が求められる．

②職業被曝とは，業務によって受ける放射線被曝である．

③公衆被曝は，医療被曝や職業被曝以外の被曝であり，一般人の被曝に相当する．

職業被曝と公衆被曝は，年間の「線量限度」が定められている．その際，自然放射線と医療による被曝線量は含まれない．

4 人体に放射線を照射することができる職種

人体に放射線を照射することができるのは，医師，歯科医師，診療放射線技師の職種に限られる．その際，診療放射線技師は，医師・歯科医師の指示にもとづいて，初めて放射線診療ができる．したがって，患者への放射線診療の適応有無の決定は，医師，歯科医師によってなされるため，『C 放射線防護』の項で述べる放射線診療における「行為の正当化」の判断の責任は，すべて医師・歯科医師にある．

当然のことながら，放射線診療では，患者にもたらされる利益は極めて大きいものの，放射線被曝の不利益ももたらされる．医師・歯科医師は，放射線防護の知識を最小限，身に付けておく必要がある．

なお，診療放射線技師以外のコメディカル職種（看護師など）は，医師・歯科医師の指示があっても，人体に放射線を照射することは許されない．

B 放射線障害

1 放射線障害の分類

放射線障害は，障害が被曝した本人に現われるか子孫に現れるかで，本人に現れる「身体的影響」と子孫に現れる「遺伝的影響」とに分けられる．また，被曝してから障害が現れる時期の違いにより，被曝後数週間以内に現れる「早期影響」と数か月から数年，数十年後に現れる「晩発影響」とに分けられる．

さらに，障害の発現に被曝線量の閾値があるか否かで，閾値のある「確定的影響」と閾値のない「確率的影響」とに分けられる．

2 確定的影響

放射線障害の発現に閾値のある影響であり，発癌を除く身体的影響が相当し，胎児奇形も含まれる．

❶ 全身被曝

高線量の急性全身被曝を受けた場合，被曝後の時間的経過によって変化する一連の症候（急性放射線症候群）を呈する．急性放射線症候群は，時間的経過により，前駆期，潜伏期，発症期に分けられる．代表的な症候は，造血機能障害，消化管障害，皮膚障害，心血管・中枢神経障害である．

前駆期には，悪心，嘔吐，倦怠，下痢，疲労，脱力，頭痛が起こるが，被曝から前駆症状が発現するまでの時間は，被曝線量と密接な関係がある．なお，これらの症状が重篤なほど予後が悪い．

0〜1 Gyの被曝では，一般的に無症状であり，被曝後3〜5週間の白血球数は正常またはわずかに低下するのみである．

1〜8 Gyの被曝〔造血器（骨髄）症候群〕では，主な前駆徴候・症状は食欲不振，悪心，嘔吐であり，時に皮膚紅斑，発熱，粘膜炎，下痢が認められる．被曝後初期では顆粒球増多，被曝後20〜30日では汎血球減少がみられる．この障害は，現在の医療で救命できる可能性がある．

8〜20 Gyの被曝（消化管症候群）では，被曝後早期から重度の悪心，嘔吐，水性下痢などの症状が生じ，通常被曝後8〜14日後に死亡する．

20 Gy以上の被曝（心血管・中枢神経症候群）では，被曝後数分以内に灼熱感，1時間以内に悪心，嘔吐，疲憊（ひはい），失調，錯乱の神経学的徴候が見られ，通常24〜48時間で死亡する．

❷ 局所被曝

1) 皮膚障害

皮膚の被曝が2〜3 Gyを超えると，脱毛や紅斑が生じる可能性があり，線量が高くなるにしたがって出現する皮膚障害は重篤になる．10 Gy以上の被曝では，急性症状が消失した後，数か月後に晩発性の障害が出現する．

2) 水晶体障害

水晶体の被曝が，それぞれ0.5〜2 Gyまたは2〜10 Gyを超えると，水晶体混濁または白内障が生じる可能性がある．これらの水晶体障害は，1年以上の比較的長い潜伏期の後にみられる．

3) 肺障害

肺の被曝が8 Gyを超えると，1〜2か月後に肺浮腫や肺循環の異常を伴う初期症状が出現し，肺炎が発症する．

4) 腹部臓器障害

肝臓全体の被曝が30 Gyを超えると，肝機能障害

が起こる．肝細胞よりも星状細胞の放射線感受性が高い．腎臓の障害は分割照射で 23 Gy 以上の被曝を超えると生じ，腎炎様の症状が出現する．膀胱障害は被曝が 55～60 Gy を超えると出現する．

5) 生殖腺障害

不妊に関しては男女間に差がみられる．1 回被曝が女性で 0.65 Gy を，男性で 0.15 Gy を超えると，一時的な不妊が生じる．なお，1 回被曝が女性で 2.5～6.0 Gy を，男性で 3.5～6.0 Gy を超えると，永久不妊を来す．なお，生殖腺障害のひとつである遺伝的影響は，障害の発現に閾値がないので，『**3** 確率的影響』の項に記す．

3 胎児被曝

胎児への影響は，胎児の発育段階に応じて生じる影響が異なることが特徴である．胎児への被曝で，胎児奇形または精神発達遅延などの障害が生じる可能性があるのは，それぞれ 100 mGy または 120～200 mGy を超える場合であり，それ以下ではこれらの障害はみられない．

一時期，妊娠に気づかない時期の胎児が放射線に被曝することを避けるために，10 day's rule（若い女性の下腹部が照射野に入る検査を実施する場合には，特に検査を急ぐ必要がなければ，月経開始 10 日以内に実施する）が提唱された．しかし現在では，この考え方は撤廃されている．通常の診断レベルの被曝は 100 mGy 以下であり，100 mGy 以下の胎児被曝は，胎児に悪影響を及ぼさないことから，妊娠時の放射線被曝を理由に妊娠中絶をしてはならない．

3 確率的影響

発現に放射線被曝線量の閾値が存在しないとされる影響であり，線量の増加とともに発現頻度も直線的に増加する．遺伝的影響と発癌が相当する．これらの確率的影響には，集積線量が重要となる．

1 遺伝的影響

放射線被曝したヒトの子孫に現われる影響であり，生殖細胞の突然変異の結果みられる．

ただし，植物・動物を用いた実験からはヒトでも起こりうると推測されるものの，疫学調査の結果では，原爆被爆者の次世代を対象とした調査も含めて，放射線による遺伝的影響の発生はヒトでは確認されていない．また，放射線被曝による第一世代の遺伝性疾患に関するリスクは 0.4～0.6％/Gy〔国際放射線防護委員会（ICRP）Pub 60, 国連放射線影響科学委員会（UNSCER）2001〕と極めて低く，通常の放射線診断程度での放射線被曝では，遺伝的影響の発生は全く心配する必要がない．

2 発癌

放射線による白血病を初めとする発癌は，疫学調査や動物実験から，比較的高い被曝線量で癌が誘発されることが知られている．

問題は低い線量の被曝により，癌が誘発されるか否かである．ICRP は「放射線による発癌は確率的影響であり，線量に閾値のない直接仮説と考える」という立場をとっている．しかし実際のところ，低線量域の放射線発癌の可能性に関しては明らかになっていない．UNSCER の 2000 年報告書では，200 mGy 以下，0.1 mGy/min 以下を低線量・低線量率の領域と定め，このレベルでは発癌リスク増加の根拠はなく，線量の単純加算は過剰評価になるとしている．また，2004 年の内閣原子力安全委員会・低線量放射線影響部会の発表では，100 mGy 以下の線量域では発癌が直線的に増加する確証はないとしている．

胎児期の放射線被曝による癌誘発の可能性は，1 Gy あたり成人の発生確率の 1.4 倍と，成人に比べて高いことが疫学調査によって示されている．また，疫学調査の結果では，胎児期の放射線被曝が原因で，統計的に有意な癌（特に，小児白血病）の発生率増加が認められた最少の線量は，10 mGy 程度とされている．したがって，通常の放射線診断程度での放射線被曝で癌誘発の可能性を心配する必要はないものの，繰り返し検査を行う場合は，集積線量が問題となるため，1 回の被曝線量をできるだけ抑える必要がある．

C 放射線防護

1 放射線防護の三原則

人工放射線による被曝のうち，職業被曝と公衆被曝は個人線量限度および個人リスク限度（線量限度）により，医療被曝は行為の正当化（正当化）と防護の最適化（最適化）により防護される．線量限度，正当化と最適化を放射線防護の三原則という．なお，従来，外部被曝における防護の三原則として，時間，距離，遮蔽が提唱されたが，1990 年 ICRP の勧告から，放射線防護の三原則は線量限度，正当化，最適化に変更された．

2 線量限度による防護（公衆被曝と職業被曝）

公衆被曝と職業被曝は，線量限度とよばれる被曝の上限値（表 V-1）が法令で定められており，線量限度を超えないように厳重な管理が行われている．

表V-1　職業人と一般公衆における線量限度

	職業人	一般公衆
実効線量	20 mSv/年（5年平均）	1 mSv/年
水晶体等価線量	150 mSv/年	15 mSv/年
皮膚等価線量	500 mSv/年	50 mSv/年
手・足等価線量	500 mSv/年	
妊婦腹部表面等価線量	2 mSv/妊娠期間	

　職業被曝は，病院では放射線診療に従事する医師，診療放射線技師，看護師などの被曝に相当する．その際，若い女性の放射線業務従事者に対して，3か月につき5 mSvと，男性と異なる線量限度が設けられている．また，女性の業務従事者が妊娠した場合は，妊娠と診断されたときから出産までの期間に対して，外部被曝で2 mSv，内部被曝で1 mSvの線量限度が設けられている．これらは，胎児が公衆被曝に対する線量限度（1 mSv/年）を大幅に超えることがないよう防止するためである．

　公衆被曝の場合，放射線の感受性が高いと考えられる妊婦や小児が含まれること，被曝が約2倍の期間にわたること（職業被曝の場合は最長でも50年）などを考慮して，線量限度は，職業被曝に比べて低い値が設定されている．

3　正当化と最適化による防護（医療被曝）

❶ 患者の被曝

　医療被曝は，放射線による診断および治療で受ける患者の被曝であるが，正当化と最適化の原則により防護され，線量限度の考え方は適用されない．

　正当化とは，患者に放射線を用いた医療を行う場合，その医療が本当に必要なのか否か，検査から得られる利益と被曝による損失を正しく判断し，利益が損失に勝る場合に初めてその行為が許されることである．

　最適化とは，放射線被曝を伴う医療が施行される場合，経済的および社会的要因を考慮して，合理的に達成できる限り低く被曝を抑えることである（as low as reasonably achievable：ALARA）．ただし，その際，必要以上に被曝を抑えた結果，医療の質の低下を来すことがあってはならない．

❷ 患者の家族または介護者の被曝

　ICRP勧告では，看護または介護を助ける家族の被曝も，医療被曝であると定義している．なおその際，国際原子力機関（IAEA）は診療期間を通じて，介助者の被曝上限値（線量拘束値）を成人5 mSv，小児1 mSvに定めている．

表V-2　放射線検査での被曝線量

X線撮影（mGy）	頭部 AP	胸部 PA	腰椎 AP	腹部，尿路胆嚢撮影 AP	歯科根尖周囲
IAEA	5	0.4	10	10	7
日本	10	0.52	5.3	3.6	3

X線CT（mGy）	頭部	腰椎	腹部
IAEA	50	35	20
日本	32	—	—

X線による透視検査（mGy/分）	通常	IVR等の特殊
IAEA	25	100
日本	7.4	38.3

4　医療被曝による放射線障害発生の可能性

❶ 通常の放射線診断では放射線障害は発生しない

　1994年IAEAが"電離放射線に対する防護および電離放射線源の安全に関する基本安全基準"を改訂し，各種放射線検査ごとに具体的な数値を提示した．日本が国連科学委員会に報告した数値も同時に示した（表V-2）．

　通常の放射線検査による被曝線量はX線CTの場合も含めて100 mGy以下であり，仮に妊娠時にこれらの検査を施行したとしても，胎児奇形などの放射線障害発生の心配は必要ないといえる．なお，妊娠時における核医学検査は原則として施行されないが，核医学検査による被曝線量は0.2〜8 mGyとX線CTよりも低く，仮に妊娠時に放射性医薬品が投与されても，胎児奇形などの発生の心配は同様に必要ないといえる．

❷ 長時間透視による放射線障害発生の可能性

　通常の放射線診断では，放射線障害発生の可能性を考慮する必要がないものの，医療現場で放射線障害発生の可能性が考慮されるのは放射線治療と長時間透視（特にIVR）時である．

　IVRは通常の放射線診断と異なり，透視時間が数時間に及ぶ場合があり，脱毛や皮膚の発赤，重篤な場合は皮膚潰瘍などが生じる怖れがある．皮膚障害は2〜3 Gyの閾値を超えると数日〜数週間の潜伏期を経て出現し，難治性であることが多いのが特徴である．特に，冠動脈のIVR時に多く出現することが知られている．

　この皮膚障害を防ぐには，透視スイッチをこまめに切り，総透視時間を短くすることが必要である．またIVRにより放射線皮膚障害が起こりうることを，事

前に患者に十分説明して同意を得ておくことも必要である．

ICRPは，皮膚の最大蓄積線量が3 Gy（繰り返し行う可能性がある場合は1 Gy）を超えると推定された場合には被曝の記録を保管し，10～14日間の経過観察を行うことを勧告している．

なお，長時間透視時には，患者への障害ばかりでなく，IVRを実施する医師や看護師などにも障害が起こりうることに留意しなければならない．

3 繰り返し検査を受けた際の影響

確定的影響に関しては，通常1回の検査で発生する総線量・線量率において積算は無用と考えられているので，通常の検査の中では考慮は不要である．つまり，多数回受けても前回の検査で受けた影響は残っていないと考えて差し支えない．

発癌などの確率的影響に関しては，集積線量が問題となるため，その点は考慮する必要がある．

D 放射線管理と法的規制

放射線を安全に使用し，被曝による障害を防止するため，放射線管理に関して以下に示すような複数の法律がある．

1 医療法施行規則

厚生労働省所管の「医療法」の体系に属する．この施行規則は診療放射線の防護について規定し，さらに放射線診療従事者および患者の被曝防止，個人被曝・場所の測定，記帳などを義務付けている．

2 電離放射線障害防止規制（電離則）

厚生労働省所管の「労働安全衛生法」の規定に基づき制定されている．健康診断，作業環境測定などの行為基準が中心となっている．事業者（事業を行う者で，労働者を使用する者をいう）は，労働者が電離放射線を受けることをできるだけ少なくするように努めなければならない．また放射線業務従事者は，自分自身の「安全と健康」を確保するために，電離則が遵守されているか確認することが望ましい．

なお，国家公務員の場合は，国家公務員法（人事院規則10-5）が適用され，労働安全衛生法による規定が除外される．

3 放射線障害防止法

文部科学省所管の法律であり，医療以外の基礎研究で放射線を取り扱う場合は規制を受ける．また医療でも，^{60}Coや^{137}Csなどの密封小線源，ライナックなどの超高圧X線発生装置などの放射線治療機器，放射線医薬品以外のRIを使用する場合，医療用サイクロトロン装置によりPET診療用RIを精製・合成する場合，この法律の規制を受ける．

参考　放射線に関する単位：GyとSvの違い

1 吸収線量の単位：Gy

放射線が物質と相互作用を行った結果，その物質の単位質量あたりに吸収されるエネルギーを吸収線量といい，単位としてGy（グレイ）が用いられる．1 Gyは物質1 kgあたりに1 Jのエネルギー吸収があるときの線量をいう．

2 線量当量の単位：Sv

吸収線量が同じでも放射線の種類やエネルギーによって人体への生物学的効果が異なるため，放射線防護の概念から導入された概念であり，単位としてSv（シーベルト）が用いられる．放射線の種類およびエネルギーによる組織・臓器の吸収線量を補正するために放射線荷重係数を導入し，これを吸収線量に乗じて得られた値を等価線量という．等価線量が同じでも，放射線に対する感受性は臓器・組織によって異なる．組織ごとに放射線感受性を補正する数値として組織荷重係数を導入し，等価線量に乗じてそれらをすべての組織・臓器について総和したものを実効線量という．

■ 参考図書

第Ⅰ部 12B　心臓・脈管：末梢血管・リンパ管

1) Baum S, ed：Abram's Angiography, 4th ed. Little Brown and Co, Boston, 1997
2) Uflacker R, ed：Atlas of Vascular Anatomy, An Angiographic Approach, Williams & Wilkins, Baltimore, 1997
3) 高本眞一，松尾汎（編）：血管疾患を診る．文光堂，1998
4) Hagspiel KD, Matsumoto AH, ed：Vascular Imaging. The Radiologic Clinics of North America 40, July 2002

第Ⅲ部　IVR

1) Uchida H, et al：Transcatheter hepatic segmental arterial embolization using Lipiodol mixed with an anticancer drug and gelfoam particles for hepatocellular carcinoma. Cardiovasc Intervent Radiol 13：140-145, 1990
2) Arai Y, et al：Interventional techniques for hepatic infusion chemotherapy. Wilfrido RC, Murthy ST（eds）：Interventional Radiology, 3rd ed. Williams & Wilkins, Baltimore, pp. 192-206, 1996
3) Tanaka T, et al：Catheter position for adequate intraarterial chemotherapy for advanced pancreatic cancer. J Vasc Interv Radiol 15：1089-1097, 2004
4) 吉川公彦，他：腸骨動脈閉塞性動脈硬化症に対する各種 metallic stent の有用性．日血外会誌 6：499-505, 1997
5) Greenberg RK, et al：Zenith AAA endovascular graft：Intermediate-term results of the US multicenter trial. J Vasc Surg 39：1209-1218, 2004
6) 吉川公彦，他：腹部大動脈瘤に対するゼニス AAA エンドバスキュラーグラフトの臨床治療成績．脈管学 47：53-63, 2007
7) 幕谷士郎，他：両側腕頭静脈閉塞を伴う上大静脈症候群における expandable metallic stent の留置形態と臨床効果についての検討．IVR 13：63-69, 1998
8) 永田剛史，他：がんと上大静脈症候群；ステントの役割を中心に．Vascular Lab 4：176-182, 2007
9) 中川裕之，他：超音波穿刺術を応用した Absolute Ethanol による腎嚢胞の治療．画像診断　4：969-973, 1984
10) 打田日出夫，他：IVR マニュアル．医学書院，pp.10-14, 2002

第Ⅴ部　放射線障害・防護・安全管理

1) 草間明子：放射線防護マニュアル—安全な放射線診断・治療を求めて（第2版）．日本医事新報社，2004
2) 利波紀久，中嶋憲一（編）：アイソトープ診療ハンドブック—基礎・管理・診療・管理の実際．エルゼビアジャパン，2006
3) 大野和子，栗井一夫：医療放射線防護の常識・非常識．INNERVISION 18(10)，2003〜20(3)，2005 までの連載
4) 小須田茂：放射線生物学ノート—放射線に携わる医師・技師のために．文光堂，1996
5) 中村仁信，富樫厚彦，諸澄邦彦：IVR の臨床と被曝防護．医療科学社，2004
6) 青木芳朗，前川和彦（監修）：緊急被曝医療テキスト．医療科学社，2004

■画像診断サイン一覧

A

acoustic shadow　音響陰影　40, 409, 456, 509
air bronchogram　168, 179, 189, 194, 208, 227, 606
air crescent sign = meniscus sign　三日月徴候　200, 530
air dome sign　339
air-fluid level　鏡面像, 気体液面像　130, 219, 241, 243, 333, 360, 386, 388〜390
apple core sign　379, 400, 401

B

ball-in-socket epiphysis　571, 572
bamboo spine　559
bat wing shadow = butterfly shadow　コウモリの翼陰影　99, 294
beak sign = claw sign　くちばし徴候, カニの爪状　393, 612, 616
beautiful bone scan　683
blistering　水疱状骨変化　89
bone within bone appearance　骨内骨像　572, 591
boot-shape heart, coeur en sabot　木靴心　291
boxlike　箱型　291
bright liver　高輝度肝　437
bronchial cuffing sign　219
bronchial flow　290
bull's eye pattern　牛眼状所見　373, 414, 420, 452, 453
butterfly shadow = bat wing shadow　蝶形陰影　217, 220, 294
buttonhole deformity　ボタン穴変形　554

C

café au lait spot　カフェオレ斑　543, 545
cardiothymic shadow　270
central satellate scar　星芒状中心瘢痕　443

claw sign = beak sign　くちばし徴候, カニの爪状　393, 612
cluster sign　453
cobblestone appearance　敷石像　381
cobra head appearance　コブラの頭像　486
Codman triangle　537, 548〜550, 591
coeur en sabot = boot shape heart　木靴心　291
coffee bean sign　コーヒー豆徴候　388, 391, 634
coiled spring appearance　388, 393
cold nodule　低摂取結節　144, 145, 147, 152
comet echo　459, 461
comet sign, comet-tail sign　コメット徴候　212
corkscrew appearance　コルク栓抜き像　437, 611, 698
cotton wool apperance = cotton flower-like appearance　綿花状陰影　546
crazy paving pattern　227, 229
cuffing sign　カフス徴候　294
cystic pattern　囊胞性パターン　39

D

delayed enhancement　452
dog's collar sign　スコッチテリアの首, 犬の首輪徴候　586, 587
dog's ear sign　犬の耳徴候　336
double bubble sign　610
double line sign　530〜532
double track sign　611
double wall sign　339, 340
doughnut sign　611, 612
dural tail sign　86, 87, 93

E

echo enhancement　音響増強　40
egg-shell pattern　卵殻状石灰化　212
empty delta sign　⊿サイン　81

epicardial fat pad sign　278
Erlenmeyer flask deformity　572
extrapleural sign　胸膜外徴候　170, 187, 237, 241

F

fallen fragment sign　遊離骨片落込み像　537, 538
figure of 3 sign　3の字徴候　303, 306, 307
figure of 8 sign = snowman appearance　8の字徴候　287
filling defect　陰影欠損　393
filling-in phenomenon　446
fine network pattern　微細網目模様　351, 398, 403
flank stripe sign　側腹線条徴候　333, 336
floating aorta sign　浮遊大動脈徴候　600
floating stone　浮遊胆石　456
flow void　フローボイド　115, 119, 120, 122, 134, 140
fluid filled loop　388, 393, 411
fluid-fluid level　337, 537～539
flying bat appearance　コウモリの翼サイン　676
football sign　フットボール徴候　339

G

goose-neck deformity　ガチョウの首変形　283
ground-glass opacity　すりガラス陰影　170, 171, 174～176, 178, 179, 183～185, 189, 191～193, 198, 199, 202～210, 212, 217, 219, 227, 229, 230, 240, 246, 544, 545, 591, 606

H

H sign, Honda sign　525, 526
hair-on-end appearance　537
halo sign　40, 200, 254, 255, 258, 447, 448, 452
haustra　ハウストラ　634
hepatic angle sign　肝角徴候　336
hilar dance　肺門舞踏　279, 282
hilum-overlay sign　168
honeycomb-like　蜂巣状　480
hot nodule　高摂取結節　144～146, 150, 152

I

iliac crest sign　腸骨稜徴候　333, 336
infundibulum sign　漏斗徴候　286

K

Kerley A line　294, 296
Kerley B line　185, 186, 208, 217, 219, 246, 272, 273, 296
Kerley C line　294

L

knuckle sign　握り拳徴候　216
lateral shadow　外側陰影　40, 442
lead pipe appearance　鉛管様所見　403
linitis plastica pattern　414
liver lateral border sign　肝側縁徴候　336
long tract sign　長経路徴候　121

M

map-like bone destruction　地図状骨破壊　202, 231, 366, 437, 536, 545, 590, 591
menisucus sign = air crescent sign　200, 530
Mercedes-Benz sign　メルセデス・ベンツ徴候　457
Mickey mouse sign　200, 428, 430
mosaic pattern　40, 448, 450
mottled appearance　虫食い状外観　536, 554
mucosal bridge　粘膜橋　398
mucosal tag　粘膜垂　398

N

nodule in nodule appearance　結節内結節　450
notch sign　609

O

omental cake　342
one eye sign　548
onion-skin appearance, onion peel pattern　タマネギの皮様　550
orange peel sign　オレンジの皮様　254
overhanging margin　559, 560

P

parallel channel sign　455
pattern-less pattern　187
pedicle sign　547, 548

pencil sign　603, 604
peribronchial cuffing，cuffing sign　608
peripheral enhancement　445, 446
periportal collar sign　436, 437, 439, 458
picture frame appearance　546
pneumosinus dilatance = blistering　89
posterior echo enhancement　40, 442
prolonged enhancement　445, 446
pseudokidney sign　395, 412
pseudotumor sign　388
punched-out appearance　打抜き像　601, 602

R

reticular shadow　網状影　183, 193, 204, 209, 212
reversed 3 sign　逆3の字徴候，ε徴候　303, 306, 307, 379
rib notching　肋骨切痕　269, 270, 303, 308
ring sign　リング徴候　447
rugger jersey appearance　ラガージャージ像　566, 568, 570
run off sign　血管不連続徴候　285, 286

S

sail sign　609
salt-and-pepper appearance　塩胡椒像　567, 568
sandwich sign　サンドイッチサイン　341, 394, 572, 600
Schattenplus im minus，Schattenplus im Schattenminus　367, 374
scimitar sign　刀剣様，三日月刀状の陰影　225, 288
sentinel loop　388, 408
shepherd's crook deformity　羊飼いの杖のような変形　544

shiny corner sign　557
shoulder sign　ショルダー・サイン　612
silhouette sign　シルエット・サイン　168, 169, 190, 234
smudge pattern　660, 661
snowman appearance = figure of 8 sign　雪だるま像　89, 287, 288
snowstorm pattern　吹雪状陰影　226, 510
spared area　438, 440
spicula　177, 537, 548, 591
stepladder appearance　階段像　388
sunburst appearance　サンバースト像　87, 537
swan-neck deformity　白鳥の首変形　554
Swiss cheese appearance　スイスチーズ像　191, 192

T

target sign　標的徴候　236, 452, 612
thoraco-cervical sign　168, 169
thumb printing　母指圧痕像　386, 603, 604
tooth paste shadow　棍棒状，手指状の陰影　201, 215
tram-line　線路状陰影　214, 215, 436, 608
tree-in-bud appearance　195, 196

U・V

umbrella sign　アンブレラ・サイン　612
vacuum phenomenon　582, 586

W

Westermark sign　216
whirl pool sign　611
white matter buckling sign　81, 87
wine bottle appearance　603, 604
wormian bones　570, 571

和文索引

① 用語は五十音順(電話帳式)に配列した．同じ五十音のなかでは，頭文字が算用数字→ひらがな→漢字の順に配列した．
② 頭文字の第1音が同音・同漢字の場合はまとめて配列し，第2音以下の五十音順に掲載した．
③ 見出しの語中のダッシュ(――)はその上の用語と同じ語句を受ける省略記号として用いた．また，――のあとにカンマをつけてつないだ言葉は逆引きをしめす．

あ

アーチファクト　15, 40, 52, 59
アイソトープ　19
アカラシア　354, 764
アシアロ糖蛋白受容体　675
アスペルギルス症　199
アセタゾラミド負荷試験　641
アフターローディング法　730, 776
アポトーシス　724
アミホスチン　726
アミロイドーシス　601
　――, 胃　376
　――, 肝臓　439
　――, 肺　230
アミロイド血管症　75
アミンプール説　642
アメーバ性大腸炎　407
アルツハイマー病, 脳血流測定　642
アレルギー性気管支肺アスペルギルス症　199
アンモニア　657
亜急性壊死性脳症　98
亜急性甲状腺炎　148
亜急性硬化性全脳炎　97
亜致死損傷回復　724
悪性奇形腫　738
悪性胸膜中皮腫　239
悪性黒色腫, 放射線治療　739, 797
悪性子宮疾患　505
悪性腫瘍, IVR　695
悪性腫瘍, 十二指腸　379
悪性腫瘍, 食道　356
悪性腫瘍の骨転移, シンチグラフィ　683
悪性中皮腫　341
悪性転換　799
悪性軟部組織腫瘍のTNM分類　800
悪性胚細胞性腫瘍　233
悪性リンパ腫　599, 791
　――, 胃　370, 601
　――, 肝臓　453
　――, 原発性(肺)　183
　――, 甲状腺　148, 600
　――, 縦隔　234
　――, 大腸　401, 601
　――, 中枢神経系　600
　――, 頭頸部　134
　――, 肺　600
　――, 腹膜　341
　――の臨床病期分類　598
圧迫骨折　582
圧迫骨破壊　269
安定同位元素　20

い

イオン性水溶性ヨード造影剤　12
イットリウム　691
イメージングプレート　8
イリジウム線源　743
イレウス　386, 630
インシデンタローマ　492
位相エンコード　45
位置決め, 放射線治療　728
医療被曝　804, 807
胃　344
　――, X線検査(正常像)　347
　――, 超音波内視鏡　349
　――の区分　346
　――の3領域区分　346
　――の上皮性腫瘍　363
　――の非上皮性腫瘍　369
胃悪性リンパ腫　371
胃アミロイドーシス　376
胃炎　374
胃癌　363
　――の肉眼型分類　364
胃憩室　376
胃疾患　362
胃腫瘍　363
胃・十二指腸潰瘍　373
胃小区　346
胃食道逆流症　354
胃静脈瘤　376
胃石　376
胃粘膜シンチグラフィ　671
胃粘膜の異所性増殖　353
胃粘膜の迷入　353
胃排出機能検査　671
胃壁の断面区分　346
胃ポリープ　362
胃隆起性病変の分類　363
異型腺腫様過形成　176
異型肺炎　191
異所性　353
異所性胃粘膜　377
異所性胃粘膜シンチグラフィ　329
異所性甲状腺腫　148
異所性膵　362
異所性石灰沈着, シンチグラフィ　686
異常所見　4
異染性白質ジストロフィ　98
移植腎, シンチグラフィ　682
意味性認知症　642
遺伝性腫瘍性ポリポーシス　397
遺伝性非ポリポーシス大腸癌　400
遺伝的影響, 被曝　806
遺伝的大腸ポリポーシス　770

一次蠕動　344
一過性骨粗鬆症　564
一過性大腿骨頭萎縮症　564
咽頭癌　132
　――, 放射線治療　746
咽頭後リンパ節　132
咽頭疾患　352
咽頭腫瘍　353
陰影欠損　364, 393
陰茎癌, 放射線治療　786
陰茎癌のTNM分類　782
陰性造影剤　12, 52

う

ウイルス性髄膜炎　94
ウイルス性肺炎　608
ウイルス肺炎　198
ウイルムス腫瘍, 放射線治療　788
ウィンドウ幅　14
ウィンドウレベル　14
ウラン　804
うっ血肝　439
うっ血型心筋症　272, 275
うっ血性肝障害　439
右胸心　276
右室の拡大　271
右心不全　271
右側大動脈弓　296
右房の拡大　270

え

エアーブロンコグラム　168, 179, 189, 208
エキノコックス症　442
エコーパターン　39
エコー下穿刺生検　40
エコー時間　46
エタノール　714
エタミダゾール　726
エトポシド　780
エマルジョン　695
エンドリーク　706
壊死性腸炎, 新生児　611
衛星結節　194
腋窩リンパ転移, 乳癌　759
円形肺炎　607
炎症シンチグラフィ　684
炎症性腸疾患　380, 403
炎症性乳癌　254, 762
塩化ストロンチウム　691
嚥下障害　352

嚥下造影検査　328, 353

お

オウム病　193
オボイド　776
オリーブ核小脳萎縮症　99
オリーブ橋小脳変性症　642
オリゴ・メタスターシス　800
オンコサイトーマ　482
黄色肉芽腫性腎盂腎炎　485
黄色肉芽腫性胆嚢炎　458
横隔膜　158
横隔膜弛緩症　244
横隔膜ヘルニア　243, 607
横紋筋肉腫，放射線治療　790
音響陰影　40, 456
音響増強　40

か

カセッテ　8
カプトプリル負荷シンチグラフィ　679
カラードプラ法　36
カリウム　804
ガドリニウム（Gd）キレート剤　52
ガンマカメラ　21, 24
下咽頭癌　132
──，放射線治療　741, 748
──のTNM分類　749
下肢深部静脈血栓症　322
下肢の静脈解剖　318
下肢の動脈解剖　318
下垂体腺腫　89
──，放射線治療　737
下大静脈欠損　310
下大静脈フィルター，IVR　711
化学シフトイメージング　495
化学塞栓療法　695
化学放射線療法　731, 767
化膿性肝膿瘍　441
化膿性関節炎　556
加速過分割照射　757
加速分割照射　727
仮性動脈瘤　299, 301
荷重骨　762
過誤腫性ポリポーシス　398
過敏性大腸症候群　408
過敏性肺炎　209
蝸牛形成異常　129
画像管理通信システム　10
画像診断　3
鵞鳥の頸　283
海綿骨　517
海綿状血管腫　444
開放性脊髄嚢腫　110
開放性脊椎癒合不全　110
解離性大動脈瘤　297
潰瘍　373
潰瘍性大腸炎　381, 403, 770
壊変　20
外陰癌，放射線治療　780
外頸動脈　65
外骨腫　540

外耳疾患　128
外耳道癌　751
外照射法，膵癌　769
外傷　622
──，IVR　703
──，MRI検査　623
──，X線CT検査　622
──，造影検査　623
──，単純X線検査　622
──，超音波検査　622
外傷性骨壊死　530
外傷性大動脈瘤　301
外傷性動静脈瘻　320
外側型出血　77
外（部）照射　723
外部照射法，子宮頸癌　775
外ヘルニア　342
拡散強調画像　50
拡張，心臓の　270
核医学　19
核医学検査，甲状腺　141
核医学検査，乳房　250
核医学検査，副甲状腺　150
核医学検査，副腎　491
核医学検査，腹部　329
確定的影響，被曝　805
確率的影響，被曝　806
顎下腺腫瘍　751
顎骨腫瘍　132
滑膜　521
滑膜関節　518, 519
──の基本構造　520
喀血，IVR　700
褐色細胞腫　496
川崎病　278
完全左側心膜欠損　276
完全大血管転位　288
肝芽腫　453
──，小児　613
肝角徴候　336
肝区域の解剖　424
肝硬変　437
──，肝受容体シンチグラフィ　677
──，肝シンチグラフィ　676
肝細胞癌　446
──，IVR　695
──のスクリーニング　450
肝細胞腺腫　446
肝腫瘤性病変　439
肝受容体シンチグラフィ　675
肝静脈解剖　429
肝静脈造影　423
肝シンチグラフィ　675
肝臓
──，MRI（正常像）　427
──，超音波（正常像）　426
──，超音波断層面　425
肝臓癌，放射線治療　771
肝側縁徴候　336
肝胆道シンチグラフィ　675
肝動脈造影下CT　422
肝内血腫　440
肝内結石　456
肝内胆管癌　451
肝内門脈解剖　429
肝肉芽腫　442

肝膿瘍　441
肝囊胞　439
冠状動脈石灰化　310
間質性肺炎　202
──，^{67}Gaシンチグラフィ　652
間質性肺水腫　294
間接撮影　11
感染症，頭頸部　134
感染性炎症疾患，腎　485
感染性疾患，脳　93
感染性脊椎炎　582, 586
管腔内超音波検査　41
管電圧（kV）　8
管電流（mA）　8
関節　518
──，MRI検査　515
──，X線CT検査　514
──，単純X線検査　514
──，超音波検査　516
関節円板　521
関節シンチグラフィ　686
関節疾患のX線所見の特徴　553
関節周囲骨粗鬆症　564
関節唇　521
関節軟骨　521
関節包　521
関節リウマチ　552
緩和時間　46
環軸関節　574
環軸椎関節　577
眼窩疾患　125
眼窩腫瘍　125
──，放射線治療　739
眼球内腫瘍，放射線治療　739
癌性胸膜炎　240
癌性髄膜炎　88

き

キセノンガス　647
気管異物　226
気管・気管支ステント留置術　717
気管狭窄症　225
気管支拡張症　214
気管支原性嚢胞　238
気管支腔内照射　756
気管支行性肺転移　184
気管支の名称　158
気管支肺炎　188
気管支閉鎖症　220
気管支壁肥厚　217
気管軟化症　225
気胸　242
気腫性腎盂腎炎　485
気道異物，小児　608
気道中心性病変，胸部，HRCT　172
奇形，脊髄　109
奇形腫，放射線治療　738
奇静脈の拡大　310
奇静脈連結　310
起立性めまい，負荷試験　641
基底細胞癌　797
機能画像　19
機能性甲状腺結節　145
機能性嚢胞，卵巣　507

機能性囊胞，卵巣 507
機能的無脾症，脾シンチグラフィ 678
偽骨折 564
偽痛風 559
偽動脈瘤 320
偽膜性腸炎 403
虐待児症候群 529
逆Y照射 793
逆行性尿道膀胱造影，外傷 623
逆3の字の圧痕 303
逆方向治療計画 730
逆流性回腸炎 403
吸収線量の単位 808
吸収値 16
吸収不良症候群 394
急性胃炎 374
急性胃粘膜病変 374
急性ウイルス性脳炎 95
急性壊死性脳炎 95
急性壊死性脳症 618
急性化膿性髄膜炎 93
急性肝炎 436
急性間質性肺炎 204
急性好酸球性肺炎 207
急性硬膜下血腫 68
急性硬膜外血腫 68
急性骨髄炎 531
急性骨髄性白血病 787
急性散在性脳脊髄炎 97
急性縦隔炎 239
急性膵炎 461
急性精巣上体炎，シンチグラフィ 682
急性単関節炎 559
急性胆囊炎，PTGBD 714
急性白血病 598
急性副鼻腔炎 130
急性腹症 630
急性放射線症候群 805
急性放射線障害 727
急性放射線副作用 732
急性リンパ性白血病 787
巨細胞腫 539
　　──，放射線治療 799
巨大気管気管支症 225
距離分解能 39
虚血性心疾患，心筋血流イメージング 657
虚血性大腸炎 386, 407
虚血性脳梗塞 71
虚血の重症度の判定，心筋血流イメージング 664
狭頭症 101
胸郭出口症候群 319
胸筋温存乳房切除術 759
胸筋合併乳房切除術 759
胸骨傍リンパ節転移，乳癌 759
胸水 240
胸腺癌 232
胸腺腫 231, 758
胸腺囊胞 237
胸椎の後彎・側彎 264
胸部
　　──，MRI（正常像） 166
　　──，MRI検査 155
　　──，X線CT検査 154
　　──，X線単純写真（正常像） 262

　　──，血管造影検査 155
　　──，構造病変 175
　　──，超音波検査 156
胸部X線検査 154
胸部外傷 225, 623
胸部大動脈損傷 623
胸部単純X線検査 260
胸部単純X線撮影，異常像 264
胸部領域の核医学検査 645
胸壁浸潤型肺癌 757
胸壁動揺 225
胸膜中皮腫 239
強直性脊椎炎 557
強度変調放射線治療 730, 741, 747, 781
頰粘膜癌 744
局所進行膵癌 768
局所進行乳癌に対する放射線治療 761
局所脳血流量測定法 641
局所被曝 805
緊張部型真珠腫 128

く

クエン酸ガリウム 650
クエンチ 51
クッシング症候群 493
クラミジア肺炎 191
クリプトコッカス症 198
クリプトンガス 647
クループ 603
グラディエントエコー（GRE）法 46, 49
グラディエントエコー T_2 強調像 106
グリソンスコア 781
グリッド 11
グレイ 723
グレースケール 34
くも膜下出血 79
くも膜顆粒小窩 57
くる病 564
区域性分布 251
繰り返し時間（TR） 45, 46
空間分解能 14, 39
腔内照射 730
　　──，子宮頸癌 776
腔内線源 776
偶発腫 492
屈曲涙痕骨折 579
雲間からこぼれる陽の光 87

け

ゲムシタビン 768
形態画像 19
珪肺 210
経カテーテル的動脈塞栓術 695
経気管支性転移 185
経口胆囊造影法 429
経口投与法，造影剤 17
経静脈性胆道造影 429
経静脈性尿路造影 12
　　──，内因性救急疾患 629
　　──，非外傷性救急疾患 629
経直腸超音波 476
経動脈性門脈造影下CT 422

経尿道的膀胱腫瘍摘出術 783
経皮経肝胆管造影 423
経皮経肝胆管ドレナージ 714
経皮経肝門脈造影 423
経皮的胃瘻・空腸瘻造設術 717
経皮的冠状動脈形成術 704
経皮的血管形成術，IVR 703
経皮的血管内カテーテル挿入法 13
経皮的腎瘻造設術 715
経皮的胆囊ドレナージ 714
経皮的椎体形成術 717
蛍光スクリーン 8
蛍光増感紙 8
脛骨，CT像 517
傾斜磁場 44, 51
憩室様膨隆 377
頸椎，X線写真（正常像） 575
頸椎3D-CT像 573
頸椎損傷 578
頸動脈サイフォン部 66
頸部単純X線検査 141
頸部リンパ節転移 741, 742
頸部膿瘍 136
繫留脊髄 110
劇症肝炎 437
血管芽腫 92, 115
血管系IVR 694
血管溝 56
血管性疾患，脳 71
血管造影 12
　　──，外傷 623
血管造影検査 476
　　──，肝胆膵領域 422
　　──，胸部 155
　　──，脊髄 108
　　──，頭頸部 124
　　──，婦人科領域 501
　　──，副腎 491
血管造影像
　　──，胃・十二指腸 348
　　──，肝臓の 424
　　──，小腸 349
　　──，膵臓の 434
　　──，大腸 352
　　──，胆道の 430
血管塞栓術，IVR 695
血管内異物除去術，IVR 711
血管内超音波検査 41
血管肉腫 453
血管病変
　　──，IVR 696
　　──，脊髄 119
血管柄 261, 658
血行性肺転移 184
血行性病変，胸部，HRCT 174
血清反応陰性脊椎関節症 559
血栓シンチグラフィ 667
血栓溶解療法，IVR 703
血友病 597
血流測定 35
結核腫 194, 196
結核性関節炎 557
結核性腹膜炎 337
結節性硬化症 100
結腸 350
結腸癌，放射線治療 770

結腸傍溝　333
結腸膨起　351
肩関節，MRI（正常像）　520
原腸形成　109
原発性アルドステロン症　493
原発性硬化性胆管炎　458
原発性骨腫瘍，シンチグラフィ　684
原発性心筋疾患　275
原発性胆汁性肝硬変　439
原発性脳腫瘍，放射線治療　733
原発性肺悪性リンパ腫　183
原発性肺癌　176
原発性肺高血圧症　217
原発性副甲状腺機能亢進症　150
原発性腹膜腫瘍　341
原発性変形性関節症　555
限局性移動性骨粗鬆症　564
限局性器質化肺炎　188
限局性胸膜中皮腫　187
限局性結節性過形成　443
限局性骨粗鬆症　564

こ

コウモリ状パターン　676
コロイド　675
コロイド性放射性薬剤　675
コントラストエコー法　37
コントラストハーモニック法　37
コンピューテッドラジオグラフィ　8
コンプトン効果　7
コンプトン散乱　723
コンベックスプローブ　38
呼吸器疾患，救急　630
呼吸窮迫症候群，小児　606
呼吸細気管支炎関連間質性肺炎　206
姑息的放射線治療　757
孤立性肝嚢胞　439
孤立性線維性腫瘍　187
孤立性乳頭腫　187
股関節，X線正面像（正常像）　519
誤嚥　226
　──，X線像　353
口蓋癌　744
口腔癌　131
　──，TNM 分類　743
　──，舌以外の　744
口腔底癌　744
口唇癌
　──，TNM 分類　743
　──，放射線治療　743
公衆被曝　805
甲状舌管嚢胞　137
　──，小児　604
甲状腺　142
　──，核医学検査　141
　──，超音波検査　141
　──，頸部単純 CT（正常像）　143
　──の局所解剖　142
甲状腺悪性腫瘍　145
甲状腺癌，放射線治療　751
甲状腺眼症　128
甲状腺機能低下症　149
甲状腺機能亢進　280
甲状腺髄様癌　147

甲状腺摂取率　143
甲状腺乳頭癌　146
甲状腺ホルモン合成障害　144
甲状腺未分化癌　147
甲状腺良性腫瘍　144
甲状腺濾胞癌　147
甲状腺濾胞腺腫　144
広義間質性病変，胸部，HRCT　174
交通性空洞症　121
交通性水頭症　79
光電効果　7, 723
好酸球性肺炎　206
抗癌剤動注療法，IVR　703
肛門管癌，放射線治療　770
後角　109
後根　109
後縦靱帯骨化症　583
後大脳動脈　67
　──の分枝　68
後天性真珠腫　128
後頭蓋窩
　──の静脈　68
　──の動脈　67
後頭蓋窩腫瘍　90
後発頸部リンパ節転移　744
後腹膜
　──の区分　332
　──の血管性病変　335
後腹膜血腫　335
後腹膜疾患　334, 335
後腹膜線維症　335, 486
後腹膜肉腫，放射線治療　802
後腹膜膿瘍　335
後方音響増強　40
後毛細管性高血圧　293
高圧撮影　11
高位精巣摘除　784
高エコー　39
高血圧　272
高周波　51
高浸透圧造影剤　12
高線量率腔内照射法　776
　──，子宮体癌　779
高線量率照射　730
高速グラディエントエコー法　49
高速撮像法　49
高速スピンエコー法　50
高速スピンエコー T_2 強調像　106
高調波　36
高分子水和効果　48
硬 X 線　8
硬化性血管腫　185
硬性　365
硬膜 AVM　81
硬膜外腫瘍　116
硬膜外層　68
硬膜動静脈瘻　119
硬膜内髄外腫瘍　116
硬膜内層　68
硬膜の解剖　69
絞扼性腸閉塞　388, 393
喉頭温存　749
喉頭蓋炎　603
喉頭癌　130
　──，放射線治療　741, 749
　──の TNM 分類　750

構造病変，胸部　175
構築の乱れ　254
膠芽腫　83
　──，放射線治療　735
膠原病に伴う食道病変　354
膠原病肺　206
黒化度　8
骨
　──，MRI 検査　515
　──，X 線 CT 検査　514
　──，単純 X 線検査　514
　──，超音波検査　516
骨 Paget 病，シンチグラフィ　685
骨壊死　529
　──，シンチグラフィ　684
骨塩　516
　──沈着　521
骨化　521
骨芽細胞　516
骨芽細胞腫　540
骨幹　518
骨幹端　518
骨・関節疾患，異常所見　521
骨基質　516
骨梁　533
骨形成不全症　570
骨系統疾患　570
骨減少　521, 564
骨梗塞　529
骨硬化縁　521
骨硬化性変化　516, 536
骨硬化像　521
骨シンチグラフィ　516, **683**
　──の異常　683
骨シンチグラム正常像　25
骨腫瘍
　──，放射線治療　798
　──の鑑別診断　535
骨侵食　521
骨髄　596
骨髄異形成症候群　598
骨髄炎
　──，小児の　532
　──，シンチグラフィ　684, 686
骨髄腫，放射線治療　799
骨髄線維症　599
骨髄浮腫　521
骨折　522
　──，小児の　525
骨粗鬆症　562
骨端　518
骨転移
　──，悪性腫瘍の　683
　──，放射線治療　731
　──，有痛性の　799
骨島　546
骨透亮像　521
骨軟化症　564
　──，シンチグラフィ　685
骨軟骨腫　540
　──の悪性転化　542
骨軟骨損傷　523
骨肉腫　548
　──，放射線治療　798
骨濃度　521
　──の定量測定　521

骨嚢胞性変化　521
骨片　521
骨縫合　57
骨膜反応　521, 537
骨量減少　562
根治的放射線治療　730

さ

3次元原体放射線治療　781
3次元放射線治療　730
サイトメガロウイルス感染症　96
サイトメガロウイルス腸炎　404
サイトメガロウイルス肺炎　202
サイドローブ　40
サブトラクション(法)　10, 55
サマリウム　691
サルコイドーシス，^{67}Ga シンチグラフィ　652
サルコイドーシス，胸部　209
左胸心　276
左鎖骨下動脈起始異常　297
左室の拡大　272
左上大静脈残遺　308
左心症　276
左心不全　271, 272
左房粘液腫　272, 273
左房の拡大　271
差別性チアノーゼ　284
鎖骨下リンパ節転移，乳癌　759
鎖骨上リンパ節転移，乳癌　759
鎖肛　396
坐骨動脈遺残　321
再酸素化　727
再生不良性貧血　596
──，骨髄シンチグラフィ　686
再分布　217, 727
細気管支肺胞上皮癌　179
細菌性大腸炎　404
細菌性肺炎　188, 607
細胞増殖　727
最大値輝度投影法　50, 54
鰓裂嚢胞　137
三角部　57
三次攣縮　344
三尖弁　271
三尖弁狭窄　270
三尖弁閉鎖　280, 291
産科疾患　510
産科領域
　──，MRI 検査　509
　──，X 線 CT 検査　509
　──，単純 X 線検査　509
　──，超音波検査　509
散乱 X 線　11
散乱線　7
酸素増感率　725
残胃の癌　376

し

シーベルト　723, **808**
シスプラチン　775, 780
シネ撮影法　261

シャウカステン　10
シャベル作業者骨折　581
シルエットサイン　168
ジエチレントリアミン5酢酸　679
じん肺　210
子宮　501
　──，MRI 検査　502
　──，超音波検　501
子宮外妊娠　510
子宮筋腫　503
　── に対する塞栓術　696
子宮腺筋症　504
子宮体癌　505
　──，放射線治療　778
　── の FIGO 分類　778
　── の TNM 分類　778
子宮内線源　776
子宮内膜　501
　── の厚さ　502
子宮内膜症　507
子宮卵管造影　501
子宮頸癌　506
　──，FIGO 分類　774
　──，病期分類　774
　──，放射線治療　773
　── の TNM 分類　774
弛緩部型真珠腫　128
脂肪肝　437
脂肪脊髄髄膜瘤　110
脂肪抑制 T_1 強調像　106
脂肪抑制 T_2 強調像　107
視床出血　77
視神経・視床下部膠腫　90
視神経炎　125
視神経脊髄炎　111
視神経膠腫，放射線治療　735
歯突起骨折　578
篩骨洞癌　750
耳下腺腫瘍　751
耳介癌　751
耳癌　751
耳硬化症　129
自己免疫性膵炎　463
自然放射線被曝　804
自由誘導減衰　46
時間分解能　39
磁気共鳴検査　43
磁気共鳴診断　43
磁気共鳴断層検査，腹部　329
敷石状所見　381
軸捻転　376
膝関節，MRI(正常像)　520
膝関節，X 線正面像(正常像)　518
膝窩動脈捕捉症候群　320
斜頭症　101
若年性血管線維腫　134
若年性鼻咽腔血管線維腫　134
腫大副甲状腺　150
腫瘍基質の石灰化　536
腫瘍シンチグラフィ，腹部　329
腫瘍親和性放射性医薬品　684
腫瘍性疾患，脳　81
腫瘍性卵巣疾患　507
腫瘍生物学，放射線治療　726
腫瘤形成性膵炎　463
腫瘤状陰影　272

収縮性心膜炎　310
舟状頭症　101
修正大血管転位　288
終糸の肥厚　110
終末回腸　349
終末乳管小葉単位　251
十二指腸　347
　──，X 線検査(正常像)　348
十二指腸潰瘍　377
十二指腸腔内憩室　376
十二指腸憩室　379
十二指腸疾患　377
十二指腸腫瘍　377
十二指腸閉鎖，新生児　610
充実性パターン　39
重イオン線　722
重粒子線　722, 723, 782
絨毛癌　738
縦横比　254
縦隔，CT(正常像)　159
縦隔悪性リンパ腫　234
縦隔陰影の拡大を来すもの　270
縦隔気腫　238
縦隔血腫　239
縦隔腫瘍　758
縦隔線　158
縦隔胚細胞腫　758
縦隔胚細胞性腫瘍　233
縦隔嚢胞性疾患　237
縦走潰瘍　381
出血性梗塞　71
出血性腸炎　403
術後照射　731
　──，肺癌　756
術後性上顎嚢胞　130
術前照射　731
　──，肺癌　756
術前補助化学療法　731
術中照射　731
　──，膵癌　769
術中超音波検査　41
純コレステロール石　456
順次化学放射線療法　766
初感染結核　194
初感染肺結核症　193
小細胞肺癌，放射線治療　757
小線源治療　723, **730**
小腸　348
　── の機械的閉塞　389
小腸寄生虫症　384
小腸憩室　380
小腸疾患　380
小腸腫瘍　393
小腸造影検査　328
小児
　──，MRI 検査　603
　──，X 線 CT 検査　603
　──，正常胸腺　608
　──，単純 X 線検査　603
　──，超音波検査　603
　── における不完全骨折　525
　── の骨髄炎　532
　── の骨折　525
小児悪性腫瘍，放射線治療　787
小児型結核症　193
小児神経芽腫病期分類　790

小児白血病，放射線治療　787
小脳橋角部腫瘍　93
小脳腫瘍　90
小分割照射　727
小葉間溝　158
松果体部腫瘍　88
消化管　344
消化管出血　631
　——，IVR　700
消化管出血シンチグラフィ　329, 671
消化管症候群，被曝　805
消化管穿孔　338, 624
消化管造影　12
　——，内因性救急疾患　629
　——，非外傷性救急疾患　629
消化管造影検査　328
　——，胃・十二指腸　344
　——，咽頭　344
　——，小腸　349
　——，食道　344
　——，大腸　350
消化管ポリポーシス　397
消化器癌　763
消化性潰瘍　373
照射法，放射線治療　723
照射野設定，治療のための　728
漿液性嚢胞腺腫　467
漿膜の腫瘍　758
上・下顎歯肉癌　744
上衣腫　84, 92
上咽頭癌　132
　——，放射線治療　741, 746
　——のTNM分類　747
上顎癌　130
　——，放射線治療　741
上顎洞癌
　——，放射線治療　750
　——のTNM分類　750
上鼓室真珠腫　128
上肢
　——の静脈解剖　317
　——の動脈解剖　317
上大静脈症候群　308
　——，PTA　705
　——，RIベノグラフィ　667
上腸間膜動脈症候群　379
上腸間膜動脈造影(正常像)　350
上腸間膜動脈閉塞症　386
上皮性腫瘍
　——，胃　363
　——，大腸　399
上皮性卵巣腫瘍　507
上部消化管造影検査　328
常磁性効果　48
常染色体劣性多嚢胞腎　615
静脈角　158
静脈性尿路造影検査　475
静脈造影　316
静脈洞血栓症　81
静脈内投与法，造影剤　17
静脈瘤　322
食道
　——，X線検査(正常像)　345
　——，超音波内視鏡(正常像)　346
食道web　354
食道異所性胃粘膜島　353

食道異物　362
食道胃静脈瘤　357
　——，IVR　700
食道炎　354
食道潰瘍　354
食道癌　356
　——，放射線治療　763
　——のTNM分類　764
　——の病期分類　764
　——の病型分類　356
食道癌取扱い規約　764
食道憩室　357
食道疾患　352
食道腫瘍　356
食道穿孔　361
食道腺癌　764
食道肉腫　357
食道バルーン拡張術・ステント留置術
　　　　　　　　　　　　　717
食道表在癌　764
食道病変，膠原病に伴う　354
食道閉鎖，新生児　610
食道裂孔ヘルニア　243, **360**, 376
食道扁平上皮癌の放射線治療　766
食物シンチグラフィ　671
職業被曝　805
心陰影
　——全体の拡大　269
　——の拡大を来すもの　270
　——の縮小　272
　——の部分的拡大　270
　——の偏位を来すもの　277
心陰影・心血管辺縁のよび方　263
心胸郭比　269
心筋血流イメージング　656
　——，画像　661
心筋交感神経機能イメージング　665
心筋梗塞　278
心筋脂肪酸代謝イメージング　665
心筋生存能　655, 661
心筋ブドウ糖代謝イメージング　665
心血管RIアンギオグラフィ　655
　——，画像　658
心血管造影(正常像)　268
心血管造影(異常像)　264
心血管・中枢神経症候群，被曝　805
心血管内腔のイメージング　655
心腔の投影像　263
心室中隔欠損　271, 272, 280, 283
心・縦隔陰影の偏位を来すもの　277
心臓
　——，MRI検査　260
　——，X線CT検査　260
　——，超音波検査　260
　——，カテーテル法　261
　——の位置異常　276
　——の血行力学的回転　273
　——の拍動異常　276
心臓核医学　655
心臓縦隔陰影　156
心臓癌　278
心大血管
　——，MRI(正常像)　266
　——，X線CT(正常像)　265
心大血管病変，救急　630
心電図同期SPECT　661

心電図同期心プールイメージング　655
　——，画像　660
心肺係数　269
心拍動
　——の全般的減弱　276
　——の増強　279
　——の部分的減弱　278
心拍動異常　276
心房中隔欠損　270, 271, 280
心膜液貯留　277
心膜嚢胞　237
心腰　658
心腰部　261
心彎入　261, 658
伸展涙痕骨折　579
信号強度　49
神経芽細胞腫　496
　——，放射線治療　789
神経芽腫　789
　——，小児　613
神経原性腫瘍　235
神経鞘腫　116
神経節芽腫　789
神経節腫　789
神経線維腫症　100, 119
神経皮膚症候群　100
神経病性関節症　560
神経胚形成　109
神経膠腫　83
真空現象　582
真珠腫性中耳炎　128
真性動脈瘤　297
浸潤性膵管癌　767
浸潤性乳管癌　251, 759
浸潤性乳癌　252
浸透状骨吸収　536
深部静脈　67
深部静脈血栓症，RIベノグラフィ　668
深部線量百分率　723
進行膵癌　767
進行性核上麻痺　642
進行性多巣性白質脳症　97
診療放射線技師　805
新生児一過性多呼吸　606
新生児呼吸器疾患　606
人工放射線被曝　804
腎　477
　——，dynamic CT　478
　——，MRI　478
　——の核医学検査　679
腎芽腫　788
腎癌　483
腎結核　485
腎血管筋脂肪腫　482
腎血管性高血圧症　308
　——，PTA　704
　——，シンチグラフィ　680
腎実質　477
腎性骨異栄養症　568
腎洞　477
腎洞脂肪腫症　477
腎膿瘍　485
腎嚢胞　482
腎嚢胞性腫瘍　481
腎不全　568
腎盂腫瘍　484

す

スキルス　365
スコッチテリアサイン　575
スコッチテリアの首(輪)　586
スタン心筋　664
ステントグラフト留置術　705
ストレス骨折　524
ストロンチウム　691
スピキュラ　177, 251
スピンエコー T_1 強調像　106
スピンエコー T_2 強調像　106
スピンエコー法　46
ズデック萎縮　564
すりガラス陰影　176, 191, 193, 198, 202, 204, 206, 210
水晶体障害，被曝　805
水腎症，シンチグラフィ　681
水頭症　100
水平線状影　217
水溶性ヨード造影剤　12
膵管癌　463
膵管造影検査　423
膵管内乳頭状粘液産生腫瘍　466
膵癌　463
　──，放射線治療　767
　──の治療方針決定　768
膵形成異常　468
膵周囲の動脈　435
膵臓
　──，dynamicCT（正常像）　434
　──，MRI（正常像）　435
　──，超音波（正常像）　434
　──，超音波断層面　433
膵島腫瘍　465
膵内分泌腫瘍　465
髄芽腫　92
　──，放射線治療　736
髄内腫瘍　113
髄内動静脈奇形　119
髄膜炎　93
髄膜腫　84, 89
　──，放射線治療　738

せ

セクタプローブ　38
センチグレイ　723
センチネルリンパ節　30, 667
正常冠動脈　269
正常胸腺，小児　608
正常リンパ節　596
正中頸嚢胞　137
生化学的再発　781
生殖腺障害，被曝　806
生物学的効果比　724
生理の石灰化，頭蓋内　57
成熟(型)奇形腫　233, 738
成人型小児肝癌　453
成人型肺結核(症)　194
成長板　518
声門下癌　131, 749
声門癌　131, 749
声門上喉頭癌　130
声門上部癌　749

性索間質性腫瘍　779
性腺外胚細胞性腫瘍　233
星細胞系腫瘍　113
星細胞腫　83, 90
　──，放射線治療　735
精上皮腫　233
精巣腫瘍
　──，放射線治療　784
　──のTNM分類　782
精巣捻転症，シンチグラフィ　682
静磁場　51
脆弱性骨折　524, 562
　──，仙骨の　525
石綿肺　210
脊索腫　550
　──，放射線治療　738, 799
脊髄　109
　──，MRI（正常像）　108
　──，X線CT　108
　──，血管造影　108
脊髄炎　111
脊髄横断面の解剖　109
脊髄奇形　109
脊髄空洞症　121
脊髄腔造影　13, 108
脊髄血管奇形　119
脊髄血管病変　119
脊髄腫瘍　111
　──，放射線治療　738
脊髄小脳変性症　99
脊髄照射の副作用　735
脊髄上衣腫　113
脊髄水腫　121
脊髄髄膜瘤　116
脊髄髄膜瘤　110
脊髄正中離開症　109
脊髄損傷　119
脊髄嚢瘤　110
脊髄麻痺，救急　630
脊髄裂　110
脊柱管　573
脊椎
　──の解剖　573
　──の正常MRI像　577
　──の正常X線像　574
脊椎外傷　577
脊椎すべり症　583
脊椎単純X線検査　106
脊椎分離症　582, 586
脊椎変性疾患　582
脊椎癒合不全　110
石灰化　253
　──，骨・関節疾患　521
　──，心臓・大血管疾患　310
接吻潰瘍　374
舌癌　131
　──，放射線治療　743
舌白板症　743
先天異常
　──，胃　362
　──，十二指腸　376
　──，小腸　380
　──，大腸　396
　──，胆道の　460
先天奇形
　──，頭頸部　129

　──，脳　99
先天性気管気管支狭窄・拡張　225
先天性頸嚢胞　137
先天性甲状腺腫　144
先天性疾患，食道　353
先天性小腸閉鎖，新生児　610
先天性胆道閉鎖症，肝胆道シンチグラフィ　675, 677
先天性動静脈奇形　320
先天性梨状窩瘻，小児　605
先天性嚢胞腎　615
尖頭症　101
潜在癌　781
潜在性脊椎癒合不全　110
潜在性二分脊椎　110
潜在的致死損傷回復　724
線維筋性異形成，PTA　704
線維結合関節　518
線維腫，卵巣　509
線維性異形成　543
線維性骨皮質欠損　538
線維性縦隔炎　239
線維腺腫　255
線エネルギー付与　722
線条体黒質変性症　642
線量限度による放射線防護　806
線量当量の単位　808
線量分割法，食道癌の放射線治療　766
選択的上腸間膜動脈造影　423
選択的腹腔動脈造影　423
腺筋症　459
腺腫様甲状腺腫　144
腺様嚢胞癌　137
全骨盤照射　775
　──，子宮体癌　779
全身被曝　805
全前脳胞症　616
全脳照射　731
全脳予防照射，小児白血病　788
全リンパ節照射　793
前角　109
前根　109
前仙骨髄膜瘤　110
前大脳動脈　66
前頭側頭型認知症　642
前頭側頭葉変性症　642
前毛細管性高血圧　292, 293
前立腺　479
　──，CT（正常像）　480
　──，MRI（正常）　481
　──，超音波　480
前立腺癌　487
　──，放射線治療　781
　──のTNM分類　782
　──の罹患率　781
前立腺疾患　487
前立腺特異抗原　480, 781
前立腺膿瘍　487
前立腺肥大症　487

そ

組織内照射　730
早期胃癌　364
僧帽弁逆流　272

僧帽弁狭窄　271, 272
総頸動脈造影　65
総胆管囊腫　460
総動脈幹遺残　289
造影 CT　16
造影 MRI　52
造影剤　12
　── の種類　12
　── の副作用　12
造影超音波診断法　37
造影ハーモニック法　37
造血器(骨髄)症候群, 被曝　805
造骨性変化　516, 521, 536
増感紙　8
増殖死　724
臓器機能亢進症, IVR　703
側腹線条　333
側腹線条徴候　333, 336
側方陰影　40
粟粒結核　196
続発性間質性肺炎　206
続発性副甲状腺機能亢進症　151

た

タッシェ　377
タモキシフェン　778
タリウム　656
タンデム　776
ダイナミック CT　17
ダンピング症候群, 食物シンチグラフィ　672
多形腺腫　136
多系統萎縮症　642
多血性転移性肝癌, IVR　695
多重反射　40
多嚢胞性異形成腎　615
多発性肝囊胞　439
多発性硬化症　97, 111
多発性骨髄腫　550, 601
多発性乳頭腫症　187
多脾症　470
多分割照射　727
唾液腺癌　137
　──, 放射線治療　751
唾液腺腫瘍　136
唾液腺シンチグラフィ　671
代謝画像　19
対症的放射線治療　757
対側損傷, 脳挫傷　69
胎児性癌　738
胎児被曝　806
胎便吸引症候群　606
退形成性星細胞腫, 放射線治療　735
大凝集アルブミン　645
大血管　260
　──, MRI 検査　260
　──, X 線 CT 検査　260
　──, 超音波検査　260
大細胞神経内分泌癌　176
大静脈陰影の異常　308
大腺腫, 下垂体腺腫　89
大腿骨頭壊死　684
大腿骨頭すべり症　526
大腸　350

──, 注腸 X 線検査(正常像)　351
──, の機械的閉塞症　388
── の区分　351
大腸癌　399
── の肉眼型分類　400
大腸憩室症　397
大腸子宮内膜症　407
大腸疾患　396
大腸腫瘍　399
大腸閉塞　407
大腸ポリープ　397
大動脈陰影の異常　294
大動脈炎症候群　301
　──, PTA　704
大動脈解離　297
　── の分類　301
大動脈弓症候群　301
大動脈弓の発生　294
大動脈硬化　297
大動脈縮窄　272, 302
大動脈窓　264, 658
大動脈中隔欠損　288
大動脈肺動脈窓　157, 288
大動脈弁逆流　272
大動脈弁狭窄　272
大動脈瘤　297
大脳静脈　67
大脳動脈の支配領域　71
大葉間溝　158
大理石病　571
高安動脈炎　301
　──, PTA　704
高安分類　429
脱臼　523
脱髄疾患　97
脱髄疾患・変性疾患, 脳　97
縦緩和時間(T_1)　46
縦径, 腫瘍の　254
単光子放出断層像　19
単純 CT　16
単純 X 線検査
　──, 外傷　622
　──, 骨・関節・軟部組織　514
　──, 産科領域　509
　──, 小児　603
　──, 脊椎　106
　──, 頭頸部　123
　──, 内因性救急疾患　629
　──, 非外傷性救急疾患　629
　──, 婦人科領域　499
　──, 副腎　491
　──, 末梢血管・リンパ管　315
単純性甲状腺腫　143
単純性骨囊腫　537
単純性潰瘍　383
単純ヘルペス脳炎　95
炭酸ガス負荷試験　641
炭素イオン線　782
胆管炎　458
胆管癌　460
胆管系の名称　431
胆管結石　456
胆管細胞癌　451
胆管ステント留置術　714
胆汁囊胞　443
胆石症　455

胆道, 超音波(正常像)　430
胆道癌, 放射線治療　771
胆道造影　429
　──, 内因性救急疾患　629
　──, 非外傷性救急疾患　629
胆道造影検査　423
胆囊, MRI(正常像)　432
胆囊炎　456
胆囊癌　458
探触子　38
蛋白分解酵素阻害剤動注療法, 重症急性膵炎に対する　703
蛋白漏出性胃腸症　396
断層撮影　11
断層心エコー法　260
断層像(SPECT)　24

ち

治療可能比　726
治療効果比　727
知能障害, 放射線治療　735
遅延相　422
腟癌, 放射線治療　780
中咽頭癌　132
　──, 放射線治療　747
中喉頭癌, 放射線治療　741
中耳疾患　128
中心管拡張症　121
中枢神経原発悪性リンパ腫, 放射線治療　737
中枢肺動脈の拡張　216
中性子線　722
中大脳動脈　66
　── 閉塞　76
中腸軸捻, 新生児　611
中毒性多発性甲状腺腫　145
中皮腫　758
虫垂
　──, CT(正常像)　352
　── の腫瘍　409
虫垂炎　408
虫垂疾患　408
虫垂粘液瘤　409
注腸造影検査　328
長期血液透析　568
長時間透視による放射線障害発生　807
長頭症　101
重複胃　362
重複大動脈弓　296
重複囊胞　380
腸回転異常　376, **380**, 396
腸回転異常症, 新生児　611
腸管気腫症　407
腸管虚血　384
腸管重複症　380
腸間膜血行障害　342
腸間膜脂肪織炎　340
腸結核　**383**, 403
腸骨稜徴候　333, 336
腸重積　407
腸重積症　**393**
　──, 小児　612
超音波検査　33
　──, 外傷　622

和文索引

――，甲状腺　141
――，肝・胆・膵・脾　422
――，胸部　156
――，骨・関節・軟部組織・脊椎　516
――，産科領域　509
――，子宮　501
――，小児　603
――，頭頸部　123
――，内因性救急疾患　629
――，乳房　250
――，泌尿器　475
――，非外傷性救急疾患　629
――，婦人科領域　499
――，副甲状腺　150
――，副腎　491
――，腹部　329
――，末梢血管・リンパ管　315
――，卵巣　502
超音波断層像
――，胃・十二指腸　347
――，肝臓の　423
――，小腸　349
――，食道　344
――，大腸　351
――，胆道の　428
――，膵臓の　430
超音波誘導下穿刺術　40
超高圧放射線　722
超常磁性酸化鉄コロイド粒子　422
超選択的肝動脈造影　423
聴神経腫瘍，放射線治療　738
直撃損傷，脳挫傷　69
直接門脈造影　423
直線加速器　728
直腸癌，放射線治療　770
直腸粘膜脱症候群　408
直腸肛門奇形　396

つ

椎間関節　573
椎間腔　574
椎間孔　573
椎間板ヘルニア　582, 584
椎弓根　574
椎骨動脈造影　67
椎骨動脈の分枝　67
椎体，CT 像　517
通常分割照射法　727
痛風　559

て

ティッシュハーモニック　37
テクネチウムガス　647
テモゾロミド　735
テント上半球腫瘍　83
デジタルアンギオグラフィ　10
デジタルサブトラクションアンギオグラフィ　10
デジタルフルオログラフィ　10
デジタルラジオグラフィ　8
デジタル撮影法　8
デジタル透視法　10

デルモイド　509
てんかん焦点の検出，脳血流シンチグラフィ　642
定位手術的放射線照射　762
定位照射　733
低エコー　39
低酸素細胞　725
　　――　増感薬　726
低浸透圧造影剤　12
低線量率腔内照射　776
低線量率照射　730
滴状心　213
鉄欠乏性貧血　597
転移性肝癌　452
転移性骨腫瘍　547
　　――，放射線治療　799
転移性腫瘍　87
転移性腎腫瘍　483, 494
転移性脳腫瘍，放射線治療　738
転移性肺癌　183
転移に対する放射線治療，乳癌　762
電子線　722, 723
電子線照射筒　769
電子対創生　723
電子フォーカス　39
電子ボルト　722
電磁放射線　722
電離放射線　722
電離放射線障害防止規制　808

と

トリウム　804
トルコ鞍部腫瘍　89
ドプラ効果　35
ドプラ法　35
塔状頭症　101
等エコー　39
等価線量　808
等線量曲線，放射線照射　723
頭蓋，単純 X 線撮影（正常像）　56
頭蓋咽頭腫　89
　　――，放射線治療　737
頭蓋狭窄症　101
頭蓋骨骨折　68
頭蓋骨腫瘍　93
頭蓋骨早期癒合症　101
頭蓋骨鱗状部　56
頭蓋単純 X 線撮影　54
頭蓋内感染症　93
頭蓋内腫瘍性病変の局在診断　81
頭蓋内側副血行路　75
頭部外傷　68
頭頸部
　　――，MRI 検査　124
　　――，X 線 CT 検査　123
　　――，血管造影検査　124
　　――，単純 X 線検査　123
　　――，超音波検査　123
頭頸部癌
　　――，放射線治療　741
　　――　からのリンパ節転移　742
　　――　の根治的治療　741
頭頸部内重複癌　748
同位元素　20

同時化学放射線療法　766
動静脈瘻　81
動注療法，IVR　703
動脈管開存　272, 280, 284
動脈造影　315
動脈内投与法，造影剤　17
動脈優位相　422
動脈瘤に対するステントグラフト留置術　705
動脈瘤様骨嚢腫　538
動脈攣縮　79
特異性炎症性疾患
　　――，小腸　383
　　――，大腸　403
特性 X 線　7
特発性アルドステロン症　493
特発性間質性肺炎　202
特発性器質化肺炎　204
特発性心筋症　275
特発性大動脈弁下狭窄　275
特発性肺線維症　202
特発性門脈圧亢進症　438

な

ナボット囊胞　506
内因性救急疾患　629
内視鏡的硬化療法　700
内視鏡的胆管膵管造影　423
内視鏡的粘膜切除術　765
内臓逆位症　362, 380, 396
内側型出血　77
内軟骨腫　542
内分泌障害，放射線治療　735
内ヘルニア　342
内膜床欠損　282
内膜症性囊胞　507
内頸動脈　66
　　――　の分枝　66
内頸動脈海綿静脈洞瘻　81
軟 X 線　8
軟骨下骨　521
　　――　皮質　521
軟骨芽細胞腫　542
軟骨結合関節　518
軟骨肉腫　550
　　――，放射線治療　798
軟骨無形成症　570
軟部撮影　11
軟部組織
　　――，MRI 検査　515
　　――，X 線 CT 検査　514
　　――，単純 X 線検査　514
　　――，超音波検査　516
軟部組織腫瘍，放射線治療　800
軟部肉腫に対する放射線治療　801
軟膜 AVM　81

に

Ⅱ型肺胞上皮細胞由来の腫瘍　185
ニッシェ　373
ニューマトシール　189
ニューモシスチス肺炎　202

二次小葉　164
二次性肺結核症　194
二次性変形性関節症　555
二次蠕動　344
二分脊椎　110
肉芽腫性髄膜炎　94
肉芽腫性肝膿瘍　442
乳管洞　251
乳管内乳頭腫　256
乳癌　251, 759
　——, MRI 所見　255
　——, TNM 分類　760
　——, マンモグラフィ　251
　——, 超音波所見　254
　——の血行性転移　759
　——の骨転移　762
　——の組織学的分類　253
　——の脳転移　762
　——の放射線治療　759
乳癌取扱い規約　759
乳児肝炎, 肝胆道シンチグラフィ　675, 677
乳糜胸　324
乳糜胸水　240
乳糜尿　324
乳頭腫　187
乳房
　——, MRI 検査　250
　——, X 線（正常像）　252
　——, X 線 CT 検査　250
　——, 核医学検査　250
　——, 単純 X 線検査　249
　——, 超音波（正常像）　252
　——, 超音波検査　250
　——の解剖　251
乳房温存療法　760
　——の接線照射　761
乳房切除後の放射線治療　762
尿管結石　485
尿管疾患　485
尿管腫瘍　485
尿管瘤　486
尿路結石　631
尿路上皮癌　782
尿路造影検査　476
妊娠　280
認知症の鑑別診断, 脳血流シンチグラフィ　642

ね

粘液性囊胞腺腫　466
粘表皮癌　137
粘膜関連リンパ組織リンパ腫　751
粘膜皮膚リンパ節症候群　278

の

野口分類　176
脳
　——, CT（造影 CT）（正常像）　58
　——, MRI（正常, 横断像）　62, 64
　——, MRI（正常, 冠状像）　65
　——, MRI（正常, 正中矢状断像）　61

　——, 血管性疾患　71
　——の概観　59
脳 SPECT, 保険診療が認められている　638
脳壊死, 放射線治療　735
脳炎　95
脳外血腫の局在　69
脳幹膠腫　90
脳幹部腫瘍, 放射線治療　736
脳血管障害の病態評価, 脳血流シンチグラフィ　642
脳血管造影検査　54
脳血流シンチグラフィ　641, 642
脳血流測定の臨床的有用性　642
脳血流量　641
脳梗塞　71
　——の経時的変化　71, 73
　——の血管造影所見　74
脳挫傷　69
脳室上衣腫, 放射線治療　735
脳実質外病変　68
脳実質内病変　69
脳腫瘍の発生部位　83
脳腫瘍全国統計データ　733
脳出血　75
脳循環測定　641
脳神経, 救急　630
脳神経伝達機構　644
脳脊髄液　638
脳脊髄液腔内投与法, 造影剤　17
脳組織灌流圧　640
脳槽　60
脳槽シンチグラフィ　638
脳卒中　71
脳代謝測定　644
脳底動脈　67
　——の分枝　67
脳・頭蓋骨
　——, MRI 検査　54
　——, X 線 CT 検査　54
脳動静脈奇形　81
脳膿瘍　95
脳白質の剪断損傷　71
脳浮腫　74
　——のパターン　74
脳梁欠損　616
脳梁欠損症　99
脳梁周囲動脈　66
脳梁辺縁動脈　66
嚢状動脈瘤　299
嚢胞性腫瘤　468
　——, 腎　481
嚢胞性脊髄髄膜瘤　110
嚢胞性二分脊椎　110
嚢胞性パターン　39
嚢胞性リンパ管腫, 頭頸部　138
嚢胞腺癌　453
嚢胞内乳頭腫　256

は

ハーモニック法　36
ハロー　40
ハングマン骨折　579
バセドウ病　143

　——の ^{131}I 治療　689
バセドウ病眼症, 放射線治療　739
バルトリン腺　780
パーキンソン病　642
パーテクネテート　671
パキオニ小窩　57
パルスドプラ法　35
パワードプラ法　36
破骨細胞　516
播種性転移　116
背側皮膚洞　110
肺うっ血　217, 293
肺カンジダ症　200
肺過誤腫　185
肺外型分画症　218
肺換気シンチグラフィ　647
肺換気障害, 肺血流シンチグラフィ　646
肺癌
　——, ^{67}Ga シンチグラフィ　652
　——, 高分化型腺癌　176
　——, 低分化型腺癌　177
　——, 病期分類　754
　——, 放射線治療　753
　——の TNM 分類　754
　——の遠隔転移発生率　757
肺気腫　212
肺区域解剖　158
肺区域の名称　158
肺形成不全　222
肺結核症　193
肺血栓塞栓症　216
　——, 肺血流シンチグラフィ　646
肺血流シンチグラフィ　645
肺血流量増大　280
肺好酸球性肉芽腫症　230
肺好酸球増多症　206
肺抗酸菌感染症　193
肺梗塞　216
肺高血圧症　217
肺細葉　165
肺障害, 被曝　805
肺真菌症　198
肺水腫　217
　——のネガ像　208
肺性心　271
肺静脈還流異常　288
肺静脈性肺高血圧　293
肺底動脈大動脈起始症　220
肺動静脈奇形　223
肺動脈狭窄　291
肺動脈欠損症　223
肺動脈性高血圧　271, 292, 293
肺動脈弁狭窄　271
肺動脈弁閉鎖不全　271
肺内型分画症　218
肺膿瘍　189
肺分画症　218
肺胞性肺炎　188, 189
肺胞性病変, HRCT　175
肺胞蛋白症　226
肺胞微石症　226
肺門血管のぼけ　217
肺門舞踏　282
肺門部肺癌　179
肺野, CT（正常像）　161
肺野型肺癌　176

肺野透過性の亢進　216
肺ランゲルハンス細胞組織球症　228
肺リンパ脈管筋腫症　227
肺良性腫瘍　185
胚腫　88
──，放射線治療　736
敗血症性塞栓症　189, 190
廃用性骨粗鬆症　564
剝離性間質性肺炎　206
橋本病　143
発癌，被曝　806
反射性交感神経性萎縮症　564
反射性交感神経性ジストロフィ症候群　685
半減期　20
半卵円中心　57
板状無気肺　171
晩発性小脳変性症　642

ひ

ビスホスホネート　800
ビデオフルオロスコピー　328, 353
ビルトアップ　722
ピロリン酸カルシウム沈着症　559
びまん性肝疾患　436
びまん性甲状腺腫　143
びまん性軸索損傷　71
びまん性肺胞領域障害　198, 204
びまん性汎細気管支炎　215
びらん　373
びらん性十二指腸炎　377
日和見感染症　200
皮質基底核変性症　642
皮質骨　517
皮膚癌，放射線治療　797
皮膚癌，TNM 分類　797
皮膚腫瘍　797
皮膚障害，被曝　805
皮様囊胞腫　509
非 Hodgkin リンパ腫
　──，放射線治療　794
　──リンパ腫の化学療法　795
非イオン性水溶性ヨード造影剤　12
非外傷性救急疾患　629
非結核性抗酸菌症　198
非血管系 IVR　694
非交通性空洞症　121
非骨化性線維腫　538
非腫瘍性肝腫瘤　439
非腫瘍性卵巣疾患　507
非小細胞肺癌，放射線治療　755
非上皮性腫瘍
　──，胃　369
　──，大腸　401
非浸潤性乳癌　252
非精上皮腫　233
非定型抗酸菌症　198
非定型肺炎　191
非特異性炎症性疾患，大腸　403
非特異性炎症性腸疾患，小腸　381
非特異性間質性肺炎　203
非閉塞性腸間膜虚血　386
非流暢性進行性失語症　642
泌尿器

──，MRI 検査　476
──，X 線 CT 検査　475
──，血管造影検査　476
──，静脈性尿路造影検査　475
──，超音波検査　475
──，腹部単純 X 線検査　475
肥厚性幽門狭窄症，小児　611
肥大，心臓の　270
肥大型心筋症　272
肥大性骨関節症　684
被殻出血　77
被虐待児症候群　619
被ばく　804
被曝　804
──，家族の　807
──，患者の　807
被爆　804
被包性胸水　240
疲労骨折　524
腓骨，CT 像　517
脾外傷　470
脾シンチグラフィ　675
脾臓　470
脾動脈塞栓術　703
微小腺腫，下垂体腺腫　89
鼻・副鼻腔癌，放射線治療　750
表在食道癌　764
表在性血栓性静脈炎　322
表在静脈　67
病期分類
　──，Hodgkin リンパ腫　792
　──，悪性軟部組織腫瘍　800
　──，子宮頸癌　774
　──，食道癌　764
　──，肺癌　754
病的骨折　523
貧血　280

ふ

フィールドエコー　49
フィルム　8
フィルム・スクリーン法　8
フラットパネルディテクター　8
フリーラジカル　724
フレームレート　39
ブラッグピーク　722
プラナー像　24
プランマー病　145
プローブの種類　38
プロトン密度　46
　──，強調画像　47
不完全骨折，小児における　525
負荷心筋血流イメージング法　657
浮遊結石　456
婦人科領域
　──，MRI 検査　500
　──，X 線 CT 検査　500
　──，血管造影検査　501
　──，単純 X 線検査　499
　──，超音波検査　499
腐骨　533
部分容積効果　15
副甲状腺　150
　──，CT 検査　150

──，MRI 検査　150
──，核医学検査　150
──，超音波検査　150
──，の局所解剖　142
副甲状腺機能亢進症　565
　──，シンチグラフィ　684
副甲状腺ホルモン　150
副腎
　──，CT（正常像）　492
　──，MRI 検査　491
　──，X 線 CT 検査　491
　──，核医学検査　491
　──，血管造影検査　491
　──，単純 X 線検査　491
　──，超音波検査　491
副腎過形成　493
副腎癌　494
副腎出血　495
副腎腺腫　493
副腎白質ジストロフィ　98
副腎皮質疾患　493
副膵　362
副脾，シンチグラフィ 3 次元画像　678
副鼻腔炎　130
腹腔動脈造影，正常像　349
腹腔動脈造影動脈相　428
腹腔動脈造影門脈相　428
腹腔内液体貯留　335
腹腔内膿瘍　340
腹腔内遊離ガス　631
腹部
　──，MRI　329
　──，US　329
　──，X 線 CT 検査　329
　──，核医学検査　329
腹部外傷　624
腹部疾患，救急　630
腹部臓器障害，被曝　805
腹部単純 X 線検査　328
　──，胃・十二指腸　344
　──，肝・胆・膵・脾　422
　──，小腸　348
　──，正常像　333
　──，大腸　350
　──，泌尿器　475
　──，腹壁・腹膜　331
腹壁　331, 335
　──の解剖　331
腹膜　331
　──の解剖　331
腹膜炎　337
腹膜偽粘液腫　342
腹膜腔疾患　335
腹膜中皮腫　341
腹膜付着部　332
複合性局所疼痛症候群　564
吻合部潰瘍　376
粉砕骨折　582
分割照射　727
分泌型の石灰化　253
分離すべり　583

へ

ヘモクロマトーシス　439

ヘモジデローシス　597
ヘルニア　**342**, 393, 407
ベーチェット病，末梢血管　321
ベクレル　21, **723**
平衡相　422
閉鎖不全　270, 272
閉塞性黄疸　455
閉塞性血栓性血管炎　319
閉塞性腸炎　407
閉塞性動脈硬化症　319
―，PTA　704
閉塞性肥大型心筋症　275
片側性椎間関節嵌頓　580
辺縁低エコー帯　447
変形性関節症　555
変形性骨炎　546
変形性頚椎症　583
変性疾患　97
変性すべり　583
変性性関節疾患　555
扁桃周囲膿瘍　136
弁膜の投影像　263

ほ

ボーラス投与　655
ポジトロン標識トレーサ　657
母斑症　100
方位分解能　39
放射性金粒子　743
　――治療　745
放射性同位元素　19, 20
放射性物質　19
放射性薬剤　638
放射線
　――の種類　722
　――の単位　723
放射線医学　3
放射線荷重係数　808
放射線感受性　724
放射線管理　**808**
放射線業務従事者　808
放射線効果の修飾　724
放射線腫瘍学　**722**
放射線宿酔　732
放射線障害　**805**
放射線障害発生，長時間透視による　807
放射線障害防止法　808
放射線食道炎　757, 767
放射線生物　724
放射線脊髄炎，放射線治療　735
放射線大腸炎　407
放射線治療
　――の副作用　732
　――の有害事象　735, 762
放射線腸炎　**384**
放射線肺臓炎　758
放射線被曝　804
放射線防護　**806**
放射線防護薬　726
放射線誘発癌，頭頸部　742
放射能　19
放射能壊変　20
胞状奇胎　510
崩壊　20

乏突起膠腫　83
　――，放射線治療　735
紡錘状動脈瘤　299
膀胱
　――のCT　479
　――の超音波断層像　479
膀胱温存治療　783
膀胱癌
　――，放射線治療　782
　――のTNM分類　782
膀胱憩室　486
膀胱腫瘍　486
膀胱全摘術　783
膀胱損傷　624
膀胱尿管逆流　615

ま

マイクロスフェアーモデル　641
マイコプラズマ肺炎　191
マントル照射　793
マンモグラフィ　249
　――，正常像　252
麻痺性イレウス　386
末梢血管
　――，MRI検査　315
　――，X線CT検査　315
　――，単純X線検査　315
　――，超音波検査　315
慢性胃炎　374
慢性肝炎　437
慢性肝膿瘍　442
慢性気管支炎　214
慢性結節性痛風　559
慢性好酸球性肺炎　208
慢性甲状腺炎　143
慢性硬膜下血腫　69
慢性骨髄炎　532
慢性骨髄性白血病　599
慢性膵炎　462
慢性白血病　599
慢性副鼻腔炎　130
慢性閉塞性肺疾患　212
慢性リンパ性白血病　599

み

ミエログラフィ　108
ミソニダゾール　726
ミトコンドリア脳筋症　98
ミルキング　21
未分化胚細胞腫瘍　779
見張りリンパ節　667
右異常鎖骨下動脈　297
脈なし病　301

む

無気肺　170
無気肺パターン　170
無痛性甲状腺炎　148
無脾症　470
　――，脾シンチグラフィ　678

無腐性壊死　529

め

メガ電子ボルト　722
メッケル憩室，胃粘膜シンチグラフィ　673
メトロイミダゾール　726
メルカプトアセチルトリグリシン　679
迷入　353
迷入膵　**362**, 377
面皰癌　253

も

モールド治療　745
モザイクパターン　40
もやもや病　76
毛様細胞性星細胞腫，放射線治療　735
網膜芽細胞腫　125
　――，放射線治療　739, 788
門脈造影　423
門脈優位相　422

や

薬剤性大腸炎　403
薬剤性肺障害　206
山田分類　362

ゆ

輸入脚症候群　376
癒着型中耳炎　128
有害事象，放射線治療の　735
有棘細胞癌　797

よ

45°楔フィルター　750
予防的全脳照射　757
葉間線　158
陽子線　722
陽性造影剤　12, 52
陽電子放出断層像　19
腰仙椎脂肪腫　110
腰椎，X線写真（正常像）　575
腰椎3D-CT像　574
腰部脊柱管狭窄　583
溶骨性変化　521, 535
横緩和時間（T_2）　46

ら

ラクナ梗塞　71
ラジオサージャリー　730, 762
ラジオ波熱凝固療法　717
ラテント癌　781
ランゲルハンス細胞組織球症　544
ランダム分布　174, 184, 198

卵黄嚢腫瘍　738
卵殻状石灰化　212
卵巣　502
　──，MRI（正常像）　504
　──，機能性嚢胞　507
　──，線維腫　509
卵巣悪性腫瘍，放射線治療　779
卵巣疾患　507
卵巣腫瘍
　──のFIGO分類　779
　──のTNM分類　779
卵巣線維腫　509

り

リニアック　728
リニアプローブ　38
リピオドール　695
リンパ管
　──，MRI検査　315
　──，X線CT検査　315
　──，単純X線検査　315
　──，超音波検査　315
リンパ管腫
　──，小児　604
　──，頭頸部　138

リンパ球性間質性肺炎　206
リンパ行性肺転移　185
リンパ節　596
リンパ浮腫　323, 667
利尿シンチグラフィ　679
離断性骨軟骨炎　530
立体撮影　11
粒子　722
粒子線　722
隆起骨折　525
硫酸バリウム　12
両側性椎間関節嵌頓　579
両大血管右室起始　289
良性子宮疾患　503
良性腫瘍
　──，IVR　696
　──，十二指腸　377
　──，食道　356
梁柱の肥厚　254

る

ルビジウム　657
涙腺腫瘍，放射線治療　739
類骨　564
類骨骨腫　540

類上皮性血管内皮腫　453
類線維腫　341
類腱腫，放射線治療　802

れ

レイノー病，RIアンギオグラフィ　668
レヴィ小体型認知症，脳血流測定　642
レジオネラ肺炎　193
レノグラム　679
裂離骨折　523
連続X線　8
連続波ドプラ法　35

ろ

漏斗胸　264
肋骨侵蝕像　303

わ

ワルチン腫瘍　137, 671
若木骨折　525
彎曲骨折　525

欧文索引

① 欧文用語，外国人冠名用語，および欧語で始まる日本語混合用語を収録し，アルファベット順に配列した．
② 見出し語の頭にギリシア文字がつく場合，αはA，βはB，γはGの項の最初にそれぞれ配列した．また，頭に算用数字がつく場合は，それを除いた次の文字のアルファベット順に配列した．
③ 欧語日本語混合語はアルファベット順と50音順を併用し配列した．
④ 見出し語中のダッシュは，その上の用語と同じ語句を受ける省略記号として用いた．

A

α線 689
α崩壊 21
A-P window 157
ABCD'S approach 552
abdominal wall 335
aberrant left subclavian artery 297
aberrant pancreas 362, 377
aberrant right subclavian artery 297
absence of inferior vena cava 310
ABVD療法 793
accelerated fractionation 727
accessory pancreas 362
achalasia 354
achondroplasia 570
acites 335
acoustic neuroma 738
acoustic shadow 40, 456
acoustic window 33
acute disseminated encephalomyelitis (ADEM) 97
acute epidural hematoma and acute subdural hematoma 68
acute gastric mucosal lesion (AGML) 374
acute gouty arthritis 559
acute hepatitis 436
acute interstitial pneumonia (AIP) 204
acute mediastinitis 239
acute necrotizing encephalopathy (ANE) 618
acute osteomyelitis 531
acute pancreatitis 461
acute purulent meningitis 93
acute sinusitis 130
acute viral encephalitis 95
adenoma-carcinoma sequence 397, 399
adenomatous goiter 144
adenomyomatosis 459
adenomyosis 504
adrenal adenoma 493
adrenal cancer 494
adrenal hemorrhage 495
adrenal hyperplasia 493
adrenoleukodystrophy 98
adynamic ileus 386
afferent loop syndrome 376
after loading 730
agenesis 222
agenesis of corpus callosum 99, 616
aggressive fibromatosis 802
AI（動注） 703
air bronchogram 168

air crescent sign 200
air dome sign 339
air space pneumonia 188
air trapping 172, 221, 222, 226
air-fluid level 360
ALARA (as low as reasonably achievable) 807
allergic bronchopulmonary aspergillosis (ABPA) 199
Alzheimer病 98
amebiasis 407
amyloid angiopathy 75
amyloidosis 230
———, stomach 376
anaplastic astrocytoma 735
anaplastic neuroblastoma 788
anastomotic ulcer 376
anastomotic vein of Labbe 67
anastomotic vein of Trolard 67
anatomical imaging 19
aneurysmal bone cyst 538
ankylosing spondylitis 557
Ann Arbor 分類 598, 792
anomalous pulmonary venous return 288
anorectal malformation 396
aortic aneurysm 297
aortic configuration 272
aortic dissection 297
aortic regurgitation 272
aortic septal defect 288
aortic stenosis 272
aortic window 264, 658
aortitis syndrome 301
aorto-pulmonic window 157
aplasia 222
apophysis 518
appendiceal tumor 409
appendicitis 408
area gastrica 346
arteriovenous malformation (AVM) 223
arteriography 315
arteriosclerosis obliterans (ASO) 319
arteriovenous fistula (AVF) 81
arteriovenous malformation (AVM) 81
articular capsule 521
articular cartilage 521
articular disc 521
articular labrum 521
artifact 15, 40
as low as reasonably achievable 807
aseptic necrosis 529
ASO（閉塞性動脈硬化症），PTA 704
asplenia 470

astrocytic tumor 113
astrocytoma 83, 735
asynergy 278
atelectasis 171
atherosclerosis 297
atlantoaxial joint 574
atrial septal defect 280
attenuation 16
atypical adenomatous hyperplasia (AAH) 176
atypical pneumonia 191
Au-198 730
autoimmune pancreatitis 463
autoregulation 640
autosomal dominant polycystic kidney disease 481
autosomal recessive polycystic kidney disease (ARPKD) 615
avulsion fracture 523
azygos continuation 310

B

β（ベータ）崩壊 21
β線 689
B-RTO（バルーン下逆行性経静脈的塞栓術） 700
backwash ileitis 403
bacterial colitis 404
bacterial pneumonia 188, 607
balloon occlusion test 641
balloon-occluded retrograde transvenous obliteration of gastric varices 700
bare area 520, 521
Barrett食道 356, 764
basal cell carcinoma 797
Basedow disease 143
bat wings 99, 294
battered child syndrome 529
beautiful bone scan 683
Behçet disease 321
Behçet病の腸病変 381
benign duodenal tumor 377
benign lung tumor 185
benign non-epithelial tumor 370
benign prostatic hyperplasia 487
benign tumor of the esophagus 356
bezoars 376
bilateral facet lock 579
bile duct cancer 460
bile duct stone 456
biliary cystadenocarcinoma 453
biloma 443

bladder diverticulum　486
bladder tumor　486
blistering　89
Bochdalek 孔ヘルニア　243
Boerhaave 症候群　361
bone densitometry　521
bone density　521
bone erosion　521
bone fragment　521
bone infarction　529
bone island　546
bone marrow edema　521
bone matrix　516
bone mineral　516
bone tumor　798
Bowen 病　797
bowing fracture　525
Bq　21, 723
brachytherapy　723
Bragg ピーク　722
brain abscess　95
brain stem glioma　90
brain stem tumor　736
branchial cleft cyst　137
BRCA1　759
BRCA2　759
breast cancer　251
bright liver　437
Brinkman 指数　749
Brockenbrough 法　261
bronchial atresia　220
bronchial cuffing sign　219
bronchial flow　290
bronchiectasis　214
bronchopneumonia　188
Budd-Chiari 症候群　439
──, PTA　705
Buerger 病　319
bull's eye　452
burst fracture　582
butterfly shadow　217
B モード法　34

C

CA19-9　768
café au lait 斑　100, 119
calcification, 骨・関節疾患　521
calcium pyrophosphate deposition disease (CPPD)　559
Caldwell 撮影　123
callosomarginal artery　66
cancellous bone　517
cancer in the remnant stomach　376
cancer of the ovary　779
candy-cane　310
candy-stick　310
carcinoma
　── of the corpus uterine　778
　── of the esophagus　356
　── of the vagina　780
carcinomatous pleurisy　240
cardiac aneurysm　278
cardiac waist　261, 658
cardiothoracic ratio (CTR)　269

cardiothymic shadow　270
Caroli disease　460
carotid cavernous fistula (CCF)　81
cartilaginous joint　518
cavernous hemangioma　444
CBF (脳血流量)　641
CEA　768
centrum semiovale　57
cerebellar tumor　90
cerebellopontine angle tumor　93
cerebral blood flow　641
cerebral contusion　69
cerebral hemorrhage　75
cerebral infarction　71
cerebral perfusion pressure　640
cerebrospinal fluid imaging　638
cervical spondylosis　583
cGy　723
Charcot 関節　560
chemoradiotherapy　731
Chiari 1 型奇形　110
Chiari 2 型奇形　110
Chiari 3 型奇形　110
Chiari 奇形　99, 110
Chilaiditi 症候群　408
child-abuse　529, 619
chlamydial pneumonia　191
cholangiocellular carcinoma　451
cholangitis　458
cholecystitis　456
choledochal cyst　460
cholelithiasis　455
chondroblastoma　542
chondrosarcoma　550, 798
CHOP 療法　795
chordoma　550, 738, 799
choriocarcinoma　738
chronic bronchitis　214
chronic hepatitis　437
chronic obstructive pulmonary disease (COPD)　212
chronic osteomyelitis　532
chronic otitis media with cholesteatoma　128
chronic pancreatitis　462
chronic sinusitis　130
chronic subdural hematoma　69
chronic thyroiditis　143
chronic tophaceous gout　559
chylothorax　324
chyluria　324
cistern　60
clay shoveler's fracture　581
coarctation of the aorta　302
cobblestone appearance　381
cobra head appearance　486
coeur en sabot　291
colon cancer　399
colon polyp　397
comet tail sign　212
complete transposition of the great vessels　288
complex regional pain syndrome　564
compression fracture　582
computed radiography (CR)　8
congenital anomaly　376, 380

──, 胃　362
──, 十二指腸　376
──, 小腸　380
──, 大腸　396
congenital arteriovenous malformation (AVM)　320
congenital cervical cyst　137
congenital communicating cavernous ectasia of the intrahepatic biliary tract　460
congenital cystic adenomatoid malformation (CCAM)　221
congenital goiter　144
congenital lobar emphysema　222
congenital malformation　99, 129
constrictive pericarditis　310
contracoup injury, cerebral contusion　69
corkscrew pattern　437
corkscrew sign　611
coronary artery calcification (CAC)　310
── 三角　310, 311
corrected transposition of the great vessels　288
cortex　517
cortical bone　517
cortical contusion　69
Cotswold 改正案　792
cotton wool appearance　546
coup injury, cerebral contusion　69
CPP (脳組織灌流圧)　640
craniopharyngioma　89, 737
craniostenosis　101
craniosynostosis　101
crazy paving　229
crazy paving pattern　227
crescent sign　530
Creutzfeldt-Jacob 病　97
Crohn disease　381, 403, 770
croup　603
Crouzon 病　101
CRT (化学放射線療法)　731
cryptococcosis　198
cryptogenic organizing pneumonia (COP)　204
Cs-137　730
CT during arterial portography　422
CT during hepatic arteriography　422
CT halo sign　200
CT ミエログラフィ　17, 108
CT 位置決め装置, 放射線治療　730
CT 検査, 副甲状腺　150
CT 像, 肝臓の　424
CT 値　14
cuffing sign　294
Currarino 3 徴　110
cystic change of bone　521
cystic disease of the mediastinum　237
cystic pattern　39
cytomegalovirus colitis　404
cytomegalovirus infection　96
cytomegalovirus pneumonia　202

D

3D conformal radiotherapy 730
3DCRT 730
10 day's rule 806
Dandy-Walker 囊腫 99
de novo 癌 400
DeBakey 分類 297
decay 20
deep vein thrombosis 322
defect in thyroid hormone synthesis 144
degenerative disorder 98
degenerative joint disease 555
delayed enhancement 452
demyelinating disease 97
density 8
dermoid cyst 509
desmoid tumor 341, 802
desquamative interstitial pneumonia （DIP） 206
Devic 病 111
dextrocardia 276
DIAMOX 負荷試験 641
diaphragmatic hernia 607
diaphysis 518
diastematomyelia 109
differential cyanosis 284
diffuse alveolar damage（DAD） 198, 204
diffuse axonal injury 71
diffuse panbronchiolitis（DPB） 215
digital angiography（DA） 10
digital fluorography（DF） 10
digital subtraction angiography（DSA） 10, 55, 261
dilatation, cardiac 270
disintegration 20
dislocation 523
dissecting aneurysm 297
disseminated metastasis 116
disuse osteoporosis 564
diverticulum
　—— of the esophagus 357
　—— of the stomach 376
diverticular disease of the colon 397
diverticular disease of the small intenstine 380
dog's ears sign 336
dolichocephaly 101
Don't touch lesion 539
dorsal dermal sinus 110
double aortic arch 296
double bubble sign 610
double knuckle 303
double line sign 530
double outlet right ventricle 289
double track sign 611
double wall sign 339
doughnut sign 611, 612
Down 症候群 282
DR（デジタル撮影法） 8
drug induced colitis 403
DSA（digital subtraction angiography）法 316
ductus line 284
dumbbell 型腫瘍 236
duodenal atresia 610
duodenal diverticulum 379
duodenal tumor 377
duodenal ulcer 377
duplication
　—— of the alimentary tract 380
　—— of the stomach 362
duplication cyst 380
dural arteriovenous fistula 119
dural tail sign 87, 93
DWI（拡散強調画像） 50
dynamic MRI 476
dysgerminoma 779
dysphagia 352
dysthyroid ophthalmopathy 128

E

early CT sign 630
early enhancement 250
Ebstein anomaly 270, 291
echo enhancement 40
ectopia of the gastric mucosa 353
ectopic goiter 148
ectopic pancreas 362
ectopic pregnancy 510
egg-shell pattern 212
EIS（内視鏡的硬化療法） 700
Eisenmenger complex 284, 286
embryonal carcinoma 738
emphysematous pyelonephritis 485
empty delta sign 81
EMR（内視鏡的粘膜切除術） 765
encapsulated pleural effusion 240
encephalitis 95
enchondroma 542
endocardial cushion defect 282
endocrine tumor of pancreas 465
endodermal sinus tumor 738
endometriosis 407
endometriotic cyst 507
endoscopic mucosal resection 765
endoscopic retrograde cholangiopan-creaticography（ERCP） 423
endoscopic sclerotherapy 700
EOI 714
eosinophilic granuloma 230
eosinophilic pneumonia 206
ependymoma 84, 92, 113, 735
epiglottitis 603
epiphysis 518
epithelial ovarian tumor 507
epithelial tumor 399
epithelioid hemangioendothelioma 453
ERCP 像 436
erosive duodenitis 377
esophageal atresia 610
esophageal disease in collagen vascular disease 354
esophagealulcer 354
esophagitis 354
esophagogastric varices 357
ethanolamine oleate mixed with iodinated contrast media 714
eV 722
Ewing sarcoma 548, 799
——, 放射線治療 799
exostosis 540
extension teardrop fracture 579
external beam therapy 723
extradural spinal tumor 116
extragonadal germ cell tumor 233
extralobar sequestration（ELS） 218
extrapleural sign 170, 187, 241

F

^{18}F-FDG 25, 27, 638, 658
^{18}F-FDG PET 25, 27, 648
^{18}F-fluoro-2-deoxyglucose 25
facet joint 573
fallen fragment sign 537
Fallot 四徴症 271, 291
false aneurysm 299
fast FE 49
fast SPGR（spoiled gradient recalled acquisition in steady state） 49
fatigue fracture 524
fatty liver 437
favorable histology 788
FDG-PET（positron emission tomography） 179
FE（field echo） 49
fibrillary astrocytoma 90
fibroadenoma 255
fibromuscular dysplasia, PTA 704
fibrosing mediastinitis 239
fibrous cortical defect 538
fibrous dysplasia 543
fibrous joint 518
FIGO 分類
　——, 子宮体癌 778
　——, 子宮頸癌 774
　——, 卵巣腫瘍 779
figure of 3 sign 303
filling defect 364, 393
fine network pattern 352
Fitz-Hugh-Curtis 症候群 340
flail chest 225
FLAIR 法 54
flank stripe sign 333, 336
flare 現象 683
flat knuckle 303
flexion teardrop fracture 579
floating stone 456
flow related enhancement 48, 54
flow void 48, 74, 81, 92, 106, 115, 119, 134
flow-in effect 54
flying bat pattern 676
FMD（線維筋性異形成）, PTA 704
focal nodular hyperplasia（FNH） 443
fogging effect 73, 74
follicular adenoma 144
follicular carcinoma 147
football sign 339
FPD（flat panel detector） 8, 316
fractionation 727
fracture 522
fracture in children 525
fracture of dens 578
fraying 565

free induction decay(FID)　46
frontotemporal dementia　642
FTD(前頭側頭型認知症)　642
fulminant hepatitis　437
functional cyst　507
functional imaging　19
funnel chest　264
fusiform aneurysm　299

G

γ 線　21, 24, 689, 722
[67]Ga citrate　142
[67]Ga シンチグラフィ　**650**
Galen 静脈　67
gallbladder cancer　458
ganglioneuroblastoma　789
ganglioneuroma　789
gastric area　346
gastric epithelial tumor　363
gastric non-epithelial tumor　369
gastric polyp　362
gastric tumor　363
gastric varices　376
gastritis　374
gastroduodenal ulcer　373
gastroesophageal reflux disease(GERD)　354
gastrointestinal stromal tumor　372
gastrulation　109
germ cell tumors　758
germinoma　88, 736
giant cell tumor　539, 799
GIST(消化管間葉性腫瘍)　372
Gleason Score　781
glioblastoma　83, 735
glioma　83
glomus choroidea　57
goose-neck defomity　283
gout　559
GRE(gradient recalled echo)法　50
greenstick fracture　525
ground-glass opacity(GGO)　176
growth plate　518
Gy　723, **808**
gyral pattern　96

H

[1]H 原子核密度　46
halo　40, 447
hangman fracture　579
harmonic imaging　36
harmonics　36
Hashimoto disease　143
haustra coli　351
HDR(高線量率腔内照射)　776
HDR・RALS 治療　743
helical scan　13
hemangioblastoma　92, 115
hemangiosarcoma　453
hemochromatosis　439
hemorrhagic colitis　403
hemorrhagic infarction　71

hepatic adenoma(HA)　446
hepatic angle sign　336
hepatic echinococcosis　442
hepatic granuloma　442
hepatoblastoma　453, 613
hepatocellular carcinoma　446
Hereditary Non-Polyposis Colorectal Cancer(HNPCC)　400
herpes simplex encephalitis　95
heterotopia of the gastric mucosa　353
heterotopic gastric mucosa　377
Heyman の packing 法　778
hiatal hernia　**360**, 376
high dose rate intracavitary treatment　776
high knuckle　303
hilar dance　279, 282
hilar haze　217
hilum-overlay sign　168
Hirschsprung 病　612
Hodgkin リンパ腫
——, 放射線治療　791
—— の化学療法　793
—— の病期分類　792
Hodgkin 細胞　791
holoprosencephaly　616
Holzknecht 腔　264, 658
Hounsfield Unit(HU)　14
HPV16-18　773
HRCT(高分解能 CT)　164
——, 正常肺構造　165
human papilloma virus　773
Huntington 舞踏病　99
hydatidiform mole　510
hydrocephalus　100
hydromyelia　121
hydropneumothorax　241
hyperechoic　39
hyperechoic pattern　439
hyper-fractionation　727
hyperparathyroidism　565
hypersensitivity pneumonitis(HP)　209
hypertrophic obstructive cardiomyopathy(HOCM)　275
hypertrophic osteoarthropathy　684
hypertrophic pyloric stenosis(HPS)　611
hypertrophy, cardiac　270
hypoechoic　39
hypofractionation　727
hypogenetic lung syndrome　223, 225
hypopharyngeal cancer　132
hypoplasia　223
hypoplastic lung　222
hypothyroidism　149
hypoxic cell　725
hysterosalpingography(HSG)　501

I

[111]In-Cl₃ シンチグラフィ　686
^{123}I-IMP　642
^{123}I-IMP 静注法　641
^{123}I-MIBG　496
[131]I　689
^{131}I-MIBG　142, 496

^{131}I-MIBG シンチグラフィ　492
[131]I-Na　684
[192]Ir 密封小線源　756
I-125　730
idiopathic cardiomyopathy(ICM)　275
idiopathic hypertrophic subaortic stenosis(IHSS)　275
idiopathic interstitial pneumonia(IIP)　202
idiopathic portal hypertension(IPH)　438
idiopathic pulmonary fibrosis(IPF)　202
ileus　386
iliac crest sign　333, 336
image intensifier　10
imperforate anus　396
IMRT(強度変調放射線治療)　730, 741, 747, 781
in-phase 画像　495
incidentaloma　492
incremental scan　13
infectious spondylitis　586
inflammatory bowel disease(IBD)　380, 403
inflammatory pseudotumor　127
infrapulmonary pleural effusion　241
infundibulum sign　286
insufficiency fracture　524, 562
intensity modulated radiation therapy　730
International Prognostic Index　795
interventional neuroradiology　75
interventional radiology(IVR)　13, **694**
intervertebral disc hernia　584
intervertebral disc space　574
intervertebral foramen　573
intestinal Behçet disease　381
intestinal ischemia　384
intestinal tuberculosis　**383**, 403
intraductal papillary mucinous neoplasm(IPMN)　466
intraductal papilloma　256
intradural extramedullary tumor　116
intrahepatic cholelitiasis　456
intrahepatic hematoma　440
intralobar sequestration(ILS)　218
intraluminal diverticulum　376
intramedullary arteriovenous malformation　119
intramedullary tumor　113
intraoperative radiotherapy　731
intraperitoneal abscess　340
intussusception　**393**, 407, 612
invasive ductal carcinoma　759
inverse treatment planning　730
inverted "3" sign　379
inverted or reverse 3 sign　303
involucrum　533
IORT(術中照射)　731
IP　8
IPI(International Prognostic Index)　795
Ir-192　730
irritable colon syndrome　408
ischemic colitis　386, 407
islet tumor　465
isoechoic　39
IVR　**694**

J

jaw tumor　132
Jefferson 骨折　578
Judkins 法　261
juvenile nasopharyngeal angiofibroma
　　134

K

⁸¹ᵐKr ガス　647
Kaposi 肉腫，放射線治療　802
Kartagener 症候群　215
Kerley A line　294
Kerley B line　208, 217, 273
kissing ulcer　374
knuckle sign　216
kyphosis　264

L

Labbe 静脈　67
lactiferous sinus　251
Langerhans cell histiocytosis　544
large bowel obstruction　388
large cell neuroendocrine carcinoma
　　（LCNEC）　176
laryngeal cancer　130
lateral shadow　40
LDR（低線量率腔内照射）　776
Legionella pneumonia　193
Leigh 脳症　98
Lemmel 症候群　379
LET（線エネルギー付与）　722
levocardia　276
linear energy transfer　722
lingual cancer　131
Lip　695
lipomyelomeningocele　110
liver abscess　441
liver cell carcinoma, adult type　453
liver cirrhosis　437
liver cyst　439
liver lateral border sign　336
Looser's zone　564
low dose rateintracavitary treatment
　　776
low knuckle　303
lumbar spinal canal stenosis　583
lumbosacral lipoma　110
Luschka 関節　574
Lutembacher syndrome　282
lymphangioma（cystic lymphangioma）
　　138
lymphangioma, cystic hygroma　604
lymphedema　323
lymphocyte-rich classical Hodgkin
　　lymphoma　792
lymphocytic interstitial pneumonia（LIP）
　　206

M

MAC（*mycobacterium avium* complex）症
　　198
Machado-Joseph disease　642
macro-aggregated albumin　645
macromolecular hydration effect　48
major fissure　158
malabsorption syndrome　394
malignant duodenal tumor　379
malignant germ cell tumor　233
malignant lymphoma　134
　　── of the mediastinum　234
　　── of the thyroid　148
malignant melanoma　739, 797
malignant non-epithelial tumor　370
malignant transformation　799
malignant tumor of the esophagus　356
Mallory-Weiss 症候群　361
malrotation　376, 380, 396, 611
MALT lymphoma　751, 794
Manchester 法　776
marginal hypoechoic zone　447
mass effect　96
mastopathy　255
Matas test　641
matrix calcification　536
mature teratoma　233
maxillary cancer　130
maximum intensity projection（MIP）
　　50, 54
McCune-Albright 症候群　543
Meckel diverticulum　380
meconium aspiration syndrome（MAS）
　　606
median cervical cyst　137
mediastinal germ cell tumor　233
mediastinal hematoma　239
mediastinal tumors　758
medullary thyroid carcinoma　147
medulloblastoma　92, 736
Meigs 症候群　509
Ménétrier 病　375
meningeal layer　68
meningioma　84, 89, 116, 738
meningitis　93
mesenteric disturbance of blood
　　circulation　342
mesothelioma　341, 758
metachromatic leukodystrophy　98
metaphysis　518
metastatic adrenal tumor　494
metastatic bone tumor　547, 799
metastatic brain tumor　738
metastatic lung cancer　183
metastatic renal tumor　483
metastatic tumor　87
MeV　722
MIBI　657
Mickey mouse sign　428
microcystic adenoma　467
midgut volvulus　611
miliary tuberculosis　196
mineralization　521
minor fissure　158
Mirizzi syndrome　456

mirror image branching　296
mitochondrial encephalomyopathy　98
mitral configuration　272
mitral regurgitation　272
mitral stenosis　272
Mondini 奇形　129
MOPP 療法　793
Morgagni 孔ヘルニア　243
mosaic pattern　40
Mounier-Kuhn syndrome　225
moving strip 法　780
MR angiography　50, 422, 476
MR cholangiopancreaticography　422
MR hydrography　50
MR tractography　50
MR urography　476, 477, 485
MR venography　315
MRA（magnetic resonance angiography）
　　50, 315
MRI 検査　44
　　──，外傷　623
　　──，肝・胆・膵・脾　422
　　──，胸部　155
　　──，骨・関節・軟部組織　515
　　──，産科領域　509
　　──，子宮　502
　　──，小児　603
　　──，心臓・大血管　260
　　──，脊髄　106
　　──，頭頸部　124
　　──，内因性救急疾患　629
　　──，乳房　250
　　──，脳・頭蓋骨　54
　　──，泌尿器　476
　　──，非外傷性救急疾患　629
　　──，婦人科領域　500
　　──，副甲状腺　150
　　──，副腎　491
　　──，末梢血管・リンパ管　315
　　──，卵巣　502
MRI 脂肪抑制法　597
MRI 像
　　──，肝臓の　424
　　──，胆道の　430
　　──，膵臓の　432
MRI 造影剤の開発　24
MR スペクトロスコピー　476
mucinous cystadenoma　466
mucocele of the appendix　409
mucosal prolapse syndrome　408
MUGA 法　655
multicystic dysplastic kidney（MCDK）
　　615
multilayered appearance　501
multiple myeloma　550, 601
multiple sclerosis（MS）　97, 111
mycoplasma pneumoniae pneumonia
　　191
myelitis　111
myelocele　110
myelocystocele　110
myeloma　799
myelomeningocele　110
myeloschisis　110
myocardial infarction　278
myxoma of the left atrium　273

Mモード心エコー図　260
Mモード法　34

N

¹³N-NH3　657
Na¹³¹I　142
nabothian cyst　506
NASH（non-alcoholic steatohepatitis）の評価，肝シンチグラフィ　676
nasopharyngeal cancer　132
neck abscess　136
necrotizing enteritis　611
neoadjuvant chemotherapy　731
neonatal lobar hyperinflation　222
neuroblastoma　496, 613, 789
neurocutaneous syndrome　100
neurofibromatosis　100
neurogenic tumor　235
neuromyelitis optica　111
neuropathic arthropathy　560
niche　373
nidus　81, 540
NMR（nuclear magnetic resonance）　43
NMR信号　43, 44
nodular lymphocyte-predominant Hodgkin lymphoma　792
nodule in nodule appearance　450
non-accidental trauma　619
non-epithelial tumor　401
non-occlusive mesenteric ischemia（NOMI）　386
non-ossifying fibroma　538
non-vascular IVR　694
nonspecific inflammatory bowel disease　381, 403
nonspecific interstitial pneumonia（NSIP）　203
nontuberculous mycobacterial disease　198
nonvascular IVR　713

O

obstructive colitis　407
occult spinal dysraphism　110
OER（酸素増感率）　725
Öhngren線　130, 750
oligodendroglioma　83, 735
omental cake　342
OM線　54
oncocytoma　482
onion-peel pattern　550
open field法　780
open spinal disraphism　110
opportunistic infection　200
optic glioma and hypothalamic glioma　90
optic neuritis　125
oral cancer　131
orbital tumor　125
orbitomeatal line　54
oropharyngeal cancer　132
ossification　521

―― of posterior longitudinal ligament（OPLL）　583
osteitis deformans　546
osteoarthritis　555
osteoblast　516
osteoblastic change　521, 536
osteoblastoma　540
osteochondroma　540
osteochondral injury　523
osteochondritis dissecans　530
osteoclast　516
osteogenesis imperfecta　570
osteogenic sarcoma　548
osteoid　564
osteoid osteoma　540
osteolytic change　521, 535
osteomalacia　564
osteonecrosis　529
osteopenia　521, 562, 564
osteopetrosis　571
osteoporosis　562
osteosarcoma　548, 798
osteosclerotic area　521
osteosclerotic change　536
otosclerosis　129
out-of-phase画像　495
ovarian fibroma　509
ovoid　776
oxic cell　725
oxycephaly　101
oxygen enhancement ratio　725

P

pacchionian granulation　57
Paget病　251, 546
painless thyroiditis　148
Pancoast腫瘍　757
pancreatic cancer　463
pancreatic ductal carcinoma　463
papilloma　187
paracolic gutter　333
parallel channel sign　455
paralytic ileus　386
paramagnetic effect　48
paranasal sinusitis　130
parastic diseases of the small intestine　384
parathyroid hormone（PTH）　150
Parkinson病　99
partial splenic embolization　703
partial volume averaging　15
partial volume effect　15
patent ductus arteriosus（PDA）　284
pathologic fracture　523
PCI（予防的全脳照射）　757
pectus excavatum　264
pedicle　574
pencil sign　603
penumbra　71
peptic ulcer　373
percutaneous nephrostomy　715
percutaneous transhepatic biliary drainage　714

percutaneous transhepatic cholangiography（PTC）　423
percutaneous transhepatic gallbladder drainage　714
percutaneous transhepatic obliteration of gastroesophageal varices　700
percutaneous transhepatic portography　423
percutaneous transluminal angioplasty　704
percutaneous transluminal coronary angioplasty　704
perforation of the alimentary tract　338
perforation of the esophagus　361
periarticular osteoporosis　564
peribronchial cuffing　217, 294
pericallosal artery　66
pericardial cyst　237
pericardial effusion　277
perihilar haze　294
periosteal layer　68
periosteal reaction　521, 537
peripheral low density area　452
peritoneal tumor　341
peritonitis　337
peritonsillar abscess　136
perivascular cuffing　294
permeative bone resorption　536
persistence of left superior vena cava（PLSVC）　308
persistent sciatic artery　321
persistent truncus arteriosus　289
PET　19, 638, 658
PET/CT　19, 27
PETカメラ　26
PET検査　25
PET製剤　25
pharyngeal cancer　132
phase contrast（PC）法　50
phase contrast法　315
pheochromocytoma　496
photographic negativity of pulmonary edema　208
photon　722
physis　518
picture archiving and communication system（PACS）　10
PIE症候群　206
pineal region tumor　88
ping-pong ball fracture　68
piriform sinus fistula　605
pituitary adenoma　89, 737
plagiocephaly　101
planar　24
plate-like　171
PLDR（潜在的致死損傷回復）　724
pleomorphic adenoma　136
pleural effusion　240
pleural mesothelioma　239
Plummer disease　145
Plummer-Vinson症候群　354, 749, 764
PNET（原始神経外胚葉性腫瘍）　736
pneumatocele　189
pneumatosis intestinalis　407
pneumoconiosis　210
pneumocystis jirovecii pneumonia　202

pneumomediastinum 238
pneumosinus dilatance 89
pneumothorax 242
PNS（経皮的腎瘻造設術） 715
polycystic liver 439
polyposis 397
polysplenia 470
popliteal artery entrapment syndrome 320
positron emission tomography 19
postcapillary hypertension 293
posterior echo enhancement 40
posterior fossa tumor 90
postoperative maxillary cyst 130
potentially lethal damage repair 724
precapillary hypertension 292, 293
primary biliary cirrhosis（PBC） 439
primary CNS lymphoma 737
primary hyperparathyroidism 150
primary lung cancer 176
primary myocardial disease（PMD） 275
primary neurulation 109
primary pelistalsis 344
primary survey 622
primitive neuroectodermal tumor 736
probe 38
progressive massive fibrosis（PMF） 210
progressive multifocal leukoencephalopathy（PML） 97
prophylactic cranial irradiation 757
prostatic abscess 487
prostatic cancer 487
protein-losing enteropathy 396
proximal interruption of a pulmonary artery 223
proximal neck 706
PSA（前立腺特異抗原） 480, 781
PSE（脾動脈塞栓術） 703, 705
pseudoaneurysm 320
pseudofracture 564
pseudogout 559
pseudomembranous colitis 403
pseudomyxoma peritonei 342
pseudosac 510
pseudotumor sign 388
PTA（経皮的血管形成術） 704
PTCA（経皮的冠状動脈形成術） 704
PTCD（経皮経肝胆管ドレナージ） 714
PTGBD（経皮的胆嚢ドレナージ） 714
PTO 700
pulmonary acinus 165
pulmonary alveolar microlithiasis 226
pulmonary alveolar proteinosis 226
pulmonary arterial hypertension 293
pulmonary aspergillosis 199
pulmonary candidiasis 200
pulmonary congestion 217
pulmonary edema 217
pulmonary embolism 216
pulmonary emphysema 212
pulmonary eosinophilia 206
pulmonary hamartoma 185
pulmonary hypertension 217
pulmonary infarction 216
pulmonary Langerhans cell histocytosis 228

pulmonary lymphangiomyomatosis（LAM） 227
pulmonary manifestation of collagen vascular diseases 206
pulmonary mycosis 198
pulmonary sequestration 218
pulmonary stenosis 291
pulmonary tuberculosis 193
punched-out lesion 684
pyogenic liver abscess 441
pyogenic（septic）arthritis 556

R

4Rの法則 727
^{82}Rb 657
radiation colitis 407
radiation enteritis **384**
radioactivity 19
radiofrequency ablation 717
radioisotope 19, 20
radiolucent area of bone 521
radionuclide cisternography 638
Rappaport 分類 794
Raynaud 病，RIアンギオグラフィ 668
RBE（生物学的効果比） 724
redistribution 217, 727
reduction surgery 779
Reed-Sternberg 細胞 791
reflex sympathetic dystrophy 564
regional migratory osteoporosis 564
regional osteoporosis 564
Reid basal line 54
relative biological effectiveness 724
renal abscess 485
renal angiomyolipoma 482
renal cancer 483
renal cyst 482
renal osteodystrophy 568
renal tuberculosis 485
Rendu-Osler-Weber disease 223
renovascular hypertension 308
reoxygenation 727
repopulation 727
reproductive death 724
respiratory bronchiolitis-related interstitial pneumonia（RB-ILD） 206
respiratory distress syndrome（RDS） 606
retained foreign body 362
retinoblastoma 125, 739
retroperitoneal abscess 335
retroperitoneal fibrosis 335, 486
retroperitoneal hematoma 335
retroperitoneal sarcoma 802
RFA（ラジオ波熱凝固療法） 717
rheumatoid arthritis 552
rib notching 269, 303
rickets 564
right aortic arch 296
right ventricular window sign 291
rim enhancement 194
ring sign 447
RIアンギオグラフィ 667
RIベノグラフィ 667

RIリンフォシンチグラフィ 667
RI内用療法 19, 31, **689**
round pneumonia 607
Rouviere リンパ節 132
rugger jersey spine 566
run-off sign 286
ruptured aneurysm of sinus of Valsalva 286

S

^{89}Sr 691
^{89}SrCl 691
^{153}Sm 691
saccular aneurysm 299
salivary gland cancer 137
salivary gland tumor 136
Salter-Harrisの分類 525, 527
sandwich sign 341, 394
sarcoidosis 209
sarcoma of the esophagus 357
SAS（surface anatomy scanning） 50
satellite lesions 194
scaphocephaly 101
Schattenplus im minus 374
Schüller法 123
schwannoma 116
scimitar sign 288
scimitar syndrome 225
scimitar 症候群 276, 288
scirrhous carcinoma 365
sclerosing hemangioma 185
sclerosing mesenteritis（mesenteric panniculitis） 340
sclerotic margin 521
scoliosis 264
SD（意味性認知症） 642
second look operation 779
secondary hyperparathyroidism 151
secondary neurulation 109
secondary pelistalsis 344
secondary peritoneal tumor 341
second-ary pulmonary nodule 164
secondary survey 622
segmental TAE 695
Seldinger法 12, 13, 55, 315, 423
sellar tumor 89
semantic dementia 642
semi-invasive（chronic necrotizing）aspergillosis 199
sentinel loop 388
septic emboli 189
sequestrum 533
serous cystadenoma 467
sex cord stromal tumor 779
Sharpey線維 573
shearing injury 71
shepherd's crook deformity 544
shoulder sign 612
Shy-Drager syndrome 99, 642
signal void 74, 79
silhouette sign 168
simple bone cyst 537
simple goiter 143
simple ulcer 383

simulation 728
single photon emission CT 19
sinus thrombosis 81
situs inversus 362, 380, 396
Sjögren 症候群，唾液腺シンチグラフィ 671
skin cancer 797
skin tumor 797
skip lesions 381
skull fracture 68
skull tumor 93
SLDR（亜致死損傷回復） 724
small bowel atresia 610
small bowel obstruction 388
smaller SMV sign 386
smudge pattern 660
snow storm 226, 510
snowman configuration 288
soft tissue tumor 800
solid pattern 39
solid pseudopapillary tumor 467
solitary liver cyst 439
Sones 法 261
SPECT 19, 638
　──，断層像 24
　── カメラ 21, 24
　── 検査 22
spina bifida 110
　── cystica 110
　── occulta 110
spinal canal 573
spinal vascular malformation 119
spinal dysraphism 110
spinocerebellar degeneration 99
spiral scan 13
splenic injury 470
split cord malformation 109
spondylolisthesis 583
spondylolysis 586
SRS（定位手術的照射） 730
SST（上肺溝腫瘍） 757
stable isotope 20
Stanford 分類 297
static magnetic field 51
Stenvers 撮影 123
stereotactic radiosurgery 730
stereotactic radiotherapy 730, 733
Stewart-Treves 症候群 323
stomal ulcer 376
STR 730
straight back syndrome 264
strangulation obstruction 388, 393
stress fracture 524
stunned myocardium 664
Sturge-Weber 症候群 101
subacute sclerosing panence-phalitis (SSPE) 97
subacute thyroiditis 148
subarachnoid hemorrhage 79
subchondral bone 521
subchondral bony plate 521
subendometrial halo 501
sublethal damage repair 724
Sudeck atrophy 564
sun-burst appearance 87
super bone scan 683

superficial thrombophlebitis 322
superior mesenteric artery syndrome 379
superior sulcus tumor 757
superior vena cava syndrome 308
superparamagnetic iron oxide（SPIO） 422
surveillance 785
SUV（standardized uptake value） 30
Sv 723, **808**
Swiss cheese appearance 191
Swyer-James syndrome 223, 225, 645
synovial joint 518
synovium 521
syringomyelia 121
systemic arterial supply to normal basal segments of the left lung 220

T

^{99m}Tc 21
^{99m}Tc-DTPA 679
^{99m}Tc-ECD 644
^{99m}Tc-GSA 675
^{99m}Tc-HIDA 675
^{99m}Tc-HMPAO 643
^{99m}Tc-MAA 645
^{99m}Tc-MAG$_3$ 679
^{99m}Tc-MIBI 684
^{99m}TcO$_4^-$ 141, 671
^{99m}Tc-PMT 675
^{99m}Tc-Sestamibi 657
^{99m}Tc-Tetrofosmin 657
^{99m}Tc ガス 647
^{99m}Tc-スズコロイド 675
^{99m}Tc 標識リン酸化合物 683
^{99m}Tc 標識心筋血流製剤 657
^{99m}Tc-フィチン酸 675
^{201}Tl 656
^{201}Tl-Cl 142, 684
T_1（縦緩和時間） 46
T_1 強調画像 47, 52
T_2（横緩和時間） 46
T_2 強調画像 47, 52
T_2^*像 106
TACE（経カテーテル的動脈化学塞栓術） 695
TAE（経カテーテル的動脈塞栓術） 695
Takayasu arteritis 301
tamoxifen 778
tandem 776
target pattern 452
target sign 236, 612
tasche 377
TE（エコー時間） 46
tear drop heart 213
teratoma 738
terminal duct lobular unit（TDLU） 251
terminal ileum 349
tertiary contraction 344
tetralogy of Fallot 291
therapeutic gain factor 727
therapeutic ratio 726
thoracic outlet syndrome 319
thoraco-cervical sign 168

thumb sign 603
thymic cancer 232
thymic cyst 237
thymoma 231, 758
thyroglossal duct cyst 137, 604
thyroid papillary carcinoma 146
time of flight（TOF）法 50, 54, 315
TIPS（経頸静脈的肝内門脈体循環シャント術） 700
TNM 分類
　──，悪性軟部組織腫瘍 800
　──，陰茎癌 782
　──，下咽頭癌 749
　──，口腔癌 743
　──，口唇癌 743
　──，喉頭癌 750
　──，子宮体癌 778
　──，子宮頸癌 774
　──，上咽頭癌 747
　──，上顎洞癌 750
　──，食道癌 764
　──，精巣腫瘍 782
　──，前立腺癌 782
　──，乳癌 760
　──，肺癌 754
　──，皮膚癌 797
　──，膀胱癌 782
　──，卵巣腫瘍 779
tooth paste shadow 215
TORCH 617
torus fracture 525
TR（繰り返し時間） 46
trabecular bone 517
tracheal stenosis 225
tracheobronchomegaly 225
tracheomalacia 225
tram-line 214
transcatheter arterial chemo-embolization 695
transcatheter arterial embolization 695
transcatheter arterial infusion therapy 703
transient osteoporosis 564
　── of the hip 564
transient tachypnea of the newborn (TTN) 606
transjugular intrahepatic portosystemic shunt 700
traumatic arterio-venous fistula 320
tree-in-bud appearance 195
tricuspid atresia 291
Trolard 静脈 67
true aneurysm 297
TRUS（経直腸超音波） 476, 480
tuberculoma 196
tuberculous arthritis 557
tuberous sclerosis 100
tumor of the esophagus 356
tumors of large intestine 399
tumors of the small intestine 393
TUR-BT（経尿道的膀胱腫瘍摘出術） 783
turbo-FLASH（fast low angle shot） 49
turricephaly 101

U

ulcerative colitis 381, 403
umbrella sign 612
uncovertebral joint 574
undifferentiated carcinoma 147
unfavorable histology 788
unicameral bone cyst 537
unilateral facet lock 580
ureteral stone 485
ureteral tumor 485
ureterocele 486
uterine cervical cancer 506
uterine corpus cancer 505
uterine leiomyoma 503

V

vacuum phenomenon 582
vaginal cylinder 780
Valsalva 洞動脈瘤破裂 286
vanishing tumor 241, 272
varix 322
vascular interventional radiology 13
vascular IVR 694, 695
vascular lesions of retroperitoneum 335
vascular pedicle 261, 658
venography 316
ventricular septal defect 283
vesicoureteral reflux（VUR） 615
vestibular schwannoma 738
viability 655, 661
video fluoroscopy（VF） 328, 353
viral meningitis 94
viral pneumonia 198, 608
Virchow リンパ節転移 774
volvulus 376
von Hippel-Lindau 病 101
von Recklinghausen 病 100, 119

W

Warthin tumor 137
Waters 撮影 123, 125
web 354
Wegener granulomatosis 230
Wernicke 脳症 98
Westermark sign 216
whirl pool sign 611
whirl sign 342, 388
white matter buckling sign 87
Wilms 腫瘍 485, 615
――，放射線治療 788
―― の NWTS 病期分類 789
Wilson disease 439
Wilson-Mikity 症候群 607
Wilson 病 98, 439
window level 14
window width 14
wine bottle appearance 603
Working Formulation 794

X

^{133}Xe ガス 647
X 線 7, 722
―― の吸収 8
―― の減衰 8
X 線 CT cisternography 638
X 線 CT 検査
――，外傷 622
――，肝・胆・膵・脾 422
――，胸部 154
――，骨・関節・軟部組織 514
――，産科領域 509
――，小児 603
――，心臓・大血管 260
――，脊髄 108
――，頭頸部 123
――，内因性救急疾患 629
――，乳房 250
――，脳・頭蓋骨 54
――，泌尿器 475
――，非外傷性救急疾患 629
――，婦人科領域 500
――，副腎 491
――，腹部 329
――，末梢血管・リンパ管 315
X 線 CT 像
――，胃・十二指腸 347
――，小腸 349
――，食道 344
――，大腸 351
――，胆道の 429
――，膵臓の 431
X 線イメージインテンシファイア 10
X 線位置決め装置 729
X 線蛍光増倍管 10
X 線透過性 radiolucent の物質 8
X 線不透過性（radiopaque または radiodense）の物質 8
X 線量 11

Y

^{90}Y 691
yolk sac tumor 738

Z

Zenker diverticulum 353
Zenker 憩室 353
zone of provisional calcification 565